内容提要

本书为中医药学高级丛书之一，由全国近十所中医院校、科研机构的教授专家编写而成。本书自2000年出版以来，深受广大读者的喜爱，得到普遍认可与好评。为了反映十年来《金匮要略》研究方面的新进展、新观点、新成果，故对原书进行了修订。

本版仍保持上一版的体例结构，全书共分七篇。

第一篇绪论，介绍《金匮要略》的沿革、版本、在中医学发展中的地位和影响、主要内容与学术特色等。

第二篇至第五篇对《金匮要略》第一至二十五篇的各条原文，分别从[词语注解]、[经义阐释]、[方药评析]、[文献选录]、[临床应用]、[现代研究]等方面进行讲解、评析、引录和介绍。其中，[临床应用]、[现代研究]项的内容较上一版有较多修

中医药学高级丛书

金匮要略

第 2 版

主　　编　陈纪藩
副 主 编　黄仰模　张家礼　周　衡
　　　　　沈继泽　张再良　廖世煌

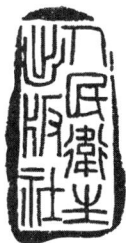

图书在版编目（CIP）数据

金匮要略/陈纪藩主编. —2 版 . —北京：人民
卫生出版社，2011.12
（中医药学高级丛书）
ISBN 978-7-117-14222-9

Ⅰ.①金…　Ⅱ.①陈…　Ⅲ.①金匮要略方论—研究
Ⅳ.①R222.39

中国版本图书馆 CIP 数据核字（2011）第 174124 号

门户网：www. pmph. com	出版物查询、网上书店
卫人网：www. ipmph. com	护士、医师、药师、中医师、卫生资格考试培训

金 匮 要 略
第 2 版

主　　编：陈纪藩
出版发行：人民卫生出版社（中继线 010-59780011）
地　　址：北京市朝阳区潘家园南里 19 号
邮　　编：100021
E - mail：pmph @ pmph. com
购书热线：010-59787592　010-59787584　010-65264830
印　　刷：北京铭成印刷有限公司
经　　销：新华书店
开　　本：787×1092　1/16　　印张：66
字　　数：1647 千字
版　　次：2000 年 10 月第 1 版　　2024 年 12 月第 2 版第 27 次印刷
标准书号：ISBN 978-7-117-14222-9/R·14223
定　　价：140.00 元

打击盗版举报电话：010-59787491　E-mail：WQ @ pmph. com
（凡属印装质量问题请与本社市场营销中心联系退换）

中医药学高级丛书

金匮要略(第2版)
编写委员会

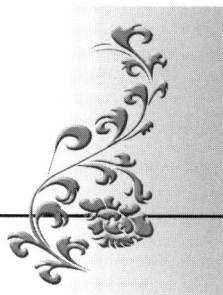

主　编

陈纪藩

副主编

黄仰模　张家礼　周　衡

沈继泽　张再良　廖世煌

编　委（按姓氏笔画排序）

王　苹　叶　进　刘丽娟　刘晓玲　刘清平

关　彤　江　泳　沈继泽　张　琦　张再良

张建荣　张炳填　张家礼　陈纪藩　林昌松

周　衡　徐成贺　黄仰模　程　革　廖世煌

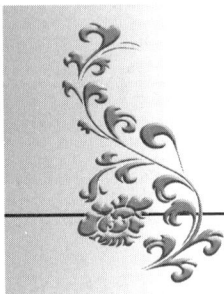

中医药学高级丛书

金匮要略（第1版）
编写委员会

主　编

陈纪藩

副主编

张家礼　周　衡　沈继泽　张再良　廖世煌

编　委

王新生　叶　进　朱国强　沈继泽　张再良
张炳填　张家礼　张　琦　陈纪藩　周　衡
赵会芳　黄仰模　廖世煌

出版者的话

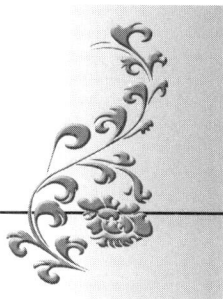

　　《中医药学高级丛书》(第1版)是我社在20世纪末组织编写的一套大型中医药学高级参考书,内含中医、中药、针灸3个专业的主要学科,共计20种。旨在对20世纪我国中医药学在医疗、教学、科研方面的经验与成果进行一次阶段性总结,对20世纪我国中医药学学术发展的脉络做一次系统的回顾和全面的梳理,为21世纪中医药学的发展提供借鉴和思路。丛书出版后,在中医药界反响很大,并得到专家、学者的普遍认可和好评,对中医药教育与中医药学术的发展起到了积极的推动作用,其中《方剂学》分册获得"第十一届全国优秀科技图书三等奖",《中医内科学》获第16批全国优秀畅销书奖(科技类)及全国中医药优秀学术著作一等奖。

　　时光荏苒,丛书出版至今已十年有余。十余年来,在党和政府的高度重视下,中医药学又有了长足的进步。在"读经典、做临床"的学术氛围中,理论探讨和临床研究均取得了丰硕的成果,许多新观点、新方法受到了学界的重视,名老中医学术传承与经验总结工作得到了加强,部分疑难病及传染性、流行性疾病的中医诊断与治疗取得了突破性进展。在这种情形下,原丛书的内容已不能满足当今读者的需求;而且随着时间的推移,第1版中存在的一些问题也逐渐显露。基于上述考虑,在充分与学界专家沟通的基础上,2008年,经我社研究决定,启动《中医药学高级丛书》的修订工作。

　　本次修订工作在保持第1版优势和特色的基础上,增补了近十几年中医药学在医疗、教学、科研等方面的新进展、新成果。如基础学科方面,补充了"国家重点基础理论研究发展计划(973计划)"的新突破、新成果,进一步充实和丰富了中医基础理论,反映了当前我国中医基础学科研究的新思路、新方法;临床学科方面,在全面总结现代中医临床各科理论与研究成果的基础上,更注重理论与临床实践的结合,并根据近十年来疾病谱的变化,新增了传染性非典型肺炎、甲型H1N1流感、艾滋病等疾病的中医理论与临床研究成果,从而使丛书第2版的内容能更加适合现代中医药人员的需求。

　　本次修订的编写人员,在上一版专家学者的基础上,增加了近年来中医各学科涌现出来的中青年优秀人才。可以说此次修订是全国最具权威的中医药学家群体智慧的结晶,反映了21世纪第1个10年中医药学的最高学术水平。

　　本次出版共21种,对上一版的20个分册全部进行了修订,新增了《中医急诊学》分册。工作历时二载,各位专家教授以高度的事业心、责任感,本着求实创新的理念投入编写或修订工作;各分册主编、副主编所在单位也给予了大力支持,在此深表谢意。希望本版《中医药学高级丛书》,能继续得到中医药界专家和读者的认可,成为中医药学界最具权威性、代表性的重要参考书。

　　由于本套丛书涉及面广,组织工作难度大,难免存在疏漏,敬请广大读者指正。

人民卫生出版社

2010年12月

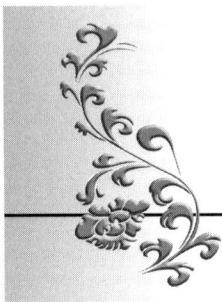

2 版前言

　　《中医药学高级丛书》是人民卫生出版社在 20 世纪末组织编写的一套大型中医药高级参考书，内含中医、中药、针灸 3 个专业的主要学科，共计 20 种，本书是其中之一。丛书旨在对 20 世纪我国中医药学在医疗、教学、科研方面的经验与成果进行一次阶段性总结，对 20 世纪我国中医药学学术发展的脉络做一次认真的回顾和梳理。

　　丛书出版后，在中医学界反响很大，并得到专家、学者普遍好评，对中医药教育与中医学术的发展起到了积极的推动作用。随着时间的延续，中医药学又有了长足的发展。新的理论探讨、新的医疗技术及临床经验的再整理与提高等新的成果不断涌现，原丛书的内容已不能满足读者需求，为此，人民卫生出版社启动了该丛书的修订工作。本书编委会在人民卫生出版社的组织指导下对上一版书的内容和文字进行了修订。

　　本书修订原则：遵循上一版的指导思想和编写原则，站在学科发展的前沿，反映当前中医药学在医疗、教育、科研方面的最新成果，为今后中医药学的发展提供借鉴和思路；保持上一版的优势和特色，博采近十几年中医药医疗、教学、科研等方面的新进展、新技术、新成果，作为增补的内容；对上一版书内容做一次全面的研究、梳理、修减，剪其繁芜，去粗取精，删除原书陈旧内容，精减原书赘言；主体框架不做大的变动，尽量做到层次分明，条理清晰；对于文献的选择，尽量做到严格筛选，取其精华，删拾精当，对古代文献的引用，选最好的版本，引用现代文献以核心期刊、权威专家、高水平文章为主。

　　此次修订，《金匮要略》原文部分依据的是赵开美校刻本；为了使读者熟悉古典医著，在【原文】中使用繁体字；对【原文】中的方名用字、药方名用字一律不改，但在作者行文中径改为现代规范用字，不出注；对【临床应用】、【现代研究】栏目的内容作了较大的改动和更新，除少数病种因近年资料较少还保留上一版的内容外，绝大多数都收进了近 10 年的临床和科研资料，对读者的医疗、科研、教学的理论思维和实际应用将会有较大的裨益和帮助。为了节约篇幅，在【文献选录】栏目，对较常引用的注本书名使用了书名简称，书后附有本书涉及书籍简称与全称对照。

　　本书由广州中医药大学、成都中医药大学、上海中医药大学、南京中医药大学、湖南中医药大学、南方医科大学、福建中医药大学和陕西中医学院长期从事《金匮要略》科研、教学、医疗的教授、专家组成编委会。文后署名中，分号前面的为第 2 版作者，分号后面的为第 1 版作者；没有分号的情况下，第 1、2 版的作者相同。

　　尽管修订工作中我们尽力而为，但由于本书涉及面广，内容多，加上我们水平有限，因此不足之处在所难免。恳望读者提出宝贵意见，以便进一步提高完善。

编　者

2010 年 12 月于广州

1 版前言

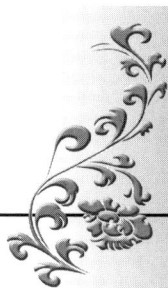

　　《金匮要略》是中医学四大经典名著之一，它有完整的中医理、法、方、药体系，并长期有效的指导中医的临床实践，为人类的卫生保健事业作出过重大的贡献，为历代中医学者推崇和必读之书。

　　为了比较系统地总结 40 多年来，在《金匮要略》方面的教学、临床和科研经验，发展中医学术，提高中医的临床疗效和科学研究水平，在人民卫生出版社的直接指导和组织下，编写了本书。

　　在编写中遵循以下原则：突出实用性。注重理论联系实际，着重阐述《金匮要略》脏腑经络辨证的思维方法及在各种病证的临床运用，强化临床技能，既注意传统的病证诊治方法，又结合现代医学的诊断和后世医家的诊疗经验。坚持继承和发扬相结合。既保持《金匮要略》的理论体系，又注意汲取历代名医名家的学术精华及宝贵临床经验，集名家不同之说，汇名家之长，述作者之己见，做到评长论短，言之有据。同时，注意比较全面客观地反映现代的研究成果和临床经验，面向中医学高层次教育，体现中医发展趋势，为中医药学的发展提供信息和思维。

　　本书内容共七篇。第一篇绪论，介绍《金匮要略》的沿革、内容和特点，《金匮要略》与《伤寒论》的关系，《金匮要略》的哲学思想及《金匮要略》对中医学术发展的影响和地位。第二篇至第五篇对《金匮要略》进行诠解，均按原文、词语注解、经义阐释、文献选录、临床应用、现代研究进行介绍，其具体内容是：第二篇为《金匮要略》原著的 1～17 篇，即内科杂病部分；第三篇为《金匮要略》原著的第 18～19 篇，即外科、皮肤科及其他病证；第四篇为《金匮要略》原著的第 20～22 篇，即妇人妊娠、产后及妇人杂病部分；第五篇为杂疗方、禽兽鱼虫禁忌并治、果实菜谷禁忌并治部分。第六篇为《金匮要略》的科研思路，病证、治法研究，介绍《金匮要略》的现代研究方法，目的在于为临床和实验研究提供思路。第七篇，历代名著简介，重点介绍一部分名著作者的生平及其学术思想。

　　本书由广州中医药大学、成都中医药大学、上海中医药大学、南京中医药大学、湖南中医学院长期从事《金匮要略》教学、临床和科研的教授专家组成编委会，历时三载，先后召开三次编写会，经多次修改补充后方成。由于本书涉及面广，内容多，复因我们的水平所限，因此不足之处在所难免，冀望读者提出宝贵意见，以便进一步完善提高。

编　者

1999 年 5 月于广州

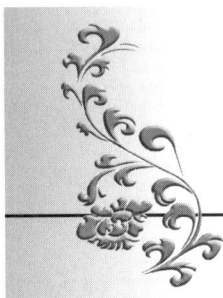

目 录

第一篇 绪 论

第二篇　《金匮要略》诠解一

第三篇　《金匮要略》诠解二

第四篇　《金匮要略》诠解三

第五篇　《金匮要略》诠解四

第六篇　《金匮要略》的现代研究

第七篇　《金匮要略》本文、注本、参考书精选评介

第一篇　绪论

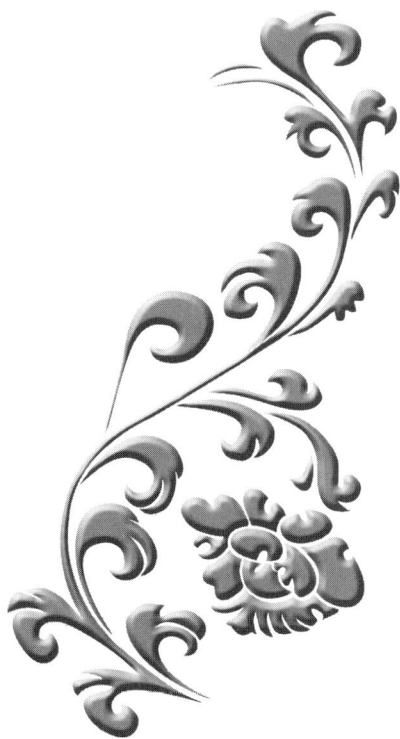

　　东汉末年，被后世尊为医圣的伟大医学家张机（字仲景），第一次对我国当时医学的最高成就——医经与经方进行了科学总结，勤求古训，博采众方，并经过反复实践的艰苦探索，创造性地提出辨证论治的诊疗体系，撰成《伤寒杂病论》这部划时代的医学名著。从此，中国医药学进入了发展的新时期。在它的方法论指导下，历代名医辈出，他们从不同角度、不同层面对辨证论治进行了继承和发挥，仲景著作则被后人奉为中医临床经典。

　　由于历史原因，《伤寒杂病论》在它诞生后就历经了隐显分合的磨难，以致今日尚难窥其全貌，这种情况，该书杂病部分——《金匮要略》尤甚于《伤寒论》。又因该书去古已远，距今已1800年，其文辞艰奥难通，其医理古朴精深，今人欲追寻其思想轨迹，探赜索隐，难免失之偏颇或有讹误，因此，在学习原著之前，理清其历史发展过程，对于正确选择版本，掌握全书的理论体系与方法论特色，掌握全书的辨证论治精髓有重要意义，故开篇先就《金匮要略》全书做一简要介绍，主要内容如下：

　　第一章　《金匮要略》的沿革

　　第二章　《金匮要略》的版本

　　第三章　《金匮要略》与《伤寒论》的关系

　　第四章　《金匮要略》在中医学发展中的地位和影响

　　第五章　《金匮要略》的主要内容与学术特色

　　第六章　《金匮要略》的辩证思想

　　第七章　《金匮要略》教医研的现状与展望

第一章
《金匮要略》的沿革

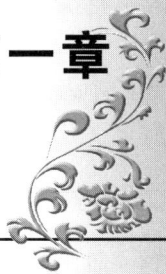

《金匮要略方论》一书，即东汉张仲景所撰《伤寒杂病论》的杂病部分。在中医界，又习惯地简称为《金匮要略》。

"匮"与"櫃"通，古人常将珍贵的文书珍藏在金匮和石室中严加保护，所以后人常以"金匮"或"石室"表明某种文献极为珍贵和重要，如《汉书·高帝纪》载："与功臣剖符作书，丹书铁契，金匮石室，藏之宗庙"，《素问》有《金匮真言论》的篇名，清·陈士铎将其著作命名为《石室秘录》。所以，《金匮要略》名为"金匮"者，亦是誉其内容之珍贵而需加以保慎。

"要略"二字，是说《金匮要略》已非仲景《伤寒杂病论》的全貌，而是经过后人删节，保留了原著中最重要、最关键的部分。东汉·高诱释《淮南要略训》的"要略"二字谓："《鸿烈》（即《淮南鸿烈》，亦称《淮南子》——本书编者注）二十篇，略数其要，明其所指，序其微妙，论其大体也。"可知"要略"二字含有扼要、简明的意思。又据《金匮要略方论·序》所说"翰林学士王洙在馆阁日，于蠹简中得仲景《金匮玉函要略方》三卷"，可知本书重编所据已非《伤寒杂病论》全貌，而是其蠹简节略本。所以，合而言之，《金匮要略》的名称，是表示该书内容极为珍贵，且简明扼要。

"方论"二字，指明该书属性为临床医书。只是在中医界中，常将此二字略去不提。

之所以《伤寒杂病论》全书未得传世，而另取其节略本重编，这是由于历史变故造成的。从《伤寒杂病论》原著到重编刊出《金匮要略方论》，已历800余年，其中的历史沿革大致可分为成书、散佚、整理刊行三个阶段。

一、成书

约在公元3世纪初，即公元206年左右，正值东汉末年，著名医学家张仲景写成了《伤寒杂病论》16卷。这部书包括"伤寒"10卷，"杂病"6卷，其中"杂病"部分即今之《金匮要略》，这是本书成书时的概貌。仲景能写成这部被后人尊为中医临床经典的著作是有主客观原因的。客观原因有二。其一，东汉末年仲景所处的南阳郡地域连年疾病流行，而当时的医生大都"各承家技，始终顺旧"，采用保守的方法治疗新发的流行病，有的病人则"钦望巫祝"，用迷信的方法对待，坐以待毙，所以死亡率极高。间有未死者，亦多因医者误用汗吐下法而转成杂病、坏病，这种医疗状况为张仲景治病积累了大量的反面教训，这是仲景著作的实践基础。其二，当时我国医学基础理论已趋成熟，其标志是《内经》、《难经》等广为流传；汤方治病亦积累了丰富经验，在《汉书·艺文志》中即载有经方十一家，这就为仲景"勤求古训，博采众方"提供了理论条件。主观原因在于，张仲景博通群经，曾举孝廉，有极高的文化素养；且"宿尚方术"，其"识用过其师"，时人称为"上手"，反对巫祝及终始顺旧，富于创新精神，这些都是他能肩负起创建划时代医学体系的个人条件。由此可以看出，医学发展到一定阶段，当主客观条件成熟时，必将召唤一代名医开创医学的新纪元。

二、散佚

这一阶段包括《伤寒杂病论》成书后至公元 1065 年，约 800 余年之久。由于成书不久，正值三国争雄割踞，战乱频繁，而南阳郡是战乱中心之域，加之当时造纸术尚未发明，文书只能抄于竹木简片，故虫蠹火焚难以避免。加之统治者多"钦望巫祝"，崇尚神仙之术以求长生不老，并不重视一般治疗疾病的医学典籍，这也是本书数量有限，易于散佚的另一原因。所以由东汉至北宋凡 800 余年间，后人仅看到经晋王叔和整理的《伤寒论》，而《伤寒杂病论》的杂病部分未见其书，只能从其他医书中所引用的《伤寒杂病论》看到一些，现存可供参校的书目大致如下：晋·王叔和《脉经》，葛洪《肘后备急方》；隋·巢元方《诸病源候论》；唐·孙思邈《备急千金要方》，王焘《外台秘要》。

在仲景杂病内容被部分引用、流传的过程中，究竟从何时起被后人誉称为"金匮"的呢？尚难确切定论，与仲景同时代略晚的华佗，在见到仲景书后曾誉之曰："此真活人书也"，并未称它为"金匮"。首先载有"金匮"字样的，则见于晋·葛洪所著《肘后备急方》自序及《玉函方自序》中。唐初贾公彦开始直接引用了"张仲景《金匮》"的佚文一条（见《周礼注疏》）。目前能见到的林亿校刊本还保留了北宋以前佚名氏小序一则，文中提到"仲景《金匮》……以为方论一编"。

社会动荡和地域战乱是《伤寒杂病论》散佚的主要原因，而在该书散佚过程中，仍有不少医家在传抄它，并给予它极高的评价。

三、整理

宋代是我国传统文化中儒、释、道三教走向融合，创造出改造后的儒学——即理学的新时期。由于理学盛行，文化繁荣，加之刻版印刷术已发明应用，给古籍整理出版提供了有利条件。北宋嘉祐二年（1057 年），宋臣韩琦上表要求校正古医书，得到朝廷支持，在编修院内设立了校正医书局，由掌禹锡、林亿、高保衡、孙奇等负责校订刊印。北宋仁宗时，翰林学士王洙在翰林院所存的残旧书简中发现了《金匮玉函要略方》，这是《伤寒杂病论》的节略本，共有 3 卷，上卷论伤寒，中卷论杂病，下卷记载方剂、妇科理论及处方。此书一经发现，即"录而传之士流"，为临床所应用，林亿评价其说："尝以方证对者，施之于人，其效若神。"但由于该书是节略本，其文"或有证而无方，或有方而无证"，这就不免有"救疾治病其有未备"的缺点。当时北宋王朝便召集林亿、孙奇等对此节略本进行校订工作。由于《伤寒论》已有比较完整的王叔和编次的单行本，故林亿等就将上卷删去，而只保留中、下两卷论杂病及妇人病部分。为了"使仓卒之际便于检用"，又把下卷的方剂部分，分别列在各种病证之下，使之方证相应，遂新编成上中下三卷。此外，还采集了各家方书中转载仲景治疗杂病的医方及后世医家的一些有效良方，分类附在每篇之末，"以广其法"。因为是节略本，所以仍依旧名，将此书命名为《金匮要略方论》，即后世简称的《金匮要略》。这就是《金匮玉函要略方》发现后的整理校订情况（参阅林亿等《金匮要略方论》序）。

应当着重指出，另有《金匮玉函经》一书（人民卫生出版社，1959 年）。因二者书名雷同，常被误认为是《金匮要略》的另一版本。实际上，《金匮玉函经》的内容并非杂病专论，而是林亿等整理与《伤寒论》同体而异名的另一古传本。林亿在《金匮要略方论》的序中早已说明，谓"臣奇先校定《伤寒论》，次校定《金匮玉函经》，今又校成此书……"。故知不可混淆这三本书。

（周 衡）

第二章

《金匮要略》的版本

版本是指某一书籍由于多次传抄或印刷所形成的各种不同的本子。研究不同版本的特征或差别，并鉴别其真伪，判别年代，以达到恢复原貌，是研究古籍极为重要的工作。《伤寒杂病论》原著早已不存，而现存的《金匮要略》只是其节略本，且几经传抄、复刻，去古已远，故对版本的清理、选择、厘定尤为重要。

一、《金匮要略》版本源流

北宋仁宗之朝，经林亿等整理校订的《金匮要略方论》初刊本约在公元1066年（治平三年）完成，但原版早已不存。

南宋时的刊本是一种书帛本。此本虽已早佚，但于1810年（日本文化七年）日人丹波元简曾见到一种明代无名氏据南宋《金匮要略方论》帛本仿刻的本子，该本子跋文中记述了此本版式的主要特征："是书不知何朝代所刊，阅宋臣序中'国家'、'主上'字皆抬头书。开卷首《金匮要略》上冠有'新编'二字。故林亿等言其'新编'字当是宋版之旧。且诠次诸臣名衔署于前，而叔和、仲景名氏都在后，此古人修书之体式，流传诸本未见如此者。……此书亦无讳字，宋本多讹字，胡元瑞尝论之。知是南宋书帛所刻，然犹不失馆阁之旧也。"（见《经籍访古志》卷七）这一明代仿刻南宋书帛本《新编金匮要略方论》曾收藏于日本聿修堂中。清末，杨守敬在《留真谱初篇》中也将此本的首页书影予以仿刻。1983年，北京中医学院某留学生将中国科学院图书馆收藏的一种题为"清初刊本"《金匮要略方论》与《经籍访古志》中所记的明代仿宋书帛本对照，完全吻合。复经医史文献专家马继兴重加核实，证明该院所收藏的正是明代无名氏仿宋本在国内仅存的一种。

元代根据南宋帛本的复刻本在北京大学图书馆内藏有一本，这是现存《金匮要略》最早的一种刊本。该本书名为《新编金匮方论》，卷首有邓珍序文，文中记载作序时间为"后至元庚辰"（1340年），即元顺帝时。

明代是《金匮要略》版本较多的时期，除前述无名氏据南宋书帛本的仿刻本外，尚有以下数种：

俞桥氏刊《金匮要略方论》。此本据丹波元简氏跋谓与明仿宋书帛本略同，但其中卷之末尚缺四方，初刊约在1522—1566年间（嘉靖年间）。1929年，商务印书馆编印《四部丛刊》初编首印本即据此影印，但原书今佚。

吴勉学刊徐镕校本，书名《金匮玉函要略方论》。在1598年（万历二十六年）刊出单行本，现存上海中医学院图书馆。1601年（万历二十九年）复收刊于《古今医统正脉全书》，后清代曾复刊数次。民国以后，1929年的《四部丛刊》初编第二次印刷本及1936年缩印本中所收《金匮要略》版本均改用《古今医统正脉全书》本，不再用俞桥本。此外，《四部备要》排印本及商务印书馆铅印本也均依《古今医统正脉全书》本改排校本。

1963 年复经人民卫生出版社排印，书名《金匮要略方论》，至今发行几十万册。

赵开美校刻本，书名《金匮要略方论》。赵本初刊于万历二十七年（1599 年），此系据邓珍刊本重刻，保留了邓序，为国内学者公认校印较精、讹误较少的本子，现尚存中国中医科学院图书馆、中国科学院图书馆等处。1956 年人民卫生出版社据赵开美本影印出版的《金匮要略方论》印刷多次，发行近十万册，此后全国中医学院试用教材《金匮要略讲义》亦以赵本为蓝本，可见赵本流传之广。

清代现存的《金匮要略》刊本：康熙二十二年（1683 年）的文瑞堂刊本（南京图书馆藏）；康熙六十年（1721 年）宝纶堂刊本（上海图书馆藏）；光绪二十年（1894 年）成都邓崇文斋刊本（湖南省图书馆藏）等。

民国以来，《伤寒杂病论》合编本又有新的发现：湖南浏阳刘昆湘遇张老者传授古本《伤寒杂病论》十六卷，1933 年石印。其宗人刘仲迈与之冈撰义疏印行，习称"长沙古本"。四川刘熔得于涪陵张齐五，亦名《伤寒杂病论》。张齐五云："清咸（丰）同（治）间，得之由垫江来涪之医士袁某，系明代垫邑某石洞所藏，为王叔和所述，孙思邈校"。1934 年由刘熔石印刊行，习称"涪古本"。又，黄竹斋于 1936 年自桂林罗哲初处获所藏手抄古本《伤寒杂病论》，罗氏云该书出自称仲景四十六世孙张绍祖。黄氏将此书转抄并刊行，习称"桂林古本"。然而，对以上三种古本的真伪，学者尚存在不同意见，均宜审慎对待。

二、《金匮要略》的选本

考察版本的目的在于选择善本。何为善本？张之洞《輏轩语学篇》云："善本之意有三：①足本（无阙卷，未删削）；②精本（一精校、二精注）；③旧本（一为旧刻，二为旧抄）"。这就是说，只有卷帙完整、精校精注、刊刻较早的版本方可称之为善本。

用善本的标准衡量，则在前述《金匮要略》的主要版本中，元代仿刻宋本《新编金匮方论》因刊印于元顺帝至元庚辰，为现存最早的刊本，比较接近原书旧貌，故被认为有很高的文献价值。清末藏书家曾在该本亲笔批注："《金匮要略》以明赵开美本为最佳，次则俞桥本，然皆流传绝少，《医统》本则夺误至多，此元刻本与赵本悉合，尤为希有之籍。"唯此刊本为孤本，目录不全，错漏明显，故长期未被重视。1985 年，何任等受国家中医药管理局委托，对《金匮要略》进行整理研究，即以此元刻本为底本进行校注，并经专家集体审定，于 1990 年由人民卫生出版社出版发行。

明代赵开美校刻本也是校印较精、讹误较少的《金匮要略》古本，后又作为中医药院校各版《金匮要略》教材的蓝本，流传甚广，极易购得，也是善本之一。这本《中医药学高级丛书·金匮要略》的第一、二版的编写修订，均以赵开美校刻本为蓝本进行。

其他早期《金匮要略》刊本，如明之俞桥本、《医统正脉》本，或流传极少，或夺误较多，一般学者在研究《金匮要略》时不选它们作为底本，而作为主校本或旁校本用之。

三、可供参校的引录《金匮要略》的古代医籍

既然《金匮要略》是《伤寒杂病论》中杂病部分的节略本，则必有《伤寒杂病论》的杂病部分的原文存在。《金匮要略》的校勘工作，可据北宋以前诸多引录仲景杂病部分内容的古书中的有关文字加以参校。可供参校《金匮要略》的古代医籍主要有以下数种。

《脉经》：晋代王叔和撰。该书十卷内容中，有三分之一以上的内容收录的是《伤寒杂

病论》的绝大部分文字。《金匮要略方论》的内容见于今本《脉经》卷八、十（杂病部分）、九（妇人、小儿病部分），卷二、三、四、五、七（有关脉法的部分佚文）。

《备急千金要方》：唐代孙思邈撰。该书中引录的《金匮要略方论》的内容，见于卷十、十八、十九、二十一、二十五（杂病部分）、二十六（食禁部分）。

《外台秘要》：唐代王焘撰。此本卷十四至十八均为杂病部分，大致同今本《金匮要略》文。

此外，隋代巢元方所撰《诸病源候论》在某些病候中亦间有类似《金匮要略》而略详的文字，如卷八伤寒病诸候下的伤寒肺痿候云："大发汗后，因复下之，则亡津液，而小便反利者，此为上虚不能制于下也。虚邪中于肺，肺痿之病也。欲咳而不能，唾浊涎沫，此为肺痿之病也"。对理解《金匮要略》肺痿之病有参考价值。

散见于国外医籍的，有1443年朝鲜人金礼蒙编撰的《医方类聚》。该书整篇整节地保留了《金匮要略》的原文和方剂，亦有较高的研究价值。

传闻仲景有《脉经》、《五藏论》、《评病要方》诸篇，或与杂病有关。《汉书·艺文志》有其目。然后世未见，不详其真赝。

（周　衡）

第三章

《金匮要略》与《伤寒论》的关系

从《金匮要略》的沿革可知，它与《伤寒论》出自同一本书，即仲景的《伤寒杂病论》，由于西晋王叔和已将其中的伤寒部分单独编出，且广为流行，所以北宋林亿等才将其中的杂病部分另行编集，称为《金匮要略方论》。这种亦合亦分的历史状况，反映出伤寒与杂病两大部分是既有区别，又有其内在联系的。

一、伤寒与杂病是不同的类病

《素问·热论》云："今夫热病者，皆伤寒之类也"，说明伤寒是对外感热病的总称。虽然在仲景著作中是以风寒为主，但其规律却具有外感病的共性。这些规律大致是：病因以感受外邪为主，由于猝发而邪势方张，故传变较快，辨证应严格掌握其阶段性，即所谓六经辨证；治疗以祛邪为主，兼顾正气。至于杂病，则是以多因素造成的脏腑自病为主，多缓慢发病，变化不速，故可脏腑定位而以脏腑经络辨证为主；治疗重在扶正，兼顾祛邪。明确了伤寒与杂病的区别，辨治才不会发生方向性或原则性的偏差，不致产生"虚虚实实"的错误。

二、伤寒与杂病互有联系

既然伤寒与杂病是性质不同的类病，何以仲景不分列《伤寒论》与《杂病论》两书，而将其合论？因为临床所见，单纯外感病的辨治比较容易，在《素问·热论》中只有汗、泄两法，云："其未满三日者，可汗而已，其满三日者，可泄而已。"若纯是脏腑杂病，则多较局限，识别亦不太难，唯有外感与杂病兼夹的病情非常复杂，最难辨治，究竟当先治外感，还是当先治杂病，或是外感杂病同治，若未能从整体出发，具体分析，全面权衡内外夹杂证候的标本缓急，就很难拿出恰当的处理方案。仲景正是从大量存在的医疗实际出发，对伤寒与杂病采取了分中有合，亦合亦分的编写方法，例如伤寒太阳病篇，除中风与伤寒两条主线外，又以较多篇幅描述太阳病经误汗、误吐、误下造成的病理后果，这类医源性疾病其实质多已转属杂病而非外感。又如该篇蓄血之桃核承气汤证，蓄水之五苓散证，亦非单纯太阳风寒直接入腑所成而是原有夙疾因风寒诱发者，所以也具有杂病性质。此外，伤寒由三阳转为三阴，出现腹满、呕吐、下利与肢厥等，虽然来路不同，其脏腑病机与内伤杂病也是相近的，以上都是《伤寒论》中兼有杂病的情况。而《金匮要略》所论杂病，有的即是由外邪诱发，如痉湿暍病，其内因为津液或阳气不足，但发病则由风寒引起，故亦首冠"太阳病"字样。就是虚劳阴阳气血诸不足，因抵抗外邪无力，也可兼感外邪，出现"风气百疾"。所以，从全局来看，伤寒与杂病有时确难于截然划分。关于伤寒杂病合论之旨，有一些医家早已认识，如清代程郊倩从辨证的角度分析指出："不以伤寒杂病分十六卷，而以伤寒杂病合十六卷。伤寒杂病不分，是教人于伤寒杂病异处，辨其何以异，更于伤寒杂病表里腑脏同处，辨其何以同"。柯韵伯更进一步说"世谓治伤寒，即能治杂病，岂知仲景杂病论即在《伤寒论》中，且伤寒中又最多杂病夹杂其间，故伤寒与杂病合论，则伤寒与杂病之证治井然。今伤寒与杂病分门而头绪不清，必将以杂病混伤寒而妄治矣。"二氏所析，颇能突出伤寒杂病合论的优点和长处，无疑是正确的。

三、《伤寒论》与《金匮要略》宜合看互参

正因为《伤寒论》与《金匮要略》两书内容彼此可互为羽翼，可称之为姊妹篇，故存在着此详彼略的情况，分之难免于偏，合之则可见其全。如《金匮要略》中有些条文冠有"太阳病"，即不再述其症状，因已详于《伤寒论》。有些条文则重复互见，据统计《金匮要略》中约有 42 条与《伤寒论》原文相同。很多治法、方剂在两书中亦相互使用。所以，在学习《金匮要略》时，应结合《伤寒论》互相参读，这样就能收到事半功倍的效果。正如陈念祖在《金匮要略浅注·序例》中所说："《金匮要略》，仲景治杂病之书也，与《伤寒论》相表里。然学者必先读《伤寒论》，再读此书，方能理会。盖病变无常，不出六经之外，《伤寒论》之六经，乃百病之六经，非伤寒所独也。金匮以伤寒论既有明文，不复再赘，读者当随证按定六经为大主脑，而后认证处方，才得其真谛。"其意亦在于强调两书应合看互参。

（周　衡）

第四章

《金匮要略》在中医学
发展中的地位和影响

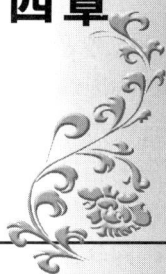

自《伤寒杂病论》及其杂病部分被新编为《金匮要略方论》以来，历千余年流传而不衰，被奉为中医临床经典著作，仲景则被尊为万世之师。无论在临床医学模式、诊疗程式及方剂创构、科学用药等方面，无不起着奠基的作用，为中医学的发展作出了卓越的贡献。

一、《金匮要略》是中医临床医学的经典之一

（一）垂范了天人合一的整体医学模式

医学模式是指医学用来认识疾病、治疗疾病，保持健康的思想和行为的标准样式。据仲景原序所载，东汉末年，我国医学界尚盛行着一种巫医模式，即认为人类之疾病，乃鬼神所作，故"降志屈节，钦望巫祝，告穷归天"，运用祷告鬼神祛病者在民间不少见。而"留神医药，精究方术"之士则不多。针对这种状况，仲景明确指出："夫天布五行，以运万类，人禀五常，以有五脏，经络府俞，阴阳会通，玄冥幽微，变化难极。"这是根据《内经》理论，强调人类是天地孕生的万类生命的一种最高形态，与鬼神无关，所以"厥身已毙"，则"神明消灭"。那么人类何以会生病？《金匮要略》首篇指出："千般疢难，不越三条"。其一、二两条皆是指天地间自然发生的"风邪"（泛指六淫），第三条则赅括了房室、金刃、虫兽所伤等多种因素，其中"无犯王法"等已明显地将社会因素置于重要地位。这样，就把医学这一对象摆在了人与自然、社会环境的整体考察之中，完全排斥了巫医模式的干扰。他通过"至而不至，至而不去，未至而至，至而太过"即气候与节气不相适应的例证，揭示了当自然、社会环境处于对人类不利（太过或不及）时，应当"养慎"防病的原理，而既得病后，又不但治疗已病，而且应治疗未病，以达到完全健康之目的。这一基于天人合一的整体医学模式，虽是源自《内经》理论，但已经落实到预防医学与治疗医学、康复医学的实践之中，因而较之《内经》更为明晰、实用，为现代向生物-心理-社会医学模式转变提供了早期资料。

（二）体现了张仲景创立的辨证论治诊疗程式

辨证论治是中医进行诊疗的独特方法，而仲景是这一方法的独创者。我国早期中医经典《内经》中虽已有了辨证论治的思想，但还未形成完整的体系。因为辨证论治包括"辨证"与"论治"两种实践活动，前后涵接，彼此贯通，体现了理法方药的一致性。但在仲景以前，"医经"与"经方"还处于分离的状态。从在内蒙居延、甘肃武威和长沙马王堆出土的汉代医学简牍来看，这些稍早于张仲景的文物也未能达到仲景的高度，所以说张仲景是辨证论治的首创者。

辨证论治的实施，首先必须确定辨证的范围，这里的范围指的是中医的病名，如以腹

满为主，即腹满病，应在腹满的范围内进行辨证，所以中医的病名是为着限定辨证范围而设立的。然后，依据若干症状组成的主证，参合脉象进行"审证求因"——即确立病位、病性、病势等。这就须充分运用《内经》以脏腑经络为核心，包括气血、津液等理论进行整体的病因病机分析，然后才能进入"审因论治"的阶段。所谓"审因论治"，即首先根据辨证所得，确立治疗原则与方法，再依法遣药组方，使得证与方相对，这样便可有的放矢，矢的相应，达到预期的治疗效果，然后再转入下一轮的辨证论治。所以辨证论治是着眼于病人整体调节的动态过程，它的优势在于不间断地进行调整，使病人自身的抗病能力逐步得到释放，机体的病理状态逐步得到纠正，直至病人身心完全康复为止。

《金匮要略》是论述杂病的专书，因杂病的病理的复杂性，故辨证的具体方法亦极为丰富。首篇以"脏腑经络先后病"命名，是总领其核心而言，究其实质，凡与之相关的气血津液、三焦等辨证方法无不赅备，成为后世各家不断发挥补充各种辨证方法的源泉。直至今日，辨证论治仍是中医的主要特色与优势所在。历代对仲景这一伟大贡献给予了高度评价。《医宗金鉴》云："先自张机书起，盖以前之书，皆有法无方，《伤寒论》、《金匮要略》创立方法格式，始有法有方，诚医宗之正派，启万世之法程，实医门之圣书也。"朱丹溪誉之曰："圆机活法，《内经》见举，与经意合者，仲景书也。"又说："仲景诸方，实万世医门之规矩准绳也，后之欲为方圆平直者，必于是而取焉。"林亿在《金匮要略方论》序中指出："尝以对方证对者，施之于人，其效若神。"说明中医疗效的关键在于辨证与论治必须相应，理法方药必须高度一致。这是我们在临床工作中发扬中医特色和优势时应十分注意的问题。

（三）规范了组方法则，是方剂学的鼻祖

《金匮要略》载方 260 余首，其方立法严谨，组合有序，既重视单味药原有的主治功能，更注意药物配伍后所产生的协同作用，使之成为切合病情的"有制之师"。如麻黄汤原为发汗峻剂，经加白术一味，则成为通阳达表，微汗祛湿的良方；桂枝汤为治太阳中风的表剂，重加桂枝则成为治疗奔豚气病的桂枝加桂汤。又如小半夏汤、生姜半夏汤、半夏干姜散，三个方剂皆由姜、夏二味组成，由于剂量比例有别（小半夏汤以半夏为君，生姜半夏汤则以生姜汁为君），炮制方法不同（如生姜汁与干姜）、剂型不同（汤或散），三方的主治则明显差异。由此可见其组合之精妙。

在药剂方面，除汤剂外，丸、散、酒剂及导药、坐药、熏、洗、搐鼻等靡不皆备，达十余种之多，成为后世药剂发展的先声。

《金匮要略》对汤剂的煎煮方法，服药方法都很重视，记载颇详，其煎煮方法有先煎、后下、分煎、去滓再煎、冲服等，甚至煎药的用水亦各有所异，如清水、甘澜水、浆水、泉水、醋水合煎、水酒合煎等。在服药方法上，有日再服、日三服、日夜连续多次服及一日不可再服等，皆依病情需要、体质强弱及药物毒性而定，有其科学合理性。

由于仲景方皆与病机相应，组合严谨有序，体现了某一治疗法度的运用，故后世常以一方即一法对待。中医治法虽多，但一般常以八法概言之，如麻桂等方之汗，瓜蒂汤之吐，承气之下，柴胡之和，理中之温，白虎之清，鳖甲煎丸之消，小建中汤与肾气丸之补。至于表里同治、寒热并用、消补兼施等各类复方则更多，前人谓"八法之中，百法备焉"，其誉询不为过。故《金匮要略》成为历代立法制方的依据而为方书之祖。

二、《金匮要略》对中医学发展的影响

自张仲景撰成《伤寒杂病论》，而后又以《伤寒论》、《金匮要略》两书传世以来，我国医学发展遂步入了坦途，成为以汤剂药物治疗为主的主流医学，为各代医家所宗。早在东汉末年，比仲景稍晚之名医华佗，在见到仲景著作即给予了高度评价，谓"真活人书也"。由汉至北宋，《金匮要略》虽尚未刊行于世，也可见到其巨大影响。如唐令医制，为医者皆须学习仲景与陈延之小品方两家，而当代著名医家孙思邈在《备急千金要方》中更是对仲景之学推崇备至，并广其运用。如小建中汤一方，在《金匮要略》中只加用黄芪一味，即黄芪建中汤，而《备急千金要方》则有内补当归建中汤，内补芎劳汤、大补中当归汤等，皆为小建中汤的制方发挥，及到北宋《金匮要略》刊行面世，在仲景学说的启发引导下，中医学术得到了极大发展，历代医家皆以脏腑经络学说为指导，从不同的侧面丰富了辨证论治，遂有金元、明清诸家的辈出，如张元素的脏腑辨证及其遣方用药式，即承《金匮要略》脏腑辨治而来，对金元四大家之说，据吴考槃推论，"刘完素主寒凉，即以白虎、栀豉法修饰；张子和主攻下，即以陷胸、十枣诸方化裁；东垣主温补，即以理中、建中之旨运用；朱丹溪主养阴，即由复脉、竹叶方剂变通。"可见各家之学，皆与仲景启发有关。其后明清各大家，亦遥承仲景之学而各有发挥，如薛立斋、孙一奎、赵献可、张景岳等重视先天之本，其说虽各有旨趣，然论其方治，无不涉及肾气丸及其化裁，亦缘于《金匮要略》。又有叶桂、吴瑭之治络诸法，其辛润通络者，用旋覆花汤，重者取诸虫类搜剔，则由鳖甲煎丸等方变通，亦师法于《金匮要略》。可见后世各家之学，都与仲景渊源有自，不可分割。由是而汇成中医学术的历史长河，久盛不衰。

1949 年后，仲景方在治疗不少急重病中，被大量的临床实践或科学实验证明具有卓效。如用承气、陷胸类方及大黄牡丹皮汤治疗急腹证；四逆汤类方治疗休克及低血压；乌梅丸治疗胆道蛔虫病；大柴胡汤、大黄硝石汤、硝石矾石散治疗急性胆胰系统疾患；麻杏石甘汤、大小青龙汤治疗某些类型的高热或急性呼吸系炎症；茵陈蒿汤类方治疗急性黄疸；麻黄连翘赤小豆汤、越婢汤治疗急性肾炎等均有较好的疗效。而治疗多种慢性疾病，仲景方则尤为擅长。说明《金匮要略》至今仍有很强的生命力，具有广阔的运用前景。

（周　衡）

第五章

《金匮要略》的主要
内容与学术特色

一、《金匮要略》的主要内容

《金匮要略》荟萃了后汉及其以前的医疗经验，是一部理论结合实际的医学专著。第一篇为总则，第二篇至第十七篇为内科病，第十八篇为外科病，第十九篇为其他杂病，第二十篇至二十二篇为妇产科病，第二十三篇为杂疗方，第二十四篇至第二十五篇为饮食禁忌。全书包括痉病、湿病、中暍、百合病、狐惑病、阴阳毒、疟疾、中风、历节、血痹、虚劳、肺痿、肺痈、上气（肺胀）、奔豚气病、胸痹、心痛、短气、腹满、寒疝、宿食、五脏风寒、肝著、肾著、脾约、三焦病、大肠病、小肠病、积聚、癫狂、痰饮、咳嗽、消渴、小便不利、淋病、水气病、黄疸病、惊悸、出血、瘀血、胸满、呕吐、哕证、下利（泄泻、痢疾）、创伤、痈疡、肠痈、浸淫疮、趺蹶、手指臂肿、转筋、阴狐疝、蚘虫病、尸厥、客忤和妇人胎前诸疾、产后诸疾、妇科杂病等数十种病证的辨证治疗及溺死、缢死和解救方法。为了帮助读者了解全书内容概况，现将各篇内容要点介绍如下：

《脏腑经络先后病脉证第一》说明了人身脏腑经络隐于内而不见于外，然其活动情况却外著之于声息色脉、寒热痛痒、喜怒爱憎、便溺饮食之中，可以用望、闻、问、切的方法来诊知脏腑经络的病变。所载关于脏腑经络先后患病的脉象、症状和诊治法则的概论，具有全书纲领的意义，所以学习者应先研究、领会它的基本精神实质。

《痉湿暍病脉证治第二》论述了痉、湿、暍三种不同病证。痉病，是以项背强急，口噤不开，甚则角弓反张为其特征；湿病，是以身重，骨节疼烦为其特征；暍病，是以发热，口渴，汗出，恶寒，身重为其特征。由于痉、湿、暍三病，均为外感所引起，都属于太阳经之病，有太阳见证；并且痉病有因湿的，暍病有夹湿的，湿病之主因为湿，三者相类似的地方很多，所以合为一篇。

《百合狐惑阴阳毒病证治第三》论述了百合、狐惑、阴阳毒三种病的辨证和治疗。百合病是以精神恍惚不定，饮食、行为、语言的失调，以及口苦、小便赤、脉微数为其特征的一种疾病；狐惑病是以目赤、咽喉以及前后二阴腐蚀溃烂为特征的疾病；阴阳毒是以发斑、咽痛为特征的一种感染疫毒引起的病变。虽然三者的病源不同，但它们在某些症状上却有一些类似的地方，如在神志方面，百合病有神情恍惚不定之症，而狐惑病有神思迷乱，类似百合病；狐惑病有腐蚀溃烂之症，而阴阳毒也有脓血腐败，类似狐惑病，所以三种病列为一篇。

《疟病脉证并治第四》专论了疟疾，对于疟疾的证因脉治都有论述，它的理论和治法都比较精微和周密，其论证处方，可以补《素问》疟疾刺法的不足。本篇的条文不多，但很有指导意义。

《中风历节病脉证并治第五》论述了中风、历节病。中风，是以猝然昏倒，半身不遂，口眼㖞斜，甚则神识不清，不能言语为其特征；历节病是以关节疼痛剧烈，甚至肿大为其特征。由于二者都是体质薄弱，正气先虚，感受外在的风邪所引起，并且均有四肢部位的症状，所以合为一篇。

《血痹虚劳病脉证并治第六》，血痹病是因荣卫虚弱，腠理不密，外受风邪，痹于肌表，使血脉痹滞不通者所致；虚劳病起因虽多，但终有至于血痹者，所谓"内有干血，肌肤甲错，两目黯黑"者是。故血痹、虚劳二病，因虚所致，证有相通，所以合为一篇。

《肺痿肺痈咳嗽上气病脉证治第七》包括肺痿、肺痈、咳嗽上气三种病证。肺痿，就是肺叶萎弱不用，以多唾涎沫为主的病证；肺痈，就是肺生痈脓，以咳嗽、胸痛、吐脓痰腥臭为主的病证；咳嗽上气，就是肺气不利，气逆于上，以喘咳上气，不能平卧为主的病证。由于这三种病证的病变部位均在肺部，均有咳嗽、喘逆等症状，且这三者多互相影响，所以特立三病为一篇。

《奔豚气病脉证并治第八》，奔，奔跑；豚，小猪，奔豚是形容本病的证候发生犹如小猪之奔突，故名。奔豚气病就是以"气从少腹上冲咽喉，发作欲死，复还止"为其特征。该篇即专论此病的发病原因、机理、证候和治疗方法。

《胸痹心痛短气病脉证治第九》，痹，是痹闭不通的意思。胸痹，就是指胸中痹闭不通，它是以胸膺部疼痛为其主证的；心痛是指心窝部位的疼痛证；短气，是指呼吸迫促气短。该篇所载胸痹、心痛、短气三种病，其发病的部位相近，病理上往往互相影响，并且三者每每同时出现，所以合为一篇论述。

《腹满寒疝宿食病脉证治第十》，论述了腹满、寒疝、宿食三种疾病。腹满，就是腹部胀满证；寒疝，就是寒性腹痛证；宿食，就是伤食证。由于三者都是胃肠病变，都能产生胀满滞塞或疼痛的症状，都为脏腑所病，所以合为一篇。

《五脏风寒积聚病脉证并治第十一》，首先论述了五脏风寒和真脏脉象，其次论述了三焦各种病证，最后论述了脏腑积聚脉证。从一定意义上说，也有全书纲领的意义。

《痰饮咳嗽病脉证并治第十二》，论述了痰饮病，分痰饮、悬饮、溢饮、支饮等。其篇题所说之痰饮是广义的，指本篇各种痰饮病。篇中各条所说之痰饮是狭义的，只是四饮中的一种。然咳嗽一证，由于饮邪而发者附于该篇，以表示和《肺痿肺痈咳嗽上气病脉证治第七》所载之"咳嗽"不同。

《消渴小便利淋病脉证并治第十三》，论述了消渴、小便不利、淋病三种病证。消渴，是以"善消而大渴"为特征的病证；小便不利，指小便困难量少，但尿道不疼痛，是杂病中的一个症状；淋病，是小便涩痛不畅和癃闭不通的病证。由于这三种病证都有小便异常，且往往相兼并现，所以合为一篇。

《水气病脉证并治第十四》，是论述水气病的专篇。论述的内容有水气病的病因病机、辨证治疗等。水气病是由于外感和内伤，导致阳气失职，不能制水，水气渗于皮肤肌肉所形成，其证是以"身体肿胀"为主。该篇根据其各个不同脉证和病机，把水气病分为五种：风水、皮水、正水、石水和黄汗。对于其治疗，以水邪所在的部位不同，分别提出了"腰以下肿，当利小便；腰以上肿，当发汗乃愈"以及"可下之"的治疗原则。

《黄疸病脉证并治第十五》，论述了黄疸病的脉因证治，并从黄疸病的不同原因和证候，分为谷疸、酒疸、女劳疸三种类型。最后载虚劳萎黄一条，以与黄疸病相鉴别。

《惊悸吐衄下血胸满瘀血病脉证治第十六》，论述了惊悸、吐血、衄血、下血、胸满瘀血等多种病证。由于这些病证都与心及其所主之血有着密切的关系，发病的原因多为心肝有病，营卫气血失调所引起，故而列为一篇。

《呕吐哕下利病脉证治第十七》，论述了呕吐、哕、下利等病证。哕，即呃逆；下利，包括泄泻和痢疾两种。由于呕吐、哕、下利这三种病证都属于肠胃之病，由肠胃功能失调引起，在证候上三者往往互兼，所以列为一篇讨论。

《疮痈肠痈浸淫病脉证并治第十八》，论述了痈肿、肠痈、金疮、浸淫疮等疾病的诊断和证治。这几种疾病都属于外科疾患，所以合为一篇。

《趺蹶手指臂肿转筋阴狐疝蛔虫病脉证治第十九》，论述了趺蹶、手指臂肿、转筋、阴狐疝、蛔虫五种病证。其中蛔虫病是该篇论述的重点。由于这些碎杂病证未经各篇收载叙述过，所以一概补论于本篇。

《妇人妊娠病脉证并治第二十》，是论述妇人妊娠病脉证和治疗的专篇。其论述的内容有妊娠呕吐、妊娠下血、妊娠小便不利、妊娠腹痛、妊娠养胎等。

《妇人产后病脉证治第二十一》，是论述妇人产后诸病的专篇。由于妇人分娩后，身体虚弱，气血不足，往往产生一些产后有关疾病。本篇论述产后各种疾病，包括有产后郁冒、产后大便难、产后腹痛、产后乳中虚、产后发热、产后中风、产后下利等病证。

《妇人杂病脉证并治第二十二》，论述了妇人杂病之病因、病证和治疗方法。妇人杂病的总的起因有因虚、积冷、结气三种，而其病证有热入血室、经水不利、带下、漏下、腹痛、咽中如炙脔、脏躁、转胞、阴吹、阴疮等。

《杂疗方第二十三》、《禽兽鱼虫禁忌并治第二十四》、《果实菜谷禁忌并治第二十五》，此三篇论述了各种危急重症的抢救，如猝死、自缢死、溺死的人工复苏方法及食物中毒的解救，并强调了饮食卫生的重要性，开中医急救学与营养学之先河。

二、《金匮要略》的学术特色

具有系统理论的专门学问称为学术，而该体系中有别于其他学问的特点，即构成其学术特色。《金匮要略》的内容系以内科为主，兼及多门临床学科，是临床医学的奠基之作，所以，其学术特色也反映着整个中医学的特色。概括起来，就是在中医理论体系的指导之下，以脏腑经络为核心，运用四诊八纲进行病与证相结合的辨证论治。根据这一基本精神，临床上理、法、方、药四个环节，都必须贯通一致才能取得预期疗效。学习和掌握《金匮要略》的学术特色，我们认为必须深入理解以下九个方面的问题：

（一）撰用《内经》、《难经》、《伊尹汤液经》、《神农本草经》等为其学术渊薮

在张仲景所处的东汉时期，我国传统文化中的朴素唯物论与辩证法思想已取得了很高成就，从而推动了中医基本理论的发展，其标志是《黄帝内经》及以阐释《内经》为主的《难经》这两部伟大著作已广为流传。在医疗实践方面，以药物组合而成的方剂已成为治疗的主要手段，内容十分丰富，其标志则是以《伊尹汤液经》为代表的经方诸家。张仲景在自序中说："勤求古训，博采众方，撰用《素问》、《九卷》、《八十一难》、《阴阳大论》、《胎胪药录》，并平脉辨证，为《伤寒杂病论》合十六卷。"文中所谓古训，主要是指《素问》、《九卷》（两部合之即《黄帝内经》）与《难经》两书，至于《阴阳大论》与《胎胪药录》，早已亡佚，难以为据。但《伤寒杂病论》中的药物大部分皆载录于《神农本草经》中，其用法除悉依《神农本草经》四气五味、升降浮沉之说外，某些药物的特殊应用如蒲黄利小便（见蒲灰散），半夏治咽喉痛（见苦酒汤），木通利九窍血脉关节（见当归四逆汤），芍药利水气（见真武汤），在其他药书中甚少记录，而与《神农本草经》有惊人的相似之处，故历代医家皆以《神农本草经》作为研究仲景用药的依据。"博采众方"一句，反映出当时方剂之多与仲景采撷之广，《汉书·艺文志》载有经方十一家，274 卷，《伤寒杂病论》只有 16 卷，当是仲景选编时有所精简；在内容上，如将《汉书·艺文志》经方十一卷的标题与现行《金匮要略》的篇名相对照，其顺序皆为内科杂病方→金创外伤病方→妇人婴儿病方→食禁方，两者极相吻合，故范行准曾撰文分析，认为"以两者部类而言，则彼此略可覆掩，没有过多的差异"反映出仲景方与《汉书》经方之间的密切关系。虽然《汉书》经方早已不存，但从敦煌石窟中发现的梁·陶弘景著作之唐抄本《辅行诀》（脏腑用药法要）来看，其中保存了古《伊尹汤液经》的处方，与仲景方不少相同，由此不难看出仲景方的渊薮所在。对仲景学术的渊源，在理法方药诸方面，晋代皇甫谧在《针灸甲乙经》序中作过这样的总结，"伊尹以元圣之才，撰用《神农本草经》以为《汤液》。近世太医令王叔和撰次仲景遗论甚精，皆可施用。是仲景本伊尹之法，伊尹本神农之经，得不谓祖述大圣人之意乎？"晋距东汉末年不远，皇甫氏所指明的仲景学术之所本，应当不为无据。

虽然在东汉末年医学理论与汤方治病都已取得很高成就，但当时汤方诸家尚处在经验的阶段，由于缺乏统一的理论指导，造成了"各承家技，终始顺旧"的状况，极不利于医学的流传与发展。医学已面临着将理论与实践经验高度结合，创建临床体系的任务。张仲景正是顺应了这一历史要求，将医经之理法与经方之方药融合为一，创造了以汤方为主的辨证论治体系，才促使中医学不断向前发展，成为中国传统文化中永不衰败的奇葩。

从《金匮要略》的内容来看，首先，在体系上，无论病因、病机、诊法、治则，都鲜明地反映出《内经》、《难经》的基本思想。如《金匮要略》认为："人禀五常，因风气而生长，风气虽能生万物，亦能害万物，如水能浮舟，亦能覆舟。"将自然环境因素的异常作为病因，这是本于《内经》天人相应的观点。而发病与否，并非主要取决于病因，《金匮要略》亦根据《内经》"正气内存，邪不可干"的思想，强调"若五脏元真通畅，人即安和"。对病机的分析，《内经》、《难经》皆以阴阳失调为总纲，而《金匮要略》亦将杂病归于阴病、阳病两大类，并举"厥阳独行"之例，提示阴阳偏盛偏衰之理。关于疾病的传变，则全面继承了《难经》"七传者死，间脏者生"之说，所谓七传，即克贼相传，如肝病传脾之例；所谓间脏，则为母病及子，《金匮要略》也有肝病补心的论述，他如《金匮要略》中"入腑即愈，入脏即死"等脏腑之间的传变，亦无不本于《内经》、《难经》。对疾病的诊察，《内经》创造的望闻问切四诊法，在《金匮要略》均得到普遍运用，特别是切脉，既保留了《内经》全身三部脉法，又采用了《难经》独取寸口法，将两法综合应用于疾病的诊断、预后、治则等各个环节，影响极为深远。在《内经》、《难经》诸经典中已确立了祛邪安正、扶正达邪、正治反治、标本缓急与治未病等治则，这些《金匮要略》中都有具体应用。

不仅在体系方面，而且对不少疾病的具体认识，《金匮要略》也继承了《内经》的观点，如内伤黄疸，《内经》有脾疸、胃疸、肾疸之分，《金匮要略》则以谷疸、酒疸、女劳疸分类；咳嗽一病，《难经》强调"形寒饮冷则伤肺"，《金匮要略》论咳，亦以外寒内饮，内外合邪为重点；《内经》论疟，以寒热多少分寒疟、温疟、瘅疟等证，《金匮要略》亦据此划分。这类例证，在《金匮要略》一书中屡见不鲜。

值得指出的是，仲景对古代典籍的继承并非是无原则地搬用，所谓"撰用"，就是从临床实际出发，有选择地进行消化吸收，为我所用。例如，对《内经》中的巫祝、经方中某些带有神仙迷信色彩的方名等，皆摒弃不用。特别是仲景书中很少直接引录古代经文，而是将其观点融入，发挥到著作中去，有时甚至为了节略篇幅，对当时熟知的内容（如疟病病机，《素问》、《灵枢》皆有专论）略而未及，这就给后人追溯仲景学术渊源带来不少困难，要求我们在研究时必须通晓《内经》、《难经》等古籍内容，才得其门而入。历代《金匮要略》注家有"以经解经"传书于世者，可资参考。

（二）以整体观念为指导思想

整体观念是要求从事物的普遍联系中观察问题，认识事物的性质，而不能孤立地看待局部的现象。这是中医学的基本指导思想，在《金匮要略》中体现尤为突出。如首篇"人禀五常，因风气而生长，风气虽能生万物，亦能害万物"及"更能无犯王法、禽兽灾伤，房室勿令竭乏，服食节其冷、热、苦、酸、辛、甘……"这是强调人与周围环境的统一性，即天人整体观。就人体生命而言，五脏六腑与官窍、四肢、百骸及体表各部组织也是一个有机整体，在这个生命整体中，五脏居于核心地位，故《金匮要略》概括为"若五脏元真通畅，人即安和"。这是人体整体观。按照这一观点，我们在对疾病的诊治活动中都必须时时处处恪守从人的整体联系及人与环境的统一性出发，才能获得正确的结论。《金匮要略》在以下方面作了很好的示范：

1. 对病因的预测与预防　《金匮要略》首篇云："有未至而至，有至而不至，有至而不去，有至而太过"，并以气候应温和的雨水节为例，说明节气与气候不相应都是反常气候，必将影响人类健康，应当严加防范，"不令邪风干忤经络"。该篇又说"凡饮食滋味，以养于生，食之有妨，反能为害。……"可见《金匮要略》对病因的认识，是以人与环境统一性的破坏为依据的，不仅气候、饮食如此，凡与人类生活息息相关的各种因素，包括王法、房室等，若处于太过或不及，都能成为致病的原因。

2. 对疾病性质的诊断　由于人是一个有机整体，因而对任何表现于局部的证候都必须综合全身情况才可能得出正确诊断，如"鼻头色青，腹中痛，苦冷者死；鼻头色微黑者，有水气……"，鼻头颜色的改变，只是一个小的局部变化，而竟是全身严重疾病的反映。又如呼吸的变化，并非只限于肺脏，而有"吸而微数，其病在中焦，实也，当下之即愈；虚者不治。在上焦者，其吸促，在下焦者，其吸远，此皆难治。呼吸动摇振振者，不治"。从呼吸病涉及上中下三焦，病情有虚有实来看，如不进行全身整体检查，是无从诊断的。除了人体整体观外，还应注意人与环境的联系，如"劳之为病，其脉浮大，手足烦，春夏剧，秋冬瘥"从春夏阳气外浮而使病情加剧，秋冬阳气内藏而令病情缓解，极有助于阴虚阳浮病证的诊断。又如湿痹病"值天阴雨不止"时发作，也是根据天人相应思想诊断的实例。

3. 对疾病传变的预测　疾病都有一定的部位，由于人体的整体联系，疾病在其发展过程中，必定会由一处向多处蔓延，这就是传变。《金匮要略》论述杂病是以五脏为中心，故首篇即提示了"见肝之病，知肝传脾"之例，表明脏病有按所胜之脏相传的趋势，不过这种克贼相传只是最严重的情况，它如"反侮"与"母病及子"、"子病累母"也是可能的，如"肝着，其人常欲蹈其胸上"，就是肝的病气太盛，反注于肺所致，属"反侮"相传的性质，而"夫肝之病，补用酸，助用焦苦"则是考虑到肝虚母病及子，故以酸味补肝之本脏，又以焦苦入心益其子脏，这是子母相传的例子。除了五脏间疾病的传变外，还有病由经络内传所属脏腑，或依脏腑表里相传。总之，由于人体各部联系的网络性与病理因素的多样性，杂病的传变方式是极为复杂的，我们只能在整体观的指导下，具体地分析传变的条件，才能加以把握，并在此基础上，经过治疗，阻断传变的发生。

4. 对病情标本缓急的分析 标本是一个相对的概念，应用到医学上，从疾病的病因与症状言，病因是本，症状为标。从邪正关系言，人体正气为本，邪气为标。从病人发病时间的先后言，先病、旧病为本，后病、新病为标。从病变部位的内外言，内部的脏病腑病为本，外部肌表经络病为标。由于疾病发生发展是错综复杂的，常有标本主次的不同，因而在治疗上就有先后缓急的区别。那么，怎样才能区分病情的标本缓急？这必须从病人生命整体出发进行分析才能确定。例如胸痹一病，《金匮要略》云："夫脉当取太过不及，阳微阴弦，即胸痹而痛，所以然者，责其极虚也。今阳虚知在上焦，所以胸痹、心痛者，以其阴弦故也。"可见本病以阳气极虚为本，导致阴弦的阴寒痰浊为标。按通常"治病求本"，似应以峻补阳气为主，但此时胸痹心痛发作，直接缘于阴寒痰浊阻痹不通所致，若不及时宣通，则有生命之虞，故从病人整体考虑，当以标证为急，治宜温通豁痰利窍。又如表里同病，《金匮要略》又有急救里急救表两法。若"病，医下之，续得下利清谷不止，身体疼痛者，急当救里；后身体疼痛，清便自调者，急当救表也。"这里表里先后缓急的划分，也是依对病人整体损害进行权衡的。又有"夫病痼疾加以卒病，当先治其卒病，后乃治其痼疾也。"这也是因为久病势缓，不急治对人体谅无大碍，而卒病势急，稍缓能起变化，导致内外合邪，于整体不利，故宜先治卒病，后治痼疾。

5. 从整体出发灵活施治 中医汤方治疗疾病，都是对人体进行整体调节，使阴阳归于平衡，因此离不开整体观的指导。在《金匮要略》中除脏病治腑，补母泻子等隔脏治疗外，更表现以下方面：

（1）上病下取和下病上取：病虽表现在上焦，但其病本在下焦或中焦，即可用上病下取法治之。如"心下有支饮，其人苦冒眩，泽泻汤主之"。此上有冒眩之证，但病机为脾虚水泛，蒙蔽清阳，故用泽泻汤利水健脾，又如虚寒肺痿，证见"必遗尿，小便数"，则可用温肺复气，暖上以制下的甘草干姜汤治疗。

（2）内病外治与外病内治：内病可以外治，使药物自表透里，如"百合病，一月不解，变成渴者，百合洗方主之。"因百合病阴虚内热而渴，借皮毛与肺气相通，故用滋阴的百合洗其外，通于内，达到养阴润燥的目的。又如"病金疮，王不留行散主之。"凡刀斧等利器所伤，必致营卫运行失调，以王不留行散主之，方后注云"小疮即粉之，大疮但服之，产后亦可服"，说明外伤可以内治。

从以上分析可知，将整体观念指导医疗工作的全过程是《金匮要略》的基本特色之一，这一观念能有效防止诊治工作的片面性，符合辩证唯物主义的世界观与方法论。

（三）脏腑经络学说为基本理论

脏腑经络是人体生理活动的中心，人体功能活动的异常也必然以脏腑经络为主，因而也是病理变化的基础。仲景在《金匮要略》首篇以《金匮要略·脏腑经络先后病脉证》名篇，意在指出杂病当以脏腑经络作为基本理论，这是《金匮要略》的主要学术思想之一。

《金匮要略》和《伤寒论》同出于仲景之手，原为一书，为何前者用三阳三阴（后人多称六经）辨证，后者用脏腑经络辨证？这是因为杂病和伤寒有着显著的不同，杂病多呈慢性过程，临床常以几个典型的脏腑经络见证为主，变化不如伤寒迅速，因而病位较易于界定。实践证明，运用脏腑经络辨证，确能较准确地辨明杂病的性质与部位，并有效地指导治疗。

脏腑和经络是相通的两个不同系统，在生理上，脏腑主持着人体的基本生理功能，尤其是五脏，处于核心地位。经络则主要是运行气血，并把脏腑和皮、肉、筋、骨等各部组织沟通为一个整体，其中经为主干，络为分支，因而在病理上，既要求有明确的区分，又必须注意脏腑经络之间的整体影响。《金匮要略》首篇提出"问曰：阳病十八，何谓也？师曰：头痛、项、腰、脊、臂、脚掣痛……。阴病十八，何谓也？师曰：咳、上气、喘、哕、咽、肠鸣、胀满、心痛、拘急。"这里所谓阳病，是赅括经络所系的躯体病而言，所谓阴病，则是脏腑本身的病证。这是从病位上对杂病诊断的最基本要求。但这是很不够的，还必须进一步明确具体脏腑与经络，以及营卫气血等不同层次及虚实属性等。例如中风病，《金匮要略》具体指出："邪在于络，肌肤不仁；邪在于经，即重不胜；邪在于腑，即不识人；邪入于脏，舌即难言，口吐涎。"将中风的病人处于不同阶段分别落实到脏腑经络的部位上，从而有效地指导治疗。又如水气病，《金匮要略》既有心水、脾水、肝水、肾水、肺水等五脏辨证，又有气分、血分、水分等病理层次的划分。这些都应以脏腑经络的生理认识作基础，才能深入辨识。

从脏腑与经络的联系来看，其病理变化也有先后之分，篇名中"先后病"置于脏腑之后饶有深意，它提示着疾病发展变化的因果关系与病情的浅深层次。一般说来，外邪致病初期多偏于经络，随着病势发展而逐渐深入脏腑，符合《素问·皮部论》所说"邪客于皮则腠理开，开则邪客于络脉，络脉满则注于经脉，经脉满则入舍于脏腑也"。但杂病以内伤为主，病先发于脏腑者亦不少，如《金匮要略》所谓"肝着病"即肝脏气血瘀滞，"先未苦时，但欲饮热"尚易暂时消散，病久至"其人常欲蹈其胸上"，即是后世所谓"久痛入络"之证，以辛通瘀络的旋覆花汤，每可获效。这又是先病脏腑后及经络的例子。因此，对疾病的变化与发展，无论从横向或纵向进行诊断，都离不开脏腑经络学说的指导。

杂病治疗方面，《金匮要略》尤为重视脏腑的特点，该书原则地指出："五脏病各有所得者愈，五脏病各有所恶，各随其所不喜者为病。"要求治病必须应各脏气的生理特性，以适合病人的饮食、药物、居处等助其正气，才能促其向愈。该书又说："夫诸病在脏，欲攻之，当随其所得而攻之，如渴者与猪苓汤，余皆仿此。"这是说病邪深入脏腑，必然扰乱该脏的正常功能而形成某些病理产物（如肺之痰浊，胃肠之宿食糟粕、心、肝、胞宫之瘀血，肾、膀胱之水湿等），则外来病邪势将与该脏的病理产物相搏为害，故必须一并攻除。这些原则，也是依据脏腑经络学说而制定的。

（四）多因杂至的发病观点

《金匮要略》在首篇论及杂病病因时写道："千般疢难，不越三条：一者，经络受邪，入脏腑，为内所因也；二者，四肢九窍，血脉相传，壅塞不通，为外皮肤所中也；三者，房室、金刃、虫兽所伤。以此详之，病由都尽。"已原则地指出杂病病因，并非仅限于外感，而是有多因素的，这种情况还具体地反映在各个疾病中。如在虚劳病中，有"食伤、忧伤、饮伤、房室伤、饥伤、劳伤、经络营卫气伤"等致病因素，《妇人杂病》篇中也有"因虚、积冷、结气"的概括。因此，鉴于病因的多样性，仲景并未简单地称为内伤病，而叫"杂病"，以与单纯外感伤寒病相区别，它提醒人们在分析其病理时，切勿简单化，否则难以切中病情。例如《金匮要略》所论湿病，冠以太阳病，是提示由外感始发，但外邪以湿为主而有兼风、夹寒之别，而阳气被郁，小便不利，又可引发内湿，所以与单纯太阳中风、伤寒不同。故仲景明示"伤寒所致太阳病，痉湿暍，此三种宜应别论，以为与伤寒相似，故此见之"，说明痉湿暍虽由外感引起，但并非伤寒之类，只是相似而已，而实为外感引起的杂病。又如虚劳一病，《金匮要略》虽有五劳七伤之说，似乎与外感无涉，但其病程长，正气低下，御邪无力，故也有"虚劳风气百疾"，即各种兼夹外邪之证，而"经络营卫气伤"，气血运行不畅，夹瘀血、痰湿等亦所难免，故《金匮要略》又立虚劳干血之证，这种因正虚受邪，因邪实而致虚的病理因果关系的变化，在杂病中极为常见。

为着避免对杂病病因病理认识的简单化，欧阳锜在其所著《证病结合用药式》一书中，根据《金匮要略》的精神，提出了三类二十一证的辨证体系：三类即外感为病，脏腑主病与邪留发病。外感为病，包括风、热、湿、燥、寒五种；脏腑主病包括心、肝、脾、肺、肾、胆、小肠、大肠、胃、膀胱十种；邪留发病包括痰、饮、水气、瘀血、食积、虫积六种，合为三类二十一个纲领证。它们之间的关系是随疾病的病理变化而变化的，如果以外邪为主，则辨治以外感为纲，脏腑、留邪为目；若以脏腑为主，则以脏腑辨证为纲，外感、留邪为目；如病理以留邪为主，则以留邪为纲，脏腑与外邪为目。这种主次相移的辨证格局，欧阳锜称之为"三纲鼎足，互为纲目"。他说："《金匮》论脏腑病，无论是经络受邪入脏腑，或发于脏腑形于肢体，辨证以脏腑为纲，施治着重在调节脏腑功能，无疑是正确的。但是脏腑病兼有新感，或新感引动原有的脏腑病，《金匮》首篇就提出了'当先治其卒病'的原则。卒病既然是疾病所处一定阶段的重点，辨证当以外感表证为凭，施治就当侧重在疏散表邪方面。尤其是血水痰食结成邪薮，非攻逐破结不为功。要正确运用攻下之法，必须辨明血水痰食诸证才能有的放矢，施治也须随证转移。由此可见，《金匮》对脏腑病、卒病、邪结诸病的证治是不能彼此替代的。"这段话，将杂病的始发及其变化过程中的多因素作了较好概括，值得我们结合《金匮要略》全书内容深入体会。

（五）平脉辨证，证病结合的诊断方式

张仲景在自序中说"……平脉辨证，为《伤寒杂病论》。"其书各篇大都标题为"××病脉证并治"，说明平脉辨证是其诊断的主要方法。平脉，即评议脉象，以脉象的变化作为解释疾病变化的重要依据，是辨证的重要参照系，这种情况如同现代通过病史与现证的收集之后，还必须作必要检查，以资印证一样。所以平脉与辨证是相辅而行，缺一不可的。那么仲景何以如此重视脉象？这是因为，无论取人迎、趺阳、少阴的全身三部或独取寸口的寸、关、尺三部，都是人体经脉气血汇集的重要部位，与五脏元真息息相通，因此通过脉象的改变，可以较为快捷地反映内脏变化的情况，所谓"脉病人不病"者，更是反映出脉诊具有早期诊断的意义。故仲景在《金匮要略》中广泛应用脉法以解释病机，鉴别病证，确立治法，判断预后等，略举例如下：

1. 依据脉象诊断疾病　如虚劳病"夫男子平人，脉大为劳，极虚亦为劳"，"疟脉自弦。"

2. 依据脉象解释病机　如论历节病"寸口脉沉而弱，沉即主骨，弱即主筋，沉即为肾，弱即为肝"，以此阐明历节的病机主要与素体肝肾亏虚有关。

3. 依据脉象鉴别病证　如疟脉自弦，而"弦迟者多寒，弦数者多热"。又如肺痈与肺痿，其脉均为数，但"脉数虚者为肺痿，数实者为肺痈"。

4. 依据脉象确定治法　如咳嗽上气病，"咳而脉浮者，厚朴麻黄汤主之；脉沉者，泽漆汤主之"。又如黄疸病，"诸病黄家，但利其小便；假令脉浮，当以汗解之"。

5. 依据脉象判断预后　如水气病"水病脉出者死"。又下利病，"下利后脉绝，手足厥冷，晬时脉还，手足温者生，脉不还者死"。

应当指出，一般而言，平脉是不能脱离症状单独进行的，所以平脉辨证即是四诊合参的诊断方式，王叔和在《脉经·序》中也说过"仲景明审，亦候形证"，强调了脉证合参

的重要性。

证病结合是仲景诊断的又一特点。病与证都是人体病理变化的反映，但两者仍有所区别。概括起来，病是病理变化的全过程，是贯穿于过程始终的基本矛盾，例如百合病，自始至终都具有心肺阴虚的矛盾，所以在全程中都应用滋养心肺的百合治疗，直至基本病理消失为止；证即证候，是疾病在某一阶段或某一个体（病人）身上的具体反映，是处在这个时空的主要矛盾，例如百合病，汗之后、吐之后、下之后，或变发热、变渴等，其主要矛盾皆不同。因此病与证即疾病的共性与个性。在《金匮要略》中要求先辨病，是将辨证的范围确定下来，例如黄疸病，即要求先必须确立以黄疸为主者，以便在此范围内进行辨证，方不致于"广原搏兔"流散无穷。所以，辨病不是最终的诊断，而是为方便辨证服务的。辨证才是中医诊断的归宿，才能据以立法处方。只有方证相对，才可能得到好的疗效，因此，坚持中医治疗特色，主要是指辨证论治，所谓"同病异治"与"异病同治"，其核心是异证异治与同证同治。故刘渡舟说："由于病不能离开证而了然独存，所以我不承认辨证而与辨病的距离有天渊之别。"

中医辨证论治这一特色和优势，是从千百年临床实践总结出来的，经过无数人次的重复检验，具有卓越疗效的方证组合，仲景称为方证（如桂枝汤证、小柴胡汤证）。为何"方证相对，奇效若神"？主要是因为其中存在着理、法、方、药的高度贯通和一致。由此可见，方证相对是辨证论治的实践基础，辨证论治则是方证对应的理论升华，两种提法，其精神是完全一致的。

（六）注重正气的综合调治

重视正气是《金匮要略》治疗杂病的主导思想之一。由于正气虚弱，疾病恶化、蔓延传变，使病情变得更为复杂和严重；反之，正气充足，病邪能及时祛除，疾病易于向康复转化。所以仲景无论对虚证与实证，都十分注重正气，具体表现在以下两个方面：

1. 扶正以祛邪　一般用于正气亏虚较甚的病证，如《金匮要略·血痹虚劳病脉证并治》对血痹的治疗，虽以"加被微风"所致，但治以黄芪桂枝五物汤补气为主，并不着眼祛风，这是因为正气旺盛，即可收"血行风自灭"的效果。若以解表为主，势必伤阳耗正，病必不除。"薯蓣丸主之"治疗亦着眼于扶正，于补益脾胃养血滋阴药中，佐以祛风散邪，共奏扶正祛邪之功。在《金匮要略》方剂中，属于扶正以祛邪者约有四分之一左右，多数方剂皆重视脾肾两脏，这是因为脾为后天之本，肾为先天之本，杂病后期，每多出现脾肾虚衰证候，并由此而影响其他脏腑，导致久虚不复，病情恶化。因此，《金匮要略》重视调补脾肾，是治疗内伤杂病不可忽视的重要原则。

虚则补之，理固必然，但也不是一味填补，而必须注意同时恢复脏气的活动，否则不能达到"五脏元真通畅"使人体内外恢复协调平衡的目的。因此，小建中汤甘温补脾，尚须佐以姜枣辛甘以行营卫；肾气丸补肾，还用茯苓、泽泻等以通水道；酸枣仁汤补肝，亦稍佐川芎以疏肝气，这些都是仲景的宝贵经验，值得借鉴、继承。

2. 祛邪以扶正　此类治法，用于以邪实为主的病证。邪实则伤正，如果在祛邪时不注意顾护正气，不仅邪不易去，而且还会造成正气新的损伤。所以仲景在运用祛邪法时是十分审慎的，约有以下诸法：

（1）在祛邪药中加入扶正药，攻补兼施：如治疗"疟母"的鳖甲煎丸，虽以祛邪为主，但方中也有人参、阿胶等补气养血之品，治疗"虚劳干血"的大黄䗪虫丸，此方于大剂活血消瘀药中，配以地黄、芍药、甘草、白蜜等养血润燥之品，亦寓有祛邪兼顾扶正之意。

（2）就近导邪外出，使邪易去而正不伤：如治疗湿病，病在头中寒湿者，有纳药鼻中之法。又如"诸有水者，腰以下肿，当利小便，腰以上肿，当发汗乃愈"。因腰以下肿，其病在下，因势从小便排出为最捷，而腰以上肿，则以汗为解为速，皆有利于祛邪而较少伤正。实际运用，仲景则往往取多途分消治法，以最大限度减少正气受损。

（3）对必用峻剂逐邪者，一般多小量递加，或以"中病即止"为度，且往往标明药后"糜粥自养"，这些都是仲景在祛邪时注意顾护正气的具体做法。

（七）法度严谨，药简效宏的方剂特色

《金匮要略》的治疗以汤方为主，在组方中既重视单味药物的独特效用，更注意药物配伍后所产生的协同作用，立法紧扣病机，正如唐容川所云"仲景用药之法，全凭乎证，添一证则添一药，易一证亦易一药"。而诸药用量及其比例，君臣佐使十分明确，此外，在药物炮制、煎煮方法，服药剂量，药后护理等皆有严格要求，故林亿在《金匮要略方论·序》中指出："尝以对方证对者，施之于人，其效若神。"例如，百合病君以百合，是取其滋阴宁神的效用为主，而以生地黄滋阴凉血为臣，加强主药的作用，取泉水煎服，是为使药，令虚热得以下泄。胸痹的主方栝蒌薤白白酒汤，药仅三味，以栝蒌开胸中痰结，薤白通胸中阳气，白酒载药上行，亦井然有序。如证见不得卧，心痛彻背，是痰饮上逆，病势稍重，则加半夏以降逆饮，成为栝蒌薤白半夏汤。如再加"心中痞气，胸满，胁下逆抢心"等症，则减去白酒之上行，加枳实、厚朴、桂枝等以降胸中、胁下之气，成为枳实薤白桂枝汤。又小承气汤、厚朴三物汤、厚朴大黄汤三方，药物均为大黄、枳实、厚朴三味，但因分量比例不同，主治即各有重点，又如《金匮要略》用十枣汤治悬饮，方后标明"强人服一钱匕、羸人服半钱"是因人体质强弱而有药量加减，而麻黄醇酒汤治黄疸，则注明"冬月用酒，春月用水煮之"，更有退五脏虚热的四时加减柴胡饮子方，都示人因时加减药物之法。上述组方的原则性与灵活性给后人以极大启发，故被遵为方书之祖。

（八）重在鉴别的编写体例

全书对疾病的论述有合论与专论两种形式。所谓合论，即将某些方面有相似之处的病证加以归类，合为一篇来论述，主要有：①病机相同，合为一篇。如血痹与虚劳二病，前者虽与感受外邪有关，但其主因为气血亏虚而血行不畅，故易为微风所痹阻。后者是五劳、七伤、六极所引起的内脏气血虚损，二者病机有所相同，故合篇论述，有利于同中求异。②病位相近，合为一篇。如消渴、小便不利、淋病三者皆为肾或膀胱病变，病位相近或相同，故合篇加以比较。③证候相似，合为一篇：如痉、湿、暍三病，虽其感受外邪不同，但在初起时多有恶寒发热等表证，原文皆冠以"太阳病"，即提示其相似之证，故合篇论述，以资鉴别。它如腹满与寒疝、宿食三病合篇，也是因为病位相近，且都有腹部胀满或疼痛，不详加比较，则易于混淆。这样，将看来相似，实则性质不同的有关诸病合篇，极有利于比较鉴别，同中求异，能突出辨证论治的特色。陈念祖说："凡合篇各证，其证可以互参，其方可以互用。须知以六经钤百病，为不易之定法，以此病例彼病，为启悟之捷法。"这是从合篇诸病虽则不同，但只要证候相似，其方也可互用，故合而论之，也有利于异病同证同治。

所谓专论，是对某些独立性较强，或临床表现有较鲜明特性的疾病进行专题论述的方法。如疟病、奔豚、痰饮、水气、黄疸等病。不过在专论中，也以各证的比较说明为主，如疟病中寒疟、温疟、瘅疟的分条论述；黄疸病中酒疸、谷疸、女劳疸的方证比较。有时也论及相关病证，如论奔豚气中提到惊怖；论水气病中涉及气分病、血分病；论黄疸病中提出虚黄等，亦都是着眼于鉴别诊断，以达到正确地辨证施治为目的。

（九）典型示范、原则启发的写作方法

《金匮要略》一书，内容虽较简略，但仲景往往是通过一个具体条文的举例，以说明某一重要原则，故学习时不可泥于句下，而应举一反三，才能收到以少胜多的效果。例如在诊法方面，提出"脉浮者在前，其病在表。浮者在后，其病在里，腰痛背强不能行，必短气而极也。"看似纯一浮脉，有主表主里之异，实则示人以常达变之理。推而广之，沉脉主里是言其常，但亦可见于表证，如风水尺肤肿甚，则其脉亦沉；数脉主热是其常，而心阳衰惫，脉亦可数；迟脉主寒是其常，而大承气汤证实热阻遏在里，脉亦沉迟。故医者当知物极必反，知常达变之理。又如时当春令，举"肝色青而反色白"，是说明"非其时色脉，皆当病"，因而亦须循例推及其余，才能有所收获。在治疗方面，例如书中提到："五脏病各有所得者愈"，这是指治五脏病，都必须符合该脏的特殊生理特点，具体则须分别从药物、饮食、居处等各方面加以落实，才能真正领会与掌握。又如"夫诸病在脏，欲攻，当随其所得而攻之，如渴者，与猪苓汤，余皆仿此"。这是通过猪苓汤利水育阴泻热这一具体治疗，提示无形客邪入于某脏，即必与该脏之病理产物互相搏结，且伤其正，故治疗应随有形之病理产物一并攻除。按此规律，邪热入肺，则知与痰相搏，入胃肠，则与水、宿食、糟粕相搏，入心肝，则与瘀血相搏，入肾、膀胱，则与水相搏，凡此类皆病邪入脏之所得，当主攻其有形之痰饮、宿食、瘀血，则客邪亦随之而解，故曰"余皆仿此"。不仅本书总论各条应如此理解，就是在各篇方证中，也应将某一方证作为某个法则的提示来深入领会，这对掌握《金匮要略》精神，以"演其所知"是十分有益的。

（周 衡）

第六章

《金匮要略》的辩证思想

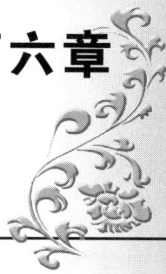

由于杂病的多因性及人体脏腑经络的复杂关系，在疾病的发展过程中，各种矛盾所处的地位总在不断变化着，因此医者应富于辩证思维，才能客观地诊断病情，施以恰当的治疗。《金匮要略》的辩证思想极为丰富，给我们临床思维以很大启示，现约为以下七个方面略予讨论。

一、医者与病人的辩证关系

《素问·汤液醪醴论》指出："病为本，工为标，标本不得，邪气不服。"这里的病指病邪、病势及病人的精神、形体等情况；工，指医生的诊治方法。病为本，是为"内因"；工为标，是为"外因"。治病虽然要求有适合病情的方法，但治疗作用的发挥还需取决于病人的内因。因此，仲景在《伤寒杂病论》原序中就病人与医生两方面都作了语重心长的训嘱。对医者，他说："现今之医，不念思求经旨，以演其所知，各承家技，终始顺旧，省疾问病，务在口给，相对斯须，便处汤药，按寸不及尺，握手不及足，人迎趺阳，三部不参，动数发息，不满五十，短期未知决诊，九候曾无仿佛，明堂阙庭，尽不见察，所谓窥管而已。夫欲视死别生，实为难矣。"对医者不学无术、保守草率的作风加以训斥，对医者的医德与技术提出了严格要求。因为，这才能保证医者的主观诊治符合病人的客观情况，取得好的疗效。另一方面，仲景又十分注意调动病人的自身积极性。他规劝病人不要"钦望巫祝"，不要"委付凡医"，不要"隐忍差迟"，都是为了及早调动病人的抗病能力。从以上论述来看，医者之于病人，不仅应当具有精湛的诊疗技能，还应有严肃细致的诊疗作风，并应针对病人的思想、情绪时时给以亲人般的关注，只有充分发挥医者、病人两个积极性，才能做到主客观完全符合，从而取得可靠的疗效。这无疑对我们是十分有益的启迪。

二、外因与内因的辩证关系

"内因是变化的根据，外因是变化的条件，外因通过内因而起作用"，这是辩证唯物论所揭示的普遍规律；《金匮要略》提出"若五脏元真通畅，人即安和"是强调疾病的根据在人体内部，以五脏为核心，若五脏元真不畅，则将出现整体的无序状态，抗邪能力因而降低，这无疑十分正确的。但《金匮要略》在本句之后紧接着说"客气邪风，中人多死"，丝毫不曾忽略外邪，这里鲜明地反映出对内外因的辩证观。一般说来，若内因正气显著不足，则外邪极易深入而为急性脏腑病；若正气充足，纵受客邪，则多留连于五体外合，较难深入。故《金匮要略》云："一者经络受邪入脏腑，为内所因也；二者四肢九窍、血脉相传，壅塞不通，为外皮肤所中也。"这是以内因为根据，对发病的浅深、性质起决定作用的反映。该条又说："三者，房室、金刃、虫兽所伤。以此详之，病由都尽。"分别提示对各种意外因素的伤害应尽量避免，从而针对内外因在发病中的辩证统一性提出了"养慎"思想。所谓"养"，即扶养正气；"慎"即外慎客邪，两者缺一不可。这才是全面的预防思想。

在对具体疾病的分析中，《金匮要略》十分重视外内合邪，这是其辩证观的一个体现。如痰饮咳嗽，多以外寒内饮相合而论，肺家内为寒饮所伤，则卫外之阳必弱，于是寒邪得以乘隙而入，故有"发则寒热"的特点。又如阴虚虚劳，则对外热的抵抗力降低，故有"春夏剧，秋冬瘥"的特点。它如患内湿者易感外湿，在湿痹中亦有论及。说明内外各种因素在发病中并非孤立存在，而是综合为患的，故治疗时不可顾此失彼。《金匮要略》提出"夫诸病在脏，欲攻之，当随其所得而攻之"这一原则，就是从内外邪相搏这一辩证关系考虑的。

三、邪实与正虚的辩证关系

邪气盛而病实证，正气夺而病虚证，这是两类属性根本不同的病证，治疗实证当泻去其邪，治疗虚证当补其元气，这是不容混淆的法则，故《金匮要略》开篇即提出"虚虚实实，补不足，损有余"的训诫与正确治疗方法。然而，"邪之所凑，其气必虚"，任何实证，都有一定程度的正气损伤，只是其势不急而已。同样，所谓虚证，也极少纯虚无邪之证，因为脏腑之元气不足，其用不行，久之必然内生诸邪，如脾虚生湿，肺虚生痰，肝虚夹郁兼瘀等在所难免。所以应当辩证地对待邪实与正虚，而不要完全割裂开来。正因为如此，治疗实证，虽以逐邪为主，但亦从多方面顾护正气，如用大承气汤治实热之病，注明"得下止服"，以免过用伤阴；用十枣汤峻逐悬饮，除方中强调"先煮肥大枣十枚"，又指出"强人服一钱匕，羸人服半钱"、"得快下后糜粥自养"；而对有剧毒的大乌头煎，注明需加蜜久煎，小量服后，"不差，明日更服，不可一日再服"。这是防止药毒伤正。在治疗虚证时皆不用填补，而是补中有泻，如治疗虚劳虚烦不得眠，以酸枣仁汤滋肝清热，方中又佐以川芎达郁。治疗虚劳腰痛，少腹拘急，小便不利，用八味肾气丸，方中佐以泽泻、茯苓，即是渗湿泄浊之品。这些都是从脏虚必夹有内邪考虑的。对杂病中最多见的虚实夹杂证，《金匮要略》一般则根据虚实多少立法，若虚多邪少，则以扶正为主，稍佐疏邪之品，如治疗血痹的黄芪桂枝五物汤，虚劳风气的薯蓣丸皆是；若实多虚少，则以祛邪为主，佐以扶正，如治疗柔痉的栝蒌桂枝汤、治疟母的鳖甲煎丸。但也有因实邪阻碍正气，其势甚急，倘不急祛其邪，则正气难支，证见胸腹胀满疼痛，又遵《内经》"中满者治其标"，大胆采用攻逐之法。如"久咳数岁"，"咳烦胸中痛"用十枣汤，"五劳虚极羸瘦，腹满不能饮食"之虚劳干血用大黄䗪虫丸，更是逐邪以安正的代表示例。这些都是鲜明地反映出仲景对待邪与正的辩证法思想。

四、局部与整体的辩证关系

局部与整体在人体中是紧密联系不可分离的，因而在诊断中，我们可以通过局部变化的诊察而候全身，如"鼻头色青，腹中痛，苦冷者死"，这里的鼻头色青，是肝木乘脾所致，但必须联系腹中痛才能诊断。又如"脉浮者在前，其病在表"，亦必见有全身表证，否则可能属其他情况。又如狐惑一病，初得之"不欲饮食，恶闻食臭"，及至七八日，转为能食，似乎好转之象，但此时"目四眦黑"，故诊断为中焦湿热之毒已循经上注于目，为化脓之象，故这时能食是反映湿毒转移上注，并非佳兆。由此看来，离开局部"目四眦黑"则不可能诊候全身的病理变化。所以局部离不开整体。《素问·征四失论》说："诊病不问其始，忧患饮食之失节，起居之过度，或伤于毒，不先言此，卒持寸口，何病能中？"指明局部切脉也是必须结合全身情况参伍进行的。在治疗方面，《金匮要略》十分重视通过内服汤药以调节整体阴阳的偏颇，但亦未忽略局部治疗，如治狐惑病，用雄黄熏治肛门，治百合病，有百合外洗之法，治妇人热入血室，用针刺期门穴等。这些治法，皆有利于邪毒的排除，以减轻其对全身的损害，与内服汤方合用，能促使疾病更快痊愈，也是不可偏废的。

五、病与证的辩证关系

《金匮要略》全书所列病名，多是类病证的概念，是病所、病机、主证的共性概括，也是自始至终存在于该病全过程的基本病理矛盾。如腹满，即是指处于同一病所（腹中）的病证；水气、黄疸，是具有相同主证（水肿或目黄）的病证；虚劳，则是多种慢性消耗性疾病的总称。因此，辨病只能辨识疾病的共性，只能确立总的治则，而不能提供具体治法。故诊断还必须继续在病的范围内深入到辨证中去。所谓辨证，就是要诊察到处于现阶段该病人的具体证候，这是诊断的归宿，只有完成了辨证，才能落实具体治法，处方用药。所以辨病与辨证是共性与个性的关系，离开了辨病，则辨证将会"广原搏兔"无所遵循。故全书皆以"辨病脉证并治"为篇首，指出辨病与辨证应当结合进行。如百合病，其病机以心肺阴虚为主，全过程均需以百合滋养心肺，但有"吐之后者"，宜百合鸡子黄汤，"下之后者"，宜滑石代赭汤，"发汗后者"，用百合知母汤。三方中皆有百合，是从病的基本病机着眼的，而各方药味不同，则是据吐、下、汗后各种误治所形成的证有不同而设，此即辨证施治。可见病与证在诊治时不可偏废，而应充分把握两者的辩证关系。

六、已病与未病的辩证关系

在人体某处已经发生的疾病，随着病情加重，往往会向他处蔓延，故《金匮要略》首篇从整体出发，提出了"上工治未病"，的重要原则，并举"见肝之病，知肝传脾，当先实脾"之例说明之。这里的肝病是已病，而势将传脾，此欲受传之脾即是未病。高明的医生必须预见到疾病的传变，才能在治疗已病的同时，先安未受邪之地，以阻断疾病的传变，使已病能很快得到控制而痊愈。但疾病的传变因条件不同而有多种可能性，"肝病传脾"仅其一例。如太阳痉病，可以由太阳循经内传阳明，出现"气上冲胸、口噤不得语，欲作刚痉，葛根汤主之"，因此时病邪尚在太阳之表，其"口噤不得语"乃为刚痉欲作之初，而非尽入阳明，尚未发展为阳明里热实证，故用葛根汤发汗解表，升发津液，乘其未盛而夺之，以断太阳入阳明之路。这就体现了已病未病同治之理。又如"上气喘而躁者，属肺胀，欲作风水，发汗则愈"，论中上气喘而躁是已病肺胀，若治不及时或失当，则有向风水转化的趋势，所以，通过发汗治疗，不仅是治疗已病而需要，而且对未病也有预防作用。

七、数病同病的辩证关系

在杂病的发展过程中，原有疾病未愈，又患其他疾病，以致数病同时存在是不少见的。这里大略可分为两种情形：一是两种疾病之间存在着因果关系，如《金匮要略》所云"血分病"，是先有经水不利，由于血不利即为水而续发水肿，这时治疗应先调治月经病，月经恢复正常，水肿亦可消退。而"水分病"则反是，为"先病水，后经水断"，则以治水肿为主，"去水其经自下"。另一种情形是数病之间并不存在因果关系，则应从全局考虑，以影响人体较重较急的疾病为主先行治疗，如首篇表里同病之例，其身体疼痛是外邪所客，而下利清谷不止则因误下所致，两不相涉，但以下利不止为急，故先治以免危及中阳，又"先病痼疾，加以卒病，当先治其卒病，后乃治其痼疾"，也属此类情况。

八、辨证与治疗的辩证关系

辨证论治是包括辨证与治疗两个环节的统一过程。辨证的结果决定着治疗方法，而治疗效果又客观地检验着辨证的准确与否。但疾病的复杂性往往使辨证论治难于一次完成，而须多次反复进行，才能达到"对方证对者，施之于人，其效若神"的程度，这就须充分把握辨证与治疗互相反馈，逐步修正的辩证关系。如百合病有"诸药不能治，得药则剧吐利"，这是针对医者误用汗、吐、下诸药而言，由于本病有"意欲食，复不能食"、"饮食或有美时，或有不用闻食臭时"说明胃气已伤，故不任克伐之品，只宜清淡养胃之剂，故根据阴虚内热，投以百合地黄汤而获效。又如"产后腹痛，法当以枳实芍药散，假令不愈者，此为腹中有干血着脐下，宜下瘀血汤主之"这就是考虑产后体虚，虽判有瘀血，为慎重起见，先投以行气活血之枳实芍药散进行试探，若治后反馈无异状，亦不见愈，再改投下瘀血汤。这种试探性治疗，就是通过治疗能对辨证起反馈修正作用来实现的。

九、内科与他科的辩证关系

内科是其他临床学科的基础，内科杂病中的脏腑经络辨证以及扶正、祛邪，标本先后诸治疗原则的运用，都广泛适用于临床各科，故《金匮要略》一书的编次，首列内科杂病，然后再讨论外科、妇科各病，这种排列即隐含着内科与他科的辩证关系。例如《妇人病》篇中，桂枝汤、小柴胡汤、大承气汤、肾气丸等，皆内科常用方。治疗"产后腹中疼痛，当归生姜羊肉汤主之"后，又注明"并治腹中寒疝，虚劳不足"，说明内科病与妇科病只要病机相似，也是可以异病同治的。因此，掌握了内科杂病的辨治方法，对其他各科学习也有重要的指导作用。

（周　衡）

第七章

《金匮要略》教医研的
现状与展望

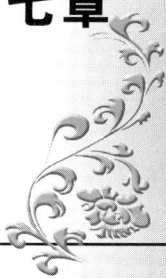

新中国成立以来，中医药事业得到了充分的发展。在中医教育中，《金匮要略》已作为主干课纳入中医教学的课程体系，正日益在中医教学、医疗、科研中发挥其应有的作用，显示出旺盛的生命力。

一、教学方面

解放初期，在全国各地的中医进修教育中，包括《金匮要略》在内的几本中医经典著作被列为必修教材，使这一批学生在原有临床经验的基础上，又得到了理论的提高，成为1956年以后，全国相继成立的中医高等院校专业教学的骨干。中医学院成立后，《金匮要略》是中医专业基础课之一，在前期开出，由于学生尚未接触临床实践，加之教材以原文译释为主，仍然艰奥难懂，学生学习的热情不高，效果有限。于是，有的院校将其视为提高课而安排在后期——即临床课课堂教学之后，临床实习之前开设，虽然学习难度有所缓解，但又发生了某些内容与《中医内科学》重复的新问题。这就促使人们思考，改善和提高《金匮要略》教学质量的关键究竟在哪里？回答是肯定的，这就是必须紧密地联系临床实际，将《金匮要略》对杂病的理性认识与辨病辨证方法与相应的经方通过临床密切结合起来，产生卓越的疗效，使学生看得见，用得上，想得通，才能极大地激发学生的学习热情，真正了解《金匮要略》的特色和魅力所在。因此，围绕临床需要，对教师、教材、教学基地、教学方法等进行系列的改革，才是《金匮要略》教学的出路。为此，广州中医药大学的同仁们率先在1984年，将《金匮要略》科室划为医院管理，成立伤寒金匮共管病区，逐步建立了"把临床实例带入课堂，将理论课程推向临床"的新教学模式，组织学生进行中期临床见习和后期临床实习，在带教中经方使用率达60%，较好地解决了教学中理论联系实际，提高临床能力的问题。广州的这一成功经验得到了各方的肯定与赞赏，并于1996年在广州召开了首届全国《伤寒论》、《金匮要略》教学研讨会进行了交流。2009年伤寒、金匮教研室组建了各自的病区。

然而，从全国范围而言，《金匮要略》教学中尚待解决的困难和问题仍然存在，主要是：

（一）高素质的《金匮要略》专业教师匮乏

由于既精通《金匮要略》理论，又善于运用经方的教师谢世较多，而中青年教师临床经验相对不足，有的难以从理论与实践结合的高度胜任《金匮要略》这门学科的教学，教师队伍出现了青黄不接的局面。

（二）《金匮要略》教材需要改革

目前使用的教材，虽几经修改，有所改进，但仍然存在着内容比较陈旧，现代运用

《金匮要略》理论与方法所取得的新经验、新成果许多尚未纳入；在编排上条文错杂，有序性不够；某些内容与《中医内科学》、《妇科学》的重复还有待于慎重取舍。这些也是教师难教，学生难学的一个直接原因。

（三）教学手段落后

《金匮要略》作为主干课开设已 40 余年，在教学手段方面仍然不够先进，虽然教师在这方面已摸索和总结出不少有效经验，如理清源流，结合《内经》、《难经》等理论进行教学；在讲解时根据问题性质归纳条文，突出重点；结合医案举例示范等。但终究难以将抽象的理论直观化，在很大程度上影响了学生的学习兴趣和教学效果。

（四）缺乏临床实践的教学基地

由于多数中医院校的《金匮要略》教师归属于基础课部门，与医院直接联系较少，而即使安排学生见习、实习，能得到经方实践的机会不多，这就在教学中形成了理论与实践脱节的状况，教师学生虽可组织病案讨论，但这种"纸上谈兵"远不能和直接临床相提并论。实践性教学环节的缺乏，是《金匮要略》教学面临困境的症结所在。

针对以上情况，《金匮要略》教学质量的提高，需要采取以下措施：①开设杂病专科，突出《金匮要略》证治的特色，以此为基地，增加临床实践的教学环节。②合理解决《金匮要略》内容与其他学科重复的部分，在保证体系完整，特色突出的前提下删繁就简，编写出与临床紧密联系的本科新教材。而将原著作为研究生的基本教材。使之适合不同层次学生的学习需要。③不断改进教学手段，除增加临床实践教学环节外，课堂教学要创造条件，运用多媒体教学手段，将典型病例的各种体征拍成幻灯片或录像带等进行讲解，以加深理解和记忆。

二、医疗方面

近十余年来，运用《金匮要略》的理论与方剂在治疗疑难病、危重症方面均取得了一定成果，反映在全国各地中医期刊与历次仲景学术会议论文集中的病例，已基本上覆盖了内科的病种，显示出《金匮要略》在临床上仍具有旺盛的生命力。但从多数的报道来看，尚存在个案总结多，具有大样本形成规律性的认识较少；重复原书方证的多，运用同病异治、异病同治扩大治病谱的较少；也有不够重视经方结构，加减庞杂的情况。这些表明在运用《金匮要略》理法方药方面，还需要在深度与广度上继续努力发掘，加以提高。可以采取以下措施，以促进经方临床应用的普及与发展：

1. 在建立经方专科的基地上，开展前瞻性的临床研究，积累资料后一病一证一结，形成规律性的认识，以便推广。

2. 举办区域性或全国性的经方临床应用交流会、讲习班、交流推广各地较为成功的经验。

3. 规定《金匮要略》专业的研究生，必须以经方临床为主，并定期考核。在中医本科学生中，也可成立兴趣小组，进行专门临床带教，以期逐步解决经方人才"青黄不接"的状况。

三、科研方面

新中国成立以后，特别是中医学院成立以来，《金匮要略》的文献研究取得了丰硕成果。各种注释本几乎每年都有出版；以专题为主的研究遍及病机、诊法、治则、方药运用等各个方面，研究日益深入，从不同角度、不同侧面弘扬了仲景学术。这些，为进一步开展临床研究、实验研究提供了丰富和比较坚实的基础。但相形之下，前瞻性的临床研究则相对薄弱，以阐明机理为主的现代实验研究尚在起步阶段，这些都是《金匮要略》难以真正推广和发展的制约因素。今后除了加强临床研究外，实验研究必须首先在研究生这一层次中加强人才培养，摸索出符合《金匮要略》理论的实验模型、以辨证为主的科学指标及加快经方剂型改革的步伐，使之逐步适合现代科学的要求和适应现代社会的需要。

（周　衡）

第二篇
《金匮要略》诠解一

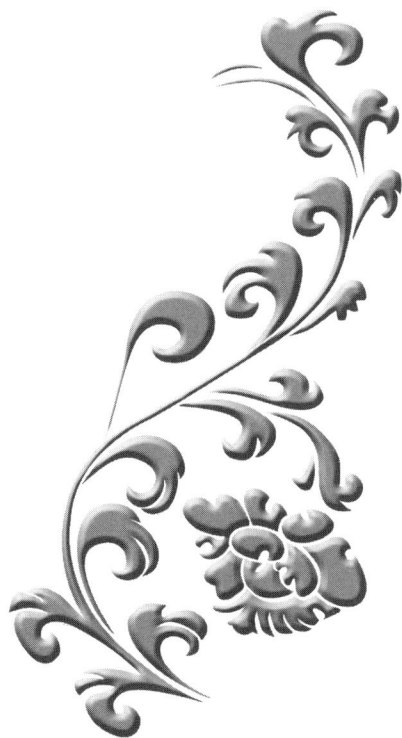

　　本篇内容包括十七章。第一章论述脏腑经络先后病脉证,属全书概论性质;第二章至第十七章,论述内科疾病辨证施治规律,计有痉湿暍病、百合狐惑阴阳毒病、疟病、中风历节病、血痹虚劳病、肺痿肺痈咳嗽上气病、奔豚气病、胸痹心痛短气病、腹满寒疝宿食病、五脏风寒积聚病、痰饮咳嗽病、消渴小便不利淋病、水气病、黄疸病、惊悸吐衄下血胸满瘀血病、呕吐哕下利病等37种以上病证。各章有以数病合为一章者,主要是以病机相同、证候近似或病位相近者为依据,有利于区别有关病证的异同,有助于掌握各种疾病的辨证施治规律;亦有一病成章而专题论述的,属于独立性较强或临床表现有较为鲜明特殊性的疾病。至于各章原条文的编写体例,包括【原文】、【词语注解】、【经义阐释】、【方药评析】(第一章除外)、【文献选录】、【临床应用】、【现代研究】。每章后附有内容归纳表解,末附参考文献。

第一章
脏腑经络先后病脉证

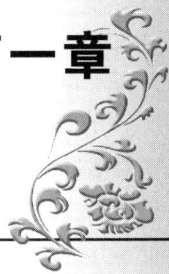

本章原文为《金匮》第一篇，论述脏腑经络先后病脉证的一般法则，属于全书概论性质，具有纲领性意义。

仲景认为，人体内部脏腑经络之间，人体与自然界之间，均是一个有机的整体，生理上相互资生，病理上相互传变，一脏有病（先病），可传变他脏（后病）；一经有病（先病），可传变他经（后病）；经络受邪，可传入脏腑，脏腑的病变，也可反映到经络的循行部位。由于本章着重阐发了"见肝之病，知肝传脾"和"经络受邪入脏腑"等有关脏腑经络先后病的传变规律，故名曰"脏腑经络先后病脉证"。在内伤杂病的病机上，脏腑与经络是并重的，如果能够掌握脏腑经络先后病的传变规律，有利于提高辨证论治的水平，故本章具有纲领性意义。

本章内容广泛，约有6方面：（1）指导思想及理论基础：以整体观念为指导思想，以阴阳五行学说为理论基础，以脏腑经络学说为基本论点。（2）病因："千般疢难，不越三条"，以脏腑经络为内外的内因、外因和不内外因三者。（3）病机：运用脏腑经络先后受病的传变规律，以了解疾病形成和演变的全过程。（4）诊法：以望、闻、问、切四诊作为辨别疾病表里寒热虚实阴阳（八纲）的方法。（5）预防：以内养正气、外御邪风贼气作为预防疾病的措施。（6）治则：①治未病：未病先防，已病后早期治疗，防止疾病传变；②虚实当异治；③表里分缓急；④新久有先后；⑤攻邪当随其所得；⑥根据病人饮食居处和五脏喜恶进行护理。

【原文】　問曰：上工①治未病②，何也？師曰：夫治未病者，見肝之病，知肝傳脾，當先實脾③，四季脾王④不受邪，即勿補之；中工不曉相傳，見肝之病，不解實脾，惟治肝也。

夫肝之病，補用酸，助用焦苦⑤，益用甘味之藥調之。酸入肝，焦苦入心，甘入脾。脾能傷⑥腎，腎氣微弱⑦，則水不行；水不行，則心火氣盛；心火氣盛，則傷肺，肺被傷，則金氣不行；金氣不行，則肝氣盛。故實脾，則肝自愈。此治肝補脾之要妙也。肝虛則用此法，實則不在用之。

經曰"虛虛實實⑧，補不足，損有餘"，是其義也。餘臟準此。（1）

【词语注解】　①上工：见《灵枢·邪气脏腑病形》："善调脉者，不待于色，能参合而行之者，可以为上工，上工十全九。行二者，为中工，中工十全七。行一者，为下工，下工十全六。"上工，指高明的医生。

②治未病：此处指有病后，治其暂时未病的脏腑，以预防病邪的传变。程林云："治未病者，谓治未病之脏腑，非治未病之人也。"（《直解》）

③实脾：即调补脾脏之义。

④四季脾王：王，音义通旺。脾属土，土寄旺于四季，故云四季脾旺。《素问·太阴阳明论》："脾者土也，治中央，常以四时长四脏，各十八日寄治，不得独主于时也。"即三、六、九、十二各月之末十八天，为脾土当旺之时（七十二天）。此处可理解为一年四季脾气都很健旺之意。

⑤焦苦：焦，炒焦炮制，性禀温热入心，使心气旺而助其肝用。苦，代指苦寒药，泄心火而养其肝体。

⑥伤："伤"，陈无择《三因极一病证方论·卷八·内所因论》作"制"，谓"脾能制肾……肺金受制，肝气乃舒"，宜从。又《说文解字注》云："《山海经》谓木束为伤"，有制约、抑制其亢害一面之义，但并不限制其承制生化一面。

⑦肾气微弱："肾气"，与《金匮要略·水气病脉证并治》第21条"肾气上冲"之"肾气"，均指肾的邪气。肾气微弱，应理解为肾的阴寒水气受脾土制约，不亢而为害之意。

⑧虚虚实实：据王冰《重广补注黄帝内经素问·针解》中有关《针经》（即《灵枢》）的引文为"无实实，无虚虚"，意谓不要实证用补法，虚证用泻法。

【经义阐释】 本条从人体内部脏腑相关的整体观念出发，根据阴阳五行生克制化的理论，阐明脏腑疾病有先后次序相传的规律，重点论述内伤杂病"治未病"的治疗原则。

第一自然段指出，上工通晓脏腑之间相互传变的规律，并举肝实脾不旺之病例，强调先治不旺之脾，防止肝病传脾；中工则不明疾病相传之理，只知见肝治肝，致使一脏之病，累及他脏。

根据《素问·五运行大论》"气有余，则制己所胜，而侮所不胜"的理论，上工知晓唯有实邪则传，故见肝实之病，知其肝邪必传其所制约、克贼的脾，此谓"见肝之病，知肝传脾"。临床中肝胆疾病多影响脾胃消化功能，可资佐证。在治疗时，要注意健运和调补脾脏，因脾为营之源，脾土健旺，营血则能滋养肝木，且"先实脾土，以杜滋蔓之祸"（《金匮要略心典》），能防止肝病乘脾犯胃、侮肺扰心、累肾；从预防而言，先实脾土又能防止苦寒泻肝之品败伤胃气。故在治肝的同时，当先实脾。

若肝病发生在四季脾旺之时，脾气得天时之助则不受肝邪之传，此时则不宜实脾，可直泻其肝；若不在"四季脾旺"之时患有肝病，脾气不虚，肝病不易传脾，亦不当实脾；当然，"四季脾旺"之时患肝实之病，若仍有脾气虚弱临床表现者，仍宜"当先实脾"。总之，"脾旺"则"勿补"，具体情况具体分析。

中工不晓肝实传脾之理，只知见肝治肝，结果肝病未愈，脾病又起，肝脾俱病，这是缺乏整体观的治疗方法。

本段原文即撰用《难经·七十七难》而来："经言上工治未病，中工治已病者，何谓也？然：所谓治未病者，见肝之病，则知肝当传之于脾，故先实其脾气，无令得受肝之邪，故曰治未病焉。中工者，见肝之病，不晓相传，但一心治肝，故曰治已病也。"

第二自然段指出，肝虚之病，宜直补肝脏，兼扶心脾，即"虚则补其子"的治法。

酸入肝，肝虚当补之以本味，所以补用酸；焦苦入心，心为肝之子，子能令母实，所以助用焦苦；甘入脾，脾为心之子，甘味之药能调和中气，《难经·十四难》谓"损其肝者缓其中"，所以益用甘味之药。

"酸入肝……此治肝补脾之要妙也"十七句，旨在解释肝虚病用酸甘焦苦治法的意义。

其理论依据源于《素问·五运行大论》所云："气……不及，则己所不胜侮而乘之，己所胜轻而侮之"，肝木既虚，肺金必然会侮其所胜的肝，这是五行生克制化的规律所决定的。所以，在肺金未侮肝木之前，就得用酸味药来补肝的本体；用焦苦味药以助心之少火。助心之少火有两种作用：其一，心旺可以感气于肝；其二，心之少火旺可以制约肺金，肺金受制，则木不受克而肝病自愈。至于用甘味药来调和脾土，目的在于补土制水，肾的阴寒水气不亢而为害，则水不凌心，心的少火之气旺盛，则能制约肺金，肺金受制，肺的邪气不致乘侮肝木，则肝之本气自盛；且土能荣木，脾气健旺，有助于改善肝虚的病变。必须注意，原文"伤"字，据宋代陈言（无择）《三因方》，应作"制"。

《三因方》对本段"十七句""虚则补其子"的治法，有深刻阐述："夫阴阳虚实者，乃脏腑更相胜复也，若其子母相感，则母虚能令子虚，子实能令母实，经曰：实则泻其母，虚则补其子，如肝实则泻肾，肝虚则补心，如百姓足，君孰与不足，此经之本意也，《难经》则反是。及观《金匮》之论，其得为多，肝虚补用酸，助用焦苦，益用甘味之药，酸入肝，焦苦入心，甘入脾，脾能制肾，肾气微弱，则水不行，水不行，则心火盛，心火盛则肺金受制，肝气乃舒，肝气舒则肝病自愈，此补子之意也，肝虚则用此，实则反之。"当参读。

第三自然段指出，治病当分虚实，切忌虚其虚，实其实。补不足，损有余，为治疗虚实疾病的正治原则。

《难经·八十一难》云："经言，无实实，无虚虚，（无）损不足而益有余。"中工不知疾病传变，如见肝虚之病，误用清肝泻热药，是为"虚虚"；肝实之病，误用补肝益气养血药，是为"实实"；虚证用泻法，实证用补法，则虚者更虚，实者愈实，此为误治。

上工治病，当虚实异治，应以"补不足，损有余"为正治法。

"余脏准此"者，谓不仅肝病当如上述虚实异治，其余四脏，亦可照此类推。

【文献选录】　徐彬：此则论五行相克之理，必以次传，而病亦当预备以防其传也……谓五行相克之理，每传于所胜，假如见肝之病，肝木胜脾土，故知必传脾，而先务实脾，脾未病而先实之，所谓治未病也。然四季土旺，旺不受邪，即勿补之，恐实实也。……其实脾之法如何？谓肝之病倘在，宜补，则本脏虚，喜本脏之味，酸先入肝，故为补；心火为肝之子，苦先入心，子能令母实，故焦苦为助；脾则肝所胜者也，用甘味益之，似无谓。不知脾土能制肾水，肾水弱，心无所制，心火能制肺金，而肺为火所伤，至于肺伤而肝木荣，何也？金者木之仇也，金伤而木盛矣，故曰：肝自愈。此理甚微，故曰：此治肝补脾之要妙也。……是一概扶我所胜，而制我所不胜，反伤其生我者，而助我所生者。岂虚则补其母之义乎？不知此处立论，只重救受传之脏，故曰治未病。谓病之所以迁延不愈者，不忧本脏之虚，而忧相传不已，则病乃深，如木必克土之类。故以必先实脾为治肝之要妙，即为治诸脏之总法也。是故补母，不若直补本脏之切；而又助其子，子能令母实，则本脏更旺；乃又扶肝木所克之脾土，委曲以制其仇木之肺金。谓既虚不堪再损，故以安其仇为急。若但执补母之说，滋水以生木，则子能令母实，肾水得助，而肺金实，其为损肝当何如？若虚则补其母，别有说也。假如肝病虚，而四季土旺，实脾之说，既不可用。即非四季土旺，而其人脾土素强，可再益脾以使乘肝乎？即须滋肾水以润肝木矣。故曰：虚则补其母，诸脏亦如是耳。（《论注》）

程林：夫五味入胃，各归其所喜。酸先入肝，苦先入心，甘先入脾……是见肝之病，当先用甘实脾，使土旺能胜水，水不利，则火盛而制金，金不能平木，肝病自愈矣，此治肝补脾治未病之法也。愚谓见肝补脾则可，若谓补脾伤肾，肾可伤乎？火盛则伤肺，肺可伤乎？然则肝病虽愈，又当准此法治肺治肾，五脏似无宁日也。伤字当做制字看。制之，则五脏和平，而诸病不作矣。（《直解》）

尤怡：酸入肝以下十五句，疑非仲景原文，类后人谬添注脚，编书者误收之也。盖仲景治肝补脾之要，在脾实而不受肝邪，非补脾以伤肾，纵火以刑金之谓，果尔，则是所全者少，而所伤者反多也。且脾得补而肺将自旺，肾受伤必虚及其子，何制金强木之有哉？细按语意，见肝之病以下九句，是答上工治未病之辞，补用酸三句，乃别出肝虚正治之法，观下文云肝虚则用此法，实则不在用之，可以见矣。盖脏病惟虚者受之，而实者不受；脏邪惟实者能传，而虚则不传。故治肝实者，先实脾土，以杜滋蔓之祸，治肝虚者，直补本官，以防外侮之端，此仲景虚实并举之要旨也。（《心典》）

吴谦：上工不但知肝实必传脾虚之病，而且知肝虚不传，虚反受肺邪之病，故治肝虚、脾虚之病，则用酸入肝，以补已病之肝，用焦苦入心，以助不病之心，用甘入脾，以益不实之脾。使火生土，使土制水，水弱则火旺，火旺则制金，金被制则木不受邪，而肝病自愈矣。此亢则害，承乃制，制则生化，化生不病之理，隔二、隔三之治，故曰：此治肝补脾之要妙也。然肝虚则用此法，若肝实则不用此法也。……伤字，作制字看。（《金鉴》）

按：对本条"十七句"之注释，有持肯定意见者，据《三因方》所引《金匮要略》原文，"伤"字均作"制"字，故徐彬、程林、吴谦等注家概以五行相制疗法作解；考赵以德《金匮方论衍义》成书于1368年，赵开美校刻《金匮要略方论》在1599年，均晚于《三因方》（1174年），故"十七句"原文中"伤"当校勘为"制"较当。而尤怡等注家谓"后人谬添注脚"持否定态度者，在于直将"伤"字理解为损害之意。王庭富从临床方药具体运用着手，阐述了肝虚治法，并对吴谦所提隔二隔三治法有所发挥。（参【临床应用】）

【临床应用】　（1）《金匮要略讲义》认为[1]，本条所论，在临床运用上很有指导意义：临床上遇到肝病往往先见头昏、胁痛、胸闷、脉弦，以后饮食减少、乏力、便溏、舌苔白腻等脾脏症状相继出现，治疗时如能兼顾脾脏，就会收到满意的效果。……对于肝实证，脾虚时固然应该实脾，就是脾不虚在泻肝时也应照顾脾脏。如使用苦寒泻肝时，要注意不可太过而损伤脾气，必须掌握适当。再如后世疏肝解郁的逍遥散，方中所用的白术、炙甘草等，即是泻肝顾脾之法。对于肝虚证，尤需顾脾，因培土可以荣木。如后世根据本文酸甘焦苦合用的原则，选用白芍、五味子、山萸肉、酸枣仁、当归、丹参、地黄等药，配以炙甘草、淮小麦、大枣之品，治疗有头目眩晕、视力减退、失眠多梦、舌光红、脉弦细的肝虚证，此即补肝顾脾之法。

（2）《金匮要略》十七句"余脏准此"及隔一、隔二、隔三治法的应用[2]：王廷富根据《金匮要略》"十七句"的主要精神，提出"治生我和我生之脏，为隔一治法；治其被乘之脏，为隔二治法；治其被侮之脏，为隔三治法"，并论述了心脾肺肾隔一隔二隔三治法的具体应用体会：

若见心之病，知心传肺，当先实肺。夫心之病，补用焦苦，助用甘，益用辛味之药调之。焦苦入心，心之体虚，则宜用焦苦之药以补本体，心之用虚，则宜用甘味之药以补脾助心，益用辛味之药调之。通过实肺，肺得补，则肺气盛；肺气盛，则能制肝，木气不妄行，则木不克土；土不受克则脾气盛；脾气盛，则能制水；水被制，则水不妄行；水不妄行，则心之少火之气盛，故心病自愈。此治心补肺之要妙也。心虚则用此法，实则不再用之。总之，用心脾同治，心肺同治，心肾同治，达到治心之效。

从实践而论，如心脾阳虚之心下有痰饮，眩悸，背寒冷如掌大，用健脾祛痰、通阳化饮（隔一）之苓桂术甘汤主治；心肺虚冷之肺痿、唾涎沫，用护阳温肺（隔二）之甘草干姜汤主治；心肾阳气将脱之寒厥，用回阳救逆、益气固脱（隔三）之通脉四逆汤加人参主治。又如心脾血虚之心悸、失眠，用补益心脾（隔一）之归脾汤主治；心肺阴虚，火逆上气，咽喉不利，用润肺养心，止逆下气（隔二）之麦门冬汤主治；心肾气阴将脱之气短自汗、神昏脉弱，用益气养阴、生脉固脱（隔三）之生脉散主治。

若见脾之病，知脾传肾，当先实肾。夫脾之病，补用甘，助用辛，益用咸味之药调之。甘入脾，脾之体虚，则宜用甘味之药以补本体，脾之用虚，则宜用辛味之药以补肺助肾，益用咸味之药调之。因肾能制心，肾得补，则肾气盛；肾气盛则制其心，心之壮火之气微弱，则火不妄行；火不妄行，则金气盛；金气盛，则能制肝，肝受制，则木不克脾，故脾病自愈，此治脾补肾之要妙也。脾虚则用此法，实则不再用之。总之，通过脾肺同治，脾肾同治，脾肝同治，以达治脾之功。

从临床而论，如脾肺俱虚之咳唾涎沫，或动则喘之胸痹，用温补脾肺（隔一）之人参汤主治。脾肾阳虚之下利，或畏寒怯冷，或妊娠腹痛恶寒，小腹如扇，用壮阳温脾（隔二）之附子汤主治，脾肝寒上逆之头痛、吐涎沫，用暖肝益脾、降逆祛寒（隔三）之吴茱萸汤主治；又如脾肺阴虚之咳喘气短心悸，用润肺益脾（隔一）之麦门冬汤主治；脾肾阴虚之头昏耳鸣、潮热遗精，用滋肾益脾（隔二）之六味地黄汤主治；脾胃阴虚，肝郁精亏之胁痛，用养阴填精、疏肝解郁（隔三）之一贯煎主治。

若见肺之病，知肺传肝，当先实肝。夫肺之病，补用辛，助用咸，益用酸味之药调之。由于辛入肺，肺之体虚，则宜用辛味之药以补本体；肺之用虚，则宜用咸味之药以补肾助肺，益用酸味之药调之。肺病实肝之理，在于肝能制脾，肝木得补，则肝气盛；肝气盛，则制其脾土，脾之燥气弱，则土气不行，土气不妄行，则肾气盛；肾气盛，则能制心；心受制，则心之壮火不行，壮火不妄行，则肺气盛，故肺病自愈，此治肺补肝之要妙也。肺虚则用此法，实则不再用之。总之，通过肺肾同治，肺肝同治，肺心同治，以达到治肺之功。

从临床而论，如肺寒肾虚之支饮咳喘，用温肺散寒、祛饮固肾（隔一）之苓甘五味姜辛汤主治；肺气虚冷之劳瘵，用补肝抗瘵（隔二）之獭肝散主治；肺心气虚之咳喘，用益气养心补虚定喘（隔三）之人参定喘汤主治；又如肺肾阴虚之燥咳或痰中带血，用滋阴润肺（隔一）之百合固金汤主治；肺肝阴虚之肺痿，用润肺养阴、补肝抗瘵（隔二）之月华丸主治；心肺阴虚，饮热滞隔之膈间支饮，用益肺养心，清热化饮（隔三）之木防己汤主治。

若见肾之病，知肾传心，当先实心。夫肾之病，补用咸，助用酸，益用苦味之药调之。因咸入肾，肾之体虚，则宜用咸味之药以补本体；肾之用虚，则宜用酸味之药以补肝助肾，益用焦苦之药调之。至于肾病实心，在于心能制肺，心得补，则心之少火之气盛，少火之气盛则能制金；肺金受制，则金气不行；金气不妄行，则肝气盛，肝气盛，则能制脾；脾受制，则土气不行；土气不妄行，则肾气盛，故肾病自愈。此治肾补心之要妙也。肾虚则用此法，实则不再用之。总之，通过肾肝同治，肾心同治，肾脾同治，以达到治肾之效。

从实践而论，如肾阳不足之腰痛、阳痿、小便紊乱，用温阳化气，补肾养肝（隔一）之八味肾气丸主治。心肾阳气将脱之寒厥，用回阳救逆、益气固脱（隔二）之通脉四逆汤加人参主治；寒水侮土，脾阳被困之下利或寒厥，用温补脾肾阳气（隔三）之附子理中汤主治；又如肝肾阴精亏损之头昏、耳鸣、眼花，用滋养肝肾（隔一）之杞菊地黄丸主治；元阴不足，虚热上扰之心烦失眠，用滋阴清热（隔二）之黄连阿胶鸡子黄汤主治；阴虚脾精匮乏之食少、无苔、消瘦，用养阴益脾（隔三）之益胃汤主治。

（3）《金匮要略》五行相制疗法的具体应用：张家礼[3]将《金匮要略》全书所体现的五行相制疗法进行了归纳简析，以提供临床参考。

①治肝补脾法：以肝虚病证而言，若肝之体用俱虚，寒热错杂，上热下寒所致的蛔厥病证，仲景用乌梅丸寒温并用，安蛔止厥，其中寓有治肝补脾之法。如主用乌梅之酸平补肝体，此即"夫肝之病，补用酸"之意（当然还佐以当归苦温入肝养血，畅其肝用）；遣黄连、黄柏入心（肾）降火，蜀椒、桂枝入心（肾）补阳气，附子入肾，暖水脏之寒，细辛之辛以交通上下，此寓"助用焦苦"之意；更以人参甘寒补益脾阴，白蜜甘平益气补中（以及干姜苦温补脾阳），此未尝不是"益用甘味之药调之"。故陈念祖谓乌梅丸"味备酸甘焦苦，性兼调补助益，统厥阴体用而并治之，则土木无忤矣"，可以视为治肝补脾（心）之代表方。其他如柔肝补脾、建立中气的小建中汤，温肝补中的吴茱萸汤亦然。

即或以肝实病证而言，仲景治"诸黄、腹痛而呕"，投小柴胡汤，用人参、大枣、甘草益气补脾、扶正和胃；治疗肝火犯胃的奔豚汤，用甘草和胃缓急，半夏、生姜健胃降逆，除清肝调肝（药用甘李根白皮、黄芩、葛根、芍药、川芎、当归）之外，也照顾到了实脾。

②治心补肺法：凡"心病传肺"或心肺俱病的病证，可用此法治之。如仲景治疗"百合病，不经吐下发汗，病形如初者"，乃心肺阴虚内热使然，故用百合地黄汤为主方，在生地益心营、清血热的基础上，用百合滋润肺阴，亦有"治心补肺"之意。仲景治疗虚寒肺痿的甘草干姜汤，乃因心火衰微、肺气消索使然，故用温上（心肺）制下法治之，其旨亦同。

③治脾温肾法：凡"脾病传肾"或脾肾俱病的病证，可用此法治之。如仲景治疗"气分，心下坚，大如盘，边如旋杯，水饮所作"的桂甘姜枣麻辛附子汤，在温阳散寒、通利气机、宣发水饮的基础上，以桂甘姜枣振奋脾胃及卫外的阳气，合麻辛附子汤温通肾阳；治疗"下利便脓血"的桃花汤，既有温中补虚的干姜、粳米，又有赤石脂入下焦涩肠固脱。上述用法，均寓有"治脾温（补）肾"之意。

④治肺调肝法：凡"肺病传肝"或肺肝俱病的病证，可用此法治之。如仲景治疗"肝着，其人常欲蹈其胸上，先未苦时，但欲饮热"的旋覆花汤，是在行气活血、通阳散结的基础上，以旋覆花、葱茎宣肺通阳，合旋覆花、新绛通调肝络、活血化瘀，此乃"治肺调肝"之意。

⑤治肾调心法：凡"肾病传心"或心肾俱病的病证，可用此法治之。如仲景治疗"寒气厥逆"的赤丸，在散寒止痛、化饮降逆的基础上，用乌头、细辛暖肾温经、祛寒定厥，

以朱砂护心安神，重镇降逆，体现了"治肾调心"法；治疗"胸痹缓急"的薏苡附子散，因其心肾阳虚、寒湿痹阻，故用强心温肾、行阳开痹的附子、薏苡，体现了"心肾同治"法。

（4）肝阴亏虚夹瘀案：杜雨茂[4] 治验。张某某，男，45 岁，长庆油田工人。1980 年 9 月 20 日初诊：患慢性乙型肝炎 1 年余，曾多方治疗，时减时剧，近半年来，肝区常隐疼，乏力，腹胀，肝功化验：转氨酶 500U 以上，硫酸锌浊度 14U，余在正常范围。虽常服西药保肝药，并服中药柴胡疏肝散加茵陈、板蓝根之属，毫无寸效，肝功亦不改善，因来求诊。查患者右胁下引及后背隐隐作痛，偶有针刺感，痛处时觉微热，腹胀，食欲稍差，膝胫酸软，五心烦热，尿微黄，大便正常。脉微细，舌光红微黯无苔，两颧微红。肝上界正常，下界右肋下 2cm，剑突下 3.5cm，质稍硬，压痛（＋），脾未能及。辨证属肝阴亏虚，兼病久入络，肝血瘀滞，况虚多而实少。治当本《金匮要略》："夫肝之病，补用酸，助用焦苦，益用甘味之药调之"的治则，并佐以化瘀。处方：白芍 12g，山萸肉 9g，麦冬 9g，生地 12g，枸杞子 12g，炒川楝 10g，焦栀子 9g，白花蛇舌草 24g，太子参 10g，炙甘草 6g，丹参 18g，三七 3g，苏梗 12g，炒麦芽 15g。15 剂，水煎服。10 月 6 日二诊：服前药后各证均显著减轻，现偶有右胁下隐痛及轻度腹胀，下肢困，食欲亦增进，脉细略数，舌面有薄苔。宗上方增太子参 2g，续服 15 剂。药尽剂后各症消退，肝质较前软。复查肝功完全恢复正常，上方加鳖甲 18g，再服 30 剂，以善后巩固。1 年后随访，未见复发。

【现代研究】 （1）齐鸾[5] 认为，"十七句"原文应以明代赵以德（1368 年）《金匮玉函经·衍义》为准，其中的"故实脾"应是"肝气盛"，故末四句"金气不行，则肝气盛；肝气盛，则肝自愈"文气联贯。

又，"脾能伤肾"以下十四句，是举《内经》五行胜复理论之例，说明"治肝补脾"机理的一个插笔：若土气太过，则对水克伐过度使水偏衰；水由偏衰而减弱了对火的约束，火因此偏亢；火偏亢则加剧对金的克制，金被抑制偏衰后，又降低了对木的制约，木于是亢旺起来，又可以把太过的土气克伐下去，使之恢复正常。可见，这是以土气太过为例，对《内经》五运太过时，"不恒其德，则所胜未复"机制的具体阐述。而且"微者复微，甚者复甚"。明乎此理，并将其应用到治疗上去，那么，在肝木虚时就可以通过调补脾土，使脾土形成"胜气"，由于肝木必将产生相应的"复气"，就能达到"肝气盛，则肝自愈"的目的了。这是上工充分调动、利用机体自身调节能力，促使机体达到新的动态平衡的绝妙高招，故曰"此治肝补脾之要妙也"！

（2）周衡[6] 认为，《金匮要略》首条启示有四点：①治未病是一条纲领性原则。……这一原则，并不限于摄生防病，还应当贯彻于治疗过程之中……《金匮要略》首条从虚实两面创立了治未病的具体方法。清代叶天士又遥承仲景之旨，提出治疗温病，应"先安未受邪之地"……无论伤寒、温病、杂病，只要察其有欲传之势，历代医学大师都是极力倡导治未病的。②知传是治未病的先决条件。③整体调节是治未病的关键：要点在已病之脏、欲传之脏、调控之脏，三者并治。杨娜[7] 也指出"十七句"主要体现了根据五行生克制化的原理，从多个脏腑出发，进行整体治疗，达到治疗肝虚证目的的思维。④医用五行是一个开放的自稳调控系统。……仲景运用五行这一说理工具，严格地遵循以分析客观条件为依据，并用以指导治疗未病。如前例中肝实之治，可用柴胡、黄芩泄肝，人参、甘草、姜、枣等实脾，以此小柴胡汤输入五行环路，即能取得明显的整体调控效应。而肝虚之治，则补用酸入肝之枣仁，助用益心之茯苓，益用甘草调脾等，以此酸枣仁汤输入人体，对虚烦不得眠证亦能获得显效。……肝实病，若"四季脾旺"即勿补之，说明四时旺气亦能输入人体内部五行调控系统而起自稳作用。这样看来，药物、天气皆能输入，则所谓五行是一个封闭系统的说法，也是没有根据的。

（3）王廷富论述肝之体虚或用虚的不同治法[2]：肝之体虚，则宜用酸味之药，如酸枣仁、山萸肉、乌梅之类，以补肝之体。肝之用虚，则宜用焦苦之味，以助心益肝。如肝阳虚，则可用炮姜、桂枝之类，以温通心阳；如肝阴虚，则宜用炒栀子、炒黄连之类，以清心火，以助不病之心，从而助子势以益母之势；心旺则气感于肝也，益用甘味之药调之，而调之之意深矣，不仅限于补脾，还包括运脾、调和肝脾、实脾疏肝等肝脾同治之义。其次是肝之用虚，不仅用焦苦之药以助心益肝，还应当补脾以制水，肾之阴寒水气受到克制，则水不妄行；阴寒之水不妄行，则水不上克心火，心之少火之气旺盛；心之少火之气旺盛，则能克制肺金；肺金受到制约，则金不克木；金不克木则肝气自舒，而肝之用虚自复，此为治肝补脾之要领妙法也。

……以肝为例的隔一隔二隔三治法：

肝阳虚：肝郁气滞之胸痹心痛（隔一），用疏肝理气之枳实薤白桂枝汤主治。肝脾风痰上泛之冒眩（隔二），用健脾祛痰熄风之泽泻汤，加半夏、天麻、钩藤主治。肝木侮肺、气郁痰滞于咽之梅核气（隔三），用理气祛痰、宣肺散饮之半夏厚朴汤主治。

肝阴虚：心肝阴虚之心烦不得眠（隔一），用敛肝安神之酸枣仁汤主治。木克土之久泻（隔二），用补脾敛肝之人参乌梅汤主治。木火刑金之咳嗽（隔三），用清肝润肺之黛蛤散同百合知母汤主治。

（4）苏宝刚[8]认为本条二段说明肝虚证的三治方法。归纳起来讲：肝虚用酸补之，此为正治法；助用焦苦，补心气，"子能令母实"，此为旁治法；甘药入脾，实脾治水，火盛而金平，而使肺金不伤肝木，此为反治法。凡临床治病，必须明确三治方法，才能提高疗效。

【原文】 夫人禀五常①，因風氣②而生長，風氣雖能生萬物，亦能害萬物，如水能浮舟，亦能覆舟。若五臟元真通暢③，人即安和。客氣邪風④，中⑤人多死。千般疢難⑥，不越三條：一者，經絡受邪，入臟腑，為內所因也；二者，四肢九竅，血脈相傳，壅塞不通，為外皮膚所中也；三者，房室、金刃、蟲獸所傷。以此詳之，病由都盡。

若人能養慎，不令邪風干忤⑦經絡；適⑧中經絡，未流傳臟腑，即醫治之。四肢纔覺重滯，即導引⑨、吐納⑩、針灸、膏摩⑪，勿令九竅閉塞；更能無犯王法⑫、禽獸災傷，房室勿令竭乏，服食⑬節其冷、熱、苦、酸、辛、甘，不遺形體有衰，病則無由入其腠理。腠者，是三焦通會元真之處，為血氣所注；理者，是皮膚臟腑之文理也。(2)

【詞語注解】 ①人禀五常：禀，受也。《国语·晋语》："将禀命焉"；五常，五行运化的常道。《礼记》："合生气之和，道五常之行"，郑玄注："生气，阴阳也；五常，五行也。"

②风气：此指自然界的气候，包括风寒暑湿燥火等六气。

③元真通畅：吴棹仙云："元，指天之六元之气。真，谓五脏中自有之真气。六元之气，随人一吸一呼，经历于五脏中，与真气相会相通，畅达于中，故曰元真通畅。真气者，所受于天，与谷气并而充身。故皮肤、水谷、三焦、腠理，无处不有六元五真之通会"（《医经选·上卷·"天气"目引证四》）；或谓元是本源，元真，即与生俱来的真气。指生命的活力，包括生命力、抗病能力及免疫力而言。（《简明金匮要略校释及临床应用》）

④客气邪风：外至曰客，对主气而叫客气，指身体以外的、有害于人体的气；不正曰邪，邪风，指不正的、有害于人体的风。客气邪风，泛指能令人致病的不正常的气候。

⑤中：读去声，伤害之意，下文二"中"字同。

⑥疢（chèn 趁）难：《广雅·释诂》："疢，病也"，疢难，疾病也。

⑦干忤：干，《说文解字·干部》"犯也"；忤，本作牾，《说文解字·午部》"逆也"。干忤，侵袭或侵犯之意。

⑧适：《一切经音义》："适，始也。"

⑨导引：《一切经音义》云："凡人自摩自捏，伸缩手足，除劳去烦，名为导引；若使别人握搦身体，或摩或捏，即名按摩也。"

⑩吐纳：即吐故纳新，是调整呼吸的一种养生却病方法。口吐浊气曰吐故。鼻纳清气曰纳新。

⑪膏摩：膏指药膏，摩即按摩。用药膏贴敷或摩擦体表一定部位的外治方法。

⑫无犯王法：即不要违反国家法令，免受杖伤或其他刑法。

⑬服食：即衣服、饮食。《灵枢·师传》："食饮衣服，亦欲适寒温。"

【经义阐释】 本条从人与自然密切相关的整体观念出发，论述疾病发生的原因，强调预防重于治疗和对疾病应早期治疗。

本条可分四段阐释。

（1）"夫人禀五常……亦能覆舟"为第一段：论述人之生长病死，与自然界气候是否正常密切相关。

《伤寒论》原序云："夫天布五行，以运万类，人禀五常，以有五脏"，而人之所以生长发育，与自然界的风暑湿燥寒"五气"及"木火土金水""五行"息息相关。因为人体五脏六腑经络气血的运行，必须与"五行""五气"相适应，人体才能正常生长发育，此"人禀五常"之义也。"因风气而生长"，可理解为人体的脏腑功能活动与自然界正常的气候密切相关，"风气虽能生万物，亦能害万物"，进一步指出自然界正常的气候，能生长万物，如"水能浮舟"，从一年四季的气候特点来看，春风、夏暑、秋燥、冬寒的规律，对生物的生长收藏是必须的条件，但是不正常的气候能伤害万物，如水"亦能覆舟"，人在气交之中，以上规律一旦反常，必然影响生物的正常活动，如不能适应这样的气候，就会产生疾病，损害人体健康。

（2）"若五脏元真通畅……中人多死"为第二段：论述人体之健康与疾病和正气的盛衰密切相关。

若五脏元真通畅，抗病力强，人即健康，虽有不正常的气候，亦不会伤人致病，此即《素问遗篇·刺法论》所谓"正气存内，邪不可干"及《素问·上古天真论》"精神内守，病安从来"之意；反之，若五脏元真之气衰弱，营卫失调，抗病能力减弱，则易遭"客气邪风"的侵袭，导致疾病发生，甚至"中人多死"。《素问·评热病论》所谓"邪之所凑，其气必虚"是也。此段既强调人体正气的重要性，也未忽视邪气的致病作用。

（3）"千般疢难……病由都尽"为第三段：论述一切疾病发生的原因，可归纳为三条。

"千般疢难，不越三条"，是说疾病种类虽多，但一切疾病产生的原因，原于患者所虚部位不同，病邪特性各异，但归纳起来，"不越三条"。"一者，经络受邪，入脏腑，为内所因也"。病邪已入脏腑之内，说明正气不足之人，外邪由经络内传，皆由五脏元真之气不能内守，脏腑正气先虚，易招引外邪内入，故谓"内所因"也，此处"因"字有承袭之意，如《论语》"殷因于夏礼"可证。"二者，四肢九窍，血脉相传，壅塞不通，为外皮肤所中也"。如中气未虚，仅有卫外阳气不足，虽有大风苛毒干忤，外邪不能内入脏腑，仅仅侵犯皮肤，出现四肢九窍血脉壅塞，气血不能畅通运行。故谓"外皮肤所中也"。"三者，房室金刃虫兽所伤，以此详之，病由都尽"。疾病的产生，尚有人为形成的不慎调摄和难于避免的意外病痛。如因纵欲而房室过度，暗耗肾精，可导致未病先虚或未老先衰；或因金刃虫兽伤及肌肤经络和脏腑气血。因其既非内因，又非外至的客气邪风，故后世称为不内外因。

宋代陈言（字无择）在仲景病因学的基础上提出了"三因学说"，明确地把病因分为内因、外因和不内外因。仲景病因学说与三因学说的明显区别，见下表。

仲景病因学与陈无择三因论的区别表

名　　称		张仲景病因学说	陈无择三因说
立论依据		以脏腑经络为内外，既强调正气，又不忽视"客气邪风"	以内伤外感为内外，三因中无主次之分
分类	内	邪由经络入脏腑为深	五脏情志所伤
	外	邪在皮肤血脉为浅	六淫外感所伤
	其他	房室、金刃、虫兽所伤	不内外因（饮食、房室、跌仆、金刃等）

目前有学者又将陈无择的三因论归纳为内外二因。即将饮食、房室所伤归于内因；金刃、虫兽、跌仆所伤归于外因，更加简明扼要。

（4）"若人能养慎……是皮肤脏腑之文理也"为第四段：强调预防重于治疗和对疾病应早期治疗的具体方法。

"养慎"，指人要善于保养、调摄，外慎风寒。《素问·上古天真论》说："食饮有节，起居有常，不妄作劳"，又说："虚邪贼风，避之有时"，即是此意。如何养慎？仲景提出了三项具体措施。①节制房室（性生活），"勿令竭乏"。肾为先天之本，主藏精，肾精之盈亏，决定人的生长发育，强壮衰老，乃至寿命长短。《素问·金匮真言论》说："夫精者，生之本也"，《灵枢·邪气脏腑病形》亦称"若入房过度则伤肾"。《金匮要略》在许多疾病中都特别提到"男子"二字，即会有房室劳伤肾之意。②服食适宜。衣服要随着气候的变化而增减，即"适寒温"；饮食也要节其冷热，大寒大热，过饱过饥，皆易损伤胃气。《素问·阴阳应象大论》云："味伤形"，"寒伤形，热伤气"，（王冰注：寒则卫气不利，故伤形。热则营气内消，故伤气。）"苦伤气"（气指阳气）、"酸伤筋"、"辛伤皮毛"、"甘伤肉"、"咸伤血"，即指饮食五味不宜太过。"食饮者，热无灼灼，寒无沧沧，寒温中适，故气将持，乃不致邪僻也"（《灵枢·师传》）。另一方面，饮食也应该全面，五味调和不偏，保证营养。③其他方面，如防备金刃、虫兽的伤害。

若一时不慎，感受病邪，必须早期治疗，防微杜渐，以防病邪深入，如在经络开始受邪，尚未深入脏腑的时候，应及早治疗，正如《素问·阴阳应象大论》所云："故邪风之至，疾如风雨，故善治者，治皮毛，其次治肌肤，其次治筋脉，其次治六腑，其次治五脏，治五脏者，半死半生也。"至于早期治疗的方法，比如四肢刚刚感觉重着不适，即用导引、吐纳、针灸、膏摩等方法，使机体气血畅行，抗病能力提高，驱邪外出。早期失治，病邪深入可导致"九窍闭塞"，甚至"流传脏腑"，治疗就困难了。

"不遗形体有衰，病则无由入其腠理"是养慎防病和早期治疗疾病的目的。腠理是泛指皮肤、肌肉、脏腑的纹理以及皮肤、肌肉间隙交界处的结缔组织，为三焦所主，既是元真相会之处，又是渗泄体液、血气流注之处，有防御外邪内侵的功能。若人的形体不衰，病邪无从侵入腠理，也就不能"干忤经络"，更不会"流传脏腑"了。

【文献选录】　陈无择：夫人禀天地阴阳而生者，盖天有六气，人以三阴三阳而上奉之。地有五行，人以五脏五腑而下应之。于是资生皮肉筋骨精髓血脉、四肢九窍、毛发齿牙唇舌总而成体。外则气血循环，流注经络，喜伤六淫。内则精神魂魄志意思，喜伤七情。六淫者，寒暑燥湿风热是。七情者，喜怒忧思悲恐惊是。若将护得宜，怡然安泰。役冒非理，古生焉。病诊既成，须寻所自。故前哲示教，谓之病源。经不云乎。治之极于二者因得之，闭户塞牖，系之病者，数问其经，以从其意。是欲知致病之本也。然六淫天之常气，冒之则生自经络流入，内合于脏腑，为外所因；七情人之常性，动之则先自脏腑郁发，外形于肢体，为内所因。其如饮食饥饱，叫呼伤气，尽神度量，疲极筋力，阴阳违逆，乃至虎狼毒虫，金疮损折，疰忤附着，畏压溺等，有背常理，为不内外因。《金匮》有言，千般疢难，不越三条，以此详之，病源都尽。如欲救疗，就中寻其类例，别其三因，或内外兼并，淫情交错，推其深浅，断其所因为病源。然后配合诸证，随因施治，药石针艾，无施不可。（《三因方》）

赵以德：此条举生身之气而言，所谓五常者，五行经常之气也。上感列宿，在地成象，名曰刚柔，金木水火土也。在天无质，名曰阴阳，风寒湿热燥火也。人在气交中，禀地之刚柔，以成五脏百骸之形；秉天地之阴阳，以成六经之气。形气合一，神机发用，驾行谷气，出入内外，同乎天度，升降浮沉，应夫四时，主宰于身形之中，谓之元真。其外感者，皆客气也，主客之气，各有正不正，主气正则不受邪，不正则邪乘至。客气正则助其生长，不正则害之。主气不正者，由七情动中，饮食不节，房欲过度，金刃虫兽，伤其气血，尽足以虚之。客气之不正者，由气运兴衰，八风不常，尽足以虚之，……《灵枢》曰，虚邪不能独伤人，必因身形之虚而后客之；又云风寒伤人，自经络传入经脉肌肉筋骨，内经内脏，仲景所谓人能慎养，不令邪中。为内外所因者，盖取诸此以分表里者也。非后世分三因之内因也，语同而理异。三因之内因，由七情房室，虚其元真，以致经络脏腑之气，自相克伐者也。（《二注》）

尤怡：按陈无择《三因方》，以六淫邪气所触为外因，五脏情志所感为内因，饮食、房室、跌扑、金刃所伤为不内外因。盖仲景之论，以客气邪风为主，故不以内伤外感为内外，而以经络脏腑为内外，如徐氏所云是也。无择合天人表里立论，故以病从外来者为外因，以内生者为内因，其不从邪气情志所生者为不内外因，亦最明晰，虽与仲景并传可也。（《心典》）

按：陈言的"三因论"，是在仲景"千般疢难，不越三条"病因分类的基础上发展而来的；赵以德、尤怡对陈言"三因论"与仲景病因分类的区别作了明晰的阐述；黄树曾指出本条五脏元真三焦腠理的重要性；吕志杰引用《吕氏春秋》关于养生防病的具体论述，均有助对本条文的理解，极有参考价值。

【临床应用】 本条对中医养生学说具有重要应用价值。著名养生家孙思邈之养生十要"一曰啬神，二曰爱气，三曰养形，四曰导引，五曰言论，六曰饮食，七曰房室，八曰反俗，九曰医药，十曰禁忌"是在本条"养慎"方法基础上的深化与发展，至今仍为后代养生学家所推崇。现将孙氏《备急千金要方·卷第二十七·养性》中的精辟论述转引于后，以供养生家参考：

养性序第一十条：扁鹊云：若长寿者九十年，只得三十六万时，百年之内，斯须之间，数时之话，朝菌蟪蛄不足为喻焉。可不自摄养而驰骋六情，孜孜汲汲，追名逐利，千诈万巧，以求虚誉，没齿而无厌。故养性者，知其如此，于名于利，若存若亡，于非名非利，亦若存若亡，所以没身不殆也。余慨时俗之多僻，皆放逸以殒亡，聊因暇日粗述养性篇，用奖人伦之道，好事君子与我同志焉。

夫养性者，欲所习以成性，性自为善，不习无不利也。性既自善，内外百病皆悉不生，祸乱灾害亦无由作，此养性之大经也。善养性者，则治未病之病，是其义也。……嵇康曰，养生有五难，名利不去为一难，喜怒不除为二难，声色不去为三难，滋味不绝为四难，神虑精散为五难。五者必存，虽心希难老，口诵至言，咀嚼英华、呼吸太阳，不能不失其操，不夭其年也。五者无于胸中，则信顺日跻，道德日全，不祈善而有福，不求寿而自延。此养生之大旨也。

道林养性第二：真人曰，虽常服饵而不知养性之术，亦难以长生也。养性之道，常欲小劳，但莫大疲及强所不能堪耳。且流水不腐，户枢不蠹，以其运动故也。养性之道，莫久行久立久坐久卧久视久听。盖以久视伤血，久卧伤气，久立伤骨，久坐伤肉，久行伤筋也。仍莫强食，莫强酒，莫强举重，莫忧思，莫大怒，莫悲愁，莫大惧，莫跳踉，莫多言，莫大笑。勿汲汲于所欲，勿怀忿恨，皆损寿命。若能不犯者，则得长生也。故善摄生者，常少思、少念、少欲、少事、少语、少笑、少愁、少乐、少喜、少怒、少好、少恶行，此十二少者，养性之都契也。多思则神殆，多念则志散，多欲则志昏，多事则形劳，多语则气乏，多笑则脏伤，多愁则心慑，多乐则意溢，多喜则忘错昏乱，多怒则百脉不定，多好则专迷不理，多恶则憔悴无欢。此十二多不除，则荣卫失度，血气妄行，丧生之本也。惟无多无少者，几于道矣。

调气法第五：彭祖曰，道不在烦，但能不思衣食，不思声色，不思胜负，不思曲直，不思得失，不思荣辱，心无烦，形勿极，而兼之以导引，行气不已，亦可得长年，千岁不死。凡人不可无思，当以渐遣除之……人身虚无，但有游气、气息得理，即百病不生，若消息失宜，即诸疾竞起。善摄养者，须知调气方焉，调气方疗万病大患……

房中补益第八：……凡精少则病，精尽则死……若精妄出，则损神也……人年二十者，四日一泄，三十者八日一泄，四十者十六日一泄，五十者，二十日一泄，六十者闭精勿泄……所以善摄生者，凡觉阳事辄盛，必谨而抑之，不可纵心竭意以自贼也。若一度制得，则一度火灭，一度增油。若不能制，纵情施泻，即是膏火将灭，更去其油，可不深自防，所患人少年时不知道，知道亦不能信行之，至老乃知道，便已晚矣，病难养也。晚而自保，犹得延年益寿。若年少壮而能行道者，得仙速矣。或曰年未六十，当闭精守一为可尔否，曰：不然。男不可无女，女不可无男，无女则意动，意动则神劳，神劳则损寿。若念真正无可思者，则大佳长生也，然而万物一有，强抑郁闭之，难持易失，使人漏精尿浊，以致鬼交之病，损一而当百也……。

黄帝杂禁忌法曰：人有所怒，血气未定，因以交合，令人发痈疽。又不可忍小便交合，使人淋茎中痛，面失血色，及远行疲乏来入房，为五劳虚损少子，且妇人月事未绝而与交合，令人成病。

【现代研究】（1）李发枝[9] 认为，《金匮要略》治疗杂病的指导思想，是以祛邪为主。其在论述杂病的发病时强调杂病的发生与五脏功能失常，元真气血郁阻不畅有密切关系，五脏功能失常，元真气血郁阻不畅，可使抗病能力低下，易受外邪入侵，而发生外邪所引起的杂病。引起疾病的病因既有七情、劳倦、饮食、房室，也有六淫外邪，异气疫毒，但仲景则更重视六淫外邪。如在论述杂病的病因时说："千般疢难，不越三条；一者，经络受邪入脏腑，为内所因也；二者，四肢九窍，血脉相传，壅塞不通，为外皮肤所中也；三者，房室、金刃、虫兽所伤。"其中的"一者"、"二者"都是指的外邪。治疗，自当以祛邪为主。此外，内伤诸因引起的脏腑功能失常，往往导致气血瘀阻、水饮停积等病理性产物，而这些病理性产物，实为内生之邪。内生之邪又能阻遏元真气血的正常运行输布，使脏腑经络失却濡养，从而使脏腑功能更加失常，形成恶性循环，导致病情加重。由于"腠理"是脏腑、肌肤组织的组织间隙，"是三焦通会元真之处，为血气所注"，因此，无论外邪或内生之邪，都会导致腠理开合失司，元真气血郁阻不畅，从而发生各种杂病。

（2）张琦[10] 认为"五脏元真通畅，人即安和"，意谓五脏之精气充沛、畅达，则脏腑功能协调有序，人体便平安康健。体现了仲景的发病观：即将正气的御邪作用放在首位，强调内因的主导作用。

（3）张家礼等[11] 通过对本条及《伤寒杂病论》的研究认为，张仲景是一位伟大的中医养生康复学巨匠。他对中医养生康复学的贡献，归纳为五句话：

淡于名利以养生：以《伤寒杂病论》的原序中呼吁社会各界人士要留神医药养生为本，不要"惟名利是务"。不少养生家主张"养生莫若养性"，而养德之中，仲景强调淡于名利，抛弃私心杂念，这一非常切合实际的、唯物的养生观点，应视为对中医养生康复学的一大贡献。

通畅元真以养生：仲景在"天人相应"理论的基础上，提出了"通畅元真"以养生的原则，如何保持元真通畅？其具体措施有三个方面：①要适应自然界气候的变化。自然界正常气候有利于通畅或生养五脏元真，因而养生家要特别注意自然界气候的变化，仲景并同时提出有"未至（指时令）而至（指气候）"、"至而不至"、"至而不去"、有"至而太过"四种异常气候，皆能使人发生疾病，必须注意调摄养慎，又启发医生治病用药时应因时制宜。②强调饮食与病相宜，注意食服居处的护理。仲景云"……所食之味，有与病相宜，有与身为害。若得宜则益体，害则成疾，以此致危，例皆难疗"（《金匮要略·禽兽鱼虫禁忌并治》），论述了饮食养生的重要性。仲景又云："五脏病各有所得者愈，五脏病各有所恶，各随其所不喜者为病"，反复强调了病者食服居处的护理对通畅五脏元真所起的作用，有利于强旺形体，康复延年。③综合疗法以通畅元真。仲景在创制的却病养生方剂中，特别注意通畅元真，如众所周知使"阴阳相得"的桂枝汤有"化气调阴阳"的作用；余如通气的"橘枳姜汤"，有通血作用的当归生姜羊肉汤、大黄牡丹汤，通气血的枳实芍药散，通阳的瓜蒌薤白白酒汤，通营卫的芪芍桂酒汤，通津液的百合洗方等，在辨证祛病的前提下，时时着眼于通畅元真，从而达到养生康复的目的。

专论食疗以养生：仲景《金匮要略·禽兽鱼虫禁忌并治》和《金匮要略·果实菜谷禁忌并治》，是论述动物类和植物类食品饮食卫生的专篇。故应视为中医食疗学的专著之一，对中医养生康复学的建立与发展有不可忽视的作用。

此外，还有重视脾肾促康复，却病康复以养生的意思。

【原文】 問曰：病人有氣色見於面部，願聞其說。師曰：鼻頭色青，腹中痛，苦冷者死；一云腹中冷，苦痛者死。鼻頭色微黑者，有水氣；色黃者，胸上有寒；色白者，亡血也，設微赤非時①者死；其目正圓者痙，不治。又色青為痛，色黑為勞，色赤為風，色黃者便難，色鮮明者有留飲。（3）

【词语注解】 ①非时：时，《说文解字·日部》："四时也"。段注：本春秋冬夏之称。此指当令之时，非时，即言非当令之时。

【经义阐释】 本条论望面部（及目、鼻）之气色诊察疾病病位、病性并判断其预后。

所谓"气色"者，乃五脏六腑之精华，藏于内者为"气"，见于外者为"色"。故病生于脏腑之内，伤及真气，则气不内荣，色必外见，此即"有诸内必形诸外"之意。

"师曰：鼻头色青，腹中痛，苦冷者死。"因为运用望诊辨别一切疾病的例子很多，不可能一一列举，故举望鼻之气色为例。如观其病人鼻头色青，多系腹中冷痛，若鼻头苦寒冷者主病危。因鼻居面中，属脾土所主，又称面王，且鼻为肺窍，司呼吸而能吐故纳新，故肺脾无病时，鼻色明润微黄；若患者鼻头色青，必系脾肺阳气不足，下焦阴寒上犯而为气郁血滞之象，气血不通必痛；又，青为肝之色，腹为脾之部位，肝木乘脾土，故曰："腹中痛"。原文"苦冷"，可有下列不同理解：或全身发冷怕冷；或周身肤冷不温；或四肢厥冷；或极度怕冷；或专指鼻头极冷。至于"苦冷者死"，结合临床实践，有下列三种情况。①鼻头色青，腹中苦于冷痛，扪及鼻准亦冷，乃中土败绝，阳气不行，故主死。②久病，四肢逆冷，腹中痛，鼻头苦冷，腹中虽不苦冷，亦系内脏真气已绝，亦主死。临床中不少亡阳病例，于临终前，除见神志淡漠、肢冷脉绝而外，多可见到鼻头冰冷，鼻孔空大等症，有的临床家常以之作为死亡先兆的诊断依据。屡试屡验。③暴卒急证，鼻头色青，腹中苦冷，但鼻头不冷者，若抢救及时，可望回生，不必尽死。

鼻属土，其色微黄为无病，若"鼻头色微黑"，黑为水之色，今肾虚不能主水，脾虚不能制水，则水气上泛中土，故曰"鼻头色微黑者，有水气"。

"色黄者，胸上有寒"，"寒"者指寒饮，"色黄"，指面部和鼻呈黯黄色。此因中焦阳虚，水聚为饮，寒饮内停中焦，上干胸阳，故见胸上有寒饮。但临床若见久病而出现面、鼻及目皆隐隐微黄者，为病气日退，中气逐渐恢复，乃欲愈征兆。

"色白者，亡血也，设微赤非时者死"。色白有正常与异常之分。正常者，如《素问·脉要精微论》云："白欲如鹅羽，不欲如盐"，即面色白似猪膏之白润光泽者，为无病之象，若面色枯白，是血虚不能上荣于面，乃失血亡血后的病象。若失血之后，面色不枯白，微赤之色出现于两颧，此为血去阴伤，心阴亏损，阴不涵阳，虚阳上浮之象，而且这种微赤之色，又不在气候炎热之时的夏季出现，主死。反之，"设微赤"在夏季炎热之时出现，虽为血虚阴伤之象，但不必主死。若新产妇失血过多，虚热随阳明经上泛于面，虽见面色微赤，亦不主死。

亦有学者认为本条以"鼻头色青"至"微赤非时者死"一整段皆言鼻诊，亦可供参考。

"其目正圆者痉，不治"。目为五脏六腑精气上注所聚之处，"目正圆"是两眼直视不能转动，眼小目瞪之象，说明五脏精气亡绝，不能上荣于目，属肝风内动的危证，可发展至目盲。临床当以定风珠之类养阴息风定痉，可望有救。

"又色青为痛"。若面色微青如翠羽，出现在春三月，色与时合，为无病之象。反之，若面色青黯或青黑，为血脉凝涩之色，气滞血瘀，不通则痛，常见腹痛等证。临床如中恶，发痧之腹痛，面色多见青黑。

"色黑为劳"，若在严寒冬令之月，面色黑如乌羽而光润者无病。若面色黯黑如煤炭，为劳伤肾气，肾之精气不足，气血不能上荣于面，故肾色外露，但临床中尚有面色黧黑，多为停痰伏饮者，如《医学纲目》认为目下黯为停饮。额上黑而身黄者为女劳疸，目青面黑为黑疸。

"色赤为风"。面目之色缘缘正赤者为热极生风之征兆；若外感初起，风热拂郁在表，不能得小汗出，亦可见面色缘缘正赤；新产妇其面正赤，为血虚阳气上浮，不得作风治；但若"产后中风、发热，面正赤，喘而头痛"者（《金匮要略·妇人产后病脉并治》之竹叶汤证）则为产后中风兼阳虚证。

前言"设微赤非时者死"与"色赤为风"因其前提不同，故诊断各异。

"色黄者，便难"可有三种情况：①小便难，多因湿热蕴结，脾不运化水津上归于肺，肺不通调水道。面色多见黯黄。②大便难。陆渊雷认为多见于黄疸病。黄为脾色，若其色鲜明，是湿热蕴结，脾气郁滞，多有大便难症。临床如茵陈蒿汤证。③二便俱难。若湿热蕴结日久，胃肠津液日耗，不仅大便难，小便亦黄赤短少。

本条："色黄者，胸上有寒"，其黄色秽黯；而"色黄者，便难"，其黄色鲜明。因于病性之寒热各异。

"色鲜明者有留饮"，若面目鼻色红黄明润鲜泽者，为无病之象。此处盖指目胞下浮肿如卧蚕，光亮鲜明，是脾胃气虚，水饮泛溢之象，故判断为留饮或有水气。

【文献选录】　尤怡：此气色之辨，所谓望而知之者也。鼻头，脾之部；青，肝之色；腹中痛者，土受木贼也；冷则阳亡而寒水助邪，故死。肾者主水，黑，水之色，脾负而肾气胜之，故有水气。色黄者，面黄也，其病在脾，脾病则生饮，故胸上有寒。寒，寒饮也。色白亦面白也，亡血者不华于色，故白。血亡则阳不可更越，设微赤而非火令之时，其为虚阳上泛无疑，故死。目正圆者阴之绝也。痉为风强病，阴绝阳强，故不治。痛则血凝涩而不流，故色青；劳则伤肾，故色黑，《经》云，肾虚者面如漆柴也。风为阳邪，故色赤。脾病不运，故便难。色鲜明者有留饮。《经》云，水病人目下有卧蚕，面目鲜泽也。（《心典》）

吴谦：气色见于面部而知病之死生者，以五气入鼻，藏于五脏，其精外荣于面也。……气色相得者，有气有色，平人之色也，即《经》云：青如翠羽，赤如鸡冠，黄如蟹腹，白如豕膏，黑如乌羽者生也。气色相失者，色或浅深，气或显晦，病人之色也，即《经》云，浮泽为外，沉浊为内，察其浮沉，以知浅深，察其泽夭，以观成败，察其散搏，以知新故，视色上下，以知病处，色粗以明，沉夭为甚，不明不泽，其病不甚也。有色无气者，色枯不泽，死人之色也。……鼻者明堂也。明堂光泽，则无病矣。面目见青色为腹中痛，鼻苦冷甚者死，黑色为水为劳，黄色为上寒下热，小便难，面目鲜明，内有留饮，色白为亡血，色赤为热为风，若见于冬，为非其时者死。目直视正圆不合如鱼眼者，痓，不治。此气色之病之大略也，其详皆载《内经》。（《金鉴》）

吴考槃：按《灵枢·五色》曰'青黑为痛，黄赤为热，白为寒'，又曰"黄赤为风，青黑为痛，白为寒，黄而膏润为脓，赤甚者为血痛，寒甚为皮不仁"，与此更互发明。（《金匮要略五十家注》）

按：尤怡所释本条望诊，明晰而中肯；吴谦关于平人之色与死人之色的比喻，形象逼真，引用《内经》旨意对仲景本条作了透彻阐释，切合临床。

【临床应用】（1）清·程国彭对鼻、目的望诊有精辟论述："鼻，《经》曰：五色决于明堂。明堂者，鼻也。故鼻头色青者，腹中痛。微黑者，有痰饮。黄色者，为湿热。白色者，为气虚。赤色者，为肺热。明亮者，为无病也。若伤寒鼻孔干燥者，乃邪热在阳明肌肉之中，久之必将衄血也。病人欲嚏而不能者，寒也。鼻塞浊涕者，风热也。鼻息鼾睡者，风温也。鼻孔干燥，黑如烟煤者，阳毒热深也。鼻孔出冷气，滑而黑者，阴毒冷极也。凡病中鼻黑如煤，乃大凶之兆。若见鼻孔煽张，为肺气将绝之证也。凡产妇鼻起黑气，或鼻衄者，为胃败肺绝之危候，古方用二味参苏饮加附子以救之，多有得生者……目。目者，五脏精华之所注，能照物者，肾水之精也。热则昏暗，水足则明察秋毫。如常而了然者，邪未传里也。若赤、若黄，邪已入里矣。若昏暗不明，乃邪热在内，消灼肾水，肾水枯竭，故目不能朗照，急用大承气汤下之。盖寒则目清，未有寒甚而目不见者也。凡开目欲见人者，阳证也。闭目不欲见人者，阴证也。目瞑者，将衄血也。目睛黄者，将发黄也。至于目反上视，横目斜视，瞪目直视，及眼胞忽然陷下者，为五脏已绝之证也。凡杂病，忽然双目不明者，此气脱也。《经》云：气脱者目不明。此气虚也，丹溪用人参膏主之。《经》又云：脱阴者目瞀。此血脱也，邪热则下之，血虚则补之，此救肾水也，然此证已为危险之候。"（《医学心悟》）

（2）李今庸[12]认为：异常的气色反映于面部，由于气色不同，其主病不同：白色，多主虚寒病证和失血病证；黄色，多主脾虚病证和湿邪病证；青色，多主寒凝病证、疼痛病证、瘀血病证和惊风病证；赤色，多主实热病证和虚热病证；黑色，多主肾虚病证、水饮病证和瘀血病证。

（3）吕志杰[13]强调望目的临床价值：本条不仅望面与鼻部以测生死，并且望两目以决预后。目者，五脏精华之所聚，神气之所生，为人体内脏活动之"窗口"。故望目可测知精气之盛衰，病情之浅深，预后之良恶。不论何病，病至危重，若"其目正圆"直视如鱼眼者，不治；或痓或厥，乃全身表现之危候。

【现代研究】王廷富[14]认为本条望色而外，尚应望神气、形态和舌：本条重点为五脏所主五色，结合时令，从望诊而推测病变之险夷。但还应望色之泽，方可判断证候。除此之外，望神气、形态亦很重要：①神气和神志：《素问·移精变气论》说："得神者昌，失神者亡。"凡诊病人，首先观察神气之充沛与虚馁，神志之清楚与昏愦，可以预测病势之轻重安危。②形体：形体之强弱，肌体之胖瘦，可以初测脏腑之盛衰。③动态：察患者动态之躁扰或安静，行动灵便与否，可测病变属性和病位。④舌质舌苔：此乃日诊中的重要环节。如舌质之红、淡，舌体之胖瘦，舌苔之厚薄，苔之色泽、津润、干燥等，可以辨别表里、寒热、阴阳、虚实之不同病位和属性。同时应参唇和爪甲的色泽，在辨证上可相得益彰。

【原文】　师曰：病人語聲寂然①喜驚呼者，骨節間病；語聲喑喑然②不徹者，心膈間病；語聲啾啾然③細而長者，頭中病。—作痛。（4）

【词语注解】　①寂然：寂，《广雅·释诂四》"静也"。寂然，谓安静无声。

②喑喑（yīn 音）然：喑，默也，哑也。《说文通训定声·临部》"喑，假借为瘖瘂"，谓语声低微而不清澈。

③啾啾（jiū 纠）然：啾，《说文解字·口部》"小儿声也"，谓唧唧哝哝，喻语声细碎而悠长。

【经义阐释】　本条论述闻病人语声以辨别病位。语声虽发于喉咙，实关于五脏。故林之翰谓："五脏安畅，则气藏于心肺，声音能彰。"正常人，其语声虽有高低急徐之不同，总不离发音自然，声音均匀和畅，一有反常，便是病音。《素问·阴阳应象大论》谓："在脏为肝……在声为呼……在脏为心……在声为笑……在脏为脾……在声为歌……在脏为肺……在声为哭……在脏为肾……在声为呻"，故闻五声可知病处，不同病音反映不同病变，对诊断脏腑气血津液的盛衰、发音器官的疾病、不同性质疾病的病变部位以及病人情志变化等，都有一定的参考价值。

"病人语声寂然，喜惊呼者，骨节间病"，盖《素问·宣明五气》谓"五气所病……肝为语（多言）"，今病人由缄默无声而变为"喜惊呼"者，是病在肝与肾也。肝主筋，在声为呼，肾主骨，在声为呻，且易发惊恐，病人突然惊呼叫号，或呻吟不止，必有筋骨关节阵发性剧烈疼痛，说明肝肾筋骨俱病。

"语声喑喑然不彻者，心膈间病"，因心主言，肺主声，由于痰涎、水饮、热邪壅滞心肺，胸中大气不转，气道不畅，气之出入升降受阻，影响声音外达，声出不扬，故见"语声喑喑然不彻"也。此病在心膈间，指结胸、心痞、懊憹一类病证。

"语声啾啾然细而长者，头中病"。肾之声为呻，"语声啾啾然细而长"，说明肾邪从太阳经脉直达巅顶（足太阳与足少阴互为表里）而成头中病。此多指偏头痛、巅顶痛。由于痛在头中，如作大声则震动头部，其痛愈甚，故其声不敢扬；而胸膈气道正常无病，故声音虽细小但清长。

【文献选录】　尤怡：语声寂寂然喜惊呼者，病在肾肝，为筋髓寒而痛时作也。喑喑然不彻者，病在心肺，则气道寒而音不彰也。啾啾然细而长者，病在头中，则声不敢扬，而胸膈气道自如，故虽细而仍长也。此音声之辨，闻而知之者也，然殊未备，学者一隅三反可矣。（《心典》）

【临床应用】　（1）仲景闻诊对中医诊断学的意义[15]：凡因病而声音有所改变，总关神与气的变化，神不能自持者，其声必乱，气不能自主者，其言必变。本条闻诊，从病人不同的语声判断为不同的疾病，说明仲景闻诊之精细，重视神、气的变化，对中医诊断学有一定指导意义。

时逸人认为，闻诊以辨别声音之韵为主要，《内经》分宫、商、角、徵、羽五音，呼、笑、歌、哭、呻五声，以发出为声，收入为韵，相合而为音，医者可据声音之调，以诊察其疾病之所在也。如谓："宫音大而和，其舌在中，其声歌，宫音乱，病在脾；商音轻而劲，其口张大，其声哭，商音乱，病在肺；角音调而直，其舌后缩，其声呼，角音乱，病在肝；徵音和而长，其舌抵齿，其声笑，徵音乱，病在心；羽音沉而深，其唇上取，其声呻，羽音乱，病在肾。"以五声五音应五脏之变，声音相应为无病，反则乱而为病。盖情志之表现，为内有所感，而发于外也。其他的语言、呼吸、咳嗽、嗳气、呕吐、呃逆等声，皆可据以为诊。

（2）本条重点从语声方面辨析病候[15]：其内容主要听察声音的强弱来分虚实，一般来说，声高气扬有力的多属实证；声低无力不相接续的为虚证。《伤寒论》有"实则谵语，虚则郑声"之辨。本条则通过语声、语态来辨病证，足见古人诊病的细致周到。这些经验是难能可贵的，可作为临床实践的借鉴。

【现代研究】 曹颖甫[16]揭示出寒湿、湿痰等病因与语声的关系：无病之人，语声如平时，虽高下疾徐不同，决无特异之处。寒湿在骨节间，发为酸痛，故怠于语言而声寂寂，转侧则剧痛，故喜惊呼。心胸间为肺，湿痰阻于肺窍，故语声暗暗然不彻。头痛者，出言大则脑痛欲裂。故语声啾啾然细而长，不敢高声语也。（《发微》）

王廷富[14]详述本条闻声与心肺、肝肾的关系，此条为闻声辨音，以察病所。默然安静言其常，惊呼言其猝，属于关节疼痛之症；从病变来说，在于肾主骨，肝主筋，筋主束骨而利关节，同时肾主沉静，肝寄相火，相火扰动则阵痛突发而惊呼，平时畏痛而寂然，故病在骨节间，而责在肝肾。赵以德说："暗暗然不彻者，声出不扬也，盖肺主气，膈乃肺之部，宗气（心肺所主）行呼吸出入于是焉，语声之不彻，则知其气不得升，是心膈之有病也。"也就是说，证现胸膈痞塞满闷，责在心肺。其次是声音细小而深长，证明胸膈胃肠之气道无阻，故知病在头中。唐宗海认为："当属之于肾，肾之督脉交巅会厥阴经以入于脑，故主头中脑髓之病。"因头痛，声高震动则痛剧，故声音细小。若无外感，当责之于肝肾。

【原文】 师曰：息摇肩[①]者，心中坚[②]；息引胸中上气者，咳；息张口短气者，肺痿唾沫。(5)

【词语注解】 ①摇肩：摇，《说文解字·手部》"动也"；《方言·十二》"上也"。摇肩犹抬肩也。

②心中坚：心中犹言胸中。心中坚，即胸中坚满。

【经义阐释】 本条通过望形态与闻呼吸相结合以确定病位，辨别病性之虚实。

何谓"息摇肩者，心中坚"？息，指呼吸，人之一呼一吸为气机升降出入的具体表现。《难经·四难》曰："呼出心与肺，吸入肾与肝，呼吸之间，脾也"。呼，则气由下至上，升于心肺；吸，则气由上达下，降于肝肾。"息摇肩"，即以肩代呼吸之"肩随息动"，是呼吸困难、两肩上耸的状态，在病情上有虚实之分。"心中坚"，即胸中坚满的实证，多因实邪壅塞在胸，水饮积结，痰热内蕴，肺气不宣所致，肺气的升降出入受阻，常伴有鼻翼扇动、胸闷咳喘痰涎等症，《金匮要略·痰饮咳嗽病脉证并治》木防己汤证之"心下痞坚"，甘遂半夏汤证之"心下续坚满"等，因均系实证，故应从利气祛痰、逐饮降逆等法治之；它如肾不纳气，元气耗散于上所致的喘息摇肩，多伴肤冷汗出，治当以肾气丸之类，则属虚证的"息摇肩"，另当别论。

"息引胸中上气者，咳"，多因痰饮阴浊病邪干及胸阳，阻塞气道，以致肺气不降，呼吸时气上逆而为咳，这种情况，多见于感冒咳嗽的病例，亦可伴有倚息不得平卧等证，其辨证论治可详参本书《金匮要略·肺痿肺痈咳嗽上气病脉证并治》。

"息张口短气者，肺痿唾沫"，此为病人张口呼吸，对气的吸入感到不足，其气不能接续，有似喘状，但不抬肩撷肚，亦属"短气"。若同时伴有咳吐涎沫，乃因肺中津液为邪火煎迫，肺失津液之濡润，肺气痿弱不振，不能敷布津液，残存的津液变为浊唾涎沫，呼吸气少而急促，上述证状乃属肺痿，其辨证论治当参本书肺痿病篇，属虚热肺痿者可用麦门冬汤。此外，"息张口短气"者，亦有肾气不足，不能纳气归根所致的，或因痰饮阻滞所致者，当细辨之。

【文献选录】　徐彬：此言闻法之最细者。先于呼吸出入之气，而辨其病之在上、在下，为实、为虚。故就一呼一吸为一息之常理，而先分别其出气之多者三，以征其病之在上焦也。谓息出于鼻，一呼必一吸。然呼出，心肺主之；吸入，肾肝主之；呼吸之中，脾胃主之。所主既分，则出入之际，亦宜分而详之。于是就其呼之多者，征其息，而不与吸并言。曰息摇肩者，心中坚，谓息而出多者，火上窜也，至摇肩则甚矣。使非心中邪实，而气稍得下行，何至于此，故曰心中坚；曰息引胸中上气者，咳，谓上气为逆，至息引其胸中之气上逆，则肺金收降之令不行，乃上逆而咳。曰张口短气者，肺痿唾沫，谓短气，虚也；张口，是有涎沫阻遏，不容气返之势，则必肺气不通，而为肺痿唾沫。三者全于呼，而证其病之在心肺也。然不竟言呼而曰息者，盖出气虽大，中无小还，不能大呼，故揭出摇肩、息引、张口六字，而病之在呼者，宛然，然不得但言呼也。（《论注》）

尤怡：心中坚者，气实而出入阻，故息则摇肩。咳者气逆而肺失降，则息引胸中上气。肺痿吐沫者，气伤而布息难，则张口短气，此因病而害于气者也。（《心典》）

吴谦：息者，一呼一吸也。摇肩，谓抬肩也。心中坚，谓胸中壅满也。呼吸之息，动形抬肩，胸中壅气上逆者，喘病也。呼吸引胸中之气上逆，喉中作痒梗气者，咳病也。呼吸张口，不能续息，似喘而不抬肩者，短气病也。盖肺气壅满，邪有余之喘也；肺气不续息，正不足之短气也。然不足之喘，亦有不续息者；有余之短气，亦有胸中壅满者。肺气上逆者，必咳也。咳时唾痰，嗽也。若咳唾涎沫不已者，非咳病也，乃肺痿也。（《金鉴》）

【临床应用】　本条对异常呼吸提出了鉴别诊断，概括起来有下面几种情况[15]：

（1）喘：主要表现为呼吸困难，喘促抬肩伴有不能平卧等症。就病机来说，主要是肺气壅滞，失于肃降，这就是文中所谓"心中坚"。

（2）上气：是气逆于喉间，致气道窒塞，咳逆上气，时时吐浊。

（3）短气：呼吸较平人急而短，数而不能接续，似喘而不抬肩，呼吸虽急而无痰声，称"短气"。

以上是从呼吸的病态来分类，临床辨证尚有虚实之分，一般以气粗声高息涌为实，气微短促无力为虚。肺主气，主呼吸，故无论喘、上气或短气，与肺脏关系最为密切。前贤有云"肺为气之主，肾为气之根"，故凡属虚证每多与肾相关。至于病证，无论咳证、哮、喘、肺痈、肺痿等，在不同的阶段，都可以出现上述症状。因此，临证时尤须从症状的鉴别中剖析病机，从而进行辨证论治，似乎比单纯认病更有意义。

【原文】　师曰：吸而微数，其病在中焦，實也，當下之即愈；虛者不治。在上焦者，其吸促①，在下焦者，其吸遠②，此皆難治。呼吸動搖振振者③，不治。（6）

【词语注解】　①吸促：促，《说文解字·人部》"迫也"，《汉书》"急也"，指吸气浅短急迫，止于胸肺。

②吸远：指吸气深而长，达于腹部。

③动摇振振者：振，动也。《说文解字·手部》"振，一曰奋也"，《礼记·月令》"蛰

虫始振"。此指病人呼吸急促时，出现身体动摇不安之症状。

【经义阐释】 本条望闻同用，着重从吸气中辨别病位之在上中下三焦，并判断其预后的吉凶。吸而微数，指吸气次数增加。如病由中焦邪实引起的，则由于实邪壅塞中焦，影响肺气下降，入气减少，不得不增加吸气次数以自救。若兼有脘腹胀满、大便秘结、潮热、舌苔干黄，脉象沉实有力诸证，辨证属胃肠实热者，则其"病在中焦，实也"，宜用寒下法，通其中焦壅滞，实邪去则气机畅利，呼吸亦随之恢复常态；若痰、食积结肠胃者，仍可"当下之即愈"，临床如承气汤、厚朴三物汤、厚朴大黄汤、麻仁丸等，均可酌情选用之。假如不是邪实而见"吸而微数"，乃中焦脾胃气虚所致，即或兼见腹满胸痞，但脉必虚弱无力，由于中气大虚，肾无所禀气（肾为气之根），元气有轻浮上脱之象，病属危笃，故云"虚者不治"。若患者胃气未绝，可望有救；若邪实正虚，尚可攻补兼施以治之。

最后七句旨在进一步阐述肺肾气虚者难治。气根于肾而藏于肺。病在"上焦者"，肺虚不能主气，吸入之气不能下达于肾，只在肺上往还，气入而随即外出，故吸气浅短，为肺气将绝之兆，故难治；若病在"下焦者"，乃肾气大虚，欲得吸入之气以补救之，由于肾不纳气，吸入之气难于摄纳，故出现吸气深长而困难，亦属难治。临床可选用人参、蛤蚧、胡桃等纳气归元之品。若呼吸时全身振振动摇而不能自控，更是肾气欲绝，形气不能相保的危重证候，阳已脱而气已散失，故曰"不治"。

【文献选录】 魏荔彤：吸数则呼必迟，吸多于呼也，吸为阴，呼为阳，阳盛而阴不足，中焦热盛而津不足，故思吸阴气以救济之也，此实乃胃实之实，下之即承气之类，去其实热而呼吸可调矣。若吸微数，而更无实热在中焦，则虚也，虚而吸数，则中气欲绝，数吸自救，气根已铲，浮动于上，何可救援乎，故不治。此示人以辨虚实之法也。再……病在上焦，其吸必促。促，短也，吸短呼必长，以病邪盛而能使正气不舒也。病在下焦，其吸必远。远，长也，吸长呼必短，以病邪结，而思得正气以开之也，此病邪可以乱其正气之呼吸，致令吸与呼长短不匀，……而上下之病邪方盛方结，所以决其此皆难治之病也。至于呼吸之间，周身筋脉动摇振振然，是阳已脱而气已散矣，又何以为治，故师言其不治也。（《本义》）

尤怡：息兼呼吸而言，吸则专言入气也。中焦实则气之入者，不得下行，故吸微数，数犹促也，下之则实去气通而愈；若不系实而系虚，则为无根失守之气，顷将自散，故曰不治。或云中焦实而元气虚者，既不任受攻下，而又不能自和，故不治，亦通。其实在上焦者，气不得入而辄还，则吸促，促犹短也；实在下焦者，气欲归而不骤及，则吸远，远犹长也。上下二病，并关脏气，非若中焦之实，可以下而去者，故曰难治。呼吸动摇振振者，气盛而形衰，不能居矣，故亦不治。（《心典》）

吴谦：此承上文，言喘分三焦，有可治不可治之辨也。喘，肺病也，肺主气，司呼吸，故以呼吸气促，谓之喘也。若呼吸气均促，是病在呼吸，阻升降之气也，故知喘在中焦也；呼之气促，吸之气长，病在呼，呼出心与肺，故知喘在上焦也；呼之气长，吸之气短，病在吸，吸入肾与肝，故知喘在下焦也。喘之实者，谓邪气盛则实也，中实，则必腹满便硬，当下之，可治也；喘之虚者，谓正气夺则虚也，中虚，则必腹软便滋，不堪下，难治也。若喘而呼吸动摇振振不能擎身者，则为形气不相保，勿论虚实，不治也……吸不言呼，略辞也，犹言呼吸均短，呼短吸长，吸短呼长也。（《金鉴》）

按：魏荔彤所言"吸长呼必短""吸短呼必长"，寓本条虽仅言吸气，实概指呼吸失常的病态，并示人以辨虚实之法。吴谦所说喘分三焦，并及心肺肝肾的病机，均有启发。至于尤怡提出"实在下焦者……则吸远"，恐较少见，即使有，也未必不可治，既云"难治"，似属肺肾虚衰为是。

【临床应用】 从临床实际来看，实证致呼吸异常的，多由邪阻肺气升降失常，邪去则气机通利，呼吸可望复原；虚证致呼吸异常的，多责之于肺肾，肺气虚衰则气无所主，肾气乏竭则摄纳无权，均为难治之证，这类病例是屡见不鲜的[15]。

王廷富[14]认为，本条紧接上条察呼吸辨病变，以测预后。并侧重从吸气以察上、中、下三焦之病变。呼吸病变之辨虚实，不仅是望诊和闻诊可辨，还需四诊合参。一般来说，呼出困难在心肺，吸入困难在肾肝；久病多虚，或虚中夹实，若属上下焦之呼吸病变，多属重危证。其中呼吸动摇振振，属精亏夹风痰者，形体多肥胖；精气俱虚而夹瘀血者，形体一般，均可治疗；如久病而形羸色败，为精血枯涸，多属难治；如肉脱骨枯，为脾肾双败，多属不治。

【原文】 師曰：寸口①脉動者，因其王時②而動，假令肝王色青，四時各隨其色③。肝色青而反色白，非其時色脉，皆當病。(7)

【词语注解】 ①寸口：一名气口，又名脉口。《金匮要略》的脉法，一种是独取寸口法，分寸口、关上、尺中；一种是三部诊法，分寸口（手太阴动脉）、趺阳（足阳明冲阳穴）、少阴（足少阴太溪穴）。凡条文中寸口与关上、尺中并举的，则此寸口仅指两手寸脉；如单举寸口，或寸口与趺阳、少阴对举的，则此寸口包括两手的寸、关、尺三部（或仅指两寸，应视内容而定）。本条的寸口，则包括两手的六部脉。

②王（旺）时：谓一年四季中五脏所主当令之时。在正常情况下当令时之色与脉相应。如春为肝之令，色青脉弦（规）；夏为心之令，色赤脉洪（钩、矩）；秋为肺之令，色白脉浮（毛、衡）；冬为肾之令，色黑脉沉（石、权）；四季之末各十八日为脾当令，色黄脉缓。下文"非其时色脉"，即非其旺时之色脉。

③四时各随其色：指春青、夏赤、秋白、冬黑、长夏色黄。

【经义阐释】 本条论述色脉与时令气候相参的诊法。何以"寸口脉动者，因其旺时而动"？两手六脉之搏动，是随五脏当旺的季节而略有变动，此为正常现象。因为人与自然环境、四时气候的变化是息息相关的，如春弦、夏洪、秋毛、冬石，其脉是随四时之旺气而动，也是人体适应四时反映在脉诊上的生理动态。

冬季气温低，气压高，气温低则人身经常处于拘束状态，脉亦呈现紧象；气压高则血液流向体表时，受到外界的阻力加大，脉因之而沉。这样就造成了深沉有力的冬脉，状如石。一到春天，气温渐高，气压渐低，脉由深沉转为浅浮，但仍带紧张的余热，故而春脉微弦；夏季的特点是气温高，气压低。气温高则人体易出汗，脉管易扩张；气压低则外界阻力减弱，所以夏脉来盛去衰，似钩状；秋天，气温渐低而气压渐高，人体汗出减少，血液流向体表不如夏日那么盛，但脉管仍带扩张的余势，故而秋脉轻虚而浮微，似毛状。现代研究亦表明，脉率不但受不同季节的气候影响，还受天气变化的影响，当暖峰通过时，脉率增快。

原文举例说"假令肝旺色青，四时各随其色"，肝属木而应于春，色微青，脉略弦；

心属火而应于夏，色微赤，脉略洪；脾属四季之末各十八日，色略黄，脉和缓；肺属金而应于秋，色微白，脉略浮；肾属水而应于冬，色微黑，脉略沉。上述乃"四时各随其色"，为无病之色脉。此盖缘于《素问·移精变气论》所云"夫色之变化，以应四时之脉"。

反之，"肝色青而反色白，非其时色脉，皆当病"，这是春时反得秋色秋脉，如肝血虚而肺气偏旺，为金来克木之象；若春季在未病之时，先见此色脉，为大病将发之兆；春季已病日久，出现此色脉，为病情转危，王叔和谓"春得秋脉定知死"即源于此。推而广之，夏季心旺色赤脉洪而反见色黑脉沉，乃夏得冬之色脉，水来克火之象；秋季肺旺色白脉浮而反见色青脉洪，乃秋得夏之色脉，火来克金之象；四季之末各十八日脾旺色黄脉缓而反见色青脉弦，乃季月得春之色脉，木来克土之象；冬季肾旺色黑脉沉而反见色黄脉缓，乃冬得季月之色脉，土来克水之象。以上均属"非其时色脉"，为病势转剧凶兆。

【文献选录】 赵以德：《内经》有谓五藏之脉，春弦夏钩秋毛冬石，强则为太过，弱则为不及。四时皆以胃气为本，有胃气曰平，胃少曰病，无胃曰死，有胃而反见所胜之藏脉，甚者今病，微者至其所胜之时病。又谓五藏之色，在王时见者，春苍、夏赤、长夏黄、秋白、冬黑，所主外荣之常者，白当肺、当皮，赤当心、当脉，黄当脾、当肉，青当肝、当筋，黑当肾、当骨。五色微诊，可以目察，能合脉色，可以万全。其《内经》之言如此，斯论殆将本于是之节文也。（《衍义》）

徐彬：此言医道贵因时，为色为脉，其理相应。寸口是概言两手寸关尺也，谓鼓而有力为动，因时之王而王，宜也，色亦应之，即明堂察色之法也。此不独肝，姑假肝言之。则青为肝之王气，值时王，而反色白，则因肝受肺克，不能随时之王也，于是色反时，病也；脉反时，亦病也；色反脉，脉反色，亦病也。故曰非其时色脉，皆当病。（《论注》）

尤怡：王时，时至而气王，脉乘之而动，而色亦应之。如肝王于春，脉弦而色青，此其常也。推之四时，无不皆然。若色当青而反白，为非其时而有其色，不特肝病，肺亦当病矣，犯其王气故也。故曰色脉皆当病。（《心典》）

按：赵以德指出本条宗旨本于《内经》之言；徐彬对"非其时色脉"论述深刻；尤怡揭出"皆当病"之义，"不特肝病，肺亦当病矣"，均有至理。

【临床应用】 本条提出脉"因其王时而动"、"四时各随其色"，这就是说色脉的变化必须与四时气候变化相应，才符合内外环境的统一性[15]。故《素问·移精变气论》说："夫色之变化，以应四时之脉。"如果违反这一规律，则属病态。本条说："非其时色脉，皆当病"。《素问·玉机真藏论》更有具体的描述："脉从四时，谓之可治，脉逆四时，为不可治。所谓逆四时者，春得肺脉，夏得肾脉，秋得心脉，冬得肺脉，甚至皆悬绝沉涩者，命曰逆四时。"由此可见，结合时令望色切脉是中医学诊断学的一大特点。因此《素问·五藏生成》说："能合脉色，可以万全。"

【原文】 問曰：有未至而至①，有至而不至，有至而不去，有至而太過，何謂也？師曰：冬至之後，甲子②夜半少陽③起，少陽之時，陽始生，天得溫和。以未得甲子，天因溫和，此為未至而至也；以得甲子，而天未溫和，為至而不至也；以得甲子，而天大寒不解，此為至而不去也；以得甲子，而天溫如盛夏五六月時，此為至而太過也。(8)

【词语注解】 ①未至而至：前"至"指时令，后"至"言气候。下同。本句指时令未到而气候已到。

②甲子：是古代用天干、地支配合起来计算年月日的方法。天干十个（即甲、乙、丙、丁、戊、己、庚、辛、壬、癸），地支十二个（即子、丑、寅、卯、辰、巳、午、未、申、酉、戌、亥），相互配合，始于甲子，终于癸亥，共六十个。"甲子"是其中第一个。这里是指冬至后六十日第一个甲子夜半，此时正当雨水节，非指甲子日。

③少阳：是古代用来代表时令的名称，始于少阳，终于厥阴，《难经·七难》曰："冬至之后得甲子少阳王，复得甲子阳明王，复得甲子太阳王，复得甲子太阴王，复得甲子少阴王，复得甲子厥阴王。王各六十日，六六三百六十日，以成一岁。此三阳三阴之王时日大要也。"至于时令与农历节气的关系见下表：

时令与农历节气的关系表

时令	二十四节气				月份
少阳	小寒	大寒	立春	雨水	一、二
阳明	惊蛰	春分	清明	谷雨	三、四
太阳	立夏	小满	芒种	夏至	五、六
太阴	小暑	大暑	立秋	处暑	七、八
少阴	白露	秋分	寒露	霜降	九、十
厥阴	立冬	小雪	大雪	冬至	十一、十二

【经义阐释】 本条论述时令气候的正常和异常变化情况。气候的是否正常，是根据气候变化与时令季节是否相应来观察的。如春温、夏热、秋凉、冬寒是正常的自然规律，有益于万物生长，人也适应环境变化而健康生存。本条以"冬至之后"至"天得温和"，以雨水节为例，作为时令与气候正常规律的一个标志。在正常情况下，冬至后六十天的雨水节，阳气始生，天气温和，时令与气候相应。不正常的有以下4种情况：①未至而至：未到雨水节，天已温和。②至而不至：已到雨水节，天气尚未温和。③至而不去：已到雨水节，而天气仍严寒不解。④至而太过：已到雨水节，而天气温热如盛夏五六月时，所谓"春行夏令"。

总之，气候正常，才有利于万物的生长收藏，反之，非其时而有其气，则易酿成六淫外感或时病流行。正如《素问·六微旨大论》所说："至而不至，未至而至，如何？岐伯曰：应则顺，否则逆，逆则变生，变生则病。"

【文献选录】 徐彬：此论天气之来，有过不及，不言及医，然而随时制宜之意在其中。四时之序，成功者退，将来者进，故概曰至。然参差不齐，故有先至、不至、不去、太过之问。因言岁功之成，以冬至后甲子起少阳，六十日阳明，六十日太阳，六十日太阴，六十日少阴，六十日厥阴。王各六十日，六六三十六，而岁功成。即少阳王时言之，则以未当温和而温和者，为先至；已当温和而不温和者，为不至；或大寒不解，为不去；温热太甚，为太过。其于他时甲子日，亦概以此法推之。若人在气交之中，有因时而顺应者；有反时而衰王者；有即因非时异气而致病者，故须熟审时令之气机。有如少阳起，以为治病之本，故《六节脏象论》曰：求其至也，皆归于春。（《论注》）

尤怡：上之至谓时至，下之至谓气至。盖时有常数而不移，气无定刻而或迁也。冬至之后甲子，谓冬至后六十日也。盖古造历者，以十一月甲子朔夜半冬至为历元，依此推之，则冬至后六十日，当复得甲子，而气盈朔虚，每发逆迁，于是至日不必皆值甲子，当以冬至后六十日花甲一周，正当雨水之候为正。雨水者，冰雪解散而为雨水，天气温和之始也。云少阳起者，阳方起而出地；阳始生者，阳始盛而生万物，非冬至一阳初生之谓也。窃尝论之矣，夏至一阴生，而后有小暑、大暑，冬至一阳生，而后有小寒大寒，非阴生而反热，阳生而反寒也。天地之道，否不极则不泰；阴阳之气，剥不极则不复。夏至六阴尽于地上，而后一阴生于地下，是阴生之时，正阳极之时也；冬至六阳尽于地上，而后一阳生于地下，是阳生之时，正阴极之时也。阳极而大热，阴极而大寒，自然之道也。则所谓阳始生天得温和者，其不得与冬至阳生同论也审矣。至未得甲子而天已温，或已得甲子而天反未温，及已得甲子而天大寒不解，或如盛夏五六月时，则气之有盈有缩，为候之或后或先，而人在气交之中者，往往因之而病，惟至人为能与时消息而无忤耳。（《心典》）

吴谦：冬至之后，得甲子日夜半，少阳之气始生，天渐温和，气之常也。若未得甲子，天即温和，此为未至而至也。气未应至而先至者，是来气有余也。已得甲子，阳气渐盛，天未温和，此为至而不至也。气应至而不至者，是来气不足也。若天大寒不解，此为至而不去也。气应去而不去者，是去气太过也。若天过温如盛夏时，此为至而太过也。气应至而甚者，是至气太过也。太过者，其气淫，则薄其所不胜，乘所胜也；不及者，其气迫，则所胜妄行，所生者受病，所不胜薄之也。此《内经》所谓谨候其时，气可与期。余皆仿此。（《金鉴》）

按：徐彬认为此条原文虽不言及医，然而随时制宜之意在其中；尤怡对太过不及的气候现象，以气之盈缩、阴阳偏胜来解释，均可供参考。

【临床应用】（1）李时珍根据《内经》"圣人之治病也，必知天地阴阳，四时经纪"，"必先岁气，无伐天和"的精神，认为不同季节气候必须采取不同的治疗方法，在"四时用药例"中谓："升降浮沉则顺之，寒热温凉则逆之。故春月宜加辛温之药，薄荷、荆芥之类，以顺春升之气；夏月宜加辛热之药，香薷、生姜之类，以顺夏浮之气；长夏宜加甘苦辛温之药，人参、白术、苍术、黄柏之类，以顺化成之气；秋月宜加酸温之药，芍药、乌梅之类，以顺秋降之气；冬月宜加苦寒之药，黄芩、知母之类，以顺冬沉之气。所谓顺时气而养天和也。"（《本草纲目》）这种时令用药法，临床中不必拘泥，取其义而灵活用之可也。

（2）李今庸[12] 对本条的临证意义指出：春夏秋冬、风寒暑湿燥火六气均可影响人体发生疾病。因此，掌握这一点，就可以使人体在气交之中，注意调摄，避免邪气，适应自然的变化，以免发生疾病。医者治病用药时，也必须注意到这一点，因时制宜。药物的寒热温凉和时令、气候变化相适应，疗效必然显著。

【原文】 師曰：病人脉浮者在前①，其病在表；浮者在後②，其病在裏，腰痛背強不能行，必短氣而極③也。（9）

【词语注解】 ①前：指关前寸脉；一指病的前期（早期）。

②后：指关后尺脉；亦指病的后期（晚期）。

③极：《方言》："极，疲也"，疲倦乏力，此与《素问·灵兰秘典论》："肝者，罢极之本"的"罢极"意相同，指短气之甚，濒于危笃；又，"极者，虚劳之病名，即后文六极

之极也……极谓极度劳损之意。"(《金匮要略指难》)

【经义阐释】 本条论述同一脉象，因出现的部位不同，主病（表里）也就不同，关于脉象的"在前"、"在后"，可有二说：①指部位："前"指关前寸脉，"后"指关后尺脉。一般来说，寸脉主表，尺脉主里。《难经·三难》云："关之前者，阳之动也，脉当……浮；……关之后者，阴之动也，脉当……沉"。关前寸脉，属阳主表，故寸脉浮，是病邪在表的反应；关后尺部，属阴主里，浮脉见于尺部，是邪有于里，一般是肾阴不足，虚阳外浮的现象，《金匮要略·黄疸病脉证并治》女劳疸"尺脉浮为伤肾"可证。尺部属肾，肾主骨藏精，腰为肾之外府，其脉贯脊，肾虚精髓不充，腰脊失养，故腰痛背强、骨痿不能行走，甚则不能纳气归元，呼吸短促，疲劳乏力，濒于危笃之候，故云"必短气而极也"。②指时间："在前"与"在后"可作时间的早晚，即病程的早（前）晚（后）期，如本篇第13条之"风中于前"，"前"指午前，亦代指时间。疾病开始阶段病多在皮毛经络，正气与邪气相争向外向表，故脉浮；疾病后期阶段，病多在体内脏腑，若由于患病日久，导致真阴内亏，阴虚不能潜纳阳气，则阳气外浮，故其脉亦浮。《金匮要略·血痹虚劳病脉证并治》所云"脉浮者，里虚也"即指此而言。

【文献选录】 赵以德："……关前属阳主表，关后属阴主里。所谓表者，以足太阳言也；里者，以足少阴言也。一腑一脏，是其表里所合。其太阳经自足循背至头；腰者，肾府也，是故表病则背强不能行；里病则腰痛短气而极也。虽然，寸、尺脉浮非一经一病之可尽，今独出此证何也？大抵用表里而言病，必举太阳、肾为例。盖太阳是诸阳之属，凡受邪必自此始；肾是治内之主事。书独言此，例以推之。"(《衍义》)

徐彬：浮脉原主表，仲景特于浮中分出表里，欲人知浮脉之变也。谓浮脉为阳，故三部脉皆浮，为太阳证。然寸关尺有定位，关前为阳，关后为阴，脉浮者在前，阳脉阳位，病在表无疑。浮在关后，阳脉阴位，阴属里，病即在里矣。李濒湖曰：寸浮头痛眩生风，或有风痰聚在胸，关上土衰兼木旺，尺中溲便不流通，亦仿此意。然使阴位得阴脉，则为寒下等症。今得阳脉，是病虽在里，而夹阳为病也。故病不见于少腹，而为腰痛背强不能行。且下焦气伤，不能上接于胸中而气短，短而极，此阴中有阳邪，在里之经，而不在里之脏也。（此里之阳病也。故后论阳病十八，而腰背痛在其中，此独赘三语，亦里病之下，正为里有不同耳。）故举以为脉浮在后之例云。(《论注》)

【临床应用】 本条当结合临床进行综合分析[15]。所云"脉浮者在前"，必浮而有力，故主病在表，以外感为患，"脉浮者在后"，必浮而无力，故主病在里，属内伤致病。临证时可从脉象有力无力，部位之或寸或尺，结合全身症状的分析，不难区分。又，方药中认为，单独寸脉浮与尺脉浮并不多见，因此用发病前后来解释。岳美中结合临床曰：若遇慢性久病，重病之时，结合《难经》认为"寸脉浮大越位曰'溢'，尺脉浮大越位曰'覆'，均为预后不佳之兆"。看来对本条依脉象判断病情症状时，必须结合临床综合分析方为相宜。

【现代研究】 （1）本条证实了张仲景辨证论治认识论与生物全息诊疗法的一致性。所谓生物全息理论的含义是：生物体每一相对独立的部分，在化学组成模式上与整体相似，是整体成比例的缩小。即生物界任何一个独立的部分都能反映其整体的功能情况。张仲景在辨证论治过程中，揭示了这一规律。这是自然疗法在仲景学说中的具体体现。①定位辨证：A. 确定病位：a. 平脉而析……《金匮要略》脉浮的前、后，分别表明病位的表、里。b. 据窍而辨：五脏在面部皆有开窍……B. 审查病机……《金匮要略》"寸脉沉大而滑"则成卒厥，为血与气实，变见于寸口的信息。C. 预测转归……。综上所述，根据生物全息律观点，人体为一个整体，其寸口诊脉部，开窍之器官，均应具有整体相似的内在属性（反映点），故某一脏腑的病变，都可以从其相应的反映点表现出来。②指导治疗。③小结：……生物全息诊疗法，从科学上说明了内脏与体表、局部与整体对应部位的化学联系，从而证实了张仲景辨证论治认识论与生物全息诊疗法的一致性[17]。

（2）原文所论……更重要的是研究脉理，明白寒热虚实病理变化而产生此种脉的道理，又要明白疾病部位，会引起寸关尺相应部位的脉象有变化。如此研究脉理，才能确诊疾病[8]。

【原文】 經云①："厥陽②獨行，何謂也？ 師曰：此為有陽無陰，故稱厥陽。(10)

【词语注解】 ①经云：经，非指《内经》、《难经》，或系另有古代医经所据，然何书失考。

②厥阳：厥，注家多作"尽"、"逆"或"极"字解释。厥阳即阳气偏盛之极，孤阳上逆。

【经义阐释】 本条论述厥阳的病机，并以此为例，提示了一切疾病的病理变化，都是人体阴阳失去相对平衡的反应。《素问·生气通天论》云："阴平阳秘，精神乃治，阴阳离决，精气乃绝。"人体阴阳相互资生消长，处于相对的平衡协调状态，这是正常的生理现象。人体阴阳升降保持平衡协调，也是阴阳运动的机制之一。黄元御说："阳性上行，有阴以吸之，则升极而降；阴性下行，有阳以煦之，则降极而升。"（《金匮悬解》）假如阴气衰竭，阳气失去依附，则有升无降而导致"有阳无阴"的"厥阳独行"病变。临床上常见到的肝阳上亢，面赤眩晕，甚至跌仆之类病证，即是本条所述病理的引证。"有阳无阴"是阴阳失调的一种病理变化。阴阳失调，不仅是阴不制阳和阳不制阴的病理概括，同时，也可概括脏腑、经络、气血、营卫的关系失调，以及气机升降出入运动的失常。由于六淫、七情、饮食、劳倦等因素作用于人体，均须使机体内部阴阳失去相对平衡，才能形成疾病。故可以说阴阳失调是导致疾病的总病机，因而调整阴阳使之归于平衡也就很自然地成为防病的根本要求了。

【文献选录】 徐彬：厥阳者，孤阳也，故《经》曰独行，仲景以无阴注之。按《千金》论冬月伤寒，慎不可薰，薰之逆客，其息则喘，无持客热，令口烂疮，阴脉且解，血散不通，正阳遂厥，阴不往从，客热狂入，内为结胸，脾气遂弱，清溲利通云。此可悟有阳无阴之故，并可悟厥阳之见证矣。（故《伤寒论》屡言误火之害。）（《论注》）

程林：厥阳，即阳厥也。以其人秋冬夺于所用，有阳无阴，《内经》谓肾气日衰，阳气独胜，故手足为之热，此厥阳独行之义也。（《直解》）

吴谦：阴阳偕行，顺也，阴阳独行，逆也。厥，逆也，逆阳独行，此为有阳无阴，故称厥阳也。（《金鉴》）

按： 历代注家对"厥阳"理解各异。赵以德谓"厥者，犹极也，独行无阴以配也"，认为是阴不足而阳盛之极的火证；徐彬认为乃"孤阳也"；吴谦认为是逆阳独行之证；黄坤载认为乃阴阳失调，阳有升无降之证；程林认为是肾气日衰，阳气独胜，"厥阳，即阳厥也"。说法虽不同，但认为阳气独盛则是一致的。考《内经》无厥阳明文，而《素问·病能论》有"阳厥"病名；"阳气者，因暴折而难决，故善怒也，病名曰阳厥"。此似指七情郁怒，气厥上逆之狂证；又《灵枢·经脉》载："胆，足少阳之脉……口苦，善太息，心胁痛，不能转侧，甚则面微有尘，体无膏泽，足外反热，是为阳厥"，这里的"阳厥"指胆经气火上逆之证。可知"阳厥"在《内经》作病证论，《金匮要略》的"厥阳"泛指阴阳失调，阳气独胜，逆行于上的病机，概念自有不同。

【临床应用】　（1）本条的临床表现，诸如高年肝肾阴衰，孤阳独亢，产后阴虚阳越的汗出，温病后期热入下焦的阴虚动风等证，其病理均为厥阳之属。王占玺[17]认为，"厥阳独行"包括肝阳上亢面赤眩晕跌倒；产妇出血过多，大汗昏倒；吐衄下血过多，大汗昏倒。

（2）王廷富[14]指出，本条肝阳上亢证候在临床上又有轻重之别，轻者常有头昏头痛，面赤失眠等症；重者如突受精神刺激，或在热食之际，长气于阳，可致猝然昏仆，不省人事，随之出现口眼㖞斜、偏瘫等症，此血之与气并走于上，水不涵木，肝阳暴亢之中风恶候。

（3）张家礼[18]认为，"厥阳"的临床表现常见的有三种，一种如虚火上炎的面赤咽痛，可用玄麦甘桔汤合百合地黄汤治疗；一种为妇人产后阴虚阳越的汗出，可投当归六黄汤；还有一种是高年阳亢，甚至跌仆卒倒，中风卒厥暴死，可予镇肝熄风汤之类治疗。无论哪种情况，总以平降下行为顺。

【现代研究】　病理深广，仲景只论厥阳独行，说其肝肾阴血不足，阳气上亢于头，其用意不限于此，而在说明什么是疾病？疾病就是阴阳升降失调。此病之治，养肝血肾阴，潜降虚阳。治病之道，就在调其阴阳升降[8]。

【原文】　问曰：寸脉沈大而滑，沈则为實，滑则為氣，實氣①相搏，血氣入臟即死，入腑即愈，此為卒厥②，何謂也？師曰：唇口青，身冷，為入臟即死；如身和③，汗自出，為入腑即愈。(11)

【词语注解】　①实气：实为血实，气为气实。血实气实，谓邪气实于气血，而非正常的气血充实。

②卒厥：卒同猝，突然之意。卒厥是突然昏倒的一种病证。

③身和：身体温和。

【经义阐释】　本条通过卒厥的脉理阐述其病机及预后。寸口在这里指寸部脉。本句有省文，据《备急千金要方·卷第二十八》载："沉即为血实，滑即为气实，血气相搏，入脏即死"，可为佐证。沉脉属阴，阴主血；滑脉属阳，阳主气；大脉属阳，主邪盛。邪在于血则血实；邪在于气则气实。所以血实者脉沉，气实者脉滑，邪盛者脉大。左寸候心主血，右寸候肺主气。本证气血相并，故脉应于寸口。血实与气实相并，已非正常血气而为病邪，寸部脉则见沉大而滑，这时可出现"实气相搏"的"卒厥"病证，此与《素问·调经论》所谓"血之与气，并走于上，则为大厥"之旨相同。前人认为脏是藏而不泻的，腑是泻而不藏的，病邪入腑尚有出路，入脏则无以排泄。判断卒厥入脏入腑，主要是结合证候来决定。五脏藏而不泻，血气并入之后，壅滞于脏（多为心脑），不能自还，精气不行则神机化灭，神明昏愦，猝倒无知，伴有唇口青，身冷等症。唇口青是血行不利，为营绝，身冷是阳气涣散，为卫绝，由于元气不行，升降出入之道皆绝，属内闭外脱之候，病情危笃。六腑泻而不藏，血气并入，容易外出。邪入于腑，虽有猝然倒仆、手足逆冷等症，但与脏气欲绝者不同，血气并入于腑，只是暂时现象，只需片刻就可气返血行，营卫运行，阳气外达，邪气外泄，身体温和，汗自出。则血气不被所溷（音混，混浊不分之意），这是血气恢复正常运行的征兆，预后良好。

【文献选录】 赵以德：……五脏治内，属阴，主藏精，宅神。今血气并其邪而入，堵塞五脏，身之精气不行，神机化灭，升降出入之道皆绝。营绝则唇口青，《灵枢》曰：足厥阴气绝则唇青。夫六腑治外，属阳，主传运水谷之气，充乎内外者也。今血气并邪入于腑，腑之阳动，不比脏之阴静。静者，得其邪则因而堵塞不行；动者，邪虽入，终不能久闭其气道。何则？为在内之神机应于外，主养荣卫之气，则散行于表而身和，和则腠理开，邪散而汗自出，荣卫之气行，故愈矣。此仲景举阴阳脏腑之大端者如此。（《衍义》）

尤怡：实谓血实，气谓气实。实气相搏者，血与气并而俱实也。五脏者，藏而不泻，血气入之，卒不得还，神去机息，则唇青身冷而死。六腑者，传而不藏，血气入之，乍满乍泻，气还血行，则身和汗出而愈。《经》云：血之与气，并走于上，则为大厥，厥则暴死，气复返则生，不则死是也。（《心典》）

吴谦：此详申阳厥阴厥生死之义也。厥气者，逆气也，即逆阳逆阴之气也。气逆则乱于胸中，故忽然眩仆，名曰卒厥；若唇口青、身冷，是阴进阳退，则为入脏即死也；若身和汗自出，是阴消阳长，则为入腑即愈也。（《金鉴》）

曹颖甫：大气挟血并而上逆，则寸口见沉大而滑之脉。但举寸口，则关后无脉可知。气血菀于上，冲动脑气，一时昏晕而为暴厥。血逆行而入于脑，则血络暴裂死，故唇口青，青者，血凝而死色见也。若冲激不甚，血随气还，身和汗出而愈矣。须知入脏腑为假设之词，观下文在外入里可知，不然气血并而上逆，方冀其下行为顺，岂有入脏即死，入腑即愈之理。（《发微》）

【现代研究】 赵凌云[19] 认为原文所谓入脏，非指某一脏器，本意也不是指入五脏的意思，而是指病邪深入机体内部之意，入腑也不是指六腑的意思，而是指病势向外好转的趋向。古人以脏为阴，腑为阳，入脏为病进，入腑为病退，故云入脏即死，入腑即愈。

按： 对本条原文，赵以德从阴阳升降动静解，其理甚精；尤怡认为卒厥是指"蚘厥"；吴谦将卒厥分为"阳厥阴厥"，"阴进阳退"为入脏即死，"阴消阳长"为入腑即愈；曹颖甫提出气血"冲动脑气，一时昏晕而为暴厥"，并谓"入脏腑为假识之词"；赵凌云更明白指出所谓入脏入腑，非指五脏六腑，喻示内外，入脏为病进，入腑为病退。均有参考价值。

【临床应用】 （1）吕志杰[13] 认为："卒厥"即"急性脑血管疾病"。谓"本条所述卒厥，即现代医学所谓的'急性脑血管疾病'，特别是'高血压性脑出血'，在血压骤升时，由于气血充盛于上，可致'寸脉沉大而滑'，治疗不及时，血压有升无降，气血冲逆，脑血管破裂出血，可突发'卒厥'而昏迷。"

（2）王廷富[14] 提出：中寒、中气、中痰、中暑、气脱五证属卒厥范围，与大厥有所区别。卒厥应与其他类似病证相鉴别。"大厥"其症猝然昏倒，言语塞涩甚或失语，半身不遂，口眼㖞斜，面赤唇红，身温和，脉多弦数有力，或弦涩有力，为肝阳暴亢之证。"中寒"其症猝然昏倒、肤冷，呼出之气亦冷，四肢厥冷，乃阳脱寒凝，气血停顿之恶候，其脉亦绝，多死无救。如脉复或脉细弱属寒厥重证，尚有一线生机，救治及时，偶有挽回者。"中气"若因暴怒伤肝，肝气抑郁至极者，多猝然昏厥不语，其身温和，面色正常，脉弦，则为气郁神昏之中气疟，每用按摩针灸可复苏。"中痰"其症突然昏倒不语，牙关紧闭，喉间痰鸣，身和，面色如常，脉弦滑，多为气郁痰滞之证。"中暑"患者多在烈日下工作或跋涉，猝然昏倒，色脉基本正常，常在夏天出现，因气候炎热，热毒入内所致。"气脱"多因素体虚弱，加之应食未食，或劳累过度，突然面色苍白，昏不知人，身和脉弱，若急救得法可生。以上六证，后五证属卒厥范围，其中有轻重之别，临证时须详辨。

【现代研究】　仲景从脉证判断病机，从脉证变化判断病机变化，病向外向里，变轻变重，心中有数。要知道，病气向里入脏为重，病气向外入腑为轻，治疗大法也是使病邪向外向腑推移，使病变轻而愈。此为治略大法也[20]。

【原文】　問曰：脉脱①入臟即死，入腑即愈，何謂也？師曰：非為一病，百病皆然。譬如浸淫瘡②，從口起流向四肢者，可治；從四肢流來入口者，不可治。病在外者可治；入裏者即死。（12）

【词语注解】　①脉脱：指一时性脉象乍伏不见之病证，多由邪气阻遏，脉中气血一时不通所致。

②浸淫疮：是皮肤病之一种，能从局部遍及全身。详见本书《金匮要略·疮痈肠痈浸淫病脉证并治》。

【经义阐释】　本条承接上条论卒厥脉脱亦有入脏入腑的可能，并举浸淫疮为例，说明病之浅深不同，预后也不一样。本条举脉略证，是承上条卒厥一病而言。卒厥，其脉有见沉大而滑者，亦有脉乍伏而不见者，但入脏即死，入腑即愈的病机则相同，故设问答以明之。举浸淫疮的病理变化为例，如从口向四肢蔓延的，是毒气由内向外，病位由深转浅，故云"可治"；如从四肢逐渐蔓延到口的，是毒气由外渐归于内脏之候，病位由浅入深，故云"不可治"。借以说明病在腑者轻，在脏者重；由内向外者可治，由外向内者难治。这是认识疾病传变的一般规律，所以说"非为一病，百病皆然。"本条与上条提出的病邪"入脏即死，入腑即愈"的规律是指导临床判断转归和预后的基本原则，与《素问·阳明脉解》"厥逆连脏则死，连经则生"及《难经·五十四难》"脏病难治，腑病易治"的精神是一致的，因脏属阴，入阴则病深，腑属阳，出阳则病浅。"脏"与"腑"只是表明疾病位置的浅深，并非指某一脏腑的实质病变。

【文献选录】　徐彬：前云沉实相搏，此邪重，故脏不能当。乃有邪微，但正气亏亦脱，（脉乃正气，故云脱）入于脏即死，入于腑则愈，岂腑耐虚而脏不耐虚乎？不知凡病以出阳为浅，传阴为深，故曰：非为一病，百病皆然。浸淫疮之喻，从口从四肢，显而易明。口属阴，四肢属阳，阴阳之分，即有可治不可治之别。推之他病，脏腑之理一也。然脏腑二字，混而难测，里外二字，浅而易晓。故复结言病在外者可治，在里者即死，欲人于里外二字，辨脏腑之所入也。（《论注》）

尤怡：脉脱者，邪气乍加，正气被遏，经遂不通，脉绝似脱，非真脱也，盖即暴厥之属。经曰：趺阳脉不出，脾不上下，身冷，肤硬；又曰：少阴脉不至，肾气微，少精血，为尸厥，即脉脱之谓也。厥病，入脏者深而难出，气竭不复则死；入腑者浅而易通，气行脉出则愈。浸淫疮，疮之浸淫不已，《外台》所谓转广有汁，流绕周身者也。从口流向四肢者，病自内而之外，故可治；从四肢流来入口者，病自外而之里，故不可治。（《心典》）

唐宗海：上论实证，此论虚证，自是对于脉脱二字，正与脉沉滑相反，言脉细微散涣也。（《补正》）

按："脉脱"之意，徐彬认为乃邪微而正气亏脱；唐宗海谓"正与脉沉滑相反，言脉细微散涣也"；黄坤载言"脉虚脱而不实也"，陈念祖言"正气夺则虚"，其说虽异，主虚脉则一；独尤在泾谓"脉绝似脱，非真脱也，盖即暴厥之属"。诸说当结合临床合参，不必拘泥，盖卒厥病证亦有实有虚之故也。

【临床应用】 金寿山[15] 认为对本条原文中"口"字应活看，可理解为"心"，心为五脏之中心，无论内证外疾，病势从外（四肢）向心的方向发展，意味着病进、深重，预后不佳，如尤在泾所注"如痹气入腹，脚气冲心之类"，若从心向外，（四肢）方向发展，为病退、轻浅、预后乐观。这类情况在临床上是不乏其例的。

【现代研究】 李今庸[21] 认为，近年流行的手足口病属于《金匮要略》所论"浸淫疮"，具有传染性，可呈现由内达外的轻证，也可呈现由外达内的重证，治疗主张宗《金匮要略》之意，强调病因病机为湿热兼毒，病位在心。

【原文】 問曰：陽病①十八，何謂也？師曰：頭痛、項、腰、脊、臂、腳掣痛。陰病②十八，何謂也？師曰：咳、上氣、喘、噦③、咽④、腸鳴、脹滿、心痛、拘急。五臟病各有十八，合為九十病。人又有六微⑤，微有十八病，合為一百八病。五勞⑥、七傷⑦、六極⑧、婦人三十六病⑨，不在其中。

清邪⑩居上，濁邪⑪居下，大邪中表⑫，小邪⑬中裏，馨飪⑭之邪，從口入者，宿食也。五邪⑮中人，各有法度，風中於前⑯，寒中於暮，濕傷於下，霧傷於上，風令脉浮，寒令脉急，霧傷皮腠，濕流關節，食傷脾胃，極寒傷經，極熱傷絡。（13）

【词语注解】 ①阳病：尤怡谓"在躯壳之外也"，即外表经络的病证。

②阴病：尤怡谓"在躯壳之里也"，即内里脏腑的病证。

③哕：即呃逆。

④咽（yē噎）：指咽中梗塞。

⑤六微：言六腑也。六淫之邪侵入六腑为病，较入五脏为轻，故名六微。

⑥五劳：有三说。《素问·宣明五气》及《灵枢·九针》均以久视伤血、久卧伤气、久坐伤肉、久立伤骨、久行伤筋谓"五劳所伤"；《诸病源候论》及《备急千金要方》以志劳、思劳、忧劳、心劳、疲劳为五劳；《诸病源候论》又有肺劳、肝劳、心劳、脾劳、肾劳五种虚劳病证之分。

⑦七伤：有五说。其一，《金匮要略·血痹虚劳病脉证并治》有食伤、忧伤、饮伤、房室伤、饥伤、劳伤、经络营卫气伤。其二，《诸病源候论·虚劳病诸候·虚劳候》指出七种劳伤的病因："……一曰大饱伤脾，脾伤，善噫，欲卧，面黄；二曰大怒气逆伤肝，肝伤，少血，目暗；三曰强力举重、久坐湿地伤肾，肾伤少精，腰背痛，厥逆下冷；四曰形寒寒饮伤肺，肺伤，少气，咳嗽、鼻鸣；五曰忧愁思虑伤心，心伤，苦惊，喜忘善怒；六曰风雨寒暑伤形，形伤，发肤枯夭；七曰大恐惧不节伤志，志伤，恍惚不乐。其三，《诸病源候论·虚劳病诸候·虚劳候》又指男子肾气亏损的七种症状："七伤者，一曰阴寒；二曰阴萎；三曰里急；四曰精连连（精易滑出——编者注，后同）；五曰精少，阴下湿；六曰精清（精气清冷，精液稀薄）；七曰小便苦数，临事不卒（小便频数，淋沥不断或尿中断）"。《备急千金要方·卷第十九肾脏方·补肾》载有五脏、骨、脉所伤的常见症状及因七情失调的七种损伤："七伤者，一曰肝伤善梦；二曰心伤善忘；三曰脾伤善饮；四曰肺伤善痿；五曰肾伤善唾；六曰骨伤善饥；七曰脉伤善嗽。凡远思强虑伤人，忧恚悲

哀伤人，喜乐过度伤人，忿怒不解伤人，汲汲所愿伤人，戚戚所患伤人，寒喧失节伤人。"

⑧六极：指极度虚损的病症。有两说。《诸病源候论·虚劳病诸候·虚劳候》指气极、血极、筋极、骨极、肌极、精极。谓"六极者，一曰气极，令人内虚，五脏不足，邪气多，正气少，不欲言。二曰血极，令人无颜色，眉发堕落，忽忽喜忘。三曰筋极，令人数转筋，十指爪甲皆痛，苦倦不能久立。四曰骨极，令人痠削，齿苦痛，手足烦疼，不可以立，不欲行动。五曰肌极，令人羸瘦无润泽，饮食不生肌肤。六曰精极，令人少气嗡嗡（义与"吸"同）然内虚，五脏气不足，发毛落，悲伤喜忘。"

《备急千金要方》则以气极、脉极、筋极、肉极、骨极、精极为六极。

⑨妇人三十六病：计有三说。《诸病源候论·妇人杂病诸候·带下三十六候》谓"张仲景所说三十六种疾病皆由于脏冷热劳损而夹带下，起于阴内"，分十二癥、九痛、七害、五伤、三痼。十二癥，谓所下之物一如膏、二如青血、三如紫汁、四如赤皮、五如脓痂、六如豆汁、七如葵羹、八如凝血、九如清血、血似水、十如米汁、十一如月浣、十二如经度不应期；九痛，一阴中痛伤、二阴中淋痛、三小便即痛、四寒冷痛、五月水来腹痛、六气满并痛、七汁出，阴中如虫啮痛、八胁下皮痛、九腰痛；七害，一害食、二害气、三害冷、四害劳、五害房、六害妊、七害睡；五伤，即一劳孔痛、二中寒热痛、三小腹急牢痛、四脏不仁、五子门不正引背痛；三痼，只载月水闭塞不通，其余二痼，文阙不载。

《备急千金要方·卷第四妇人方下·赤白带下崩中漏下》中，所言十二癥中，一、三、五、六、七、八、九、十二皆同《诸病源候论》，余则小异，称"二曰如黑血……四曰如赤肉……十曰如米泔，十一如月浣，乍前乍却"；所言九痛，一、三、四、六、七皆与《诸病源候论》同，余则称"二曰阴中淋沥痛……五曰经来即腹中痛……八曰胁下分痛，九曰腰胯痛"；所言七害，则谓"一曰窍孔痛不利，二曰中寒热痛，三曰小腹急坚痛，四曰脏不利，五曰子门不端引背痛，六曰月浣乍多乍少，七曰害吐"；所言五伤，则谓"一曰两胁支满痛，二曰心痛引胁，三曰气结不通，四曰邪思泄利，五曰前后痼寒"；所言三痼，则谓"一曰羸瘦不生肌肤，二曰绝产乳，三曰经水闭塞"。

《金匮要略简释》（秦伯未著）根据魏荔彤"女子……血分为主，故另有三十六病，别主妇人病之篇"以及尤怡"妇人三十六病，则月经产乳带下之疾也"，列出妊娠篇十病、产后篇九病、杂病篇十七病，亦有研究价值。

⑩清邪：雾露之邪。

⑪浊邪：重浊之湿邪。

⑫大邪中（zhòng）表：中，侵入，下文诸"中"字，义同。大邪有四说。赵以德、周扬俊、丹波元简指"风"；尤怡谓"散漫之风邪"；程林谓"风寒之邪"；吴谦、黄树曾则谓"六淫之邪"。后说可从。

⑬小邪：亦有四说。赵以德、周扬俊、丹波元简指"寒"；尤怡谓"户牖隙风"；程林谓"虚伪之邪"；吴谦、黄树曾则谓"七情之邪与房劳"。末说似较符合临床，可从。

⑭𪎭饪："𪎭"，音义同谷。明·赵开美校刻《金匮要略方论》谓"𪎭，音谷，即穀也。"参阅明·方以智《通雅》及《辞海》引刘盼遂《论衡集解·偶会》注，一说𪎭，同馨（xīn）。清·吴任臣《字汇补》𪎭"读与馨同"。饪（rèn），熟食也，此指饮食，或谓"为馨香可口过食之而停滞也"（《浅注》）。

⑮五邪：指下文风、寒、湿、雾、饮食五种病邪。

⑯前：与下文"暮"相对，指午前。

【经义阐释】　本条是以脏腑经络学说和六淫病因学说为理论依据，论述了病证的分类方法和计数，及五邪中人的一般规律。以下分两段讨论。

第一自然段是将一切疾病的证候加以归类，以便划分病性（阴阳、寒热、虚实），为古代对疾病的一种计数方法。"阳病"指三阳之病，因三阳主外属表而在经络。凡外感之病，无论干及皮肤或筋骨，总在身体躯壳之外的阳位，故称为"阳病"。阳病的病证有六种，即"头痛、项、腰、脊、臂、脚掣痛"，均属阳病者，徐忠可云："谓病在阳，当从阳治，如头项居上，阳也。腰脊虽在中，督脉所主，亦阳也。四肢属阳，则臂与脚亦阳也。"（《金匮要略论注》）至于阳病为何有"十八"，历代注家有两种看法：尤怡云："在外者有营病、卫病、营卫交病之殊，是一病而有三也，三而六之，合则为十八，故曰阳病十八也。"（《金匮要略心典》）徐忠可则曰："阳有太少阳明三经合六处，岂非三六十八乎。"（《金匮要略论注》）如以头痛为例，有太阳头痛（额巅脑后连项）、阳明头痛（前额痛）、少阳头痛（头角痛）。上述看法，均有参考价值。而"阴病"者，指三阴之病，因三阴主内，病在脏腑之里的阴位，故称为"阴病"。阴病的病证有九种，即"咳，上气、喘、哕、咽、肠鸣、胀满、心痛、拘急（筋挛缩急）"，故尤怡云："在里者有或虚或实之异，是一病而有二也，九而二之，合则为十八，故曰阴病十八也。"（《金匮要略心典》）可从。而徐彬以阴病病证仍为六种，分为咳、上气而喘、哕、咽痛（徐氏认为咽字下恐有痛字）肠鸣胀满、心痛拘急，并谓"阴有太、少、厥阴三经，合六处，岂非三六十八乎。"其说未免牵强。"五脏病各有十八，合为九十病"者，尤怡云："五脏病各有十八，六微病又各有十八，则皆六淫邪气所生者也。盖邪气之中人者，有风寒暑湿燥火之六种，而脏腑之受邪者，又各有气分、血分、气血并受之三端，六而三之，则为十八病，以十八之数推之，则五脏合得九十病，六微合得一百八病。"（《金匮要略心典》）如以中暑而言，一般认为暑热多伤气分，但"暑瘵"出血，乃暑热伤络耗血，故暑病气阴两伤者亦不少，徐彬则曰："然而阴病既有十八，则阴属脏，五脏各有十八，岂非合为九十病乎，阳病既有十八，则阳属腑，六腑各有十八，但病为稍微，岂非合为一百八病乎。"（《金匮要略论注》）此说亦可供参考。《金匮要略释义》（二版教材）谓"六微谓六淫之中于六腑，腑病较脏病为轻，所以称为六微。六微亦有气分、血分以及气血兼病三者之别，三六合为十八，六个十八，合为一百零八病。"如痢疾多为大肠疾患，白痢伤气，赤痢伤血，赤白痢为气血两伤；淋病多为膀胱疾患，有气淋、血淋、劳淋之别。

以上阳病十八、阴病十八、五脏病九十、六微病一百八，总计234种，因是六淫外感所致，并非包括内伤所致的"五劳、七伤、六极、妇人三十六病"，故曰"不在其中"，不包括在上述外感病之中。

第二自然段论述五种病邪的特性及其中人的规律，从而认识疾病的轻重缓急。"清邪居上"者有二说。尤怡、陈念祖认为，雾露之邪为湿邪中之轻清者，故伤人则上先受病；黄树曾则以无形之燥热和温暑之邪为清邪，多从上受，首先犯肺。因后文谓"雾伤于上"，故《金匮要略讲义》多宗前说为是。浊邪为水湿秽浊之邪，因其重着，故伤人多中于下，后文"湿伤于下"可证；"大邪"概指六淫之邪，中人肌表为多，故曰"大邪中表"；"小邪"多指七情之邪与房劳，因其无表证且不易察觉，故曰"小邪中里"；燥饪之邪即宿食，从口而入，损伤脾胃。"五邪中人，各有法度"者，五邪侵袭人体各有一定的法度可循，这是因为不同的病邪属性不同，故虽由外而入，但中人部位与疾病的表现各具不同的特征。其总的规律是：热邪归阳，寒邪归阴；阳邪亲上，阴邪亲下，以类相从。如"风中于前"，因风为阳邪，故其中人，多在午前阳旺之时，风邪得天时阳气之助而更甚，易于乘袭阳气不足之体；"风令脉浮"者，因风性主动，其性开泄，风邪袭表，则人体卫气与之相争，脉气遂鼓动于外，故多见浮缓脉。"寒中于暮"者，寒为阴邪，日暮之时，阴盛阳衰，阴寒易乘虚内袭，故中于日暮。"寒令脉急"者，因寒性凝滞收引，故寒邪中人能束缚经脉气血之运行，脉多紧急。"湿伤于下"者，因湿性重浊黏滞，故阴湿中人，必身半以下先受其病；"湿留关节"者，湿邪由肌肤直入经络而不得外出，必然会渗注于关节空隙处而致关节烦疼，或见腿酸、足软、麻痹不仁之证，此即"伤于湿者，下先受之"（《素问·太阴阳明论》）。"雾伤于上"者，因雾露之邪为湿中轻清之邪，故伤人多中于上部；"雾伤皮腠"者，雾露之邪，伤人轻浅，仅干及皮肤肌腠，多见头痛鼻塞等证；"食伤脾胃"者，脾主运化，胃主纳谷，故饮食不节，则伤脾胃。"极寒伤经，极热伤络"者，直行者为经，旁支者为络，经脉在里而深为阴，络脉在外而浅为阳。寒气归阴，故中寒之病，多伤十二经脉，如足太阳膀胱经主一身之表而统营卫，易被寒邪所伤，此"极寒伤经"之意，临床如麻黄、附子、细辛、柴胡可选用之。热气归阳，故极热之病，多伤十五络脉，如暑热之邪易犯肺胃而不伤经，加之热甚汗液大出，耗伤水津，甚至迫血妄行而见出血，为"极热伤络"之证，选用桑叶、薄荷、青蒿入络清透之药，有效。临床见经寒络热者，因当温经清络，但有络寒经热者，则宜温络清经。通经多用温甘，通络则宜辛香。

【文献选录】 周扬俊：此总《内经》所著之病，而为之分阴阳，悉表里，合上下内外以立言，庶几经络明、脏腑著，不致散而难稽也。如三阳在外，病头痛等六证，则各有所行之经，各显本经之证，三而六之非十八乎。而三阴之在里亦然，五脏各有十八，合计为九十病。若六腑则何如？腑居内而实合于经者也。故言腑者取诸合，如胃合三里，大肠合巨虚上廉，小肠合巨虚下廉，三焦合委阳，膀胱合委中，胆合阳陵泉。故邪之在腑者，合外于经，其受患为浅，而欲散不难，不若五脏之深且甚焉，故曰微也。其为病，内有分属。仲景括为一百八病，盖因六腑之六以为数也。凡此共二百三十四病，往内外而言之也。（《二注》）

梁运通：病以躯体、四肢的伤肌表营卫之气、证情轻浅，谓之阳病。病在躯壳之内，伤及脏腑气血的有虚实之分，证情较重，谓之阴病。饮食情志损伤或六淫侵袭，日久病深，正气受损，病情沉重的，又有五劳、七伤、六极之别。妇人病经带胎产乳阴诸患，各有特点，不在这个范围之内。文中十八、九十、一百八病，注家多未摆脱牵强附会之旧套。《金匮》谓："此章曰十八、曰九十等文，乃古医书之文，今不可考，《难经》强释。"这确是实事求是的态度。惟五劳七伤六极，后世有很多发挥，对临床有指导意义。以损五脏为主者为"劳"；情志损伤者为"伤"；躯体损伤者为"极"。《圣济总录》谓："虚劳之病，因五脏则为五劳，因七情则为七伤，劳伤之甚身体瘦极则为六极。"这是对虚损诸证的概括和分类。（《金匮释按》）

王廷富：……病在阳者，当从阳论治。如头项在上属阳，腰脊为督脉所主，督脉总督诸阳，臂、脚属四肢为诸阳之本，亦皆属阳。此六者皆在躯壳之外，在经络，属营卫所主。在外在经络者，有营病、卫病、营卫交病。一病而三，三而六之合为十八病，故曰阳病十八。病在阴者，从阴论治。肺之变动，为咳、上气、喘；膈间病变，有哕、噎等。中焦病变，有肠鸣、胀满、心（胃）痛、拘急等九者，其病均在躯壳以内，在脏在腑。在里者，有虚证实证之分。一病二之，二九合为十八病，故曰阴病十八。又阴属脏，其脏有五，受风寒暑湿燥火六淫之邪为病。有气分、血分、气血俱病。三而六之，合为十八病。

五个十八，故五脏合为九十病。阳属腑，其腑有六。受六淫之邪，亦有气分、血分、气血兼病之异。三而六之，六个十八，故六腑合为一百零八病。然六微者，言其六腑病比脏病轻微之意也。至于五劳、七伤、六极，由饮食、起居、房室、情志所致，妇人三十六病，则由带、胎、产所引起，病变在冲任，均非六淫之邪为病，故曰不在其中也。

雾露之邪属清邪，其气轻浮，故伤于上。水湿之邪为浊邪，其气重浊，故居于下。大邪为六淫之邪，伤人肤表。小邪为房室所伤，病变在里。由于六淫之邪为患，感之即病，易被人重视。房室损伤，其损也渐，易于忽略。故以大邪小邪名之，并曰大邪中表，小邪中里。谷饪之气如饮食不节，则隔宿不消而为宿食。其次是"五邪中人，各有法度"，此五邪，即风、寒、湿、雾、食等五种，其属性有殊，中人则有上下表里之异。风为阳邪，故中于前，前者，朝也，卫也；寒为阴邪，故中于暮，暮者，晚也、营也；湿为浊邪，其性阴凝重浊，喜就于下，故伤于下而流注关节；雾为清邪，其性轻清，故走皮腠而伤于上；饮食，脾胃主之，故只伤脾胃，不干及经络腠理，故谓五邪中人，各有法度。再从寒热之偏盛来看，冬月极寒，卫阳不足固护，寒邪易伤太阳经俞，易病正伤寒；夏月极热，阳气外张，络脉气泄，热邪多伤络脉而中热，故曰极寒伤经，极热伤络。（《指难》）

按： 对本条注释，尤怡以营卫解释躯体病，以气血虚实解释五脏病，以合此条对病证分类之数；周扬俊则以六经脏腑解释病证分类；梁运通则从吴谦之说，认为其具体病证，皆不可考；王廷富对原文的阐释，精当明晰，可供参考。

关于对疾病分类，仲景在《伤寒论》中将外感热病，按六经分证，本条则对杂病提出了两种分类方法。第一是从脏腑经络病位来分。脏腑在里属阴，经络在表属阳，故总的可分为阴病、阳病两大类，在此基础上，经络又有"伤经""伤络"之分。脏腑亦有"五脏病"、"六微（腑）病"之别。至于"十八病"、"九十病"则在上述分类的前提下，将经络病变又从三阴三阳来分，脏腑病也从在气、在血或气血兼病分类。脏腑经络的病理变化是各种疾病的病变基础，也是辨证论治的根本依据，因此，对疾病按脏腑经络部位的分类方法是科学的，也符合客观实际。第二是从不同性质病邪的致病特征来分。无论外感六淫或情志劳倦饮食等，不同的致病因素各具一定的性质，其致病也有一定的特点。本条提出"五邪中人，各有法度"，例如，风为阳邪，其性轻扬，最易侵犯人体的高位和肌表，《内经》说"风者善行而数变"，病则脉多见浮象；湿为阴邪，其性重浊黏滞，最易侵犯人体下部，影响脾胃，流注关节，病则缠绵难愈等等。条中还具体地论及五劳、七伤、六极等，均是以病邪的致病特征进行分类的。总之，上面所列的两种分类方法，前者着眼于病位，后者注目于病因，尽管还是粗略、简要的，然而，它不仅为后世对疾病的分类开拓了先河，而且对指导临床有其深远的意义。（参《金匮要略注评·上册》）

【临床应用】 （1）郑艺文[22] 认为：本条后段涉及病因学和诊断学，指出邪气中人是以类相从，同气相感。并提示人身感受病邪不同，相应出现不同的脉象，反映正邪斗争的客观规律。这对临床诊断治疗，都具有现实指导意义。

（2）王廷富[14] 指出：本条是承"人禀五常"条文病因，作进一步论述。前条为病因归类。本条为疾病归类，但在前条基础上，补充五邪和大邪小邪中人规律的归类方法。分为上下表里的不同病位，对认识病变本质，确有助益。对疾病分为阳病——六腑病，阴病——五脏病的归类法，对疾病确定病位病性，在内科杂病中，亦有助益，对疾病的计数又不可拘泥。

【现代研究】 （1）仲景概论二百三十四种杂病，仍有不在其中者，可见学医要博览群书，尽知其病，尽知其理，尽知其法其方，才能成为高明医生。仲景以五邪中人的规律为例，说明邪气中人引起的疾病，都有一定规律，能研究总结其规律，对预防疾病，诊断治疗疾病都有益处[8]。

（2）张建荣[23] 对张仲景《金匮要略》进行深入研究，发现《金匮要略》妇人病三篇所论疾病基本有 36 种，均属常见病、多发病，其治法精深有致、方剂 36 首、药物 77 种，沿用至今，久用不衰。

【原文】　問曰：病有急當救①裏救表者，何謂也？師曰：病，醫下之，續得下利清穀②不止，身體疼痛者，急當救裏；後身體疼痛，清便自調③者，急當救表也。（14）

【词语注释】　①救：急先救治之意。

②下利清谷："清"，《释名》："清，青也，去浊远秽，色如青也"，引申为清稀，故下利清谷，指大便清稀，完谷不化。

③清便自调："清"同"圊"。《广雅》："圊，厕也"，这里作动词用。此指解大便正常。

【经义阐释】　本条论述表里同病时的先后缓急治则。一般说来，表里同病，当先解表，表解之后，方可治里，否则易导致外邪内陷而加重里证。但疾病变化万千，临证时既要知其常，亦应达其变。本条的主要精神，就在于说明表里同病时，要辨虚实、分缓急，急者先治，不可拘泥先表后里之说。如病邪在表，汗之可也，医者反误用下法，以致脾胃阳气受损，形成里虚寒证，下利清谷不止，此时虽有营卫不和、身体疼痛的表证存在，仍当以救治里虚寒证为急，因邪实尚可再攻，正脱则不可复挽。等里证解除，大便恢复正常，身疼痛的表证仍在者，则当从速治其表证。

【文献选录】　赵以德：此条本出《伤寒论》，谓：病在表，医反下之，至清谷不止，以四逆汤救里；里气和，津液生，清便调，其表证身疼痛者尚在，则以桂枝汤救表。由此可见，清谷虽止，小便未调，犹未可以解表也。何则？小便未调，则津液未生，津液未生则里气未和，为谷气之未充也。汗出于谷，谷气不充，则表未可以强发汗也；强发汗则亡阳之证作矣。（《衍义》）

尤怡：治实证者，以逐邪为急；治虚证者，以养正为急。盖正气不固，则无以御邪而却疾，故虽身体疼痛，而急当救里。表邪不去，势必入里而增患，故既清便自调，则仍当救表也。（《心典》）

高学山：此条与《伤寒》之文相似，入此则迥别矣。盖伤寒三阳传变，重在急救其表。故治法宜先表后里者，恐阳邪外盛而阴津内伤也。此为治内因之法，当重看前半条，救表，特杂证中之带说耳。下利清谷，因医下之者，尚宜急救，则未经误下者，更可知矣。夫卫气根于胃中之精悍，下利清谷者，则卫气衰薄而六淫易犯，虽亦有身体疼痛之表证，必俟救里后议及者，恐早期更伤表气，而为上下两脱之候也。（《高注》）

黄树曾：……按尚有宜先解表而后始能治里者。如太阳病不解，热结膀胱，其人如狂，血自下，其表不解者，尚未可论，当先以桂枝汤解表，表解已，但少腹急结者，乃可用桃仁承气汤攻之。又伤寒大下后，复发汗，心下痞，恶寒者，当先以桂枝汤解表，表解，乃可用大黄黄连泻心汤攻其痞。总之，凡病之兼有表里证者，医者必须权其轻重缓急而分其先后。当先救里者，应先救里。当先治表者，应先治其表。（《释义》）

按： 赵以德强调里气未和、谷气未充、津液未生者，不可发汗；尤怡按证情的虚实，分治疗先后；高学山提出外感病宜先表后里，恐阳邪伤阴津；内伤病宜先救里，后议解表，恐伤表气而内外两脱，临床大体如此；黄树曾举伤寒之例，尚有宜先解表而后始能治里者。均有参考价值。

【临床应用】 （1）李今庸[21] 指出本条的临证意义，是论述误下以后的表里先后的治疗原则。身体疼痛为寒邪在表，下利清谷为里气虚寒。根据条文提出的治则，是先治下利清谷证，而后治疗身体疼痛证。但如何具体治疗？《伤寒论》太阳病篇中提出了具体的治疗方剂，即治疗下利清谷的，用四逆汤；治疗身体疼痛的，用桂枝汤。四逆汤有回阳救逆的作用；桂枝汤有解表祛寒的作用。

（2）吕志杰[13] 认为，在表里同病的情况下，是急当先治里还是先治表，具体有以下三种治法：一是先解表后治里，此法适用于表邪初传于里，邪有外达之势，当因势利导，祛邪外出。如治"太阳与阳明合病"的葛根汤法。二是表里兼治，此法适用于既不宜先治其表，又不宜先治其里，治当表里兼顾，如治表寒里热的大青龙汤法与表邪里虚的桂枝人参汤法。三是先治里后解表，此法适用于里气大虚者，待里虚得救，而表邪不除者，再治其表。以上条文所述，即先治里后解表法。

【原文】 夫病痼疾①加以卒病②，常先治其卒病，后乃治其痼疾也。（15）

【词语注解】 ①痼（gù）疾：指旧病、久病。

②卒病：此指新病、急病。

【经义阐释】 本条论述旧病加新病时的先后缓急治则。新旧病同时并见，其治则与表里同病一样，也是根据孰急孰缓来确定的。一般说来，当以旧病为本、为缓；以新病为标、为急。急则治标，缓则治本，先图新病，后治旧病。进一步说，旧病日久势缓，不容急治，必须缓图，欲速则不达；而新病势急，不容缓图，必须急治，若迟则生变。另一方面，旧病日久，根深难拔，而新病邪浅易除。先治新病，后治旧病，还能避免新邪深入与旧疾纠合，"勿使新邪得助旧疾也"（《心典》）本条治则，乃据"先热后生中满者，治其标；先病而后生中满者，治其标；小大不利，治其标"（《素问·标本病传论》）之精神的进一步发挥，即标急于本时，宜先治标。

【文献选录】 周扬俊：痼疾谓病已沉痼，非旦夕可取效者，卒病谓卒然而来，新感之病而可取效于旦夕者，乘其所入未深，急去其邪，不使稽留而为患也。且痼病之人，正气素虚，邪尤易传，设多瞻顾，致令两邪相合，为患不浅，故仲景立言于此，使后学者，知所先后也。（《二注》）

尤怡：卒病易除，故当先治；痼疾难拔，故宜缓图，且勿使新邪得助旧疾也。读二条，可以知治病缓急先后之序。（《心典》）

陈念祖：前言病有表里之不同，治者权缓急而分其先后。此言病有新旧之不同，治者审难易分其先后也。（《浅注》）

按： 周扬俊、尤怡之说平允可从；陈念祖提示本条与前条前后呼应，互相参看则更全面。观前条是表里同病而里证较急，治以先扶正后祛邪；本条是新久同病而新病较急，治以先祛邪后扶正，可知两条皆以"急者先治"为原则。这比"急则治其标，缓则治其本"的法则更加明确而具体。

【临床应用】 （1）李克光[24] 认为，本条所述是新旧同病的一般治则，临床运用时，应根据具体证情灵活掌握，如在痼疾与新病互相影响的情况下，治新病又必须照顾到痼疾。《伤寒论·辨太阳病脉证并治》"喘家作，桂枝加厚朴、杏子佳"，就是用桂枝汤治中风表虚证的新病，加厚朴、杏仁以兼顾喘证的旧病。此外，即使是新病，在用药时，对于久病的病情及病人的体质等，均应考虑，如淋家、疮家、亡血家病伤寒，均应注意讲求解表祛邪的方法，这也是治疗新病照顾久病的例证。李今庸举例说，久患淋病之人，又感受了外感邪气，如果只先治外感而发汗，忘记了"淋家不可发汗"的禁戒，就会引起便血的变证。

（2）吕志杰[13]：临证之时，常遇到"病痼疾加以卒病"的情况，如当今所谓的慢性肾炎、肝炎、胃炎、气管炎及冠心病等，皆痼疾之类。若又感冒，即加以卒病。治之之法，自"当先治其卒病，后乃治其痼疾也"。不然的话，表邪不解，内外合邪，必致痼疾加重，更难救治。但新旧同病时，亦可酌情采取兼治之法，如治支饮复感外邪的小青龙汤法。

【原文】 師曰：五臟病①各有所得②者愈，五臟病各有所惡③，各隨其所不喜者為病。病者素不應食，而反暴思之，必發熱也。（16）

【词语注解】 ①五脏病：此处包括六腑病在内，指一切疾病而言。

②所得：得，《说文解字·彳部》："行有所得也"，引申为"获"也，此指适合病人的饮食居处（包括精神情志、药物性味、时令、气候等方面）等因素。

③所恶：指病人所厌恶的饮食居处。

【经义阐释】 本条论述临床应根据五脏喜恶进行治疗和护理。护理既是一项细致的工作，又是一门辨证护理的学问。五脏之所得、所恶，主要指饮食居处的所宜，所忌，也包括精神情志、气候环境、季节时辰等方面。这些都与五脏的生理特性和病理特点有关。现分述如下：

（1）从饮食五味（包括药物）而言，五脏对于气味，各有不同的喜恶。《素问·五脏生成》云：心欲苦，肺欲辛，肝欲酸，脾欲甘，肾欲咸。指五味各有所合于五脏，五脏疾病各有所得，足以安脏气而却病邪，故曰："五脏病各有所得者愈"，"五脏病各有所恶，各随其所不喜者为病"。《素问·脏气法时论》明确指出，肝病宜食甘（粳米、牛肉、枣、葵），心病宜食酸（小豆、犬肉、李、韭），肺病宜食苦（麦、羊肉、杏、薤），脾病宜食咸（大豆、豕肉、粟、藿），肾病宜食辛（黄黍、鸡肉、桃、葱），并说"四时五脏，病随五味所宜也"。因此，当五脏发生病变时，必须选择适当的药味调治。同时还须根据五脏的喜恶，掌握饮食的宜忌，注意护理调养，如《灵枢·五味》所说："肝病禁辛，心病禁咸，脾病禁酸，肾病禁甘，肺病禁苦。"这是五脏所不喜的气味。

（2）从精神情志而言，情志的变化可以影响五脏疾病的变化。《素问·阴阳应象大论》谓"怒伤肝，悲胜怒；喜伤心，恐胜喜；思伤脾，怒胜思；忧伤肺，喜胜忧；恐伤肾，思胜恐"，不但指明了情志和五脏病变的关系，也启示医生利用情志的相互制约关系以达到治疗目的，这是从精神情志的得宜辅佐五脏病的治疗方法，使病人心情舒畅，脏气安和。

（3）从气候环境而言，《素问·宣明五气》说："心恶热，肺恶寒，肝恶风，脾恶湿，肾恶燥"，因心主血，热胜血脉伤，所以心恶热；肺主气，寒则气留滞，所以肺恶寒；肝主筋，风胜则筋拘急，所以肝恶风；脾主肌肉，湿胜则肌肉壅肿，所以脾恶湿；肾主骨生髓，燥则骨失其所养而无力，所以恶燥。同理，《素问·脏气法时论》又有"五禁"之称，肝病禁当风,心病禁温食热衣,脾病禁湿食、饱食,湿地濡衣,肺病禁寒饮食寒衣,肾病禁犯焠㶜热食温炙衣。因为气候环境的变迁与疾病的关系至为密切,五脏病变各自需要合适的气候环境,才有利于疾病的康复,否则,逆其所喜或逢其所恶,均可导致病变加重。

(4)从季节时辰而言:时令的更换,气温的变化对疾病有直接或间接的影响,五脏之气各有所主的当旺时令。一般来说,五脏病适逢当旺的主令,则病情可能减轻或痊愈。如值所不胜的季节或时辰,病情就可能加重。《素问·脏气法时论》有比较详细的论述,此不赘引。

至于原文"病者素不应食,而反暴思之"可有两种解释。一为凶兆。久病不愈,证、色、舌、脉未见好转,突然精神亢奋,"暴食"平时不喜食之物,犹如《伤寒论》所云之除中证:"伤寒始发热六日,厥反九日而利。凡厥利者,当不能食。今反能食者,恐为除中"。即中气将绝,乃求助于饮食,但水谷饮食不能扶助中气,反而出现脏气为邪气所改变,食后可能助长病气而引起发热。故为将死之兆,符合临床实际。二为愈兆。病邪渐退,胃气初复,也可突然喜食平时不喜之物,食后亦可见汗出发热,这是胃气大虚,不胜谷气,待胃气恢复,则发热自愈,故为疾病将愈之征。但结合《伤寒论》332条"……恐为除中。不发热者,知胃气尚在,必愈",即"反能食"而不发热者必愈,可知仲景本义,当以前说为是。

【文献选录】 魏荔彤:病者素不应食者,不喜食之物也,因病而复暴思欲食,此病为饥渴所以害之也,因与食之,其脏与之不相宜,食之必发热,无益于气血而徒长其病邪,可见所喜者应与之,而所恶者应远之之理矣。(《本义》)

尤怡:平素不喜之物,而反暴思之,由病邪之气,变其脏气使然,食之则适以助病气而增发热也。(《心典》)

高学山:各有得,心病得肝气,肝病得肾气,肾病得肺气,肺病得脾气,脾病得心气者,一也。五脏各乘其王时,二也。心肝脾肺肾之各有所喜者,三也。此系单指所喜者而言,得其所喜者而愈,《伤寒论》谓:渴欲饮水者,少少与之,令胃气和则愈,是其义也。所恶,谓心恶热,肺恶寒,肝恶风,脾恶湿,肾恶燥,并各脏之所不胜者皆是,不喜即所恶,谓心恶热,热乘之则心病;心不胜肾,肾乘之则危矣,余脏仿此。(《高注》)

黄树曾:五脏病,谓心肝脾肺肾五脏中之一脏以上有病也。得,合也。各有所得,谓各有所合。如肝病苦急者,得甘缓之剂则愈。心病苦缓者,得酸收之剂则愈;心病欲软者,得咸软之剂则愈。脾病苦湿者,得苦燥之剂则愈;脾病欲缓者,得甘缓之剂则愈。肺病苦气上逆,得苦降之剂则愈;肺病欲收者,得酸收之剂则愈。肾病苦燥者,得辛润之剂则愈;肾病欲坚者,得苦坚之剂则愈是也。(《释义》)

曹颖甫:素不应食,原非素不喜食,为始病本不欲食者言之耳。此证或出于病后,或出于病之将愈,盖病气之吉凶,原以胃气之有无为验。……故胃气之转,亦以渐和为向愈,暴发为太过。……病后胃火太甚,即有急欲得食,食已即发壮热而病食复者。(《发微》)

按: 临证问病人喜恶,对诊断治疗及护理都有很重要的意义。高学山指出病人喜恶不限于饮食起居,他概括为脏气相得、乘其王时、病情之喜恶、五脏之喜恶,对治疗与护理都有应用意义;黄树曾据程林之说,引申为治疗上的苦欲,可作用药治疗的参考,临床治肝病,用小建中之甘缓,逍遥散之辛散;治心病,用酸枣仁汤之酸收,天王补心丹之咸软;治脾病,用平胃散之苦燥,四君子之甘缓;治肺病,用三拗汤之苦降,生脉散之酸收；治肾病，用肾气丸之辛润，知柏地黄汤之苦坚。均本于五脏之苦欲立法配方。至于原文"素不应食"等三句，魏荔彤认为病中有饥渴症状，食所不喜食之物则助长邪气而发热；尤怡认为是病气改变了脏气的喜恶所致。但两家均未能阐明证情；唯曹颖甫指出察胃气之有无是辨愈后的关键，病后或病将愈，胃气渐复是转愈的好现象，暴欲食是胃火太甚的食复，亦符合临床实际。

【临床应用】（1）王廷富[14] 指出，本条的重点在于四诊中之问诊，临证颇为重要。如《难经·六十一难》说："问而知之，问其所欲五味，以知其病所起所在也。"此对临床，确有指导意义。尤其在阴阳虚实难辨之时，更觉得重要。譬如舌质红苔少乏津，本为阴虚之证，但又兼有畏寒怯冷等阳气虚之症候。余遇此则必问所喜食何物，若喜辛辣而食之不燥火者，多属元阳亏虚，则从温养肾阳着手论治。若恶食辛辣或偶食则唇舌疼痛，或肛门灼热，此又为胃阴虚而肾气不足之证，应从甘寒养胃，温养肾气之法治之。又如小建中汤证患者，喜食甘味是也。总之，知其所喜所恶之味，对医者在临证时辨证用药有很大帮助。

（2）"五脏病各有所得者愈"对临床有重要指导价值，蒲辅周[25] 在疾病调理上尤重食疗，曾用茶叶一味治热病伤阴老年患者。患者热病后生疮，长期服药，热象稍减，但病人烦躁、失眠、不思食，大便七日未行，进而发生呕吐，吃饭吐饭，喝水吐水，服药吐药。病者系高年之人，病程缠绵日久，子女以为已无生望，抱着姑且一试的心情询问蒲老尚可救否？蒲老询问病情之后，特意询问病者想吃什么，待得知病者仅想喝茶后，即取"龙井"茶6g，嘱待水煮沸后两分钟放茶叶，煮两沸，即少少与病者饮，他特别强调了"少少"二字。第二天病家惊喜来告："茶刚刚煮好，母亲闻见茶香就索饮，缓缓喝了几口未吐，心中顿觉舒畅，随即腹中咕咕作响，放了两个屁，并解燥粪两枚，当晚即能入睡，早晨醒后知饥索食，看还用什么药？"蒲老云："久病年高之人，服药太多，胃气大损，今胃气初苏，切不可再投药石，如用药稍有偏差，胃气一绝，后果不堪设想。嘱用极稀米粥少少与之，以养胃阴和胃气。"如此饮食调养月余，垂危之人竟得康复。蒲老回忆说："愈后同道颇以为奇。以为茶叶一味竟能起如许沉疴。其实何奇之有，彼时病者胃气仅存一线，虽有虚热内蕴，不可苦寒通下，否则胃气立竭。故用茶叶之微苦、微甘、微寒，芳香辛开不伤阴，苦降不伤阳，苦兼甘味，可醒胃悦脾，茶后得矢气，解燥粪，是脾胃升降枢机已经运转。能入睡，醒后索食，即是阴阳调和的明证，而'少少与之'，又是给药的关键。如贪功冒进，势必毁于一旦。"

（3）赵凌云[19] 认为本条末三句，根据临床经验，不一定为"除中"死证。有的疾病暴思某种饮食物，及时给予之后，往往其病随之即愈。据此分析，是否其人其病正需此饮食物；给予之后，如同服药对证而愈。也可供参考与研究。

（4）叶文玲[26] 撰文讲，一位重伤的贵州籍战士，在生命垂危之际，翕动双唇对护士说，他想喝一碗辣椒面汤，如愿以后，战士竟奇迹般地起死回生，迅速康复；一位病势垂危的老太太，几天水米未沾牙，当她那竭尽孝道的儿子在隆冬季节终于寻来了一个她渴念已久的文旦（一种优质柚子）时，刚刚吃了两瓣，病榻上的老太太跃然坐起，面色红润如青春少妇，不久，即大病痊愈。

【原文】 夫諸病在臟①，欲攻②之，當隨其所得③而攻之，如渴者，與豬苓湯，餘皆仿此。(17)

【词语注解】 ①脏：泛指在里。

②攻：作"治"字解。《伤寒论·辨太阳病脉证并治》"先温其里，乃攻其表，温里宜四逆汤，攻表宜桂枝汤"可证。

③得：得事之宜也。《大学》："虑而后得"，此引申为依凭或依据之意。

【经义阐释】 本条举例说明治疗杂病应当掌握随其所得的原则，强调审因论治。诸病在脏，是泛指一切在里的疾病。外感六淫，内伤七情，多属无形之邪，居于体内，常依附于水、血、痰、食等有形之邪而胶结不解。人体中之水、血、痰、食，即结邪之渊薮。医者当随着里病所依据的病因（病机），审因论治。例如渴而小便不利，审其因，若为热与水结而伤阴者，当与猪苓汤育阴利水，水去而热除，渴亦随之而解。他证亦可依此类推。见蓄血、结胸、食积可出现发热症状，可分别用桃仁承气下其瘀，小陷胸汤化其痰，大、小承气汤攻其积食，故曰"余皆仿此"。另有一种看法认为，本条是"脏病治腑"。凡各种疾病在脏者，当随其所合之腑而施治，如肾为水脏，主五液而与心火相交，其有水湿之邪，阻隔君火下行，使上焦津液必灼，下焦水腑不通，以致口中干燥，小便不利，用猪苓汤通利其腑膀胱，使湿热从小便去。肾病治膀胱如此，他如心病治小肠的导赤散，肺病治大肠的厚朴大黄汤，肝病治胆的茵陈蒿汤，脾病治胃的麻仁丸亦然，所以说"余皆仿此"。

前者认为邪结在里，以水、血、痰、食为依据，是审因论治；后者认为病变在脏，以相合之腑为着眼点，是脏病治腑法，二者所论不同，其理则一。因无形之邪在脏，有形之水、血、痰、食必在腑。口渴而用猪苓汤，既是审因论治，又是脏病治腑。

【文献选录】 赵以德：此概言诸病在脏之属里者，治法有下之、泄之、夺之、消之、温之、寒之、和以平之，各量轻重，从宜施治，务去其邪，以要其正。故引渴病以此类之。而是证之用猪苓汤，见后消渴证中。（《衍义》）

徐彬：见病治病，此理之常。此条何以上独拈出"在脏"二字，下专指一渴证，又主一猪苓汤以为准则？要知渴果止上焦燥热，则花粉为的药矣；如渴在胃，则葛根为的药矣；如渴在阳分，则白虎汤宜矣；如渴属太阳余邪，则五苓散宜矣。唯渴在脏不专在腑，而宜猪苓汤者，则必以猪苓汤为攻其所得。（在脏犹言在阴，别于腑渴而言之也。）故仲景《伤寒论》中，一云少阴病，下利六七日，咳而呕渴，心烦不得眠者，猪苓汤主之；一云阳明病，脉浮发热，渴欲饮水，小便不利者，猪苓汤主之。（水属阴，故工此方。）盖前证少阴病，病在下也，后证小便不利，病亦在下也，病在下而热邪又搏结水饮于中，故必以此利水润燥为的药，所谓随其所得，不等之泛然治渴也。此治其原本法，故曰余皆仿此。（《论注》）

尤怡：无形之邪入结于脏，必有所据，水血痰食，皆邪薮也。如渴者，水与热得而热结在水，故与猪苓汤利其水而热亦除。若有食者，食与热得，而热结在食，则宜承气汤下其食，而热亦去。若无所得，则无形之邪，岂攻法所能去哉。（《心典》）

高学山：所得，即五脏各有所得，详上条（16条——编者注）。随其所得而攻之者，因所喜之气味，而各寓以攻病之药，则直走其脏。所谓将欲取之，必姑与之之道也。古法古方中，猪苓汤之治渴，特其一耳。故曰余皆仿此。（《高注》）

唐宗海：得者合也，古训相得为相合，《内经》云：五脏各有所合，此云病在脏者，当随其所合之腑而攻治耳。……又言余仿此，则知心病治小肠，肺病治大肠，肝治胆，脾治胃，其余皆不外此，总见病在脏者，随其所得而攻治之耳。（《补正》）

按： 赵以德认为"攻之"包括各种祛邪之法；徐彬认为此条乃"治其原本法"；尤怡

提出"所得"是"无形之邪，入结于脏"的依据，且着眼在"欲攻之"从病因立论；高学山则从五脏所喜立论，与第 16 条前后一致；唐宗海认为"得"即"合"之意，实邪在脏应攻其表里之腑。诸说均有参考价值。临床证候是审因论治的依据，欲祛其邪，必先求因，本条通过口渴一证的辨证分析，为杂病立审因论治之楷模，有重要指导意义。

【临床应用】　（1）杜雨茂[4] 认为，本条精神在于指出辨证施治应该是灵活的，不能机械地见脏治脏，见腑治腑，脏病治腑是可以的，腑病治脏无不可。其中关键在于掌握脏气的虚实，如脏气虚的可以"脏病腑取"，脏气不虚的，可以"腑病脏取"，本条即"脏病腑取法"，多适用于杂病。

（2）王占玺[17] 引《伤寒论》第 223 条"脉浮发热，渴欲饮水，小便不利者，猪苓汤主之"，认为猪苓汤证实为"阴虚有热，水气不利"之证，从其配伍观之，该方有滋有渗、有利有清，实为滋而不呆、清而不过、补中蕴泻的一张治疗"阴虚下焦湿热"的良方。介绍他老师岳美中先生常用盖房治疗水热互结，内热伤阴引起的阴虚夹湿热、烦渴饮水、小便不利、血淋或尿血属于阴虚有湿热者，包括急、慢性泌尿性感染，肾盂肾炎或肾炎等属于阴虚有热者，慢性肾炎，或尿血待诊，不论肉眼或镜下血尿均可酌情使用。另外，强调指出一点，在治疗慢性肾盂肾炎或泌尿系感染时，因于大肠杆菌致病者，他们师生的经验是应用本方连续服药 3 个月以上，且原方药物不必加减，往往可使尿中细菌转阴而获临床治愈。

【现代研究】　（1）张正昭[27] 对"诸病在脏，欲攻之，当随其所得而攻之"新解：历代注家将文中"随其所得"的"得"都理解为"结合"、"相合"之意。考"得"的本义原是与"失"相对，乃"获得"、"取得"之意，作动词。可引申为事情做对了，有所得，用作名词，如"观古今之得失"（《汉书·叙传》）；又可引申为"合适"、"妥帖"、"满意"、"得意"、"能"、"可"、"必须"等义，用作形容词或助动词。在本条中，"得"似应作"合适"、"满意"解，引申为"喜欢"。若将其作"结合""相合"解，既无文字学的根据，也不符合仲景遣词行文的习惯和规律，难免有曲解原文之嫌。观本条与前条"五脏病各有所得者愈"本是前后呼应、相互联系之文。前条讲"补"，即五脏应各随其所喜而补之。如肝之病，补用酸；脾之病，补以甘等。本条讲"攻"。它们各作为在一定条件下具有普遍性指导意义的定理性条文而出现、而存在。作为"随其所得而攻之"的限定条件是：①病在脏（腑），不是肌表、经络；②是实证而非虚证；③用攻而不用补或其他。全文意思是：凡病在脏腑，属于实证，应用攻邪法治疗时，欲知攻什么，可随着病人所喜欢、所愿望的事情去攻之。如渴者，知其喜饮水，便去攻水；饥者，知其喜饮食（此多为"中消"及宿食病的早期），即攻其食；余如欲解后者，则攻大便；喜溲溺者，则利小便；喜吐痰涎者，则攻痰涎等，皆属此类——这似乎才是该条的真正含义。它和"五脏病各有所得者愈，五脏病各有所恶，各随其所不喜者为病"一起，都是古人在长期临床实践中总结、抽象出来的关于脏腑攻补法则的一般定理。研究它，不仅可进一步丰富和发展中医的治法学，且对当前国际上正在兴起的自然疗法也有一定指导和启迪意义。

（2）仲景所论是一对矛盾的病情，既有上焦燥热口渴，又有下焦阴寒水湿。若养肺胃之阴，不可，若温暖下焦，也不可，仲景与猪苓汤攻其膀胱，复其气化之职，则诸证可解。可见本条是在阐发灵活巧妙的治疗思想。若有几对错综复杂矛盾的病证同时存在，更是神明以出奇方之时[28]。

小　　结

　　《金匮要略》本篇在《内经》、《难经》理论的基础上，以整体衡动观念为指导思想，以阴阳五行学说和脏腑经络学说为理论依据，对疾病的预防、病因、病机、诊断、治法及调护等都作了概括性的论述，为《金匮要略》全书的总纲。

　　在预防方面，提出了内养正气、外慎风邪的预防思想，强调"房室勿令竭乏，服食节其冷热"是养慎防病的重要方法。并举肝为例，说明各种疾病有一定的发展规律，可以根据脏腑互相影响、互相制约的关系，先治其未病之脏腑，以防止疾病的传变，"见肝之病，知肝传脾，当先实脾"。未病时重视预防，已病后防止传变，争取早期治疗，是本篇的一大特色。

　　在病因病机方面，本篇主要从邪正两方面来阐述。认为人与自然息息相关，不正常的气候，常为邪气侵袭人体的诱因，但主要关键还决定于正气的强弱，若五脏元真通畅，人即安和，病则无由入其腠理。而经络受邪，深入脏腑的疾病，必有内在因素。其对于"千般疢难，不越三条"的归纳，为后世病因学说的发展，奠定了基础。而且又总结了外因致病的规律，"五邪中人，各有法度"。本篇还举"厥阳"证乃"有阳无阴"的病机变化为例，说明了体内阴阳失去相对平衡，是疾病发生的总的病理机制。此外，认为病证虽千变万化，都可以阴阳来概括，故有阳病十八、阴病十八的分类方法。

　　在诊断及预后方面，对望色泽、闻语声、视呼吸、问病情（包括病人的喜恶）、察脉象，都作了示范性的介绍。主张临床运用时，必须四诊合参，指出病在表为浅，入里为深；在腑易治，入脏难愈。四时气候的变动，可以影响于色脉，其主要精神在于重视客观的诊断，以探求疾病的本质，判断预后的吉凶。为后世诊断学奠定了基础。

　　在治疗方面，虚实必须异治，表里当分缓急，新久宜有先后，攻邪当随其所得（审因论治），都通过具体病例作出原则性的指示。此外，又提出对病人的饮食居处，根据具体病情加以调护；治疗上还必须针对病情，因人因时制宜。总之，对中医治疗学奠定了基础。

　　综上所述，本篇概述了仲景在杂病防治中的五个基本观点。一是认为疾病是机体内环境或内、外环境的协调遭到破坏而引起的。二是病因学的基本观点。三是发病学的基本观点。四是有关杂病诊疗的基本观点。五是预防为主的基本观点。[20]

　　本篇条文虽不多，但所论述的内容，全面而精当，简明而扼要，充分体现了中医学辨证施治理论的特点，属全书的总论。学好本篇，对于学习以下各篇，会有很大的启发和帮助。

　　附：脏腑经络先后病脉证表。

脏腑经络先后病脉证表

人与自然	气候变化——有未至而至，有至而不至，有至而不去，有至而太过 天人相应——如人禀五常，因风气而生长 ……五脏元真通畅，人即安和 不相适应——客气邪风，中人多死

病因病机	发病原因	内所因——经络受邪，传入脏腑
		外所因——皮肤所中，血脉相传
		其他伤害——房室、金刃、虫兽所伤
	病邪特性	雾——清邪居上——伤皮腠
		湿——浊邪居下——流关节
		风——大邪中表——脉浮 ｝极寒伤经
		寒——小邪中里——脉紧 ｝极热伤络
		食——谷饪之邪——伤脾胃
	阴阳偏胜——有阳无阴——厥阳	
病证类	经络受病	阳病十八——头痛、项、腰、脊、臂、脚掣痛（以三乘六合为十八病）
		阴病十八——咳、上气、喘、哕、咽、肠鸣胀满、心痛、拘急（以二乘九合为十八病）
	脏腑受病 六淫之邪	病气 病血 气血兼病 ｝五脏各有十八，合为九十病　六腑各有十八，合为一百零八病
	饮食起居，情志所生疾病——五劳、七伤、六极	
	妇女带下各病——妇人三十六病	
预防（上工治未病）	未病之前摄生养慎	不令邪风干忤经络 不触犯国家法令 避免金刃虫兽灾伤 ｝不遗形体有衰，病则无由入其腠理 房室勿令竭乏 服食节其冷热苦酸辛甘
	已病后	早期治疗——适中经络，未流传脏腑，即医治之，四肢才觉重滞，即导引，吐纳，针灸，膏摩
		预防传变——见肝之病，知肝传脾，当先实脾
四诊	望诊	鼻头色 ｛青——腹中疼　微黑——有水气
		面色 ｛黄——胸上有寒　白——亡血
		面目 ｛青——为痛　黑——为劳　赤——为风，微赤非时者死　黄——便难　鲜明——有留饮　目——正圆者痉，不治
	闻诊	闻语声 ｛寂然喜惊呼者——骨节间病　暗暗然不彻者——心膈间病　啾啾然细而长者——头中病
		辨呼吸 ｛息摇肩——心中坚　息引胸中上气——咳　吸而微数——病在中焦 ｛实证——下之愈　虚证——难治　吸促——病在上焦　吸远——病在下焦 ｝皆难治　呼吸动摇振振——不治

续表

四诊	问诊	了解病人喜恶	五脏病各有所得——愈 各有所恶，各随其所不喜者——病
		病例——病者素不应食，而反暴思之——必发热	
	切诊	色脉合参	寸口脉动，因其旺时而动（色脉相应）——无病 非其时色脉——皆当病
		脉象举例	脉浮 {在前（寸口）——病在表 / 在后（尺中）——病在里} 寸脉 {沉大——为血实 / 滑——为气盛}
治则	治疗原则	无虚虚，无实实，补不足，损有余 诸病在脏，当随其所得而攻之	
	辨证施治	表里同病	病，医下之，续得下利清谷不止，身体疼痛——急当救里 后身疼痛，清便自调——急当救表
		新旧同病	卒病——先治 痼疾——后治
转归预后	病例	脉脱	入脏即死 入腑即愈
		卒厥	唇口青，身冷——为入脏即死 身和，汗自出——为入腑即愈
		浸淫疮	从口起流向四肢——可治 从四肢流来入口——难治
	百病		在外——可治（易治） 入里——即死（难治）

（张家礼　江　泳）

参 考 文 献

[1] 李克光，等．金匮要略讲义．上海：上海科学技术出版社，1985：9

[2] 王廷富．《金匮》十七句"余脏准此"初探．成都中医学院学报，1985（4）：15

[3] 张家礼．《金匮》五行相制疗法及其应用．中医函授通讯，1990（4）：6

[4] 杜雨茂，等．金匮要略阐释．西安：陕西科学技术出版社，1987：16

[5] 齐鸾．溯《内经》探《金匮》"十七句"本意//邱德文．中医经典著作思路与方法研究．贵阳：贵州科学技术出版社，1992：477

[6] 周衡．一条纲领性的治则——《金匮要略》首条辨析//邱德文．中医经典著作思路与方法研究．贵阳：贵州科学技术出版社，1992：442

[7] 杨娜．由《金匮要略》"十七句"谈肝虚证的传变及其整体治疗．甘肃中医，2006，19（12）：3-4

[8] 苏宝刚．金匮要略讲义．北京：学苑出版社，1995：15

[9] 李发枝．论《金匮要略》治疗杂病的指导思想//邱德文．中医经典著作思路与方法研究．贵阳：贵州科学技术出版社，1992：450

[10] 张琦．保持"五脏元真通畅"预防外感——读《金匮要略》，做临床点滴体会．四川中医，2007，25（7）：33-35

[11] 张家礼．新世纪全国高等中医药院校七年制规划教材·金匮要略．北京：中国中医药出版社，2006：12-13

[12] 李今庸．金匮要略讲解．北京：光明日报出版社，1988：22

［13］吕志杰．金匮杂病论治全书．北京：中医古籍出版社，1995：8

［14］王廷富．金匮要略指难．成都：四川科学技术出版社，1986：5-16

［15］中医研究院中医研究生班．金匮要略注评．北京：1984：9-17

［16］曹颖甫．曹氏伤寒金匮发微合刊．上海：上海卫生出版社，1956

［17］王占玺．金匮要略临床研究．北京：科学技术文献出版社，1994：15

［18］江泳，等．张家礼金匮要略讲稿．北京：人民卫生出版社，2008，23

［19］赵凌云．简明金匮要略校释及临床应用．北京：中国科学技术出版社，1991：35

［20］张再良，等．金匮指要．上海：上海中医药大学出版社，2002：19

［21］李今庸．李今庸金匮要略讲稿．北京：人民卫生出版社，2008：31

［22］郑艺文．金匮要略浅释．长沙：湖南科学技术出版社，1983：18

［23］张建荣．金匮妇人三十六病．北京：人民卫生出版社，2001：1

［24］李克光，等．高等中医研究参考丛书·金匮要略．台北：知音出版社，1990：35

［25］山东中医学院学报编辑室．名老中医之路（第3辑）．济南：山东科学技术出版社，1985：186

［26］叶文玲．美哉，楚门文旦．北京：光明日报，1986-12-7（4版）

［27］张正昭．"诸病在脏，欲攻之，当随其所得而攻之"新解//邱德文．中医经典著作思路与方法研究．贵阳：贵州科学技术出版社，1992：625

［28］孟如．金匮要略选读．上海：上海科学技术出版社，1997：16

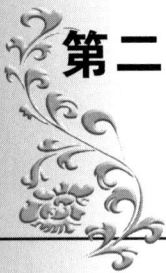

第二章

痉湿暍病脉证治

本章原文为《金匮》第二篇，论述痉、湿、暍三种病的脉证治。

痉，赵开美刻本《金匮要略方论》等作"痓"，《素问·五常政大论》："赫曦之纪……其病痓"。《辑义》："案成无己曰：'痓'当作痉，传写之误也。痓（zhì），恶也，非强也，今考'痓'，恶也，见张揖《广雅》，而《说文》'痉，强急也'，成说为是。"故《备急千金要方》、《金匮玉函经二注》及沈、魏、尤注本，并作"痉"，今从之，下同。痉病邪在筋脉，以项背强急、口噤不开，甚至角弓反张为主症。外感风寒、邪阻经络和内伤津血、筋脉失养都可致痉，但本篇所论是以外感风寒所致者为主，与温病热盛或津伤引起的痉厥有所不同。

湿病以病因命名，有外湿、内湿之分。外湿多从外来，如阴雨连绵，气候潮湿或久住潮湿之地或身劳汗出，衣里冷湿或汗出当风或汗出入水中浴，都可以感受湿邪而致病。外湿邪在肌肉关节，以发热身重、骨节疼烦为主症。内湿多由中焦脾胃功能失常所致，如食少饮多，损伤脾胃；或脾虚不运，水湿内停。然内湿和外湿常常相互影响，如素有内湿，多易感受外湿；或外湿侵袭，影响运化功能，则湿从内生。且六淫之邪又往往相杂为病，故外湿又有夹风、夹寒、夹热等情况。本篇主要论述外湿及其兼夹证候，故治当辨明病邪内外之微甚，风寒湿热邪之偏颇。此外，湿为阴邪，最易损伤阳气，而素体阳气不足则易感受湿邪，故其证又有兼气虚、阳虚之异，所以在发汗除外湿的同时，须注意顾护阳气。

暍，《说文解字》谓："伤暑也"，《玉篇》谓："中热也"。故"暍"即伤暑病，以发热自汗、烦渴、溺赤、少气、脉虚为主症，每易兼寒夹湿，形成虚实夹杂之候。篇中中暍、中热之说，其义基本相同，均属外感伤暑范畴，与后世所谓烈日下远行，猝然昏倒之中暑有所不同。

本篇论述痉、湿、暍三病，均由外感而起，病变始于太阳，具有太阳表证，所以合为一篇进行论述。

第一节　痉　病

【原文】　太陽病，發熱無汗，反[1]惡寒者，名曰剛痙[2]。（1）

【词语注解】　[1]反：《针灸甲乙经·卷七》无"反"字，古本"反"作"及"。

[2]刚痉：《说文解字》：强急也；《广韵》：风，强病也。刚痉为病名，指痉病有太阳伤寒表实的表现。

【经义阐释】　本条论述刚痉的证候。条文用"太阳病"三字冠首，意在表明，痉病初起乃因外感风寒之邪，病在太阳，其义类同《伤寒论》，故当具有发热、恶寒等表证。所不同者，痉病先由津血内伤，筋脉失养，又被外邪侵袭，当寒邪束表，阳气被郁，邪正相争，故见发热、恶寒；皮毛阻闭故无汗。因本证无汗怕冷，表实邪闭，强直拘急较甚，故曰刚痉。

【文献选录】　尤怡：太阳病，发热无汗为表实，则不当恶寒，今反恶寒者，则太阳中风，重感于寒，为痉病也，以其表实的有寒，故曰刚痉……然痉者强也，其病在筋，故必兼有头项强急、头热足寒、目赤头摇、口噤背反等证。仲景不言者，以痉字该之也。《活人书》亦云：痉证发热恶寒与伤寒相似，但其脉沉迟弦细，而项背反张为异耳。(《心典》)

陈念祖：太阳病，病在标阳则发热，邪在肤表，则肤表实而无汗。既在标阳不宜恶寒，而反恶寒者，本亦病也，以其表实，名曰刚痉。(《浅注》)

【原文】　太陽病，發熱汗出，而不惡寒，名曰柔痙①。(2)

【词语注解】　①柔痉：病名，痉病有太阳中风表虚的表现。

【经义阐释】　本条论述柔痉的证候。痉病初起，若以外感风邪为诱因，同样会出现太阳表证诸症。然由于风伤卫表，腠理疏松，故常自汗出。风为阳邪，其性开泄，阳气未郁，故发热而不恶寒。因汗出而邪有所外泄，则闭郁不甚，所以强直比较缓和，故曰柔痉。

以上两条文之首均冠以"太阳病"，说明痉病皆与外感风寒有关，病初邪在太阳，柔痉汗出不恶寒，刚痉无汗恶寒。然外感风寒为何能致痉？此乃津液内伤，复又邪客太阳，故既见表证，又见筋脉强急，与一般太阳伤寒、中风之单纯感受风寒者不尽相同。因此，刚痉、柔痉还必有痉病之颈项强急、角弓反张、口噤不开诸症，病变关键在筋脉，这是仲景的省文法，以痉字概括应有症状。

【文献选录】　尤怡：太阳病，发热汗出为表虚，则当恶寒，今不恶寒者，风邪变热，外伤筋脉为痉病也，以其表无寒，故曰柔痉。(《心典》)

陈念祖：太阳病，病在标阳则发热，邪在肌腠则肌腠实，而肤表反虚，故汗出。标病而本不病，故但发热而不恶寒，以其表虚，名曰柔痉。(《浅注》)

徐彬：此二条，即《伤寒论》辨寒伤荣、风伤卫法也。取以为痉病刚柔，省文也。盖痉即痉，强直之谓也。痉病必有背项强直等的证，故既曰痉，即省文不言。但治痉病，刚柔之辨，最为吃紧，故特首拈无汗反恶寒为刚，有汗而不恶寒为柔，以示辨证之要领耳。(《论注》)

丹波元简：盖刚柔乃阴阳之义，阴阳乃虚实之谓，表实故称以刚，表虚故称以柔。(《辑义》)

【原文】　太陽病，發熱，脉沈而細者，名曰痙，為難治。(3)

【经义阐释】　本条从脉象上判断痉病的预后。一般说来，太阳病发热，无论中风或伤寒，脉象应浮。若是痉病，其主脉应是紧而弦，并见发热或项背强直等风寒之邪侵犯太阳且津液不足诸症。今见脉象沉细，沉主在里，细主血少，说明不仅津亏而且血虚。太阳痉病而见津血两亏之脉，脉与证不相应，属于逆证，此时若发汗以散邪则津血更亏，补津血以救阴则助邪流连，故曰难治。可见，痉病与伤寒不同。伤寒发热脉沉而细者，可以麻黄附子细辛汤主治，并非难治之证。唯痉病见此证，则属难治。

【文献选录】　喻昌：发热为太阳证，沉细为少阴脉，阳病而得阴脉，故难治也。难治并非不治，仲景治发热脉沉，原有麻黄附子细辛之法，正当此例用之。设仍用太阳之桂枝葛根二方，则立铲孤阳之根，真不治矣。以少阴所藏者精，所宅者神。精者阴也，神者阳也。凡见沉脉即阳之微，见细脉即阴之细。沉则易于亡阳，细则易于亡阴，此其所以难治也。（《医门法律》）

徐彬：古人以强直为痉，外证与伤寒相似，但其脉沉迟弦细，而项背反张强硬如发痫状为异耳。如前二条既以无汗有汗分刚柔为辨，此复以脉沉细为辨，谓太阳病发热是表中风矣。复加以湿，缠绵经中，内挟寒气，令筋脉抽急而背项强直，脉反沉细。沉细者，寒湿用事，邪欲侵阴之象也。于是项背强直，故名痉。痉脉本伏弦细，由元气惫，即难治。非痉病另有脉浮大者，易治，而此之沉细为难治也，观仲景前后从无一浮大字可知。（《论注》）

周扬俊：太阳，阳经也；发热，阳证也。何以知为痉？以有或刚或柔之证见也。脉沉与细，阴脉也。沉为少阴本脉，而复不能鼓之使显，乃有如丝者来去其间，则是无阳中又属阴虚矣。何也？惟无阳令沉、无阴因细也。阳证阴脉，岂易治乎？嘉言谓：难治，初非不治。此类而观，则仲景少阴例中，原有麻黄附子细辛汤之法。余以为不可也。盖始得之，反发热脉沉者，以脉沉是本而发热为标，是少阴兼太阳之表，犹易为力也。若夫太阳显少阴之脉，有不难为功者乎？况较少阴更多一细乎？虽然，后条太阳病脉亦沉细，何以不云难治？以有湿也。湿不但细宜，即沉并宜矣。然则又何以知其病之非湿乎？湿必流于关节，今关节无疼痛，故知之。（《二注》）

尤怡：太阳脉本浮，今反沉者，风得湿而伏，故为痉。痉脉本紧弦，今反细者，阴气适不足，故难治。（《心典》）

吴谦：发热，太阳病也，脉沉细，少阴脉也，而名曰痉者，必有或刚或柔之证见也。以太阳痉证，而见少阴之脉，表里兼病也。夫太阳之邪郁于外，故病发热；少阴之邪凝于内，故脉沉细。然痉病而见弦紧之脉，是为本脉，即或沉迟，尚为可治；今沉而细，邪入少阴，阳气已衰，岂易治乎，故曰难也。（《金鉴》）

【原文】 太阳病，发汗太多，因致痉。（4）

【经义阐释】 "太阳病"的含义有三：其一，发病原因由外感引起；其二，存在外感表证；其三，治疗宜从表解。但仲景用汗法，多为微微汗出，若汗不得法，易生他变。且根据伤寒论禁汗原则，血少津亏则不宜发汗。如《伤寒论》："脉浮紧者，法当身疼痛，宜以汗解之。假令尺中迟者，不可发汗，何以知然，以荣气不足，血少故也。"又曰："咽喉干燥者，不可发汗。"因此，文中"发汗太多"为其关键，其过汗原因，或为过用辛温发散药使大汗出不止；或因原本已经汗出，再汗以致伤津耗液，筋脉失养故而形成拘急或强直的痉病。可见，表证过汗可以成痉。

【文献选录】 魏荔彤：太阳中风，不宜发汗，发汗即为误也。太阳伤寒，固宜发汗，亦不可发汗过多也。不宜发汗而发汗，宜发汗而过多，则表益虚矣。表虚而其人大汗出，沾濡衣被之间，因湿为邪，邪乘汗之虚而复入表，是在表初感之风寒未必去，而乘虚以入之湿邪并为患。风而合湿，则为柔痉；寒而合湿，则为刚痉。（《本义》）

吴谦：太阳病当发汗，若发汗太过，腠理大开，表气不固，邪风乘虚而入，因成痉者，乃内虚所如入也，宜以桂枝加附子汤主之，固表温经也。由此推之，凡病出汗过多，新产，金疮破伤出血过多，而变生此证者，皆其类也。（《金鉴》）

陈念祖：病在太阳，未必遽成痉也。而太阳之接壤，即是阳明，太阳之里面，即是少

阴。阳明少阴，两关津液，太阳病发汗太多，津液外脱，则少阴伤，阳明燥，筋失所养，因致痉。（《浅注》）

【原文】 夫風病^①，下之則痙，復發汗，必拘急^②。(5)

【词语注解】 ①风病：一认为即"太阳中风"（如魏荔彤、陈念祖）；二认为是风温（如曹颖甫）。

②拘急：指四肢筋脉拘挛强急。

【经义阐释】 太阳中风，病由外感引起，治疗上本应祛风散邪，或用桂枝汤解肌方为正治。如果误用下法，可造成阴液下夺，再行发汗则阴液外泄益虚其津，而致四肢筋脉拘挛之痉病。

【文献选录】 魏荔彤：太阳中风，不解肌祛风于外，乃用苦寒下坠，风邪与下之寒湿，相溷入里，安得不为痉病乎？病变至此，亦惟有引风徐出，除湿于渐，表里兼治为当耳。乃又误为发汗，原属风邪，本不宜汗，经误治变痉，更不宜汗，发汗则脉道中之正气伤，汗出则正气更不足以胜邪，湿与风遂交战矣。湿欲为聚，风欲为散，且湿凝其血，风鼓其气，此经络所以拘急也。（《本义》）

吴谦：以上论痉，皆外感风、寒、湿而为病也。亦有因风邪为病，不应下而下之伤液，不应汗而汗之伤津，以致津液枯燥，筋失所养而病痉者，故曰：风病下之则痉，复发汗必拘急。此不可以外感痉病治之，当以专养津液为务也。（《金鉴》）

黄元御：风病木枯血燥，下之津血内亡，则成痉病。复发其汗，津血外亡，必苦拘急。（《悬解》）

【原文】 瘡家^①雖身疼痛，不可發汗，汗出則痙。(6)

【词语注解】 ①疮家：指素患疮疡或金刃创伤的患者。

【经义阐释】 素患疮病的病人，常因溃后久不收口，脓血常流，或金刃创伤失血，导致体内津血消耗严重，此时即便患有表证而见身疼痛等症，也不可发汗，否则汗出更伤阴血，致筋脉失养而成痉。本条与本书《金匮要略·惊悸吐衄下血胸满瘀血病脉证治》中"衄家不可汗，汗出必额上陷，脉紧急，直视不能眴，不得眠"的机理是一致的，也与《内经》"夺血者毋汗"之诫训相吻合。正如《温病条辨》所云："盖以疮者血脉同病，心主血脉，血脉必虚而热，然后成疮，既成疮以后，疮脓又系血液所化，汗为心液，由血脉而达毛窍，再发汗以伤心液，不痉何待！"

由上三条可知，太阳病发汗太过，风病误下复汗，疮家误汗均可致痉。三者虽原发病与误治经过不同，但病机一致，均意在说明损伤津液，筋脉失养是致痉的基本病因之一。由此提示在治疗上述各病的过程中，均应注意顾护津液。

【文献选录】 徐彬：疮家血本虚燥，以疼痛为风而发其汗，则液亡筋燥，而不能和调，乃亦为痉。（《论注》）

魏荔彤：疮家则表虚血热之人也。表虚则易感外邪而生疼痛，血热则易致液出而汗淋漓。主治者遇此，于治表邪中必顾其正虚；于宜取汗处，必虑其血亡。若孟浪而为发汗，汗斯大出，表乃益疏，邪湿必因衣被之沾濡，遂入经隧而为患。兼有血虚之热，溷杂于脉道之间，风湿热三邪，相参错于太阳之分，而痉病成矣。（《本义》）

吴谦：疮家初起，毒热未成，法当汗散。已经溃后，血气被伤，虽有身痛表证，亦不

可发汗，恐汗出血液愈竭，筋失所养，因而成痉，或邪风乘之，亦令痉也。（《金鉴》）

黄元御：疮家脓血失亡，筋脉不营，虽感风寒，不可发汗。汗出血枯，筋脉焦缩，则成痉病。（《悬解》）

【原文】 病者身熱足寒，頸項強急①，惡寒，時頭熱，面赤，目赤，獨頭動搖，卒口噤②，背反張者，痙病也。若發其汗者，寒濕相得，其表益虛，即惡寒甚。發其汗已，其脉如蛇。（7）

【词语注解】 ①颈项强急：颈项不能轻舒转动。

②卒口噤：卒（cù），同猝，突然之意。卒口噤，突然牙关紧闭，不能言语。

【经义阐释】 本条论述痉病的主症。风寒客于肌表，卫阳闭束，营卫失和，故"身热恶寒"，属于太阳表证。邪郁化热，阳热上升，足部相对较凉，故见"身热，足寒，头热，目赤，面赤"下寒上热证。风为阳邪，上行主动，则可见"头摇"，此即《内经》"诸暴强直，皆属于风"、"诸风掉眩，皆属于肝"之说。太阳经脉，起于目内眦，上额交巅，络脑下项，挟背抵腰至足，若邪伤太阳经脉，则可见沿太阳经脉循行之处的颈项强急、卒口噤、背反张等症状，此属太阳筋病。本条说明了痉病的发病过程，初起见邪犯太阳筋脉的颈项强直拘急，其症程度轻微；进一步发展，则突然牙关紧闭，不能说话，由背部筋脉强直变为背部反张时，痉病已经形成。

根据本条所论痉病的病因病机和主症，治当解表清里，生津滋液，舒缓筋脉。但若汗不得法，则病情进展。一方面发汗过多，损伤阳气则表气虚而寒盛；另一方面汗出郁滞为湿，寒湿相搏，郁遏阳气则"恶寒甚"。对"发其寒已，其脉如蛇"注家有不同看法，或从汗后耗气伤血，无力运血而脉象虚软解；或从汗后邪气外泄，脉由弦硬直转为柔和解；或认为乃汗后津血亏虚，筋脉拘急已极，致脉来坚劲屈曲如蛇之真脏脉；或以从文义不符存疑解。

【文献选录】 徐彬：前言无汗反恶寒为刚痉，有汗不恶寒为柔痉，此辨痉之法，非痉家本证也。故复举痉证之最备者，以详病时之形状，且言治之不得过汗而脉有常体也。谓病者身热，太阳表邪本盛，乃因血液衰少之人，寒邪复夹湿搏结卫中，阳气不下而足寒。湿随太阳下项，稍侵阳明而颈项强急。真阳不达于表而恶寒。于是太阳经无非寒湿，而格热于上，为头热面赤目赤，独头动摇。太阳主开，寒湿搏之，开阖不利，不能发声而卒口噤。液衰邪盛，筋失所养，而背反张，此痉病本然之形证也。因而发其汗，或寒为湿所缠而不去，徒汗虚其表耳。故曰寒湿相得，其表益虚，则恶寒益甚。若发汗已，脉上下不动而中行如蛇，正亏邪亦衰矣。……诸痉项强，皆属于湿，乃仲景论痉，前后未尝重湿为言，即后出方药味亦不专主湿，仅于此云寒湿相得，略露机倪。后立三方，仍治风寒，或主驱热。可知痉症之湿，非湿流关节之比，……但风寒为微湿所搏，故仍以治本为急也。然则痉症之湿，从何来乎，不知痉之根，原由亡血阴虚……而痉之湿，乃即汗余之气，搏寒为病也。故产后血虚汗多则致之，太阳病汗太多则致之，风病原有汗下之而并耗其内则致之，疮家发汗由致之，此仲景明知有湿而不专治湿，谓风寒去湿自行耳。（《论注》）

周扬俊：身热足寒，伤痉而中风也。风虚湿搏，故显出以下诸症。风主动摇，湿主拘急。风主阳，本乎天者亲上，是以独头面摇。湿主阴，本乎地者亲下，是以足胫寒逆也。若发其汗下六句，仲景复为误治注脚。盖发汗反恶寒者，以但用表药而不加术故也。阳虚素虚之人，但发其汗而无术以固中祛湿，是使汗出之时，阳气外越，脉必洪盛。汗后气门

反闭，阳气退潜，寒湿之邪，汗药引动，所以脉见浮紧，而指下迟滞不前，有似蛇行之状耳。(《二注》)

魏荔彤：此条乃申明痉病有属于风邪夹湿之柔痉者，历举诸症，示人知其辨验，方可明于立法而知禁也。病者身热足寒者，外感之风邪，郁于表分则身热。所夹之湿，阻于里分则足寒也。颈项强急，面赤目赤独头动摇者，无非风夹湿邪，郁闭其表，湿夹热邪，盛行于里。风夹湿而外郁，郁久而热愈深，湿夹热而上炎，炎甚而风更厉，总为风湿夹热之邪，《内经》所谓湿上甚为热者此也。以致血耗于内，而隧道空虚，风行于身，而拘急筋骨，为卒口噤，为背反张，无非风热鼓荡于中，而湿邪留滞其间，正气不舒通，病邪弥漫莫制，此痉病中最盛之邪也。汗出而表虚生寒，且汗出而湿邪遂滋，寒湿相得，成为一家，表正已虚，不可开散，于是恶寒更甚，而正阳愈微矣。此与太阳中风发汗过多之亡阳相类，其阳宜乎迅于奔脱矣。然其中间杂湿邪，虽为病气，却是羁绊阳走之物。阳欲因汗出亡，又因湿濡滞，所以诊之而其脉如蛇，夫弦直为痉病本脉，今又言蛇，则为痉病变脉矣。乃欲伸因湿不能伸，欲屈因风不能屈，阳之离合去留，均在未可知也。可不急为匡救乎？此柔痉不治风湿，而误为发汗亡阳之禁也。凡治柔病者，当谨识之，勿误也。(《本义》)

尤怡：痉病不离乎表，故身热恶寒；痉为风强病，而筋脉受之，故口噤、头项强，背反张，脉强直。《经》云：诸暴强直，皆属于风也。头热足寒，面目赤，头动摇者，风为阳邪，其气上行而又主动也。寒湿相得者，汗液之湿，与外寒之气，相得不解，而表气以汗而益虚，寒气得湿而转增，则恶寒甚也。其脉如蛇者，脉伏而曲，如蛇行也。痉脉本直，汗之则风气去而湿存，故脉不直而曲也。(《心典》)

陈念祖：《经》云：诸暴强直，皆属于风。因于风者，上先受之，故病痉者，上而身热，未及于下，故下而足寒。风伤太阳之经，故颈项强急。风伤太阳之气，故通身恶寒。阳气上行于头面，故时头热面赤。太阳之脉，起于目内眦，风热伤于经脉，故目赤。颈项强急而不能动，独头呈风象而动摇，强急则筋不舒而牙关紧闭，且风客会厌而语言不出，所以卒然口噤。背反张者，风邪入于经输也。此痉病本症之形状也。若不知其为痉而误发其汗者，汗之沾濡衣被则为湿，湿之陆续不干而生寒，寒湿相得，其表因汗而益虚，虚甚即恶寒甚。盖痉之未成，太阳原有恶寒之证。而痉之既成，阳邪用事，热甚灼筋，何至恶寒之甚。此为误治而一变也。发其汗已，不独症之一变，而其强直之脉，亦变屈曲如蛇，全失和缓之象矣。(《浅注》)

【原文】　暴腹胀大者，为欲解。脉如故，反伏弦者，痉。(8)

【经义阐释】　痉是全身筋脉拘急，起初由背部强直而演变为反张，其腹部筋脉亦痉挛，故痉病腹部往往凹陷如舟状，今变凹陷而为胀大，可知项背反张的症状有所缓解，这是痉病缓解的征兆。(谭日强《金匮要略浅述》)此外，部分注家对此段原文认为其理未明，存疑不释。若脉象依然紧而弦，又见沉伏，乃筋脉强直现象并未解除，故仍将发痉。

【文献选录】　徐彬：忽腹胀大，这是经络之邪欲从内出，故曰为欲解；脉平复如故，反伏而弦，是寒邪留经，痉病仍在也。(《论注》)

赵以德：肝在五行为木，在六气为风；所胜之者，燥金；不胜之者，湿土。若金旺，则木受制而郁矣。木郁必发，发则从火，过于所不胜之中土，故脾土得木火而腹为暴胀大。……是故以腹之暴胀，因知木之郁于肝者也，已出之脾，而木气行矣，火与俱，而燥

金之气退矣，金退木行，故曰欲解。……此条暴胀之先，不见叙证，遽曰欲解，必有所解之病在也。（《二注》）

唐宗海：此当与上合为一节，言太阳痉病，若发其汗而未合法者，寒湿相得，其表又因汗而益虚，即恶寒甚，其脉必紧急而痉不解矣。若发其汗而得法者，汗已后，其脉变紧急为缓，曲如蛇状，谓不弦急也。变背反张为腹胀大，乃阴来和阳，其痉为欲解。若发汗后脉仍紧急如故，反加伏弦者，其痉不解也。作如此解，文理甚通，……割作两章，则不可解。（《补正》）

【原文】 夫痉脉，按之紧如^①弦，直上下^②行。(9)

【词语注解】 ①如：读为"而"，"如""而"二字，古人往往互用。

②上下："上"指脉的寸部，"下"指脉的尺部，上下行，即自寸部至尺部。

【经义阐释】 痉病由于津血损耗，筋失所养，又为外邪所侵，邪阻筋脉，因此出现强直拘急的状态。同时，脉象也有类似表现：如沉取觉得似绞索之紧，若弓弦之劲，在寸关尺三部直线的上下往来，分明脉管已极度硬直，脉气的柔和状态已全部失去，此即"按之紧如弦，直上下行"之谓，乃痉病的主脉。正如《脉经》所谓："痉家其脉症坚直上下。"文中"按之"为重按，即痉病的紧脉需重按始得，它和太阳伤寒的浮紧不同，与虚寒证的虚弦脉也应区别。

【文献选录】 魏荔彤：弦者风象也。紧者寒象也。合紧与弦直上下行辨之，知风寒挟湿，流连于脉道。邪气有力，而脉见直上直下之诊也。并正脉失其正象，俱为邪气所侵夺，而以病脉之形为形矣。此仲景善于形容脉情，而示人因是以求病邪之情也。（《本义》）

吴谦：痉之为病，其状劲急强直，故其脉亦劲急强直，按之紧，劲急之象也，如弦，直行之象也。（《金鉴》）

陈念祖：痉家之本脉何如？夫痉为劲急强直之病，其脉亦劲急强直，按之紧如弦，谓其自寸至尺，直上下行，与督病之脉相似，但督浮而此沉耳。（《浅注》）

【原文】 痉病有灸疮^①，难治。(10)

【词语注解】 ①灸疮：因火灸后溃破成疮。

【经义阐释】 本条论述痉病有灸疮的预后。灸疮患者，脓血久溃，津血亏损，再兼患痉病，津血更亏，故曰"难治"。

对本条原文的理解，历来注家的见解不一，主要是关于痉病与灸疮的先后问题，归纳有二。其一，先有灸疮，而后感邪成痉，属倒装法，此时养血滋液则留邪，发汗祛邪则伤津血，故为难治，以章楠为代表。其二，认为先有痉病，原本津亏血少复感邪气，又因火灸生疮，津血愈虚故难治，以此可推痉病有火灸之禁，以赵以德为代表。

【文献选录】 赵以德：痉病有风热燥急其筋骨，不当复灸以火，且助火深入，风热得之，愈固而不散，所以难治。（《二注》）

章楠：灸痉因火而发，血液已损而内热也，又感外邪而成痉。若清热养血则闭其邪，攻邪则气血已损而邪不出，故为难治也。（《医门棒喝二集》）

徐彬：治痉终以清表为主，有灸疮者，经穴洞达，火热内盛，阴气素亏，即后栝蒌桂枝汤、葛根汤。嫌不远热，大承气。更虑伤阴，故曰难治。（《论注》）

陈念祖：痉为太阳中风之病。风为阳邪，误用烧针则为逆，若见有灸疮，则风火交煽，真阴立亡，难治。此一节言痉病误灸之难治也。师不出方，《伤寒论》火逆之方，亦恐其过温，余用风引汤减去桂姜一半，研末煎服，往往获效。（《浅注》）

【原文】 太陽病，其證備，身體強，几几然^①，脉反沈遲^②，此為痙，栝蔞桂枝湯主之。（11）

栝蔞桂枝湯方：

栝蔞根二兩　桂枝二兩　芍藥三兩　甘草二兩　生薑三兩　大棗十二枚

上六味，以水九升，煑取三升，分溫三服，取微汗。汗不出，食頃，啜熱粥發之。

【词语注解】 ①几几然：几（shù），本指短翅小鸟伸颈欲飞，复不能飞之状，形容病人项背强急，俯仰转侧不能自如的样子。

②脉反沉迟：脉迟不是内有寒，而是津液不足的脉象。

【经义阐释】 本条论述柔痉的证治。"太阳病，其证备"，是指病者已具备了太阳病的证候，如头项强痛、发热、恶风寒等。"身体强，几几然"即颈项强直发展为全身强直，将至角弓反张，此乃津液不足，不能濡养筋脉，筋脉挛急所致，是痉病的症状，故曰"此为痉"。太阳中风，脉象应浮缓，现在不浮缓而反见沉迟，沉属阴，迟为营血不足，虽有表证，但实际上已是营阴亏损不能濡养筋脉出筋脉挛急而成痉。因此，本条的脉反沉迟，应是沉迟之中必带弦紧，按之有力，与里虚寒证的脉沉迟无力不同；同时，亦含有与一般的太阳表证"浮缓"、"浮紧"脉象鉴别之意。

可见，本条的辨证重点在于"身体强，几几然"和"脉反沉迟"，与《伤寒论》之"太阳病，项背强几几，反汗出恶风者，桂枝加葛根汤主之"条文比较，大有分别。首先，身体强证是外邪侵犯全身筋脉出现的拘急，项背强证是外邪侵入太阳经局部，二者在症状上有轻重之别。其次，从脉象看，本条脉反沉迟，说明外邪重阻滞筋脉、阴分损津不养筋，故致痉病；而后者在伤寒论条文虽未言及脉象，但以证、以方测脉，当是太阳中风的浮缓脉。因此在治疗上，用桂枝汤祛邪解肌则一，然本条加栝蒌根生津滋液，舒缓筋脉；后者则加葛根一方面助桂枝汤散邪解肌，同时又可舒缓筋脉。

【方药评析】 本方由桂枝汤加栝蒌根组成。方中以用桂枝汤解肌调和营卫，栝楼根生津滋液，舒缓筋脉。以方测证，本证属自汗之柔痉，外感风邪，内伤津液之病机，纵使未出现痉病的全部症状，其实已是痉病初起，由于邪在表，须用桂枝汤解表，同时以栝蒌根滋液舒筋，以防止痉病发展。

【文献选录】 赵以德：所谓太阳病其证备，是何证之备也？大抵太阳经脉自足上行循背至头项，此是其所过之部，而为之状者，皆是其证也。考之《伤寒论》，有谓太阳病项背强，几几然，反汗出恶风者，桂枝加葛根汤主之，亦是其一也。正与此同，而少异者，彼以汗出恶风，其脉必浮，此言脉沉迟，必汗不出，不出亦不恶风，……则是病之在表之营血分。营血阴也，其体沉，其行迟，所以脉应其象，外息于寸口，内不养于筋经，故痉强之病作焉。所以栝蒌根味苦入阴，用以生营血，益阴分津液，养其筋经者为君；桂枝之辛以散；芍药之酸以收，一阴一阳，在表在里者为臣，甘草姜枣，合辛甘之味，行脾之津液，而和营卫者为使，立方之旨在斯欤。（《二注》）

徐彬：太阳病其证备者，身热头痛汗出也。身体强，即背反张之互辞，几几然，即颈项强之形状。脉反沉迟，谓阳证得阴脉，此痉脉之异于正伤寒也。其原由筋素失养，而湿复夹风以燥之，故以桂枝汤为风伤卫主治，加栝蒌根以清气分之热，而大润其太阳经既耗之液，则经气流通，风邪自解，湿气自行，筋不燥而痉愈矣。（《论注》）

魏荔彤：太阳病其证备，则所谓发热汗出而不恶寒也。且其人不止颈项强急，更身体亦强，几几然，滞重不便周旋，乃风邪夹湿气中于太阳之本证也。如为伤寒之太阳中风也，其脉必浮，今则沉，其脉必缓，今则迟，是沉者浮之反，迟者缓之过也。单为风邪中太阳则浮缓。兼乎湿邪中太阳，则濡滞之象，重着之形，俱见于脉矣。此痉病之所以为痉病也。仲景示人曰，此证脉为痉，不得以沉为在里，及在阴经，迟为阳微，或为内寒也，栝蒌桂枝汤主之。（《本义》）

尤怡：太阳证备者，赵氏谓太阳之脉，自足上行，循背至头项，此其所过之部而为之状者，皆是其证是也。几几，背强连头之貌，沉本痉之脉，迟非内寒，乃津液少而营卫之行不利也。伤寒项背强几几，汗出恶风者，脉必浮数，为邪风盛于表。此证身体强，几几然，脉反沉迟者，为风淫于外，而津伤于内，故用桂枝则同，而一加葛根以助其散，一加栝蒌根兼滋其内，则不同也。（《心典》）

唐宗海：此与葛根汤，皆非痉病正方也。故仲景原文，先提明太阳证三字，又恐人忽之，复申之曰：其证备，以见纯是太阳伤寒之证，而本非痉病，特项强几几，兼有痉象，非痉之本证也。因复别其名曰刚痉，曰柔痉，谓不得以痉病之正法治之，仍当以太阳伤寒法治之，故主麻黄桂枝汤正治伤寒，其栝蒌、葛根特兼治之耳。（《补正》）

【临床应用】 治疗柔痉[1]。案例，某壮年男性，初病太阳中风，3日未解，其症为身热，汗出，尤以恶风为最。4日后则体强不适，四肢微凉，角弓反张，六脉沉涩，舌苔薄黄微燥，口渴心烦，坐卧不安。脉症合参，此为风淫于外，津伤于里，筋脉失养。拟用祛风清热，凉血养阴。以栝蒌桂枝汤为基础方加味，药用栝蒌根30g，桂枝10g，白芍10g，生姜10g，秦艽10g，生石膏20g，炙甘草7g，丹皮10g，生地30g，大枣10枚，并以药汁送服至宝丹半粒。5剂药后，诸证顿减，复以凉血清热之犀角地黄汤加减，药用当归10g，白芍15g，秦艽10g，丹皮10g，生地30g，天花粉30g。5剂后病愈康复。

【现代研究】（1）栝蒌桂枝汤治疗癫痫的作用机理研究[2]：选用Wistar大鼠40只，随机分为正常组、模型组、中药组和西药组。以戊四氮（PTZ）点燃动物模型，对后三组分别给予生理盐水、栝蒌桂枝汤和卡马西平灌胃。采用免疫组化的方法检测大鼠大脑内的c-fos和c-jan。结果表明，栝蒌桂枝汤可能通过降低癫痫大鼠大脑内的c-fos和c-jan的表达而减轻癫痫的发作，是理想的抗癫痫中药方剂。

（2）痉病的现代临床与研究[3]：痉病包括范围较广，如流行性脑脊髓膜炎、流行性乙型脑炎，各种不同病因引起的脑膜炎、脑血管意外、脑肿瘤、脑寄生虫病等引起的抽搐，以及各种原因引起的高热惊厥等，与破伤风也有类似之处。近年来又提出与流行性肌张力障碍综合征（又称感染性多发性肌痉挛综合征）症状基本吻合，可用下法配合西药治疗，对轻、中型治疗效果良好。

【原文】 太陽病，無汗而小便反少，氣上衝胸，口噤不得語①，欲作剛痙②，葛根湯主之。（12）

葛根湯方：

葛根四兩　麻黄三兩（去節）　桂枝二兩（去皮）　芍藥二兩　甘草二兩（炙）　生姜三兩　大棗十二枚

上七味，㕮咀③，以水一斗，先煮麻黄、葛根，減二升，去沫，内④諸藥，煮取三升，去滓，溫服一升，覆⑤取微似汗，不須啜粥，餘如桂枝湯法將息及禁忌。

【词语解释】　①口噤不得语：指牙关紧闭不能说话。

②欲作刚痉：指痉病欲作之初，而非已作之后。

③㕮咀：㕮（fǔ）咀（jǔ），原指将药咬碎的意思，但在《内经》时代即已成为碎制药物的一种代称。

④内：音纳（nà），置入，放进。

⑤覆：遮盖，以被覆盖之意。

【经义阐释】　本条论述欲作刚痉的证治。太阳病无汗，乃感受寒邪，故表实无汗。无汗津不外泄则应下行，小便当正常或应多，本条无汗小便少与常理不符，故曰"反"。究其原因可能与以下两方面有关，或寒邪犯表，太阳经气不利，影响膀胱气化功能则小便反少；或既有外邪，又津液内伤故见小便反少。由于无汗少尿，邪气既不能外泄，亦不能下出，若逆而上冲可见"气上冲胸"；寒主收引，筋脉挛急则"口噤不得语"。本条虽然没有背反张，但口噤不得语可为痉病将作预兆，"欲作"二字，意在突出本证为痉病欲作之初，而非痉强之候。若病势继续发展，必将出现"角弓反张"等劲急诸症。

上述各症，"无汗而小便反少"是本条辨证要点，表明既寒邪外闭，阻滞筋脉，又邪气内郁，津液内伤的病机。故应发汗祛邪，生津舒筋，葛根汤是其正法。然而，既为外感寒邪表实证，何不用麻黄汤？吴谦之解可资参考："麻黄汤能治太阳，而不能治阳明，故以葛根汤兼太阳、阳明两经之治，为刚痉无汗之正法也"。

本条与《伤寒论》"太阳病，无汗，项背强几几，葛根汤主之"，虽同用葛根汤治疗，然实有不同。本条重在无汗小便反少，口噤不得语；彼为无汗项背强几几。症虽不同但寒邪为患，病位在太阳则一，故皆用葛根汤解表散邪，生津舒筋。

【方药评析】　本方以葛根为主药，升发津液而润筋脉，以舒其拘急。麻黄、桂枝发散寒邪。芍药、甘草益营阴，并制麻、桂发汗之猛。生姜、大枣调和营卫以祛散表寒。诸药共成解表散邪，滋润筋脉的功效。

【文献选录】　赵以德：《伤寒论》中有太阳病，项背强几几，无汗，恶风，葛根汤主之。……今以小便反少，气上冲胸，口噤不能语，欲作刚痉，亦用之何也？盖太阳欲入传阳明，然阳明不受邪，故气逆上冲胸，而阳明筋脉内结胃口，外行胸中，过人迎，环唇口，……胸中肺部也，上焦主分布津液行水道。今太阳与阳明热并胸中，故水道不行则小便少，津液不布则无汗。人迎在结喉两旁，近会厌，发声机关之处，由阳明所过筋脉，遇所并之热，遂挛急牵引，致口噤不能语，欲作则痉。胸中近表，论其上，则属太阳；论其居前，则属阳明，宜乎是方治其两经之病也。（《二注》）

尤怡：无汗而小便反少者，风寒湿甚，与气相持，不得外达，亦并不下行也。不外达，不下行，势必逆而上冲，为胸满，为口噤不得语。驯至面赤头摇，项背强直，所不待言，故曰欲作刚痉。葛根汤即桂枝汤加麻黄、葛根，乃刚痉无汗者之正法也。（《心典》）

吴谦：此申明刚痉在表，以明其治也。太阳病，为头项强痛、发热等证也。无汗，谓伤寒也。太阳伤寒，小便不当少，今反少者，是寒气盛而收引也，为当气上冲胸，今气上冲胸，是寒气盛而上逆也。不当口噤不得语，今口噤不得语，是寒气盛，牙关紧急而甚也。以太阳伤寒，而有此冲击劲急之象，是欲作刚痉之病也。麻黄汤能治太阳，而不能治阳明，故以葛根汤兼太阳，阳明两经之治，为刚痉无汗之正法也。（《金鉴》）

章楠：汗出而津液外泄，则小便少。今无汗而小便反少，是营卫三焦之气皆闭。外闭则内气不得旋转，而直上冲胸，邪侵入筋，阳明筋急，而口噤不得语，欲作刚痉之先兆也。急以桂枝汤调营卫，加麻黄、葛根开泄后太阳、阳明之邪。盖邪本由经络侵入于筋，仍必从经络以泄之，迟则即有项背反张头摇目赤之变也。（《医门棒喝二集》）

唐宗海：风寒中太阳经，背项痛发痉者，皆以此汤为主，盖麻桂为太阳发表之通剂，加葛根则能理太阳筋脉之邪。（《补正》）

【临床应用】　（1）治疗背部筋膜炎[4]：患者，男，48岁，汽车司机。汗后开窗驾车行驶，左背部受凉，当夜局部疼痛难忍，向左上臂放射，沿肩胛骨缘压痛明显，左肩关节活动受限，半伸状态痛稍轻。入夜痛重夜不能寐，服芬必得（布洛芬缓释胶囊）胶囊和泼尼松后暂解，停服则加重，1周后上药无效。CT查颈椎无异常，求中医治疗。查舌淡苔白干，脉沉紧。诊为寒凝太阳筋脉，经输不利。方用葛根汤加味：葛根30g，麻黄10g，桂枝10g，白芍10g，生石膏12g，全蝎10g，甘草6g，生姜3片，大枣3枚。3剂，水煎服。药后症状渐轻，效不更方，嘱其照方继服。20剂后症状消失，3个月后随访无复发。

（2）治疗周围性面瘫[5]：选择周围性面瘫患者215例，根据患者意愿分为中药组143例，西医组72例。中药组采用葛根汤治疗：葛根30g，麻黄、甘草各10g，桂枝20g，生姜5g，芍药20g，大枣5枚。每日早晚煎服各1次，每6日复诊检测1次。西药治疗组用泼尼松15～30mg/d，阿司匹林0.9～1.8g/d，新斯的明45mg/d，维生素B_{12}500μg/d，肌注。每六日复诊检测一次。结果：143例葛根汤组中，显效以上占73.42%，有效率88.8%，1月内恢复的占76.92%；72例西药组中，显效以上占79.16%，有效率占86.1%，1个月内恢复占69.44%。

（3）治疗荨麻疹[6]：冯某某，男，70岁，农民。1998年6月20日初诊。以全身遍起风疹块，时出时没，已5年余，经多方医治均不能治愈。近两天复发，症见：胸背及四肢泛发大小不等、色淡不红之风疹块。检查：皮肤增厚粗糙，脉浮大而芤，舌淡胖边有齿痕，苔白厚。此乃气虚营弱，腠理疏松，风邪留滞而发病。治宜益气养血，调和营卫，兼祛风邪。处方：葛根12g，炙麻黄6g，桂枝6g，生姜2片，大枣5枚，甘草6g。5剂水煎服，两汁煎取药液约300ml，分2次早晚分服。复诊，服药后皮疹消退，瘙痒亦减，面色微赤，舌质红润，白厚苔已去，原方加蝉蜕9g、山药15g、红参9g、当归9g、陈皮6g，7剂。药尽病愈，随访至今未复发。

（4）治疗局限性硬皮病[7]：葛根汤：葛根15～60g，桂枝10～20g，麻黄5～10g，白芍10～30g，甘草10～20g，大枣10～20g，生姜5～15g。每日1剂，水煎2次早晚分服；配合肌肉或皮损处皮下组织内注射人胎盘组织液针，每次2～4ml，隔日1次，15日为1个疗程。用药4个疗程后，28例痊愈15例，显效9例，无效4例；痊愈率54%，有效率86%。

（5）治疗椎动脉型颈椎病[8]：内服中药葛根汤加味：葛根30g，麻黄10g，桂枝12g，白芍20g，生黄芪20g，当归12g，熟地30g，甘草6g，生姜3片，大枣10枚。每日1剂，10剂为1个疗程。每疗程间隔3天。针刺治疗取穴：风门、风府、风池、大椎、大杼、足三里、太溪。每日 1 次，10 次为 1 个疗程，每疗程间隔 3 天。两个疗程后，治疗 36 例中，临床治愈 22 例，显效 9 例，有效 3 效，无效 2 例，总有效率为 94.4%。

（6）治疗高血压危象[9]：颜某，男性，51 岁。患高血压病 10 年有余。4 天前突发头昏、心悸、失眠、手足不温、手指轻微麻木，在街上行走见汽车则心情紧张而不敢过街，在某医院测血压 250/105mmHg，用平肝息风、清热育阴、疏肝降逆等治疗 4 天罔效，服扩血管、降压西药疗效不显，故心情更为紧张，头痛加重而卧床，且彻夜难寐，急延余诊治。测血压 250/105mmHg，视其面色青黄，神情紧张，手略抖颤，指端麻木，头昏胀、心悸，脉弦数，苔薄白；虽厚被而手足冰凉，恶风无汗，小便清长。思其前数日诸法皆用，何以血压不降？乃忽略风寒外束，阳气虚微，气机不转之象，虽着力息风、清热、降逆诸法，然血压居高、面色青黄、神乱、手颤、脉弦数等肝风欲动之危象始终未减，此时若不急解太阳、回阳救逆，则肝风势必更张，意外即在眼前。急拟祛风散寒，回阳救逆。处方：粉葛根 30g，桂枝 12g，麻黄 12g，白芍 15g，制附片 30g（先煎），甘草 6g，生姜 3 片，红枣 30g。水煎即服，并停服所有西药。次日复诊：汗出而手足温，不再恶风，能安稳入睡，头目清醒而不眩，心情平静，脉浮大，眩晕、手颤、神情慌乱等症消失，测血压 180/95mmHg。原方去制附片，续服 2 剂，诸症消除，且能独立外出行走，测血压 160/90mmHg。其后恢复工作。随访 3 个月，未见病情反复。

【现代研究】 阴继爱等[10] 认为葛根汤具有抗炎、镇痛、抗流感、抗血栓和抗过敏等作用，用于治疗感冒可提高机体的天然防御能力，因而具有抗流感病毒、解热镇痛作用；治疗颈椎病可减少多种炎性介质的合成、发挥延缓椎间盘退变的作用；利用葛根中含有大豆素等黄酮类化合物，因而可治疗更年期综合征等妇科疾病。研究还表明，葛根汤可能作用丘脑垂体系统，影响催乳素的分泌，故可促进产后乳汁分泌。其不良反应偶见损伤胃黏膜、固定性药疹、抑制肝酶等。

【原文】 痉為病，胸滿，口噤，臥不著席①，腳攣急②，必齘齒③，可與大承氣湯。（13）

大黃四兩（酒洗） 厚朴半斤（炙，去皮） 枳實五枚（炙） 芒硝三合

上四味，以水一斗，先煮二物，取五升，去滓，內大黃，煮取二升，去滓，內芒硝，更上微火一二沸，分溫再服，得下止服。

【词语注解】 ①卧不着席：卧时背部不能着席的意思，形容背反张的状态。

②脚挛急：指下肢拘挛。

③齘（xiè）齿：《说文解字》："齿相切也"。形容牙齿切磋有声，即磨牙。

【经义阐释】 本条论述痉病邪入阳明，热盛动风的证治。本证可因外感痉病，虽经发汗解表，未能驱邪外出所致；或素体阳盛，感邪之后，邪气入里化热，郁于阳明，致阳明热盛，耗伤阴液，化燥成痉。条首"痉为病"即表明本证为痉病典型证，由于阳明里热大盛，循阳明经脉所行部位，出现各种症状。胸是阳明经脉所过之处，热壅于上，内结在胸，故胸满；文中"卧不着席"为背反张之甚，"脚挛急"为筋脉劲急之甚，"齘齿"为口噤之甚，这一系列症状示阳明热盛气壅，阴伤筋挛的痉病，病势较邪在太阳之表严重，且有热盛动风之势。故急则治其标，以大承气汤通腑泄热，急下救阴，使热除则痉止。

痉病使用大承气汤同时，还应注意的是，痉病多禁下，且必得下止服。

【方药评析】 痉病本应忌下，但因阳明里热太盛，故用苦寒之大黄、咸寒之芒硝泻热软坚；佐以味辛之枳实、厚朴破其壅滞，使实热从大便外泄，其目的在于攻其阳明之热，而非下阳明之实，属急下存阴的治法，如身体壮实，始可采用。文中"可与"，含有斟酌、慎重之意。

由上痉病三方证可知，外感痉病治当祛邪为主，或从汗出，或从下泄。但祛邪同时，不忘护阴，或于方中略加生津滋液之品，或示人"覆取微似汗"，借以"得下止服"，这种辨治方法，乃经验之言，对临床具有重要的指导意义。

【文献选录】 徐彬：前用葛根汤，正防其寒邪内入，转而为阳明也。若不早图，至项背强直，外攻不已，内入而胸满，太阳之邪仍不解，气闭而口噤，角弓反张而卧不着席。于是邪入内必热，阳热内攻而脚挛龂齿。盖太阳之邪并于阳明，阳明脉起于脚而络于齿也。故直攻其胃，而以硝黄枳朴清其热，下其气，使太阳阳明之邪，一并由中土而散。此下其热，非下其食也。（《论注》）

魏荔彤：此条乃申解痉病中里邪壅盛，可与涤除，为治痉病表证之外另立治里一法，示人审辨而用之也。痉病为柔为刚，前二条言其治矣。然有风寒郁于表而内热盛，湿气淫于里而瘀实甚，恐非专于治表可奏厥功矣。如痉为病而胸满，则湿热内壅可知也。口噤，饮食不入矣。卧不着席、脚挛急，日夜不得宁贴矣。风邪鼓动于脉道，通身之经筋，俱失其常度矣。验之必龂齿，即俗言牙关紧急之谓，此危证也。能不急为舒通其壅闭，再思善后之图乎？仲景言可与大承气汤，荡涤其瘀热于里，热既下泄，而湿之存焉者寡矣。湿邪既除，独留风邪在表，治之亦庶几易为力矣。或曰有表证则忌下，何云先攻里耶？不知痉病至此，湿热二邪已盛于里，则下之不为过矣。况热得湿而成瘀为患，在伤寒亦有下瘀热于里之法，何得执表证在即忌下之说乎？表证在而湿热未甚者，在湿病中有下之早之戒，为邪未甚者言之也，今湿热二邪，大盛于里，瘀塞为患，甚于胃实，尚可疑虑致误乎，故病之势不一，而论治之法，亦不可牵混，凡引证之说，相合则有益，不然阙如何也，慎勿徒矜博洽，而引喻失当，误后学非浅鲜焉，但仲景用大承气汤一方于痉病中，亦不得已耳，可与不可与，临时尤有斟酌，又岂可孟浪从事乎，学者详之。（《本义》）

吴谦：此申痉病入里，以明其治也。痉病而更胸满，里气壅也；卧不着席，反张甚也；脚挛急，劲急甚也；必龂齿，牙紧甚也。此皆阳明热甚灼筋，筋急而甚之象，故以大承气汤直攻其热，非攻阳明之实也。其曰可与，非尽言其可与，有慎重之意。（《金鉴》）

陈念祖：此一节为痉之既成，出一救治之正方。大旨在泻阳明之燥气，而救其津液，清少阴之热气，而复其元阴，大有起死回生之神妙。或问凡曰可与，则犹有相酌之意，岂因大承气之过峻而云然乎！而不知此证舍大承气并无他法，犹恐服大承气之后，重证犹未尽除，还当审其缓急而商其再服与否，此际全凭医家之一识定力也。或一下之后，病势已减。审系阳明，以白虎加人参汤滋阳明之燥；审系少阴，以黄连阿胶汤救少阴之阴。二汤可以频服，服后又以竹叶石膏汤收功。抑或以三汤用于大承气之前，全要心灵手敏，此仲师可与二字言外之意也。（《浅注》）

唐宗海：栝蒌、葛根二方，是治太阳伤寒之主方，非正治痉也。故原文曰太阳病，又曰其证备者，以见是太阳伤寒，非痉病也。特兼人项背强，故兼治痉。然不得纯以痉论，故主麻黄桂枝汤专治伤寒，而兼用栝蒌、葛根以兼治痉。言外见不可误认为痉，又不可纯作伤寒治也。此节大承气，亦是阳明里热之证，非痉之证也。故曰可与者，以见痉在筋脉，本不应与承气汤，而因其胸满口噤，里热更甚，则可与之，不徒治筋脉而已也，言外见痉本不可攻，而有时亦可攻，教人须审别之也。仲景此章，首言发汗太多因致痉，次言风病下之因致痉，以明示人治痉正法，不可汗下。生津血，和筋脉，治法即此已明。此正病正法，本易知之，故仲景以此数句了之，不必再为赘论。惟变证变法，恐人不知，故特加详。补出葛根、栝蒌、承气三方，以见不当汗下者，亦有时当汗下也。后人不知仲景书例，于借宾定主之法，未能明之，将变法认作正法，而正法反不知矣，可叹也夫。（《补正》）

【临床应用】　（1）治疗流行性乙型脑炎：陈杰等[11] 治本病设治疗组与对照组各30例。本组用白虎汤合大承气汤加减：生石膏50g，知母、大黄各10g，生甘草、元明粉、枳实、厚朴各6g。酌情对症对味。日1～4剂，水煎服或鼻饲。两组均针对高热、惊厥、呼吸衰竭用西药对症处理。治疗组与对照组分别治愈27、20例，病残2、7例，死亡1、3例。

（2）治疗中风闭证[12]：王某，女性，68岁，患者素有高血压病史10余年，5d前干活时猝然昏仆，家人急送入院，经脑CT检查诊断为脑出血。经用安宫牛黄丸、甘露醇、止血药等治疗5天仍昏迷不醒，体温高达39℃，持续不退。诊时见患者神志昏愦，面红颧赤，牙关紧闭，呼吸气粗，痰声如锯，询其家人大便数日未行，小便失禁，腹部硬满，舌红苔干黄，脉滑数。诊断为中风——中脏腑之阳闭。证属痰热内盛，阳明腑实。法当泻热通腑，除痰开窍。拟方：大黄15g（后下），芒硝15g（分冲），厚朴15g，枳实15g，胆南星15g，瓜蒌30g，石菖蒲30g，天竺黄15g，竹茹10g。水煎鼻饲，每6小时1次。用服2剂后排出大便多量，坚硬恶臭，体温降至37.5℃，上方去芒硝，加天麻15g、钩藤15g、郁金15g。再予4剂后体温降至正常，神志能对外界作出反应，咬牙握拳松动。大便每日能解出少量，舌红苔略黄，脉数。上方加桃仁15g、川牛膝15g。6剂后患者神志清醒，体温正常，呼吸均匀。

（3）治疗缺血中风昏迷[13]：将80例缺血中风昏迷患者，中医辨证属于中脏腑闭证患者随机分为治疗组和对照组各40例。均采用常规西医脱水降颅压、脑保护、抗血小板聚集及对症支持等治疗；治疗组加用大承气汤加减灌肠。以意识障碍恢复时间、神经功能缺损程度、并发症发生率为观察指标，14天后统计疗效。结果：治疗组总有效率为82.5%，对照组总有效率为65.0%，经统计学处理，组间差异有显著性意义（$P<0.05$）。格拉斯哥昏迷量表（GCS）评分、神经功能缺损评分（NIHSS）改善情况治疗组均优于对照组（$P<0.05$），并发症发病率治疗组低于对照组。表明大承气汤加减灌肠配合西药治疗缺血中风昏迷病人临床疗效明显优于单纯西药治疗，可缩短患者意识障碍恢复时间、改善神经功能缺损程度、减少并发症、降低死亡率。

（4）治疗小儿肠套叠[14]：选择发病时间均在48小时以内、彩超确诊为肠套叠患儿20例，以大承气汤：大黄3～6g，厚朴3～9g，枳实4～8g，芒硝4～7g，1服加水约150ml，浓煎至50ml常规口服给药，在彩超机上动态观察肠道的蠕动，以及套叠部位的缓解情况。结果：成功18例，有效率为90%；2例无效，其中1例为6个月婴儿，因其家长无法配合给药，而放弃本法；另1例为伴有先天性心脏室间隔缺损，且呕吐较剧，无法口服给药。本研究表明，对于小儿肠套叠患者，运用大承气汤口服治疗，具有疗效好、作用快、无副作用、无创伤、费用低等优势。但对于发病已超过48小时，或肠壁已有坏死倾向的，不宜用此法。

（5）治疗慢性阻塞性肺病腹胀[15]：将87例慢性阻塞性肺病患者分为治疗组45例、

对照组 42 例，两组均常规予以吸氧、抗感染、解痉平喘、化痰、纠正失衡的电解质，治疗组加用采用中药大承气汤 50～100ml 保留灌肠并抬高臀部 20～25cm，每日 2 次。大承气汤方：川朴 30g，桃仁 10g，炒莱菔子 30g，枳实 10g，赤芍 10g，生大黄 15g，芒硝 10g（冲）。结果：治疗组肠功能恢复明显优于对照组，差异有显著性（$P < 0.05$）。

（6）治疗失音[16]：患者，男，25 岁，平素常高声嚷叫，长年累月酿成失音，曾就诊于某市级医院，胸片、血、尿常规均示正常。西药消炎抗菌及中药润肺生津之品调治月余，病情反复难愈，求治于余。患者精神不振，用手指口，不能发声，将病情写于纸上：已失音 1 个月有余，饥不欲食，腹部不适，夜寐不宁，大便 7 天未解，小便赤少。察其面赤形寒，舌红苔黄，脉沉洪数。刻诊：金实不鸣，拟大承气汤：大黄 15g，枳实 15g，芒硝 15g，厚朴 10g，停用其他中西药物。二诊，药后约 3 小时，陆续排解大便 3 次，量多，色黑，秽臭，其质先硬后软，当晚腹部舒适，夜寐安宁，声门渐开，但音仍嘶哑。守原方将各药量减去 5g，加党参 20g、黄芪 20g，再进 1 剂。三诊，患者喜形于色，声情并茂，诸症皆瘥。注意饮食及起居以巩固疗效，追访 3 年未复发。

（7）治疗上消化道出血[17]：王某，男，42 岁。患者有"胃病"史 10 年，发作而服西药缓解。近因饮酒过度致旧恙复发，解黑便 2 小时急诊入院，诊断为上消化道出血，胃、十二指肠球部溃疡。症见：胃脘疼痛，恶心欲吐，嗳气泛酸，口干且苦，大便呈柏油样，舌红苔黄腻，脉象弦滑数。属胃热炽盛迫血妄行。治以清泄胃火，化瘀止血。大承气汤加黄连、白及、地榆、乌贼骨、吴茱萸、生甘草。水煎取汁 200ml，凉后，分 4 次服下，同时予禁食及支持疗法。服药 6 剂出血止，复查大便隐血试验转阴，后以参苓白术散调理，痊愈出院。

（8）治疗早期炎性肠梗阻 64 例[18]：选择术后 2 周内发生早期炎性肠梗阻 64 例，采用复方大承气汤胃管内注药、灌肠、施他宁（生长激素释放抑制激素）结合支持疗法、抗生素等治疗，必要时中转手术。复方大承气汤组成：大黄 15g（后下），厚朴 10～30g，枳实 15g，芒硝 9～15g（冲服），炒莱菔子 10～30g，桃仁 10g，赤芍 15g。结果 64 例患者无 1 例中转手术，全部临床治愈，患者治疗时间 1～8 天，平均 4.5 天。

【现代研究】（1）对胃肠功能的影响：解基良等[19]观察到大承气汤冲剂能显著增加实验动物的胃肠推进率和胃肠容积。为了验证和比较三承气汤冲剂在腹部外科围手术期使用的效果，本实验用三承气汤冲剂分别从小鼠胃肠推进率和胃肠容积变化，家兔肠运动功能等几方面进行了观察比较。结果表明：三承气汤冲剂能显著增加实验动物的胃肠炭末推进率；大承气汤冲剂和调胃承气汤冲剂能显著增加实验动物的胃肠容积。三承气汤冲剂均能显著增加实验动物的肠蠕动和肠腔压力，但它们各自的特点是：大承气汤冲剂药效高，作用时间长；加味小承气汤冲剂药效较小；调胃承气汤冲剂药效高但作用时间短。

（2）防治内毒素血症的研究：周鹃等[20]通过相关资料研究分析，认为大承气汤对内毒素血症可能具有以下的作用机制：①通过排除肠道内的细菌及其产生的内毒素，降低肠腔中游离内毒素的含量，从而缩小肠道内毒素池，因而可能降低门静脉血和外周静脉血中内毒素含量；②增强胃肠道运动功能，增加肠血流量，降低肠黏膜通透性；③抑制 G^- 细菌的生长和繁殖，排出肠道积滞，使肠道内细菌和内毒素随肠内容物排出体外，减少肠源性内毒素的产生和吸收；④下调巨噬细胞活性，减少 TNF-α、NO 等炎症细胞因子的产生和释放；⑤通过"泻下"排毒的作用，降低动物体内的 LPS 和 TNF-α 水平，达到抑制 NF-kB 活化的作用；⑥对抗氧自由基，防止过氧化损伤；⑦稳定线粒体和溶酶体膜，维持机体内稳态；⑧增强网状内皮系统的吞噬能力和提高机体免疫力。

（3）大承气汤药理与及药学研究：田友清等[21]通过对大承气汤近30年的药理、药学研究资料进行了统计和归纳，认为对大承气汤的研究主要表现在以下几个方面：①药效研究，主要针对胃肠道运动的影响、抗炎抗菌能力的影响、急性腹内感染内毒素血症、全身性炎症反应干预作用的研究。②机制研究，包括对大鼠实验性肠梗阻治疗作用的超微结构研究、对大鼠肠平滑肌细胞内三磷酸肌醇和磷酸二酯酶的影响、对肠原性内毒素血症大鼠组织生化功能的影响、对急性重型胰腺炎大鼠血中可溶性黏附分子 CD11a/CD18 表达的影响、DT 对细菌性腹膜炎大鼠小肠组胺酶活性的影响等。③剂型研究，主要为汤剂，其次为颗粒剂、冲剂，此外还有袋泡茶和膏剂等剂型的应用。④物质基础研究，主要包括该方分煎与混煎化学等值的初步研究、大黄蒽醌类在本方复方配伍中的量变规律研究、挥发油化学成分的研究、抗炎过程中微量元素作用机理探索等，本研究目前主要处于探索阶段。⑤质量标准考察研究。

（4）对大承气汤的一些研究：张喜奎等[22]以大承气汤配合甘寒生津法治疗土燥水竭证动物模型，观察指标并探讨其作用机理，结果发现，单用大承气汤的急下存阴组与大承气汤配合甘寒生津法的甘寒攻下组相比，后者效果优于前者。陈海龙等[23]以大承气汤观察多器官功能不全综合征大鼠肠道细菌微生态的变化及其与肠源性内毒素血症和细菌易位的关系，并设氨苄青霉素为对照，结果表明，大承气汤可以调整肠道菌群，恢复肠道微生态平衡，增加机体定植抗力，防治细菌易位和内毒素血症，其作用由于氨苄青霉素对照组。谷建钟等[24]通过实验观察发现大承气汤可通过影响大鼠血小板和凝血系统而使大鼠肺部微血栓减少，并可通过影响大鼠血小板和凝血系统从而有效地治疗大鼠急性呼吸窘迫综合征。侯俊良等[25]通过大承气汤的干预作用观察大鼠脑出血后血肿周围神经元活化凋亡蛋白酶 3 的表达和血肿变化，结果发现：大承气汤能减少大鼠脑出血后血肿周围神经元活化凋亡蛋白酶 3 的表达，阻止神经元的凋亡，同时也具有一定的促进血肿吸收的作用。

第二节　湿　病

【原文】 太陽病，關節疼痛而煩①，脉沈而細者，此名濕痹②。濕痹之候，小便不利，大便反快，但當利其小便。（14）

【词语注解】 ①烦：谓疼痛而烦扰不宁。

②湿痹：病名，为风、寒、湿三痹之一。"痹"，即闭塞不通，指湿流关节，阳气不利而疼痛的一种病证。

【经义阐释】 本条论述湿痹证候及其治法。条文首曰"太阳病"，说明湿邪侵犯人体首犯太阳。湿为阴邪，其性黏腻重浊，易流注关节，痹着阳气，不通则痛，故关节疼痛而烦；湿性黏滞，郁遏经脉，故脉象沉细。外湿在表，故曰湿痹，"关节疼痛而烦，脉沉细"为其主症。外湿日久不愈可入里困脾，化生内湿；或中土不运，湿浊内生，又易招引外湿，而见"小便不利，大便反快"之症，此乃脾失健运，水湿内停，下注膀胱，气化不利，故小便不利；若水湿转输肠胃，泌别失常，传导失司，则见大便反快，此内湿偏盛之症也。对于内湿偏盛治当利小便为主，使湿从小便去除。文中"但当利其小便"主要针对条文中湿痹出现"小便不利，大便反快"的内湿偏盛之证，由于人体是一个有机的整体，内外上下不可截然划分，利小便可使内在湿邪排出，亦可宣通阳气除外湿；同理，里湿去，阳气畅通，也有助于蒸津汗出。因此，把握利小便发汗二法的合理应用可达相得益彰的临床效果。本证一般注家主张用五苓散加减。

【文献选录】 周扬俊：《经》云：伤于湿者，下先受之。言足与地相亲，故先中其足，然后流入关节，疼痛而烦，因湿气内壅，阻郁正气，而湿性沉着，阳气遏抑，故脉必沉细，因关节烦疼，名曰痹。《经》云：湿胜则濡泄。小便不利，盖膀胱之气化行为湿壅，势必转趋大肠而大便反快，故曰治湿不利小便，非其治也，使小便得利，则阳气宣通，而水道自行，津液自化，将关节之湿尽泄矣。（《二注》）

尤怡：湿为六淫之一，故其感人，亦如风寒之先在太阳。但风寒伤于肌腠，而湿则流入关节；风脉浮，寒脉紧，而湿脉则沉而细；湿性濡滞而气重着，故亦名痹。痹者闭也。然中风者，必先有内风而后召外风；中湿者，亦必先有内湿而后感外湿，故其人平日土德不及而湿动于中，由是气化不速而湿侵于外，外内合邪，为关节疼烦，为小便不利，大便反快。治之者必先逐内湿，而后可以除外湿，故曰当利其小便。东垣亦云：治湿不利小便，非其治也。然此为脉沉而小便不利者设耳，若风寒在表，与湿相搏，脉浮恶风，身重疼痛者，则必以麻黄、白术、薏仁、杏仁、桂枝、附子等，发其汗为宜矣。详见后条。（《心典》）

【原文】 濕家①之為病，一身盡疼，發熱，身色如熏黃②也。（15）

【词语注解】 ①湿家：指素患湿病的人。

②熏黄：指黄色晦黯如烟熏状。

【经义阐释】 本条论述湿病发黄的证候。素患湿病之人，湿邪内盛易招致外湿，痹着肌肤，营卫运行不利则"身疼痛"；湿郁则热，故发热；湿遏热伏，交蒸互郁则全身肤色发黄；脾虚湿郁，湿盛于热，故为身黄晦黯如烟熏之"熏黄"，与阳明病的瘀热发黄，色鲜明如橘子色不同。

【文献选录】 魏荔彤：湿家之为病，一身尽疼，外感寒湿，为湿痹之证也。而发热身色如熏黄，则平素内湿挟热，又为积久之湿热也。是表自寒湿证，而里自湿热之因也。（《本义》）

尤怡：湿外盛者，其阳必内郁。湿外盛为身疼，阳内郁则发热。热与湿合，交蒸互郁，则身色如熏黄。熏黄者，如烟之熏，色黄而晦，湿气沉滞故也；若热黄则黄而明，所谓身黄如橘子色也。（《心典》）

吴谦：湿家，谓病湿之人。湿之为病，或因外受湿气，则一身尽痛；或因内生湿病，则发热身黄；若内外同病，则一身尽痛发热，身色如熏黄也；湿家之身痛发黄，不似伤寒之身痛发黄者，以无六经之形证也。（《金鉴》）

【原文】 濕家，其人但頭汗出，背強，欲得被覆向火①。若下之早則噦②，或胸滿，小便不利，舌上如胎③者，以丹田④有熱，胸上有寒，渴欲得飲而不能飲，則口燥煩也。（16）

【词语注解】 ①欲得被覆向火：指病人盖被、近火取暖的欲望，用以形容其恶寒较重。

②哕：音 yuě，呃逆。

③舌上如胎：胎与苔通。此指舌上湿润白滑，似苔非苔。

④丹田：穴名，在脐下三寸，这里泛指下焦，与胸上对举。

【经义阐释】 本条论述湿病误下的变证。素患湿病的人，因寒湿郁遏肌表，阳气不能外达而上冒，故但头汗出而身无汗。寒湿闭阻太阳经脉，阳气被郁，故背部牵强不利，畏冷，喜添衣被或近火；此寒湿在表，卫阳受郁。法当祛寒逐湿而通畅阳气，若误攻其里则病不能除，且损伤阳气致变证丛生：如胃气上逆则呃；湿阻上焦则胸满；湿注下焦则小便不利；湿遏热伏，阳气被郁，津不上润，故渴欲饮又不得饮而口燥心烦。"丹田有热，胸上有寒"概括了上述变证乃湿病误下所致虚实错杂、下热上寒的病变。

【文献选录】 魏荔彤：欲得被覆向火，恶寒之甚矣。湿热在内者，苟不至壅盛太甚，总无下理。若下之早，则湿邪得阴寒之药愈上逆，必哕而胸满；小便更为湿气所阻，寒气所格而不利矣。故热气遂郁于寒药之下，挟湿上冲，舌上必有如胎之形。而其势挟湿，不似伤寒之大热结胎，但为如胎之形而已。是平日之湿热为下药坠入丹田，而胸上为下药之寒阻格于高分，湿邪愈弥漫，正气愈不通，津不能上，渴欲饮，而湿邪与寒药阻之又不能饮，口但燥而心发烦。此不治表分之寒湿，而又不待里分湿热壅盛，下之误早之变证也。治湿家者，可不加之意乎？（《本义》）

尤怡：寒湿居表，阳气不得外通而但上越，为头汗出，为背强，欲得被覆向火，是宜驱寒湿以通其阳。乃反下之，则阳更被抑而哕乃作矣。或上焦之阳不布而胸中满；或下焦之阳不化而小便不利，随其所伤之处而为病也。舌上如苔者，本非胃热，而舌上津液燥聚如苔之状，实非苔也。盖下后阳气反陷于下，而寒湿仍聚于上，于是丹田有热而渴欲得饮，胸上有寒而复不欲饮，则口舌燥烦，而津液乃聚耳。（《心典》）

吴谦：湿家头汗出者，乃上湿下热蒸而使然，非阳明内实之热蒸而上越之汗也。背强者，乃湿邪重着之强，非风湿拘急之强也。欲复被向火者，乃一对湿盛生寒，非伤寒之恶寒也。若误以阳明内湿之热上越之头汗而遂下之，则湿从寒化，即乘虚入于上，则肺气逆而胸满；入于中，则胃不和而为哕；入于下，则膀胱气化不行，为小便不利。舌上白滑如胎者，盖以误下热陷，丹田有热也，寒聚于上，有中有寒也，所以渴欲得水而不能饮。由下有热而生口燥烦，由上有寒，而不化生津液，虽口燥舌干，而不能多饮也。（《金鉴》）

【原文】 濕家下之，額上汗出，微喘，小便利①者死；若下利不止者，亦死。（17）

【词语注解】 ①小便利：指小便清长而频数。

【经义阐释】 本条论述湿病误下的坏证。素患湿病，脾胃阳气已虚，水湿不运，医者若误以为里实而泻下之，则可致脾阳衰败，下元不固之危候，症见"额上汗出、微喘"之虚阳上越以及小便失禁、下利不止之阴液下竭证，属"阴阳离决，精气乃绝"之坏证，预后极为不良的死证。上条为误下变证，本条为误下危候，可知湿病非至蕴结成实之证，切不可用下法，由此也可见湿病禁下、误下之后可致轻重危缓不同之变证。正确的治之法当用汗法或利小便法，由于"湿胜则阳微"故应时刻照顾阳气。

【文献选录】 徐彬：湿在人身，经络肌腠间病也。六腑者，人身元气之关；若动六腑，则经络之邪不去而元气顿削，故治湿始终不可下，观首章云"但当利其小便"，后章云"法当汗解"可知矣。即后仲景治湿方，但有温以燥之法，有风以燥之法，东垣师其意，有升阳除湿汤，有羌活胜湿汤，此始终不可下明验也。虽仲景有下之早则哕句，似乎太早不可，而后则可下也。不知此为头汗而表未解者，虑其有内入之事，表邪内入，则可下矣，非言治湿可下也。故曰湿家下之，则阳虚者，因寒下之药，骤然攻之，肾阳先脱，肾先病，心为应，额为心部，……而下利不止，肾为阴，主二便，不止，是阴脱也，故亦死。（《论注》）

尤怡：湿病在表者宜汗，在里者宜利小便，苟非湿热蕴结成实，未可遽用下法。额汗出微喘，阳已离而上行；小便利，下利不止，阴复决而下走。阴阳离决，故死。一作小便不利者死，谓阳上游而阴不下济也，亦通。（《心典》）

吴谦：此承上条互详误下，以明湿家头汗之死证也。夫误下额汗微喘，小便不利，是湿家额汗之喘，未可言死也。今小便反利，则知非湿气上溢，乃上脱额汗之喘，故曰死。若下利不止，亦知非湿去之利，乃中脱直下之利，故曰亦死。（《金鉴》）

唐宗海：此总言湿证无下法也。上节言误下变证，为寒热郁结。此节言误下伤肾，则小便自利，气喘而死。误下伤脾，则大便下利不止而死。观仲景方，皆是补土以治湿，则知湿家断克下法也。（《补正》）

【原文】 風濕相搏，一身盡疼痛，法當汗出而解，值天陰雨不止，醫云此可發汗，汗之病不愈者，何也？蓋發其汗，汗大出者，但風氣去，濕氣在，是故不愈也。若治風濕者，發其汗，但微微似欲出汗者，風濕俱去也。（18）

【经义阐释】 本条论述了外湿病治法。风湿合邪侵犯肌表，客于肌腠，流注关节，卫外之气痹阻，气血运行不畅，而致一身疼痛，法当汗出散邪则病解。适值天气阴雨连绵不止，外界湿气较盛，影响体内湿邪外泄，医者误认为外湿偏盛之时非大发其汗方可奏效，但汗后病仍未愈，究其原因是汗法不当之故。因风为阳邪，其性轻扬，易于表散；湿为阴邪，其性黏滞，难以速去，非一汗可除。若大发其汗，则风邪虽去湿邪仍在，不仅病不愈，且湿为阴邪，易伤阳气，大汗使阳气更伤，重则可致亡阳的危险。因此，正确的治法应取微汗，使阳气温通，营卫畅行，则留滞肌肉关节间的风湿可得缓缓排泄，以下治外湿诸法均体现了微汗之治。再从张仲景的麻黄汤、桂枝汤、葛根汤等方来看，均在服法中强调了复取微汗的方法。可见，凡须出汗病证，都不可使其大汗，临床必须掌握。

【文献选录】 徐彬：此言风湿两平者当汗解而不可过也。谓风湿相搏疼痛，法原当汗解，值天阴雨则湿更甚，可汗无疑。而不愈何故？盖风性急可骤驱，湿性滞当渐解，汗大出则风去而湿不去，故不愈。若发之微则出之缓，缓则风湿俱去矣。（《论注》）

魏荔彤：风湿相搏，兼寒湿相搏而言也。一身尽疼痛，风寒感于太阳之表，而湿邪流注于关节之间也。此就风湿寒湿感于其表者而言也。邪在表自应汗而解，此一定治表证之法也。医用法而不效者，值天阴雨不止之时，天之湿气盛矣。兼发汗而大汗出，人身之湿气亦大盛，风寒虽去于表，而湿气仍留衣被之间，复由腠理还着其人之躯壳，得与内湿相合，此不愈之由也。鉴乎此则凡治风寒风湿者，在表原应发汗，但发汗若使大汗流漓，未由不贻后患者。若但其人微微似欲汗出者，风寒去而湿邪无所依着，亦随微汗脱体。此治风湿痉病中之妙法也。（《本义》）

尤怡：风、湿虽并为六淫之一，然风无形而湿有形，风气迅而湿气滞，值此雨淫湿胜之时，自有风易却而湿难除之势，而又发之速而驱之过，宜其风去而湿不与俱去也。故欲湿之去者，但使阳气内蒸而不骤泄，肌肉关节之间充满流行，而湿邪自无地可容矣。此发其汗，但微微似欲汗出之旨欤？（《心典》）

吴谦：发其汗，汗大出而病不愈者，此汗之不如法，所以不解也。若治风湿者，必俟天气晴明发其汗，但令其汗微微似欲出状，则风与湿俱去矣。(《金鉴》)

章楠：……治风湿者，必通其阳气，调其营卫，和其经络，使阴阳表里之气周流，则其内湿随三焦气化，由小便而去，表湿随营卫流行，化微而解，阴湿之邪既解，风邪未有不去者。……(《医门棒喝二集》)

【原文】 濕家病身疼發熱，面黃而喘，頭痛鼻塞而煩，其脉大，自能飲食，腹中和無病，病在頭中寒濕，故鼻塞，內藥鼻中則愈。(19)

【经义阐释】 本条论述湿家头中寒湿的证治。素患湿病，又感受寒湿，闭郁表气不能流通，所以全身疼痛而且发热。湿郁于上，故面现黄色；肺气不宣，上逆而喘；头中寒湿，故头痛鼻塞而烦。统观各证，身疼发热、面黄，是湿家症状，而"病在头中寒湿"是本病的病机关键，故主症头痛、鼻塞、喘促中尤以鼻塞为最主要。因"头中寒湿"，气道受阻，故鼻塞可引起头痛，还可致气喘。且"自能饮食，腹中和无病"说明湿未传里，因而治疗上只要用药纳入鼻孔，直接祛除上焦寒湿之邪，通利肺气，使寒湿去而肺气通，则诸症可解。原文方未见，注家多主张用瓜蒂散搐鼻以出黄水。后世对于类似本条证候的治法，多采用辛香开发之味为嗅剂，如《证治准绳》辛夷散(辛夷、细辛、藁本、白芷、川芎、升麻、防风、甘草、木通、苍耳子)一类方剂，亦多有效。亦有人用鹅不食草纳鼻，有效。

【文献选录】 徐彬：此合湿之搏寒而偏于头痛者，不当服汤药也。谓湿家身疼发热其常也。因湿郁而面黄，又邪气内侵为喘为烦，似中外有邪。然头痛鼻塞，则在头为甚，且脉大是中不弱也，能饮食，腹中和矣。虽有烦喘，乃经中之邪内侵，而内实无病，邪独在头矣。故曰病在头中寒湿，故鼻塞。病在上者，宜从上越之，故曰纳药鼻中则愈，非责肺也。(《论注》)

沈明宗：此湿淫于上，与湿从下受不同也。湿邪感于太阳，与肺气相膈，气郁于表，故身疼发热，面黄而喘，头痛鼻塞而烦也。邪居于表，故脉大，自能饮食者，腹中和而无病，当责病在头中寒湿，寒湿者，以湿属阴故也。盖鼻为肺窍，肺气受湿则鼻塞，故当纳药鼻中，搐去黄水，俾肺气通调，大气一转，肌腠开而湿痹解矣。(《编注》)

尤怡：寒湿在上，则清阳被郁。身疼、头痛、鼻塞者，湿上甚也，发热、面黄、烦、喘者，阳上郁也；而脉大，则非沉细之比；腹和无病，则非小便不利，大便反快之比。是病不在腹中而在头，疗之者宜但治其头，而毋犯其腹。内药鼻中，如瓜蒂散之属，使黄水出则寒湿去而愈，不必服药以伤其和也。(《心典》)

【原文】 濕家身煩疼，可與麻黃加術湯發其汗為宜，慎不可以火攻①之。(20)

麻黃加術湯方：

麻黃三兩(去節) 桂枝二兩(去皮) 甘草二兩(炙) 杏仁七十個(去皮尖) 白術四兩

上五味，以水九升，先煑麻黃，減二升，去上沫，內諸藥，煑取二升半，去滓，溫服八合，覆取微似汗。

【词语注解】 ①火攻：指用火法外治，迫使发汗。古代火法有熏蒸、热熨、温针等。

【经义阐释】 本条论述寒湿在表的证治和治禁。素有湿病，又外感寒湿之邪，寒湿相搏，阳气被郁，证见全身疼痛、烦躁不安。"身烦疼"即是辨证关键，因寒主收引，寒邪为病，痛势多剧，故因疼而烦。方选麻黄加术汤发其汗为宜，以散在表之寒湿。本条叙证过简，以方测证、以法测证，可知本证还当有发热恶寒、无汗等表实见症。"慎不可以火攻之"，意在告诫医者不可火劫使汗出如水淋漓。若误用火攻，不仅可使大汗阳虚，湿病不得尽除，还可能使火邪内陷而致发黄、衄血等变证。如《伤寒论》所说："太阳病中风，以火劫发汗，邪风被火热，血气流溢，失其常度，两阳相熏灼，其身发黄，阳盛则欲衄，阴虚则小便难。"

【方药评析】 本方是麻黄汤加白术组成，用麻黄汤发汗散寒，加白术健脾去湿。此方妙在麻黄与白术的配伍，麻黄得术，虽发汗而不致过汗；术得麻黄，并能行表里之湿，可达到方后所注"取微似汗"之目的。

【文献选录】 赵以德：此为气（寒）湿之邪，盖邪者，湿与寒合，故令人身疼。大法：表实成热，则可发汗；无热，是阳气尚微，汗之恐虚其表。今是证虽不云发热，而烦已生，烦由热也，所以服药不敢不发其汗，且湿亦非暴汗可散，故用麻黄汤治寒，加术去湿，使其微汗尔。然湿邪在表者，惟可汗之，不可火攻，火攻则增其热，必有发痉之变，所以戒人慎之。（《二注》）

魏荔彤：湿家身烦疼，外感寒湿也。其内有湿，不必论其何因，惟以先治其表之寒湿为急。仲景所以云可用麻黄加术汤，发其汗为宜也。麻黄散太阳表湿，杏仁降泄逆气，甘、术燥补中土，更以取微汗，为治表之金针，此固以之治表邪也，而内因之湿为寒为热，俱兼理而无妨碍矣。故治湿病之里，以利小水为第一义；而治湿病之表，以取微汗为第一义也。（《本义》）

陈念祖：湿家之表证，其身烦疼而不发黄，可知未郁于内而为热也。且无小便不利，可知未入于里而为痹也。表则宜汗，而不宜大汗。斟酌其适可者，当与麻黄加术汤，发其微似汗为宜，慎不可以火攻之，致火逼汗过多而变证也，况又有湿与热合，致衄增黄之虑乎。（《浅注》）

【临床应用】 （1）治疗寒湿痹：李春英等[26]治疗本病96例。基础方：麻黄6～9g，杏仁9g，桂枝6～12g，甘草6g，苍术30g。若肢体冷痛剧烈者加制川乌6～10g（先煎），肩关节病者加片姜黄15g；四肢沉重者加云苓30g；苔白腻加藿香20g；腰痛加杜仲15g、川断20g；兼项强加葛根20g；肢体麻木者加蜈蚣1～2条；有胃病者加大枣10g。水煎服日1剂。96例患者痊愈56例，好转36例，无效4例，总有效率为95.85%。

（2）治疗落枕[29]：欧莉等[27]将62例落枕患者随机分为治疗组32例，用麻黄加术汤配合拔罐；对照组30例单用拔罐治疗。方法：麻黄加术汤（白术12g，麻黄9g，桂枝6g，杏仁6g，甘草3g），每日1剂，水煎分2次于饭后半小时温服，4天为一疗程；刺络拔罐：阿是穴为主穴取，配风门、肩井。结果：治疗组治愈率84.4%，总有效率96.9%；对照组治愈率53.3%，总有效率86.7%。两组总有效率比较有显著性差异（P＜0.05）。治疗前两组VAS评分无明显差异，治疗后两组VAS评分均明显降低，但治疗组下降更明显，与治疗前比较有非常显著性差异（P＜0.01），与对照组比较也有非常显著性差异（P＜0.01）。

【原文】　病者一身盡疼，發熱，日晡所①劇者，名風濕。此病傷於汗出當風，或久傷取冷②所致也。可與麻黃杏仁薏苡甘草湯。(21)

麻黃杏仁薏苡甘草湯方：

麻黃（去節）半兩（湯泡）　甘草一兩（炙）　薏苡仁半兩　杏仁十個（去皮尖，炒）

上剉麻豆大，每服四錢匕，水盞半，煮八分，去滓，溫服。有微汗，避風。

【词语注解】　①日晡所：晡（bū），申时，即下午3～5时。所，不定之词，表约数。日晡所，指下午3～5时左右。

②久伤取冷：即过度贪凉。

【经义阐释】　本条论述风湿在表的成因和证治。风湿为患，滞留肌表，经俞不利，故身疼痛、发热；风性善行，故一身尽疼。究其原因，乃汗出腠理开张，感受风邪，汗液不得外泄着而成湿，即为风湿合邪郁于肌表；或炎炎夏日汗出当风，又贪凉饮冷，风湿相合而成病。然湿家身痛，则重着不能转侧；风湿身痛，则掣痛不可屈伸。至于"身疼发热日晡剧"之症，注家见解不一，以下两者可资参考：一者认为，风为阳邪，湿为阴邪，风湿相合，容易化热化燥，阳明燥土旺于日晡，故风湿在表化热化燥可在阳明经气运行旺盛的日晡之时，邪正剧争，故身疼、发热等症加重。或认为，风邪盛于阳，湿邪旺于阴，风湿相搏可在阴阳交替的傍晚时分，两邪相争，则发热身疼剧烈。对此风湿在表之证，可用麻杏苡甘汤清轻宣化，疏风祛湿。

【方药评析】　方中用麻黄、杏仁宣利肺气以祛风邪，且麻黄得杏仁之助其宣肺利气力增；薏苡仁甘淡微寒，具淡渗利湿止痛之功，既可治筋脉拘挛、不得屈伸，除湿痹，又可制约麻黄之温性，使之偏于凉散；炙甘草和中。本方适用于风湿在表而欲化热之证。

以上两证，虽同为外湿表实证；麻黄加术汤与麻杏苡甘汤亦同治外湿，然两方证的表现有所不同，故在治法方药上也有显著差异。前方麻黄三两、桂枝二两，后方麻黄仅半两而无桂枝，可知前者表证较后者为重。同时，麻黄配桂枝偏于温散，适用于寒湿在表；麻黄配薏苡偏于凉散，适用于风湿在表，有化热趋向。前方麻黄配白术，虽发汗而不致过汗，并能行表里之湿，可知前证身痛重着，不能转侧；而具《神农本草经》"薏苡仁味甘、微寒，主风湿痹，筋急拘挛不可屈伸"记载，后者当可见身痛轻掣，不可屈伸之症。

【文献选录】　徐彬：日晡尤剧，日晡为申酉时，金之气肺主之，肺之合皮毛，明是风湿从肺之合而侵淫内著，至肺金旺时，助邪为虐而加甚，与湿从下受者不同。故曰：此为风湿。然皮毛受邪，风何以挟湿，所以知因汗出当风，或久伤取冷所致。(《论注》)

程林：一身尽疼发热，风湿在表也，日晡，申时也，阳明旺于申酉戌，土恶湿，今为风湿所干，当其旺时，邪正相搏，则反剧也。汗亦湿类，或汗出当风而成风湿者，或劳伤汗出，而入冷水者，皆成风湿病也。(《直解》)

赵以德：《内经·太阴阳明论》曰：太阴阳明为表里，脾胃脉也，外合肌肉，故阳受风气，阴受湿气，所以风湿客之，则一身肌肉疼痛。夫阳气者，一日而主外，平旦阳气生，属少阳，日中阳气隆，属太阳，日西气门内闭，属阳明，是故阳明之气主乎申酉，所以日晡而剧也。(《二注》)

尤怡：此亦散寒除湿之法，日晡所剧，不必泥定肺与阳明。但以湿无来去，而风有休

作，故曰此名风湿。然虽风湿，而寒湿亦在其中，观下文云"汗出当风"，又曰"久伤取冷"，意可知矣。（《心典》）

吴谦：……湿家一身尽痛，风湿亦一身尽痛，然湿家痛，则重着不能转侧，风湿痛，则轻掣不可屈伸，此痛之有别者也。湿家发热，早暮不分微甚，风湿之热，日晡所必剧，盖以湿无来去，而风有休作，故名风湿……。（《金鉴》）

【临床应用】 （1）治疗风湿引起的多种病证：刘杰祥等[28] 认为，麻杏薏甘汤虽然是治疗风湿痹证的代表方剂，但经过适当加减，还可应用于治疗风湿咳嗽、哮喘、感冒，以及鼻渊、扁平疣等疾病。病案举例：

①治疗哮喘：男性患者，52 岁。哮喘病史 15 年，近日感受风湿，喘促胸闷，伴喉中痰鸣，痰黏难咯，鼻塞流涕，口黏不渴，大便溏，每日 2～3 次，小便清长，舌质淡黯，苔白厚，脉细略数。治以麻黄 6g，射干 10g，杏仁 15g，生薏苡仁 30g，冬瓜仁 30g，苍术 15g，辛夷 6g，桃仁 10g，前胡 10g，白前 10g，甘草 6g，3 剂，水煎服。药后喘促渐平，照上方加茯苓 30g，海浮石 15g，共服 15 剂，哮喘告愈。

②治疗扁平疣：男性患者，20 岁。患扁平疣 1 年。症见面颈部及手背部散在粟米至高粱米大小的扁平隆起性丘疹，有的密集分布呈肤色，疣表面光滑，触之较硬，无瘙痒，大小便正常，舌质淡红，苔白厚，脉细。用麻黄 10g，杏仁 15g，生薏苡仁 60g，苍术 10g，马齿苋 30g，生香附 10g，甘草 6g。服 30 余剂扁平疣消失。

（2）治疗带下病[29]：蔡某，女性患者，33 岁，农民。患者于 4 月份插秧后出现恶寒，身疼，鼻塞，经治疗症状好转但身疼不减，继而带下增多，屡治不效，求余诊治。症见带下量多，色白无臭气，质清稀，伴身疼乏力，纳少便溏，舌淡苔薄白，脉浮缓。系风湿在表，湿浊下注。拟生麻黄 10g，薏苡仁 30g，炙甘草 60g，漂白术 20g。3 剂而愈。

【原文】 風濕，脉浮、身重，汗出惡風者，防己黃耆湯主之。（22）

防己黃耆湯方：

防己一兩　甘草半兩（炒）　白术七錢半　黃耆一兩一分（去蘆）

上剉麻豆大，每抄五錢匕，生薑四片，大棗一枚，水盞半，煎八分，去滓，溫服，良久再服。喘者加麻黃半兩，胃中不和者加芍藥三分，氣上衝者加桂枝三分，下有陳寒者加細辛三分。服後當如蟲行皮中，從腰下如冰，後坐被上，又以一被繞腰以下，溫令微汗，差。

【经义阐释】 本条论述风湿表虚的证治。风伤皮毛则"脉浮"，湿性重着，湿盛则"身重"；表虚卫外不固，肌腠空疏则"汗出恶风"。对此风湿在表，表气已虚之证候，宜选用防己黄芪汤益气固表逐湿。

本条与 21 条皆为风湿在表，然因虚实之不同，故治疗迥异。风湿表实，可与麻杏苡草汤微汗解之；风湿表虚，以防己黄芪汤益气固表逐湿。

另需注意的是，本条风湿表虚证与太阳中风之表虚证不同，前者为卫表气虚，腠理不固，故汗出恶风不减或恶风加剧；后者之表虚乃外感风邪，风性开泄，腠理疏松，故恶风汗出，汗出风邪外泄则恶风可减。

【方药评析】 方中黄芪益气固表为主药，辅以防己通行经络，祛风利湿，白术燥湿健脾，三药相配既能益气固表，又能行肌表之水湿；甘草和中，以助黄芪益气而使卫阳复振，加姜、枣以调和营卫，共奏益气扶表、祛风逐湿之效。诸药共用，使卫阳振奋，运行周身则风湿外达。故服药后出现"如虫行皮中"的感觉，这是卫阳振奋、湿从表解；"从腰下如冰"可知湿欲下行而卫阳尚无力振奋，故当令患者"坐被上，又以一被绕腰以下"，意在温暖助阳，使阳气蒸蒸发越，借微汗以祛除湿邪。

【文献选录】 赵以德：此证风湿皆从表受之，其病在外，故脉浮汗出。……此之身重，乃风湿在表，故不作疼，虚其卫气而湿着为身重，由是以黄芪实卫，甘草佐之，防己去湿，白术佐之。然风湿二邪，独无散风之药何耶？尽汗出知其风已不留，以表虚而风出入乎其间，因之恶风尔。惟实其卫，正气壮则风自退，此不治而治者也。（《衍义》）

徐彬：此言风湿，中有脾气不能运。湿不为汗衰者，又不得泥微发汗之例。谓上条之一身尽疼，邪虽遍体，正气犹能自用，且发热则势犹外出也。假若身重，则肌肉之气湿主之，虽脉浮汗出恶风，似邪犹在表。然湿不为汗解，而身重如故，则湿欲搏风，而风热盛不受搏，反搏肌肉之正气。明是脾胃素虚，正不胜邪，外风内湿，两不相下，故以术甘健脾强胃为主，加芪以壮卫气，而以一味防己，逐周身之风湿。谓身疼发热之湿，邪尚在筋膝，此则正气为湿所痹。故彼用薏苡、炙草靖内，以佐麻、杏所不逮；此反用芪、术、甘为主，协力防己，以搜外之风湿。盖湿既令身重，则虽脉浮汗出恶风，不可以表散也。然姜多而枣少，宜散之意，在其中矣。（《论注》）

尤怡：风湿在表，法当从汗而解，乃汗不待发而自出，表尚未解而已虚，汗解之法不可守矣。故不用麻黄出之肌肤之表，而用防己驱之肌肤之里。服后如虫行皮中，乃从腰下如冰，皆湿下行之征也。然非芪、术、甘草，焉能使卫阳复振，而驱湿下行哉？（《心典》）

吴谦：脉浮，风也，身重，湿也，寒湿则脉沉，风湿则脉浮。若浮而汗不出恶风者，为实邪，可与麻黄杏仁薏苡甘草汤汗之；浮而汗出恶风者，为虚邪，故以防己、白术以去湿，黄芪、甘草以固表，生姜、大枣以和营卫也。（《金鉴》）

【临床应用】 （1）治疗特发性水肿：许建平等[30] 以防己黄芪汤合五苓散治疗特发性水肿，药用防己 12g，黄芪 15g，白术 12g，猪苓 15g，茯苓 30g，泽泻 15g，桂枝 6g，泽兰 15g。若阳气虚甚者黄芪用 30g；阴虚明显者去桂枝加枸杞子 15g；内热盛者去桂枝加丹皮 12g，栀子 9g，7 天为一疗程。治疗前 2 周停用利尿及其他相关药物。结果：治愈 41 例，好转 14 例，无效 3 例，总有效率 94.8%。

（2）治疗癌性腹水：王旺胜[31] 治疗本病 20 例。药用：生黄芪 40g，防己 15g，生白术 30g，茯苓 20g，猪苓 20g，泽泻 20g，桂枝 15g，泽兰 30g，莱菔子 15g，香附 10g，半枝莲 20g，薏苡仁 30g，红花 10g，生姜 15g。每日 1 剂，7 天为一疗程。结果：治愈 5 例，好转 11 例，无效 4 例，总有效率 80%，所有病例在服药期间未发现有不良反应。

（3）治疗肾结石[32]：朱某，女，53 岁。患肾结石 3 个月，伴头晕、乏力、腰酸，曾用利尿排石冲剂治疗未效而来就诊。诊见：面色少华而轻度浮肿，头晕目眩，气短乏力，胸闷心悸，有时小腹隐痛抽掣，左侧腰酸痛。尿常规检查：潜血＋＋＋。B超示：左肾下盏见 4mm 的强光点，后方伴声尾。舌淡红而胖，苔薄白，脉沉细。证属气阴两虚，脾肾双亏，湿热内蕴。治当益气阴补脾肾以治本，利尿排石止血以治标。防己黄芪汤加味：黄芪 40g，防己、牛膝各 12g，白术、生地各 15g，瞿麦、石韦、白茅根各 30g，苘麻子、红枣各 20g，肉苁蓉、生姜各 10g，生甘草 5g。10 剂后面色好转，眩晕、气短、心悸减轻，大便转溏。上方去生地，加桑寄生 20g，威灵仙 30g。续服 10 剂后，随尿排出绿豆样大小结石 1 枚，腰腹痛等症消失，尿常规正常。B超复查示双肾、膀胱未见明显占位，双输尿管未见明显扩张。随访 2 年未见复发。

（4）治疗慢性尿酸性肾病：韩洪[33] 治疗本病 32 例，观察服药前后血尿酸、血肌酐、尿常规检查的变化和 1 年后上述各项指标的变化。药用：汉防己 15g，黄芪 30g，白术 10g，仙灵脾 10g，生薏苡仁 20g，秦艽 10g，泽兰 10g，泽泻 10g，当归 10g，车前子（包煎）10g。每日 1 剂，连服 3 个月。结果：显效 17 例，有效 11 例，无效 4 例，总有效率 87.50％。随访 1 年，17 例显效者维持在原有水平；11 例有效者 4 例维持在原有水平，1 例进入肾功能衰竭期，6 例血肌酐呈缓慢增长趋势；4 例无效者中 1 例进入肾功能衰竭期，其余 3 例仍停留在肾功能不全失代偿期。说明防己黄芪汤加减治疗慢性尿酸性肾病有较好的疗效。

（5）治疗心力衰竭：刘茜等[34] 以防己黄芪汤合真武汤加减治疗气虚血瘀、阳虚水泛型心力衰竭 30 例，药用：防己 10g，黄芪 30g，白术 15g，制附子 10g，茯苓 30g，生姜 15g，益母草 15g，葶苈子 20g，泽兰 15g。疗程 2 周。结果：治疗组总有效率 83.33％，对照组 60％。二者比较无显著差异。但治疗组在改善心率、LVIDs、LVIDd、EF 方面明显优于对照组，其不良反应的发生率及疾病的复发率也明显降低。

（6）治疗类风湿关节炎：陈月[35] 将确诊为类风湿关节炎的 76 例患者随机分为对照组和治疗组，对照组用雷公藤片口服治疗，治疗组加服防己黄芪汤，药用：防己 10g，黄芪 30g，甘草 6g，白术 12g，大枣 4 枚，姜片 3 片。4 周为一疗程，共 4 个疗程。结果：两组在治疗后 4 周及 8 周，临床表现及 ESR、RF、CRP 均有降低；与对照组比较，治疗组在治疗后 4 周及 8 周的疗效均优于对照组。提示防己黄芪汤合雷公藤片治疗类风湿关节炎有较好的疗效，且副反应低于单纯用雷公藤片治疗。

【现代研究】 章韵等[36] 综述了该方的具有抗炎、镇痛、利尿、降血脂、调整免疫、抗凝血、抗动脉硬化、减肥、抗辐射、抗急性肾功能损伤等作用，故该方可广泛用于现代医学的多种疾病，如支气管炎、肺心病、风心病、心衰、高血压病、肝硬化腹水等，尤以治疗风湿病、急慢性肾炎较常见。

【原文】 傷寒八九日，風濕相搏，身體疼煩，不能自轉側，不嘔不渴，脉浮虚而澀者，桂枝附子湯主之；若大便堅，小便自利者，去桂加白術湯主之。（23）

桂枝附子湯方：

桂枝四兩（去皮） 生薑三兩（切） 附子三枚（炮，去皮，破八片） 甘草二兩（炙） 大棗十二枚（擘）

上五味，以水六升，煮取二升，去滓，分温三服。

白术附子湯方：

白术二兩 附子一枚半（炮，去皮） 甘草一兩（炙） 生薑一兩半（切）大棗六枚

上五味，以水三升，煮取一升，去滓，分温三服。一服覺身痹，半日許再服，三服都盡，其人如冒狀，勿怪，即是术、附並走皮中，逐水氣，未得除故耳。

【經義闡釋】 本条论述风湿表阳虚的证治。伤寒八九日，仍见"身体疼烦，不能自转

侧"，说明外邪不解。究其原因主要是风、寒、湿三气合邪、相搏，痹着肌表，经脉不利；"不呕不渴"，表明表邪未传经入里，亦未郁而化热。脉浮虚而涩，"浮虚"为浮而无力，"涩"为湿滞，是表阳已虚而风寒湿邪仍逗留于肌表的征象。故用桂枝附子汤温经助阳，祛风化湿。"若大便坚，小便自利"与第14条"小便不利，大便反快"对应，可见湿未传里。乃服桂枝附子汤后，风邪已去，寒湿未尽，身体尚疼，转侧未便，故用白术附子汤祛湿温经。

历代注家对本条争议较大，有谓本条是论述风湿而见表阳虚，里气调和的证治者；亦有认为本条是论述风湿兼脾虚阳微阴盛的证治者。各有所据，可供参考。

【方药评析】　桂枝附子汤即桂枝汤去酸收之芍药，因其不利于行湿，重用走窜之桂枝解肌祛风，加温阳之附子而成。方中桂枝解肌肉之风邪，附子温经扶阳，散经络之湿邪，更用姜、枣调和营卫，甘草扶中，以达到温经助阳，祛风胜湿之功效，故适用于风湿相搏表阳虚而风偏盛之证。白术附子汤即桂枝附子汤去桂枝加白术组成，以方测证可知此为服桂枝汤后风邪已去，湿邪未尽，故当有身体尚痛、转侧未便之症。该方专为风去湿存，滞留肌表而设。方中白术、附子，逐皮间湿邪，甘草、姜、枣调和营卫，以达温经祛湿之效。

【文献选录】　柯琴：脉浮为在表，虚为风，涩为湿，身体疼烦，表症表脉也；不呕不渴，是里无热，故于桂枝汤加桂以治风寒，去芍药之酸寒，易附之辛热，以除寒湿。若其人大便硬，小便自利者，表症未除，病仍在表，不是因于胃家实，而因于脾气虚矣。盖脾家实，腐秽当自去；脾家虚，湿土失职，不能制水，湿气留于皮肤，故大便反见燥化。不呕不渴，是上焦之化源清，故小便利。濡湿之地，风气当在，故风湿相搏不解也。病本在脾，法当君以白术，代桂枝以治脾，培土以胜湿，土旺则风自平矣。（《伤寒来苏集》）

徐彬：此言风湿有在伤寒后，而兼阴分虚寒者，即当顾其本元，而分别行阳燥湿之法。谓伤寒八九日，正邪解之时，乃因风湿相搏，身体疼烦，不能自转侧，不言热，不言汗，则表邪欲解而热微。使呕且渴，则里有热，而口不呕渴则脉浮，风也，浮而虚涩，寒湿在内而外阳不行也。故以桂枝汤去芍加附以开寒痹，并行通体之风湿，然桂枝所以行营卫而走表者，若大便坚小便自利，是表里无病，病在躯壳，无取治表，即去桂加术，以壮肠胃之气，使燥湿之力从内而出，则风之挟湿而在躯壳者，不从表解而从热化也。故曰其人如冒状勿怪，即是术、附并走皮中云。（《论注》）

钱潢：湿在里，则小便不利，大便反快。大便硬，则湿不在里；小便利，则湿气已去，不须汗泄，故去桂枝。想风湿之后，寒湿之余气未尽，身体尚疼，转侧未便，故仍用去桂枝之白术附子汤也。（《伤寒溯源集》）

朱光被：伤寒八九日，邪当解矣，而不解者，以表阳自虚，而为风湿相搏故也。身疼烦不能转侧，正是风为湿搏之征。但湿邪犯胃必呕，湿阻大肠必渴，今不呕不渴，则邪不在肠胃，而在腠理肌肉之间，故脉浮虚而涩，浮为风，虚涩则湿滞，是惟辛温达表之品，以行阳散邪，而后痹着得解。故用桂枝附子，温行表里之风湿，佐以生姜、甘、枣，以助和中达外之势，通体之风湿俱解矣。若大便坚，小便自利，而见身重烦疼之证，是病又不系风邪，而只是皮中之水寒湿气为患，故即去桂加白术，专温通三焦，令水湿即在皮中而散。如冒状者，正气鼓动，水气亦随而动，正邪相搏，未得胜之象，所谓与术、附并走也。（《正义》）

章楠：以风寒湿邪搏结，故八九日而不能解，身体烦疼，不能自转侧者，以表阳虚而邪闭经络也。不呕不渴，内和无热也。寒湿皆阴邪，以其兼风，故脉浮，以阳气虚而阴邪胜，故浮而虚涩也。以桂枝姜枣通经络，和营卫，附子温脏助阳，甘草和中，不去其邪，而风寒湿自不能留矣。然小便利，大便硬者，何以去桂枝之通经络，而反加白术之燥土耶？盖经络外通营卫，内通脏腑，湿闭经络则腑气不宣，故小便必不利也。今小便利，而体痛不能转侧者，寒湿伤肌肉不在经络也。肌肉属脾，由脾阳，不能温肌肉而输津液，寒湿得以留之，良以脾主为胃行津液者也，津液不输，则肠胃枯燥而大便硬，是阳虚而气不能化液，即所谓阴结也。故以术合附子大补脾阳以温肌肉，肌肉温而湿化矣。去桂枝，则津液不随辛散而外走，即内归肠胃而大便自润也，药改一味，其妙理有如此者……。（《医门棒喝二集》）

【临床应用】（1）治疗雷诺病：喻红兵等[37] 以桂枝附子汤加味治疗本病 32 例，药用：桂枝 15g，熟附片 10g，当归 20g，赤白芍各 15g，川芎 15g，黄芪 30g，杜仲 10g，鸡血藤 20g，茯苓 15g，陈皮 10g，干姜 5 片。每日 1 剂，水煎分 2 次服，连服 15 剂为一疗程，连续治疗两个疗程。结果：治愈 23 例，显效 5 例，无效 4 例，总有效率 88%。

（2）治疗心肌炎[38]：张某，女，38 岁，教师。以心悸、头昏、畏寒、乏力 1 年就诊。心电图示：室性期前收缩，Ⅰ度房室传导阻滞。心率 63 次/分，室性期前收缩 4～5 次/分。西医诊为病毒性心肌炎。常用肌苷、辅酶 A、三磷酸腺苷等药。患者舌淡紫，苔白，脉细弱。证属心阳不振，气虚血瘀。拟温阳益气，活血化瘀。予桂枝附子汤加党参 15g、丹参 15g、川芎 12g、炒瓜蒌 12g、山苦参 12g、五味子 5g。服 15 剂，诸症均减，心电图示房室传导阻滞及早搏消失。

（3）治疗多发性神经炎[38]：崔某，女，44 岁。近半月余来自觉两上肢发冷，伴有手套感，手指麻刺疼痛，肌力减弱。外院诊为多发性神经炎。予泼尼松、维生素 B_1、B_{12} 等治疗无效。观其舌黯淡，脉细弱。证属脾肾阳虚，气血失养。拟桂枝附子汤加党参 12g、炙黄芪 30g、白术 20g、当归 12g、丹参 15g、鸡血藤 30g、补骨脂 12g、菟丝子 12g。服 5 剂，上肢渐温，且感较前有力。上方加地鳖虫 12g、片姜黄 12g。再进 5 剂，手指不适感亦渐消失。

（4）治疗寒湿痹证：吴洋等[39] 治疗本病 220 例。药用：附片 15g，桂枝 15g，杭芍 15g，防风 15g，细辛 3g，川芎 15g，独活 15g，羌活 15g，怀牛膝 15g，海桐皮 10g，海风藤 15g，淫羊藿 15g，薏苡仁 15g，生姜 15g，大枣 10g，甘草 10g。其中附片用开水先煎 2 小时后，再放入其他药味同煎 30 分钟即可服用，每日 1 剂，温分 3 服。10 天为一疗程，连服两个疗程。结果：临床痊愈 44 例，显效 90 例，有效 66 例，无效 20 例，总有效率为 91%。

（5）治疗痛风性关节炎：邱联群等[40] 将本病 50 例随机分为治疗组 34 例，对照组 16 例。治疗组用桂枝附子汤加减：桂枝 12g，制附子（先煎）12g，麻黄 10g，白术 20g，细辛 6g，白芥子 20g，胆南星 6g，土茯苓 30g，姜黄 12g，豨莶草 30g。水煎，1 剂/日，早晚服用。对照组用服用西药别嘌醇 0.1g，2～3 次/日；美洛昔康 1 次/日，每次 7.5mg。两组均以半个月为 1 个疗程，治疗 1～2 个疗程。结果：治疗组治疗前后的血尿酸、血沉水平差异值与对照组相比较有显著性差异（$P < 0.05$），治疗组总有效率 91.2%；对照组总有效率 81.2%。

（6）治疗心悸[41]：罗某，女，77 岁，以心悸、眩冒 1 周余就诊。患者于 1 年前被诊为窦性心律不齐，偶发室性期前收缩，安装了心脏起搏器。此后常感心悸，自汗，轻微运动即觉呼吸困难。近 1 周来心悸加重，频感头昏。心电图检查示：频发性室性期前收缩，心脏起搏器工作正常。多次用西药治疗，效果不佳。诊见：家属搀扶而至，慢性病容，头下垂，低至胸前，不愿抬起，精神萎靡，面色萎黄，闭目懒言，乏力少气，语声低微，触之躯干及四肢潮湿而凉，手指淡紫，口唇发绀，舌淡紫、苔薄白，脉结代。中医诊断为心悸，证属心气不足，心阳不振。治以温通心阳、益气复脉。桂枝附子汤加味。处方：桂枝 9g，升麻、柴胡、炮附子（另包，先煎）各 6g，炙甘草 16g，薏苡仁、黄芪各 20g，茯苓 25g，丹参、川芎、车前子（布包）、山药各 15g，陈皮、木香、党参各 10g。每天 1 剂，水煎，分 3 次服。并嘱家属随时关注病情变化，如有加重，立即就诊。3 日后症状微有好转，药见效机，前方续进 17 剂，诸症悉平。

（7）治疗风湿痹证：刘锦龙等[42] 治疗风湿痹证 87 例。药用：制附子 15g（先熬 30 分钟），炒白术 20g，生姜 10g，大枣 12 枚，甘草 6g，桂枝 12g，黄芪 20g。每日 2 次，15 天为一疗程，平均约 2～3 个疗程。结果：显效 43 例，好转 29 例，临床缓解 12 例，无效 3 例，总有效率 96.56%。

（8）桂枝附子汤治疗关节炎的疗效和应用思路：其达到疗效的时间与水杨酸制剂相近；对腰膝痛、坐骨神经痛、产后痹痛属于气血凝滞、风寒湿痹者疗效较佳；对真心痛、低血压、心动过缓、心肌炎有很好的疗效。对寒疝、阳痿早泄、小儿虚寒泄泻、虚寒喘咳、虚寒关节痛、虚寒呕吐、虚寒腹痛、胃痛的临床治疗研究也有相关的报道[43]。

（9）白术的双向调节作用及配伍：李晨辉[44] 总结了白术具有双向调节作用的有趣现象：少量时可健脾燥湿而有止泻之功效，大量时则可健脾行津液而有润肠的作用。故凡是属于外感风湿兼脾虚的，无论兼见便秘还是便溏，白术皆可应用。此外，白术性情温和，以其治皮间水气，多配伍辛甘发散之药，如表实者配以麻黄；表虚者伍以附子，方能显其用。

【现代研究】 （1）抗炎作用：实验研究表明，桂枝附子汤对类风湿关节炎具有抗炎作用，其机制可能与免疫反应和一些化学介质的作用有关，并可避免皮质醇及非皮质醇类抗炎药的显著不良反应；对氧化苦接触性皮炎（迟发型超敏反应）有抑制作用；对于高岭土-角叉菜胶诱发的足水肿（急性渗出性炎症模型）有显著抑制作用，而对右旋糖酐诱发的足水肿无影响[45]。

（2）镇痛作用：通过对附子汤、桂枝附子汤、芍药甘草汤镇痛作用的比较研究，证明桂枝附子汤有明显的镇痛作用，尤其对热刺激致痛、醋酸致痛作用明显[44]。

【原文】 風濕相搏，骨節疼煩掣痛[①]，不得屈伸，近之則痛劇，汗出短氣，小便不利，惡風不欲去衣，或身微腫者，甘草附子湯主之。（24）

甘草附子湯方：

甘草二兩（炙）　白術二兩　附子二枚（炮，去皮）　桂枝四兩（去皮）

上四味，以水六升，煑取三升，去滓。溫服一升，日三服。初服得微汗則解，能食，汗出復煩者，服五合。恐一升多者，服六七合為妙。

【词语注解】 ①掣痛：掣（chè）牵拉之意。掣痛，即牵引作痛。

【经义阐释】 本条论述风湿表里阳气俱虚的证治。风与湿邪互相搏结于表，与上条比较，上条身体疼痛、不能转侧是风湿侵入，仅限皮肤肌肉，而本条"骨节疼烦掣痛，不得屈伸，近之则痛剧"，说明病情较上条为剧，是风湿之邪已由肌肉流注关节。表阳虚，卫外不固，故"汗出、恶风不欲去衣"；里阳虚膀胱气化不行，则"小便不利"；小便不利，湿胜浸淫于肌表，则"身微肿"；阳虚气不摄纳则"短气"。综合上述证候，皆由风湿病表里阳俱虚，治用甘草附子汤辛温扶阳，祛风散寒除湿。

【方药评析】 本方重用桂枝祛散风邪，通阳化气，与炙甘草合用散风邪而助阳；附子温经助阳，白术健脾燥湿，二者合用以祛表里之湿。诸药共享，使表里阳气振奋，风湿之邪从微汗而解。以甘草冠名，取甘草甘平和缓，可缓和药力，能使逗留关节之湿邪得以尽去，为风湿病表里阳气俱虚而设。因本证表里阳气皆虚，故服药时要注意因人、随证、尤其要根据药后出汗的多少而调整剂量，意在微汗而不致过汗。方后注中"恐一升多者，服六七合为妙"，宜置于"温服一升，日三服"后于理可通。即一般情况，一日服三次，每次服一升；如果情况特殊，恐前剂量偏大者，亦可每次服六七合。若服后出现汗出、心烦的，其量则应减至五合。

桂枝附子汤、白术附子汤与甘草附子汤三方，均具温阳化湿功效，同治风湿阳虚证，但由于配伍不同，又各有偏重。如桂枝附子汤治风气偏胜，以身体疼烦为主症，故重用桂枝祛风；白术附子汤治湿气偏盛者，以沉重不能自转侧为主症，兼见大便坚、小便不利，治用白术、附子并走皮中，剂量减半；甘草附子汤治风湿两胜，以骨节疼痛剧烈，兼汗出恶风、小便不利，故桂、术、附并用。前二者仅是表阳虚，而后者则表里阳气俱虚。

【文献选录】 赵以德：……然此证较前条更重，且里已受伤，曷为反减去附子耶？前条风湿尚在外，在外者利其速去。此条风湿半入里，入里者妙在缓攻，仲景正恐附子多则性猛且急，骨节之窍未必骤开，风湿之邪岂能托出，徒使汗大出而邪不尽耳。君甘草者，欲其缓也，和中之力短，恋药之用长也。此仲景所以前条用附子三枚者，分三服，此条止二枚者，初服五合，恐一升为多，宜服六七合，全是不欲尽剂之意。学者于仲景书有未解，即于本文中求之自得矣。(《二注》)

徐彬：此言风湿有痹甚而痛多者，谓风湿相搏，以致骨节疼烦掣痛，甚乃风入增劲，不能屈伸，近之则痛剧，是骨肉皆痛，痛极而痹矣。因而外湿汗出，内湿短气，气不宣化而小便不利，且复内虚恶风不欲去衣，形为风气所鼓而微肿，则寒湿胜而阳不行，故以术附甘壮其肠胃之气，而以桂枝大行其阳。此与前去桂加白术汤，彼以不呕不渴，大小便如常，故去桂但将姜枣以宣其上焦之气，使仗附子大力而行其湿。此则内外骨肉无往不痹，非姜枣所能宣通，故不用姜枣加桂枝，谓行营卫之气而开其痹着，非此不能耳。(《论注》)

沈明宗：此阳虚邪盛之证也。风湿伤于营卫，流于关节经络之间，邪正相搏，骨节疼烦掣痛，阴血凝滞，阳虚不能煦，故不得屈伸，近之则痛剧也。卫阳虚而汗出，里气不足则短气而小便不利，表阳虚而恶风不欲去衣，阳气伤滞，故身微肿。然表里阴阳正虚邪实，故用甘、术、附子助阳健脾除湿，固护而防汗脱，桂枝宣行营卫，兼去其风，乃补中有发，不驱邪而风湿自除。盖风湿证须识无热自汗，便是阳气大虚，当先固阳为主(《编注》)

尤怡：此亦湿胜阳微之证，其治亦不出助阳散湿之法，云得微汗则解者，非正发汗也，阳复而阴自解耳。夫风湿在表，本当从汗而解，麻黄加术汤、麻黄杏仁薏苡甘草汤其正法也；而汗出表虚者，不宜重发其汗，则有防己、黄芪实表行湿之法，而白术、附子则又补阳以为行者也；表虚无热者，不可遽发其阳，则有桂枝、附子温经散湿之法，而甘草、附子则兼补中以为散者也。即此数方，而仲景审病之微，用法之变，盖可见矣。(《心

典》)

【临床应用】 治疗膝骨关节炎。邓伟[46] 将100例患者随机分为两组，治疗组予以甘草附子汤内服，药用：炙甘草6g，熟附子9g，白术12g，桂枝9g。日服1剂，对照组予以扶他林（双氯芬酸钠）缓释片口服，日服1次，每次75mg，连服两周。结果：两组均可明显缓解疼痛，改善患者最大步行距离，提高患者日常生活能力，治疗组总有效率为92%，对照组总有效率为88%。两组患者治疗前后症状和体征积分对比，均有极显著差异（$P < 0.01$），治疗后明显优于治疗前。

【现代研究】 辜学敏等[47] 观察了甘草附子汤原方及其不同配伍对佐剂性关节炎模型大鼠的预防治疗作用，以及对红细胞超氧化物歧化酶（SOD）、全血谷胱甘肽过氧化物酶（GSH-PX）活性、血浆丙二醛（MDA）、血清一氧化氮（NO）含量的影响。结果：全方及各配伍组均能显著抑制模型大鼠的关节炎，使佐剂性关节炎（AA）大鼠过高的MDA、NO降低，使已降低的SOD、GSH-PX升高。提示：甘草附子汤对大鼠佐剂性关节炎有治疗作用，此作用可能与其降低脂质过氧化，恢复抗氧化酶活性，抑制致炎因子NO的合成等有关，且在抗氧化方面全方组疗效明显优于任何一组配伍。

第三节 暍 病

【原文】 太陽中暍①，發熱惡寒，身重而疼痛，其脉弦細芤遲。小便已，灑灑然毛聳②，手足逆冷，小有勞，身即熱，口開③，前板齒④燥。若發其汗，則惡寒甚；加溫針，則發熱甚；數下之，則淋甚。（25）

【词语注解】 ①暍：音谒，《说文解字》：伤暑也；《玉篇》：中热也。

②洒洒然毛耸：形容小便后洒渐寒战的样子。

③口开：谓暑热内扰，气逆作喘。

④板齿：即门齿。

【经义阐释】 本条论述中暍的主要脉证及其误治变症。中暍即中热，是夏季伤暑病。暑为六淫邪气之一，其伤人亦邪犯太阳，故为太阳中暍。由于邪犯太阳，故"发热恶寒"；暑多夹湿，湿性重着，痹着肌腠，则身体沉重而疼痛；暑为阳邪，性升散而多汗，易耗气伤津，可见弦、细、迟、芤四脉，由于患者素质强弱和受邪轻重各有不同，故弦、迟、细、芤四脉未必并见。太阳内应膀胱，外应皮毛，小便后阳气下泄，故见"洒洒然毛耸"；阳气为暑邪所伤，不能外达于四肢，则手足厥冷；津气两伤，体力已弱烦劳则张，故稍有劳作即身热气喘；阴津不足，不能上润口舌，故见门牙干燥。此为外感暑热，耗气伤津所致，治当以清暑益气生津为主。若医者不识，见有表证而贸然发汗，势必益虚其表，致恶寒加重；或误用温针以散表寒，则更助暑邪，两热相得，必使热势益剧；如反复攻下，致膀胱液涸气郁，则小便淋沥加甚。

综上可知，暑病有汗、下、温针之禁。由于本条无治法，后世主张以清暑益气生津为治。李东垣、王孟英的清暑益气汤可选择应用，前者清暑益气，升阳除湿，对元气本虚之伤于暑湿有一定的疗效；后者重在益气养阴生津，偏于凉润，适用于暑热耗伤气阴之证。《金匮玉函要略述义》认为加一味香薷于润补方中，亦可取法。

【文献选录】 程林：《内经》曰：先夏至为病温，后夏至为病暑。又曰：热病者，皆伤寒之类也。以其太阳受病，与伤寒相似，亦令发热恶寒，身重而疼痛也。《内经》曰：

寒伤形，热伤气。气伤，则气消而脉虚弱，所以弦细芤迟也。小便已毛耸者，阳气内陷，不能卫外，手足亦逆冷也。劳动则扰浮阳，故小劳身即热也。《内经》曰：因于暑汗，烦则喘喝。故热盛则口开，口开则前板齿燥也。发汗虚其阳，则恶寒甚。温针动火邪，则发热甚。下之亡津液，则淋甚也。（《直解》）

魏荔彤：太阳主表，六淫之邪，必先中之，故曰暍亦为太阳病。虽所受之邪不同，而所感之分则同也。发热者，客邪在表。恶寒者，热甚于里也。身重而疼痛者，挟湿则身重，挟寒则疼痛也。诊之其脉弦细，弦者寒在表也，细者热挟湿也。再见芤迟，芤者中气之虚，迟者腹中之寒。合脉证而谛之，而中暍之病可识矣。再征之于余症，小便已洒洒然毛耸，太阳之表有邪，则膀胱腑应之，小便时气动于膀胱，必连及于皮毛，洒洒然恶风寒之状也。再验之于手足逆冷，内热极而寒见于四末，且内热为寒湿所郁，其气阻而不宣，亦可逆见手足，皆内热外寒之象也。小有劳身即热，热病阴虚，动则生阳也。口开前板齿燥，热盛于内，欲开口以泄其气，气出而内热熏灼于板齿则齿燥也。此全为内热炽盛之证。若单感暍邪者，内外俱是阳邪。若兼感寒湿者，内为阳邪，而外为阴邪，非兼治其内外，不为功也。若发汗以治其外，则内热不除，表气益虚，恶寒必更甚也。或加温针，则热益以热，发热不可消息也。数下之则表证未解，内热不能宣通于表，反使热势下趋，寒湿之气，亦随之入里，气化阻滞，小便必不利而淋必甚也。是皆非治暍病之法也。治法详后节。（《本义》）

尤怡：中暍即中暑，暑亦六淫之一，故先伤太阳而为寒热也。然暑，阳邪也，乃其证反身重疼痛，其脉反弦细而迟者，虽名中暍，而实兼湿邪也。小便已，洒洒毛耸者，太阳主表，内合膀胱，便已而气馁也。手足逆冷者，阳内聚而不外达，故小有劳，即气出而身热也。口开前板齿燥者，热盛于内而气淫于外也。盖暑虽阳邪，而气恒与湿相合，阳求阴之义也。暑因湿入，而暑反居湿之中，阴包阳之象也。治之者一如分解风湿之法，辛以散湿，寒以清暑可矣。若发汗则徒伤其表，温针则更益其热，下之则热且内陷，变证随出，皆非正治暑湿之法也。（《心典》）

唐宗海：此节以弦细芤迟之脉为主，言其人素虚而骤得此热暍之病也。故以汗下温针为戒。（《补正》）

【原文】 太陽中熱者，暍是也。汗出惡寒，身熱而渴，白虎加人參湯主之。(26)

白虎加人參湯方：

知母六兩　石膏一斤（碎）　甘草二兩　粳米六合　人參三兩
上五味，以水一斗，煮米熟湯成，去滓。溫服一升，日三服。

【经义阐释】 本条论述暍病气津两伤的证治。太阳中热即中暍，是感受暑热而引起太阳表证。因暑热熏蒸，迫津外泄故汗出过多；多汗则卫气虚弱，腠理疏松，故恶寒，此非太阳表证未解，亦非阴阳两虚，而是阳明里热太盛，汗出过多恶寒，与《伤寒论》白虎加人参汤证的"时时恶风"或"背微恶寒"之机制相同。因里热太盛，故全身发热；热甚则津液受损，故口渴而引饮。治用清暑热、益气津之白虎加人参汤。

本条应以汗出、口渴为主要辨证要点，按《伤寒论》白虎汤应用之法，"其表不解者，不可与白虎汤，渴欲饮水，无表证者，白虎加人参汤主之"可知，表证存在是使用白虎汤的禁忌。以方测证，本证还可见心烦、尿赤、口舌干燥、倦怠少气、脉虚等常见症状。

【方药评析】　方用石膏之辛寒以清内郁之热，知母之苦寒凉润以滋内耗之阴；因热邪伤气烁津，故加人参以益气生津，又佐粳米、甘草之甘益胃生津，共成清热祛暑，益气生津之效。后世李东垣创立清暑益气汤，亦本此意。

【文献选录】　尤怡：中热亦即中暑，暍即暑之气也。恶寒者，热气入则皮肤缓，腠理开，开则洒然寒，与伤寒恶寒者不同。发热汗出而渴，表里热炽，胃阴待涸，求救于水，故与白虎加人参以清热生阴，为中暑而无湿者之法也。（《心典》）

吴谦：汗出恶寒，身热而渴，颇似太阳温热之病，但温热无恶寒，以热从里生，故虽汗出而不恶寒也。中暍暑邪，由表而入，故汗出恶寒也。究之于脉，温热之浮，浮而实，中暍之浮，浮而虚，以暑热伤气也。究之于渴，温热之渴，初病不过饮，中暍之渴，初病即大引饮也。（《金鉴》）

黄元御：暑热而感风寒，其名曰暍。内热熏蒸，是以汗出。表邪束闭，是以恶寒。暑伤肺气，津液枯燥，是以身热而渴。白虎加人参汤，白虎清金而补土，人参益气而生津也。（《悬解》）

【临床应用】　（1）治疗中暑神昏[48]：王某，男，36岁。酷夏烈日中作业，猝然昏不知人，高热气粗如喘，大汗而足冷，牙关紧闭，不抽搐，工友即予捏刺人中，15分钟后牙关紧闭已松，然高热不退，神志昏糊，不语，气息粗喘，汗出较多，口唇干燥，舌红，苔薄黄少津，脉数大而重按无力。此乃暑天炎热，在外作业，暑热内迫，燔灼阳明，闭窍耗液，正如《幼科要略·三时伏气外感篇》中云："夏令受热，昏迷若惊，此为暑厥，即热气闭塞孔窍所致"。故投白虎加人参汤以清暑泄热，益气生津。处方：西洋参10g，生石膏（先煎）80g，肥知母15g，粳米30g，甘草6g，水煎服。另灌服安宫牛黄丸1粒，1剂后身凉、脉静、汗止、神清，然频欲饮水，原方再投1剂而愈。

（2）治产后发热[48]：袁某，女，26岁，农民。产后3日即感寒热，先后予以桂枝汤、小柴胡加桂枝汤1周有余，其恶寒虽却，但热势有增无减，诊见蒸蒸大热，体温40.5℃，汗出涔涔，面色赤热，神志时清时昧，昏时乱语，清时自觉头痛，心中懊恼，欲吐无物，口干欲饮。舌质红偏绛，苔黄欠津，脉洪数而重按少力。此为产褥热，乃产后百脉空虚，邪乘虚而入，郁而化热，恋于阳明气分，耗阴伤气，且有内传心包之危。急以白虎加人参增味：石膏（先煎）、粳米各60g，赤芍12g，肥知母、甘草各6g，白条参（别煎兑冲）、山栀、淡竹叶各10g，生地黄8g。2剂后身热渐退，体温38.1℃，神志已清，汗出亦收大半。原方去生地，再进3剂，诸症悉平。然面色黄而乏华，神疲乏力，口干不多饮，脉细弱无力，再以八珍汤调补1周而病愈。

（3）治疗糖尿病：游龙等[49] 将80例2型糖尿病患者随机分为治疗组和对照组各40例，治疗组口服白虎加人参汤（由知母、石膏、人参、粳米组成，采用韩国煎药机煎取包装，200ml/袋），1袋/次，2次/日，温服；同时予格列吡嗪5mg/次，1次/日，早餐前30分钟口服，根据血糖水平调整用量，最大剂量20mg/d，当每天剂量超过15mg时，分3次口服。对照组仅口服格列吡嗪片，用量和用法同治疗组。2组患者在治疗期间采用饮食和运动治疗，并戒烟酒，治疗4周后观察疗效。结果：治疗组空腹和餐后2小时血糖、治疗组空腹及餐后1小时C肽、治疗组空腹及餐后1小时胰岛素与治疗前比较及与对照组比较均差异显著。陆汉军等[50] 以常规强化胰岛素配合白虎加人参汤加减方治疗糖尿病酮症酸中毒15例，中药药用：石膏30g（先煎），知母30g，人参10g（先煎），天花粉15g，山药 30g，生地黄 30g，葛根 30g。每日 1～2 剂，水煎取汁多次温服，7 天为一疗程。结果：痊愈 8 例，有效 4 例，无效 3 例，总有效率 80％。

（4）治疗肿瘤性发热：黄智芬[51] 将 60 例患者随机分成治疗组与对照组各 30 例，治疗组应用白虎加人参汤加味，药用：石膏 30～40g，知母 10g，甘草 6g，天花粉 15g，太子参 30g，地骨皮 12g，枳壳 12g，麦芽 12g，芦根 15g，银柴胡 10g，苍术 10g，并随症加减。对照组应用消炎痛（吲哚美辛）栓治疗作比较观察。结果：治疗组与对照组总有效率分别为 83.3％、63.4％（P＜0.01）。退热时间上治疗组与对照组平均起效时间分别为 1.5 天、3.5 天（P＜0.01）。提示白虎加人参汤具有益气健脾、解毒透热功效，可扶正固本，增强人体抵抗能力，有利于癌症患者的康复和提高疗效。

（5）治疗焦虑症[52]：患者，女，59 岁。数月来情绪焦躁不安，西医诊为焦虑症，并给予多种抗焦虑药物，疗效欠佳。后经中医治疗给予疏肝、清心养心方剂亦未见效。诊见患者烦躁不宁，眠差，口干欲饮，便干，舌质略红，苔薄黄，脉滑略数。细询病史，半年前曾感冒风寒，治疗后虽缓解却添此疾。证属风寒久羁，内郁化热，扰动心神，予白虎加人参汤，处方：生石膏 60g，人参 6g，知母 12g，粳米 15g，甘草 9g。日 1 剂，水煎分 3 次饭后服用。二诊时，烦躁大减，睡眠安稳，舌中黄苔基本消退，大便日行 1 次，效不更方，石膏剂量更为 45g，余药不变，续服 3 剂，诸羔悉除，随访半年，未复发。

【现代研究】 （1）实验研究：覃文玺等[53] 通过实验研究观察了白虎加人参汤对严重烧伤大鼠血浆中心肌钙蛋 T（cTnT）的含量，光镜观察心肌组织形态结构变化。结果：各组肌钙蛋白水平伤后 12 小时达到峰值，伤后 24 小时仍现增高水平。空白组伤后各时相血浆的肌钙蛋白含量明显高于白虎加人参汤治疗组及西药卡托普利对照组（P＜0.01），白虎加人参汤治疗组及西药对照组之间对比无显著性差异（P＞0.05）。镜下显示白虎加人参汤及西药组均较空白组的心肌损伤轻。提示：白虎加人参汤和卡托普利在烧伤后早期应用，均能有效地降低血浆中肌钙蛋白的含量，对严重烧伤造成的心肌损害具有保护作用。

（2）应用研究：韩非等[54] 综述了白虎加人参汤的应用进展。近年来应用本方加减在糖尿病、顽固性发热病、口腔和咽喉干燥症、败血症、顽固性外阴瘙痒、皮肤病、饥饿症等临床疾病取得了较好的疗效。但由于临床应用中的病例多为小样本资料，可比度较低；同时，各处方中相同药物的剂量也各不相同；其对不同实验和临床不同疾病的关系如何，这些都有待于今后的实验研究和临床研究。

【原文】 太陽中暍，身熱疼重，而脉微弱，此以夏月傷冷水，水行皮中所致也。一物瓜蒂湯主之。（27）

一物瓜蒂湯方：

瓜蒂二十個

上剉，以水一升，煮取五合，去滓，頓服。

【经义阐释】 本条论述伤暑夹湿的证治。暑为阳邪，其性炎热，侵犯人体则身热；暑多夹湿，湿性重浊，暑湿犯表故身痛而沉重；暑伤气，气血运行无力则"脉微弱"。究其致病原因，多以夏月贪凉取冷，以致影响气机，遏抑汗液排泄而成，治当清暑散湿，治宜一物瓜蒂汤去湿散水。

【方药评析】　瓜蒂味苦性寒，可宣散水湿，兼以清热，《神农本草经》载其"主大水、身面四肢浮肿，下水"。可见，瓜蒂既能宣发上焦，又可行水化湿，用之意在开泄腠理，宣通阳气，使湿邪得除，暑热自解。

本方是否能治暑邪夹湿之中暍，历代医家颇有争议。如陆渊雷指出"主一物瓜蒂汤药不对症"（《今释》）；丹波元简认为"此方与证不对恐是出错"（《辑义》）。但据本条以身疼重为特点，"夏月伤冷水"为病因，"水行皮中"为病机，显然属于暑病夹湿，湿遏暑伏。此用瓜蒂宣泄湿邪，实为暑热夹湿之证立一治法。此外应注意瓜蒂虽功擅长散水湿，但内服常可致涌吐，当慎用。

【文献选录】　程林：脉虚身热，得之伤暑，此证先中于热，再伤冷水，水气留于腠理皮肤之中，则身热疼重也。与瓜蒂汤以散水气。（《直解》）

尤怡：暑之中人也，阴虚而多火者，暑即寓于火之中，为汗出而烦渴；阳虚而多湿者，暑即伏于湿之内，为身热而疼重，故暑病恒以湿为病，而治湿即所以治暑。瓜蒂苦寒，能吐能下，去身面四肢水气，水去而暑无所依，将不治而自解矣。此治中暑兼湿者之法也。（《心典》）

吴谦：太阳中暍之症，身热而倦者，暑也。身热疼重者，湿也。脉微弱者，暑伤气也。以此证脉揆之，乃因夏月中暑之人，暴贪风凉，过饮冷水，水气虽输行于皮中，不得汗泄所致也。此时即以香薷饮、大顺散汗之，可立愈矣。若稍缓，水气既不得外泄，势必内攻于中而作喘肿胀矣。喘则以葶苈大枣汤，肿胀则以一物瓜蒂汤下之可也。（《金鉴》）

唐宗海：其瓜蒂汤则又单利湿之一法，玩仲景言外之旨，明明示人清热利湿之两端，从此两法推广，而暑之变证、兼证，皆可识矣。（《补正》）

【临床应用】　治太阳中暍。予治新北门永人隆板箱店顾五郎，亲试之。时甲子六月也，予甫临病者卧榻，病者默默不语，身重不能自转侧，诊其脉则微弱，证情略同太阳中暍，独多一呕吐，考其病因，始则饮高粱酒大醉，醉后口渴，继以井水浸香瓜五六枚，猝然晕倒。因恋酒性外发，遏以凉水浸瓜，凉气内薄，湿乃并入肌腠，此与伤冷水、水行皮中正复相似。予乃使店友向市中取香瓜蒂四十余枚，煎汤进之，入口不吐。须臾尽一瓯，再索再进。病者即沉沉晕睡，遍身微汗，迨醒而诸恙悉愈矣[55]。

小　结

本篇所论痉、湿、暍三病，均由外感所致，病始于太阳，与伤寒有相似之处，但又各有特点，故此三病，除见于《伤寒论》外，又列于本书总论之后，作为论述杂病的开始，具有伤寒与杂病的中介性质。

痉病病在筋脉，以证名病，以颈项强急、卒口噤、背反张为主症。《素问·至真要大论》说："诸痉项强，皆属于湿；诸暴强直，皆属于风"。《金匮》本篇认为外感风寒，邪阻筋脉可致痉；津血耗伤，筋脉失养更易致痉。在分类上有太阳痉病与阳明痉病：感受风邪之柔痉，症见发热，汗出，不恶寒，身体强几几，脉沉迟，宜滋养津液，解肌祛邪，方用栝蒌桂枝汤；若感受寒邪者为刚痉，症见发热，无汗，恶寒，小便反少，气上冲胸，口噤不得语，宜发汗祛邪，升津舒筋，方用葛根汤。若邪入阳明，热盛致痉，以胸满口噤，卧不着席，脚挛急，齘齿等为主症，治宜通腑泄热，急下救阴，使热除则痉止，可与大承气汤。总之，痉病之治，在散表清里时，必须兼顾津液，此为治痉的重要原则。

湿病有外湿、内湿之分，本篇所论重在外湿。外湿多兼风、兼寒、夹热；内湿可从寒化或热化。由于湿性黏腻重浊，易流注关节，故外湿以关节疼痛而烦，或一身尽疼、酸重为主症。内湿易伤脾胃，以小便不利、便溏为主症。湿病治法，外湿宜微汗，内湿宜利小便，但发汗利小便又密不可分。此外治湿又当注意忌大汗、禁攻下、禁火攻，否则不但使湿邪未除，还可产生变证或危候。对于寒湿于表实者，以身烦疼为主症，可与麻黄加术汤发汗利湿；风湿表实者，症见身疼发热日晡所剧者，可与麻黄苡甘汤清宣利湿。风湿表虚以脉浮，身重，汗出，恶风为主症，主以防己黄芪汤益气行湿。风湿表阳虚风偏盛者，治以桂枝附子汤；湿偏盛者，主以白术附子汤温经逐湿。风湿表里阳气俱虚，风湿俱盛，当用甘草附子汤助阳祛风化湿。至于雾露伤于肌表的轻证，可"纳药鼻中则愈"。

　　喝病是外感暑热之邪的热性病，病初从表开始，故有太阳中喝之名，此与烈日下远行，猝然昏倒的中暑有别。临床症见发热恶寒太阳表证，又可有身重之夹湿证，以及手足逆冷、口开齿燥、脉弦细芤迟的气阴两虚证。故在治疗上，若由暑热气津两伤所致，宜白虎加人参汤清暑益气；若见暑病夹湿，治宜解表逐湿，至于一物瓜蒂汤能否治暑湿，尚等验证，学者可识其证而不泥其方。篇中关于喝病论述，虽仅3条原文，但已具备灼伤气津和暑病夹湿的脉证治法，开后世温病学治暑病的先河。

　　附：痉病、湿病、喝病内容归纳表。

痉病内容归纳表

病名含义	痉病是由阴津亏损，外感风邪，筋脉失养引起的筋脉强急的一类疾病。			
病因病机	由各种原因导致阴津亏损，复加外感风邪（包括风寒）阻滞经脉，使筋失养，失去正常的柔和状态，变为劲急强直，发为痉病。仅有较严重的阴津亏损亦可成痉			
主　症	颈项强急，背反张，口噤，脉紧而弦			
分类	刚痉	由风寒引发，（兼）有发热、无汗、恶寒等表实证		
	柔痉	由风邪引发，（兼）有发热、汗出、恶风等表虚证		
治则	解表养阴，生津止痉			
证治		症　状	治　法	方　药
	刚痉欲发证	太阳病，无汗而小便反少，气上冲胸，口噤不得语	生津发表	葛根汤
	柔痉证治	太阳病，其证备，身体强，几几然，脉反沉迟	生津清热，解肌发表	瓜蒌桂枝汤
	里热伤津成痉	胸满口噤，卧不着席，脚挛急，必龄齿	泻热存阴	大承气汤

湿病内容归纳表

含　义	湿病是以病因命名的病。有内湿和外湿之分
病因病机	感受外来湿邪，病在肌肉关节，但往往夹风或夹寒邪；内湿多因脾胃健运失职，水湿内停
主　症	关节疼痛而烦，脉沉细，小便不利，大便反快（湿热熏蒸者还有身色如熏黄证）
治　则	微发汗（外湿），利小便（内湿）
治　禁	大汗、攻下、火攻

续表

分类证治			症　状	治　法	方　剂
	虚证证治	表气虚	脉浮，身重，汗出（后）恶风	益气除湿	防己黄芪汤
		表阳虚	风湿相搏，身疼烦，脉浮虚而涩（或兼恶寒、自汗）	温阳化气除湿	桂枝附子汤
		里阳虚	大便坚，小便自利	健脾化气除湿	白术附子汤
		表里阳虚	骨节疼烦，掣痛，不得屈伸，近之则痛剧，汗出短气，小便不利，恶风不欲去衣或身微肿	温经除湿	甘草附子汤
	表实证治	风湿证	一身尽疼，发热，日晡所剧（或呈游走性痛）	祛风除湿	麻杏苡甘汤
		寒湿证	湿寒身疼烦（兼发热，恶寒，无汗）	解表除湿	麻黄加术汤
		寒湿在上	身疼发热，面黄而喘，头痛鼻塞而烦，脉大	宣泄寒湿	纳药鼻中
治禁	忌大汗、忌早下、忌火攻				

暍病内容归纳表

含义	暍病是夏天感受暑热时邪引起的疾病。后世称为感暑或伤暑				
病因病机	病因为感受暑热之邪，但可夹湿，初起多在卫分有表证，但很快出现气分症状，而且容易伤气伤阴				
主症	热盛、汗多、口渴喜饮，脉虚				
分类证治	分　类		症　状	治　法	方　剂
	表证期		发热恶寒，身重疼痛，脉弦细或芤迟。（暑热夹湿）	解暑除湿	原文无方，可参考后世香薷饮加减
	气虚证		兼短气、体倦、洒洒然毛耸、手足逆冷等症	清暑益气	可用李东垣清暑益气汤
	气阴两虚		兼短气、汗多口渴，舌红等	益气养阴，清热除湿	可用王孟英清暑益气汤
	热盛伤气		汗出（后）恶寒，身热而渴	益气养阴，清热生津	白虎加人参汤
治禁	忌汗、忌下、忌温针				

（王　苹　黄仰模）

参 考 文 献

[1] 吴禹鼎.经方临证录.西安：陕西科学技术出版社，1994：7

[2] 张林挺，艾华.栝楼桂枝汤对戊四氮点燃癫痫大鼠大脑内 c-los 和 c-jan 水平影响的实验研究.四川中医，2005，23（8）：21

[3] 张再良，等.金匮指要.上海：上海中医药大学出版社，2000：144

[4] 蔡元龙，梁风云.葛根汤加味治疗背部筋膜炎5例报告.中华现代中医学杂志，2007，3（1）：78

[5] 曾志海，彭青杰.葛根汤治疗周围性面瘫143例.陕西中医，2002，23（2）：117

[6] 王秀荣.葛根汤治疗荨麻疹51例.中医研究，2002，15（6）：37

[7] 顾仲明.葛根汤治疗局限性硬皮病疗效观察.现代中西医结合杂志，2005，14（14）：1884

[8] 陈顺荣.葛根汤加味配合针刺治疗椎动脉型颈椎病36例.云南中医中药杂志，2009，30（4）：36

[9] 杜文孝.葛根汤治疗高血压危象的体会.中国中医急症，2004，13（3）：154

[10] 阴继爱，戴岳，安树庞.葛根汤的药理和临床研究概况.中华中医药学刊，2007，25（6）：1275

[11] 陈杰，张传明.中西医结合治疗流行性乙型脑炎30例.山东中医杂志，1997，16（1）：27

[12] 任耀雄.大承气汤治疗中风闭证.中国中医急症，2008，17（7）：1013

[13] 张连城，张玉莲，周震，等.大承气汤加减灌肠治疗缺血中风昏迷病人疗效观察.环球中医药，2009，2（1）：31

[14] 王纪岗.大承气汤口服治疗小儿肠套叠20例.医学创新研究，2008，5（8）：165

[15] 刘军，吴国伟.大承气汤治疗慢性阻塞性肺病腹胀的临床观察.临床肺科杂志，2007，12（11）：1188

[16] 卢艺远，黄连根.大承气汤治失音1例.中国社区医师，2007，23（9）：37

[17] 周启云.大承气汤在急症中的应用.中华临床医学研究杂志，2007，13（14）：2077

[18] 冷坚强，陆鸣，朱友群，等.复方大承气汤联合施他宁治疗早期炎性肠梗阻64例.中国中医药现代远程教育，2009，7（9）：144

[19] 解基良，田在善，吴咸中.三承气汤冲剂对实验动物胃肠功能影响观察与比较.中国中西医结合杂志，1996，2（5）：355

[20] 周鹃，耿耘.大承气汤防治内毒素血症的研究概况.时珍国医国药，2009，20（9）：2128

[21] 田友清，丁平.大承气汤药理临床及药学研究概述.浙江中医学院学报，2006，30（1）：78

[22] 张喜奎，赵先锋.大承气汤与甘寒生津法合用对土燥水竭证的影响.中医杂志，2006，47（6）：450

[23] 陈海龙，吴咸中，关凤林，等.大承气汤对MODS时肠道细菌微生态学影响的实验研究.中国微生态学杂志，2007，19（2）：132

[24] 谷建钟，叶菁，张媛，等.大承气汤对急性呼吸窘迫综合征大鼠血小板及凝血系统的作用.浙江中医学院学报，2006，30（1）：78

[25] 侯俊良，梁清华，包太成，等.大鼠脑出血后血肿周围组织活化凋亡蛋白酶3表达与大承气汤的干预.中国临床康复，2005，9（2）：145

[26] 李春英，张庆伟.麻黄加术汤治疗寒湿痹96例疗效观察.黑龙江中医药，2005（5）：12

[27] 欧莉，曾小红，赵鹏.麻黄加术汤配合拔罐治疗落枕疗效观察.实用中医药杂志，2009，25（12）：790

[28] 刘杰祥，孙玉信.麻黄杏仁薏苡甘草汤应用体会.中医研究，2005，18（11）：46

[29] 陈建军.经方验案3则.国医论坛，1997，12（3）：17

[30] 许建平，陈素霞，吴荔芬.防己黄芪汤合五苓散治疗特发性水肿58例.实用中医内科杂志，2008，22（10）：25

[31] 王旺胜.防己黄芪汤加味治疗癌性腹水初探.四川中医，2007，25（11）：59

[32] 骆洪道.防己黄芪汤临床应用举隅.浙江中医杂志，2008，43（10）：568

[33] 韩洪.防己黄芪汤加减治疗慢性尿酸性肾病32例观察.北京中医，2004，23（3）：155

[34] 刘茜，阚方旭.防己黄芪汤合真武汤加减治疗心力衰竭临床观察.甘肃中医学院学报，2006，23（2）：25

[35] 陈月.防己黄芪汤合雷公藤片治疗类风湿关节炎的疗效观察.四川中医，2008，26（1）：72

[36] 章韵，马超英.防己黄芪汤的现代临床运用概况.江西中医学院学报，2001，13（2）：89

[37] 喻红兵，宋道飞.桂枝附子汤治疗雷诺病32例.现代中西医结合杂志，2009，18（23）：2824

[38] 曹庄.桂枝附子汤加味治验举隅.长春中医学院学报，2001，17（2）：28

[39] 吴洋，彭江云.加味桂枝附子汤治疗寒湿痹证220例临床观察.中国中医药信息杂志，2000，7（2）：61

[40] 邱联群，朱丽臻，莫伟.桂枝附子汤加减治疗慢性痛风性关节炎34例疗效观察.中国医药导报，

2007，4（17）：87

［41］王朝辉，薛蕾，袁金声．桂枝附子汤加味治疗心悸验案 3 则．新中医，2008，40（2）：117

［42］刘锦龙，贾秀华．白术附子汤加味治疗风湿痹证 87 例．中国应用护理杂志，2007，20（7）：566

［43］张啸环，狄艳琴．桂枝附子汤的研究与应用现状．长春中医药大学学报，2007，23（6）：114

［44］李晨辉．浅谈《金匮要略》白术附子汤方证．河北中医，1999，21（3）：159

［45］张啸环．桂枝附子汤的抗炎镇痛作用试验研究．长春中医药大学学报，2007，23（5）：17

［46］邓伟．甘草附子汤治疗膝骨关节炎的临床研究．中药材，2008，31（7）：1107

［47］辜学敏，陆彦，苏小茹．甘草附子汤对 AA 大鼠氧自由基代谢影响的配伍规律研究．中国民族民间医药，2008（6）：19

［48］张卉秋．运用白虎加人参汤验案举隅．浙江中医杂志，2001，36（10）：452

［49］游龙，白会玲，谷艳丽．白虎加人参汤联合降糖药治疗 2 型糖尿病疗效观察．现代中西医结合杂志，2009，18（19）：2286

［50］白凝凝．白虎加人参汤加减治疗糖尿病酮症酸中毒 15 例．中国中医急症，2007，16（7）：877

［51］黄智芬．白虎加人参汤加味治疗肿瘤性发热 30 例疗效观察．四川中医，2005，23（6）：41

［52］宋永强．白虎加人参汤新用．中国民间疗法，2006，14（4）：38

［53］覃文玺，唐乾利，伍松合，等．白虎加人参汤对烧伤大鼠早期心肌保护作用的实验研究．广西中医学院学报，2007，10（4）：3

［54］韩非，刘秀茹．白虎加人参汤的临床应用进展．中医研究，2003，16（2）：46

［55］曹颖甫著．汤晓龙点校．曹氏伤寒发微．福州：福建科学技术出版社，2007：274-275

第三章

百合狐惑阴阳毒病证治

本章原文为《金匮》第三篇，论述百合病、狐惑病、阴阳毒病的辨证与治疗。三者虽各有特点，但其发病都与外感热病有关，在某些症状上亦有相似之处，故合为一篇讨论。

百合病多因伤寒热病后，余热未尽，或情志不遂，郁而化火，导致心肺阴虚内热，临床以神志恍惚不定、口苦、小便赤、脉微数为特征。仲景以百合作为治疗该病的专药。

狐惑病，又作狐蜮病，篆文"惑"与"蜮"相似，《春秋公羊传》谓"蜮之犹言惑也"。《金匮要略浅注补正》认为"惑"字"盖是蜮字之误耳"。今从之，在作者行文中径将"惑"改为"蜮"，但所据赵开美原文中的"惑"字不改。本病的病因医家多认为是湿热（虫毒）内扰，临床表现则强调咽喉及前后二阴之蚀烂为主症。治疗以清热解毒除湿为法。

阴阳毒可分为阴毒和阳毒，皆与感受疫毒有关。以发斑、咽喉痛为主症。清热解毒，行血散瘀为其基本治法。

【原文】 論曰：百合病者，百脉一宗①，悉致其病②也。意欲食復不能食，常默默，欲臥不能臥，欲行不能行，欲飲食，或有美時，或有不用聞食臭③時，如寒無寒，如熱無熱，口苦，小便赤，諸藥不能治，得藥則劇吐利，如有神靈者，身形如和④，其脉微數。

每溺⑤時頭痛者，六十日乃愈；若溺時頭不痛，淅然⑥者，四十日愈；若溺快然，但頭眩者，二十日愈。

其證或未病而預見，或病四、五日而出，或病二十日或一月微見者，各隨證治之。(1)

【词语注解】 ①百脉一宗：宗，归往，本源。《书·禹贡》："江汉朝宗于海。"心主血脉，肺朝百脉，人体之脉同归心肺所主。

②悉致其病：悉，尽也。百合病影响整体，百脉俱受累。

③臭：音xiù，气味。《诗·大雅·文王》："无声无臭。"

④身形如和：和，和顺，安和，引申为无病。此言患者看上去似无明显病态。

⑤溺：音、义通尿字。此处作动词用，即解小便。

⑥淅然：淅，音xī。形容怕风、寒栗之象。

【经义阐释】 本条论百合病的病因、症状、预后和治则。百合病之名首见于《金匮要略》，其病名的由来有如下几种观点：①以主药命名。魏荔彤《本义》云："百合病用百合，盖古有百合病之名，即因百合一味而疗此疾，因得名也。"认为百合能愈百合病，故病以药命名。②以病机命名。徐彬《论注》指出，百合病"现证杂乱，不能复分经络，曰百合病，谓周身百脉皆病"。吴谦等在《医宗金鉴》中持同样看法，并以百合之形来作比喻，曰："百合，百瓣一蒂，如人百脉一宗，命名取治，皆此义也。……周身之脉，分而言之曰百，合而言之曰一，故曰百脉一宗。若曰百合之病，总脉病也。"从病机的角度来解释其病名。③以病因命名。日人饭田鼎在《金匮要略方论考证》中说："《肘后方》以生地黄疗男女虚损，《神农经》地黄条曰'治伤中'，今配百合以生地黄，其因可知。按百合，乃房室过度之谓，取其因以名其病。与其药名百合者，偶然耳。"认为百合病乃房室过度所致，百合二字非药物百合之名，而是房室过度之称。第一种观点确有旁证可鉴，如仲景在《伤寒论》中有"桂枝证"、"柴胡证"等以方药命证的提法。第二说也不无道理，以原文"……者，……也"的句式来看，这是一个肯定判断句，后面的"百脉一宗，悉致其病也"，是解释前面"百合病"的。所谓百合病，即百脉悉病的疾患。从句式与病机上看，其说是可取的。上述两种看法各有其理，可以互参。至于第3种说法，仅从地黄的功效来阐述百合病的病因、病名，似感牵强。

百合病的病因，《金匮要略》未明确阐述。历代医家根据各自的经验，提出了4种看法：①病后所生。《诸病源候论·伤寒病诸候·伤寒百合候》："百合病者，……皆因伤寒虚劳大病已后不平复，变成斯病。"孙思邈、王焘、徐彬、程林等持同样观点，认为伤寒虚劳大病之后，人体正虚，营卫气血失调，余邪流连，百脉不和，变成此病。②情志所伤。赵以德在《金匮玉函经二注》中指出，该病多因"情欲不遂，或因离绝菀结，或忧惶煎迫"所致。吴谦及近代医家曹颖甫亦有相似的论述。③误治所成。吴绶《重订伤寒蕴要方脉药性汇全》云："大抵伤寒汗、吐、下之后，元气虚劳，多变此证。"④房劳所致。日人饭田鼎在《金匮要略方论考证》中说："盖百合病者，……房室过度之所致。"虽然众说纷纭，但是进一步查考古代文献后可以看出，百合病主要由伤寒外感热病引起。汉以后许多重要著作，如《小品方》、《备急千金要方》、《外台秘要》、《太平圣惠方》、《类证活人书》、《圣济总录》、《普济方》、《证治准绳》等，都将其归入伤寒门类，称之为伤寒百合，或百合伤寒。认为其病或随伤寒而发，或伤寒后所生。如《太平圣惠方》云："其病（百合病）亦有始中伤寒，便成斯疾，或患经多日，方始变为此证。"当然，亦并非据此而排除情志、误治等因素导致百合病的可能性，只是相比较而言，由伤寒外感热病引起者更为常见。

百合病的病机，赵以德《衍义》认为与心、血有关，"盖脉者血之府，……归于手心主。手心主者，主血主脉，若火淫则热，热蓄不散则积，积则毒生而伤其血，热毒之血流于脉，本因母气之淫邪，是故百脉一宗，悉致其病也"。魏荔彤《本义》则认为与肺、气有关，"百合病者，肺病也。肺主气，肺病则气病，气病则脉病"。由上可见，百合病的病机与心肺有关，心主血脉，肺朝百脉，人体之脉同出一源，为心肺所统。各种病因，导致心肺受累，百脉合病，都有产生本病的可能。原文"百合病者，百脉一宗，悉致其病也"已点出病机之要。临床以心肺阴虚内热者居多。另外，金寿山在《金匮诠释》中认为，百合病"与心固有关，与肺却少关涉"，其病机"当属于气血不和"，"气血不和可以导致神病，百合病者，神病也。清其气血即所以治其神"。并引程门雪先生的类似看法：百合病"不独邪热伤肺，尤伤脑髓。……肺为水之上源，肺热则小便黄赤，病深者头痛，邪热不独伤肺，由肺移脑，精神错乱，故其病剧伤脑，轻者但头淅淅，最轻但头眩耳。总之，百合一病，热伤肺阴，延及脑髓，征于膀胱也"。直认为百合病是脑病。金、程之说颇有理。百合病患者的机体往往处于一种津亏血燥，元气困乏的状态，阴液滋润、濡养功能不足，气的各种功能发生障碍，气血不和，以致脏腑经脉失养，其中尤以心所受的影响为最。心神能影响整个机体各方面生理功能的协调平衡，心为五脏六腑之大主，"主不明则十二官危"，心失所养，心神失司，造成其他脏腑与经脉的不正常，因而产生种种如有神灵所作的临床表现。

百合病的临床表现主要有两个方面：一是变幻不定之证，如常常沉默寡言，欲卧不能卧，欲行不能行，有时食欲好，有时又厌恶饮食，似寒非寒，似热非热。用多种药物无效，反而出现呕吐，下利，而患者在外观上似无显著的病态，尤怡《心典》云："全是恍惚去来，不可为凭之象。"心藏神，肺藏魄，心肺阴虚，百脉失养，脏腑功能失调，神明失主，乃现上述诸证。神不宁，魄不安，则"常默默，欲卧不能卧，欲行不能行"；肺藏魄，魄属神经活动中有关本能的感觉和支配动作的功能，故肺脏阴虚，除见有行、卧等行动的异常，还可"如寒无寒，如热无热"等感觉异常；心肺阴虚，影响到胃气，则表现为"意欲食，复不能食"，有饮食"或有美时，或有不用闻食臭时"。这些精神恍惚不定，语言、行动、饮食和感觉失调的表现，如辨证不确，虽用多种药物也难以取效，甚至引起吐、利等不良反应。一是客观可凭之证，即口苦，小便赤，脉微数，由阴虚内热所致。根据以上两方面的病状，可做出百合病的诊断。口苦，小便赤，脉微数虽是百合病常见可凭之征，但并非该病独有。因此，在辨证中，亦须重视与类似病证的鉴别，如脏躁、郁证、不寐、癫证、病后虚弱等与百合病的鉴别都是十分重要的。

原文第二段以小便时的伴随情形论百合病的预后。对此，注家多从肺、膀胱的角度解释。肺为水之上源，唐宗海《补正》认为"肺之气管上入脑而达于鼻"；膀胱是水腑，外应皮毛，其脉上行络脑。二者与头脑有联系。小便时尿出而津伤气耗，经气不足，内热乘虚上行，故尿时头痛，揭示病情较重，病程较长；如尿时头不痛而仅恶风（寒）者，多为膀胱经气不足，小便时气从下泄，卫气不强，阴虚内热不甚，病稍重，病程亦无前者长；若小便畅快，仅伴头眩，乃一时清阳不升，津伤内热俱微，病情轻浅，病程亦短。至于文中六十、四十、二十等日数，只是说明病程长短的约略之数，不必拘泥。

原文第三段论百合病的治则。该病多见于伤寒热病之后，"或病四五日而出，或病二十日或一月微见者"。也有"未病而预见"者，如因情志不遂等因素所造成的。应根据具体情况，审明发病原因，抓住主要病机，给予恰当的治疗。

【文献选录】 魏荔彤：百合病者，肺病也。肺主气，肺病则气病，气病则脉病，可以递言也。百脉一宗，言周身之脉，皆一气为之宗主而已。气既病，则脉焉有不悉致其病者乎……百合病用百合，盖古有百合病之名，即因百合一味而疗此疾，因得名也。（《本义》）

尤怡：百脉一宗者，分之则为百脉，合之则为一宗。悉致其病，则无之非病矣。然详其证，意欲食矣，而复不能食；常默然静矣，而又躁不得卧；饮食或有时美矣，而复有不欲闻食臭时；如有寒如有热矣，而又不见为寒，不见为热；诸药不能治，得药则剧吐利矣，而又身形如和，全是恍惚去来，不可为凭之象。惟口苦、小便赤、脉微数，则其常也。所以者何？热邪散漫，未统于经，其气游走无定，故其病亦去来无定。而病之所以为热者，则征于脉，见于口与便，有不可掩然者矣。（《心典》）

吴谦：百合，百瓣一蒂，如人百脉一宗，命名取治，皆此义也。……伤寒大病之后，余热未解，百脉未和，或平素多思不断，情志不遂，或偶触惊疑，卒临景遇，因而形神俱病，故有如是之现证也。百脉周于身，脉病则身病，故身形如和不和，欲卧不能卧，欲行不能行也。百脉通于心，脉病则心病，故常默默也。如寒无寒，如热无热，似外感而非外感也。意欲食复不能食，或有美时，或闻食臭，有不用时，似里病而非里病也。至脉数、口苦、小便赤者，是郁结之热，虽侵里而其热未甚也。方其初病之时，医者不识，误为表里之病，以药汗下之，故剧吐利也。虽剧吐利，不变诸逆。若有神灵，身形如前之和，而脉则比前微数，故其势即不能遽进，不觉加甚，而亦不能速愈也。（《金鉴》）

【原文】　百合病發汗後者，百合知母湯主之。(2)

百合知母湯方：

百合七枚（擘）　知母三兩（切）

上先以水洗百合，漬①一宿，當白沫出，去其水，更以泉水二升，煎取一升，去滓；別以泉水二升煎知母，取一升，去滓；後合和，煎取一升五合，分溫再服。

【词语注解】　①漬：将药浸于水中。

【经义阐释】　本条论百合病误汗后的治法。百合病的病机主要是心肺阴虚内热，而非外邪客表。如医家被"如寒无寒，如热无热"等表面现象所迷惑，误认为表实证而妄施辛温发汗，以致汗后阴更伤，虚热更甚，故以第1条所述的基本症状外，尚可出现心烦、口渴等症。治宜养阴清热，补虚润燥，用百合知母汤主治。

【方药评析】　方中百合是治百合病之主药，清心润肺，益气安神；知母善清热滋阴，且能除烦止渴；泉水清热利尿，导热下行。三者相合，具养阴清热，补虚润燥之功。

【文献选录】　赵以德：日华子谓百合安心定胆，益志，养五脏，为能补阴也；治产后血眩运，能去血中热也；除痃满，利大小便，为能导涤血之瘀塞也。而是证用之为主，盖可见瘀积者矣。若汗之而失者，是涸其上焦津液。而上焦阳也，阳宜体轻之药，故用知母佐以救之，知母泻火，生津液，润心肺。（《二注》）

尤怡：百合味甘平微苦，色白入肺，治邪气，补虚清热，故诸方悉以之为主，而随证加药治之。用知母者，以发汗伤津液故也。（《心典》）

吴谦：百合病不应汗而汗之，不解者，则致燥，以百合知母汤主之者，清而润之也。（《金鉴》）

黄元御：若得于发汗之后者，是汗亡肺津，金被大刑也。百合知母汤百合清肺而生津，知母凉金而泄火也。（《悬解》）

高学山：百合病发汗后者，犹言发汗之后，因而成百合病也。发汗则心肺之阴液大伤，而上焦神气有懒散不完之象，故见首条诸症。（《高注》）

【临床应用】　（1）治疗乳腺病：刘胜教授[1] 运用百合知母汤治疗各种乳腺病有着丰富的临床经验，独具特色，有人曾列举刘师运用百合知母汤治疗乳癖、乳腺癌术后、乳病医案各一则。孙霓平等[2] 运用百合知母甘麦大枣汤治疗乳腺增生病。病案：黄某，女，38岁，2005年3月12日初诊。主诉：双乳作胀、疼痛半年余。患者近半年来乳房作胀、疼痛明显，不能碰触，甚则行走时也感胀痛。曾在外院检查治疗，经B超、钼靶摄片检查，诊断为乳腺增生病，服乳增宁、乳癖消等治疗3月余，无明显效果。月经正常，生育1

胎，自行喂乳，无乳痛史，无乳腺癌家族史。诊见：夜寐欠安，急躁易怒，口干口苦，诉关节、背脊、颈项等处疼痛不适，舌红、苔薄，脉细。检查：两乳外上、下象限散在小片块，大者约 10mm×10mm，质地中软，边界欠清，无粘连，触痛明显，两腋下未及肿大淋巴结。中医诊为乳癖，证属肝郁化火，阴虚内热。治拟养阴疏肝，清心安神定志，佐以活血散结。方用百合知母甘麦大枣汤加减。处方：百合、淮小麦、莪术、夜交藤各 30g，延胡索、香附、三棱、酸枣仁各 12g，知母、川楝子、郁金各 9g，黄连 3g，大枣 10g，甘草 6g。14 剂，每天 1 剂，水煎服。3 月 26 日二诊：夜寐较安，乳房作胀、疼痛明显减轻，口干口苦仍有，舌红、苔薄，脉细，再拟原方加石斛 12g，加减治疗 3 月，乳房无胀痛，肿块消失。

（2）治疗客忤痉：关信等[3] 之关氏病案。张某某，女，15 岁，中学生。1981 年 12 月 4 日就诊。其母代诉：患儿于 1977 年冬季看电影《孙悟空三打白骨精》后，出现精神错乱，善恐善惊，数年来每逢冬季即发病。发病前，面部潮红，五心烦热，昏昏欲寐，继而出现面肌抽动，肩颈拘挛，五指搐搦，心悸，经片刻方可清醒。形若常人。每年发作 3～4 次，甚则 1 日连续发作 2 次，但发作时无舌咬伤、吐沫及二便失禁等症状。发病约 1 周后，两颧部脱皮。曾用镇静安眠剂，谷维素及服中药等治疗无效。自去冬以来发病频繁，常因情绪波动而发病。其舌尖红，苔白，脉弦细。该病儿始于惊吓，而致气逆血乱，上蔽清窍，内蒙膻中从而使阴阳乖戾，着惊而即发。拟清肃肺金，温胆之治。方用百合知母汤合人参温胆汤加味：百合 10g，知母 10g，炙甘草 15g，太子参 30g，陈皮 10g，半夏 6g，炒枣仁 15g，珍珠母 15g，肉桂 3g，枳实 6g，白僵蚕 6g（研冲）。12 月 20 日再诊，其母欣告，前方服后，诸证除，未再发病。矢已中的，不必更方，嘱其守方继服 5 剂后，至 1982 年 7 月随访，愈后再未犯病。

（3）治疗癔病性瘫痪：张河占[4] 病案。马某某，女，34 岁。1983 年 7 月 28 日入院。因屡受精神刺激，郁闷寡言。今冒暑汗出后，突感肢软不能任地。查 T、P、R、BP 正常，神志清楚，被动卧位，腰以下痛觉消失，双下肢软瘫，神经系统无异常。诊断为"癔病性瘫痪"，予暗示、药物治疗周余无效，又增发热，故于 8 月 6 日改服中药。症见发热（T38.6℃）汗出，神情恍惚，心烦懊侬，颈项强硬，脊痛难卧，下肢若废，恶心呆食，舌质红，苔黄白相兼，脉浮细数。辨证属脏阴亏虚，肺气耗伤，复感暑热。治宜养阴益气，佐以清暑。百合知母汤加味：百合 100g，知母、滑石、金银二花、连翘、白芍各 15g，香薷 6g，西瓜翠衣 150g。

两剂后热退身和，能扶物行走，余症大减，脉细数，两尺沉。上方减香薷、连翘，加生地、黑枣仁各 15g。又服两剂，可自行活动。述肢软溲频，以上方加益肾固摄之品，调理半月出院，至今未再复发。

【现代研究】 （1）对围绝经期肾虚证大鼠体征及下丘脑单胺类神经递质的影响：张颖等[5] 观察百合知母汤（BHZMT）对围绝经期不同肾虚证模型大鼠体征及下丘脑单胺类神经递质去甲肾上腺素（NE）、多巴胺（DA）、5-羟色胺（5-HT）含量的影响。发现围绝经期肾阴虚大鼠体温升高、心率加快（与围绝经期对照组比较 $P < 0.05$），体质量减轻、饮水量略有增加；给予百合知母汤后，大鼠体温下降、心率减慢，围绝经期肾阳虚组大鼠体质量和摄食量减少、体温降低、心率减慢（与围绝经期对照组比较 $P < 0.01$）；给予百合知母汤后，各项指标无明显改善。围绝经期大鼠下丘脑 NE 含量减少，DA、5-HT 含量

明显增加（与青年对照组比较 $P < 0.05$）；围绝经期肾阴虚大鼠 NE、5-HT 略有增加，DA 含量明显增加（与围绝经期组比较 $P < 0.01$）。百合知母汤能明显改善动物精神状态，降低肾阴虚大鼠下丘脑 DA 的含量；但对肾阳虚组大鼠的治疗作用不明显。

（2）抗抑郁作用：郑水庆[6] 的研究结果提示，百合知母总皂苷是百合知母汤抗抑郁作用的活性成分之一；百合知母总皂苷抗抑郁作用很有可能与其增加脑内神经递质、逆转 HPA 轴功能亢进等有关。

（3）对大鼠卵巢颗粒细胞的保护作用：许惠琴等[7] 观察百合知母汤含药血清对氯化镉（$CdCl_2$）致大鼠卵巢颗粒细胞（GC）损伤的影响。结果发现 23 天龄大鼠卵巢 GC 数量多、形态好，呈指数生长，23 天为最适生长时间。$CdCl_2$ 浓度与卵巢 GC 的活性呈剂量依赖性关系，随浓度增加而损伤加重，其中浓度为 $40\mu mol/LCdCl_2$ 培养液中的 GC 细胞边缘出现皱缩，为最适 $CdCl_2$ 刺激液浓度。百合知母汤含药血清对卵巢 GC 生长有促进作用，能抵抗 $40\mu mol/LCdCl_2$ 刺激液对 GC 的损伤作用。结论：百合知母汤含药血清保护大鼠卵巢 GC 的作用与其能拮抗 $CdCl_2$ 的损伤和增加卵巢 GC 的活性和数量有关。

【原文】 百合病下之後者，滑石代赭湯①主之。(3)

滑石代赭湯方：

百合七枚（擘）　滑石三兩（碎，綿裹）　代赭石如彈丸大一枚（碎，綿裹）

上先以水洗百合，漬一宿，當白沫出，去其水，更以泉水二升，煎取一升，去滓；別以泉水二升煎滑石、代赭，取一升，去滓；後合和重煎，取一升五合，分溫服。

【词语注解】 ①滑石代赭汤：《外台秘要·卷二》作"百合滑石代赭汤"。

【经义阐释】 本条论百合病误下后的治法。前已述及，百合病主要由心肺阴虚内热所致，不可妄施攻法，如见"意欲食复不能食"、"口苦、小便赤"等症，便视为里实热证，而用下法，是犯"虚虚"之戒。误下之后，一则津液更伤，内热加重；一则苦寒攻下之品损伤胃之气阴，和降失常。因而在百合病基本症状外，又可见小便短赤而涩、呕吐、呃逆、口渴等症。对此，以（百合）滑石代赭汤养阴清热，和胃降逆。

【方药评析】 本方以百合清润心肺主治本病，代赭石降逆和胃，滑石、泉水清热利尿，四药相伍，清养心肺，平降胃气，使热从小便下泄。

【文献选录】 魏荔彤：下之后，不用知母，而以滑石代赭石汤主之者，以重坠之品，随下药之势，使邪气自下泄也。用代赭石之涩，涩大便也；用滑石之滑，利小便也。（《本义》）

尤怡：百合病不可下而下之，必伤其里，乃复以滑石、代赭者，盖欲因下药之势，而抑之使下，导之使出，亦在下者引而竭之之意也。（《心典》）

吴谦：百合病不应下而下之，不解者，则怯中，以滑石代赭汤清而镇之也。（《金鉴》）

陈元犀：误下者，其热必陷，热陷必伤下焦之阴，故以百合清补肺金引动水源，以代赭石镇离火而不使其上腾，以滑石导热气而能通水府，则所陷之邪从小便而出，自无灼阴之患矣。此即见阳救阴法也。（《金匮方歌括》）

高学山：百合病下之后者，犹言因下后而成百合病也。下后则脾与肝肾之津液大伤，

而下焦神气有懒散不完之象，故见首条种种等症也。（《高注》）

【临床应用】 治疗溺后眩厥：魏龙骧[8] 治疗体会，详细说是平常人小便排空后，当站起或者抬头时，突然感到头部眩晕，一片空白，身体失去控制，猛然栽倒，随即清醒，爬起后一如常人。这种症状如果偶尔发生，也许患者不太在意，但数日内连续发生，则会引起恐惧和留意，也担心栽倒后头部碰伤酿成大祸。这样的"阴阳气不相顺接"的一时性眩厥，其病机是阴虚阳燥、动静乖违的"百合病"病机的继续演化。因为仲景叙述了"百合病"有"每溺时头痛"、"若溺时头不痛，淅然者"和"若溺快然但头眩者"等较轻浅的症状……在治疗上用主药百合润燥安神，用滑石利尿泄热，通下窍之阳以复阴气，用代赭石镇敛上逆，下潜浮动之气，以百合完成滋阴镇逆通神之功，打乱了病态的气血逆乱，也就恢复了分之为百脉，合之为一宗的原有生理性的经络循行协调作用，眩厥即可停止发作而向愈……。

【原文】 百合病，吐之後者，用後方①主之。（4）

百合雞子湯方：

百合七枚（擘） 雞子黃一枚

上先以水洗百合，漬一宿，當白沫出，去其水，更以泉水二升，煎取一升，去滓，內雞子黃，攪勻，煎五分，溫服。

【词语注解】 ①后方：指百合鸡子汤。

【经义阐释】 本条论述百合病误吐后的治法。根据百合病的病机，不当用吐法。如因患者"不用闻食臭"而将其误作痰涎壅滞，或宿食在上脘，遂用吐法，此为虚作实治。其结果是阴液更损，燥热愈甚，肺胃和降之气受扰，而在第1条诸症外，又增烦躁不安、胃中不和、嘈杂、干呕等表现。治宜滋养肺胃，润燥降逆，以百合鸡子汤主之。

以上三条均论百合病误治后的治法。误治生变的处置大致有两种情况：一是变证严重者，急救坏证；一是变证较轻微者，仍以治本病为主，兼治变证。这里所论百合病误汗、误下、误吐后的治法，当属后一种情况。每首方剂都以百合为主药针对本病，再配以救误之品以顾兼证。三种误治情形虽不相同，但损阴液，增燥热的病机基本一致，故养阴清热润燥的总旨不变，具体用药则因症而异。体现了仲景谨守病机，随证治之的精神。

【方药评析】 方中百合清养心肺，益气润燥，鸡子黄滋阴养血，和胃安神，泉水清热利小便，共奏养阴清热，和胃润燥之功。

【文献选录】 徐彬：吐伤元气，而阴精不上奉，故百合病在吐之者，须以鸡子黄之养阴者，同泉水以滋元阴，协百合以行肺气，则血气调而阴阳自平。（《论注》）

尤怡：本草鸡子安五脏，治热疾，吐后脏气伤而病不去，用之不特安内，亦且攘外也。（《心典》）

吴谦：百合病不应吐而吐之，不解者，则虚中，以百合鸡子汤清而补之也。（《金鉴》）

陈元犀：吐后伤中者，病在阴也。阴伤，故用鸡子黄养心胃之阴，百合滋肺气，下润其燥。胃为肺母，胃安则肺气和而令行，此亦用阴和阳，无犯攻阳之戒。（《金匮方歌括》）

高学山：百合病吐之后者，犹言因吐后而成百合病也。吐后则脾胃之阴液大伤，而中焦神气有懒散不完之象，故见首条种种诸症也。（《高注》）

【临床应用】 （1）治疗肝昏迷[9]：王某某，男，44岁。因肝炎后肝硬变合并克鲍二氏征，第二次出现腹水已 9 个月，于 1970 年 9 月 4 日入院。入院后经综合治疗，腹水消退，腹围减到 71cm。1971 年 1 月 15 日因冷餐引起急性胃炎，予禁食、输液治疗。1 月 21 日患者性格改变，一反平日谨慎寡言而为多言，渐渐啼哭不宁，不能辨认手指数目，精神错乱。考虑肝昏迷I度。因心电图上有 U 波出现，血钾 3.26mmol/L，补钾后，心电图恢复正常，血钾升到 4.3mmol/L。同时用麸氨酸钠，每日 23～46g，达 12 天之久，并用清营开窍，清热镇静之方。患者症状无改变，清晨好转，午后狂乱，用镇静药常不效，需耳尖放血，始能平静入眠，而精神错乱如故。考虑其舌红脉虚，神魂颠倒，乃从百合病论治。从 2 月 1 日起加用百合鸡子黄汤，每日 1 剂，每剂百合 30g，鸡子黄 1 枚，煎服。2 月 2 日患者意识有明显进步，因多次输入钠盐，腹水出现，加用氨苯蝶啶每日 200mg，并继用百合鸡子黄汤。2 月 3 日患者神志完全恢复正常，继用百合鸡子黄汤 2 剂后改服百合地黄汤（百合 30g、生地 15g），患者病情保持稳定。1971 年 3 月 21 日出院时，精神良好，如常人行动，腹水征（－），肝功能试验基本正常。1972 年 6 月与患者联系，情况保持良好。

（2）治疗阴虚久咳：蒲昭和[10] 用百合 30g，鸡蛋黄 1 个，冰糖适量。先用清水净洗百合，温水浸泡一晚，当白沫出，去其水，另加以清水 400ml，煎至 200ml，去滓。再入鸡子黄搅匀，加冰糖（糖尿病者不用）煎至 100ml，温服。每日服 2 次。可滋阴润肺、清心安神，适用于阴虚火旺引起的失眠、久咳等。

【原文】　百合病，不經吐、下、發汗，病形如初者①，百合地黄湯主之。(5)

百合地黄湯方：

百合七枚（擘）　生地黄汁一升

上以水洗百合，漬一宿，當白沫出，去其水，更以泉水二升，煎取一升，去滓，内地黄汁，煎取一升五合，分溫再服。中病，勿更服②。大便當如漆③。

【词语注解】　①病形如初者：指病状如第 1 条所述者。

②勿更服：不必再服。

③大便当如漆：漆，黑色。大便色黑。

【经义阐释】　本条论百合病的正治法。第 2、3、4 条论百合病误用汗、吐、下后的救治。本条则明确提出未经"吐、下、发汗"，临床见证如第 1 条所描述的典型百合病的治疗方药。如前所述，百合病的病机主要是心肺阴虚内热，治疗总以清养、滋润为原则。百合地黄汤具润养心肺，凉血清热，益气安神之功，是典型百合病的正治之方。与首条合参，可明本病之脉因证治。

【方药评析】　本方由百合、地黄组成，用泉水煎服。《神农本草经》记载，百合"味甘平，主邪气腹胀心痛，利大小便，补中益气"。《本草纲目》说该药有安心、定胆、益志、养五脏的功效。百合不仅能补虚滋养，而且可镇静，祛邪，作用甚广，对体虚、功能紊乱、见症纷然的百合病，既能补其虚，又能理其乱，故作为治疗该病的主药实在是非常恰当的。地黄乃一味滋养上品，能补中土，养脏腑，其滋养作用的特点如《本经逢源》所言："有润燥之功，而无滋腻之患也。"汪绮石在《理虚元鉴》中指出，地黄若是加入补虚剂中，"则肺部喜其润，心部喜其清，肾部喜其滋，肝部喜其和，脾部喜其甘缓"。此药能濡养全身，使气血流畅，脏腑经脉功能恢复正常。泉水能下热利小便，以之煎汤，增养阴清热之力。

由上可见，本方具清、轻、平、润的特点，能滋津血、益元气，使五脏元真通畅，内热无以留存而外泄，失调之功能得以恢复正常。临床实践证明，本方确是治疗此类病证的良方。

方后云："中病勿更服"，乃因地黄性寒而润，多服可致泻利，且方中地黄汁用量甚大，故取效后当避免用药过量。另有一说，百合病治疗后初见成效，不宜立即停服，当守方，似亦有理，但生地黄汁性寒易致泻，则不可不虑。临床当根据实际情况定夺。又云："大便当如漆"，此因服地黄汁后，大便可呈黑色，停药后即可消失。也有注家认为是"热除之验"，可参。

【文献选录】 赵以德：若不经发汗吐下，未有所治之失，病形得如初者，但佐之生地黄汁，补血凉血，凉则热毒消，补则新血生，蕴积者，行而自大便出如黑漆矣。(《二注》)

尤怡：百合色白入肺，而清气中之热；地黄色黑入肾，而除血中之热。气血既治，百脉俱清，虽有邪气，亦必自下。服后大便如漆，则热除之验也。(《心典》)

吴谦：百合一病不经吐下发汗，病形如初者，是谓其病迁延日久，而不增减，形证如首章之初也。以百合地黄汤通其百脉，凉其百脉。中病勿更服，恐过服生地黄，大便常如漆也。(《金鉴》)

【临床应用】 (1)治疗百合病：张河占[4]病案。余某某，男，22岁，未婚。1986年3月30日诊。患者于1985年7月起病。开始于个人问题处理不当，情志不遂，自觉心慌、心跳、眠差，尔后头昏、头跳痛，时有丧失感，症状逐日加重，食不安稳，卧不安寝，恶梦缠身，甚则彻夜不眠，醒后头昏胀，无精打采，自1985年10月起全身游走性、散在性疼痛，皮肤犹如蚁行，时而寒冷，时而发热，食欲不振，小便时黄，终日忧心忡忡，不知所措。经检查：血压、血常规、胸透均正常，心电图检查仅示：窦性心律不齐。西医诊断为：神经衰弱、神经官能症。服药罔效。中医又多从肝气不舒，肝脾不和，肝肾阴虚着手，内服逍遥散、四逆散、六味地黄丸、归脾丸等亦无效。就诊前十天起，夜间盗汗、梦遗，检查见舌尖微红，苔薄黄，脉虚数。患者不堪其苦，精神恍惚，善言谈。因思《金匮要略》所述百合病与此大致相符，即投百合地黄汤原方：百合40g，生地35g，二药共煎服，停用其他药物，并嘱调畅情志，避免精神刺激。服用上方4剂后，第9天前来致谢时曰："服药后第3天症状开始缓解，日渐好转，现已十去七、八。"效不更方，考虑生地多服可致便溏，减量为百合30g，生地20g，加甘草15g补中益气，再服2剂而愈。随访4年，未复发。

(2)治疗失眠症：彭刚等[11]采用百合地黄汤合甘麦大枣汤加味治疗失眠30例，并辅以心理治疗，结果总有效率93.33％。李燕等[12]采用百合地黄汤加味治疗失眠41例，总有效率92.7％。孙立利等[13]将百合地黄汤与酸枣仁汤合用，治疗失眠症14例，结果治愈8例，好转5例，无效1例。胡连根等[14]运用逍遥散合百合地黄汤加减治疗妇女更年期失眠症19例，取得满意效果。

(3)治疗抑郁症：全世建[15]以百合地黄汤加减治疗抑郁症患者30例，总有效率86.7％。金杰等[16]应用加味百合地黄汤治疗抑郁性神经症35例，总有效率85.71％。陈微等[17]应用汉密顿抑郁量表对165例脑卒中后抑郁症病人进行评分，将抑郁障碍79例随机分为百合地黄汤治疗组40例，帕罗西丁对照组39例。结果两组抑郁评定与治疗前相比明显下降（P<0.01）；神经功能缺损评分也明显下降（P<0.01）；ADL 能力评分则是明显上升（P<0.01），百合地黄汤组恢复速度与西药对照组相比差异无显著性意义。

（4）治疗妇女更年期综合征：李运兰[18] 应用百合地黄汤加味治疗更年期综合征 60例，总有效率 91.7%。马铮等[19] 运用百合地黄汤合二仙汤治疗妇女更年期综合征 38 例，总有效率 89.47%。胡慧娟等[20] 采用六味地黄汤合百合地黄汤加味治疗更年期综合征 85例，总有效率 88.24%。

（5）治疗焦虑症：闫福庆[21] 应用百合地黄汤加味治疗广泛性焦虑 52 例，效果满意。张景凤等[22] 采用加味百合地黄汤治疗中风后焦虑患者 50 例，总有效率 92%。治疗组与对照组均采用醒脑开窍针刺治疗及降颅压、营养脑细胞等常规治疗，治疗组同时给予加味百合地黄汤：百合 30g，生地黄 15g，郁金 15g，远志 10g，茯神 30g，合欢花皮各 30g，钩藤 20g，夏枯草 15g，杭白芍 12g，生龙牡各 30g，生龙齿 20g，琥珀 1.5g（冲服）。偏瘫者，加入鸡血藤 15g、桑枝 15g、络石藤 15g、伸筋草 15g 等疏通经络之品；肝风内盛、肝阳上亢甚者，加天麻 10g、菊花 15g；热盛扰动心神、心中烦热者，加栀子 10g、豆豉 10g；失眠多梦者，加酸枣仁 20g、柏子仁 10g、夜交藤 15g；兼有痰热者，加胆南星 10g、天竺黄 10g、鲜竹沥水 30ml；大便秘结者，加川军 6g（后下）、炒莱菔子 15g。水煎 300ml，每日 1 剂，分 2 次温服或鼻饲。14 天为一疗程，服用两个疗程。

（6）治疗甲状腺功能亢进症：王小平等[23] 运用百合地黄平亢汤治疗甲状腺功能亢进 49 例。处方：生地 18g，百合 30g，知母 10g，太子参 12g，夏枯草 15g，炒白芍 12g，北沙参 30g，生牡蛎 30g。停服西药，其疗程一般为半年至 1 年。近期疗效本组 49 例，总有效率为 87.75%。

（7）治疗皮肤瘙痒：张淑英[24] 以百合地黄汤合甘麦大枣汤治疗顽固性老年皮肤瘙痒 142 例。基本方：百合 40g，生地黄 35g，生甘草 15g，大枣 12 个，小麦 40g，黄连 6g，沙参 15g，制何首乌 15g，夜交藤 2g，乌梢蛇 6g，蛇蜕 6g，荆芥 6g，白蒺藜 10g。日 1剂，水煎，早晚分服。65 岁以上老人，剂量酌减。药渣再熬水温洗瘙痒部位 1 次。7 剂为 1 个疗程，可服 1～3 个疗程。忌辛辣油腻刺激诸物，忌用热水烫洗患处。有效率为 90.1%。

（8）治疗干燥综合征伴肾损害：陶筱娟等[25] 用百合地黄汤加减合小剂量泼尼松治疗原发性干燥综合征伴肾损害 11 例，总有效率 90.9%。

（9）治疗癔病：胡辰生等[26] 用百合地黄汤加味治疗癔病 40 例。药物组成：百合 20g，生地、太子参、丹参各 15g，绿萼梅 6g。结果治愈率为 87.5%。服药最多 32 剂，最少 5 剂。

【现代研究】（1）抗肿瘤作用：包素珍等[27] 研究百合地黄汤对肝癌 H_{22} 荷瘤小鼠的抑瘤作用，通过称体重、瘤重、脾重、计算抑瘤率、脾指数。结果百合地黄汤高剂量组对肝癌 H_{22} 荷瘤小鼠有抑瘤作用，百合地黄汤中、低剂量组无明显抑瘤作用，提示百合地黄汤抑瘤作用呈剂量依赖关系。黄建波等[28] 探讨加味百合地黄汤对 Lewis 肺癌转移小鼠肿瘤转移的干预作用及机制，观察用药后肺组织显微镜下转移灶数目、抑瘤率、抗转移率，免疫组化法检测瘤组织中 P53、PCNA、CyclinD1 的表达情况。结果显示百合地黄汤加味对 Lewis 肺癌有非常显著的抑制作用，可抑制肿瘤细胞增殖，降低 PCNA 蛋白及 CyclinD1 蛋白的表达，有较好的抗肿瘤转移作用。

（2）抗抑郁作用：张琦等[29] 观察百地甘枣汤（百合地黄汤与甘麦大枣汤加味组成）

对抑郁模型大鼠脑内神经递质的影响，用强迫游泳法建立大鼠抑郁模型，灌胃给药 15 天后用荧光法分别测定大鼠脑内单胺类神经递质去甲肾上腺素（NA）、多巴胺（DA）、5-羟色胺（5-HT）的含量，用羟胺三氯化铁法测定大鼠脑组织乙酰胆碱酯酶（AChE）的活力，结果中药大、中剂量组及西药对照组的 DA 含量较模型组显著增高（$P < 0.01$），中药小剂量组 DA 含量较模型组增高（$P < 0.05$），中药大、中、小剂量组及西药对照组的 AChE 活力均较模型组降低（$P < 0.05$），故百地甘枣汤剂量越大，疗效越好。百地甘枣汤能增高脑内 DA 的含量，以提高 NA 的生成，达到治疗抑郁症的效果，还能降低 AChE 活力，使乙酰胆碱（Ach）不被分解而增多，呈现拟胆碱能作用，达到宁心安神的效果。庞武耀等[30]探讨甘麦大枣合百合地黄汤的抗抑郁作用。采用小鼠强迫游泳试验和小鼠尾悬挂试验抑郁模型对甘麦大枣合百合地黄汤加减的抗抑郁作用进行研究。结果发现，甘麦大枣合百合地黄汤可显著缩短小鼠尾悬挂的失望时间和小鼠强迫游泳的不动时间，并有剂量依赖性。表明甘麦大枣合百合地黄汤在行为绝望动物抑郁模型上具有抗抑郁作用。

【原文】 百合病一月不解，變成渴者，百合洗方主之。(6)

百合洗方：

上以百合一升，以水一斗，漬之一宿，以洗身。洗已，食煑餅①，勿以鹽豉②也。

【词语注解】 ①煮饼：饼，古代面食的通称。煮饼，《活人书》云："即淡熟面条也。"②盐豉：盐与豆豉，食"煮饼"时用以调味。

【经义阐释】 本条论述百合病经久变渴的治法。百合病历经一月不愈，而出现口渴者，说明阴虚内热较甚，肺津不布，胃津已伤，故口渴不已。"一月不解"是约略之词，指百合病历时较长，缠绵不愈；"变成渴者"是指在原有见症外，又出现明显口渴。此时单用百合地黄汤恐药力不足，难获良效。故在内服汤药的基础上，再配以百合洗方外治，内外并施，共奏养阴清热之效。条文中未言内服方药，实乃省文。

【方药评析】 百合渍水洗身，取肺合皮毛之意，洗其外可通其内，取清养肺之气阴，泄热润燥之功。洗身后，"食煮饼"，因制"煮饼"之小麦粉能益气生津，除热止渴，同时勿以盐豉佐食，因咸味能耗津增渴。说明调适饮食对本病有辅助治疗作用，也体现了首篇提出的对疾病的治疗、护理应注意近其所喜，远其所恶的精神。

【文献选录】 徐彬：渴有阳渴，有阴渴。若百合病一月不解而变成渴，其为阴虚火炽无疑矣。阴虚而邪气蔓延，不随之而病乎？故以百合洗其皮毛，使皮毛之窍得其平，而通气于阴，即是肺朝百脉、输精液于皮毛、脉合精，行气于腑之理。食煮饼，假麦气以助精液也。勿食盐豉，恐伤阴血也。（《论注》）

张璐：其一月不解，百脉壅塞，津液不化而成渴者，故用百合洗之，则一身之脉皆得通畅，而津液行，渴自止。勿食盐豉者，以味咸而凝血也。（《张氏医通》）

吴谦：百合病本不渴，今一月不解，变成渴者，外以百合汤浸洗其身，通表泻热；内食煮饼，勿以盐豉，不致引饮，而渴自止也。（《金鉴》）

陈元犀：皮毛为肺之合，洗其外，亦所以通其内也；又食煮饼者，假麦气谷气以输津；勿以咸豉者，恐咸味耗水以增渴也。（《金匮方歌括》）

【临床应用】 (1) 治疗燥渴[31]：华某，女，5 岁。1961 年秋患发热下利，住县医院治疗，诊为中毒性菌痢。经治旬余，壮热不退，下利红白，日夜无度，病情危笃，转延中医治疗。证见高热神萎，昏昏欲愦，双目露睛量，数日未食，口干思饮，唇舌鲜红乏津。舌苔黄，脉细弱而数。胡老谓："此利属肠，然治应责诸肺。盖肺热则阴亏，其气不降而失治节之权。肠为热灼，则失传化之职，故利下不止，高热不退。"遂疏百合知母汤加沙参、山药、莲子、金银花、桑叶、天花粉为方。方中百合重用至30g，嘱服2剂，以观进退。药后下利锐减，热势亦退，嘱守原方再进2剂，遂利止热退，余证亦相继好转而出院。讵知2天后，忽出现燥渴不已，饮水无度，复求先生为治。先生认为此乃气阴大伤，余热未净，无须惊骇。处以独味百合120g，令煎水俟温洗浴。仅洗1次，口渴大减，再洗渴止而疗。

（2）治疗外科疾病：肖廷刚[32] 应用中草药外洗的方法来治疗外科疾病是中医外科重要的外治法之一，此法广泛用于外科临床已有相当长的历史。如张仲景的《金匮要略》百合病变渴的百合洗方、狐惑蚀于下部的苦参汤外洗等。

【原文】 百合病，渴不差者，用後方①主之。(7)

栝蔞牡蠣散方：

栝蔞根　牡蠣熬等分

上爲細末，飮服方寸匕②，日三服。

【词语注解】 ①后方：指栝蒌牡蛎散。

②方寸匕：匕，状如今之羹匙。方寸匕，古代量药器具。一方寸匕之量，为体积正方一寸（汉制）之容量。重量则因药而异。

【经义阐释】 本条承上条续论百合病渴不差的治法。"百合病一月不解，变成渴者"，虽经内服百合地黄汤，外用百合洗方而口渴仍不愈，说明热盛津伤较重，前条治法病重药轻，难以奏效，故在原内服方的基础上，再加栝蒌牡蛎散，以增清热生津之力。

【方药评析】 方中栝蒌根生津止渴，能清肺胃之热；牡蛎咸寒质重，能潜降虚热，使之不上浮灼津。本方与前条方药相合，使津生热除，口渴自愈。

【文献选录】 徐彬：渴不差，是虽百合汤洗而无益矣。明是中之阴气未复，阴气未复，由于阳亢也。故以栝蒌根清胸中之热，牡蛎清下焦之热，与上平阳以救阴同法，但此从其内治耳，故不用百合而作散。（《论注》）

张璐：若洗后渴不瘥，是中无津液，则以栝蒌、牡蛎主之。（《张氏医通》）

尤怡：病变成渴，与百合洗方而不差者，热盛而津伤也。栝蒌根苦寒，生津止渴；牡蛎咸寒，引热下行，不使上烁也。（《心典》）

【临床应用】 治疗百合病。张金玺[33] 病案。杨某，女，76岁，2003年2月3日初诊。患者平素身体康健，耳聪目明。4个月某天前下午食用炒花生250g后，当夜即口渴不止，饮水不断。在当地治疗1个月后，病情不减反而加重，遂赴南阳某医院求治。经各种检查，一切正常。西医以"尿崩症"治疗1个月无效，又以"神经官能症"给予多塞平、舒必利等药，病情加重，经该院西医介绍求治于笔者。刻诊：口渴不止，小便频数，面红目赤，焦躁不安。自云所食花生有毒，乃其儿媳有意加害。舌质红，苔少，脉虚数。此张仲景所云"百合病"也。予瓜蒌牡蛎散加味：天花粉30g，牡蛎60g，百合30g。每天1剂，煎水代茶饮。二诊（2月4日）：药后诸症悉减，舌脉同前。昨晚大泻1次，内混不消化食物残渣。上方加炒小米（布包）20g，继予 7 剂。三诊（2 月 13 日）：药后除小便频数外，余无异常，舌质红，舌苔薄白。嘱其以百合煎汤代茶常饮。6 月 7 日其子来告，其病一直未发，状如常人。

【原文】 百合病變發熱者，一作發寒熱百合滑石散主之。（8）

百合滑石散方：

百合一兩（炙）① 滑石三兩

上爲散，飲服方寸匕，日三服。當微利者，止服，熱則除。

【词语注解】 ①炙：不作今之蜜炙，而经炒、烘、晒，使焦燥易于研末用。

【经义阐释】 本条论百合病变发热的治法。百合病可有"如寒无寒，如热无热"之象，但并无真发热。如今"变发热者"，乃因本病经久不解，内热久郁，外达于肌表所致。法当清润心肺，泄热利尿，用百合滑石散。

【方药评析】 方以百合为主药，清润心肺，配伍滑石清热利小便，使阴虚得复，表里之热得除。方后云："当微利者，止服"，百合病者阴虚，不可过用清利，故药后小便畅利，其热外泄，则应停药。

【文献选录】 徐彬：仲景尝谓发于阳部，其人振寒而发热，则知变发热者，内热不已，淫于肌肤，而阳分亦热，故以滑石清腹中之热，以和其内，而平其外，兼百合壮肺气以调之；不用泉水，热已在外，不欲过寒伤阴，故曰当微利，谓略疏其气，而阴平则除也。（《论注》）

张璐：若变发热，乃肺郁而成热，佐滑石以通利之。（《医通》）

吴谦：百合病，如寒无寒，如热无热，本不发热，今变发热者，其内热可知也，故以百合滑石散主之，使其微利，热从小便而除矣。（《金鉴》）

【临床应用】 （1）治疗百合病[34]：患者林某某，女性，30 余岁，籍贯莆田，职业务农。于暑期内患热性病 20 余天，初经西医治疗已热退病除，但觉神疲无力，精神倦怠，数日后渐觉精神冲动，兴奋知觉过敏，对事怀疑，对人恐惧，常误解人语，口渴，小便短赤，大便闭结，头痛，心悸不宁，视力不清，喜静畏烦，食欲不振，饮食无味，日渐加剧，甚至自笑自语，时歌时泣。有时语言行动自若如常人。检查身无寒热（37.3℃），脉数而软（五至余），唇焦舌红，津液缺乏，营养不良，精神憔悴，卧床不起。处方：百合 15g，滑石 18g，生地 24g，玉竹 9g，麦冬 15g，石决明 9g，薏苡仁 1.5g。用水连煎 2 次，混合后分 3 次服，每 3 小时 1 次，每昼夜连服 2 剂。另以薏苡仁、苇根、天花粉等药煎汤代饮频服。初时拒绝服药，家人强与之，第一次服药后数分钟即吐出，后俟其口渴索饮时给药，遂不吐。次日复诊神志已清，小便亦长，诸证均减退。照方再服 1 日，大便亦通，诸病均除，唯食欲不振，倦怠嗜卧。仍照方去生地、滑石、石决明，各药分量亦减轻，再加生谷芽、怀山药，每日 1 剂，连服 3 日，已能下床行走。并嘱再用地瓜粉、牛乳等清凉滋养之品为调养饮料，很快恢复健康。

（2）治疗神经官能症[35]：谢某某，女，23 岁。患神经官能症，主诉经常头痛，失眠，眼冒金花，口干口苦，手足心烧，食欲有时好有时不好，月经提前，量少，小便短赤，大便秘结，若问其有无其他不适，则恍惚去来疑似有无之间，其人营养中等，面色如常，舌润无苔，舌边尖俱赤，脉象弦细而数。病已年余，西药如谷维素、地西泮片、利眠宁、维磷补汁之类；中药如丹栀逍遥散、天王补心丹、六味地黄丸之类，遍尝不效。此《金匮要略》所谓"百脉一宗，悉致其病"。治宜滋养心肺之阴、佐以清热镇静，用百合地黄汤、百合知母汤、栝蒌牡蛎散、百合滑石汤为合一方：百合 23g，生地 15g，知母 10g，滑石 10g，天花粉 12g，生牡蛎 20g，加小麦 15g，生白芍 10g，炙甘草 6g，大枣 3 枚。服10 剂，口苦口干已好，小便转清，于原方去知母、滑石、天花粉，加沙参 15g、麦冬10g、酸枣仁 10g、阿胶 10g（蒸兑）、鸡子黄 2 枚（冲服），连进 20 余剂，诸证悉平。

【原文】 百合病見於陰者，以陽法救之；見於陽者，以陰法救之。見陽攻陰，復發其汗，此爲逆；見陰攻陽，乃復下之，此亦爲逆①。(9)

【词语注解】 ①为逆：意指治法与病情相违背。《脉经·卷八》两处"为逆"后均有"其病难治"四字。另，《备急千金要方·卷第十》此条原文作"论曰：百合病见在于阴而攻其阳，则阴不得解也，复发其汗，为逆也；见在于阳而攻其阴，则阳不得解也，复下之，其病不愈。"

【经义阐释】 本条论百合病的治疗原则。注家对条文中"阴"、"阳"含义的理解存有分歧，大致可归纳为如下 3 种：①阴、阳指证候。如徐彬《金匮要略论注》云："病在下后，及变渴，所谓见于阴也……病在汗后及吐后，及病形如初，及变发热，皆所谓见于阳也。"所谓"阳法"，如百合滑石散、栝蒌牡蛎散；所谓"阴法"，如百合知母汤、百合鸡子汤。②阴、阳分别指证候的里与表。"阳法"、"阴法"指"从表治"与"从里治"。如唐宗海《金匮要略浅注补正》说："所谓阴阳，多指表里而言。……见于阴，如上文变成渴而在里也，以阳法救之，如洗方从表治之是，见于阳，如上文变成发热在表也，以阴法救之，如滑石散从里治之是。"③阴、阳分别指阳虚阴盛与阴虚阳亢。魏荔彤《金匮要略方论本义》云："百合病"见于阴者，阳不足而阴有余也……见于阳者，阴不足而阳有余也"。"阳法"是"使阳之不足，与阴相济"之法；"阴法"是"使阴之不足与阳相济"之法。文中"救"字可作正治理解，"攻"字可作误治理解。百合病的病机主要是阴虚内热，故治疗总不离养阴清热，是为阴法。然阴阳互根互用，阴虚亦可损阳，故养阳之法亦不可偏废，是为阳法。原文前两句殆是言此。若阴虚而现阳热之证，误以为实热而攻里，则阴更伤，其证不愈，复发汗，伤阴耗阳，"此为逆"；如果阴损及阳而见阳虚之证，误以发汗散寒，则阳气受攻而见阳虚之证，更伤，乃复下之，阳气阴液并受其害，"此亦为逆"。临证施治，但求病机，协调阴阳，则病自愈。

【文献选录】 尤怡：病见于阴，甚必及阳；病见于阳，穷必归阴。以法救之者，养其阳以救阴之偏，阴以平而阳不伤；补其阴以救阳之过，则阳以和而阴不敝。《内经》用阴和阳、用阳和阴之道也。（《心典》）

吴谦：此承上条以明其治也。百合一病，难分阴阳表里，故以百合等汤主之。若病见于阴者，以温养阳之法救之；见于阳者，以凉养阴之法救之，即下文见阳攻阴，或攻阴之后，表仍不解，复发其汗者，此为逆；见阴攻阳，或攻阳之后，里仍不解，乃复下之者，此亦为逆也。（《金鉴》）

高学山：见于阴，谓百合病之成于下后者，盖下后则真阴损伤而真阳涣散。阳法救之，即滑石代赭，及百合洗方之类，其意在敛气归宗，故曰阳法也。见于阳，谓百合病之成于汗吐后者，盖汗吐后则阳液损伤而阴气涣散。阴法救之，即百合知母及栝蒌牡蛎之类，其意在添精润脉，故曰阴法也。反此则逆。总见百合病之始终不可汗下，况用吐乎？

（《高注》）

【原文】 狐惑之爲病，狀如傷寒，默默欲眠，目不得閉，臥起不安，蝕①於喉爲惑，蝕於陰②爲狐，不欲飲食，惡聞食臭，其面目乍③赤、乍黑、乍白。蝕於上部④則聲喝⑤—作嘎，甘草瀉心湯主之。（10）

甘草瀉心湯方：

甘草四兩　黃芩三兩　乾薑三兩　人參三兩　黃連一兩　大棗十二枚半夏半升

上七味，水一斗，煑取六升，去滓再煎，溫服一升，日三服。

【词语注解】 ①蚀：腐蚀，侵蚀。

②阴：指前后二阴。

③乍：《广雅·释言》："暂也"。

④上部：指喉部。

⑤声喝：喝，读作 yè 叶，指说话声音噎塞或嘶哑。

【经义阐释】 本条论述狐蜮病的证治。本病的成因，历代医家意见不一，《诸病源候论·伤寒病诸候·伤寒狐惑候》提出三点：①"因伤寒而变成斯病"；②"虫食"所致；③"由湿热毒气所为也"。孙思邈《备急千金要方》则认为由湿（温）毒气所为。赵以德《金匮玉函经二注》曰："狐惑病，谓虫蚀上下也。……盖因湿热久停，蒸腐气血而成瘀浊，于是风化所腐为虫矣。"徐彬《金匮要略论注》指出，狐惑"大抵皆湿热毒所为之病"。丹波元简《金匮玉函要略辑义》说："至言虫不得安，上下求食，岂有此理。蚀是蚀烂之意，湿热郁蒸所致，非虫食喉及肛之谓也。"综上所述，各家看法虽不相同，但一致认为该病与湿热相关，近人亦多持这一观点，与临床辨治亦较相符。至于虫食上下之说，似有附会之嫌。

本病湿热蕴蒸，邪正相争，故初起可见发热恶寒，颇似伤寒，但实非伤寒。湿热内郁，扰及心神，故想睡而不能入睡，起卧不宁。湿热循经上蒸，则咽喉溃烂，声音嘶哑或噎塞，湿热循经下注，则二阴腐蚀。喉及二阴是本病的主要病变部位。湿热扰胃，胃失和降，故"不欲饮食，恶闻食臭"。"其面目乍赤、乍黑、乍白"，提示本病患者的面目之色常有变化。对此，赵以德《金匮玉函经二注》解释为"由五脏不足，更为衰旺，迭见其色也"，魏荔彤《金匮要略方论本义》则认为由"虫之浮游不常，起伏无时"所致。根据本病病机，概由湿热蕴蒸，营卫阻滞，正邪交争，气血逆乱，而引起面目之色变幻无定。

文中"蚀于喉为蜮，蚀于阴为狐"，有人提出不应分开理解，而当看做互文，即狐蜮病的特征是喉及二阴溃烂。可参。

对于狐蜮病以咽喉溃烂以致声音嘶哑为主要表现者，宜清热除湿，扶正解毒，用甘草泻心汤治之。

【方药评析】 方中甘草生用清热解毒；黄连、黄芩苦寒，清热化湿解毒，干姜、半夏辛温燥湿；人参、大枣、甘草扶正和胃，合奏清热除湿，扶正解毒之功。本方组成与半夏泻心汤相同，但甘草多一两，且是生用。

【文献选录】 徐彬：狐惑，虫也。虫非狐惑，而因病以名之，欲人因名思义也。大抵皆湿热病所为之病……毒盛在上，侵蚀于喉为惑，谓热淫故惑乱之气感之生蜮也。毒偏在下，侵蚀于阴为狐，谓柔害而幽隐，如狐性之阴也。蚀者，若有食之而不见其形，如日月之蚀也。湿热既盛，阴火伤胃，不思饮食，恶闻食臭矣。面者阳明之标，目者厥阴之标，内有毒气去来，故乍赤、乍黑、乍白，变现不一。然上部毒盛，则所伤在气而声嗄，药用半夏泻心汤。谓病虽由湿热使中气健运，气自不能逆而在上，热何能聚而在喉，故以参、甘、姜、枣壮其中气为主，芩、连清热为臣，而以半夏降逆为佐也。（《论注》）

尤怡：狐惑，虫病，即巢氏所谓䘌病也。默默欲眠，目不得闭，卧起不安，其躁扰之象，有似伤寒少阴热证，而实为䘌之乱其心也；不欲饮食，恶闻食臭有以伤寒阳明实证，而实为虫之扰其胃也；其面目乍赤、乍黑、乍白者，虫之上下聚散无时，故其色变更不一，甚者脉亦大小无定也。盖虽虫病，而能使人惑乱而狐疑，故名曰狐惑。（《心典》）

吴谦：狐惑，牙疳、下疳等疮之古名也。近时惟以疳呼之，下疳即狐也，蚀烂肛阴。牙疳，即惑也，蚀咽腐龈，脱牙穿腮破唇。每因伤寒后余毒与湿䘌之为害也。（《金鉴》）

唐宗海：狐惑二字对举，狐字着实，惑字托空，文法先不合矣。虫蚀咽喉，何惑之有？盖是蜃字之误耳。蜃字篆文似惑，传写滋误。（《补正》）

【临床应用】　（1）治疗口腔溃疡：靳华等[36] 观察益艾康胶囊合甘草泻心汤治疗艾滋病口腔溃疡的疗效。方法：采用益艾康胶囊配合甘草泻心汤每日1剂，7天为一疗程，治疗艾滋病口腔溃疡60例，并与对照组40例对比。结果：治疗组有效率90%，明显优于对照组的60%（$P<0.05$）。结论：本疗法对艾滋病机会性感染口腔溃疡疗效显著，具有抗耐药、减少感染、促进免疫功能重建作用。李发枝[37] 病案。某女，35岁。2008年4月15日初诊。患者口腔黏膜多处溃疡点大小不一，深浅不同，呈圆形或椭圆形，表面有浅黄色分泌物，局部充血不明显，有疼痛感，饮食不佳，神疲乏力，舌质淡，边有齿痕，苔薄白，脉沉。辨证为中虚湿热，火热上炎。治予甘草泻心汤：制半夏24g，黄芩10g，黄连3g，干姜9g，党参10g，甘草24g。6剂，水煎服，每日1剂。二诊，口疮已全部消失，嘱患者注意饮食，少吃蜂蜜及水果，并按上方继服14剂。随访至今，未再复发。

（2）治疗白塞病：范永升[38] 病案。某女，43岁。2007年6月初诊。口腔溃疡反复发作1年余，逐渐加重。会阴部溃疡，时有低热，曾于某医院作皮肤针刺试验（＋），诊为"白塞病"，经治疗未能有效控制，来诊时日服泼尼松维持治疗。查：患者口腔内见数个白色小溃疡点，会阴部溃疡，眼部涩痛，白细胞3.8×10^9/L，伴有心烦易怒、口干欲饮，舌质红，苔黄腻，脉细数。证属湿热郁阻中焦。治拟清热利湿，佐以解毒。处方：甘草10g，黄芩10g，黄连5g，干姜6g，大枣10g，姜半夏9g，苦参10g，皂角刺10g，佛手10g，蚤休15g，积雪草12g，蒲公英30g，金银花10g，赤小豆10g，全当归10g，黄芪30g，青蒿30g，白术10g，桃仁10g。每日1剂，水煎服。二诊：服上药14剂，口腔溃疡明显好转，会阴部溃疡消失，偶有前阴烧灼感，仍有口干、眼部涩痛，舌质淡红，苔薄腻，脉细。守原方再进7剂。在治疗过程中将泼尼松逐渐减量至单纯服中药治疗。随访1年无复发，实验室各项检查正常。

（3）治疗消化性溃疡：李建汉等[39] 将60例消化性溃疡患者随机分为两组，每组30例，治疗组予口服甘草泻心汤加苦参汤剂，对照组予口服奥美拉唑。结果：治疗组30例中，治愈17例，好转8例，无效5例，总有效率83.3%；对照组30例中，治愈16例，好转10例，无效4例，总有效率86.7%。

（4）治疗萎缩性胃炎：苏修辉[40] 将120例慢性萎缩性胃炎患者随机分为治疗组（62例）和对照组（58例），治疗组服用甘草泻心汤治疗，对照组用阿莫西林、克拉霉素和多潘立酮治疗。30 日为一个疗程，3 个疗程后观察疗效。结果：治疗组症状、体征方面有效率为 87.1％，对照组为 65.52％；治疗组在改善慢性炎症、腺体萎缩、肠化生、不典型增生（四者总积分）上总有效率为 90.32％，对照组为 68.97％，两组比较疗效显著（P＜0.01）。结论：甘草泻心汤治疗慢性萎缩性胃炎疗效显著。

（5）治疗糖尿病胃轻瘫：李春桂等[41] 将 62 例糖尿病胃轻瘫患者随机分为 2 组。对照组 31 例口服枸橼酸莫沙必利，治疗组 31 例在对照组的基础上加用甘草泻心汤加减治疗。疗程均为 30 天。观察治疗前后中医证候改善情况及胃排空率的变化。结果治疗组总有效率 90.3％，对照组总有效率 64.5％，2 组比较差异有统计学意义（P＜0.05）；治疗组可明显改善糖尿病胃轻瘫患者的临床症状，加速胃排空，2 组比较差异有统计学意义（P＜0.05）。结论：甘草泻心汤加减联合枸橼酸莫沙必利治疗糖尿病胃轻瘫疗效确切。

（6）治疗反流性食管炎：范爱香[42] 设治疗组、对照组各 36 例。治疗方法：对照组给予奥美拉唑肠溶胶囊，每日 20mg 1 次口服；多潘立酮 10mg/次，每日 3 次口服。治疗组在对照组的基础上给予甘草泻心汤：清半夏 10g，黄芩 10g，黄连 3g，干姜 12g，党参 12g，炙甘草 30g，大枣 5 枚，水煎服，每日 1 剂。用药期间禁用白糖蜂蜜冰果冷饮。两组均以 1 个月为 1 个疗程。治疗组有效率 94.44％，对照组有效率 72.22％。

（7）治疗小儿病毒性腹泻：单鹏翼[43] 除以西药补液、抗病毒、抗感染为主外，辅以中药甘草泻心汤治疗小儿病毒性腹泻 80 例。组成：炙甘草 6g，黄芩 4g，半夏 3g，黄连 3g，干姜 4g，党参 6g，大枣 2 枚。每剂加水 200ml，煎取 80ml，分 1～2 天服下。以少量频服为主。结果：服药 1 天后，总有效 35 例；服药 2 天后，总有效 72 例；服药 3 天后，总有效 80 例。

（8）治疗急性盆腔炎伴明显腹泻症状者：陆智义[44] 佐用甘草泻心汤治疗本病 28 例，5 天为 1 个疗程，治疗两个疗程，对控制腹泻、提高食欲、改善营养，有桴鼓相应之效，与西药抗生素的病因治疗相配合有增效作用。结果治愈 20 例，有效 8 例。

（9）治疗带状疱疹：胡萌琴[45] 对两组（治疗组 26 例，对照组 7 例）均给予西药治疗。治疗组加服甘草泻心汤：生甘草 10g，黄连 10g，黄芩 10g，干姜 3g，半夏 10g，党参 10g，大枣 2 枚，丹参 30g，郁金 10g，延胡索 6g，炒柴胡 10g。每日 1 剂，两煎取汁混合，早晚分服，第 3 煎取药汁用纱布蘸取湿敷患处 20～30 分钟左右。7～10 天为 1 个疗程，结果治疗组痊愈天数比对照组短。

（10）治疗风湿类疾病：张立亭[46] 曾反复、长程使用甘草泻心汤加减治疗白塞病和干燥综合征，疗效较好。白塞病多由中焦郁热或下焦湿热引发，而干燥综合征多由感受燥热之邪或内生燥热所致。甘草泻心汤能清热解毒，泻火而培中，且方中重用甘草，现代药理学认为甘草有类似肾上腺糖皮质激素的作用，切中风湿类疾病之病机。

【原文】 蚀於下部[①]則咽乾，苦参湯洗之[②]。（11）

【词语注解】 ①下部：指前阴。

②"苦参汤洗之"后，《古今医统正脉全书》本作"苦参汤方：苦参一升，以水一斗，煎取七升，去滓，熏洗，日三。"宜从。

【经义阐释】 本条论狐蟊病蚀于前阴的治法。狐蟊病湿热下注致前阴溃烂，而足厥阴肝经绕阴器，上循于咽，蕴积前阴之湿热又可循经上冲，阻遏津液上承，故兼见咽喉干燥。可在内服清热燥湿解毒方的同时，再以苦参汤外洗前阴患处，使湿热邪毒得清，溃烂腐蚀之处得敛，咽干之标症得除。

【方药评析】 本方只苦参一味，煎汤熏洗局部。《名医别录》谓其能"疗恶疮下部"；《本草正义》称其"能杀湿所生之虫"，总取其燥湿杀虫之功。

【文献选录】 赵以德：虫蚀下部则咽干者，下部肾之所在，任脉附焉。肾，水也。湿热甚于下，则虫蚀于上，而肾水受伤，经脉乏水以资之，夹湿热逆而燥其咽嗌，故用苦参汤洗。苦参能除热毒，疗下部，因以洗之。虽然，此治之外者尔，若究其源，病则自内而外出，岂独治其标而已哉？试用上部服泻心汤者观之，则下部亦必有可服之药；自下部用洗法者观之，则上部咽喉亦必有可治之理，此仲景特互发之尔！不然，何后世方论有服下部药者，与内食五脏者乎？（《二注》）

徐彬：下部毒盛，所伤在血而咽干，喉属阳，咽属阴也，药用苦参熏洗，以去风清热而杀虫也。（《论注》）

黄元御：《金匮》苦参汤，治狐惑蚀于下部者，以肝主筋，前阴者宗筋之聚，土湿木陷，郁而为热，化生虫䘌，蚀于前阴，苦参清热而去湿，疗疮而杀虫也。（《长沙药解》）

【临床应用】 （1）治疗狐惑病[47]：穆某某，女，30岁。患狐惑病，其证如下阴无病，则口腔咽喉溃烂疼痛；如口腔病好，则阴道阴唇溃烂疼痛，如此交替发作已1年余，颇似眼、口、生殖器综合征，但未见有眼科疾患。因按狐惑病处理。用甘草泻心汤：甘草15g，党参10g，黄芩10g，黄连5g，法半夏10g，大枣3枚。水煎内服。口腔溃烂时，用锡类散吹之；下阴溃烂时，用苦参汤洗之。经反复治疗半年之久，其病始愈。后以此案告之同事张某，其邻妇有患此症者，用上法治之亦效。

（2）治疗外阴瘙痒（滴虫性阴道炎）[48]：梁某某，女，35岁。患白带下注3年之久，近1年来加重，并发外阴瘙痒难忍。经妇科检查，诊断为"滴虫性阴道炎"。经用"灭滴灵（甲硝唑）"等治疗两个疗程，效果不明显。后用苦参汤熏，每晚熏1小时，兼服清热利湿之中药，2周后，带净痒止。又经妇科数次检查，阴道未见滴虫，而且炎症也愈。朱梅仙等[49]治疗阴道炎67例，其中霉菌性阴道炎33例，滴虫性阴道炎25例，细菌性外阴感染6例，单纯性外阴瘙痒症3例。基本方：黄柏15g，花椒12g，荆芥12g，苦参30g，蒲公英30g，百部30g，地肤子30g，白鲜皮20g，败酱草15g，枯矾1g。水煎，取其药液熏蒸患部，待药液凉至40℃左右时再冲洗阴道，每日1次。一般7天为一疗程。经过1～3个疗程治疗后，治愈53例，显效11例，无效3例，显效率95.52%。

（3）治疗口腔黏膜扁平苔癣：刘雷[50]治疗本病患者64例随机分成两组。治疗组采用苦参汤联合龙血竭含片治疗，而对照组则给予口服雷公藤多苷片，2片/次，2次/日。两组均以7日为一疗程。结果：治疗组总有效率为94.11%，而对照组仅为76.66%。

（4）治疗肛门湿疹：陈步强等[51]采用复方亚甲蓝注射液肛周点状封闭合苦参汤加减熏洗坐浴治疗肛门湿疹52例临床资料作回顾性分析。结果：显效32例，有效18例，无效3例。周庆春等[52]将65例肛周湿疹患者随机分成对照组和治疗组。治疗组43例用苦参汤熏洗后再外涂马应龙麝香痔疮膏治疗；对照组22例给予曲咪新乳膏外涂治疗。2周后观察疗效。结果：在红斑、丘疹、水疱、瘙痒、预防复发方面，两组间有统计学意义（$P<0.05$）；治疗组有效率86.05%，对照组有效率68.18%。

（5）治疗尖锐湿疣：陈办成等[53]观察 α-2b 干扰素联合苦参汤治疗女性外阴尖锐湿疣的临床疗效。方法：110例患者在干扰素治疗的基础上行苦参汤坐浴加自行阴道冲洗，同时给予对症治疗。结果：两个疗程后治愈107例，总有效率达97.3%。随访人数108例，随访时间最短 3 个月，最长 2 年，均无复发记录。

（6）治疗宫颈糜烂：李凤阳[54] 用腐尽生肌散配合苦参汤治疗宫颈糜烂 100 例。予苦参汤冲洗阴道，腐尽生肌散宫颈上药治疗。结果：100 例患者中，治愈 75 例，好转 25 例，治愈率 75％，总有效率 100％。病例黄某，女，20 岁，平素白带量多，色黄，下腹坠胀不适。妇科检查：阴道黏膜潮红，有脓性分泌物，宫颈二度糜烂。白带检清洁度为二度，宫颈细胞学检查为炎症反应。月经完采用苦参汤和腐尽生肌散连续治疗 15 天，待下次月经完继续治疗，治疗 3 个疗程后，复查白带常规，清洁度为一度，宫颈糜烂面修复完整，自觉症状完全消失。

（7）治疗病毒性心肌炎：李细英[55] 用苦参汤治疗病毒性心肌炎 15 例。自拟苦参汤：苦参 30g，忍冬藤 30g，黄芪 50g，生晒参 15g，麦冬 10g，五味子 10g，丹参 30g，石菖蒲 10g，炙甘草 10g，瓜蒌壳 15g，酸枣仁 20g。每剂药先用冷水浸 20～30 分钟，接着用武火煎沸，再用文火煎 20～30 分钟，煎 3 次，每次取汁 100ml，每天服 3 次，7 天为 1 个疗程，连服 3 周。结果显效 10 例，有效 4 例，无效 1 例，总有效率 92％。

（8）治疗寻常型银屑病：段有超等[56] 用苦参汤外洗治疗本病 58 例。苦参汤组成：苦参 60g，菊花 60g，金银花 30g，白芷 15g，地肤子 15g，蛇床子 30g，石菖蒲 10g，黄柏 15g。加水 1000～1500ml，文火煎煮 20 分钟，将药汁倒入脸盆中，并将新鲜猪胆汁 1 个倒入药汁中搅匀，用棉花蘸药汁外擦皮损部位，每日 2～3 次（用过的药渣，可复煎 2 次）。结果痊愈 30 例，显效 27 例，无效 1 例，总有效率 98.2％。

（9）治疗隐翅虫皮炎：曾庆洲等[57] 用苦参汤湿敷治疗隐翅虫皮炎 41 例。隐翅虫皮炎，是由接触隐翅虫体液而引起的中毒性皮炎。苦参汤组成：苦参、忍冬藤各 25g，薄荷、赤芍、芒硝各 10g。水煎，待凉后，湿敷局部 2～3 小时一次，每次 10～15 分钟，每日 1 剂。平均用药 2.83 剂。

【现代研究】 苦参汤黄酮类成分 HPLC 指纹图谱及其与组方药味黄芩和苦参的相关性研究。刘斌等[58] 研究苦参汤不同配伍和提取溶剂对 11 种主要有效成分黄芩苷、汉黄芩苷、黄芩素、汉黄芩素、槐果碱、苦参碱、槐定碱、氧化槐果碱、氧化苦参碱、三叶豆紫檀苷和苦参啶溶出率的影响。结果：苦参、黄芩、生地黄三药配伍，主要有效成分的溶出率，大于或相似于苦参、黄芩二药配伍，远高于苦参、生地黄二药或黄芩、生地黄二药配伍及相应单味药。结论：苦参、黄芩、生地黄三药配伍，苦参汤主要有效成分溶出率增加，其中以苦参、黄芩二药配伍，黄芩黄酮和苦参生物碱溶出率增加最为明显。

【原文】 蚀於肛者，雄黄熏之。（12）

雄黄

上一味爲末，筒瓦二枚合之，燒，向肛熏之。《脉經》云：病人或從呼吸上蚀其咽，或從下焦蚀其肛陰，蚀上爲惑，蚀下爲狐，狐惑病者，豬苓散主之。

【经义阐释】 本条论述狐蚀病蚀于后阴的治法。肛门是狐蚀病的主要病变部位之一，与前阴一样，是潮湿之处，易受湿热邪毒侵害。在病变过程中，常可见后阴溃腐。对此，在内服对证方药的同时，再用雄黄外熏肛门，就近治之。

【方药评析】 雄黄苦寒，能燥湿解毒，前人认为其有杀虫之功，故用其烟熏患处以治局部蚀烂。

【文献选录】 赵以德：蚀于肛，湿热在下，二阴虽皆主于肾，然肝脉循于肛，肛又为

大肠之门户。大肠，金也，湿热伤之，则木来侮，是以虫蚀于此焉！雄黄本主蚀疮杀虫，又有治风之义，故用熏之。(《二注》)

黄元御：后在肛门，则以雄黄散熏之，盖土湿木陷，郁而生热，化生虫类，前后侵蚀，苦参、雄黄清热而去湿，疗疮而杀虫也。(《悬解》)

陈元犀：蚀于喉为惑，蚀于阴为狐，狐惑病及感风木湿热之气而生，寒极而化也。苦参苦寒，气清属阳，洗之以通阳道。雄黄苦寒，气浊属阴，熏之以通浊道。但雄黄禀纯阳之色，取其阳能胜阴之义也。熏、洗二法，按阴阳分配前后二阴，此又别其阴中之阴阳也。二味俱苦寒而燥者，苦以泻火，寒以退热，燥以除湿，湿热退而虫不生矣。(《金匮方歌括》)

高学山：雄黄气重，能排邪而引正，加之火烧烟熏，又能驱秽燥湿故也。二条俱承首节诸症，及面目之或赤或黑或白而言。(《高注》)

【临床应用】　(1) 治疗狐惑病：王子和[59]医案。焦某，女，41岁，干部。1962年初诊。患者于20年前因在狱中居处潮湿得病，发冷发烧，关节疼痛，目赤，视物不清，皮肤起有大小不等之硬斑，口腔、前阴、肛门均见溃疡，20年来，时轻时重，缠绵不愈。近来月经先期，色紫有块，有黄白带，五心烦热，失眠，咽干，声嗄，手足指趾硬斑，日久已成角化，肛门周围及直肠溃疡严重，不能正坐，口腔黏膜及舌面也有溃疡，满舌白如粉霜。便干结，小便短黄，脉滑数。诊为狐惑病。即予治惑丸，甘草泻心汤加减内服，苦参煎水熏洗前阴，并以雄黄粉熏肛，肛门熏后，见有蕈状物突出肛外，奇痒难忍，用苦参汤洗涤后，渐即收回，服药期间，大便排出恶臭黏液多量，阴道也有多量带状浊液排出，病情日有起色，四肢角化硬斑亦渐消失。治疗4个月后，诸症消失，经停药观察1年余，未见复发。

(2) 治疗带状疱疹：据报道[60]，用雄黄粉50g加入75％酒精100ml混合，每天搽敷2次，治疗带状疱疹125例，皆有效，疗程平均为5.8天，均无副作用及后遗症。

【原文】　病者脉数，無熱①，微煩，默默但欲臥，汗出，初得之三、四日，目赤如鳩眼②；七八日，目四眥③—本此有黄字黑。若能食者，膿已成也，赤小豆當歸散主之。(13)

赤小豆當歸散方：

赤小豆三升 (浸，令芽出，曝乾)　當歸

上二味，杵爲散，漿水④服方寸匕，日三服。

【词语注解】　①无热：谓无寒热，是无表证的互词。

②鳩眼：鳩，鸟名，《说文解字》"鳩，鹘鳩也"，俗称斑鸠，其目珠色赤。此处以之喻患者之目色。

③四眥：眥 (音自)，即眼角。四眥，指两眼内外眥。

④浆水：浆，酢也。《本草纲目》称浆水又名酸浆。嘉谟云："炊粟米熟，投冷水中，浸五、六日，味酸，生白花，色类浆，故名。"此法现已少用。

【经义阐释】　本条论狐䘌病成脓的证治。"无热"、"汗出"提示病不在表，"脉数"，"微烦"是里热已盛，心神受扰；"默默但欲卧"与第10条"默默欲眠"相类，乃湿热内郁所致；"目赤如鸠眼"是热入血分，血中之热随肝以上注于目之故，说明湿热邪毒不得化解，有成脓之征兆；如血分热毒壅遏日久，则血瘀热腐而脓成，可见面目两眦发黑；脓成之时，病势已集中于局部，对脾胃的影响减轻，所以"能食"。根据近代临床观察，本病初期少见眼部症状，往往经二、三年反复发作才出现，故对"初得之三四日"、"七八日"等语不可机械地理解，而应活看。本病的眼部症状可见目赤肿痛，畏光，视力减退，甚可形成前房积脓，最后可致盲。本病的成脓部位可以在眼部，结合《金匮要略·惊悸吐衄下血胸满瘀血病脉证并治》赤小豆当归散治近血的记载看，成脓亦可发生在大肠下端的肛门处，上下部位有异，成脓机理相同，本方均可适用，取其渗湿清热，解毒活血排脓之功。

【方药评析】 方中赤小豆渗湿，和血解毒，《神农本草经》称其"排痈肿脓血"；当归活血，祛瘀生新，浆水清凉解毒。尤怡称本方为"排脓血除湿之良剂也"。

【文献选录】 尤怡：脉数微烦，默默但欲卧，热盛于里也；无热汗出，病不在表也；三、四日目赤如鸠眼者，肝脏血中之热，随经上注于目也。经热如此，脏热可知，其为蓄热不去，将成痈肿无疑。至七八日目四眦黑，赤色极而变黑，则痈尤甚矣。夫肝与胃，互为胜负者也。肝方有热，势必以其热侵及于胃，而肝既成痈，胃即以其热并之于肝，故曰若能食者，知脓已成也。且脓成则毒化，毒化则不特胃和而肝亦和矣。赤小豆、当归，乃排脓血除湿热之良剂也。

再按此一条，注家有目为狐惑病者，有目为阴阳毒者，要之亦是湿热蕴毒之病，其不腐而为虫者，则积而为痈，不发于身面者，则发于肠脏，亦病机自然之势也。仲景意谓与狐惑阴阳毒，同源而异流者，故特论列于此欤。（《心典》）

吴谦：病者脉数，谓病狐惑之人脉数也。数主疮主热，今外无身热，而内有疮热，疮之热在于阴，故默默但欲卧也。热在于阳，故微烦汗出也。然其病初得之三、四日，目赤如鸠眼者，是热蕴于血，故眦络赤也。七、八日四眦皆黑者，是热瘀血腐，故眦络黑也。若不能食，其毒尚伏诸里；若已能食，其毒已化成脓也。故以赤小豆排痈肿，当归调疮血，米浆和胃气也。（《金鉴》）

陆渊雷：脉数为热，今无热，汗出而微烦，但欲卧，是热不在表，而在于里也。目赤眦黑，皆里热所致。热何由生？生于疮疡之化脓也。脓已成，则病势集于局部，不复散漫于脏腑，故见其能食，可以知其脓成。（《今释》）

【临床应用】 （1）治疗前列腺肥大：据报道[61]，用赤小豆当归散加味治疗前列腺肥大7例，均获良效。病案举例：蔺某，男，64岁，工人。1988年9月7日就诊。患者自诉便浊5月余，加重3日，症见小便不通，少腹胀急，疼痛拒按，表情痛苦，烦躁不宁，不思饮食，口味秽臭，舌质黯红，舌苔黄腻，脉象滑数。急则治其标，先予导尿1500ml，尿液检查脓球＋。肛门指诊：前列腺肿大如鸡卵，质地光滑，中央沟消失。诊为前列腺肥大，证属湿热瘀阻膀胱，治宜清热利湿、活血化瘀，处方：赤小豆、败酱草各30g，当归20g，大黄15g。服5剂后小便即通，便后有少许混浊物，口和欲食，胀痛缓解。原方继服25剂，诸症皆平。

（2）治疗近血：洪德华[62]用加味赤小豆当归汤治痔血37例，肛裂23例，服2～4剂，即获捷效，止血有效率达85%。方药组成：赤小豆30～60g，当归、连翘各30g，升麻10g。便秘加桃仁、牛膝；热毒偏盛，肛门灼痛，加金银花、赤芍、红藤；气虚无力，肛门下坠，加党参、白术、黄芪。

病案举例：徐某某，女，41岁。便血2天，色鲜红，便时射血如红线，肛门灼痛，大便偏干，大便化验：红细胞＋＋＋＋，隐血＋＋＋＋。外科检查：肛门 1 点处有浅在性裂纹。舌苔薄黄、质红嫩，脉平。证属肛门瘀热，迫血妄行。治宜清热解毒，化瘀止血。方药：升麻、桃仁、甘草各 10g，赤小豆 60g，连翘、当归各 30g。服药 1 帖，当晚未见出血，大便成形，已解 2 次，唯觉头昏乏力，舌质淡红，苔薄白。此属失血后气血不足之象，拟八珍汤 5 帖以善其后。

（3）治疗内痔出血：田静[63] 观察辨证治疗内痔出血的效果。把 28 例内痔出血分为热毒内结、湿热蕴结、中气不足、脾阳虚衰、肝肾阴虚等 5 型。其中湿热蕴结型用地榆散合赤小豆当归散。结果：总有效率 96.4%。

（4）治疗赤白带下：彭述宪[64] 病案。谌某某，女，51 岁。1986 年 6 月 12 日就诊。阴道流赤白黏液 2 年，服完带汤、丹栀逍遥散，内补丸等方，带下时多时少。近月病情加重，赤多白少，稠黏气臭，每日换纸 2 次，小腹疼痛，不可重按，小便短黄，舌质红，苔黄滑厚，脉滑数。证属湿热化毒，下蕴胞宫。治宜清热利湿，活血解毒。用赤豆当归散加味：赤小豆、金银花、败酱草各 20g，当归、薏苡仁、贯众、冬瓜仁各 12g。服 10 剂，阴道仅有少量赤白黏液流出，去贯众，加条参、炒山楂各 9g 以补脾健胃，继进 10 剂，带止体健。

（5）治疗瘾疹：医民华[65] 病案。周某某，女，50 岁。患者周身风疹瘙痒已四月余，时好时发。诊时见，周身风疹，瘙痒难受，活动则剧痒，虽寒冬腊月而喜用凉水淋浴，过后又瘙痒不止，饮食、大便均正常，小便色赤，舌红苔薄而黄，脉浮有力。此属风热瘾疹，拟清热解毒，凉血散血之法，用赤小豆当归散加味：赤小豆 30g，当归 15g，连翘 15g，土茯苓、忍冬藤、生地各 20g。3 剂后，症状大有好转，风疹基本消失。再进 3 剂，嘱其禁酒及辛香燥热之品。

【原文】　陽毒之爲病，面赤斑斑如錦紋①，咽喉痛，唾膿血。五日可治，七日不可治，升麻鼈甲湯主之。（14）

陰毒之爲病，面目青，身痛如被杖②，咽喉痛。五日可治，七日不可治，升麻鼈甲湯去雄黃、蜀椒主之。（15）

升麻鼈甲湯方：

升麻二兩　當歸一兩　蜀椒（炒去汗③）一兩　甘草二兩　雄黃半兩（研）　鼈甲手指大一片（炙）

上六味，以水四升，煮取一升，頓服之，老小再服④，取汗。《肘後》、《千金方》陽毒用升麻湯，無鼈甲，有桂；陰毒用甘草湯，無雄黃。

【词语注解】　①锦纹：织品的花纹。此处形容面部的色斑。

②身痛如被杖：杖，棍棒。形容身体如遭棍棒击打一样疼痛。

③去汗：指去油，去水。

④老小再服：老人与小孩分两次服。

【经义阐释】　此二条论阴阳毒的证治及预后。一般认为，阴阳毒病与感受疫毒有关。如赵献可说："此阴阳二毒，是感天地疫疠非常之气。"尤怡云："毒者，邪气蕴结不解之谓。"本病因证情不同而分为阳毒与阴毒。如机体素强，或里有积热，受邪后邪正相争较剧，多发为阳毒。因疫毒邪热侵害，血分热盛而壅于上，故面红有斑似锦纹；毒热结于咽喉，气血腐败成脓，故咽喉痛，唾脓血。若体质本弱，或里有虚寒，受邪后邪正相争较缓，则多发为阴毒。疫毒伤人，邪阻经络，内陷血脉，气血凝滞不通，故面目青（斑色晦黯），周身疼痛犹如遭棍棒拷打。疫毒结于咽喉故咽喉痛。

对于阳毒、阴毒的预后，仲景指出"五日可治，七日不可治"。强调早期治疗，否则预后不良。因病涉疫毒，变化较快，且累及营血，趁早治疗，疫毒之邪尚可透发；若迁延失治，则邪深病重，终"不可治"。至于"五日"、"七日"之数不必拘泥，总以早治为要。

历代医家对阴毒的看法多有不同，如赵以德以邪毒在阴经和阳经之不同而分阴毒和阳毒；魏荔彤以邪毒深浅不同而分阳毒、阴毒；尤怡以邪之隐著、偏表偏里而分阴阳；曹颖甫则以寒热分阴阳。然细察原文，阳毒与阴毒都有咽喉痛和面色改变，区别是阳毒症状比较明显而阴毒较隐晦。因而阴、阳当以证情来划分，比较明了，易于掌握。

阳毒与阴毒病因相同，以同一方治疗，但二者证情有异，故药有出入。

【方药评析】 方中之升麻，《神农本草经》谓"解百毒，辟瘟疾、障邪"，配甘草，清热解毒，并可散咽喉之邪毒；当归、鳖甲养阴，活血，行瘀。阴阳二毒均用此四药以清热解毒，行血散瘀，达邪外出。雄黄解毒，蜀椒导火归源，以降上壅之热，与前四药合用，共奏清热解毒，行血散瘀之功，可疗阳毒。治阴毒以本方去雄黄、蜀椒之理不明，注家看法多有分歧。如尤怡《金匮要略心典》云："其去蜀椒、雄黄二物……恐阴邪不可劫，而阴气反受损也。"徐大椿《兰台轨范》则认为，蜀椒辛热之品，阳毒用而阴毒反去之，疑误。对此，当存疑待考。

【文献选录】 尤怡：毒者，邪气蕴蓄不解之谓。阳毒非必极热，阴毒非必极寒。邪在阳者为阳毒，邪在阴者为阴毒也。而此所谓阴阳者，亦非脏腑气血之谓，但以面赤斑斑如锦纹，咽喉痛，唾脓血，其邪著而在表者谓之阳；面目青，身痛如被杖，咽喉痛，不唾脓血，其邪隐而在表之里者谓之阴耳。故皆得用辛温升散之品，以发其蕴蓄不解之邪，而亦并用甘润咸寒之味，以安其邪气经扰之阴。五日邪气尚浅，发之犹易，故可治；七日邪气已深，发之则难，故不可治。其蜀椒、雄黄二物，阳毒用之者，以阳从阳欲其速散也；阴毒去之者，恐阴邪不可劫，而阴气反受损也。（《心典》）

王子接：升麻入阳明、太阴二经，升清逐秽，辟百邪，解百毒，统治温厉阴阳二病。如阳毒为病，面赤斑斑如锦纹；阴毒为病，面青身如被杖；咽喉痛，毋论阴阳二毒，皆已入营矣。但升麻仅走二经气分，故必佐以当归通络中之血，甘草解络中之毒，微加鳖甲守护营神，俾椒、黄猛烈之品，攻毒透表，不乱其神明，阴毒去椒、黄者，太阴主内，不能透表，恐反助厉毒也。（《绛雪园古方选注》）

陈念祖：仲师所论阴毒阳毒，言天地之厉气中人之阳气阴气，非阴寒极阳热极之谓也。盖天地灾厉之气，便为毒气。……妙在使以蜀椒辛温，雄黄苦寒，禀纯阳之色，领诸药以解阳毒；其阴毒去雄黄、蜀椒者，以邪毒不在阳分，不若当归、鳖甲，直入阴分之为得也。（《浅注》）

【临床应用】 （1）治疗血小板减少性紫癜[66]：陆某某，女，35岁。生育过多，子宫脱垂，月经如崩已久，周身肤青紫块，面色灰青，时作咽痛，龈血鼻衄，身软肢酸，脉弱舌淡（当地医院诊断为血小板减少性紫癜）。宜先益血：升麻3g，炙鳖甲30g，炒当归9g，甘草4.5g，地黄30g，玄参15g，黄芪9g，仙鹤草30g，艾叶3g，赤白芍各6g，炒阿胶珠12g，归脾丸60g（先煎）。7剂。二诊：上方服7帖后，月经来时较前为少。又服

7帖，咽痛、衄血已解，宫脱亦减轻。自感"有气力得多"，脉平，舌色转正，以丸剂缓进，以期巩固，归脾丸1000g（每日3次，每次服12g），十灰丸500g（每日临睡前服9g），连服两个月。

（2）治疗猩红热[47]：次女赛男，患猩红热，初起恶寒发热，头痛咽痛、下颌淋巴结肿大、舌苔薄白、脉象浮数。服银翘散2剂，恶寒已罢，仍发热咽痛。服普济消毒饮去升麻、柴胡3剂，另用冰硼散吹喉，咽痛减轻，热仍不退，颈面出现红色斑疹，唯口唇四周苍白，舌绛无苔，脉象滑数，印象为猩红热。为了避免传染给其他孩子，急送长沙市传染病院，经化验室检查，白细胞计数增高，中性粒细胞增高，符合猩红热诊断，一面肌注青霉素，一面用升麻鳖甲汤：升麻3g，鳖甲10g，当归3g，去雄黄、蜀椒，加金银花10g、连翘10g、牛蒡子10g、生地12g、丹皮10g、赤芍6g、桔梗3g、甘草3g。服3剂，红疹遍及四肢，压之可渐退色，继用原方去升麻、当归、桔梗，加玄参、麦冬、大青叶，3剂，皮疹消退，体温正常，痊愈出院。

（3）治疗红斑狼疮：蔡辉等[67]以升麻鳖甲汤为基础方对红斑狼疮（SLE）分型论治。热毒炽盛：高热不恶寒或微恶寒，面部红斑如锦纹，口渴喜冷饮，身痛如被杖，尿黄便秘，苔黄舌红，脉滑数。多为SLE急性发作期。治法：清热解毒，散瘀养阴。方药：升麻鳖甲汤加减。阴虚内热：低热起伏，手足心热，面色潮红，皮肤斑疹，口干，自汗盗汗，关节疼痛，腰酸脱发，舌红苔少，脉细数。多为SLE慢性活动期或长期服用激素者。治法：养阴生津，清热解毒。方药：升麻鳖甲汤合犀角地黄汤加减。狼毒内陷心包：高热烦躁，神昏谵语，口干舌燥，痰涎壅盛，舌红或绛，脉数。多为神经精神性狼疮急性发作期。治法：清热开窍，豁痰解毒。方药：升麻鳖甲汤合安宫牛黄丸。狼毒夹痰，蒙蔽心窍：突然仆倒，神志不清，两目上视，四肢抽搐，口吐涎沫，舌白腻，脉弦滑。亦为神经精神性狼疮急性发作期。治法：涤痰息风，开窍定痫。方药：升麻鳖甲汤合定痫丸加减。（其他证型略）。

（4）治疗子宫肌瘤[68]：胡某，女，26岁。1989年3月10日初诊。主诉月经过多，经来腹痛已9年，经中西医多方治疗，效果不佳。1987年2月结婚，婚后两年未孕，经某医院妇检诊断为子宫肌瘤，患者拒绝手术而求治于中医。现下腹坠胀伴腰痛，月经量多有瘀块，血丝带下，时欲呕吐，舌紫有瘀点，脉细涩。此为毒蕴胞宫，凝滞凝结。治宜活血通滞，解毒散瘀。升麻鳖甲汤加减：升麻5g，醋炙鳖甲30g，当归12g，甘草3g，炒蜀椒、红花各6g，益母草18g，生牡蛎25g，炙椿根白皮50g。日1剂，水煎服。服9剂后，超声波及妇检报告肌瘤缩小。原方加鹿衔草50g，续服32剂，再经检查肌瘤消失。后调养3个月而怀孕。随访半年未见异常。

（5）治疗急性白血病：张丽等[69]认为阴阳毒并非寒极热极之证，而是血分热毒之病；从阴阳毒所致病证看，与现代医学的急性白血病的病机和临床特点相类似，急性白血病发作期温热毒邪入血伤髓、热毒煎熬血液、攻注骨髓、内陷心包，出现面赤斑斑、咯血、便血、骨关节剧痛、神昏谵语等症，与阳毒的特点相吻合，急性白血病缓解期余毒深伏，血脉瘀滞，阴精亏虚，出现面色苍白、身体疼痛、出血等症，与阴毒的特点有类似之处。提出从阴阳毒论治，采用透热解毒、养阴活血是治疗急性白血病的主要法则，升麻鳖甲汤则是治疗该病的有效方药。并认为升麻、甘草的用量要大，每用15～30g；蜀椒、雄黄为急性期必用之品，蜀椒的用量为3～5g，雄黄1g研末分2次冲服（连续应用时间不宜超过2周），在缓解期，这二味药不用。遂加白花蛇舌草、半枝莲、连翘30～60g以加强清热解毒，加全蝎、蜂房 3～5g 以加强搜剔毒邪，生地黄 10～30g 以清热养阴凉血。

（6）治疗慢性荨麻疹：常贵祥[70] 治疗慢性荨麻疹，药物组成：升麻 3g，炙鳖甲 10g，地骨皮 30g，当归 15g，黄芪 10g，浮萍 15g，蝉蜕 15g，地肤子 15g，白蒺藜 15g，乌梅 10g，生龙、牡各 30g。口渴者，加天花粉 15g，麦冬 15g；烘热泪出者，加生地 15g、五味子 15g；大便干者，加玄参 10g；瘙痒甚者，加蛇蜕 10g；失眠者，加夜交藤 30g、珍珠母 30g。水煎服，4 周为 1 个疗程。结果：痊愈 87 例，显效 6 例，有效 3 例，无效 2 例，总有效率占 97.9％。

小　　结

本篇论述百合病、狐蟚病、阴阳毒的证治。

百合病多由热病之后，或情志不遂，引起心肺阴虚内热，百脉失和所致。临床可见精神恍惚不定，语言、行动、饮食、感觉异常，口苦、小便赤，脉微数等特征。治疗以养阴清热，润养心肺为原则，百合地黄汤为主方。如误用汗下吐者，则分别选用百合知母汤、滑石代赭汤、百合鸡子黄汤。如未经误治，日久变渴者，配合百合洗方或栝蒌牡蛎散；变发热者，用百合滑石散。总之，按病情随证施治，同时，亦应重视精神调摄及饮食护理。

狐蟚病是湿热（虫毒）所致的疾患。以咽喉及前后二阴溃烂和目赤为特征。以清热除湿解毒为治疗原则。可内外兼治，内治可服甘草泻心汤、赤小豆当归散；外治可用苦参汤洗、雄黄熏，二者配合，疗效更好。

阴阳毒由感受疫毒而发，以发斑、咽喉痛为主症。有阴毒、阳毒之分，均以清热解毒，活血化瘀为法，用升麻鳖甲汤随证加减。

附：百合病、狐蟚病、阴阳毒内容归纳表。

百合病内容归纳表

含义	热病之后，余热未尽，或情志不遂，郁而化火，心肺阴虚内热所致，以精神恍惚不定，口苦，小便赤，脉微数为特征的病证			
病因病机	热病后之余热，或情志不遂之郁火，导致心肺阴虚内热			
主症	神志恍惚不定，饮食、行动失常，口苦，小便赤，脉微数			
	分　类	病　　情	治　　法	方　剂
	典型证	不经吐下发汗，病形如初者	润养心肺，凉血清热	百合地黄汤
	误治后	发汗后者	养阴清热，补虚润燥	百合知母汤
		下之后者	养阴清热，和胃降逆	滑石代赭汤
		吐之后者	滋养肺胃，润燥降逆	百合鸡子汤
	变证	一月不解，变成渴者	清热养阴润燥	百合洗方
		渴不差者	清热生津止渴	栝蒌牡蛎散
		变发热者	清润心肺，泄热利尿	百合滑石散
治则	见于阴者，以阳法救之；见于阳者，以阴法救之			
预后	每尿时头痛者，六十日乃愈；若尿时头不痛，淅然者，四十日愈；若尿快然，但头眩者，二十日愈			

狐蜃病内容归纳表

含义	感受湿热（虫毒）所致，以目赤，咽喉及二阴蚀烂为主的病证			
病因病机	湿热（虫毒）内蕴			
主症	目赤，咽喉及前后二阴蚀烂			
证治	分类	病情	治法	方剂
	蚀于上部	状如伤寒，默默欲眠，目不得闭，卧起不安，不欲饮食，恶闻食臭，其面目乍赤、乍黑、乍白，蚀于上部（咽喉）则声喝	清热化湿，安中解毒	甘草泻心汤
	蚀于下部	蚀于下部（前阴）则咽干	清热除湿，杀虫解毒	苦参汤（洗）
		蚀于肛者	燥湿杀虫解毒	雄黄（熏）
	酿脓	脉数，无热，微烦，默默但欲卧，汗出，初得之三四日，目赤如鸠眼，七八日，目四眦黑，若能食者，脓已成	渗湿清热，活血排脓	赤小豆当归散

阴阳毒内容归纳表

含义	感受疫毒所致，以发斑、咽喉痛为主的病证			
病因病机	疫毒侵入血分			
主症	发斑，咽喉痛			
证治	分类	病情	治法	方剂
	阳毒	面赤斑斑如锦纹，咽喉痛，唾脓血	清热解毒，活血散瘀	升麻鳖甲汤
	阴毒	面目青，身痛如被杖，咽喉痛	解毒活血散瘀	升麻鳖甲汤去雄黄、蜀椒

（黄仰模）

参 考 文 献

[1] 高秀飞，刘胜．刘胜运用百合知母汤治疗乳腺病的经验．辽宁中医杂志，2006，33（9）：1069

[2] 孙霓平，刘胜，高秀飞．百合知母甘麦大枣汤治疗乳腺增生病临证体会．新中医，2006，38（8）：82

[3] 关信，等．百合知母汤加味治验介绍．甘肃医药，1984（3）：42

[4] 张河占．重用百合治疗癔病性瘫痪．新疆中医药，1986（3）：63

[5] 张颖，赵腾斐．百合知母汤对围绝经期肾虚证大鼠体征及下丘脑单胺类神经递质的影响．南京中医药大学学报，2009，25（3）：184

[6] 郑水庆．百合知母汤抗抑郁作用的理论与实验研究．第二军医大学博士学位论文，2007

[7] 许惠琴，王华富，高钦，等．百合知母汤含药血清对大鼠卵巢颗粒细胞的保护作用．广州中医药大学学报，2009（6）：535

[8] 朱良春．中国百年百名中医临床家丛书·魏龙骧．北京：中国中医药出版社，2001：71

[9] 山西省中医研究所肝病科．中西医结合治疗肝硬变肝昏迷40例经验小结．新西药学杂志，1974

（2）：13

[10] 蒲昭和."百合鸡子黄汤"治阴虚久咳.老年人，2007（12）：54

[11] 彭刚.百合地黄汤合甘麦大枣汤加味治疗失眠30例.广西中医药，1999（5）：15

[12] 李燕，赵世叶，梁丽琴.百合地黄汤加味治疗不寐41例.河北中医，2002，24（3）：197

[13] 孙立利，刘力军.百合地黄汤与酸枣仁汤合用治疗不寐症疗效分析.牡丹江医学院学报，2002，23
（3）：52-53

[14] 胡连根，李国岩.逍遥散合百合地黄汤加减治疗女性更年期失眠19例.江西中医药，2007
（6）：52

[15] 全世建.百合地黄汤加减治疗抑郁症30例疗效观察.新中医，1999，31（2）：16-17

[16] 金杰，陈海燕，赵铎，等.加味百合地黄汤治疗抑郁性神经症35例.山西中医，2001，17
（2）：21

[17] 陈微，赵树华，孙淑芬，等.百合地黄汤治疗脑卒中后抑郁症的疗效观察.中国老年学杂志，2004
（24）：417-418

[18] 李运兰.百合地黄汤加味治疗更年期综合征60例.新中医，2001，33（1）：63-64

[19] 马铮，张融碧.百合地黄汤合二仙汤治疗妇女更年期综合征38例.实用中医内科杂志，2005，19
（6）：559

[20] 胡慧娟，谢一红.六味地黄汤合百合地黄汤加味治疗更年期综合征85例.中医药临床杂志，2005，
17（5）：462

[21] 闫福庆.百合地黄汤加味治疗广泛性焦虑52例.中国疗养医学，2004，13（3）：151-152

[22] 张景凤，全桂兰，侯庆，等.加味百合地黄汤对中风后焦虑状态的临床疗效观察.中草药，2005，
36（5）：737-738

[23] 王小平，翟慕东.百合地黄平亢汤治疗甲状腺机能亢进症49例.实用中西医结合临床，2005，5
（1）：24-25

[24] 张淑英.百合地黄汤合甘麦大枣汤治疗顽固性老年皮肤瘙痒症142例.河南中医，2006，26（11）：
14

[25] 陶筱娟，王璞.百合地黄汤加减合小剂量强的松治疗原发性干燥综合征伴肾损害.实用中西医结
合杂志，1997，10（16）：1629-1630

[26] 胡辰生，景秋芝.百合地黄汤加味治疗癔病40例.四川中医，2003，21（5）：32

[27] 包素珍，郑小伟，宋红，等.百合地黄汤对肝癌H22荷瘤小鼠抑瘤作用的实验研究.中国中医药
科技，2006，13（5）：332

[28] 黄建波，郑小伟，包素珍.加味百合地黄汤对Lewis肺癌小鼠抗肿瘤转移作用机制的研究.现代中
西医结合杂志，2006，15（23）：3187-3189

[29] 张琦，杨静，刘雨星，等.百地甘枣汤对抑郁模型大鼠脑内神经递质的影响.成都中医药大学学
报，2006，29（2）：21-23

[30] 庞武耀，李明亚，李娟好.甘麦大枣合百合地黄汤加减抗抑郁作用研究.广东药学院学报，2008，
24（6）：587-589

[31] 胡谷塘，胡国英.胡翘武运用经方治验四则.中国医药学报，1987（4）：39

[32] 肖廷刚.中草药外洗在外科临床上的应用经验浅谈.广西中医药，2007，30（2）：34

[33] 张金玺.经方治疗奇症怪病趣谈.辽宁中医杂志，2005（7）：726

[34] 林善星.二例百合病治验简介.福建中医医药，1958（10）：43

[35] 谭日强.金匮要略浅述.北京：人民卫生出版社，1981：56

[36] 靳华，李长坡，张明利.益艾康胶囊合甘草泻心汤治疗艾滋病口腔溃疡临床观察.中医学报，
2010，25（3）：383-384

[37] 郭志生，黄甡.李发枝教授治疗复发性口疮经验.中医研究，2009，22（10）：56

[38] 沈俊晔，谢志军．范永升辨治白塞氏病经验．中国中医药信息杂志，2009，16（9）：83

[39] 李建汉，李海岳，蔡海冰．甘草泻心汤加苦参治疗消化性溃疡 30 例．实用中医内科杂志，2010（2）：177

[40] 苏修辉．甘草泻心汤加减治疗慢性萎缩性胃炎 62 例临床观察．长春中医药大学学报，2009，25（6）：859-860

[41] 李春桂，苗桂珍，王立强．甘草泻心汤联合枸橼酸莫沙必利治疗糖尿病胃轻瘫的临床观察．河北中医，2009，31（12）：1816

[42] 范爱香．甘草泻心汤治疗反流性食管炎 36 例．中医研究，2009，22（12）：19

[43] 单鹏翼．甘草泻心汤治疗小儿病毒性腹泻应用体会．中国实用乡村医生杂志，2004，11（5）：32

[44] 陆智义．甘草泻心汤佐治急性盆腔炎 28 例疗效观察．四川中医，2004，22（11）：59

[45] 胡萌琴．中西医结合治疗带状疱疹 26 例临床观察．甘肃中医，2002，15（3）：45

[46] 张立亭．甘草泻心汤治疗风湿类疾病应用体会．山东中医药大学学报，2001，25（6）：447-449

[47] 谭日强．金匮要略浅述．北京：人民卫生出版社，1981：62

[48] 赵明锐．经方发挥．太原：山西人民出版社，1982：9

[49] 朱梅仙，安太秀．苦参汤治疗外阴及阴道炎 67 例．中国中医急症，2003，12（1）：84

[50] 刘雷．苦参汤联合龙血竭含片治疗口腔黏膜扁平苔癣 34 例．陕西中医学院学报，2010（3）：52

[51] 陈步强，赵自星，马丹，等．亚甲蓝肛周局部封闭合加减苦参汤熏洗治疗肛门湿疹 53 例．结直肠肛门外科，2010（2）：106-107

[52] 周庆春，吕建平，岳维成．苦参汤联合马应龙麝香痔疮膏治疗肛周湿疹疗效研究．中国实用医药，2010，5（16）：145-146

[53] 陈办成，姚思敏，朱亦男，等．干扰素联合苦参汤治疗尖锐湿疣 110 例疗效观察．亚太传统医药，2009（2）：90-91

[54] 李凤阳．腐尽生肌散配合苦参汤治疗宫颈糜烂 100 例．中医外治杂志，2008，17（5）：29

[55] 李细英．苦参汤治疗病毒性心肌炎 15 例临床观察．江西中医药，2004，35（5）：27

[56] 段有超，朱春才．苦参汤外洗治疗寻常型银屑病 58 例观察．中医药信息，2004，21（5）：27

[57] 曾庆洲，赵明山，丁云飞．苦参汤湿敷治疗隐翅虫皮炎 41 例．中医药信息，2001，18（4）：4

[58] 刘斌，石任兵，朱丽君．苦参汤黄酮类成分 HPLC 指纹图谱及其与组方药味黄苏和苦参的相关性研究．中国中药杂志，2007，32（16）：1631

[59] 王子和．狐惑病的治疗经验介绍．中医杂志，1963（11）：10

[60] 李文瑞．金匮要略汤证论治．北京：中国医药科技出版社，1993：76

[61] 张天兰，陈志良．赤小豆当归散加味治疗前列腺肥大．中医药研究，1990（6）：5

[62] 洪德华．加味赤小豆当归汤治疗近血体会．浙江中医杂志，1990（2）：61

[63] 田静．辨证治疗内痔出血 28 例．实用中医药杂志，2005，21（12）：724-725

[64] 彭述宪．赤小豆当归散临床应用．湖南中医杂志，1993（3）：7

[65] 医民华．赤小豆当归散加味治愈瘾疹一例．江西中医药，1984（3）：55

[66] 何任．《金匮要略》浅释（四）．浙江中医学院学报，1978（4）：60

[67] 蔡辉，张永文，沈思钰．系统性红斑狼疮与张仲景阴阳毒探讨．安徽中医学院学报，2008，27（6）：5-7

[68] 谢新阳．升麻鳖甲汤临床验案集录．国医论坛，1991（5）：15

[69] 张丽，包祖晓，郭巧德，等．从阴阳毒论治急性白血病的探讨．浙江中医杂志，2006，41（6）：344

[70] 常贵祥．升麻鳖甲汤治疗慢性荨麻疹 96 例．中医研究，2007，20（9）：40

第四章

疟病脉证并治

本章原文为《金匮》第四篇，专论疟病。疟病是一种因感受疟邪引起以寒热往来，战寒壮热，休作有时为主的疾病。原文论述了疟病的病机脉证、治法和分类证治。由于人的体质不同，感邪的轻重有别，加上疟邪兼夹其他病邪的性质有异，故症状有寒多热少，寒少热多之分，治疗方法也不同。

本篇论疟病是根据寒热的多少，分为瘅疟、温疟、牝疟三种类型，同时指出疟病日久不愈，可形成疟母。

治疗方面，根据脉象提出汗、下、吐、温、清、针灸、饮食调理等不同治疗方法。这种辨证施治的方法，为后世治疟奠定了基础。其中所论大部分方药皆是临床上行之有效者。

疟病病名及论述最早见于《内经》，本篇原文是根据《内经》的有关理论作进一步的阐述。《内经》对疟病的病因、症状、治疗均有论述。在病因方面《内经》有伤于暑、伤于火、生于风等之说，例如，《素问·生气通天论》云："夏伤于暑，秋必痎疟"。《素问·五常政大论》云："火太过曰赫曦之纪，其病疟"；《素问·疟论》云："夫痎疟，皆生于风"，等等，更重要者提出"疟气"之说，《素问·疟论》云："夫疟气者，并于阳则阳胜，并于阴则阴盛，阴胜则寒，阳胜则热"。此"疟气"即后世之"疟邪"。故本篇对疟疾的发病原因未再加论述。至于分类也是根据《内经》有关论述的阐发，如《素问·疟论》云："先伤于寒而后伤于风，故先寒而后热也，病以时作，名曰寒疟"。又云："先伤于风，而后伤于寒，故先热而后寒也，亦以时作，故名温疟"。"其但热不寒者，阴气先绝，阳气独发，则少气烦冤，手足热而欲呕，名曰瘅疟。"首先提出了疟病有寒疟、温疟、瘅疟的不同。在症状方面《素问·疟论》云："疟之始发也，先起于毫毛，伸欠乃作，寒栗鼓颔，腰脊俱痛；寒去则内外皆热，头痛如破，渴欲冷饮。"在治疗方面《素问·刺疟》云："凡治疟，先发如食顷，乃可治，过之则失时也。"并提出了针药并治疟疾。

【原文】 師曰：瘧脉自弦，弦數者多熱；弦遲者多寒。弦小緊者下之差，弦遲者可溫之，弦緊者可發汗、鍼灸也，浮大者可吐之，弦數者風發①也，以飲食消息止之②。(1)

【词语注解】 ①风发：风，泛指邪气。风发是感受风邪引起的发热。

②以饮食消息止之：《外台秘要》作消息之，指适当的饮食调理。

【经义阐释】 本文从脉象论述疟病的病机和治则。疟病是感受疟邪引起的疾病，病位在少阳半表半里，弦为少阳的主脉，故疟脉自弦；由于疟邪伤人，往往兼夹不同的病邪，人的体质亦有差异，故证候表现有寒多热少，热多寒少或但热不寒的区别。脉象也不单纯为弦脉，而有兼夹脉出现。数脉主热，故弦数之脉为热盛之象；迟脉主寒，脉弦迟为里寒盛之征，故治疗可用温法，温阳散寒；紧脉主寒，亦有主宿食者，若脉弦而小紧者，为病偏于里，是兼宿食积滞的表现，故治疗可考虑用泻下积滞之法；若脉紧弦，乃兼见风寒束表，故可用发汗解表之法，并结合用针灸方法，使邪从表解；浮脉主病在上焦，大而有力之脉为热盛之象，故脉浮大者，为邪热在上，"其高者，因而越之"，故可用催吐法；又脉弦数为里热炽盛，热为阳邪，风亦为阳邪，故曰风发也，治疗当用清热法，因邪热伤津，故又可结合甘寒饮食，如梨汁、蔗汁等生津清热之品治疗。

本条理论，源于《内经》，病因方面如同前述。病机方面，《素问·疟论》云："阴阳上下交争，虚实更作，阴阳相移也，阳并于阴，则阴盛而阳虚，阳明虚则寒栗鼓颔也；巨阳虚则腰背、头项痛。三阳俱虚，则阴气胜，阴气盛则骨寒而痛，寒生于内，故中外皆寒。阳盛则外热，阴虚则内热，内外皆热，则喘而渴，故欲冷饮也。"说明阳盛则热，阴盛则寒，及阳虚则寒，阴虚则热，阴阳虚实更作，上下交争是战寒壮热的原因。

原文通过论脉象进一步阐发疟病机理，并说明如何根据脉象做出诊断和治疗。

关于"风发"二字注家有两种见解，一者如上文所述认为感受风邪者；二者认为是热盛生风者。如周扬俊《二注》云："弦数风发者，非前多热之所云，乃更论其热变，而木从火则风生，风得火则旺"。此以前说为妥，因原文指出治疗应以清热和饮食调理之法，《内经》云："风淫于内，治以辛凉，佐以苦甘"。若热盛生风者治当清热平肝息风法。又临床所见，疟病热盛动风而发痉者实为少见，此处亦未有痉证，故非热盛生风。

【文献选录】　尤怡：疟者少阳之邪，弦者少阳之脉，有是邪则有是脉也。然疟之舍，固在半表半里之间，而疟之气，则有偏多偏少之异。故其病有热多者，有寒多者，有里多而可下者，有表多而可汗、可吐者，有风从热出而不可以药散者，当各随其脉而施治也。（《心典》）

吴谦：初发脉弦兼沉紧者，主乎里也，可下之；兼迟者，主乎寒也，可温之；兼浮紧者，主乎表也，可汗之；兼滑大者，主乎饮也，可吐之；兼数者，风发也，即风热之谓也，可清之。若久发不止，则不可以此法治之，当以饮食搏节，调理消息止之。盖初发病以治邪为急，久病以养正为主也。（《金鉴》）

陶葆荪：疟就是残疟、苛疟的意思。顾名思义，可知它的病邪，也就是《内经》所谓"贼风苛毒"之类。实非一般风寒所可比拟，更非暑、湿、燥、火所发生的寒热类疟所可混淆，殊为明显。"弦脉"也可以说是风的脉象，……大抵在伤寒来讲见弦脉，是主少阳；在杂病来讲弦脉则主风也可，主痛也无不可，不必一定是少阳主脉。"寒热"，少阳是往来寒热，与疟病的寒热有间歇性，且有定时是确有不同的。（《易解》）

【原文】　病瘧，以月一日發，當以十五日①愈；設不差，當月盡解②；如其不差，當云何？師曰：此結為癥瘕，名曰瘧母③，急治之，宜鱉甲煎丸。(2)

鱉甲煎丸方：

鱉甲十二分（炙）　烏扇三分④（燒）　黃芩三分　柴胡六分　鼠婦⑤三分（熬）　乾薑三分　大黃三分　芍藥五分　桂枝三分　葶藶一分（熬）　石韋三分（去毛）　厚朴三分　牡丹五分（去心）　瞿麥二分　紫葳⑥三分　半夏一分　人參一分　䗪蟲五分（熬）　阿膠三分（炙）　蜂窩四分（炙）　赤硝十二分

蜣螂六分（熬） 桃仁二分

上二十三味，为末，取锻竈下灰⑦一斗，清酒⑧一斛五斗，浸灰，候酒尽一半，著鳖甲于中，煮令泛烂如膠漆⑨，绞取汁，内诸药，煎为丸，如梧子大，空心服七丸，日三服。《千金方》用鳖甲十二片，又有海藻三分，大戟一分，䗪蟲五分，无鼠妇、赤硝二味，以鳖甲煎和诸药为丸。

【词语注解】 ①十五日：农历以五日为一候，三候为一气，即十五日。

②当月尽解：尽，完全，终了之意；解，解除。当月尽解，指十五日不愈，要再过十五日（下一个旺气），共三十日完全解除。

③疟母：指日久不愈的疟疾，因顽痰夹瘀，结于胁下而形成痞块。

④乌扇：即射干。《神农本草经》："射干，疗老血在心脾间。一名乌扇。"

⑤鼠妇：即地虱，又名鼠负，又名地猪。

⑥紫葳：即凌霄花。

⑦锻灶下灰：锻炉灶下的灰。

⑧清酒：无灰酒，用米制成。

⑨胶漆：形容药物熬至黏稠状态。

【经义阐释】 本条论述疟母的形成和治疗。古人以五日为一候，三候（即十五日）为一节气。而以十五日（即一节气）为一更，人与自然相应，人体的营卫气血也随之旺盛，正气盛则能胜邪，故曰病当十五日愈，若不愈则须到下个节气（即再过十五日），人之气再更时，才能胜邪，疾病随之好转，故曰当月尽解。但不能机械地认为无需治疗，病会自愈，而应理解为人体正气的盛衰对疾病会带来影响。如疟病反复不愈，迁延日久，人体正气会受损害，此时疟邪假痰依血，结聚为癥瘕，结于胁下，形成疟母。疟母日久，又将影响人体气血运行，使正气日衰，这样一来，容易继发其他疾病。因需早期治疗，故曰急治之。

本条所论疟母，与现代医学所谓脾大相似，乃疟邪与痰、瘀相结而成。鳖甲煎丸是以消癥化瘀祛痰为主，扶正为辅的消剂，凡属痰瘀结成的癥瘕，不管病在何部位，正气不甚虚者皆可用之，若正气虚弱者，又当与补益药合用。

【方药评析】 本方鳖甲煎，即取锻铁灶下灰，用清酒浸，再入鳖甲煮令烂如胶漆，绞取汁而成，以此为君，能入肝软坚散结，灶下灰尚能消癥化瘀；清酒通血脉，共为软坚散结，活血化瘀；佐乌扇、桃仁、丹皮、芍药、紫葳、赤硝、大黄活血祛瘀通滞；再加以鼠妇、䗪虫、蜂窝、蜣螂化瘀消坚，杀虫治疟，效果更著；石韦、瞿麦、葶苈通利水道；柴胡、半夏、黄芩、厚朴及姜、桂等，入少阳，疏通少阳气机，调寒热；人参、阿胶补益气血。诸药合用能除痰消癥，行气化瘀，寒热并用，攻补兼施，以攻为主。本方实为治疟母之主方。

【文献选录】 尤怡：天气十五日一更，人之气亦十五日一更，气更则邪当解也。否则十五日天人之气再更，而邪自不能留矣。设不愈，其邪必假血依痰，结为癥瘕，僻处胁下，将成负固不服之势，故宜急治。鳖甲煎丸行气逐血之药颇多，而不嫌其峻；一日三服，不嫌急，所谓乘其未集而击之也。（《心典》）

陆渊雷：按疟母，即西医脾脏肿大，患急性热性病者，脾脏往往肿大，疟病尤甚，发热则肿，按之坚而痛，热退则肿消。疟母者，病久而脾肿不消也。（《今释》）

徐彬：药用鳖甲煎者，鳖甲入肝，除邪养正，合煅灶灰浸酒去痕，故以为君；以小柴胡、桂枝汤、大承气为三阳主药，故以为臣；但甘草嫌柔缓而减药力，枳实嫌破气而直下，故去之；外加干姜、阿胶助人参、白术养正为佐，瘕必假血依痰，故以四虫、桃仁合半夏消血化痰；凡积必有气结，气通则积消，故以乌扇；葶苈利肺气，合石韦、瞿麦清邪热而化气散结；血因邪聚则热，故以牡丹皮、紫葳去血中之伏火、膈中实热为使；《千金方》去鼠妇、赤硝而加海藻、大戟以软坚化水更妙。（《论注》）

陶葆荪：证之现代疟原虫破坏红细胞和久疟脾脏肿大的学说，仲景早已体会到疟疾与血液的关系。（《易解》）

【临床运用】 （1）治疗急性病脾大，或肝炎肝大或发热不解：可用本方加减，将丸改为汤剂。有解热缩小肝脾作用[1]。

（2）治疗血吸虫病肝脾肿大：陈世福[2] 用本方治疗肝脾肿大 251 例血吸虫病患者，治疗后肝脾均有不同程度缩小和软化，有效率为 100％。服法：每次 10g，一日 2 次，逐渐增至 15g 为止。服药总量达 1500～2250g；30～45 天为 1 个疗程。治疗晚期血吸虫病肝脾大：李凌台[3] 用本方合阿魏消痞丸治疗 41 例患者，治疗后经检查肝脾均有不同程度缩小或软化，大便脓血、里急后重、食后腹胀等症状很快消失。23 天为 1 个疗程。服后无任何副作用，但孕妇禁用。

（3）治疗卵巢囊肿：马剑云[4] 用人参鳖甲丸治疗一女性双侧卵巢囊肿，右侧如拳头大，下腹部隐痛，白带多，1975 年经某医院确诊为双侧输卵管囊肿。患者要求中医治疗，初用少腹逐瘀汤佐以逍遥丸、健脾丸，两个月无效。后用人参鳖甲丸，每次 3g，每日 3次，月经期加用少腹逐瘀汤数剂，两个半月后，右侧囊肿缩小为鸡蛋大小，左侧囊肿消失。1977 年病情稳定，间断服丸药巩固。1979 年 6 月顺产一男孩，后行超声波检查，下腹部无任何异常，追访 3 年，双侧卵巢均无囊肿。

（4）治疗癌症[5]：上海肿瘤医院中西医结合，配合应用鳖甲煎丸治原发性肝癌。

（5）治疗早期肝硬化肝大[5]：秦某某，男，54 岁，职工。1974 年 10 月初诊。患者1973 年春发现巩膜黄染，至某医院检查发现肝大，肋下 2cm，剑突下 4.5cm，质中边钝，双手见肝掌，有蜘蛛痣。肝功能检查轻度异常。诊为早期肝硬化。曾服中西药 1 年余，症状略有减轻，但自觉仍有压痛和肿块，纳差而来门诊。诊见食欲不振，四肢无力，面色黧黑，腹部胀满（有轻度腹水），下肢浮肿，小便短少，舌苔厚腻。用鳖甲煎丸合胃苓汤加减：鳖甲煎丸 6g，分 2 次吞服，陈皮 6g，白术 15g，茯苓 15g，苍术 9g，川厚朴 6g，冬瓜皮 30g，大腹皮 12g，生黄芪 15g，泽泻 12g，茵陈 15g，7 帖。上方根据症状略增减（鳖甲煎丸渐至日服 12g），先后 4 诊共服 28 帖。5 诊时腹胀及上腹压痛减轻，小便量增多，胃纳增，舌苔化。守方 3 个月后，腹胀压痛下肢肿消失，斯后以益气健脾之法调理，暂复健康。

（6）治疗慢性肝病肝纤维化[6]：方法：将肝纤维化血清学指标明显异常的慢性肝炎患者 80 例，随机分为 2 组，各 40 例。鳖甲煎丸组用鳖甲煎丸治疗；对照组用丹参注射液、强力宁注射液治疗。疗程均为 3 个月。观察 2 组治疗前后肝纤维化血清学指标透明质酸（HA）、Ⅲ型前胶原（PCⅢ）及层黏蛋白（LN）及鳖甲煎丸组肝脏组织病理学变化。结果：治疗后鳖甲煎丸组 HA、PCⅢ、LN 水平较治疗前显著下降，治疗前后比较，差异有非常显著性意义（$P<0.01$）；治疗组与对照组治疗后比较，差异有显著性或非常显著性意义（$P<0.05$，$P<0.01$）。鳖甲煎丸组治疗后肝脏组织病理学显示肝纤维化组织增生程度显著减轻。结论：鳖甲煎丸具有抗纤维化作用，可用于临床。

【现代研究】 （1）抗肝纤维化作用：贺松其等[7] 探讨了结缔组织生长因子（connective tissue growth factor，CTGF）在肝纤维化大鼠的表达及鳖甲煎丸对其影响作用；采用复合因素建立肝纤维化大鼠模型，用免疫组化方法观察鳖甲煎丸对肝纤维化大鼠肝组织 CTGF 表达的影响。结果：CTGF 在模型大鼠肝组织中表达明显增加，说明鳖甲煎丸能明显抑制大鼠肝纤维化组织 CTGF 的表达。这可能是该药抗肝纤维化作用的分子机制之一。

探讨鳖甲煎丸抗肝纤维化的作用[8]：观察其对细胞外基质、肝组织内胶原及胶原酶的影响。方法：建立免疫性肝纤维化大鼠模型，对大鼠血清丙氨酸氨基转移酶（ALT）、血清白蛋白（ALB）、白蛋白/球蛋白（A/G）和透明质酸（HA）、层黏蛋白（LN）、Ⅲ型前胶原（PCⅢ）、Ⅳ型胶原（Ⅳ-C）进行指标测定，并与西药秋水仙碱作对照。结果：鳖甲煎丸、秋水仙碱各组血清 ALT 显著降低，接近正常组，与病模组比较，差别有统计学性意义（$P < 0.05$）；各治疗组血清 ALB、A/G 显著高于病模组，差别有统计学意义（$P < 0.05$）；与病模组比较，鳖甲煎丸与秋水仙碱组的 HA、LN、PCⅢ、Ⅳ-C 含量明显降低，差别有统计学意义（$P < 0.05$）；鳖甲煎丸与秋水仙碱各组之间上述指标差别无统计学意义。结论：鳖甲煎丸和秋水仙碱均能明显降低血清 HA、LN、PCⅢ、Ⅳ-C 含量，能促进白蛋白合成和肝细胞再生，抑制胶原合成与分泌，阻抑肝纤维化过程。

（2）增强免疫作用：张绪慧等[9] 研究了鳖甲煎丸对荷瘤小鼠抑瘤作用及其对胸腺指数、脾指数的影响：方法是分设鳖甲煎丸高、低剂量组，分别对 H_{22} 荷瘤小鼠连续 15 天灌胃给药后，测其抑瘤率及胸腺指数、脾指数，并与环磷酰胺组比较。结果：鳖甲煎丸高剂量组抑瘤率达到 31.8%，治疗后瘤重明显低于阴性对照组，体重、胸腺指数、脾指数情况明显优于环磷酰胺组。结论：鳖甲煎丸不仅可抑制肿瘤生长，还对胸腺、脾脏有保护作用，在抗肿瘤方面具有广阔的前景。

【原文】 師曰：陰氣孤絕，陽氣獨發，則熱而少氣煩冤①，手足熱而欲嘔，名曰癉瘧②，若但熱不寒者，邪氣內藏於心，外舍分肉之間，令人消鑠脫肉。（3）

【词语注解】 ①烦冤：心中烦闷不舒的感觉。

②癉疟：癉（dàn），热也，癉疟是但热不寒的一种疟病。

【经义阐释】 本条论述癉疟的病机和症状。癉疟的病机为阴液亏损，阳热亢盛，疟邪并于阳，阳胜则热，热邪充斥内外，故但热不寒；壮火食气，故少气；邪热侵扰内脏，心神不安故烦冤；热扰于胃，胃气上逆则欲呕；四肢为诸阳之本，邪热侵扰肌表，故手足发热。邪气内藏于心，外舍分肉之间，心，指内脏，分肉指肌表，意为邪热侵扰内外，内外俱热，耗伤机体阴液，故令人消铄脱肉，形体消瘦。

本条原文是根据《素问·疟论》所言"其但热不寒，阴气先绝，阳气独发，则热而少气烦冤，手足热而欲呕，名曰癉疟"作进一步阐述。阴虚之体，阳气亢盛，阳盛则热，故热邪可充斥内外，进一步又可伤气伤阴，注家多从此说。但原文未出治方，后世医家有主张用白虎汤或白虎加人参汤者，亦有独用竹叶石膏汤者。竹叶石膏汤中不但有人参益气生津，尚有麦冬养阴清热；竹叶、石膏同用可增强清热之力；半夏降逆止呕。诸药合用与原文所述之症状及病机相切合，临床可灵活运用之。

"邪气内藏于心"的"心"字，注家有如下三种解释：①指心脏。如尤怡："癉为阳邪，心为阳脏，以阳从阳，故外舍分肉，其气通于心脏也"（《心典》）。②谓内脏。《金匮学习参考资料》："此'心'字，泛指内脏而言"。③指内、指里。如曹颖甫："邪气内藏于心，外舍分肉之间，不过形容表里俱热，非指心脏有热"（《发微》）。

【文献选录】　尤怡：此与《内经》论瘅疟文大同，夫阴气虚者，阳气必发，发则足以伤气而耗神，故少气烦冤也。四肢者，诸阳之本，阳盛则手足热也，欲呕者，热干胃也。邪气内藏于心者，瘅为阳邪，心为阳脏，以阳从阳，故邪外舍分肉，而其气则内通心脏也。消铄脱肉者，肌肉为阴，阳极而阴消也。（《心典》）

曹颖甫：邪气内藏于心，外舍于分肉之间，不过形容表里俱热，非谓心脏有热，各脏各腑无热也。（《发微》）

陶葆荪：热邪内盛于心所主的血分，而需要血液滋营的肌肉，也因热盛而煎烁消耗。（《易解》）

【原文】　温瘧者，其脉如平，身無寒但熱，骨節疼煩，時嘔^①，白虎加桂枝湯主之。（4）

白虎加桂枝湯方：

知母六兩　甘草（炙）二兩　石膏一斤　粳米二合　桂枝（去皮）三兩

上剉，每五錢，水一盞半，煎至八分，去滓，溫服，汗出愈。

【词语注解】　①《脉经》、《备急千金要方》呕下有"朝发暮解，暮发朝解，名温疟"。

【经义阐释】　本条指出温疟的脉证及其治疗。温疟即热疟。前面已提到"弦数者多热"为热疟的脉象，此处的"其脉如平"之意，即指与热疟脉象表现一致。身无寒但热，为邪热内盛所致；热邪扰胃则呕；骨节疼烦是太阳表证之一，阳明里热与太阳表证并见，而里热较盛，故治疗当用白虎汤清阳明之热，兼以生津，加桂枝以解表邪。

关于"其脉如平"，有两种解释，①认为与正常人一样之脉。如尤怡说："病非乍感，故脉如其平时也"（《心典》）。②因邪在少阳，脉应与平时疟病脉一样。如魏荔彤云"所谓疟病多端不离少阳为治也"（《本义》）。程林："脉如平，非平也"（《直解》）。从临床实际来看，患但热无寒，里热炽盛之人，除了属中医湿温病、西医的肠伤寒病相对缓脉外，极少见脉不数不弦者，此温疟既不属湿温病脉，则其脉平应是属平常之热疟脉，即弦数脉，才合乎情理。其次，原文曰"脉如平"，实则为不正常之脉。

温疟与瘅疟都是无寒但热，同属热疟，二者的鉴别在于瘅疟有气阴两虚内外皆热，温疟则无，而有表证，故有认为可有轻微恶寒或恶风，因程度轻微，时间短暂，而不易觉察，如魏荔彤曰："惟其外感之风寒郁于表分"，此说亦可取，否则何以要加桂枝耶？

本条是阐发《内经》有关温疟之论。《素问·疟论》云："温疟者，得之冬中于风，寒气藏于骨髓之中，至春阳气大发……，邪气与汗皆出，此病藏于肾，其气行从内出之于外也。"

【方药评析】　本证用白虎汤，是为气分热盛而设，故曰无寒但热；加桂枝一味，是为骨节疼烦而设，乃外邪风寒犯表所致，从方后云"汗出愈"三字可知。故本方宜于里热盛，表证轻微之温疟，其证当有口渴、汗出或微恶风。唐宗海云："身无寒但热，为白虎汤之主证。加桂枝者，以有骨烦痛证，则有伏寒在于筋节，故用桂枝逐之也"。（《补正》）

【文献选录】　陈念祖：温疟者，……其脉如平，但此病当凭证不凭脉。《难经》云，

温病之脉行在诸经，不知何经之病，即此意也。(《浅注》)

魏荔彤：温疟者，亦热积于内，阳盛阴伏，无寒但热之证也。然其人不纯是内发之热，惟其外感之风寒郁于表分，故内生热而发外，所以骨疼烦时呕，见外寒内热之因，不同于外无覆冒，从内自生之焰为猛烈实甚也，所以其脉如平人。此温疟之邪浅者也。(《本义》)

陆渊雷：疟脉自弦，如平，谓不弦也。身无寒但热，则脉不弦，可知疟脉之弦，必在恶寒郁血时矣！(《今释》)

【临床应用】　(1) 治疗温疟：临床表现为骨节疼痛，时呕，朝发暮解，暮发朝解。(《圣济总录》卷三十四)

(2) 治疗霍乱吐泻后，身体灼热，头疼身痛，烦躁，脉洪大者。(《类聚广义》)

(3) 治疗痛风关节炎：杨金德[10] 治疗本病 28 例。治疗方法予白虎加桂枝汤加减：桂枝 9g，生石膏 50g（先煎），知母 10g，薏苡仁 50g，忍冬藤 30g，赤芍 10g，络石藤 15g，甘草 6g。便秘者加生大黄 6g（后下）；口渴甚者加天花粉 10g，并重用知母 20g。每日 1 剂，水煎取汁分 2 次温服。服药期间忌酒、辛辣及高嘌呤饮食。治疗结果：28 例中显效 24 例，有效 4 例，全部有效。

张文明等[11] 病案：陈某，男性，43 岁，海员。1998 年 3 月 16 日初诊。主诉：左第 1 跖关节红肿热痛 1 天。患者缘于发病前 1 天在船上聚餐饮酒，过食海鲜厚味，醉酒入睡，至夜半突感右足疼痛而惊醒，翌日来院就诊时右足不能着地，右跖趾关节处红肿热痛，伴全身发热，患者原有痛风性关节炎病史，1 年前曾有过类似发作；诊见右第 1 跖趾关节红肿热痛，扪之皮肤灼热，触痛明显，伴见面红目赤，口中秽臭，身热，舌红苔黄，脉弦数。实验室检查：血白细胞 13.0×10^9/L，血尿酸 0.66mmol/L，血沉（红细胞沉降率）25mm/h。诊断：急性痛风性关节炎。中医诊断：热痹。为风湿热合邪，流注关节。治拟清热解毒，祛风除湿。处以白虎加桂枝汤加减：生石膏 50g，知母 10g，桂枝 10g，赤芍 10g，丹皮 10g，虎杖 30g，忍冬藤 30g，苍术 10g，丹参 20g，防风 10g，生地 15g，生甘草 8g。服药 2 剂后，身热消退，局部红肿热痛明显减轻，足能走路。5 剂后诸症消失，复查血尿酸、血常规、血沉均已正常。

(4) 治疗外感化热证：周汉清[12] 用本方治疗外感热病。凡外感风寒，邪热入里，热盛伤津，表邪未解，热多寒少，证见恶寒发热，头身疼痛，自汗出，口渴引饮，舌红少津，脉洪数者，皆可用本方治疗。

(5) 治疗疟疾[13]：谭某某，男，31 岁。患温疟，发作时微恶寒，继发高烧，头痛面赤，身疼，呕吐，持续约 8 小时之久，然后大汗出高烧始退，口渴喜冷饮，小便短赤，舌红无苔，脉弦大而数，前医曾用清脾饮未效。此阳气独盛，阴气偏虚。宜抑阳扶阴，清热抗疟。用白虎桂枝汤：生石膏 15g，知母 10g，粳米 10g，甘草 5g，桂枝去皮 5g，加瓜蒌 15g、生牡蛎 30g，服 3 剂病势减轻，但仍发作，后用清中驱疟饮（首乌、党参、柴胡、黄芩、天花粉、知母、贝母、醋炒常山、甘草）连服 5 剂，其疟遂止。

【现代研究】　根据实验研究证明[14]：用白虎加桂枝汤治疗痹证的机理是：对蛋清所致大白鼠足趾肿有抑制作用，对大白鼠棉球肉芽肿有抑制作用，对巴豆油致小鼠耳肿胀有抑制作用，有抑制小白鼠腹腔毛细血管通透性作用，有镇痛作用。

【原文】　疟多寒者，名曰牝疟①，蜀漆散主之。(5)

蜀漆散方：

蜀漆（洗去腥） 雲母（燒二日夜） 龍骨等分

上三味，杵為散，未發前以漿水服半錢匕。溫瘧加蜀漆半分，臨發時服一錢匕。一方雲母作雲實。

【词语注解】 ①牝疟：原文作牡疟。"牡"字误，今据《外台秘要》引《伤寒论》原文，作"牝疟"改正。《医方考》云："牝，阴也。无阳之名，故多寒名牝疟。"又，牝，指雌性的鸟兽，此处指阴证言。

【经义阐释】 本条论牝疟的证治。牝疟，实即寒疟，多由素体阳虚，痰饮内留，阻遏阳气，疟邪留于阴分多而阳分少。阴盛则寒，阳气难于外达肌表，故发冷较多；原文未言无热，从疟多寒三字看可知应有发热，而时间短暂罢了。至于本病的病因病机，有谓因夏天感受暑湿之邪，藏于肌腠，至秋天复感风邪引发，如黄坤载曰："夏伤于暑，腠理开发，因遇夏气，凄怆之水寒，藏于腠理皮肤之中，秋伤于风则病成矣"。有谓素体阳虚，或痰饮形成，复感疟邪，邪并于阴而成，如张璐曰："积聚津液成痰是以多寒"。应以后说为是，疟邪是一种特殊邪气，感之始成疟病，否则不能成其疟病，至于伤暑、伤湿等等之说，只是疟邪兼夹不同病邪耳。

蜀漆、常山均有催吐作用，故使用前须略炒，或用酒单煎，可减轻催吐作用。

【方药评析】 本方蜀漆（即常山苗），祛痰截疟为主。《本草纲目》谓其"有劫痰截疟之功……，生用则上行必吐，酒蒸炒熟用则气稍缓"。云母升发阳气以扶正；龙骨既可收敛浮阳亦可扶阳，镇静安神；俾阳气盛，邪不能伏；痰消则阴阳和谐。方后云：未发前以浆水服，颇有意义，凡服常山一类药或治疟之方药，须在未发前一至二小时服，过早过迟，皆难奏效，这是取效之关键。

【文献录】 张璐：邪气伏藏于肾，故多寒而热少，则为牝疟。以邪气伏结，则阳气不行于外，故外寒，积聚津液成痰，是以多寒，……方用蜀漆和浆水吐之以发越阳气，龙骨以固敛阴津，……云母从至下而举其阳，取山川云雾开霁之意。盖云母即阳起石之根，性温而升，最能祛湿运痰，稍加蜀漆则可以治太阴之湿疟。（《医通》）

周扬俊：心者牝藏也。邪在心而疟，故曰牝疟，何以言之，心肺居上，阳也。而心乃阳中之阳。今邪气结伏于心下则心虚，《内经》曰，心虚者热收于内，则阳气不行于外，故外寒，积聚津液成痰，是以牝疟反多寒也。（《二注》）

魏荔彤：牡者阳物也，牡疟者，阳盛而阴亏之疟也。何不治其阳，而以蜀漆散治其湿？则其人热盛于内，而素有水饮，所谓夏伤于暑者热也，所谓长夏伤于湿者，湿也。湿为水邪，必犯心脏，心名牝脏，水邪挟热于心，故名牝疟。（《本义》）

【临床应用】 常山、柴胡治疟疗效观察。冯氏[15] 用常山、柴胡两药与奎宁的治疟疗效进行对比观察认为，常山、柴胡对抑制症状，杀灭血中疟原虫有良好而迅速的效果。两药治后复发率均比奎宁为低。两药对间日疟的疗效较明显。

【现代研究】 常山的成分及药理作用研究[16]：常山根、叶含常山碱甲、常山碱乙、常山碱丙，三者为互变异构体，或谓含退热碱、异退热碱，经证明异退热碱与常山碱甲，退热碱与常山碱乙为同一物质。叶含生物碱约 0.5%；此外尚含有 4-喹唑酮及两种中性荧光性物质常山素 A、常山素 B，叶含少量三甲胺。

常山的药理作用：①抗疟作用：常山水浸膏 1g/kg 的剂量，即呈显著的抗疟作用。

常山碱甲、乙、丙三种为抗疟有效的成分，有抗鸡疟、鸟疟、鸭疟的作用。尤以常山碱丙的抗疟效果最好。②抗阿米巴作用：（体外和体内），常山碱乙较盐酸依米丁强。③解热作用：常山煎剂经口给予实验性发热家兔，结果证明有解热作用。④常山碱甲、乙、丙对麻醉犬有降低血压，抑制犬心脏和扩张血管的作用。⑤对甲型流行病毒作用：体外试验，对甲型流行性病毒 PR8 有抑制作用。⑥致吐作用：对鸽有致吐作用。⑦体内分布情况：口服常山碱乙，能很好被胃肠吸收，常山碱乙静注后很快离开血液，其分布以肾最高，心、肝、肌肉、脂肪次之。但血中水平很低，给药后 1 小时，平均每毫升血只含 2μg，常山碱乙进入人体后，只 16％左右以原形由尿排出体外，粪中只有极少量，而胆汁中几乎没有。⑧副作用：常山服后能刺激胃肠道及作用于呕吐中枢而引起呕吐，应配合镇吐药一并服用。

何若萍等[17] 提出综读上述 5 条原文，并参考《素问》有关各篇所述，可知《金匮要略》所论之疟病，乃若干非典型之疟病及各种疟病经久不愈所致之疟母。典型之疟病，即间隙而作，休作有时，作时先寒战、后高热、而后汗出热退。非典型之疟病，篇中所论有但寒不热之牝疟、热甚微寒之温疟、寒多热少之牝疟。

【原文】 附《外台秘要》方

牡蛎汤：治牝疟。

牡蛎四两（熬） 麻黄四两（去节） 甘草二两 蜀漆三两

上四味，以水八升，先煮蜀漆、麻黄，去上沫，得六升，内诸药，煮取二升，温服一升。若吐，则勿更服。

【经义阐释】 《外台秘要·第五卷》引仲景《伤寒论》牝疟云："疟多寒者，名牝疟，牡蛎汤主之方。"其方组成中，牡蛎四两熬，麻黄四两去节，甘草用三两炙，蜀漆三两下注明"若无，用常山代之……先洗蜀漆三遍，去腥"等字。本方是仿蜀漆散原意，更改一些药味，变散为汤。

【方药评析】 本方以蜀漆配牡蛎，善能治疟，因方中蜀漆祛痰截疟，牡蛎能软坚散结，除血滞；蜀漆配麻黄能开发阴邪之固闭；甘草和中，调和诸药，对表寒较重的牝疟，效果更佳。本方与《外台秘要》所载本方，药味相同，甘草用量稍有出入，但功效相同，对牝疟多寒，表证明显无汗发热者较适宜。蜀漆散是用于痰饮重表邪轻症。

【文献选录】 赵以德：牡蛎者，能软坚消结，除滞血，今更佐之蜀漆，以理心下所结之邪，而甘草佐麻黄，非独散寒，且可发越阳气而通于外，阳通结去，其病即瘥。（《二注》）

尤怡：此系宋·孙奇所附，盖亦蜀漆散之意，而外攻之力较猛矣。（《心典》）

【原文】 柴胡去半夏加栝蒌汤：治疟病发渴者，亦治劳疟①。

柴胡八两 人参 黄芩 甘草各三两 栝蒌根四两 生姜二两 大枣十二枚

上七味，以水一斗二升，煮取六升，去滓，再煎，取三升，温服一升，日二服。

【词语注解】 ①劳疟：久疟不愈，反复发作致气血虚弱，故称劳疟。

【经义阐释】　伤寒邪在少阳半表半里，证见寒热往来，疟疾，邪亦在半表半里，证亦往来寒热，故皆可用小柴胡汤治疗。疟疾出现口渴，是里热较盛，津液受伤所致，故去半夏之燥温，加栝蒌根之甘寒生津清热止渴；劳疟，是疟发日久，正虚邪实之证，系气阴两虚的疟病，故亦可用本方治疗，因方中人参、栝蒌根益气生津止渴，攻补兼施。

【方药评析】　本方用柴胡、黄芩，和解少阳，清半表半里之热；姜枣调营卫；人参、甘草扶正托邪；口渴是里热伤津所致，故去半夏温燥之性，加栝蒌根清热生津止渴。煎药法是将药先煮去滓，然后再煮，意在和解。劳疟是疟病不愈，日久气血俱伤，亦可用本方扶正祛邪。

【文献选录】　赵以德：《内经》谓渴者刺足少阳。此证胃土被木火之伤，则津液涸而燥渴，故用柴胡、黄芩去木火；人参、甘草补胃；栝蒌生津益燥；姜、枣发越营卫。若劳疟由木火盛，营卫衰，津液竭者，亦治以此。（《二注》）

喻昌：而所以致阳明津竭者，全本少阳之邪。（《医门法律》）

【原文】　柴胡桂薑湯：治瘧寒多，微有熱，或但寒不熱。服一劑如神。

柴胡半斤　桂枝三兩（去皮）　乾薑二兩　栝蔞根四兩　黃芩三兩　牡蠣三兩（熬）　甘草二兩（炙）

上七味，以水一斗二升，煮取六升，去滓，再煎，取三升，溫服一升，日三服。初服微煩，復服汗出便愈。

【经义阐释】　此为疟发少阳兼寒湿之证。此寒多或但寒不热，是阳虚多寒之象。本证虽与牝疟多寒不尽相同，而"无阳"则是相同的。微热则是寒热往来之意，因阳虚而寒多，故小柴胡汤不可与之，而改用此方温阳散寒，和解表里。

【方药评析】　方中柴胡、黄芩和解少阳；桂枝、干姜温阳散寒；牡蛎散结；栝蒌根止渴清热；甘草调和诸药。初服微烦是邪正相争汗未出之象，复服汗出是正气胜邪之征，故曰便愈。

【文献选录】　周扬俊：牝疟邪客心下，此风寒湿痹于肌表，……用柴胡为君，发其郁伏之阳，佐以桂枝、干姜散其表之痹；栝蒌根、牡蛎为臣，除留热，消瘀血；佐以黄芩助柴胡治半表半里，甘草以和诸药，调阴阳也。得汗则痹邪散，血热行而病瘥耳！（《二注》）

张璐：而此邪伏少阳营血之分，夫邪气入营，既无外出之势，而营中之邪，亦不出与阳争，所以多寒少热或但寒无热也。小柴胡汤本阴阳两停之方，可随疟之进退，加桂枝、干姜则进而从阳，若加栝蒌、石膏则退而从阴，可类推矣！（《医通》）

【临床应用】　治疗牝疟[18]。罗某某，女 69 岁。全身发凉，继之寒战发热，数日一发，已三月余。曾多次查血象及骨髓涂片均未发现疟原虫，经西药治疗无效。中医诊断：牝疟。方选柴胡桂姜汤加味：柴胡 12g，桂枝 10g，干姜 6g，黄芩 10g，天花粉 12g，牡蛎 24g，甘草 10g，党参 10g，白芍 12g，青蒿 10g。1 日 1 剂。服 9 剂后虽发作 2 次，但较前减轻，血象已趋正常。改用柴胡桂姜汤合四逆汤化裁，再服 17 剂诸证消失，终以温肾健脾及食疗善后。

小　结

本篇专论疟病。是根据《内经》有关理论的进一步阐述，并提出具体治法方药。

病因方面，《内经》有伤于暑，伤于风，伤于寒，因于火和"疟气"之说。而应以"疟气"为主因，"疟气"即后世之疟邪。其他皆为兼夹的病邪。

病机方面，原文指出"疟脉自弦"，而多数注家认为，"弦"为少阳主脉，且证有寒热，故本病病在少阳。主证是寒热往来，战寒壮热，发有定时。主脉为弦脉。由于疟邪兼夹的其他病邪不同，及各人的体质有别等因素，故疟病有偏表、偏里、偏寒、偏热及在上、在下之异。

治疗方面，以寒热的多少为依据，结合病情偏表、偏里，在上、在下等不同，可分别用温、清、吐、汗、下和饮食调理等方法。《金匮要略》疟病的治法为后世治疟奠定了基础。

本篇重点将疟病分为如下三种类型并指出其证治。但热不寒者为瘅疟，原文未出治方，后世医家认为可用白虎汤、白虎加人参汤、竹叶石膏汤等加减治疗；热多寒少为温疟，治以清热生津，解表和营，用白虎加桂枝汤；寒多热少为"牝疟"，用蜀漆散祛痰止疟，扶正助阳；疟病日久，疟邪侵及血分，假血依痰，结为癥瘕，为"疟母"，用鳖甲煎丸消癥化积，扶正祛邪。此外还指出热盛风发者，可结合饮食调理法。

附：疟病内容归纳表。

疟病内容归纳表

含义	感受疟邪，以寒热往来，战寒壮热，发作有时为特征				
病因病机	感受疟邪，邪扰少阳，病在半表半里				
主症主脉	疟脉自弦，寒热往来，战寒壮热，发作有时				
辨证	脉　证		机　理		
	瘅疟热而少气烦冤，手足热而欲呕，若但热不寒者令人消铄脱肉		阴气孤绝，阳气独发，津液不足，阳热过盛，热伤津液，内扰脏腑，外达肌表		
治疗	脉　证		病　机	治　则	方　药
	据脉	弦数者，多热，风发也	感受风热，里热炽盛	清热结合饮食调理	
		弦迟者多寒	阴寒内盛	温法	
	定治	弦紧者	感受风寒	发汗、针灸	
		浮大者	病邪在上	吐法	
		弦小紧者	食滞，病邪在里	下法	
	温疟	其脉如平，身无寒但热，骨节疼烦，时呕	里热兼表邪	清热解表	白虎汤加桂枝汤
	牝疟	寒多热少	素体阳虚痰盛，痰饮阻遏阳气	截疟祛痰，助阳扶正	蜀漆散
	疟母	疟病久不愈，结成胁下之痞块	疟病日久，正气渐虚，疟邪假血依痰，结成痞块	活血祛瘀、理气化痰、扶正消癥	鳖甲煎丸

（张建荣　廖世煌）

参 考 文 献

[1] 张谷才.从金匮方来谈瘀血的论治.辽宁中医杂志,1980(7):1

[2] 陈世福.鳖甲煎丸251例晚期血吸虫病肝脾肿大疗效观察.江西中医药,1959(6):6

[3] 李凌台.金匮鳖甲煎丸配合阿魏消痞丸治疗晚期血吸虫病肝脾肿大41例疗效观察.浙江中医杂志,1957(4):153

[4] 马剑云.鳖甲煎丸治愈双侧卵巢囊肿一例.中医杂志,1982(7):45

[5] 曲鸿忠.金匮方论与临床.北京:中国中医药出版社,1993:314

[6] 赵治友,姚真敏,钟庆平,等.鳖甲煎丸对慢性肝病肝纤维化治疗作用的临床研究.新中医,2005,37(4):29

[7] 贺松其,文彬,陈育尧,等.鳖甲煎丸对肝纤维化模型大鼠结缔组织生长因子的影响.辽宁中医杂志,2005,32(12):1334

[8] 姚真敏,吕圭源.鳖甲煎丸抗肝纤维化作用的实验研究.浙江中医学院学报,1997,21(1):21

[9] 张绪慧,陈达理,罗荣城.鳖甲煎丸对荷瘤小鼠抑瘤作用及其对胸腺、脾指数影响的实验研究.江苏中医药,2006,27(9):72

[10] 杨金德.白虎加桂枝汤加减治疗痛风关节炎28例.中国中医急症,2005,14(10):930

[11] 张文明,陈孔亮.白虎加桂枝汤治疗急性痛风性关节炎34例.时珍国医国药,2001,12(7):670

[12] 周汉清.白虎加桂枝汤在外感病中的应用.新中医,1984(9):48

[13] 杨百茀.金匮集释.武汉:湖北科学技术出版社,1984:165

[14] 施旭光.白虎汤加桂枝汤治疗痹证的药理研究.广州中医学院学报,1991(1):23

[15] 冯玉龙.常山柴胡治疟疗效与奎宁治疗的对比观察.浙江中医杂志,1958(8):3

[16] 全国中草药编写组.全国中草药汇编.北京:人民卫生出版社,1983:744

[17] 何若萍,徐光星,何任.疟病方证与临床.浙江中医杂志,2009,44(11):784

[18] 丁春年.牝疟验案.江苏中医杂志,1982(6):47

第五章

中风历节病脉证并治

本章原文为《金匮》第五篇，论述中风与历节两种病。所谓中风，是指突然昏倒，然后出现口眼㖞斜，半身不遂，重则昏迷不省人事为主症的疾病。与伤寒论中所说的中风完全不同，伤寒中风证是指外感风邪后，出现的发热、汗出、恶风为主的一种外感表证。本章中风属杂病范围，故需加以区别。

中风之病，因发病骤然，病情变化多端，与自然界中的风善行多变相似，故古人比类为中风。本病早在《内经》已有类似记载，《素问·风论》曰："风中五脏六腑之俞，亦为脏腑之风，各入其门户，所中则为偏风。"《灵枢·刺节真邪》云："虚邪偏客于身半……营卫稍衰，则真气去，邪气独留，发为偏枯。"

关于中风病的病因学说，历代医家认识颇不一致。唐代以前，多以外风立论，认为系正虚感受风邪引起。如《灵枢·刺节真邪》云："虚邪偏客于身半，其入深，内居营卫；营卫稍衰，则真气去，邪气独留，发为偏枯。"《金匮要略》本篇则认为"血虚，络脉空虚，贼邪不泻，或左或右。"金元时代以后，多认为内因为主，提出非外风之说。如刘河间主"心火暴甚"；李东垣认为"正气内虚"；朱丹溪认为系气虚，血虚，痰湿自盛，湿痰生热引起；张景岳则主张"内伤积损颓败而然"，非外风所致；叶天士则指出，本病系"精血衰耗，水不涵木，木少滋荣，故肝阳偏亢"，导致"内风旋动"而成；王清任认为系"气虚血瘀"而成。可见对本病的病因病机的认识，历代不断深入完善。

所谓历节病，系指肿痛遍历多个关节，甚则关节活动障碍，身体羸瘦为主症的病证。因其痛势剧烈，犹如虎咬，故后世医家如《外台秘要》称之为白虎病。《诸病源候论》称为历节风。朱震亨称之为痛风。本病多系肝肾气血不足，风寒湿邪侵袭关节，导致经脉痹阻不通所致。

以上两病，因皆由人体气血不足和外邪侵入引起，而且皆可出现肢体活动障碍，故合为一篇讨论，以资鉴别。

【原文】 夫風之為病，當半身不遂[①]，或但臂不遂者，此為痹，脉微而數，中風使然。(1)

【词语注解】 ①不遂：不能随意运动。

【经义阐释】 本条论述中风病与痹证的鉴别。中风病是因正气亏虚，邪气入中，经脉中气血运行受阻，而多见半身不遂。故原文曰："中风，当半身不遂"。若只见肢体的某一部分，如上肢或下肢的局部不遂，这是风寒湿邪侵袭局部肢体所致。二者不能混淆，应当区别。

"脉微而数"，微为气血不足的表现，数乃邪盛之征。此句系借脉象说明中风的病机，实际上中风病者，脉象未必如此。这里再次强调中风的病机与痹证有别，故曰"脉微而数，中风使然"。

对本条的解释，有两种不同意见：一者认为是提出中风与痹证的鉴别。"此为痹"是痹证的病机。如徐忠可《论注》云："此段所重，不就风病详其出证，重在半身与臂辨其是风非风，庶不致误也。"沈明宗《编注》亦云："此分中风与痹也"，又云："痹者，邪所闭塞经隧，气血不通，较之中风，则又轻也"。二者谓此条乃论中风病的轻重脉证。如喻昌《医门法律·中风门》说："风从上入，臂先受之，所入犹浅也"，认为"但臂不遂者"为中风轻症。南京中医学院《金匮要略学习参考资料》云："中风病的常见症状，是左侧或右侧肢体不能随意运动，如病变较轻的，亦可能出现一臂偏废。'此为痹'一句，是进一步指出中风的发病机制是由于经脉之气痹阻之故。"

笔者认为以前者之说较妥。因为中风病其主证必然是半身不遂，口眼㖞斜，未有中风病只见某一个手臂或一下肢不遂者；若只出现某一个肢体不遂，必不能贸然诊为中风，至多是一痿证罢了。故"此为痹"应指风寒湿之气杂至所产生的痹证。

【文献选录】　徐彬：此段所重，不就风病详其出证，重在半身与臂辨其是风非风，庶不致误治也。谓风之为病，原由阳虚外邪得以袭之，是虚则不止一肢一节矣，即云各入其门户所中，而为偏风，不及全体，亦当半身不遂。不遂者，不用也。若但臂不遂，譬如树之一枝，何关全体阳气耶？故曰此为痹。痹者闭也，不仁也？谓一节之气，偶闭而不仁也。二是证之于脉，必微而数，微者阳之微也，数者风之数也。曰中风使然，谓风乘虚入，而后使之半身不遂也。（《论注》）

沈明宗：此分中风与痹也。风之为病，非伤于气，即侵于血，故当半身不遂，但臂不遂者，邪气入于肢节之间，故为痹，痹者，邪气闭塞经隧，气血不通，较之中风，则又轻也，然脉为阳气微而受风，数则风邪化而为热，此气血虚而风客，故脉微而数，为中风使然。盖微数之脉，是血虚风热之实，若见浮缓，则为阳弱虚风矣。（《编注》）

张璐：半身不遂者，偏风所中也；但臂不遂者，风遂上受也，风之所客，凝涩营卫，经脉不行，分肉筋骨俱不利，故曰此为痹。今因风着这痹，营遂致微，卫遂致数，盖微者阳之微，数者风之炽也。（《张氏医通》）

【原文】　寸口[1]脉浮而紧，紧则为寒，浮则为虚；寒虚相搏，邪在皮肤[2]；浮者血虚，络脉空虚；贼邪不泻，或左或右；邪气反缓，正气即急[3]，正气引邪，㖞僻不遂[4]。

邪在于络，肌肤不仁[5]；邪在于经，即重不胜[6]；邪入于腑，即不识人[7]；邪入于脏，舌即难言，口吐涎。（2）

【词语注解】　①寸口：指左右两手的寸脉，寸口主表主营卫。

②皮肤：与络脉同义，犹言邪在浅表，即第一章所言"为外皮肤所中也"之候。

③邪气反缓，正气即急：意为受邪的一侧经脉肌肉松弛，无病的一侧（正气正常），经脉肌肉紧张。

④㖞僻不遂：即口眼歪斜，不能随意运动。

⑤肌肤不仁：即肌肤麻木不仁。

⑥重不胜：谓肢体重滞不易举动。

⑦不识人：即昏迷，不认识人。

【经义阐释】 本条论述中风的病因病机和脉证。本条文可分两段解释，以"寸口脉浮而紧"至"喎僻不遂"为第一段。此段是说明中风的病因病机及轻症。从"邪在于络"以下为第二段，说明中风的发展，由经络到脏腑，及其症状表现。

第一段，寸口脉指两手寸脉，主表主营卫。浮脉在此处非主表证，而主血（气）虚弱。紧脉主寒。寸口脉浮而紧，合起来讲是血虚气虚，与外受风寒相结合，故曰"紧则为寒，浮则为虚，虚寒相搏，邪在皮肤"。在皮肤即为邪在浅表，这是中风的第一步。"浮者血虚，络脉空虚"是指出由于血气虚，导致络脉空虚，外卫不固，风寒就会乘虚而入。正虚不能抗邪，故邪随虚处而停留，所谓正虚之处便为留邪之所。受邪的一侧，因络脉之气闭塞，经络缓而不用，故见松弛状态，故曰"邪气反缓"。相反无病的一侧血气运行正常，皮肤肌肉正常有力，因此相对的紧张拘急，故曰"正气即急"；缓者为急者所牵引，于是出现口眼喎斜，此即"正气引邪，喎僻不遂"之意。故中风口眼喎斜，向左者病反在右；向右者，病反在左。

第二段，中风的病机为经脉之气痹阻。但病邪中人常有轻重深浅之分。如病变较轻，邪中络脉，则营卫不能运行于肌表，故肌肤麻痹不仁；如病变较重，邪中经脉，则气血不能运行于肢体，故肢体沉重；若病情更重，邪气深入脏腑，影响脏腑功能，故出现不识人、不能言语、口吐涎等严重症状。

至于"邪入于腑"，注家有两种解释：一者以喻昌《医门法律》为代表，认为腑即是胃。因为"胃为六腑之总司也。于是风入于胃中，胃热必盛，蒸其津液，结为痰涎，壅塞隧道"，又说"胃之支脉络于心者，才有壅塞，即堵其神气出入之窍，故不识人"。二者沈明宗《编注》认为入腑即脑。其曰："邪入于腑堵塞脑间，神机不能出入鉴照，则不识人。"这两种说法都有其一定道理，总之胃热熏蒸，痰热蒙蔽神明，故不识人。

"邪入于脏"，为何"舌即难言，口吐涎"？这里的脏主要指心，因心为五脏之君主，舌为心之苗，邪入心经则舌纵，廉泉开则流涎沫。

其实中风之后，邪入脏腑，引起脏腑功能紊乱，很难区别在何脏腑，故后世皆以闭证、脱证来辨治。

关于"寸口脉浮而紧，紧则为寒，浮则为虚，虚寒相搏，邪在皮肤"句，吴谦《金鉴》中认为系卫外阳虚，风寒侵袭皮肤肌表一类的外感性病变，与本文之义不同。笔者认为，在当时的认识下，认为中风与正虚加外感风邪有关，这是无可否认的，且与下文语气相连，不能牵强割断它，应上下文联系起来理解为好。

【文献选录】 徐彬：此段主一紧字，言中风之偏于寒者，邪自外入，其证必以渐而深矣，谓中风而寸口得浮而紧，紧是寒，浮为虚，故不能阴阳相调而令脉外见，则虚寒相搏，邪即结滞于外之皮肤矣。然浮因血虚，络者血所养也，虚则络空失养，无力御邪，邪乃不泻，盛于皮肤，其或左或右，与邪并者气多而缓，正之无病者，反气少而急，一急一缓，正邪相引，僻不能如常人之遂意矣。此尚属皮肤近络之病也。若邪在络不去，则邪方入，卫气不得运，皮肤不仁，然犹在经脉之外；若在经，则邪入营脉之中，内骨外肉皆失所养故重着，然犹在躯壳之间。至入腑，腑邪必归于胃，胃为六腑之总司也，于是风入胃中，胃热必盛，蒸其津液，结为痰涎，气壅隧道，胃之支脉络心者，才有壅塞，即堵其神气出入之窍，故不识人。试观……按住颈间两人迎脉，气即壅逆不识人。人迎者，胃脉也，则不识人之由胃气壅，不信然哉。至入脏则诸脏受邪至盛，必并入于心而乱其神明，

神明无主，则舌纵难言，廉泉开而流涎沫矣。(《论注》)

沈明宗：喎僻者，邪犯阳明、少阳经络，口眼喎斜是也。不遂者半身手足不用也。周身之络，皆在肌肉皮肤之间，风邪痹于经脉，气血不行，则为不仁；羁持经气，不得周行运畅，则重不胜；邪入于腑，堵塞胸间，神机不能出入鉴照，则不识人；入于五脏，并凑于心，脏真不能灌于舌，即难言。(《编注》)

尤怡：寒虚相搏者，正不足而邪乘之，为风寒初感之诊也。浮为血虚者，气行脉外而血行脉中，脉浮者沉不足，为血虚也，血虚则无以充灌皮肤而络脉空虚，并无以捍御外气，而贼邪不泻，由是或左或右，随其空处而留着矣。邪气反缓，正气即急者，受邪之处筋脉不用而反缓，无邪之处正气独治而急，缓者为急者所引，则口目为僻，而肢体不遂，是以左喎者邪反在右，右喎者邪反在左，然或左或右，则有邪正缓急之殊，而为表为里，亦有脏腑经络之别。《经》云：经脉为里，支而横者为络，络之小者为孙。是则络浅而经深，络小而经大，故络邪病于肌肤，而经邪病连筋骨，甚而入腑又甚而入脏，则邪递深矣。盖神藏于脏而通于腑，腑病则神窒于内，故不识人，诸阴皆连舌本，脏气厥不至舌下，则机息于上，故舌难言而涎自出也。(《心典》)

【原文】 侯氏黑散：治大风[1]四肢烦重，心中恶寒不足者。《外台》治风癫。

菊花四十分　白术十分　细辛三分　茯苓三分　牡蛎三分　桔梗八分
防风十分　人参三分　矾石三分　黄芩五分　当归三分　乾薑三分　芎窮三分
桂枝三分

上十四味，杵爲散，酒服方寸匕，日一服，初服二十日，温酒調服，禁一切魚肉大蒜，常宜冷食，六十日止，即藥積在腹中不下也。熱食即下矣，冷食自能助藥力。

【词语注解】 [1]大风：是古代的证候名称。

【经义阐释】 所谓大风，从其症状及用方来看应是阳虚血虚之体，风邪由外入内，直中脏腑经络，病变迅速的病证。经脉痹阻，湿困于脾，故四肢烦重；阳虚血不足，故心中恶寒不足。

关于"大风"之说，有认为是猝倒后中风证；南京中医学院《金匮学习参考资料》认为是风邪直侵肌肉脏腑的大风（可能指麻风）。笔者认为若系猝倒后的中风，只能指轻证，始见四肢烦重，活动不灵，若系重证则当有神志症状；至于说指麻风又未免牵强，因文中未曾说及麻风的任何症状。

本证由阳虚血虚，风邪侵袭经络脏腑而致，治疗当益气温阳，养血祛风为治。

【方药解析】 方中人参、白术、茯苓、干姜补脾益气温阳，为阳虚而设；当归、川芎养血，为血虚而设；桂枝、防风、菊花、细辛祛风散邪；桔梗宣肺行肺气；牡蛎、矾石固涩化痰湿；黄芩清热坚阴，一可清风化之热，二能减姜、桂之燥热。诸药合用能填补气血，祛风散邪。

【文献选录】 尤怡：此方亦孙奇等所附，而去风除热，补虚下痰之法具备，以为中风之病，莫不由是数者所致云尔，学者得其意，毋泥其迹也。(《心典》)

沈明宗：直侵肌肉脏腑，故为大风，邪困于脾，则四肢烦重；阳气虚而未化热，则心中恶寒不足，故用参术茯苓健脾安土，同干姜温中补气，以菊花、防风能驱表里之风，川芎宣血养血为助，桂枝引导诸药而开痹着，以矾石化痰除湿，牡蛎收阴养正，桔梗开提邪气，而使大气得转，风邪得去，黄芩专清风化之热，细辛祛风而通心肾之气相交，以酒引群药到周经络为使也。（《论注》）

曹颖甫：侯氏黑散……桂枝为《伤寒论》中风主药，防风以祛风，菊花能清血分之热，黄芩能清肺热，白术、茯苓以祛湿，湿胜必生痰，故用桔梗以开肺，细辛、干姜、牡蛎以运化湿痰，但湿痰之生由于气血两虚，故用人参以补气，当归、川芎以和血，此药味之可知者也；惟矾石一味不甚了然。近人张锡纯始发明为皂矾，按皂矾色黑，能染黑布，主通燥粪而清内藏蕴湿。张三丰伐木丸用以治黄瘅，俾内藏蕴湿从大便而解者正为此也；然则方之所以名黑散者，实以皂矾色黑名之……要知病属气血两虚风寒湿痹于表里，方治实主疏通而不主固涩，女劳疸腹胀治以硝石散亦此意也。（《发微》）

【临床应用】 （1）治疗高血压：梁水英[1] 运用本方治疗阳虚型高血压 36 例，患者除了有头痛头晕等血压升高本身的表现外，还有四肢不温或背部冷感、夜尿多或失禁、神疲懒言、气短乏力、精神不振、舌质淡有齿痕，舌苔白滑或白腻，脉沉细无力或浮大或细弱无力等阳虚症状。治愈 15 例，好转 18 例，未愈 3 例，总有效率为 91.7%。

（2）治疗中风：葛秀英[2] 运用本方治疗痰瘀阻络型缺血性中风恢复期，对照组常规西药治疗，血塞通静滴，脑复康口服；治疗组在上药基础上加用侯氏黑散。结果在总有效率、降低血脂水平、改善血流变学等方面治疗组均优于对照组（$P<0.05$）。

（3）治疗血脂异常综合征：石学慧[3] 运用本方治疗血脂异常综合征 56 例，结果基本控制 34 例，显效 9 例，有效 6 例，无效 7 例，总有效率 87.49%。总胆固醇、甘油三酯与疗前比较差异显著（$P<0.01$）。

【原文】 寸口脉遲而緩，遲則為寒，緩則為虛；榮緩則為亡血①，衛遲②則為中風。邪氣中經，則身癢而癮疹③；心氣不足④，邪氣入中⑤，則胸滿而短氣。（3）

【词语注解】 ①亡血：在这里作血虚理解。

②迟：原作"缓"，据《脉经》卷八改。可与上文"寸口脉迟而缓"句相协。

③癮疹：即风疹。常突然发病，起伏不定，因与风病性质相似，故附于此。

④心气不足：指胸中正气不足。

⑤入中：谓邪不外泄而内传。

【经义阐释】 本条论述中风与癮疹的发病机制。本条可分两段解释，从开头至卫迟则为中风为第一段，论中风的病机；寸口主表亦主营卫。如寸口脉见迟而缓，则迟脉属寒，缓为荣卫气血不足。荣卫不足，表气不固，故易为风邪所中，产生中风。

第二段，从"邪气中经"以下为第二段。风寒之邪，乘营卫气血之虚而入侵，病重者可发为中风，与上条同。病轻者可发生风疹，身体奇痒。癮疹身痒是风邪外泄表现，非坏事。如正气不足，无力抗邪，邪不外泄，反向内传，此时会出现胸闷，短气等症。因"诸痛痒疮皆属于心"（《素问·至真要大论》），胸中为表之里，心肺所居，邪气入中，影响及心肺，故胸满短气。

本条是说营卫气血不足之人，易为风寒侵袭，重则中风，轻则为风疹。

以上三条皆说明中风病是以内因为主，外因只起诱发因素。其实单纯内因也可发病。

【文献选录】 沈明宗：此卫阳气虚而招中风也，寸口脉迟者，真阳气虚，阴寒气盛，故曰迟则为寒。正气虚而受风，则缓而不紧，故曰缓则为虚。然缓有二辨，若见亡血，为缓在内，气虚不摄，则内病亡血；若见中风为缓在外，乃阳虚卫弱而招风中。若营卫未至大虚，邪气不能内入，持于经络，风血相搏，风邪主病则发身痒瘾疹，邪机外出之征，即风强而为瘾疹是矣。若心气不足，正不御邪，进而扰乱于胸，大气不转，津液化为痰涎，则胸满短气，是心肺中风为病也。盖贼风内入，最怕入心，乘胃而成死证。（《编注》）

尤怡：迟者行之不及，缓者至而无力，不及为寒，而无力为虚也。迟而缓者为营不足，浮而缓者为卫中风，卫在表而营在里也。经不足而风入之，血为风动则身痒而瘾疹；心不足而风中之，阳用不布，则胸满而短气，经行肌中而心处胸间也。（《心典》）

黄元御：寸口脉迟而缓，迟则为血气之寒；缓则为荣卫之虚，荣缓则为里虚而亡血；卫缓则为表虚而中风。邪气中于经络，风以泄之，而卫气愈敛，闭遏营血不得外达，则身痒而瘾疹，痒者气欲行而血不行也。血郁为热发于汗出之外，则成红斑。卫气外敛不能透发，斑点隐见于皮肤之内，是为瘾疹。营气幽郁不得畅泄，是以身痒。若心气不足，邪气乘虚而入，壅遏宗气，则胸胁胀满而短气不舒也。（《悬解》）

【原文】 风引①汤：除热瘫痫②。

大黄 乾薑 龍骨各四兩 桂枝三兩 甘草 牡蠣各二兩 寒水石 滑石 赤石脂 白石脂 紫石英 石膏各六兩

上十二味，杵，粗篩，以韋囊③盛之，取三指撮，井花水三升，煮三沸，溫服一升。治大人風引，少小驚癇瘛瘲，日數十發，醫所不療，除熱方。巢氏云：腳所宜風引湯。

【词语注解】 ①风引：即风邪掣引之候。

②瘫痫：瘫，指半身不遂；痫，指癫痫。

③韦囊：古代用皮革制成的药袋。

【经义阐释】 本方名为风引汤，而方后注明治大人风引，少小惊痫瘛瘲，再从用药来看，可知，所谓风引，及热瘫痪，乃系因热盛生风，肝风内动所致之四肢抽搐，角风反张的病证，其证包括小儿惊风，成人之半身不遂，瘫痪等。故风引者，因风动而产生的抽搐也；热瘫痪者，即因热盛风动，风阻经络所致之瘫痪，半身不遂也。

【方药评析】 方中石膏、寒水石、滑石辛咸以清风化之火；大黄苦寒泻热；龙骨、牡蛎、石脂、石英重镇以潜阳，冀平内动之风；桂枝、干姜均可通脉，又能防止寒凉伤正败胃；甘草调和诸药。诸药合用能内清火热之邪，平息内风，镇静缓急，又能通血脉，故适用热盛风动之证。

【文献选录】 徐彬：风邪内并则火热内生，五脏亢甚迸归入心。故以桂甘龙牡通阳安心肾以为君。然厥阴风木与少阳相火同居，火发心风生，风生必挟木势侮其脾土，故脾气不行，聚液成痰，流注四末，因成瘫痪。故用大黄荡涤风火湿热之邪为臣，随用干姜之止而不行者，以补之为反佐，又取滑石石膏清金以伐其木，赤白石脂厚土以除其湿，寒水石以助肾水之阴，紫石英以补心神之虚为使，故大人小儿风引惊痫皆主之。（《论注》）

沈明宗：热风而乘血虚中人，邪正相搏，木火互证，风化为热，则心热炽盛，血脉痹着，故成热瘫痪也，是以大黄下彻心脾之热，龙牡收摄心肾相交，牡蛎同寒水石济水之主以制阳光，赤白二脂紫石英以养心脾之正，石膏专清风化之热，滑石以利窍通阳，桂枝甘草和营卫而驱风外出。然以大黄、石膏、牡蛎、寒水石诸寒药为君者，因时令风热之制，恐寒凉太过，致伤胃气，故用干姜温中为佐。（《编注》）

陆渊雷：永嘉二年，大人小儿频行风痫之病。得者例不能言，或发热、半身掣缩，或五六日，或七八日死。张思惟合此散，所疗皆愈。此本仲景《伤寒论》方。《古今录验》范汪同（《千金》风癫门紫石散即本方主疗服法并同）。由此观之，风引即风痫掣引之谓，而为仲景之方甚明。但除热瘫痫四字，义未允。刘氏《幼幼新书》作除热去癫痫。楼氏《纲目》作除癫痫（王氏《准绳》同）。其改瘫作癫于理为得矣。……大人风引，少小惊痫，盖汉晋人语，犹今世医人。于大人则名动肝风，于小儿则名急惊风也。（《今释》）

【临床应用】 （1）治疗小儿癫痫：刘玉珍[4] 运用本方加减治疗小儿癫痫 50 例，可明显减轻癫痫发作的症状，延长发作间隔时间，部分患儿脑电图有明显好转。显效 18 例（36%），有效 19 例（38%），无效 13 例（26%），总有效率为 74%。

（2）治疗眩晕：丁立功[5] 运用本方加减治疗椎-基底动脉供血不足性眩晕 80 例，风引汤可以增加脑血流量，减轻血浆比黏度、红细胞比容，降低纤维蛋白原，有效 74 例，占 92.5%；无效 6 例，占 7.5%。

（3）治疗小儿抽动症：张玉龙[6] 病案。张某，女，7 岁半。1999 年 12 月 14 日初诊。其母代述。患者自幼体弱多病，4 岁时曾患肺结核，经西药治疗获愈。1 个月前出现阵发性眨眼、撅嘴，渐至频发，烦躁不宁，脾气日渐乖张，动辄秽语哭闹。曾在某医院儿科用西药治疗未效。患儿神志清楚，躁扰不宁，时有秽语，面赤颧红，唇干喜饮，发枯少荣，频频眨眼、撅嘴。舌红苔薄黄，脉弦细数。诊断为小儿抽动症。此肺肾阴虚，里热炽盛，肝风内动。予《金匮要略》风引汤加减，清热降火，平肝息风。寒水石 20g，龙骨 15g，牡蛎 15g，紫石英 20g，石膏 20g，赤石脂 15g，干姜 10g，大黄 10g，甘草 6g，滑石 15g，钩藤 20g，蝉蜕 10g，研粗末，每日 20g，分 2 次水煎服。二诊：药后，渐能安静，不再躁扰。眨眼、撅嘴亦显著减轻。前方乃清热平肝之重剂，不可久用，免伤小儿生生之气。继以滋肾柔肝之法，息风解痉。生白芍 10g，生龟板 10g，干地黄 10g，麦冬 15g，阿胶 10g（烊化），生牡蛎 10g，生鳖甲 10g，北五味子 6g，胡麻仁 6g，天麻 10g，蝉蜕 3g，全蝎 3g。水煎服，3 剂。三诊：抽动诸症悉减，前方去全蝎、蝉蜕，加天竺黄 10g、胆南星 6g、鲜竹沥 10g，3 剂。1 个月后其母来告，患儿病愈，随访至今，未再复发。

（4）治疗手足口病合并中枢神经系统感染：王玉光[7] 把 128 例分为中西医结合治疗组（治疗组）93 例和西医治疗组（对照组）35 例。两组患儿均进行对症支持治疗，治疗组同时服用中药风引汤加减治疗。中药疗程为 14 天。结果手足口病合并中枢神经系统感染以无菌性脑膜炎、病毒性脑炎、急性弛缓性麻痹为主要临床表现，症状较轻，呈自限性经过，肌肉抖动及易惊发生率高，急性弛缓性瘫痪发生率较高。中医证候以热瘫风痫为主要特点，热入心包、热陷厥阴等昏谵闭证和营血分证候少见。以风引汤加减治疗可减少糖皮质激素用量，有一定的缩短发热时间，缩短脑膜炎、脑炎病程的作用。结论：手足口病合并中枢神经系统感染的病邪性质为热毒夹湿，主要以气分证候为主，病位在心、脾、肝，以专病专方风引汤为主加减治疗有一定的疗效。

【原文】 防己地黄汤：治病如狂状，妄行①，独语②不休，无寒热，其脉浮。

防己一钱　桂枝三钱　防风三钱，甘草二钱

上四味，以酒一杯，渍之一宿，绞取汁，生地黄二斤，㕮咀③，蒸之如斗米饭久，以铜器盛其汁，更绞地黄汁，和，分再服。

【词语注解】　①妄行：行为反常。

②独语：独自一人胡言乱语。

③㕮咀：此处作把药物切碎。

【经义阐释】　此为血虚阴虚感受风邪所致的病证及其治疗。素有阴血不足之人，感受风邪以后，因风为阳邪，易于化热入里，则火热内盛，热邪内扰，心神不安，故狂躁妄行，独语不休，脉浮而无寒热者，言无表证，病不在表，此脉浮为阴血不足，热邪内盛所致。然而病始于风邪外入，故治疗仍可引风邪外出，故用防风、桂枝、防己驱风外出；因阴血不足故重用生地黄养阴血以除热；甘草清热兼调诸药。风从外解，热从内清，则诸病自解。

【方药评析】　方重用地黄养血滋阴凉血清心为君；防风、防己、桂枝疏风祛邪，领邪上出；甘草和中补气清热。诸药合用养血祛风清热，心得滋养，邪热得去，神明清，言行不乱。

《备急千金要方·卷第十四·风眩》载有防己地黄汤："治言语狂错，眼目霍霍或言见鬼，精神昏乱方。防己、甘草各二两，桂心、防风各三两，生地黄五斤（别切，勿合药渍，疾小轻二斤）。上五味㕮咀，以水一升渍一宿，绞汁，着一面取滓着竹箅上，以地黄着药滓上。于五斗米下蒸之，以铜器承取汁，饭熟，以向前药汁合绞取之，分再服。

【文献选录】　沈明宗：盖热风邪入于心，风火相搏，神识躁乱不宁，故如狂状妄行。而心主语，风火炽盛于心，独语不休，经谓心同焦绝善怒吓是也。同邪入内，表无寒热，但脉浮。此少阴时令感冒风火入心，是为同热病之剂。非治中风之方，乃编书者误入，何能得其狂状妄行？读者详之。因心血虚，火盛风邪，故用生地凉血养血为君，乃取血足风灭之意，甘草和营卫，防风、防己驱风而使外出。《编注》

徐彬：此亦风之并入于心者。风升必气涌，气涌必滞涎，滞涎则留湿，湿留壅火邪聚于心，故二防、桂、甘去其邪，而以生地最多，清心火凉血热，谓如狂妄行，独语不休，皆心火炽盛之证也。况无寒热，则知病不在表（里），不在表而脉浮，其为火盛血虚无疑耳。后人地黄饮子、犀角地黄汤等，实祖于此。《论注》

尤怡：狂走谵语，身热脉大者，属阳明也。此无寒热，其脉浮者，乃血虚生热，邪并于阳而然。桂枝防风、防己甘草，酒浸取汁，用是轻清，归之于阳，以散其邪，用生地黄之甘寒，熟蒸使归于阴，以养血除热。盖生则散表，熟则补衰，此煎煮法，亦表里法也。《心典》

【临床应用】　（1）治癔病：张国亭[8]治疗癔病36例，以防己地黄汤为基本方：生地黄150g，防己、防风、桂枝、甘草各9g。每日1剂，水煎分3次服，20天为1个疗程，1～3个疗程观察疗效。痰火重者加郁金、石菖蒲、白矾；肝气郁结重者加柴胡、白芍、枳实、木香、合欢皮；若气滞血瘀者加丹参、桃仁、红花。疗效判断：治愈：分离症状和转换症状完全消失；社会功能恢复至病前水平。好转：临床症状部分缓解或临床症状基本缓解，但受损的社会功能未恢复至病前水平。无效：临床症状无明显改善。结果：痊愈28例，好转6例，无效2例，总有效率94%。

王某，女，23岁，已婚。患者数年来眩晕易乏，失眠多梦，时而心慌、气短，10天前因生气后，突然哭啼吵闹，时而昏仆欲绝等。四诊所见：神清，精神恍惚，表情呆滞，胡言乱语，面略赤，脉轻取浮，重按细数。予滋阴降火、疏肝清热、安神定志。方用防己地黄汤加味：生地黄150g，防己、防风、桂枝、甘草各9g，栀子、麦冬、玄参各15g，知母、黄柏各12g，夜交藤30g，朱砂2g（冲），琥珀5g（冲）。6剂，每日1剂，水煎服。1周后复诊，精神恍惚、胡言乱语、夜不寐等症明显减轻。继服14剂后患者清醒如常人。嘱患者继续巩固治疗，原方药生地减量为30g，余剂量不变。

（2）治疗银屑病[9]：银屑病的病机是湿热内郁，血毒炽盛，阴虚失养，化燥生风。据以病因病机，确定治疗原则为清热祛湿，疏肝解毒，滋阴养血，祛风止痒。血热证皮损鲜红，多呈点滴状，表面鳞屑较少且易剥离，疹痒明显。伴有口干舌燥，心烦易怒，便干溺黄，舌红苔黄，脉弦滑或数，宜去桂枝，加用清热凉血之品，如金银花、连翘、黄芩、紫草、槐米、蝉蜕等；血瘀证皮损肥厚，颜色黯红，经久不退，舌质紫黯，或有瘀点、瘀斑，脉细涩，宜加用活血化瘀之品，如赤芍、川芎、当归、丹参、桃仁、红花、穿山甲等。血燥证皮损色淡，鳞屑较多且易干燥脱屑，伴口舌干燥，舌淡苔少或薄白，脉细或缓，宜去桂枝、防己、防风，加用滋阴养血润燥之品，如当归、麦门冬、天花粉等；热毒证皮疹鲜红，泛发全身，伴烦躁易怒，便干溺黄，发热神昏，舌红或绛，苔黄腻，脉弦数，宜去桂枝，加用清热解毒利湿之品，如金银花、连翘、黄芩、石膏、丹皮、滑石等；湿热证红斑上多起脓疱，表面糜烂、脱屑，或有烧灼感，舌红苔腻，脉滑数，宜去桂枝、防风，加用利湿清热之品，如车前子、泽泻、茯苓、滑石、龙胆草、黄芩、栀子等。

（3）治疗肺性脑病[10]：张某，男，75岁，农民。因反复咳嗽、咯痰10余年，加重并胸闷、发热5天，于2002年3月6日入院。入院诊断"肺结核、右下肺炎、矽肺（硅沉着肺）"。西医抗炎、抗结核治疗，病情无好转，渐高热、烦躁、神志恍惚、坐卧不宁、昼夜不寐、胡言乱语、骂人不休、大便干结。西医诊断为肺性脑病。查其口唇指甲紫黯，舌质红绛，无苔，喉间痰鸣，脉细数。初诊虑其气阴两伤，于生脉散服药2剂，病情无明显变化，口干稍缓解。二诊，予防己地黄汤化裁：防己12g，生地60g，防风9g，桂枝9g，甘草6g，礞石15g。生地另煎取浓汁兑药，取童便半碗同服。患者中午服药后，入夜渐安静入睡，次日各种"狂"状渐去，应答切题，且喉间痰鸣也减轻，双下肢水肿消退，解下燥屎。守方7剂而愈，予百合固金汤善其后。

【原文】 头风①摩散方：

　　大附子一枚（炮）　盐等分。

　　上二味为散，沐了，以方寸匕，已摩②疾上，令药力行。

【词语注解】 ①头风：是发作性头眩头痛之类的疾患。

②摩：是涂搽外敷的意思。

【经义阐释】 头风病是一种发作性头痛，头眩或头重之病，是感受风寒引起，病在头部经络，故治疗可用外搽或外敷法，更为便捷。方用附子辛大热，温经散寒止痛力更胜。本方亦可治中风中经络口眼㖞斜。

本方在《备急千金要方》头面风门及《外台秘要》头风头痛门亦见，可参考。

【方药评析】 本方附子大辛大热，外用能祛经络中的风湿寒邪，与盐同用，取盐能软坚走血，引附子入经络而达血脉，祛风通络，使外邪解而痛自愈。

【文献选录】 张璐：头风摩散治中风㖞僻不遂，专取附子以散经络之引急，食盐以治上盛之浮热。《千金》借此治头面一切久伏之毒风也。（《张氏医通》）

陈念祖：此言偏头风之治法也。附子辛热以劫之，盐之咸寒以清之。内服恐其助火，火劫而风愈乘其势矣。兹用外摩之法，法捷而无他弊，且驱壳之病，《内经》多用外治，如马膏桑钩及熨法皆是。（《浅注》）

【原文】 寸口脉沈而弱，沈即主骨，弱即主筋，沈即為腎，弱即為肝。汗出入水中，如水傷心①，歷節黃汗②出，故曰歷節。(4)

【词语注解】 ①如水伤心：心主血脉，如水伤心，犹言水湿伤及血脉。

②黄汗：这里指历节病中的一个并发症状，是关节痛处溢出黄水，故曰"历节黄汗出"。与黄汗病的汗出色黄遍及全身者不同。

【经义阐释】 本条论述肝肾不足，寒湿内侵的历节病机。寸口脉沉而弱，沉脉主病在里，在此主肾气虚弱，因肾主骨，故曰"沉即主骨"，"沉即为肾"；弱脉是肝血不足之征，因肝主筋，故曰"弱即主筋"，"弱即为肝"；肝肾气血不足筋骨虚弱是发病的内因。汗出则腠理开，肌表疏松，若此时入水中，则寒湿乘虚内侵，郁而生热成为湿热，伤及血脉，浸淫筋骨，流入关节阻碍气血运行，此致周身关节疼痛，痛处肿大，溢出黄汗，这就是历节病。

本条文在于指出肝肾虚弱为内因，感受寒湿为外因。治疗当分清标本缓急。至于原文中所说"如水伤心"，大多注家皆认为，水湿伤及血脉，因心主血脉之故。

此处黄汗与黄汗病之黄汗应鉴别：从症状上看，此处在关节处出黄汗，他处无出，还见诸关节肿痛等症状，乃湿热困郁关节，不得宣泄，熏蒸而成。黄汗病之黄汗为全身性，尤以上半身为甚，为湿热郁于肌肤而成，且较少见关节肿痛，而以四肢头面肿多见，故临证需多加辨别。

【文献选录】 沈明宗：此肝肾虚而伤水，病历节黄汗之因也。经以两手寸关尺皆为寸口。此寸口者，即两手脉沉而弱也。沉为肾气不足而主骨，弱为肝血不足而主筋。然肝肾气血不足，则寸口脉沉而弱。肝肾虚而汗出入水，水湿伤而流于关节筋骨之间，为邪在表，则病历节而不病黄汗。或内入伤营，如入水伤心，则病黄汗矣，然伤邪虽一，病分表里不同。此总结为历节黄汗出，故又曰历节也。（《编注》）

唐宗海：汗出入水，水从孔入，是入膜腠膏油之间，蒸发脾土之色，则为黄汗，不为历节也。以水居气分之间，不干血分，故不发痛；惟水伤血分，血凝而气不得通，始发痛，故此云如水伤心历节痛。心主血脉，血分阻而不通，则历节痛，与黄汗之水入膜腠者不同。虽亦有兼黄汗者，然使其不伤血分，决不作痛。黄汗之与历节，其分别处正在血分气分之不同也。（《补正》）

程林：《圣济总录》曰：历节风者，由血气虚弱，为风寒所侵，气血凝涩，不得疏通，关节诸筋，无以滋养，正邪相搏，所历之节悉皆疼痛，或昼静夜发，痛彻骨髓，谓之历节风也。节之交三百六十五，十二筋皆结于骨节之间，筋骨为肝肾所主，今肝肾并虚，则脉沉弱。风邪乘虚淫于骨节之间，致腠理疏而汗出，汗者心之液，汗出而入水浴，则水气伤心，又从流入关节交会之处，风与湿相搏，故令历节黄汗而疼痛也。（《直解》）

【原文】 趺陽①脉浮而滑，滑則穀氣實，浮則汗自出。(5)

【词语注解】 ①趺阳：为胃脉，在足背上五寸骨间动脉处，即足阳明胃经的冲阳穴。

【经义阐释】 本条论述胃有蕴热，外感风湿的历节病病机。趺阳脉是候胃气之脉。滑脉乃饮食积滞，湿热内蕴之征，故滑脉现于趺阳，是胃有湿热食滞的征象，故曰"滑则谷气实"。脉浮多为风象，风性善行主疏泄腠理开，再加上实热内蕴而熏蒸，亦可出汗，故曰"浮则汗自出"。假如汗出当风，或入水中浴，则风湿热邪阻于关节，即可成为历节病。

本条有学者谓语气未完，如南京中医学院《金匮学习参考资料》认为似有脱简。"浮则汗自出"后应有"汗出当风""或入水中浴"等语，方可成历节。

笔者认为，"滑则谷气实"句，即示人胃有湿热食滞，浮则汗自出即为外感风邪之意，风邪与湿热之邪相搏，痹阻关节，即可成为历节病。正如沈明宗云："此显脉浮而滑者，乃素积酒谷湿热招风为谷气实"。又何必一定要汗出入水中浴等句，画蛇添足。

【文献选录】 徐彬：此既言历节因风湿，其在胃在肾不同，而皆因饮酒汗出当风所致，乃历节病之因于风者也。谓趺阳脾胃脉也，滑为实，知谷气实，浮为热盛，故汗自出，然谷何以不行而实，岂非酒湿先伤之乎？胃何以致热，岂非风搏其湿乎？《论注》

沈明宗：此诊趺阳则知胃家内湿招风为病也。趺阳脉浮，浮为风邪入胃，滑属水谷为病，此显脉浮而滑者，乃素积酒谷湿热招风为谷气实，然内湿外风相蒸，风热外越，津液随之，故汗自出也。《编注》

吴谦：趺阳胃脉也，谷气，胃气也。浮则为风外薄，滑则为胃实热。风热蒸于肌腠之间，故汗自出。此发明黄汗亦有因风热之义。《金鉴》

【原文】 少陰脉[①]浮而弱，弱則血不足，浮則為風，風血相搏，即疼痛如掣。(6)

【词语注解】 ①少阴脉：指手少阴神门脉，在掌后锐骨端陷中；足少阴太溪脉，在足内踝后五分陷中。

【经义阐释】 本条论述阴血不足，风邪外袭之历节病病机。少阴脉是候肾的。肾主藏精，故少阴脉弱为精血不足的表现，浮为感受风邪，即风邪乘精血不足而侵入血脉，故曰"弱则血不足，浮则为风"。由于风邪侵入血脉，导致经脉痹阻，血行不畅，筋骨失养，故关节筋骨疼痛如掣。

关于少阴脉的看法，有注家认为是肾脉，如程林在《直解》中云："少阴肾也，诊在太溪"；有的认为是手少阴神门脉与足少阴太溪脉，如李克光的《金匮要略》云：按仲景"三部脉法"的脉学规律，当是指手少阴神门脉，足少阴太溪脉。应当指前者为是。

【文献选录】 尤怡：风血相搏者，少阴血虚而风复扰之，为疼痛如掣也。趺阳、少阴二条合看，知阳明谷气盛者，风入必与汗偕出；少阴血不足者，风入遂着而成病也。《心典》

吴谦：李彣曰：风在血中，则慓悍劲切，无所不至，为风血相搏。盖血主荣养筋骨者也，若风以燥之，则血愈耗而筋骨失其所养，故疼痛如掣。昔人曰：治风先养血，血行风自灭，此其治也。《金鉴》

程林：少阴肾脉也，诊在太溪。若脉浮而弱，弱则血虚，虚则邪从之，故令浮弱，故知为风。风血相搏，而邪与正争于筋骨之间，则疼痛如掣。《直解》

徐彬：若少阴脉左尺也，主肾主阴，弱则阴不强，故知血不足。肾脉本沉，无故而浮，故知为风，风血相搏，而邪与正争，故疼痛而掣，有似抽搐也。然风何以得至少阴，岂非因酒湿挟风乘之乎。《论注》

【原文】 盛人①脉涩小，短氣，自汗出，歷節痛，不可屈伸，此皆飲酒汗出當風所致。(7)

【词语注解】 ①盛人：指身体肥胖的人。

【经义阐释】 本条论述阳虚风湿历节的病机症状。肥胖的人，若气血旺盛，脉应滑大，今见脉涩与短气，自汗出，此为阳气不足，卫表虚弱，血行不畅的见证；汗出逾多，腠理逾空虚，这是内因不足的一个方面；肥人阳虚湿本有余，又加饮酒湿邪更盛，汗出当风，风邪乘虚而入，风与湿邪相搏，滞于关节经络，这是外邪为患的又一方面，阳气通行痹阻，故历节痛不可屈伸。

从以上数条原文来看，有关历节病的成因颇多，内因方面有肝肾不足，胃有湿热，阴血亏损，盛人阳虚等；外因方面有汗出入水中浴，或汗出当风等，说明风寒湿邪是主要的外因，从今天来看，感受风寒湿邪，应包括触冒风冷，居处潮湿，露天就寝，雨淋等等。然而内因是主要因素，若身体不虚，外邪不易入侵。

【文献选录】 徐彬：若盛人，肥人也，肥人湿多，脉得涩小，此痹象也，于是气为湿所搏而短，因风作使自汗，气血为邪所痹，而疼痛不可屈伸，然肥人故多湿，何以脉骤涩小，岂非酒湿困之乎？何以疼痛有加而汗出不已，岂非湿而挟风乎？脉证不同，因风则一，故曰：此皆饮酒汗出当风所致。(《论注》)

魏荔彤：盛人者，肥盛而丰厚之人也。外盛者中必虚，所以肥人多气虚也。气虚必短气，气虚必多汗，汗出而风入筋骨之间，遂历节疼痛之证见矣。(《本义》)

尤怡：盛人脉涩小短气者，形盛于外而气歉于内也。自汗出，湿复胜也。缘酒客湿本内积，而汗出当风，则湿复外郁，内外相召，流入关节，故关节痛不可屈伸也。合三条观之，汗出入水者，热为湿郁也；风血相搏者，血为风动也；饮酒汗出当风者，风湿相合也。历节病因有是三者不同，其为从虚所得则一也。(《心典》)

【原文】 諸肢節疼痛，身體魁羸①，腳腫如脫②，頭眩短氣，溫溫③欲吐，桂枝芍藥知母湯主之。(8)

桂枝芍藥知母湯方：

桂枝四兩　芍藥三兩　甘草二兩　麻黃二兩　生薑五兩　白术五兩　知母四兩　防風四兩　附子二枚（炮）

上九味，以水七升，煮取二升，溫服七合，日三服。

【词语注解】 ①魁羸：形容关节肿大。沈氏、尤氏《金匮要略》本俱作尫羸，是指身体瘦弱。

②脚肿如脱：形容两脚肿胀，且又麻木不仁，似乎要和身体脱离一样。

③温温：作蕴蕴解。谓心中郁郁不舒。

【经义阐释】 本条论述风湿历节证治。风湿流注于筋脉关节，气血通行不畅，故诸肢体关节疼痛肿大；病久不解正气日衰，故身体逐渐消瘦；湿邪阻于中焦，则短气呕恶；风邪上犯，则头昏目黑；湿无出路，流于下焦则脚肿如脱。本病证乃由感受风湿之邪引起，日久则化热伤阴而成，故除上证外，应有发热。故治疗者以祛风清热除湿，温经散寒，兼滋阴。用桂枝芍药知母汤。

本方证是风湿日久化热伤阴证，病情多数缠绵日久，身体消瘦，关节肿大变形，疼痛发热，故治疗以祛风除湿，温经宣痹，与滋阴清热并用。俾邪去热除阴血生。

【方药评析】 本方乃麻黄汤、桂枝汤、甘草附子汤三方加减组成。方中麻黄桂枝祛风通阳；附子温经散寒止痛；白术防风祛风除湿；知母、芍药养阴清热；生姜祛风和胃止呕；甘草和胃调中，方中白术、附子合用，对风湿病肌肉或关节疼痛，有良效。桂枝、麻黄与白术合用，起微汗通阳之功，是治疗风湿的主要方法。

全方有温经散寒止痛，祛风除湿又能滋阴清热。但药性偏燥，重在祛邪，若病日久，气血不足，肝肾两亏者，不宜用之。

【临床应用】 （1）治疗类风湿关节炎：关彤[11] 报道在桂枝芍药知母汤的基础上化裁研制成的纯中药复方制剂通痹灵对改善类风湿关节炎（RA）患者的临床症状和体征，降低 ESR、CRP、RF 等均有明显作用，总有效率达 90.52%，对肝肾功能、骨髓、性腺及胃肠道几乎无不良反应。212 例 RA 住院病人，分为风寒湿阻型 44 例，风湿热郁型 93 例，痰瘀互结型 28 例；将症状相兼、互相转化的肾虚寒凝、肝肾阴虚、气血亏虚 3 型归为虚证 47 例。给予通痹灵治疗 6 周，结果，各证型间疗效比较无显著性差异。表明通痹灵治疗不同中医证型 RA 的疗效是相同的，各组有效率均接近 90%。

（2）治疗强直性脊柱炎：林昌松[12] 采用随机对照单盲双模拟的方法，将 69 例活动期强直性脊柱炎分为通痹灵（桂枝芍药知母汤化裁的纯中药制剂）治疗组（36 例）和消炎痛（吲哚美辛）对照组（33 例）。发现，总有效率两组间无显著性差异，但通痹灵组控显率优于消炎痛组。两组治疗前后疼痛积分、晨僵时间和指地距离改善明显，扩胸度和枕墙距均无改善。通痹灵组关节肿胀积分、schober 试验、整体功能、实验指标（ESR、CRP、PLT、IgG、IgA、IgM）和骶髂关节影像积分均有明显改善；消炎痛组关节肿胀积分、整体功能、实验指标和骶髂关节影像积分无改善。通痹灵组改善肿胀积分、晨僵时间、指地距离、整体功能和实验指标（除 CRP 外）优于消炎痛组。通痹灵组未发现明显不良反应。研究表明，通痹灵对活动期强直性脊柱炎具有改善临床症状、体征和实验指标的作用，且对 AS 骨质损害具有保护作用。

（3）治疗糖尿病足：张长喜[13] 在控制血糖、血压、调脂、抗血小板聚集等治疗基础上，选用桂枝芍药知母汤加减治疗糖尿病足 20 例，发现治疗组临床治愈 12 例，显效 7 例，无效 1 例，总有效率为 95%；对照组 22 例中，临床治愈 10 例，显效 6 例，无效 6 例，总有效率为 72.7%。两组总有效率比较差异显著，治疗组疗效明显优于对照组。

（4）治疗肩周炎：叶志光[14] 用桂枝芍药知母汤为基本方，病程较长，痛有定处，舌质瘀黯加白花蛇 1 条（约 30g）、蜈蚣 2 条、全蝎 6g、穿山甲 15g；血虚者加当归、川芎各 10g；气虚者加党参、黄芪各 20g；风甚者加羌活、秦艽、姜黄各 10g；湿盛者加苍术 10g、薏苡仁 30g；阴虚者加山茱萸 10g、熟地黄 15g；阳虚者加肉桂 6g、干姜 10g；肌肉酸痛者加葛根 30g，甚者可用 60g。每日 1 剂，水煎早晚分服。同时配合患侧局部 TDP 照射治疗，疗程 10～50 天。结果，治愈 93 例（76.9%）；有效（治疗后症状消失，但肩关节功能活动欠佳）20 例（93.4%）；无效（未达治愈和好转标准）8 例（6.6%）；总有效率 93.4%。疗程最短为 10 天，最长为 50 天，多数为 30～40 天，其中症状缓解时间最短 3 天，最长 10 天。

（5）治疗痛风：马桂琴[15] 将 86 例痛风性关节炎患者随机分为两组，观察组 57 例，采用桂枝芍药知母汤加减，药用桂枝、白芍、生石膏、知母、防风、苍术、生薏苡仁、紫河车、秦艽、青风藤、石见穿、猪苓、益母草、泽泻、泽兰、全蝎、生甘草等。水煎服，每天 2 次，每次 150ml，4 周为 1 个疗程。对照组服湿热痹冲剂（辽宁本溪制药厂生产），每次 10g，每天 2 次冲服，均于治疗 1 个月后评定疗效。发现，治疗组较对照组 2 天内症状缓解率高，临床疗效相近，对血尿酸的改善作用相近，但对关节肿胀改善作用明显。研究表明，桂枝芍药知母汤加减方能够迅速改善急性痛风性关节炎症状，同时具有良好的消肿作用。

（6）治疗纤维肌痛综合征：陈宇[16] 用桂枝芍药知母汤治疗 34 例纤维肌痛综合征，疗程最短者 7 天，最长者 30 天，平均 13.8 天。显效 11 例，有效 18 例，无效 5 例，总有效率 85.29％。典型案例，孙某，女，32 岁。于 2005 年 1 月初诊。诉 3 月前感腰部右侧疼痛，2 天后症状如坐骨神经痛，渐感右侧大腿肌肉酸痛无力，两大腿对称的外侧肌肉右侧腰部酸痛，用力敲打肌肉方觉舒服，膝关节处偶尔疼痛，关节有摩擦音。近 1 个月大腿及小腿肌肉不特定处有如肌肉痉挛的症状。无法正常工作。抗 O＜500；类风湿检查（一）；血沉正常；腰椎间盘 CT 正常；X 光检查正常；尿常规、血常规检查均正常；查体双侧腰部、臀部、大小腿有对称的 16 个压痛点。患者近来精神焦虑，睡眠差，纳差，舌红，苔白，脉沉细。根据其症状、体征及各种检查资料，诊断为纤维肌痛综合征。中医以痹证论治，予桂枝芍药知母汤以温经散寒，祛风除湿。共 3 剂，每日 1 剂，水煎服，遵医嘱调养。服药第 3 天感诸处疼痛均减轻，饮食、睡眠有所改善；又治疗 3 天，诸症明显好转，胃纳增加，治疗 9 天后精神转佳，其余症状已不显，腰部、臀部有 6 个部位仍有压痛，但疼痛程度较前明显减轻。为巩固疗效嘱其再服 7 剂，并注意休息调养，避免劳累，防止感冒。半年后追访，未见再发；2 年后电话追访，治疗后一直未复发。

【原文】 味酸則傷筋，筋傷則緩，名曰泄。鹹則傷骨，骨傷則痿，名曰枯。枯泄相搏，名曰斷泄。營氣不通，衛不獨行，營衛俱微，三焦無所御[①]，四屬斷絕[②]，身體羸瘦，獨足腫大。黃汗出，脛冷。假令發熱，便為歷節也。(9)

【词语注解】 ①御：作"统驭"，"统治"讲。
②四属断绝：四肢得不到气血营养。

【经义阐释】 本条论述过食酸咸饮食，内伤肝肾，为产生历节病的机理，并与黄汗病鉴别。

本文可分三段解释，第一段从开头至名曰断泄。此段主要指出食酸咸太过，损伤肝肾的机理。五味虽能养人，但须适量，若偏嗜太过，反能伤人。如酸味本能补肝，若食之过量却反伤肝，肝主筋而藏血，肝伤则筋伤血泄，筋伤则弛缓不用，不能随意运动，故"名曰泄"，咸味虽能益肾，过多食咸味又反伤肾，肾主骨而生髓，肾伤则骨弱髓枯，骨伤则痿弱不能行立，故"名曰枯"。所以过食酸咸味太多而无节制，将令肝肾损伤，二者俱伤，为"枯泄相搏"。又名曰"断泄"。

第二段从"营气不通"至"独足肿大"。指出历节病的病理机制。由于肝主藏血，肾为元气之根，肝血亏损，元气虚弱，所以"营卫俱微"，因此元气不能运行于三焦，肢体失去营养，日渐消瘦，故曰"四属断绝"，气血循环发生障碍，湿浊下注，则两脚肿大。若无其他症状，只属肝肾虚损，再进一步可形成历节病。

第三段，由"黄汗出"至句末。论述历节病与黄汗病的鉴别。假如胫冷，不发热，遍身出黄汗而无病处，是为黄汗病；若胫不冷，发热，关节痛，即使有黄汗出，亦仅在关节周围者，即为历节病。徐忠可说："黄汗历节皆是湿郁热成，逡巡不已，但历节之湿邪流注关节，黄汗之湿邪聚膈间，故黄汗无肢节病，而历节少上焦证也"。说明黄汗为湿邪阻于膈间，阳气下行不利，故胫冷，而历节病湿阻关节，阳郁则热，故两胫可发热。

本条的精神在于指出过食酸咸可损伤肝肾，肝肾两虚是形成历节病的主要机理，至于过食酸咸就必然伤肝肾而导致筋缓骨痿，临床也不太多见。条文中的"枯泄"、"断泄"、"枯泄相搏"等词义，注家意见颇不一致，故难于统一。再者，黄汗与历节病的鉴别，条文用两胫冷与不冷和发热与否作为辨证要点，笔者认为欠妥。其实二者皆可有关节痛与出黄汗的症状，但历节病重于多关节肿，纵使有黄汗也只在关节处出现；黄汗病应以全身性特别是躯干部位出黄汗，汗沾衣色正黄如柏汁为其主症，关节痛是次要的，而且比较局限于少数关节，这才是辨证的要点。

【文献选录】 徐彬：此论饮食伤阴，致营卫俱痹，足肿胫冷，有类历节，但当以发热别之也。谓饮食既伤阴，然味各归其所喜攻。酸为肝之味，过酸则伤筋，筋所以束骨而利机关，伤则缓慢不收，肝气不敛，故名曰泄。咸为肾之味，过咸则伤肾，肾所以华发而充骨，伤则髓竭精虚，肾气痿惫，故名曰枯。肝肾者人之本也。肾不荣而肝不敛，根消源断，故曰断泄。饮食伤阴，荣先受之，乃营气不通。营卫本相依，荣伤卫不独治，因循既久，荣卫俱微，三焦所以统领内气而充贯四肢也。失荣卫之养，而无所恃以为御，御者摄也，四属之气，不相统摄而断绝。四属者，四肢也。元气既惫，身体羸瘦，足尤在下，阳气不及，肿大胫冷，荣中气郁则热而黄汗，然此皆阴分病，非历节。历节夹外之湿邪，而重且痛也。唯外邪必发热，故曰假令发热，是表分亦有邪，从肌肉而历关节，便为历节。（《论注》）

尤怡：此亦内伤肝肾，而由于滋味不节者也。枯泄相搏，即筋骨并伤之谓。曰断泄者，言其生气不续，而精神时越也。营不通因而卫不行者，病在阴而及于阳也。不通不行，非壅而实，盖即营卫涸流之意。四属，四肢也。营卫者，水谷之气，三焦受气于水谷，而四肢禀气于三焦，故营卫微则三焦无气，而四属失养也。由是精微不化于上，而身体羸瘦，阴浊独注于下，而足肿胫冷，黄汗出，此病类似历节、黄汗，而实非水湿为病。所谓肝肾虽虚，未必便成历节者也。而虚病不能发热，历节则未有不热者，故曰：假令发热，便为历节。后水气篇中又云："黄汗之为病，两胫自冷，假令发热，此属历节"。盖即黄汗、历节而又致其辨也。（《心典》）

赵以德：《内经》云：味过于酸，肝气以津；味过于咸，大骨气劳，短肌以津。盖谓津液不仁而内溢；短肌，谓走血而肌缩；大骨气劳谓咸走血，髓无养也。由知此之谓泄即溢也。津液不溢，蓄而成湿，筋得湿则弛张而缓，故名为泄。髓无血也，咸多伤骨，因致痿而为枯。血走，绝而不流，为断，湿胜谓之泄，血不流则荣不通，荣与卫相将，荣不通则卫不独行也。三焦形体皆借血以养，血亡则三焦无所依。四属者，皮、肉、脂、髓也，无血以滋则身体羸瘦，独有所蓄之湿下流伤肾，肾主下焦，故脚肿大。湿胜则多汗，脾色黄，湿本于脾，故黄汗出。肾虚而阳不下降，则胫冷。假令阴虚湿郁变热，则湿不泄而流于筋骨关节也。夫仲景诚善于立言者矣，即历节一证，各分其因，以水、以酒、以天气，此又以饮食之味，然独出治天气一方，人或怪其不具，噫！方可俱哉。病有不常，体有强弱，时有寒暑，已出之方犹自为准绳而已，又焉可执而不变。若能求经气，辨邪正，明药，亦何患其有证而主欤。（《二注》）

【原文】 病歷節不可屈伸，疼痛，烏頭湯主之。（10）

烏頭湯方：治腳氣疼痛，不可屈伸。

麻黃　芍藥　黃耆各三兩　甘草①三兩（炙）　川烏五枚（㕮咀，以蜜二升，煎取一升，即出烏頭）。

上五味，㕮咀四味，以水三升，煮取一升，去滓，內蜜汁中，更煎之，服七合．不知，盡服之。

【词语注解】　①甘草：徐、沈、尤氏注本，并作三两。

【经义阐释】　本条论述寒湿历节的证治。寒湿留滞关节，经脉痹阻，气血运行不畅，故关节疼痛剧烈；因寒湿胜，经脉不利，加上痛剧，故关节不可屈伸。

本病证的病因为感受风寒湿邪，尤其寒湿之邪痹阻关节所致，故治疗予以温经散寒，除湿止痛，用乌头汤。

乌头有毒，白蜜甘缓，能解乌头之毒，故二药同煎，使邪去而不伤正。临证时万一出现有口唇肢体麻木，或头晕目眩，呕吐腹泻，此时如见脉搏间歇，呼吸急促，心跳加快，甚至神志昏迷者，为中毒现象，当用药解救。相反若无心跳，呼吸，脉搏的异常改变，只有头晕，肢体发麻者，可能是服药后的"瞑眩"现象。本证的病因为感受寒湿之邪，临床辨证要点为关节剧烈疼痛，即以痛为主，伴恶寒，肿痛处无发红发热感，舌苔白滑，脉紧弦等。其次用乌头时一般不宜用量过大，必要时可逐渐增加。煎煮时注意久煎。乌头汤证与桂枝芍药知母汤证鉴别详见列表。

乌头汤证与桂枝芍药知母汤证鉴别表

	症　状	成　因	主　症	治　法	方　药
桂枝芍药知母汤	诸肢节疼痛，身体魁羸，头眩短气，欲呕	风湿外侵，日久化热	多肢节游走性痛，发热	祛风除湿，清热行痹	桂枝、芍药、知母、甘草、麻黄、生姜、白术、防风、附子
乌头汤	关节痛（剧），不可屈伸	寒湿外侵，经脉痹阻	关节剧痛，无发热，不红	温经祛寒，除湿宣痹	乌头、麻黄、芍药、黄芪、甘草

【方药评析】　本方用麻黄祛风发汗宣痹；乌头温经散寒止痛；芍药、甘草缓急止痛，利关节屈伸；黄芪固表除湿，与散寒祛湿药同用，有扶正祛邪之作用。诸药合用能使风寒湿邪微汗而解，即前面湿病证治中所云"若治风湿者，发其汗，但微微似欲汗出者，风湿俱去也"之义。

【文献选录】　尤怡：此治寒湿历节之正法也。寒湿之邪，非麻黄、乌头不能去，而病在筋节，又非如皮毛之邪，可一汗而散者，故以黄芪之补，白芍之收，甘草之缓，牵制二物，俾得深入而去留邪。（《心典》）

赵以德：此汤概治历节不可屈伸疼痛，于方下又复言治脚气疼痛，必仲景书历节条下有方而无药，见脚气中方名同而有药，集书者遂两出之，且二病皆因风寒伤于筋，麻黄开玄府，通腠理，散寒邪，解气痹；芍药以理血痹；甘草通经脉而和药；黄芪益卫气，气壮则邪退；乌头善走，入肝经逐风寒；蜜煎以缓其性，使之留连筋骨，以利其屈伸；且蜜之润，又可益血养筋，并治乌头燥热之毒也。（《二注》）

徐彬：历节病即行痹之属也，乃湿以下受挟风流注，故或足肿而必发热，且更不可屈伸而疼痛，故以甘药和阴，麻黄、黄芪通肌肉之阳气，而借川乌之速发，以行其痹着。（《论注》）

【临床应用】 （1）治疗类风湿关节炎：罗试计[17] 将 70 例患者随机分为 2 组，对照组 34 例，予塞来昔布及甲氨蝶呤治疗；治疗组 36 例在对照组治疗的基础上加用乌头汤治疗，药物组成：制草乌、制川乌、白芍各 30g，黄芪、蜂蜜各 60g，麻黄 12g，炙甘草 15g。制川乌、制草乌先煎 2 小时后再下余药，煮沸再煎 30 分钟，取药液兑蜂蜜，分 2 次服完，每天 1 剂。疗程为 6 周。发现，治疗后治疗组晨僵、握力、关节疼痛、20 米步行时间等症状体征均显著改善，与对照组比较，差异有显著性意义（$P < 0.05$）。治疗后 2 组患者血沉（ESR）、C 反应蛋白（CRP）、类风湿因子（RF）、血小板计数（BPC）值均有明显改善，治疗组对 ESR、BPC 的改善较对照组更为显著，二组比较，差异有显著性意义（$P < 0.05$）。

（2）治疗腰椎间盘突出症：冯红岩[18] 把 116 例患者分为两组，治疗组用乌头汤加减，药用制川乌 10g，黄芪 50g，生白芍 30g，生麻黄 10g，制乳香 10g，制没药 10g，威灵仙 15g，杜仲 15g，炙甘草 10g，炼蜂蜜 50g。1 天 1 剂，分 2 次温服，5 天为 1 个疗程，每疗程间隔 2 日，共治疗 3 个疗程。脉涩舌紫加红花 9g、桃仁 12g；形寒肢冷加桂枝 10g；疼痛剧烈加全蝎 3g；腰软尿频加鹿角胶 20g。对照组采用牵引治疗，患者仰卧于床上行骨盆牵引，每次 40 分钟，牵引重量以患者的耐受程度为准，一般不超过 30kg，牵引完毕后令患者平卧休息 45 分钟左右。5 天为 1 个疗程，每疗程间隔 2 天，共治疗 3 个疗程。治疗期间均卧硬板床，避免体力劳动，行走时佩戴腰围。结果发现，对照组优良率 60.38%，治疗组优良率 75%，治疗组优于对照组（$P < 0.05$）。

（3）治疗膝骨关节炎：郑倩仪[19] 运用经方乌头汤通过电脑中频导入穴位治疗 119 例膝骨关节炎患者，与外用扶他林（双氯芬酸钠）乳胶的对照组 115 例进行对照观察。治疗组中药组方：生川乌 30g，生草乌 30g，细辛 15g，黄芪 30g，白芍 30g，生麻黄 15g。先用自来水 500ml 浸泡 30 分钟后温火煎煮 2 次，每次 30 分钟，共浓缩成 50~80ml，用纱布过滤药液备用。选用 K89-Ⅱ型电脑中频电疗仪（北京翔云电子设备厂）。操作方法如下：将纱块用药液浸湿做成药垫，在 2 块电极板与皮肤之间均放置药垫，尔后用松紧带将电极板及药垫固定于膝关节"犊鼻"及"膝眼"穴位上，连接输出导线，接通电源，调节电流强度，因人而异，以患者感觉舒服为佳。治疗时间为 20~30 分钟，每日 1 次，10 日为一个疗程，疗程间隔 3~5 天，两个疗程结束后评定疗效。个别患者药垫局部皮肤有时出现刺激症状，可涂擦皮炎平软膏或热敷局部即消除。对照组采用扶他林乳胶外搽治疗。每次外搽按摩 20~25 分钟，每日 1~2 次，10 日为一个疗程，疗程间隔 3~5 天，两个疗程后评定结果。结果发现，治疗组临床治愈 10 例，显效 65 例，有效 36 例，无效 8 例，总有效率达 93.3%；对照组临床治愈 5 例，显效 46 例，有效 52 例，无效 12 例，总有效率达 89.6%。研究证明，经方乌头汤电脑中频导入穴位治疗膝骨关节炎有较理想的疗效，具有简便价廉、作用迅速、毒副作用少等优点，适宜推广应用。

（4）治疗风湿性多肌痛：成润枝[20] 将 52 例患者随机分为对照组 24 例，治疗组 28 例。对照组患者应用泼尼松片治疗，15mg/次，日 1 次，口服。治疗组患者在对照组治疗基础上加用乌头汤（选择免煎中药饮片），药物组成：制川乌 9g，黄芪 15g，白芍 15g，制麻黄 10g，炙甘草 6g。用开水 300ml 入白蜜 30g，冲服，日 1 次。两组患者均治疗 8 周为 1 个疗程。发现，对照组和治疗组总有效率分别为 62.5％和 89.3％，治疗组临床疗效明显优于对照组，两组比较有显著性差异（$P<0.05$）。两组患者治疗后 ESR、CRP、HGB、PLT 指标改善情况，治疗组优于对照组，两组比较有显著性差异（$P<0.05$）。表明，乌头汤合泼尼松治疗寒湿痹阻型风湿性多肌痛疗效显著，具有降低患者 ESR、CRP、PLT 水平和升高 HGB 的作用。

（5）治疗未分化脊柱关节病：钟秋生[21] 用乌头汤加味治疗 32 例未分化脊柱关节病。药用：桂枝 30g，白芍 20g，制川乌 9g（先煎 1 小时），黄芪、当归各 15g，白术、牛膝各 12g，麻黄、炙甘草各 6g，川芎 10g。上肢痛甚加羌活；下肢痛甚加独活；痛处游走不定加防风；兼发热者加生石膏、丹皮；关节腔积液者加薏苡仁。每日 1 剂，水煎服，7 天为 1 个疗程，连用 3 个疗程。服药期间应保持情绪舒畅，每天坚持做广播体操 2 次，每次不少于 30 分钟。结果显示：显效 12 例（其中 1 个疗程显效 5 例，两个疗程显效 6 例，3 个疗程显效 5 例），有效 18 例，无效 2 例，总有效率为 96.7％。

【原文】 礬石湯：治腳氣沖心①。

礬石二兩

上一味，以漿水一斗五升，煎三五沸，浸腳良。

【词语注解】 ①脚气冲心：是指脚气病而见心悸、气喘，呕吐诸症者。

【经义阐释】 本条乃治脚气冲心的外治法。脚气所病乃由湿邪下注所致的腿足肿胀重痛的病。但湿有寒湿与湿热之分，病机亦有肾气虚不能化气行水与脾虚不能运化水湿之不同。无论哪种成因，只要因以湿邪上冲于心，而出现心悸、呕吐、气喘的脚气病，皆可考虑用矾石汤治疗。

据孙思邈《备急千金要方·卷第七》云："魏周之代，盖无此疾。"可知脚气之病名，始于隋唐以后，故本方治脚气冲心，系后人所附。

【方药评析】 本方矾石即明矾。其味酸性温，有除湿收敛之功，又有清热解毒之效，用之浸脚有导湿下行，收敛心气的作用。故可治脚气冲心。

【文献选录】 沈明宗：然脚气因风湿、寒湿、湿热所致。《经》云：伤于湿者，下先受之，阴病者，下行极而上。因上中二焦之气先虚，脾湿下流，相招外邪，互蒸成热，上冲于心，即地气加天之谓也。故用矾石味酸性温，煎汤沸洗，善收湿澄浊，清热解毒；然湿从下受，当使下渗而去，则不冲心矣。（《编注》）

尤怡：脚气之病，湿伤于下，而气冲于上。矾石味酸涩性燥，能却水收湿解毒，毒解湿收，上冲自止。（《心典》）

【现代研究】 明矾的化学成分主要含硫酸铝钾。药理作用有收敛、抗菌、抗血吸虫、止血作用[22]。

【原文】 附方

《古今錄驗》①續命湯：治中風痱②，身體不能自收持，口不能言，冒昧不知痛處，或拘急不得轉側。姚云：與大續命同，兼治婦人產後出血者，及老人小兒。

麻黃　桂枝　當歸　人參　石膏　乾薑　甘草各三兩　芎藭一兩　杏仁四十枚

上九味，以水一斗，煮取四升，温服一升，当小汗，薄覆脊，凭几坐，汗出则愈；不汗，更服。无所禁，勿当风。并治但伏不得卧，咳逆上气，面目浮肿。

【词语注解】 ①《古今录验》：书名，佚。据《中国人名大词典》记载，作者为甄立言。但《中国医籍考》云：原作甄权。立言为权弟，隋唐时代人。

②痱：《医学纲目》云："痱，废也。"即中风偏枯证。

【经义阐释】 本方适用于外邪所致的中风偏枯证。《灵枢·热病》云：痱之为病也，身无痛者，四肢不收，智乱不甚，其言微知，可治，甚则不能言，不可治也。本病产生的原因为气血真气内衰，加上邪气之扰。风中脏腑，心神失灵，故口不能言，冒昧不知痛处。风邪外中，经脉痹阻，故身体不能自收持，拘急不得转侧。治疗宜益气养血，兼祛风散邪，用本方治疗。

【方药评析】 本方人参、甘草补中益气；川芎、当归养血调营；麻黄、桂枝疏风散邪；石膏、杏仁宣肺清热，合麻桂以散邪；干姜和胃温中。使气血旺，营卫通气，风邪外出，则痱自愈。本用于气血两虚兼风寒之中风，若阴虚阳亢者，则不宜。

【文献选录】 尤怡：痱者，废也，精神不持，筋骨不用，非特邪气之扰，亦真气之衰也。麻黄所以散邪，人参、当归所以养心，石膏合杏仁助散邪之力也，甘草合干姜，为复气之需，乃次补兼行之法也。（《心典》）

【临床应用】 （1）治疗脑卒中后肩手综合征：苏宁[23]，把 60 例患者分为两组，均给予相应常规内科药物、针灸及压迫性向心缠绕手指、手腕，主、被动运动等康复训练。治疗组同时口服续命汤。方药组成：麻黄 12g，桂枝 9g，当归 15g，川芎 9g，人参 9g，石膏 15g，杏仁 9g，干姜 9g，甘草 9g。加减：肿甚加白术 12g、薏苡仁 20g；痛甚加赤芍 15g、延胡索 12g；拘挛甚加伸筋草 15g、木瓜 12g。每日 1 剂，分上下午 2 次温服。对照组口服双氯芬酸钠缓释胶囊 75mg，每日 1 次。两组均连续治疗 4 周。结果发现：治疗组 30 例，显效 17 例，有效 11 例，无效 2 例，总效率 93.3%；对照组 30 例，显效 6 例，有效 16 例，无效 8 例，总有效率 73.3%；两组疗效差异有显著性（$P < 0.05$）。

（2）治疗急性脊髓炎伴截瘫：杜保宏[24] 病案。梁某，男，19 岁，学生。1985 年 10 月 26 日初诊，自述 1 个月前下河洗澡，其间有短暂右下肢痉挛。当时未予重视，当日下半夜睡醒后突感双下肢无力，遂致瘫痪，精神尚好，言语如常，在当地医院治疗数日无效，后转某市医院，确诊为"急性脊髓炎伴截瘫"，住院治疗 30 余日无效，随回家中调治。其间医生数更，中西药迭进，效果不佳。后邀余诊治。时下神清语畅，大小便自可，饮食如常，唯双下肢瘫痪，偶有畏风，时感体倦双下肢肌力：左 0 级，右 Ⅰ 级。舌苔黄厚，脉弦细略紧。诊断：风痱症（急性脊髓炎伴截瘫）。辨证：气血亏虚，风邪入侵，经脉痹阻。治当补气养血，疏通经隧，佐以祛风散邪。方用续命汤：麻黄 12g，桂枝 9g，当归 15g，川芎 9g，党参 15g，干姜 9g，石膏 15g，杏仁 9g，甘草 9g，另用生姜 6 片，大枣 6 枚，大葱 3 段为引。3 剂，水煎，日 3 服。

10 月 29 日二诊：服 1 剂后微觉有汗，3 剂尽，畏风症除，下肢微能伸屈，家人甚喜，效不更方，原方加黄芪 30g，续服 3 剂。

11 月 2 日三诊：已能在床上大幅度做下肢伸屈运动，想下床但感无力。胃纳不佳。原方去石膏，加茯苓、白术、焦山楂、焦神曲、炒麦芽、黄芪加至 60g，续服 3 剂。

11 月 6 日四诊：病人由家属搀扶步入医院诊治，精神尚可，行走乏力。此大病初愈，气血不足，方用八珍汤加焦山楂、焦神曲、炒麦芽 10 剂以善后。半年后随访，病人健康如初。

【原文】《千金》三黄汤：治中风手足拘急，百節疼痛，煩熱心亂，惡寒，經日不欲飲食。

麻黃五分　獨活四分　細辛二分　黃耆二分　黃芩三分

上五味，以水六升，煑取二升，分溫三服，一服小汗，二服大汗。心熱[①]加大黃二分，腹滿加枳實一枚，氣逆加人參三分，悸加牡蠣三分，渴加栝蔞根三分，先有寒加附子一枚。

【词语注解】　①心热：指胃肠实热积聚。

【经义阐释】　本方治疗卫气虚弱，感受风邪的病证。卫气不足，风邪外中，经脉痹阻，营卫不利，故手足拘急，百节疼痛，恶寒；风为阳邪，易化热，热扰心神，故烦热心烦；火热伤脾；脾失运化，故经日不欲饮食。治当固表祛风，解表清热。用三黄汤。

【方药评析】　方中黄芪固表益气；麻黄、独活、细辛解表祛风，并引诸药，直达百节，使经络通行；黄芩清热降火；如里热内结成实，发热便秘，则用大黄泻热通腑。本方适用于素体表虚，感受风邪里热内郁之证，故恶寒，骨疼，心中烦热，汗出不畅为辨证要点。

【文献选录】　魏荔彤：亦为中风证治而少为变通也。以独活代桂枝，为风之深入者设也。以细辛代干姜，为邪入于经者设也。以黄芪补虚以熄风也；以黄芩代石膏清热，为湿郁于下焦甚于上者设也。心热加大黄，以泄热也；腹满加枳实，以开郁行气也；气逆加人参，以补中益胃也；悸加牡蛎，防水邪也；渴加栝蒌根，以肃降肺生津除热也……先有寒，即素有寒也，素有寒则无热可知，纵有热亦内真寒，外假热而已。云加附子，则方中之黄芩亦应斟酌矣，此仅为虚而有寒者治也。（《本义》）

【原文】《近效方》术附湯：治風虛頭重眩，苦極，不知食味，暖肌補中，益精氣。

白术二兩　甘草一兩（炙）　附子一枚半（炮去皮）

上三味，剉，每五錢匕，薑五片，棗一枚。水盞半，煎七分成，去滓，溫服。

【经义阐释】　本方治疗阳虚夹风寒的头眩证。脾胃阳虚，湿浊不化；清阳不升，不能温煦头目，浊阴上升，加上外有风邪，以致清窍不利，故头重眩，痛苦难忍；湿浊之邪犯胃，故不能饮食。治宜温补脾肾之阳，化湿浊，兼调和营卫。用术附汤。本方乃治阳虚夹浊阴上逆所致头重眩的重证，故曰苦极。临证时除有上证外，尚须注意脉舌，脉象应沉微或浮虚，舌淡苔白而滑。

【方药评析】　方中附子温肾阳；白术、甘草补脾胃，燥湿；生姜、大枣，益脾胃而调营卫。阳气振奋，湿有去路，则清阳上升，浊阴不再上升，加之生姜、大枣调营卫，营卫调畅；外邪无留滞之所。故头眩重则愈。

【文献选录】　徐彬：肾气空虚，风邪乘之，漫无出路，风挟肾中浊阴之气，厥逆上攻，致头中眩苦之极，兼以胃气亦虚，不知食味，以非轻扬风剂可愈，故用附子暖其水脏，白术、甘草暖其土脏，水土一暖，犹之冬月井水，水中既暖，阳和之气可以主复，而浊阴之气不驱自下矣。（《论注》）

【临床应用】 治疗风湿寒痹。王丙坤[25] 用术附汤加味治疗风寒湿痹证 86 例，内服方药组成及加味：白术 15～30g，川附片 30～45g（另包、先煎），延胡索 15g，赤芍 30g，甘草 10g，久病气虚加黄芪、党参，寒甚加细辛。其中川附片，先煎 2 小时后再入其他药物共煎 20 分钟左右，1 剂煎 2 次混合约 300ml，早晚分服。3 煎趁热外敷局部，1 月为 1 个疗程。对照组：消炎痛（吲哚美辛）25g，每日 3 次口服。1 月为一疗程。结果发现：治疗组总有效率 94%，与对照组相比有显著性差异（$P<0.01$），两组不良反应相比有显著性差异（$P<0.05$），治疗组不良反应率低。

【原文】 崔氏八味丸：治脚气上入，少腹不仁。

乾地黄八兩　山茱萸四兩　薯蕷四兩　澤瀉　茯苓　牡丹皮各三兩　桂枝一兩　附子一兩（炮）

上八味，末之，煉蜜和丸，梧子大。酒下十五丸，日再服。

【经义阐释】 本方乃治肾阳不足所致的脚气入腹证。肾之脉起于足而上于腹。肾阳虚；气化不利，则水湿内停，湿邪下注则腿足肿大成为脚气。少腹部为肾脉所经之地，水湿内聚，故少腹部拘急不仁。治宜温肾阳，化气利水，水湿随小便去则不留滞，则少腹拘急不仁自愈。

本方乃《金匮》肾气丸，能温肾阳，亦能滋肾阴，取阴中求阳之法，阴生阳长，故肾气可复。此处治脚气病，只是其中之一，此外还可治疗肾虚虚劳病、消渴病、痰饮病、妇人妊娠转胞等病证，故需结合研究。

【方药评析】 见虚劳病中。

【原文】 《千金》越婢加术汤：治肉极①，热则身體津脱，腠理開，汗大泄，厲風氣②，下焦脚弱。

麻黃六兩　石膏半斤　生薑三兩　甘草二兩　白术四兩　大棗十五枚

上六味，以水六升，先煮麻黃去滓，内諸藥，煮取三升，分溫三服。惡風加附子一枚，炮。

【词语注解】 ①肉极：指肌肉极度消瘦。
②厉风气：古代证候名，可能为近代的麻风病。

【经义阐释】 此方为治风湿外侵，化热伤津之病证。风湿外侵，渐次化热，风胜则热胜，热伤津液，久则肌肉消灼。故形体消瘦，津液脱出，腠理开，汗大泄，两脚软弱。《素问·风论》云："疠者，荣气热（同腐），其气不清，故使其鼻柱坏而色败，皮肤疡溃。风寒于脉而不去，名曰疠风，或曰寒热。"据《类经》注曰："风寒客于血脉，久留不去，则荣气化热，皮肤疡溃，气血不清，败坏为疠。"可知风邪入侵，化热伤津，日久则皮肤腐溃，是为疠风，治宜祛风清热除湿，用越婢加术汤。

【方药评析】 本方麻黄祛风行湿；石膏清内郁之热，姜枣调和营卫；白术健脾祛肌肉之湿。诸药合用，可使风去，热清湿除，荣卫通达调畅，诸症可逐渐缓解。本方的运用可参考《金匮要略·水气病脉证并治》越婢加术汤条。

【文献选录】　徐彬：此治风极度变热之方也。谓风气胜则热胜，以致内极热而汗多，将必津脱，津脱则表愈虚，则腠理不能复固，汗泄不已，将必大泄。风入荣为厉，《内经》曰厉者，有荣气热胕。今风入荣为热，即是厉风气矣。盖风胜气浮，下焦本虚，至厥阳独行，而浊阴不降，无以养阴而阴愈虚，致下焦脚弱，故以麻黄通痹气，石膏清气分之热，姜、枣以和荣卫，甘草、白术以理脾家之正气。汗多而用麻黄，赖白术之扶正，石膏之养阴以制之，故曰越婢加术汤……汗大泄而加恶风，即须防其亡阳，故加附子。(《论注》)

小　　结

本章论述中风、历节两种病。中风的产生以气血不足，感受风邪，阻滞血脉，或直接影响脏腑的正常功能所致。其主症以半身不遂，口眼㖞斜为主，甚则产生神志不清的症状。按病情的轻重分为中经络、中脏腑两种；前者以肌肤不仁，即重不胜，半身不遂，口眼㖞斜为主症；后者以不识人、舌即难言、口吐涎等为主症。

治疗方面，虽未出方，但后面所附之侯氏黑散、风引汤、防己地黄汤，有扶正去邪、清热息风、养血祛风之不同。具体治疗须参考后世医家之法。

历节病以遍历多关节肿痛，甚则变形，身体尪羸为主症。其形成以肝肾先虚，气血不足，或阳气虚弱为内因，加上汗出入水中浴，饮酒汗出当风，风血相搏等为外因，风寒湿邪闭阻关节，致气运行受阻，因而形成本病，临证有风湿胜与寒湿胜之不同。风湿胜者见诸肢节疼痛，身体尪羸，脚肿如脱，头眩短气，温温欲吐，用桂枝芍药知母汤治疗；寒湿胜者以关节掣痛不可屈伸为主症，用乌头汤治疗。

附中风病、历节病内容归纳表。

中风病内容归纳表

含义	猝然昏倒，然后出现半身不遂，口眼㖞斜，重则昏迷不识人的一种病证	
病因病机	正气亏虚，偶受外邪诱发而致经脉之气痹阻，脏腑功能紊乱	
主症	参含义	
辨证	中风与痹证的鉴别	中风—半身不遂 痹证—但臂不遂
	中络、中经、中腑、中脏的症状	中络—肌肤不仁 中经—即重不胜 中腑—即不识人 中脏—舌即难言，口吐涎
治疗	参考附方：侯氏黑散、风引汤、防己地黄汤、头风摩散	

历节病内容归纳表

含义	以遍历关节疼痛为主的一种病证			
病因病机	肝肾气血不足,感受风寒湿之邪			
主症	遍历关节疼痛			
辨证	历节与黄汗的鉴别	历节—关节痛剧,独足肿大,脚肿如脱,两胫热,关节出黄汗 黄汗—关节时痛,肿及四肢头面,全身出黄汗			
治疗	分类	症状	治疗	方剂
	风湿	诸肢节疼痛,身体尪羸,脚肿如脱,头眩短气,温温欲吐(风寒湿外袭,渐次化热伤阴)	祛风除湿,温经散寒清热	桂枝芍药知母汤
	寒湿	病历节不可屈伸疼痛(寒湿留于关节,经脉痹阻不通,气血运行不畅)	温经祛寒,除湿止痛	乌头汤

(刘清平　廖世煌)

参 考 文 献

[1] 梁水英. 侯氏黑散加减治疗阳虚型高血压 36 例. 中国民间疗法, 2010, 18 (3): 38-39

[2] 葛秀英. 侯氏黑散治疗血脂异常综合征 56 例. 中国中医药科技, 2007, 14 (6): 432

[3] 石学慧. 侯氏黑散治疗痰瘀阻络型缺血性中风恢复期的临床观察. 中医药导报, 2010, 15 (3): 21-23

[4] 刘玉珍. 风引汤治疗小儿癫痫 50 例. 陕西中医, 2007, 28 (7): 778-779

[5] 丁立功. 风引汤治疗椎基底动脉供血不足性眩晕 80 例疗效观察. 山东医药, 2007, 47 (2): 162

[6] 张玉龙. 风引汤治小儿抽动症. 中国中医药学报, 2009, 16 (5): 1

[7] 王玉光. 128 例手足口病合并中枢神经系统感染的中医证治研究. 北京中医药, 2009, 15 (4): 1

[8] 张国亭. 防己地黄汤治疗癫病发作 36 例. 四川中医, 2003, 21 (1): 49

[9] 孙英爽. 运用《金匮》防己地黄汤加减治疗银屑病的体会. 云南中医中药杂志, 2005, 26 (2): 69-70

[10] 钟岩. 防己地黄汤治肺性脑病. 江西中医药, 2003, 34 (8): 30

[11] 关彤. 通痹灵治疗不同证型类风湿关节炎 212 例疗效分析. 中国中医药科技, 2004, 11 (4): 241-242

[12] 林昌松. 通痹灵治疗强直性脊柱炎临床疗效评价. 广州中医药大学学报, 2002, 19 (1): 8-11

[13] 张长喜. 桂枝芍药知母汤加减治疗糖尿病足 20 例. 江西中医药, 2010, 41 (3): 63

[14] 叶志光. 桂枝芍药知母汤结合局部 TDP 照射治疗肩周炎 121 例. 中国中医药科技, 2009, 16 (3): 203

[15] 马桂琴. 桂枝芍药知母汤加减治疗急性痛风性关节炎临床观察. 中医正骨, 2008, 20 (8): 14-15

[16] 陈宇. 桂枝芍药知母汤治疗肌纤维疼痛综合征 34 例疗效观察. 云南中医中药杂志, 2008, 29 (3): 26-27

[17] 罗试计. 乌头汤治疗类风湿性关节炎 36 例疗效观察. 新中医, 2008, 40 (11): 45-46

[18] 冯红岩. 乌头汤加减治疗腰椎间盘突出症疗效观察. 中医正骨, 2008, 20 (10): 66

[19] 郑倩仪. 经方乌头汤配合电脑中频导入穴位治疗膝骨关节炎. 实用医学杂志, 2009, 25 (6): 984-985

[20] 成润枝. 乌头汤治疗未分化脊柱关节病. 山西中医, 2006, 22 (3): 10

[21] 钟秋生．乌头汤合强的松治疗风湿性多肌痛临床观察．世界中西医结合杂志，2009，4（4）：284-287

[22] 孙增科．实用中药手册．天津：天津科学技术出版社，1990：362

[23] 苏宁．加用续命汤治疗脑卒中后肩手综合征Ⅰ期疗效观察．广西中医学院学报，2010，13（1）：19-20

[24] 杜保宏．《古今录验》续命汤临证举隅．辽宁中医杂志，2008，35（2）：284-285

[25] 王炳坤．术附汤加味治疗风湿寒痹86例．陕西中医学院学报，2004，27（5）：55

第六章

血痹虚劳病脉证并治

本章原文为《金匮》第六篇，讨论了血痹与虚劳两种病。因二者皆是与气血虚弱有关的疾病，故合为一篇讨论。

血痹是一种因气血不足，感受风邪，血行阻滞引起的，以肢体局部麻木不仁为主，严重者也可有轻度疼痛的疾病。《素问·五脏生成》云："卧出而风吹之，血凝于肤者为痹。"指出了血痹的成因，为感受风邪，血行痹阻。《诸病源候论·风病诸候·血痹候》亦说："血痹者，由体虚邪入于阴经故也。"《南阳活人书》说："痹者，闭也，痹而不仁，故曰痹也。"指出了血痹的病机与证候。本病与感受风寒湿邪，三气杂至而为痹的病变部位在关节，以疼痛为主的痹证不同，临床应予鉴别。

虚劳，是一种因多种原因引起脏腑阴阳气血虚弱的一种慢性虚弱性疾病。本病早在《内经》与《难经》已有论述。《素问·宣明五气》说："五劳所伤，久视伤血，久卧伤气，久坐伤肉，久立伤骨，久行伤筋。"指出五种过度疲劳引起气血筋骨肉的损伤。最先提出虚劳的病因，《难经·十四难》云："一损损于皮毛，皮聚而毛落；二损损于血脉，血脉虚少，不能荣于五脏六腑也；三损损于肌肉，肌肉消瘦，饮食不能为肌肤；四损损于筋，筋缓不能自收持；五损损于骨，骨痿不能起床。反此者，至脉之病也。从上下者，骨痿不能起于床者死；从上下者，皮聚而毛落者死。"指出五损的病机证候及预后。《素问·通评虚实》云："精气内夺则寒"，指出虚劳的病机。《诸病源候论·虚劳病诸候》用五劳、七伤、六极概括虚劳病的病因。

本病与劳瘵病不同，虽然二者皆有虚弱症状，而劳瘵具有传染性，如《济生方·诸虚门》中指出："五劳六极之证，非骨蒸传尸之比，多由不能摄生，始于过用所致。"不能与"传变不一，积年染疰，甚至灭门"、"心肺受虫啮"的劳瘵相混淆。

原文对血痹论述较少，但对本病的病因、证候、治疗作了简明扼要的论述。对虚劳病的证候及治疗论述详细，为后世诊治本病打下了基础。

【原文】 问曰：血痹①病从何得之？师曰：夫尊荣人②，骨弱肌肤盛，重困③疲劳汗出，卧不时动摇，加被微风遂得之。但以脉自微涩④，在寸口、关上小紧。宜针引阳气，令脉和紧去则愈。（1）

【词语注解】 ①血痹：病名。《素问·五脏生成》云："卧出而风吹之，血凝于肤者为痹"，即此而言。

②尊荣人：指旧社会好逸恶劳，养尊处优的人。

③重困："困"，《古今医统正脉全书》本作"因"，可从。重困疲劳，指反复受困于疲劳。

④脉自微涩：自，本来的意思。微，指卫阳不足。涩，血行涩滞。

【经义阐释】 本文论述血痹的成因，脉象和治法。平时缺乏劳动或锻炼的人，虽然外表上肌肉丰盛，其实筋骨脆弱，营卫不足，腠理不固，因而抵抗病邪的能力薄弱；这种人稍事劳动则容易汗出，汗出则腠理更加松弛，再加上平时无事多思，睡眠不好，辗转反侧，造成身体抵抗能力更加低下，即使感受轻微风邪，亦足以引起血行闭阻，而得血痹之病。

脉自微涩，微为卫阳虚弱，是指这种人本来是卫阳不足；涩为血行涩滞，紧脉主风寒，寸口关上小紧，是说感受风寒之邪，由于邪轻病浅，故脉小紧，且只表现在寸口、关上。然血的运行全赖于气，所谓气行则血行。这种轻型的血痹病，只需用针刺的方法以引动阳气，令阳气通行，则血行便可以通畅，风邪得以外解。此所谓"血行风自灭"之意，故曰"针引阳气，令脉和紧去则愈"。

本条文未言及血痹症状，则从其成因及脉象可知其证已在其中，且下文已指出血痹主症，故此处省略不谈。关于血痹的内因有两种看法：一则认为系阳气虚，卫外不固，致风邪得以入侵血分，使血行涩滞。如尤怡云："阳气者，卫外而为固也。乃因疲劳汗出，而阳气一伤，卧不时动摇，而阳气再伤，于是风邪虽微，得以直入血中为痹，……血中之邪，始以阳气伤而得入，终必得阳气通而后出"。二则认为系气血不足，感受外邪，阳气受阻，血行不畅所致。如杨百茀《金匮集释》云："血痹本气血不足，感受外邪，阳气受阻，血行不畅所致"。笔者认为，当以后说为妥。因为首先从原文中"骨弱肌肤盛"句中可以看出，骨为肾所主，肾主藏精，"骨弱"当指筋骨脆弱，实指精血不足者而言。从"疲劳汗出"句中可以看出尊荣人，缺乏锻炼，卫气虚弱，外卫不固，一遇疲劳，极易汗出，阳气一伤再伤，腠理极虚，故易为风邪入侵而痹阻血行。其次符合临床实践，血痹患者，每用益气通阳与养血行血之品同用，效果更佳。另外，第二条原文治血痹用黄芪桂枝五物汤中以芪桂益卫气温通阳气；芍药行血通痹；姜枣调营卫，皆气血两治之明证。

关于脉象问题有两种见解，一种认为微涩脉在寸口，而小紧脉在关上，说明卫阳不足，感受风寒之邪，血行不畅，如巢元方云："诊其脉，自微涩在寸口，而关上小紧，血痹也"。另一种认为脉自微涩，而寸口关上小紧。说明气血不足，感受风寒之邪形成血痹。吴谦云："第二条承上条互详脉证，以明其治也。上条言六脉微，寸口关上小紧，此条言阴阳，寸口关上俱微，尺中小紧"（《金鉴》）。二者之别在于标点断句不同，前者重在卫阳虚，后者重在血气虚。笔者认为应以后者较为贴切。因血痹为气血不足所致，微为阳微，涩为血滞。寸关两部见小紧之象，为受邪较浅较轻的表现。实为六脉微涩寸关部带小紧之脉。

【文献选录】 尤怡：阳气者，卫外而为固也。乃因疲劳汗出，阳气一伤，卧不时动摇，而阳气再伤，于是风气虽微，得以直入血中而为痹。《经》云：邪入于阴则痹也。脉微为阳微，涩为血滞，紧则邪之征也。血中之邪，始得阳气伤而得入，终必得阳气通而后出。而痹之为病，血既以风入而痹行于外，而亦以血痹而止于中，故必针以引阳，使出，阳出而邪去，邪去而脉紧乃和，血痹通，以是知血分受痹，不当独治其血矣。（《心典》）

巢元方：血痹者，由体虚邪入于阴经故也。血为阴，邪入于血而痹，故为血痹也，其状形体如被微风所吹，此由忧乐之人，骨弱肌肤盛，因疲劳汗出，卧不时动摇，肤腠开，为风邪所侵也，诊其脉，自微涩在寸口，而关上小紧。血痹也，宜可针引阳气，令脉和紧去则愈。（《诸病源候论》）

吴谦：历节属伤气也，气伤痛，故疼痛也。血痹属伤血也，血伤肿，故麻木也。前以明邪气聚于气分，此以明邪气凝于血分，故以血痹名之也。尊荣人，谓膏粱之人，素食甘肥，故骨弱肌肤盛，是以不胜疲劳，疲劳则汗出，汗出则腠理开；亦不胜久卧，卧则不时动摇，动摇即加微风，亦遂得以干之。此言膏粱之人，外盛内虚，虽微风小邪，易为病也。然何以知血痹也？但以身体不仁，脉自微涩，则知邪凝于血故也。寸口关上小紧，亦风寒微邪应得之脉也。针能导引经络取诸痹，故宜针引气血。(《金鉴》)

【原文】 血痹陰陽俱微①，寸口關上微，尺中小緊，外證身體不仁，如風痹②狀，黃耆桂枝五物湯主之。(2)

黃耆桂枝五物湯方：

黃耆三兩　芍藥三兩　桂枝三兩　生薑六兩　大棗十二枚

上五味，以水六升，煮取二升，溫服七合，日三服。一方有人參

【词语注解】 ①阴阳俱微：阴阳，指营卫气血；微，指虚弱。阴阳俱微，言营卫气血俱不足。

②风痹：巢氏《诸病源候论》云："痹者，风寒湿三气杂至，合而成痹，其肌肉顽厚或疼痛，由人体虚，腠理开，故受风邪也"。可知风痹是指顽麻疼痛皆有，但以疼痛为主的病证。

【经义阐释】 本条论述血痹重证证治。阴阳俱微，是强调营卫气血皆不足者，故表现出寸口与关上之脉皆微；小紧脉，主寒，因感邪较重较深，故小紧脉现于尺中。血痹的主症为肌肤麻木不仁，是风寒入侵血分，血行阻滞的反映，如风痹状者谓是指像风痹证那样或者伴有疼痛感，是因血行闭阻较甚，不通则痛所致。此证因其阴阳俱虚故不宜单用针刺，而须用药治疗。《灵枢·邪气脏腑病形》云："阴阳形气俱不足者，勿取以针，而调以甘药。"本条重点在于说明阴阳气血俱虚，体质虚弱较甚者感受外邪也会较深较重，故症状较重，表现为麻木中带疼痛感。治疗血痹的方法，重在振奋卫气，温通阳气，所谓气行则血行。关于阴阳俱微的看法有两种：一指脉象，如尤怡说："阴阳俱微，该人迎、趺阳、太溪而言"。二指病机，如李克光主编的参考丛书《金匮要略》指出"阴阳俱微是指患者素体营卫气血的不足"，本人认为应以后者为是。

【方药评析】 黄芪桂枝五物汤，即桂枝汤去甘草，倍生姜，加黄芪组成。本方以黄芪为君，补益在表之卫气，充肌肤，温分肉；桂枝解肌祛风，通阳并入血分；芪桂同用固表而不留邪，补中有通，扶正以驱邪；佐以芍药敛阴和营兼除血痹，使营阴充足，血脉通行，是治风先治血之意；生姜、大枣调和营卫，其重用生姜者，以生姜能辛温散寒，能助芪桂振奋卫阳，辛散表邪，故全方有补益气血，温通卫阳，散寒除痹之功。

【文献选录】 魏荔彤：黄芪桂枝五物汤，在风痹可治，在血痹亦可治也。以黄芪为主固表补中，佐以大枣；以桂枝助卫升阳，佐以生姜；以芍药入荣理血，共成厥美，五物而荣卫兼理，且表荣卫、里胃阳亦兼理矣。推之中风于皮肤肌肉者，亦兼理矣，固不必多求他法也。(《本义》)

周扬俊：此条是申上条既痹之后、未能针引以愈，遂令寸口脉微者；今则阴阳俱微，且寸关俱微矣，且尺中小紧矣。夫小紧既见于尺，则邪之入也愈深而愈不得出，何也？正虚之处，便是容邪之处也。《脉经》内外谓之阴阳，上下亦谓之阴阳，今尺既小紧，则微

属内外也明矣。若言证以不仁概之，盖身为我身，则体为我体，而或为疼痛，或为麻木，每与我相阻，其为不仁甚矣，故以风痹象之而非真风痹也。经曰：风寒湿三者合而成痹，然何以单言风痹也？邪有兼中，人之受之者必有所偏，如多于风者，则其痛流行不常，淫于四末。盖血以养筋，血不通行，则筋节为之阻塞，且血藏于肝，肝为肾子，肾既受邪，则血无不壅滞，于是以黄芪固卫，芍药养荣，桂枝调和荣卫，托实表里，驱邪外出，佐以生姜宣胃，大枣益脾，岂非至当不易者乎。（《二注》）

尤怡：阴阳俱微，该人迎、趺阳、太溪而言。寸口关上微，尺中小紧，即阳不足而阴为痹之象。不仁者，肌体顽痹，痛痒不觉，如风痹状，而实非风也。黄芪桂枝五物汤和营之滞，助卫之行，亦针引阳气之意；以脉阴阳俱微，故不可针而可药，经谓阴阳形气俱不足者，勿刺以针而调以甘药也。（《心典》）

【临床运用】 （1）治疗汗证：李权睿[1] 病案。李男，37 岁。汗出半月余，日间量少，入夜尤甚，睡后汗出，汗出即醒，并且腰以下汗出量多，神情疲惫，语声低微，纳呆，腹胀，便溏，手足四肢不温，舌淡苔白腻，双尺脉弦紧，右关无力。诊为脾虚寒湿下注之证。治法当健脾祛湿，兼以敛汗和营。以黄芪桂枝五物汤加减：黄芪 20g，桂枝 15g，白芍 10g，茯苓 15g，白术 15g，炮姜 15g，生姜 5 片，大枣 10 枚。日进 1 剂，1 剂汗出减少，2 剂汗止。后连进 4 剂。半年后随访未复发。笔者认为：此虽是以夜间汗出为主的表现，但并不因此拘泥于夜间汗出为阴虚盗汗的说法，而当据脉证而决之。又因其具有神疲乏力，少气懒言，纳呆，便溏的脾虚症状，并且舌脉也反映了脾虚湿胜的证候特点。另外，在运用本方时，对于阳气虚弱所致的汗证可直接取效，气虚重者加党参、甘草，阳虚重者加大桂枝用量，酌加炮姜、附子。若属于以阴虚血少为主的汗证时，应酌加滋阴补血的药；偏身汗出和上半身汗出或下半身汗出，大多由于元气不足，酌加黄芪用量。

（2）治疗颈性眩晕：姜华[2] 设治疗组 50 例，对照组 44 例。临床表现为头晕，头痛，眼前一过性黑暗或闪光伴有手及臂发麻木无力。全部患者经颈椎 CT 或 X 线摄片确诊为颈椎病。治疗组用黄芪桂枝五物汤加减：生黄芪 20g，桂枝 10g，赤白芍各 10g，川芎 10g，鸡血藤 12g，当归 12g，羌活 9g，炙甘草 6g，葛根 9g，如风邪偏重加防风、防己；疼痛重血瘀明显者可加桃仁、红花；痰浊者可加半夏、白术、天麻、茯苓；眩晕甚呕吐者可加代赭石、旋覆花。对照组用西比灵（盐酸氟桂利嗪）5mg 每晚口服。两组治疗时间均为15 天。治疗组治愈 12 例，显效 31 例，有效 6 例。对照组治愈 6 例，显效 13 例，有效 21例，无效 4 例。治疗组明显高于对照组（$P < 0.05$）。典型病案：于某，男，58 岁，教师。2006 年 6 月 10 日来诊。患者以头晕颈痛反复发作 2 年为主诉入院。近 2 年来，患者反复头晕，突然转头可使头晕加重，伴有颈痛，右上臂麻木疼痛，抬举不利，手指发麻，时轻时重，时发时止。查颈椎片示第 3～5 颈椎骨质增生。TCD 示椎-基底动脉供血不足。舌苔薄白，脉沉细。中医诊断：眩晕；西医诊断：脑供血不足颈椎病。治疗上给予上方服用10 剂，症状减轻，加减再服 1 个月，症状消失，随访半年未复发。

（3）治疗特发性水肿：王樟月[3] 治疗本病 38 例。所有患者均有有不同程度肢体酸胀、麻木感，纳眠可，二便如常。排除心、肺、肝、肾等重要脏器疾病者；排除高血压、糖尿病者。基本方：黄芪 30g，白芍、桂枝、生姜各 12g，大枣 10g。加减：肢体酸胀麻木明显，加鸡血藤、川牛膝、当归；浮肿明显，加生薏苡仁、茯苓。5 剂为 1 个疗程。治疗后，38 例中 36 例治愈（浮肿消退），2 例无效（浮肿无改善），治愈率 94.7%。

病案举例：李某某，女，40 岁。2005 年 6 月初诊。患者反复颜面、下肢浮肿约 3 月。

近 3 月来，颜面反复浮肿，晨起为甚。有时下肢亦肿，以午后为显，自觉四肢酸胀，甚至麻木，胃纳、睡眠尚好，二便正常。诊见面色白，形体偏胖，双眼睑浮肿，四肢肿胀，压之凹陷，舌淡苔薄腻，脉细涩。证属气虚湿蕴。治拟益气通阳化湿。处方：黄芪、生薏苡仁各 30g，桂枝、生姜、当归、川牛膝各 12g，白芍、大枣各 10g，鸡血藤 20g，茯苓 15g。5 剂后，诸症稍缓，效不更方，再进 10 剂，浮肿退尽，四肢轻松，至今未发。

（4）治疗不宁腿综合征：不宁腿综合征又称艾克包姆（Ekboms）综合征，是以双侧小腿和足部深处绞痛、困胀、沉紧、瘙痒、虫爬和烧灼等难以形容和忍受的不适感。每以黄昏或睡前加重为特点的病。周世杰等[4] 用本方加味治疗 31 例，并与针刺治疗作对照。治疗方法：中药组 31 例：黄芪、赤白芍、木瓜、牛膝各 30g，桂枝 12g，当归 15g，生姜 6g，甘草 10g，大枣 6 枚。灼热加柴胡 12g、栀子 15g、忍冬藤 30g；瘙痒加苍术 15g、蝉蜕 6g、苦参 15g；疼痛加桃仁、红花各 15g，川芎 12g。每日 1 剂，水煎服，日服 3 次，10 剂为一疗程，疗程间休息 4 天。针刺组 25 例：选用双侧血海、三阴交、足三里为主穴，地机、上巨虚、太溪、承山为配穴。每次针其中的 3～4 穴位，得气后留针 30 分钟，行针时用呼吸补泻中的补法。每日 1 次，10 次为一疗程，疗程间休息 3～4 天。治疗结果：观察 3 个疗程。中药组痊愈 21 例（临床症状消失，1 年内无复发），显效 7 例（临床症状消失，半年内无复发），好转 3 例，治愈率 67.7%，总有效率 100%。针刺组，痊愈 12 例，显效 9 例，好转 2 例，无效 3 例，治愈率 48%，总有效率为 88%。两组治愈率、总有效率均有显著性差异，中药组疗效明显优于针刺组。

（5）治疗末梢神经炎：李敏等[5] 治疗本病 243 例。药物组成：黄芪 60g，当归 15g，桂枝 12g，白芍 12g，生姜 9g，大枣 3 枚，水煎服，早晚分服，日 1 剂。阳虚者加制附片 12g；疼痛者加制乳香 9g，没药 9g；久病不愈、血瘀阻络者加土鳖虫 12g、全蝎 12g。136 例中痊愈 98 例，基本痊愈 26 例，好转 11 例，无效 1 例。典型病例患者甲，1996 年 3 月 16 日初诊。自述：两年前因产后感受风寒，致使四肢末梢麻木刺痛，畏寒，遇冷则甚。经多方治疗，给以维生素 B$_1$、地巴唑、ATP、人参再造丸等，皆未见明显好转，病情日渐加重，慕名来我院就诊。患者自觉四肢麻木刺痛，呈手套袜套样，遇冷加重，双手不能久握，持物无力。面色无华，局部皮色及温度正常，触觉迟钝，肌肉发育正常，无功能活动障碍，舌质淡红，苔薄白，脉细缓。诊断：血痹。证属气血亏虚，营卫不和，血虚阻络。治以调和营卫，温阳通络。方用黄芪桂枝五物汤加味：当归 15g，黄芪 60g，桂枝 12g，生姜 9g，制附片 12g，制乳没各 9g，全蝎 9g，大枣 3 枚。水煎服，日 1 剂。3 月 21 日复诊，患者自述服上方 5 剂自觉四肢末梢麻木刺痛明显减轻，畏寒怕冷消失，仅在骑车外出双手握把时间久尚感麻木不适。嘱其继守前方 7 剂，患者麻木刺痛均消失，功能活动如常，随访至今未见复发。

（6）治疗肩周炎：曾武[6] 治疗肩周炎多例：黄芪、白芍、威灵仙根各 30g，当归 20g，桂枝、赤芍各 15g，羌活、独活各 12g，姜黄、生姜、大枣、炙甘草各 10g。冷痛甚加制二乌（另包久煎）各 10g。兼痰湿重者加法半夏 12g、天南星 10g；如痛剧加制乳香、制没药各 10g；病久瘀阻盛者加地龙、桃仁、红花各 15g，鸡血藤 30g；气虚甚重用黄芪至 50g，加党参 20g、白术 15g。水煎服，1 日 1 剂，5 剂为一疗程，一般 1～3 个疗程治愈。

（7）治疗原发性低血压：索林晓[7] 治疗本病。46 例血压为 86/60mmHg，16 例血压为 70～86/50～60mmHg。用黄芪桂枝五物汤加味治疗。经治疗后，显效 32 例，有效 28 例，无效 2 例，总有效率为 96.8%。

（8）治疗血栓闭塞性脉管炎：郑茹文[8] 设治疗组 32 例，对照组 28 例。两组患者入院后均给予罂粟碱 30mg 肌注，每日 2 次；前列地尔 100μg 加入 250ml 溶液静滴，低分子右旋糖酐注射液 500ml 静滴，尿激酶 10 万～20 万 u 加入 100ml 溶液静滴。口服烟酸片 100mg，每日 3 次；肠溶阿司匹林片 100mg，每晚 1 次。肢端坏疽伴感染者配合抗生素。治疗组加服黄芪桂枝五物汤：黄芪 20g，白芍 15g，桂枝 9g，生姜 12g，大枣 5 枚。偏阴寒者加鸡血藤 15g、肉桂 9g、熟附子 6g（先煎）、鹿角霜 10g（冲服）；偏血瘀加丹参 20g、地龙 15g、赤芍 15g；湿热者加金银花 20g、当归 15g、生甘草 10g、苍术 10g；偏热毒盛者加金银花 20g、蒲公英 20g、紫花地丁 20g；偏气血虚者加党参 15g、当归 20g、熟地黄 12g、白术 12g。每日 1 剂，水煎早晚分服。15 天为一疗程，两组均治疗 4 个疗程。结果：治疗组 32 例，临床治愈 15 例，显著有效 9 例，进步 6 例，无效 2 例，总有效率 93.75％；对照组 28 例，临床治愈 9 例，显著有效 7 例，进步 5 例，无效 7 例，总有效率 75％，治疗组疗效优于对照组（P＜0.05）。

（9）治疗胸痹：任军保[9] 治疗胸痹 68 例。其中，劳累性心绞痛 40 例，自发性心绞痛 16 例，混合性心绞痛 12 例；有陈旧性心肌梗死者 24 例，合并高血压病 30 例。予黄芪桂枝五物汤加味：黄芪 18g，白芍 9g，桂枝 12g，生姜 12g，大枣 4g，薤白 12g，瓜蒌 12g，红花 10g，三七粉 10g。日 1 剂，水煎分 3 次口服。14 日为 1 个疗程。本组 68 例，显效 42 例，好转 21 例，无效 5 例。总有效率 92.6％。

（10）治疗产后身痛：徐丁洁等[10] 报道导师运用该方加减治疗本病 61 例，总有效率 93.4％。典型病例：患者，女，30 岁。2007 年 11 月 19 日顺产一女。产后调摄不慎，自 12 月初出现双膝关节疼痛，屈伸不利，足跟痛，活动及受凉后加剧，得热后稍缓解。二便正常，舌淡，苔薄白，脉沉细。查抗"O"、类风湿抗体、血沉均正常，双膝关节 X 线片正常。中医诊断：产后身痛。治宜补气养血，祛风散寒，通络止痛。给予黄芪桂枝五物汤加减，每日 1 剂。服药 24 剂后，患者自觉双膝关节疼痛明显减轻，但仍感足跟痛，加炒续断 15g、川牛膝 18g，以培补肝肾，扶正祛邪。又服药 48 剂后临床症状消失。

【原文】　夫男子①平人②，脉大为劳，极虚亦为劳。（3）

【词语注解】　①男子：前人认为肾为先天之本，主藏精，精气亏耗，是导致虚劳的主因。故本篇很多条文所标明的男子，并不固定虚劳唯男子独有之病。

②平人：这里指从外形上看来好像无病的人，其实内脏气血已经亏损。即《难经》所说"脉病人不病者"。

【经义阐释】　本条论述虚劳总的脉象。这里所指的大脉，并非《伤寒论》所说的"伤寒三日，阳明脉大"之阳明里实证脉大有力者，而是大而无力之脉，具体地说是属于轻按脉形大，重按则虚软无力者，为外形有余，内实不足的现象。由于肾主藏精，精不足则阴虚，阴虚则阳浮，故脉大而无力。极虚之脉，是指轻按即软，重按更无力之脉。为精气内伤，阳气亏损，无力鼓动脉象所致。但阳气未浮故脉不浮不大。大与极虚之脉，虽形态不同，皆为精气内伤，虚弱劳损之脉象。故原文曰："脉大为劳，极虚亦为劳"。

本文的主要精神在于指出凡出现大或极虚之脉皆是虚劳的表现，无论临床症状是否明显。偏于精血虚为主或阴损及阳者多出现大而无力之脉，包括后面条文所说的浮（而无力）脉，芤脉等；偏于阳气虚弱为主，或阳损及阴者，多现极虚之脉，包括细脉、迟脉、沉脉、紧脉等。故"大"与"极虚"之脉是虚劳脉象之总纲。

此两脉与脏腑的病变关系问题，有两种看法：其一曰与肾脏亏损有关，如南京中医学院主编的《金匮学习参考资料》云："本条的主要精神，在于指出虚劳的脉象，不论大与极虚，都与肾脏亏损有关。"李克光主编的教学参考丛书《金匮要略》皆有此论。其二认为与肾脾有关。如陈念祖云："此以大虚二脉提出虚劳之大纲，意在色欲过度，肾精损，则真水不能配火故脉大；饥饿劳役过度，脾气损则谷不能内充，故脉虚"（《浅注》）。其三者，认为是肺气肾精的虚弱。陶葆荪云："根据肺主气，肾主精的道理来推论，可见劳损的证候，无不都以肺气肾精的虚竭，互为先后因果，而其病理机转则总责任在脾胃气的消长。"（《易解》）笔者认为，大与极虚之脉的出现确与肾精亏损，阳气虚弱有关，故原文首冠以男子二字。但事实上虚劳病的形成，或首发不一定完全在肾，也有先伤他脏者，如先伤肺者，先伤于脾胃者，先伤于心者等等。五劳七伤六极病因不同，伤及的脏腑亦异。再则虚劳病不独男子，妇人亦然，有饮食思虑伤脾者，有亡血漏下伤及心脾者等等，故凡一切原因先伤及肺脾心肝肾之气血阴阳者，皆可出现以上二脉。故临床见有是脉不可全责在肾，而需找寻病因，分析损及何脏何腑，才能有的放矢。

【文献选录】 吴谦：男子平人，应得四时五脏平脉，今六脉大而极虚，非平人之脉也。然大而无力，劳役伤脾气也；极虚者，内损肾阴精也。此皆欲作虚劳之候，故有如是之诊也。（《金鉴》）

陈念祖：此以大虚两脉，提出虚劳之大纲，意者，肾精损，则真水不能配火，故脉大；脾气损，则谷气不能内充，故脉虚。二脉俱曰"为"者，言其势之将成也。《难经》云：损其脾者，调其饮食，适其寒温；损其肾者，益其精。未雨绸缪，其在斯乎。（《浅注》）

陶葆荪：本书以下第四、五、七、九各节，皆特别提出男子作开卷语，余节亦多详于失精的叙述，难道妇女没有虚劳病吗？何以这样偏重偏轻？大抵依据阴阳理论，男子属阳，主气，女子属阴，主血，虚劳的构成，属于精气偏伤的比较占多数，所以男子患此病的机会较多，因为当时"阃以外君主之，阃以内妾主之"，可知男子在当时社会上与事物接触比较频繁，名利的角逐更是必然的趋势，形劳伤精，势所难免；加之多妾制的持续，和娼家妓院的存在，则男子生活腐化，阳气精力就更容易消耗了。《难经》叙述劳损的因果是"上损损于肺，再损损于心，再损损于脾；下损损于肾，再损损于肝，再损损于胃"。根据肺主气，肾主精的道理来推论，可见劳损之证，无不都与肺气肾精的虚竭，互为先后因果，而其病理机转则总责任在脾胃气的消长。（《易解》）

【原文】 男子面色薄①者，主渴及亡血，卒喘悸②，脉浮者，里虚③也。（4）

【词语注解】 ①面色薄：指面色淡白无华。
②卒喘悸："卒"同"猝"。卒喘悸，谓病人稍一动作，即突然气喘、心悸。
③里虚：指气血虚。

【经义阐释】 本条论述阴血不足为主的脉证。《素问·五脏生成》云："心之合脉也，其荣色也。"失血者，血虚不能正常荣于面，故面色白而无华；血虚者，津液亦不足，故口渴；"亡血"是指失血，血虚之意；血虚不能养心，故心悸；血损及气，气虚则喘；这种虚证的喘悸，一般多发生在稍事动作之后，坐卧则减轻，故曰卒喘悸，与痰饮或饮热内停所致的喘悸，睡卧则更甚者不同。脉浮者，为浮而无力，或浮大无力之脉，是血虚气浮所致，与第三条所说的脉大属阴虚阳浮相似，但有轻重程度不同。与病在表或因饮热迫肺之脉浮紧或浮滑有力之属实证者有本质之区别。故原文特别指出"里虚也"。

此条原文主要精神在于指出血虚者可出现面色薄、口渴、卒喘悸、脉浮无力等脉证，故原文一再指出"亡血"、"里虚"，与实证引起的口渴、喘悸及脉浮需作鉴别。对喘症，注家有两种看法：一种认为肾虚不纳气引起。如李克光主编的教学参考丛书《金匮要略》云："肾主纳气，肾虚不能纳气故气喘"。另一种认为是气虚致气喘。如尤怡《金匮要略心典》云："劳者气血俱耗，气虚则喘，血虚则悸"（《心典》）。笔者认为应以气虚为妥。因"气为血帅，血为气母"，"气行则血行，血至气乃至"，失血之人，首先会导致气虚，心肺之气不足，故动则气喘，此乃临床常见之证。用参芪之类会有显效，而用补肾纳气之品，未必有效。

【文献选录】　尤怡：渴者，热伤阳气；亡血者，不华于色。故面色薄者，知其渴及亡血也。李氏曰：劳者气血俱耗，气虚则喘，血虚则悸。卒者，猝然见此病也。脉浮为里虚，以劳则真阴失守，孤阳无根，气散于外而精夺于内也。（《心典》）

曹颖甫：此节为望色审证及脉而知虚劳之病也。面色之厚薄，视其人之气血为转移，气血充则颊辅丰腴，无论赫如渥丹为厚，即肤如凝脂亦为厚；气血不充，则枯白不华，无论面如削瓜为薄，即肥白如瓠者亦为薄，为其精亏而血少也。精亏则生内热而引水自救，故主渴，血少则色夭不泽，故主亡血，此一望而知者。肾不纳气则喘，心营虚耗则悸，虽喘与悸皆有虚实之辨，要惟虚劳之喘，坐卧则略定，稍动则肩摇而息粗，是为卒然而喘，与汗出饮水之喘、痰饮之喘，静处不能暂停者，固不同也。虚劳之悸，略无惊恐，但坦坦如平人，若据悟沉思，忽闻对座高声，或凝神夜坐，忽见灯旁物影，不觉怦然大动，是为卒然而悸，与水气凌心之悸，绝无间断者，又不同也。（《发微》）

陶葆荪：此是教人再从察色诊脉以辨别劳症虚在哪里？又综合色脉症状来看，属于上焦心肺阴虚那边较多，仲景在这里提出来，与一般脾肾阳虚之症作个鉴别，免得混乱各建中汤证。（《易解》）

【原文】　男子脉虚沈弦，無寒熱[1]，短氣裏急[2]，小便不利，面色白，時目瞑[3]，兼衄，少腹滿，此為勞使之然。(5)

【词语注解】　①无寒热：指没有恶寒发热的症状。说明本条非外感病而是内伤病。

②短气里急："短气"，指呼吸气短；"里急"，指腹中拘急，似痛非痛，似胀非胀。

③目瞑：瞑、眩通用，目瞑即目眩。亦有人释为病人畏光，时常要闭上眼睛。

【经义阐释】　本条论述阴阳两虚的脉证。脉虚沉弦，即脉象沉取弦而无力，沉主里，脉弦无力为阳虚内寒之象。无寒热，是插笔，说明无外感恶寒发热证候，则为内伤里证。肾为先天之本，内藏元阳。肾气虚不能纳气则短气，阳虚不能温煦内脏，则腹里拘急；肾阳虚不能温阳化气以利小便，故小便不利，少腹满；阳虚加上阴血不足，不能上荣，故面色白；阴虚不能藏阳，虚阳上浮则目瞑兼衄。

本条诸症，有人从气血两虚解释，如李克光《金匮要略讲义》（五版教材）认为脉虚沉弦为气血两虚之象。面色白，目瞑兼衄是肝脾血虚所致；短气，为肾阳虚不能纳气。少腹满，里急，小便不利亦为肾阳虚不能温化水液之象。此解释似有些道理，但不甚圆满。衄血，为何是血虚引起？故需斟酌。

无寒热，亦有认为是外感所致之恶寒发热，如南京中医学院《金匮学习参考资料》云："又有恶寒发热的表证"；亦有人认为内伤所致，如赵以德说："而复见少厥二阴之象，则其为内伤阳气何如；而阳虚者必恶寒，内伤者多发热。"(《二注》）笔者认为应以前者为是。

原文之意在于说明阴阳两虚的脉证表现，需与外感证进行鉴别，不可粗心大意。因外感亦可出现诸如短气、小便不利、少腹满、目瞑兼衄等症，但外感脉浮有力，虚劳脉虚沉弦。仲景于脉后即提出无寒热之症，意在指明以下症状须与脉象结合起来分析，才能明确诊断，故最后强调"劳使之然"。

【文献选录】 吴谦：脉虚沉弦，阴阳俱不足也；无寒热，是阴阳虽不足而不相乘也；短气面白，时瞑兼衄，乃上焦虚而血不荣也；里急，小便不利，少腹满，乃下焦虚而气不行也。凡此脉证，皆因劳而病也，故曰：此为劳使之然。(《金鉴》）

赵以德：人之身以阳气为主，惟作劳则动损元气，故以此先言脉，并言证，以见男子之阴虚也。夫虚者，劳之本脉也，举按不实之中，而复见少厥二阴之象，则其为内伤阳气何如？而阳虚者必恶寒，内伤者多发热，故《脉经》云：假令寸口脉微，名曰阳不足，阴气上入阳中，则洒淅恶寒也；假令尺脉弱，名曰阴不足，阳气下陷入阴中，则发热也。今三部同等，已非上入下陷之候，则其无寒热可知。然膻中者，气之海也，谷之精气，浊者化卫，而一为宗气，行胸中以司呼吸，于是呼出者，心肺主之，吸入者，肝肾主之。心肺阳也，肾肝阴也。夫以举按豁然之脉，而止见其有阴无阳，是中之宗气不能为之资。斯呼者无以壮其出，而吸其不能深其入，遂令升降无力，而短气不足以息也。中州之气既虚，使水谷未能消腐，而清气不能上升，则肾阳未旺，肝气下乘，故频圊而里急。膀胱为州都之官，气不化而水道不出。至如经谓十二经脉，三百六十五络，皆上于面；然肺为气之总司，若气虚则肺亦虚，故面虽诸阳之会，而色独如金也。且阴气盛则目瞑，今阳衰，有不为之目瞑者乎？兼衄者，阳络伤则血外溢而为衄也。少腹满者，因小便不利也。此为劳伤元气，所以至此。然则仲景即不言治法，自当调以甘药，培中土以益元阳，不待言矣。若舍黄芪建中，又何以为法耶。(《二注》）

尤怡：脉虚沉弦者，劳而伤阳也，故为短气里急，为小便不利，少腹满，为面色白；而其极则并伤其阴，而目瞑兼衄，目瞑，目不明也。(《心典》）

【原文】 劳之为病，其脉浮大，手足烦[1]，春夏剧，秋冬瘥，阴寒[2]精自出，酸削[3]不能行。(6)

【词语注解】 [1]手足烦：即手足心发热，为五心烦热的表现之一。

[2]阴寒：阴指前阴，阴寒即前阴寒冷。《诸病源候论》：肾主髓，髓开窍于阴。今阴虚阳弱，血气不能相荣，故使阴冷也。

[3]酸削：削，音义与消通。指两腿酸痛消瘦。

【经义阐释】 本文论述以阴虚为主的阴阳两虚证及其与季节关系。此脉浮大，与前第三条之脉大为劳的病机相同，为阴精不足，虚阳外浮的现象。阴虚不能藏阳，阳气外浮，故脉浮大，手足烦热。春夏两季，木火炎厉，不利于阴，阴愈虚，阳气外浮愈甚，故病情加重；秋冬两季，金水相生，阴得时令之助，可以敛藏虚阳，故病情减轻。肾者主蛰，封藏之本。前阴为肾所主，因阳虚不能温煦前阴，故前阴寒冷；阳虚不能固守阴精，故精自出。肾又主骨，肾虚则骨弱，故腰腿酸软消瘦，行动无力。即《难经》所论的"骨痿不能起于床"。

此条原文有人认为是单阴虚之证。如吴谦云："手足烦即今之虚劳五心烦热，阴虚不能藏阳也；阴虚精自出，即今之虚劳遗精。阴虚不能固守也；酸削不能行，即今之虚劳膝酸削瘦，骨痿不能起床也。夫春夏阳也，阴虚不能胜其阳，故剧；秋冬阴也，阴虚得位自起，故瘥。"（《金鉴》）"阴虚精自出"，在理论上欠通，况原文明明有"阴寒精自出"，此阴寒二字未解，难道阴寒亦阴虚所致吗？故不能从纯阴虚解释。

此外，也有人从阳虚解释。如吴考槃《金匮要略五十家注》云："盖脉浮大，虚阳外露之脉也，手足烦，阳虚外扰之证也，惟其阳虚，故春夏天之阳盛，虚阳得助，欲与阴争则剧。秋冬天之阴盛，则阳不能与争而反似瘥。惟其阳虚，故阴寒内盛，阳关不摄，而精自出，下焦虚冷，而酸削不行矣。"

假如系单阳虚，则脉当沉小迟，当四肢不温，理应春夏瘥，秋冬俱了，此说亦不甚合理。故本条应为阴虚为主，阴损及阳的阴阳两虚证。当与第五条结合分析。

【文献选录】 尤怡：脉浮者，劳而伤阴也，故为手足烦，为瘦削不能行，为春夏剧而秋冬瘥；而其极则并伤其阳，而阴寒精自出，此阴阳互根，自然之道也。（《心典》）

吴谦：此言浮大为劳，以详其证也；手足烦，即今之虚劳，五心烦热，阴虚不能藏阳也；阴虚精自出，即今之虚劳遗精，阴虚不能固守也；酸削不能行，即今之虚劳膝酸削瘦，骨痿不能起床也。夫春夏阳也，阴虚不能胜其阳，故剧；秋冬阴也，阴虚得位自起，故瘥。（《金鉴》）

黄元御：脉浮大，手足烦者，阳气内虚而外盛也。春夏阳气升浮，内愈寒冻外愈热也，故剧；秋冬阳气沉降，故热轻而内寒减，故瘥。缘中气虚败，不能交济水火，火炎上热，水渐下寒，肾者，蛰闭封藏之官也。水冷不能蛰藏阳气，则阴寒精自出。水寒不能发肝木，则酸削不能行也。（《悬解》）

陶葆荪：又"脉浮大"及"阴寒精自出"，显然属于阳虚方面应有脉症；而"春夏剧，秋冬瘥"，又显然属于阴虚方面的应有感应。至"手足烦"、"酸削不能行"，则又是阳虚和阴虚所互有的见证。根据这节所总提的虚劳脉证来看，可见虚劳是阴、阳虚两方面构成，不过有阴损及阳、阳损及阴、先后因果的分别罢了。（《易解》）

【原文】 男子脉浮弱而涩，为無子，精氣清冷①。一作泠（7）

【词语注解】 ①精气清冷：指精液稀薄而冷。

【经义阐释】 本条论精气衰少的虚劳无子证。脉浮弱乃浮而无力之意；涩，为脉象不流利。即脉象浮而无力中兼见不流利，浮为阴精不足，脉弱（即无力），为真阳不足，涩为精血衰少，阳气亦虚，无力鼓动血脉的表现。精亏血寒，阳气不足故精气清冷。男精女血，盛而成胎，今精稀而冷，故不能成胎，为无子。此即《诸病源候论》云："丈夫无子者，其精清如水，冷如冰铁，皆无子之候"。至于治疗，原未出方，后世医家曹颖甫认为可用当归生姜羊肉汤，可作参考。

【文献选录】 沈明宗：此以脉断无子也。男精女血，盛而成胎，然精盛脉亦当盛。若浮而涩者，浮乃阴虚，弱为真阳不足，涩为精衰，阴阳精气皆为不足，故为精气清冷，则知不能成胎，谓无子也。盖有生而不育者，亦是精气清冷所致，乏嗣者可不知之而守养精气者乎。（《编注》）

尤怡：若脉浮弱而涩，则精气交亏而清冷不温，此得之天禀薄弱，故当无子。（《心典》）

【原文】　夫失精家^①，少腹弦急，陰頭寒^②，目眩—作目眶痛，髮落，脉極虚芤遲，爲清穀、亡血、失精。脉得諸芤動微緊，男子失精，女子夢交^③，桂枝加龍骨牡蠣湯主之^④。（8）

桂枝加龍骨牡蠣湯方：《小品》云：虚弱浮熱汗出者，除桂，加白薇、附子各三分，故曰二加龍骨湯。

桂枝　芍藥　生薑各三兩　甘草二兩　大棗十二枚　龍骨　牡蠣^⑤各三兩

上七味，以水七升，煮取三升，分温三服。

【词语注解】　①失精家：指经常梦滑精之人。

②阴头寒：指前阴寒冷。

③梦交：梦中性交。

④桂枝龙骨牡蛎汤主之：《脉经·卷八》作桂枝加龙骨牡蛎汤主之。

⑤龙骨、牡蛎：原文缺分量，《古今医统正脉全书》本作各三两。

【经义阐释】　本条论述阴阳两虚失精证治。条文可分为两段解释：第一段，从开头至"清谷、亡血、失精"。论述失精家的症状脉象。遗精的病人，起初多数有梦引起，所谓梦遗，乃由相火妄动所致。若日久未愈，逐渐会出现无梦亦遗，此为滑精。所谓失精家是指久患遗精，精液耗损太过，阴损及阳的人。因下焦阳虚，不能温煦内脏及经脉，故少腹弦急，阴头有寒冷感；目眩，即头晕眼花，为精血衰少，不能上荣头目之征；发为血之余，精血亏损，故发落。"脉极虚芤迟，为清谷亡血失精"是插笔，意思是说，极虚芤迟的脉象，既可见于失精家，也可见于亡血或下利清谷病者。"极虚"为精血不足所致。与第三条极虚相同；芤脉即大而中空，也是严重失血失精阳浮所致；迟为脉搏至数不足，为阳气虚弱引起。故此"极虚"，或芤或迟之脉既可见于失精家，而亡血者，下利清谷等阴阳两虚者，皆可见。

第二段，"脉得诸芤动微紧"至末尾，重申失精家的脉象及治疗。诸，为语助词是说若出现"芤动"或"微紧"等的脉象，在男子则为失精，在女子则为梦交，阴损及阳所致。"芤动"，是指芤脉，"微紧"即虚弦之象。"芤动"为阴虚阳浮，"微紧"主虚寒。这两种脉象多见于阴阳两虚之证。《素问·生气通天论》说"阴阳之要，阳密乃固"。失精家，不仅阴精亏损，且可损及阳气，此时阴失去阳的固摄，走而不守则为失精；阳失去阴的涵养，浮而不敛，由于阴阳间失去相互的维系，心火不能下交于肾，肾水不能上济于心，心肾不交，心神浮动，则为梦交。

本条除论述阴阳两虚的脉证外，同时还说明，同一疾病，可出现不同的脉象。如失精家既可出现极虚脉也可出现芤脉或迟脉，甚至还可出现芤动脉或微紧脉；反过来，不同的疾病可以出现相同的脉象，如失精家或下利清谷，亡血的患者均可出现极虚或芤或迟之脉。其原因在于阴阳两虚。至于何时出现哪种脉，则须看病情的轻重、久暂等而定。

此外有人认为，从本条的病机属阴阳两虚，虚阳上浮，阴精下泄，及用桂枝龙牡蛎汤来看，应有盗汗虚热等等。如南京中医学院《金匮要略学习参考资料》云："再从本证用桂枝汤来治疗这一点推测，除本条所叙症状外，可尚有盗汗虚热等证，但必须属于阴虚阳浮者，方为合适"。此说亦合情理可参考。

治疗本证之法是补虚调阴阳，固涩失遗。用桂枝龙骨牡蛎汤。

【方药评析】　本方能治阴阳两虚之梦交失精证，是因为桂枝龙骨牡蛎汤中，桂枝温阳，芍药敛阴，桂芍合用能温阳配阴；生姜、大枣能助桂芍以调营卫；甘草调药和中；故桂枝汤治外证可解肌调营卫，治内证有补虚调阴阳；龙骨、牡蛎功能重镇固涩，又可潜阳入阴，使阴精不致下泄，虚阳不致上浮，阴阳相济，心肾交通则诸症可愈。

【文献选录】 尤怡：脉极虚芤迟者，失精而虚及其气也，故少腹弦急，阴头寒，而目眩；脉得诸芤动微紧者，阴阳兼乘而伤及其神与精也，故男子失精，女子梦交。沈氏所谓劳伤心气，火浮不敛，则为心肾不交，阳浮于上，精孤于下，火不摄水，不交自泄，故病失精，或精虚心相内浮，扰精而出，则成梦交者。(《心典》)

程林：肾主闭藏，肝主疏泄，失精则过于疏泄，故少腹弦急也；阴头为宗筋之所聚，真阳曰亏，故阴头寒也；目眩则精衰；发落则血竭，是以脉极虚芤迟也。而虚主失精，芤主亡血，迟主下利清谷也。脉芤而厥厥动摇转索无常，故曰芤动微紧，此皆虚脉，男子得之则失精；女子梦交，亦失精也。桂枝、生姜之辛以润之，龙骨、牡蛎之涩以固之，甘草、大枣之甘双补之，芍药之酸以收之，则梦交失精可治愈。(《直解》)

吴谦：此条亡血失精之下等句，与上文不属，当另作一条在后。失精家，谓肾阳不固精者也；少腹弦急，虚而寒也；阴头寒，阳气衰也；目眩、精气亏也；发落，血本竭也。若诊其脉极虚而芤迟者，当知极虚为劳，芤则亡血，迟则为寒，故有清谷、亡血、失精之证也。脉得诸芤动微紧者，谓概虚劳诸脉而为言也，非谓芤动微紧，仅主男子失精，女子梦交之候也。通举男女失精之病，而用桂枝加龙骨牡蛎汤者，调阴阳和营卫，兼固涩精液也。(《金鉴》)

徐彬：桂枝芍药通阳固阴，甘草、姜、枣和中上焦之营卫，使阳能生阴。而以安肾宁心之龙骨牡蛎为辅阴之主，后世喜用胶麦而畏姜桂，岂知阴凝之气，非阳不能化耶。(《论注》)

张璐：夫亡血失精，皆虚劳内固之证，举世皆用滋补血气之药，而仲景独与桂枝汤，其义何居？盖人身之气血全赖后天水谷以资生，水谷入胃，其清者为荣，浊者为卫，荣气不荣则上热而血溢，卫气不卫则下寒而精亡，是以调和营卫为主。荣卫和，则三焦各司其职，而火自归根，热者不热，寒者不寒，水谷之精微输化，而精血之源有赖矣。以其亡脱既惯，恐下焦虚脱不禁，乃加龙骨牡蛎以固敛之。(《张氏医通》)

【临床运用】 (1)治疗不育症。吴有超[11]治疗本病25例，包括精子数量不足，不射精等。方剂及加减：桂枝10g，白芍10g，生姜3片，大枣10枚，甘草6g，生龙骨20g，生牡蛎30g。气虚加四君子汤、黄芪、怀山药等；血虚加当归补血汤、首乌、枸杞子、黄精、龙眼肉；阴虚加左归饮、柏子仁、楮实子等；阳虚加右归饮、菟丝子、肉苁蓉、巴戟天等；湿阻精窍加滑石、车前子等；瘀阻精窍加炒山甲、王不留行等。

病案举例。梁某，男35岁，工人。1986年3月初诊。结婚5年，同房从未能射精，性交时能维持15分钟以上，无阳痿。同房后在睡中精液自行滑出。曾在某医学院专科诊治多年，症状未能改善。检查精液及外生殖器正常。症见脘腹胀闷，倦怠，口干苦而不欲饮，小便黄，舌红苔黄润，脉弦滑。诊断：功能性不射精。(湿热阻塞，作强失调)。治则：去湿热调阴阳。方药：桂枝10g，白芍10g，大枣4枚，甘草梢6g，生姜2片，白蔻仁6g，滑石15g，车前子10g，炒山甲10g，茯苓12g，生龙骨15g，生牡蛎15g。先服5剂。二诊：上症好转，脘腹胀闷消，黄苔退。舌红苔薄，脉弦。方药：桂枝加龙骨牡蛎汤加柏子仁10g、楮实子10g、菟丝子12g、车前子12g、炒山甲15g。5剂，以后以此法加减治疗，半年而精窍通，年底其妻怀孕，1987年秋生一女孩。

（2）治疗绝经前后诸症。王海申等[12] 用桂枝加龙骨牡蛎汤合二至丸治疗绝经前后诸证。如，一女患者，49 岁。2005 年 4 月 5 日来诊。诉 1 年来月经先后无定期，经量渐少，半年前开始出现潮热汗出，头晕耳鸣，五心烦热，急躁易怒，不能自制，便秘溲黄，曾诊断"更年期综合征"，因畏惧激素副作用而转求中医治疗。舌红少苔，脉细数。处方：桂枝 10g，白芍 15g，炙甘草 6g，生姜 3 片，大枣 5 枚，生龙骨、生牡蛎各 30g，女贞子 10g，墨旱莲 10g，浮小麦 30g。服药 7 剂后烦热汗出均减，遂以该方加减调服月余，诸症基本缓解，继以该方为基础方为丸剂常服，意图缓取，平稳度过绝经期。

（3）治疗神经官能症。林珍莲[13] 病案。王某，女，60 岁。2008 年 7 月 18 日诊。骨折手术后 2 年余，1 个月前感下肢疼痛不能下地行走，经骨科检查无明显骨折损伤，内科亦无明显器质性损害。自诉身冷多汗，夜寐多梦，下肢冷痛，恶寒甚，似有从骨子里往外冒冷气，但动则汗出湿衣，却不敢脱外衣。舌淡胖，苔薄白，脉滑。属卫阳不固，腠理不密。方用：桂枝、甘草各 3g，白芍 12g，当归、柴胡、郁金各 10g，煅龙骨 15g，煅牡蛎、淮小麦各 30g，防风 6g，生姜 3 片，大枣 5 枚。共服药 15 剂而恶寒止，下肢痛消失。笔者认为表虚卫阳不固则多汗，肾阳不足，则不能温养肢体，肢冷畏寒，心肾不交则少寐多梦。故用桂枝汤温通阳气，龙骨、牡蛎固涩止汗，柴胡、郁金解郁，甘麦大枣汤治疗癔病、神经衰弱。二方合用阳复寒去，心神愉快而病消除。

（4）治疗心悸。周辉[14] 治疗一以心悸为主诉，西医诊断为"频发房性期前收缩"患者。陈某，女，42 岁。2003 年 3 月 21 日初诊。心悸，心慌，失眠半月。患者长期夫妻关系失和，争吵不断，近半月来出现心悸，心慌，失眠多梦，胸闷，善惊易恐，心中惕惕不安。西药疗效不显。心电图检查示：频发房性期前收缩。诊见：神情憔悴，面色晦黯，心悸，心慌，失眠多梦，胸闷叹息，舌淡苔白，脉沉迟缓。证属心阳不振，肝气郁结。方用桂枝加龙骨牡蛎汤加减：桂枝 15g，甘草、大枣、郁金、佛手各 10g，白芍 20g，龙骨、牡蛎各 30g。睡前顿服。5 剂后，症状好转，失眠症明显减轻，心情较前开朗。守方 7 剂，症状基本消失。复查心电图大致正常。嘱其改善夫妻关系，调畅情志。

（5）治疗疑难杂证。何远征[15] 用本方加减治疗冠心病；黎明前心悸多汗症；更年期烘热汗出抽搐症；外感，肢体颤动症等。

【原文】

天雄散方：

天雄三两（炮） 白术八两 桂枝六两 龍骨三两

上四味，杵为散，酒服半钱匕，日三服，不知，稍增之。

【经义阐释】 此为阳虚失精的治方。原书无主治症，疑非仲景之方。据《方药考》：此为补阳摄阴之方，治男子失精，腰膝冷痛。《备急千金要方》以本方治五劳七伤；《外台秘要》以本方治男子失精，其意甚合。

【方药评析】 方中天雄能壮命门之火，善能助阳，用为君药；白术健脾补中，化生精血；桂枝，助天雄补阳之虚；龙骨固摄外泄之阴精，收敛浮阳。全方温补脾肾，固涩止遗，以方测证当治男子阳虚失精、早泄或阳痿滑精等证。若阴阳两虚者，不可妄投。

【文献选录】 魏荔彤：天雄散一方，纯以温补中阳为主，以收涩肾精为佐，想为下阳虚甚而上热较轻者设也。（《本义》）

陈元犀：方中白术入脾以纳谷，以精生于谷也。桂枝入膀胱以化气，以精生于气也。

龙骨……以精归于肾，深得《难经》所谓损其肾者益其精之旨。然天雄不得，可以附子代之，断不可拘范于天雄主上、附子主下之分。(《金匮方歌括》)

【原文】 男子平人，脉虚弱细微者，喜①盗汗也。(9)

【字词注解】 ①喜：《脉经》作善。有经常之意。

【经义阐释】 本条论述阴阳两虚盗汗的脉象。这里所谓的平人与第三条同义，脉病而外形无病之意。何以知道此盗汗为阴阳两虚所致？从脉象分析可知。脉虚弱是阳(气)虚弱，不能鼓动所致；细微之脉一般多为阴(含血)虚所致，阴血虚不足充盈脉管故脉细微。故此盗汗的产生，严格来说应属阳(含气)虚及阴(含血)虚所致。

盗汗，一般指晚上入睡时汗出，多为阴虚不能内守引起，此阴阳气血两虚何以盗汗？《素问·阴阳应象大论》说："阴在内，阳之守也；阳在外，阴之使也"。人醒时，阳气外达，寐时阳气内守，今阳虚不能固于外，阴亦不能自守而外出，故发生盗汗。

本条文论阴阳两虚盗汗，注家大多认同，但也有人提出不是虚劳病的表现，而是虚劳之前期。如陶葆荪说："此节所述本来不是虚劳，但在这时失治可转化成虚劳"(《易解》)。笔者认为此应当属虚劳，本章第三条原文已明确指出："男子平人，脉大为劳，极虚亦为劳"。此条言脉虚弱细微，且有盗汗证，属虚劳也明矣。

至于治疗，后世注家多主张桂枝加龙牡汤，或用《外台秘要》的二加龙骨牡蛎汤(即桂枝加龙骨牡蛎汤去桂枝加附子、白薇)，甚佳。但阴阳两虚者，未必其虚各占一半，有稍偏阳虚者，尚可有形寒畏冷、心悸、头晕等，用上两方加黄芪之类更妙；偏于阴虚，见有心烦失眠、舌红、脉细弱数，则又需用当归六黄汤，益气补血敛汗养阴清热。

【文献选录】 魏荔彤：男子平人，为形无病而言者也。其形虽不病，而其脉之虚而弱，则阳已损也；细而微则阴已消也。阳损必驯至于失精，阴损必驯至血亡。验其外证，必喜盗汗。阳损斯表不固，阴损而热自发。皆盗汗之由，亦即虚劳之由也。(《本义》)

尤怡：平人，不病之人也。脉虚弱细微，则阴阳俱不足矣。阳不足者不能固，阴不足者不能守，是其人必善盗汗。(《心典》)。

曹颖甫：凡人醒时，则阳气外达，寐时则阳气内守，卫所以夜行于阴也。卫气内守，营气当夜行于阴之时不能外泄，故寐者无汗；惟卫气不守，营气从之，乃为盗汗。盗汗者，卫不与营和也。按伤寒之例，卫不与营和，先时以桂枝汤发汗则愈，更加龙骨以镇浮阳，牡蛎以抑上逆之水气，则盗汗当止。师虽不出方治，读者当观其通也。(《发微》)

【原文】 人年五六十，其病脉大者，痹侠背行①，若肠鸣、马刀侠瘿②者，皆为劳得之。(10)

【词语注解】 ①痹侠背行：侠同夹，指脊椎两旁有麻木感。

②马刀侠瘿：马刀，蛤蜊之属，结核生于腋下形如马刀故名马刀，生于颈旁者名侠瘿，二者时有联系，有称为瘰疬或疬串。"侠瘿"同"结瘿"，指颈侧。

【经义阐释】 本条论述同一大脉，有虚寒与虚热区别。正如本文所说，痹侠背行，或肠鸣，或马刀侠瘿等。"其病脉大者"一句指大而无力之脉概括以下三种不同病证。前面第三条说"脉大为劳"，这里指出，脉大不单主虚劳病，也还可主其他病。但这三种病与体质虚弱有关。

在一般情况下，人到了五六十岁的时候，往往精气内衰，虚阳外浮，可出现"大脉"。

气血不足，不能濡养筋骨，太阳经失养，故背部有麻木感，这是衰老的现象，不能与虚劳病相提并论。

"若"字有承先启下之义。意思是如脉大与肠鸣并见；或马刀侠瘿兼见皆属虚劳病。与肠鸣并见者，为脾肾阳虚健运失职所致，虚阳外浮，故脉大无力；与马刀侠瘿兼见者，是阴虚火旺，痰瘀相结所致，阴虚火旺则阳气上逆故脉大无力而浮。以上二者皆因阴阳或气血不足引起，故曰"皆为劳得之"。注家对"人年五六十，其病脉大者，痹侠背行"有不同的见解，有认为是精气内衰，而脉反大，不属虚劳而属于风气侵袭所致，故背部麻木感。如尤怡云："人年五六十，精气衰矣，而病脉反大者，是其人当有风气也。痹侠背行者，由阳气不足而邪气从之也"（《心典》）。有认为是年老阳气虚，太阳经脉行人身之背，因阳气虚，使背部经脉肌肉不柔和而为痹，如黄树曾云："今脉大者，显系虚阳上亢，而非真阳之有余。太阳为诸阳主气，其经脉行身之背，阳气虚，则背之全部肌肉不柔和而为痹"（《释义》）。

笔者认为人年五六十，脉浮大者，从临床上看可由于精血不足，阳浮所致；也可因感受风邪引起。但以前者为多见。痹侠背行亦然，两种因素均可，临证总得结合病史及其他症状而定，不可一概而论。

【文献选录】 尤怡：人年五六十，精气衰矣。而病脉反大者，是其人当有风气也。痹侠背行，痹之侠脊者，由阳气不足而邪气从之也。若肠鸣、马刀、侠瘿者，阳气以劳而外张，火热以劳而上逆。阳外张，则寒动于中而为腹鸣；火上逆，则与痰相搏而为马刀、侠瘿。（《心典》）

周扬俊：人生五十始衰，六十天癸竭，则已精少肾衰矣。使复有动作，遂令阳虚而邪得以客之，痹太阳经道，盖太阳行于背者也。经谓阳气者，精以养神，柔以养筋，开合不得，寒气从之，乃生大偻，故病痹背行也。又云，中气不足，肠为之苦鸣，至陷脉为瘘，留连肉腠，为马刀侠瘿。瘿者，即瘰疬也。以其形长如蛤，为马刀，或在耳前后，连及颐颔头下，或下连缺盆，以及胸胁，皆谓之马刀。此手足少阳经主之也。总以动作忿怒，忧忿气郁过甚，而为风邪内凑，故其脉则大而举按不实，其因则劳而元气不足。仲景言之，恐后人复疑为有余而误攻其邪耳。（《二注》）

黄树曾：人年至知命耳顺，阳气就衰，脉不宜大，今脉大者，显系虚阳上亢，而非真阳之有余。太阳为诸阳主气，其经脉行身之背，阳气虚，则背之全部肌肉不柔和而为痹，故曰痹侠背行。阳气因劳而外张，外张则寒动于中而为肠鸣，虚火与痰气上逆而相搏，则生马刀或侠瘿。（《释义》）

【原文】 脉沈小迟，名脱氣①，其人疾行则喘喝②，手足逆寒，腹满，甚则溏泄③，食不消化也。（11）

【词语注解】 ①脱气：指阳气虚衰。

②喘喝：《灵枢·经脉》："喝而喘"。指气急喘逆。

③溏泄："溏"谓稀薄，"溏泄"指大便泄泻。

【经义阐释】 本条论述脾肾阳气虚衰的脉证。"脉沉小迟"，是指重按始得细小而且迟的脉象，为脾肾阳虚的表现。肾主纳气，今肾虚不能纳气，故走路稍快，或稍事劳动，即张口气喘；肾为先天之本，内藏元阳，肾阳虚则脾阳亦虚，脾主四肢，阳虚则不能温煦四肢，故手足逆寒。脾阳虚弱，不能消化水谷，运化失职，故腹部胀满，大便溏泄，食不消化也。

以上的证候，是脾肾阳虚，病情较重，因先后天俱虚，化源缺乏。治疗应注重温补脾阳为主，同时兼治肾阳，振奋脾阳，恢复健运，为当务之急。然脾阳需依赖肾阳，故温补肾阳，也可恢复脾阳。对此，有人认为，治疗应先补肾，后补脾，因肾病为本，脾病为标。如南京中医学院金匮教研室之《金匮要略学习参考资料》说："以当前而论，虽属脾肾两虚，如从发病过程来看，则以肾为本，脾病为标，故应补肾，后补脾，前人常谓命门火旺，可以生土。"此论虽然正确，但也不可忘记有"急则治其标"之说，如泻利较重，若不用温脾固涩等药急止其泻下，则温补肾阳之药安能迅速奏效。况纵使四逆、四神之辈也须用干姜、肉蔻之类重于入脾者。故笔者认为需两者兼治而重于脾。

【文献选录】　尤怡：脉沉小迟，皆阴象也。三者并见，阴盛而阳乃亡矣，故名脱气。其人疾行则喘喝者，气脱而不固也。由是外无气而手足厥冷，胃无气而腹满，脾无气而溏泄食不化，皆阳微气脱之证也。（《心典》）

吴谦：脉沉小迟，则阳大虚，故名脱气。脱气者，谓胸中大气虚少，不充气息所用，故疾行喘喝也。阳虚则寒，寒盛于外，四末不温，故手足逆冷也。寒盛于中，故腹满溏泄，食不消化也。（《金鉴》）

【原文】　脉弦而大，弦则为减[①]，大则为芤，减则为寒[②]，芤则为虚，虚寒相搏，此名为革，妇人则半产[③]漏下[④]，男子则亡血失精。（12）

【词语注解】　①减：减弱。此处指阳气衰减。

②寒：虚寒，指病机。

③半产：俗称小产。

④漏下：下血淋漓不断。

【经义阐释】　本条论述精血亏虚，阴损及阳的脉象。原文可分为两段解释：第一段，从开头至此名为革止。以下为第二段。

第一段：说明革脉的形态及其产生的机理。革脉包括弦与大两种脉象。一般弦脉是按之不移，而革脉的弦，是重按则减弱，所以说"弦则为减"。一般的大脉中洪大有力，但革脉的大，是大而中空，类芤脉。所以大则为芤。弦而按之减弱，是为阳虚内寒的虚寒的表现，故"减则为寒"；大而中空的脉主精血亏虚。故曰："芤则为虚"是为革脉，故曰"虚寒相搏，此名为革"。

第二段：说明形成革脉的机理。由于妇人小产或漏下，失血过多或男子失精，亡血过多，致阴气大伤，虚阳外浮所致，故脉象大而中空，似芤脉；阴损及阳，则阳气衰弱，就会产生虚寒之象，故脉象变弦而按之衰减。

由此可见，革脉是主精血亏损，阴损及阳，阴阳两虚之病。若论治法则需温阳摄阴法。后世注家如曹颖甫之《金匮要略发微》说，以天雄散为最佳，是值得考虑的。笔者之见可用本方加牡蛎、补骨脂、川断之属以加强温肾固摄。后世治漏下亦有用补脾肾，固冲任之法可以借鉴。

【文献选录】　程林：人之所以有身者，精与血也。内填骨髓，外溉肌肤，充溢于百骸，流行于脏腑，乃天一所生之水，四大借此以成形，是先天之神气，必恃后天之精血以为运用，有无相成，阴阳相生，毋戕害。若其人房室过伤，劳倦过度，七情暗损，六淫互侵，后天之真阴已亏，先天之神气并竭，在妇人则半产胞胎，或漏下赤白，在男子则吐衄亡血，或梦交泄精。诊其脉，必弦而大，弦为寒而大为虚，既虚且寒，则脉成革矣。革者如按鼓皮，中空之象，即芤大之脉。《内经》曰："浑浑革至如涌泉，病进而色弊"。故仲景一言集中，前后三致意焉。（《直解》）

尤怡：脉弦者阳不足，故为减为寒；脉大者阴不足，故为芤为虚。阴阳并虚，外强中干，此名为革，又变革也。妇人半产漏下，男子亡血、失精，是皆失其产乳生育之常矣，故名曰革。（《心典》）

曹颖甫：脉弦为阳气衰，脉大而芤为阴气夺。阳衰则中寒，阴夺则里虚，两脉并见，其名曰革。浮阳不降，则阳不摄阴；阴不抱阳，则气血寒陷。此条见《妇人杂病》篇，治妇人半产漏下，则有旋覆花汤，而男子亡血失精独无方治，而补阳摄阴之法，要以天雄散为最胜。天雄以温下寒，龙骨以填浮阳，白术、桂枝以扶中气，而坎离交济矣。（《发微》）

【原文】 虚勞裏急①，悸，衄，腹中痛，夢失精，四肢痠疼，手足煩熱，咽乾口燥，小建中湯主之。（13）

小建中湯方：

桂枝三兩（去皮） 甘草三兩（炙） 大棗十二枚 芍藥六兩 生薑三兩 膠飴一升

上六味，以水七升，煑取三升，去渣，內膠飴，更上微火消解，溫服一升，日三服。嘔家不可用建中湯，以甜故也。

【词语注解】 ①里急：指腹部有牵急感，按之不硬。

【经义阐释】 本条论述阴阳两虚的虚劳证治。从症状上可分为两种情况：一是里急，腹中痛，为里寒之象；二是悸，衄，手足烦热，咽干口燥等为热象。同一个人，为何会产生这两种相反的症状？因阴阳是互相维系的，虚劳病发展，往往可以阴损及阳，阳损及阴，形成阴阳两虚之证。此时，阴阳之间失去互相维系的作用，故人体阴阳偏盛、偏衰则可以产生偏寒、偏热之证。阴虚而阳浮生热，故有手足烦热、咽干口燥等热证；阳虚则生寒，故有里急、腹中痛等内脏失去阳气温煦而产生拘急之象。心营不足则心悸，阴虚而阳热上浮故衄血；气血不足，不能濡养四肢，则四肢酸疼；肾虚不固，心肾不交，故梦交失精。

由于阴阳两虚，寒热夹杂，治疗时若补阳则损阴，养阴则碍阳。因此，必须调补脾胃，建立中气才能调和阴阳。因脾胃为后天之本，是气血生化之源，如脾胃虚弱，势必影响气血的生成，气血不足，是导致阴阳失调的主要因素。故中气立，则能化生气血，气血生则阴阳可以协调，则寒热错杂之证可以消失。正如尤怡所说："欲求阴阳之和者，必于中气，求中气之立者，必建中也"（《心典》）。

《灵枢·终始》说："阴阳俱不足，补阳则阴竭，泻阴则阳脱，如是者，可将以甘药"。小建中汤是根据这一法则而制定的。本方是甘温与甘酸合用的方剂，而以甘温为主。甘温可助阳，酸甘可以化阴，故其作用也可平调阴阳。

本条文所论之阴阳两虚之证，与上条桂枝加龙牡汤证相比，皆为阴阳两虚之偏于阳虚之证。所不同者，桂枝加龙牡证为阴（血）损及阳；小建中汤证为阳损及阴而已。一为温阳固阴法，一为建中气化生阴阳法。

小建中汤乃建中气之方非建中阳之方，诸注家均认同者。虽然属阳，但二者也有所区别，姜附之类大辛大热温阳之品不可用也。

【方药评析】 本方即桂枝汤倍芍药加饴糖所成。方中重用饴糖为君，以建中气，温中补虚；芍药酸甘，滋阴敛营，补阴之虚又可助饴糖缓急止痛；桂枝温阳通阳，得饴糖辛甘养阳，与芍药同用又可调营卫，燮理阴阳；生姜、大枣调营卫；甘草补中调脾胃与芍药同用甘酸化阴。综观全方有温中补虚，调和阴阳，调营卫之功。其目的在于建立中气，调补脾胃，使中气立，化生气血，并能得以四运，又能从阴引阳，从阳引阴，使阴阳得以协调，寒热之证因而消失。然而方中重用饴糖，又加芍药敛阴，故呕家不可用建中汤，以甜故也。同时临证如见阴虚偏热，衄血、烦热、口干舌燥、舌红绛少苔、脉细数者，应慎重，不可妄投。而应偏于阳虚见里急腹痛、短气、心悸、恶寒、舌淡红苔白等证，较为适宜。

【文献选录】 徐彬：上章所论证，概属阳虚。阳虚者，气虚也。气虚之人，大概当助脾，故以小建中汤主之。谓虚劳者，元阳之气不能内统精血，则营枯而虚，里气乃急，为悸，为衄，为腹中痛，梦失精；元阳之气不能外充四肢、口咽，则阳虚而燥，为四肢酸疼，为手足烦，为咽干口燥。假令胸中之大气一转，则燥热之病气自行，故以桂、芍、甘、姜、枣和其营卫，而加饴糖一味，以建立中气，此后世补中益气之祖也。虽无升柴，而升清降浊之理，具于此方矣。（《论注》）

沈明宗：此营卫两济之方也，虚劳病非伤先天，即伤后天营卫。若伤后天中气，则营卫不充于五脏，脏腑无赖，精血渐衰，则脏腑各自为病，变证百出也。因营血不灌于冲脉，则逆气里急；肾阴不能既济，心名火气内动，则悸衄，肝脾不和则腹中痛；相火妄动，扰于阴中，则梦失精；营气不充于四肢，则四肢酸疼，手足烦热；胃津不输于上，则咽干口燥。此因中气不充，故显以上诸证。所以建中汤之桂枝行阳，芍药收阴，一阴一阳，和调营卫；以甘草，胶饴一阴一阳，补和营卫；姜、枣一阴一阳，宣通营卫，俾营卫冲和，溉灌脏腑，而脏腑受济，则诸虚恢复也。盖营卫阴阳两建之方，欲补其血，则加归、芍之类；欲补其气，则加参、芪、甘、术之类；欲补其阴，则加地黄、知、柏之类；欲补其阳，则加桂、附之类。以此类推，变化无穷矣。此胃中营卫不济于五脏之证也。（《编注》）

尤怡：此和阴阳调营卫之法也。夫人生之道，曰阴曰阳，阴阳和平，百病不生。若阳病不能与阴和，则阴以其寒独行，为里急，为腹中痛，而实非阴之盛也；阴病不能与阳和，则阳以其热独行，为手足烦热，为咽干口燥，而实非阳之炽也。昧者以寒攻热，以热攻寒，寒热内贼，其病益甚。惟以甘酸辛药和合成剂，调和之使和，则阳就于阴而寒以温，阴就于阳而热以和，医之所以贵识其大要也，岂徒云寒可治热、热可治寒已哉！或问：和阴阳、调营卫是矣，而必以建中者何也？曰：中者，脾胃也，营卫生成于水谷，而水谷转输于脾胃，故中气立则营卫流行而不失其和。又，中者，四运之轴，而阴阳之机也，故中气立，则阴阳相循，如环无端，而不极于偏。是方甘与辛合而生阳，酸得甘助而生阴，阴阳相生，中气自立，是故求阴阳之和者，必求于中气，求中气之立者，必以建中也。

吴谦：虚劳云云者，概虚劳之证而言也，非谓虚劳之证，止于此也，故下文有诸不足之说也。均主以小建中汤者，欲小小建立中虚之意，合下六节，皆论虚劳，各有所主之方也。所谓虚劳里急诸不足者，亦该上条诸不足证之谓也。黄芪建中汤，中外两虚，非单谓里急一证之治也。桂枝龙骨牡蛎汤，即桂枝汤加龙骨、牡蛎；小建中汤，即桂枝汤加胶饴；黄芪建中汤，即桂枝汤加胶饴、黄芪也。故尝因是而思仲景以一桂枝汤出入加减，无往不利如此，何后世一见桂枝，即认为伤寒发汗之剂，是但知仲景用桂枝治伤寒，而不知仲景用桂枝汤治虚劳也；若知桂枝汤治虚劳之义，则得仲景心法矣。盖桂枝汤辛甘而温之品也，若啜粥温覆取汗，则发散营卫以逐外邪，即经曰辛甘发散为阳，是以辛为主也；若加龙骨、牡蛎，胶饴、黄芪，则补固中外以治虚劳，即以曰劳者温之，甘药调之，是以温以甘为主也。由此推之，诸药之性味功能加减出入，其妙无穷也。（《金鉴》）

程林：里急腹中痛，四肢酸疼，手足烦热，脾虚也；悸，心虚也；衄，肝虚也；失精，肾虚也；咽干口燥，肺虚也；此五脏皆虚，而土为万物之母，故先建其脾土……使荣卫流行，则五脏不失权衡而中气斯建矣。（《直解》）

成无己：脾者，土也，应中央，处四藏之中，为中州，治中焦，生育荣卫，通行津液。一有不调，则营卫失所育，津液失所行，必以此汤温建中脏，是以建中名焉。胶饴味甘温，甘草味甘平，脾欲缓，急食甘以缓之。健脾者，必以甘为主，故以胶饴为君，甘草为臣。桂辛热，辛散也，润也，荣卫不足，润而散之。芍药味微寒，酸，收也，泄也，津液不逮，收而行之，是以桂、芍药为佐。生姜味辛温，大枣味甘温，胃者卫之源，脾者荣之本，《黄帝针经》曰：荣出中焦，卫出上焦是矣。卫为阳，不足者益之，必以辛；荣为阴，不足者补之，必以甘；辛甘相合，脾胃健而荣卫通，是以姜、枣为使。或谓桂枝汤解表而芍药数少，建中汤温里而芍药数多，殊不知二者远近之制，皮肤之邪为近，则制小其服也，桂枝汤芍药佐桂枝同用散，非与建中同体尔；心腹之邪为远，则制大其服也，建中汤芍药佐胶饴以健脾，非与桂枝同用尔。《内经》曰：近而奇偶，制小其服，远而奇偶，制大其服，此之谓也。（《伤寒明理论》）

【临床应用】（1）治疗慢性肝炎有脾胃虚寒证：熊东明[16] 治疗本证，若脾胃虚寒较盛，可酌情先服炖雄鸡（雄鸡1只约750g，米酒130g，生姜130g，炖服）稍有改善后再用本方。方中之饴糖用麦芽糖代，不宜用白砂糖代。

（2）治疗胃、十二指肠溃疡：边广军等[17] 治疗本病96例。主要表现为：脘腹疼痛，伴有泛酸、嗳气且反复发作，胃镜、病理检查确诊。基本方药：饴糖30g，白芍12g，桂枝、生姜各9g，炙甘草3g，大枣6枚。寒重加蜀椒、干姜、炮姜；气滞加枳壳、厚朴、木香；大便溏稀者加炒白术、山药；体虚乏力加党参、黄芪；大便血者加槐花、地榆、藕节；呕血者加白及、侧柏叶；吐酸水者加瓦楞子、乌贼骨。疗效：胃脘痛等症状消失者89例，症状明显减轻者5例，无效者2例，总有效率为98%。胃镜复查溃疡愈合58例，好转8例，无效18例，未复查胃镜者12例。

（3）治疗小儿腹痛：李高照[18] 治疗小儿虚寒性腹痛48例，结果治愈38例，显效10例，总有效率为100%。典型病例。刘某某，女，8岁。母诉患儿腹痛，经常发作，恣食冷饮，进食不久腹痛，痛时强迫蹲位或卧位，休息片刻腹痛可自行缓解，不影响日常生活，有时黄色稀便。舌质淡苔薄白，脉沉。证属虚寒性腹痛。给予小建中汤加减：党参、白芍、元胡各9g，桂枝、生姜各6g，大枣5枚，饴糖20g，炙甘草5g。禁食生冷水果，忌暴饮暴食等。服药10剂后腹痛消失，巩固5剂。随访1年未发作。

（4）治疗妇科疾病：聂四成[19] 治疗一女学生，经行腹痛5年，以本方加香附、细辛、赤芍，3剂而愈，1年未复发。赵琳[20] 治疗先兆流产2例，分别孕2月和7月，见阴道流血，夜不成寐，食欲不振，神疲懒言，辨证为中阳虚弱，以本方加黄芪、当归、蒲黄、五灵脂等，均 3 剂而血止，后足月顺产。王小燕[21] 治疗一女，崩漏 2 月，伴有慢性结肠炎病史 3 年，辨证为脾虚气弱，固摄无权，冲任不固，以本方加党参、茯苓、白术、阿胶、血余炭、益母草等，7 剂而愈。又治疗一女，人流后阴道出血已 20 天不止，量不多，腹痛头昏，辨证为气虚失统，冲任不固，以本方加艾叶炭、阿胶，5 剂而流血止，又服 5 剂后痊愈。

【现代研究】 抗炎和免疫调节作用：沈祥春等[22] 采用两个炎症模型研究小建中汤的抗炎作用，实验结果提示其对小鼠二甲苯诱导耳肿胀与醋酸所致小鼠腹腔毛细血管通透性增加均具有显著的抑制作用，提示小建中汤对炎症具有显著的抑制作用，这为其临床应用于消化道溃疡等疾病提供了药理学实验基础。沈氏还采用碳粒廓清实验反映体内单核巨噬细胞的吞噬功能，小建中汤能明显提高小鼠的碳粒廓清指数和校正吞噬指数，提示小建中汤可以提高机体非特异性免疫功能。初步证实小建中汤的抗炎和免疫调节作用。

【原文】 虚劳裹急，諸不足①，黄耆建中湯主之。(14)
　黄耆建中湯方：

於小建中湯內，加黄耆一兩半，餘依上法。氣短胸滿者加生薑；腹滿者，去棗加茯苓一兩半；及療肺虛損不足；補氣加半夏三兩。

【词语注解】 ①诸不足：是论述病机，指阴阳气血皆不足。

【经义阐释】 本条承上条论述阴阳两虚的证治。原文叙证简单，实是古代的省文法，因上一条已经言明阴阳两虚的症状，故此处以"虚劳里急，诸不足"来概括上条所述之证，即悸、衄、腹中痛、梦失精、四肢酸疼，手足烦热，咽干口燥等诸症。但从方名黄芪建中来看，是小建中加黄芪，而黄芪是补益中气之品，可知本条症状除上条证外，应有少气，自汗或盗汗，恶风，或不仁等气虚症状。

【方药评析】 黄芪建中汤是以小建中汤加黄芪而成。黄芪甘温补中益气，固表健脾，故本方的作用优于小建中汤。由此可见补益中气是治疗阴阳两虚的重要方法，为后世医家制定补中益气汤，奠定了理论基础。若短气胸满为阳气上虚，阴干阳位，故加生姜以散阴邪；腹满为太阴湿聚，健运失职所致，故去大枣之滋腻，加茯苓渗淡利湿；补气加半夏者，正如徐忠可云："气不顺加半夏，去逆即所以补正也"，藉半夏以泻为补耳。然而方中黄芪其性稍温，故适用于阴阳两虚偏于气虚阳虚，有短气，自汗，恶风等证。否则若偏阴虚者易造成温燥之弊，临证须细察病情。

【文献选录】 沈明宗：虽云诸不足，观其立方之意，诚偏脾肺肾气虚损所致。脾胃气弱，不生于肺，气反上逆，而为里急，故以建中汤加黄芪甘味之药调之，俾脾元健运，营卫灌溉于肺，里气不急，诸虚自复也。若痰气阻遏，短气胸满，加生姜宣润胸中之气；腹满者加茯苓，导湿下行；肺虚痰气壅逆者，加半夏涤痰镇逆。而五脏见证，以此加减出入，则神妙在我。或火气内郁，暂除桂枝可也。(《编注》)

尤怡：里急者，里虚脉急，腹中当引痛也；诸不足者，阴阳诸脉并俱不足，而眩、悸、喘、喝、失精、亡血等证，相因而致也，急者缓之必以甘，不足者补之必以温，而充虚塞空，则黄芪尤有专长也。(《心典》)

徐彬：小建中汤，本取化脾中之气，而肌肉乃脾之所生也，黄芪能走肌肉而实胃气，故加之补不足，则桂芍所以补一身之阴阳，而黄芪、饴糖又所以补脾中之阴阳也。若气短

胸满加生姜，谓饮气滞阳，故生姜以宣之。腹满去枣加茯苓，蠲饮而正脾气也，气不顺加半夏，去逆即所以补正也。（《论注》）

吴谦：所谓虚劳里急诸不足者，亦该上条诸不足证之谓也，黄芪建中汤，建立中外两虚，非单谓里急一证之治也。（《金鉴》）

【临床应用】（1）治疗胃炎及消化性溃疡：王洪白等[23] 治疗以胃脘痛为主诉的患者62 例。其中胃镜检查确诊为消化性溃疡 38 例，慢性萎缩性胃炎 20 例，慢性浅表性胃炎 4例。处方：黄芪 35g，桂枝 10g，白芍 20g，大枣 15g，炙甘草 6g，生姜 10g，饴糖 35g。寒痛剧者加干姜 15g，泛酸者加乌贼骨 25g、吴茱萸 12g、煅瓦楞 25g；溃疡者加白及15g、乌贼骨 25g；胸胁腹部胀痛者加香附 15g、郁金 15g、延胡索 15g。结果治愈 43 例，有效 13 例，无效 6 例，总有效率 90.3%。

（2）治疗胃倾倒综合征：庞存生等[24] 治疗 16 例胃倾倒综合征，胃切除之后，出现的一系列血容量不足的临床症状和合并症，似属于胃脘痛、虚劳等病范畴。是由于术后阴阳气血失调，正气损伤，中阳不振，气血生化之源受到影响，致使机体内环境的稳定被破坏的结果。以黄芪建中汤去饴糖，加入玫瑰花、党参、白术、半夏，治疗胃倾倒综合征 16例，获满意疗效。

（3）治疗过敏性鼻炎：李淑琴[25] 治疗本病 60 例。组方：黄芪，党参，山药，白术，白芍，桂枝，甘草，杏仁，菟丝子，巴戟天，大枣，生姜。有热加黄芩，白芍由15g 增至 20g，去巴戟天。日 1 剂，连续 7～20 天。显效 50 例，有效 10 例，总有效率为 100%。

（4）治疗化脓性中耳炎：陈昱印[26] 用黄芪建中汤加柴胡、赤芍、丹参、连翘为主方，治疗慢性化脓性中耳炎 30 例。耳内分泌物多，脓汁较稠加龙胆草、车前子、金银花；脓汁腥臭加川黄柏、川黄连、败酱草；脓汁多而稀薄者重用生黄芪 30～50g，加当归、薏苡仁、白术；头痛甚者加川芎、蔓荆子、白芷、佩兰；头晕恶心者加防风、白蒺藜、竹茹、半夏。

（5）治疗血液系统疾病：郑宏等[27] 用本方治疗血小板减少性紫癜、营养不良性贫血。患者血小板在（50～100）$\times 10^9$/L，红细胞在（1.8～2.6）$\times 10^{12}$/L，血红蛋白（40～70）g/L，大便潜血＋＋，用本方治疗 3 个月后，血小板 188$\times 10^9$/L，红细胞 4.2$\times 10^{12}$/L，血红蛋白 140g/L。随访 3 年未见复发。另外徐勤亚等[28] 用本方治疗恶性肿瘤化疗后毒副反应，患者见有骨髓抑制症状，白细胞、红细胞、血小板减少明显，用本方治疗 1 月后以上指标慢慢恢复正常。

（6）治疗气血虚弱眩晕证：俞昌德[29] 认为黄芪建中汤还适用于气血虚弱、清阳不升，出现眩晕的病证，如美尼尔综合征、神经衰弱及脑震荡后遗症等；人工流产后虚损，贫血、月经过多症。

（7）治疗肌萎缩侧索硬化症：连新福等[30] 用加味黄芪建中汤合黄芪注射液治疗肌萎缩侧索硬化症 16 例。加味黄芪建中汤基本方组成：黄芪 40g（先煎），饴糖 30g，白芍18g，桂枝 9g，炙甘草 6g，大枣 4 枚，淫羊藿 15g，生姜 5g。黄芪注射液 60ml 加入 5%GS250ml，静脉滴注，每天 1 次，疗程 1 个月。经治疗后部分症状改善明显，其中流涎、行走等症状积分值与治疗前比较，具有有非常显著性差异（$P<0.01$）；吞咽困难、使用餐具、爬楼梯等症状积分值与治疗前比较，亦有显著性差异（$P<0.05$）。

【现代研究】（1）抗胃溃疡、增强免疫作用：任光荣[31] 认为黄芪建中汤可通过抑制胃酸分泌，降低胃蛋白酶活性，调节血清胃泌素而对脾气虚大鼠胃脘痛有较好疗效。李君璎等[32] 证实，黄芪建中汤可通过增加自然杀伤细胞、白细胞介素 2 及干扰素的活性而调节机体免疫功能。万幸等[33] 发现黄芪建中汤可提高虚寒胃痛患者淋巴细胞转化率及血清 IgG 含量，有提高细胞免疫功能的作用。

（2）降血糖作用：张云端等[34] 发现黄芪建中汤能显著降低正常和四氧嘧啶糖尿病小鼠的空腹血糖，表明其具有类似磺脲类和双胍类降糖药的作用。

【原文】　虚劳腰痛，少腹拘急，小便不利者，八味肾气丸主之。（15）方见脚气中①

肾气丸方：

乾地黄八兩　　山藥　山茱萸各四兩　　澤瀉　丹皮　茯苓各三兩　　桂枝　附子（炮）各一兩

上八味末之，煉蜜和丸如梧子大，酒下十五丸，加至二十五丸，日再服。

【词语注解】　①方见脚气中：《医统》本为"方见妇人杂病中"，今移载于此。

【经义阐释】　本条说明肾阴阳两虚偏于阳虚的证治。腰为肾之外府，肾脏阴阳俱虚，腰失所养故腰痛；肾与膀胱相表里，少腹为膀胱之位，今肾气虚弱，不能温煦少腹故拘急；膀胱气化失职，故小便不利。

治疗此阴阳两虚，偏重于阳虚者，需用温肾阳滋肾阴，化气行水之法。

本条所述少腹拘急一证，不少注家皆以肾阳虚，不能濡养所致，如尤怡说："虚劳之人，损伤少阴肾气，是以腰痛，小腹拘急小便不利"。笔者认为，此其一也，少腹的病变，与膀胱亦有关，有因小便不利膀胱胀满而急者，同样应施化气利尿法，这是临床也可见到的，不可不辨。

其次本条所述诸证，有人谓肾阳虚所致，如南京中医学院金匮教研室编的《金匮学习参考资料》云："本条是论述阳虚虚劳的证治"。有的人谓阴阳两虚证治，如杨百茀之《金匮集解》，笔者认为应阴阳两虚，偏阳虚之证治为佳。其理由是：①腰痛，少腹拘急，小便不利诸证不可能全由阳虚引起，若全由阳虚者，多腰部冷痛，或兼便溏，此不言者，乃无是证也。②治方言肾气丸而不言温肾者，是因肾气的含义与肾阳之含义有异，肾气即包括有肾阴肾阳偏重于肾阳者，所谓肾家之少火，游行其间，生生不息。③本方组成来看，方中六味丸的剂量明显重于附桂，其作用在于滋补肾阴，苟非有肾阴虚者，何以又用诸滋阴药？于理不合。《医宗金鉴·删补名医方论》中说得颇为中肯："此肾气丸纳桂附于滋润中十倍之一，意不在补火，而在微生火，即生肾气也。故不曰温肾，而名肾气，斯知肾以气为主，肾得气而土自生也。"

再者，本证的少腹拘急与小建中汤、黄芪建中汤证的里急症状相似而病位不同。两个建中汤的里急在于大腹，而肾气丸之急在少腹部，这与第 5 条和第 8 条的"少腹弦急"，"少腹满"证病及肾肝二脏有相似之处。

【方药评析】　方中以干地黄为君，滋阴补肾，益髓填精，《本草经疏》谓"干地黄乃补肾家之要药，益阴血之上品"。山茱萸补肝，涩精气；山药健脾益肾精；附子、桂枝温肾助阳，鼓舞肾气，与地黄相伍则阴得阳生，阳得阴化，阴阳相济，生化无穷。茯苓健脾益肾；泽泻、丹皮降相火；茯苓与泽泻亦可渗湿利尿。诸药相伍，有补有泻，有开有合。补阴之虚，可以生气，助阳之弱，可以化水。

【文献选录】 程林：腰者肾之外候，肾虚则腰痛，肾与膀胱为表里，不得三焦之阳气以决渎，则小便不利，而少腹拘急，州都之官亦失其气化之职，水中真阳已亏，肾间动气已损，是方益肾间之气，气强则便溺行而小腹拘急亦愈矣。（《直解》）

尤怡：下焦之分，少阴主之，少阴虽为阴脏，而中有元阳，所以温经脏，行阴阳，司开合者也。虚劳之人，损伤少阴肾气，是以腰痛，少腹拘急，小便不利。程氏所谓肾间动气已损者是矣。八味肾气丸补阴之虚，可以生气，助阳之弱，可以化水，乃补下治下之良剂也。（《心典》）

徐彬：腰痛，少腹拘急，小便不利，皆肾家的证。然非失精等现证比。乃肾虚而痹，故以六味丸补其阴，仍须以桂、附壮其元阳也。（《论注》）

柯琴：命门之火，乃水中之阳。夫水体本静而川流不息者，气之动、火之用也；非指有形者言也。然少火则生气，壮火则食气，故火不可亢，亦不可衰。所云火生土者，即肾家之少火，游行其间，以息相吹耳。若命门火衰，少火几于熄矣。欲温脾胃之阳，必先温命门之火，此肾气丸纳桂、附于滋阴剂中八倍之一，意不在补火，而在微生火，即生肾气也。故不曰温肾，而名肾气，斯知肾以气为主，肾得气而土自生也。且形不足者温之以气，则脾胃因虚寒而致病者，固痊，即虚火不归其源者，亦纳气而归封蛰之本矣。（《伤寒来苏集》）

【临床应用】 （1）治疗糖尿病：刘得华[35] 治疗阴阳两虚型 2 型糖尿病，所有病例均于 2 周内逐渐停用原治疗方案，在常规控制饮食基础上，口服金匮肾气丸每次 6g，每天 3 次。经 1 个疗程治疗后，显效 13 例，有效 35 例，无效 14 例，总有效率 77.42%。空腹血糖（FBG）、餐后 2 小时血糖（P2BG）、糖化血红蛋白（HbA1C）控制程度均优于治疗前，差异有显著性意义（$P < 0.05$）；血浆胰岛素水平及 C 肽水平在 60 分钟时段高于治疗前，治疗前后比较，差异有显著性意义（$P < 0.05$），而空腹及 120 分钟以后 3 个小时段比较，差异均无显著性意义（$P > 0.05$）；胰高血糖素分泌变化治疗前胰高血糖素分泌平均为（207.33 ± 22.27）ng/L，治疗后平均为（194.61 ± 22.98）ng/L，治疗后胰高血糖素明显降低，与治疗前比较，差异有显著性意义（$P < 0.05$）。

（2）治疗原发性甲状腺功能减退症：周文献等[36] 治疗本病 34 例，其中显效 22 例，有效 10 例，无效 2 例，有效率 94%。典型病例。高某，男，46 岁。患者 5 年前患慢性淋巴细胞性甲状腺炎，曾用激素和抗甲状腺药物治疗，3 月后出现畏寒怕冷，疲乏嗜睡，少气懒言，周身虚肿。用甲状腺片替代治疗，160mg/日，诱发心绞痛频繁发作，伴多源性室内期前收缩。症见：畏寒肢冷，肌肤蜡黄，乏力嗜睡，反应呆钝，心胸满闷，食少腹胀，皮肤粗糙如鳞甲，毛发脱落，舌紫苔白，脉沉微而结。T_3 $0.37\mu mol/L$，T_4 $43\mu mol/L$，TSH$84\mu u/ml$，胆固醇 $18.4\mu mol/L$，甘油三酯 $3.27\mu mol/L$。心电图：广泛心肌缺血。西医诊断：甲减合并冠心病。中医辨证：脾肾阳虚，气虚血瘀。治疗：补肾温阳，益气活血。方用加味金匮肾气汤加郁金、石菖蒲各 10g，每日 1 剂。甲状腺片减为 80mg/d。1 个月后诸症缓解。随证加减，2 日服用 1 剂，甲状腺片再减量至 30mg/d，再治 1 个月，病情稳定，未再出现心绞痛和心律失常，T_3 恢复到 $1.42\mu mol/L$，T_4 $127.6\mu mol/L$，TSH$12\mu u/ml$，胆固醇 $6.4\mu mol/L$，甘油三酯 $1.52\mu mol/L$，获显效。

（3）治疗低颅压性头痛：初世荣等[37] 用金匮肾气丸加味治疗本病 18 例，均诊断为低颅内压综合征。腰穿及 CSF 检查：CSF 压力均＜0.686kPa，其中 5 例压力测不到，以针管抽吸方有少量 CSF 流出。表现为：头痛，与体位有明显关系，坐起或站立时头痛剧烈，平卧或头低脚高位疼痛消失或明显减轻，眩晕，恶心呕吐，腰痛脚软，肢冷乏力，小便清长。方用：生地黄、山茱萸、山药各 20g，泽泻、牡丹皮、茯苓各 15g，桂枝、附子各 10g，黄芪 30g。兼有水肿者加川牛膝 15g、车前子 20g；耳聋耳鸣者加巴戟天 20g；前额部头痛者加川芎 10g、白芷 15g；顶枕部疼痛者加羌活 10g、藁本 15g；刺痛者加桃仁 10g、红花 15g；恶心呕吐者加生姜 10g、半夏 15g。结果：显效 14 例，有效 3 例，无效 1 例，总有效率 94.4%。

（4）治疗皮肤病：张会群[38] 用金匮肾气丸加味治疗慢性荨麻疹、老年性皮肤瘙痒症、阴囊湿疹等。荨麻疹病例：黄某，男，48 岁。2006 年 12 月就诊。自诉 1 月前受冷后诱发荨麻疹，西医给予"扑尔敏"（马来酸氯苯那敏）、"地塞米松"后疹消痒止。但停药时，皮疹急瘙痒仍时有出现，双手触及寒冷物品（金属器械）后瘙痒难忍，得暖后方才缓解，因而求诊。询问知，近年来腰膝酸软日渐突出，形体肥胖，舌质淡，苔薄白多津，脉沉细。投金匮肾气丸加味：附片 30g，桂枝 15g，熟地、山药、山萸肉各 20g，茯苓、泽泻、丹皮各 15g，荆芥 15g，防风 20g，蛇床子 20g。6 剂后症状有所缓解，守前方再入干姜 10g，坚持治疗 1 月后症状消除，唯腰膝酸软时现，于是更为金匮肾气丸成药，早晚各 1 丸，淡盐水送下，随访半年，不仅病未复发，而且腰膝酸软亦大为缓解。

（5）治疗慢性肺心病：石熹亮[39] 治疗本病 23 例慢性肺心病。处方：附片、泽泻、肉桂各 20g，茯苓 50g，熟地、山药各 10g，山萸肉、丹皮各 5g，麻黄 15g。每日 1 剂，水煎 2 次，滤取药液 200～300ml，分 2 次空腹内服。病证减轻后改服丸剂，每次 1 丸，日服 2 次，总疗程为 15～25 天。有烦躁、失眠、脉细数者，改用附片、肉桂、泽泻、山药、丹皮各 10g，茯苓、熟地各 20g，山萸 15g，麻黄 3g。结果：13 例服药 5 剂尿量明显增加，水肿减轻，自觉症状明显好转，改服丸 20 天，心悸气短平息。10 例危重者，中西医同时治疗，病证缓解，水肿减轻，改用丸药全部好转。23 例中随访 14 例，1 年以上未见复发。

（6）治疗复发性口腔溃疡：魏修华等[40] 用本方加减治疗复发性口腔溃疡，上焦实热证 60 例，全部病例 5 日内治愈。复发性口腔溃疡应用本方，1 日 3 次，每次 2 丸。饭前半小时，连服 3 日。兼见上焦实热证者，再于饭后半小时饮下方当茶：石膏 30g，玄参 10g、白茅根 30g、生甘草 6g 的水煎液，每日 1 剂，日服 3 次，连服 3 日或服至舌苔复常。治疗复发性口腔溃疡兼上焦实热证 60 例，男 40 例，女 20 例；年龄 1～10 岁 5 例，11～60 岁 50 例，60 岁以上 5 例；反复发作，病史均在半年以上，结果：全部病例均于 5 日内治愈。若由于饮食起居失调致复发者，再服之有效。

【现代研究】（1）对血糖的双向调节作用：赵海梅等[41] 报道该药物升血糖的作用，如陈大舜等通过实验得出肾气丸中熟地有降糖作用，而山药、山茱萸、茯苓则有升糖作用，且茯苓升高血糖具有显著性。

（2）强壮作用：张丹等[42] 发现金匮肾气丸可使肾阳虚小鼠睾丸受损结构得以一定程度的恢复，提高睾酮的分泌量，改善睾丸的功能：实验以强迫小鼠游泳法造成劳倦过度，以 Colldege 效应诱导雄性小鼠房事不节，建立肾阳虚小鼠模型，设正常组、模型组与金匮肾气丸治疗组。金匮肾气丸治疗组在睾丸指数和睾酮的分泌量两个指标方面，均较模型组明显升高；且在睾丸大体结构及超微结构均有不同较正常组未见明显改变。

【原文】 虚劳诸不足,风气①百疾,薯蓣丸主之。(16)

薯蓣丸方:

薯蓣三十分　当归　桂枝　麯　乾地黄　豆黄卷各十分　甘草二十八分　人参七分　芎藭　芍药　白术　麦门冬　杏仁各六分　柴胡　桔梗　茯苓各五分、阿胶七分　乾薑三分　白敛二分　防风六分　大枣百枚为膏

上二十一味,末之,炼蜜和丸,如弹子大,空腹酒服一丸,一百丸为剂。

【词语注解】 ①风气:泛指病邪,因风为百病之长,风邪入侵人体,能引起多种疾病。

【经义阐释】 本条论述气血两虚兼患风气的治法。本条虚劳诸不足,系指阴阳气血皆不足,属全身性虚劳病;与黄芪建中汤证的诸不足,是重在脾的虚劳略有差别。从用方来看,本条似重在气血两虚。"风气百疾",是指感受外邪(含六淫之邪)所引起的多种疾病,因风为百病之长,故名。这些外感病包括头痛、头眩、肢痛、麻木等。此即《内经》所谓"邪之所凑,其气必虚"的正虚感邪之体。

治疗上,若祛邪则伤正,补益气血则恋邪,故必须扶正祛邪,以扶正为主,寓祛邪于扶正之中,使正复邪除。

这是虚劳病的一种特殊情况,故治疗不能守补气益血、或滋阴扶阳之法,而须用扶正祛邪法。临床必须细心辨证,衡量邪正两方的情况,正虚为主者,治疗重在扶正,兼驱邪,本条证治属于这种情况。

【方药评析】 方中薯蓣、人参、白术、茯苓、甘草等补益脾胃,其中重用薯蓣、甘草、大枣为君,助后天生化之源,以生气血;当归,阿胶地黄补血养阴;桂枝温阳兼解肌;干姜温阳暖中;白芍、川芎调营和血,补中有通;神曲、大豆黄卷宣通运化,又助参、术、苓、草、薯蓣等健脾,使补而不滞;柴胡、防风、白敛、杏仁、桂枝宣肺驱风。综观全方补气养血,滋阴助阳,重在补益脾胃,化生气血;又具调和营卫,疏风散邪之功。故本方为扶正补虚,匡正祛邪之方。凡正虚盛邪,气血虚弱为主者,皆可用之。

【文献选录】 徐彬:此不专言里急,是内外皆见不足证,非独里急,诸不足也。然较黄芪建中证,前但云里急,故主建中,而此多风气百疾,即以薯蓣丸主之,岂非此丸似专为风气乎?不知虚劳证,多有兼风气者,正不可着意治风气。故仲景以四君、四物养其气血、麦冬、阿胶、干姜、大枣补其肺胃,而以桔梗、杏仁开提肺气,桂枝行阳,防风运脾,神曲开郁,黄卷宣肾,柴胡升少阳之气,白敛化入营之风,虽有风气,未尝专治之,谓正气运而风气自去也。然薯蓣最多,且以此为汤名,取其不寒不热,不燥不滑,脾肾兼宜,故以为君,则诸药皆相助为理耳。(《论注》)

陈念祖:此方虚劳内外,皆见不足,不止上节所谓里急诸不足也。不足者补之,前有建中、黄芪建中等法,又合之桂枝加龙牡等法,似无剩义。然诸方补虚则有余,去风则不足。凡人初患伤风,往往不以为意,久则邪气渐微,亦或自愈。第恐既愈之后,余邪未净,与正气混为一家,或偶有发热,偶有盗汗,偶有咳嗽等证。妇人经产之后,尤易招风。凡此皆为虚劳之根蒂。治者不可着意补虚,又不可着意去风。若补散兼用,亦驳杂而滋弊。惟此丸探其气味化合所以然之妙,故取效如神。(《浅注》)

魏荔彤:盖人之元气在肺,元阳在肾,既剥削难于遽复矣,全赖后天之谷气资益其身,是营卫非脾胃不能宣通,而气血非饮食无由平复也;仲景故为虚劳诸不足而带风气百

疾立此薯蓣丸之法。方中以薯蓣为主，专理脾胃上损下损，至此可以撑持，以人参、白术、茯苓、干姜、豆黄卷、大枣、神曲、甘草助之，除湿益气，而中土之令得行矣。以当归、芎劳、芍药、地黄、麦冬、阿胶养血滋阴，以柴胡、桂枝、防风升邪散热，以杏仁、桂枝、白敛下气开郁，惟恐虚而有热之人，滋补之药，上拒不受，故为散其邪热，开其逆郁，而气血平顺，补益得纳，亦至当不易之妙术也。勿以其迂缓而舍之，王道无近功，欲速则不达，圣人言之详矣。（《本义》）

【临床应用】　（1）治疗肺心病：李水廷等[43]把患者随机分为治疗组 36 例，心功能Ⅱ级 6 例，Ⅲ级 18 例，Ⅳ级 12 例，病史 1～20 年；对照组 36 例，心功能Ⅱ级 12 例，Ⅲ级 18 例，Ⅳ级 6 例，病史 1～16 年。两组均给予抗感染、低流量持续吸氧、改善肺通气功能、纠正水电解质和酸碱平衡。用药期间观察呼吸、心率、血压、尿量及心功能不全的症状和体征变化、药物不良反应。疗程前后各检查血尿常规、肝肾功能、电解质和心电图。治疗组：山药 80g，人参 50g，熟附子 25g，干姜 20g，麦冬 35g，五味子 35g，川芎 35g，黄芪、生地黄、茯苓各 30g，当归、白芍、阿胶、白术、炙甘草、神曲、豆黄卷各 20g，柴胡、杏仁、桔梗、桂枝、防风、白蔹各 15g。诸药研末，炼蜜为 100 丸，每丸含生药 6g，每次空腹酒服 1 丸，每日服 2 次。对照组用利尿剂、扩血管药物多巴胺、多巴酚丁胺及小剂量洋地黄药物等。结果治疗组 6 天显效 21 例，有效 12 例，无效 3 例，总有效率 92%；对照组 10 天显效 15 例，有效 10 例，无效 11 例，总有效率 69%，两组有显著性差异（$P < 0.05$）。

（2）治疗白细胞减少症：高晓红[44]采用薯蓣丸加减配合黄芪注射液穴位注射治疗恶性肿瘤因化疗导致白细胞减少症 30 例。60 名患者化疗后白细胞均下降至 $4.0 \times 10^9/L$～$1.0 \times 10^9/L$，随机分为治疗组和对照组。治疗组 30 例中，Ⅰ度骨髓抑制（白细胞 $3.0 \times 10^9/L$～$3.9 \times 10^9/L$）15 例，Ⅱ度骨髓抑制（白细胞 $2.0 \times 10^9/L$～$2.9 \times 10^9/L$）12 例，Ⅲ度骨髓抑制（白细胞 1.0～$1.9 \times 10^9/L$）3 例；对照组 30 例中，Ⅰ度骨髓抑制 16 例，Ⅱ度骨髓抑制 12 例，Ⅲ度骨髓抑制 2 例。治疗组用薯蓣丸加减：薯蓣（山药）30g，人参（另兑）10g，白术 10g，茯苓 10g，川芎 10g，熟地 10g，阿胶（烊化）10g，鹿角胶（烊化）12g，补骨脂 10g，枸杞子 12g，杏仁 6g，桔梗 5g，甘草 5g，大枣 5 枚，生姜 3 片，大豆黄卷 10g，麦曲 20g。每日 1 剂，水煎，早晚各服 1 次，连服 14 天。另用黄芪注射液 5ml，取两侧足三里穴，无菌操作，得气后注入，每穴 2.5ml，隔日 1 次，7 次为 1 个疗程。对照组用利血生 20mg，鲨肝醇 100mg，复合维生素 B 20mg，每日 3 次，连服 14 天。两组患者均每周查 2 次血常规，14 天后评价总疗效。结果：治疗组显效 17 例，有效 11 例，无效 2 例，总有效率 93.3%；对照组显效 5 例，有效 8 例，无效 17 例，总有效率 43.4%。经统计学处理，有非常显著性差异（$P < 0.01$），治疗组明显优于对照组。

（3）治疗慢性荨麻疹：高学清等[45]治疗本病 52 例。每日 3 次，每次空腹服用 3 丸，1 个月为 1 个疗程，连续用 3 个疗程。急性发疹期可酌用抗组胺、钙剂等西药缓解症状。治疗期间忌食腥膻发物、辛辣刺激之品。结果：治愈 27 例，风团及瘙痒完全消失，停药半年以上无复发；显效 18 例，风团发作间歇时期延长，起疹和瘙痒明显减轻；无效 7 例，风团及瘙痒治疗前后无改着。总有效率为 86.5%。

【现代研究】　现代药理研究证明[44]薯蓣含有皂苷、糖蛋白、自由氨基酸、维生素 C、甘露聚糖等有效成分，甘露聚糖已被临床广泛用于免疫增强及升白细胞。人参茎叶提取物人参皂苷能刺激骨髓造血功能，具有明显的升白细胞作用，此外还有调节中枢神经系统，改善自主神经功能，增加食欲，抗疲劳和强壮身体的作用。方中含有的八珍汤能升高白细胞，显著促进网织红细胞成熟。鹿角胶、阿胶、枸杞子、黄芪、补骨脂等均可升高白细胞。

现代药理学研究还表明[45] 熟附子有强心扩张冠状血管作用，有使血液循环增加、刺激胃液分泌、促进消化、增加食欲的作用。人参、黄芪、麦冬、五味子能益气敛汗、养阴生津、强心、利尿作用，能兴奋中枢神经和垂体-肾上腺皮质系统，能提高机体免疫力、降低血糖和血脂等功能；地黄、茯苓、白术、川芎有强心、利尿、降血糖和血脂、扩张冠状血管、降低肺动脉压、改善微循环的作用；桂枝、防风、柴胡、黄芪、川芎、桔梗、白薇对金黄色葡萄球菌、链球菌、肺炎球菌、流感杆菌等有明显抑制作用。

【原文】　虚劳虚烦不得眠，酸枣仁汤主之。（17）

酸枣仁汤方：

酸枣仁二升　甘草一两　知母二两　茯苓二两　芎藭二两_{深师有生薑二两}

上五味，以水八升，煑酸枣仁，得六升，内诸药，煑取三升，分温三服。

【经义阐释】　本条论述阴虚失眠证治。其辨证的关键在于"虚烦不得眠"。何谓虚烦？即由阴虚内热所生之烦，烦由虚热也，非实热证。叶氏《医学统旨》说："虚烦者，心中烦扰，郁而不宁也"。病机方面认为是"津液去多，五内枯燥，或荣血不足，阳盛阴微"引起。

此处虚烦，实由肝阴虚所致。因肝藏魂，心藏神，尤怡云："人寤则魂游于目，寐则魂返于肝"。肝阴充足则能寐，反之则肝不藏魂，故不寐；其次肝阴虚则生内热，虚热扰乱心神，故虚烦不寐。此即《灵枢·邪客》云："阴虚则目不瞑"之意。

本证有人解释为心血虚，心阴虚有关，如李克光之参考丛书《金匮要略》云："心血不足，心神被扰，神难守舍，亦不能寐"。此说亦有道理，因酸枣仁是入心肝二脏的安神之药，但笔者认为从方的组成来看，多为肝阴虚而设，因川芎之用，重在疏达肝气，非入心经。但临床可随证加减，用来治心阴虚之失眠也未尝不可。

再则本证与《伤寒论》的栀子豉汤证"虚烦不得眠"应作区别。彼为伤寒实热证经汗、吐、下后余热未尽，热扰心神，故症状上还有反复颠倒，心中懊恼，脉数有力，舌红苔黄。此为虚劳证，阴虚内热，故可伴有心烦易怒，怔忡，口苦，头痛，头眩，乏力，舌红少苔，脉弦细数等证，临床需根据病史与脉证详加分析。

【方药评析】　方中酸枣仁养阴安神；知母清肝润燥除烦；甘草清热，与酸枣仁合甘酸化阴；茯苓安神宁心；川芎疏肝调血。诸药合用养肝阴，清虚热，宁心安神。

【文献选录】　尤怡：人寤则魂寓于目，寐则魂藏于肝。虚劳之人，肝气不荣，则魂不得藏。魂不藏，故不得眠。酸枣仁补肝敛气，宜以为君；魂既不归容，必有浊痰燥火乘间而袭其舍者，烦之所由作也，故以知母、甘草清热滋燥，茯苓、川芎行气除痰，皆所以求肝之治，而宅其魂也。（《心典》）

吴谦：李彣曰：虚烦不得眠者，血虚生内热，而阴气不敛也。《内经》云：气行于阳，阳气满，不得入于阴，阴气虚，故目不得瞑。酸枣仁汤养血虚而敛阴气也。（《金鉴》）

陆渊雷：虚烦不得眠，亦神经衰弱之一种证候。人之睡眠，需血液流向下部，使脑部比较的贫血，方能入寐，所谓人卧则血归于肝也。病虚劳者，因荣养不足而神经衰弱，于是神经常欲摄血以自养，虽睡眠时，脑部仍见虚性充血，故虚烦不得眠。(《今释》)

【临床应用】 (1)治疗失眠：倪志坚等[46]治疗失眠 82 例。82 例患者中均有睡眠障碍，或入睡困难，或睡眠间断，或早醒，或多梦，已排除躯体疾病或精神疾病的并发症。采用酸枣仁汤加减：酸枣仁 20g，知母 15g，茯神 15g，云黄连 10g，龙骨 20g，牡蛎 20g，当归 15g，生地黄 15g，白芍 15g，甘草 10g。随症加减：痰热内扰加栀子、桔梗、法半夏、柏子仁；肝郁化火加柴胡、合欢皮、栀子、川芎；阴虚火旺加磁石、百合、柏子仁、五味子；心脾两虚加龙眼肉、炙远志、黄芪、党参；心胆气虚加炙远志、石菖蒲、夜交藤、白参。结果：治愈 45 例，好转 36 例，未愈 1 例，总有效率为 98%。

(2)治疗精神类疾病：邹锦山等[47]用酸枣仁汤治疗多种精神疾病，包括焦虑障碍、药物性焦虑、更年期综合征等。典型病例。张某，女，28 岁。2004 年 6 月 20 日初诊。焦虑不安，心悸，多梦 3 月。缘于工作压力大而病发，曾就诊多家医院，经头颅 CT、脑电图、心电图及内科常规检查均正常。诊见：头晕，焦虑不安，忧心忡忡，无故恐惧感，心悸，胸闷，睡眠多梦，口苦，纳差，舌偏红苔薄黄，脉细数。中医诊断：惊悸，怔忡。乃因思虑过度，劳伤心神，神不守舍。治宜养血安神，清心除烦。方以酸枣仁汤加减。处方：炒酸枣仁 30g，川芎、黄芩、知母各 9g，生地黄、五味子各 15g，茯苓 12g，丹参 20g，柏子仁 10g，甘草 3g。6 月 29 日复诊：症状明显改善，继服 10 剂，症状消除。

(3)治疗鼻衄：王侃[48]病案。李某，素体虚弱，遇事胆怯，易于惊恐。10 天前因夜行受惊，于当晚梦中鼻衄，此后时流时止，每于惊恐胆怯时发作。面色萎黄，掌心发热，舌尖红，脉弦细。辨为胆气虚，肝不藏血。宜滋阴养血，安神镇惊。用酸枣仁汤加味：酸枣仁 20g(先煎)，知母 12g，川芎 12g，茯苓 12g，炙甘草 6g，五味子 12g，龟甲胶(烊化) 10g。水煎服，5 剂后血止。后服朱砂安神丸善后。

【现代研究】 镇静催眠。李玉娟等[49]研究结果表明：酸枣仁汤能显著减少小鼠自主活动次数，增加阈下剂量戊巴比妥钠所致小鼠睡眠只数，延长阈上剂量戊巴比妥钠所致小鼠睡眠时间。说明酸枣仁汤具有明显的镇静、催眠作用。该作用呈现一定的剂量依赖性。

【原文】 五劳虚极①羸②瘦，腹满③不能饮食，食伤，忧伤，饮伤，房室伤，饥伤，劳伤，经络荣卫气伤，内有干血，肌肤甲错④，两目黯黑⑤。缓中补虚，大黄䗪虫丸主之。(18)

大黄䗪虫丸方：

大黄十分(蒸) 黄芩二两 甘草三两 桃仁一升 杏仁一升 芍药四两 乾地黄十两 乾漆一两 虻虫一升 水蛭百枚 蛴螬一升 䗪虫半升

上十二味，末之，炼蜜和丸小豆大，酒饮服五丸，日三服。

【词语注解】 ①五劳虚极：因五劳七伤，久病导致人体虚损，发展到严重程度，故称为虚极。

②羸：弱也。

③腹满：自觉证。因腹中有瘀血留着，重则结聚成块，从外形看，虽腹不胀，而病人

自觉腹中胀满。

④肌肤甲错：皮肤枯燥如鳞甲。

⑤两目黯黑：谓白眼球呈青黯色。或谓自觉视物暗黑不清，二者皆为瘀血内停症状之一。

【经义阐释】　本条论述虚劳夹瘀血证治。"五劳"，《素问·宣明五气》："久视伤血，久卧伤气，久坐伤肉，久立伤骨，久行伤筋，是谓五劳所伤。"五伤与五脏有关，故又有五脏劳伤之说。七伤，即食伤、忧伤、饮伤、房室伤、饥伤、劳伤。五劳七伤导致人体虚损发展到严重程度，故曰虚极。羸瘦即形体消瘦虚弱，为五脏劳伤，荣养气血不足所致。腹满，是自觉症状。当人体五劳七伤之损伤后，经络营卫的运行都受到影响，以致血行痹阻，产生瘀血内停，此称为"干血"。血瘀则气滞，故病人自觉腹满，而实际上不甚胀满，正如本书第十六章有关瘀血的见证中所说"腹不满，其人言我满"是血瘀气滞之证；脾胃运化失职，故不能食；瘀血内停，妨碍新血生成，肌肤失养，故粗糙如鳞甲状，两目黯黑。

以上的证候是一种虚中有实，实中有虚之证。瘀血不去则新血不生。故治疗方面，宜用缓中补虚的方法，大黄䗪虫丸主之。

所谓缓中补虚，是指通过缓慢消除瘀血的同时，使新血渐生。此所谓祛瘀生新法。正如程林所说："与大黄䗪虫丸以下干血，干血去则邪除正旺，是以谓缓中补虚，非大黄䗪虫丸能缓中补虚也"。

本条所论之证是虚劳病中的变证治疗。因一般虚劳病是以虚弱为主要表现，而这里却论述了虚中有实，虚弱与瘀血并重之证。故非一般补虚益血固脱之法所能治者，而必须用缓中补虚法。凡久虚之人，由于气虚血损，阴阳俱虚。势必导致诸脏腑的功能失调而致气血运行缓慢乃至留瘀，这是在所难免的事，故临证当细心辨认。在补虚的同时，毋忘通行气血。本条也虽然有虚，但重在血瘀气滞，故治虚不在补，而在祛瘀以生新也。唐宗海说：旧血不去，则新血断不能生，干血劳人皆知其极虚，而不知其补虚正易助病，非治病也。必去其干血，而后新血得生。

【方药评析】　方中用大黄、䗪虫、桃仁、虻虫、水蛭、蛴螬、干漆活血化瘀，消积以去其干血；芍药、地黄养血补虚；杏仁理气；黄芩清热；甘草、白蜜益气和中。用酒饮服药者，取其助药势活血通经。诸药相合，消中有补，寓补于消，可收破血不伤正之功。药虽峻猛，以丸缓治，使瘀去新生，气血渐复，即缓中补虚也。

【文献选录】　喻昌：虚劳发热，未有不由瘀血者，而瘀血若无内伤，则营卫运行，不失其次，瘀从何起？是必饮食起居时失节，营卫凝泣，先成内伤，然后随其气所阻塞之处，血为瘀积，瘀积之久，牢不可拔，新血之生，不得周灌，与日俱积，其人尚有生理乎？仲景施活人手眼，以润剂润其血之干，以蠕动唼血之物行死血，名之曰缓中补虚，岂非以行血去瘀，为安中补虚上着耶！然此特世俗所称干血；劳之良治也。血结在内，手足脉相失者宜之；兼入琼玉膏润补之药同用尤妙。昌细参此证，肌肤面目，所以五脏失中土之灌溉而虚极也。此与五神藏之本病不同，故可用其方而导去其胃中之血，以纳谷而通流荣卫。（《医门法律》）

程林：此节单指干血而言。夫人或因七情，或因饮食，或因房劳，皆令正气内伤，血脉凝积，致有干血积于中，而虚羸见于外也。血积则不能以濡肌肤，故肌肤甲错，不能以营于目，则两目黯黑。与大黄䗪虫丸以下干血，干血去，则邪除正旺矣，是以谓之缓中补

虚，非大黄䗪虫丸能缓中补虚也。（《直解》）

尤怡：虚劳证有挟外邪者，如上所谓风气百疾是也。有挟瘀郁者，则此所谓五劳诸伤，内有干血者是也。夫风气不去，则足以贼正气而生长不荣；干血不去，则足以留新血而渗灌不周，故去之不可不早也。此方润以濡其干，虫以动其瘀，通以去其闭，而仍以地黄、芍药、甘草和养其虚，攻血而不专主瘀血，一如薯蓣丸之去风而不着意于风也。（《心典》）

【临床应用】　（1）治疗中风及后遗症：屈哲[50]病案。文某，女，57岁，农民。1974年11月16日午夜抱其小孙孙撒尿时，忽觉头目眩晕，手足痿软，不能自控，遂同其孙一齐摔倒床下。往诊见其口眼向左歪斜，右侧上下肢瘫软，胸胀气粗，欲语不能，脉沉细涩。家属说晚饭时，曾和邻里发生口角。辨此乃大怒伤肝，气机郁滞，而使脉道不通，血瘀脑中。因予理气开郁，活血通络法。方用：大黄15g，黄芩10g，芍药10g，䗪虫12g，杏仁12g，桃仁10g，生地12g，干漆6g，虻虫6g，水蛭6g（研分冲），蛴螬10g，枳壳6g，乌药12g，细辛3g，全瓜蒌30g，甘草9g。2帖，嘱其1日夜服完。

17日下午二诊：患者口已能言，下肢已可屈伸，再于前方中加全蝎9g、僵蚕9g、鸡血藤15g、桑寄生15g。嘱其再服3帖。21日三诊：口眼稍正，下肢扶之能步，上肢亦可活动，唯头晕，腹胀又增，脉弦涩而细，查方中去细辛、生地、白芍，加木香10g、陈皮10g、杜仲15g、菊花10g、川朴9g。服5帖。28日四诊：诸症皆去，只觉乏力呆食，予逍遥散加减，5剂而愈。

（2）治疗子宫肌瘤：王丽丽[51]治疗本病61例，观察到大黄䗪虫丸在减少子宫肌瘤瘤体、调节月经及缓解痛经方面有明显的治疗效果。方法：服用大黄䗪虫丸，1次3g，1日2次，3个月为1个疗程，月经期停服。结果：在调节月经量及缓解痛经显效方面，显效19例，有效26例，无效16例，总有效率达73.77%，在缩小瘤体方面显效9例，有效38例，无效14例，总有效率达77.05%。

（3）治疗乳腺增生：王金翠[52]治疗本病22例，均有程度不同的乳房胀痛，大多以月经前期症状明显。体检乳房肿块呈块状者13例，呈条索状者7例，呈节结状者2例。有11例曾接受其他治疗无效。全部患者均经彩色多普勒超声检查确诊，其中双乳腺小叶增生15例，单乳腺小叶增生7例。大黄䗪虫丸3g，口服2次，5个月后，治愈（症状及肿块消失）15例，好转（症状消失，肿块明缩小）6例，无效（症状减轻，肿块无变化）1例，总有效率为95.5%。

（4）治疗乙型肝炎肝纤维化：姜莉莉等[53]治疗本病28例。临床上有乏力、纳差、恶心呕吐、黄疸和腹水等表现。乙肝三系检测HBsAg、HBeAg、抗-HBc阳性20例，HB-sAg、抗-HBe、抗-HBc阳性8例。HBVDNA定性测定均为阳性。血清透明质酸（HA）、Ⅳ型胶原纤维（CIV）、层黏蛋白（LN）、Ⅲ型前胶原氨基末端肽（PⅢNP）均有不同程度的升高。肝功能、B超等指标检查异常。在保肝、抗病毒等治疗的基础上，服用大黄䗪虫丸2g/次，每日2次。以临床症状的缓解，及血清肝纤维化指标（HA、CIV、LN、Prap），肝功能及B超等为观察指标。治疗1个月后、3个月后各项检测指标均明显下降。自觉症状明显改善，显效15例，有效9例，无效4例（其中2例在服药2个月后中断治疗），有效率达86%以上。作者认为，从大黄䗪虫丸主治"干血劳"的症状及遣方用药来看，与中医认为肝纤维化的本质主要是肝血瘀阻，湿热未尽，治疗上应以活血化瘀，兼清泻湿热解毒的观点十分吻合。

【现代研究】 对大鼠血液流变性的影响。刘青云等[54] 发现大黄䗪虫丸能明显抑制大鼠的实验性血栓形成和血小板聚集功能。能明显缩短"血瘀"模型大鼠的红细胞电泳时间，使全血、血浆、血清和纤维蛋白原比黏度以及红细胞压积呈降低趋势。

【原文】 附方

《千金翼》炙甘草湯一云復脉湯：治虛勞不足，汗出而悶，脉結悸，行動如常，不出百日，危急者十一日死。

甘草四兩（炙） 桂枝 生薑各三兩 麥門冬半升 麻仁半升 人參 阿膠各二兩 大棗三十枚 生地黃一斤

上九味，以酒七升，水八升，先煮八味，取三升，去滓，內膠消盡，溫服一次，日三服。

【经义阐释】 虚劳诸不足，是指久病气血阴阳亏虚。阳气虚，卫外不固，心气不畅，故汗出而胸闷。从阳虚阴血不足，故脉象结代，心动悸。行动如常人，但因久病正气衰败，随时都可发生危险的现象，当引起注意。治宜补心气，养心血，用炙甘草汤。方中重用甘草配人参、大枣补益心气；阿胶、地黄、麦冬、麻仁养心血；生姜、桂枝、酒温阳行血。由于本方重在补益心血，如心血旺盛，脉行畅动，则脉结代，心动悸自然消失，故一云复脉汤。

【文献选录】 徐彬：此虚劳中润燥复脉之神方也。谓虚劳不足者，使阴阳不至睽隔，荣卫稍能顺序，则元气或可渐复。若汗出由营强卫弱，乃不因汗而爽。反得闷，是阴不与阳和也。脉者所谓壅遏营气，令无所避是为脉，言其行之健也。今脉结是营气不行，悸则血亏，而心失所养，荣气既滞，而更外汗，岂不立槁乎？故虽内外之脏腑未绝，而行动如常，断云不出百日，知其阴亡而阳自绝也。若危急，则心先绝，故十一日死。谓心悬绝，该九日死，再加火之生数，而水无可继，无不死也。故以桂甘行其身之阳，姜、枣宣其内之阳，而类聚参、胶、麻、麦、生地润养之物，以滋五脏之燥，使阳得复行于营中，则脉自复。名曰炙甘草汤者，土为万物之母，故既以生地主心，麦冬主肺，阿胶主肝肾，麻仁主肝，人参主元气，而复以炙甘草为和中之总司。后人只喜用胶、麦等，而畏姜、桂，岂知阴凝燥气，非阳不能化耶。（《论注》）

柯琴：仲景于脉弱阴弱者，用芍药以益阴，用桂枝以通脉，甚则加人参以生脉。未有用地黄、麦冬者，岂以伤寒之法义重扶阳乎？抑阴无骤补之法欤？此以心虚脉代结，用生地黄为君，麦冬为臣，峻补真阴，开后学滋阴之路也。地黄、麦冬味虽甘而气则寒，非发陈蕃莠之品，必得人参、桂枝以通脉，生姜、大枣以和卫营，阿胶补血，酸枣安神（原方无酸枣仁），甘草之缓，不使速下，清酒之猛捷于上行，内外调和，悸可宁而脉可复矣。酒七升，水八升，只取三升者，久煎之则气不峻，此虚家用酒之法。且知地黄、麦冬得酒良。（《伤寒来苏集》）

【原文】 《肘後》獺肝散①：治冷勞②，又主鬼疰③一門相染。

獺肝一具

炙乾末之，水服方寸匕，日三服。

【词语注解】 ①《肘后》：即《肘后备急方》的简称。

②冷劳：属寒性虚劳证。

③鬼疰："疰"同注，一人死，一人复得，交相移易，交相灌注，因其病邪隐僻难见，似有鬼邪作祟，故名鬼注。

【经义阐释】 獭肝，《名医别录》谓止久嗽。《药性论》谓治上气咳嗽，虚劳嗽病。苏颂谓治传尸劳极，虚汗客热。李时珍谓杀虫。从记载来看，此方前人都用它治疗痨瘵。

【文献选录】 丹波元简：按：《本草》：獭肝，甘温有毒。《别录》：治鬼疰。而《肘后》，无治冷劳之文，云：尸疰鬼疰者……大略令人寒热，沉沉嘿嘿，不得知其所苦，而无处不恶，累年积月，渐沉顿滞，以至于死。死后复注易旁人，乃至灭门。觉如此候者，宜急疗之。(《辑义》)

小　　结

本篇论述了血痹和虚劳的病因、病机、脉证、治疗。血痹的成因为气血不足，感受风邪，营卫不利、血行不畅。主证为局部肢体麻木不仁或轻微疼痛为表现。治疗上，轻症用针刺疗法，稍重的用黄芪桂枝加五物汤。目的在于通行阳气，使气血通畅。

虚劳是以五脏气血虚损为立论依据。辨证方面可分为阴虚、阳虚及阴阳两虚三种类型。

治疗上，一般根据以上分类辨证；然后予以治疗。但本篇治疗劳病有其特点，就是在五脏虚损上注重脾肾，而且重视阳虚，治疗上偏重于甘温扶阳。因脾为后天之本，是气血营卫的源泉。肾为先天之本、内寄真阴真阳，虚劳病无不关系到脾肾，故补脾肾为治虚劳的根本。

本篇偏重于对阴阳两虚的辨治，具体用方有八首，气血两虚，兼有外感者，用薯蓣丸扶正驱邪；肝阴虚、虚烦不得眠，用酸枣仁汤；虚劳干血用大黄䗪虫丸，去瘀生新；阴阳两虚用小建中汤；若兼表气虚者用黄芪建中汤；虚劳失精，用桂枝加龙骨牡蛎汤，甚者用天雄散补阳摄精；肾虚腰痛，小便不利，用八味肾气丸温补肾气。

附：血痹病、虚劳病内容归纳表。

血痹病内容归纳表

含义	由气血不足，感受外邪所致，以肢体局部麻木为主症的一种病证			
病因病机	气血不足，感受风邪，血行不畅，阳气闭阻			
主症	肢体局部麻痹，或轻微疼痛			
证治	分类		治　法	方　剂
	轻证	脉自微涩，在寸口、关上小紧，局部麻木	针引阳气	
	重证	寸口关上微，尺中小紧，外证身体不仁，如风痹状	温阳行痹	黄芪桂枝五物汤

虚劳病内容归纳表

含义	因劳伤过度而体质虚损所致的慢性衰弱性疾患，称为虚劳			
病因病机	先天禀赋薄弱或后天起居、饮食、七情失常，劳倦、色欲过度，疾病误治，病后、产后失于调理而致五脏气血阴阳虚损			
辨证	分类	脉 症		
	总的脉象	脉大、极虚		
	阳虚	人年五六十，其病脉大者，痹侠背行，若肠鸣，马刀侠瘿者，皆为劳得之（劳伤阳气）脉沉小迟，名脱气，其人疾行则喘喝，手足逆寒，腹满，甚则溏泄，食不消化也（脾肾阳气虚）		
	阴虚	男子面色薄者，主渴及亡血，卒喘悸，脉浮者，里虚也（血虚及气）劳之为病，其脉浮大，手足烦，春夏剧，秋冬差，阴寒精自出，酸削不能行（心肾阴虚）		
	阴阳两虚	男子脉虚沉弦……此为劳使之然（气血两虚）男子脉浮弱而涩，为无子，精气清冷（肾阴阳亏损）男子平人，脉虚细微者，喜盗汗出（阴阳两虚的盗汗证）脉弦而大，弦则为减……男子则亡血失精（精血亏损的虚劳脉象）		
证治	分类	症 状	治 法	方 剂
	阴虚	虚劳虚烦不得眠（肝阴虚失眠）	养阴除烦	酸枣仁汤
	阴阳两虚	夫失精家，少腹弦急……女子梦交，（遗精、梦交证治）	调营卫以镇摄阴阳	桂枝加龙骨牡蛎汤
		虚劳里急～咽干口燥（阴阳两虚的虚劳证治）	建立中气以调阴阳	小建中汤
		虚劳里急，诸不足，短气（阴阳两虚，气虚较重）	益气，补中	黄芪建中汤
		腰痛，少腹拘急，小便不利者（肾阴阳两虚）	益阴助阳宣行气化	八味肾气丸
		虚劳诸不足，风气百疾	健脾补气养血祛风	薯蓣丸
		干血劳证	缓中补虚	大黄䗪虫丸

（廖世煌）

参 考 文 献

［1］李权睿．黄芪桂枝五物汤加减治疗汗证举隅．长春中医药大学学报，2009（6）：847

［2］姜华．黄芪桂枝五物汤加味治疗颈性眩晕50例．黑龙江中医药，2009（5）：21

［3］王樟月．黄芪桂枝五物汤治疗特发性水肿38例．浙江中医杂志，2006（11）：646

［4］周世杰，吕松芬，张淑红．黄芪桂枝五物汤加味治疗不宁腿综合征31例．河南中医，1993（4）：165

［5］李敏，李志渊．黄芪桂枝五物汤治疗末梢神经炎．中华实用中西医杂志，2008（21）：292

［6］曾武．黄芪桂枝五物汤加味治疗肩周炎．浙江中医杂志，2009（12）：910

［7］索林晓．黄芪桂枝五物汤加味治疗原发性低血压62例．国医论坛，2007（5）：8

［8］郑茹文．黄芪桂枝五物汤加味治疗血栓闭塞性脉管炎32例．中国中医急症，2009（6）：987-988

［9］任军保．黄芪桂枝五物汤加味治疗胸痹68例．河北中医，2008（1）：44

[10] 徐丁洁，刘金星．黄芪桂枝五物汤加减治疗产后身痛 61 例临床观察．实用中西医结合临床，2008 (6)：56、58

[11] 吴有超．桂枝加龙骨牡蛎汤治疗不育症 25 例．吉林中医药，1995 (3)：25

[12] 王海申，赵继红．桂枝加龙骨牡蛎汤治疗疑难杂病举隅．光明中医，2009 (4)：729

[13] 林珍莲．桂枝加龙骨牡蛎汤新用．浙江中医杂志，2009 (5)：376

[14] 周辉．桂枝加龙骨牡蛎汤新用．新中医，2008 (2)：91

[15] 何远征．桂枝加龙骨牡蛎汤在疑难症中的应用．吉林中医药，1991 (3)：35

[16] 熊东明．小建中汤新解．新医学，1975 (12)：592

[17] 边广军，王志辉，吕登仕，等．小建中汤治疗胃脘痛 96 例．陕西中医，2007 (9)：1150-1151

[18] 李高照．小建中汤加减治疗小儿虚寒性腹痛．山西中医，2009 (1)：15

[19] 聂四成．小建中汤加味治疗妇科腹痛症．湖北中医杂志，2001 (2)：29

[20] 赵琳．略谈小建中汤及其类方的临床运用．广西中医学院学报，2000 (3)：64

[21] 王小燕．小建中汤在妇科杂病中的应用．甘肃中医，2000 (5)：45

[22] 沈祥春，陶玲，柏帅．小建中汤抗炎免疫作用的实验研究．时珍国医国药，2008 (9)：2100-2101

[23] 王洪白，杨准．黄芪建中汤治疗胃脘痛 62 例．实用中医药杂志，2006 (10)：622

[24] 庞存生，张启明．黄芪建中汤加减治疗胃倾倒综合征 16 例．甘肃中医学院学报，1988 (3)：53

[25] 李淑琴．黄芪建中汤加味治疗过敏性鼻炎．辽宁中医杂志，1990 (5)：39

[26] 陈昱印．黄芪建中汤加味治疗慢性化脓性中耳炎．中国中医药现代远程教育，2009 (3)：88

[27] 郑宏，郑攀．郑启仲运用黄芪建中汤的经验．中国中医药信息杂志，2000，7 (7)：70

[28] 徐勤亚，高广飞．黄芪建中汤加减治疗恶性肿瘤化疗毒副反应一例报道．现代中医药，2002 (3)：60

[29] 俞昌德．黄芪建中汤的临床应用．福建中医药，1998 (5)：63

[30] 连新福，雒晓东，吴薇，等．加味黄芪建中汤合黄芪注射液治疗肌萎缩侧索硬化症 16 例疗效观察．新中医，2004 (3)：28-29

[31] 任光荣．黄芪建中汤治疗溃疡病的机理．南京中医学院学报，1998 (1)：18

[32] 李君璎，等．免疫生物学概念．北京：北京高等教育出版社，1992：54

[33] 万幸，刘倩娴，陈妙欢．黄芪建中汤和补中益气汤对脾虚模型小鼠免疫调节作用的实验研究．中国实验方剂学杂志，1998，4 (5)：24

[34] 张云端，于得海．黄芪建中汤降血糖作用的实验研究．辽宁中医学院学报，2004 (4)：338-339

[35] 刘得华．金匮肾气丸治疗阴阳两虚型 2 型糖尿病 62 例临床观察．新中医，2004 (7)：31-32

[36] 周文献，朱志军．加味金匮肾气汤治疗原发性甲状腺功能减退症．光明中医，2001 (4)：41-42

[37] 初世荣，王健．金匮肾气汤加减治疗低颅压性头痛 18 例．长春中医药大学学报，2008 (2)：170

[38] 张会群．金匮肾气丸加味治疗皮肤病举隅．云南中医中药杂志，2009 (2)：41-42

[39] 石熹亮．八味肾气丸加麻黄治疗慢性肺心病 23 例．陕西中医，1990，11 (3)：128

[40] 魏修华，等．金匮肾气丸治愈复发性口腔溃疡．山东中医杂志，1993，12 (2)：52

[41] 赵海梅，汤菲，刘端勇，等．重视金匮肾气丸对血糖的双向调节作用．国医论坛，2003 (5)：12-13

[42] 张丹，朱庆均，李震，等．金匮肾气丸对"劳倦过度、房室不节"肾阳虚小鼠睾丸结构功能的影响．江苏中医药，2008 (11)：111-112

[43] 李水廷，彭佰波，王巨虎．薯蓣丸化裁治疗慢性肺源性心脏病疗效观察．现代中西医结合杂志，2004 (1)：42

[44] 高晓红．薯蓣丸合穴位注射治疗白细胞减少症 30 例．国医论坛，2002 (5)：8

[45] 高学清，刘仁斌．薯蓣丸治疗慢性荨麻疹．湖北中医杂志，2001 (11)：39-40

[46] 倪志坚，王玉珏．酸枣仁汤加减治疗失眠 82 例．云南中医中药杂志，2008 (7)：37

［47］邹锦山，刘桂芳．酸枣仁汤治疗精神疾病举隅．新中医，2005（5）：77

［48］王侃．酸枣仁汤加味治疗鼻衄．陕西中医，1984（10）：45

［49］李玉娟，等．酸枣仁汤的镇静催眠作用．沈阳药科大学学报，2002（2）：115-116

［50］屈哲．运用大黄䗪虫丸治疗中风及其后遗症的体会．河南中医，1992（1）：18

［51］王丽丽．大黄䗪虫丸治疗子宫肌瘤61例临床观察．中华中西医杂志，2009（10）：50-51

［52］王金翠．大黄䗪虫丸治疗乳腺增生22例．实用医学杂志，2008（1）：46

［53］姜莉莉，等．大黄䗪虫丸治疗乙型肝炎肝纤维化28例．中国现代临床医学杂志，2007（6）：11-12

［54］刘青云，等．大黄䗪虫丸对大鼠血液流变性的影响．安徽中医学院学报，1991（2）：58

第七章
肺痿肺痈咳嗽上气病脉证治

本章原文为《金匮》第七篇，论述肺痿、肺痈、咳嗽上气三病的病因病机与辨证治疗。痿，此同萎，本指草木枯死，引申为痿废不用。肺痿，即肺气痿弱不用之病。痈，《释名·释疾病》云："壅也，气壅痞结裹而溃也"，肺痈是肺脏发生痈脓的疾病。上气，《周礼·天官冢宰第一·疾医》"疾医掌养万民之疾病……冬时有嗽上气疾"郑玄注："嗽，咳也；上气，逆喘也"，咳嗽上气，是指以咳嗽、气逆作喘为主症的病证。

肺痿病名始于《金匮要略》。《素问·痿论》虽有脉痿、筋痿、肉痿、骨痿之称，并曰"五脏因肺热叶焦，发为痿"，但与《金匮要略》以"口中反有浊唾涎沫"及"息张口短气"为特征的肺痿有别。肺痈之名亦是仲景明确提出的，《素问·大奇论》仅有"肺之雍，喘而两胠满"的记载。咳嗽上气，最早见于《内经》。如《素问·五脏生成》"咳嗽上气，厥在胸中，过在手阳明、太阴"，《素问·玉机真脏论》亦有"弗治，病入舍于肺，名曰肺痹，发咳上气"。但在《内经》中，咳嗽上气只是作为症状，而在《金匮要略》则不仅指症状，还代表病名。

本章之肺痿属于慢性虚弱性疾病，无论是重伤津液致虚热肺痿，还是肺中虚冷成虚寒肺痿，其咎皆在肺气痿弱不用。肺痈系邪实为主的疾病，乃由风热犯肺，内郁不解，热壅血瘀，发展到蓄结痈脓。咳嗽上气有虚实之别，虚者多由肺肾两虚，气失摄纳；实者常因内外合邪，肺气壅阻。三病尽管有虚、实之异，但病位总不离肺，其症状又多见咳嗽，病机上还存在一定的转化关系，如肺痈久不愈，热毒熏灼，致肺气阴两虚，可转成肺痿；咳嗽上气之实证——肺胀素蕴痰饮，复感风热，也可发为肺痈。故将三病归入一篇讨论，以资鉴别治疗。

【原文】 問曰：熱在上焦者，因咳為肺痿。肺痿之病，從何得之？師曰：或從汗出，或從嘔吐，或從消渴，小便利數，或從便難，又被快藥①下利，重亡津液，故得之。曰：寸口脈數，其人咳，口中反有濁唾涎沫②者何？師曰：為肺痿之病。若口中辟辟燥③，咳即胸中隱隱痛，脈反滑數，此為肺癰，咳唾膿血。脈數虛者為肺痿，數實者為肺癰。(1)

【词语注解】 ①快药：指峻猛攻下药。
②浊唾涎沫：浊唾指稠痰，涎沫指稀痰。
③辟辟燥：辟辟，形容干燥。辟辟燥，指口中干燥较甚。

【经义阐释】 本条指出了虚热肺痿的成因以及肺痿与肺痈的主症和鉴别。原文宜作三段理解。

第一段从开始至"故得之"，论述了虚热肺痿的成因。《金匮要略》论肺痿有虚热、虚寒之分，然临证以虚热肺痿多见，故论于首。"热在上焦者，因咳为肺痿"，指出了形成肺痿的中间环节是虚热熏灼于肺，肺失清肃而咳。产生虚热的原因是津液亏耗发展为阴虚，阴虚渐生内热。归纳耗伤津液的途径，不外乎以下四条：一是汗出过多，津从皮毛而泄；二是呕吐频作，津由上而耗；三是患消渴病，小便频数量多，津液经膀胱而渗；四是大便难解，不辨缘由，径用峻猛药泻下，津液从大肠而夺。上述诸因，最终导致体内津液重伤，进而发展成阴虚，渐生内热。肺为娇脏，其性清肃下降，若被虚热熏灼，一则耗伤肺之气阴，二则妨碍清肃之令。所以出现咳嗽，久咳又愈耗肺气，终致肺气痿弱不振，成为肺痿。

第二段从"曰：寸口脉数"至"咳唾脓血"，分别指出了肺痿、肺痈的主症。肺痿的主症是寸口脉数，其人咳，口中反有浊唾涎沫。因虚热熏灼于肺，故寸口脉数，并见咳。然按常理，津伤液耗阴虚者，本应干咳无痰或仅见少量稠痰，今肺痿却见稠痰或稀痰，故仲景冠之曰"反"，既突出了肺痿的主症，又表明肺痿有别于单纯的阴虚内热。肺痿虽始于重亡津液，阴虚内热，其终必致肺气大伤，痿弱不用。肺主气，为五脏之华盖，职司敷布津液。若肺气痿弱不用，则津液失于敷布，积聚在肺。虚热熏灼，煎熬津液，故有稠痰；肺若虚冷，便为稀痰。若证见口中干燥不适，咳时胸中隐隐作痛，脉来滑而数，咳唾脓血，则是肺痈。乃由邪热在肺，壅遏肺气，热蕴成毒，血瘀肉腐而成痈。实热在肺，则口中干燥，脉象滑数。热壅气滞，咳即胸中隐痛。痈成脓溃，所以咳吐脓血。

第三段即"脉数虚者为肺痿，数实者为肺痈"，以脉揭示了虚热肺痿与肺痈的性质及其鉴别。脉数主热，数实是数而有力，乃实热肺痈之征；数虚是数而无力，属虚热肺痿之象。虚热肺痿与肺痈里皆有热，故脉均数，然一虚一实，则又有无力与有力之别。

对原文中肺痿的成因及主症的认识，诸家看法大致相同。唯对肺痈的证候，由于断句不同，后世略有异议。一是将"口中辟辟燥，咳即胸中隐隐痛"断为"口中辟辟燥咳，即胸中隐隐痛"。如李彣《金匮要略广注》云："辟辟者，燥咳脓血之声。"黄树曾《金匮要略释义》曰"口中辟辟而发空响，谓之燥咳。"值得注意的是上说中的"燥咳"，都不是指干咳无痰，而是突出其咳时口中有声。二是将"咳唾脓血"分属下读，即不把咳唾脓血之症当成肺痈所独有，而作为肺痈、肺痿俱可见之症。如《脉经》、《金匮要略今释》。结合本篇其他原文，可以这样认识：即咳唾脓血是肺痈病的主症，肺痿病的或然症。从临床来看，肺痈咳唾脓血在病程上出现较早，因系血肉腐败，故其脓血混合必然腥臭。肺痿可见咳唾脓血，但多经久始见，且属虚热煎熬津液、灼伤肺络，故为脓性浊痰之中带血，并不腥臭。

本条原文对肺痿成因及主症的论述，为本病的辨证施治奠定了大法，后世对该病的症状及方治虽有所补充，但都不离其旨义。

【文献选录】 李彣：潘硕甫先生曰：痿与痈皆热在上焦，其脉皆数，皆咳，亡津液，未有异也。但痿属肺气虚，虽有热而不烈，虽亡津液不至燥涸，虽咳而口中尚有浊唾涎沫，虽客热亦不至腐为脓血，故脉虽数而虚也。痈则气壅邪实而热烈，故津液亡更觉干涸，口中辟辟燥咳，即胸中隐隐痛。津液既涸，脉应涩滞，而所滑数者，蓄热腐脓，脉故数实也。（《广注》）

沈明宗：此肺痿肺痈之辨也。心肺居上，肾水不足，心火刑金，为热在上焦，肺阴日消，气逆则咳，故致肺痿。然本经明其始病之因，或从病后阴虚，过汗伤液，呕吐伤津，消渴血虚津竭，或利小便，数而伤阴，或便难，反被快药下利，而重亡津液，以致肺金枯燥，虚热熏蒸，故寸口脉数，其人咳嗽，气弱不振，津液不布，化为唾沫，而成肺痿。若口中辟辟燥，咳即胸中隐隐痛者，乃风寒侵入肺中，凝滞荣血为痈，故脉滑数，而咳唾脓血。然无形虚热致痿，故脉数虚；有形血凝滞成痈，而脉数实。此肺痈属实，肺痿属虚也。（《编注》）

黄元御：热在上焦者，因咳嗽而为肺痿，肺痿之病，由于津亡而金燥也，溯其由来，或从汗出而津亡于表，或从呕吐而津亡于里，或从消渴便数而津亡于前，或从胃燥便难津液原亏，又被快药下利重亡而津亡于后，故得之也。寸口数虚，咳而口中反有浊唾涎沫者，此为肺痿，若口中辟辟然干燥，咳即胸中隐隐作痛，脉又滑数，此为肺痈。脉数而虚者为肺痿，脉数而实者为肺痈，肺痿因于燥热，故脉数而无脓，肺痈因于湿热，故脉实而有脓也。（《悬解》）

按：以上注家论肺痿成因略有侧重，黄元御着眼于津枯燥热，李彣、沈宗明还言及气弱不振。结合肺痿的证候，后者更为全面。对肺痈成因，沈注为风寒侵入肺中，黄元御则谓之湿热，二注虽然有别，但其发展成痈，皆不离李注气壅血凝这一病理变化。

【原文】　問曰：病咳逆，脉之^①何以知此為肺癰？當有膿血，吐之則死，其脉何類^②？師曰：寸口脉微而數，微則為風，數則為熱；微則汗出，數則惡寒。風中於衛，呼氣不入；熱過^③於營，吸而不出。風傷皮毛，熱傷血脉。風舍^④於肺，其人則咳，口乾喘滿，咽燥不渴，多唾濁沫，時時振寒。熱之所過，血為之凝滯，蓄結癰膿，吐如米粥。始萌可救，膿成則死。（2）

【词语注解】　①脉之：脉，此作动词，诊断之意。

②其脉何类：脉，此代表证候。类，类别，分析。全句意为：肺痈证候产生的机理何在？

③过：作"至"字解。

④舍：作"留"字解。

【经义阐释】　本条主要论述肺痈的病因、病机、脉症及预后。原文可分作三部分阐释。

第一部分：从开始至"其脉何类"。文中首先提出，病见咳逆，根据什么诊断其为肺痈？按理，肺痈应当有脓血，而肺痈到了吐出脓血的阶段，病情已经相当严重了。那么，其证候产生的机理又如何呢？可见，这部分是以设问的方式，引出后文对肺痈病因病机的深入阐发。对"吐之则死"有两种看法，一种将"吐"当做治法，认为该句寓示肺痈忌用吐法。如高等医药院校《金匮要略》二版、四版教材即持此观点。一种把"吐"看成吐脓血的症状，意谓肺痈见吐脓血时，病已属危重。如曹颖甫《金匮发微》、王渭川《金匮心释》等。前说虽然对肺痈的治法有启发意义，但联系上下文意，似不若后说更接近仲景本义。

第二部分：从"师曰：寸口脉微而数"至"吐如米粥"。主要论述肺痈的病因病机及其证候。经文中的"脉微而数，微则为风……微则汗出"，历来是一个疑点。主要是对"微"字有不同的理解，一种是将"微"改为"浮"字，以《金鉴》为代表。另一种是遵从原文，但是对"微"的具体含义，又各有分歧。有的认为"微而数"是相对于滑数言的，如喻昌《医门法律》云："滑数者，已成之脉；微数者，初起之因也。"黄树曾《释义》亦谓"微者，显之对，脉形不显曰微。此微脉非阳气虚，乃风伏于内，故曰微则为风。……风热伏肺，故脉微而数"。总之，二说都没有将此"微"当做正气虚之"微"。但有的却提出"脉微"是正气虚之象，如李彣《广注》云"微则为风，外邪至而正气虚也……正气虚，而腠理疏泄，故汗出"。上述诸说，见仁见智，各有所长。然细析之，《金鉴》的见解虽然符合肺痈的病情，但从文献学的角度看，其根据尚嫌不足。而从《脉经·平痈肿肠痈金疮浸淫脉证》"脉微而迟，必发热，弱而数，为振寒，当发痈肿"的记载看，痈肿是可以见微脉的。李氏之说虽亦有道理，然与肺痈的病机演变却不太吻合。若从病因病机的角度分析，则喻注、黄注可资参考。故"脉微而数，微则为风，数则为热"是藉脉象指出了肺痈的病因为风热病邪。"微则汗出，数则恶寒"则从脉象进一步说明了肺痈初期的病机。风热俱为阳邪，其性开泄，故汗出；风热犯肺，并伤其营卫，使营郁卫阻，卫阳不能外越畅达，所以恶寒。风热在肺，影响肺气的宣发与肃降，故出现"呼气不入"、"吸而不出"的呼吸不利现象。"风伤皮毛，热伤血脉"揭示了肺痈虽然是感受风热病邪，但邪气将由肺家卫分累及其营血分，与一般外感表证风热只犯及肌表卫分不同。"风舍于肺"为肺痈中期，邪热壅遏在肺，气机不利，津液不布，复受热灼，聚而成痰，所以出现咳而喘满，且多唾稠浊的痰液。里蕴实热，伤及津液，则口干咽燥。但因热已伤及肺家营血分，故不渴。病虽至中期，却见时时振寒，乃由邪热入于血分，卫气与之相争于里，外无气之温煦。然营中有热，其脉必数。"热之所过，血为之凝滞，蓄结痈脓"是对肺痈热壅血瘀，血败肉腐，酿成痈脓的概括。"吐如米粥"已属肺痈后期，因血肉腐败，痈成脓溃，故咳唾如米粥样的腥臭脓血痰。当然，此时瘀热未去，肺气不利，仍可见喘满、胸痛、口干咽燥振寒脉数等。

第三部分：即"始萌可救，脓成则死"，是对肺痈的预后判断。因肺痈初起，邪从皮毛犯及肺家气分。邪盛正未虚，治疗亦易获救，故曰"始萌可救"，至脓成后期，邪已深入肺家营血分，邪未去而正已虚，病情既重，预后欠佳，所以"脓成则死"。此与本条第三部分之"吐之则死"前后呼应，体现了肺痈应早期治疗的精神。

【文献选录】 喻昌：肺痈之脉，既云滑数，此复云微数者，非脉之有不同也。滑数者，已成之脉；微数者，初起之因也。初起以左右三部脉微，知其卫中于风而自汗；左右三部脉数，知为荣吸其热而畏寒。然风初入卫，尚随呼气而出，不能深入，所伤者，不过在于皮毛，皮毛者肺之合也，风由所合，以渐舍肺俞，而咳唾振寒，兹时从外入者，从外出之易也。若夫热过于荣，即随吸气深入不出，而伤其血脉矣。卫中之风，得荣中之热，留恋固结于肺叶之间，乃致血为凝滞，以渐结为痈脓，是则有形之败浊，必从泻肺之法而下驱之。若得其毒，随驱下移入胃、入腹、入肠，再一驱即尽去不留矣。安在始不救，听其脓成而致肺叶腐败耶。（《医门法律》）

徐彬：此言肺痈之始终，全由客邪，较肺痿之因热久咳者，其证稍骤。然其邪之从外而内，从微而极，则亦有渐也。谓肺痈亦伤肺，故必咳逆，然初时未见痈证，即欲别其为痈，为脓血，为死不治，非脉不可，其脉岂即数实乎？不知初时，寸口脉本微而数，盖风脉之形原缓而弱，在火伏肺内之时，外但见风脉之影响而微，故曰微则为风；然气实挟风而热，仍露数象，故曰数则为热；微主风，风则表虚自汗，故微则汗出；内热则外寒，故曰数则恶寒；其以渐而深，则自卫而营，有遽及之势，当其中于卫也，先及皮毛，而趋于其合，则卫受之，然其邪盛，不与呼吸相随，故呼吸气出而已。卫有邪，不与呼俱出，而此时之正气不复能入，而与邪争，遂风郁为热，过于荣分，则气因吸入者，邪热与吸俱入而不出。于是皮毛受风伤，血脉受热伤，风在上，则咳而口干；肺气实，则喘而且满。然上输之水液，聚而不散，故咽为火灼而自燥，胸仍贮饮而不渴，乃风败所合，渐舍肺俞，而咳唾振寒则肺叶间有形之凝滞，必急从泻肺之法而下驱之，乃复因循，致大败决裂，肺叶欲尽，尚可为耶？故曰：始萌可救，脓成则死。萌者，谓初有脓而未甚也。（《论注》）

尤怡：此原肺痈之由，为风热畜结不解也。风言风脉多浮或缓，此云微者，风入营而增热，故脉不浮而反微，且与数俱见也。微则汗出者，气伤于热也；数则恶寒者，阴反在外也。呼气不入者，气得风而浮。利出而艰入也。吸而不出者，血得热而壅，气亦为之不伸也。肺热而壅，故口干而喘满；热在血中，故咽燥而不渴。且肺被热迫，而反以热化，为多唾浊沫；热盛于里，而外反无气，为时时振寒。由是热畜不解，血凝不通，而痈脓成矣，吐如米粥，未必便是死证，至浸淫不已，肺叶腐败，则不可治矣，故曰始萌可救，脓成则死。（《心典》）

【现代研究】 陶葆荪："吐之，则死"句，有人解作等吐脓血时，就会致死，似指脓成自吐而言。但从原文"吐之"的"吐"字看来，显是动词，是指医者用吐法之而言。例如汗之、下之，皆不是自汗、自下，此等处不可不加以分别。况上文"脉之"的"脉"字，已知是动词，何以吐之不作动词解呢？

此节"脉微而数"的"微"字，各家所见，……仍是死于"浮为风脉"的脉诀句下，不知此节已是后期现象，不是初期的脉数实的阶段了，此时已是肺痈已成之候。所谓"脉微而数""微则为风""微则汗出"，一连串都是回溯卫气因先受风邪摧残而虚弱后的经过，此脉之所以微，已不单重在风的内容，而重在风邪伤卫的结果，风邪重伤卫气，其脉安得不微？仲景还恐后人不明白这个道理，又再申明说："风中于卫"，"风伤皮毛"，接二连三曰微、曰风，无不环绕卫气，说明微脉本属卫虚，卫虚由于风伤，此微脉之来源与结果……何等明白！（《易解》）

按： 喻注肺痈滑数脉与微数脉的区别，对理解原文有参考意义。徐注肺痈虽系外邪所致，但与伤寒之风在经络不同，而是邪在营卫，此说颇当。尤注对证候分析较当，尤其是对预后的判断，与原文合拍。陶注风伤卫气，卫虚脉浮的见解与众不同，可开启思路。

【原文】　上气①面浮腫，肩息②，其脉浮大，不治，又加利尤甚。（3）

【词语注解】 ①上气：指气逆而喘。

②肩息：息，指呼吸。肩息，呼吸时两肩上耸，是呼吸极端困难的表现。又称"息摇肩"。

【经义阐释】 此论正虚欲脱上气的特点及预后。上气有虚实之异，判断此上气属正虚欲脱的根据是证见"上气面浮肿，肩息，其脉浮大"，却曰"不治"。因前述脉症无论虚实俱可出现，若实者，多由邪实壅肺，肺失宣肃，气逆于上，只要祛邪宣肺，降气平喘，则诸症便解；唯正虚见之，常因肾气虚衰，不能摄纳。正衰难复，治非易事。显然，本条属于后者。由于肾气虚衰，不能纳气归元，故呼多吸少，气逆而喘，甚则出现肩息。阳虚不化，水气上溢，则面浮肿。阳虚气衰，欲脱于上，所以脉浮大必无力，且按之无根，此又是辨别虚实的关键。上气若见此脉，表示肾气衰竭，阳将上脱，病属危笃，预后往往不好，故曰"不治"。此际若再见下利，必然有阴竭于下之患。阴阳既欲离，病势更属险恶，所以较"不治"证"尤甚"。当然，原文提到的"不治"是强调正虚欲脱上气证病情危重，预后不良。如果救治得法，亦可转危为安，并非绝对"不治"。

【文献选录】 徐彬：此言肺痈之证，元气惫者难治，有邪者尚可治也。谓肺痈由风，则风性上行，必先上气，若兼面浮肿、肩息，气升不降也。又脉浮大，元气不复能敛，则补既不可，汗又不可，况内外皆逆，气非风比，可尽汗泄乎，故云不治。加利则阳从上脱，阴从下脱，故曰尤甚。（《论注》）

周扬俊：肺为气之总司，主呼吸者也。今云上气，至于面浮肿，至为肩息，是其肺气壅逆，而肩为动摇矣。何也？肺之所畏者，火也，设中焦邪实，阻其升降，而炎上之性，有加无已，则所呼之气，邪有以助之；而所吸之气，不复下达，遂使出入肩息矣。加以脉浮大，火势方张，本体既衰，而邪削更甚，又何法可令其内还而下趋乎？故不治也。然犹有可图者，庶几中土尚培，生气未绝耳。若加利，为尤甚也。（《二注》）

唐宗海：此是专论上气，而非肺痈者也。师意以为肺痿、肺痈无不上气，而亦有非肺痿、肺痈独见上气之证者。总之，上气面浮肿，肩息，脉浮大者，不但肺不制，兼之肾气脱，为不治也。又加下利，脾肾皆脱，为尤甚矣。（《补正》）

按： 徐注此属肺痈之元气惫者，周氏论为虚实夹杂，其理虽通，但与原文似不相吻合。唐注以肺脾肾俱衰阐发其病机，颇有启发。

【原文】 上氣喘而躁者，屬肺脹①，欲作風水，發汗則愈。（4）

【词语注解】 ①肺胀：证名。指咳嗽上气病中，内外合邪，邪实气闭，肺气胀满的一类实证。

【经义阐释】 本条指出邪实气壅上逆证的特点及预后。原文"发汗则愈"，说明此上气系外有实邪，闭阻于肺所致。从本篇冠有"肺胀"的越婢加半夏汤证、小青龙加石膏汤证来看，皆不离外邪里饮夹热。由此可知，肺胀是指咳嗽上气病中外感风寒或风热，内有水饮，兼夹郁热，致肺失宣降，气实胀满的实证。本证因"属肺胀"，外邪闭郁，里饮上迫，致肺气胀满，气逆于上，故上气而喘，且躁扰不安。肺气壅阻，水道通调失职，使水液泛溢肌表，便可能形成风水。此时若予发汗宣肺，俾外邪去，宣降复常，病即得愈。

仲景将本条与上条并举，一虚一实，示人须辨证分明。虽然二者都可见气逆而喘，但正虚气脱者多见于久病，其气喘以吸入为舒，面浮肿，脉按之无根，并伴声低息微、神疲体倦、气怯。邪实者多见于病程较短者，气喘常以呼出为快，尚见烦躁不宁，声高息粗。

【文献选录】 沈明宗：此见肺痈当有肺胀之辨也。邪伤于卫后入于营，而为肺痈。此风伤于卫，内夹痰涎，壅逆风气，上逆奔迫，故喘而躁，是为肺胀。然有肺胀壅逆，不得通调水道，水即泛滥皮肤，故曰"欲作风水"。治宜发汗祛风，从表而出，水即下渗。（《编注》）

曹颖甫：若夫喘逆而躁疾，则为肺实，而胀为风遏太阳寒水不能外达皮毛之证。欲作风水，则为风水未成。盖风水既成，必至一身尽肿，此证独无，故曰发其汗则愈。麻黄加术汤、越婢汤、小青龙汤，俱可证酌用，此上气以肺实而易愈者也。（《发微》）

范式则：肺胀，病名也。由肺泡膨胀而产斯病也。经文上气证两出，一为不治，一为汗出则愈，生亡之机大相悬殊，此教人不当以名昧证，有背生亡之旨也。今曰上气喘而躁者，喘为气实，躁为风荡，此为肺胀。面浮肿肩息其脉浮大者，为气脱，不为上气。此二者之不同，岂可浑视上气之证也。（《金匮辨解》）

按： 沈注以外感风邪，内夹痰涎，肺壅气逆论本证的病因病机，甚合病情。曹氏列举发汗诸方，对临证很有启发。范注将肺胀另列一病，可作参考。

【原文】 肺痿吐涎沫①而不咳者，其人不渴，必遺尿，小便數，所以然者，以上虛不能制下故也。此為肺中冷，必眩，多涎唾②，甘草乾薑湯以溫之。若服湯已渴者，屬消渴。(5)

甘草乾薑湯方：

甘草四兩（炙） 乾薑二兩（炮）

上㕮咀，以水三升，煑取一升五盒，去滓，分溫再服。

【词语注解】 ①吐涎沫：指吐出白色的稀涎。

②多涎唾：指口中唾液连绵不断。

【经义阐释】 此论虚寒肺痿的证治。肺痿乃肺气萎弱不用，以口中反有浊唾涎沫为特征，其辨证有虚热与虚寒之分。虚热肺痿的成因已如前述，本条曰"此为肺中冷""上虚不能制下"，提示肺气虚冷为虚寒肺痿的病机。肺主气司宣发，若"肺中虚冷"，气失宣发，则津液不能洒陈于脏腑，反聚肺中，遂频吐涎沫，且口中唾液多。肺气虚通调失常，津液直趋膀胱，故小便频数或遗尿。不咳是因肺气痿弱，而无上逆之势。"不渴"是虚寒肺痿的主症之一，辨证时具有鉴别意义。一是与虚热肺痿相区别，因虚热肺痿是"热在上焦"，且始于"重亡津液"，所以可能口渴；本证则上焦无热，反而虚冷，当然不渴；二是与消渴病相鉴别，虚寒肺痿虽小便数，却口不渴，与消渴病小便多，必然口渴引饮迥异。肺气虚冷，萎废不用，致清阳不升，头目失于温养，故眩。除上述诸证外，结合《金匮要略·脏腑经络先后病脉证》条文"息张口短气者，肺痿唾沫"，虚寒性肺痿还当见张口呼吸、短气等现象。既然肺中虚冷，故当温复肺气，方用甘草干姜汤。

"若服汤已渴者，属消渴"一句是本条的疑点，历来看法不一。归纳诸家的观点，主要有两种，一是认为此句文义难明，主张存疑，如全国高等医药院校中医专业《金匮要略》四版、五版教材；一是随文释义，但其义又各有别。有的认为此指肺痿服温药后转属消渴，当随证调治之，如喻昌；有的则认为此句是从服甘草干姜汤后的反应辨别上证是否为肺痿，如唐宗海。以上观点皆各有所据，然根据《素问·气厥论》云"心移寒于肺，肺消，肺消饮一溲二，死不治"，而临床亦确有少数属于气虚或阳虚的消渴，所以喻氏之见对理解原文还是有较大参考意义的。

此外，有的注家将原文中的"肺中冷"作为病证名称，提出本证不属肺痿，而是有别于肺痿的肺冷证，如唐宗海、黄树曾，其依据主要认为肺痿当有咳、渴。但从仲景常将病名冠以条文之首这一行文特点来看，本条仍宜归属肺痿病。

【方药评析】 方中补虚的炙甘草倍于温肺的干姜，体现了以补益肺气为主。应该注意的是干姜炮之，则减其辛散之性，使其守而不走，以防辛散更伤肺气。然而"此证虽云肺中冷，其源未偿不由胃阳虚乏"（《金匮要略辑义》）。所以从五行的角度看，本方又是补土生金、虚则补其母的具体运用。

【文献选录】 喻昌：肺热则膀胱气化亦热，小便必赤涩而不能多。若肺痿之候，但吐涎沫而不咳，复不渴，反遗尿而小便数者，何其与本病相反耶？必其人上虚不能制下，以故小便无所收摄耳。此为肺中冷，阴气上巅，侮其阳气，故必眩。阴寒之气，凝滞津液，故多涎唾。若始先不渴，服温药即转渴者，明是消渴饮一溲二之证，更当消息之矣。（《医

门法律》）

尤怡：此举肺痿之属虚冷者，以见病变之不同。盖肺为娇脏，热则气烁，故不用而痿；冷则气沮，故亦不用而痿也。遗尿、小便数者，肺金不用而气化无权，斯膀胱无制而津液不藏也。头眩、多涎唾者，《经》云上虚则眩，又云上焦有寒，其口多涎也。甘草、干姜，甘辛合用，为温肺复气之剂。服后病不去而加渴者，则属消渴，盖小便数而渴者为消渴，不渴者，非下虚即肺冷也。（《心典》）

唐宗海：此言肺痿之证，自当吐涎沫，然必见咳、渴、不遗尿、目不眩，乃为肺痿证也。若吐涎沫而不咳，又不渴，必遗浊，小便数，以肺阳虚不能制下，此为肺中冷，不当作肺痿治矣。必眩多涎唾，宜甘草干姜汤以温肺。若作痿证而用清润，则反误矣。或服汤渴者，又为饮一溲二之下渴证，亦非肺痿也。层层缴转，以辨其非肺痿，而仲师辨肺痿之真面尽见矣。（《补正》）

按：喻注兼论证变治亦变，尤注精于病机分析，唐注着眼于肺痿的鉴别，各具特色。

【临床应用】 （1）治疗肺痿：关思友[1] 病案。张某，男，70 岁。初诊：2005 年 5 月 9 日。因吐大量痰涎不能平卧 2 个月，加重 1 周而就诊。两个月前吐大量痰涎，稀白色，夜间不能平卧，影响睡眠，用二陈汤、生脉散、交泰丸加减治疗略效，后加用瓜蒌薤白半夏汤，其间因患有冠心病、脑梗死、高血压病，静滴葛根素、肌氨肽苷、阿魏酸钠等药。1 周前症状加重，不停地口吐稀白痰，做痰培养及药敏试验，并静滴抗生素，雾化吸入糜蛋白酶、庆大霉素、地塞米松等，但效不佳。查体双肺闻及湿性啰音，端坐位，双下肢水肿，气喘不能平卧，化验肝肾功能未见异常，痰培养示美洲爱文菌（纯培养），药敏实验对青霉素类、头孢类、喹诺酮类及四环素、卡那霉素、妥布霉素等皆耐药。现症：不停地吐大量稀白痰，气喘不能平卧，汗出，夜不能寐，咽中如有物阻，胸闷、头晕、尿频、双下肢水肿，双侧肢体困重无力，右手拇指及左手麻木，舌淡苔白滑，脉沉弱。用甘草干姜汤加味：炙甘草 12g，炮姜 6g，防己 12g，黄芪 15g，白术 10g，茯苓 12g，桂枝 5g。2 剂。服药后痰量更多，并觉胃脘灼热，2 小时后痰量渐减，胃脘灼热减轻，第 2 天服药后痰量明显减少，且能平卧 2 小时左右，水肿减轻，仍咽中如有物阻、胸闷，上方加制半夏 12g、厚朴 10g。服此方 13 天后已不吐痰涎，能平卧，夜寐可，其他诸症减轻。

（2）治疗遗尿、夜尿频多：李红杰等[2] 治疗 1 例尿床史 20 余年，每晚睡觉必尿床 1～2 次的 28 岁女患者，既往医家都从肾虚或以神经衰弱论治而罔效。诊见其形体消瘦，精神委钝，神清，面白无华，气短乏力，口不渴，虽不咳嗽，但口中时吐涎沫，口淡，纳谷不香，大便溏，小便清长，舌白润无苔，脉细弱。遂辨作肺脾肾俱虚，膀胱失约。治以温肺健脾固肾。用甘草干姜汤加味：炙甘草 18g，炮干姜 12g，炙黄芪 24g，桑螵蛸、山药、白术各 15g。每日 1 剂，日 3 次。服药 3 剂，遗尿大减，3 晚只尿床 2 次，且口吐涎沫减少，大便虽软已成形，纳谷觉香，精神好转。复诊仍书原方 5 剂，药尽诸症悉除。随访 2 年余，病未复发。李权英[3] 治某男，17 岁。患小便数、夜尿尤多 6 月余，虽未出现遗尿不禁，却夜尿七八次。各种检查均未发现异常。初诊因见其神疲倦懒，面白，语声低怯，胃纳不佳，畏寒肢冷，舌淡苔滑，六脉沉弱无力，辨为肾阳亏虚，脾气衰耗，以桂附地黄汤、桑螵蛸散、补中益气汤等剂杂投递进，数诊之后，无效。忆及《金匮要略》肺痿病篇中有"肺痿吐涎沫而不咳者……小便数，以上虚不能治下故也，此为肺中冷……甘草干姜汤以温之"，遂投以大剂甘草干姜汤：甘草 40g，干姜 20g。嘱其煎汤频饮，每日 1 剂。3 天后小便次数大减。1 周后，便次如常。

（3）治疗出血证：严娟[4] 用甘草干姜汤加味治疗晚期肺癌咯血 20 例。治疗方法：以甘草干姜汤为主方，根据证的变化分别选用益气药（如党参、黄芪、白术等）、化痰软坚药（如半夏、川贝母、穿山甲等）、活血药（如水蛭、土鳖虫等）、清热药解毒药（如白花蛇舌草、白茅藤、半枝莲等）。水煎，每日 1 剂，分 2 次服。结果：对晚期肺癌咯血的疗效，完全缓解（咯血控制，症状消失）6 例，部分缓解 14 例。总有效率为 100％。

（4）治疗消化性溃疡、胃炎等病出现的胃脘痛、呕吐：朱淑敏[5] 用甘草干姜汤治疗寒性胃脘痛 28 例，伴呕吐者 2 例，吐酸者 1 例，伴呃逆者 1 例；均见脉迟（57～67 次/分），口不渴，舌淡，苔白。方药：甘草 9～15g，干姜 9～15g，煎汤温服并随症加减。取效在一二剂之间，重者三五剂亦愈。结果：患病断续发作多年者治愈（胃脘痛消失）2 例，1 例无效；患病数日者治愈 23 例，2 例效果不明显。总有效率 96％，治愈率 89％。典型病例。李某，男，48 岁。1998 年 6 月 20 日初诊。患者胃脘痛断续发作多年，经西医钡餐造影确诊为十二指肠溃疡病。刻下症胃脘痛，腹胀，大便色黑，脉迟，P59 次/分，舌淡，苔白，口不渴。诊断为寒性胃脘痛。治以温中散寒。取甘草、干姜各 9g，加神曲 9g，煎汤连服 5 剂痛止。刘氏[6] 治疗 1 例急性胃肠炎，症见胃脘痛、呕吐、腹泻，辨属寒邪犯胃，气机受阻，以本方加陈皮、生姜、蔗糖或白芍而愈。

（5）治疗劳淋：谢雄姿[7] 用本方加人参或党参治疗因肺脏功能衰退所致的老年性劳淋 11 例。

（6）治疗眩晕：何崇湘[8] 对阴寒内盛，水不化气，影响气机升降所致的眩晕，偏属脾肺者，以甘草干姜汤为主方，配加宣肺化痰、健脾降逆之品治疗。若偏于肾者，则加附桂之属。

（7）治疗咳嗽：白慧[9] 治疗肺寒咳嗽 48 例，病程最长者达半年，最短者 3 天。按风寒咳嗽、寒饮咳嗽、寒湿咳嗽、虚寒咳嗽辨证分型，其中风寒咳嗽加杏仁、前胡、桔梗、枳壳、陈皮、荆芥、生姜、半夏、茯苓、紫菀；寒饮咳嗽病程短者用干姜，病程长者用炮姜，另加杏仁、苏子、厚朴、前胡、川贝、姜南星、五味子、半夏、陈皮、茯苓、炙冬花；寒湿咳嗽干姜用炮干姜，另加半夏、陈皮、茯苓、枳壳、厚朴、苍术、杏仁、川贝、薏苡仁、前胡；虚寒咳嗽用炙甘草、炮干姜，另加炙冬花、炙紫菀、杏仁、罂粟壳、川贝、陈皮、党参、枳壳、炒白术。结果：总有效率 95.8％。

（8）治疗口中多涎：吕志杰[10] 病案。侯某，女，22 岁。2005 年 5 月 10 日初诊。口中多涎近 3 年。3 年前因意欲减肥，不食主食，仅以苹果等水果充饥，持续 6 个月余，出现口中多涎。刻诊：口中多涎，伴胃脘胀满，食欲不振，面色萎黄，舌质淡有齿痕，苔白润，脉缓弱。方药：炮干姜 30g，炙甘草 15g。日 1 剂，水煎分 3 次服。服至第 3 剂，多涎症状明显缓解。7 剂后口中多涎消失，其他症状亦明显缓解。潘勇[11] 也用甘草干姜汤加姜半夏、炙黄芪、益智仁治愈 1 例多唾液症。

【现代研究】 有报道[12]，经口分别给予四种温里方剂以及单味附子，对腹腔注射内毒素引起大鼠内毒素休克有预防作用，这四种方剂分别为甘草干姜汤、四逆汤、四逆加人参汤与茯苓四逆汤。结果发现，四种温里方剂和单味附子均有改善血压、保持心率、减轻内毒素引起的血液浓缩、抑制中性粒细胞数增加的作用，并在不同程度上提高内毒素处理动物的存活率。

【原文】 咳而上氣，喉中水雞聲①，射干麻黃湯主之。(6)

射干麻黄湯方：

射干十三枚—法三兩　麻黄四兩　生薑四兩　細辛　紫菀　款冬花各三兩

五味子半升　大棗七枚　半夏（大者洗）八枚—法半升

上九味，以水一斗二升，先煮麻黄兩沸，去上沫，內諸藥，煮取三升，分溫三服。

【词语注解】　①水鸡声：水鸡，蛙也。水鸡声，形容喉间痰鸣声连连不绝，犹如水鸡之鸣。

【经义阐释】　本条论寒饮郁肺咳嗽上气的证治。此处"咳而上气"包括咳嗽、气逆而喘。然如前论，"咳而上气"有虚、实之分。此既以"喉中水鸡声"为特点，又用祛邪之方治之，显然属于邪实之证。观"喉中水鸡声"的形成，多由气道中有较多清稀的痰液与呼吸之气相互搏击而产生。再看射干麻黄汤以温肺化饮为主。据此可知，本条的咳嗽上气系寒饮郁肺，肺失宣降，气逆而上。饮阻气道，气击其饮，故喉间出现痰鸣声，就像蛙鸣一样，连绵不绝。因寒饮在肺，表寒不重，故治当开结降逆，温肺化饮。后世将本证归属于哮喘病，故本条可看成是对哮喘发作时较为形象地最早记载，射干麻黄汤则作为治疗寒哮的祖方。

【方药评析】　射干麻黄汤以射干麻黄为主药，其中的射干《神农本草经》载"主咳逆上气……散结气"，此方取其开痰降逆之功，麻黄宣肺平喘；生姜、细辛温散祛邪降逆，半夏、紫菀、冬花温肺化饮止咳，共为射干、麻黄之助；五味子敛肺，以防细辛、麻黄、生姜等辛散太过而伤肺气；大枣安中，与生姜同用能和胃气，皆为佐使。全方具有祛寒化饮，温肺降逆之功。

【文献选录】　喻昌：上气而作水鸡声，乃是痰碍其气，气触其痰，风寒入肺之一验耳。发表、下气、润燥、开痰四法萃于一方，用以分解其邪，不使之合，此因证定药之一法也。（《医门法律》）

徐彬：凡咳之上气者，皆有邪也，其喉中水鸡声，乃痰为火所吸，不能下，然火乃风所生，水从风战而作声耳。故以麻黄、细辛驱其外邪为主，以射干开结热气，行水湿毒，尤善清肺气者为臣，而余皆降逆消痰宣散药。唯五味一品，以收其既耗之气，令正气自敛，邪气自去，恐肺气久虚，不堪劫散也。（《论注》）

尤怡：咳而上气，肺有邪，则气不降而反逆也。肺中寒饮，上入喉间，为呼吸之气所激，则作声如水鸡声。射干、紫菀、款冬降逆气，麻黄、细辛、生姜发邪气，半夏消饮气，而以大枣安中，五味敛肺，恐劫散之药，并伤及其正气也。（《心典》）

按：对于本证的病机，喻氏认为是痰气相互触碍，风寒入肺；尤注为肺中寒饮上入喉间，气逆不降；徐氏则提出是痰火所致。其中以尤注更为贴切。

【临床应用】　（1）治疗哮喘：①刘玉山等[13]治疗小儿哮喘103例，并与单纯西药治疗101例进行对照观察。治疗组用射干麻黄汤加味：射干、麻黄、细辛、紫菀、款冬花、半夏、五味子各4.5g；生姜6g。痰涌喘逆不得卧者可加葶苈子，酌配杏仁、苏子、白前、陈皮等。同时加服黄芪粉每日5g，病情缓解后，继续服黄芪粉2周，并于每年冬春之初服黄芪粉2周作为远期疗效观察。治疗结果：近期疗效总有效率，治疗组82.5%，对照组85.1%；远期疗效总有效率治疗组92.2%，对照组77.2%。

②张勇[14]加味射干麻黄汤治疗支气管哮喘急性发作100例，处方：射干、生麻黄、

制半夏、五味子、大枣、炙款冬花、炙紫菀、地龙、全蝎（研粉冲服）各 10g，北细辛 3g，煅磁石 30g（先煎）。因感染而出现痰黄稠、恶寒发热加青黛 10g（包煎）、浙贝母、生石膏、鱼腥草各 30g；因过敏出现鼻塞、清涕与喷嚏频作加辛夷花、苍耳子、露蜂房各 10g；嗳气、脘胁胀闷加炙旋覆花、槟榔各 10g，沉香 3g（研粉冲服）。结果：100 例中显效 72 例，好转 28 例，有效率 100%。

③治疗咳嗽变异型哮喘：张月平[15] 将 180 例咳嗽变异型哮喘患儿随机分为两组。对照组 60 例给予口服氨茶碱、酮替芬、头孢氨苄颗粒（交沙霉素）治疗；治疗组 120 例口服射干麻黄汤加减治疗（炙麻黄 6g，半夏 5g，陈皮 6g，杏仁 5g，细辛 2g，紫菀 6g，茯苓 6g，五味子 3g，白术 6g，甘草 5g）。每日 1 剂，早晚分服。疗程均为 1 个月。结果：临床治愈率对照组为 66.67%，治疗组为 81.67%，两组病例治疗后治愈率比较，差异有统计学意义（$P < 0.05$）；治疗 1 个月后对照组复发率为 45.00%，治疗组复发率为 11.22%，两组病例复发率比较，差异有统计学意义（$P < 0.05$）。

（2）治疗毛细支气管炎：宋宏正等[16] 以射干麻黄汤超声雾化吸入治疗毛细支气管炎喘憋 30 例，全部治愈。方药组成：射干 6g，麻黄 3g，生姜 3g，细辛 2g，紫菀 2g，款冬花 3g，半夏 6g，五味子 3g，大枣 2 枚。每日雾化吸入 2 次，共 7 日。

（3）治疗喉源性咳嗽：项楠[17] 将射干麻黄汤中的生姜、细辛、法半夏去之，加桑白皮、杏仁、炙枇杷叶、蝉衣、木蝴蝶、桔梗、玄参、金银花，名曰"桑射汤"，用治风邪犯肺的喉源性咳嗽。

（4）治疗慢性支气管炎：李福章[18] 治疗本病 120 例，治愈 64 例，显效 36 例，有效 16 例，无效 4 例，有效率为 96.3%。基本方：射干 10g，炙麻黄 9g，干姜 9g，紫菀、冬花各 15g，五味子 10g，杏仁 10g，甘草 3g。若咳嗽气喘，痰黄稠者加黄芩、桑白皮、金银花、连翘；若咳嗽无痰或痰少黏稠难出、鼻燥咽干、声音嘶哑者，加沙参、麦冬、川贝母；若无表证，见咳嗽、痰多、痰白而黏、苔白、脉弦滑者，加厚朴、茯苓、桔梗等。

（5）治疗奔豚气病：程桂真等[19] 病案。某女，31 岁。2005 年 6 月 15 日诊。患"慢性支气管炎"数年，近日症状加重。刻诊：咳嗽有痰，痰稀色白，喉间有痰声，自觉腹中有气上冲咽喉，甚则呃逆，胸膈满闷，口干不欲饮，怕风，舌质淡，苔薄白，脉浮略弱。诊为奔豚气寒饮郁肺气冲证。以射干麻黄汤加味温肺化饮，下气祛痰。射干 9g，麻黄 12g，生姜 12g，细辛 9g，紫菀 9g，款冬花 9g，五味子 12g，大枣 10g，清半夏 12g，枳实 9g，桂枝 6g。6 剂。二诊：咳嗽基本解除，气上冲胸发作次数明显减少。续服 20 余剂。随访 2 年病情稳定，无发作。

【现代研究】 赵红等[20] 报道，射干麻黄汤可减轻哮喘大鼠气道炎症，调节哮喘 Th1/Th2 失衡，降低气道高反应性，这可能是其治疗支气管哮喘的作用机制之一。罗光伟等[21] 发现，本方可抑制哮喘豚鼠气道嗜酸性粒细胞（EOS）的上升，增加 EOS 的凋亡，降低嗜酸性粒细胞阳离子蛋白水平，从而减轻气道炎症反应。洪慧等[22] 通过观察射干麻黄汤对哮喘豚鼠外周血浆促炎细胞因子白细胞介素 5、抑炎细胞因子白细胞介素 10 生理性平衡的影响，发现该方能改善这两种因子的失衡，从而抑制炎症、缓解气道高反应性。

【原文】 咳逆上氣，時時吐濁①，但坐不得眠，皂莢丸主之。(7)
皂莢丸方：
皂莢八兩（刮去皮，用酥炙②）

上一味，末之，蜜丸梧子大，以枣膏和汤服三丸，日三夜一服。

【词语注解】 ①吐浊：吐出胶稠的浊痰。

②酥炙：酥，为牛或羊奶所制的油。酥炙，即将酥涂于皂荚上，然后用火烘制。

【经义阐释】 本条论浊痰壅肺咳嗽上气的证治。即曰"咳逆上气"，故本证仍属咳嗽上气病，且以频频吐出胶稠的浊痰，只能端坐，无法安眠为特点。"时时吐浊"，一示痰质稠浊，一示痰壅量多。是由于肺中浊痰壅盛，不能肃降，气逆痰涌所致。按理痰多频吐之后，其咳逆上气应渐有缓解，然本证非但未减，反见"但坐不得眠"，进一步突出了本证痰盛气壅将闭的病机特点。显然，本证较射干麻黄汤证病势更急，属于邪实重证，亟需峻剂涤痰，故用皂荚丸主治。

【方药评析】 皂荚丸仅皂荚一味药，虽势单力却不薄。其味辛入肺，除痰之力最猛，故能涤痰开闭。由于皂荚药性慓悍，为破积攻坚之峻药，又有微毒，故用酥炙，这样不仅使之酥脆易于研末，也可减少其毒性。再用蜜丸，更可缓其燥烈之势。最后又以枣熬膏调开水送服，意在和胃护脾。本方采取"日三夜一服"昼夜给药的方法，是为了使药力持续，以早日缓解其急重的病情。

【文献选录】 徐彬：此比水鸡声，乃咳而上气中之逆甚者也。至不得眠，非唯壅，且加闭矣。故以皂荚一味开之，合枣膏安胃，以待既开之后，另酌保肺之药也。（《论注》）

程林：皂荚味辛咸，辛能散，咸能软，宣壅导滞，利窍消风，莫过于此。故咳逆上气，时时唾浊，坐不得卧者宜之。然药性峻悍，故佐枣膏之甘，以缓其药势也。（《直解》）

魏荔彤：咳逆上气，时时唾浊，但坐不得眠，则较重于喉中水鸡声，而肺痈之证将成矣。是上焦有热，痰血包裹结聚成患，不可不急为宣通其结聚，而后可津液徐生，枯干获润也。皂荚驱风理痹，正为其有除瘀涤垢之能也。用丸俾徐徐润化，自上而下，而上部方清，若用汤直泻无余，不能治上部之胶凝矣。（《本义》）

尤怡：浊，浊痰也。时时吐浊者，肺中之痰，随上气而时出也。然痰虽出而满不减，则其本有固而不拔之势，不迅而扫之，不去也。皂荚味辛入肺，除痰之力最猛，饮以枣膏，安其正也。（《心典》）

按：徐、尤二注之绎病机，程注之析方药，各有所长，其对经义的理解，皆心领神会。魏注本证是肺痈将成，尚待验证。但魏氏对本方宜丸不宜汤的看法，徐氏谓本方获效后需酌用保肺之品的说法，足资临证参考。

【临床应用】 （1）治疗哮喘、慢性阻塞性肺疾病：周庆伟等[23] 治疗本病60例，另设对照组30例。两组均采取抗感染、解痉平喘、氧气疗法、积极处理并发症等西医治疗，治疗组在此基础上加服皂荚丸（炙皂荚120g去皮研末，大枣480g去皮核、蒸后捣泥，和入做丸，每丸1g）每日3次，每次3丸，两组疗程均为7天。总有效率治疗组95%，对照组70%。两组总有效率对比有显著性差异（$P<0.01$）。

张南会[24] 在慢性阻塞性肺疾病急性加重期用定喘汤合皂荚丸联合抗生素进行治疗：将130例患者随机分为治疗组68例、对照组62例，两组均予以吸氧、解痉、抗感染等对症治疗，治疗组在此基础上，予以定喘汤合皂荚丸汤剂口服（炙麻黄6g，白果10g，苏子15g，杏仁10g，黄芩10g，桑白皮10g，款冬花10g，法半夏10g，皂荚6g，大枣10g），两组连续治疗7天后，观察其临床症状、血气、血液流变学等指标及不良反应发生情况。结果：治疗组在临床综合疗效、症状体征改善及实验室指标改善方面，均明显优于对照组（$P<0.05$），且不良反应发生率较低。

傅志红[25]　介绍了洪氏应用由《金匮要略》皂荚丸方衍生的《校注妇人良方》千缗汤（皂荚、半夏、甘草、生姜）治疗肺系疾病的经验。该方的运用要点是"时时吐浊"，痰液稠厚胶黏；若痰郁化热，则合礞石滚痰丸（皂荚6g，法半夏10g，生姜10g，生甘草10g，礞石20g，沉香木10g，黄芩10g，生大黄10g），名宣壅导滞汤，为"涤痰"的基础方，主治慢性阻塞性肺病；其治哮喘验方蠲哮汤（葶苈子，青皮，陈皮，牡荆子，槟榔，大黄，生姜等）与千缗汤或合礞石滚痰丸同用，平喘效果显著，主疗支气管哮喘；宣壅导痰汤与《金匮要略》薏苡附子败酱散、大黄牡丹皮汤加减（薏苡仁30g，熟附子10g，败酱草15～20g，丹皮10g，冬瓜仁30g，生大黄10g，桃仁10g，皂荚6g，法半夏10g，生姜10g，生甘草10g，礞石20g，黄芩10g，沉香木10g），用治浊痰壅肺的支气管扩张症排痰不畅者。

姜文生[26]　在介绍用下法治疗喘证体会时提到，只要见到形体肥胖壮盛的喘证患者，不论有无痰涎、大便是否秘结，只要能任攻伐者，皆用皂荚丸峻猛攻下；唯年高体弱者不可用。

（2）治疗顽痰奇症：秦琼[27]　报道用皂荚丸治疗1例顽痰奇症。左前胸及后背部胀痛、夜间不能平卧，卧则背部胀痛难忍，且左前胸闷而窒息气促，不能入睡，伴经水延后色黯黑如漆，全身各处针之出血皆黑。遂将皂荚丸变为皂荚枣以攻之而获愈。

（3）治疗小儿疳积、厌食症：汪贻魁[28]　用皂荚散治疗小儿厌食症110例，其临床特点主要为食欲低下，脘腹胀满，食少饮多，或食少便多。经实验室检查无任何异常。结果：痊愈86例，好转18例，无效6例。制方：皂荚放入铁锅内火煅存性，研细为末，用糖拌匀吞服。1～2岁每日1g。3岁及3岁以上每日2g。经多年临床验证，本方无损胃气，亦无其他不良反应。

（4）治肺泡蛋白沉着症：李登美[29]　以皂荚丸为主治疗肺泡蛋白沉着症18例，结果：12例临床痊愈，4例好转，2例无效。该病属中医"肺痿"的范畴，临床虽不多见，但多因窒息而死。按《金匮要略》原文制成散剂，用枣汤送服，临证时随症加味：肺阴虚者，加服西洋参、生地、麦冬；咳剧者加川贝、栝楼仁、百部；气急甚者，加蛤蚧；痰中夹有块状物加丹参、天南星；吐血者加参三七。

【原文】　咳而脉浮者，厚朴麻黄汤主之。（8）
厚朴麻黄汤方：

厚朴五兩　麻黄四兩　石膏如雞子大　杏仁半升　半夏半升　乾薑二兩　細辛二兩　小麥一升　五味子半升

上九味，以水一斗二升，先煮小麥熟，去滓，内諸藥，煮取三升，溫服一升，日三服。

【经义阐释】　本条经文甚简，仅言"咳而脉浮"的证候，更主以厚朴麻黄汤，故当从脉症与方药中求其病机。对经文所指之"咳"，有作"但咳"解的，亦有认为"当是咳嗽上气无疑"。观篇名冠以"咳嗽上气"，本条文又紧接"咳逆上气"的皂荚丸证之后，更有《备急千金要方·卷第十八》"咳而大逆上气，胸满，喉中不利，如水鸡声，其脉浮者，厚朴麻黄汤方"为佐证，故原文之"咳"实寓咳嗽上气之意。至于文中的"脉浮"，多数注家认为是邪在表所致，如喻昌"若咳而其脉亦浮，则外邪居多"，吴谦也谓"脉浮者，风寒病外也"。但亦有提出"此非在经之表，为邪在肺家气分之表"，如徐彬。丹波元坚更明确指出"水饮上迫，脉必带浮，不必拘表证有无"。要较准确地理解脉浮揭示的病机，不妨先从《金匮要略》浮脉的主病来看。《金匮要略》论浮脉，既有主表的，亦有主里虚的，还有主病势趋于上的。再从方药来分析，厚朴麻黄汤中麻黄未与桂枝相配，而与厚朴同用，可见其意不重在散寒解表，而是泄满降逆、宣肺平喘。且方中未选偏于辛散的生姜，而用善于温化寒饮的干姜。此外，方中还有细辛、半夏温化寒饮，石膏清热。显然，本证属于饮邪夹热，上迫于肺，肺气上逆导致的咳嗽上气病。《备急千金要方》中有关厚朴麻黄汤的证候，实可补本条之未备。

【方药评析】 厚朴麻黄汤方以厚朴泄满下气为主药，辅以麻黄、杏仁宣肺降逆平喘，又佐以细辛、干姜、半夏温化寒饮，石膏清解郁热；更有五味子酸敛肺气，以防麻黄、细辛、干姜过于耗散肺气，小麦养正安中护胃，共同顾护正气。合而用之，具有降逆化饮、宣肺平喘之功，使上逆之势平，寒饮得化，肺气宣降复常，则咳逆上气自愈。

【文献选录】 喻昌：若咳而其脉亦浮，则外邪居多，全以外散为主，……一举而表解脉合，于以置力于本病，然后破竹之势可成耳。（《医门法律》）

徐彬：咳而脉浮，则表邪居多，但此非在经之表，乃邪在肺家气分之表也。故于小青龙汤去桂、芍、草三味，而加厚朴以下气，石膏以清热，小麦以辑心火而安胃。（《论注》）

尤怡：厚朴麻黄汤与小青龙加石膏汤大同，则散邪蠲饮之力居多。而厚朴辛温，亦能助表，小麦甘平，则同五味敛安正气者也……仲景之意，盖以咳皆肺邪，而脉浮者气多居表，故驱之使从外出为易。（《心典》）

按：对于本条的证治，喻注为外邪居多，以外散为主，似囿于脉浮主表之说。尤氏认为本方散邪蠲饮力强，意在驱邪从外出，徐注所谓本证之表是在肺家气分之表，缘与其方证相合。

【临床应用】 （1）治疗支气管哮喘：李建军等[30] 治疗本病 126 例，并设对照组 42 例。治疗组给予厚朴麻黄汤（由厚朴、麻黄、干姜、细辛、五味子、半夏、杏仁、生石膏等组成）；对照组给予桂龙咳喘宁胶囊，两组患者如有哮喘严重难以控制者，临时给予万扶林气雾剂（硫酸沙丁胺醇吸入气雾剂）喷吸，但不能超过 2 天，两天后仍需喷吸者按无效处理。两组均以 10 天为 1 个疗程。结果总有效率治疗组 89.68％，对照组 76.19％。

（2）治疗肺气肿：矢数道明[31] 病案。67 岁，男，农民。因患支气管哮喘、肺炎等病后，出现肺气肿。在活动后，特别是上楼梯时，出现严重的呼吸困难，并伴腹胀、便秘等。故用厚朴麻黄汤与茯苓杏仁甘草汤的合方（厚朴 4g，麻黄、五味子各 3g，石膏 10g，半夏、杏仁各 4g，干姜、细辛各 1.5g，小麦 10g，茯苓 6g），另加大黄 1g。服后效果颇佳，故又续服此方多年，患者已不再感到活动后呼吸困难。

（3）治疗间质性肺炎：张荣春[32] 病案。张某，女，21 岁。1993 年 5 月 14 日初诊。反复咳喘二月余，曾在某医院诊断为支气管炎、间质性肺炎。用青霉素、泼尼松等治疗未愈。诊见胸闷，咳嗽，喘息，夜甚，咳痰色白稠黏，不易咯出，舌苔白微黄薄腻，舌质红，脉浮滑数。胸片显示间质性肺炎征。诊断：间质性肺炎。辨证为饮热迫肺，肺失宣降。予厚朴麻黄汤：厚朴、炙麻黄各 6g，生石膏 30g，杏仁、法半夏各 10g，干姜 6g，细辛 3g，五味子 6g，小麦 30g，3 剂。17 日复诊：咳嗽气喘明显好转，咯痰尚欠爽。原方加薄橘红、前胡、白前各 10g，3 剂。20 日三诊：咳嗽显减，气喘已平，唯中午尚咳逆，咯痰量已少，舌苔薄黄，腻苔已退，质红，脉滑。予前方加象贝母、佛耳草各 15g。3 剂。

5月21日复查胸片示：两肺未见实质性病变，心膈正常。

【现代研究】　据南京医学院[33]　报告，收集治疗支气管哮喘的常用中医复方11个，通过新斯的明对麻醉猫造成的实验性支气管痉挛进行筛选，发现3号处方（厚朴12g，麻黄9g，石膏30g，杏仁12g，五味子9g，半夏12g，干姜4.5g，细辛4.5g）10％的煎剂，每公斤体重1ml静脉注射，有显著解除支气管痉挛的作用。

【原文】　脉沈者，澤漆湯主之。（9）

澤漆湯方：

半夏半升　紫參五兩—作紫菀　　澤漆三斤（以東流水五斗，煑取一斗五升）

生薑五兩　白前五兩　甘草　黃芩　人參　桂枝各三兩

上九味，㕮咀，內澤漆汁中，煑取五升，溫服五合，至夜盡。

【经义阐释】　本条经文更简，徐彬等数家注本于"脉沉"上，均有"咳而"二字，另据《备急千金要方》卷第十八所载"夫上气，其脉沉者，泽漆汤方"。可见，本条实承上而言，是论咳嗽上气而脉沉的治疗。脉沉主病在里，亦主水气内停。观泽漆汤中，既有泽漆消痰逐水，紫参利大小便，桂枝通阳化气，又有生姜、半夏、白前等化饮降气，还有人参、甘草益气扶正，黄芩清热。而《脉经·卷二·平三关病候并治宜》也有"寸口脉沉，胸中引胁痛，胸中有水气，宜服泽漆汤"的记载。可知本证当属水饮内盛，壅遏肺气，宣降失常的咳嗽上气病，并具有邪实兼正虚，水饮夹郁热的特点。从方推测，本证可能还有身肿、小便不利等表现。

与"咳而脉浮"的厚朴麻黄汤证相比较，虽然都属咳嗽上气病，但彼见胸满，此有身肿；彼属水饮夹热，上迫于肺。因邪盛偏上，全在气分，故祛邪欲从外出。此系水饮内盛，壅遏肺气。因邪盛在里，并由气分累及血分，所以攻邪偏从下行。兹将二证列表比较：

厚朴麻黄汤证与泽漆汤证比较表

病　证	成　因	主　症	治　则	方　药
水饮夹热迫肺咳喘证	饮邪夹热，上迫于肺，肺气上逆（以邪盛偏上，病在气分为特点）	咳嗽，气喘，胸满，烦躁，咽喉不利，脉浮	泄满降逆，宣肺化饮	厚朴麻黄汤（厚朴五两，麻黄四两，石膏如鸡子大，杏仁半升，半夏半升，干姜二两，细辛二两，小麦一升，五味子半升）
水饮内盛咳喘证	水饮内盛，壅遏肺气，（以邪盛在里，病由气分累及血分为特点）	咳嗽气喘，身肿小便不利，脉沉	逐水通阳，化饮降逆	泽漆汤（泽漆三斤，紫参五两，半夏半升，生姜五两，白前五两，甘草、黄芩、人参、桂枝各三两）

【方药评析】　本方属于攻中兼补，温清并用之剂。方中泽漆，《神农本草经》载"主皮肤热，大腹水气。四肢面目浮肿，丈夫阴气不足"，故能消痰逐水，为主药，辅用紫参利大小便以逐水，二药并兼活血之功；佐以桂枝通阳化气，为化饮之助，生姜、半夏、白前化饮降逆，以复肺之肃降，黄芩清泄郁热。前药合用，意在祛邪之实。人参、甘草益气补脾，取其扶正之虚。诸药配伍，以逐水通阳，化饮降逆为主，清热、扶正为辅，合为标

本兼顾之方。本方用能荡涤邪秽的东流水先煎泽漆，意在取其气味浓厚，从而领诸药直达病所，以奏消痰行水之功。该方服法亦特殊，每服五合，但五升药，却服"至夜尽"，目的是使药力持续，以攻邪无余，并防止水饮复聚。

【文献选录】 喻昌：脉浮为在表，脉沉为在里，表里二字，与伤寒之表里大殊。表者，邪在卫即肺之表也；里者，邪在荣即肺之里也。热过于荣，吸而不出，其血必结，血结则痰气必为外裹。故用泽漆之破血为君，加入开痰下气、清热和荣诸药，俾坚垒一空，元气不损，制方之意若此。（《医门法律》）

徐彬：若咳而脉沉，则里邪居多，但此非在腹之里，乃邪在肺家荣分之里也。故以泽漆之下水，功类大戟者为君，且邪在荣，泽漆兼能破血也。紫菀能保肺，白前能开结，桂枝能行阳散邪，故以为佐。若余药，即小柴胡去柴胡、大枣，和解其膈气而已。（《论注》）

李彣：脉沉为水，以泽漆为君者，因其功专于消痰行水也。水性阴寒，桂枝行阳气以导之。然所以停水者，以脾土衰不能制水，肺气逆不能通调水道，故用人参、紫参、白前、甘草补脾顺肺，同为制水利水之坊。黄芩苦以泄之，半夏、生姜辛以散之也（泽漆，即大戟苗也，生时摘叶，有白汁，故以为名。紫参主心腹积聚，散邪逐瘀）。（《广注》）

尤怡：此不详见证，而但以脉之浮沉为辨而异其治。……泽漆汤以泽漆为主，而以白前、黄芩、半夏佐之，则下趋之力较猛，虽生姜、桂枝之辛，亦只为下气降逆之用而已，不能发表也。仲景之意，盖以咳皆肺邪，……肺沉者气多居里，故驱之使从下出为易，亦因势利导之法也。（《心典》）

按：对于本证的病机，喻氏从血结痰气外裹解，徐注亦谓邪在肺家荣分之里，李注则提出脾土衰、肺气逆致水饮内停，诸说各有侧重，若合而参之，方为全面。尤注将本条与上条对勘分析，认为两方体现了因势利导的治则，颇有启迪。

【临床应用】 （1）治疗急、慢性支气管炎：石素华[34] 治疗本病 109 例。其中止嗽散加减治疗急支患者 53 例，泽漆汤加减治疗急支患者 36 例、慢支患者 20 例，各组均每日 1 帖，1 日 2 次；14 天为一疗程。结果：止嗽散组 36 例得到临床控制，占 67.92%。泽漆汤组 21 例急支达临床控制，占 58.33%；9 例慢支达临床控制，占 45%。证实了前方侧重治咳，后方侧重化痰。王氏[35] 以泽漆汤加减（紫菀、泽漆、郁金、太子参各 15g，白前 10g，半夏、黄芩、莪术各 12g，桂枝 6g，生姜 2 片，生甘草、枳壳、桔梗各 9g，丹参 30g。伴喘加蝉衣 6g、僵蚕 9g、地龙 12g）治疗慢性支气管炎 68 例，并设对照组 42 例（口服必嗽平、阿莫西林，或环丙沙星；伴喘加博利康尼）；两组均以 2 周为一疗程。结果：两组总有效率比较，治疗组明显优于对照组（$P<0.01$）；止咳作用比较，治疗组总有效率 91.18%；对照组总有效率 73.81%。两组总有效率有非常显著性差异（$P<0.01$）。平喘作用比较，治疗组总有效率 85.29%；对照组总有效率 66.67%。两组总有效率有非常显著差异（$P<0.01$）。化痰作用比较，两组有效率无显著性差异（$P>0.05$）。

（2）治疗肺气肿、肺心病：海崇熙[36] 用泽漆汤治疗肺气肿和肺心病。恒某某，女，65 岁，1986 年 11 月 7 日诊。患慢性气管炎 8 年，因怕冷常居密室。近来寒突袭，气温骤降，宿痰暴发，急来求诊。证见虚浮晦滞，耸肩桶胸，呼吸紧迫，咳嗽痰多，喘急憋闷，口唇青紫，大便不畅，小溲短少，舌淡紫边有齿印，苔白滑，脉沉弦。胸叩：肝浊音界下降，心浊音界缩小。听诊：两肺底部闻及散在湿性啰音。此乃伏邪暴动，痰浊犯上，气机阻遏，肺失肃降。治当蠲饮通闭，温阳逐水。方拟泽漆汤倍桂枝：泽漆 30g，桂枝、紫菀、白前、生姜各 15g，半夏、党参、黄芩各 10g，炙甘草 6g。5 剂水煎，日进 1 剂。二诊：咳嗽有减，痰饮渐消，胸膈觉舒，二便通畅，守原方再进5剂。三诊：咳痰肿满诸症基本消失，饮食倍增，精神好转，改拟六君子汤加细辛、干姜、五味子，守方调理月余遂瘥。一年后询访，病未复发。

又张某某，女，72岁，1987年10月25日诊。患慢性支气管炎伴肺气肿10年，素日气短，劳则作喘。旬日前，贪食肥厚，复勉强作劳，遂扰动宿疾，咳痰肿满，气急息迫，某医院诊为肺源性心脏病，于西药治疗1周罔效。刻诊：面晦紫虚肿，咳逆气促，鼻张抬肩，膈膨胀，不能平卧，痰涎壅盛，咯吐不爽，心慌不宁，颈静脉怒张，肝肋沿下3cm，伴明显压痛，剑突下上腹部动悸可见，下肢呈凹陷性水肿，小便不利，大便数日未行。唇青紫，口干不欲饮，舌质紫黯，苔白厚，脉沉有结象。辨属痰饮潴留，胸阳阻遏，气滞血瘀，肺病累心。治宜开结降逆，决壅逐水。拟泽漆汤原方：泽漆30g，紫菀、白前、生姜各15g，半夏、党参、桂枝、黄芩、炙甘草各10g。5剂，煎服。二诊：药后诸症明显好转，泻下黏浊物甚多，脉转缓，续予原方5剂。三诊：咳平喘宁，肿消痰祛，肝大缩回，小便通利，纳谷馨，改拟金水六君煎调理，连进月余，病情稳定。经询访，年内未再反复。

【现代研究】　研究证实[37]，泽漆新苷是泽漆汤主药泽漆的主要止咳单体，对急性支气管炎和"慢性支气管炎肺型"均有较好的止咳作用，而对痰多的"慢性支气管炎脾型"则疗效甚差；对偏寒证疗效高而副作用低，偏热证则相反。至于泽漆的毒性物质，则主要存在于鲜草的乳白色浆液中。金寿山[38]体会，泽漆汤很可能是古代治肺部癌肿之方，因方中泽漆、紫参都属攻破之物，古、今用之治癌，亦在事理之中。

【原文】　大逆上氣，咽喉不利，止逆下氣者，麥門冬湯主之。（10）
麥門冬湯方：
麥門冬七升　半夏一升　人參三兩　甘草二兩　粳米三合　大棗十二枚
上六味，以水一斗二升，煮取六升，溫服一升，日三夜一服。

【经义阐释】　原文"大逆上气"，《论注》、《心典》、《金鉴》等皆作"火逆上气"。从本证主方以润肺胃、清心火的麦门冬为主药看，确有虚火上炎。且"大"与"火"字形亦相近，故诸家之见是有道理的。然《备急千金要方·卷第十八·咳嗽》亦载"大逆上气"，而且紧接着其后，原文又曰"止逆下气"的治法，正与前句相呼应，突出了本证气逆较甚的特点，故原文仍以不改为妥。"大逆上气"既概括了病机，又代表了症状，由于肺胃津伤液耗，必致阴虚火旺，虚火上炎，熏灼于肺，肺失清肃，气逆于上，所以出现咳喘。虚火上烁，肺胃之门户——咽喉必然不利，故可见干燥不适，或痰黏不爽，或时痒不舒，或如有物梗等。对此气因火逆，火由阴虚的上气证，当用麦门冬汤养阴清热，降逆下气。

【方药评析】　麦门冬汤中重用麦门冬为主药，滋养肺胃之阴，使阴复而火降；辅以人参、甘草、粳米、大枣养胃益气生津，助麦冬生阴；更用少量半夏降逆下气，化痰开结。方中大量的麦冬配半夏，则无滋腻碍胃、生痰之弊；少量的半夏得麦冬，则无温燥伤阴、助火之嫌，可谓相得益彰。

【文献选录】　喻昌：此胃中津液干枯，虚火上炎之证，治本之良法也。夫用降火之药而火反升，用寒凉之药而热转炽者，徒知火与热争，未思及必不可得之数，不惟无益，而反害之。凡肺病有胃气则生，无胃气则死。胃气者，肺之母气也。《本草》有知母之名者，谓肺借其清凉,知清凉为肺之母也;有贝母之名者,谓肺借其豁痰,实豁痰为肺之母也。然屡施于火逆上气,咽喉不利之证,而屡不应,名不称矣。孰知仲景有此妙法,于麦冬、人参、甘草、粳米、大枣大补中气,大生津液队中,增入半夏之辛温一味,其利咽下气,非半夏之功,实善用半夏之功,擅古今未有之奇矣。(《医门法律》)

徐彬:此咳逆上气中之有火邪而无风邪者,故以咽喉不利特揭言之。而药概调补肺胃,单文一味半夏去逆,且注其功曰止逆下气,示治火逆,不治风邪也。不用生姜,以能宣发火气也。(《论注》)

尤怡:火热挟饮致逆,为上气,为咽喉不利,与表里挟饮上逆者悬殊矣。故以麦冬之寒治火逆,半夏之辛治饮气,人参、甘草之甘以补益中气。盖从外来者,其气多实,故以攻发为急;以内生者,其气多虚,则以补养为主也。(《心典》)

按:对本证肺气上逆之因,徐注"中焦虚火灼肺",尤注"火热挟饮",喻注"胃中津液干枯"。三家之言,当今而参之。喻氏析本方用半夏之妙,尤精。

【临床应用】 (1)治疗虚热肺痿:《肘后备急方》用本方治肺痿咳唾涎沫不止,咽喉燥而渴。

(2)治疗病后劳复发热:《金匮玉函经》以本方治之。

(3)治疗消渴身热、喘而咽喉不利者:《类聚方广义》用本方加天花粉疗之。并治以咳喘劳嗽,喘满短气,咽喉不利,时恶心呕吐者。

(4)治疗矽肺(硅沉着病):某疗养院[39] 用本方加味治疗 11 例矽肺,大多见舌质光红,边尖红绛,脉细而弱。治疗 3 月后,病情皆有改善:咳嗽、咯痰、咯血等消失;胸痛、倦怠、动则气短等亦有减轻。其中有 5 例诸症消除,体重分别增加 13~23kg。

(5)治疗肺结核:张谷才[40] 用麦门冬汤加炒白术、贝母治疗 1 例辨证为肺阴不足、脾气虚弱,症见咳嗽咯血、颧红形瘦、纳少神倦的肺结核患者。王素平[41] 针对结核病人在抗结核化疗中多见上腹部不适、疼痛、食欲不振、口干、恶心、呕吐、舌干红少苔等药物性胃肠反应,用麦门冬汤加味治疗(麦冬 18g,半夏 9g,人参 9g,甘草 3g,粳米 30g,沙参 10g,黄精 12g,砂仁 1.5g,大枣 6g,生姜 3 片),并随症加味。治疗效果:36 例中,服药 3 剂症状消失者 13 例,服 5 剂症状消失者 17 例,服 6~9 剂症状消失者 7 例,全部病例均有效。

(6)治疗慢性咽炎、喉源性咳嗽:慢性咽炎病案[42]。杨某,女,44 岁。素患"慢性咽炎",近两月来咽中堵闷,干燥不利,咯痰不爽,口干欲得凉润,尿黄便秘,脉细略滑数,舌质嫩红有裂纹,苔薄黄,中心无苔。曾服养阴清热剂如玉女煎、增液汤而效不佳。证属肺胃阴伤,虚火上炎。宜麦门冬汤:麦冬 70g,清半夏 10g,党参 12g,山药 15g,生甘草 10g,大枣 12 枚。服 3 剂,诸症悉减,再 3 剂悉减,以麦冬泡水代茶饮,巩固疗效。刘朝芳[43] 用麦门冬汤加味治疗喉源性咳嗽 52 例。结果:治愈 38 例,好转 9 例,无效 5 例,总有效率为 91%。

(7)治疗失音、声嘶:林长泰[44] 用麦门冬汤加桔梗、蝉蜕,以玄参易人参,治疗 1 例失音,5 剂痊愈。刘胜利[45] 将麦门冬汤加百合、天花粉、蝉蜕、木蝴蝶治疗肺燥阴虚型声嘶 36 例,皆愈。

(8)治疗上消化道疾病:郭本传[46] 用麦门冬汤治疗上消化道疾病证属胃阴不足伴胃气上逆者(具有嗳气、呃逆、舌红苔少或无苔,脉细或细数等症)40 例(其中食管炎 5 例,慢性胃炎 29 例,胃下垂 6 例),另设对照组 38 例(其中食管炎 4 例,慢性胃炎 28

例，胃下垂 6 例）。治疗组用麦门冬汤（麦冬 30g，半夏 10g，人参 10g，大枣 4 枚，甘草 6g，粳米 20g）每天 1 剂，1 个疗程 7 剂，两个疗程评定疗效。对照组用 VitB$_6$20mg，阿莫西林 500mg，甲硝唑 200mg，每天 3 次；雷尼替丁 150mg，每天 2 次。1 个疗程 7 天，两个疗程评定疗效。结果：治疗组治愈 22 例，好转 18 例，总有效率 100%。对照组治愈 5 例，好转 17 例，无效 16 例，总有效率 57.89%。两组疗效差异明显（$P<0.01$）。

（9）治疗呕吐：王伯章[47] 用本方加枸杞子、竹茹，呕甚加生姜，治疗妊娠恶阻 20 余例。

（10）治疗经前冲逆症：何秀川[48] 对妇女月经来潮前出现咳喘、呕逆、眩晕、头痛、吐衄等经前冲逆症，用麦门冬汤加赭石、牛膝治疗。

【现代研究】 林玉珊[49] 研究发现，麦门冬汤具有显著的抑瘤作用，其作用机制主要为提高机体的细胞免疫功能，提高患者免疫监视功能，使机体产生有效的抗肿瘤免疫应答，及时杀伤和清除肿瘤细胞。

【原文】 肺癰，喘不得臥，葶藶大棗瀉肺湯主之。（11）

葶藶大棗瀉肺湯方：

葶藶（熬①令黃色，搗丸如彈子大） 大棗十二枚

上先以水三升，煑棗取二升，去棗，內葶藶，煑取一升，頓服。

【词语注解】 ①熬：《说文解字》"干煎也"，即指文火煎炒。

【经义阐释】 本条论肺痈邪实气闭的证治。原文冠以"肺痈"，并以"喘不得卧"为特点，又用泻下逐痰之方主治，表明本证属于邪实气闭。由于邪热在肺，灼津成痰，痰热交阻，壅遏肺气，以致肺失宣肃，故喘息而不能平卧。既曰"肺痈"，则当还有咳即胸中隐隐痛，咯唾浊痰，脉数实等证候。所以用葶苈大枣泻肺汤逐痰下气，泄肺开闭。

【方药评析】 方中葶苈子性味辛苦而寒，《神农本草经》谓其能"破坚逐邪"，此处用之，辛开苦降，消痰逐邪，开泄肺气，使痰浊得驱，肺气能宣能降，则喘息得平。唯其性峻猛，虑伤正气，故佐大枣缓和药性，安中护正，以使邪去而正不伤。此与皂荚丸用枣膏、十枣汤用大枣之意相同。

【文献选录】 喻昌：此治肺痈吃紧之方也。肺中生痈，不泻其肺，更欲何待？然日久痈脓已成，泻之无益；日久肺气已索，泻之转伤。惟血结而脓未成，当亟以泻肺之法夺之，亦必其人表证尽入于里，因势利导，乃可为功。（《医门法律》）

张璐：肺痈已成，吐如米粥，浊垢壅遏清气之道，所以喘不得卧，鼻塞不闻香臭，故用葶苈破水泻肺，大枣固脾通津，乃泻肺而不伤脾之法，保全母气，以为向后复长肺叶之根本。然肺胃素虚者，葶苈亦难轻试，不可不慎。（《张氏医通》）

唐宗海：此言肺痈始萌，在将成未成之初，邪气尽壅于肺，喘不得卧，以葶苈大枣泻肺汤主之，乘其未集而击之也。（《补正》）

按： 有关本条的肺痈，喻注为"血结而脓未成"，唐注为"肺痈始萌，在将成未成之初"，张氏则认为属"肺痈已成"。诸家虽有未成、已成之殊，然对其邪实壅肺的病机认识却是一致的，故辨证关键着眼于此。而张氏所言"肺胃素虚"本方宜慎，可供临证参考。

【临床应用】 （1）治疗猝得咳嗽：《肘后备急方》用熬捣葶苈一两，干枣三枚，水三

升，先煮枣，取一升，去枣，内葶苈，煎取五合，大人分三服，小儿则分为四服。

（2）治疗浮肿：《外科精义》取抵圣丸治男子妇人头面手足虚肿。苦葶苈炒研，枣肉和丸，小豆大，每服十丸，煎麻子汤下，日三服，五七日小便多，肿消为效。

（3）治疗肺炎：隋振寰等[50] 病案。刘某某，男，21 岁，农民。时值秋季于田间劳动，汗出乘凉后咽痛咳嗽，自服土霉素 1 周余，无效。咳嗽频繁，吐少许黏痰似脓，发热恶寒，头痛。继则身热不寒，颜面潮红，全身酸疼，咳嗽胸痛如刺，不敢呼吸。痰中带血丝，一夜间吐血痰约 300ml，如铁锈色，小便黄赤，大便干燥，3 天未行，口渴，恶心呕吐，舌红绛，苔黄厚少津，脉数而有力。西医检查：体温 39.8℃，X 线胸透可见肺纹理增强，右肺下叶呈大片均匀致密阴影，结论：大叶性肺炎。中医诊为肺胀。因风寒束肺，肺失宣降，郁而化热，风热毒邪壅塞肺气所致。方用葶苈大枣泻肺汤开泄肺中壅塞之实邪。药用葶苈子 30g，大枣 10 枚，三七 10g（为末，分两次冲服）。1 剂咳减，2 剂血痰减少，体温 37.2℃。4 剂胸痛、血痰均止，体温在 37℃以下，除轻微咳嗽外，余症悉除。X 线胸透复查：肺部阴影完全吸收。

（4）治疗肺脓疡：黎成远[51] 病案。刘某某，男，47 岁，农民。于 1984 年 7 月 14 日入院，住院号：3732。患者 3 天前因劳累疲乏后夜间突发高热，寒战，体温达 39.8℃，相继出现胸痛、咳嗽，口吐黏液样痰。据实验室检查及 X 线胸透，初诊为大叶性肺炎。用青、链霉素，其效不显。且痰量增多，腥臭，每日达 300ml 左右，痰中带血，痰细菌培养有金黄色葡萄球菌生长，X 线摄片见右肺下有一约 10mm×10m 圆形透光区，并有液平面，用红霉素治疗 1 周，体温波动在 37.5～38℃之间，痰量仍颇多，舌红、苔黄腻。辨证为热毒侵肺，伤于血脉，热壅血瘀，蕴酿成痈，血败肉腐成脓。治宜清热泻肺，化瘀排脓。方投葶苈子、鱼腥草各 30g，桃仁 12g，白及 15g，川大黄 6g，大枣 6 枚，照方服 20 余剂，体温降至正常，脓痰大减，纳增，精神大振，按方出入 30 余剂，X 线摄片复查，脓腔及炎症消失，仅示索条状阴影，临床诸证俱瘥。

（5）治疗气胸：姜玉杰[52] 介绍用葶苈大枣泻肺汤合控涎丹加味治疗特发性气胸合并胸腔积液 3 例，症状体征消失较快。

（6）治疗渗出性胸膜炎。王秀英等[53] 用葶苈大枣泻肺汤加味治疗胸腔积液 30 例，其中包括肺癌 12 例，胸膜炎 9 例，充血性心力衰竭 7 例，原因不明者 2 例。30 例均属于大量胸腔积液抽取后，剩余少量液体不可再抽取者。方药组成：葶苈子 10～30g，大枣 7枚，当归 10g，红花 10g，生地黄 10g，桃仁 10g，川芎 10g，白芍 10g，丹参 10g。随症加减，日 1 剂。治疗结果：完全缓解 15 例，显效 9 例，有效 4 例，无效 2 例，总有效率 93.3%。

（7）治疗心衰：幸良诠等[54] 治疗充血性心力衰竭 50 例次。其 50 例次心衰发生于 28例患者。包括心肌炎 8 例，风湿性心瓣膜病 7 例，肺心病 13 例。方药：葶苈子 30～50g，大枣 15 枚，枳实 30g。每日 1 剂，水煎，分 3 次内服。治疗结果：50 例次服药后 48 小时，显效 36 例次，有效 12 例次，无效 2 例次，总有效率 96%。

（8）治疗鼻塞：刘强[55] 介绍对肺热熏蒸所致鼻塞不通的慢性鼻炎、急慢性鼻窦炎出现鼻塞、流浊涕如脓者，用葶苈大枣泻肺汤加瓜蒌、半夏、黄芩、桑皮、连翘，方中葶苈用量一般 15～20g，若量小则不显。

（9）治疗支气管哮喘、肺心病：张志辉等[56] 治疗肺心病急性发作期 30 例，对照组 30例，对照组予以西药常规治疗，治疗组在对照组基础上予以中药葶苈大枣泻肺汤（葶苈子

15g，大枣 20g）口服。两组均 7 天为一疗程，连续治疗两个疗程，观察两组综合疗效、血气分析监测、血液流学变化情况及有无不良反应。结果：治疗组在临床综合疗效、血气分析指标、血液流变学指标改善情况及症状、体征缓解天数均明显优于纯西药对照组，且未发现明显毒副反应。罗长元[57]用葶苈大枣泻肺汤加味治疗支气管哮喘 60 例，基本方为葶苈子 30g，大枣 10 枚，杏仁 12g，陈皮 12，苏子 18g，炙麻黄 6g，茯苓 20g。每日 1 剂，7 天为一疗程。偏热者加桑白皮 18g、黄芩 2g、瓜蒌皮 18g；偏寒者加细辛 3g、法半夏 12g、白芥子 18g；夹血瘀者加丹参 20g；兼气虚者加人参 6g；兼肺虚者加五味子 12g、白果 15g、百合 18g；兼肾虚者加蛤蚧 5g。治疗结果：痊愈 41 例，好转 19 例。

【现代研究】　葶苈子具有强心作用。动物实验发现，能使心收缩加强，心率减慢，心传导阻滞，对衰竭的心脏可增加输出量，降低静脉压。但需较大剂量才能引起强心苷样作用[58]。

【原文】　咳而胸满，振寒脉数，咽乾不渴，时出浊唾腥臭①，久久吐脓如米粥者，为肺癰，桔梗汤主之。（12）

桔梗汤方：亦治血痹。

桔梗一两　甘草二两

上二味，以水三升，煑取一升，分温再服，则吐脓血也。

【词语注解】　①浊唾腥臭：指带有腥臭气味的稠痰。

【经义阐释】　本条论述了肺痈脓成且溃的证治。"咳而胸满"为痰热壅肺，肺气失于肃降所致。热入于肺之营血，"血为之凝滞"，以致卫气不能发越畅行温煦肌表，所以振寒脉数。热在里而蒸营阴，上潮于口，故虽咽干却不渴。热壅毒蕴，致血肉腐败，故时时咯出浊唾腥臭。脓成并溃破，则"吐如米粥"样的脓痰。"久久"二字，寓有深意。一说明肺痈从酿脓至脓成而溃，需要经过一定的时间；二表示病至脓成溃后，正气已渐伤。故值此之时，当用桔梗汤排脓解毒。

【方药评析】　方中桔梗开提肺气，以祛痰排脓，生甘草清热解毒，合而用之，具有排脓解毒消痈的作用。方后注云："分温再服，则吐脓血也"，是指服本方后，由于其祛痰排脓的作用，应有脓血略出，腐去则新生，实为有效之征。此外，本方甘草倍于桔梗，体现了本方属于甘缓轻剂，适用于肺痈脓成溃后，正气已虚之证。

【文献选录】　徐彬：此乃肺痈已成。所谓热过于荣，吸而不出，邪热结于肺之荣分。故以苦梗下其结热，开提肺气，生甘草以清热解毒，此示开痹之法。故又注曰：再服则吐脓血也。（《论注》）

周扬俊：肺痈由热结而成。其浊唾腥臭，因热瘀而致，故咳而胸满，是肺不利也；振寒，阳郁于里也；咽干不渴，阻滞津液也。彼邪热搏聚，固结难散之势，用桔梗开之，以散其毒；甘草解之，以消其毒，庶几可图。无使滋蔓。即至久久吐脓之时，亦仍查用此汤者，一以桔梗可开之，使下行，亦可托之，俾吐出；一以甘草可以长血肉，更可以益金母也。（《二注》）

吴谦：咳而胸满，振寒脉数，咽干不渴，时出浊唾腥臭，久久吐脓如米粥者，此为肺痈证也。肺痈尚未成脓，实邪也，故以葶苈之剂泻之；今已溃后，虚邪也，故以桔梗之苦，甘草之甘，解肺毒排脓也。此治已成肺痈、轻而不死者之法也。（《金鉴》）

按：徐注所谓"邪热结于肺之荣分"，周注之"热瘀"，皆切中成痈的关键。吴氏指出本证痈脓已溃，"虚邪也"，更抓住了本证的病势。诸注合参，对认识本证的病机颇有帮助。

【临床应用】 （1）治喉痹：《肘后备急方》喉痹专用神效方，桔梗、甘草煮取服，即消，有脓即出。

（2）治疗肺痈（肺脓肿）：楚华等[59]用清肺解毒、排脓消痈法治疗肺脓肿 31 例。方药组成：桔梗 50g，薏苡仁 20g，川贝母 20g，橘红 20g，金银花 20g，甘草 20g，白及 10g，鱼腥草 30g，败酱草 30g，黄芩 15g，每日 1 剂。次用桔梗白散峻祛其脓，每服 0.6g。脓毒消除后再予补虚养肺。疗程 15 天。治疗结果：治愈 25 例，好转 6 例。

（3）治疗咽喉炎：刘君[60]用桔梗汤加味治疗喉源性咳嗽 50 例。方药组成：桔梗 20g，甘草 10g，麦冬 10g，山豆根 10g，玄参 10g，金银花 10g，连翘 10g，杏仁 10g，防风 10g，薄荷 10g（后下）。以上为基本方，每日 1 剂，1 周为一疗程。咽干痒、灼热感明显者加蝉蜕，咽中有痰而便秘者加瓜蒌。治疗结果：痊愈 38 例，好转 7 例，无效 5 例。

（4）治胸痹：杨霞[61]根据《金匮要略》中桔梗汤"亦治血痹"的记载，在用柴胡疏肝散加减辨证治疗 1 例气滞血瘀，胸阳不展型胸痹（西医诊断：冠心病。心电图示：窦性心动过缓，心率 58 次/分，右束支传导阻滞），治疗 10 余天，疗效不明显时，遂合入桔梗汤，结果服 3 付，主症即减轻，续服 6 剂，主症显减，再服 6 剂，诸症消失，心电图复查正常。

【现代研究】 有发现[62]，桔梗汤可以通过呼吸道分泌增加，使脓液稀释易于排出。而该方的祛痰排脓作用与生甘草和桔梗在方中的用量比例密切相关，桔梗与甘草等量组成为最佳配伍用量，其次是桔梗 2 份、甘草 1 份。据经报道，甘草粗皂苷有强的溶血作用，甘草水解物也有轻溶血作用。该实验证实了桔梗的溶血作用。但又发现，二药配伍后，桔梗的溶血作用非但未增加，反而随着甘草的用量增加，溶血情况减轻，红细胞膜更加稳定。其机理尚待进一步研究。

【原文】 咳而上氣，此為肺脹，其人喘，目如脫狀①，脉浮大者，越婢加半夏湯主之。（13）

越婢加半夏湯方：

麻黃六兩　石膏半斤　生薑三兩　大棗十五枚　甘草二兩　半夏半升

上六味，以水六升，先煮麻黃，去上沫，內諸藥，煮取三升，分溫三服。

【词语注解】 ①目如脱状：形容眼睛胀突，犹如突出之状。

【经义阐释】 本条论述外感风热水饮内作致咳嗽上气的证治。本证"咳而上气"既属"肺胀"，故知为内外合邪，壅塞胸中，肺气胀满的实证。由于素有水饮，复被外之风热引动，以致水饮夹热上迫，肺失宣肃，气逆不降，所以咳嗽气喘，并且喘症突出。"目如脱状"亦为肺气壅逆所致，预示本证肺气上迫之势颇急。风热扰肺，邪实气盛，故脉来浮大有力。治法宣肺泄热，降气平喘，选用越婢加半夏汤主治。

【方药评析】 本方配伍之妙，在于重用麻黄与石膏，而且石膏之量多于麻黄，体现了该方辛凉发散风热，宣肺降气平喘的特点。并用半夏、生姜以化里饮，降逆气，甘草、大枣安中调和诸药。使风热宣泄，里饮得化，肺气宣发肃降复常，诸证自解。

【文献选录】　徐彬：咳乃火乘肺，频频上气，是肺之形体不能稍安，故曰此为肺胀。喘者，胀之呼气也，目如脱，胀而气壅不下也，更加脉浮大，则胀实由邪盛。故以越婢清邪，而加半夏以降其逆，则胀自已也。(《论注》)

周扬俊：咳而上气，则其气之有冲而不下可知矣，其咳之相连而不已可知矣。此皆属肺之胀使之也。邪入于肺，则气壅，肺壅则欲不喘不可得，惟喘极，故目如脱，所以状胀与喘之至也。脉浮，邪也；兼大则邪实，而所以遗害于肺，正未有已，故必以辛热发之，亦兼以甘寒佐之，使久合之邪涣然冰释，岂不快乎？然久蓄之饮，何由得泄？故特加半夏于越婢汤中，一定之法也。(《二注》)

尤怡：外邪内饮，填塞胸中，为胀，为喘，为咳而上气。越婢汤散邪之力多，而蠲饮之力少，故以半夏辅其未逮。不用小青龙者，以脉浮且大，病属阳热，故利辛寒，不利辛热也。目如脱状者，目睛胀突，如欲脱落之状，壅气使然也。(《心典》)

按：徐注之"邪实气壅"，尤氏的"外邪内饮""病属阳热"，从不同角度概括了本证的病因病机。而周氏对"目如脱"的解释，尤氏对方药的评述，都颇为精当。

【临床应用】　(1) 治疗肺胀：《医家必读》载：社友孙其芳之令嫒，久嗽而喘，凡顺气化痰、清金降火之剂，几予遍尝，绝不取效。一日喘甚烦躁，余视其目胀出，鼻则鼓煽，脉则浮而且大，肺胀无疑矣。遂以越婢加半夏汤投之，一剂而减，再剂而愈。

(2) 治疗哮喘：付国春等[63] 用该方加减治疗哮喘 55 例，对照组 55 例。方药：炙麻黄 6g，生石膏、生山药各 15g，麦冬 12g，清半夏、牛蒡子、玄参各 9g，生甘草 5g，大枣 3 枚，生姜 3 片。每日 1 剂，分 2 次服用，以 1 周为一疗程。若症状改善，生石膏和麻黄用量可减半，余药不变，继用。对照组用氨茶碱 0.1g，1 日 3 次，配合抗生素使用。治疗结果：治疗组显效 20 例，好转 21 例，有效 10 例，无效 4 例，总有效率 92.7%；对照组显效 5 例，好转 10 例，有效 15 例，无效 25 例，总有效率 54.5%。两组总有效率比较有显著性差异（$P<0.05$），治疗组明显优于对照组。

(3) 治疗突眼（突眼性甲状腺肿）：杨治一[64] 用越婢加半夏汤治疗 1 例突眼性甲状腺肿，其适应证有：心悸、呼吸迫促、眼球突出并震颤、口渴舌干、甲状腺肿、脉浮大。

(4) 治疗百日咳：顾为政[65] 治疗了 50 例百日咳患者，结果：治愈 43 例，好转 4 例，无效 3 例。治愈率 86%，总有效率 94%。处方：麻黄 2～5g，生石膏 15～30g，制半夏 5～8g，甘草、生姜各 5g，大枣 5 枚。日 1 剂，病重者每天 1.5 剂。加减：痰黏稠或色黄者加黄芩 6g，赤芍 5g，鲜竹沥 30ml（冲服）；咳嗽剧烈者加前胡、杏仁各 5g，僵蚕 10g。

(5) 治疗肺心病急性发作期：许林生[66] 将患者 110 例分为治疗组 58 例和对照组 52 例，对照组给予西药常规治疗，治疗组在对照组基础上予以中药加味越婢加半夏汤口服。两组均 7 天为一疗程，连续治疗两个疗程，观察两组综合疗效、血气分析监测、血液流变学指标及有无不良反应。结果：治疗组在临床综合疗效、血气分析、血液流变学指标改善情况及症状、体征缓解天数均明显优于纯西药对照组。方药组成：麻黄 10g，杏仁 10g，石膏 15g，半夏 10g，葶苈子 10g，茯苓 10g，白术 15g，鱼腥草 10g，生姜 5g，益母草 10g，丹参 15g，大枣 15g，甘草 3g。

【原文】　**肺脹，咳而上氣，煩躁而喘，脉浮者，心下有水，小青龍加石膏**

汤主之。（14）

小青龍加石膏湯方：《千金》證治同，外更加脅下痛引缺盆。

麻黃　芍藥　桂枝　細辛　甘草　乾薑各三兩　五味子　半夏各半升

石膏二兩

上九味，以水一斗，先煮麻黃，去上沫，內諸藥，煮取三升。強人服一升，羸者減之，日三服，小兒服四合。

【经义阐释】　本条论述外寒里饮夹热咳嗽上气的病机与证治。"心下有水"即饮邪停于胃脘。"脉浮"而用含麻黄、桂枝、细辛等辛温散寒解表与半夏、干姜化饮降逆之品的方剂主治，可知本证外有寒邪，内兼饮邪上逆。由于外寒束表，饮邪犯肺，使肺失宣发肃降，所以咳嗽、气喘。饮邪郁久化热，则烦躁。方中辛温散寒与化饮为主，配以少量辛凉的石膏，表明本证外寒里饮重于郁热。因为内外合邪夹热，壅遏肺气，致肺气胀满，故曰"肺胀"。治当散寒解表，温化水饮，兼清郁热，用小青龙加石膏汤。

本证与厚朴麻黄汤证、越婢加半夏汤证均为饮邪夹热的咳嗽上气病，兹列表比较如下：

小青龙加石膏汤证、厚朴麻黄汤证、越婢加半夏汤证比较表

病　证	成　因	主　症	治　则	方　药
饮热迫肺咳喘证	饮邪郁热，上迫于肺，肺气上逆	咳嗽，气喘，胸满，烦躁，咽喉不利，脉浮	泄满降逆，宣肺化饮	厚朴麻黄汤（厚朴五两，麻黄四两，石膏如鸡子大，杏仁半升，半夏半升，干姜二两，细辛二两，小麦一升，五味子半升）
水饮夹风热肺胀证	外感风热，引动内饮，饮热上迫，肺气上逆	咳嗽，气喘尤甚，目如脱状，脉浮大	泄热化饮，宣肺平喘	越婢加半夏汤（麻黄六两，石膏半斤，生姜三两，大枣十五枚，甘草二两，半夏半升）
外寒里饮夹热肺胀证	外感寒邪，内有水饮，兼夹郁热，壅遏肺气	咳嗽、气喘俱重，烦躁，并见风寒表证，脉浮	散寒解表，温化水饮，兼清郁热	小青龙加石膏汤（麻黄、芍药、桂枝、细辛、甘草、干姜各三两，五味子、半夏各半升，石膏二两）

此外，本证与射干麻黄汤证、越婢加半夏汤证皆属内外合邪之咳而上气证，但有的为内外皆寒，有的属外热内饮，有的是外寒内饮夹热，故列表比较如下：

小青龙加石膏汤证、射干麻黄汤证、越婢加半夏汤证比较表

病　证	成　因	主　症	治　则	方　药
寒饮郁肺咳喘哮证	外寒里饮郁肺，肺失宣降	咳嗽，气喘，喉中水鸡声，见外感风寒的脉症。以哮证突出为特点	温肺散寒，化饮降逆	射干麻黄汤（射干十三枚，麻黄四两，生姜四两，细辛、紫菀、款冬花各三两，五味子半升，大枣七枚，半夏大者八枚）

续表

病　　证	成　　因	主　　症	治　　则	方　　药
风热兼里饮肺胀证	外感风热，引动里饮，饮热上迫，肺失宣肃	咳嗽，气喘，目如脱状，脉浮大。以喘证突出为特点	泄热化饮，宣肺平喘	越婢加半夏汤（麻黄六两，石膏半斤，生姜三两、大枣十五枚，甘草二两，半夏半升）
外寒里饮夹热肺胀证	外感寒邪，引动里饮，兼夹郁热，壅遏肺气	咳嗽气喘，烦躁脉浮，并见风寒表证，以咳喘俱重为特点	散寒解表，温化里饮，兼清郁热	小青龙加石膏汤（麻黄，芍药、桂枝、细辛、甘草、干姜各三两、五味子、半夏各半升，石膏二两）

【方药评析】 方中麻黄、桂枝、细辛相配，以辛温散寒解表，其中麻黄并能宣畅肺气，桂枝还可温阳化饮，细辛与干姜、半夏为伍，又化饮降逆；石膏清泄郁热。全方药性偏于温散，难免有耗散肺气、温燥营阴之弊，故佐以五味子收敛肺气，芍药和其营阴，甘草和调诸药。然本方毕竟属祛邪之剂，又多辛散温燥之药，故其服药剂量宜因体质强弱及年龄大小而异，所以方后注云："强人服一升，羸者减之……小儿服四合。"

【文献选录】 徐彬：此较前条，同是咳喘上气，肺胀脉浮，然前条目如脱状，则喘多矣。喘多责寒，故以麻黄、甘草为主，而加石膏以清寒变之热。此独加烦躁，《伤寒论》中寒得风脉，而烦躁者，主以青龙汤，故亦主小青龙。然壅则气必热，故仍加石膏耳。（《论注》）

周扬俊：此条证与上条无异；所异者，加躁、脉但浮耳。然前条躁者，欲作风水；此条躁者，心下有水，可见躁为阴躁，而不为阴之至也。君主之地，水气上凌，岂细故耶？故前方于麻黄以杏仁易石膏，加姜枣，发散之为微且缓；此于麻、桂药中加石膏，其力转猛。然监以芍药、五味、干姜，其势下趋水道，不至过汗也。然后知小青龙亦能翻江倒海，引水潜藏，不若大青龙之腾云致雨也。夫越婢汤有石膏，无半夏；小青龙方有半夏，无石膏。观二方所加之意，全重此二物协力建功：石膏清热，藉辛温亦能豁痰；半夏豁痰，藉辛凉亦能清热。不然，石膏可无虑，半夏不在所禁乎？仲景加减一味，已见因心化裁矣。（《二注》）

尤怡：此亦外邪内饮相搏之证，而兼烦躁，则挟有热邪。麻、桂药中必用石膏，如大青龙之例也。又此条见证与上条颇同，而心下寒饮则非温药不能开而去之，故不用越婢加半夏，而用小青龙加石膏，温寒并进，水热俱捐，于法尤为密矣。（《心典》）

按： 三家皆与越婢加半夏汤证比较而论，然徐彬主以症状辨，周注详于方药分析，尤注精于病机概括，各有所长。

【临床应用】 （1）治疗肺气肿：谭日强[67]治陈某，女，76岁。患肺气肿已多年，平时咳吐涎沫，动则气喘，近因感冒，恶寒发热，咳痰黏稠，呼吸困难，烦躁口干，不欲多饮，用小青龙加石膏汤：麻黄 3g，桂枝 10g，白芍 10g，法半夏 10g，干姜 3g，细辛 2g，五味子 3g，甘草 3g，生石膏 10g。服 2 剂，寒热已罢，咳痰转清。后用六君子汤加干姜、五味子、细辛，服 3 剂，咳喘渐平。

（2）治疗支气管炎：唐凯[68]治疗小儿喘息性支气管炎 40 例，在保留原来抗感染等药物的同时，运用小青龙加石膏汤加味治疗（麻黄、桂枝、僵蚕各 3g，白芍、五味子、法半夏、苏子、黄芩各 4g，石膏 8g，干姜、甘草各 2g，细辛、全蝎各 1g），以上为 2 岁用量，小于2岁酌减，2岁以上酌加。每日1剂，少量多次喂服，7日为1个疗程。加减：高热（T39℃以上）者石膏加至15～25g，痰多质稠黄者加全瓜蒌、胆南星、竹茹各4～6g。结果：治愈33例，好转6例，无效1例，总有效率97.5%。

（3）治疗哮喘：衡炳芳[69] 治疗杨某，男，56岁。1977年7月10日初诊。每年夏季阴雨时节则哮喘发作已15年，伴咳逆上气，胸闷气紧，咯痰不畅，烦躁，心悸不得眠。查舌质红，苔微黄白腻，脉浮数。查血象：白细胞总数和中性粒细胞偏高；X线胸透"双肺纹理增加呈条状"。听诊，双肺满布哮鸣音。按：此为素有痰涎水饮停滞于内，每遇气候变化，外邪引动内饮，郁而化热，则出现"肺胀"。拟石膏31g，党参15g，干姜3g，白芍12g，麻黄3g，细辛3g，五味子3g，黄芩12g，法半夏12g，桂枝0.5g。1剂后咯出痰涎较多，2剂平息。听诊，双肺哮鸣音消失，查血正常。随访2年未发作。

（4）治疗过敏性鼻炎：衡炳芳[69] 治1例过敏性鼻炎患者，每当天气转阴，即感鼻塞流清涕，鼻塞，舌红苔黄白相兼，脉弦滑，予本方加党参、黄芩，6剂后诸症消失。

（5）治疗产后发热：谢氏[70] 曾用小青龙汤加石膏汤去芍药，加茯苓、黄芩、陈皮、地骨皮，治愈1例证属风寒外束、饮邪内停、肺气不宣、兼有郁热的产后发热。

（6）治疗小儿毛细支气管肺炎：高金瑞[71] 将本病70例分为治疗组和观察组。治疗组应用常规退热、控制感染、化痰平喘止咳等对症处理；观察组在治疗组的基础上加用小青龙加石膏汤，每日1剂。结果：观察组总有效率为91.43%，治疗组总有效率为77.4%。可见，小青龙加石膏汤联合西药治疗小儿毛细支气管肺炎治愈时间短，肺部啰音消失时间快，治愈率高。

【原文】 附方

《外臺》炙甘草汤：治肺痿涎唾多，心中温温液液①者。方見虚劳中②。

【词语注解】 ①温温液液：温温，作蕴蕴解，谓郁郁不舒。温温液液，指郁郁不舒，泛泛欲吐。

②方见虚劳中：是指《血痹虚劳病脉证并治》附方《千金翼》炙甘草汤。但《外台秘要》卷十七肺痿门炙甘草汤分量稍有出入，作桂心二两，阿胶三两，大枣四十枚，余药分量相同。

【经义阐释】 本条指出肺痿阴阳俱虚的证治。肺痿有虚热、虚寒之别，但总不离肺气萎弱不振。肺气萎弱，气不布津，聚而成涎逆于上，乃见涎唾多；扰于胃，则心中郁郁不舒泛泛欲吐。本证选用具有补益阴阳的炙甘草汤治疗，表明属于阴阳俱虚的肺痿。有注家认为本证为虚热肺痿，如徐彬。然而方中桂枝、生姜毕竟辛温偏燥，于"重亡津液"的虚热肺痿终究不甚相宜。

【方药评析】 方中炙甘草配桂枝、生姜，人参补阳益气，以复肺气之用；生地黄、麦冬、阿胶、火麻仁滋养阴液，以润肺中之燥。俾津液回，肺气振，则肺痿得愈。

【文献选录】 徐彬：肺痿证，概属津枯热燥，此方乃桂枝汤去芍，加参、地、阿胶、麻仁、麦冬也。（此原属仲景《伤寒论》中脉结代方。）不急于去热，而但以生津润燥为主，盖虚回而津生，津生而热自化也。至桂枝乃热剂，而不嫌峻者，桂枝得甘草，正气以行其热也。（《论注》）

汪绂：肺痿者，肺虚气愈而肺叶枯萎，此乃清燥之甚如秋树之枯叶，非由火热，与肺痈大不相同。纵有热而咳血者，亦属燥淫所郁之阴火，非实火也。故仲景治肺痿用此汤及甘草干姜汤，肺枯反多唾者，肺燥之甚，不能复受津液，则胃气之上蒸者，皆化痰涎而已，痰涎积于膻中，津液不复流布，故心中温温液液。（《集注》）

按：徐注侧重于津枯燥热，其论详于方药分析。汪注偏责肺虚气急而夹有痰涎，其论重在解释病机。二者可互为补充。

【原文】 《千金》甘草汤：

甘草

上一味，以水三升，煑减半，分温三服。

【经义阐释】 本方属于虚热肺痿证的治法。原文缺乏主证，但据《备急千金要方·卷第十七·肺痿》"治肺痿涎唾多出血，心中温温液液，甘草汤方。甘草二两咬咀，以水三升，煮取一升半，去滓，分三服"的记载，可知原治肺痿。由于肺气虚弱不用，津液不布，故涎唾多；肺阴虚内热，灼伤脉络，则出血；津聚肺中而扰于胃，所以心中温温液液。合而观之，此乃肺气阴两伤之虚热肺痿轻证，故用甘草汤清热润肺益气。

【方药评析】 本方所用甘草，《神农本草经》载之"主五脏六腑寒热邪气，坚筋骨，长肌肉，倍力，金疮肿，解毒"，《名医别录》亦云其主"烦满短气，伤脏咳嗽，止渴"，可知此方取甘草，意在清热润肺、益气和中，主疗虚热肺痿轻证。

【文献选录】 徐彬：肺痿之热由于虚，则不可直攻，故以生甘草之甘寒，频频呷之，热自渐化也。（《论注》）

按：徐注此属虚热肺痿，用甘寒缓治。可资参考。

【临床应用】 治疗肺痿。《医宗必读》载：余妾曾病此，初时涎沫成碗，服过半月，痰少而愈，但最难吃，三四日内，猝无捷效耳。

【现代研究】 药理实验发现[72] 甘草中的甘草次酸具有明显的抗炎作用。其所含 18-β 甘草次酸衍化物则对豚鼠有明显的镇咳作用，故可用于气管炎、咽喉炎、声嘎、气喘。此外，还发现口服甘草煎剂可使小鼠体重增加，空腹游泳实验表明有增强肌力的作用。甘草毒性甚低，但如长期服用，能引起水肿和血压升高。

【原文】 《千金》生薑甘草汤：治肺痿，咳唾涎沫不止，咽燥而渴。

生薑五兩 人参三兩 甘草四兩 大棗十五枚

上四味，以水七升，煑取三升，分温三服。

【经义阐释】 本条指出肺痿气津两亏的证治。"咳唾涎沫不止"为肺痿特征之一，乃由肺气萎弱不振，不能敷布津液，津聚成涎，随肺气上逆所致。肺之阴津不足，不能上润口、咽，则咽燥而渴。可见，本证属于肺气津两亏的肺痿，故用降逆宣滞、益气生津的生姜甘草汤主治。对于本证的归属，有认为是虚热肺痿者，如徐彬、沈明宗；有作虚寒肺痿者，如丹波元坚。根据原文主治证候，再结合方药组成，虽有辛温的生姜，但与甘寒的生甘草相伍，则其助阳之功不著，本证似宜归属虚热肺痿中的气津两亏证。

【方药评析】 方中用辛温的生姜宣气行滞以化涎沫，降逆下气以止咳唾，配伍甘寒的甘草清热生津益气，使生姜温而不燥。并用人参加强益气生津之功，再取大枣培土和中以助生化之源，本方实寓培土生金之意。诸药合用，使肺气复，津液生，则肺痿可愈。

【文献选录】 徐彬：此汤即甘草一味方广其法也。谓胸咽之中，虚热干枯，故参、甘

以生津化热，姜枣以宣上焦之气，使胸中之阳不滞，而阴火自熄也，然亦非一二剂可以期效。(《论注》)

沈明宗：即炙甘草汤之变方也。甘草、人参、大枣扶脾胃而生津液，以生姜辛润宣行滞气，俾胃中津液，溉灌于肺，则泽槁回枯，不致肺热叶焦，为治肺痿之良法也。(《编注》)

丹波元简：按此方以治肺冷而萎，犹是甘草干姜汤之变方。而渴，当作不渴为妥。(《述义》)

按：诸家皆以方测证，但徐氏认为是甘草汤的扩展，沈注为炙甘草汤的变方，丹波氏则作为甘草干姜汤之变方，三者见仁见智。然结合其主疗证候，似以徐、沈之注较为合宜。

【原文】 《千金》桂枝去芍藥加皂莢湯：治肺痿吐涎沫。

桂枝三兩　生薑三兩　甘草二兩　大棗十枚　皂莢一枚（去皮子，炙焦）

上五味，以水七升，微微火煮取三升，分溫三服。

【经义阐释】 本条指出虚寒肺痿的又一治法。考《备急千金要方·卷第十七·肺痿》所载为"治肺痿吐涎沫不止，桂枝去芍药加皂荚汤"。但后世注家就本方的适应证，存在分歧。有谓治肺痿者，如徐彬、沈明宗等；亦有谓治肺痈者，如张璐。然本证明曰"肺痿吐涎沫不止"，尤其"不止"二字颇有辨证意义，表明本证较之一般虚寒肺痿，其吐涎沫一症更为严重和持久不愈，再以本方能温振肺气，祛痰除涎来看，本证当属肺气虚寒，痿弱不振，兼痰涎壅遏于肺的肺痿。

【方药评析】 本方取桂枝汤去掉酸敛微寒的芍药，以免对肺气虚寒，痰涎壅聚不利，余药辛甘而温以振奋肺之阳气；且生姜并能宣行滞气，以化痰涎，降逆气。尤妙在加用皂荚"利涎通窍，不令涎沫壅遏肺气而致喘痿"。本方实为补中兼攻之剂，对于肺气虚寒当温补，痰涎壅遏宜涤除者颇为适宜。

【文献选录】 徐彬：此治肺痿中之有壅闭者。故加皂荚以行桂甘姜枣之势。(《论注》)

沈明宗：用桂枝，嫌芍药酸收故去之，加皂荚利涎通窍，不令涎沫壅遏肺气而致喘痿，桂枝和调营卫，俾营卫宣行，则肺气振而涎沫止矣。(《编注》)

张璐：桂枝去芍药加皂荚汤治肺痈吐涎沫，初起有表邪者。(《张氏医通》)

按：徐注本证是肺痿兼壅闭，沈注认为本证是涎沫壅遏肺气。二说皆符合肺痿的病机变化，宜从。张氏认为是肺痈初起有表邪者，不甚相合。

【原文】 《外臺》桔梗白散：治咳而胸滿，振寒脉數，咽乾不渴，時出濁唾腥臭，久久吐膿如米粥者，為肺癰。

桔梗　貝母各三分　巴豆一分（去皮，熬，研如脂）

上三味，為散，強人飲服半錢匕，羸者減之。病在膈上者吐膿血，膈下者瀉出，若下多不止，飲冷水一杯則定。

【经义阐释】 本条指出肺痈重证脓成正不虚的证治。本方主治证候与前述桔梗汤证完全相同，然治法方药则不同。本方能化痰排脓消痈，其药性峻猛，故适宜于肺痈重证，热毒蕴蓄成脓，但形体壮实正气未虚者。

【方药评析】　方中桔梗能开提肺气，祛痰排脓；贝母清化热痰；"巴豆峻猛热剂，急破其脓"，能逐脓下出。其痈脓病位偏于上者，藉桔梗开提排脓，故"病在膈上者吐脓血"。若痈脓病位偏下，则借巴豆驱下逐脓，所以"在膈下者泻出"。然本证毕竟痈脓已成，攻之亦应适可而止，若"下多不止"，恐伤正气，故当止之。唯巴豆性热驱下，饮冷水则减其势，即可定下。由于该方属攻邪峻剂，其服药量宜少，仅服"半钱匕"；体弱者，还应减其量。

【文献选录】　徐彬：此即前桔梗汤证也。然此以贝母、巴豆易去甘草，则迅利极矣。盖此等证，危在呼吸，以悠忽遗祸，不可胜数，故确见人强，或证危，正当以此急救之，不得嫌其峻，坐以待毙也。（《论注》）

沈明宗：以桔梗开提肺气，贝母清热而化痰涩，巴豆峻猛热剂，急破其脓，驱脓下出。（《编注》）

尤怡：方中桔梗、贝母同用，而无甘草之甘缓，且有巴豆之毒热，似亦以毒攻毒之意。然非病盛气实，非峻药不能为功者，不可侥幸一试也，是在审其形之肥瘠与病之缓急而善其用焉。（《心典》）

按：徐注突出本方宜于肺痈之体实、危证者，尤氏亦谓病盛气实方可用本方。二说对于掌握本方的适应证颇有启发。沈注对方药的评析也较贴切。

【临床应用】　（1）治疗多种内痈：《类聚方广义》载本方不特治肺痈而已，亦治所谓幽门痈、胃脘痈及胸膈中有顽痰，为胸背挛痛者，咳家胶痰缠绕，咽喉不利，气息有臭气者皆效。

（2）治疗肺脓疡：萧谷泉[73]介绍，其父用此方加味治疗肺脓疡60余例。郭某某，男，35岁，农民。始起恶寒发热，汗出不解，咳嗽咽喉作痒，痰不多，难以咯出，胸闷隐隐作痛。曾服解热镇痛、祛痰止咳及抗生素等西药，病已半月未效。现症：恶寒已罢，汗出身热不退，咳嗽频作，胸闷气粗，痰色黄白相兼如脓液，量多带有臭味，口渴不欲多饮，大便秘结，七日未行。T38.9℃。血常规：白细胞21 000/mm³，中性粒细胞82%，淋巴细胞16%，单核细胞2%。胸透：提示右侧肺脓疡。痰培养发现金黄色葡萄球菌生长。舌苔白腻，中心兼黄，脉象滑数。症属外邪留恋肺胃，痰浊互结胸膈，蕴久渐有化热之势。治拟三物白散加味逐痰去壅，开结泄热，不再服用其他西药。处方：巴豆3g（炒黄、勿打碎），桔梗15g，贝母15g，熟大黄10g，竹沥、半夏各10g，杏仁15g，蒌仁30g，桃仁10g，苇茎30g，甘草3g。1剂。药后一时许开始腹泻，连续排便五六次，先排出八九枚栗状燥屎，后每隔20分钟左右排一次稀水样大便，热臭难闻，继吐大量稠黏脓痰，黄白相兼伴少量粉红色痰沫，腥臭不堪。自觉胸闷顿挫，咳嗽渐稀，热势开始下降，体温38.2℃。原方又服2剂，大便呈稀水但1日仅2次，热臭味已无，脓痰吐出亦渐量少，已没有粉红色痰沫，体温退至37.6℃。前方去巴豆、大黄加金荞麦30g，续服10剂，体温正常，咳嗽亦止，食之有味，大便每日1次，精神慧爽。右上肺听诊水泡音消失，呼吸音稍粗，叩诊呈清音，语颤对称、均等。痰液培养复查：未找到致病菌生长。胸透复查：右肺可见纤维条状阴影，病灶基本吸收。病趋痊愈。体会：用好此方的关键在于巴豆的炮制。巴豆不要打碎，整粒炒熟并与熟大黄同煎，这样比较安全。因为整粒巴豆，其油难以析出，一经炒熟，并配上相畏的大黄，其毒性更减，临床常照此使用，均未发生任何不良反应。

（3）治疗流行性出血热：胡元奎[74]报道用本方治疗危重型流行性出血热急性肾衰219

例，另设 219 例对照组。结果：中药治疗组治愈 199 例（90.9％），死亡 20 例（9.1％）；对照组：治愈 151 例（68.9％），死亡 68 例（31.1％）。经统计学处理，有非常显著差异。方法：桔梗、川贝母、巴豆（去皮去油）各 3g，共为细粉，分为 9 包备用。西药对照组采用西医保守疗法（非透析疗法）。此外，中医治疗组还酌情配合了中药汤剂及针灸治疗。

【原文】 《千金》葶苈汤：治咳有微热、烦满、胸中甲错①，是为肺癰。

葶苈二升　薏苡仁半升　桃仁五十枚　瓜瓣半升

上四味，以水一斗，先煮葶苈，得五升，去滓，内诸药，煮取二升，服一升，再服，当吐如脓。

【词语注解】 ①胸中甲错：指胸部皮肤粗糙如鳞甲状。

【经义阐释】 本条论述肺痈脓已成的证治。本方主治咳有微热，烦满，胸中甲错之肺痈，表明本证为肺痈已成，热象不剧，病势较为缓和者。由于痰热蕴肺，肺气不利，故见咳嗽，胸满。热入肺家营分，内扰心神则烦。瘀热蓄结，痈脓已成，热毒聚于局部，乃有微热。痈脓既成，气血腐败，胸部皮肤失于营血的濡养，故胸中甲错。当此之时，宜用清肺泄热、化瘀、排脓治疗。

【方药评析】 方中葶苈能清泄肺热，瓜瓣、薏苡仁则皆能排脓消痈，而瓜瓣还可化痰，薏苡仁兼以除湿，桃仁活血化瘀为其助。诸药同用，清热泄肺不嫌缓，排脓清痈不过峻，故不仅主治肺痈瘀热蕴蓄脓成者，还可用于肺痈未成或将成之时。

【文献选录】 徐彬：此治肺痈之阳剂也。盖咳而有微热，是邪在阳分也，烦满则挟湿矣。到胸中甲错，是内之形体为病，故甲错独见于胸中，乃胸上之气血有结热。故以葶苈之轻浮而甘寒者，解阳分之气热，桃仁泻血分之结热，薏苡下肺中之湿，瓜瓣清结热而吐其败浊，所谓在上者越之耳。（《论注》）

魏荔彤：肺痈欲成未成之际，图治当早者也。葶大芦小，一物也。葶苈，与芦根同性，清热利水，解渴除烦；佐以薏苡仁下气宽中；桃仁润肺滑肠；瓜瓣亦润燥清热之品。再服，当如吐脓，可见为痈虽结而脓未成，所以可治也，较之葶苈大枣汤，皂荚丸，皆得预治之法，仲景所谓始萌可救者。（《本义》）

尤怡：此方具下热散结通瘀之力，而重不伤峻，缓不伤懈，可以补桔梗汤、桔梗白二方之偏，亦良法也。（《心典》）

按：徐注本证为邪在阳分，魏注是脓未成，二说可参。尤氏解析此方总的特点，颇为合宜。

【临床应用】 （1）治疗肺炎：胡欣等[75] 治疗小儿大叶性肺炎 35 例，基本方：葶苈 20g，薏苡仁、冬瓜仁各 30g，桃仁 9g，川贝、杏仁、枇杷叶各 12g，红花 6g，僵蚕 10g，蝉蜕 6g，炙甘草 3g。加减：湿热痰多者加半夏 6g、厚朴 9g；痰热明显者加瓜蒌 9g、鱼腥草 15g；咳甚者加桔梗 9g、白前 9g；喘重者加葶苈子 10g、苏子 9g；发热者加石膏 15～30g、知母 6g；咽喉肿痛者加山豆根 15g、蚤休 6g。感染严重者酌情给予抗生素治疗。7 日为一个疗程。治疗结果：治愈 32 例，其中两个疗程治愈 27 例，好转 3 例。治愈率 91.7％，有效率 100％。

（2）治疗肺痈：田中峰[76] 用本方加味治疗肺痈 16 例。结果：治愈 13 例，好转 2 例，无效 1 例，有效率为 93.75%，治愈率为 81.2%。治疗方法：初中期用苇茎汤加清热解毒药；晚期加养阴益肺药。

治疗肺脓疡：陈远强[77] 采用中西药结合的方法，配合纤维支气管镜（纤支镜）局部冲洗治疗肺脓肿 23 例，西药治疗根据痰培养及药敏结果选用有效抗生素，一般均为二联或三联用药，根据药物半衰期每天应用 1～3 次；同时予鱼腥草 50ml 加入 5% 葡萄糖注射液 150ml 中静滴，每天 1 次，2 周为 1 个疗程。治疗末期可只用 1 种抗生素，个别病情严重的可用 2 种巩固治疗。中药内服取《金匮要略》桔梗汤和《千金》苇茎汤：桔梗 30g，甘草 20g，苇茎 30g，薏苡仁 30g，冬瓜仁 30g，桃仁 10g，全瓜蒌 30g。每天 1 剂，水煎服。各方面症状好转或消失后，改用养阴清肺汤巩固疗效。同时配合纤支镜冲洗。结果：本组痊愈 20 例占 87%，有效 3 例占 13%。

（3）治疗百日咳：王耀华[78] 以本方加味治疗 17 例百日咳，处方：鲜芦根三钱，生薏苡仁二钱，冬瓜仁二钱，甜杏仁二钱，百部二钱，川贝母二钱，桃仁钱半，甘草一钱，化州橘红钱半，炙枇杷叶二钱，鲜梨皮一张。加水煎分 2 次服。其中服 4 剂痊愈者 3 例，服 6 剂痊愈者 8 例，服 8 剂痊愈者 3 例，无效 3 例，有效率 82.35%。李经通[79] 亦用本方治疗百日咳 75 例，均服 4～8 剂便痊愈。处方：苇茎 30g，薏苡仁 12g，冬瓜仁 10g，桃仁 10g，百部 10g，川贝母 10g，橘红 10g，炙枇杷叶 10g，甘草 6g。咯血加白茅根 12g、藕节 10g；呕吐加竹茹 12g、代赭石 30g；痰多加莱菔子 10g。每日 1 剂，水煎服。

（4）治疗急性支气管炎：庞华威[80] 以本方为主加前胡、胆南星、杏仁、白前、苏子、莱菔子、玉蝴蝶治疗小儿急性支气管炎 200 例，治愈 169 例，无效 31 例，治愈率为 84.5%。

（5）治疗脓胸：陈道隆[81] 以本方为主，治疗 1 例结核性脓胸及支气管胸膜瘘辨为肺痈，以咳嗽胸痛且闷，咯血，胁胸胀较甚，每周必行穿刺，穿出液为脓血，量多为特点，服药 20 余剂诸症渐退，脓痈消失。此外，还配服犀黄醒消丸。

（6）治疗眼疾：姚芳蔚[82] 用本方治疗天行赤眼、金疡玉粒、白珠俱青、花翳白陷等眼科疾病，有较好的疗效。

（7）治疗鼻窦炎：王韶军等[83] 用本方加味治疗 54 例慢性化脓性鼻窦炎。结果：显效 22 例，有效 29 例，无效 3 例，总有效率为 94.4%。方药组成：芦根 45～60g，冬瓜仁 25g，薏苡仁 30g，桃仁 10g，鱼腥草、黄芩各 15g，桔梗 10g，川芎 6g，白芷 10g，生甘草 6g。每日 1 剂，分 2 次服。服药期间停用其他药物。

（8）治悬饮。邱德泽[84] 用本方加味治疗悬饮 12 例（全部病例均经胸透证实为一侧胸腔积液），结果全部治愈。方药：苇茎、薏苡仁、冬瓜仁、桃仁、桔梗。加减：肺热加葶苈子、鱼腥草、金银花；胸痛加瓜蒌皮、薤白头、延胡索；气虚加黄芪、党参；胁痛加柴胡；内有伏热加白茅根、桑白皮；结核性者加百部、黄芩，并配合抗痨药。

【现代研究】　《千金》苇茎汤水提部位抑制细胞增殖，促进细胞凋亡。席培莉等[85] 研究发现，《千金》苇茎汤水提部位可以有效抑制细胞增殖，促进细胞凋亡，细胞线粒体膜电位水平降低可能参与了该过程。该研究将《千金》苇茎汤通过化学分离法制得水提部位；分为不同药物浓度，与肺癌细胞株 N446 共同培养，通过细胞活力（MTT）检测；流式细胞仪细胞周期检测以及荧光显微镜线粒体膜电位检测凋亡结果。结果：不同浓度的

《千金》苇茎汤水提部位与 N446 培养后，细胞活力明显降低、细胞凋亡率明显升高以及线粒体膜电位降低，并有一定的浓度依赖性。

【原文】 肺癰胸滿脹，一身面目浮腫，鼻塞清涕出，不聞香臭酸辛，咳逆上氣，喘鳴迫塞，葶藶大棗瀉肺湯主之。方見上，三日一劑，可至三四劑，此先服小青龍湯一劑乃進。小青龍方見咳嗽門中。（15）

【经义阐释】 本条再论肺痈邪实气闭的证治。对于本条所述诸证冠以"肺痈"，后世医家有歧义。有的遵从原文，将本条理解为肺痈的证治，如周扬俊、尤怡等；有的则提出本证并非肺痈，而当是肺胀，如陆渊雷。二说皆各有所据。然而根据本篇篇名及其余条文中"肺痈"的含义，以及前述葶苈大枣泻肺汤的主证，此处"肺痈"作"肺痈病"理解是有道理的。由于邪闭于肺，肺气滞，其窍不利，所以鼻塞清涕出，不闻香臭酸辛。肺气既郁，津不能敷布，反聚而成痰，窒塞胸中，则胸满胀；而水液不循常道，泛滥于外，就会一身面目浮肿。气逆痰壅，故咳逆上气，喘鸣迫塞。总之，此为肺痈尚未成脓的邪实气闭证。当用逐痰下气、泄肺开闭的葶苈大枣泻肺汤主治。然本方无解表之功，且药性峻猛攻下，若本证表邪未尽，宜先服小青龙汤解表宣肺，待表解后再服此方。

【文献选录】 徐彬：前葶苈大枣汤，治肺痈喘不得卧，其壅气仅攻于内也，此则壅气走于经，而为一身面目浮肿，攻于肺窍，而为鼻塞清涕出，不闻香臭酸辛，则表里均平。故先用小青龙一剂，而后专泻肺家之实，亦极危之巧思也。（《论注》）

严鸿志：夫痈者，壅也。肺气为风热之邪壅塞，失其肃降，致喘不得卧，其势甚急，速宜用葶苈大枣泻肺汤，泻其肺邪，俾不致迁延成脓。否则咳逆上气，喘鸣迫塞不休，势必胸胀，一身面目浮肿，内外闭塞，肺窍不利，鼻塞清涕，不闻香酸辛，肺之痈肿已具，其不为成脓者几希，斯时尚可用前注泻肺汤，勉救万一。恐再延痈肿已成，泻之无益，肺气已索，泻之更伤，虽有善法，亦无如之何也。（《金匮广义》）

陆渊雷：本篇泻肺汤证二条，皆冠以肺痈二字，然其证无脓血腥臭，其方不用排脓，而用逐水，可知其病非肺脓肿肺坏疽，乃肺炎支气管炎之由于水毒结聚者耳。是以经文不当云肺痈，当云肺胀。乃注家拘牵经文肺痈字，以未成脓说，抑思痰饮咳嗽篇以此汤治支饮，正是葶苈逐水之功，与未成脓的肺痈何与哉。胸满状，咳逆上气，喘鸣迫塞，皆肺炎支气管炎症候。身面浮肿，乃肺循环郁滞，引起郁血性水肿也。鼻塞清涕出，不闻香臭，则是并发鼻粘膜炎也。凡咳嗽气喘而兼鼻粘膜炎者，必有外感。外感则当发表，故先服小青龙，后乃攻其水毒也。（《今释》）

按：徐、严二家皆将葶苈大枣泻肺汤两条对勘而论，但徐注彼为气壅在内，此是气壅在经；严氏则谓彼由风热壅塞，肺失宣肃，此则痈肿已具。似以徐注意长。陆注力排众议，独倡一帜。

小 结

本章分别论述了肺痿、肺痈、咳嗽上气三种病证的病因病机及辨证治疗，有详有略，兹归纳如下。

肺痿有虚热、虚寒之分。本章将虚热肺痿的成因责之于重亡津液。其病机关键是肺气阴两伤，肺气萎弱不振。虚寒肺痿的成因虽未明确指出，但概括其病机为肺中虚冷。无论虚寒还是虚热，肺痿总以口中多唾稠痰或稀涎为特征。论其治疗，当分而治之，虚寒肺痿应温肺复气，用甘草干姜汤；虚热肺痿原书未出方治，但后世医家认为可借用麦门冬汤润肺养阴，益气生津。此外，附方《外台》炙甘草汤、《千金》甘草汤、《千金》桂枝去芍药加皂荚汤等，亦可随证选用。

　　肺痈的成因是外风内热。其病机演变以邪从肺家气分入于营分，由浅而深，最终热壅血瘀，蓄结痈脓为特点。治疗时应注意辨别其瘀热轻重、邪正强弱、痈脓成否。若邪实气闭正不虚，而痈脓未成的，当用葶苈大枣泻肺汤；痈成脓溃，正气已虚弱，则用桔梗汤。无论痈已成还是将成或者未成，只要瘀热不重，病势较缓，皆可用《千金》苇茎汤。若痈脓已成，但证情急重，体实不虚者，则宜《外台》桔梗白散。

　　咳嗽上气的成因较多，既有外感风寒风热，内停水饮或痰浊之实，又有肾气不足、肺胃津亏之虚。其病机多属肺失宣肃，气逆于上；亦有肾不纳气者。本病的特点是以咳嗽上气为主症。属于实证的，包括外寒里饮郁肺的射干麻黄汤证、外寒里饮夹热的小青龙加石膏汤证、外有风热里兼水饮的越婢加石膏汤证、水饮夹热上迫的厚朴麻黄汤证、痰浊壅肺的皂荚丸证等。属于虚证的，有肺胃阴虚气逆的麦门冬汤证，虚实夹杂的，则有水饮内盛夹郁热兼脾气不足的泽漆汤证。

　　附：肺痿病、肺痈病内容归纳表。

肺痿病内容归纳表

含义	肺痿是指肺气萎弱不振，以口中多唾稠痰或稀涎为特征的疾病		
病因病机	重亡津液，虚热内生，热在上焦，久咳耗气，气阴两伤，肺气萎弱不振		
治 疗	脉　症	治　法	方　药
	不咳、口中多涎唾、不渴、必遗尿、小便数、头眩	温肺复气	炙甘草、干姜

肺痈病内容归纳表

含义	肺痈是肺脏生痈脓的疾病，以咳嗽即胸中隐隐痛，咳唾脓血，脉数实为特点		
病因病机	外风内热，蕴阻于肺，由气入营，热壅血瘀，蓄结痈脓		
治 疗	脉　症	治　法	方　药
	喘不得卧，或胸满胀、一身面目浮肿、鼻塞清涕出，不闻香臭酸辛，咳逆上气、喘鸣迫塞	逐痰下气，泄肺开闭	葶苈子、大枣
	咳而胸满，振寒脉数，咽干不渴，时出浊唾腥臭，久久吐脓如米粥	排脓解毒	桔梗、甘草
	咳有微热、烦满、胸中甲错	清肺泄热，化瘀排脓	苇茎、瓜瓣、薏仁、桃仁

咳嗽上气病内容归纳表

含义	咳嗽上气是以咳嗽、气喘为主症的病证			
病因	多与外感风寒或风热，内夹水饮、痰浊、郁热或肾气不足、肺胃阴虚有关			
病机	或内外合邪，肺气不能宣发肃降，气逆向上；或肾不纳气，气不归元；或虚火上炎，肺气上逆；或痰浊壅闭，或水饮内结，或水饮夹热上迫，致肺气壅逆			
治疗		脉症	治法	方药
	内外合邪	咳而上气，喉中水鸡声	开结降逆，温肺化饮	射干、麻黄、生姜、细辛、紫菀、冬花、五味子、大枣、半夏
	肺胀	咳而上气，其人喘，目如脱状，脉浮大	宣肺泄热，降气平喘	麻黄、石膏、生姜、大枣、甘草、半夏
		咳而脉浮（胸满喉中不利，如水鸡声）	降逆化饮，宣肺平喘	厚朴、麻黄、石膏、杏仁、半夏、干姜、细辛、小麦、五味子
	咳而脉沉（气喘、身肿、胸中引胁痛）		逐水通阳，化饮降逆	泽漆、紫参、半夏、生姜、白前、甘草、黄芩、人参、桂枝
	咳逆上气，时时吐浊，但坐不得眠		涤痰开闭	皂荚
	大逆上气，咽喉不利		养阴清热，降逆下气	麦冬、半夏、人参、甘草、粳米、大枣

（张 琦）

参 考 文 献

[1] 康进忠.关思友运用经方治疗杂病的经验.辽宁中医杂志，2006，33（2）：230-231

[2] 李红杰，朱春兰.甘草干姜汤加味治疗成人遗尿验案1则.新中医，2004，36（2）：70

[3] 李权英.甘草干姜汤治验举隅.长春中医药大学学报，2009，25（3）：359

[4] 严娟.甘草干姜汤加味治疗晚期肺癌咯血20例临床疗效观察.辽宁中医杂志，2006，33（11）：1443-1444

[5] 朱淑敏.甘草干姜汤治疗寒性胃脘痛28例.中国民间疗法，2005，13（9）：26

[6] 刘武.甘草干姜汤治疗胃脘痛.云南中医杂志，1987（3）：36

[7] 谢雄姿.甘草干姜汤治验.江西中医药，1995（2）：63

[8] 何崇湘.甘草干姜汤治疗眩晕病.新中医，1983（10）：20

[9] 白慧.甘草干姜汤加味治疗肺寒咳嗽48例.云南中医中药杂志，2000，21（4）：31

[10] 班光国.吕志杰教授运用经方小剂验案举隅.河北中医，2008，30（10）：1015

[11] 潘勇.仲景经方治验案例报道.黑龙江中医药，2000（1）：39-40

[12] 〔英〕ZhangHangjun，聂淑琴摘译.四种"温里"方剂对大鼠内毒素休克的保护作用.国外医学.中医中药分册，2000，22（6）：338

[13] 刘玉山，周桂萍.射干麻黄汤加味治疗小儿哮喘103例疗效观察.河北中医，2001，23（6）：454

[14] 张勇.加味射干麻黄汤治疗支气管哮喘急性发作100例.中国中医急症，2006，15（6）：656-657

[15] 张月平.射干麻黄汤治疗小儿咳嗽变异性哮喘120例.山西中医学院学报，2010，11（1）：48-49

[16] 宋宏正，郎改玲，宋红芳.射干麻黄汤超声雾化吸入治疗毛细支气管炎喘憋30例的体会.基层医学论坛，2004，8（6）：541-542

[17] 项楠.喉源性咳嗽证治.中国民族民间医药杂志，2001（52）：257-258

[18] 李福章.射干麻黄汤加减治疗慢性支气管炎疗效观察.中国医药导报，2006，3（29）：136

[19] 程桂真，王成宝.分型论治奔豚气病.时珍国医国药，2008，19（6）：1489-1490

[20] 赵红，王长海，魏亚强．射干麻黄汤对哮喘大鼠气道炎症及外周血 Th1/Th2 平衡的影响．中国中医急症，2010，19（3）：466-468

[21] 罗光伟，孙洁民，陈菁．射干麻黄汤对哮喘豚鼠气道 ECP 和嗜酸性粒细胞凋亡的影响．中国中医急症，2006，15（6）：639

[22] 洪慧，杨帆，刘星辰，等．射干麻黄煎剂影响哮喘豚鼠外周血浆白细胞介素 5、10 的变化．中国临床康复，2006，10（35）：63-65

[23] 周庆伟，李素云．《金匮要略》皂荚丸治疗慢性阻塞性肺病痰浊阻肺型的临床研究．中国医药学报，1997，12（4）：35-36

[24] 张南会．定喘汤合皂荚丸对慢性阻塞性肺疾病急性加重期的改善作用．中医药临床杂志，2008，20（5）：460-462

[25] 傅志红．《金匮要略》皂荚丸在肺系病中的应用．中国医药学报，2001，16（4）：42-44

[26] 姜文生．下法治疗喘证体会．河南中医，2007，27（11）：34

[27] 秦琼．经方治验奇证案 2 例．光明中医，2006，21（1）：48-49

[28] 汪贻魁．皂荚散治疗小儿厌食症 110 例．湖北中医杂志，1987（1）：25

[29] 李登美．金匮皂荚丸为主治疗肺泡蛋白沉着症 18 例．浙江中医杂志，1995（2）：59

[30] 李建军，庞志勇．厚朴麻黄汤治疗支气管哮喘 126 例．中医研究，2007，20（1）：42-43

[31] 黄明贵译．厚朴麻黄汤茯苓杏仁甘汤治肺气肿．湖北中医杂志，1985（6）：57

[32] 张荣春．张德超应用经方治验五则．中国中医基础医学杂志，2000，6（9）：39-41

[33] 姜春华，等．经方应用与研究．北京：中国中医药出版社，1994：82

[34] 石素华．止嗽散与泽漆汤加减治疗咳嗽病临床观察．黑龙江中医药，2002（3）：16-17

[35] 王余民．泽漆汤加减治疗慢性支气管炎 68 例观察．实用中医药杂志，2004，20（10）：550-551

[36] 海崇熙．泽漆汤治疗肺系急重病验案三则．国医论坛，1991（3）：14-15

[37] 黄吉赓．泽漆止咳单体的临床研究．中西医结合杂志，1985（1）：39

[38] 金寿山．金匮诠释．上海：上海中医学院出版社，1986：127-128

[39] 浙江省工人疗养院，等．加味麦门冬汤对矽肺疗效观察初步小结．浙江中医杂志，1959（4）：15

[40] 张谷才．麦门冬汤的临床应用．安徽中医学院学报，1983（3）：9

[41] 王素平．麦门冬汤加味治疗抗结核化疗中引起消化道副反应 36 例报告．实用医技杂志，2002，9（9）：682

[42] 吕志杰．金匮杂病论治全书．北京：中医古籍出版社，1995：152

[43] 刘朝芳．麦门冬汤治疗喉源性咳嗽临床观察．光明中医，2001，16（3）：44-45

[44] 林长泰．《金匮》麦门冬汤的临床应用．浙江中医学院学报，1983（1）：31

[45] 刘胜利．麦门冬汤加味治疗肺燥阴虚型声嘶 36 例．辽宁中医杂志，1990（8）：36

[46] 郭本传．麦门冬汤治疗上消化道疾病体会．中医药通报，2004，3（4）：55-56

[47] 王伯章．麦门冬汤加味治疗妊娠恶阻．中医药学报，1986（2）：38

[48] 何秀川．麦门冬汤加味治疗经前冲逆症举隅．天津中医，1986（3）：19

[49] 林玉珊．麦门冬汤体内抑瘤效应的免疫机制探讨．基层医学论坛，2006，10（11）：1018-1020

[50] 隋振寰，等．葶苈大枣泻肺汤的临床运用．国医论坛，1986（1）：29

[51] 黎成远．葶苈大枣泻肺汤在肺系疾病中的应用．新中医，1989（12）：16

[52] 姜玉杰．葶苈大枣泻肺汤合控涎丹治液气胸．四川中医，1984（2）：45

[53] 王秀英，陈法鼎．葶苈大枣泻肺汤加味治疗胸腔积液 30 例．山东中医杂志，2001，20（10）：607-608

[54] 幸良诠，李年春．重剂葶苈大枣泻肺汤加枳实治疗心衰 50 例次．中医杂志，1989（2）：20

[55] 刘强．葶苈大枣泻肺汤治疗鼻塞．辽宁中医杂志，1988（3）：32

[56] 张志辉，陈大连．葶苈大枣泻肺汤治疗肺心病急性发作期 30 例临床观察．中国民族民间医药，

2010，19（8）：138-139

[57] 罗长元．葶苈大枣泻肺汤加味治疗支气管哮喘．中国中医急症，2001，10（1）：54

[58] 江苏新医学院．中药大辞典．上海：上海人民出版社，1977：2320

[59] 楚华，李昭霞，李学良．排脓解毒法治疗肺痈31例．实用中医内科杂志，2003，17（3）：224-225

[60] 刘君．桔梗汤加味治疗喉源性咳嗽50例．成都中医药大学学报，2005，28（1）：19

[61] 杨霞．《金匮》桔梗汤"亦治血痹"浅探．中医研究，1994（2）：15

[62] 李荻梅，曹清平，卢新华．仲景"桔梗汤"的药理研究．湖南中医学院学报，1993（3）：46

[63] 付国春，等．加味越婢加半夏汤治疗哮喘55例．实用中医药杂志，2000，16（9）：18

[64] 杨治一．古方在临床上的应用．江西中医药，1954（7）：52

[65] 顾为政．越婢加半夏汤治疗百日咳50例．江苏中医，1995（1）：15

[66] 许林生．加味越婢加半夏汤治疗肺心病急性发作期临床研究．临床肺科杂志，2006，11（4）：543-544

[67] 谭日强．金匮要略浅述．北京：人民卫生出版社，1981：126

[68] 唐凯．小青龙加石膏汤治疗小儿喘息性支气管炎40例．国医论坛，1994（4）：12

[69] 衡炳芳．小青龙汤加石膏的临床运用．四川中医，1985（6）：51

[70] 谢升彩．产后发热用经方治例．浙江中医杂志，1989（4）：160

[71] 高金瑞．小青龙加石膏汤治疗小儿毛细支气管肺炎疗效观察．中国民族民间医药，2009（19）：117

[72] 江苏新医学院．中药大辞典（下册）．上海：上海人民出版社，1977：569

[73] 萧谷泉．三物白散加味治疗肺脓疡．中医杂志，1984（8）：30

[74] 胡元奎．桔梗白散治疗危重型流行性出血热219例报告．中医杂志，1982，（12）：33-34

[75] 胡欣，周明，赵坤．千金苇茎汤加减治疗小儿大叶性肺炎35例．中医药临床杂志，2010（2）：136

[76] 田中峰．苇茎汤治疗肺痈16例疗效观察．实用中医内科杂志，1989（1）：37

[77] 陈远强．综合疗法治疗肺脓肿23例．现代中西医结合杂志，2006，15（2）：2827

[78] 王耀华．加味千金苇茎汤治疗17例百日咳的疗效观察．江西医药杂志，1966（1）：43

[79] 李经通．加味千金苇茎汤治疗百日咳75例．河北中医，1985（2）：44

[80] 庞华威．千金苇茎汤加减治疗小儿急性支气管炎200例．上海中医药杂志，1983（10）：26

[81] 陈道隆．肺痈．新中医，1977（4）：27

[82] 姚芳蔚．苇茎汤在眼科上的应用．浙江中医杂志，1964（3）：15

[83] 王韶军，王永利．苇茎汤治疗慢性化脓性鼻窦炎54例．辽宁中医杂志，1990（7）：36

[84] 邱德泽．苇茎汤加味治疗悬饮12例．江西中医药，1980（4）：64

[85] 席蓓莉，张旭，蒋明．千金苇茎汤对人肺小细胞癌N446增殖与凋亡的影响．辽宁中医药大学学报，2008，10（11）：175-176

第八章

奔豚气病脉证并治

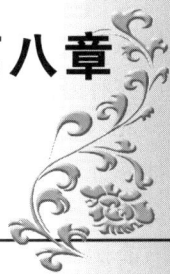

本章原文为《金匮》第八篇，专论奔豚气。奔也作"贲"，快跑，急驰之意。豚，同豕，《说文解字》："豕（豚），小豕也。"即指小猪。因该病发作时，病者自觉有气从少腹上冲至胸或咽，令人痛苦不堪，当气返于下，其痛苦亦解。故称为奔豚气，是从疾病的证候特征来命名的，正突出了其气上冲之状，犹如小猪之奔跑。

"奔豚"之名，始见于《灵枢·邪气脏腑病形》："肾脉急甚为骨癫疾，微急为沉厥奔豚，足不收，不得前后"。从其描述的症状看，与《金匮要略》奔豚气虽说名同而实异。《难经》亦有贲豚之称，《难经·五十六难》云"肾之积名曰贲豚，发于少腹，上至心下，若豚状。或上或下无时。久不已，令人喘逆，骨痿，少气。"其表现虽然与《金匮要略》奔豚气极为相似，但《难经》奔豚是指"肾之积"，即病未发作时，少腹亦有积块存在，而《金匮要略》奔豚气于"气复还止"后，腹中并无积块，有注家谓《素问》之冲疝，当与《金匮要略》之奔豚相似。观《素问·骨空论》"此生病，从少腹上冲心而痛，不得前后，为冲疝。"症状虽见"从少腹上冲心"，但是必"痛"，且不能二便，显然也与《金匮要略》奔豚气有别。考《诸病源候论》，既于积聚病诸候有"肾积贲豚"，又在气病诸候有"贲豚气候"，前者同《难经》之贲豚，后者似《金匮要略》之奔豚气。《备急千金要方·卷第十七·积气》论曰："凡卒厥逆上气"、"气攻两胁，心下痛满，奄奄欲绝，此为奔豚气"，又与《金匮要略》奔豚气之在肝者相近。

本章论述奔豚气的病因主要与情志刺激有关。此外，素体阳虚或素有水饮者，误汗之后也可导致奔豚气病。

【原文】 師曰：病有奔豚，有吐膿①，有驚怖②，有火邪③，此四部病，皆從驚發得之。師曰：奔豚病，從少腹起，上衝咽喉，發作欲死，復④還⑤止，皆從驚恐得之。(1)

【词语注解】 ①吐脓：咳吐脓血或呕吐脓血。

②惊怖：指因遭受外界突然刺激或内心惧怕而出现卧起不安、心悸的病症。

③火邪：指太阳病症因使用烧针（或温针）、艾灸、火熏等法不当而引起的病变。

④复：返回。《尔雅·释方》"复返也。"此指上冲之气返回于下。

⑤还（xuán）：副词，表时间，相当于"便"、"立即"。如《礼记·檀弓上》："还葬悬棺而封，人岂有非之者哉。"郑玄注："还之言便也，言已死即葬不待三月。"

【经义阐释】 本条主要指出奔豚气病的成因及证候特征。原文可分作两段阐释。第一段"师曰：病有奔豚"至"皆从惊发得之"，主要论述奔豚气病的发病原因。根据经义，奔豚气病、吐脓、惊怖、火邪等四类病证，确有受惊而发生。结合临床实际以及《伤寒论》、《金匮要略》两书，上述病证中，确有因惊而致病者，如奔豚气、惊怖。《金匮要略·惊悸吐衄下血胸满瘀血病脉证治》"寸口脉动而弱，动即为惊，弱则为悸"即示惊自外发；亦有因病而致惊者，如火邪。《伤寒论》"伤寒脉浮，医者以火迫劫之，亡阳，必惊狂，卧起不安。"（第115条），"太阳伤寒者，加温针，必惊也。"（第123条）皆是明证。对上述病证与惊的关系，注家多无歧义。至于吐脓与惊的关系，则为本条的疑点。后世注家对此主要有三种不同的观点。第一种认为此处有缺文，未加解释。如《医宗金鉴》谓篇中只有奔豚一证，而吐脓、惊怖、火邪皆简脱，必有缺文。"程林亦持此说。第二种是遵从经义，随文阐发。认为惊能致此四部病，但其说又各有所据。其一，如徐彬认为虽惊能致此诸病，却有在心与在肾之异。其二，如周扬俊认为此四病皆因于惊，病位悉在肝木，只因所不同，故发病有别。其三，黄树曾认为此四者虽皆与惊有关，但有惊伤心气、心血、心神、心营之别，四者并于首，说明奔豚气与心肝肾有关。第三种是对经义能通者释之，未明者存疑。如尤怡认为惊怖从惊而得，奔豚则既有从惊恐得者，亦有因发汗及烧针被寒而得者。因火邪可发惊，非因惊而发火邪。至于吐脓有咳与呕之别，其从惊得旨未详，故"吐脓，火邪二病，仲景必别有谓，姑阙之以俟知者"。后世多从此说。

综观以上诸注，仁者见仁，智者见智。但根据仲景的行文手法及《金匮要略》前后互参，当以第二种观点较妥，其中又以黄树曾之见尤长。约而言之，这四者无论是因惊而病还是因病而惊，总与心有关。仲景并列于此，其意并不在于详述四病的成因，重点是在借吐脓、惊怖、火邪以突出奔豚，表明奔豚无论是发于肝还是发于肾，总不离乎心。

第二段从"师曰：奔豚病皆从惊恐得之"指出了奔豚病的症候特征，并再次强调该病的成因。从经文所述，可知奔豚气病属于一种发作性的疾病。"从少腹起，上冲之气一旦返回于下，其痛苦便除，一如常人。可见奔豚气病的特征，就是发作时自觉有气从少腹上冲至胸或咽喉，此时患者痛苦万分，不堪忍受。但随着上冲之气返回于下，其痛苦便消失而恢复如常人。本病与冲气上逆有相似的表现，应加以鉴别。《金匮要略·痰饮咳嗽病脉证并治》体虚支饮使用小青龙汤后，变证迭出，其中就有"气从小腹上冲胸咽"一症，而且也是时发时止。但彼为心肾阳虚，水饮随冲气上下妄动，故上见"多唾"，下有"小便难"，且"手足痹，其面翕热如醉状……时复冒"。此系情志所伤，肝气循冲脉上逆，或虽有心肾阳虚，下焦阴寒随冲脉上逆，但重在气上逆，故多无上述兼症，而以"发作欲死"突出。

奔豚气病的成因，主要是"从惊恐得之"。惊、恐皆属七情，显然奔豚气的发生与情态刺激有关。但结合本篇其他条文，惊恐仅是奔豚气病发作的诱因之一，他如感寒、误汗亦是其发作的诱因。其主因与血虚肝郁、心肾阳气不足有关。此外，奔豚气发作之际还与冲脉有关，这从本篇所出方治皆不离乎冲降逆，以及冲脉的循行与肝、肾经脉的联系可以证实。

关于本病病名的由来，有两种解释，一种认为"豚"指小猪，病曰"奔豚"，是形容本病发作时，其气上冲如豚窜奔突，故以此症状特点来命名，尤怡，陆渊雷为此说代表。另一种认为"豚"指江豚，以之名病，是点出了本病与肝风生火上逆、肾气生寒而上逆凌心有关，恰与江豚之遇烈风或暴雨而出之性相似，故是从病机的角度来命名的。唐宗海、黄树曾为此说代表。从《金匮要略》的命名特点看，二说均有一定的道理，然据考证，从春秋战国至汉代"豚"字每多指小猪，而未有代称"江豚"者。如《周礼·天官·疱人》："凡用禽兽，春行羔豚，膳膏香。"郑玄注："羔豚，物生而肥，"《论语·阳货》："阳货欲见孔子，孔子不见，归孔子豚。"邢文疏："豚，豕之小者。"杨雄《方言》更明确解释"豕，其子或谓之豚"。故似以第一种解释更妥。

【文献选录】 巢元方：夫奔豚气者，肾之积气，起于惊恐，忧思所生。若惊恐则伤神，心藏神也；忧思则伤志，肾藏志也。神志伤，动气积于肾，而气下上游走，如豚之奔，故曰奔豚。其气乘心，若心中踊踊，如事所惊，如人所恐，五脏不定，食饮辄呕，气满胸中，狂痴不定，妄言妄见，此惊恐奔豚之状。若气满支心，心下闷乱，不欲闻人声，休作有时，乍瘥乍极，吸吸短气，手足厥逆，内烦结痛，温温欲呕，此忧思奔豚之状。诊其脉来触祝触祝者，病奔豚也。(《诸病源候论·气病诸候·奔豚气候》)

徐彬：治病者，不问内伤外感，忽增一病，正当深究致此之由。如外邪既伤，复有因惊而入心者，甚则有因惊而动肾气者，其现证虽殊，当知受病之原，则孰浅孰深，分而治之不难矣。故谓奔豚之与吐脓、惊悸、火邪为四部病。奔豚，肾家病也，其吐脓、惊悸、火邪，皆上焦心分病，仲景各有治法。于吐脓则曰呕吐脓血，不可治呕，脓尽自愈。于心悸，用半夏麻黄丸。于火邪，用桂枝去芍加龙骨牡蛎汤。何知究其原，则同是惊发得之。谓本病之外，此复因惊而发也。先合四部为言，见惊之能为诸病若此，然此章单论奔豚，故后只言奔豚证治耳。(《论注》)

周扬俊：此仲景言奔豚之始本于惊故，并及他病之亦因于惊者。夫奔豚，水兽也；奔豚证，肾病也。经曰：东方肝木，病发惊骇。肝为火之母，故肝病则不足以生君火，而所胜者侮之也；肝为水之子，故肝病则必至于扰肾水，而所生者顾之也。厥阴脏为藏血之地，惊则气凝，气凝则血滞，故厥阴篇有呕家痈脓，脓尽自愈也。阳明土，本畏木者也，木得邪助，下克斯土，故传而为惊怖。所以经谓见肝之病，当先实脾也。至肝病，已不得水之滋养，必热甚生风，故火炽而未得熄焉。要之于皆因于惊，而随人之所虚以致病焉耳。(《二注》)

尤怡：前云惊发，此兼言恐者，肾伤于恐，而奔豚为肾病也，豚，水畜也；肾，水脏也。肾气内动，上冲咽喉，如豚之实，故名奔豚。亦有从肝病得者，以肾肝同处下焦，而其气并善上逆也。(《心典》)

黄树曾：奔豚谓如江豚之奔突，已言之矣。少腹，脐下少腹两旁也。少腹为胞中血室。发作欲死，谓发时如江豚之上突冲急且痛，令人不能忍受也。复还止，谓气上冲至咽喉后。复退归本位也。冲脉起于胞中，上挟咽，胞中属下焦，肾阳不能化水，寒水之气随冲脉上逆，而为肾水凌心之奔豚，冲脉经胸肺上至咽，故其气必冲胸肺而至咽喉。胞室又肝所司，若胞中肝血不静，肝火上逆，则为下节之奔豚上气，俗谓肝气横胸者是也。肾水肝火皆会于胞中，故奔豚有水火二证。奔豚从惊恐得之者，以肾气凌心，则心伤而无所倚，心无所倚，为惊。而恐亦为心肾之疾肝火上逆属于火邪。治惊责之肝胆，气冲究治肾气。且气上冲胸，心气必伤，故凡奔豚病皆从惊恐得之。惟所谓惊，非指骤有所见闻而受咻之惊而言，恐亦非指内悚惧。乃谓病因皆由于心肝肾受伤也。学者当会通之。(《释义》)

按： 以上巢氏、徐氏、周氏三家皆谓奔豚气病位在肾。巢氏论之有惊恐、忧思之别，其叙症极详，于辨证尤益。周氏释发惊伤肝导致四部病，对理解经义别有启发。尤氏言奔豚有肾病、肝病之异，颇合经文。黄注对奔豚证候条文分析，提出奔豚与心肝肾、冲脉皆有关，其意尤长。

【现代研究】 黄柄山等[1] 等通过观察11例奔豚气病患者（有4例兼见梅核气），均有肝郁气滞的症状，故认为奔豚气病是在肝郁气滞的基础上发生的。据曾对440例肝郁气滞及其有关证候的分析，认为该证主要是边缘系统、下丘脑，自主神经功能失调，交感神经功能偏亢，腹腔神经丛功能紊乱或病损，皮层内抑制过程减退，间脑释放所致。黄氏等介绍，有学者认为，在患某些妇科病后，可由于盆丛遭受侵害而发生交感病，即出现"癔病性"全身神经反应；兴奋性过强，容易流泪。并有一特殊症状，即头部反应，表现为从下腹部升至头部的一种内部感觉波，这种波通常散布于左侧到达枕部，经由头部而至面部。当它到达面部时，病人产生血流充满的感觉，面部发生充血，同时具有内部感受，病人往往自述痛楚非常。这种交感病与奔豚证极为相似。

【原文】 奔豚氣上衝胸，腹痛，往來寒熱，奔豚湯主之。（2）

奔豚湯方：

甘草　芎藭　當歸各二兩　半夏四兩　黃芩二兩　生葛五兩　芍藥二兩
生薑四兩　甘李根白皮一升

上九味，以水二斗，煮取五升，溫服一升，日三夜一服。

【经义阐释】 本条论述血虚肝郁，化热上冲之奔豚气的证治。肝藏血而主疏泄，故体阴而用阳。肝血充足则肝气疏泄条畅，肝血虚则肝气易郁。气郁日久使渐渐化热，若突然遭受情志刺激，就可能发为奔豚气病。肝气随冲脉上逆，遂自觉有气从少腹上冲至胸，此较气上冲至咽喉稍轻。肝气横逆，乘犯脾胃，故腹痛。然腹痛部位具体在何处，一般注家多泛指，但亦有详指者。一"指大腹、小腹、少腹皆痛而言"，如《金匮要略释义》；一指脘腹部，如《高等中医院校教学参考丛书·金匮要略》；一指少腹痛，如四版教材《金匮要略选读》，诸说皆有所据，然从腹痛产生的机理分析，似以脘腹痛为妥。若结合临床实践，又多见少腹亦痛。故此处腹痛，可兼指脘腹痛及少腹痛。这也是肝郁奔豚之主症。往来寒热，虽为少阳病的主症，此却属内伤杂病之症。因肝胆互为表里，肝郁化热，影响少阳，使其枢机不利，亦可见往来寒热。但与外感病邪入少阳，正邪相争的往来寒热、在机理与表现上皆有别。总之，本症是血虚肝郁，化热上逆而致的奔豚气病，"气上冲胸"，必伴"发作欲死"，是其诊断的特征，"腹痛"为主症，"往来寒热"属兼症。

【方药评析】 本症以血虚肝郁为本，情志刺激为诱因，肝郁化热，循冲脉上逆为标。法当下气降逆，清热调肝，治标为主，兼顾于本。方中甘李根白皮，即李树的根皮《名医别录》载"大寒，主消渴，止心烦，逆奔气"，"性寒"能清热，"逆奔气"则寓下气之功，可见甘李根白皮是方中主药。《外台秘要》治奔豚气共有13首方，其中8首方剂皆运用了甘李根白皮，故此药为治热性奔豚气病的专药。生姜半夏擅长降逆，仲景常常二药同用，此处用之以协助李根白皮下气降逆，使上冲之气返于下。二药虽性温，但与大寒之李根皮配伍，则去性取用。黄芩性味苦寒，《神农本草经》云"主诸热"，陶弘景谓"治奔豚，脐下热痛"，方中用之以清热。生葛，即葛根之用生者，与黄芩为伍，可清肝热。当归、芍药、川芎养血调肝，以顾其本。芍药与甘草相协、又能缓肝急、止腹痛。

由于本证为奔豚发作，气逆上冲，情势较急，故昼夜服药，"日三夜一服"，欲平其上冲逆，速解标急。

【文献选录】 徐彬：此乃奔豚之气，与在表之外邪相当者也。故状如奔豚，而气上冲胸，虽未至咽喉，亦如惊发之奔豚矣。但兼腹痛，是客邪有在腹也，且往来寒热，是客邪有在半表里也，故合桂枝、小柴胡，去桂去柴，以太少合病治法，合其内相合之客邪。肝气不调，而加辛温之芎、归，内寒疼逆，而加甘温之生葛、李根，谓客邪去而肝气畅，则奔豚不治而自止也。桂为奔豚的药而不用，里急也。（《论注》）

周扬俊：气上冲胸，较冲咽喉稍缓。然腹痛明系木来乘土，若往来寒热，少阳本病，以厥阴与少阳相表里也。故以作甘者益土为制水，半夏、生姜消散积滞，以辛温去寒，以苦寒解热，当归益荣，芍药止痛。凡发于惊者，皆以本汤主治，故即以病名汤。（《二注》）

尤怡：此奔豚气之发于肝邪者，往来寒热，肝脏有邪而气通于少阳也。肝欲散、以姜、夏、生葛散之；肝苦急，以甘草缓之；芎、归、芍药理其血；黄芩、李根下其气。桂、苓为奔豚主药，而不用者，病不由肾发也。（《心典》）

按：以上诸注皆谓本证与肝有关。但徐注以客邪而畅肝气论治；周注责之于惊，认为治在肝脾；尤注立足于肝，专论病与治。总以尤注意长。

【临床应用】　（1）治疗抑郁症：史先芬等[2]　用奔豚汤加减结合心理疏导疗法治疗抑郁症 50 例，方药组成：李根白皮 20g，半夏 9g，川芎、当归、白芍各 12g，葛根 15g，黄芩、甘草各 9g，生姜 3 片。随症加减：嗳气频作、胸脘不畅加旋覆花 15g、代赭石 30g 以平肝降逆；心烦失眠加磁石 15g，珍珠母、赭石各 30g，旋覆花 10g，酸枣仁 10g，以重镇安神；激越者加礞石滚痰丸 1 丸，每日 2 次口服。治疗结果：两个疗程后治愈 22 例，显效 12 例，有效 11 例，无效 5 例。总有效率 90%。

（2）治疗胃肠神经官能症：金翠香等[3]　用奔豚汤加味治疗胃肠神经官能症 28 例，方药：当归、川芎、白芍、李根白皮、葛根、半夏、黄芩、甘草、生姜。若无李根白皮，可用桑白皮代之；胸胁苦满、身发寒热者，加柴胡、陈皮；冲气上逆甚者加代赭石；脐下悸者加云苓、槟榔片；便干难下者加酒军、蜂蜜（冲服）。每日 1 剂，1 个疗程 6 天。治疗最长者两个疗程，最短者 4 天。结果：治愈 20 例，好转 7 例，无效 1 例，总有效率 96.4%。

（3）治疗焦虑性神经官能症：杨晓等[4]　治疗焦虑性神经官能症 26 例。药物组成：葛根、川芎各 20g，黄芩、当归、白芍、桑白皮各 15g，半夏、甘草各 10g，生姜 3 片。加减：若心悸而脉弦者，加党参 15g、五味子 15g；若阵发性胸闷，烦热上冲，喘而难于平卧者，加党参、麦冬、五味子、紫菀各 15g；若睡眠差加夜交藤、珍珠母、生龙牡、磁石各 30g。1 天 1 剂，20 天为 1 个疗程，一般 1～3 个疗程，观察疗效。治疗结果：痊愈 20 例，好转 6 例，总有效率 100%。

（4）治疗慢性结肠炎。黄海兵[5]　以奔豚汤合痛泻要方治疗慢性结肠炎 87 例，另设对照组，治疗组给予西药治疗的同时服用奔豚汤；对照组始终给予西药治疗。观察两组治疗前后临床表现，起效时间及随访远期疗效比较等。结果上述指标治疗组与对照组差异有显著性（$P<0.05$ 或 $P<0.01$），治疗组均优于对照组。表明奔豚汤可以有效地治疗慢性结肠炎。处方：当归 10g，川芎 10g，白芍 10g，半夏 12g，黄芩 8g，葛根 15g，李根皮 15g，防风 10g，炒白术 15g，焦山楂 15g，甘草 6g，生姜 10g，陈皮 10g，1 日 1 剂。对照组：口服柳氮磺胺吡啶（SASP）。发作期服 SASP 1.5g/次，4 次/日；缓解期服 SASP 1g/次，2 次/日。重者加醋酸泼尼松 10mg，3 次/日。两组病例均以 15 天为一疗程，隔 5 天再进行下 1 个疗程，3 个疗程后观察疗效。

【现代研究】　对于方中李根白皮一药，近世医家使用的代用品有樗白皮、桑白皮、陈皮、椿根皮、桂枝、川朴等。总之，临证时宜根据病情选用适当的药物代之。

【原文】 發汗後，燒鍼令其汗，鍼處被寒，核起而赤者，必發奔豚，氣從少腹上至心，灸其核上各一壯，與桂枝加桂湯主之。（3）

桂枝加桂湯方：

桂枝五兩 芍藥三兩 甘草二兩（炙） 生薑三兩 大棗十二枚

上五味，以水七升，微火煮取三升，去滓，溫服一升。

【经义阐释】 此论过汗感寒发生奔豚的证治。先用发汗方法，病未得解，续用烧针法，又令汗出，如此一再汗，既伤阴又伤阳。而对于素体阳虚之人，则伤阳尤重。阳虚卫表不固，加之烧针后局部护理不周，寒邪遂从针孔处乘虚侵袭人体。寒邪入内，一则导致局部气滞血瘀，出现针孔处结核肿赤，一则容易引动在下的阴寒之气上逆，故谓"必发奔豚"。外寒内入，引动下焦阴寒之气乘虚上逆，所以有气从少腹上冲心胸。此际宜温阳散寒，平冲降逆，表里同治。故外用灸法温经散寒行滞，内服桂枝加桂汤解肌散寒，振奋阳气，平冲降逆。

对于本证奔豚发作的病，注家各有侧重，有论及烧针惊心的，如徐彬、李彣、吴谦；有提及阳虚的，如魏荔彤、李彣、高学山；有兼及心阳虚或心阴虚的，如李彣、高学山；有涉及外寒的，如周扬俊；有着眼下焦阴寒上逆的，如魏荔彤、黄树曾等；有确指肾水阴邪上凌的，如吴谦。诸说见仁见智，各有道理。然而根据从方测证，并与苓桂甘枣汤比较来看，本证的发生，实与素体阳虚，复感外寒，引动下焦阴寒之气上逆有关。

【方药评析】 方中取桂枝汤解肌散外寒，加桂以振奋阳气，平冲降逆。对于方中所加之"桂"，后世有三种认识：一是主张加桂枝，如黄元御认为加桂枝，意在"疏风木而降奔冲"；二是主张加肉桂，如方有执、张璐，意在"伐肾邪，泄奔豚之气"；三是主张酌情选加桂枝或肉桂，欲解太阳之邪，即加桂枝；欲平肾邪，便加肉桂。如章虚谷即持此见。三说各有所据。但是详析本证的病机与方治，结合仲景用桂的习惯，无论是治里的肾气丸、苓桂草枣汤，还是涉表的五苓散，皆用桂枝，故有理由认为，仲景原意可能是加桂枝。至于章虚谷的观点，可以看做是后世医家对该方的灵活变通。

【文献选录】 徐彬：此言太阳余邪未尽，而加奔豚，兼又核起者，立内外两治之法也。谓太阳病发汗矣，又复烧针令汗，以太阳之邪未解故也。奈烧针则惊发其奔豚之气，所以气从少腹上至心，于是治其余邪，攻其冲气，治之甚易。乃又针处被寒，核起而赤，则兼治为难。故以桂枝汤主太阳之邪，加桂以伐奔豚之气，而赤核则另灸，以从外治之法，庶为两得耳。所以若此者，以无腹痛及往来寒热，则病专在太阳故也。（《论注》）

魏荔彤：灸后与桂枝加桂汤主之，意取升阳散邪，固卫补中。所以为汗后感寒，阳衰阴乘之奔豚立法也。与前条心动气驰，气结热骤之奔豚，源流大别也。（《本义》）

尤怡：此肾气乘外寒而动，发为奔豚者。发汗后，烧针复汗，阳气重伤，于是外寒从针孔而入通于肾，肾气乘外寒而上冲于心，故须灸其核上，以杜再入之邪，而以桂枝汤外解寒邪，加桂内泄肾气也。（《心典》）

黄树曾：烧针令其汗，谓用灯火或艾火烧，或用雷火神针等逼其汗出也。发汗后烧针令其汗者。谓已用药发出汗，复用烧针但令再汗也。针处被寒二句，谓加烧针后，针处为寒邪所袭，致身起色赤形圆而硬如果实之核。由于一再发汗，阳气重伤，寒邪易入。而汗为心液，汗出多则心液虚，心液虚于内，寒邪薄于外，故心火之色见也。心火衰，则肾气乘外寒而上冲于心，故曰必发奔豚。灸其核上各一壮者，谓于每核上各灸一壮，旨在助其心火，散其外寒也。主以桂枝加桂汤，亦不外解寒邪，内壮心旭而泄肾气也。

奔豚冲气，即《名医别录》所谓肾邪者也。肾邪之动，有挟水者，有不挟水者。挟水者用茯苓，不挟水者不用茯苓，如下节所示发汗后，……茯苓桂枝甘草大枣汤主之，此用茯苓者也。本节发汗后……与桂枝加桂汤，此不用茯苓者也。（《释义》）

【临床应用】　（1）治奔豚病：岳美中[6] 治老友娄某某的爱人，年七十。患呕吐腹痛1年余。初诊：1973年4月6日。询其病状，云腹痛有发作性，先呕吐，即于少腹虬结成瘕块而作痛，块渐大，痛亦渐剧，同时气从小腹上至心下，若闷欲死。既而冲气渐降，痛渐减，块亦渐小，终至痛止块消如常人。按主诉之病状，是所谓奔豚气者，言其气如豚之奔突上冲的形状。《金匮要略》谓得之惊发。惊发者，惊恐刺激之谓。患者因其女暴亡，悲哀过甚，情志经久不舒而得此症。予仲景桂枝加桂汤。处方：桂枝15g，白芍9g，炙甘草6g，生姜9g，大枣4枚（劈）。水煎温服，每日1剂。二诊（4月30日）：共服上方14剂。奔豚气大为减轻，腹中作响，仍有1次呕吐。依原方加半夏9g，茯苓9g，以和胃蠲饮。嘱服10剂。三诊（5月13日）：有时心下微作冲痛，头亦痛，大便涩，左关脉弦，是肝胃气上冲，改予理中汤加肉桂、吴茱萸，以暖胃温肝。服后痊愈回乡，两月后函询未复发。

（2）治脑外伤后综合征：左凤云[7] 根据脑外伤后综合征一般以自主神经功能失调和癔病样症状为主，并以气滞血瘀、痰湿中阻为其主要的发病机理，常见肝脾不和或脾胃不和诸证，遂以桂枝加桂汤加茯苓、丹皮、赤芍、桃仁、礞石、石菖蒲、远志、马尾连、栝蒌治疗30例脑外伤。以1个月为疗程，其中23例经2～3个疗程治疗后，症状基本消失，6例明显好转，1例较有好转。

（3）治疗血管神经性头痛：杨慧[8] 以桂枝加桂汤合小陷胸汤治疗血管神经性头痛21例。方药组成：桂枝18～24g，白芍12～18g，半夏9g，瓜蒌30g，尾连30g，川芎9g，白芷9g，菖蒲15g，远志15g，赤芍9g。结果：近期疗效明显，一般在服药3～5剂后头痛减轻（13例），少则1～2剂（6例），多则6～8剂（1例），即可达到减缓疼痛或止痛效果。无效者1例。

（4）治疗顽固性呃逆：杜世华[9] 将本病80例随机分为治疗组42例、对照组38例。治疗组用药：桂枝15g，白芍10g，代赭石30g，桃仁、三棱、莪术各10g，红花6g，炙甘草12g。中焦虚寒加吴茱萸10g、小茴香15g；脾胃蕴热加生大黄10g、生石膏30g；胃肠气滞加槟榔15g、香附20g。每日1剂。对照组用654-2片10mg，每日3次。治疗结果：治疗组痊愈24例，好转15例，无效3例，总有效率93%；对照组痊愈12例，好转15例，无效11例，总有效率71%。

【原文】　發汗後，臍下悸者，欲作奔豚，茯苓桂枝甘草大棗湯主之。（4）

茯苓桂枝甘草大棗湯方：

茯苓半斤　甘草二兩（炙）　大棗十五枚　桂枝四兩

上四味，以甘瀾水一斗，先煮茯苓，減二升，内諸藥，煮取三升，去滓，溫服一升，日三服。甘瀾水法：取水二斗，置大盆内，以杓揚之，水上有珠子五六千顆相逐，取用之。

【经义阐释】　此论汗后欲作奔豚的证治。若外感伤寒表证，发汗恰当，则汗后病当愈。如果发汗后，反而出现脐下跳动不适之变，则预示一是下焦可能素有水饮，二是发汗不当。下焦素停水饮，则总欲蠢蠢内扰作祟，若逢汗出不当，致伤阳气，水饮便欲乘势上逆，故见脐下悸，然毕竟尚未形成冲气上逆的局面，所以是"欲作奔豚"。本证总属汗伤阳气，下焦水饮欲夹冲气上逆所致，治宜通阳祛饮，平冲降逆，方用苓桂甘枣汤。

本证与桂枝加桂汤证均治汗后阳虚之奔豚气病，皆涉及心肾，但此兼有水饮为欲作奔豚病较轻，彼夹有外寒为奔豚已作病情重。二者有所区别。而奔豚汤证虽是奔豚已作，但病属肝郁化火，与上二证更有不同，兹列表比较如下：

肝气奔豚、肾气奔豚（已发）、肾气奔豚（将发）

病 证	成 因	主 症	治 法	方 药
肝气奔豚	血虚肝郁，复因情志不遂，气郁化火夹冲气上逆	气上冲胸，腹痛，往来寒热	下气降逆清热调肝	奔豚汤（甘草、芎䓖、当归各二两，半夏四两，黄芩二两，生葛五两，芍药二两，生姜四两，甘李根白皮一升）
肾气奔豚（已发）	汗后阳虚感寒，下焦阴寒夹冲气上逆	气从少腹上至心胸，针孔处出现结核红肿	温阳散寒平冲降逆	桂枝加桂汤（桂枝五两，芍药三两，炙甘草二两，生姜三两，大枣十二枚）
肾气奔豚（将发）	汗发后阳虚，下焦水饮欲夹冲气上逆	脐下跳动不适，欲作奔豚	利水通阳平冲降逆	茯苓桂枝甘草大枣汤（茯苓半斤，甘草二两，大枣十五枚，桂枝四两）

【方药评析】 本方重用茯苓以利水消饮，导致下走；桂枝平冲降逆，得炙甘草还可通阳；大枣、甘草健脾培土，以制水饮。诸药同用，共奏利水通阳，平冲降逆之功。方中先煎茯苓，是取久煎味厚力强，以便发挥其渗泄下行之功。至于方中用甘澜水煎药，注家约有两种解释，一种认为是取其水扬之后无力，即全无水阴柔之性，从而不助下焦水饮之邪，如李彣、程林皆持此说。一种认为本证属奔豚上逆，治宜"凭高弹压"，但水性下趋，茯苓又先煎，以致全方渗泄下行之力较强，然恐药力不能顾及上焦，欲将水扬作甘澜。以减缓其下趋之性，使药力少少留连于上焦，从而发挥作用。高学山即此说。二者各有一定的道理，可合参之。

【文献选录】 徐彬：仲景论证，每合数条以尽其变故，如奔豚一证，由于惊发，则合四部，见其因同而证异，庶知奔豚之所自来。又即言其气从少腹冲至咽喉，以见此病之极。则又即言其兼腹痛，而往来寒热，以见此证从表未清来，而有在半表里者，则于内为多。又即言其兼核起，而无他病者，以见此证有只在太阳而未杂他经者，则于表为多。又即言汗后脐下悸，欲作奔豚而未成者，以见此证有表去之后，余邪侵肾者，则水气为多。故曰冲咽喉，曰冲胸，曰冲心，曰脐下悸，而浅深燎然。用和解，用伐肾，用桂不用桂，而酌治微妙，奔豚一证，病因证治，无复剩义。苟不会仲景立方之意。则峻药畏用。平剂寡效，岂真古方不宜于今耶。（《论注》）

程林：汗后脐下悸者，阳气虚，而肾邪上逆也，脐下为肾气发源之地，茯苓以伐肾邪，桂枝行阳以散逆气，甘草、大枣甘温助脾土以制肾水。并用甘澜水者，扬之无力，全无水性，取其不助肾邪也。（《直解》）

吴谦：发汗后，心下悸者。心阳虚，本经自病也。脐下悸者。肾邪乘虚上干心病也。

奔豚者，脐下气动而上冲也。欲作奔豚者，有似奔豚之状而将作未作也。茯苓桂枝甘草大枣汤所以补火土而伐水邪也。上条发明外感寒邪。能病奔豚，此条更申明内有水气，亦能病奔豚也。（《金鉴》）

按：徐氏详于鉴别奔豚病三证，程氏析方较全面。吴氏释症状较确切。

【临床应用】（1）治疗奔豚气：王成宝等[10] 病案。某男，65 岁。2002 年 3 月 2 日初诊。患者患前列腺增生症已多年，近两年来出现发作性脐下动悸，以手触之应指明显，继而出现气从少腹上冲，至心胸则悸烦不安，呼吸不利，并可见到头身汗出，每天发作 1～2 次。近几日由于感冒后发汗过多使气逆上冲症状加重前来就诊。刻诊：脐下悸动，自觉有气上冲，不欲饮食，四肢不温，大便不调，小便短少不利，有排尿不尽之感。舌质淡，苔滑，脉沉弦。诊为水气下蓄，乘心脾阳气虚弱而上冲。治以利水温阳，以茯苓桂枝甘草大枣汤加味：茯苓 30g，桂枝 12g，炙甘草 10g，白术 10g，猪苓 12g，大枣 12 枚。6 剂，每日 1 剂，水煎 2 次，分 3 次服。1 周后复诊：脐下悸动程度有所好转，气上冲胸发作次数减少，又以前方累计服用 30 余剂，小便短少不利、排尿不尽症状已明显好转，气上冲胸的症状已不再发作。

（2）治疗脐下悸：陈伯涛[11] 用加味苓桂甘草汤治疗脐下悸十余例。陈氏认为，脐下悸虽然尚不能确指为何种疾患，但临床也往往有之。大多可能为动脉血流失其常度，有人疑为动脉瘤之故，亦有人认为是胃肠神经官能症者。

（3）治疗眩晕：金维老医生[12] 常用苓桂草枣汤配伍夏枯草、钩藤等清热平肝药治疗痰饮眩晕（耳源性眩晕），多能收到近期疗效。

【现代研究】利尿作用：孙维敏等[13] 通过实验观察了苓桂甘枣汤对小白鼠的利尿作用。苓桂甘枣汤：茯苓半斤（24g），桂枝四两（12g），炙甘草二两（6g），大枣十五枚（50g）。煎煮 2 次，第 1 次加 10 倍量水，第 2 次加 8 倍量水，各煎煮 60 分钟，滤取合并 2 次煎液，浓缩至 100％苓桂甘枣汤（每毫升相当于原方剂药材量 1g）备用。采用利尿实验法发现 100％的苓桂甘枣汤在投药后第 3、4、5、6 小时均有明显的利尿作用，与呋塞米组相比发挥利尿作用的时间较晚，但利尿作用持续时间较长，6 小时内小白鼠排尿总量与呋塞米相类似。

小　　结

本章专门论述奔豚气病的成因、证候及其辨证治疗，对于该病的成因，原文明确提出是"从惊恐得之"，显然，与情志刺激有关。此外，原文还涉及到阳虚阴盛、兼感外寒、水饮内停等因素。其病位主要累及心、肝、肾，并与冲气上逆有关。若论病情，又有偏寒、偏热与偏虚、偏实之别。奔豚气病为一种发作性的疾病，以发作时自觉有气从少腹上冲胸或咽喉，其时痛苦难忍，但气逆平复遂止为特征。本病的治疗虽有温阳散寒、清热调肝、通阳利水祛邪之别，但总不离下气平冲降逆之法。故偏热之奔豚，多用苦寒的李根白皮；偏寒的奔豚，则用辛温的桂枝。具体辨证，又可分为肝气奔豚、肾气奔豚。其中肝郁气滞化火，夹冲气上逆的奔豚气证，以气从少腹上冲胸，腹痛，往来寒热为特点，尚可见肝郁化热的脉症，治用奔豚汤下气降逆，清热调肝。若心肾阳虚，兼感外寒，下焦阴寒夹冲气上逆的奔豚气证，则以气从少腹上冲心，兼阳虚阴寒脉症为特点，治用桂枝加桂汤温阳散寒，平冲降逆。若心肾阳虚，下焦水饮夹冲气上逆的欲作奔豚证，又以脐下悸动，兼阳虚饮停的脉症为特点，治用苓桂甘枣汤利水通阳，平冲降逆。

附：奔豚气病内容归纳表。

奔豚气病内容归纳表

含义	奔豚气病是以阵发性地自觉有气从少腹上冲胸或咽喉。其时痛苦万分，犹如欲死之状为特征的一种疾病				
病因	包括情志刺激，阳虚阴盛、复感外寒或下焦水饮内停等，并与冲脉之气上逆有关				
辨证论治	肝气奔豚		气从少腹上冲胸，腹痛，往来寒热，尚可见肝郁化热的脉症	下气降逆清热调肝	奔豚汤
	肾气奔豚	奔豚已作	气从少腹上至心，温针局部核起而赤，并可伴阳虚阴盛的脉症	温阳散寒平冲降逆	桂枝加桂汤
		奔豚欲作	脐下悸动不安，并伴阳虚停饮的脉症	利水通阳平冲降逆	苓桂甘枣汤

（张　琦）

参 考 文 献

[1] 黄柄山，牟树理．奔豚气与梅核气之临床及现代病生理基础的探讨．辽宁中医杂志，1981（9）：21-23

[2] 史先芬，吴自广．奔豚汤治疗抑郁症50例疗效观察．中国社区医师，2006，22（17）：37

[3] 金翠香，曹力博，杨静．奔豚汤加味治疗胃肠神经官能症疗效观察．中华实用中西医杂志，2004，4（17）：3413

[4] 杨晓，刘平．奔豚汤治疗焦虑性神经官能症26例．陕西中医，2007，28（7）：879

[5] 黄海兵．奔豚汤合痛泻要方治疗慢性结肠炎87例．内蒙古中医药，2009（8）：26

[6] 中医研究院．岳美中医案集．北京：人民卫生出版社，1978：49

[7] 左凤云．对脑外伤后综合征的治疗体会．新医药学杂志，1977（9）：23

[8] 杨慧．桂枝加桂汤联合小陷胸汤治疗血管神经性头痛21例．山西医药杂志，2004，33（5）：388

[9] 杜世华．桂枝加桂汤加减治疗顽固性呃逆．山西中医，2007，23（1）：14

[10] 王成宝，葛秀英．以仲景奔豚方治疗气逆上冲证验案举隅．北京中医，2007，26（6）：374-375

[11] 陈伯涛．加味苓桂甘枣治疗脐下悸经验．辽宁中医杂志，1982（12）：27

[12] 金维．金慎之老中医治疗痰饮眩晕用药经验的探讨．浙江中医杂志，1981（5）：216

[13] 孙维敏，王孝先，胡邦仁，等．茯苓桂枝甘草大枣汤利尿作用实验观察．新疆中医药，2003，21（1）：8-9

第九章
胸痹心痛短气病脉证治

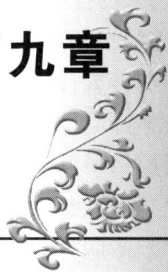

本章原文为《金匮》第九篇，主要讨论胸痹、心痛和短气三种病证的病因、病机和证治。篇名虽标为胸痹、心痛、短气三病，但主要是讨论胸痹和心痛，其中又以讨论胸痹为主。

"痹"是闭塞不通的意思，不通则痛，胸痹就是胸中痞塞不通，因而引起胸膺部内外疼痛为主要症状的病证。胸痹病名，《灵枢·本脏》早有记载："肺火则多饮，善病胸痹"。它既是一个病名，又是病位和病机的概括。病位主要在胸膺部，其病机主要是上焦阳虚，阴寒邪气上干阳位，痹阻清阳，致胸阳痞寒不通，不通则痛，因而发生胸痹。

心痛是指正当心窝部位的疼痛病证。心痛病名，《灵枢·五邪》已有记载："邪在心，则病心痛"。心痛以病位和症状命名，其病情比较复杂。其病机主要是"阳微阴弦"，本虚标实。一般说来，心窝部以上疼痛叫胸痹。本章往往胸痹、心痛并举，但也有单讲胸痹，或单讲心痛，可见，两者可相互影响，也可单独发生。

短气指呼吸急促，是一种呼吸困难的表现。在本章中，短气仅作为胸痹的一种伴发症状。短气之名，《素问·风论》有记述："肺风之状，……时咳，短气"。李中梓《医宗必读》描述了短气的表现："短气者，呼吸虽急而不能接续，似喘而无痰声，亦不抬肩，但肺壅而不下。"

胸痹、心痛、短气三者都属胸膈间病，发病部位邻近，三者之间有着一定的联系。胸痹和心痛均有疼痛症状，病因病机都与阳虚阴盛，阴乘阳位有关，二者之间往往又相互影响，既可单独发生，又可合并发生。而短气又是胸痹病的常见症状，故把三种病证合在一篇讨论，有利于辨证论治。

【原文】 师曰：夫脉当取①太过不及②，阳微阴弦③，即④胸痹而痛，所以然者，责其极虚⑤也。今阳虚知在上焦，所以胸痹、心痛者，以其⑥阴弦故也。(1)

【词语注解】 ①取：拿，引申为取得，诊得。

②太过不及：指脉象改变，盛过于正常的为太过，如浮、大、弦、滑、数等，主邪盛；脉象不足于正常的为不及，如沉、迟、微、弱、涩等，主正虚。

③阳微阴弦：关前为阳，关后为阴。阳微，指寸脉微；阴弦，指尺脉弦。关于从脉的部位分阴阳的观点，另有以浮、沉与左、右手脉来分辨的，可供参考。

④即：《脉经》作"则"。

⑤极虚：杨雄《方言》"极，疲也"。此处指阳气虚疲、困惫不足。"极虚"下，《备急千金要方》有"故"字。

⑥以其：此下，《脉经》有"脉"字；《备急千金要方》有"人脉"二字。

【经义阐释】　本条原文从脉象论述胸痹、心痛的病因病机。仲景指出，临床诊脉应注意辨别其太过与不及，欲知其太过与不及，必须了解正常的脉象。《脉经·卷四·辨三部九候脉证第一》说："三部者，寸关尺也。尺脉为阴，阴脉常沉而迟；寸关为阳，阳脉俱浮而速……此其常也。"黄元御《悬解》说："寸大而尺小者，气之常也。"正常人的脉象，一般是寸大于尺，不浮不沉，从容和缓而有力。如出现太过和不及就是病态。胸痹、心痛的"阳微阴弦"脉象，也是太过与不及的反映。"阳微"是上焦阳气不足，胸阳不振之象；"阴弦"，是阴寒太盛，水饮内停之征。"阳微"与"阴弦"同时并见，说明胸痹、心痛的病机是由上焦阳虚，阴邪上乘，邪正相搏，胸阳痹阻而成。徐彬《论注》说："最虚之处，即是容邪之处也。"由于上焦阳虚，水气痰饮等阴邪便乘虚而居于阳位，故原文说"所以然者，责其极虚也"。原文最后一句指出胸痹、心痛的病机是胸阳不足，阴邪上乘阳位。

历代注家对"阳微阴弦"的解释稍有分歧。①有以阴阳指诊脉之浮沉者，如湖北中医学院主编的《金匮要略释义》谓："阳微，指浮取而微；阴弦，指沉取而弦。"魏荔彤《本义》云："以六部浮沉言，阳微必胃也，阴弦必肝也。"②有以阴阳指诊脉之尺寸而言者，如陈念祖《浅注》认为：阳微是"关前之阳脉微"，阴弦是"关后之阴脉弦"，成都中医学院主编的《金匮要略讲义》亦宗此说。③有以不拘具体脉象，"阳微"指"不及"（正虚），"阴弦"指"太过"（邪实），从病机立论者，如周扬俊《二注》云："脉取太过不及。不及为阳微，太过即阴弦，阳虚故邪痹于胸，阴盛故心痛。"④有以阴阳指左右手诊脉者，如魏荔彤《本义》云："以左右阴阳言，阳微必左手也，阴弦必右手也"。上述观点以为第二种看法较妥。

【文献选录】　徐彬：此言治病，当知虚之所在，故欲知病脉，当先审脉中太过不及之形。谓最虚之处，即是容邪之处也。假令关前为阳，阳脉主阳，阳而微，虚也。关后为阴，阴脉主阴，阴而弦，虚邪也。（《论注》）

周扬俊：痹者，痞闷而不通也。经曰：通则不痛，故惟痛为痹。而所以为痹者，邪入之；其所以为邪入者，正先虚也。故曰：脉取太过不及。不及为阳微，太过即阴弦。阳虚故邪痹于胸，阴盛故心痛，仲景已自申说甚明。乃知此证总由阳虚，故阴得以乘之。设或不弦，则阳虽虚而阴不上干可知也。然胸痹有微甚之不同，则为治因亦异：微者但通上焦不足之阳；甚者且祛其下焦厥逆之阴。（《二注》）

尤怡：阳微，阳不足也；阴弦，阴太过也。阳主开，阴主闭，阳虚而阴干之，即胸痹而痛。痹者，闭也。夫上焦为阳之位，而微脉为虚之甚，故曰责其极虚。以虚阳而受阴邪之击，故为心痛。（《心典》）

吴谦：脉太过则病，不及亦病，故脉当取太过不及而候病也。阳微，寸口脉微也，阳得阴脉，为阳不及，上焦阳虚也；阴弦，尺中脉弦也，阴得阴脉，为阴太过，下焦阴实也。凡阴实之邪，皆得以上乘阳虚之胸，所以病胸痹、心痛。胸痹之病轻者，即今之胸满；重者，即今之胸痛也。（《金鉴》）

陈念祖：师曰病有最虚之处，即为容邪之处，当辨之于脉。夫欲知脉，当先取其太过之与不及。如关前之阳脉微，是阳气虚也；关后之阴脉弦，是阴邪实也。阴邪乘于阳位，即胸痹而心痛。所以然者，责其上焦阳气极虚也。极虚则无以为胜，邪之本矣。然单虚不为痛，今阳脉微则为虚。知其病在上焦，究其所以胸痹心痛者，以其阴中之弦，乃阴中之寒邪，乘上焦之虚而为痹为痛，是虚为致邪之因，而弦露其袭虚之本象故也。（《浅注》）

【原文】 平人①無寒熱②，短氣不足以息③者，實也。(2)

【词语注解】 ①平人：非指正常健康无病者。

②无寒热：指无外感表证。

③不足以息：即呼吸不利，胸中憋闷不畅，呼吸困难的症状。

【经义阐释】 本条承上条继论胸痹、心痛偏实的病因病机。"平人"，非指正常健康无病者，是指病人平时并不卧病在床，饮食起居同正常人一样，外表无病状或自觉无其他疾苦者。短气不足以息当指突发的症状，且病情偏实、偏急。短气是呼吸急促，甚至阻塞不通，属于呼吸困难的病变。它的发生原因，一是由于新感外邪，肺气不宣，肺气不利；二是由于痰浊、瘀血阻塞胸中，使胸阳痹阻，气血瘀滞，肺气遏郁。若由外邪引起者，一般兼见恶寒、发热的表证，本病无寒热，排除了外感引起。可知本病仍是胸阳不足，阴寒浊邪上乘阳位所致，只是病情偏标实罢了，故曰："短气不足以息者，实也"。上条病情偏本虚，故曰："所以然者，责其极虚也"。

历代注家对本条"平人"有不同看法：①指平素健康无疾之人，如尤怡称"平人，平素无疾之人也"（《心典》）。②实为胸痹心痛腹痛诸疾之人。如沈明宗说："此短气当分虚实也，但见胸痹心痛腹痛诸疾，而无外热表证，谓之平人"（《编注》）。

【文献选录】 徐彬：若平人无寒热则非表邪矣。又不见胸痹心痛之证，然而短气不足以息，非有邪碍其呼吸之气而何？故曰实也。（《论注》）

沈明宗：此短气当分虚实也。但见胸痹心痛腹痛诸疾，而无外热表证，谓之平人，即小邪中里，相挟痰食气壅，故短气不足以息，而为实证。若非胸痹，外邪痰食壅滞之因，即是七情内损短气，气不纳源之虚劳，难治证也。（《编注》）

尤怡：平人，素无疾之人也。无寒热，无新邪也；而乃短气不足以息，当是里气暴实，或痰或食或饮碍其升降之气而然。盖短气有从素虚宿疾而来者，有从新邪暴遏而得者，二端并否，其为里实无疑。（《心典》）

唐宗海：此条非胸痹证，而引此者，正以明此条短气与胸痹之短气不同也。仲景全书均是借宾定主，旁见侧出，令人互辨而辨其真实。读者若死于句下，则多窒矣。（《补正》）

【原文】 胸痹之病，喘息咳唾，胸背痛，短氣，寸口①脉沈而遲，關上②小緊數③，栝蔞薤白白酒④湯主之。(3)

栝蔞薤白白酒湯方：

栝蔞實一枚（搗）　薤白半斤　白酒七升

上三味，同煮，取二升，分溫再服。

【词语注解】 ①寸口：《外台秘要》"寸"下无"口"字。

②关上：《外台秘要》"上"作"脉"字。

③数：《直解》谓"数字误"。

④白酒：《外台秘要》作"白酨浆"。

【经义阐释】 本条是论述胸痹的典型证候和主治方剂。本条提出了胸痹的主要脉证，所以下文凡是讲到胸痹二字，都包括有本条脉证在内。原文指出"喘息咳唾，胸背痛，短气"是胸痹病的主症，而其中"胸背痛，短气"是辨证的关键。产生这些症状的病机皆由"阳微阴弦"，阳虚邪闭而成。痰浊水饮等阴邪，乘上焦阳虚，上踞胸膈间，遏阻气机的升降，气道被阻而上逆，则发生喘息；内停寒饮随气上升，则发生咳嗽，并频频吐出痰浊；痰浊水饮遏阻气道，上下升降之气不能接续，则呼吸短促。背为胸之府，浊邪闭塞胸中，导致胸背之气不能相互贯通，所以发生胸背疼痛。胸背为阳，寸口亦为阳，上焦阳气不振，所以寸口脉沉取而迟。胸中有寒饮之邪停滞，所以关上脉小紧，小紧就是脉体细小而紧急，是阴邪内盛，阻遏血液运行的缘故。治疗法则为通阳散结，豁痰下气。

历代注家对本条脉象的描述，有四种不同看法：①认为是分辨胸痹虚实证治的两种脉象，沈明宗云："寸口脉沉而迟，为虚寒之证，关上小紧数，栝蒌薤白白酒汤为寒实之证，另作一节解，否则，岂有迟数二脉同见之理哉？"（《编注》）。②对数字有不同理解：程林认为"数"字误，为衍文，当删（《直解》）；张璐亦从之。徐彬云："数者，阴中挟燥火也"（《论注》）。目前国内有学者据此认为指下多数，是躁动不宁之象，有短促感觉，为胸痹脉象的特点，吴谦云："紧疾寒痛，是中焦气急寒痛也"（《金鉴》），把"数"作疾急解，用以形容紧脉。③陶葆荪认为年老气虚，顽痰闭郁胸膈者，亦可形成寸关二部相反的脉象（《易解》）。④李克光认为紧数相合，是形容脉象紧急躁动的形态，亦即弦脉之象，则知本条主脉与首条"阳微阴弦"的脉象在实质上并不矛盾（《金匮要略教学参考资料》）。

笔者认为，本条脉象中"迟"、"数"二字不能作脉率的快慢理解，此处之"迟"是迟滞不前之象，"数"是躁动不宁之象，王叔和曾云："数脉去来促急。"故"数"可理解为短促的形容词，"关上小紧数"为前条"阴弦"脉的具体化，今阴寒水气循中焦上乘阳位，见关上之脉细小紧急而躁动不宁，是胃脘有痰浊水饮积聚之征，实质上指的即是弦脉，观《金匮要略·腹满寒疝宿食病脉证治》第20条有"其脉数而紧乃弦，状如弓弦，按之不移"之文，说明紧数相合，则为弦脉。"寸口脉沉而迟"则为首条"阳微"脉的具体化，故李克光之说较当。

【方药评析】 本病病因是上焦阳虚，寒饮滞塞。方中栝蒌开胸通窍，荡涤痰浊为君药。《名医别录》云：栝蒌"主治胸痹"。栝蒌性寒凉，经荡涤以后，上焦阳气，一定会虚者更虚，虽一时见效，但痰浊继续产生，继续滞塞，故一定要用薤白辛温通阳，豁痰下气，以宣通上焦之阳。《名医别录》云："薤白去水气，温中散结气"，以彻底治疗胸中之寒。更加白酒温通酸收，用以煎药，而不同用，可缓解栝蒌寒凉攻泻之力，兼以降浊收敛逆上之气。方中白酒，《金匮要略语译》（中医研究院编）认为是："米酒初熟的，称为白酒"（今称醪糟酒，乃低度酒）。曹颖甫用高粱酒。丹波元简主张用米醋。《备急千金要方》称白酒为白酨浆。《外台秘要》引《伤寒论》栝蒌薤白白酒汤，也用白酨浆。《说文解字》："白酒，酨浆也"。故白酒即今之米醋无疑。因本证是阴邪上踞胸阳，有喘、咳、气逆的证候，怎适宜用上升的酒，以助其气逆！不如用酸敛温行的米醋，较为合理。

【文献选录】 徐彬：此段实注胸痹之证脉，后凡言胸痹，皆当以此概之。但微有参差不同，故特首揭以为胸痹之主证、主脉、主方耳。谓人之胸中如天，阳气用事，故清肃时行，呼吸往还，不愆常度，津液上下，润养无壅；痹则虚而不充，其息乃不匀喘，唾乃随咳而生。胸为前，背为后，其中气痹，则前后俱痛，上之气不能常下，则下之气不能时上而短矣。寸口主阳，因虚伏而不鼓，则沉而迟；关主阴，阴寒相搏，则小紧而数。数者，阴中挟燥火也。故以栝蒌开胸中之燥痹为君；薤白之辛温，以行痹着之气；白酒以通行营卫为佐。其意谓胸中之阳气布，则燥自润，痰自开，而诸证悉愈也。（《论注》）

周扬俊：寒浊之邪，滞于上焦，则阻其上下往来之气，塞其前后阴阳之位，遂令为喘息，为咳唾，为痛，为短气也。阴寒凝泣，阳气不复自舒，故沉迟见于寸口，理自然也。

乃小紧数复显于关上者何耶？邪之所聚，自见小紧，而阴寒所积，正足以遏抑阳气，故反形数。然阳遏则从而通之，栝蒌实最足开结豁痰，得薤白、白酒佐之，既辛散而复下达，则所痹之阳自通矣。（《二注》）

程林：《内经》曰：肺痹者，烦满喘而呕；心痹者，脉不通，烦则心下鼓，暴上气而喘。胸中者，心肺之分，故作喘息咳唾也。诸阳受气于胸，而转行于背，气痹不行，则胸背为痛而气为短也。寸脉沉迟，关脉小紧，皆寒客上焦之脉。数字误。（《直解》）

尤怡：胸中阳也，而反痹，则阳不用矣。阳不用，则气上下不相顺接，前后不能贯通，而喘息、咳唾、胸背痛、短气等证见矣。更审其脉，寸口亦阳也，而沉迟，则等于微矣；关上小紧，亦阴弦之意。而反数者，阳气失位，阴反得而主之，易所谓阴凝于阳，书所谓牝鸡司晨也。是当以通胸中之阳为主，薤白、白酒，辛以开痹，温以行阳；栝蒌实者，以阳痹之处，必有浊阴其间耳。（《心典》）

吴谦：寸口脉沉而迟，沉则为里气滞，迟则为脏内寒，主上焦脏寒气滞也；关上小紧而疾，小为阳虚，紧疾寒痛，是主中焦气急寒痛也。胸背者，心肺之宫城也。阳气一虚，诸寒阴邪，得以乘之，则胸背之气，痹而不通，轻者病满，重者病痛，理之必然也。喘息、咳唾、短气证之必有也，主之以栝蒌薤白白酒汤者，用辛以开胸痹，用温以行阳气也。（《金鉴》）

【临床应用】　（1）治疗多种疾病：唐培生[1] 用本方随证加减治疗冠心病、慢性气管炎、肋间神经痛、非化脓性软骨炎、胸部软组织损伤等病症，并附病例以印证。

（2）治疗冠心病心绞痛：陕西省防治冠心病、高血压协作组等[2] 治疗冠心病、心绞痛44 例。方剂组成：瓜蒌30g，薤白15g，丹参15g，赤芍15g，红花15g，川芎15g，降香15g。每日1 剂，加水煎成400ml，早晚各服200ml，4 周为一疗程。心绞痛症状缓解显效者占52.3%，改善者占45.4%，心电图改善总有效率24.2%。焦树德[3]用加味瓜蒌薤白白酒汤治心绞痛。山东中医学院内科[4]以"胸痹安片"为主治疗40 例冠心病心绞痛患者。其组成：全瓜蒌30g，薤白12g，丹参30g，川芎15g，红花15g。配合降压降脂片、健心片治疗。心绞痛有效率87.9%，心电图有效率65.8%。

（3）治疗渗出性胸膜炎：李书华[5]治疗1 例本病，方用栝蒌实50g，薤白20g，水煎后加60 度白酒1 小杯，早晚各服1 次，连服10 剂告愈，1 月后复查未见异常。

（4）治疗肋间神经痛：汪慎之[6] 用本方合四逆散加味治疗肋间神经痛50 例。

（5）治疗乳腺增生症：陈肖梅等[7] 用加味瓜蒌薤白汤治疗5 例乳腺增生症。其组成：瓜蒌10～15g，薤白头、半夏、枳实、赤芍各10g，厚朴6g，甘草3g。4 例属冲任不调者，肿块缩小。1 例属肝郁痰凝无效。

（6）治疗非化脓性肋软骨炎：郑显理[8] 以本方合瓜蒌薤白半夏汤、枳实薤白桂枝汤加减治疗非化脓性肋软骨炎。其见症多为肋软骨处肿胀疼痛，伴有胸闷、气短、胃纳不佳，患侧上肢麻木或无力等。药用全瓜蒌12g，薤白9g，半夏、枳实、厚朴、当归、川芎、甘草各9g 为基础，若肿痛甚者，加牡蛎以软坚或加白芷；患肢痛者，加桂枝以引药达上肢；胃纳不佳者，加陈皮、焦曲麦；气血虚者加黄芪、丹参等。多数患者服药后，短期内症状改善或消失。

（7）治胸痹病者但言胸背痛，脉之，沉而涩，尺至关上紧，虽无喘息咳吐，其为胸痹，则确然无疑。问其业，则为缝工；问其病因，则为寒夜伛偻制裘，裘成稍觉胸闷，久乃作痛。予即书栝蒌薤白白酒汤授之，方用瓜蒌15g，薤白9g，高粱酒1 小杯，2 剂而痛止。翌日，复有胸痛者求诊，右脉沉迟，左脉弦急，气短，问其业，则亦缝工，其业同，其病同，脉则大同而小异，予授以前方，亦二剂而瘥。盖伛偻则胸膈气凝，用力则背毛汗出，阳气虚而阴气从之也[9]。

【现代研究】 《瓜蒌薤白汤药理研究概况》[10] 一文指出：瓜蒌皮和种子混合制成的注射液对离体豚鼠心脏有扩张冠状动脉，增加冠脉流量的作用。以单纯瓜蒌皮制成的注射液作用最为显著。瓜蒌皮对离体兔心的实验也显示出相似结果，并显示对心率有一定抑制作用。另外，动物实验提示瓜蒌有降低日本大耳兔血清总胆固醇作用。又有祛痰、泻下、抗菌、抗肿瘤作用。实验证明长梗薤白精油对各种诱聚剂引发的血小板聚集（第二相）显示强有力的抑制作用，对一次聚集的血小板聚集具有明显的促解离作用。何氏[11] 指出，瓜蒌皮含有精氨酸、赖氨酸、丙氨酸等多种氨基酸。总氨基酸部分经药理实验证明，亦有良好祛痰作用。体外抗菌试验报告：瓜蒌煎剂或浸剂对呼吸道常见的致病大肠杆菌、变形杆菌、绿脓杆菌、肺炎双球菌、链球菌、流感杆菌，有不同程度抑制作用；而薤白煎剂对肺炎球菌、八叠球菌等，则有一定抑制作用。实验证明，薤白提取物对家兔血浆 PGE 含量有明显升高作用；长梗薤白有降低家兔实验性高脂血症的血清胆固醇、β-脂蛋白、总脂和血清过氧化脂作用，对血小板有解聚作用；对实验性主动脉粥样硬化之脂质斑块面积和厚皮度明显减少。

【原文】 胸痹不得卧①，心痛彻背②者，栝蒌薤白半夏汤主之。(4)

栝蒌薤白半夏汤方：

栝蒌实一枚（捣） 薤白三两 半夏半升 白酒一斗

上四味，同煮，取四升，温服一升，日三服。

【词语注解】 ①不得卧：指不能平卧，卧则喘咳更甚。

②心痛彻背：《说文解字》："彻，通也"；《广韵》："彻，达也"。心痛彻背，是一种牵引性疼痛，即心痛放射至后背，牵引背脊亦痛。

【经义阐释】 本条论述痰浊壅塞较重的胸痹证治。本篇上条叙述了胸痹的主症和主脉，而本条没有提出，这是省文法。本条首冠"胸痹"二字，必然具备上条"喘息咳唾，胸背痛，短气"等主症，以及"寸口脉沉而迟，关上小紧数"的主脉。本条是承上条进一步论述胸痹证治。从胸痹不得卧句，可以看出不仅有主症存在，而且有进一步的发展。由喘息咳唾，短气发展到不得卧，是因痰浊壅塞胸中，肺气上壅更甚，故喘咳更加严重。由胸背痛发展到心痛彻背，因背为胸之府，心之俞在背，痰涎壅塞胸中，痹阻心阳不能布达于背部，脉络不通，故见心痛，且牵引背部亦痛。"不得卧"一症，在《金匮要略·肺痿肺痈咳嗽上气病脉证治》有"咳逆倚息不得卧"，为风寒外阻，诱发痰饮，病属肺胀，是小青龙汤证。本病喘息咳唾，不得卧，为胸阳不振，痰涎壅塞胸中所致，病属胸痹，病较上条重，故于通阳散结、豁痰下气的栝蒌薤白白酒汤中加半夏一味，祛痰开结、逐饮降逆。

历代医家对本条原文并无歧义，唯沈明宗认为此条乃痹邪偏犯心包为病；曹颖甫提出与皂荚丸证、小青龙汤证相区别；黄树曾详析胸痹、支饮、肺痈病之异同。

【方药评析】 本病病机为胸阳不振，痰浊壅塞胸中。治法为通阳散结，豁痰下气，逐饮降逆。方中栝蒌开胸涤痰，薤白疏滞散结，半夏逐饮降逆，祛痰开结。本条较上条病情重，故于上条方中加一味半夏，以加强豁痰降逆之力。

【文献选录】　徐彬：此冠以胸痹，是喘息等证或亦有之也。加以不得卧，此支饮之兼证。又心痛彻背，支饮原不痛，饮由胸痹而痛，气应背。故即前方加半夏，以去饮下逆。（《论注》）

沈明宗：此痹偏于心包与俞穴也，痹邪偏侵心包，气逆不利，则不得卧；然心俞在背，心包与俞相应，故心痛彻痛。而上焦阳虚，火不生土，脾虚则津液化痰，以前汤开痹，加半夏而消痰饮也。（《编注》）

张璐：心痛彻背者，胸中痰垢积满，循脉而溢于背，背者胸之府，故于前药但加半夏，以祛痰积之痹逆也。（《张氏医通》）

尤怡：胸痹不得卧，是肺气上而不下也；心痛彻背，是心气塞而不和也。其痹为尤甚矣。所以然者，有痰饮以为援也，故于胸痹药中，加半夏以逐痰饮。（《心典》）

曹颖甫：咳而上气，时吐浊，但坐不得眠，与此证不得卧相似。惟不见黄厚胶痰，则非皂荚丸证可知。咳逆倚息不得卧，为风寒外阻，吸起痰饮，与此证不得卧同，而心痛彻背为独异，则非小青龙证可知。夫肺与皮毛，束于表寒，则浸成留饮，甚至倚息不得卧。惟胸痹痛为胸痹的证，固当从本证论治，特于前方加生半夏以蠲饮，所以别于前证也。（《发微》）

黄树曾：胸痹不得卧，与支饮之咳逆倚息不得卧，内饮外寒之咳逆倚息不得卧，肺痈之喘不得卧不同。胸痹有胸背痛之证，而支饮等证则无也。胸痹由于胸中阳气虚而阴邪乘之，致气阻而为痹，支饮则纯由于水饮腾肺，内饮外寒则又兼外邪，肺痈乃风热蓄结于肺而成，原因既殊，见证自亦有异。支饮其形如肿，肺痈则胸满振寒，咳则胸中隐隐痛，胸痹则胸背痛，内饮外寒则咳甚，其喉必痒也。（《释义》）

【临床应用】　（1）治疗冠心病：上海第二医学院附三院冠心病组[12] 用瓜蒌片（由上海第十八制药厂供给）治疗 100 例冠心病患者，每次口服 4 片（日用量相当于生药 31.2g），每日 3 次。观察 2 周～14 个月，显效 9 例，改善 67 例，无效 24 例，有效率 76%。

治疗冠心病心绞痛案例[13]：段某，男，65 岁。初诊（2005 年 5 月 15 日）。主诉：胸闷、心悸 2 年余，近半年加重，心前区时有疼痛、发作无定时，胸闷，胸痛较重时牵引左侧背部疼痛，疲乏无力。舌质淡而黯，脉象弦细而涩。在当地医院诊断为"冠心病心绞痛"。辨证：痰浊壅塞、胸阳痹阻、气虚血瘀。治法：通阳散结、逐饮降逆、益气活血。药用：瓜蒌 15g，薤白、半夏各 10g，炙黄芪 30g，人参 6g，三七（冲服）3g，丹参 15g，桂枝、桃仁、红花各 6g。6 剂，每日 1 剂，水煎服。二诊（6 月 23 日）：患者自述服上方 6 剂后，胸闷消失，胸痛大减而未瘥，因路程较远、交通不便，当地医生建议效不更方，继续服上方 30 剂。三诊时胸闷、胸痛诸症悉除，但劳累后偶发，再求巩固之方，鉴于患者年岁偏大，故仍以上方加补肾药鹿衔草、杜仲做成散剂，每次冲服 6g，每日 3 次，以防再发。

李石青[14] 用薤白配剂是以薤白、全瓜蒌、半夏等为基本药物，组成具有独特作用的一类方剂。临床除可用于治疗冠心病心绞痛外，急慢性支气管炎、阻塞性肺气肿、哮喘、液气胸等呼吸系统疾病亦有很多应用机会，还可用于胆囊炎、肠伤寒、痢疾、胸肋神经痛及食管或膈肌痉挛等导致呃逆而有胸痹病理脉证者。薤白配剂临床运用时应灵活化裁，有与温性药、寒性药、祛痰药、和解药、芳化泄浊药、和络活血药、治痢药等多种配伍方法。

（2）治疗十二指肠憩室：熊寥笙[15] 治本病 1 例。顾某某，女，46 岁。胃脘痛已半年。诊断为"十二指肠憩室"。胃脘疼痛喜按，食后痛剧，因痛不能入寐，咽梗时呕，胸闷时痛，二便尚可。舌淡苔薄白，脉沉略弦。辨证胸痹不宣，气机郁滞。用瓜蒌薤白半夏汤加陈皮、橘络、枳壳、木香、炮姜、甘草，3 剂后，胸腹痛基本消失。再作钡餐检查：憩室部分缩小。

（3）瓜蒌薤白半夏汤的临床加减：赵锡武[16] 认为本方常与苓桂术甘汤合用，或再加入干姜、陈皮、白蔻等温中通阳，豁痰理气，取效更捷。若胃气胀满、嗳气或干呕者，加橘皮、枳实、生姜；动则气短、心悸、胸闷气塞者，合用茯苓杏仁甘草汤；心悸脉数者，加生脉散、炒枣仁、生龙骨、牡蛎、当归；胸胀、胁下逆满、肢凉者，合用枳实薤白桂枝汤；体弱、便溏、心下痞满者，合用人参汤；阳虚而心痛甚者，合用乌头赤石脂丸；脉结代、心动悸者，加炙甘草汤；头昏脉弦、阴虚阳浮者，加天麻钩藤饮、杞菊地黄丸；腹部胀满，肠有积气者，加厚朴生姜半夏甘草人参汤；容易感冒，身体酸痛者，合用新加汤（桂枝、白芍、甘草、人参、大枣、生姜）；血瘀浮肿者，加真武汤及活血剂，当归、红花、桃仁、藕节等。

（4）治疗慢性胆囊炎：亢海荣[17] 认为慢性胆囊炎的治疗多从胁痛立法，本病的主要病机是阳气不运，气机阻痹，湿痰内壅，经脉不通。运用宣痹通阳、散寒化浊的瓜蒌薤白半夏汤加味治疗本病。

（5）瓜蒌薤白半夏汤的临床运用：王琦等[18] 认为本方为通阳泄浊的代表方，凡痰浊壅阻的冠心病心绞痛、心包炎、胸膜炎、噎膈病、胃神经官能症、乳腺增生、消化系统疾患（包括食道癌、胃癌、十二指肠憩室）、气管炎、肋间神经痛，慢性胆囊炎，证见胸痛胸闷，或痛引肩背，胃脘痛胀，吞咽梗阻，恶心吐痰，大便艰涩，舌苔白腻者，均可以本方加减化裁，有一定疗效。

（6）治疗煤矿工尘肺合并肺部感染：樊智勇[19] 用小陷胸汤合栝蒌薤白半夏汤加味：栝蒌 15g，半夏 9g，黄连 6g，薤白 10g，桂枝 6g，生龙骨、生牡蛎各 15g，杏仁 10g。水煎服，每日 1 剂。20 天为 1 个疗程，一般治疗 2～3 个疗程。33 例患者，显效 28 例，好转 3 例，无效 2 例。本观察对体液免疫进行了观察，经统计学处理，治疗前后差异显著（$P < 0.05$）。本观察结果表明，对改善尘肺症状、控制肺部炎症改变、提高机体免疫力等有显效。

【现代研究】 栝蒌薤白半夏汤对急性心肌缺血大鼠血管内皮细胞保护作用的实验研究[20]：栝蒌薤白半夏汤可以调节血管内皮细胞，提高一氧化氮（NO），并能对抗血浆内皮素（ET）升高，防止心肌损伤，这是其保护血管内皮功能和抗心肌缺血的作用机制之一。

瓜蒌薤白半夏汤能显著降低蛙心缩振幅，呈负性肌力作用；第四军医大学认为"通阳化痰"方剂（全瓜蒌、薤白、半夏、当归、牛膝、藏红花、生地、赤芍）对实验兔动脉粥样硬化病变有明显的减轻作用[21]。

【原文】 胸痹心中痞①，留气结在胸，胸满，胁下逆抢心②，枳实薤白桂枝汤主之；人参汤亦主之。(5)

枳实薤白桂枝汤方：

枳實四枚　厚朴四兩　薤白半斤　桂枝一兩　栝蔞一枚（搗）

上五味，以水五升，先煮枳實、厚朴，取二升，去滓，內諸藥，煮數沸，分溫三服。

人參湯方：

人參　甘草　乾薑　白术各三兩

上四味，以水八升，煮取三升，溫服一升，日三服。

【词语注解】　①心中痞："痞"，指气隔不通。《金鉴》谓"心中即心下也。"心中痞，是指胃脘部位满闷不舒，有痞塞不通的感觉。

②胁下逆抢心：抢（读 qiāng），触，撞，指胁下气逆上冲心胸。

【经义阐释】　本条论述胸痹虚实不同的证治。本证除具有喘息咳唾、胸背痛等证候外，并见心中痞气。前条论心痛彻背，本条心中不痛，只觉胀满。究其病因病机，与"留气结在胸"有关。痛是有形的痰水内结，属于实证；痞是无形的阴气内结，属于阳虚。胸阳被遏，阴邪痞结，气行不利，气结在胸而胸满。本条病证不但病在胸膺部，并且扩展到胃脘两胁之间。因气滞较重，胃气失和降，故除胸膺疼痛之外，心下胃脘部也感到痞寒不通。两胁是气机升降的道路，气滞不舒，气机升降失常，即胁下气逆冲胸。如证偏实者，兼腹胀、大便不畅、舌苔厚腻、脉弦紧，乃阴寒邪气偏盛，停痰蓄饮为患。应当急治其标实，治法宜宣痹通阳，泄满降逆。方用枳实薤白桂枝汤。如证偏虚者，可兼见四肢不温、倦怠少气、语声低微、大便溏、舌质淡、脉弱而迟等，为中焦阳气衰减，寒凝气滞，当从缓救其本虚，法宜补中助阳，振奋阳气，以消阴霾，方用人参汤。此养正祛邪的治法，即取《内经》塞因塞用之意。仲景在本条立下虚实两种治法，其法度颇为严密。唐宗海说："用药之法，全凭乎证，添一证则添一药，易一证则易一药，观仲景此节用药，便知义例严密，不得含糊也"（《补正》）。本条为同病异治之例。同为胸痹，因其有偏实偏虚之不同，故立通补两法。前者多由停痰蓄饮为患，故当用枳实薤白桂枝汤以荡涤之，是为"实者泻之"之法，属"急者治其标"；后者多由无形之气痞为患，故用人参汤以温补之，是为"塞因塞用"之法，属"缓者治其本"。

【方药评析】　枳实薤白桂枝汤，即栝蔞薤白白酒去白酒加枳实、厚朴、桂枝所组成。本条胸痹有心中痞、胸满、胁下逆抢心等证候，以痞气较重。胸痹是有形的痰水，故痛而不满。痞气是无形之气，故满而不痛。如果既痛又满，就是痰水与痞气相兼。对有形之痰水，则用栝蔞、薤白豁痰开结；对无形之气，则用枳实、厚朴来消痞泄满降逆。因有胁下逆抢心的症状，白酒味酸，酸能补肝，反助逆气上抢，所以不用，而用桂枝代替，取桂枝既能温通阳气，又能降逆化浊。今人用厚朴多后下，方内用枳、朴竟先煎，去滓，然后入各药煎，桂、蒌、薤三味反而后下，因为久煮枳、朴，挥发太过，得味不得气，恐防过燥，所以煎至一半即去滓，还取枳、朴水略煮桂、蒌、薤数沸。这样煮法，药虽分先后，其实所煮的时间很短，仅仅取各药的气，不取各药的味，以气化气，以消除纯气分病的痞满逆抢，化浊阴而不燥真阴，振微阳而不亢浮阳。人参汤的药味、分量和理中汤完全相同，从《外台秘要》在方后注"理中汤亦主之"来看，更加可以肯定人参汤就是理中汤。方中人参补气，干姜温胃，白术健脾燥湿，炙甘草补中。诸药同用，则阳气振奋，阴寒自消，诸症可除。病在上焦而治中焦，乃因胸中痰水是由脾胃虚寒，不能健运而停蓄，所以温中健脾燥湿就是治本。这就是执中央以运四旁的意思。补脾胃之虚，以助心肺之气旋转，即《金匮要略·水气病脉证并治》所谓的"大气一转，其气乃散"。枳实薤白桂枝汤攻邪以安正；本方扶正以胜邪。同一种病，治法有一攻一补的不同。这主要决定于病的新久与邪正虚实。

【文献选录】 魏荔彤：胸痹自是阳微阴盛矣，心中痞气，气结在胸，正胸痹之病状也。再连胁下之气，俱逆而抢心，则痰饮水气俱乘阴寒之邪动而上逆，胸胃之阳气全难支拒矣。故用枳实薤白桂枝汤行阳开郁，温中降气，犹先后煮治以融其气味，俾缓缓荡除其结聚之邪也。再或虚寒已甚，无敢恣为开破者，故人参汤亦主之，以温补其阳，使正气旺而邪气自消，又治胸痹从本治之一法也。（《本义》）

尤怡：心中痞气，气痹而成痞也。胁下逆抢心，气逆不降，将为中之害也。是宜急通其痞结之气；否则，速复其不振之阳。盖去邪之实，即以安正。养阳之虚，即以逐阴。是在审其病之久暂，与气之虚实而决之。（《心典》）

吴谦：心中即心下也，胸痹病心下痞气，闷而不通者，虚也。若不在心下而气结在胸，胸满连胁下，气逆撞心者，实也。实者用枳实薤白桂枝汤主之，倍用枳、朴者，是以破气降逆为主也。虚者用人参汤主之，即理中汤，是以温中补气为主也。由此可知痛有补法，塞因塞用之义也。（《金鉴》）

吴瑭：盖胸痹因寒湿痰饮之实证，则宜通阳，补之不惟不愈，人参增气且致喘满；若无风寒痰饮之外因、不内外因，但系胸中清阳之气不足而痹痛者，如苦读书而妄想，好歌曲而无度，重伤胸中阳气者，老人清阳日薄者，若再以薤白、栝蒌、枳实滑之、泻之、通之，是速之成劳也，断非人参汤不可。（《温病条辨》）

唐宗海：用药之法，全凭乎证，添一证则添一药，易一证则易一药，观仲景此节用药，便知义例严密，不得含糊也。……故但解胸痛，则用栝蒌薤白白酒；下节添出不得卧，是添出水饮上冲也，则添用半夏一味以降水饮；再下一节又添出胸痞满，则加枳实以泄胸中之气；胁下之气亦逆抢心，则加厚朴以泄胁下之气。仲景凡胸满均加枳实，凡腹满均加厚朴。此条有胸满，胁下逆抢心证，故加此二味，与上两方又不同矣。其人参汤又与此方一攻一补，为塞因塞用之变法。……读者细心考求，则仲景用药之通例，乃可识矣。（《补正》）

【临床应用】 （1）治疗冠心病心绞痛：以《金匮要略》枳实薤白桂枝汤与地奥心血康为对照，治疗冠心病心绞痛患者各30例[22]，结果表明：枳实薤白桂枝汤治疗组治疗冠心病心绞痛中医辨证为阴寒内结证者总有效率71.43%，治疗心血瘀阻证者总有效率为44.4%，分别与地奥心血康对照组两证型比较，差异均无统计学意义（$P>0.05$）。心电图检查指标变化，治疗组总有效率为43.33%，对照组总有效率为50.00%，两组比较差异无统计意义（$P>0.05$）。表明枳实薤白桂枝汤对冠心病心绞痛患者有一定治疗效果。

（2）治疗液气胸：杨定坤[23]治1例，陈某某，男，32岁。患者于4天前因骑自行车负重，次晨突感侧胸背部刺痛，痛连腋下，伴有气闷，深呼吸时胸痛加重。初诊X线胸透无异常发现，第3天X线片示：左肋角处可见一短液平面，同侧肺野外带透光度增强，可见一纤细胸膜脏层影，肺组织被压缩约10%，诊断为左侧液气胸。症见胸背刺痛，微咳，胸脘痞闷，气急，夜间能平卧，口干纳呆，便秘，溲黄，舌质黯红，尖边瘀点多处，舌苔厚黄腻，脉弦滑，体温37.5℃。治以通阳泄浊，化痰通络。方用枳实薤白桂枝汤合化瘀通络下气之品。处方：瓜蒌20g，薤白、杏仁、葶苈子各10g，红花、桂枝、甘草各5g。3剂，水煎服。药进3剂，胸痛十减四、五，前方小其剂，再进3剂，胸痛仅存一、二，用参苓白术散善后。

（3）治疗血瘀胸痹：侯佳心[24]病案。许某某，女，33岁。凤患胸痹，近因家务过劳，复加愤恚恼怒而突然仆地神昏，针刺复苏后，症见胸痛彻背，心悸怔忡，四肢厥冷，舌强语謇，口流涎，面红，舌质黯紫色，无苔，脉沉细而涩。证属血瘀型胸痹。治宜宣痹通阳、活血化瘀。方用瓜蒌薤白桂枝汤合血府逐瘀汤加减：瓜蒌35g，薤白、桂枝各15g，当归30g，红花、桃仁、赤芍、枳壳、川芎各15g，牛膝20g，桔梗10g，皂角、甘草各5g。水煎服，服3剂，诸症大减，前后共4诊，服药30剂，随访2年，未再复发。

（4）治疗胃痛：刘善志等[25]案例。徐某，男，19岁。上腹痛胀，大便难，反复1年余。2年前晨起不解小便而练功，鼓腹挣断细铁丝。2月后即觉胃痛胀、呃逆、食纳差，日大便1次约1小时之久，但不干燥，面色无华，舌苔稍白腻，脉弦缓。上腹部按之似袋，挤压有叽咕声。体检除胃振水音（＋）外，未见异常，化验无异常发现，全消化道钡透无胃下垂及器质性病变。西医诊断：胃肠功能紊乱。中医辨证：气逆湿滞。治法：健运脾胃，疏理气机。方用枳实薤白桂枝汤加味：枳实、厚朴、桂枝、茯苓、苍术、姜皮各9g，薤白15g，半夏12g。2剂。药后胃痛胀减，再4剂。再用香砂君子汤作散善后，愈。

（5）治疗窦性心律不整：孔令深[26]用丹参饮合瓜蒌薤白桂枝汤治疗窦性心律不整30例，主要表现：心悸，胸闷，胸翳痛，气促气窒感，神疲。舌质多淡胖或黯，舌苔厚白或滑腻，脉多沉弱数。基本方药：丹参饮合瓜蒌薤白桂枝汤加党参，即丹参、檀香、砂仁、枳实、瓜蒌皮、薤白、桂枝、党参。酌情加减。结果临床治愈6例，显效16例，有效4例，无效4例。

【现代研究】 李向钰等[27]从实验学角度进一步揭示栝蒌薤白白酒汤、栝蒌薤白半夏汤及枳实薤白桂枝汤不同配伍对心肌缺血、缺氧时指标影响的客观依据。发现栝蒌薤白类方均有延长小鼠常压耐缺氧时间的作用，但栝蒌薤白白酒汤和栝蒌薤白半夏汤优于枳实薤白桂枝汤。栝蒌薤白类方均有对抗急性心肌缺血的趋势，其中枳实薤白桂枝汤的作用明显；而对心肌酶三方均有降低趋势；在对过氧化物的影响中，枳实薤白桂枝汤的作用明显优于栝蒌薤白白酒汤和栝蒌薤白半夏汤。结论：栝蒌薤白类方均有抗急性心肌缺血和缺氧的作用，栝蒌薤白白酒汤和栝蒌薤白半夏汤的抗缺氧作用明显优于枳实薤白桂枝汤；而枳实薤白桂枝汤的抗氧化作用明显优于栝蒌薤白白酒汤和栝蒌薤白半夏汤。

【原文】 胸痹，胸中氣塞，短氣，茯苓杏仁甘草湯主之；橘枳薑湯亦主之。(6)

茯苓杏仁甘草湯方：

茯苓三兩　杏仁五十個　甘草一兩

上三味，以水一斗，煮取五升，溫服一升，日三服。不差，更服。

橘枳薑湯方：

橘皮一斤　枳實三兩　生薑半斤

上三味，以水五升，煮取二升，分溫再服。《肘後》、《千金》云：治胸痹，胸中愊愊如滿，噎塞習習如癢，喉中澀燥，唾沫。

【经义阐释】 本条论述胸痹轻证治疗。胸痹本来有喘息咳唾、胸背痛等症状，本条程度较轻，只突出胸中气塞和短气两个症状。这两个症状都属于气机不利，似乎相同但实际不同。气塞是觉气机不通，似有窒息情况；短气则觉呼吸微弱而急促。肺司呼吸而主气，又能通调水道。由于肺气虚则肃降失职，痰饮内停，阻碍气机出入的通道，故出现呼多吸少的短气。这种情况不属于大气虚陷，而是由于痰饮内阻，与《金匮要略·痰饮咳嗽病脉证并治》的短气是相同的。治法应当以祛除痰饮为主，痰饮除则气道畅通，方用茯苓杏仁甘草汤宣肺化饮。胸为气海，胸阳不足，阴邪乘之，则使气滞于胃，而导致痰饮停留，阻塞中焦与上焦的气道流通，即会感觉有气塞的现象，治法应当以行气为主，气行则痰饮除，用橘枳姜汤行气化饮。

本条胸痹轻证，虽一证而立两方，其实在证候上有轻重的分别。如偏重短气，或有喘不得卧者，是病邪在肺，以痰饮为重，治法应当以消除痰饮为主。如胸中气塞不通，或有腹满欲吐的，是病邪在胃，以气滞为重，治法应当以行气为主。茯苓杏仁甘草汤利痰饮以化气，橘枳姜汤行气滞以蠲饮。利饮化气，中病即止，所以剂量轻；而行气逐饮，则因为橘、姜两味都是寻常食品，惯于耐受，不多用便不能取效，足见用药是有分寸的。

【方药评析】 茯苓杏仁甘草汤是一首宣肺化饮的方剂。上焦阳虚，水液不能充分通调，侵入肺中成为痰饮，痰饮可阻碍呼吸，造成喘息痰鸣或短气。本方茯苓是渗湿利饮药，主胸胁逆气、膈中痰水，能加强水液的渗利，使肺中饮气得以排除；杏仁宣肺降气祛痰，主咳逆上气，胸间停水。肺气通利则肺恢复通调的功能而水饮可消。本病的短气不是肺气虚，而是邪气实。茯苓、杏仁合用，渗利中有攻泄，排除中有布散；甘草补中和中，使邪去而正不伤，且中气足则健运有权，停饮自行。故茯苓杏仁甘草汤是一首治疗胸痹轻证的方剂。

橘姜汤有行气化饮之功。中焦阳虚，水液不能充分吸收，水气就会留滞胃中而成为痰饮。痰饮在胃则心下胀满、呼吸气塞。方中橘皮理气行滞、化痰燥湿、和胃，为芳香健胃药；生姜温通散寒、蠲饮止呕，是辛辣健胃药。橘皮、生姜合用，能使胃气健运，痰饮消除。又用枳实除痰癖、开胸结、消胀满。三药合用，正本清源，气塞等症状便会消除。

【文献选录】 徐彬：胸痹而尤觉气塞短气，是较喘息更有闭塞不通之象，气有余之甚也。知下之壅滞多矣。故以杏仁利肺气，而加茯苓以导饮，甘草以补中。不则恐挟微寒，橘、枳以利中、上焦气，而加生姜以宣之。胸痹本属虚，而治之若此，气塞之甚，故先治标，后治本也。（《论注》）

周扬俊：胸痹既有虚实，又有轻重，故痹之重者，必彻背彻心者也，轻者不然，然而何以亦言痹？以其气塞而不舒，短而弗畅也。然一属手太阴肺，肺有饮则气每壅而不利，故以茯苓逐水，杏仁散结，用之当矣。又何取于甘草？盖以短气则中土不足也，土为金之母也。一属足阳明胃，胃中实，故君橘皮以理气，枳实以消满，且使积滞去而机窍通，更加生姜之辛，无处不宣，靡有遏抑，庶邪去而正自快。此同一实证中，又有脏腑之别也。（《二注》）

沈明宗：邪气阻塞胸膈，肺气不得往来流利，则胸中气塞短气。方用杏仁使肺气下通，以茯苓导引湿下行，甘草和中，俾湿邪去则痹去而气不短矣。然胸痹乃胸中气塞，土湿寒浊阴气，以挟外邪上逆所致，故橘、枳、生姜善于散邪下浊，所以亦主之。（《编注》）

吴谦：胸中气塞，胸痹之轻者也。胸为气海，一有其隙……若阴邪干之则化水，水性气阻，故令胸中气塞短气，不足以息，而为胸痹也。水盛气者则息促，主以茯苓杏仁甘草汤，以利其水，水利则气顺矣。气盛水者，则痞塞，主以橘皮枳实生姜汤，以开其气，气开则痹通矣。（《金鉴》）

唐宗海：气塞者，谓胸胃中先有积气阻塞。而水不得下，有如空瓶中全是气，欲纳水入，则气反冲出，不肯容水之入，此为气塞之形。以泄其气为主，气利则水利，故主橘、枳以行气。短气者，谓胸中先有积水停滞。而气不得通，肺主通调水道，肺又司气之出入，肺之水道不通，则碍其呼吸之路，故短气也。当以利水为主，水行则气通，故主苓、杏以行水。盖水化即为气，今有冰一块，消化则见其气上，是水化即为气之征；有水一盆，火熬之则气出，亦是水化为气之征。(《补正》)

【临床应用】　(1) 治疗心痹：张天久等[28]用茯苓杏仁甘草汤加附子治心痹 7 例。心痹主证有心悸，胸闷，颈脉动甚，劳则喘甚，遇寒加重，关节疼痛，时愈时发，四肢厥冷，足背浮肿，唇舌青紫，脉结代等特点。案例。关某某，女，54 岁。心悸胸闷，自觉胸满气呼尚舒，喉中痰鸣作声，痰涎清白而淡，颈脉动甚，劳则更甚，动则加剧汗出，关节复发性疼痛，遇寒加重，足背浮肿至膝，喘不能平卧，畏寒肢冷，舌苔薄白，脉沉细结代。诊为心痹证。证属心肾阳虚，水饮内停，心络瘀阻。治以温阳化气利水，方用茯苓、杏仁、甘草，加附片，7 剂而愈。

(2) 治疗风湿性心脏病[29]：其证胸满咳嗽，吐黏沫痰，心悸气促，端坐呼吸，脸色苍白，小便不利，肝在肋下 1.5cm，下肢有凹陷性水肿，舌苔白滑，脉象结代。此心阳郁痹、水气内结。治宜理气宣痹、通阳利水。用枳实薤白桂枝汤合茯苓杏仁甘草汤：枳实 6g，厚朴、瓜蒌、薤白、桂枝各 10g，茯苓 15g，杏仁 10g，甘草 3g，加法半夏 10g。服 5剂，咳喘稍平，继用苓桂术甘汤、橘枳姜汤、瓜蒌薤白半夏汤加防己，服 5 剂，脚肿亦消。后用归脾丸常服调理。

(3) 治疗慢性支气管炎：秦书礼[30]治疗案例。肖某，女，47 岁。咳嗽气短已 3 年，曾诊为慢性气管炎。近半年来，胸中气塞，咳嗽短气，胸胁胀满，隐隐作痛，喜暖畏寒，舌淡苔白，脉沉细。胸透两肺透过度增强，肺纹理增粗。拟诊为胸中虚寒，饮邪偏盛之胸痹证，治宜宣肺化饮，方投茯苓杏仁甘草汤加味：茯苓 25g，杏仁 15g，甘草 10g，陈皮15g，半夏 10g，枳实、瓜蒌、郁金各 15g，莱菔子 10g。水煎服。服药 15 剂，诸证已止。

(4) 治疗胸痹：姚国鑫等[31]治例。何某某，男，34 岁。咳嗽已 5 年，久治未愈。入夜胸中似有气上冲至咽喉，呼呼作声，短气，胃脘胸胁及背部均隐隐作痛，畏寒，纳减，苔薄白，脉迟而细。颇似胸痹、胸中气塞、短气证，乃以橘枳姜汤加味治之：橘皮 12g，麸枳实 9g，生姜 15g，姜半夏 12g，茯苓 12g。二诊：服药 3 剂后，诸症消退，唯胃脘尚有隐痛，再拟原方出入：橘皮 12g，麸枳实 9g，生姜 12g，桂枝 6g，陈薤白 9g，全瓜蒌12g。三诊：5 年宿疾基本痊愈，再拟上方去薤白、瓜蒌、桂枝，加半夏、茯苓、甘草以善其后。

【原文】　胸痹緩急①者，薏苡附子散主之。(7)

薏苡附子散方：

薏苡仁十五兩　大附子十枚（炮）

上二味，杵为散，服方寸匕，日三服。

【词语注解】　①缓急：《外台秘要》引《古今录验》："缓急"上，有"偏"字。缓急指本病有发作性，不发作如无病为缓，发作而痛剧为急，着重在急字。另一意见认为，按《史记·游侠列传序》曰："且缓急人之所时有也"。说明"缓急"一词的古义是困危，情势急迫之意。

【经义阐释】 本条论胸痹急证的治法。原文叙证简略，既云胸痹，可知应有喘息咳唾、胸背痛，或心痛彻背等症。胸痹缓急是形容痛的发作与休止。不发作叫缓；发作时胸背痛而剧烈，叫做急。"薏苡附子散主之"应指发作时的用方，再以方测知，当有四肢厥逆，舌淡苔滑，脉沉涩等症。由于人体的阳气与寒湿之邪交争的关系，当寒邪胜则阳被邪郁，因此，病势急而疼痛剧烈；如果阳气通行，气血流畅，寒湿消除，疼痛便可以缓解。这一缓一急，反映出寒湿邪气时聚时散，呈现发作性。治宜温经散寒，除湿止痛。方用薏苡附子散。

历代注家对本条"缓急"之义的阐释，约有四种看法：①指胸痹疼痛症状的时缓时急，如程林（《直解》）、吴谦（《金鉴》）等认为，缓急者，或缓而痛暂止，或急而痛复作。盖心肾阳虚，寒湿客于上焦则胸痛急剧，痛急则正气聚，阳气复振而寒湿散，阴寒散则痛缓，故见胸痹时缓时急，亦心痛之时来时去，表示胸痹疼痛呈发作性，在病势缓解时，仍可服用薏苡附子散。②指胸痹病波及筋脉拘挛的或缓或急。如徐彬云："缓急是肢节之筋有缓有急，乃胸痹之邪，淫及于筋也"（《论注》）。尤怡云："阳气者，精则养神，柔则养筋，阳痹不用，则筋失养而或缓或急"（《心典》）。③指口目有急处有缓处，且偏痛一侧。此说出自邹润安《本经疏证》，认为缓急是邪气上冲胸膈，偏着一处，着于左则左急右缓，着于右则右急左缓，以左右之疼痛缓急交作而谓。④指胸痹的危急证。如周扬俊（《二注》）、丹波元坚（《述义》）等认为此条乃胸痹之急证，乃因寒饮上聚心膈，阳气不达，病情至危至急，故取薏苡仁逐湿，附子辛热祛寒，席卷寒湿而下。

【方药评析】 本方薏苡仁、附子均能逐痹。薏苡仁除湿宣痹，可逐风湿之痹。附子温阳逐寒湿之痹痛。本病由寒湿引起，薏苡仁甘淡，性清凉，有助寒之嫌，故用附子之温性以制薏苡仁之寒性，两药合用，温凉相和，辛甘合化，共成扶阳通痹、祛寒逐湿止痛的功效。痛势急迫，用散剂，取其药力厚而收效迅速。

【文献选录】 徐彬：缓急是肢节之筋，有缓有急，乃胸痹之邪，淫及于筋也。肝主筋，乙癸同原，是龙雷之火不足，故得以痹胸之气移而痹筋。以舒筋之薏苡，合附子温下元，则阳回而痹自去，用散者，欲其渐解之也。（《论注》）

程林：寒邪客于上焦则痛急，痛急则神归之，神归之则气聚，气聚则寒邪散，寒邪散则痛缓。此胸痹之所以有缓急者，亦心痛去来之意也。薏苡仁以除痹下气，大附子以温中散寒。（《直解》）

周扬俊：胸痹缓急者，痹之急证也。寒饮上聚心膈，使阳气不达，危急为何如乎？故取薏苡逐水为君，附子之辛热为佐，驱除寒结，席卷而下，又焉能不胜任而愉快耶？（《二注》）

尤怡：阳气者，精则养神，柔则养筋，阳痹不用，则筋失养而或缓或急，所谓大筋软短，小筋弛长者是也。故以薏苡仁舒筋脉，附子通阳痹。（《心典》）

吴谦：缓急者，谓胸痹痛而时缓时急也。当审其缓急而施治，若缓而不急者，以栝蒌薤白白酒汤主之。今时缓时急，故以薏苡附子散，急通痹气，以迅扫阴邪也。（《金鉴》）

黄元御：胸痹缓急者，水土湿寒，浊阴上逆，肺气郁阻，胸膈闭塞，证有缓急不同，而总属湿寒。薏苡泄湿而降浊，附子驱寒而破壅也。（《悬解》）

邹润安：注家于缓急二字，或指为筋之引纵，或指为痛之休作，殊不知痛仅胸痹一证，胸痹者不必尽痛。筋之系头项手足者，即为引纵，未必尽由胸痹，胸痹而并有筋病，亦非引即纵，非纵即引，又未必乍纵乍引。故注缓急者，当阐明缓急之故，确指缓急之据，然后其证可得而明也。……然则五脏六腑之寒气，因虚而上冲于胸膈间者，何能不冲于此，逼热于彼乎？寒冲于左，逼热于右，则左急而右缓；寒冲于右，逼热于左，则左缓而右急。（《本经疏证》）

【临床应用】（1）治疗胸痹：王庆昌[32] 治疗胸痹 62 例，其中心绞痛 22 例，心肌梗死 29 例，心律失常 11 例。方药：薏苡仁 50g，附子 20g（先煎）。伴见胸背刺痛、苔舌滞黯、或有瘀点瘀斑者，加川芎、丹参；胁痛、太息、烦躁易怒者，加柴胡、白芍；胸脘痞闷、呕恶、痰多、食少、舌苔厚腻者，加苍术、半夏；气短、乏力、纳差、便溏者，加茯苓、白术；面色无华、头晕、心悸、烦热、失眠、多梦者，加生地、麦冬；畏寒、肢冷或心悸、浮肿者，加桂枝、茯苓。每日 1 剂。结果：显效 42 例，好转 15 例，无效 5 例。

（2）治疗胸背痛：王桐萍[33] 治例。胡某，男，55 岁。患胸背痛，时轻时重 1 周余，伴有胃脘不适，时时欲呕，口吐涎沫，苔略腻，脉沉紧。治以薏苡附子散合吴茱萸汤加减：薏苡仁 15g，制附子 6g，吴茱萸 4.5g，党参 9g，干姜 3g，大枣 15 枚，高良姜、厚朴各 6g。服 4 剂后，干呕吐涎沫已止，胸背痛缓解，但仍时而急迫，苔略腻，脉沉。再进前药 4 剂。服后胸痹即愈。

【原文】　心中痞①，诸逆②，心悬痛③，桂枝生薑枳實湯主之。（8）

桂枝生薑枳實湯方：

桂枝　生薑各三兩　枳實五枚

上三味，以水六升，煮取三升，分温三服。

【词语注解】　①心中痞："心中"应作"心下"理解。心下指胃，谓胃中有痞闷感。

②诸逆：指停留在胃中的痰涎、水饮或寒邪向上冲逆。

③心悬痛：指心窝部向上牵引疼痛。悬，《说文解字》释为"系也"，又曰"系"，"一曰维。"故"悬"之本义，指用线绳维系以束缚之。故心悬痛，即形容心中如有物维系束缚过甚之窒痛感。《肘后备急方》有"心下牵急懊痛"；《诸病源候论》有"心悬急懊痛候"；《备急千金要方·卷第二·养胎》有"腹满悬急"、"心下悬急"的记载，可证古人悬与牵两字通用。

【经义阐释】　本条论述痰饮气逆的心痛证治。心中痞、心悬痛是本条的主症，而诸逆是两症的成因。心下有痰涎、水饮、寒邪停聚，则致脘部痞闷不通，所以出现心中痞。胃气以下降为顺，胃气被寒饮闭塞不得下行，则胃气上逆；胃气上逆，则心下之痰涎、水饮、寒邪也随之上逆，所以叫诸逆。"诸逆"，在症状表现上是指气逆抢心，干呕气塞，牵引心窝部位作痛，所以叫心悬痛。本证病机为痰饮气逆，故治以通阳逐饮，降逆消痞。注家对"诸逆"的看法，如程林指"诸逆，如胁下逆抢心之类"（《直解》），是从症状而释；尤怡则称"诸逆，该痰饮、客气而言"（《心典》），是从病因而释；吴谦则称"诸逆，诸气上逆也"（《金鉴》），是从病机而释。

【方药评析】　本方桂枝通阳平冲降逆，枳实开结下气、消痞除满，生姜和胃降逆、散寒除饮，诸药相配，则痞开逆平，悬痛自止。本条与第五条比较，虽同有心中痞、气逆等症，但前者突出"胸痹"，而兼见心中痞，病势乃由胸膺向下扩展到胃与两胁，故在治法上既用桂枝、枳实、厚朴通阳开痞下气，也用栝蒌、薤白开胸通痹。本条无"胸痹"证，以心中痞、心悬痛为主症，是寒饮之邪停心下，上逆攻冲心胸，故不用栝蒌、薤白，而用桂枝、生姜、枳实化饮降逆。另外，桂枝生姜枳实汤与橘枳姜汤的比较，两方均有枳实、生姜两味药物，但橘枳姜汤是以胸中气塞为甚；桂枝生姜枳实汤是以气逆心痛较著。

【文献选录】 徐彬：此已下，不言胸痹，是不必有胸痹的证矣。但心中痞，是阴邪凝结之象也。非因初时气逆不至此，然至心痛如悬，是前因逆而邪痞心中，后乃邪结心中，而下反如空矣。故以桂枝去邪，生姜、枳实宣散而下其气也。（《论注》）

程林：诸逆如胁下逆抢心之类，邪气独留于上，则心悬痛。（《直解》）

张璐：心中痞者，心气逆于上也。上气逆，则中下亦逆，气逆则经脉亦逆，故为诸逆也。上下气逆，脉不交通，心主孤悬于上，不得营气以和之，故心悬痛也。桂枝行心气以散痞，姜、枣疏中焦以通经也。（《医通》）

魏荔彤：心中痞，即胸痹之气塞阻滞闷也。诸逆，气塞则逆。逆则诸气随之上逼于心。心为邪气所侵，斯悬而痛。俱为阳微而邪痞之故也。主之以桂枝生姜枳实汤，无非开阳散邪，开郁行气之治也。为胸痹而心痛者立法也。（《本义》）

尤怡：诸逆，该痰饮、客气而言；心悬痛，谓如悬物动摇而痛，逆气使然也。桂枝、枳实、生姜以散逆，苦以泄痞，温以祛寒也。（《心典》）

吴谦：心中痞，即上条心中痞气也。诸逆，诸气上逆也。上条之逆，不过撞心而不痛，此条之逆，则心悬而空痛，如空中悬物动摇而痛也。用桂枝生姜枳实汤，通阳气，破逆气，痛止痞开矣。（《金鉴》）

黄元御：心中痞塞，诸气上逆，心悬作痛。以胆胃不降，胸膈郁满，阻厥升路，冲击作痛。枳姜降浊而泄痞，桂枝疏木而下冲，是以主之。（《悬解》）

【临床应用】 （1）治疗慢性浅表性胃炎：桂枝生姜枳实汤合人参汤治疗寒饮停胃型慢性浅表性胃炎[34]。胃镜检查：胃黏膜充血水肿，红白相间，白多红少，或有小片状糜烂。治疗方法：62例患者均用桂枝生姜枳实汤合人参汤加减。基本方：桂枝、枳实、党参、炒白术、茯苓、神曲、甘草各10g，干姜6g。加减：阳虚明显者加制附片6～10g；恶心呕吐明显者加姜半夏10g；胸阳不振明显者加瓜蒌10g、薤白10g；有瘀血症状者加失笑散10g；泛酸者加乌贼骨15g。每日1剂，10天为一疗程。治疗结果：显效39例，有效15例，无效8例。总有效率87.1%。

（2）治疗胸满证：吴瑭[35]治例。佟氏，……年近八旬，五饮俱备，兼之下焦浊阴随肝上逆，逼迫心火不得下降，以致胸满而溃溃然无奈。两用通阳降逆，丝毫不应，盖年老真阳太虚，一刻难长，故阴霾一时难退也。异于前方内加香开一法。半夏12g，桂枝9g，生姜15g，小枳实15g，栝蒌、薤白各9g，干姜15g，茯苓（连皮）30g，沉香（研细末冲）6g，陈皮15g，降香9g。煮3碗，分3次服。

【原文】 心痛彻背，背痛彻心，乌头赤石脂丸主之。（9）

乌头赤石脂丸方：

蜀椒一两—法二分 乌头一分（炮） 附子半两（炮）—法一分 乾薑一两—法一分 赤石脂一两—法二分

上五味，末之，蜜丸如桐子大，先食服一丸，日三服。不知，稍加服。

【经义阐释】 本条论述阴寒痼结的心痛证治。"心痛彻背，背痛彻心"是心窝部疼痛牵引到背，背部疼痛又牵引到心窝，形成心背互相牵引的疼痛症状。《素问·举痛论》说："寒气客于背俞之脉，则血脉泣，脉泣则血虚，血虚则痛，其俞注于心，则相引而痛。"寒胜则痛，阴寒弥漫，痼结在心背前后，那就不但心痛彻背，而且背痛彻心。《心典》以为这是阴寒之气逼满阳位所致。再以药测证，本证尚有四肢厥冷、口唇青紫、脉象沉紧等。显然，本病是阴寒痼结，寒气攻冲之证。治宜温阳散寒，峻逐阴邪。方用乌头赤石脂丸。

【方药评析】　本方以乌头、附子、川椒、干姜一派大辛大热之品，峻逐阴寒而定痛。乌头、附子同用者，因乌头长于起沉寒痼冷，温经去风；附子则长于治在脏寒湿，使之温化。由于阴寒邪气侵袭心背内外脏腑经络，故同用之以振奋衰微之阳气，驱散寒邪。然恐辛散太过，反耗正气，故于温热药中，伍以一味赤石脂，实寓深义；一则可固涩心阳、收敛阳气。盖《神农本草经》谓能"补髓益气"，《本草纲目》谓能"补心血"。二则填塞胃肠，镇纳中气，使大剂量辛温药液留恋胃中，气血疆界之乱得正，寒去而正不伤。以蜜为丸，一可缓药力之峻猛，延长药效，再则解乌头、附子之毒。"先食服"之服法是取胃中空虚，便于吸收，效力更专。

【文献选录】　喻昌：前后牵连痛楚，气血疆界俱乱。若用气分诸药，转益其痛，势必危殆。仲景用蜀椒、乌头一派辛辣以温散其阴邪。然恐胸背既乱之气难安，而即于温药队中，取用干姜之守，赤石脂之涩，以填塞厥气所横冲之新隧，俾胸之气，自行于胸，背之气自行于背，各不相犯。其患乃除。此炼石补天之精义也。今人知有温气补气行气散气诸法。亦知有填塞邪气攻冲之诀。令胸背阴阳二气并行不悖也哉。（《医门法律》）

徐彬：心背本属两面中之空窍，乃正气所贮以通上下者。今心痛则通彻于背，背痛则通彻于心，明是正气不足，而寒邪搏结于中。故以乌附姜椒温下其气，而以赤石脂入心而养血，且镇坠辑浮以安其中，邪去而胸中之正气自复，则痛止矣。（《论注》）

尤怡：心背彻痛，阴寒之气，遍满阳位，故前后牵引作痛。沈氏云，邪感心包，气应外俞，则心痛彻背；邪袭背俞，气从内走，则背痛彻心。俞脏相通，内外之气相引，则心痛彻背，背痛彻心，即经所谓寒气客于背俞之脉，其俞注于心，故相引而痛是也。乌、附、椒、姜同力协济，以振阳气而逐阴邪，取赤石脂者，所以安心气也。（《心典》）

吴谦：上条心痛彻背，尚有休止之时，故以栝蒌薤白白酒加半夏汤平剂治之；此条心痛彻背，背痛彻心，是连连痛而不休，则为阴寒邪甚，浸浸乎阳光欲熄，非薤白白酒之所能治也，故以乌头赤石脂丸主之。方中乌、附、椒、姜，一派大辛大热，别无他顾，峻逐阴邪而已。（《金鉴》）

唐宗海：上言心痛彻背，此又添背痛彻心。上用栝蒌薤白半夏汤，是但治心胃也。此用乌头、蜀椒，是兼治肝肾肺脏。治法已各不同。旧注心痛彻背尚有休息。此云背痛彻心，连连不休。夫痛症自有轻重收发之不一，未有一痛终日而不止者也。以有休止无休止解此二证，不见有差。盖上但言心痛彻背，是痛发于心前，为肺胃之部分。肺胃阳气不宣，而有邪寒停饮，则心前发痛，由胸膈而窜走向背，则为心痛彻背，但痛向背去，而背间无邪，不复从背痛起。故但治心前之肺胃，则心痛彻背之证愈。用半夏薤白白酒以宣肺胃之阳，用栝蒌实以通胸膈之气，则心前不发痛矣。若此节又添背痛彻心，则是痛又能从背间发，由背而痛彻心前。背为太阳督脉所司，又肝系连于脊，肝与太阳之寒邪发作，乃能由背痛起，以转彻胸前。然则此证心痛彻痛，是心胸之寒邪也。而背又痛彻心，是肝与太阳之寒也。上文心痛彻背是一面病。此云背又痛彻心，是两面俱病矣。故上方不合，当用乌头以去肝寒，附子以去太阳之寒，而背痛彻心之病愈。用蜀椒以去肺寒，用干姜以去

胃寒，而心痛彻背之病愈。上用栝蒌取其宣通，此用石脂取其堵塞，两面夹攻之病，若但注一面，安知圣师之旨。（《补正》）

【临床应用】 （1）治疗溃疡病出血：刘熹[36]治例。吕某某，男，62 岁。患胃痛已 15 年，常反复发作。经 X 光拍片诊断为"胃小弯溃疡"。近 1 周来，胃脘疼痛加剧，大便黑如柏油样已 2 天，今日上午呕黯红色血块半碗，并晕倒在地。病人形体消瘦，面色苍白，口唇淡紫，脘腹板硬不温，手足冰冷，舌质淡红，苔白如霜，脉沉迟细弱。血压 80/50mmHg，血红蛋白 50g/L。此为阳气微，气不摄血，血溢胃府。治宜益气固脱，散寒回阳。方药：川乌头 2g，蜀椒 10g，生附子 5g，干姜、赤石脂各 10g，红参 5g。文火煎 1 小时，少少与饮之。服 2 剂后，心背痛止，未再吐血，大便转黄，一顿能进糜粥半碗，手足已温。再用乌头赤石脂丸加减服 20 余剂而康复。

（2）治疗心肌梗死：秦素礼[30]治例。周某某，女，58 岁。2 年前因烦劳气怒而发头昏失眠，心悸气短，心前区闷痛，诊为高血压、动脉硬化性心脏病、心绞痛。近半月复因家事争吵气怒，突然自觉心前区阵发性疼痛，胸痛彻背，背痛彻心，心悸气短。入院症见面色苍白，呼吸微弱，肢厥冷汗，舌质紫黯，苔薄白，脉沉紧而弦。血压 160/100mmHg，心界左移，心律齐，心率 80 次/分，心音低钝，主动脉第二音亢进，心电图：V_1、V_2、R 波增高，V_4、V_5、V_6 出现坏死型 Q 波。诊为急性前侧壁心肌梗死、动脉硬化性心脏病。证属阴寒痼结的心痛证。方药：川椒 6g，肉桂 9g，附子 5 个（先煎 1 小时），香附 12g，枳壳、干姜、桃仁、红花各 9g，檀香 6g，当归 9g，川芎 6g，赭石 15g。服 3 剂，绞痛稍缓。依上方为末，米糊小丸赤豆大，每服 20 丸，17 天后，心绞痛不再发，心电图基本接近正常。

（3）治疗冠心病。李荣寿[37]治例。胡某某，男，58 岁。患冠心病 5 年，近因淋雨复发，即感心痛彻背，短气心悸，形寒肢冷，唇甲青紫，舌黯淡，苔白腻，脉迟结代。辨为心阳不足，寒湿瘀阻。治宜逐寒化湿，祛瘀宁心。以乌头赤石脂丸化裁：茯苓 12g，蜀椒、附子、干姜、藿香、远志、三棱、莪术、白芥子各 10g，丹参 30g，赤石脂 20g。3 剂后，痛势顺挫，继服原方 5 剂，病情稳定出院。

【原文】 附方

九痛丸：治九種心痛。

附子三兩（炮）　生狼牙一兩（炙香）　巴豆一兩（去皮心，熬，研如脂）　人参　乾姜　吴茱萸各一兩

上六味，末之，煉蜜丸如桐子大，酒下。強人初服三丸，日三服；弱者二丸。兼治卒中惡①，腹脹痛，口不能言；又治連年積冷，流注心胸痛②，並冷衝上氣，落馬墜車血疾等，皆主之。忌口如常法。

【词语注解】 ①卒中恶：卒，同猝。卒中恶，是指感受外来邪气而突然发作的疾病。
②流注心胸痛：流是移动，注是集中，流注心胸痛是指心胸部疼痛，有时而集中时而移动的特点。

【经义阐释】 本方虽名为九痛丸，但其治疗证候应属于积聚、痰饮、结血、虫注、寒冷等原因所引起的心痛。

【文献选录】 尤怡：九痛者，一虫，二注，三风，四悸，五食，六饮，七冷，八热，九去来痛是也。而并以一药治之者，岂痛虽有九，其因于积冷结气所致者多耶！（《心典》）

结　语

本章所论述的胸痹和心痛两种病证，从病位来看，大致可这样区分，在心窝部以上的称为胸，正当心窝部的称为心。古人谓痹者闭也，意思是痞塞不通。因为不通则痛，所以痹有疼痛的含义在内。从大致上分析一下原文所列的症状，喘息咳唾、胸背痛、或缓或急、不得卧、胸满、短气等属胸部的证候；气塞、心中痞、胁下逆抢心、诸逆心悬痛、心痛彻背、背痛彻心等，或胸痹与心中痞并举，不过其中也有单讲胸痹，或单讲心痛的。从条文来看，第一条是合论胸痹、心痛的病机；第三条是指出胸痹的典型脉证和主治方剂；第七、九条是分别专论胸痹、心痛的；其余则是胸痹与心痛并见的证治。

成因方面，本病发生的原因约有四点：一是阳气虚弱，二是寒邪凝结，三是痰饮阻滞，四是阳郁不通。这四点互为因果，不是单独可以导致胸痹、心痛。胸痹、心痛的病机是"阳微阴弦"，本虚标实。如原文第一条病因是上焦阳虚而阴邪盛，因而阳气痹塞。

证治方面，应注意本病为本虚标实证，治疗应以扶正祛邪、"急则治标，缓则治本"为原则，祛邪以通阳宣痹为主，扶正以温阳益气为主。胸痹的主症、主脉：喘息咳唾，胸背痛、短气，寸口脉沉而迟，关上小紧。治以通阳散结，豁痰下气，方用栝蒌薤白白酒汤。在具备胸痹主症的基础上，因证候加减，作出不同的治疗。如加心痛彻背、不得卧，为痰浊壅塞较重，宜涤痰饮、降逆气、通阳散结，方用栝蒌薤白半夏汤。加心中痞气、胸满、胁下逆抢心等症，属于实证者，宜通阳开结、泄满降逆，方用枳实薤白桂枝汤；属于虚证者，宜补中助阳，方用人参汤。胸痹轻证仅觉胸中气塞，短气，是痰饮气滞所致，如痰饮在肺，短气较重者，宜宣肺化饮，方用茯苓杏仁甘草汤；如痰饮在胃，气塞较重者，宜行气化饮，和胃降逆，方用橘枳姜汤。胸痹重证，疼痛时缓时急，呈发作性，宜通阳逐湿，方用薏苡附子散。心痛，客邪留滞在胃，逆气上冲，出现心中痞、心悬痛等证，宜通阳逐饮，降逆消痞，方用桂枝生姜枳实汤。心痛因阴寒痼结，牵引心痛剧痛，有心痛彻背、背痛彻心等证，宜温阳散寒，峻逐阴邪，方用乌头赤石脂丸。

胸痹与心痛两证虽然不同，但病机相似，有时甚至可互相影响。故原文中凡瓜蒌、薤白为主的方剂，则专为胸痹而设；凡瓜蒌、薤白与桂枝、枳实、生姜并用的，则为胸痹与心痛或短气合并证候而设。凡乌、附为主的方剂是专治沉寒痼冷的胸痹、心痛。

后世医家在本章所论胸痹病机理论的基础上，认识到本病脏腑内虚和邪气发病二者互为因果的关系和邪实病因的差异，发展了通补兼施，芳香温通，以及活血化瘀等，丰富了本章的治法，这些是应该进一步去学习和掌握的。

短气：短气是指呼吸急促的症状，为胸痹的伴发症，不作为一个独立的病名。平人无寒热，突发短气不足以息者，是阴邪（痰食）中阻胸膈，影响气机升降之实证。

附：胸痹病内容归纳表。

胸痹病内容归纳表

含　义	胸痹是指胸中痞塞不通所致的胸膺部疼痛为主症的疾病
病因病机	上焦阳虚，下焦阴盛，阴邪上逆，痹阻胸阳，阳气不通使然（即阳微阴弦）
主脉主症	喘息咳唾，胸背痛，短气，寸口脉沉而迟，关上小紧（数）

续表

主 方		瓜蒌薤白白酒汤			
证 治	分类	症 状	治 法	方 剂	
	本证	喘息咳唾，胸背痛，短气，寸口脉沉而迟，关上小紧（数）	通阳散结豁痰下气	瓜蒌薤白白酒汤	
	偏虚	心中痞气，胸满，胁下逆抢心（以心中痞为重）	温中助阳	人参汤	
	偏实	同上证（偏胁下逆抢心）	通阳开结泄满降逆	枳实薤白桂枝汤	
	轻证	胸中气塞，短气（以短气为重）	宣肺化饮利水	茯苓杏仁甘草汤	
	重证	不得卧，心痛彻背（痛较重痰多者）	通阳散结逐饮降逆	瓜蒌薤白半夏汤	
	急证	呈发作性胸痹痛	温里散寒除湿止痛	薏苡附子散	

心痛病内容归纳表

含 义	心痛是指心下或上腹部疼痛为主症的疾病			
病因病机	上焦阳虚，下焦阴盛，阴邪上逆，痹阻胸阳，阳气不通使然（即阳微阴弦，与胸痹机理同）			
主 症	心痛彻痛，背痛彻心（病位以心窝部为主）			
证 治	分类	症 状	治 法	方 剂
	寒饮上逆	心中痞，诸逆心悬痛	温阳化饮降逆止痛	桂枝生姜枳实汤
	阴寒痼结	心痛彻痛，背痛彻心	温阳散寒峻逐阴邪	乌头赤石脂丸

（张建荣 黄仰模）

参 考 文 献

[1] 唐培生. 栝蒌薤白白酒汤的临床应用. 广西中医药，1979（2）：18

[2] 陕西省防治冠心病、高血压协作组. 加味瓜蒌薤白汤治疗冠心病心绞痛44例小结. 陕西新医药，1974（1）：16

[3] 焦树德. 简述心绞痛的辨证论治. 上海中医药杂志，1964（2）：21

[4] 山东中医学院内科. 以"胸痹安片"为主治疗冠心病40例. 山东中医学院学报，1977（2）：11

[5] 李书华. 栝蒌薤白白酒汤治疗渗出性胸膜炎. 吉林中医药，1981（2）：47

[6] 汪慎之. 栝蒌薤白白酒汤合四逆散加味治疗肋间神经痛50例临床初步观察. 浙江中医杂志，1964（6）：15

[7] 陈肖梅，等. 祝健加味瓜蒌薤白汤治疗乳腺增生症. 浙江中医药，1979（4）：140

[8] 郑显理. 非化脓性肋软骨炎辨证论治的体会. 新中医，1976（6）：32

[9] 曹颖甫. 曹氏伤寒金匮发微合刊. 上海：上海科学技术出版社，1990：86

[10] 广西中医学院八三级中药药理研究生. 瓜蒌薤白汤药理研究概况. 广西中医药，1986（3）：38

[11] 何嘉延，方蕴春．瓜蒌薤白及其复方治疗肺心疾病和疗效原理研究概况．陕西中医，1991 (7)：330

[12] 上海第二医学院附三院冠心病组．瓜蒌片治疗 100 例冠心病的疗效观察．新医药学杂志，1974 (3)：20

[13] 李联社．瓜蒌薤白半夏汤的临床应用——跟随张学文教授临证心得．中医药学刊，2006，24 (11)：2010

[14] 李石青．薤白配剂及其临床应用．江苏中医，1999，20 (4)：3-5

[15] 熊寥笙．治疗十二指肠憩室医案一则．新医药学杂志，1976 (3)：19

[16] 赵锡武．对《金匮·胸痹》的讲述与临床运用．中医杂志，1981 (3)：45

[17] 亢海荣．瓜蒌薤白半夏汤加味治疗慢性胆囊炎有效．中医杂志，1984 (3)：57

[18] 王琦，等．经方应用．银川：宁夏人民出版社，1981：440

[19] 樊智勇．小陷胸汤合瓜蒌薤白半夏汤治疗煤工尘肺合并肺部感染 33 例．北京中医药大学学报，1994 (1)：37

[20] 张炳填，李鑫辉．栝蒌薤白半夏汤对急性心肌缺血大鼠血管内皮细胞保护作用的实验研究．新中医，2007，39 (3)：104

[21] 第一军医大学编．中西医结合进展概况

[22] 郭来，张家礼．枳实薤白桂枝汤治疗冠心病心绞痛 30 例．成都中医药大学学报，1997，20 (4)：25

[23] 杨定坤．液气胸 1 例治验．江苏中医杂志，1984，5 (4)：59

[24] 侯佳心．血瘀胸痹治验一得．黑龙江中医药，1986 (1)：42

[25] 刘善志，陈思国．枳实薤白桂枝汤临床运用．陕西中医，1986 (8)：361

[26] 孔令深．丹参饮合瓜蒌薤白桂枝汤加减治疗窦性心率不整 30 例报告．上海中医药杂志，1994 (9)：37

[27] 李向钰，温玉霞，袁金玲．栝蒌薤白类方治疗胸痹心痛的实验研究．现代中西医结合杂志，2008，17 (26)：4065

[28] 张天久，等．茯苓杏仁甘草汤加附子的临证心得．湖南中医杂志，1989 (6)：24

[29] 谭日强．金匮要略浅述．北京：人民卫生出版社，1981：146

[30] 秦书礼．胸痹心痛治案五则．中医药学报，1986 (2)：28

[31] 姚国鑫，蒋钝儒．橘枳生姜汤治疗胸痹的体会．中医杂志，1964 (6)：22

[32] 王庆昌．薏苡附子散加味治疗胸痹 62 例．国医论坛，1993，8 (6)：17

[33] 王桐萍．薏苡附子散与薏苡附子败酱散临床应用举隅．北京中医药大学学报，1994，17 (6)：61

[34] 方宏图．桂枝生姜枳实汤合人参汤治疗寒饮停胃型慢性浅表性胃炎 62 例．中国中医药科技，2010，17 (1)：35

[35] 吴瑭．吴鞠通医案．北京：人民卫生出版社，1981：145

[36] 刘熹．乌头赤石脂丸治愈溃疡病出血．四川中医，1985，3 (4)：41

[37] 李荣寿．乌头赤石脂丸加减治疗冠心病．浙江中医杂志，1986 (3)：108

第十章
腹满寒疝宿食病脉证治

本章原文为《金匮》第十篇，主要讨论腹满、寒疝和宿食三种病证的病因病机、辨证要点和临床具体证治。

腹满即腹部胀满，但结合篇中所列的原文和具体方证，多伴有疼痛，故本篇所举的腹满病证，是以腹部胀满为主，常伴有腹部疼痛的一种病证。由于腹满常常是其他疾病过程中的一个症状，故本病证是以证命名，病机亦相对比较复杂。

《内经》对腹满病证已有描述，且多从胃肠和脾的角度立论，注意辨别寒热虚实，此可视为本病论治的渊源。如《素问·脉要精微论》云："胃脉实，气有余则胀。"《灵枢·邪气脏腑病形》云："胃病者，腹䐜胀，胃脘当心而痛。"《素问·阴阳应象大论》云："浊气在上，则生䐜胀。"《素问·举痛论》云："热气留于小肠，肠中痛，瘅热焦渴，则坚干不得出，故痛而闭不通矣。"这些都偏重于胃肠，属于实热积聚等造成者多。又如《素问·异法方宜论》云："脏寒生满病。"《灵枢·师传》云："胃中寒则腹胀。"《灵枢·杂病》云："腹满食不化，腹响响然不大便，取足太阴。"这些又是从脾胃虚寒方面进行强调的。可见《内经》已经从寒热虚实等几个方面指出了腹满的病因病机。

腹满可以出现于多种不同疾病的病变过程中，但临床上只要注意其寒热虚实等不同的病机，即可基本把握其证治的大概。如在《伤寒论》中，腹满为阳明病和太阴病的主要表现，阳明属实热者多，太阴属虚寒者多，又阳明实热多与胃肠，太阴虚寒多与脾有关，治疗上分别采用攻下或温补的方法。《素问·太阴阳明论》中所谓"阳道实，阴道虚"，也即此意。故"实则阳明，虚则太阴"一句，可视为腹满证治的概括。

寒疝以腹中拘急疼痛为主症，由寒邪凝滞而作，故名。《说文解字》："疝，腹痛也。"《释名》"心痛曰疝。"颜师古注《汉书·艺文志·方技略》的"五藏六府疝十六病方"曰："疝，心腹气痛。"可见，寒疝即寒性腹痛之谓。

《内经》中虽无寒疝之病名，但《素问·长刺节论》所云："病在少腹，腹痛不得大小便，病名曰疝，得之寒。"可视为本病之滥觞，既有主证的描述，又指出了主要的病因。王冰注《素问·大奇论》亦云："疝者，寒气结聚之所为也。"《诸病源候论》中的有关论述更为详细，如："此由阴气积于内，寒气搏结而不散，脏腑虚弱，故风邪冷气，与正气相击，则腹痛里急，故云寒疝腹痛也。"结合本篇所述的内容可以认为，寒疝是一种阴寒性的腹中疼痛病证，则寒气攻冲所致，临床上常疼痛剧烈，同时伴有恶寒、肢冷，或出冷汗等，在治疗上以温阳散寒止痛为主。

不可否认，疝之名候，所涉甚广，如《素问·骨空论》有"男子内结七疝"之说，具体为冲、狐、癫、厥、瘕、㿉、癃等，主要表现为男子阴囊或睾丸的肿大、冷痛等。此与本篇所述的寒疝有异，而与后世所谓疝气病证相近。

宿食是指因饮食积滞而引起的腹部胀闷、嗳腐吞酸，或伴有吐利、腹痛等表现的病证，亦称为伤食或食积。由饮食失节，脾胃运化功能失常，食物停积，经宿不化，故名。《素问·痹论》所谓"饮食自倍，肠胃乃伤。"《金匮要略·脏腑经络先后病脉证》中提到的"馨饪之邪，从口入者，宿食也。"即明确指出了本病证的原因。

《内经》中虽无宿食之病名，但在《素问·脉要精微论》中有食痹之说，杨上善谓："胃虚不消水谷，故食积中，为痹为痛。"高士宗谓："中焦不能腐化，故当痛食痹。"另外，《灵枢·五色》亦有宿食脉象的描述："气口脉盛坚者，伤于食。"以上说明《内经》对宿食病证并非没有认识。《诸病源候论》中则有较为具体的论述："宿食不消，由脏气虚弱，寒气在于脾胃之间，故使谷不化也。宿谷未消，新谷又入，脾气既弱，故不能磨之，则经宿而不消也。令人腹胀气急，噫气酸臭，时得憎寒壮热是也，或头痛如疟之状。"根据宿食停留部位的不同，其临床表现也有偏重，治疗方法也当有所区别。本篇对宿食的治疗强调因势利导，病在上者吐之，病在下者泻之，为本病的治疗奠定了大法。

本篇所述腹满、寒疝、宿食三者均属胃肠道病变，病位都在腹部，当然腹满还涉及肝脾肾，寒疝也与肝脾相关。其次三者在临床表现上均可出现腹部的胀满或疼痛，脉象亦以弦紧为多见。另外三者在病机上又多共同之处，故具体方药常可互相通用。仲景将以上三者合篇，有利于临床辨证论治。

【原文】 趺陽脉微弦，法當腹滿，不滿者必便難，兩胠[1]疼痛，此虛寒從下上也，當以溫藥服之。(1)

【词语注解】 [1]胠（qū 区）：《说文解字》："亦（古腋字）下也"；《广雅》："胁也"。即胸胁两旁当臂之处。

【经义阐释】 本条主要论述虚寒性腹满的成因和证治。趺阳属足阳明胃经之脉，古人常据此而诊断脾胃方面的病证，在诊寸口脉时，当参考右关脉，因其亦属脾胃。微为弱而无力，主阳气不足，弦脉属肝，主寒主痛。趺阳脉微弦，提示了脾胃虚寒，中阳不足，阴寒偏盛，厥阴肝气上逆的病机。如此，则阴乘阳位，脾运受阻，气机为之痞塞而生腹满，诚如徐忠可所说的："趺阳脉微弦，微为阳虚，弦为客寒，腹者脾主之，焉得不满。"亦即"脏寒生满痛"之意。

"不满者必便难，两胠疼痛"一句，提出了临床上见到的另一种情况。同样阴寒内盛，若未见腹满，则可能出现大便闭结或两胠疼痛之症。脾胃虚寒则中阳不运，肝气上逆则疏泄失职，阴寒之气聚于腹，攻冲不散，下闭阴窍则大便困难，旁攻两胁则胠痛。

以上所举腹满、便难、胠痛三者，不管是单独出现或二者、三者同时并见，其总的病机都离不开中焦阳虚，肝气逆犯，故原文中强调"此虚寒从下上也"。本句《备急千金要方》作"此虚寒气从下向上"。下指下焦，肝肾所寓之处。此处的"下"，究竟指肝还是指肾，抑或二者兼指，注家中看法不一。对此句的理解，归纳起来有以下几种观点：①认为指肝气之逆，如唐宗海所说，肝气既逆，则不疏泄，故胠痛与便难并见，此为脾胃虚寒而厥阴肝木侵侮所致。②认为指肾虚而寒动于中，如尤怡所说，其寒不从外入而从下上，则病自内生，由肾虚使然，故不当散而当温。③认为指肾寒随肝气上逆，如沈明宗所述，脾胃阳微，肝邪乘于脾胃，肾寒又随之上逆，故生腹满。以上诸说合参，则有利于我们理解本条脉症的病机。即本条所举的腹满等证，为虚寒所致，病位重在脾胃，但与肝肾也密切相关，临证时当充分注意到这一点。

最后，"当以温药服之"一句，提出了虚寒性腹满的治疗大法，温药当为温补之剂。

但如果是由阴寒凝聚而成的便难之症，则又当用温下之法解决。

关于本条的释义，历来有二种不同意见。一者认为主要是讨论虚寒性腹满的原因和证治；一者认为本条包括了腹满与寒疝的病机。前者把腹满、便难、两胠疼痛都作了虚寒性腹满的见症，而后者则把"法当腹满"视为腹满病，把"便难，两胠疼痛"看做寒疝病的表现。但实际上腹满病也可以见到便难、胠痛，而寒疝病亦并非没有胀满之症，只不过主次有所不同，此又与本篇中腹满寒疝界限的具体划分有涉。以上二种看法可以互相贯通参合，因为在治疗上毫无疑问虚寒性腹满或寒疝都要选用温药，只是一般的虚寒性腹满用温补脾胃、温中散寒之法，而阴寒内盛、疼痛剧烈的寒疝病证当投用温阳散寒止痛的峻猛之品，这又是遣方用药时必须注意的问题。

【文献选录】 喻昌：趺阳，脾胃之脉，而见微弦，为厥阴肝木所侵侮。其阴气横聚于腹，法当胀满有加。设其不满，阴邪必转攻而上，决无轻散之理，盖阴邪既聚，不温必不散。阴邪不散，其阴窍必不通，故知其便必难，势必逆攻两胠而致疼痛，较腹满更进一步也。虚寒之气，从下而上，由腹而胠，才见一斑，亟以温药服之，俾阴气仍从阴窍走散，而不致上攻则善矣。仲景所谓此虚寒从下上也，当以温药服之，包举阴病证治，了无剩义。盖虚寒从下上，正地气上天之始，用温则上者下，聚者散。（《医门法律》）

沈明宗：此诊趺阳，而明腹满之寒热也。腹满之病，其邪木乘脾胃者多，若挟心相风火，则成湿热，而为实满；或挟肾寒反侮，则为虚满矣。然脾与胃为表里，诊趺阳胃脉，则能定其脾之虚实寒热。但脉微者，是脾胃之阳微，弦乃肝邪乘于脾胃，肾寒相随肝气上逆，即脏寒生满病之义，故当温药服之。或不满者，脉必弦数，乃挟心相来乘脾胃，与肾寒上逆不同，本经气滞，故作便难，两胠疼痛，又当凉利之治矣。（《编注》）

尤怡：趺阳，胃脉也；微弦，阴象也。以阴加阳，脾胃受之，则为腹满。设不满，则阴邪必旁攻胠胁，而下闭谷道，为便难，为两胠疼痛。然其寒不从外入而从下上，则病自内生，所谓肾虚则寒动于中也，故不当散而当温。（《心典》）

曹颖甫：趺阳脉在足背，为胃脉之根，其脉当滑大而和。今以微弦之脉见于趺阳，是谓阴加于阳。阴邪上逆，是生胀懑，譬之瓮水坚冰，沃以沸汤，犹恐不济，稍事迟疑，则砉然崩裂矣。所以然者，寒之力百倍于热也。是故寒入太阴则腹满，不满亦必痰涎壅阻，浸成痼瘕，而大便不通。寒水上逆，则水道不行而两胠疼痛。两胠为下焦水道从出之路，寒水膨则腰中痛引两胠。所谓虚寒从下上者，为水邪将上干阳位也。仲师言温药服之而未出方治，窃意当用大黄附子细辛汤。所以然者，以腹满兼有寒痰故也。门人俞哲生言腹满脉弦者，无宿食，宜附子粳米汤。便难者，有宿食，故宜温下，亦通。（《发微》）

【原文】 病者腹满，按之不痛为虚，痛者为实，可下之。舌黄未下者，下之黄自去。（2）

【经义阐释】 本条论述腹满虚实的辨证和实证腹满的治法。对于腹满虚实的辨证，首先提出了腹部触诊法，而后强调了舌诊在辨证论治中的重要作用。

"按之不痛为虚，痛者为实"，为腹满虚实辨证的常法。腹满属虚者，多为中焦虚寒，脾胃气滞失运所致，内无实邪结聚，故按之常使所聚之气得以消散，有助于气机之通利，临床上不仅无痛感相反多见喜按之症。而腹满属实者，乃有形实邪停积于胃肠所致，如宿食积于胃，燥屎留于肠，或见瘀血、水饮等内阻，不按之时尚且疼痛不已，按之则邪迫肠胃、气滞有加，往往疼痛加剧，临证时多见拒按。本条首先以按之痛与不痛一句示人以大法，明腹满虚实之大概。

"舌黄"指苔黄，此为腹满实证属热邪积滞所致者常见，这也可看做实热腹满辨证的要点之一。苔黄由里热壅盛，胃肠结热熏蒸于上而致，多见黄厚且燥，如阳明腑实燥屎里热互结之大承气汤证。

"可下之"一句，指出了实证腹满的治则。"下"为祛邪之举，故从广义上理解，腹满属实者，当以除去有形之邪为首务，或攻或逐，邪尽则满痛自止。而舌黄当下之证，以里热亢盛为多，当泄热通腑而愈，下其积热，则苔黄退而病除。

实热内积而见腹满痛舌苔黄者，固可下之而愈，但这里有几层意思尚须辨明。首先，本条强调"未下者"，即未经攻下者，下之则效果卓著，立竿见影。如若已经用过攻下之剂，苔仍黄者，有可能病重而药轻，可加重药量而继续攻下。也可能见于湿温之病，舌苔虽黄，但未化燥成实，或病证由实转虚之时，舌苔虽仍现黄色，此时则不可用下法。其次，即便苔黄可下，临床上也并非全都非承气莫属。可用承气攻下之证，一般苔黄而燥厚，其黄以老黄、焦黄多见。如见黄而干燥，属热结津枯，燥屎不行者，当以增水行舟法下之。如黄厚腻且垢，属食积于中者，又当攻下与消导并举，诸如此类临证时当随机应变。另外，舌黄可下，而可下之证又未必皆见苔黄，如水饮停聚，瘀血内阻之实证当下者，不必拘牵原文而临证犹豫。

舌黄为实热结聚，可用下法，而虚寒之证苔多见白，则不可攻下，《伤寒论》中对此已有明训："舌上苔滑者，不可攻也。""阳明病，胁下硬满，不大便而呕，舌上白苔者，可与小柴胡汤。"于此也可体会舌诊在辨别寒热虚实中的重要性。

本条所述腹满虚实的辨证，当理解其主要精神，临床上应结合其他各方面的情况全面分析，如起病之原因，病程之久暂，满痛之性状，以及舌脉和其他见证。又有发病时为实证，攻下之后转为虚证者，也有本为虚证，服用温药后转为实证者，临证施治当随机应变，切不可胶柱鼓瑟，滋生变端。

【文献选录】　沈明宗：此以手按辨腹满虚实也。按之不痛，内无痰食燥屎壅滞，即知虚寒而满，当以温药；若按之痛，乃以外手而就内结食痰燥屎，则知内实，是可下之。而又以舌黄验定虚实，若舌有黄苔，即是湿热内蒸为实，未经下过，必须下之，则黄自去而胀满自除；舌无黄苔，是近虚寒，又非下法矣。（《编注》）

曹颖甫：同一腹满，要有阴寒、宿食之辨。宿食则按之而痛，不按亦痛。阴寒亦有时而痛，按则痛止。然证情时有变迁，不当有先入之见。予曾与丁济华治肉铺范姓一证，始病喜按，既服四逆汤而愈矣。翌日剧痛，按之益甚，济华决为大承气汤证，书方授之。明日问其侄，愈矣。又与陈中权黄彝鼎诊叶姓女孩，始病腹满不食，渴饮不寐，既下而愈矣。翌日，病者热甚，予乘夜往诊，脉虚弦而面戴阳，乃用附子理中汤一剂而瘥。可见腹满一证，因有始病虚寒，得温药而转实者，亦有本为实证下后阴寒乘虚上僭者，倘执而不化，正恐误人不浅也。至于舌黄厚或焦黑，大承气一下而愈，此庸工能知之？不具论。（《发微》）

陆渊雷：下剂之目的，有为燥屎宿食者，有为瘀血者，有为水者。承气大柴胡诸汤，为燥屎宿食者也，必以舌黄为候，舌不黄者未可下。至于祛瘀之剂，如桃核承气汤、大黄牡丹皮汤、下瘀血汤、抵当汤丸等；逐水之剂，如大黄甘遂汤、十枣汤、大陷胸汤丸等，其舌始终不黄，黄者反属例外。（《今释》）

【原文】 腹满时减，复如故，此为寒，当与温药。（3）

【经义阐释】 本条论述虚寒腹满的辨证与治疗。虚寒性腹满由中焦阳虚，脾胃运化失司，阴寒之气凝聚而致。所谓"脏寒生满病"（《素问·异法方宜论》）即指此种情况。阴寒之气，得阳而暂时消散则腹满稍减，得阴而又复凝聚则满如故。如对照本篇大承气汤证的"腹满不减，减不足言"，则虚实寒热之辨，更加明白，即实热腹满，临床上以持续不减为要点，腹中实邪不除，则腹满无一时之宁。

"此为寒"，指出了腹满的性质，联系时有减轻之特点，知其多为阳虚内生之寒，故"当与温药"，可考虑用温中补虚散寒之剂，如理中汤或附子理中汤之类。

本条与前条相贯，讨论了腹满的虚实寒热问题。从字面上看，前条强调虚实辨证，本条强调寒热辨证，实际上二者又互相关联而不可分割。要之，腹满之辨，以虚实寒热为基础，以此决定具体治法，或投寒凉攻下之剂，或用温中补虚之品，不可等闲视之。腹满的寒热虚实辨证要点列表归纳如下：

腹满的寒热虚实辨证要点比较表

证型	虚寒性腹满	实热性腹满	证型	虚寒性腹满	实热性腹满
主诉	腹满时减，复如故	腹满不减，减不足言	舌诊	苔白滑	苔黄燥
腹诊	按之不痛（喜按）	按之痛甚（拒按）	治法	温中补虚	苦寒攻下

【文献选录】 沈明宗：此虚寒腹满之辨也。阳气或运如常，满则时减，而阳虚终无恒期胜阴，阴复胜阳，则满复如故，不似实热常满，减不足言之比。是属虚寒，当以温药，补阳散寒乃为定法。（《编注》）

尤怡：腹满不减者，实也；时减复如故者，腹中寒气得阳而暂开，得阴而复合也。此亦寒从内生，故曰当与温药。（《心典》）

吴谦：此承上条，互详其证，以明其治也。腹满便难，脾实病也。今腹满而不便难，脾虚病也。且腹满有时而减，有时复如不满，乃虚寒也，当与温药主之，以厚朴生姜甘草半夏人参汤，消满散寒，缓中降逆补虚，乃治虚满之法也。（《金鉴》）

【原文】 病者痿黄[①]，躁而不渴，胸中寒实，而利不止者，死。（4）

【词语注解】 ①痿黄："痿"同"萎"，此处指皮肤黄而黯淡不泽。

【经义阐释】 本条主要论述腹满属寒实内结、里阳衰微的危重之证。条文中虽未明言腹满见证，但从本篇的主要病证来考虑。以及"胸中寒实"于"脉经"中作"胃中寒实"，腹部满痛之证可以想见。

痿黄为皮肤黄而枯萎无光泽，此为脾胃虚寒，中气衰败而其色外露，且气血不能外荣。烦躁而不渴，则知其非里热所致，结合"寒实"二字，当属阳微阴盛而成的阴躁。寒实内结于中，阳气相对式微，如再见下利不止的情况，则为中阳败绝，气脱于下，正虚邪盛，证情凶险，故为死证。

"病者痿黄"，又提示了腹满可与身黄并见，故本篇也可与《金匮要略》黄疸病篇互参，如"腹满，舌痿黄，躁不得睡，属黄家。"此一般视为寒湿而致的身痿黄，而湿热发黄者，腹满痛更为常见。临床上当注意二者证治的异同。

"躁而不渴"为本条辨证的要点，腹满且烦躁而不渴，"不渴"二字提示不可误为实热之证，否则误用苦寒攻下之剂，伤其阳而竭其阴，也会出现下利不止之证。《金匮要略·痉湿暍病脉证治》中有"湿家之下，额上汗出，微喘，小便利者死；若下利不止者，亦死"的描述，寒湿痹着于外的湿病尚且如此，更不用说寒实内结，阳气衰微者了。

"胸中寒实"，为本条病机的概括。胸中，也有认为当是胃中者，如《金鉴》所引的李彣注就理解为胃中阴寒盛，且《脉经》所载也为"胃中"。结合本篇主论腹满，此说可参。当然临床上由腹连及于胸，胸腹满痛俱见者也不少见，如本篇大建中汤证的"心胸中大寒痛"。

至于本条的治法，用温中回阳法或可挽回一二，若寒实内结，并无下利，正气尚耐攻者，温下之法亦可考虑。

【文献选录】 喻昌：痿黄乃中州土败之象，躁而不渴，乃阴盛阳微之象，胸中寒实，乃坚冰凝冱之象。加以下利不止，此时即极力温之，无能济矣。盖坚在胸而痕在腹，坚处拒药不纳，势必转趋其痕，而奔迫无度，徒促其藏气之绝耳。执谓虚寒下利，可不乘其胸中阳气未漓，阴寒未实，亟为温之也乎。（《医门法律》）

赵以德：此论寒证亦有实者。实者何？邪实也。盖惟正虚而邪实也，虚属真阳虚，本肾；实属胃家实，因寒。夫惟无火，不能消腐，故多滞多泄也。言其形则痿黄，证则躁而不渴，何也？躁为阴躁，不渴则正阴凝之象也。嗟呼，阳不生则寒不去，寒不去则利又何能止焉。（《二注》）

李彣：下利若燥而渴者，阳气尚存，犹为可治；今燥而不渴，胃中寒邪盛也；若利不止，则阴盛阳衰，气下脱矣，故死。（《广注》）

曹颖甫：病者痿黄，寒湿之象也。燥而不渴，寒湿隔于中脘，胃中无热而津不上输也。胸中寒实而利下不止，是为上下俱寒，生阳俱绝，故仲师以为必死。然用大剂术附以回阳，用去湿之赤石脂、禹余粮以止涩下焦，或亦当挽救一二也。（《发微》）

【原文】 寸口脉弦者，即胁下拘急而痛，其人啬啬[①]恶寒也。(5)

【词语解释】 ①啬啬（sè色）：形容瑟缩畏寒的样子。

【经义阐释】 本条主要讨论寒疝的脉证。寸口主表，弦脉属肝，主寒主痛。寒邪袭表，卫阳被遏，则啬啬恶寒。胁下为肝之分野，寒邪入里，侵及肝经，故胁下拘急而痛。可见本条所述的主证为胁下拘急而疼痛，恶寒。脉象提示了阳为阴遏，内外皆寒的机理，当属表里皆寒的寒疝病症。

本条可与本篇第一条对照，前者是趺阳脉微弦，肝寒犯及脾胃，为里寒之证；本条则寸口脉弦，寒邪不仅犯表，且又入里影响肝经，为表里俱寒之证。前者偏于虚寒，由阳虚而生内寒，寒袭阳位故以腹满，犯表入里，故以胁下疼痛为主。

本条寸口脉主表，恶寒亦为寒邪袭表所致，且此处恶寒以啬啬二字形容，与《伤寒论》中桂枝汤"啬啬恶寒"同，可以佐证。当然，恶寒之证，寒疝偏于阴寒内盛者亦可见，如本篇大乌头煎证，由阳气虚而不能外达，卫气不行而致。恶寒内外之辨，当予注意，历来注家，于此多有不同看法，如徐忠可、尤怡认为邪从表来，寒从外得而恶寒；程林认为恶寒乃寒胜于内，阳气不行于外所致；而唐宗海则又有肝木侮肺之说，此皆可供参考。

【文献选录】 徐彬：若寒疝则邪之所起不止于脾胃，故脉专责之寸口。脉既得弦，则是卫气为寒邪所结而不行。风寒与肝相得，胁者肝之府，故胁下拘急而痛。邪从表来，故啬啬恶寒。(《论注》)

尤怡：寸口脉弦，亦阴邪加阳之象，故胁下拘急而痛；而寒从外得，与趺阳脉弦之两肢痛有别，故彼兼便难而此有恶寒也。(《心典》)

程林：弦，肝脉，阴也。肝脉循胁里，寒主收引，故胁下拘急而痛。以寒胜于内，阳气不行于外，故外亦啬啬恶寒也。(《直解》)

唐宗海：寸口两手之脉属肺，肺脉见弦，为肝木侮肺，故其证别见恶寒啬啬；以肺主皮毛，故见皮毛而为寒。其实皆发于肝经，而一侮胃土，一犯肺经，故其兼证有别。(《补正》)

【原文】 夫中寒家，喜欠，其人清涕出，發熱色和者，善嚏。(6)
中寒，其人下利，以裏虛也，欲嚏不能，此人肚中寒。—云痛。(7)

【经义阐释】 以上二条对举，论述因同证异的感寒证。"中寒"的"中"字，有读平声者，为中气虚寒之意；有读去声者，为中受寒邪之意，二者可并存。

第6条指出，体质偏虚的人，见有常打呵欠，鼻流清涕，发热而面色大致如常，好打喷嚏等证候，这些均由感受寒邪以后而作，体虚者本易受邪。寒邪遏表，卫阳受阻，但正气抗邪，里阳欲伸。呵欠者，为阴阳上下相引而作，所谓"阴气积于下，阳气未尽，阳引而上，阴引而下，阴阳相引，故数欠。"(《灵枢·口问》)善嚏者，为正气尚有驱邪外出之势，所谓"阳气和利，满于心，出于鼻，故为嚏。"(《灵枢·口问》)可见，喜欠，善嚏，皆为正气欲抗邪外出的表示。由于外邪初犯肌表，故发热，鼻塞流清涕，且面色如常人。本条所述的情况，为一单纯的风寒表证，尽管中气有所不足，但总的正气尚存，故感邪以后，外邪仅仅停留于体表。

第7条所指出的是，里阳素亏的人，出现下利，欲嚏不能之证，其原因为里虚，为肚中寒。联系上条，可知本条之证亦在感寒之后而作，除了表证之外，又见下利。参考"肚中寒"后小注"一云痛"，可知下利又可伴有腹痛。本证由里阳素虚，寒邪袭表后直犯脾胃，使运化失司，清浊不分所致。阳虚则无力驱邪外出，寒邪得以直抵于内，与前条之"善嚏"相反，本条为欲嚏不能。"里虚"与"肚中寒"，则反复申明此已不属单纯的外感风寒表证。

同为中寒之人，感邪以后何以有如此明显不同的见证？从本篇论治腹满病证的角度考虑，可以理解仲景对阳气盛衰的重视，即虚寒之体的腹满，常与外邪入里有关，脾胃运化被扰，又常以下利为主证。而正气尚能抗邪者，即便感邪，亦无寒邪入里，影响胃肠之虞。可见，由于体质强弱有异，尽管病因相同，而病变不一，临床上每多如此。

本条若与本篇第1条相对照，则又可体会到寒性腹满有寒从内生，或寒由外入，或二者并见的不同情况。

以上三条原文，《备急千金要方》中所载为："凡人中寒者喜欠，其人清涕出，发热色和者，善嚏。凡瞻病者，未脉，望之，口燥清涕出，善嚏欠，此人中寒。其人下利，以里虚故也，欲嚏不能，此人肚中痛。"此处"中寒"一词，似释为感受寒邪为好。感邪之后，表阳被遏而里阳不虚，则如第6条所述，为一般邪留肌表之证。若感邪后又见下利腹痛，则为里气素虚无疑。

【文献选录】　徐彬：然中寒家每先自皮毛与阳明俱入，故肺之合受邪而清涕出，且发热，邪侵胃而欠，邪不行表而色和。然不行表之经，则走表之窍，故善嚏。假令所中之寒不行于表而侵于里，为下利，此邪乘虚入，故知里虚。然其外邪牵制于内，寒则大气不能全走于窍，故欲嚏不能，知其肚中寒。（《论注》）

尤怡：阳欲上而阴引之则欠，阴欲入而阳拒之则嚏。中寒者阳气被抑，故喜欠；清涕出，发热色和，则邪不能留，故善嚏。中寒而下利者，里气素虚，无为捍蔽，邪得直侵中脏也。欲嚏不能者，正为邪逼，既不能却，又不甘受，于是阳欲而复止，邪欲去而仍留也。（《心典》）

吴谦：中寒家，谓素有中寒病之人也。前以时减辨腹满之中寒，又以恶寒辨胁痛之中寒，此以喜欠清涕出而辨心胸中寒也。欠者，呵欠也。夫从欲睡喜欠者，阴引阳入也；睡觉喜欠者，阳引阴出也。今中寒喜欠者，是阴盛引阳也。年老之人清涕出者，是阳虚也；遇寒之人清涕出者，是寒盛也。今中寒而清涕出者，是阳气虚寒也。若发热色和者，非为中寒也，乃为外寒所搏，虽有清涕出，亦因善嚏而出也。上条以善欠，清涕自出，辨心胸之中寒；此条以下利、欲嚏不能嚏，而辨腹中寒也。其人下利，里气素虚也。欲嚏不能嚏，何以知此人腹中寒也？盖喷嚏者，雷气之义也。其人内阳外阴，阳气奋发而为嚏也。今欲嚏不能嚏，是阳欲出而复留，阴气盛也，故知腹中寒也。（《金鉴》）

【原文】　夫瘦人①繞臍痛，必有風冷，穀氣不行②，而反下之，其氣必衝；不衝者，心下則痞。(8)

【词语注解】　①瘦人：指形体羸弱之人。
②谷气不行：即大便不通。

【经义阐释】　本条主要讨论里寒误下以后的变证。形体虚羸弱之人，本来脾胃虚寒，气血生化有所不足，再加上平时易受风寒，受寒之后，脾胃运化受阻，消化传导失司，致使脐周疼痛，大便不通。此属寒结，一般当用温通之法治之，具体方剂可参考后世温脾汤。如积滞不甚明显也可投用四逆、理中类方药，温阳散寒。临证时若医者泥于"瘦人多火"之说，而忽视了虚寒风冷所致的腹痛便秘，或拘于"绕脐痛"为阳明里热之见，妄投苦寒攻下之品，则不但风冷未能祛除，相反阳气更受损伤。

误用寒凉攻下之后，有二种可能性。一者"其气必冲"，其上冲之气，为正气抗药之力，据此可知，尽管误治，但正气尚强，还未成坏病，此与《伤寒论》中"太阳病，下之后，其气上冲者，可与桂枝汤"意同。另一种情况是"不冲者，心下则痞"，即里阳虚表明显，无力抗拒，而风冷邪气，又乘势陷于心下，聚而成痞，此又当参考《伤寒论》中痞证之治。

对本条的"其气必冲"，有不同理解。如徐忠可认为"误下以动肾气，则必气冲。"此说亦可参考，即误下之后，总以伤正为要，或涉及下焦，或仅为中焦，冲与痞，均视为误下伤阳之变证。

本条亦可作为腹痛辨证的参考。同样是"绕脐痛"，本条为虚寒体弱之人感受风冷后所致，而《伤寒论》中"病人不大便五六日，绕脐痛，烦躁，发作有时者，此有燥屎。"则为实热内结之证。本篇大乌头煎证亦有绕脐痛之证，此又由阴寒内盛引起。以上情况互相参合，则腹痛之虚实寒热明白无误。

另外，也有把本条看做寒疝证治的。因本条突出绕脐痛，且痛之所作又由风冷，与本篇所述寒疝证候相近。寒疝即使内有积滞，亦不当用苦寒攻下之剂，而当选用温下之法。由于本篇中所论腹满亦常伴有疼痛，病机上亦有寒热虚实之分，故有时与单纯由寒而作的寒疝腹痛不易明显区分。其实在具体见解上见智见仁，可以二说并存，但临床辨证，遣方用药时，只要能紧扣病机，则不致于误。

以上所示原文，重在对腹满或寒疝的具体病因病机的探讨，以及对其辨证要点的论述。在病因病机方面，强调了有虚寒或素体虚寒再受风冷；有感寒入里而内外皆寒；有寒实内结；也有实热里结等各种情况。在辨证方面强调了判别寒热虚实的主要方法，如按之疼痛与否，有无舌黄，以及大便和脉象的变化等等。虽然以上原文尚未涉及具体方药，但对临床仍有不可忽视的指导意义。

【文献选录】 徐彬：绕脐痛，风冷稽留之也。瘦弱则更无痰可疑。设或便难，乃是胃寒。谷气不行，而反下之，则下焦以本虚而邪袭，又误下以动肾气，则必气冲。设或不冲，是肾中之阳尚足以御之，故脐中风冷，并滞于心下而为痞。（《论注》）

魏荔彤：脐以上，腹也；脐以下，少腹也。腹满之寒气自下逆上，未有不根于少腹者，故胃阳弱则责在腹，肾阳弱，则又责在少腹矣。如瘦人绕脐痛者，此寒气自下而上之明据也。瘦人血虚多热，本不易致寒冷之气下积，然瘦人肌肉单薄，风冷之寒气，易于侵袭而入。今绕脐见痛，必有风冷之邪乘之，而谷气乃不行矣。谷气，胃气。胃阳若旺，何至为风冷迫处其气不行。肾阳若旺，何至为风冷袭入舍而不去。则其人阳虚气弱，寒邪不惟合内外交侵，且欲联上下为一体矣。温药服之，尚恐迟误，况反下之乎？下之而阴寒之凝聚于下者，必更冲动而逆上。经所谓厥气在下，寒气逆上也。即有不冲者，亦必寒药复结，塞于心下作痞矣。在下绕脐，既有风冷之塞，在上心间，复有作痞之寒。一身上下，皆阴寒踞处。阳会正气全不能宣布流通矣，焉得不胀满乎？焉得不下坠而为寒疝，停留而有宿食哉？总由少阴阳明二阳衰弱，故诸阴骤盛也。主治者可不以扶阳抑阴为义，神否泰转移为术乎？《本义》

曹颖甫：风邪扶寒，由肌腠入，则脾阳为之不运，故表受风寒者，多不欲食，此谷气所由停也。谷气停则浊不行，故绕脐痛，此寒积也。治此者即宜四逆、理中，否则亦当温下。若误用寒凉，则气必上冲。所以然者，宿食去而风寒不去也。按太阳篇，下之后，气上冲者，可与桂枝汤；不上冲者不得与之。所以然者，气上冲，则风邪不因下而陷，故宜桂枝汤。若不上冲而心下痞，便当斟酌虚实而用泻心汤矣。（《发微》）

【原文】 病腹滿，發熱十日，脉浮而數，飲食如故，厚朴七物湯主之。(9)
厚朴七物湯方：

厚朴半斤　甘草　大黃各三兩　大棗十枚　枳實五枚　桂枝二兩　生薑五兩

上七味，以水一斗，煑取四升，溫服八合，日三服。嘔者加半夏五合，下利去大黃，寒多者加生薑至半斤。

【经义阐释】 本条论述腹满里实而表证未罢的证治。本条的主症是腹满，故列于原文之首加以强调。"病腹满，发热十日"，为倒装文法。并非腹满在先，发热在后，而是腹满出现于发热之后。外感风寒化热，十数日不解，邪热在表，所以脉浮而数。热邪入里，伤及津液，热迫于肠，实热内结所以腹满，可知本证为太阳表邪未解而阳明之府已有实邪，病情已不完全在表，而已趋向于里，且里证重于表证，属表里同病之例。在临床上每可伴见大便秘结，腹部胀痛，口干口苦等症状。由于实热结聚于肠，对脾胃影响较小，故尚能饮食。由于本证属太阳表邪未解而已见阳明腑实，所以如单用解表，则辛热之品有碍于热；单用攻里，则苦寒下剂有悖于散表，故可采用表里双解之法，用厚朴七物汤。

对何以"饮食如故"，注家看法不一。如徐忠可认为"乃胃气素强""表寒不入"；程林认为是"里热能消谷"；尤怡认为是"胃气未病"。诸说似以尤注为是，但临床上不必过于拘泥此症。

另外，对于本条的表里相兼何为重，看法也不尽一致。如程林认为是"表邪微而里邪盛"；周禹载认为是"表邪正炽之时"。联系临床，如果表里同病，表证偏重时，一般应先解表，后攻里；而里证重于表证时，才能使用表里双解的方法，故本条所示，当以里证为重。同时临床上凡表寒重者多不易成为里实证，而表证轻减，病邪趋向于里时，才易成里实之证。厚朴七物汤为治里为主、兼顾其表之剂。

【方药评析】　本方由厚朴三物汤合桂枝汤去芍药而成，厚朴三物汤以行气除满，泻下实热，桂枝汤以解表而调和营卫。本方证以腹胀满为主，故去芍药之酸敛。本方临证有加减，如呕为胃气上逆，可加半夏降逆止呕；如下利为脾气已伤，则去大黄以免苦寒再损中阳；如寒多为表邪较重，可加重生姜用量以求表散。

有注家认为本方是小承气汤合桂枝汤加减者。其实小承气汤与厚朴三物汤，药味虽同而用量不同，故功效亦不同。小承气汤为厚朴二两，枳实三枚，大黄四两；厚朴三物汤为厚朴八两，枳实五两，大黄四两。厚朴七物汤中厚朴、枳实、大黄的用量与厚朴三物汤相近，故应以厚朴三物汤与桂枝汤的合方更为妥帖。由此也可以看出本方证以气滞为甚，腹满胀较剧，方中行气除满之厚朴的用量特重，其意义也即在于此。

【文献选录】　徐彬：此有表复有里，但里挟燥邪，故小承气汤为主，而合桂甘姜枣以和其表。盖腹之满，初虽因微寒，乃胃素强，故表寒不入，而饮食如故，但腹满发热，且脉浮数，相持十日，此表里两病，故两解之耳。若寒多加生姜至半斤，谓表寒多也；若呕，则停饮上逆矣，故加半夏；若下利，则表里气本虚寒，去大黄。（《论注》）

程林：腹满者，内有实热也，十日脉尚浮而数，浮为在表，表热邪未已，故发热；数为在里，里热能消谷，故饮食如故，与此方荡腹满而除表热。夫表里俱实，当先解表，乃可攻里，今表邪微而里邪盛，故用承气桂枝二汤相合，以和表里，如伤寒之用大柴胡汤，此其义也。（《直解》）

尤怡：腹满，里有实也；发热脉浮数，表有邪也，而饮食如故，则当乘其胃气未病而攻之。枳、朴、大黄，所以攻里；桂枝、生姜，所以攻表，甘草、大枣，则以其内外并攻，故以之安脏气，抑以和药气也。（《心典》）

【临床应用】　（1）治疗感冒夹伤食[1]：潘某某，男，43岁。先因劳动汗出受凉，又以晚餐过饱伤食，致发热恶寒，头疼身痛，脘闷恶心。单位卫生科给以藿香正气丸3包，不应，又给保和丸3包，亦无效。仍发热头痛，汗出恶风，腹满而痛，大便3日未解，舌苔黄腻，脉浮而滑。此表邪未尽，里实已成。治以表里双解为法。用厚朴七物汤：厚朴10g，枳实6g，大黄10g，桂枝10g，甘草3g，生姜3g，大枣3枚，白芍10g，嘱服2剂。得畅下后即止后服，糜粥自养，上证悉除。

（2）治疗腹满[2]：本方加大桂枝、生姜的剂量，有温中祛寒，行气消胀之效，凡因寒热、湿滞、粪便排出不畅，肠中积气所致的腹部胀满，均可用本方治疗，但必须掌握好桂枝的用量，方可运用自如，而不必拘泥于有无表证。本方治腹满，如属实热之证，服后泻下肠中实热邪即愈。如属虚寒之证，服二三剂以后，也颇见效，此为肠中停滞之秽浊物得以排出，腹胀暂时得到缓解，但不必即因虚寒所引起的浊气复充于肠中，故腹胀又作如故，当此之时减去大黄加大桂枝量以温中祛寒，再加茯苓、白术等补脾祛湿之品，方可巩固疗效。

病案　曹某某，女，30岁。曾患急性肝炎，因久服寒凉攻伐之剂，加肝炎勉强治愈，但脾胃之阳受伤，后遗腹部胀满。胀满呈持续性，一年来屡治不效，上午较轻，下午较重，饮食不适时更加严重，腹胀时矢气多，消化迟滞，大便不实，手足不温，脉迟缓，舌淡苔薄白。经服厚朴七物汤2剂后，腹胀满大减，数日以后，腹胀如故，又服2剂以后，即去大黄加大桂枝量，继服10余剂而愈。

（3）治疗肠梗阻：用本方治愈肠梗阻1例[3]。患者为出生才3个月的男性婴儿，因原因不明的阵发性哭闹，腹部胀满（可能有腹痛），三日不大便，吐奶不止，以后吐出黄色如大便样物，证情日益加剧而就诊。经西医检查确诊为完全性肠梗阻，经灌肠下胃管及对症治疗，不见好转，决定采用手术疗法。患者家属考虑到小儿仅3个月，不同意手术而来中医处诊治。当时患儿面色苍白，精神萎靡，时出冷汗，腹胀拒按，大便不通，脉微，舌苔灰白，系脾阳不运、积滞内停所致。治以行气泄满，温中散寒。用厚朴七物汤：厚朴10g，桂枝7.5g，甘草10g，枳实10g，川军2.5g，生姜5g。上方1次即见效。药后约1～2小时内，排出脓块样大便，以后2小时内，共排出3次稀便，随着腹胀消失，腹痛减轻，经10余日，逐渐恢复如常。

（4）治疗功能性消化不良：李孔就等[4]观察患者124例，随机分2组，治疗组62例，男25例，女37例；平均年龄36岁，平均病程24.5月。对照组62例，男28例，女34例；平均年龄38岁，平均病程28.2月。治疗组以厚朴七物汤为基本方：厚朴、生姜各25g，炙甘草、大黄、枳实各10g，大枣10枚，桂枝6g。呕加半夏；便溏去大黄；热滞重生姜减半；气虚加新开河参，腹胀甚加香苏散，泛酸加左金丸，夹瘀加失笑散。每天1剂，水煎，2周为一疗程。对照组口服吗丁啉，每次10mg，每天3次，饭前30分钟服。2周为一疗程。以各种症状消失程度作为判断标准。显效（临床症状消失或显著减轻）治疗组51例，对照组44例；好转（临床症状改善）治疗组8例，对照组11例；无效（经2周治疗后，症状无明显改善）治疗组3例，对照组7例；2组总有效率比较，差异无显著性意义（$P > 0.05$）。

【原文】　腹中寒氣，雷鳴切痛[①]，胸脅逆滿，嘔吐，附子粳米湯主之。（10）

附子粳米湯方：

附子一枚（炮）　半夏半升　甘草一兩　大棗十枚　粳米半升

上五味，以水八升，煑米熟，湯成，去滓，溫服一升，日三服。

【词语注解】　①雷鸣切痛：雷鸣，形容肠鸣之声响；切痛，形容腹痛之甚，犹如刀割。

【经义阐释】　本条论述脾胃虚寒，水湿内停的腹满痛证治。"腹中寒气"指出本方证的主要病因病机为脾胃阳气虚衰而阴寒之气内盛。如《素问·举痛论》所说："寒气客于肠胃，故痛而呕也。"《灵枢·五邪》所说："邪在脾胃……阳气不足，阴气有余，则寒中肠鸣腹痛。"本条的情况，与其相类。

本条的主症为肠鸣，腹痛，胸胁逆满和呕吐。由于脾胃阳虚，水湿内停，水湿之邪夹阴寒之气奔迫于肠胃之间，所以肠鸣如雷，疼痛如切。寒气上犯胸胁则逆满，胃失和降则呕吐。本方证在临床上其腹痛多喜温喜按，呕吐多为清稀水饮，或可夹有不消化食物，另可见四肢厥冷，舌淡苔白滑，脉沉迟等症。

对于脾胃虚寒，水湿内停，阴寒上逆所造成的腹满痛、肠鸣、呕吐等症，治以附子粳米汤温中散寒化湿，降逆止呕。

另外尚须注意的是，本方证与理中汤证均属中焦虚寒，治疗也皆以温中散寒为主，但理中汤证以中气虚陷明显，主要见下利，治疗兼以补气健脾；而本方证有水湿内停，气机逆乱，主要见呕逆，治疗重在降逆止呕，散寒止痛。

【方药评析】　本方中附子为君药，大辛大热，温阳散寒以止腹痛，伍半夏化湿降逆以止呕吐，粳米、甘草、大枣扶助脾胃而缓急迫。对本方药物的配伍，程林有如下分析："腹中寒气，非附子辛热不足以温之；雷鸣切痛，非甘草、大枣、粳米之甘不足以和之；逆满呕吐，非半夏之辛不足以散之，五物相需而为佐使。"（《直解》）朱峻明认为本方有大建中汤之意，然寒气充塞，治贵温通，无取人参，胶饴之守，且脾为稼穑之区，胃为仓廪之府，腹痛呕逆，脾胃伤极，用粳米所以承土德培元气也。（《正义》）参照此说，大体可以理解附子粳米汤之方名。

【文献选录】　沈明宗：此外寒挟木，乘于脾胃而痛也。外邪以挟内寒，侵于肠胃，邪正相搏，气郁不通，痰饮阻塞，则雷鸣切痛，胸胁逆满、呕吐。然阴邪上僭，中上阳气必虚，惟恐胃阳随其呕吐而脱，故用甘、枣、粳米，补胃崇土，拦阻阴邪不复上干。专借附子补阳散寒，逐阴下行，半夏清痰下逆，而止呕。（《编注》）

尤怡：下焦浊阴之气，不特肆于阴部，而且逆于阳位，中土虚而堤防撤矣。故以附子辅阳驱阴，半夏降逆止呕，而尤赖粳米、甘、枣，培令土厚，而使敛阴气也。（《心典》）

吴谦：腹中切痛，寒也；腹中雷鸣，气也。腹中寒气，故雷鸣切痛，而胸胁逆满者，肠胃之外，寒气为之也；腹痛雷鸣呕吐者，肠胃之中，寒气为之也。主之以附子粳米汤，胜寒气，和内外，此治腹中寒之法也。（《金鉴》）

曹颖甫：此中阳将败，水寒上逆之证也。寒乘中气之虚，故曰寒气。水走肠间，故雷鸣。寒气结于太阴部分，故切痛。切痛者，沉著而不浮也。胸胁逆满而呕吐者，阳虚于上而肾脏虚寒乘中阳之虚而上僭也。附子粳米汤，用炮附子一枚以回肾阳，用粳米、甘草、大枣以扶中气，复加半夏以降冲逆。肾阳复则虚寒之上逆者息矣，中气实则雷鸣切痛止矣，冲逆降则胸胁逆满呕吐平矣。或谓腹中雷鸣为有水，故纳半夏以去水，寒气在腹故切痛，故用附子以定痛，说殊有理，并存之。（《发微》）

【临床应用】　（1）治疗腹痛：据报道[5]　本方主要用于胃痉挛、肠疝痛、幽门狭窄、胃溃疡、胆石症、胰腺炎、腹膜炎等，亦可用于腹部有块，两腿痛，子宫癌等腹痛、肠鸣、呕吐者。以虚寒性剧烈腹痛，并伴有呕吐、肠鸣者为适应证。

病案举例：患者为50岁男子，大腹痛发作，大便不通。医师告以肠梗阻或肠扭转。有肠鸣，因其寒气症状加重，乃与附子粳米汤，服1剂痛止，大便通而痊愈。

（2）治疗泄泻：用本方加减治愈一年轻患者[6]。该患者腹痛泄泻肠鸣2年多，时轻时重，入冬更甚，昼夜泄泻十余次，如稀粥状，畏寒肢冷，腹痛雷鸣，气逆欲呕，舌苔白滑，脉细迟无力。处方：炮附子6g，半夏9g，甘草9g，粳米一撮，大枣6枚，山楂30g，水煎至米熟，去渣服。共服药 7 剂病愈，随访至今未复发。

有报道用本方加减治愈久痢 1 例[7]。杨某某，女，39 岁。气郁久痢，元阳下陷，泄泻不止，胸满，食纳很差，身体消瘦。用《金匮要略》附子粳米汤加味：制附子 9g、半夏 9g，粳米一杯，甘草 15g，大枣 10 枚，赤石脂 30g。1 剂而泻止。

（3）治疗妇科疾患：据报道[8]，用本方治疗产后腹痛、妊娠呕吐、习惯性流产、经行腹泻及少女带下等妇科诸疾，关键在于抓住脾肾阳虚的病机。

滑胎（习惯性流产）病案 夏先福[9] 医案记载欧某，女，30 岁。1989 年 4 月诊。婚前月经正常，其后每孕 5～6 月无故流产，先后已流产 6 次，别无异常。刻诊：脉沉迟细而无力，舌淡苔白且腻。证属肾阳素弱，胎元不固，故立温阳固胎之法。处方：附片 30g（先煎），炙甘草 10g，大枣 20g，粳米 20g，菟丝子 20g，杜仲 30g，阿胶 20g（烊化）。服药 20 余剂，其后足月生一男婴。

【现代研究】 粳米对腹泻的治疗作用，据报道[10] 目前现代医学用含淀粉类谷物代替药物治疗腹泻的报道日渐增多，世界卫生组织推荐"米汤对治疗腹泻的作用比葡萄糖电解质溶液好"。据孟加拉国际腹泻研究中心测定，多种谷类都含有 80% 左右的淀粉，而 80% 的淀粉最后可水解为葡萄糖（60g 淀粉产生 40g 葡萄糖）。腹泻是肠道吸收与分泌功能障碍的结果，腹泻时大量水与电解质（主要为钠）从肠道排出，造成脱水与电解质紊乱。但腹泻时，肠道对葡萄糖吸收尚好，且葡萄糖与钠有着共同载体，可与钠协同运转，如在肠腔液中加入一定量的葡萄糖，可使钠、水的吸收增加三倍，从而可有效防止水与钠的丢失。

【原文】 痛而闭[①]者，厚朴三物汤主之。（11）

厚朴三物汤方：

厚朴八两 大黄四两 枳实五枚

上三味，以水一斗二升，先煮二味，取五升，内大黄，煮取三升，温服一升。以利为度。

【词语注解】 ①闭：此处指大便不通。

【经义阐释】 本条论述胀重于积的腹满证治。"痛而闭"，指腹部胀满疼痛且大便秘结不通。《脉经》中本条作"腹满痛"，可知本方证以腹部胀满疼痛为主。其病机当为实热内结，气滞不行，而且气滞重于积滞，临床上常见脉沉实有力，舌苔黄厚。治疗以厚朴三物汤行气通下。

本方与厚朴七物汤均以厚朴为君，可见二方证都有气机壅滞，腹部胀满的主要表现。但厚朴七物汤证见腹满发热脉浮数，表里同病且以里证为急，故用桂枝去芍药合厚朴三物汤以行气通里兼和营卫。本方证因无表邪，仅以腹满胀痛便闭为主证，故治疗也较单纯，用厚朴三物汤通腑泄满。

【方药评析】 本方以厚朴为君，重用厚朴和枳实以行气除满止痛，用大黄通便以畅通腑气。本方与小承气汤药味相同，但用量不同，主治也就有差别。本方重用厚朴，由小承气汤证三两加至八两，枳实由三枚加至五枚，可知其治疗重点在于行气。小承气汤重用大黄，重在通便行滞，尤怡所说："承气意在荡实，故君大黄；三物意在行气，故君厚朴。"可谓要言不烦。但是，厚朴三物汤中并未减轻大黄用量。可知本方通便泻下之力也不轻，据本方的煮服法，大黄后下，且药后"以利为度"，通腑有助于行气。此如陈灵石在《金匮方歌括》中指出的："必先通便，便通则肠胃畅而腑脏气通，通则不痛也。"

厚朴三物汤与小承气汤比较表

方　　名	厚朴三物汤	小承气汤
药物组成与用量	厚朴八两，大黄四两，枳实五枚	厚朴二两，大黄四两，枳实三枚
适应证	腹部胀痛，部位偏于中上，大便不通，脉沉实有力，舌苔黄厚 实热内结，气滞不通	便秘，腹胀满，潮热，谵语，或下利，苔黄，脉实 实热内结，腑气不行
功效	行气除满止痛	泄热导滞通便

【文献选录】　周扬俊：此又言痛之实证也。闭者，气已滞也，塞也。经曰：通因塞用，此之谓也。于是以小承气通之，乃易其名为三物汤者，盖小承气君大黄以一倍，三物汤君厚朴以一倍者，知承气之行，行在中下也；三物之行，因其闭在中上也。绎此可启悟于无穷矣。(《二注》)

陈念祖：以上厚朴七物汤，以其发热，尚有表邪也；今腹痛而不发热，止是大便闭者，为内实气滞之证也。通则不痛，以厚朴三物汤主之。(《浅注》)

高学山：此及下条，当从上文作一节。盖腹中寒气之证治，上文已完。此又因上文之证，旁及风寒入腹而化热者，与下卷十六篇吐衄门病人面无血色一条同例。金匮之省笔，多用此法，细读前后三条之文气自见。言下利里虚，固宜大温大补如彼。若雷鸣等症全具，其人痛而便闭者，则又以气不下通，而实热之邪势由上逆，故见种种急切之候也。厚朴降气，枳实泻气，大黄下气，则闭者下通，而诸症自息，岂止痛止云乎哉。(《高注》)

【临床应用】　(1)治疗肠梗阻：何华廷[11]用厚朴三物汤加减治疗肠梗阻130例。临床见腹痛、腹胀、呕吐及便闭四大症状。检查：腹部可见蠕动波或肠型，肠鸣音亢进或减弱。脉弦紧或滑，舌苔白薄或黄燥，舌质红绛或光亮。X线显示肠腔内气体，主位或侧位可见多个液平面及气腰肠祥；见空肠黏膜环皱襞显示，鱼骨刺状，或见结肠显示袋状型。方药：厚朴35g，枳实30g，生大黄20g。肠腑气滞加莱菔子30g；气滞血瘀加桃仁8g、丹参15g、赤芍10g；热结阳明加芒硝30g；寒凝肠腑加附片9g、细辛3g；蛔虫梗阻肠道加槟榔10g、川楝子12g、花椒3g；食滞胃肠加山楂9g、麦芽10g、莱菔子20g。每剂加水500ml，煎成200ml，2次分服。为防止呕吐，一次量在1小时内分次口服，成人日服2～3剂。高位性肠梗阻呕吐频繁，可置胃管抽空胃内容物，然后将药液由胃管注入。结果：临床治愈（排气排便，呕吐停止，腹胀腹痛消失）98例；显效（排气排便，症状基本消失，但遇其他因素诱发粘连性肠梗阻）13例；无效（服药后24小时不能排气排便）19例，总有效率为85.3%。狭窄性高位性肠梗阻疗效欠佳，粘连性肠梗阻复发率高。

(2)治疗肠麻痹：李德启[12]以厚朴三物汤加味治疗小儿中毒性肠麻痹28例。全部病例均在原发病的基础上，出现迅速发生的显著腹胀，肠鸣音明显减弱或消失，X线检查可见全部肠道均匀胀气，37/51例（所占病例数/两组病例总数，下同）肠腔内见有多个不典型液平面。同时有不同程度非喷射性呕吐，32/51例吐出大便样物，大便次数明显减少或闭止，精神萎靡不振，吃奶明显减少或拒乳。治疗组：用厚朴三物汤加味为基本方，药用厚朴、桃仁各5～8g，枳实4～6g，生大黄4～8g(后下)，丹参6～10g，红花3～6g。气虚者加党参4～6g、黄芪6～10g；阴虚津亏者，加玄参、麦冬各4～6g，生地3～5g。

大便次数增多后，去生大黄。以上剂量适用于 6～12 个月小儿。每日 1 剂，水煎分 3～6 次口服或鼻饲，一般 2～3 剂即可奏效。对照组：采用禁食、胃肠减压、肛管排气以及血管活性药物酚妥拉明 0.5～1mg/（kg·次），日 2～4 次，静滴或静推；新斯的明 0.05～0.06mg/（kg·次），肌注；少量肥皂水（2％）或盐水（3％）灌肠。结果：治疗组：24 例痊愈（经治 3 天内呕吐腹胀消失，精神明显好转，肠鸣音恢复正常，X 线检查示肠胀气明显减轻，液平面消失）。3 例显效（治疗 3～5 天，呕吐腹胀减轻，X 线检查示液平面消失或明显减少）。1 例无效（治疗 5 天以上，病情日益加重）。对照组：7 例痊愈，13 例显效，3 例无效。（疗效标准均同治疗组）。

（3）治疗胃扭转：宁卫国等[13]用厚朴三物汤治疗胃扭转 12 例。病程 3～5 个月。经胃肠钡餐造影 X 线摄片报告，其中纵轴型胃扭转 7 例，横轴型胃扭转 3 例，混合型胃扭转 2 例。治疗用厚朴三物汤：厚朴 24g，枳实 12g，大黄 9g。水煎服，每日 1 剂，分 2 次服。加减法：脾胃虚寒者加党参、白术、干姜各 9g；复感寒邪致痛剧者加桂枝、生姜各 12g，大枣 6 枚；恶心呕吐者加陈皮、姜半夏、竹茹、生姜各 9g；兼肝气犯胃者加柴胡、郁金、青陈皮各 9g，白芍 18g。治疗结果：12 例中 8 例服药 9 剂症状消失，经 X 线复查正常。4 例服药 15 剂，临床症状消失，X 线复查正常，随访 1 年无复发。

（4）治疗胃脘痛：向一青[14]用加味厚朴三物汤治疗 65 例，病程最短 5 个月，最长 18 年，平均 4.5 年；浅表性胃炎 20 例，慢性萎缩性胃炎 8 例，反流性胃炎 5 例，出血糜烂性胃炎 13 例，胃溃疡 12 例，十二指肠溃疡 7 例。全部病例经胃镜检查确诊，符合胃脘痛气滞型。主症：胃脘胀痛连及双胁。次症：情志不遂或饮食不节则加重，脘闷纳少，嗳气泛酸，口苦，大便坠胀不爽，舌红苔薄黄或黄腻，脉弦。予加味厚朴三物汤：厚朴 15g，枳实 10g，大黄炭 10g，木香 10g，川楝子 10g，赤芍药 15g，延胡索 10g。水煎取汁 300ml，分 3 次口服，1 个月为 1 个疗程。1 个疗程结束后，再复查胃镜。随症加减：嗳气泛酸加瓦楞子 10g；纳少加佛手 6g、白豆蔻 6g；出血糜烂型胃炎、胃及十二指肠溃疡加三七粉（冲）6g、白芷 6g；胃脘灼热加白芍药 15g、柴胡 10g。本组 65 例，痊愈 14 例，有效 44 例，无效 7 例，总有效率为 89.2％。经临床观察，加味厚朴三物汤对由慢性胃炎、消化性溃疡引起的胃脘胀痛，痛连双胁，嗳气泛酸，属气滞型胃脘痛者，能使气机通畅，瘀热下泄，从而达到制酸，保护胃黏膜，改善局部病灶血液循环，减少炎症渗出，促进炎症和溃疡病灶的吸收和愈合。

【原文】 按之心下满痛者，此为实也，当下之，宜大柴胡汤。（12）

大柴胡汤方：

柴胡半斤　黄芩三兩　芍藥三兩　半夏半升（洗）　枳實四枚（炙）

大黄二兩　大棗十二枚　生薑五兩

上八味，以水一斗二升，煮取六升，去滓，再煎。溫服一升，日三服。

【经义阐释】 本条论述心下满痛的证治。根据本篇第二条所述"腹满，按之不痛为虚，痛者为实。"显然，本方证属实。心下，指上腹部，沈明宗认为指"胃之上脘"，但临床上疼痛多旁及两胁，甚者胸腹相连，病变范围较广。

本条叙证简略，主症非常突出，但临证当注意其他情况。如《医宗金鉴》认为"心下满痛"之下，可能脱漏了"有潮热"三字，否则，不当用大柴胡汤。《脉经》中本来未出方药，而与前述厚朴七物汤、厚朴三物汤等合为一条，因此，临床上不能仅凭心下按痛即用大柴胡汤。其实，《伤寒论》中对大柴胡汤证也有较为详细的描述，如"呕不止，心下急，郁郁微烦者，……与大柴胡汤下之。""伤寒十余日，热结在里，复往来寒热者，与大柴胡汤。"另外，还可见舌苔黄，脉弦有力等。

"此为实"，强调实热结聚在里。以方测证，本条当为少阳阳明合病，病在里而连及于表，实热之邪壅郁于肝、胆、胃腑。正如黄坤载所说："心下满痛者，少阳之经，郁迫阳明之府也。""少阳之经由胃口而引两胁，胆胃上逆，经腑郁塞，故心下满痛。"

内有实热，当下无疑。由于本方证病位较高，邪在少阳阳明，故不用大承气汤，而用大柴胡汤两解表里，攻下阳明里热，和解少阳之邪。

【方药评析】　本方由小柴胡汤去参、草，增生姜之量，加芍药、大黄、枳实而成。方中以柴胡、黄芩和解少阳之邪，大黄、枳实以泻阳明热结之实，芍药破结止腹痛，生姜合半夏以止呕，配大枣又可调和营卫。如此内外兼顾，以解少阳阳明之实邪。关于本方药物的配伍，《医宗金鉴》的阐述分析简明扼要，可供参考："柴胡证在，又复有里，故至少阳两解法也。以小柴胡汤加枳实、芍药者，乃解其外以和其内也。去参、草者，以里不虚，少加大黄，以泻结热，倍生姜者，因呕不止也。斯方也，柴胡得生姜之倍，解半表之功捷，枳、芍得大黄之少，攻半里之效徐，虽云下之，亦下中之和剂也。"本方与厚朴七物汤均有表里双解之效，攻阳明里实之品大抵相仿，然攻表之药却不同，此亦不可不辨。

【文献选录】　徐彬：此亦两解之方，但此为太阳已传少阳者设也。谓按之心下痛，此有形为病，故曰实而当下。用大柴胡者，不离于小柴胡之和解而稍削其有形之邪耳。（《论注》）

沈明宗：此验上实治法也。心下即胃之上脘，若按之心下满痛，乃胃中邪热食壅，则当下之。但邪居上脘，稍连于表，表里两持，攻发难施，故用大柴胡汤，使上邪还从表出，内邪从下而出，轻圆活泼之妙耳。（《编注》）

尤怡：按之而满痛者，为有形之实邪，实则可下，而心下满痛，则结处尚高，与腹中满痛不同，故不宜大承气而宜大柴胡。承气独主里实，柴胡兼通阳痹也。（《心典》）

李彣：大法表寒宜汗，里热宜下，邪在半表半里，虽未热实，而寒已渐化为热，不可汗下，宜小柴胡汤和解之。若邪已入里，里症既急，芍药以泄热泻实，为表里兼治之法。兹以里有实邪，而满痛尚在心下，故主此汤攻里，仍不忘半表半里和解之意也。（《广注》）

【临床应用】　（1）治疗胆囊炎、胆石症：葛玉莲等[15]以本方加减治疗胆囊炎、胆石症急性发作47例，其中2剂缓解者23例，3至5剂缓解者17例，6剂以上缓解者7例。基本方：生大黄10～30g，柴胡12～24g，半夏10～12g，枳壳10～15g，黄芩12～18g，赤白芍各20～40g，茵陈30～60g，三棱、莪术各10～15g。大便秘结者加芒硝、桃仁；胆囊肿大、疼痛较剧者加川楝子、元胡，并重用三棱、莪术；腹胀加木香、香附、炒萝卜子；高热者加金银花、蒲公英，并重用柴胡、黄芩。

（2）治疗急性胰腺炎：王玉芬等[16]以本方加味治疗急性胰腺炎84例。药物：柴胡、黄芩、赤芍、半夏、枳实、大黄、生姜等。肝郁气滞者加川楝子、元胡、川朴；肝胆湿热者加茵陈、金钱草；胃肠实热者加元明粉、败酱草、蒲公英；血瘀者加桃仁、红花。轻度病例每日1付，煎汤200ml，分2次口服；中、重度病例每日两付，煎汤400ml，分4次口服。辅助治疗：①本组病例中有22例合并严重感染者在服用大柴胡汤的同时，配合使用抗生素，以控制合并症或预防继发感染。②静脉支持疗法，以补充能量及纠正电解质紊乱。③对较剧烈腹痛病例肌注阿托品或针灸止痛。④有 2 例重度病人行胃肠减压术。治疗结果：腹痛消失平均 3 天；呕吐消失平均 2 天。便秘：治疗后大便通畅平均 1.8 天；发烧：治疗后体温降至正常平均 3.6 天。治疗前有 38 例上腹部轻度肌紧张，经治疗均在 3 天内消失。5 例全腹压痛，反跳痛者，治疗后 5 天内消失。治疗前腹部 X 线检查提示 48 例明显结肠积气，肠鸣音减弱，经治疗均随大便通畅而缓解。血淀粉酶降至正常平均 2.9 天。尿淀粉酶降至正常平均 3.5 天。白细胞计数经治疗 2 天降至正常者 6 例，3～5 天降至正常者 45 例，6 天以上降至正常者 23 例。

（3）治疗胆囊切除后综合征：朱树成[17] 报道胆囊切除术后约有三分之一的患者仍有症状反复发作，如上腹痛，食欲不振，口苦，厌油，恶心呕吐，腹胀便秘，甚至黄疸等，通称为"胆囊切除后综合征"，用大柴胡汤加减治疗疗效确然。

仲兆杭[18] 用大柴胡汤加减治疗胆道术后综合征 238 例。发病年龄平均 52 岁，病程 1 周～2 个月。胆囊切除术后并发症出现时间：术后 10 年以内 31 例，术后 11～20 年 144 例，术后 21～30 年 63 例。均经 B 超诊断，总胆管扩张 144 例，肝内胆管结石 19 例，胆总管结石 25 例，总胆管炎 50 例。以大柴胡汤为基本方：柴胡、黄芩、芍药、半夏、大黄、枳实、生姜各 10g，大枣 15g。若发热黄疸为主加茵陈 30g、虎杖 10g；若腹痛剧烈伴肝内、胆总管结石加金钱草 15g、鸡内金 30g、郁金 10g；伴恶心呕吐加旋覆花 10g、姜竹茹 10g。疗程 10～20 天。显效：临床症状体征消失，各项化验正常 119 例（50%）；好转：临床症状和体征明显减轻或基本趋于正常 100 例（40.01%）；无效：临床症状和体征无改善 19 例（7.99%）。

（4）治疗病毒性肝炎：姚广峰[19] 用本方加减治疗急性黄疸型肝炎 196 例，痊愈 179 例，有效 15 例，无效 2 例，总有效率为 98.47%。具体药物：以大柴胡汤去生姜、大枣加茵陈、金钱草、板蓝根、焦三仙为基本方，热盛者加山栀、龙胆草；湿盛者加车前子、砂仁；肝区痛加川楝子、玄参、丹参。服至黄疸指数正常后，改用强肝丸或云芝肝泰冲剂治疗。

（5）治疗麻痹性肠梗阻：周建宣等[20] 以本方治疗高铅饮用水致麻痹性肠梗阻 10 例，治愈 9 例，好转 1 例。临床主要表现为：间断性、渐进性腹胀、腹痛、排气少、便秘、恶心呕吐。体检见全部患者腹胀、腹肌不紧张，全腹轻压痛。肠鸣音 7 例明显减弱，3 例消失。6 例腹部 X 线见小肠、结肠、直肠腔普遍扩张及广泛气液平，4 例小肠扩张、明显气液平。主要方药为：柴胡 15g，生大黄（后下）15g，黄芩 9g，杭芍 15g，半夏 10g，枳实 15g，大枣 6 枚，生姜 3 片，龙骨 30g。

（6）治疗尿路结石：肖燕芳[21] 以本方加减治疗尿路结石 162 例，治愈 72 例，好转 61 例，无效 29 例，总有效率为 82%。方药组成：柴胡、黄芩各 12g，大黄、法半夏、木通各 10g，白芍、枳实、车前草、赤芍各 20g，冬葵子 30g，小茴香 6g。伴发热恶寒者加金银花、连翘；腰痛甚者加三棱、莪术；大便不通者加芒硝（冲服）。

（7）治疗小儿发热：张俊杰[22] 用本方治小儿高热 39 例。39 例患者体温最高者 40.5℃，最低者 38℃，病程最长 34 天，最短 3 天，夜间高热而白天正常者 17 例，午后高热者 14 例，昼夜高热者 8 例。临床诊断为病毒感染者 28 例，上感者 9 例，右下肺炎 2 例。用大柴胡汤：柴胡 10g，黄芩 10g，半夏 10g，大黄 6g，枳实 10g，白芍 10g，大枣 3 枚，生姜 3 片。每日 1 剂分 2 次服，药后如腹泻 1～2 次，以后大黄可同煎，如热退，则去大黄。结果：服 1 剂热退者 17 例，服 2 剂热退者 14 例，服 3 剂者 6 例，2 例右下肺炎者无效。

（8）治疗脂肪肝：黄河清[23] 治疗脂肪肝 18 例。基本方：柴胡 15g，枳实 6～9g，半夏 9g，芍药 15g，大黄 6～12g，丹参 15g，决明子 20g，山楂 15g。加减：胸胁满闷者加郁金 10g、丹参 15g；脘痞呕恶者加茯苓 15g、陈皮 6g；纳减乏力者加黄精 15g、怀山药 20g；口干口苦便秘者，大黄增至 12g，加生地 15g；肝区疼痛者加川楝子 10g、元胡 10g；肝功能异常者加蒲黄 9g、茵陈 15g。每日 1 剂，分早晚 2 次服，30 天为一疗程，治疗两个疗程，中间可休息 7～10 天。观察期间均未采用其他降脂药物及有关西药，合并其他疾病者予对症治疗。治疗结果：治愈 5 例，显效 8 例，有效 4 例，无效 1 例，总有效率 94.4%。

（9）在内科疾患治疗中的应用[24]：大柴胡汤在临床上广泛应用于各种内科疾患的治疗，如感冒、慢性支气管炎、肺炎、百日咳、流行性腮腺炎合并脑膜脑炎、胃痛、幽门不全梗阻、急性胃痉挛、胃溃疡合并上消化道出血、贲门痉挛、胃肠神经官能症、菌痢、胆道蛔虫症、急性肾盂肾炎、流行性出血热少尿期、高血压、原发性低血压、过敏性紫癜、传染性单核细胞增多症、三叉神经痛、偏头痛、散发性脑炎伴中枢性面瘫、脑血管意外、精神分裂症、顽固性神经衰弱、功能性低热、中暑等。

（10）对妇产科术后早期恢复的影响：胡翠芳等[25] 观察患者 278 例，年龄 19～62 岁。分为治疗组 139 例，对照组 139 例。治疗组患子宫肌瘤、宫颈肌瘤、宫颈炎共 50 例，行全子宫、次全子宫切除术；患卵巢肿瘤、阔韧带肿瘤共 25 例，行附件切除术；异位妊娠 15 例，急诊手术；产科难产 49 例，行刮宫产，其中新式剖宫产 19 例。对照组行全子宫、次全子宫切除术 49 例，附件手术 27 例，异位妊娠手术 13 例，剖宫产术 50 例。治疗方法：治疗组术后 6 小时开始服用大柴胡汤加减。方用：柴胡 10g，法半夏 10g，厚朴 10g，枳实 10g，赤芍 15g，木香 8g，白蔻仁 6g，炒大黄 10g，黄芩 12g，甘草 10g，丹参 15g，牛膝 15g，车前仁 12g。文火煎取汁 300ml，每次服 100ml，日 3 次，每日 1 剂。对照组：只进行术后常规补液、抗感染治疗。服中药治疗组在肠鸣者恢复、肛门排气排便和食欲恢复时间均早于对照组。腹胀、伤口疼痛均轻于对照组。伤口愈合均优于对照组，并发症低于对照组。

（11）治疗癌性发热：李宗宪等[26] 治疗肝胆湿热型癌性发热 50 例。所有病例均采用大柴胡汤合茵陈蒿汤加减治疗。药物组成：柴胡、大黄、枳实、黄芩、白芍、半夏、栀子各 10g，茵陈、败酱草、半枝莲、白花蛇舌草各 30g，甘草、生姜各 3g。若胁肋疼痛甚者，加延胡索、川楝子；热甚者，加知母、生石膏。显效：用药 1 周，体温降至正常，疼痛、黄疸减轻，食欲、舌苔和脉象好转；有效：用药 8～14 日，体温下降 0.3～0.5℃，诸症好转；无效：用药 14 日，仍继续发热，诸症无改善。治疗结果：本组 50 例中，显效 25 例，有效 20 例，无效 5 例，总有效率为 90%。

（12）干预糖耐量异常（IGT）：徐魁等[27] 观察糖耐量异常患者 40 例。中医认为 IGT 属消渴的前驱阶段，多由脾虚、肝郁、血瘀、痰阻引起。采用大柴胡汤干预 IGT 及其并发症，能取得较好疗效。方中柴胡疏肝郁，配黄芩、芍药清肝热，半夏、生姜、枳实疏胃郁。现代药理研究认为，大柴胡汤具有降脂、降血糖作用。方中柴胡能抑制脂质在肠道的吸收，促进脂质排泄，降低 IGT 的大血管及微血管病变。治疗以大柴胡汤为基本方：柴胡 10g，黄芩 10g，枳实 10g，白芍 10g，生大黄 6g，制半夏 6g。痰浊甚者加泽泻、昆布、瓜蒌；气虚者加太子参、黄芪；阴虚者加生地、玄参；血瘀者加丹参、鸡血藤、桃仁、红花。每日1剂，水煎服。2个月为1个疗程，1个疗程后统计疗效。治疗前后分别检查空腹血糖、2hPG、血脂水平、体重指数（BMI）等指标均有改善（$P<0.05$）。

【现代研究】（1）利胆和降低括约肌张力[28]：临床证明用大柴胡汤化裁方治疗胆囊炎、胆石症和胰腺炎，可以收到缓急止痛的效果。为了研究这一机理，用实验狗经十二指肠导管灌注复方大柴胡汤（柴胡、木香、白芍各25g，黄芩、枳壳、元胡各15g，大黄（后下）40g，金钱草50g），观察药物对胆胰功能的影响。结果，药后胆汁流量增加3倍，胰液流量给药前后无变化，括约肌张力降低，这对解除胆汁、胰液的瘀滞是有积极意义的，它能使括约肌放松，加上显著的利胆作用，通过"内冲洗"又有助于炎症和感染的消退。

（2）抗炎作用[29]：对柴胡剂的药理研究表明，大柴胡汤对急、慢性炎症模型均具有强烈的抗炎作用。其第一作用点是抑制局部炎症，它可以抑制化学介质的游离。全身作用是通过解除皮质酮-ACTH分泌的抑制，由此激活垂体-肾上腺的内分泌系统，调节生物功能而呈现抗炎效果。

（3）免疫激活功能[30]：大柴胡汤也有免疫激活功能，但作用方式有别于小柴胡汤，在体外实验中对巨噬细胞无影响，但能改善抗体产生受抑，其抗炎强度大于小柴胡汤。对肝纤维化有直接抑制作用，临床上用于治疗肝功能持续异常，偏于实证的慢性活动性肝炎和初期肝硬化有效。

（4）降低血脂[31]：大柴胡汤具有降低血脂的作用，尤其能增加促进胆固醇脂化活性的ApoA-Ⅰ及Apo-Ⅱ，减少使内因性胆固醇、内因和外因性甘油三酯与脂蛋白受体结合的ApoB（B-100，β-48），从而防止动脉硬化的发生。观察结果表明，服用本方后，胆固醇、甘油三酯、低密度脂蛋白-C、AI等下降，有统计学意义；ApoA-Ⅰ、ApoA-Ⅱ、ApoB等增加，亦有统计学意义。大柴胡汤中，柴胡和黄芩的改善脂质代谢作用，芍药的促进血液循环作用，大黄的抗凝血作用等，诸药的配伍综合作用，构成了大柴胡汤对高脂血症的治疗作用。

【原文】 腹满不减，减不足言，当须下之，宜大承气汤。（13）

大承气汤方：见前痉病中。

【经义阐释】 本条论述胀积俱重的腹满证治。胀满而持续不减，此为实证腹满的特点之一。如果和本篇第三条"腹满时减，复如故"相对照，腹满虚实辨证的要点就十分明显。虚寒腹满，由于内无实邪，故呈时满时减状，而实热腹满，由于实热与燥屎结于内，如有形之实邪不除，则腹满无轻减之时。

"减不足言"，为加重语气，强调腹满之持续不减。在语意的理解上，各家意见稍有出入。一者认为，本句意指实证腹满即使偶有轻减，也谈不上真正的减轻，所谓"虽减而不足云减"。以此强调本方证腹满持续不减之甚。持这种看法的如尤怡等。一者认为，本句的意思是腹满有所减轻的就不足以言实证，与"腹满不减"句虚实对举，"减不足言"作为插笔。突出实证腹满的主题，持这种观点的如五版教材（《金匮要略讲义》）。以上二说均可参考，总的都以"腹满不减"为前提，强调了实证腹满的临床特点。

当然，腹满的减和不减，主要是病人自己的感觉，临床上不可将此绝对化，如周禹载所说："实则未有或减者"。有的病人有时稍觉松动，有的病人则无此感觉。

实证腹满，毫无疑问当攻下其里结之实热，用大承气汤峻下里热积滞。但本条叙证过简，当与《伤寒论》条文互参，如《伤寒论》所述"腹满而喘，有潮热"，"手足濈然汗出者，此大便已硬也"，"绕脐痛，烦躁，发作有时"，"脉实"等均可作为临床参考，另外如《温病条辨》指出的"舌苔老黄，甚则黑有芒刺等亦为大承气汤之的证。"治疗实证腹满四方比较如下：

治疗实证腹满四方比较表

方　　名	厚朴七物汤	大柴胡汤	厚朴三物汤	大承气汤
药物组成与用量	厚朴半斤，甘草三两，大黄三两，大枣十枚、枳实五枚、桂枝二两，生姜五两	柴胡半斤，黄芩三两，芍药三两，半夏半升，枳实四枚、大黄二两，大枣十二枚，生姜五两	厚朴八两，大黄四两，枳实五枚	大黄四两，厚朴半斤，枳实五枚，芒硝三合
适应证	发热，腹满，脉浮而数	按之心下满痛，寒热往来，郁郁微烦，脉弦，苔黄	腹胀，腹痛，大便不通	腹部胀满疼痛，持续不减，便秘，脉沉实有力，苔黄糙
功效	表里双解	和表攻里	行气除满	泄热攻下

【方药评析】　本方中大黄苦寒，泻热去实，荡涤肠胃；芒硝咸寒，软坚润燥，助大黄之推荡。实热内停，气机壅滞，胀满亦甚，故又配枳实，厚朴行气除满，气机通利，腑行畅达，则实热积滞推逐而出，胀积俱除。《金鉴》强调："诸积热结于里而成满痞燥实者，均以大承气汤下之也。满者，腹胁满急膜胀，故用厚朴以消气滞；痞者，心下痞塞硬坚，故用枳实以破气结；燥者，肠中燥屎干结，故用芒硝软坚；实者，腹痛大便不通，故用大黄攻积泻热。然必审四证之轻重，四药之多少适其宜，始可与也。"大黄、芒硝下其燥积，枳实、厚朴除其胀满疼痛，二者相合，相辅相成。

【文献选录】　喻昌：减不足言四字，形容腹满如绘，见满至十分，即减去一二分，不足杀其势也。（《尚论篇·卷二》）

尤怡：减不足言，谓虽减而不足云减，所以形其满之至也，故宜大下。以上三方，虽缓急不同，而攻泄则一，所谓中满者，泻之于内也。（《心典》）

吴谦：腹满时减时满，虚满也；腹满常常而满，实满也。腹满不减，减不足言，谓腹满不减，虽减不过稍减，不足言减也。虚满当温，实满当下，故宜大承气汤下之，此治实满之法也。（《金鉴》）

朱光被：减不足言四字，极见痞满燥实坚兼至之象，以见即用小承气减之不足言减也，不得不用芒硝之咸润，助将军以成功耳。（《正义》）

【临床应用】　（1）治疗肠梗阻：程金霖[32] 用复方大承气汤治疗老年性肠梗阻196例，治愈173例，好转19例，总有效率为97%。基本方：川朴25g，炒莱菔子30g，枳实20g，赤芍25g，川军35g（后下），芒硝15g（冲）。治疗方法：在常规胃肠减压及对症治疗后，胃管内注入药液150ml，给药2小时后灌肠1次，必要时6～8小时后再注入药液1次。患者入院时有痛、呕、胀、闭等症，用药后多于8～24小时内症状缓解，痛胀消失。

（2）治疗小儿肠套叠：孙玉荣[33] 以本方加钡剂灌肠整复小儿急性肠套叠，操作简便、安全，疗效可靠。其方法为：制备30%～40%浓度的大承气汤放入冰箱内保存，用时抽取 200～400ml 加 5%～10% 浓度的钡剂，加温开水调节温度，一般取 500～1000ml 灌肠。

（3）治疗急性胆囊炎：曾亚庆[34] 用本方加蒲公英、金钱草、田七治疗急性胆囊炎 75 例，总有效率达 97%。75 例均有典型的上腹部及局部压痛，其中伴发热者 55 例；伴恶心、腹胀、食欲不振者 60 例；伴巩膜黄染者 15 例，白细胞总数超过 10×10^9/L 以上者 50 例。大部分病例经治疗 1～2 天后，临床症状和体征迅速缓解。投药时据辨证，气滞型加香附、郁金；实热型加金银花、连翘；湿热蕴结型加茵陈、栀子。

（4）治疗胆道蛔虫症：朱新星[35] 用本方配合米醋口服治疗胆道蛔虫症 20 例，除 1 例因并发胆道结石梗阻转手术外，其余均获愈。在疼痛缓解的第二天作 B 超复查，证实胆道蛔虫影消失。治疗方法为：先令患者口服米醋 0.5～0.7ml/公斤体重，再进本方水煎液 100ml。

（5）治疗急性胰腺炎：韩慧兰[36] 用本方加黄芩、黄柏、柴胡为基本方治疗急性胰腺炎 48 例，均获痊愈。临证时，肠胃实热甚者加金银花、黄连；湿热内蕴重者加茵陈、栀子；合并胆道蛔虫者加苦楝皮、槟榔、细辛。

（6）治疗流行性出血热：杨正如[37] 病案。朱某某，男，45 岁。1992 年 10 月 2 日诊。3 天前突然憎寒壮热（体温 39.8℃），口服复方新诺明、扑热息痛等药不效而来我院求治。诊见酒醉面容，身热口渴，胸膈烦闷，腹胀难忍，食入更胀，大便 6 日未行，时伴呕吐，舌红，苔黄厚腻，脉沉实有力。体温 39.6℃，实验室检查：白细胞 10×10^9/L，中性粒细胞 80%，淋巴细胞 20%，血尿素氮 12mmol/L，肌酐 210μmol/L。尿常规：蛋白＋＋，红细胞＋＋，EHF：1：320。诊为流行性出血热。属湿热夹滞，互阻中焦。治以清热利湿，泻火通便。用大承气汤加味：生大黄（后下）、玄明粉（冲）、厚朴、焦山栀、连翘、黄芩各 12g，生枳实 15g，水煎急服。1 剂后大便即行，身热有减，腹胀明显减轻。口渴引饮，前胸可见散在小出血点，压之不褪色，舌质绛，苔焦黄少津，脉数。上方加清营透热之品，药用大黄、枳实、厚朴各 10g，赤芍、丹皮、栀子各 12g，3 剂后，热退身爽，腹胀已除。再予清热养阴之品调治而愈。

（7）治疗内毒素血症[38]：梗阻性黄疸患者术后病死率高达 16%～30%，而内毒素血症是本病术后并发症和死亡的主要原因。本组患者（经手术证实，且血清胆红素在 75μmol/L 以上的肝外梗阻性黄疸）43 例随机分为黄疸对照组 19 例和中药防治组 24 例，中药防治组患者于术后 5 天开始服用本方加茵陈、丹皮、栀子、金银花、蒲公英、黄芩制成的 100% 水煎液。投药后梗阻性黄疸临床体征明显减轻或消失，患者术后内毒素血症的发生率也较对照组明显降低。

（8）治疗高血压脑出血：邓必骏[39] 以本方配合西药治疗 3 例高血压脑出血患者。患者临床表现有痞满燥实坚的证候，系痰热腑实，风痰上扰，肝阳暴张，故可用大承气汤鼻饲灌药。本方之所以获效，其主要因素可能是大承气汤增强甘露醇、激素等药的脱水、降低颅压的效果。

（9）治疗急性呼吸窘迫综合征：钟恺立等[40] 观察大承气汤联合机械通气治疗急性呼吸窘迫综合征（ARDS）患者的临床疗效。选择重症监护室（ICU）的 41 例 ARDS 患者。分为治疗组 21 例。采用机械通气及西医常规治疗并用大承气汤［大黄 12g，厚朴 24g，芒硝 6g（冲），枳实 12g］灌肠，每日 2 次，疗程 5～10 天；对照组 20 例，仅采用机械通气及西医常规治疗。于治疗后 24 小时和 48 小时分别观察两组患者的氧合指数（OI）、吸入氧浓度（FiO_2）、动脉血氧分压（PaO_2）、呼吸末正压（PEEP）、肺动态顺应性

（Cdyn）；治疗结束后观察机械通气并发症发生率及病死率的变化。结果：治疗组在治疗后 24 小时起 OI、PaO_2、Cdyn 均显著高于对照组，而 FiO_2 显著低于对照组；PEEP 于治疗后 48 小时显著低于对照组，差异均有显著性（$P<0.05$ 或 $P<0.01$）。治疗组患者机械通气并发症（腹胀、呼吸机相关性肺炎、气道水样分泌物等）的发生率及病死率均优于对照组，差异均有显著性（$P<0.05$ 或 $P<0.01$）。结论：大承气汤灌肠可改善 ARDS 患者 Cdyn、肺氧合功能，减少机械通气并发症，提高机械通气效率，并最终提高抢救成功率。

【现代研究】（1）对胃肠运动的影响[41]：大承气汤能促进胃肠蠕动，增强推进功能和增加肠道容积的研究早有报告，早期的动物实验表明本方增强肠蠕动的作用机制既不是吸收后作用于自主神经系统，也不是通过刺激肠壁反射器，而是可能直接作用于肠壁所致。以往的研究者们，通过采用动物在体肠管炭末推进率和离体肠管收缩实验等方法，从多方面观察了大承气汤对胃肠道平滑肌的作用。近年来，人们开始从细胞分子水平对大承气汤对胃肠运动功能影响进行研究，为临床应用提供了丰富的理论根据。关于大承气汤增加胃肠运动的体液调节因素-激素的理论尚有待进一步的研究。同时，大承气汤对胃肠运动功能的促进作用与它促进胃肠组织血液供应和降低毛细血管通透性、减轻组织水肿密切有关，互相促进，起到相辅相成的作用。

有报道[42]用狗作游离肠袢实验中，观察到经肠腔内注入大承气汤后，能显著增加血流量，改善肠管的血运状态，且在增加肠血流量的同时，还能增强肠蠕动。其意义在于：①能增加肠壁或腹腔脏器的血氧供应，有利于保持肠壁的生理功能；②肠麻痹或肠循环不足时，肠内腐败分解过程增加，厌氧菌繁殖可能加速，而肠蠕动的增加和肠壁血液循环的改善，可改变细菌学状态，并促使肠内渗出物的吸收及白细胞析出，以利消除炎症。

（2）对肠管葡萄糖转运电位的影响：崔志清等[43]利用记录、翻录小肠和结肠中葡萄糖转运电位的方法，观察了大承气汤及其主药大黄对离体肠管葡萄糖和 Na^+ 吸收作用的影响。结果提示：大承气汤可抑制肠管对葡萄糖、Na^+ 和水的吸收，引起肠腔容积的增大，继而刺激肠壁，使肠蠕动加快，可产生泻下的作用，大黄是此作用的关键药物。

（3）对 ^{45}Ca 的影响[44]：有实验观察了结肠梗阻大鼠离体结肠平滑肌 ^{45}Ca 的内流情况，结果提示：肠梗阻的发生和发展与平滑肌 Ca^+ 浓度的升高有关。本方能抑制梗阻结肠平滑肌 ^{45}Ca 内流的增加，这可能是本方治疗急性肠梗阻的离子机制之一。实验还提示，本方在正常情况下对 ^{45}Ca 内流作用不太明显，而在肠梗阻时则表现出明显地抑制 ^{45}Ca 内流的作用。

（4）对肠平滑肌电活动的影响：有报告[45]用测量平滑肌细胞电活动的细胞内微电极记录的方法，研究了本方和大黄煎剂对豚鼠结肠带平滑肌细胞电活动的影响。结果表明：大承气汤、大黄煎剂均能促进细胞膜去极化，加快慢波电位发放，并能增加峰电位的发放频率。药物作用随浓度的增高而增强。本观察提示：大承气汤和大黄煎液者能直接增强肠管平滑肌细胞的电兴奋性，从而加快肠道的蠕动，这可能是药物泻下作用的细胞水平机理之一，其离子基础可能是药物降低了细胞膜上 K^+ 通道电导。

（5）对胃肠重量的影响：有实验[46]分别给家兔灌肠大承气汤煎液和生理盐水，然后处死动物，结果发现灌药组每公斤体重的肠重或胃重增加显著，药物组家兔的胃壁平滑肌慢波幅度明显增加，胃紧张增高，胃容量增加。提示大承气汤对肠和胃的功能活动均有明显的影响。

（6）对内毒素的作用：有实验[47]证明，大承气汤对产生内毒素的肠道常见革兰阴性杆菌呈抑制效应，所以对内毒素有直接灭活作用，能降低内毒素所致家兔发热的幅度。另外还能促进大鼠胃液分泌潴留，提高肝糖原水平等。

（7）对微量元素的作用：有实验[48]用建立 ICP 小鼠炎症模型来探索大承气汤抗炎过程中对微量元素的作用和机理。结果提示：ICP 小鼠炎症模型其血清锌浓度、肝脏 Ca-Zn，SOD 活性均低于正常对照组，而用了大承气汤以后，锌浓度与 SOD 活性均明显回升，经统计，二者为显著正相关。

（8）对肺脏的作用：有报告[49]利用连续经口投予大剂量次碳酸铋于大鼠，造成大便秘结，直肠扩张的方法，形成"肺与大肠相表里"的模型，从而选择肺泡巨噬细胞为观察指标，结果表明：大承气汤通过其泻下作用，增强了肺的肃降功能，刺激肺泡巨噬细胞增多，从而提高了肺的免疫能力。

【原文】 心胸中大寒痛，嘔不能飲食，腹中寒，上衝皮起，出見有頭足①，上下痛而不可觸近，大建中湯主之。（14）

大建中湯方：

蜀椒二合（去汗） 乾薑四兩 人參二兩

上三味，以水四升，煮取二升，去滓，內膠飴一升，微火煎取一升半，分溫再服；如一炊頃，可飲粥二升，後更服，當一日食糜，溫覆之。

【词语注解】 ①出见有头足：指腹部见有如头足样的条块状物突起。

【经义阐释】 本条论述虚寒性腹满痛的证治。"腹中寒"一句点明病机，即脾胃阳气衰弱，中焦阴寒内甚，寒气上下攻冲，而产生剧烈腹痛。此与附子粳米汤证的"腹中寒气"相仿，均由虚寒所作。

本条见证相当严重，疼痛的部位由腹部上及心胸，以"大寒痛"强调疼痛的剧烈程度。寒气上冲，胃失和降，则呕吐频频，难以受纳饮食。寒气攻冲于外，阳气格拒于内，则气机凝滞于局部而见腹皮隆起，有如头足样的条块状物。

本条的疼痛属虚寒，但又有上下痛而不可触近的特点，此与本篇所强调的"按之不痛为虚，痛者为实"似有抵牾。其实，临床辨证还当参合其他方面的情况，如本条的腹痛并不像实证所见的着而不移，且多伴见手足逆冷，舌质淡，苔白滑，脉沉迟而伏等。

对于"上冲皮起，出见有头足"一句，其致病原因，有认为纯由寒甚所致者，如程林："寒气搏于肠胃之外，冲突出见于皮肤膜原之分，如有头足。"也有认为乃蛔虫所致，如尤怡："阴凝成象，腹中虫物乘之而动。"寒气攻冲也好，虫物内动也好，总的离不开中焦阳虚，阴寒内盛这一点故治以大建中汤温中散寒，大建中气，则阴寒散而腹痛自安。

【方药评析】 本方温中补虚，散寒止痛。方中胶饴缓中，人参补虚。干姜、蜀椒、大辛大热，急散中焦之阴寒，诸药相合，以达到温补温散之目的。关于本方的立意，如朱光被所说：本条之治，"法当先扶植胃气为主，佐以祛寒，此大建中之所由设也。人参、干姜甘温补正，助饴糖以固守中气。川椒辛热，直走三焦，破阴而回阳，令心胸腹内之寒邪顷刻消散，共成建中之奇勋。"（《正义》）冉雪峰对本方的认识也有参考价值，他指出："本方从建中着手，所谓病在上下，治其中也。此际补中而虚未可复，宽中而气未可通，故惟借椒姜之大辛大温者，兴奋鼓舞，建立中气于既败之余，而重加饴糖，又复饮粥，纯在培育中焦生生之气斡转，迥非他项温窜之品，一过无余者可比。妙在人参，可以助饴糖之培养，可以助姜椒之兴奋，大气一转，其结乃散。太阳既出，爝火皆消。人以后天谷气为本，中之阳回，则上下之阳俱回，上下之阳回，而中气安有不建立者乎。所以谓之大也，不治痛而痛自止，不温下而之阴除，不温上而上之阳宣，立方之妙如此。"（《历代名医良方注释》）本方散寒补虚，与建中相辅相成之效。从条文强调的重点和药物剂量分析，又偏重于姜椒温散之用。

本方与附子粳米汤同治脾胃虚寒，二方证均有满痛呕逆等症，但用药有效大不同，于此也可以得到启示：治疗虚寒性腹痛，附子不如干姜；治疗虚寒性呕吐，半夏不如蜀椒；温养脾胃，甘草、粳米、大枣不如人参、饴糖。临床上也有将蜀椒、干姜合附子粳米汤治疗心腹急痛的。本方治疗虚寒性腹痛，若腹胀满痛甚者可加厚朴、砂仁；寒甚或头痛目眩者加吴茱萸；恶寒甚者加附子；手足麻痹者加桂枝。大建中汤与附子粳米汤比较见下表：

大建中汤与附子粳米汤比较表

方　　名	大建中汤	附子粳米汤
药物组成与用量	蜀椒二合，干姜四两，人参二两，胶饴一升	附子一枚，半夏半升，甘草一两，大枣十枚，粳米半升
适应证	心胸中大寒痛，呕不能饮食，上冲皮起，出见有头足，上下痛不可触近。中焦阳微寒甚	腹中雷鸣切痛，胸胁逆满、呕吐。脾胃虚寒水湿内停
功效	温中散寒，止痛	助阳散寒，化湿

本方与小建中汤均以建中立名，但证候与病机却不尽相同。本方证腹痛相当剧烈，寒气攻冲于上下，而小建中汤证为腹部拘急而痛，且伴有寒热错杂之见证，由阴阳互不协调所致，同样是建中，前者以温中散寒为主，后者则以甘药温养脾胃为主。

【文献选录】 尤怡：心腹寒痛，呕不能食者，阴寒气盛而中土无权也。上冲皮起，出现有头足，上下痛不可触近者，阴凝成象，腹中虫物乘之而动也。是宜大建中脏之阳，以胜上逆之阴。故以蜀椒、干姜温胃下虫，人参、饴糖安中益气也。（《心典》）

吴谦：以胸中大寒痛，谓腹中上连心胸大痛也，而名大寒痛者，以有厥逆脉伏等大寒证之意也。呕逆不能饮食者，是寒甚拒格于中也。上冲皮起，出见头足者，是寒甚聚坚于外也，上下痛不可触近，是内而脏腑，外而经络，痛之甚，亦由寒之甚也。主之以大建中汤，蜀椒、干姜大散寒邪，人参、胶饴，大建中虚，服后温复令有微汗，则寒去而痛止，此治心胸中寒之法也。（《金鉴》）

李彣：心胸寒痛，呕，不饮食，寒在上膈也。腹中寒上冲，寒在中焦也。皮起出现有头足，乃寒气上冲之象，非真有一物具头足也。寒气凝结，故上下痛不可触近，非里实不可按之痛也。故但宜建中，不可攻下。（《广注》）

唐宗海：上节方言腹满者当下，此节便举腹满者当温，一是大热，一是大寒，对举以为衡，而后能于同中辨异也。谨按此篇，节节皆是对勘之文，故必有风冷一节，方言不可下，而厚朴七物汤一节，即以当下者较之；才用七物汤下之，旋即出附子粳米汤之证，又以为当温。盖同是腹满，而饮食如故则当下，饮食呕吐则又当温；痛而雷鸣呕吐则当温，痛而闭实则又当下。故下文又出三物、大柴胡、大承气证以比较之。数方主下者，皆以其腹满，然而腹满又有大寒之症，其满更甚，似乎可下，而痛呕不食，与闭实能食者有别，又当大温，宜用大建中。节节对勘，层层驳辨，学者知此，乃可以读仲景之书。（《补正》）

【临床应用】 （1）治疗急性肠梗阻[50]：王某某，女，14 岁。1983 年 4 月 25 日初诊。患者素体欠佳，又喜零食。三天前突感腹痛，其母以为蛔虫，自购宝塔糖 5 粒，服后病情加剧，遂来急诊。证见形体消瘦，腹痛如绞，剧烈时腹内肠鸣，偶见突起包块蠕动，呕吐频作，吐出蛔虫，饮食未进，大便数日未下，矢气全无，面青肢厥，烦躁不安，脉沉迟而细，苔白厚腻。经 X 线检查，可见 5～6 个阶梯样液平面，确诊为"急性机械性肠梗阻"，建议手术治疗。其父母因对手术有顾虑，故请中医治疗。患者体质娇嫩，服宝塔糖不足剂量，致蛔虫内扰，搏结成团，阻于肠道，法当行气泄满，温中散塞，大建中气。俟中州脾阳一旺，气机通畅，则虫体自去。拟大建中汤加减。处方：西党参 15g，川椒 7g，干姜 3g，槟榔 15g，水煎温服。服后 2 小时，自觉肠中漉漉作响，泻下蛔虫 60 余条，即肢温厥回，腹痛顿减。以后 2 小时内，又陆续排出蛔虫 20 余条，乃用香砂六君子汤调理 5 天而愈。

（2）治疗胆道蛔虫症：金国华[51] 以本方加减变化治疗本病 45 例，症状全部消失者 39 例，症状消失缓慢者 4 例，疗效不著者 2 例。药用干姜、川椒、乌梅、苦楝皮、槟榔、党参各 9g，饴糖 60g，黄连、甘草各 50g。对寒中夹热佐以通利之品，合承气类；对寒中见寒者，加吴茱萸、细辛等温散之品；对寒兼壅滞者，合理气之剂，如良附散、檀香等。

（3）治疗结肠痉挛[52]：王某某，女，42 岁。一周来左少腹疼痛不休，彻夜难眠，形体肥胖，面容愁苦，饮食量少，舌苔薄白微腻，舌质淡红，脉弦。妇科排除附件病变，内科诊断："结肠痉挛"。以抗生素及解痉剂治疗无效。前医认为痛在少腹，病属肝经，辨为肝气郁滞，血行不畅，予疏肝理气、活血止痛方药却无济于事，延余诊治。询之，曰：腹痛昼夜不休，轻按痛减，重按痛剧。痛处固定，可触到 10cm×4cm 条索状物，推之可移，大便不泻，无白带。此证疼痛位于足厥阴经辖地，然而此处内藏阳明大肠，患者肥胖呈臃肿貌，"肥人多痰，肥人多气虚"，气虚则阳亦不足，又肥人之腠理疏松，寒冷之气乘节段，则疼痛作也。腹中寒气凝聚则成肠腑痉挛之形，出现条索状瘕聚，这与仲景所言"腹中寒，上冲皮起，出见有头足"相比，仅是程度轻，头足未上冲皮起，而是隐于皮下也，大建中汤可标本同治，遂处方撮药：川椒 15g，淡干姜 15g，台党参 30g，炒麦芽 30g（代饴糖）。服药两帖，即告食香寐安痛已。

（4）治疗克罗恩病：姜兵[53] 用本方治疗克罗恩病 2 例。例 1，腹胀痛、呕吐两月，胃肠钡餐检查：胃窦部黏膜肥厚，张力低，蠕动弱，位置低，小弯切迹在髂脊连线以下 3cm，6 小时后，在回肠远端左下腹部可见一明显扩张肠管，呈痉挛性蠕动，钡餐不易排出，两端狭窄扩张受限。多法治疗无效，改服本方 3 剂症大减，15 剂痛、呕均止。改用厚朴温中汤合小半夏汤善后。例 2，发病年余，腹胀、腹痛、呕吐、便溏，以医院确诊为本病，多法治疗不效。证属中阳虚衰，阴寒内盛，服大建中汤 15 剂呕止痛消，服 20 剂后病愈。

【原文】 脅下偏痛，發熱，其脉緊弦，此寒也，以溫藥下之，宜大黃附子湯。（15）

大黃附子湯方：

大黄三兩　附子三枚（炮）　細辛二兩

上三味，以水五升，煮取二升，分溫三服；若強人煮取二升半，分溫三服。服後如人行四、五里，進一服。

【经义阐释】　本条主要论述寒实内结的腹满痛证治。"胁下偏痛"的"胁下"，当包括胁腹而言。"偏痛"，谓疼痛或偏于左，或偏于右，此由阴寒之气夹实邪而偏着于一处，阳气不得伸展。脉象紧弦，主寒主痛，为寒实内结之证常见。从方药推测，除胁腹疼痛处，当有大便不通一症，故曰："以温药下之。"大便不通，由腑气不行，积滞内停所致，此又与"胁下偏痛"相关，寒实内结于阳明胃肠，其气上犯，壅逆于胆，致使少阳胆气不疏而胁痛。寒实内结之证，除本条所述之外，临床上还多见形寒肢冷，舌苔白而黏腻等症。本条所谓"发热"一症，是由寒实内结，阳气郁滞，营卫失调所致，此在临床上并非必见之症。尚须注意的是，此症当与外感表证和阳明腑实证发热相鉴别。一般而言，表证发热其脉当浮，由邪客肌表，邪正相争，营卫不和所致；阳明腑实之发热其脉滑数，由里热亢盛，蒸腾于外所致，显然与本条所述的发热根本不同。另外，据《脉经》所载本条内容，无"发热"二字，此亦可参考。日人丹波元简认为本方为第一条"不满者必便难，两胠疼痛"之的治，很明显，意在强调便难和胁痛为主症。"此寒也，以温药下之"，提示了病为寒实内结，所以治疗当用温下法。

本条以胁腹疼痛，大便不通为主证，属阳之虚衰，寒实内结，正虚邪实的局面。因此，服药以后，每以邪正的盛衰为转移。如得温下剂后，即大便通利，邪去正安，则病可向愈，如药后大便仍秘结不通，临床反增呕吐肢冷，脉象细弱，此为中阳衰败，病趋恶化，一般愈后不良。

【方药评析】　本方温阳散寒，通腑祛积，为温下法的代表方剂。方中附子大辛大热，温散脏腑之沉寒痼冷，细辛与附子相合，辛温之力增而散寒止痛之力强，大黄与附子、细辛同用，则其寒凉之性减而走泄通下之性存。如此，则辛温之品以已其寒，攻下之品以去其结，所谓，"温药下之"之意。日人丹波元简认为，温利之剂，实以桂枝加大黄汤及本方为祖，而后世温脾汤等方，也无不脱胎于此二方。《备急千金要方》温脾汤由大黄、附子、干姜、人参、甘草组成，《普济本事方》温脾汤由厚朴、干姜、附子、大黄、桂心、甘草组成，在药物的组成方面，可谓更加周到，对阴寒内盛，阳虚不运而积滞内停者也更加适宜，此可作为本方临床加减变化的参考。

本方与麻黄附子细辛汤，仅以药物一味之差，作用即完全不同。同样是附子细辛相配，加麻黄则温经散寒，以解太阳少阳之两感，加大黄则温下通便，以解阳虚阴盛之寒结。关于二方药物的用量，如《古方作法举隅》中所说："麻黄附子细辛汤中附子只用一枚，此方附子用三枚，所以然者，麻附细辛是三味温药，只相助而不相制，故附子一枚已足。此方大黄苦寒且系三两，若只用附子一枚，岂不为大黄牵制，阻碍其已寒兴阳之功。"

本方在临床上，如腹痛甚而喜温，可加桂枝、白芍以和营止痛；如以腹部胀满为甚，可加厚朴、木香等以行气导滞；如体虚较甚，积滞较轻者，一方面可配人参、当归等益气养血之品，一方面可改投制大黄，以缓攻下之力。大黄附子汤与麻黄附子细辛汤的比较见下表：

大黄附子汤与麻黄附子细辛汤的比较表

方 名	大黄附子汤	麻黄附子细辛汤
药物组成与用量	大黄三两，附子三枚，细辛二两	麻黄二两，细辛二两，附子一枚
适应证	胁下偏痛，或腹痛，大便秘结，发热，脉紧弦。阴寒内结	少阴病，始得之，反发热，脉沉者
功效	温下寒结	温经解表

【文献选录】 沈明宗：此邪入肝经，为偏胁痛也。胁下，乃肝胆经络所过之地。寒客厥阴经之一边，营血不利，则胁下偏痛。然肝气逆而胆气亦逆，则痛而发热。脉紧为寒，弦属厥阴寒实，故用附子、细辛，正阳而散风寒，盖肝胆乃无出入。此用大黄乃使厥阴之邪，借从胃腑而出，则偏痛立止，虽以寒热并行，是不相悖也。（《编注》）

尤怡：胁下偏痛而脉紧弦，阴寒成聚，偏于一处，虽有发热，亦是阳气被郁所致。是以非温不能已其寒，非下不能去其结，故曰宜以温药下之。程氏曰：大黄苦寒，走而不守，得附子、细辛之大热，则寒性散而走泄之性存是也。（《心典》）

唐宗海：当温者不可下，当下者不可温，上数方一寒一热，反观互证，所以明其有别也。然又有当温复当下，当下复当温者，是又宜温下并行，不可执着。故特出大黄附子细辛汤之证治，以见温之与下，或分或合，总随证为转移，而不可拘泥也。此是总结上文，皆论腹满之证，自是以下，乃单论寒疝，须知仲景书，皆是比较法，腹满、寒疝、宿食，其腹皆能为痛，恐人误认，故合为一篇，使人比较而辨其毫厘也。至三证之中，又各有别，节节互较，又各分三段，使人区别而知其门类也。（《补正》）

【临床应用】 （1）治疗急性腹痛：阮诗伟[54] 用本方治疗因卒受寒（风寒或寒湿）邪侵袭或暴饮暴食等引起的上腹部暴痛20例。20例中，胆囊炎胆石症7例，胃、幽门痉挛5例，肠梗阻3例，急性胃炎（伤食）4例，急性胰腺炎1例；伴恶寒发热15例，其中40℃以上3例，39～39.9℃2例，伴呕吐8例。治疗方法：大黄10～20g（后入），附子10～15g，细辛6g。以水300ml，煎成200ml，先服100ml，20分钟后再进100ml。呕吐者加姜汁5ml，伤食者加神曲、山楂各10g。结果：速效：9例（用药2小时内剧痛缓解，12小时内疼痛及其他症状基本消失）；显效：5例（6小时内剧痛缓解，24小时内疼痛及其他症状消失）；有效：4例（12小时内剧痛缓解）；无效：2例（12小时内无变化）。总有效率90%。

（2）治疗急性胆囊炎：徐国槠[55] 用大黄附子汤加减治疗本病25例。均以右上腹呈急性剧烈疼痛为主症。其中伴寒战15例，高热4例，轻度巩膜黄染6例，伴呕吐15例，伴腹胀便秘16例，伴利下黏垢后重肛坠1例。均经B超检查提示肿囊有程度不同的囊壁粗糙，囊体增大，透声差。白细胞总数>10×10^9/L者16例。基本方药：生大黄10g，制附子15g，细辛2g。寒战者附子、细辛量加倍；黄疸者加茵陈；气滞者加枳实、郁金；呕吐者加制半夏、陈皮、吴茱萸、黄连；胀甚者加六神曲、炙鸡内金之类。另可加入川楝子、延胡索、金钱草、蒲公英、虎杖之品，然柴胡为必用之品，可入少阳机枢以作和解疏泄引经之用。治疗结果：治愈16例（临床症状消失，B超检查胆囊正常，白细胞总数及中性均属正常）；好转7例（症状消失，B超复查胆囊壁双层稍粗糙，透声欠佳，囊体增大）；无效2例（症状未见好转，B超检查胆囊无明显改善）。总有效率92%。

（3）治疗慢性肾衰：周胜连[56] 以本方加减变化保留灌肠为主治疗慢性肾衰 67 例，并同 49 例西医治疗对照组比较，疗效显著。本组病例共 116 例。治疗方法：用大黄丹附汤：大黄 50g，丹参 30g，附片 20g，益母草 20g，蒲公英 20g，牡蛎 30g，浓煎取汁 400ml，每次 200ml 高位保留灌肠，上下午各 1 次，并应用其他相应的西医疗法。对照组只用西药治疗。治疗效果：治疗组：显效 31 例，有效 18 例，无效 15 例，死亡 3 例，总有效率 73.13%；对照组：显效 11 例，有效 12 例，无效 19 例，死亡 7 例，总有效率 46.94%。两组比较其差异有非常显著意义。（$P<0.01$，$\chi^2=8.25$）两组治疗后血尿素氮变化率相比较，治疗组下降率为 $(30.65\pm24.19)\%$，对照组下降率为 $(14.31\pm21.07)\%$。两组差异有非常显著意义（$P<0.001$，$t=3.79$）。

（4）治疗慢性溃疡性结肠炎：刘大平[57] 病案。何某某，男，49 岁。1992 年 10 月 2 日初诊。腹泻血水，夹带黏液 10 年。开始时每日 3～5 次，最近两年反复发作，有时每日 10～20 次，每食生冷、油腻则腹泻加重。曾经某医院多次检查，诊断为：慢性溃疡性结肠炎，迭经中西药物治疗无效。刻诊：面色萎黄，形体消瘦，精神疲惫，肢体乏力，腹痛绵绵，肛门坠胀，大便量少，色赤有黏液，手足不温，腰酸纳呆，舌淡苔中根部白厚腻，脉濡弱。此乃脾肾阳虚，湿热内蕴，肠络瘀滞。方用大黄附子汤加味：制大黄 6g，附子（选煎）30g，细辛 6g，莱菔子 15g，田七粉（兑入药汁冲服）3g，仙鹤草、马齿苋各 30g，水煎服。7 帖后腹泻渐止，便血已少，腹痛减轻，食欲增进，药证相投，再进原文 7 帖。11 月 3 日来诊，大便每日 1 次，已无血水黏液，改投参苓白术散，以资巩固。

（5）治疗肠梗阻：俞凡先[58] 病案。沈某某，男，58 岁。去年胃切除后，运化尚弱，今午饭后饮食较多，脘腹即觉不适，逐渐发生痛胀，傍晚出现呕吐，大便 3 日未解。经检查诊断为急性肠梗阻。面色苍白，手足厥冷，舌淡胖，苔腻，脉沉紧弦。证属寒实内结，腑实不通。大黄附子汤加减以通下寒积：生大黄 12g，炮附子、干姜、姜半夏各 10g。服后大便得通，痛呕遂止。本方在《金匮要略》中为三药同煎，临床用于急腹症，一般以大黄后下为佳。本例因饮冷所致，且有呕吐，故去细辛之温散，加入干姜，半夏以温中降逆。

（6）用于结肠镜检前的肠道准备：吕竞竞等[59] 将加减大黄附子汤用于镜前肠道准备 160 例，并与其他方法（共 180 例）比较，效果良好。药物制备：干姜 100g，附子 100g，生甘草 200g，陈皮 150g，加水 5000ml，煎至 3500ml 时入生大黄 300g，再文火煎煮 15 分钟，用纱布滤过去渣，冲玄明粉 150g，等冷后加调味剂适量，制成糖浆（糖含量 40%）。此煎约得 1000ml。服法：于镜检前 4 小时温服加减汤 100ml，15 分钟后饮用盐水或温水 500～1000ml，要求在 40 分钟内饮完。服药前 15 分钟口服胃复安（甲氧氯普胺）15mg。对照组分别用蓖麻油加清洁灌肠、甘露醇、蓖麻油和硫酸镁等。结果表明，用加减大黄附子汤的中药组肠道清洁度明显优于对照的三个组，优良率为 95.63%，而其他三组分别为：78.00%、86.00%、83.33%。笔者认为本方清肠的优点为：排便速度快，次数少；作用温和，无剧泻、腹痛等毒副作用；清肠效果良好，尤其是回盲部的排空效果明显。因而是一种操作简便、安全、无痛苦的理想清肠法。加用胃复安，可增强胃窦部舒缩力和蠕动频率，能协同加速胃排空，从而消除了玄明粉可使幽门痉挛所致的恶心、呕吐症状。

（7）治疗急性阑尾炎：王博等[60] 治疗本病 36 例，用大黄附子汤水煎分早晚 2 次饭后温服。若积滞较轻者可用制大黄；兼气滞腹胀者可加厚朴、木香、莱菔子；体虚者加党参、当归。并以针刺配合。结果治愈 30 例，显效 4 例，有效 2 例，总有效率 100%。张莉等[61] 治疗该病用大黄附子汤加薏苡仁、丹皮，水煎服。结果 5 剂后温度降至 37.5℃，WBC 10.1×10^9/L。继进 4 剂而痊愈。

（8）治疗急性胰腺炎：重症急性胰腺炎是临床常见的急腹症之一，属中医学"胃脘痛"、"脾心痛"等范畴。曹昌霞[62] 以大黄附子汤加半夏、竹茹、川楝子、枳实、广木香、炙甘草等，水煎分次频服。结果服药 1 剂，大便通，腹痛减轻，呕吐止。大黄减量后再服 3 剂，腹痛大减。复查血、尿淀粉酶及血细胞均正常。再减大黄，加白芍，又服 6 剂，B 超检查胰腺正常，随诊 1 年未见复发。

（9）治疗有机磷农药中毒：黄增峰[63] 治疗因口服甲胺磷农药而致重度急性中毒患者，在西医急救措施的基础上予以大黄附子汤加红参、甘草、茯苓，水煎分 2 次鼻饲。次日神志转清，面色转红润，大便日解 3 次，瞳孔增至 4mm，心率增快至 100 次/分，两肺啰音明显减少。继服上方 4 剂后停用阿托品，复查血清胆碱酯酶活力正常。上方减大黄、附子、细辛、甘草用量，加白术、怀山药、鸡内金、砂仁等，再服 5 剂诸症消失。

【现代研究】 （1）抗缺氧作用：李在邠[64] 对大黄附子汤的抗缺氧作用进行了动物实验。结果表明：大黄附子汤水醇法提取液对上述原因引起的动物缺氧有不同程度的拮抗作用，这一作用，可能是通过降低肾上腺素能系统的功能，减少动物整体耗氧量，增加心肌组织细胞耐缺氧能力，提高脑组织对缺血的耐受力或（和）降低脑组织的耗氧量等药理作用来实现的，从而使急性缺氧的动物存活时间延长。本实验的结果，为临床应用大黄附子汤治疗缺氧性心、脑血管疾病，提供了实验依据，并为扩大大黄附子汤的应用范围，展现了可喜的前景。

（2）对氮质血症的作用：郑平东[65] 认为大黄治疗氮质血症的作用原理主要是由于大黄的药效作用：一方面使从肠道吸收的合成尿素的原料之一——氨基氮的减少；另一方面使血中必需氨基酸浓度升高，利用体内氨基酸的分解产物——氨，合成蛋白质，从而使肝、肾组织合成尿素量减少；再一方面大黄抑制了体蛋白的分解作用，从而使血中尿素氮和肌酐的含量降低。此外，大黄还能促进尿素和肌酐随尿液排泄出体外。

【原文】 寒氣厥逆，赤丸主之。（16）

赤丸方：

茯苓四兩　烏頭二兩（炮）　半夏四兩（洗）—方用桂　細辛一兩《千金》作人參

上四味，末之，内真朱①為色，煉蜜丸如麻子大，先食酒飲下三丸，日再夜一服；不知，稍增之，以知為度。

【詞語注解】 ①真朱：即朱砂。《神農本草經》名丹砂。《名醫別錄》云：丹砂作末名真朱。

【經義闡釋】 本條論述寒飲厥逆的證治。由於敘證過於簡略，在理解上造成一定難度，故歷代醫家也看法各異。如《醫宗金鑒》認為"必有脫簡，難以為後世法。"有的認為當存疑待考。但本條有方有證，如以方測證，也可大體把握主要精神。

"寒气厥逆"中寒气二字是从病机上强调了阴寒内盛，水饮内停的情况。其实，中焦虚寒，阳气不振也是不言而喻的。厥逆二字，既可从病机上理解为阴阳之气不相顺接，也可从证候上理解为手足逆冷。从方药推测，本方主要功用为温阳散寒，化饮降逆。因此，寒气厥逆当指由于阴寒内盛，水饮上逆而见四肢厥冷，腹痛呕逆，头眩心悸等证。阳虚寒盛，阳气不达四肢则手足冷，寒气夹水饮上逆则腹痛呕逆，水饮逆则心下悸动，饮阻而清阳不升则头眩。

【方药评析】　本方温阳散寒止痛，化饮降逆。方中乌头大辛大热，配细辛以加强辛温散寒之力，助阳气而散腹中之沉寒痼冷，并收止痛之效。用半夏、茯苓化饮降逆，使水饮下行而不上逆。朱砂为衣，意在重镇以降逆。以酒下药，取酒之温热轻扬之性，以助药力。此如朱峻明所说："茯苓、半夏从上以降其逆，乌头散寒以治其厥，细辛通足少阴之真阳，引寒邪外散，朱砂护手足阴之荣气，镇厥逆下趋。"诸药相合，与原文"寒气厥逆"紧紧相和。

本方尚须注意的是，乌头为剧毒之品，当炮制以后方可入药，否则与酒同服易中毒。另外，方中乌头与半夏相反，不可同用，但本方中两药并用，可能用量小，且有蜜以制其毒，故临床未见不良反应。

《类聚方广义》中指出本方常用于"疝家胁腹挛痛，恶寒，腹中漉漉有声，呕而眩悸，其证缓者。""若不能酒服者，以白汤送下。"

【文献选录】　徐彬：此即伤寒论直中之类也，胸腹无所苦而止厥逆。盖四肢乃阳气所起，寒气格之，故阳气不顺接而厥，阴气冲满而逆。故以乌头、细辛伐内寒，苓、半以下其逆上之气，真朱为色者，寒则气浮，故重之镇之，且以护其心也。（《论注》）

周扬俊：寒气厥逆，下传于上，明系君火既衰，而肾家之真阳亦不足，故上逆者，兼有水泛以凌君火之意，为害不浅，况阴霾潜乘，浊流为患，于是以大热大猛之力，始有补天浴日之量，兼用摄水气，通阳气，散阴气，而不敢后也。然犹恐寒逆特甚，复以朱砂之赤色者，可以镇君火，性重者可以坠浊阴，名曰赤丸，殆畏水寒之侮火也。（《二注》）

曹颖甫：寒气厥逆，此四逆汤证也。然则仲师何以不用四逆汤而用赤丸，知其意者，方可与论赤丸功用。盖汤剂过而不留，可治新病，不可以治痼疾。且同一厥逆，四逆汤证脉必微细，赤丸证脉必沉弦。所以然者，伤寒为太阴少阴，不必有水气，而寒气厥逆，即从水气得之。肾虚于下，寒水迫于上，因病腹满。阳气不达四肢，乃一变而为厥逆。方用炮乌头二两，茯苓四两，细辛一两，生半夏四两，无分量者，但取其足用也。方治重在利水降逆，便可知厥逆由于水寒，即乌头、细辛有回阳功用，实亦是以行水而下痰，朱砂含有铁质，足以补血镇心，使水气不得上僭。丸之分量不可知，如麻子大则甚小，每服三丸，日再服夜一服者，欲其缓以留中，使得渐拔病根也，此则用丸之旨也。（《发微》）

唐宗海：此承上起下，言腹满而寒气厥者。为大寒证，与寒疝已相似矣，故主赤丸。此即蝉联寒疝，与上节各证有移步换形之别。（《补正》）

【临床应用】　（1）治疗腹痛、痛经、阴缩、胸痹等：庞鹤[66]认为本方的适应证主要为腹痛、四肢逆冷、呕吐、心悸、头眩、咳喘吐白痰，以及舌黯淡苔白或白滑，脉沉或弦滑等。除了消化系统某些病证（如胃或肠痉挛，肠梗阻、胃肠炎等）可出现此类证候外，其他如痛经、阴缩等病变也可见到这些症状。所以临证时只要是阳气虚衰，阴寒湿浊内盛所致的厥逆痛证，其疼痛无论是在腹部或胸部等其他部位，均可用赤丸治之。

病案举例　殷某某，女，23岁，未婚。1987年3月14日初诊。患者素有痛经病史，近1年来经行腹痛加剧，剧痛之时不得仰卧，需多种止痛药物，疼痛才能得到暂时缓解。曾因此而收入住院治疗，出院后每次经行仍然疼痛，但尚能忍受，服用一些理气活血止痛的中成药及汤剂，效果不显。其证兼见经来量少清稀，少腹弦急作痛，手足冷，心悸气短，恶心，饮食不佳，二便尚可，平素带下清稀且量多。舌黯淡而体胖大，脉弦而滑数。证属阴盛阳虚，寒湿内阻胞门，经行不畅所致。治当温散寒湿，通络止痛。赤丸加味：姜半夏12g，制川乌、草乌各9g，细辛6g，茯苓30g，干姜9g，朱砂1g（分冲），桂枝10g，红花9g。3付，水煎服。药后腹痛消除，并自觉少腹部位松弛而有热感。嘱其每次经来前五天开始服用本方，每日1付，至经停。患者依上法连服本方4个月中，每次经行未见腹痛。现已停药1年余，月经正常，诸症亦解。

（2）治疗关节疾病、末梢神经疾病等[67]：近年有以附子剂治疗的阴冷难证而改用赤丸治疗获得显著疗效的报告。笔者分析了80个病例。80例中用桂枝赤丸（方中用桂枝无半夏）治疗的占四分之一，有效率为35%，而半夏赤丸（方中有半夏无桂枝）的有效率为8%。80例中，关节疾病24例，有效15例；末梢神经疾病17例，有效9例；呼吸系疾病8例，有效3例；消化系疾病5例，有效2例；中枢神经疾病7例，有效2例；头痛4例，有效2例；自主神经疾病4例，有效2例；其他疾病11例，有效3例。本方对关节、末梢神经、呼吸系统等有关"表"的疾病，有效率约60%，而对"里"证的5例消化系疾病，有效率只有40%。可见，赤丸对"表"为主的病证比较有效。

乌头的用量与治疗效果：乌头用量从一日0.5g开始逐量增加。一日用量不足2g的，病情大多无改善。一日2g以上有效的病例较多，有的病例每日5g以上。

副作用：80例中，25例有便秘，上火，关节肿胀热感等症状，但未发现严重的副作用，检查也发现肝肾功能障碍。其副作用可能是乌头的热性，症状减轻后要减少乌头用量，需长时间服用者要慎重增减其用量。

药物鉴别：桂枝和半夏均为辛温之品，但桂枝有发汗解表，温通经脉的作用，半夏有和胃止呕、燥湿祛痰的作用，对于"厥逆"证，用桂枝优于半夏，对于"胁腹挛痛恶寒，腹中沥沥有声，呕而眩悸"的"疝家"（《类聚方广义》）则半夏赤丸的治疗效果好。

（3）治疗神昏抽搐[68]：石某某，男，4岁，患结核性脑膜炎而入院，昏迷不醒，痰声漉漉，双目斜视，四肢厥冷，时而抽搐，苔白微腻，指纹青黯。乃属痰浊蒙蔽心包，肝风内动。宜《金匮要略》赤丸方损益：制川乌、法半夏、石菖蒲各6g，云茯苓9g，细辛1g，远志5g，生姜汁5滴，竹沥10滴，2帖后，吐出小半碗痰省，神清厥回，肝风遂平。后经中西药治疗3月而愈。

【原文】 腹痛，脉弦而紧，弦則衛氣不行，即惡寒，緊則不欲食，邪正相搏，即為寒疝。

寒疝繞臍痛，若發則白汗①出，手足厥冷，其脉沈緊者，大烏頭煎主之。(17)

烏頭煎方：

烏頭大者五枚（熬，去皮，不吹咀）

上以水三升，煮取一升，去滓，內蜜二升，煎令水氣盡，取二升，強人服七合，弱人服五合。不差，明日更服，不可一日再服。

【词语解释】 ①白汗：因痛剧而出的冷汗。

【经义阐释】 本条主要论述寒疝的病机和证治。本条首先通过脉象来指出寒疝腹痛的主要病机。腹痛而见弦紧之脉，为阴寒偏盛。阳虚而寒盛于内，则阳气不能通达于外，肌表失于温煦而恶寒，所谓"弦则卫气不行，即恶寒。"寒从外袭，入内而影响到脾胃的运化功能，故"紧则不欲食"。阳虚于里而不行于外，寒袭于外而入主于内，寒盛而阳衰，由此而导致腹痛。

寒疝腹痛以绕脐发作为特点。因寒疝由阳虚阴盛，常感寒而诱发，阳虚则寒气搏结不散，故疼痛绕脐而相当剧烈。疼痛呈发作性加剧时则冷汗自出，阳气不能达于四肢则手足厥冷，严重的可伴有指端，口唇青紫，脉象沉紧，甚者伏而不见。从原文所描述的情况看，寒疝有一定的发作性，发作时，阴寒内盛，故急当温阳破结，散寒止痛，用大乌头煎。

对寒疝发作时"白汗出"一症，历来认识上分歧较大。赵刻本作"自汗出"，它本多作"白津出"。具体看法有如下几种：①尤怡认为，白津乃汗之淡而不咸者，即虚汗；②魏荔彤认为，白津即似汗非汗者；③徐忠可认为，白津乃阴寒内盛而疼痛时，从口流出的清冷涎液；④黄元御认为，白津是由于肾不藏精，从小便而出的白液；⑤黄树曾认为，白津或指淡而不咸之冷汗，或指下如白痰猪脂之大便，或指醒时流出之精液；⑥丹波元坚认为，白汗"盖不堪痛苦之甚而汗出也。"以上较多注家囿于白津二字，有种种推测，而白汗之说，于义较胜。《素问·经脉别论》云："发为白汗"，《素问·阴阳别论》云："魄汗未尽"，白、魄、薄，古通用，均有逼迫之意。《战国策·楚四》："白汗交流"，鲍彪注："白汗，不缘署而汗也。"此亦指有所逼迫而汗出。结合本条所言，很明显，当指痛剧而被迫外出之汗。

【方药评析】　本方只用大乌头一味，取其一味单行，则力大而厚。大辛大热之品，能散沉寒痼冷而止疼痛。乌头与蜜同煎，取"甘能解毒药，故纳蜜煎以制乌头之大热大毒。"（《直解》）蜜能缓解乌头毒性，而且还能延长药效。由于乌头药力峻猛，煮服法中强调用量当随体质强弱而增减，"不可一日再服"，可见乌头之用宜慎。

【文献选录】　徐彬：此寒疝之总脉证也。其初亦止腹满，而脉独弦紧，弦则表中之卫气不行而恶寒，紧则寒气痹胃而不欲食，因而风冷注脐，邪正相搏而绕脐痛。是卫外之阳、胃中之阳、下焦之阳，皆为寒所痹。因寒脐痛，故曰疝。至发而白津出，寒重故冷涎也。手足厥冷，厥逆也。其脉沉紧，是寒已直入于内也。故与乌头一味合蜜顿服之，此攻寒峻烈之剂，即后人所谓霹雳散也。（《论注》）

魏荔彤：平素阳虚阴盛，积寒在里，以召外寒，夹杂于表里而为患者也。表里之寒邪既盛，而正阳与之相搏，寒邪从下起，结聚于至阴之分而寒疝成矣。寒疝既成，伏于少腹，绕脐痛苦，发止有时，发则白津出，津似汗而非汗也，此津本下部虚寒，阴邪逼迫外越，故以白津二字形容之，理至微也。及阴寒积久而发，四肢厥冷，脉得沉紧，何非寒厥之气为患也耶？乌头辛热，逐寒邪，开阴闭，专用建功，单刀直入，竟趋虎穴，此取效之最径捷者也；惟恐燥烈伤阴，故于服法又分弱强人，并申一日不可再服之戒也。（《本义》）

吴谦：疝病犯寒即发，故谓寒疝也。其病发则绕脐少腹急痛，恶寒汗出，手足厥冷，不欲食，脉弦而紧，主急主痛，此寒疝应有之证脉也。主之乌头煎者，是专以破邪治标为急，虚实在所不论，故曰强人服七合，弱人服五合也。《金鉴》

【临床应用】　（1）治疗腹痛[69]：沈某，50余岁。1973年6月间初诊。有多年宿恙，为阵发性腹痛，因旧病复发，自外地来京住院。1959年曾在我院做阑尾炎手术，术后并无异常。此次诊为"胃肠神经官能症"。自述每发皆与寒凉疲劳有关。其症：腹痛频作，痛无定位，唯多在绕脐周围一喧，喜温可按，痛甚以致汗大出。查舌质淡，苔薄腻而滑，脉沉弦，诊系寒气内结，阳气不运，寒则凝注，热则流通。寒者热之，是为正治。曾投理中汤，药力尚轻，药不胜病，非大乌头煎不可，故先小其量以消息之。乌头用 4.5g，以药房煎不便，盖蜜煎者缓其毒也，权以黑豆、甘草代之。3 剂后，腹痛未作，汗亦未出，知药证相符，乌头加至 9g。4 剂后复诊，腹痛已止，只腹部微有不适而已。第见腻苔已化，舌转嫩红，弦脉缓和，知沉寒痼冷，得乌头大热之品，焕然冰释矣。病者月余痊愈出院。

（2）治疗肠梗阻[70]：朱某，女，5 岁半。2006 年元月 3 日初诊。主诉绕脐痛 1 月余，用热水袋暖，痛轻。郑州市某医院诊为肠梗阻可疑。X 线示腹腔无液平面，无气体积聚，CT 检查无异常，治疗用头孢哌酮舒巴坦钠 1g、维生素 C1g，5％葡萄糖 250ml 治疗 15 天后，用西咪替丁治疗 1 周，剂量不详，后又改用前法输液治疗 10 天，症状无改善。查体：腹部柔软无抵抗，脐周稍有硬结，四肢冷，纳差，恶心，呕吐，舌质淡、苔薄白，脉紧细。诊为寒疝。尊仲圣给乌头煎 5g，2 小时后痛疼缓解，脐周硬结已散，随访 2 月无复发。

【现代研究】 （1）镇痛镇静和局麻作用[71]：川乌无论炮制与否，对小鼠均有镇痛作用，一般在给药 30 分钟后逐渐显效，60～90 分钟时作用最强，90 分钟后作用开始缓慢减弱。皮下注射乌头碱 0.05mg/kg，对电刺激鼠尾有镇痛作用，东莨菪碱能增强其效力，1.0mg/kg 的镇痛效果强于 6mg/kg。川乌总碱能明显提高小鼠热板痛阈值、抑制醋酸引起的扭体反应，证明有明显镇痛作用。次乌头碱和乌头原碱对小鼠亦有镇痛和镇静作用，乌头碱皮下注射及脑室内注射具有剂量依赖性镇痛作用。乌头的镇痛有效成分为乌头碱类生物碱，如乌头碱、中乌头碱、次乌头碱和去甲猪毛菜碱，其镇痛作用表现为中枢性。

（2）抗炎作用[71]：乌头的抗炎作用，以单体生物碱研究为主，其结果为：各单体生物碱对急性炎症模型均呈不同程度的抑制作用，且有明显的量效关系。多数研究认为乌头碱对渗出性炎症有抑制作用，长达 5.5 小时，且同时抑制渗出液中白细胞的渗出。

（3）抗肿瘤作用：汤铭新[72] 发现乌头注射液（每支含乌头碱 0.4mg）对小鼠移植性肿瘤前胃癌 FC 和肉瘤 S180 均有一定抑制作用，并能抑制 lewis 肺癌自发转移。

【原文】 寒疝腹中痛，及胁痛里急者，当归生薑羊肉湯主之。（18）
当归生薑羊肉湯方：
当归三兩　生薑五兩　羊肉一斤
上三味，以水八升，煑取三升，溫服七合，日三服。若寒多者，加生薑成一斤；痛多而嘔者，加橘皮二兩、白术一兩。加生薑者，亦加水五升，煑取三升二合，服之。

【经义阐释】 本条论述寒疝属于血虚的证治。寒疝的典型发作，如大乌头煎证绕脐痛而白汗出，手足厥冷，由阳虚而阴寒内盛所致。本条所述，偏重于血虚内寒引起，以胁腹疼痛为主。两胁疼痛并有拘急之象，此与肝关系密切。肝藏血，血不足则气亦虚，阳气不足则阴寒内生，胁腹失去阴血的濡养和阳气的温煦，寒凝则痛，经脉失濡而拘急。由此可见，本条所述的寒疝疼痛属虚，痛势不像大乌头煎证剧烈骤暴，一般得温按常可轻减，且临床上伴见舌淡苔白，脉沉弦而涩等。

【方药评析】 本方温养散寒而止痛。当归养血活血，行血中之滞。羊肉温补，为血肉有情之品，二者相配，温养、温补之力增，辛甘重浊，温润味厚而散内寒，暖经脉。生姜散寒，佐当归则可入厥阴而散血中凝寒，随血肉有情之品可入下焦而温散沍寒。寒重者生姜之用量还可加倍，可见生姜散寒之功在本方中也是须臾不可少的。

本方不用乌头、附子类辛温散寒之品，而以温养补虚为治，这是由于本方证属气血虚衰而有内寒，其疼痛程度与乌头剂证也迥然有别。黄树曾对本方的分析可资参考："按当归生姜羊肉汤，除为此证之主方外，又主产后腹中疞痛，腹上寒疝，虚劳不足，可知此证由于气血两虚，寒邪乘虚逼迫血分而非阴寒内结，与前节之证不同，设纯属阴寒为患，则用此滑润之当归，徒足以泄阳而致下利也。生姜散寒，虚乃无形，故连质合煎久煮者，盖欲其兼能缓急也。羊肉性热，可以已虚寒，且血肉可以补形之不足，此证用之，其为虚寒也明甚。再考羊肉之性，柔和而力厚，善能缓中。缓者急之对，腹中痛，胁痛里急诸证皆急也。急者缓之，故用羊肉，惟其补虚祛寒之品，病必由于虚寒始可用也。前节论寒疝之实证，此节论寒疝之虚证；前为阴寒内结，故用驱寒散结法，此证为气血虚而有寒，故以养正为本，散寒为次。一实一虚，两相比较，示后学以准绳，义例至精。"（《释义》）临床上若见腹痛甚而呕者，本方可加陈皮、白术等理气健脾之品。《备急千金要方》中以本方加芍药二两而成当归汤，用治妇人寒疝或产后腹痛。

【文献选录】 徐彬：寒疝至腹痛胁亦痛，是腹胁皆寒之气作主，无复界限。更加里急，是内之荣血不足，致阴气不能相荣，而敛急不舒，故以当归、羊肉兼补兼温，而以生姜宣散其寒。然不用参而用羊肉，所谓精不足者，补之以味也。（《论注》）

沈明宗：此连冲脉为疝，治当温补也。肝木受邪，乘脾则腹中痛；本经之气不疏，故胁亦痛，连及冲脉，则里急矣。所以当归补养冲任而散风寒，羊肉温补营卫之气，俾邪散而痛自止。方后云痛多而呕，乃肝气上逆临胃，故加橘、术补之。（《编注》）

吴谦：寒疝，腹中痛及胁痛里急，脉见沉紧，较之绕脐若痛轻矣，且无恶寒汗出，手足厥冷，故不用乌头煎之大温大散，而用当归生姜羊肉汤养正为本，散寒为次。此治寒疝之和剂也，服乌头煎病势退者，亦当与之。（《金鉴》）

【临床应用】 （1）治疗产后腹痛[73]：周吉人先生内人，冬月产后，少腹绞痛，诸医称为儿枕之患，去瘀之药，屡投愈重，乃至手不可触，痛甚则呕，二便紧急，欲解不畅，且更牵引腰胁俱痛，势颇迫切。急延二医相商，咸议当用峻攻，庶几通则不痛。余曰：形羸气馁，何胜攻击？乃临床胎下，寒入阴中，攻触作痛，故亦拒按，与中寒腹痛无异。然表里俱虚，脉象浮大，法当托里散邪，但气短不续，表药既不可用，而腹痛拒按，补剂亦难遽，仿仲景寒疝例，与当归生姜羊肉汤，因兼呕吐，略加陈皮、葱白，一服微汗而愈。处方：黄芪、人参、当归、生姜、羊肉（煮汁煎药）。如恶露不尽，加桂行血。

（2）治疗虚寒肌衄[74]：岳某某，女，52岁。常因饮冷或遇寒即觉腹痛。1976年12月13日。突然头痛加剧，鼻齿衄血百余毫升，腹中绞痛。全身满布米粒大小之紫癜，尤以躯干为多。于次日住院治疗。诊见面色萎黄，形寒肢冷，紫斑大小不等，不隆起，压之不退色。舌淡，苔白，脉沉细无力。化验：血小板 34000/mm^3。遂诊为血小板减少性紫癜，虚寒肌衄。宜补血温阳。方拟当归生姜羊肉汤：当归50g，生姜50g，羊肉100g。水煎服，每日1剂，服药9剂，诸证悉除，紫斑逐渐消退。化验：血小板 140000/mm^3。1976年12月24日病愈出院。随访三年未见复发。1979年12月化验血小板为170000/mm^3。

（3）治疗低血压性眩晕：徐有全[75] 喜用当归生姜羊肉汤治疗低血压性眩晕。典型病例：徐某，男，80岁，农民。患低血压性眩晕多年，头晕目眩，裹首闭目，立则晕倒，卧床不起。血压常在90/55mmHg左右。前医投参、芪诸药及人参蜂王浆等罔效，复予西药眩晕停（地芬尼多）、培他定（盐酸培他司汀氯化钠）、胞二磷胆碱等，效果不显。予当归生姜羊肉汤：先将羊肉250g，生姜15g，切片，文火熬成羊肉汤3碗，加入调料待用，另煎当归、大枣各50g成200ml药液，每日分2次将药液、羊肉汤分别依次饮尽（混合难服），连服1周，2周后复诊，血压升至105/70mmHg，未用他药，诸症悉除。

（4）治疗室性期前收缩：谢东霞[76]采用当归生姜羊肉汤加味治疗频发室性期前收缩88例，并与使用普罗帕酮治疗84例对照。全部病例均为住院患者。随机分为2组，治疗组88例，对照组84例。治疗组用当归生姜羊肉汤加味（当归20g，黄芪20g，丹参20g，生姜50g，羊肉500g）。当归、黄芪、丹参、生姜用纱布包，凉水浸泡10分钟后与羊肉一起用文火煎2次，每次煎出的药液约200ml，将头煎药液及次煎药液混合后分3次服完。羊肉亦分3次吃完。8小时1次。对照组用普罗帕酮150mg，每日3次口服。两组均每日观察心率、血压、每分钟早搏数，每周复查1次心电图。2周为1个疗程，连续观察两个疗程。结果：治疗组显效66例，有效14例，无效8例，总有效率为90.9%；对照组显效48例，有效12例，无效24例，总有效率为71.4%。两组总有效率比较差异显著（$P<0.05$）。且治疗组未诉有副作用，对照组QT间期延长10例，轻度头晕恶心20例，期前收缩增多9例。

（5）肠道易激综合征：宋传荣[77]治疗一女性吴某，42岁。2002年2月13日初诊。患者反复腹泻，日泻下3～4次不等，大便夹有黏液，腹痛肠鸣。曾做过纤维结肠镜及多次粪便检查，诊断为肠道易激综合征，服用多种抗生素及止泻药，效果不明显。症见神疲乏力，腹部隐痛，喜温喜按，舌淡润，脉沉弱。辨证为脾胃虚寒、气机凝滞。因多方治疗效果不佳，患者对治疗信心不足，谓药已难愈其病，如有验方，可再一试，遂书当归生姜羊肉汤。处方：当归15g，羊肉250g，生姜20g。每日1剂，连服15天。药后诸证明显减轻，后断续常服本方，3月病愈。

【原文】 寒疝腹中痛，逆冷，手足不仁，若身疼痛，灸刺諸藥不能治，抵當烏頭桂枝湯主之。（19）

烏頭桂枝湯方：

烏頭

上一味，以蜜二斤，煎減半，去滓，以桂枝湯五合解之，得一升後，初服二合，不知，即服三合；又不知，復加至五合。其知者，如醉狀，得吐者，為中病。

桂枝湯方：

桂枝三兩（去皮） 芍藥三兩 甘草二兩（炙） 生薑三兩 大棗十二枚

上五味，㕮咀，以水七升，微火煮取三升，去滓。

【经义阐释】 本条论述寒疝兼有表证的证治。寒疝主症为腹痛，由阴寒内结而引起，寒盛则阳衰。阳气不行，经脉不通则痛，阳气不能通达于四肢，则手足逆冷，甚则麻痹不仁。腹痛剧烈而伴见手足逆冷，此为寒疝发作时所常见。

本条所述，除寒疝主症外，还见有身体疼痛，此由感受外寒，邪滞肌表，阳气被郁，营卫不和所致。如此，既有阴寒内盛，又有外寒束表，表里皆寒而内外俱病，则用一般的灸刺或药物难以取获，故须用乌头桂枝汤峻猛之剂表里两解方能缓解。如陆渊雷所说："寒疝剧证，因感寒引发者，大抵宜此方矣。"很明显，本条是在大乌头煎证的基础上，又见身痛等表证，故以乌头温里散寒止痛为主，兼用桂枝汤以和营卫而解外寒。

关于本条中"抵当"二字，《备急千金要方》、《医心方》引《小品方》以及程注本均无，《医宗金鉴》疑此二字为衍文。另外也有把"抵当"理解为"至当"、"析当"，或认为"抵"为"只"之讹，而把"抵当"释为"只宜"、"只应"的意思（《金匮要略语译》）。此说亦可供参考。治疗寒疝三方的比较见下表：

治疗寒疝三方的比较表

方　名	大 乌 头 煎	乌头桂枝汤	当归生姜羊肉汤
药物组成与用量	乌头大者五枚	乌头，桂枝汤五合	当归三两，生姜五两，羊肉一斤
适应证	腹痛绕脐，疼痛剧烈，有发作性汗出，肢冷，脉沉紧。阴寒内盛	腹痛，手足厥冷而不仁，伴身疼痛。内外皆寒	胁腹拘急疼痛，痛势缓和。血虚内寒
功效	散寒止痛	温里解表	温补气血，散寒止痛

【方药评析】　本方表里同治，散寒止痛。用乌头乃大乌头煎之意，以辛热峻猛之品入里而散痼结之沉寒，而达到止痛的目的。合用桂枝汤，取其调营卫而散肌表寒邪之意。本方治里为主，治表为次，为表里兼顾之法。

本方乌头缺用量，《备急千金要方》云："秋干乌头实中者五枚，除去角。"《外台秘要·卷七》云："秋乌头实中大者十枚，去皮生用，一方五枚。"《医心方》亦作五枚。以上诸说可参。

从本方的煮服法可知，乌头之用，临床应谨慎，剂量由小到大，少量递增，以知为度，这是由于乌头的有效量与中毒量较为接近的缘故。"其知者，如醉状，得吐者，为中病。"此即服药以后的瞑眩反应，于此不可再进，否则容易中毒。关于服用乌头、附子后的反应，曹颖甫在《金匮发微》中叙述了自己的切身体会："其知者如醉状，得吐者为中病，此非亲验者不能言。盖乌头性同附子，麻醉甚于附子，服后遍身麻木，欲言不得，欲坐不得，欲卧不得，心中跳荡不宁，神智沉冥，如中酒状。顷之，寒疾从口一涌而出，胸膈便舒，手足温而身痛止矣。服生附子者，往往有此现象，予与长女昭华，俱以亲试而识之。但昭华因痰饮服之，则呕痰而愈。予以寒利服之，则大泄而愈，要其为麻醉则一也。"

【文献选录】　徐彬：起于寒疝腹痛而至逆冷，手足不仁，则阳气大痹，加以身疼痛，营卫俱不和，更灸刺诸药不能治，是或攻其内或攻其外，邪气牵制不服，故以乌头攻寒为主，而合桂枝全汤以和营卫。所谓七分治里，三分治表也。如醉状则营卫得温而气胜，故曰知；得吐，则阴邪不为阳所容，故上出而为中病。（《论注》）

程林：寒淫于内，则腹中痛；寒胜于外，则手足厥冷，甚则至于不仁，而身疼痛。此内外有寒也。又乌头煎，热药也，能散腹中寒痛；桂枝汤，表药也，能解外证身疼痛。二方相合，则能达脏腑而和营卫，和气血而播阴阳，其药势翕翕行于肌肉之间，恍如醉状。如此，则外之凝寒以行，得吐则内之冷将去，故为中病。（《直解》）

丹波元简：按乌头煎证，寒气专盛于里，此条证，表里俱寒壅，是所以有须于桂枝。灸刺诸药不能治，是言病势之剧，套法不能得治，不言灸刺诸药之误措。徐氏以为是或攻其内，或攻其外，邪气牵制不服，似欠稳贴。（《辑义》）

【临床应用】 (1)治疗腹痛[78]：患者韩某，男性，50余岁，因寒疝发病2年半，曾去河南、山东等地治疗不效，诊之舌苔薄白，脉象弦细，每日发作时下腹急痛，坚硬，两腿强直，四肢逆冷，身出冷汗，先予抵当乌头桂枝汤一剂见效，但连服二、三十剂不愈，以后改服当归生姜羊肉汤多剂而愈。

(2)治疗睾丸疼痛[79]：杨某某，男，32岁。1965年3月10日诊治。因寒涉水，兼以房事不节，诱发睾丸剧痛，多方诊治无效而就诊。证见：面色青黑，神采困惫，舌白多津，喜暖畏寒，睾丸肿硬剧烈疼痛，牵引少腹，发作则小便带白，左睾丸偏大，肿硬下垂，少腹常冷，阴囊汗多，四肢厥冷，脉象沉弦，止乃阴寒凝聚。治宜温经散寒。处方：炮附子（先煎）、白芍、桂枝、炙甘草、生姜各30g，黄芪60g，大枣12枚。12剂。兼服：当归120g，生姜250g，羊肉1000g。上方服后，阳回痛止，参加工作。

(3)治疗痹证：刘殿生等[80]用乌附桂枝汤加减，治疗98例痹证患者。基本药物：炙川乌10～15g，炙附子10～20g，桂枝20～30g，当归10～20g，白芍10～20g，黄芪20g，防风10g，炙甘草5g。辨证加减：风邪偏重加川芎；湿邪偏重加苍术或薏苡仁、鸡血藤；上肢痛者加姜黄或羌活；腰腿痛加川断、狗脊；血瘀者加穿山甲，五灵脂，若久病体弱者可补益气血滋补肝肾；疼痛游走者可加海风藤、鸡血藤类药物；顽痛不解可加虫类药全蝎、白花蛇、蜂房等搜风活络。上药加水500ml，煎至250～300ml，每剂可煎2～3次，早晚分服。其中川乌、附子先煎30分钟，以不麻舌为度。18～20剂为一疗程。治疗结果：治愈24例（关节疼痛、触痛、运动时疼痛等症状消失，功能恢复正常，抗"O"、血沉降至正常，能恢复原工作）；显效：29例（关节疼痛、触痛、运动时疼痛等临床症状基本消失，功能大部分恢复正常，血沉降至正常或稍偏高，能从事原工作或轻工作）；有效：40例（疼痛等临床症状减轻或部分消失，功能部分恢复，抗"O"、血沉有所下降）；无效：5例（治疗前后临床症状、体征、实验室检查无变化）。总有效率为94.9%。

(4)治疗血栓闭塞性脉管炎：任树生[81]以乌头桂枝汤为主，配以人参养荣汤等，递次轮服，治愈血栓闭塞性脉管炎1例。其关键是用大热通阳之剂，以解决寒凝血滞这一主要矛盾。

【原文】 其脉数而紧乃弦，状如弓弦，按之不移。脉数弦者，当下其寒；脉紧大而迟者，必心下坚；脉大而紧者，阳中有阴，可下之。(20)

【经义阐释】 本条论述寒实当下的脉证和治法。本条通过脉象而展开论述，以多种脉象相合来说明较为复杂的病情。

脉数而紧乃弦，这里的数不是指脉的至数，而是指脉来有迫促之感。脉象绷急而紧束，此为弦脉，按之如张弓弦，端直以长而不移，不像紧脉如转绳索，按之左右弹指。弦脉与紧脉，互有区别，但又常相联系，以形态上看，"数而弦急，则为紧脉。"（《诊家正眼》）从病机上看，二者皆与阴寒内盛有关。

"脉数弦者，当下其寒"，下其寒者，为温下之剂，由此可知，数弦之脉，当指阴寒内结肠胃之证。脉证而兼有急迫之意，为寒实内结，邪正相争，治当温下，以祛其寒积。

"脉紧大而迟"，指大而有力的迟脉。"脉大而紧"指有力的大脉，然二者必兼紧象，才可断为阳中有阴的寒实内结之证，才可用温下之法。寒实证还当参考临床所见，如心下痞坚，此由寒实之邪凝聚肠胃所致。另外，本篇第一条所谓"便难，两胁疼痛"，第十条所谓"胁下偏痛"等，皆可作为诊断时的参考。

本条只言治法而未出方，注家多认为可用大黄附子汤。

【文献选录】　徐彬：此言弦紧，为寒疝主脉，然有数而紧与大而紧，俱是阳中有阴，皆当下其寒，故以此总结寒疝之脉之变。谓紧本寒脉，数而紧，紧不离于弦，但如弓弦，按之不移，因其紧而有绷急之状也。如弓弦七字，注紧脉甚切，故下即言数弦，不复言紧，谓弦即紧也。然虽数，阴在阳中，故曰当下其寒。若紧大而迟，大为阳脉，挟紧且迟，则中寒为甚而痞结，故曰必心下坚，即所谓心下坚如大盘之类。若单大而紧，此明系阳包阴，故曰阳中有阴，可下之，即前大黄附子细辛汤下之是也。（《论注》）

尤怡：脉数为阳，紧弦为阴，阴阳参见，是寒热交至也。然就寒疝言，则数反从弦，故其数为阴凝于阳之数，非阳气生热之数矣。如就风疟言，则弦反从数，故其弦为风从热发之弦，而非阴气生寒之弦者，与此适相发明也。故曰脉数弦者，当下其寒。紧而迟，大而紧亦然。大虽阳脉，不得为热，正以形其阴之实也。故曰阳中有阴，可下之。（《心典》）

吴谦：按"其脉数而紧乃弦，状如弓弦，按之不移，脉弦数者，"之十九字，当是衍文，阅《伤寒论·辨脉法》自知。"当下其寒"之四字，当在"必心下坚"之下，文义始属。脉大而迟者，必心下坚硬，乃寒实也，当下其寒。脉大而紧者，阳中有阴也，大者阳实，紧者阴实也，故可下之。（《金鉴》）

曹颖甫：脉数为阳热，为气；紧弦则为阴寒，为水。惟其独阴无阳，故脉如弓弦，按之不移者，言其紧张搏指。盖虽有歧出之脉，要当以弦脉为准，此正如航海南针，随所往而不迷所向。故无论脉弦而数，脉紧大而迟，脉大而紧，皆当以温药下之，而浮阳之数与大，俱可不问矣。仲师但言当下其寒，心中坚，阳中有阴，未出方治。陈念祖以为即大黄附子汤，殆不诬也。（《发微》）

附方

《外臺》烏頭湯：治寒疝腹中絞痛，賊風入攻五臟，拘急不得轉側，發作有時，使人陰縮[①]，手足厥逆。方見上。

【词语注解】　①阴缩：外生殖器上缩。

【经义阐释】　本方为寒疝重证的治疗，具体表现为腹中绞痛，拘急难以转侧，发作有时，手足厥冷，并见阴器内收上缩，一派阴寒内盛之象。治疗用乌头汤温阳散寒止痛。

【方药评析】　本方亦见于《外台秘要·卷十四》，实际上出自《备急千金要方·卷第八》，可能为林亿误引。具体药物为乌头十五枚、芍药四两、甘草二两、大枣十枚、老姜一斤、桂心六两。可知本方为仲景的乌头桂枝汤化裁而成，将桂心易桂枝，乌头的用量亦由五枚增加到十五枚。本方证由素有里寒，复感风寒而起病，证见腹痛、肢冷，此与乌头桂枝汤证同，但阴寒更甚于内，故以附子、桂心辛热散寒而止痛，芍药甘草也能缓急止痛，姜枣和中温脾。

本方诸本仅"方见上"三字，未载药味分量及煮服法，故后世众多注家均将此方误为大乌头煎，亦有将本方误为乌头汤或乌头桂枝汤者，皆由未仔细检索《外台》所致。

【文献选录】　沈明宗：风寒内入肝肾，乘侮于脾，腹中绞痛；而贼风伤于五脏，皆可致病，故谓入攻五脏。邪入于经则拘急，不得转侧，由肝脉循阴器，使人阴缩，乘郁胃气不伸，手足厥冷，故用乌头驱散脏腑风寒，恐其过燥急烈，以蜜和中而润之。（《编注》）

【原文】 《外台》柴胡桂枝汤：治心腹卒中痛者。

柴胡四兩 黄芩 人参 芍藥 桂枝 生薑各一兩半 甘草一兩 半夏二合半 大棗六枚

上九味，以水六升，煮取三升，溫服一升，日三服。

【经义阐释】 本条所谓"心腹卒中痛"《外台秘要·卷十七》作"疗寒疝腹中痛"。以方测证，此由感受风寒而起，邪传少阳，气血不得通畅，肝胆失于疏泄，气郁而化热。《伤寒论》中本方主治为"伤寒六七日，发热微恶寒，肢节烦疼，微呕，心下支结，外证未罢者。"故本方当为表邪夹有内热之治。

【方药评析】 本方由小柴胡汤和桂枝汤二方各半而组成，以小柴胡汤清热开郁、和解少阳，以桂枝汤调和营卫、解散风寒，故本方既可解太阳表邪，又能和解少阳，故能和解表里，缓中止痛，用治外感兼胸腹两胁疼痛之证。如魏荔彤所说，本方为"表里两解，寒热兼除之法。"

【临床应用】 （1）治疗腹型癫痫[82]：李某某，女，8岁。3月前开始阵发性腹痛，恶心呕吐，泄泻，每日2～3次，曾2诊"急性肠胃炎"，服药后好转。1周后又出现脐周腹痛，诊为"蛔虫病"，给服驱虫剂，未见虫下。以后腹病断续发生，时在上腹部，或脐下，或两胁，但以脐周为主，诊为"胆道蛔虫症"、"胆囊炎"、"胰腺炎"等，屡治无效。后经某儿童医院脑电图检查，2次发现癫痫波型，乃确诊为"腹型癫痫"。经用苯巴比妥等抗惊厥药物治疗，仍有时腹痛阵作，迁延2月余，遂改服中药。症见阵发性脐周腹痛，持续半小时，自行缓解，发作时神志迷糊，中止后肢软乏力，嗜睡，1小时后即如常人，舌苔薄，脉细弦。初以平肝息风、化痰定痫法，药用全蝎、蜈蚣、石菖蒲、钩藤、白芍、甘草、制半夏、陈皮、远志、白蒺藜等，连服14剂，病无进退，腹痛仍2～3日一作。遂用柴胡桂枝汤加减，药用柴胡、制半夏、黄芩、党参、香附各9g，桂枝4.5g，白芍15g，甘草6g，生姜2片，大枣5枚。14剂后诊：2周来腹痛仅作2次，症状也较前轻缓，继服上方，白芍改为20g。原方续进计32剂，1个月来未见腹痛，食欲增加，智力如同龄儿童。为巩固疗效，嘱上方每2日服1剂。2月后，每3日服1剂。如此持续半年余而停药。复查脑电图已恢复正常，随访2年，腹痛未发。

（2）治疗脂膜炎：苗子庆[83] 用柴胡桂枝汤加味治疗脂膜炎患者5例，较长时间反复。脂膜炎为皮下脂肪层的炎症，又称回归发热型结节性非化脓性脂膜炎。临床主要表现为反复发作的皮下结节，同时伴有发热，肌肉关节疼痛等症状。本病多为营卫不和，湿热内蕴，凝滞血脉，气血运行不畅，经络阻滞所致。患者素常自汗，易患感冒，发病皮肤泛起红斑，皮下结节，伴有畏寒、发热、自汗、纳减、恶心、疲倦、肌肉关节疼痛等症状，说明邪入少阳，兼太阳表症，故可投用柴胡桂枝汤。另外随症配用清热解毒，活血通络，燥湿化痰之品。

（3）治疗行痹[84]：周某，男，43岁，教师。1985年12月诊。患者因上呼吸道感染而住院治疗1周，寒热未罢，又出现两侧颈项交替拘强制痛，上引至耳，下控缺盆，此止彼作，难以环顾。如此数日，颈痛稍缓，双肩又轮番出现肿痛。倏左倏右，痛势甚烈，无法抬举、更衣。医曾按风湿病施治，中西药互进，旬日不效。又疑肺部赘生物压迫神经所致，建议进一步检查，患者心生疑惧，乃转延中医治疗。观其形瘦神悴，色夭不泽，检查痛肩，不红微肿，轻抚处则惊呼痛不可耐。诊脉虚浮兼弦，舌苔白薄，舌质淡黯。询知恶寒低热至今未罢，伴有胸胁胀痛，咳嗽痰稀等证。患者告称：幼年曾患结核，弱冠又染左胸膜疾病，浸至肺不张。中年复罹患支气管扩张，常无端咯血，今病已近月，虽迭经治疗，不唯寒热不退，又增颈肩走窜疼痛。脉象浮弦，舌苔薄白，证属风寒留恋太、少二经，以柴胡桂枝汤加味治之。柴胡7.5g，桂枝6g，甘草4.5g，党参9g，半夏7.5g，黄芩6g，白芍、防风各9g，威灵仙12g，秦艽9g，生姜3片，大枣3枚。3剂。三日后，患者欣喜来告：寒热已罢，肩之肿痛随之消失，余证亦相继好转，再桂枝汤合玉屏风散化裁，嘱服3剂，遂告痊愈。

（4）治疗发热：周少逸[85] 用本方治疗高热和低热各1例。病例：徐某某，女，46岁，农业社员。因每日午后高热半月于1978年4月8日入院。患者于半月前，每日下午2时许，先形寒畏风，继之发热，体温达38～39.6℃，汗出不多，伴头痛身痹，经4～5小时热度渐平，但仍怕风无力，食欲不振。在当地曾用抗感染、抗疟药治疗无效。入院后查血常规，黏蛋白，抗"O"，大小便常规，均无异常，血检疟原虫两次未找到，血培养无细菌生长。经用青霉素、链霉素、氯霉素，病发如前，遂于同1月6日加服中药治疗。当时患者症状如前，舌质淡红，苔白腻，中根微黄，脉滑带数。依中医辨证；寒热往来为邪在少阳，畏风身痹乃太阳证未罢，苔白腻有兼湿之象。湿为阴邪，其性黏滞，故病程虽长尚未化燥入里，宗太阳少阳合病论治，选用柴胡桂枝汤去人参。处方：柴胡、桂枝各6g，白芍10g，生黄芩15g，法半夏10g，甘草6g，生姜2片，大枣10枚。水煮头二煎，分别于发作前2～4小时服下，药后当日未见体温上升，但仍畏风无力，次日继进1剂，精神食欲好转，寒热未作，余无所苦，经观察两天，患者恢复常态而出院。

【原文】 《外臺》走馬①湯：治中惡②心痛腹脹，大便不通。

杏仁二枚 巴豆二枚（去皮心，熬）

上二味，以綿纏搥令碎，熱湯二合，撚取白汁，飲之，當下。老小量之。通治飛屍③鬼擊④病。

【词语注解】 ①走马：走马二字形容药效之捷速。

②中恶：病名，见《肘后备急方》。证见突然扑倒，精神昏乱，颜面发黑，心腹痛，胀满，大便不通等。俗称绞肠乌痧。与《诸病源候论》所述的干霍乱病情相似。

③飞尸：病名，见《肘后备急方》。其病发作迅捷突然，证见心腹刺痛，气息喘急，胀满，上冲心胸。

④鬼击：病名，见《肘后备急方》。突然被不正之气所袭，证见胸胁腹内绞急切痛，或兼见吐血、衄血、下血。如脐腹绞痛，上冲心胸胀闷的，则称寒疝。

【经义阐释】 本方所治为腹痛便秘之急者。中恶、飞尸、鬼击均为感受臭秽恶毒之气，邪从口鼻而直入心胸，致使肠胃气机壅塞，寒实内结，气机受阻，发病急而疼痛剧，故治疗当以峻药开闭通塞，破积攻坚。如犯寒而发之寒疝，阴寒闭塞于内，阳气不行而见腹痛，便秘时，亦可用本方以救一时之急。

【方药评析】 本方所以名走马汤，因其见效迅速。方中以峻烈温通的巴豆为主药，破坚攻积，开通闭塞。杏仁之苦温为辅助，宣利肺与大肠之气机，使移毒从下而泄。二药相合，可泻下胃肠中的沉寒痼结，又可通行壅塞之腑气，以治疗感受秽浊寒邪，腑气闭塞不通所致的腹痛胀满和便秘等证。

【原文】 問曰：人病有宿食，何以別之？師曰：寸口脉浮而大，按之反濇，尺中亦微而濇，故知有宿食，大承氣湯主之。(21)

【经义阐释】 本条据脉象来辨别宿食。宿食病由饮食不节，食滞中焦而成，其临床见证如脘腹痞闷或胀痛，泛恶欲吐，嗳腐吞酸，腹泻等。本条仅从脉象上加以判断，寸口见浮大之脉，此由食滞内停，气机受阻，气壅于上所致。积滞日久，阻碍气血运行，肠胃气机受阻，又可见到涩脉。这里的涩脉并非气血衰少，脉道失充养，或血行瘀滞的涩脉，而主要是宿食阻滞气机而导致的脉象往来不流利。尺中亦微而涩，这里的微脉，丹波元简认为非微弱之谓，而是脉象沉滞不起之意。吴谦等认为"微"当作"大"，因《伤寒论》有明训："脉反微涩者，里虚也，为难治，不可更与承气汤。"可见，此处的微，不当作软弱无力之解，而是沉涩有力，方与宿食停滞相符。

本条脉象提示宿食内停已有一段时间，从大承气汤攻下积滞之用，似可理解，病位已偏于下，故经用下法，引而竭之。

【文献选录】 徐彬：寸口主阳，浮大，阳脉也，非必主宿食，然谷气壅而盛，亦能为浮大。但饮食不节，则阴受之，阴受之，则血先伤，故按之反涩。然涩脉不专主宿食，知其宿食，涩在浮大中也。尺中尤阴之所主，阴生于阳，血中之阴，既为食伤，且中焦食阻，气不宣通，而下失化源之生，故亦微而涩，邪属有形，故宜大承气汤峻逐之。(《论注》)

周扬俊：寸口，即气口也，宿食停滞，关与寸浮大有力，是不待言，若按之反涩，知中有所伤，阻抑中气，不得宣越，遂令尺中亦浮涩，所滞之物，原已深重，设不大下，所伤不亦多乎？然余观伤寒下例，用大承气汤，非试不敢漫投，甚以不可轻攻为戒，何至宿食更无顾耶？盖既无外感，则不致有结胸否痛之变证可知也；且有恶食，不大便或实满之里证可知也，又何惮而不为此。(《二注》)

尤怡：寸口脉浮大者，谷气多也。谷多不能益脾而反伤脾。按之反涩者，脾伤而滞，血气为之不利也。尺中亦微而涩者，中气阻滞，而水谷之精气不能逮下也，是因宿食为病，宜大承气汤下其宿食。(《心典》)

【原文】 脉數而滑者，實也，此有宿食，下之愈，宜大承氣湯。(22)

【经义阐释】 本条继续论述宿食的脉象与治法。宿食积滞于肠胃，郁而化热，脉可见数。胃肠气机被新停之宿食所阻，食气相搏，脉又可见滑。数滑且当有力，为实证无疑，故宜大承气汤攻下，使实热与宿食俱去则愈。

同为宿食之病，前条言脉涩，本条言脉滑，何以如此相反不同？此因宿食之停有久暂，故脉亦有滑涩之异。病较久，积滞较重，胃肠气滞亦较者，故脉涩；宿食新停，病情轻浅，邪正相争较盛，故脉滑。可见，临证之际，一病可见数脉，一脉可主数病，当脉证合参，方能无误。

【文献选录】　魏荔彤：滑与涩相反，何以俱为实宜下？滑者涩之浅，而实邪欲成未成者；涩者滑之深而实邪已成者。故不论为滑为涩，兼大而见于关部，则有物积聚，宜施攻治，无二理也。（《本义》）

陈念祖：上言微涩为宿食，兹何以又言数滑为宿食乎。而不知因宿食而受伤，则为微涩；若宿食之本脉，则为滑数。新旧虽殊，病源则一，故亦宜承气。（《浅注》）

【原文】　下利不欲食者，有宿食也，当下之，宜大承气汤。（23）

【经义阐释】　本条论述宿食下利的证治。下利而不欲饮食，此为食伤脾胃，食滞壅遏太过，肠胃运化失司则水谷下奔而下利。另外，下利亦为机体抗邪表现之一，利后宿食当有所去，然不欲食则提示食滞仍留而未去，故当因势利导，用大承气汤下其积滞。

以上三条皆言大承气汤主治之宿食，在脉证方面强调了涩、滑与下利不欲食，此为临床上较难辨别之处，故本篇加以论述。但在临床上，宿食常见之证如胸脘痞闷、腹痛拒按，嗳气频频，泛恶欲吐，或恶寒发热等亦不可忽视。

【文献选录】　周扬俊：不欲食，言伤食恶食也。脾土受伤，不能健运，岂能去故而新是谋乎？盖言受病未几，而利数旁流，虽下利而积聚未消也。苟久利之后，中州败坏，致不能食者，即欲温补，尚恐难救，岂可反用承气？读者当于下利不欲食句著眼，始知下利为宿食，不欲食亦止因宿食也。（《二注》）

吴谦：初下利不欲食者是伤食，恶食不欲食也；久下利不欲食者，是伤脾不能食也。今初下利即不欲食，以有宿食故也，当下之，宜大承气汤无疑矣。（《金鉴》）

曹颖甫：予每见脉滑数及下利不欲食者，既莫不以大承气汤为主治之方矣。此脉证之易知者也。凡人胸腹上下有凝滞之处，其脉必滑。是故湿痰多者其脉滑，妊娠其脉滑，中有所阻而气反有余也。下利不欲食，其人必有渴饮，阙上痛，不寐，或心下痞闷及腹痛拒按诸证。（《发微》）

【原文】　宿食在上脘，当吐之，宜瓜蒂散。（24）

瓜蒂散方：

瓜蒂一分（熬黄）　赤小豆一分（煮）

上二味，杵为散，以香豉七合煮取汁，和散一钱匕，温服之，不吐者，少加之，以快吐为度而止。亡血及虚者不可与之。

【经义阐释】　本条论述宿食在上脘的治法。宿食停于胃之上脘，其表现如胸膈满闷，痞塞不通，泛恶欲吐，甚者上腹部胀满疼痛。其中满闷欲吐为食滞停于上之明征，亦为正气欲抗邪外出之表现，用瓜蒂散催吐，即顺其势而导宿食外出，这也是《素问·阴阳应象大论》中"其高者因而越之"的意思。

本篇对宿食的治疗，出吐下二法，皆是因势利导，祛邪外出的方法。一般宿食新停，食滞于上而欲吐者用吐法，而食滞稍久，邪偏于下而利者用下法。此如《医宗金鉴》所说："宿食在上脘者，膈间痛而吐，可吐不可下也；在中脘者，心下痛而吐，或痛不吐，可吐不可下也；在下脘者，脐上痛而不吐，不可吐可下也。"

【方药评析】　本方由瓜蒂、赤小豆、香豉组成。方中瓜蒂为甜瓜蒂，又名瓜丁，味苦性寒，与赤小豆之酸相合，有催吐之效，能涌吐胸中实邪，佐香豉汁开郁结而和胃气。《医宗金鉴》谓本方"能除胸胃实邪，为吐剂中第一品也。""今人置之不用，可胜惜哉。"

本方之用不限于宿食，凡邪停于上，病势迫于胸咽，有泛泛欲吐之势，属于实证的均可应用，如痰涎壅塞而引起的胸膈胀满证等。如仓卒之际，药不及办，可用极咸盐汤一盏顿服催吐，亦可用翎毛探吐等应急之法。但对于老弱病人，或妊娠期妇女，或有失血病史的患者，则不宜用本法。

【文献选录】 沈明宗：此宿食停滞胃之上脘也。食壅上脘胸膈之间，脾气不得转输，当遵《内经》高而越之之法，用瓜蒂、香豉、赤小豆煎液涌吐，其邪立解矣。（《编注》）

曹颖甫：宿食在上脘，其气痞闷而不通，下不入于小肠，留积中脘，梗塞而不能下，非引而越之，使之倾吐而出，则胃气不降，而新谷不纳，故宜瓜蒂散以吐之。盖此证必有寒痰，故《伤寒论》谓之胸有寒。可见宿食所以留积上脘者，为湿痰所格故也。（《发微》）

【临床应用】 （1）治疗喘息[86]：信州老兵女三岁，因食盐虾过多，得齁喘之疾，乳食不进。贫无可召医治。一道人过门，见病女喘不止，便叫取甜瓜蒂七枚，研为粗末，用冷水半茶盏许，调澄取汁呷一小呷。如其言，才饮竟，即吐痰涎若黏胶状，胸次既宽，齁喘亦定。少日再作，又服之，随手愈。凡三进药，病根如扫。

（2）治疗乳房肿块[87]：杨某某，男，48岁。自幼多病，禀性怯薄，发育正常，营养欠佳，体质为瘦长型，性情孤僻，沉默寡言，面容憔悴，表情淡漠。左乳房外上方生一结节，如杏核大，不红不热，不痛不痒，全身无任何自觉症状。切诊时，触知结节异常坚韧，硬若碎石，与皮肤无粘连现象，微具活动性，腋下及腹股沟淋巴结略肿大。人皆谓恶疾，求其中医治疗无效，自用艾灸局部50余壮亦无效，遂用陈南瓜蒂2个，焙烘存性内服。服2次后结节渐次缩小，半月后完全消失而愈。至今5年之久，未曾复发，健康如常。

（3）治疗狂症[88]：张某，男，59岁。因平素性情暴躁，更加思虑过度，经常失眠，后遂自言自语，出现精神失常状态，有时咆哮狂叫，有时摔砸杂物，嬉笑怒骂变幻无常。如此情况延续月余，家中杂物摔砸已尽，渐至见人殴打，因此锁闭室中，不敢令其出屋，百般医疗，均无效果。邀余处方，余谓古人对精神错乱的认识，谓系痰涎蒙蔽清窍，须用涌痰之剂，便痰涎涌出，方能有效。余遂书瓜蒂散与之。瓜蒂10g，豆豉10g，赤小豆30g。煎汤顿服，连进两剂，其呕吐3次，毫不见效。后因房门锁开乘机窜出，竟将邻人殴伤并将所有杂物尽行砸碎，因此家中苦闷无法维持，一再强余设法治疗。余因与患者之子相知素深，遂不顾一切的以大剂瓜蒂散与之：苦瓜蒂21g，赤小豆30g，煎汤顿服。服后隔半小时开始作呕，连续两昼夜共呕20余次，尽属黏涎。自呕吐开始，便不思饮食。一天后现周身困顿不欲活动，困睡到第3天忽然清醒，后以豁痰通窍安神之剂，调理而愈。

（4）治疗乙型肝炎：郑传运[89]用瓜蒂散喷鼻治疗慢性乙肝60例。用瓜蒂100g，赤小豆、秫米各50g，研极细末，喷入一侧鼻腔，20分钟后喷另一侧，每次0.25g，每侧2次，两侧交替使用，4天1次；8次后改6天1次。对照组用乙肝宁冲剂。两组均治疗2个月（停用其他药），结果两组总有效率分别91.7%、56.7%。另用甜瓜蒂烘干研细，取0.1g分为6包，先以2包深深吸入两鼻孔，40分钟后清洁鼻腔再吸，分3次吸完，间隔7～10天，依法再吸，吸完0.4g为1个疗程，两个疗程见效（多用于慢乙肝ALT升高者）。瓜蒂的作用是引去湿热、利胆退黄，使湿热之邪从上窍化解；赤小豆利湿解毒，性善走行，协助瓜蒂引流黄水毒液；秫米养胃护阴、调和诸药。三药相伍，引去湿热黄疸，祛邪而不伤正。

（5）酒精依赖症：王辉等[90] 用口服瓜蒂散与注射阿扑吗啡法对照治疗 30 例酒精依赖患者，给予瓜蒂散 1.0g 口服，待其产生恶心、呕吐感时先令患者闻酒味，然后饮 52 度白酒 50g，每周治疗 1～3 次，5～15 次为 1 个疗程。于饮酒前及饮酒后 5 分钟、15 分钟、25 分钟、35 分钟、180 分钟分别观测患者的血压、脉搏、呼吸情况，记录其躯体反应。对腹泻严重者定时测定血 K、Na、Cl 离子，如有改变给予对症处理。半年戒断成功率为 93.3%。

【原文】　脉紧如轉索無常者，有宿食也。（25）

【经义阐释】　本条论述宿食的脉象。脉紧如绳索之转动无常，是指紧而兼滑的脉象。据《脉经》、《备急千金要方》，"无常"前均可有"左右"二字，可知左右无常，是指紧甚之脉或左或右。紧脉主风寒头痛，亦主宿食不化。一般而言，右手紧甚多见于宿食不化，左手紧甚多见于风寒头痛，如既伤风寒，又伤于宿食，则脉左右俱紧。另外，风寒之脉紧多兼浮象，此处皮而兼滑，则不论在左在右，均应考虑宿食。

【文献选录】　魏荔彤：宿食以下吐二法为治矣，尽矣乎？未也，师既为明分上下之法，又为明兼表里之法，如脉紧如转索无常者，有宿食也。脉紧，外感风寒之邪也。紧而如转索，内伤宿食也。何以知之，盖心浮取得紧，知其外感，中取得如转索，即滑大之别名也。所以知其有宿食也，又必有表里兼治之道矣。（《本义》）

尤怡：脉紧如转索无常者，紧中兼有滑象，不似风寒外感之紧，为紧而带弦也。故寒气所束者，紧而不移，食气所发者，乍紧乍滑，如以指转索之状，故曰无常。（《心典》）

朱光被：脉紧为寒，但如转索无常，则紧而滑矣。滑则为实，非有宿食不化而何？若头病风寒，则表邪上盛，脉必见浮。今不浮而紧，且亦必兼转索无常之滑象，是虽挟外感，而亦必责之宿食也。（《正义》）

【原文】　脉紧，頭痛風寒，腹中有宿食不化也。一云寸口脉紧。（26）

【经义阐释】　本条论述宿食与外感风寒的鉴别。据《脉经》与《备急千金要方》，"腹"字上均有"或"字，即脉紧既可见于外感风寒，也可见于宿食不化，当注意区别。一般宿食的脉紧，是食积气壅，紧束脉道，乍紧乍疏，新病者多兼滑，久病者多兼涩。外感风寒之脉紧，为感寒之后，寒性收引凝敛，脉道收缩拘急，紧象较恒定，且多兼浮。另外宿食也可以见到头痛寒热等证。宿食的头痛是食积不化，郁滞于中，清阳不升，浊气上乘所致；宿食的寒热由脾胃壅滞，营卫不和所致，并常伴有嗳腐吞酸，脘腹满痛等证，这些亦当注意和外感风寒鉴别。

由于本条叙证简略又不出方药，故注家看法多有出入。如尤怡、黄树曾等认为本条主要讲宿食，脉紧，头痛风寒都由宿食停滞而引起，所谓食积类伤寒是也。考《诸病源候论·宿食不消病诸候·卒食病似伤寒候》所说："此由脾胃有伏热，因食不消，所以发热，状似伤寒，但言身不疼为异也。"似论而有据。《医宗金鉴》和丹波元简等则认为本条当分成两截看，即脉紧有风寒与宿食之别，不可混淆，引《脉经》腹上有"或"字，似亦明白无误。曹颖甫由证之于临床，提出亦有因外感风寒而停食者，其治法当下，则宿食去，微汗出而风寒亦散。以上各家对本条所作的种种分析，都可作为临床辨证的参考。

【文献选录】 尤怡：脉紧头痛风寒者，非既有宿食，而又感风寒也，谓宿食不化，郁滞之气，上为头痛，有如风寒之状，而实为食积类伤寒也。仲景恐人误以为外感而发其汗，故举以示人曰："腹中有宿食不化也。"意示远矣。（《心典》）

吴谦：脉紧头痛，是外伤风寒病也；脉紧腹痛，是内伤宿食病也。（《金鉴》）

丹波元简：案头痛，虽有宿食不化，郁滞之气上为头痛者，此则属外伤于风寒，与腹中有食，自是两截。《脉经》"腹"上有"或"字，义尤明显。（《辑义》）

曹颖甫：宿食而见脉涩，已不易辨，至于脉紧，则尤在疑似之间，紧为表寒，惟表寒之紧，按之益紧。惟宿食之脉，则如转索无常，忽松忽紧。亦有因外感风寒而停食者，其脉亦紧，其头必痛，此头痛为矢气上冲，一经下后，当得微汗，头痛止而风寒亦散矣。此予在苏垣亲验之。（《发微》）

结　　语

腹满病证，以腹中胀满或伴有疼痛为主要表现。从病因病机上分析，有寒热虚实的不同，一般虚寒之证，多与脾肾阳气虚衰有关，而实热之证，则以邪热结聚肠腑者多见。从临床辨证上区别，虚寒性腹满，其证候常时轻时剧，多按之不痛，或喜温喜按，舌淡苔白，脉象微弦。而实热性腹满，其证候常持续不减，按之痛甚，或拒按，舌红苔黄，脉象沉实。从治则治法上考虑，虚寒腹满多由脾肾阳衰，气滞不运所致，故治疗当以温补为主，而实热腹满多由热结肠道，气机郁滞所致，故治疗当及时攻下。

本篇对于腹满的治疗，在虚寒和实热的基础上，有更加深入的辨证论证。如同属脾胃虚寒，若兼有水湿内停，以腹中寒鸣切痛为主要表现的，可以用附子粳米汤散寒化湿，降逆止痛。若属阳微寒甚，以腹痛不可触近，上冲皮起，出现有头足为主要表现的，则可用大建中汤温中补虚散寒止痛。此外又有用大黄附子汤所治的由积滞内停引起的寒实证，用赤丸所治的由阴寒内盛，水饮上逆引起的寒饮证。同样，由于病机和病位的差异，实热腹满的治疗也不尽相同。如腹满里实又兼有发热等表证，属积滞停于内，表邪滞于外者，可用厚朴七物汤表里双解；腹满痛偏于心下和两胁，属邪在里而连及于表的少阳阳明之证，可用大柴胡汤和表攻里；腹痛便秘，属气机壅滞，胀满为甚者，可用厚朴三物汤行气除满；腹满疼痛持续不减，属燥屎积于肠道，胀积俱甚者，可用大承气汤攻下积滞。腹满证治的预后，一般以正气盛衰为转移，如实热腹满邪气虽盛而正气未衰，故治疗较易取效，如邪实正虚的寒实之证，则预后相对较差。

寒疝以突然发生的腹中剧痛为主症，多由阴寒内盛所致。其典型的表现为：发作时绕脐剧痛，汗出而四肢厥冷，脉象沉紧，治疗用大乌头煎破结散寒，缓急止痛，如阴寒内盛，又兼表邪，既见腹中剧痛，又见手足不仁，身体疼痛者，可用乌头桂枝汤表里两解。如血虚内寒，证见胁腹拘急疼痛，喜温喜按者，则用当归生姜羊肉汤养血散寒止痛。

宿食即伤食，主要由饮食不节，食滞肠胃，经宿不化所致。本篇对宿食的治疗提出了吐下两法，如食停上脘，见胸脘胀闷，泛泛欲呕者，可用瓜蒂散因势利导而吐之，如宿食滞留于下，见腹痛下利，便如败卵者，可用大承气汤通因通用而泻之。当然，宿食在中脘，非吐下两法能奏效者，应选用消导之法，如后世的保和丸、平胃散之类，皆可随证采用。

附：腹满病内容归纳表。

腹满病内容归纳表

含义	以腹部胀满为主，常伴有腹部疼痛的一种病证			
病因病机	或由实热、燥屎结聚于胃肠，气机阻滞；或由脾胃虚寒，阴气不运；或由寒实内结，阳气被郁			
辨证	分类	脉　症		治　法
	实热	腹满持续不减，拒按、舌红苔黄，脉沉实		泄热攻下
	虚寒	腹满时减，复如故，喜按喜温，舌淡苔白、脉微弦		温中散寒补虚
	寒实	胁下偏痛，或腹痛便难，发热，脉弦紧		温下寒实
	寒饮	腹痛呕逆，四肢厥冷		散寒涤饮
证治	分类	症　状	治　法	方　剂
	实热	腹满，发热，饮食如故，脉浮数	表里双解	厚朴七物汤
		腹部胀满、疼痛，便秘	行气除满	厚朴三物汤
		按之心下满痛，往来寒热，郁郁微烦	和表攻里	大柴胡汤
		腹满不减，减不足言，便秘，脉沉实	泄热攻下	大承气汤
	虚寒	腹中雷鸣切痛，胸胁逆满，呕吐	温中散寒，化湿止痛	附子粳米汤
		心胸中大寒痛，呕不能食，上冲皮起，出见有头足，上下痛而不可触近	温中补虚，散寒止痛	大建中汤
	寒实	胁下偏痛，发热，脉弦紧	温下寒结	大黄附子汤
	寒饮	腹痛，呕逆，肢冷，头眩，心悸	温寒涤饮	赤丸

寒　疝　病

含义	由阴寒内盛所引起的发作性的腹部剧痛			
病因病机	阳气虚弱而阴寒内盛，寒气搏结不散			
证治	分类	症　状	治　法	方　剂
	阴寒内盛	腹痛剧烈，绕脐而作，发则白汗出，肢冷，脉沉弦	散寒止痛	大乌头煎
	内外皆寒	腹痛，手足不仁，身疼痛	调和营卫，散寒止痛	乌头桂枝汤
	血虚内寒	胁腹拘急疼痛	温补气血，散寒止痛	当归生姜羊肉汤

宿 食 病

主症	腹胀、疼痛，嗳腐吞酸，或伴有吐利			
病因病机	饮食失节，食滞肠胃，经宿不化，脾胃升降失常			
证治	分类	症　　状	治　　法	方　　剂
	宿食在下	下利不欲食，脉数而滑或浮大而按之反涩	攻下积滞	大承气汤
	宿食在上	泛泛欲吐	涌吐宿食	瓜蒂散

（张再良）

参 考 文 献

[1] 谭日强. 金匮要略浅述. 北京：人民卫生出版社，1981：159

[2] 赵明锐. 经方发挥. 太原：山西人民出版社，1982：106

[3] 沈阳市科学技术委员会，沈阳市卫生局. 老中医医案选编. 沈阳：沈阳市卫生局，1978

[4] 李孔就，李孔益. 厚朴七物汤加减治疗功能性消化不良 62 例. 新中医，2002，34（9）：62-63

[5] 矢数道明. 临床应用汉方处方解说. 李文瑞等译. 北京：人民卫生出版社，1983：374

[6] 周脉方. 附子粳米汤加味治泄泻. 山东中医杂志，1983（4）：14

[7] 杨读灵. 久痢不止、腰痛. 新中医，1978（6）：24

[8] 夏先福. 附子粳米汤的妇科运用举隅. 河南中医，1992（3）：119

[9] 陈明. 金匮名医验案精选. 北京：学苑出版社，1999：302-305

[10] 申好真. 仲景治腹泻用粳米之现代医学机理初探. 浙江中医，1987（9）：422

[11] 何华廷. 厚朴三物汤治疗肠梗阻 130 例临床观察. 湖北中医，1984（1）：24

[12] 李德启. 厚朴三物汤加味治疗小儿中毒性肠麻痹 28 例. 浙江中医，1988（10）：446

[13] 宁卫国，王玉新. 厚朴三物汤治疗胃扭转 12 例. 安徽中医临床杂志，1996（2）：64

[14] 向一青. 加味厚朴三物汤治疗气滞型胃脘痛 65 例疗效观察. 河北中医，2004，26（8）：585

[15] 葛玉莲，黄鹏云，杜学盘. 大柴胡汤加减治疗胆囊炎、胆石症急性发作 47 例. 四川中医，1995（8）：28

[16] 王玉芬，田德录. 大柴胡汤加味治疗急性胰腺炎 84 例总结. 北京中医学院学报，1991（4）：12

[17] 朱树成. 大柴胡汤加味治疗胆囊切除后综合征. 上海中医药，1996（2）：6

[18] 仲兆杭. 大柴胡汤加减治疗胆道术后综合征 238 例. 浙江中西医结合杂志，2003，13（3）：179

[19] 姚广峰. 大柴胡汤加味治疗急性黄疸型肝炎 196 例. 陕西中医，1989（5）：223

[20] 周建宣，陈勤英. 大柴胡汤治疗高铅饮用水致麻痹性肠梗阻 10 例. 福建中医药，1996（1）：1

[21] 肖燕芳. 大柴胡汤加减治疗泌尿结石 162 例. 陕西中医，1995（12）：549

[22] 张俊杰. 大柴胡汤治疗小儿高热 39 例. 中西医结合杂志，1990（3）：167

[23] 黄河清. 大柴胡汤加减治疗脂肪肝 18 例. 福建中医药，1995（6）：43

[24] 熊银松. 大柴胡汤治疗内科疾病应用进展. 陕西中医，1995（5）：235

[25] 胡翠芳，李德胜，刘玉蓉，等. 大柴胡汤对妇产科术后早期恢复的影响. 中华实用中西医杂志，2002，2（15）：193

[26] 李宗宪，丰建萍，刘秀萍. 大柴胡汤合茵陈蒿汤加减治疗癌性发热 50 例. 湖南中医杂志，2004，20（3）：47

[27] 徐魁，梅武轩，陈婷. 大柴胡汤加减治疗糖耐量异常临床观察. 湖北中医杂志，2009，31

(12)：57

[28] 裴德恺．复方大柴胡汤对狗胆胰功能的影响及正交实验的初步分析．上海中医药，1981（1）：44

[29] 吴银生．柴胡方剂药理学研究进展．中成药，1986（3）：25

[30] 柳晓云．柴胡剂在肝肾疾病中的应用．实用中西医结合杂志，1995（8）：563

[31] 翟志强，等译．大柴胡汤抗高脂血症作用的临床研究．国医论坛，1990（6）：44

[32] 程金霖．复方大承气汤治疗老年性肠梗阻196例．内蒙古中医药，1993（4）：20

[33] 孙玉荣．钡剂大承气汤灌肠整复小儿急性肠套迭．天津中医，1988（3）：12

[34] 曾亚庆．大承气汤加味治疗急性胆囊炎75例．福建中医药，1992（1）：31

[35] 朱新星．苦酒承气汤治疗胆道蛔虫症20例．辽宁中医杂志，1988（6）：17

[36] 韩惠兰．大承气汤加味治疗急性胰腺炎48例疗效．辽宁中医杂志，1985（2）：24

[37] 杨正如．大承气汤在急危症中的运用．浙江中医杂志，1995（4）：163

[38] 陈海龙，周俊元．复方大承气汤防治梗阻性黄疸时内毒素血症的临床研究．中西医结合杂志，1991（12）：724

[39] 邓必骏．大承气汤治疗高血压脑出血3例报告．中西医结合杂志，1988（5）：309

[40] 钟恺立，田丹，黄莺．大承气汤联合机械通气治疗急性呼吸窘迫综合征疗效观察．中国中西医结合急救杂志，2006，13（5）：288-290

[41] 解基良．大承气汤的临床与实验研究进展．天津中医，1994（1）：44

[42] 周孜．大承气汤临床与实验研究的进展．中成药，1990（7）：37

[43] 崔志清，伍孝先．大承气汤其主药大黄对小鼠离体肠管葡萄糖转运电位的影响．中草药，1993（12）：635

[44] 康毅，等．大承气汤对肠梗阻大鼠离体结肠平滑肌45Ca内流影响的实验研究．中西医结合杂志，1991（2）：107

[45] 杨文修，田在善．大承气汤和大黄对豚鼠结肠带平滑肌细胞电活动的影响．中西医结合杂志，1993（1）：33

[46] 李宏森，等．大承气汤对家兔胃肠重量影响的初步观察．河南中医，1990（2）：42

[47] 田在善，沈长虹，李东华，等．大承气汤治疗痞满燥实证机理的实验研究．中国中药杂志，1993（3）：170

[48] 孙爱贞，高述祥，郭瑞新，等．寒下方大承气汤抗炎过程中微量元素作用机理的探索．上海中医药杂志，1994（1）：29

[49] 田在善，沈长虹，李东华，等．大承气汤对便秘大鼠肺泡巨噬细胞活力的影响——"肺与大肠相表里"的实验研究．天津中医，1992（4）：19

[50] 吴协兵．大建中汤加减治疗急性肠梗阻．中医杂志，1987（5）：51

[51] 金国华．加味大建中汤治疗胆蛔症的体会．浙江中医杂志，1964（2）：17

[52] 袁兴石，柏央芬．大建中汤治疗腹部疑难痛症．河南中医，1990（1）：29

[53] 姜兵．大建中汤治愈克隆病二例．山东中医学院学报，1983（3）：62

[54] 阮诗伟．大黄附子汤治疗上腹暴痛20例．国医论坛，1989（1）：20

[55] 徐国樯．大黄附子汤辨治急性胆囊炎的体会．天津中医，1994（5）：17

[56] 周胜连．以大黄丹附汤保留灌肠为主治疗慢性肾衰——附67例临床疗效观察．湖南中医杂志，1988（11）：6

[57] 刘大平．大黄附子汤临床新用．湖北中医杂志，1994（5）：51

[58] 俞凡先．运用仲景泻下方治疗急腹症体会．浙江中医杂志，1983（4）：171

[59] 吕竞竞，陶文洲，李士德．加减大黄附子汤在结肠镜检前肠道准备中的应用．中西医结合杂志，1992（1）：45

[60] 王博，程刚，雷芳玉．双针法配合大黄附子汤加味治疗急性阑尾炎36例．陕西中医，2006，27

（6）：723

［61］张莉，秦鸣放．浅谈《金匮要略》大黄附子汤治疗急腹症体会．江西中医药，2007，38（5）：50

［62］曹昌霞．大黄附子汤在急腹症治疗中的应用体会．云南中医中药杂志，2004，25（5）：15

［63］黄增峰．大黄附子汤治疗急危重症举隅．中国民间疗法，2001，9（9）：29

［64］李在邨．大黄附子汤抗缺氧作用实验研究．辽宁中医杂志，1988（11）：33

［65］郑平东．大黄治疗氮质血症及其作用机制的探讨．上海中医药杂志，1985（8）：46

［66］庞鹤．《金匮》赤丸证释与临床运用举隅．北京中医学院学报，1989（5）：13

［67］伊藤隆，等．赤丸的临床观察．国医论坛，1989（1）：48

［68］马先造．半夏，贝母不反乌头．上海中医药杂志，1983（11）：39

［69］魏龙骧．续医话四则．新医药学杂志，1978（12）：14

［70］孙予杰．乌头煎治疗寒疝13例．河南中医，2006，26（7）：18

［71］郭晓庄．有毒中草药大辞典．天津科学技术出版公司，1992：63

［72］汤铭新，孙桂芝．乌头碱抑瘤及抗转移的研究与治癌的观察．北京中医，1986，（3）：27

［73］谢映庐．谢映庐医案．上海：上海科学技术出版社，1962：171

［74］田国栋．治验简介．吉林中医药，1981（1）：38

［75］徐有全．当归生姜羊肉汤治疗低血压性眩晕．浙江中医杂志，1992（1）：33

［76］谢东霞．当归生姜羊肉汤加味治疗频发室性早搏88例．山西中医，2002，18（5）：17-18

［77］宋传荣．当归生姜羊肉汤治验举隅．江苏中医药，2005，26（7）：32

［78］中医研究院西苑医院编．赵锡武医疗经验．北京：人民卫生出版社，1980：83

［79］周连三．寒疝、鼓胀、大汗亡阳案．新医药学杂志，1978（12）：17

［80］刘殿生，等．乌附桂枝汤治疗风寒湿痹98例临床观察．黑龙江中医药，1989（4）：20

［81］任树生．门纯德老中医临床治验三例．山西医药杂志，1978（5）：37

［82］王庆其．柴胡桂枝汤治愈腹型癫痫1例．浙江中医杂志，1986（3）：127

［83］苗子庆．柴胡桂枝汤加味治疗脂膜炎介绍．中医杂志，1985．（6）：54

［84］胡谷塘．经方治验四则．江苏中医，1986（12）：14

［85］周少逸，等．柴胡桂枝汤的临床应用．江苏中医，1985（4）：24

［86］江瓘．名医类案．北京：人民卫生出版社，1982：93

［87］李霜诚．陈南瓜蒂治愈初期乳房癌2例报告．中医杂志，1958（12）：818

［88］邢锡波．伤寒论临床实验录．天津：天津科学技术出版社，1984：158

［89］郑传运．瓜蒂散喷鼻治疗慢性乙型肝炎60例．中医外治杂志，2002，11（1）：51

［90］王辉，陈葆颂，王文林，等．中药瓜蒂散戒酒的临床研究．中国药物滥用防治杂志，2001（6）：
40-42

第十一章
五脏风寒积聚病脉证并治

本章原文为《金匮》第十一篇，重点论述五脏病证及五脏死脉，兼及积、聚、槃气的脉证特点与三焦死脉、三焦各部病证。其中五脏病证包括五脏的"中风"、"中寒"、"所伤"和五脏一些独特的病证，如"肝着"、"癫狂"、"脾约"、"肾着"等。三焦病证则包括三焦功能失和，热在三焦、大小肠寒证、热证。本章的积聚侧重于积、聚、槃气的鉴别，以及如何以脉辨积的部位。上述内容虽然有的不全，如五脏病证中未见脾中寒、肾中风、肾中寒，肺、肝、脾、肾四脏未见"所伤"等条文，三焦病证和积聚病证亦略而不详，但显而易见，本章是以脏腑经络进行辨证的典型范例。

关于篇名中的五脏风寒，实际是指病邪（包括六淫）由经络侵犯五脏，导致五脏功能失调而出现的证候，亦即本书《金匮要略·脏腑经络先后病脉证》中"经络受邪，入脏腑，为内所因也"之意。可见，此处"风寒"二字与五脏连用，已并非指在表在经络的风寒表证，而是指入里的病变。这正符合《金匮要略》言病因以客气邪风为主因，但论病机则以脏腑经络为内外的特点。

本篇的五脏中风、中寒与《伤寒论》太阳病篇的中风、伤寒不同，此指邪在脏腑的里证，彼为邪在经络的表证。此外本书《金匮要略》中风历节病篇的"中风"亦与本篇"中风"有别，因为它是指里虚外中风寒。病邪由经络影响多个脏腑的一种具有特征性证候的病变。至于《素问·风论》中的"五脏风"与本篇的"五脏风寒"亦是名相近而实异，前者专指风邪为患，后者实际概括了六淫邪气。

由于全篇都是论述脏腑的病证与治疗，所以归入一篇讨论，以利于辨识。

【原文】 肺中①风者，口燥而喘，身运②而③重，冒④而腫脹。(1)

【词语注解】 ①中：此读作 zhòng，遭受之意。

②身运：运，运动，转动。身运，意指身体活动、转动。

③而：表示承接关系的连词，此相当于"就"、"则"。

④冒：指昏瞀，头部如有物覆盖。

【经义阐释】 本条指出肺中风的证候。肺司呼吸，主宣发与肃降。若正气素虚，气逆不降津液不布，则口燥、气喘。同时，还影响清气的吸入，妨碍宗气的生成，致宗气不足，所以身体活动时就感觉沉重不便，肺中风还会引起通调水道失职，津液不能下输膀胱，反泛于上溢于外，郁遏阳气，故头昏瞀如物蒙蔽、身体肿胀不适。

对于上述证候中"身运"一症，有的注家提出不同的看法，如高学山谓"运与晕同"。然观《金匮要略·惊悸吐衄下血胸满瘀血病脉证治》有"目睛晕黄"之用。故未从其说。此外，就"口燥"产生的机理，多数注家认为是津液不布，但有少数注家认为风胜燥伤津液。结合本条其他证候，似以前说更符合病情。

【文献选录】 赵以德：肺者，手太阴燥金，与足太阴同为湿化，内主音声，外合皮毛，居上焦阳部，行荣卫，在五行生克，畏火克木。今为风中之。夫见风内应肝木之气，得火反侮所不胜之金。然木之子，火也，火必随木而至，风能胜湿，热能燥液。故为口燥；风火皆阳，二者合，则动摇不宁。动于肺，则燥其所液之湿；鼓其音声，有出难入，而作喘鸣；动于荣卫，鼓其脉络、肌肉，则身运、作肿胀。虽然，此特风中于肺，失其运用之一证耳，若《内经》所论：肺风者，多汗、恶风、色白、时咳，昼差、暮剧。是又叙其邪在肺，作病状如是。各立一义，以为例耳。然后人自此而推，皆可得之其在脏、在舍、在经络。凡所见之病，不患其不备也。余脏皆然。（《衍义》）

李彣：《内经》云："脏真高于肺，以行荣卫阴阳"。盖肺主气，肺气不和。风邪得以中之，于是气拥而津液不行。故口燥：气逆而呼吸不和，故气喘也，又正气虚，则身运而冒；邪盛则身重而肿胀。《灵枢经》云"肺病满，膨膨而喘咳，胸满而瞀"是也（瞀者，目不明也，即冒状）。（《广注》）

尤怡：肺中风者。津结而气壅，津结则不上潮而口燥，气壅则不下行而喘也。身运而重者，肺居上焦，治节一身。肺受风邪，大气则伤，故身欲动而弥觉其重也，冒者，清肃失降。浊气反上，为蒙冒也。肿胀者，输化无权，水聚而气停也。（《心典》）

按： 赵氏从五行乘侮角度阐析病机，重在责邪实；李氏、尤氏论述病机则兼及邪实正虚，其意更长。

【原文】 肺中寒，吐浊涕。(2)

【经义阐释】 本条论述肺中寒的症状。《素问·宣明五气》云："五脏化液，……肺为涕"，明言涕为肺之液。寒邪内伤于肺，肺气被郁，失于宣畅，遂致津液失布，聚而为涕。涕本出于鼻，然原文却谓"吐浊涕"，对此，注家有几种不同的解释。一种认为就是指涕，如尤怡；一种认为此指两个症状，如徐彬云"吐浊或涕"，赵以德谓之浊饮唾出于口，浊涕流出于鼻；一种认为是"吐浊涎如涕也"，如吴谦，近人梁运通更明确指出"此为痰涎浊沫不可误为涕"。上述看法各有一定的道理，但若根据仲景的行文特点，并结合临床确实可见寒闭肺窍，鼻塞不通。浊涕不经鼻流出，却反以口唾出，似乎以尤怡之说更为接近原意。当然，赵以德、徐彬的看法也可供参考。此外，本条"肺中寒"，为何却见"浊涕"呢？对此，徐彬认为其本虽寒，然"膈间亦变热"，二者都认为是因热作祟。然而验之于临床，亦可见肺热流清涕（如左季云《杂病论治》载）。故肺寒又何尝不可出现浊涕（即稠黏鼻涕）者呢？

【文献选录】 徐彬：寒为阴邪，阴主浊，故吐浊或涕，然吐则膈间亦变热。其本则寒也。（《论注》）

尤怡：肺中寒，吐浊者，五液在肺为涕，寒气闭肺窍而畜脏热，则浊涕从口出也。（《心典》）

吴谦：肺中寒邪，胸中之阳气不治，则津液聚而不行，故吐浊涎如涕也。（《金鉴》）

按： 三说对病机的分析各有侧重，徐氏、尤氏提出本寒夹热，吴氏只着眼于寒；就症状的描述，三者也有不同，徐氏谓"吐浊或涕"。合观之，似以吴氏论病机为确，尤氏述症状较当。

【原文】 肺死臓①，浮之虚②，按之弱如葱叶，下无根者，死。(3)

【词语注解】　①死脏：为脏气将绝而出现的一种脉象。因此脉出现多为死候，故称"死脏"。与《素问》"真脏脉"类似。

②浮之虚：即切脉时轻按、浮取之意。

【经义阐释】　本条指出肺死脏的脉象。根据《内经》原文，肺的平脉本浮，其象"厌厌聂聂，如落榆荚"，应呈轻浮和缓而流利之貌。如果出现轻取无力，中取软弱如按葱叶。沉取空豁而不应之现象，表明肺气已涣散于外，而肾中真气又将绝，为预后不良之兆，故称为"肺死脏"，主"死"。此脉象与《素问·平人气象论》所描述的"死肺脉来，如物之浮，如风吹毛"的形态特征为相似。

对原文中"下无根"的理解，注家略有不同，有的将"下"看做沉取，如李彣曰"若下无根，则不唯中间无，而沉之亦无矣"。黄树曾更将沉取定位于尺部，他指出"下无根，谓尺脉无根，重按空豁也"。有的则认为"下"指关部而言，如高学山谓"关上寸下，又无上引之机，是无根也"。不过参合前后文义，似以黄树曾的解释更为贴切。至于本条脉象主死的机理，亦见仁见智，如赵以德责之于阴亡，徐忠可归咎于元气虚脱，李彣认为是气血俱脱。根据本条脉象的形态特征及脉理分析，似以徐氏之见更恰当。

【文献选录】　王叔和：病人肺绝三日死，何以知之？口张，但气出而不还。（《脉经·卷四·诊五脏六腑气绝证候》）

徐彬：肺脉本浮涩，虚则元气亏而弱，葱体空软，按之如葱叶，则上之阳不下于阴矣。甚至下无根，则元气全脱，故死。论曰：按已上证，皆言肺本受病则所伤在气，而凡身之藉气以为常者，作诸变证如此，乃详肺中风寒之内象也。若《内经》所云：肺风之状，多汗恶风，时咳。昼瘥暮甚，诊在眉上，其色白，此言肺感表邪之外象也。（《论注》）

李彣：肺脉原浮，然以浮而有力为佳，若无力，是浮之虚也。脉弱如葱叶，有似芤脉之状，但芤脉中间无，浮沉有，犹为有根，故止于伤精失血，而不至于死；若下无根，则不唯中间无，而沉之亦无矣。是谓气血俱脱，故死。（《广注》）

按：王氏之说可为诊察"肺死脏"证候的参考，徐氏对病机的阐释较透彻，李氏对脉的分析较详细。

【原文】　肝中风者，头目瞤①，两胁痛，行常伛②。令人嗜甘。（4）

【词语注解】　①头目瞤：瞤（shǔn 吮），掣动。头目瞤，指头皮及眼皮的肌肉掣痛不适。

②行常伛：伛（yǔ 语），本指驼背；行常伛，形容行走时曲背弯腰的样子。

【经义阐释】　本条论述肝中风的证候。对于本条"肝中风"的成因，注家见解不同，赵以德、程林、尤怡等认为是风中于肝；曹颖甫认为是"血虚生风"；高学山认为是"脏中阴阳自虚，则肝因而中风"。有的着眼于邪，有的侧重于虚。综观本章内容，各家之说宜合参较妥。即肝虚正气不足，则易招致风邪由经络内入于脏，肝主筋，其经脉布胁肋，连目系，出于额，并上至巅顶，风性轻扬主动。今风既入中于肝，循经窜扰于上，故见头目瞤。肝体虚而用亦不足，致肝气失于条畅，郁而不舒，所以两胁痛。风胜血燥，筋脉失濡而苦急，故"行常伛"。风燥血虚，肝脉失养而苦急，故欲嗜甘味以缓其急。

【文献选录】　徐彬：注曰：高巅之上，唯风可到，风性上摇，故头目瞤动。肝脉上贯膈，今胁中有邪，故痛；肝主筋，风燥则筋拘急，故伛；犹树木受风而弯，木弱邪强，势不能御之也。后天以脾胃为本，木邪盛而土负，甘益脾。嗜甘所以自救也，《内经》曰：

肝苦急，食甘以缓之。乃缓木以济土也。（《论注》）

高学山：肝为木脏，与东方风气相通，故肝常出而应风也。脏中阴阳自虚，则肝因而中风矣。目皮之簌簌跳动者，曰瞤，气虚之候也。头目俱瞤者，肝中风，则脏真之气自结而失其疏畅之用，故不能上贯头目，而气虚瞤动矣。此与后文浮之而弱之脉应也。肝惟多血，故能养其筋脉，使之条达。肝络内布于胁，风淫血燥，则胁络拘而痛。伛者，腰屈不伸之貌。正因胁络拘急，故行常伛，而宽其脉以缓痛耳。甘为脾土之味，肝急则遗其苦于所胜，故脾因之而代理人俱急。嗜甘者，纵其所好以自救也。其曰令人嗜甘，则因病而嗜，而非平日之素性可知矣。三名一意，盖两胁痛句为主。而以行伛外诊其形，以嗜甘内诊其性也。此即后文按之如索及不来，或曲如蛇行之就，肝家之死候也。（《高注》）

曹颖甫：肝为藏血之脏，而主一身之筋节。所谓中风者，亦血虚生风之类，非比肺脏外应皮毛，真有外风袭之也。肝脏血虚，则风动于上而头目瞤。此证仲师无方治，当用熟地以补血，潞参以补气，重用龙骨、牡蛎以镇之，其效至速，万不可疏风破气。瞤甚者，目中房舍林木，旋转不已，往往途中颠仆。至于两胁痛，行常伛，血弱气尽，邪正相搏，结于胁下之小柴胡汤证也。肝藏血足则柔，风胜则燥，燥气薄于脾脏，则腹痛，食甘稍缓，故令人嗜甘。故先予小建中汤，不差者，与小柴胡汤之证也。（《发微》）

按：徐氏、高氏皆分析了本证的病机，但徐注侧重于风邪之实，论理较略；高注偏责因虚受邪，论理较详。曹氏补本条方治，对临床颇有启迪。

【原文】 肝中寒者，兩臂不舉，舌本燥，喜太息，胸中痛，不得轉側，食則吐而汗出也。(5)

【经义阐释】 本条论述肝中寒的证候。"肝中寒"，实包括留滞肝经的寒邪、所用不及的阳虚之寒。肝体阴而用阳，主一身之筋。若肝经被寒邪所伤，寒凝血滞，经脉失养，则可见两臂运动失常，不能上举。肝主疏泄，性喜升发条达，其经脉络舌本，若阳虚内寒，所用不及，则气机郁滞，津液不能上达，并妨碍胸阳的舒展、经脉的畅行，故出现舌本燥、喜太息、胸中痛、不得转侧诸症。肝寒横逆犯胃，致胃失和降，加之肝寒逼胃津外泄，故食则吐而出也。

对于本条的理解，注家存在不同的看法。一是"舌本燥"产生的机理，有认为是"热"所致者，如魏荔彤云"寒郁而内热生也"，尤怡也谓"谓中寒者返热于上"；亦有认为是寒郁气滞，津液不布者，如李彣指出"寒则津液闭而不流"。综观本证，似以后说较贴切，宜从之。二是对本条"汗出"的原因，有的归咎于邪，魏荔彤云"胃之津液为肝邪所乘，侵逼外越也"，徐彬谓"吐逆则热客之。乃少阳之气郁而汗出矣"。有的责之于正虚，如高学山注"吐则胃中之悍气愈虚，而不能摄其津液，故汗出也"。陶葆荪解释为"吐甚就会伤及胃气，胃气伤则卫外的气亦虚而汗自出了"。根据"肝中寒"总的病机，二说似宜合参更当。三是对本条的一些证候的归属有歧义。如吴谦提出"'两臂不举，舌本燥'二句，'而汗出'三字，文义不符，必是错简"；曹颖甫则把"两臂不举，舌本燥，善太息"三句归于肝中风条"行常伛"之后；谭日强更明确提出本条"可能是脾中寒"的条文。诸家观点虽然各有一定的道理，但是依据犹嫌不足，姑且存之。

【文献选录】 李彣：肝藏血，寒则血脉凝涩，而两臂不举，本经中风历节篇云"或但臂不遂者为痹"是也。舌本燥者，肝循喉咙之后，上入颃颡，寒则津液闭而不流，《灵枢》云"肝病咽干"是也。肝属木，性宜疏畅，善太息者，肝气郁而不伸也。肝经上贯膈，布胁肋，寒邪凝敛，经气不利，故胸中痛，不得转侧也。《灵枢》云"肝脉挟胃，所生病者，胸满呕逆"。今食则吐者，胃冷不纳食，又吐则仓廪倒出，津液泄，腠理开而汗随之而出也。（《广注》）

曹颖甫：肝中寒之证有三：曰胸中痛，曰不得转侧，曰食则吐而汗出。胸中痛有二证：一为水寒血腐，二为蛔虫滋生，固当有蛔上入膈之乌梅丸证，谓之蛔厥；亦有如后文所云胸常气痞，按之小愈之旋复花汤证，谓之肝着。肝胆之气，主疏泄营卫二气。太阳寒水，与太阴寒湿并居，则肝胆不得疏泄，故凝滞胸膈作痛。不得转侧有二：一为寒阻胸膈，阳气不通，水道阻于下焦，痛连胁下，不得转侧，则为胸胁苦满，往来寒热，或胁下痞硬之小柴胡汤证；亦有脾脏蕴湿，寒湿凝闭腠者则为一身尽重不可转侧之柴胡加龙骨、牡蛎汤证。肝胆与胃同部，胃底原有消食之胆汁，肝中寒，则胃中亦寒，故食即吐酸而汗出。此即呕而胸满之吴茱萸汤证。阳明病之不能食，为胃中虚冷，亦正以肝脏困于寒湿，消食之胆汁少也。（《发微》）

按：对于本条证候产生的原因，李氏只责"寒邪"，未分内外；曹氏重在证候鉴别与方治，足资启发。

【原文】　肝死臓，浮之弱，按之如索不来[1]，或曲如蛇行[2]者，死。（6）

【词语注解】　[1]如索不来：如索，形容脉犹绳索弦紧之象。不来，指脉来断断续续，无从容和缓之象。

[2]曲如蛇行：形容脉来曲折而长，不能畅达，无从容柔和之象。

【经义阐释】　本条论述肝病预后不良的脉象。《素问·平人气象论》指出"平肝脉来，耎弱招招，如揭长竿末梢"表明肝的平脉是端直而长、韧而柔和的微弦之脉。如果其脉浮取无力，沉取"如索不来"，即虽有弦紧如绳索之状，却断断续续而来，全无端直以长、从容和缓之象，即如周扬俊谓"直上下而无胃气也"。或者脉来"曲如蛇行"，即脉来曲折而长，不能畅达，无从容柔和之象。此皆由肝的精血亏竭所致，见此脉往往预后不良。故曰"死"。

对本条"按之如索不来"或"曲如蛇行"的脉象，注家描述略有不同，如尤怡谓"伏而不柔"；高学山云"紧短""断绝""伏而不鼓"；李彣言"代脉往而弦不以自还"。诸说虽各有侧重，但都一致认为脉"无胃气"，即失从容和缓之象。

【文献选录】　周扬俊：曷言死脏？已无生气也。肝属木，应濡，是弱犹为本脉。然但浮之弱，既非长竿末梢之循矣。及按之。曰如索，则弦紧俱见；曰不来，则脉有来去，乃阴阳往复之理，今但去，是直上下而无胃气也。否则真气将散，出入勉强，有委而不前，屈且难伸之状，故曲如蛇行也。呜呼，木之生也，有鼓动条达，发荣柔婉之妙；其死也，非强直而不复，即矫曲而不遂。木曰曲直，所以始之终之也。（《二注》）

黄元御：肝死脏者，肝之真脏脉也。肝脉弦而滑，盖甲木降于水，而乙木升于火，升于火，则脉浮，滑者，将浮而未浮，气方生而未长者也。若浮取之而弱，重按之如索不来，或曲如蛇行者，是肝木之颓败而不升也，如索不来者，如绳索空悬，轻飘游重移，按之应手而去，不能复来鼓指也。如蛇行者，木畅，故曲如蛇行。《平人气象论》：肝死脉来，急益劲，如新张弓弦，曰肝死。《素问·玉机真脏论》：真肝脉至，中外急，如循刀责责然，如按琴瑟弦。彼乃肝脉之太过，此则肝脉之不及者也。（《悬解》）

按：二者皆详于阐释脉的形态特征，其中周氏概括为"弦紧俱见"，但"无胃气"，突出其失于柔和的特点；黄氏归为"如绳索空悬，轻飘游移，按之应手而去，不能复来鼓指"，指出其失去韧性而无端直之长。

【原文】 肝著①，其人常欲蹈其胸上②，先未苦时，但欲飲熱，旋覆花湯主之。臣億等校諸本旋覆花湯方，皆同。（7）

旋覆花湯方：

旋覆花三兩　葱十四莖　新絳少許

上三味，以水三升，煮取一升，頓服之。

【词语注解】 ①肝着（zhuó），本义为附在别的事物上，此引申为留滞之意。肝着，是指阴寒邪气留滞于肝经，导致肝经经脉气血郁滞的一种病证。

②蹈其胸上：蹈，此为振动之意。《诗经·小雅·鱼藻之值·角弓》"上帝甚蹈，无自匿焉"毛传注："蹈，动"。蹈其胸上，即欲用手叩或欲得重物捶撞胸部。

【经义阐释】 本条论述肝着的证治。肝着与本章前面的肝中风、肝中寒虽同为五脏病证，但实有不同。肝中风与肝中寒是邪气干犯及脏，实夹虚；肝着是邪留着于肝的经络，偏于实。二者有深浅之别、虚实之偏。肝经布胁肋，贯胸膈，若阴寒邪气留着于肝经，导致阳气痹结，就会影响经脉气血的运行，引起气郁血滞，所以，在肝经所过的胸胁等处便出现痞闷、窒塞，甚或胀满刺痛等，故"其人常欲蹈其胸上"，即试图通过叩击、按揉、捶打等手段达到振动胸部的目的，使胸中气机舒展，气血得以畅行，从而缓解其痛苦。"先未苦时"是指肝着病形成初期，病变尚轻，只出现气郁的病理变化，外症仅微觉胸中痞闷。这时可通过喝热汤水，暂时缓解症状。因为阴寒邪气得热暂开，阳气得温则行。但是，待肝着既成之后，气郁渐累及血滞，病情加重，则仅饮热已无法使气血畅行，所以只有通过"蹈其胸上"来减轻痛苦了。

对于肝着的病机，注家众说纷纭，归纳起来约有四种看法，一是认为肝气郁结，本气自病，如周扬俊、李彣、朱光被等；二是认为肝虚邪气留滞，如魏念庭、高学山等；三是认为血滞，如沈明宗、唐宗海等；四是认为气血郁滞，如尤怡。上述观点各有侧重，但并不矛盾，实则主要是立足点不同，有的言病因，有的论病机。若合而参之，更为全面。即阴寒邪气留滞于肝经为其因，气郁血滞则为其果。

【方药评析】 本证虽由阴寒邪气所起，但最终已造成阳气痹结，气郁血滞的后果，故用行气开结、活血通络的旋覆花汤主治。旋覆花性温味咸，《神农本草经》载其"主结气、胁下满"，并能"去五脏间寒热"，《名医别录》谓其能"通血脉"。本方取其行气活络，宽胸开结之效。葱性温味辛，能通阳散结，是为旋覆花之佐。对于方中"葱"这药，后世医家有的用葱白，有的用葱管（或称葱叶）。观《伤寒论》少阳病篇白通汤所用为"葱白"，此处则为"葱"。可见，仲景《伤寒论》与《金匮要略》所用"葱"的部位是有区别的。后世张元素认为"葱茎白专主发散，以通上下阳气"。《备急千金要方·卷第二十六食治方》曾载"青叶归目。除肝中邪气，安中利五脏"。张寿颐所言"若单用青葱茎，则以疏通肝络之郁室，与葱白专功发散不同"，可供临证时参考。根据本证的病机，此处似宜用葱管。至于新绛，因诸本草均无记载，故历代医家对此认识不一。一是将绯帛——即已染成大红色的丝织品当做新绛，但对染色所用的染料则有一定的要求，有的主张用红花，如李彣、黄树曾；有的提出用茜草，如莫枚士、唐宗海等；有的认为是用猩猩血所染，如秦伯未。二是认为新绛就是茜草，如陶弘景。考"绛"字，一指大红的颜色，二指一种丝织品。可见，上述医家的看法皆各有所据。现在要确定仲景当时所用"新绛"究竟为何物，尚缺乏足够的依据。不过，根据本证的病机，临证可酌用茜草、红花、苏木、郁金等代之，意在取其活血化瘀之效。原方服药采取"顿服之"，是藉药力集中，以收速效。

【文献选录】 沈明宗：此肝邪痹于血分也。气分受邪而传于血，血涩不利而痹，谓之肝着，如胸痹之类。胸痹，是上焦阳虚受寒，肝着虚风，较之胸痹痛而不甚也。肝脉属肝络胆，上贯膈，布胁肋，循喉咙，邪气随经注逆胸膈，营卫不利，郁闷胀疼，常欲蹈其胸上，以舒痹着。然其邪乃举止在时，或阳明燥胜而发，或厥阴风胜则息，故曰先未苦时，即将发未发之时，邪欲凌胃，所以但欲饮热，助其胸胃之阳，冲开肝着之气，则痛胀少舒。经谓厥阴之胜，胃膈如寒之义也。故用旋覆花，咸温软坚散结；以葱助其驱风，而下饮逆；新绛引入血分宣血，俾血行则风灭，着自开也。(《编注》)

尤怡：肝脏气血郁滞，着而不行，故名肝着。然肝虽着，而气反注于肺，所谓横之病也。故其人常欲蹈其胸上。胸者肺之位，蹈之欲使气内鼓而出肝邪，以肺犹闭，抑之则气反出也。先未苦时，但欲饮热者，欲着之气，得热则行，迨既着则亦无益矣。旋覆花咸温下气散结，新绛和其血，葱叶通其阳，结散阳通气血以和，而肝着愈，肝愈而肺亦和矣。(《心典》)

朱光被：不因风寒外邪，而本气自淹流作病也，故曰着。然于肝肾则称着，于太阴脾则称约，可见足三阴经气贵乎流动鼓荡，而粘约涩，俱属脏气自病。仲景特别揭症象以立治法，如肝本藏血，血附气以行，滞则血涩，胸上为肝络之所经，常欲蹈者，胶结之气得少舒也。先未苦时，欲热饮者，气得热则暂开，血得热则暂技也。旋覆花汤温通肝络，使痹着之气自开，故主之。(《正义》)

按： 沈氏指出肝着乃由"气分受邪而传于血"，终致"血涩不利"，提示了肝着由气及血、由浅入深的变化；尤氏概括肝着的含义，言简意赅；朱氏认为肝着病涉气血、经络，故以温通肝络概其治，切中肯綮。

【临床应用】 本方长于行气活血，宽胸散结，宣通肝络，故临床多将本方用于气滞血瘀的胸胁疼痛诸疾。

(1) 治疗胁痛：叶桂根据本方创立了辛润通络法，用治久痛入络者。如治疗1例肝络凝瘀的胁痛、1例久病入血络的胁肋脘痛，皆以旋覆花汤加归须、桃仁、柏子仁而取效[1]。何若萍[2] 对外伤、神经性胁痛，常用本方配伍治疗，多有效验。如治于某某，男，36岁。1980年6月23日初诊。病家自诉强力负重后，出现左侧胸胁疼痛如刺，痛处不移，且入夜更甚，夜寐不安，以手按揉稍舒，咽喉略燥，喜热饮，舌质偏黯，脉沉涩。治拟活血祛瘀，疏肝通络。旋覆花(包煎)，脉涩不利者，可加入郁金、丹参、归尾等，以加强祛瘀之力。有时也可配以少量虫类药如䗪虫、山甲等。此外，还应注意通络，如加入丝瓜络、橘络等，以增强葱的引络、通络作用。瘀血内阻往往可以导致内燥证的发生，出现肌肤甲错，大便干燥等，又可加入白芍、瓜蒌仁、柏子仁欲润之。

(2) 治疗慢性胃炎：吴棹仙[3] 用旋覆花汤为主随证配合其他方药治疗1例慢性胃炎。病者患顽固胃痛18年，后因身瘦体弱，饮食减少而就诊。证见胸胁作痛，喜按，喜热饮，辨证属肝着。先后主以旋覆花汤、六君与栝蒌薤白合旋覆花汤、《外台秘方》茯苓饮合旋覆花汤等加减，病情显减，胁痛瘥，饭量显增。

(3) 治慢性肝、胆疾患：何若萍[2] 对慢性肝胆疾患所引起的胸胁不舒，亦常用本方加味治疗。金先融[4] 曾用旋覆花汤加味治一例患慢性肝炎后，具备肝着症状者。余某，男，38 岁，工人。患黄疸型肝炎半年余，现黄疸已退，肝功能基本正常，唯右胁胀痛，食欲不振，肝大质硬，舌有瘀点、边有齿印、苔薄白，脉弦右弱。经多方治疗，效果尚佳。拟清肝理气活血法治之，旋覆花 9g，新绛香 10g，当归、茯苓、白芍、川芎、连翘、山栀、虎杖、丹参各 10g，天花粉 6g，柴胡、生甘草各 5g。7 剂后右胁胀痛好转，食欲增加，舌质瘀点消失。原方去天花粉、连翘、川芎，再进数剂，自觉右季胁部无特殊不适，肝质变软，触痛不显，上方继进 5 剂以巩固之。

（4）治冠心病：印会河[5] 体会，肝着即是湿邪着于肝野（或称经脉所过之地），临床每以冠状动脉供血不足者多见类似表现，故常用旋覆花汤配伍其他方药治疗。若寒象明显，配苓桂术甘汤；如有热象，则以葱叶易葱白配以苓杏苡甘汤。实践证明，如此配合，对临床缓解冠心病的胸痹症状，多有成效。但对恢复心电图达正常水平，则似乎须假以时日。如治陶某，男，49 岁，编辑。频年加班加点，案牍劳形。遂致睡梦纷纭，阵发心悸，左胸憋闷明显，时欲捶扑以舒其气，延已两月，舌苔根腻，脉迟，最慢 45～48 次/分，节律不整。经本市某医院心电图确诊为"冠状动脉供血不足、左前束支传导阻滞。"已全休两周，在合同医院经中西医治疗无效，故转而求治于余。余根据其病情，以左胸憋闷为主，故即诊为胸痹之症，湿阻气滞，心阳失其舒展，投用《金匮要略》旋覆花汤合苓桂术甘汤，再加丹参、川芎，以活血行气去湿。方用：旋覆花（包）15g，茜草、红花、川芎、桂枝、白术、甘草各 10g，丹参、茯苓各 30g。服上方 7 剂，诸症悉减，舌苔转清，脉率在 56～58 次/分，仍有不整。胸憋已甚轻微，阵发心悸不作。续用前方，共进 40 余剂，所有症状，全部消除，心电图亦恢复正常，现已照常上班，三月来未见发作。

（5）治情志所伤诸病：方元义[6] 体会，肝着病临床多见于慢性功能性疾病之中，诸如神经官能病害包括癔症、梅核气、肋间神经痛、部分头胸部外伤后遗症等。其病因多为精神因素，情志所伤。曾治潘某，女，28 岁，农民。同道邓君之次媳，已婚，8 年未育，性抑郁，易动气，稍事卧床终日食。渐起咽中如炙脔，进四七汤、三花汤辈，时轻时重，已历年余。今发为胸满痞胀时有绷紧感，似痛非痛，呼吸憋气，吸气受限，不能仰卧，欲侧不可，唯以盐水瓶热水俯胸压之则舒，口苦且燥，不欲饮水，舌淡苔薄，脉细而弦。余诊谓此证与肝着暗合。邓设疑曰："仲师明言'但欲饮热'！今反不欲水者？又况肝着宁无痛乎？"愚曰仲景言但欲热，非渴欲饮水。饮热非为解其寒，乃是舒展气机，血得热则行，气得热亦行，令媳以瓶盛热水压之，即得"蹈胸"、"饮热"之意；其次，肝着本为实证，气血郁滞，安得无痛！胀甚于痛是其特点。试观实痛拒按，痛甚岂能蹈乎！邓善针灸针肝俞（双）、膻中、太冲（双）、内关透外关（双）。药用：布包旋覆花 6g，绛香 10g，葱白 7 根，川芎 10g，香附 10g，杏仁 9g，郁金 10g。服 5 剂后胀满减大半。唯觉胸闷、嗳气不舒，嘱守上方除葱白外，余药研粗面。每取粗面 20g，加大枣 5 枚、生姜 3 片、葱白 7 根，水煎日服 2 次，以小剂量轻触肝气，徐缓图治。嗣后，服此散剂则行若无事，有服药面又胸闷不舒，延续服用 3 月余，咽阻、胸满渐次消失。未几妊象，足月顺产一男婴。

（6）治疗带状疱疹后遗顽固性肋间神经痛：韩以季[7] 用旋覆花汤治疗本病 26 例。药物组成：旋覆花 12g，豨莶草 10g，桃仁 15g，红花 12g，当归 15g，柴胡 10g，郁金 10g，川楝子 10g，延胡索 10g。日 1 剂。结果：治愈 23 例，有效 3 例，总有效率 100%。最短 5 日治愈，最长 14 日治愈。

（7）治疗流产后胎物残留：马大正[8] 用大黄甘遂汤合旋覆花汤治疗胎物残留的医案。

黄某，女，27 岁。2006 年 2 月 13 日初诊。2006 年 1 月 13 日行人工流产术，因阴道出血不止，于 1 月 24 日行清宫术，术后阴道仍有少量出血，于 2 月 13 日 B 超检查：子宫内膜厚 7mm，宫腔内可见 14mm×10mm×13mm 的不规则稍强回声，边界不清。彩色多普勒检查显示：内无明显血流信号。大便稍结，舌淡红，苔薄白，脉细。西医诊断：宫内胎物残留。治法：活血攻下。方药：大黄甘遂汤合旋覆花汤加味。制大黄 9g，甘遂 10g，阿胶（烊冲）10g，旋覆花 12g，茜草 15g，葱 14 条，蒲黄 10g，五灵脂 10g，川牛膝 30g，益母草 30g。3 剂。2 月 17 日二诊。症如上，舌脉同前。中药守上方加当归 9g、川芎 9g、枳实 15g，3 剂。2 月 20 日三诊。阴道出血将净，血色鲜红，B 超检查：子宫内膜 9mm，内回声不均匀。彩色多普勒检查显示：内无明显血流信号。舌淡红，苔薄白，脉细。治法：清湿热、止血。处方：败酱草 10g，红藤 15g，椿根皮 15g，半枝莲 15g，土茯苓 15g，蒲公英 15g，大蓟 15g，小蓟 15g，萆薢 10g，地榆 15g，槐花 20g，贯众炭 15g，阿胶（烊冲）10g。3 剂。

【现代研究】　有接触本方的主药旋覆花过敏的报道[9]，据认为是旋覆花中含有的绿原酸所致。药理实验发现[10]，旋覆花中的绿原酸对人有致敏作用，吸入含有绿原酸的植物的尘埃后，可发生气喘、皮炎等，但食入后经小肠分泌物的作用，变为无致敏性物质。

【原文】　心中風者，翕翕發熱①，不能起②，心中饑，食即嘔吐。(8)

【词语注解】　①翕翕发热：有两说，一形容微微发热；一指发热炽盛。

②不能起：此指神疲体倦，不欲起立行动。

【经义阐释】　本条论述心中风的证候。心中风者，实为风邪干及于心包，因"诸邪之在于心者，皆在于之包络"（《灵枢·邪客》）。风为阳邪，心属火，两阳相合，其热炽盛，故见翕翕发热。壮火食气，气虚难去，气以不能起。胃络通于心，心包之热干于胃，热伤胃津，致胃虚失和，故虽然心中饥嘈不适，却食即呕吐。

关于本条"翕翕发热"与"心中饥"的病机及其表现特点，历代医家见解不一。如对"翕翕发热"，有认为与风热（火）相搏有关。徐彬即云"心为君火……风为阳邪，并之则发热翕翕；"周扬俊亦云"风为阳邪……而所伤在君火之地，两热相合，势必外蒸"；朱光被亦认为是"风火相搏也"。按此道理，则"翕翕发热"似乎应表现为热势较甚者。有的则认为此系"心阳卫气外泄"，如曹颖甫。黄树曾却指出"此为表证，与蒸蒸发热属于里证不同"，李彣虽然亦认为是"风火相炽"，但却提出"翕翕者，热气郁阿不散之貌"。依曹氏、黄氏、李氏之见，"翕翕发热"似乎又当是微微发热之轻，不应是大热。诸说各有所据，皆言之在理。不过，综合本条的病机与证候，则以徐氏、周氏、朱氏的看法更为全面。至于"心中饥"，在从"心"解析的，如曹颖甫云"心营虚"故嘈杂似饥。有从"胃"解释的，如尤怡云"心中饥，食则呕者，火乱于中，而热格于上也"，朱光被概括为"风本消谷，故心中常饥"。结合下文"食即呕吐"以及仲景的笔法特点，似乎宜以"胃热"去理解"心中饥"。

【文献选录】　周扬俊：心为君主，胞络卫焉，邪岂得以干之乎？然则心中风者，殆胞络受邪也。风为阳邪，善行数变，而所伤在君火之地，两热相合，势必外蒸，《伤寒》言翕翕为温热，而不至于大热也，夫君火之官受困，四肢自不能起；而蕴热于内，悬悬如饥状，乃痰饮畜聚上脘，初非胃虚也，食又何能下乎？是不至呕吐不止也。（《二注》）

吴谦：翕翕发热，中风之本证也，不能起，心中饥，食即呕吐，文义不属，必是错

简，不释。(《金鉴》)

陆渊雷：《备急千金要方·卷第十三》作心中饥而欲食，食则呕，此条颇似半夏泻心汤之证，当是胃病，非所谓心中风也。下二条同。古人多误以胃病为心病，仲景亦称胃为心下是也。(《今释》)

按：周扬俊注详析了本证的病机，指出是内热兼饮；陆渊雷力排众议，提出此为胃病；吴谦更执错简之说。见仁见智，各有其理。尚需结合临床实践，方可定论。

【原文】 心中寒者，其人苦病心如噉蒜状①，剧者心痛徹背，背痛徹心，譬如蠱注②。其脉浮者，自吐乃癒。(9)

【词语注解】 ①心如噉蒜状：噉，同"啖"，(dàn，旦)吃。此句形容胸脘感觉辛辣不适，犹如吃了蒜一样。

②蠱注：病证名。有两说，一是形容其疼痛如虫咬难忍；一则形容其痛犹虫之流窜走注。

【经义阐释】 本条论述心中寒的证候及其预后。心中寒者，即阴寒凝聚心胸之证。寒凝气滞，胸阳不展，所以病人感觉胸脘似痛非痛，热辣不适，就像吃了蒜一样。病情严重者，阴寒邪盛，闭阻心阳，使胸背的阳气不相贯通，遂出现胸脘痛牵掣，贯穿到背部，背部疼痛又牵掣贯穿及胸脘，而且其疼痛难忍犹如蠱注病一样。但是，如果诊见脉浮，表明其阴寒尚未凝滞，病邪居上，正气还有抗邪从上而出的趋势。此时若正气能战胜邪气，就可使痰饮等阴寒邪气从吐而去，其病便可愈。

对本条"心中寒"的病机，注家看法略有分歧。一是认为阴寒外束，心火内郁，如徐彬、李彣、程林、周扬俊、尤怡等；一是认为心阳虚衰，阴寒凝滞，如黄元御、朱光被、高学山、曹颖甫等。前说侧重于实，后说侧重于虚实夹杂。实宜合参，更为全面。

【文献选录】 徐彬：若寒则为阴邪，外束之，则火内聚，故如噉蒜状，言其似辣而非痛也。剧则邪盛，故外攻背痛，内攻心痛。彻者，相应也，邪据气道，正气反作使，故痛如相应然。譬如虫注状，其绵绵不息也。若脉浮，是邪未结，故可吐而愈。(《论注》)

周扬俊：心主散，寒入而火郁矣，郁则气既不舒，而津液聚为浊饮，故其苦病如噉蒜者，正形容心中懊憹，不得舒坦，若为辛浊所伤也。至甚者，正以阴凝之邪袭于阳部，阻其升降，前后不通，亦犹胸痹之痛，彻背彻心，比如虫之蠱注，其苦更有甚于噉蒜者矣。其脉浮者，邪在上也，因高越之，使所结之饮上涌，则所受之邪亦外出矣。盖吐中自有发散之义也。(《二注》)

朱光被：心为肾之配，心阳一虚，而肾家之阴邪，必上凌，即心中于寒焉。阳为阴搏，其病苦难以名状，如啖蒜者，心中热辣不堪之象也。甚则至于心背引痛，如虫注之绵绵不已。心阳之蒙闭何等！按其脉当必沉状，若使脉浮，则痹气有欲开之机故可用吐，以发越其寒邪也。(《正义》)

按：三家对"心如噉蒜状"、"譬如蠱注"两症状的解释有所不同。徐彬"如噉蒜，言其似辣而非痛"，周禹载形容为"心中懊憹，不得舒坦"，朱光被确指为"心中热辣不堪"，似宜将徐、朱之见合以，较为妥当。至于"譬如蠱注"，徐、朱都从痛之"绵绵不息(已)"解，唯周禹载似乎从痛之甚解。结合上下文义，周之说更觉贴切。

【原文】 心傷者，其人勞倦，即頭面赤而下重①，心中痛而自煩，發熱，當

臍跳，其脉弦，此為心臟傷所致也。（10）

【词语注解】 ①下重：指身体下部沉重无力，或兼肛门坠胀感等。

【经义阐释】 本条论述心伤的证候。"心伤者"是指情志、劳倦耗伤心气心血的虚证，所以一有劳倦。则气更耗，血愈亏，阳浮于上、浮于外，遂见头面赤、发热，气虚不任，故下重；气血不足，心失所养，心神不安，乃觉心中痛而自烦。心气虚不能制下，肾中阴寒浊气扰动于下，故当脐处跳动不适，心气虚阳气外张，心血亏失于濡养，所以脉来长直劲急而呈弦象。以上诸证皆为心的气血俱伤之象，故曰："此为心脏伤所致也"。

关于心伤的成因，赵良仁指出"七情所伤"，朱光被认为是"由劳倦致伤"，但徐彬则言"客邪内伤"。综合本条的证候，以及本章其他有关条文，似宜将赵、朱之见合参较妥。

【文献选录】 赵以德：《内经》曰：心者，君主之官，神明出焉；主明则下安，否则十二官危矣，形乃大伤。主不明则十二官危，况所安之宅乎？仲景谓心伤者，心之神因七情所伤也。盖神乃气之主帅，气乃神之从卒，情乱则神迁，迁则脏真之气应之而乱，久则衰，衰则心伤矣。心既伤，而复加之劳役，脏之真阴不能持守其火，而火乱动，动则上炎，其头面即发赤；脏真从火炎，不从下行，而阴独在下，故重；心虚则肾水乘之，内作心痛而烦；外在经络之阳，不得入与脏通，故发热；心脉络于小肠，火气不行，伏鼓而动作，故当脐跳。仲景以弦脉为阴、为虚，今见于心之阳脏，皆因心伤，所以得是脉也。（《衍义》）

徐彬：其心伤者，客邪内伤神明，或正气未复，即使表邪已尽，一有劳倦，相火并之。真阴不守，而心火上炎，头面发赤。脏真既以火而上，阴之在下者，无阳以举之，则下重。其卫外之阳，不得入通于心，则发热。人之气血交相养，心虚不能运其热，则痛而烦。脏气不资，郁而内鼓，则当脐跳。其脉弦，弦者减也，正气搏结而虚也。故总结之曰：心脏伤所致。（《论注》）

高学山：此条当与虚劳及惊悸门参看。心伤者，指心气、心血两伤而言也。劳倦，因劳而倦，凡外而劳形，内而劳神者皆是。头面赤者，劳则生热，心血虚而不足以胜之，故浮其热于头面也。下重者，因劳而心气愈馁不能上提，而有下脱之机也。气削则不能自温，故心中塞痛；血虚则不能内润，故干烦也。发热者，即头面赤之理，而外发为表也。当脐跳者，心气虚于阳位，将下招阴之上乘，而当脐之气自动也。脉指左寸而言，弦者，气虚脉削（以横处而言其减瘦），气寒脉急（从直处而言其拘紧）之应，夫症则阴阳两亏，脉则神气顿减，岂非心脏受伤之所致乎？细按此条，俱系治症，其不出方者，或以虚劳中已详之也，今援虚劳之例，拟之以小建中，而加参芪归麦，其庶几耶。（《高注》）

按：关于"心伤"的病机，赵、徐都偏责其阴阳失调，高则侧重于气血亏虚。高注还将本条与虚劳、惊悸章有关内容合参，并补出方治，可供临证时参考。

【原文】 心死臟，浮之實如麻豆①，按之益躁疾者，死。（11）

【词语注解】 ①如麻豆：麻，有指芝麻者，亦有指麻子仁者。豆，指小豆。如麻豆，有两种看法，一认为是形容脉来的形态如麻豆，无柔和之象；一认为是指脉的动态如麻豆，呈短数而动。

【经义阐释】 指出心病预后不良的脉象。心之常脉本当"累累如连珠，如循琅玕"，即脉来滑利如珠，圆润柔和而从容。如果心病出现"浮之实如麻豆"，即轻取坚硬而短，全失柔和之象；"按之益躁疾"，亦即重巡其脉更觉疾数而乱，毫无从容和缓之感，则表明心血枯竭，神气涣散，故预后往往不良。本条脉象正与《素问·玉机真脏论》的"真心脉至，坚而搏，如循薏苡子累累然"之意相合。

对于本条脉象的理解，后世医家大多一致，但对该脉象产生的机理，则看法各有侧重。一种认为是阴血亏竭，如徐彬认为是"阴气已绝"，黄树曾也云"是心血已枯，神气涣散"。一种则认为是阴阳俱亡，如周禹载曰"气脱亡阴"，高学山指出为"真阳外亡……真阴内竭"。诸说都有一定的道理，故皆可供参考。

【文献选录】　李彣：《难经》云"心脉浮大而散"，若浮之实如麻豆，按之益躁疾，则真脏脉见，胃气全无，故死。《内经》云"真心脉至坚而搏（即躁疾意），如循薏苡子，累累然（即如麻豆意）。"可与此参看。（《广注》）

高学山：心之为脏，于卦属离，常外阳而内阴。外阳则为气为火，其象有光焰而无形质，故其脉浮而举之，常似大而且散者，以心中阳气之充周也。内阴则为精为水，其性宜流利而尤喜安顿，故其脉沉而按之，常似滑而且缓者，以心中阴血之静镇也。若浮之实而如芝麻小豆之状，是火无光焰，而形质代呈，则知脏中之真阳外亡矣。按之而麻豆之形仍在，但觉益加躁疾，夫躁者，浮散而不返；疾者，坚搏而不和，是水源倾注而之象，则知脏中之真阴内竭矣，故主死也。（《高注》）

曹颖甫：心脉之绝，《内经》云：但钩无胃。谓如带钩之坚实数急而不见柔和也。此云浮之实，如麻豆，即以坚实言之。按之益躁疾，即以数急不见柔和言之也。（《发微》）

按：以上三注各具特色，李注根据《内经》、《难经》有关原文，概括心死脉的要点为胃气全无；曹注归纳心死脉的特征是坚实、数急、不见柔和；高注则在分析心脏的生理及病理特点的同时，详释心之常脉与死脉。

【原文】　邪哭①使魂魄不安者，血氣少也；血氣少者屬於心，心氣虛者，其人則畏，合目欲眠，夢遠行而精神離散，魂魄妄行。陰氣衰者為癲，陽氣衰者為狂。（12）

【词语注解】　①邪哭：指病人精神失常，无故悲伤哭泣，有如邪鬼作祟，故称邪哭。

【经义阐释】　本条论述心之血气虚少出现的精神异常的病证。心主神志，心血充足，则神志清晰；心之血虚气少，则可致神志不宁，出现精神失常、无故悲伤哭泣等。虽然魂藏于肝而以血为本，魄藏于肺而以气为用，但都离不开摄魂魄，并兼意志。一旦心之血气虚少，统摄无权，便会出现魂魄不安。所以原文概之为"邪哭使魂魄不安者，血气少也。"明确指出，血气虚少可以导致精神异常。"血气少者属于心"则进一步说明"虚"的病位在心。血少失养，故其人神怯而畏惧，气虚不充，以致其人神疲而合目欲眠。然而神不守舍，故寐时则梦扰纷纭，常梦远行而精神离散，难得安宁。总之，不独邪实可致精神错乱，正虚（如心血气虚）亦可引起精神失常，如心之阴血亏虚，心神失养而不能自主，遂可发生癫病；心阳衰少，虚阳浮越，心神浮不能自持，又可导致狂病。

本条的疑点之一是对"阴气衰者为癫，阳气衰者为狂"的认识。历代医家分歧的焦点集中在该句所指癫、狂产生的机理。归纳起来，大致有四种不同的看法：①"其义未明，当存疑"：五版教材《金匮要略讲义》根据临床所见癫证属阴盛阳衰，狂证属阳盛阴衰而持此观点。②原文有误：吴谦云"癫狂互误，皆不可从"；谭日强据《难经·二十难》"重阳则狂，重阴则癫"亦提出该句"当系传写之误"。③认为"衰"不作"衰弱"解：其中有的当"病"解，如朱光被；有的作"重叠"解，如李今庸《金匮要略讲解》；有的把"衰"看做"实"，作"重"解，如刘联群（见《四川中医》1985，（3）：26）；④随文演绎：有的从正虚立论，李彣即谓"此云阴衰、阳衰者，以正气言也"；黄坤载认为肾阴精虚则癫，心阳气衰则狂；黄树曾指出：心阴气衰可致癫，心阳气衰可致狂；陶葆荪则认为肝阴血虚便为癫，肺阳气虚便为狂。有的从虚实夹杂立论：如徐彬云"阳虚者，邪先乘阳则狂，颠狂虽不同，心失其主宰则一也"；魏荔彤谓"此所以发为癫狂二疾，皆心病所由见端也……阴气衰者，正阴衰而邪盛也……阳气衰者，亦正阳衰而邪阳亢也"。尤怡指出"此云阴气衰者为癫，阳气衰者为狂，盖必正气虚而后邪气入"；曹颖甫却认为"太阴无阳气，则脾脏聚湿成痰，痰心窍，是为癫；阳明无阴气，则肠胃积燥生热，热犯心包，是为狂"。上述认识，见仁见智，各有所据。不过，从本章上下文义看，旁参《内经》、《伤寒论》，似乎以黄树曾之见更为妥当。理由有三点：一是《内经》已有针刺导致阳虚而狂的记载。如《素问·腹中论》"岐伯曰：名厥逆。帝曰：治之奈何？岐伯曰：灸之则瘖，石之则狂，须其气并，乃可治也。阳气重上，有余于上，灸之则阳气入阴，入则瘖；石之则阳气虚，虚则狂，须其气并而治之，或使全也"；《灵枢·九针十二原》亦云"病甚，取五脉者死，取三脉者恇，夺阴者死，夺阳者狂，针害毕矣"；《灵枢·通天论》还谓"太阳之人，多阳而少阴，必谨调之。无脱其阴，而泻其阳，阳重脱者，易狂；阴阳皆脱者，暴死不知人也。"二是《伤寒论》四亦有阳虚发狂的证治。如《伤寒论·辨太阳病脉证并治（中）》"伤寒脉浮，医以火迫劫之，亡阳，必惊狂，卧起不安者，桂枝去芍药加蜀漆牡蛎龙骨救逆汤主之"。三是古今临床都在用温阳益气方药治愈狂病的记载。如窦材采取灸巨阙、心俞，并服姜附汤治愈一产后发狂者（见《续名医类案》），张石顽亦有用单味人参治愈1例神不守舍之虚狂证的记载（见《张氏医通》卷六）。现代临床亦不乏用养阴法治癫、养阳法治狂的报道（见下文【临床应用】）。总而言之，《金匮要略》是论正而致癫狂，《难经》是言邪实而发癫狂，二者各有侧重，对临床皆有指导意义。

此外，对原文中的"精神离散、魂魄妄行"两句。一些注家未作解释，有的亦多从病机角度去理解，如李彣云"梦远行者，心肾精神离散，肝肺魂魄妄行。"但高学山、徐彬则将"魂魄妄行"解作症状，"精神离散"释做其病机。还有的将此二句都作为症候解释的，如《金匮要略通俗讲义》即谓"精神分散而不能集中，心灵不安"。《金匮释按》更描述为"精神散乱，甚者出现行为失常，妄为妄动等神志错乱之症"。上述诸说各有不同，皆可供参考。但若综合原文内容，此两句解作证候似乎更为贴切。

【文献选录】 徐彬：前心伤一段，言心因客邪而致伤，伤则证脉不同于初中也。此又就人之血气虚，因心气不足而感邪者，别言之，邪入于身，当形体为病，何遂魂魄不安，乃有邪一入，即便魂魄不安，此因血气少，其少之故，又属于心之虚，欲人遇此证者，当以安神补心为主也。合目梦远，魂魄妄行，乃状其不安之象，精神离散，则又注妄行之本也。心为君主之官，一失其统驭，而阴虚者，邪先乘阴则颠，阳虚者，邪先乘阳则狂，颠狂虽不同，心失主宰则一也。然此皆为余脏无病者言，见感邪之人，有互异不同如此，而非中风寒家正病也，故别言之。（《论注》）

高学山：无因而哭，如妖邪之状，故曰邪哭。独言哭者，血虚则咽塞，气虚则卑陷，二者并合。故好为无端之哭泣矣。肝主阴血，血中阳神为魂；肺主阳气，气中阴精为魄。气血两充，则魂魄各安其宅，且相抱而入心，以安其神，反此，则魂魄不安，而妄哭如中邪矣。故曰血气少也。二句先言肝肺中之血气虚，心为离象。外阳而内阴者，气表而血里也。气表，故与主气之肺相属；血里，故与统血之肝相属，是肝肺血气之多少，与心相连属，故曰：血少者，属于心也，二句，言肝肺虚而心气相应而亦虚。心为神脏，而神以气之虚实为盈缩。心血虚而致心气虚者，则神气损削，而道扩窈，譬之孤舟夜泊空江，孤身夜入荒山之象，故其人常自辅也。又气盛则神起而喜外用，旦昼之象；气虚则神倦而甘内藏，暮夜之象。故合目即眠，即足少阴喜寐之候，以手足少阴之情性颇同故也。三句，单言心气虚，是此条入心脏之正文。心血内虚，则神窘于所宅，如国难出亡，家贫流荡之义，故梦作远行。失心神之所梦者，要不出乎本身之脏腑经络，虽相去仅经尺寸，而神劳气阻，遂生关山间隔之境。至其虚幻泡影，却根据金木水火土之相冲，与恐惧震怖之妄情相合，而各为类应者也。精神离散两句，又合心肾肝肺而言其俱虚，且自注梦远行之故。盖因心中之神，托根于肾精，抱一于肝魂肺魄，而成合德之妙者。今精不根神，而两相离散，魂魄不抱一，而妄为上升下坠之行，梦则神明欲内伏而不得，故见种种之境也。阴气两句，又从正虚而推言客气之上并也。癫者，颠倒；狂者，狂悖之义。但癫属阴病，阴气惨毒；狂属阳病，阳气高迈。盖心中之气血偏衰自为病者，如上文所云。若下焦肝肾之阴阳，各因其类而并之，则神君逊位而出，故阴气衰者，为癫，阳气衰者为狂矣。然亦有阴阳互并者，阴衰见阳并，则大笑大乐，好登高远行，而日夜不寐；阳衰见阴并，则大惊大畏，好深藏辅避，而终不自安。此又癫狂之变症，不可不知者也，若其互并而不病癫狂，即吐衄惊悸中之所论者是也。（《高注》）

黄树曾：邪哭，诸家或训为非哭之正状，如有声无泪，哭而不悲等是。或谓其哭由于邪祟，或解为其哭状如有邪附。愚意邪是指病邪，风寒暑湿燥火皆为邪，本章系论五脏风寒，则其所谓邪，当指风寒之邪而言。肺之声为哭，阳气之神曰魂，阴气之神曰魄，故魂魄为心神所御。此邪哭使魂魄不安，明明是言风寒之邪犯肺渐及心包络，致时时啼哭而神魂不定，故列于心中风中寒之后也。夫风伤血液，或寒邪外束心火，内聚灼血则血少，血生于气，气少则血少。魂藏于肝，而以血为归；魄藏于肺，而以气为主，血少则魂不安，气少则魄不安。心肾相交，则水中之阳乃得化为气，津液上输于心，乃化赤而为血。故血气少者，必由心气虚也。心主神，心气虚则神不强，其人遂多畏怖，神不能帅魂，则合目欲眠（谓闭眼思睡而实不得熟睡），盖肝开窍于目而魂藏于肝也。神不能驭魄，则阴气涣散而梦远行。总之，心肾不交，则精离神散，不能御魂魄而致魂魄妄行也。

颠（今作癫）狂皆病名，各有二种。一为阴盛之颠，其始发也，意不乐，直视僵仆，三部阴脉俱盛者是。凡物上重下轻则仆，此颠疾因邪气聚于颠顶致仆而得名。《难经》所谓重阴者颠指此。治宜用风引汤加减（见《金匮要略·中风历节病脉证并治》"风引汤"节注）。一为心阴气衰之颠，其状先不乐，头重痛，目赤，心烦，语言错乱，神志不宁，脉来细弱者是。此节之颠即属之。治宜养心血安神志，如酸枣仁、生地黄、当归身、红枣肉、小麦、茯神、甘草、远志、菖蒲、牡蛎、菊花、莲子心、灯心、竹茹之类。一为阳盛之狂，《素问·病能论》所谓怒狂，《难经·第五十九难》所谓自高贤，自辨智，自贵倨，妄笑，好歌乐，妄行不休（踰垣上屋，奔走骂詈，打人，不避亲疏等），三部阳脉俱盛者是。《难经·第二十难》所谓重阳者狂即指此，治宜重用生铁落、胡黄连、洋芦荟、灵磁石、龙胆草等，大苦大寒之品，折其上盛之威。一为阳气衰之狂，目妄见，耳妄闻，善呼，或多食，善见鬼神，善笑而不发于外者是。此节之狂，属于后者。治宜用桂枝、甘草、高丽参、五味子、白茯苓、龙眼肉、龙骨、牡蛎等味，振其心阳补其心气。此外尚有如狂证，言病状有似发狂也。热入膀胱，则其人如狂，外解已，小腹急结者，宜桃仁承气汤。太阳病，身黄，脉沉结，少腹硬，小便自利，其人如狂者，抵当汤主之。如狂较发狂轻，盖尚未至于狂也。（《释义》）

按：以上诸注，各具特色。徐注简略明了，兼论病机与治法，病责在心；高注与黄注详细而完备，其中高注侧重分析病机，旁涉证候鉴别，病责心肾肝肺；黄注详于辨证、析症，病责心肾为主，论治尤细，颇有启迪。

【临床应用】　现代一些医家运用本条理论指导临床治疗癫狂，取得了较好的疗效。如李培生[11] 诊一朱姓少妇，因避难受惊发狂，诸治无效。诊时见其神情时作惊恐之状，间作躁动发狂，面色时赤时白，脉虚细无力，舌淡白无华。诊为阳虚而寒，心神外越。急投养心汤（黄芪、炙草、人参、茯苓、茯神、当归、川芎、柏子仁、远志、半夏、五味子）重加龙骨、牡蛎，数剂而病告愈。盖方实具有桂甘龙牡汤、桂枝救逆汤之意也。

又如治一李姓男子，年50余，因精神迭受惊恐刺激，发而为狂。用泻火化痰安神治狂诸药均无效。愚审其脉微细无力，舌质淡白，神情疲惫，时而喃喃独语，时而惊作发狂，尿频汗多，作心肾阴阳两虚神气外越之证治。用芍药甘草附子汤加红参、磁石、五味子、龙骨、牡蛎、茯神数剂而病愈。是知狂病，有属于阳盛者，亦有属于阳虚者。

尚良翠[12] 对一些久病疑难的癫狂证，经常法治疗无效者，遂据《金匮要略》本条之理论以补益阴阳之气治疗。如患者张某，男，45岁，干部。情志失常，骂詈不讳，断续发作，逾时年余，曾多处求治，均治以清火涤痰而无效。于1987年4月5日邀余诊治，刻诊：脉来虚弱，两惊沉迟无力，身感疲惫无力，面色苍白无华，时觉腰酸溲频。故从《金匮要略》"阳气衰者为狂"的理论论治。其证缘由肾阳不振，气不化津，痰浊上蒙，扰乱神明所致。法宜助阳益肾，佐以豁痰宁心，方选《金匮》肾气丸合半贝丸加减：熟地12g，山药12g，山萸肉7g，丹皮9g，泽泻9g，茯苓12g，肉桂3g，制附片5g，法半夏9g，贝母9g，石菖蒲9g，郁金9g，红参3g。二诊：服上药三付后，患者精神明显好转，举止安静，继以原方进退，连续服药十八付，饮食起居如常，生活可以自理，获得临床治愈。

又如李某，女，30岁，教师。于1987年3月10日就诊，癫狂日久，时好时作，纳少神疲，多言善惊，时而烦躁，咽干，口中有少量黏稠痰，形瘦面赤，舌质红，脉细数。脉证合参乃《金匮要略》虚证癫狂"阴气衰为癫"，可知此乃病狂日久，耗气伤阴，阴气衰而虚火上浮，痰火上升，扰乱神明所致，法宜滋阴降火化痰定志，仿二阴煎化裁：生地15g，麦冬12g，玄参12g，黄连7g，木通7g，竹叶5g，茯苓、茯神各12g，酸枣仁10g，炙远志12g，石菖蒲7g，丹参12g，炒白术10g，法半夏6g。以上方出入加减，服药月余，病情稳定，临床症状逐渐消失，半年后随访，已恢复正常。

【原文】　脾中風者，翕翕發熱，形如醉人①，腹中煩重②，皮目③瞤瞤而短氣。（13）

【词语注解】　①形如醉人：指面红而四肢倦怠，犹如喝醉了酒一样。

②腹中烦重：腹中沉重较甚。

③皮目：有两种解释，一指上下眼胞；一指周身皮肉上下眼胞。

【经义阐释】　本条论述脾中风的证候。风邪内犯于脾，脾阳奋而抗争，故外见翕翕发热，上则面红，此因太阴与阳明相表里，面为阳明之应。脾主肌肉四肢，居于腹中，主运化水谷，风邪内干，则脾气壅滞，不能输精于四肢，所以四肢倦怠；脾运失职，气滞湿阻，故腹中其觉沉重满闷；眼胞属脾，风淫于上，扰动肌肉，则胞睑跳动不适。脾居中焦，为气机升降之枢，气郁湿滞，升降遂受阻，故觉短气。关于本证的病因病机，注家有的仅责之于风邪内扰。如赵良仁、李彣、黄树曾等；有的还兼及气滞，如尤怡、朱光被等；有的兼及热，如高学山；有的兼及湿，如黄坤载、曹颖甫。根据脾的功能，似宜诸说合参方为全面。

【文献选录】 赵以德：风，阳邪也，内应肝。在心脏者尚有翕翕发热，况脾属土，是贼邪乎？故外掣其皮目眴眴，内乱其意如醉人，而腹中烦也。脾受贼邪，气力散解，故重而短气，且《内经》脾风者，身体怠惰，四肢不欲动。当不止腹中烦重而已。（《衍义》）

曹颖甫：脾脏主湿，风中于肌肉，内应于脾，留着不去，即为风湿。原其始病，盖即《伤寒论》太阳篇系在太阴之证也。翕翕发热，形如醉人，此即太阳篇翕翕发热、鼻鸣干呕之桂枝汤证。腹为足太阴部分，风中脾脏，里湿应之，风湿相搏，故腹中烦重。风淫于上，吸水湿上行，肺气为之阻塞，故皮目眴眴而短气。此证湿邪不流关节而入于里，轻则为风湿，重则为风水。风邪吸于上，则湿邪壅于腹部而不行，非去其上之所吸，则下部之壅湿不去。窃意越婢加术汤，亦可用也。（《发微》）

黄树曾：脾主四肢肌肉，风为阳邪，风中于脾，故周身翕翕发热，面红四肢俱软如酒醉之人。腹中，指胃脘。脾与胃相表里，风热入里，故腹中烦重不舒。眴眴，肉跳貌。上下眼胞属脾胃，风在肤表，故皮目眴眴。气急而短促曰短气，脾脏受伤，则胸满短气。（《释义》）

按： 以上注家对本条某些症状的解释略有分歧，一是"形如醉人"，赵氏从"内乱其意"解，黄氏从"面红四肢俱软"解释；二是"腹中烦重"，赵氏将"烦""重"分别解释，黄氏解为"腹中烦重不舒"。结合本条的病机，旁参该书其他条文中类似症状，似以黄氏之见较妥。

【原文】 脾死臟，浮之大堅，按之如覆盃[1]潔潔[2]，狀如搖者，死。臣億等詳五臟各有中風中寒，今脾只載中風，腎中風中寒俱不載者，以古文簡亂極多，去古既遠，無它可以補綴也。（14）

【词语注解】 [1]覆杯：覆，此指倾倒。覆杯，即杯子倾倒。
[2]洁洁：洁，干净。洁洁，形容中空无物。

【经义阐释】 本条论述脾病预后不良的脉象。脾的常脉应当是"和柔相离，如鸡践地"，即从容柔和轻缓。如果脾病，成"浮之大坚"，轻取便觉脉形阔大而坚实，失于柔和之象，正与《素问·玉机真脏论》中"如鸟之喙"相似。"按之覆杯洁洁"，即沉取时犹如触摸到将要倾倒的杯子，外表觉硬而中空无物下且无根。而且还"状如摇"，谓其脉来去不定，躁疾不宁，全无从容轻微之象，恰似《素问·平人气象论》中"如屋之漏"，和《素问·玉机真脏论》"乍疏乍数"，皆为预后不良之征。是脾的精气将要竭绝，胃气将败之证，故称"脾死脏"。

对于本条脉象中"按之如覆杯洁洁，状如摇"的形态特征，注家解释各有侧重，如李彣认为是脉体"外实中空，其来躁疾不宁"；徐彬描述为"其动非活动，转非圆转"；曹颖甫指为"或忽然上出鱼际，忽然下入尺部，初则摇荡不宁，继则卒然中绝"；高学山形容为"形圆体空之象，盖形圆则关下无来踪，关上无去足迹；体则底面无根脚"。黄树曾解作"右关脉重按上硬而中下皆空……躁急不宁也"。诸说着眼点各有不同，李彣、高学山是重在论脉形，徐彬、曹颖甫偏于言动态，黄树曾明确定脉位，宜合参之，方能掌握全面。

【文献选录】 赵以德：《内经》：死脾脉至，脉来坚锐，如鸟之喙，如鸟之距，状其独阴独阳而不柔和也；如屋之漏，状其动止之不常也；如水之流，状其去之无节也；如弱而乍数乍疏，状其进退无度也。今浮之大坚，非类乌喙乎？按之如覆杯，非类鸟距乎？洁洁如摇者，非类屋漏与乍数乍疏乎？（《衍义》）

李彣：《内经》云："脉弱以滑，是有胃气"。浮之大坚，则胃气绝，真脏脉见矣。覆杯则内空，洁洁者，此中毫无所有之象，重按脉体似之，言其外实中空，里气不足也。状如摇者，脉躁疾不宁，气将脱也，故死。（《广注》）

吴谦：脾中风之邪，若脉见浮之大坚，失其和缓，按之状如覆杯，高章明洁，有力如摇，乃脾脏之死脉也。（《金鉴》）

按：赵以德、吴谦侧重论脉之形态，李彣兼论脉象与脉理。赵以德突出脉失节律，吴谦强调脉失和缓；李彣归纳为脾胃气虚，皆要点突出。

【原文】 趺陽脉浮而澀，浮則胃氣強，澀則小便數。浮澀相搏，大便則堅，其脾為約①，麻子仁丸主之。（15）

麻子仁丸方：

麻子仁二升 芍藥半斤 枳實一斤 大黃一斤（去皮） 厚朴一尺（去皮） 杏仁一升（去皮尖，熬，別作脂）

上六味，末之，煉蜜和丸梧子大，飲服十丸，日三服，漸加，以知為度。

【词语注解】 ①其脾为约：约，约束，意犹弱者受强者的约束。此指胃热气盛，耗伤脾阴，致使脾不能为胃转输津液，津液失于四布，偏渗膀胱，而肠道失濡，出现以小便频数，大便秘结为主的病证，后世简称"脾约"，并以此作为病证名。

【经义阐释】 本条以脉象论述五脏证中脾约的病机证候及其治疗，趺阳脉主要用以诊察脾胃的状况，若趺阳脉见浮而涩，表明脾胃热盛津伤。因为"浮则气强"，即胃热气盛，脉来举之有作；"涩则小便数"，提示脾津不足，脉来按之滞涩而不流利。脾津不足，其转输功能失司，使津液不能四布，而偏渗于膀胱，故小便反见频数。"浮涩相搏，大便则坚"，再次强调本证热盛、津伤，不能输津于肠道，以致肠道失于濡润，大便干结。"其脾为约"概括本证总的病机是胃热气盛，耗伤脾津，最终使得脾为胃行其津液的功能受到约束。此即后世气谓"胃强（热盛）脾弱（津伤）"之证。脾约与胃家实均存在胃热，都可见大便坚硬；脾约与脾阴伤证均有脾阴不足，亦可见大便干硬难解，故都宜加以区别。兹列表如下：

脾约证与阳明腑实证比较表

		脾 约 证	阳明腑实证
同		病机上皆有胃实热，症见大便秘结	
异	证候	小便频数，虽数日不大便，却仅腹微满而不痛，或者根本腹无所苦	腹胀满疼痛，潮热，或谵语，或热结旁流
	病机	胃热津伤，脾不能为胃行津液	胃肠燥热结实，腑气不通

脾约证与脾阴虚证比较表

		脾 约 证	脾 阴 虚 证
同		病机上均存在脾阴不足，症见大便秘结难解	
异	证候	大便干结难解，或数日不大便，小便频数，饮食如常	形体消瘦，皮肤干燥，肌热，口舌干燥，大便干涩难解，饮食不化
	病机	胃热脾津伤	脾阴不足
	治法	泄热润燥通便	滋养脾阴

【方药评析】 本证属于胃热气盛兼脾津不足，治宜泄热润燥，方用麻子仁丸。方中厚朴、大黄、枳实清泄胃热，以抑"胃强"；麻子仁滋阴润肠，芍药养脾阴，杏仁润肠，共扶"脾弱"。此外，厚朴、杏仁二药相协，还能肃肺利气，有助燥结下行。合而用之，使胃热得泄，脾津渐复，脾约得解，津液四布，二便遂正常。该方以蜜为丸，意在缓下，使其虽泄胃热而不复伤脾津。

【文献选录】 成无己：趺阳者，脾胃之脉，脉浮为阳，知胃气强；涩为阴，知脾为约。约者，俭约之约，又约束之约。《内经》曰：饮入于胃，游溢精气，上输于脾，脾气散精，上归于肺通调水道，下输膀胱，水精四布，五经并行，是脾主为胃行其津液者也。今胃强脾弱，约束津液，不得四布，但输膀胱，致小便数，大便难，与脾约丸，通肠润燥。（《注解伤寒论》）

徐彬：趺阳，脾胃脉也。脾中素有燥热，外邪入之益甚，甚则增气，故脉浮，浮者，阳气强也，涩者阴气无余，故小便数，大便坚。而以麻仁润之，内芍药养阴，大黄下热，枳实逐有形，厚朴散结气，杏仁利大肠，加之以蜜，则气凉血亦凉，而燥热如失矣。然用丸不作汤，取缓以开结，不欲骤伤其元气也。要知人至脾约，皆因元气不充所致耳，但不用参芪，恐气得补而增热也。（《论注》）

周扬俊：趺阳脉，土也。浮为阳，涩为阴，故浮之见阳，沉之见阴也。夫阳有余，则胃气强；阴不足，则太阴不固，故小便数。然则脾正为胃行津液者也，脏涩而不能约束水津，则留于胃者甚少，而胃自失所润；然则胃之不润，脾为之也，故曰为约。于是以大黄、枳实去实，先以麻仁润燥，芍药养阴；且用厚朴佐杏仁以利肺气，兼补益阴气之用，斯得之矣。（《二注》）

按： 成无己着重分析胃强脾弱的病机变化；徐注则围绕本证燥热内盛、阴气不足的虚实夹杂特点分析方药；周扬俊似乎强调阴津不足的病理变化。

【临床应用】 （1）治大便燥结：本方长于泄热润燥通便，故常用于治疗大便秘结。包括：①习惯性便秘。宋素青[13] 以麻子仁丸加减治疗习惯性便秘，基本方：火麻仁15g，白芍20g，枳实、苦杏仁、大黄、厚朴各10g，甘草3g。每天1剂，水煎服。7天为一疗程。阳明实热便秘用麻子仁丸合泻心汤加减；若热盛津伤便秘，加生地黄、玄参、知母、玉竹；胃中寒热积滞便秘，以麻子仁丸合半夏泻心汤加减；肝郁气滞便秘，用麻子仁丸合四逆散加减；气虚便秘则用麻子仁丸加白术、生地黄、党参、玄参。肾阳虚便秘，用麻子仁丸加附子、肉桂、枸杞子、菟丝子、肉苁蓉。然李氏文瑞[14] 认为，本丸虽属缓下，但方中有小承气，且多破泄，故老年和体虚便秘者只宜将该药作为临时解急之用，不能长期服用。

②作为肛肠术后的常规使用方：王胜文等[15] 将麻子仁汤（丸）用于防治肛肠病术后并发症 327 例（其中肛裂 132 例，痔疮 107 例，肛旁脓肿 40 例），年龄最大 70 岁，最小 14 岁。处方：麻子仁 12g，大黄 6g（后下），枳实 12g，厚朴 12g，白芍 20g，蜂蜜 20ml，白茅根 30g。用法：除 96 例患者术前有便秘，提前 3～5 天服药外，其余均在术前一天服用。服汤者，每日 1 剂。均以 5 天为一疗程。服药期间，其他药物停用，结肠病患者症见腹泻、大便次数增多、腹痛、下坠者忌服。结果：出现并发症者 16 例。术后 20 天以后正常愈合者为 320 例。参考组 169 例中并发症 134 例，占 79.3％。术后 20 天以内正常愈合者 47 例，占 27.8％。通过两组数据比较发现，证实了麻子仁汤（丸）对肛肠病术后并发症的确切疗效。

③治疗 2 型糖尿病便秘：黎同明等[16] 治疗本病 40 例，患者全部伴有不同的程度的便秘症状，口服降糖药血糖控制不理想。治疗方法：基本治疗：瑞易宁（格列吡嗪控释片）2.5mg，每天 1 次；二甲双胍 250mg，每天 2 次，同时进行饮食控制并配合相应运动治疗。在此基础上配合麻子仁丸治疗，基本方：麻子仁 30g，白芍 15g，杏仁、枳实、厚朴各 10g，大黄 6g，在临床运用过程中，根据个人情况作适当加减。阴虚较重：加生地、山药、天花粉各 15g；气虚较重：加黄芪 30g；火热重：加黄连 6g，葛根 30g。1 天 1 剂，连续饮用 30 天。治疗结果：显效 34 例，有效 3 例，无效 3 例。总有效率 92.5％。

（2）治疗脾约：周锦友[17] 病案。邓某，女，45 岁。因患口腔溃疡 2 年余，曾服中西药罔效，遂自用黄连一味煎水代茶饮，日数次，初感心里清凉，后愈饮则口舌溃烂愈甚，又加大黄连之量，数日后出现腹胀，大便不能，于 1982 年 6 月上旬就诊。证见口舌生疮，口干喜欢，腹胀不敢食，大便七日未行，小便频数，脉弦稍数，舌质红，薄黄苔，此脾约证也。投麻子仁丸（煎剂）：麻仁 20g，白芍 10g，枳实 10g，生大黄 10g，厚朴 10g，杏仁 10g。二付二诊：大便通，解出燥屎数枚，腹胀全消，小便正常。舌溃烂亦有好转。脉细、舌红、薄白苔。用生脉散调治 10 余剂，获愈。

（3）治疗尿频症：吴小波[18] 病案。周某某，男，70 岁。1983 年 2 月 16 日初诊：尿频数 3 载余，屡用常规方法无效。经某医院检查，排除器质性病变；多次小便常规检查，基本正常，间有少量白细胞。近几月来，尿频加重，达每小时 5 次之多，色黄。大便常干结，已两天未解。腹满，口苦而干，舌红苔微黄，脉弦数。证属胃中燥热，脾阴不足。方选麻仁丸加味：火麻仁 15g，杏仁 9g，生白芍 9g，生大黄 6g，厚朴 5g，枳壳 5g，黄芩 10g，生地 15g，覆盆子 15g。服药 4 剂后，大便通润，尿频改善，每小时排尿两次。前方获效，毋庸更张，原方续服 5 剂，尿频已止。再予原方 3 剂，以巩固其效。观察半年未见复发。介绍其余两例亦皆内有燥热。用本方加固摄之品如覆盆子、桑螵蛸或龙骨而获愈。

（4）治疗月经不调：袁惠民[19] 治愈 1 例因燥热灼熬阴血导致的月经不调。袁某某，女，24 岁，未婚，民办教师。1985 年 8 月 10 日初诊。月经错后伴便秘 2 年余。患者自 2 年前就有习惯性便秘，每因用脑过度或饮水不足而发作或加重，继而出现月经错后，约 45 天一行，色紫有块，行经前少腹疼痛，便秘加重，舌质红少苔，脉沉弦。证属素体胃肠燥热，灼熬阴血，肠失濡润，血行不畅。治宜润肠通便，行气通经。自以麻子丸（汤）加当归治之。火麻仁、赤芍各 12g，酒大黄、枳实、厚朴、桃仁（代杏仁）各 10g，当归 15g。3 剂。8 月 14 日二诊，药后大便已有秘结，日 1 次，上方大黄改为 6g，继服 5 剂。8 月 20 日三诊，大便稍稀，服完药后次日月经来潮（此次月经间隔 29 天）。行经前少腹痛已不明显，行经 4 天，颜色正常。

【现代研究】 李昊霖等[20] 观察了麻子仁丸对糖尿病模型大鼠空腹血糖、血脂、血清肌酐、血清尿素氮等相关指标的影响。结果与结论：给药后麻子仁丸治疗组在血糖、血脂、血清肌酐、血尿素氮各项指标方面与模型组比较有统计学意义，改善血清肌酐、血清尿素氮各项指标，并且有保护肾脏的功能。

【原文】 腎著①之病，其人身體重，腰中冷，如坐水中，形如水狀，反不渴，小便自利，飲食如故，病屬下焦。身勞汗出，衣裏冷濕，久久得之，腰以下冷痛，腹重如帶五千錢，甘薑苓术湯主之。(16)

甘草乾姜茯苓白术湯方：

甘草　白术各二兩　乾薑　茯苓各四兩

上四味，以水五升，煑取三升，分溫三服，腰中即溫。

【词语注解】 ①肾著：著，此处音义同"着"（zhuó），意为留滞附着。

【经义阐释】 本条论述了肾着的成因及证治。原文指出肾着的成因是"身劳汗出，衣里冷湿，久久得之"。因为"身劳汗出"日久必伤阳气，经常"衣里冷湿"便会导致寒湿留着。然而肾着病位在何处呢？根据湿易伤于下的特性，结合肾着以"腰以下冷痛，腹重如带五千钱"为特征，可知病在腰部。因腰为肾之外府，故称"肾着"。寒湿留滞于腰部经络肌肉之中，致阳气痹着不行，故"其人身体重，腰中冷，如坐水中，形如水状"；病在下焦的经络肌肉，没有影响到脏腑的气化功能，津液能上承下达，故口"反不渴"、"小便自利"；湿邪未困阻中焦，则以"饮食如故"。但是，病位虽在腰部经络肌肉之间，却与脾肾阳气不行有关，因为阳气未达之处，便是阴寒湿邪留着之所，且本病始于"身劳汗出"。

【方药评析】 既然肾着"非内伤虚损，乃外感寒湿"，而且病位"不在肾之中脏，而在肾之外腑"，故治宜散寒除湿，温行阳气，勿需温肾以散寒，而在燠土以胜水"，故用甘姜苓术汤主治。方中干姜主散寒，茯苓、白术能除湿，而甘草与干姜相伍又能温行脾阳，合而用之，使寒湿得祛，阳气温行，"腰中即温"，肾着遂愈。

【文献选录】 徐彬：肾着者，言粘着不流动也。但卫气出于下焦，肾有着邪，则湿滞卫气，故身体重，腰为肾之府，真气不贯，冷如坐水中。形如水状者，盖肾有邪，则腰间带脉常病，故溶溶如坐水中，其不用之状，微胀如水也。然反不渴，则上焦不病，小便自利，饮食如故，则中焦用命而气化，故总曰病属下焦。湿从下受之，故知其身劳汗出，衣里冷湿，久久得之，必曰因劳者，肾非劳不虚，邪非肾虚不能乘之耳。然虽曰肾着，湿为阴邪，阴邪伤阴，不独肾矣。故概曰腰以下冷痛，腹重如带五千钱，谓统腰腹而为重也。总之，肾着乃湿邪伤阴，肾亦在其中，与冬寒之直中者不同。故药以苓、术、甘扶土渗湿为主，而以干姜一味湿中去冷，谓肾之元不病，其病止在肾之外府，故治其外之寒湿而自愈也。若用桂、附，则反伤肾之阴矣。（《论注》）

李彣：此非内伤虚损，乃外感寒湿，故名肾着。着者，留而不去之谓，言肾为邪气所着也。盖肾为水脏，水性本湿，同气相感，所受皆阴寒湿滞之病，故体重腰冷，如坐水中（带脉为病，亦腰溶溶如坐水中）。《内经》云："寒胜则浮"，故形如水状，而体弱虚肿也，不渴，内无热也，小便利，水泉不藏，肾气不自秘固也。饮食如故，病不在胃也。肾在下，湿性亦趋下，故病在下焦，身劳汗出，言气以成肾着之故，因烦劳而津液外泄，衣里冷湿，汗亦湿类也。腰者，肾之府，腰下深沉也（脾属土，其经入腹）。如带五千钱者，形容腹重之状也。甘草、白术补脾制水，茯苓、干姜渗湿去寒。然《经》云："损其肾者，益其精"，则宜用肾气风之类，而主此方者，以寒湿外着，故主温中渗湿之剂，此形劳与精伤者不同也。（《广注》）

尤怡：肾受冷湿，着而不去，则为肾着。身重，腰中冷，如坐水中。腰下冷痛，腹重如带五千钱，皆冷湿着肾，而阳气不化之征也。不渴，上无热也；小便自利，寒在下也；饮食如故，胃无病也；故曰病属下焦，身劳汗出，衣里冷湿，久久得之。盖所谓清湿袭虚，病起于下者也。然其病不在肾之中脏，而在肾之外腑。故其治疗，不在温肾以散寒，而在厚土以胜水。甘、姜、苓、术，辛温甘淡，本非肾药，名肾着者，原其病也。（《心典》）

按：诸注皆认为肾着与寒湿留着有关，其中徐彬认为虚而受邪，李铏臣、尤怡则仅强调寒湿邪侵。二说似宜合参，不可偏废。徐彬论病机较详，李㐲析方药较当，尤怡言治法甚精。

【临床运用】　（1）治疗寒湿腰痛：番在幸等[21] 治疗本病 48 例。处方：甘草 10g，干姜 15g，茯苓 30g，白术 15g，独活 15g，川断 20g，杜仲 15g，牛膝 15g，薏苡仁 30g。湿邪偏盛，腰部重痛甚者，加苍术；寒邪偏盛，腰部冷痛甚者，加附片 30g；寒凝瘀血，腰部刺痛甚者，加红花；肾阳偏虚，腰部酸痛伴有下肢酸软无力者，加桑寄生 15g，菟丝子 15g。1 日 1 剂，7 剂为 1 个疗程。另外将药渣炒装入袋内，热敷腰部，日敷 1～2 次，7 天为 1 个疗程。治疗结果：治疗两个疗程后，痊愈 41 例，有效 6 例，无效 1 例，总有效率为 98.92%。

（2）治疗男性不育症：张家亭[22] 治疗寒湿凝滞型男性不育症 498 例。基本方：甘草 15g，白术 15g，干姜 30g，茯苓 30g，肉苁蓉 21g，淫羊藿 30g，菟丝子 30g，鹿角胶 12g。每日 1 剂早晚分服，3 个月为 1 个疗程。治疗效果：30 天治愈者有 88 例，45 天治愈者有 98 例，60 天治愈者有 126 例，90 天治愈者有 186 例。治疗后精液分析检查：精子活率均恢复到 75% 以上，除 2 例患者中断治疗外，有效率达 100%。

（3）缓解腰椎间盘脱出疼痛：李俊英等[23] 报道，腰椎牵引加用中药肾着汤，比单纯腰椎牵引对缓解腰椎间盘脱出腰痛、下肢疼痛等症，有明显的优势。将 60 例患者随机分为 2 组：治疗组 30 例、对照组 30 例。对照组用电子牵引床牵引，每日 1 次，每次 0.5 小时，10 日为一个疗程。治疗组在牵引同时，加服中药。肾着汤：干姜 40g，白术 30g，茯苓 30g，炙甘草 30g。苔腻者加苍术 30g；下肢麻木者加薏苡仁 30g；下肢疼痛者加青风藤 30g、木瓜 30g。每日 1 剂，10 日为一个疗程。结果：治疗组显效 20 例，有效 10 例，显效率 67%，总有效率 100%；对照组显效 12 例，有效 18 例，显效率 40%，总有效率 100%。2 组显效率比较有显著性差异（P<0.01）。

（4）治疗半身出汗：翟海定[24] 治疗半身出汗 12 例，其病史虽各不相同，但病者皆有脾阳不足，寒湿内盛之汗出、身冷、畏寒等症状。结果：治愈 9 例，好转 3 例。

（5）治疗阳痿：王海江[25] 治疗阳痿 26 例，其中单纯阳痿 11 例，阳痿遗精 15 例。临床表现为头晕目眩，腰酸膝软，小腹易凉，手足善冷，阴部潮湿，大便溏泻，小便频数色白或有手淫史。舌质淡胖或瘦，苔白滑，脉沉细或觉沉紧。方药：茯苓 15g，白术 10g，干姜 10g，甘草 6g，肉桂 10g，淫羊藿 15g。伴遗精选五味子 15g、桑螵蛸 15g、龙骨 20g、牡蛎 20g。结果：1 例（病史 10 年）服药 21 剂不效而自行停药，1 例（病史 2 天）配合针灸治疗，1 例在治疗中有反复。其余 23 例（服药 6 剂 4 例，12 剂 6 例，13～18 剂 9 例，19～30 剂 4 例）均获痊愈，半年后随访未复发。

（6）治疗闭塞性静脉炎：王海江[26] 用本方加味［茯苓 15g，白术 10g，甘草 10g，白芍 30g，桂枝 10g（下肢则改用肉桂 10g，并加附子）］治疗闭塞性静脉炎 9 例，皆伴腰酸膝冷、腰腹欠温、手足易凉，小便频数色白，女子白带过多，男子遗精早泄或阳痿，舌质淡，多有齿痕，苔白滑，脉沉细或沉紧等证候，辨属脾肾阳虚，寒湿病证，阻遏脉络者。结果：除 3 例（病史均在 2 年以上者）平均服 27 剂病情好转后自行停药外，其余 6 例均痊愈，半年后随访未复发。

（7）治疗慢性盆腔疼痛症：徐玲等[27] 用加味甘姜苓术汤配合中药灌肠治疗本症。药物：干姜 10g，茯苓 15g，白术 30g，炙甘草 10g，桂枝 10g，当归 10g，牡丹皮 10g，白花蛇舌草 15g，瓜蒌 20g，小茴香 10g，乌药 10g，延胡索 10g，牛膝 15g。有异位病灶者或妇科检查有炎性包块者加三棱 15g、莪术 15g、山慈菇 15g、半枝莲 15g；有盆腔炎史加蚤休 20g、白花蛇舌草 15g；疼痛明显者加失笑散、延胡索各 12g；气虚者酌加黄芪、大枣、党参，并重用白术；气郁甚者酌加柴胡、郁金；夹湿重者重用白术、茯苓，加泽泻。中药灌肠药用三棱 10g，莪术 15g，牡丹皮 15g，赤芍 10g，红藤 30g，路路通 15g，丹参 30g，黄柏 20g，延胡索 10g，败酱草 30g 等。治疗结果：痊愈 20 例，显效 33 例，有效 6 例，无效 4 例，总有效率为 93.65%。

【现代研究】 有实验发现[28]，甘姜苓术汤的水煎剂在小量时，对家兔离体肠管有轻微兴奋作用，加大剂量后，其兴奋作用也未显著加强。由此认为，本方的水煎剂兴奋肠管的作用与剂量关系不大。

【原文】 肾死臟，浮之堅，按之亂如轉丸①，益下入尺中者，死。（17）

【词语注解】 ①按之乱如转丸：是指重按时感觉脉象躁动不宁，如弹丸之乱转。

【经义阐释】 本条论述肾脏病预后不良的脉象。肾的常脉本应"喘喘累累如钩、按之而坚"、即脉来沉疾、滑利而柔和，按之方觉有力，如果脉来见"浮之坚，按之乱如转丸"即不唯不沉，而且轻取便觉坚硬不柔和，重按又觉乍密乍疏，躁动不宁，像弹丸在乱转样。同时"益下入尺中者"，谓上述脉象在尺部感觉更加明显。这是由于肾的真阴失于固藏，真阳欲脱于外，阴阳即将离决，其预后不良，故曰"死"。此与《素问·平人气象论》所谓"死肾脉来，发如夺索，辟辟如弹石"颇为相似。对于本条的脉象，注家见解大致相同，只是对"尺中"的确切部位略有歧义。一认为指尺部之后，如徐彬云："尺后寸许"，尤怡谓"按之至尺泽"、黄树曾言"尺部以下"。一认为就是指尺部，如赵良仁。从《金匮要略》中常用的笔注特点来看，似以后者多见。此外，对形成此脉的病理机制亦有不同的看法，一是认为真气外越，如尤怡、黄树曾等；二是认为阳绝，如高学山；三是认为阴阳离绝，如赵良仁、程林；综合肾的生理特性以及本条脉象的形态特征，第三说可从。

【文献选录】 赵以德：《内经》死肾脉来，发如夺索，辟辟如弹石。又谓：搏而绝，如指弹石辟辟然。是皆无胃气，而天真之气已亡，惟真脏之残阴，随呼吸而动，以形本脏所禀之象耳。今之所谓者亦然。浮以候外，外，阳也；坚者：犹弹石夺索，乃真阴出于阳也。按以候里，里，阴也，动则为阳，乱动如转丸，乃真阳将脱，动无伦序，不能去来，惟系息于其中。若益入尺，是阴阳离决，死兆彰彰矣。（《衍义》）

尤怡：肾脉本石，浮之坚，则不石而外鼓；按之乱如转丸，是变石之体为躁动。真阳将搏跃而出矣；益下入尺，言按之至尺泽，而脉犹大动也。尺下脉宜伏，今反动，真气不固而将外越，反其封蛰之常，故死。（《心典》）

黄树曾：此节求肾病将死时所见之真脏脉。浮之坚，谓左尺肾脏，轻取则坚硬而不柔和。按之乱如转丸，谓左尺肾脉，重按则乍密乍疏，液动如转丸然。益下入尺中，谓尺部以下皆见浮坚乱转之象，为不潜伏，不寻常之极。显见真气已离，故主死。又凡病沉候无脉，为肾气已绝。（《释义》）

浮之坚，按之乱如转丸，即《素问·平人气象论》所谓死肾脉来，发如夺索，辟辟如弹石者是。（《释义》）

按：赵以德与尤怡之注都重在阐释脉理及病机，黄树曾则详于分析脉象。

【原文】　問曰：三焦竭部①，上焦竭善噫，何謂也？師曰：上焦受中焦氣未和，不能消穀，故能噫耳。下焦竭，即遺溺失便，其氣不和，不能自禁制，不須治，久則癒。（18）

【词语注解】　①三焦竭部：由于对"竭"字的解释不同，故有三种注解。其一，穷尽：李彣曰"竭，气尽无余也"。三焦竭部，即指三焦各部所属脏腑功能衰退。其二，遏止：《尔雅》曰"遏，止也"。李今庸《金匮要略讲解》"三焦因阻竭而不能各归其部，不能各司其事，且不能相互为用"。其三，更迭：金寿山《金匮诠释》"竭，不是枯竭的意思，有更迭之意。《礼记·礼运》'五行之动，迭相竭也'，郑玄注：'言五行运转，更相为始也'。三焦竭是说三焦虽分部而相助为理，上中下三焦之病也是互相关联的。综合本条。似以第2种说法更妥。

【经义阐释】　本条列举三焦部分脏腑功能受遏（气机失和）而出现的病证及其机理。"三焦竭部"是指三焦各部脏腑功能因故受到阻遏而产生的病变。其中"上焦竭善噫"便是一例证，但其机理是什么呢？病虽出上焦，其根源实在中焦，因为上焦包括心与肺，其中心主血，以统领营气；肺主宣降，而能宣发卫气，都有赖于中焦脾胃化生水谷精微以不断充养。如果"上焦受中焦气未和，不能消谷"，即中焦脾胃功能失常，不能腐熟、运化水谷，致使清阳（水谷之精微）不升，浊阴（水谷之糟粕）不降，则会影响上焦，使肺气不降，出现"噫气"。下焦包括肝与肾，其中肝主疏泄，能影响脾胃的运化传输功能；肾藏精气，而具气化功能，故能影响二便的排泄。如果肝肾功能失调，肝的疏泄异常，肾的固摄失司，即所谓"其气不和，不能自禁制"，就会出现"遗尿失便"，使二便失去控制。"不须治，久则愈"是针对"上焦竭善噫""下焦竭，即遗尿失便"而言，意指对上述确属三焦脏腑功能暂时失调而出现的病证，不必急于药物治疗，以免损伤胃气，只要三焦各脏腑气机和畅，功能逐渐协调，上述诸证必然获愈。当然，若确因邪实或正虚引起的"善噫"或"遗尿失便"则不可不治，否则会延误病情。

历代注家对本条的分歧较大，主要集中在三点，一是对"上焦善噫"产生的机理，有的偏责上焦，如赵良仁；有的偏责中焦，如李珥臣、尤怡等；有的注家则归之于上中二焦，如近人梁运通《金匮释按》即此观点。细读仲景原文。似以梁注较妥，亦即赵、李、尤诸说宜合参，方为全面，分歧之二是对"下焦竭，即遗尿失便"机理的认识，有的提出是下焦虚如赵良仁、黄坤载；有的认为除下焦外，还累及中焦、上焦，尤怡、吴谦、高学山等；亦有认为根本在中焦者，如陈念祖。以临床来看，虽然上、中、下三焦脏腑功能失调，确实可以引起二便失固，但从本条原文着眼，似乎主要责之于下焦的脏腑功能失调。

分歧之三是如何理解"不须治，久则愈"，归纳起来，大约有4种看法①认为是有脱简，或主张存疑，如吴谦；②认为不须治下焦，但必须调治中焦，如魏荔彤、陈念祖；③认为不必治疗，待肾气充足或阳气降和则愈，如李珥臣、黄坤载；④认为当活看"不须治"，若属下焦肾虚者，则必须治下焦，如徐彬。上述观点见仁见智，皆有所据，不过，从临床实际看似以④说意长。

【文献选录】 赵以德：竭者，涸也。上焦属心肺，一阴一阳之邪，肺主气，心主血，以行荣卫，为气为血。有一衰弱则荣卫不能相持而行，上焦之化政竭矣；虽受中焦谷气，亦不消散而聚于胸中，必待噫而出之。下焦属肝肾，亦是一阴一阳之部，肾主闭藏，肝主疏泄，其气不和，则荣不能内守，卫亦不能外固；下焦如渎，气化之政竭矣，故小便不禁而遗尿也。久则营卫和，则自愈。尝考《伤寒论》脉法中云：寸口脉微而涩，微者卫气不行，涩者荣不逮，荣卫不能相将，三焦无所仰，不归其部。上焦不归者，噫而吞酸；中焦不归者，不能消谷引食；下焦不归者，则遗溺。正此之谓。噫者，《内经》谓出于心；又以为出于胃。《灵枢》以为脾是动，病为噫。如是，则噫不惟出于上焦，而中焦亦噫也。《内经》以督脉所生病为遗溺；《灵枢》以肝所生病为遗溺，则遗溺亦不惟此已。（《衍义》）

徐彬：三焦者，水谷之道路，气之所终始也。上焦在胃上口，其治在膻中，中焦在胃中脘，其治在脐旁，下焦当膀胱上口，其治在脐下一寸。内病必分三焦为治，故有部名。部名者，司其事也。竭者，气竭也。噫者，如嗳而非馊酸，微有声如意字也。但噫乃脾家证，今入上焦竭部，故疑而问。不知中气实统乎三焦，故云上焦受气于中焦，气未和，不能消谷，则胃病，病则脾不能散精上输于肺，而上焦所受之气竭，病气乃上出而为噫矣。此噫病所以入上焦竭部也。因而论中焦不和，亦有累及下焦者，谓便溺虽下焦主之，中气不和，不能自禁制，亦能使失其常度，而遗尿失便。然下焦实听命于中焦，使中焦气和，则元气渐复，而二便调，故曰不须治，久则愈，谓不须治下焦也。若遗尿失便，果属下焦肾虚者，亟当益火之原以消阴翳，何云不须治也。（《论注》）

梁运通：三焦是气化之所在，如《灵枢·五癃津液别》谓："故三焦出气，以温肌肉"。《难经·三十八难》说："的所以府有六者，谓三焦也，有原气之别焉，主持诸气"。言"三焦竭部是三焦所属上、中、下各部，竭是气化功能虚弱之意。上焦气化功能不足，就多嗳气，其原因是中焦气机不和，向上泛逆所致，如《灵枢·营卫生会》说："人受气于谷，谷入于胃，以传与肺。《素问·经脉别论》说"经气归于肺"，"脾气散精，上归于肺"都说明中焦脾胃水谷之气，输布上焦。现中焦之气不和，不能消化水谷变成精微之气，滞气与陈腐食浊之气上逆而为噫气，是上中两焦功能失调所致。若是下焦气化功能不足，不能调摄下焦，就易出现大小便失禁，言"其气不和"，是下焦之气不和，自身失于制约二便的功能，故谓"不能自禁制"《中藏经》说下焦"虚寒则大小便泄下而不止"，就是这个意思，是下焦气化失调而变生虚寒所致。（《金匮释按》）

按： 对于本条总的病机，三家都论气化失调与正气虚弱，但赵注以衰弱为因，失调为果；徐、梁则以失调在先，虚寒在后。

【原文】 師曰：熱在上焦者，因咳為肺痿；熱在中焦者，則為堅；熱在下焦者，則尿血，亦令淋秘不通[①]。大腸有寒者，多鶩溏[②]；有熱者，便腸垢[③]。小腸有寒者，其人下重便血；有熱者必痔。（19）

【词语注解】　①淋秘不通：淋，指小便滴沥涩痛；秘，此作"闭"解，秘不通，即指小便癃闭不通。

②鹜溏：鹜，即鸭子。鹜溏此指大便稀溏，犹如鸭之大便，水粪混杂而下。

③便肠垢：指大便中带有黏液垢腻。

【经义阐释】　本条列举热在三焦及三焦及大小肠有寒有热的病证。热在上焦，肺失清肃，遂生咳嗽。若邪热熏灼咳久不止，耗伤肺的气阴，便可成为肺痿。热在中焦，则消耗脾胃的津液，使肠道失于濡润，故大便坚硬。热在下焦，灼伤肾与膀胱的阴络则尿血；若热结气分，致膀胱气化不利，则小便滴沥疼痛，甚者癃闭不通。大肠职司燥化不及，不能收摄渣滓中之余水，以致出现水粪混杂而下如鸭之溏便。若大肠有热，则燥化太过，热迫大肠，遂使大肠中的黏液垢腻随大便而出。小肠主受盛和化物，其病亦有寒热之别。若小肠有寒，阴盛阳虚，气陷不举则肛门重坠，气虚不摄，故大便下血。若小肠有热，下移于大肠，热结血瘀，则生痔疮。

关于本条三焦有热的病证，注家见解大致相同。但对大小肠的寒热病变，则有歧义。一是怀疑此条"大肠小肠，系行传写互错"，主张"大小易置，其义始瞭"，如丹波元坚《金匮要略述义》即持此说。此观点虽有一定道理，然犹觉依据不足，故似不可从。一是顺文释义。大多数注家均持此观点。证之于临床，其说可从。

【文献选录】　沈明宗：此分上、中、下三部治病也。心肺居上，为上焦，邪热在上，热必刑金，肺热叶焦，因咳而为肺痿。夫中焦乃脾胃所主，邪热在中，与燥屎痰饮相结，而为痞满、消瘅、鼓胀之类，谓之坚也。盖下焦，肝、肾、膀胱、大小肠所主之处。或肾水虚衰，热陷下焦，则尿血淋闭不通。或大肠受寒，传道失职，水谷混杂不分，而为鹜溏……若热邪陷于大肠，蒸腐津液，化而为脓，故便肠垢。或小肠受寒。寒凝血滞，而血不归经，主下重便血。有热者湿热流于大肠，而注于肛，肛受湿热，故必痔也。（《编注》）

尤怡：热在上焦者，肺受之；肺喜清肃而恶烦热。肺热则咳，咳久则肺伤而痿也。热在中焦者，脾胃受之；脾胃者，所以化水谷而行阴阳者也，胃热则实而鞕，脾热而燥而闷，皆为坚也。下焦有热者，大小肠膀胱受之；小肠为心之腑，热则尿血，膀胱为肾之腑，热则癃闭不通也。鹜溏如鹜之后，水粪杂下。大肠有寒，故泌别不职；其有热者，则肠中之垢，被迫而下也。下重，谓腹中重而下坠。小肠有寒者，能腐而不能化故下重；阳不化则阴下溜，故便血；其有热者，则下注广肠而为痔。痔，热疾也。（《心典》）

黄树曾：鹜溏即鹜泄，水粪杂下色表黑如鸭屎者，此因本有湿邪，兼中风寒。大肠者，传道之官，变化出焉，鹜溏由于寒入大肠，《内经·素问·气交变大论》曰：岁火不及，寒水大行，民病鹜溏。此证脉多沉迟，小便清白，宜用附子理中汤或酌加肉果、干姜、吴茱萸等味。肠垢，谓大便下黏腻浊涕之物，其色或白或赤或酱。与鹜溏均属于大便不正常而有寒热之殊，为使人辨其似，故特拈出合并论之。肠垢由于大肠有热。其登厕时必有里急后重之证，所谓热利下重者是也。治宜用白头翁汤随证加减。再就此节之下重言之，此下重是指脱肛，丂一热利下重之指里急后重得不同。此为虚寒，小肠虚寒，则脱肛便血。此便血宜用炮黑姜、侧柏叶、艾叶等药温之，脱肛宜用补中益气汤温补升举之。痔者，肛边生肉如鼠乳，或生核，或肿痛是也。多由于湿热，有牡痔、油痔、肠痔、气痔、血痔之分。药用竹茹、槐花、木耳、黄柏、萹蓄、猬皮、鳖甲、五倍子等味。内外痔肿痛甚出血肛坠不能行坐者，可用莜麦面、猪胆汁为丸与之。他如酒煮黄连丸、脏连丸，皆治

痔漏。(《释义》)

　　按: 沈明宗在分析病机的同时,还列举了一些热在三焦或偏实或偏虚的病证;尤怡则确切指出了热在三焦具体累及的脏腑病位;黄树曾详细阐发了热在三焦及大小肠寒热病变的类症鉴别以及方药治疗。诸说足资参考。

　　【原文】 問曰:病有積、有聚、有穀氣①,何謂也?師曰:積者,臟病也,終不移;聚者,腑病也,發作有時,展轉痛移,為可治;穀氣者,脅下痛,按之則癒,復發為穀氣。諸積②大法,脉來細而附骨者,乃積也。寸口,積在胸中;微出寸口,積在喉中;關上,積在臍旁;上關上③,積在心下;微下關④,積在少腹;尺中,積在氣衝⑤。脉出左,積在左;脉出右,積在右;脉兩出,積在中央。各以其部處之。(20)

　　【词语注解】 ①穀气:穀(读 xīn 或 gǔ),此即谷的异体字,为粮食作物的总称。谷气,指水谷停积,阻遏气机所致的一种病证。

　　②诸积:有两说,一指《难经·五十六难》所谓五积,即肝之积肥气,心之积伏梁,脾之积痞气,肺之积息贲,肾之积贲豚。一指包括气、血、痰、食、虫诸积停蓄留滞之病证。

　　③上关上:关上,即关部,上关上,指关脉之上而与寸口交界的部位。

　　④微下关:指关脉稍下而与尺部交界的部位。

　　⑤气冲:穴名,即气街,在脐下五寸,任脉曲骨穴旁开二寸。实代表气冲穴所在的部位。

　　【经义阐释】 本条指出了积、聚、谷气三者的鉴别与诊脉以测积病的部位。第一部分从开头至"复发为谷气"主要从病位、证候特征、预后等方面对积、聚、谷气进行鉴别。因为积、聚、谷气三病都可以出现腹中痞块、胀满或胀痛等证候,故仲景将三者加以比较。积,《难经》中又谓"五脏之积",表明病位在脏,因病深入血,故以痞块与胀痛固定不移、持续不消为特征,病情较聚病、谷气深重,尤为难治。聚病在腑,病涉气分,以痞块时有时无,疼痛时作时止,痛处上下走窜移动为特征。其病较积略为轻浅,故曰"可治"。谷气为饮食所伤。胃失通降,累及肝失疏泄,故见胁下痛胀,因按之气散,故痛止。留滞之谷食若未去,不久又可集结,则胀痛又会复发,所以说"复发为谷气"。然谷气与宿食虽皆发饮食不节所致。但二者在病机上却有区别:这就是宿食重有形的宿食停积,故按之则痛甚;谷气则重在无形的谷气阻滞,故按之则痛缓。综上可见,所谓"诸积该气、血、痰、食而言",即积病多由所由气血痰食有阴寒凝结而成,最终血瘀气滞,病深成痼,使气血难于畅达,所以脉来往往沉伏而细。鉴于积病根深蒂固,难以攻除,因此,早期作出诊断尤为重要。故仲景从"诸积大法"至末尾(可作为第二部分)专门论述怎样通过脉象来判断积病的部位。这就是根据沉伏细脉出现的上、下、左、右部位,以推断积在腹中的具体位置。譬如,寸口出现沉细伏脉,其积多在胸中;寸口稍前的部位出现沉细伏脉,其积多在喉中;关部出现沉伏细脉,其积多在心下脘腹部位;关部稍后与尺部交界处出现沉伏细脉,其积多在少腹;尺部出现沉细脉,其积多在下腹约气冲穴所处的部位。如果左手见觉伏细脉,其积常在身体的左侧;右手见之，其积又多在身体的右侧。若左右两手均见沉伏细脉，则积多在身体的中间部分。总之，宜根据积所在之处施以相应的治法。

对于本条所述积与聚的病机，后世注家多从血凝、气停、在脏、在腑、属阴、属阳进行阐释。至于谷气，有的认为是饮食所伤，脾胃受损，并累及肝气受抑，如徐彬、黄坤载、尤怡等；有的则认为是"饮积胁下痛也"，如吴谦等。然而，根据"谷"字的常用意义及下文"按之愈"的机理，似以前说的理由更为充分些。但是，对于"复发"二字又有两种不同看法，一种认为"复发者，指按起而言"，即放手不按胁下，痛便复作，如高学山；一种认为"复发者，饮食不节，则气仍聚也"，即饮食不节，又可复发胁下痛，如尤怡。二说皆各有各理，但从上下文意来看，似以高氏之说意长。此外，对原文从沉伏细脉显现的部位以判断积之所在的机理，注家多无论述。然而李彣、黄树曾则结合《内经》前以候前、后以候后、上附上、下附下的理论来加以阐释。考《素问·脉要精微论》中即有关于诊尺部而分属脏腑，以测知脏气正常与否的论述："尺内两旁，则季胁也，尺外以候肾，尺里以候腹。中附上，左外以候肝，内以候鬲；右外以候胃，内以候脾。上附上，右外以候肺，内以候胸中；左外以候心，内以候膻中。前以候前，后以候后。上竟上者，胸喉中事也；下竟下者，少腹腰股膝胫足中事也"。而在《难经·十八难》中更明确地提出了按诊脉部位分属身体各部分的原则，即"三部者，寸、关、尺也。……上部法天，主胸以上至头之有疾也；中部法人，主鬲以下至齐之有疾也；下部法地，主齐以下至足之有疾也"。由此可见，本条诊脉方法是继承了《内经》、《难经》理论的。

【文献选录】 赵以德：仲景立积聚之名，盖以藏者阴也，府者阳也。阳动而阴静。藏主血，藏病则血凝，凝故不移，而名曰积；府主气，府病则气停，停则终必动，而名曰聚。谷气者，即首章谷饪之邪，从口入，宿食之气也。胁下，脾之募，章门穴是其处。凡饮食入胃，输精于脾，脾若不胜其气之所宜者，则不布三阴而积之于募，故按之则所积之气开，而痛暂愈，后集则又痛，是名谷气。自此而观，谷气不独归于胁下矣。盖饮食之气味，各有所喜入之藏，宁无从其所入之处而病者乎？及胁下痛，亦非独谷气也。悬饮亦痛，寒邪泣血在肝亦痛，但按之散与不散为异耳。虽然，寒气之客于小络者，按之痛亦愈。及考《内经》、《灵枢》，有积、瘕而无聚，仲景去瘕而名聚；《内经》不分积瘕、动静，仲景分属之；《灵枢》有著筋经之动静，仲景不言此。及巢氏又增之为四，曰积、曰聚、曰癥、曰瘕。积聚，藏府虚弱，受风邪搏气之所致也；癥瘕，由饮食不消，聚结渐长所致。盘牢不移者，癥也；可以推移者，瘕也。陈无择遂以积聚气结者属肺，癥瘕血结者属肝，更有五藏相传之积。此与仲景所名又不同矣。《内经》、《灵枢》以风寒、饮食、七情俱为积瘕之邪，巢氏、陈氏分之如此；仲景独以动静立名，又不关于《内经》、《灵枢》，巢氏或因仲景不言其邪，遂有四者之名，陈氏又从而立肺肝之名，吁！名愈分而理愈不明。名以人立，固从时迁可也，邪可迁乎哉？《内经》、《灵枢》未尝以风寒不病血，饮食不病气，而乃纷纷若是，古之然耶？今之然耶？（《衍义》）

徐彬：古人气名必有义，同是三焦中之痛，而或曰积，或曰聚，或曰谷气。盖积者，迹也，恶气之属阴者也。脏属阴，两阴两得，故不移，不移者，有专痛之处，而无迁改也。聚者如市中之物，偶聚而已，病气之属阳者也。腑属阳，故相比，阳则非如阴之凝，故寒气感则发，否则已，所谓有时也。既无定着，则痛无常处，故曰展转痛移，其根不深，故比积为可治。若谷气，谷者，谷也，乃食之气也，食伤太阴敦阜之气，抑遏肝气，故痛在胁下，病不由脏腑。故按之可愈。然病气虽轻，按之不能绝其病原，故复发，中气强，不治自愈，病最轻，故并不曰可治。

论曰：此积非癥瘕之类，亦非必有形停积，天下之物，皆从无中生有，乃气从阴结，阴则粘著也。观下文云：积在喉中，则结阴可知，不然则喉中岂能容有形之物耶。（《论注》）

朱光被：凡阴寒凝结，由渐而成者，俱谓之积，故曰诸积。非有一例之证象也，但有一定沉细之脉象矣，故知其为积也。病气深沉，不可不分上中下三焦以处之。脉亦必从寸关尺三部以候之，如寸口主上焦，脉细而附骨，知其积在胸中，如胸痹之类是也。出寸口，上竟上也，主积在喉中，如痰气相搏，咽中如有炙脔等是也。关部主中焦，而关有三候，关中主积在脐旁，如绕脐腹痛之类是也；关上积在心下，如胃寒脘痛之类是也；微下关积在少腹，如少腹寒痛之类是也。尺候下焦，尺脉细沉，积在气冲，如阴寒疝症之类是也。但两肾分主两尺，脉之沉细见于左则积在左；见于右，则积在右；两尺俱见，定主真火衰微，沉寒痼冷，积于肾之中央，如老人阳虚湿肿之类是也。积之所在不同，则处治当随证消息矣。按仲景五脏分列，而六府于三焦部内发明之。但三焦实统阴阳，贯脏腑，上下受气于中焦，见后天以脾胃为主也。然三焦各自有主，亦有不必俱因于脾胃者。若以脾胃论之。莫如积聚与谷气显而可征，以见病属阳者易治，属阴者难疗，故后条特出诸积之法也。（《正义》）

按：赵以德对积、聚、谷气的病名、病机论述较详；徐彬对谷气病机的阐释尤为精当；朱峻明结合临床诊脉对推断积病加以发挥，颇有启迪意义。

小　　结

本篇内容较为丰富，首先论述了五脏风寒病证及五脏死脉，其次列举了三焦各部病证，最后指出了积聚谷气的鉴别诊断。对篇中有关五脏风寒内容，历代医家皆认为脱简甚多，而且多有证候无方治，唯有其中肝着、脾约、肾着的内容较全面。肝着因肝经气血郁滞而得名，以"其人常欲蹈其胸上"为特征，病位在肝的经络，故用旋覆花汤行气开结，活血通络主台。脾约因胃热气盛，耗伤脾阴所致，以大便干结或数日不大便，但腹无所苦，小便频数为特征，主以麻子仁丸泄热润燥通便。肾着则因寒湿痹着于肾之外府——腰部而得名，腰以下冷痛而重着为其特征，病位在腰部的经络肌肉之间，而不在肾之本脏，故用甘姜苓术汤散寒除湿，温行阳气。

篇中列举的三焦病证，皆以三焦各部所属脏腑病变为基础，如热在上焦，耗伤肺阴则久咳成肺痿。热在中焦，灼伤脾胃阴液，则为大便坚硬。热在下焦，伤及肾与膀胱的血络，影响气化功能，则出现尿血或淋病或癃闭；迫于大肠，则大便夹带垢腻黏液；蕴于小肠，则成痔疾。寒在下焦大肠，则水粪杂下鹜溏；下焦小肠阳虚内寒，则下重便血。至于三焦部分脏腑功能受阻，暂时失调而出现的某些证候，则较为轻浅。只需待其脏腑功能相互和调，即可消失，不必过分依赖药物治疗。

至于篇中的积、聚、谷气三病，仲景继承了《内经》、《难经》的理论，不仅概要地总结了三者的鉴别，而且还提出了切脉可以大致推断出积病的病位。

综上所见，本章脱简虽然较多，但在现存内容中所体现的理、法、方、药，对临床仍有指导意义。对于其中一些医家歧义较多内容，尚需进一步探讨，以期古为今用。

附表8个。

五脏中风归纳表

五脏中风 ＼ 证候	证　候
肺中风	口燥而喘，身运而重，冒而肿胀
肝中风	头目，两胁痛，行常伛，令人嗜甘
心中风	翕翕发热，不能起，心中饥，食即呕吐
脾中风	翕翕发热，形如醉人，腹中烦重，皮目瞤瞤而短气
肾中风	原文缺

五脏中寒归纳表

五脏中寒 ＼ 证候	证　候
肺中寒	吐浊涕
肝中寒	两臂不举，舌本燥，喜太息，胸中痛，不得转侧，食则吐而汗出
心中寒	其人苦病心如啖蒜状，剧者心痛彻背，背痛彻心，譬如蛊注。其脉浮者，自吐乃愈
脾中寒	原文缺
肾中寒	原文缺

五脏死脉归纳表

五脏死脉	脉象特征	五脏死脉规律性
肺死脏	浮之虚，按之弱如葱叶，下无根	①浮取无力无神或坚实不柔和；②按之中空且无从容和缓之象；③沉取空豁无根；④脉来断断续续或乍疏乍数，或躁动不宁
肝死脏	浮之弱，按之如索不来，或曲如蛇行	
心死脏	浮之实如丸豆，按之益躁疾	
脾死脏	浮之大坚，按之如覆杯洁洁，状如摇	
肾死脏	浮之坚，按之乱如转丸，益下入尺中	

五脏病证举例表

名　称	证　候
心伤证	其人劳倦，即头面赤而下重，心中痛而自烦，发热，当脐跳，其脉弦
心血气虚少证	邪哭，其人畏，合目欲眠，梦远行，行止失常，妄言妄为，或发为癫，或发为狂

五脏病证治举例表

肝着	含义	指因肝经气血郁滞而以"常欲蹈其胸上"为特征的一种病证
	病因病机	阴寒邪气留着肝经,阳气痹结,气郁血滞
	主症	其人常欲蹈其胸上,先未苦时,但欲饮热
	治法	行气开结,活血通络
	主方	旋覆花汤

脾约	含义	指因胃热气盛,耗伤脾阴,致脾为胃转输津液的功能受制约,以致出现大便干结,小便频数为特征的一种病证
	病因病机	胃热气盛,耗伤脾阴,脾失转输,津液偏渗膀胱,致肠道失濡
	脉症	趺阳脉浮而涩,小便数,大便干结,腹中胀满不明显
	治法	泄热润燥通便
	主方	麻子仁丸

肾着	含义	是指寒湿痹着于肾之外府——腰部,从腰以下冷痛沉重为特征的一种病证
	病因病机	身劳汗出,衣里冷湿,久久得之
	主症	身体重,腰中冷,如坐水中,形如水状,腹重如带五千钱,小便自利,饮食如故
	治法	散寒除湿,温行阳气
	主方	甘姜苓术汤

三焦病证举例表

名 称	证 候	名 称	证 候
热在上焦	因咳为肺痿	大肠有寒	多鹜溏
热在中焦	大便坚硬	大肠有热	便肠垢
热在下焦	尿血,小便滴沥涩痛,甚至癃闭	小肠有寒	下重便血
上焦竭	善噫	小肠有热	痔疾
下焦竭	遗尿失便		

积、聚、谷气病证鉴别表

鉴 别 点	积	聚	谷 气
发病特点	属脏病	属腑病	属气病
证候特征	疼痛与痞块终不移	疼痛与痞块发作(出现)有时,且辗转移动	胁下痛,按之则愈,易复发

积病病位诊断表

积病主脉：脉来细而附骨	
积病主脉显现部位	积病部位推测
寸口	积在胸中
微出寸口	积在喉中
关上	积在脐旁
上关上	积在心下
微下关	积在少腹
尺中	积在气冲
左脉	积在左侧
右脉	积在右侧
双手脉	积在中央

（张　琦）

参 考 文 献

[1] 叶天士. 临证指南医案. 上海：上海人民出版社, 1959：600-601

[2] 何若萍. 浅谈旋覆花汤的临床应用. 浙江中医杂志, 1989（5）：222-223

[3] 吴棹仙. 医案二则. 中医杂志, 1964（6）：29-30

[4] 金先融. 旋覆花汤加味治疗肝着. 浙江中医杂志, 1983（10）：445

[5] 印会河. 对《金匮》"二着"新的认识. 新中医, 1986（11）：54

[6] 方元义. 浅淡肝着证治. 江西中医药, 1986（1）：30-33

[7] 韩以季. 旋覆花汤治疗带状疱疹后遗顽固性肋间神经痛26例. 河北中医, 2007, 29（1）：40

[8] 马大正. 经方治疗流产后胎物残留和恶露不绝验案. 上海中医药杂志, 2007, 41（4）：50

[9] 盛燮荪. 旋覆花接触过敏. 浙江中医学院学报, 1980（2）：55

[10] 江苏新医学院. 中药大辞典. 上海：上海人民出版社, 1977：2218

[11] 李培生. 谈阳盛为狂, 阳虚亦为狂. 湖北中医杂志, 1986（6）：2-4

[12] 尚良翠.《金匮》阴气衰者为癫阳气衰者为狂理论指导狂证治疗临床运用举隅. 甘肃中医学院学报, 1993（1）：29

[13] 宋素青. 麻子仁丸加减治疗习惯性便秘32例. 新中医, 2003, 35（7）：56

[14] 李文瑞. 金匮要略汤证论治. 北京：中国科学技术出版社, 1993：367

[15] 王胜文, 李德波, 李改非. 麻子仁汤（丸）防治肛肠病术后并发症327例. 国医论坛, 1994（1）：21

[16] 黎同明, 等. 麻子仁丸治疗2型糖尿病便秘40例. 陕西中医, 2005, 26（12）：1357-1358

[17] 周锦友. 脾约症治验一例. 湖南中医学院学报, 1983（2）：41

[18] 吴小波. 麻仁丸治疗尿频症. 上海中医杂志, 1985（2）：36

[19] 袁惠民. 经方运用三则. 国医论坛, 1988（4）：19

[20] 李昊霖, 张万光, 王迪. 麻子仁丸对糖尿病大鼠影响的实验研究. 吉林中医药, 2007, 27（7）：60

[21] 番在幸, 何开仁. 加味甘姜苓术汤治疗寒湿腰痛48例. 云南中医中药杂志, 2007, 28（9）：23

[22] 张家亭. 甘草干姜茯苓白术汤加味治疗男性不育症. 中外医疗, 2009（32）：98

［23］李俊英，高喜源．肾着汤缓解腰椎间盘脱出疼痛 60 例．现代中西医结合杂志，2010，19（4）：458

［24］翟海定．甘姜苓术汤治疗半身出汗．陕西中医，1984（3）：26

［25］王海江．肾着汤加味治疗阳痿症 26 例观察．河北中医，1990（1）：32

［26］王海江．肾着汤加味治疗闭塞性静脉炎 9 例．河北中医，1990（6）：31

［27］徐玲，夏阳．加味甘姜苓术汤配合中药灌肠治疗慢性盆腔疼痛症的临床观察．天津中医药大学学报，2009，28（1）：39

［28］张恩勤．经方研究．济南：黄河出版社，1989：249

第十二章

痰饮咳嗽病脉证并治

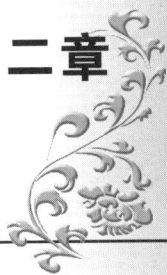

本章原文为《金匮》第十二篇，篇名虽冠以痰饮咳嗽之名，实则专门论述痰饮病，咳嗽只是作为痰饮病的常见症状而被提及。痰饮二字并用作为病名，始见于《金匮要略》。早在《金匮要略》之前，痰饮二字多分开使用，如《内经》中即无"痰"字，但有"饮"名，如"溢饮"、"水饮"、"积饮"等。《神农本草经》有巴豆"破……留饮痰癖"之载。其后，《脉经·卷八》、《千金翼方·卷十九》则有"淡饮"之称。至后世所称痰饮，则一般以较稠浊的为痰，清稀的为饮。考"淡"（dàn旦），《集韵·谈韵》云"水貌。或作澹"。而"澹"（dàn淡），《说文解字·水部》解作"水摇也"，《玉篇·水部》释为"水动貌"。由此可见，《金匮要略》中的"痰饮"与《脉经》、《千金翼方》中的"淡饮"异名而实同，是指人体的津液代谢失常，水液流走停蓄于体内某一局部所导致的一种疾病。而与后世称的"痰饮"则有些不同，《金匮要略》中"痰饮"是重在论饮，后世的"痰饮"则痰、饮并重。

本章痰饮病根据水液流走停蓄的部位不同，可分为痰饮（水饮走胃肠）、悬饮（水饮流胁下）、溢饮（水饮归四肢）、支饮（水饮聚胸膈）四证。显然前一个"痰饮"是指病名，概括了四饮；后一个"痰饮"是证名，专指水饮走于胃肠的病变。二者宜加以区别。此外，本章还根据水饮病邪的轻重、停蓄的长短、病位的深浅，而有"留饮"、"伏饮"、"微饮"之称。留饮是指水饮久留而不去者，伏饮是指水饮深伏而难除者，微饮是指水饮之轻微者。若从水饮流走停蓄的部位辨证，则三者实可隶属于四饮之中。

本章提出痰饮病的形成，主要与脾虚不运有关。其常见的症状有呕、咳、喘、满、痛、肿、悸、眩等。"温药和之"为痰饮病的治疗大法。

【原文】 問曰：夫飲有四，何謂也？師曰：有痰飲[①]，有懸飲[②]，有溢飲[③]，有支飲[④]。（1）

問曰：四飲何以為異？師曰：其人素盛今瘦[⑤]，水走腸間，瀝瀝有聲[⑥]，謂之痰飲；飲後水流在脅下，咳唾引痛[⑦]，謂之懸飲；飲水流行，歸於四肢，當汗出而不汗出，身體疼重，謂之溢飲；咳逆倚息[⑧]，短氣不得臥，其形如腫[⑨]，謂之支飲。（2）

【词语注解】 ①痰饮：此为证名。痰，古通淡。清·朱骏声《说文通训定声·谦部》："阮孝绪《文字集略》：'淡，胸中液也'。《方言》謇师注：'淡字又作痰也'。"淡（dàn旦），此通澹。《集韵·谈韵》："水貌。或作澹"。澹（dàn），《说文解字》云："水摇也"。此名痰饮，是形容水饮在胃肠间澹荡流走之状。

②悬饮：证名。悬，《说文解字》："系也"。因为本证之水饮既不在胃中，又不走肠间

或膀胱，停于胁下，悬结不散，故名悬饮。

③溢饮：证名。溢，《说文解字》："器满也"，《尔雅·释诂》："盈也"，意为水满而外流。溢饮，即形容水饮外溢肢体的病变。

④支饮：证名。支，支撑之意。水饮停聚胸膈之间，如有物支撑于此，故称支饮。

⑤素盛今瘦：指痰饮病人在未病之前，形体肥胖，患病之今天，形体消瘦。

⑥沥沥有声：沥沥，象声词。形容水饮在肠间流动时所发出的声音。

⑦咳唾引痛：咳嗽时牵引胁下疼痛

⑧咳逆倚息：咳嗽气逆，无法平卧，须倚床呼吸。

⑨其形如肿：有两种解释。一指外形浮肿，为气逆水溢之象。一指形如肿而实非真肿，为气逆外浮之征。

【经义阐释】 第一条首论痰饮病分为四饮，第二条次论四饮的病机与主症。痰饮病是津液代谢失常而导致的一种疾病，仲景根据水饮流走停聚于不同的部位，分别冠以痰饮、悬饮、溢饮、支饮之名，进行辨证施治。下面就分别阐析之。

痰饮："其人素盛今瘦"，寓示其源在脾虚不运，以致水谷不能化生精微充养形体，反停聚成为水饮。饮邪流走停蓄于肠中，与气相争，则"沥沥有声"。故形体消瘦、肠中沥沥有声是痰饮的主症，其病位主要在脾胃、肠间。

悬饮：为"饮后水流在胁下"所致，主要累及肝肺。因胁下为肝之居所，肝经的支脉贯膈且上注于肺，今水饮流注于胁下，并循支脉上逆犯肺，致肝气不升，肺气不降，所以"咳唾引痛"便成为其主症。

溢饮：因"饮水流行，归于四肢"所引起，主要责之于脾肺。因脾主四肢，肺主皮毛，脾气失运，方能饮溢四肢；肺失宣降，腠理开阖失司，故"当汗出而不汗出"，使外溢之水饮不能从汗孔而出，反阻遏卫阳，致"身体疼重"。

支饮：病变主要在胸膈与心肺。由于饮聚胸膈，凌心射肺，致肺气不降，心阳被遏，所以咳嗽气逆，短气不能平卧，须倚床呼吸。肺为水之上源，气逆水不降而外溢，故"其形如肿"。

以上痰饮病四证，不仅饮停部位不同，病变脏腑有别，而且还有病情久暂与虚实之分。其中悬饮、溢饮病势较急骤，以邪实为主，但悬饮在里，病较深重，溢饮主外，病较轻浅。痰饮、支饮则病程较久，虚实错杂。其中痰饮病情稍轻，支饮尤重。而且二者变化多端，故不可拘泥于第二条所述主症。

【文献选录】 徐彬：饮非痰，乃实有形之水也，其所因不同，所居不同，故有悬、溢、支之分。悬者，如物空悬，悬于膈上而不下也；溢者，如水旁渍满盈，而偏溢肢体也；支者，如果在枝，偏旁而不正中也，所以《伤寒论》有支结之条。痰饮者，亦即饮与涎相杂，久留不去者，其间或凝或不凝，凝者为痰，不凝者为饮也。（《论注》）

赵以德：水性走下，而高原之水流入于川，川入于海，塞其川则洪水泛溢。而人之饮水亦若是。《内经》曰：饮入于胃，游溢精气，上输于脾，脾气散精，上归于肺，通调水道，下输膀胱，水精四布，五经并行。今所饮之水，或因脾土壅塞而不行，或因肺气涩滞而不通，以致流溢，随处停积。水走肠间者，大肠属金，主气；小肠属火。水与火气相搏，气火皆动，故水入不得，流走肠间，沥沥有声，是名痰饮。然肠胃与肌肤为合，素受水谷之气，长养而肥盛，今为水所病，故肌肉消瘦也。水入胁下者，属足少阳经，少阳经脉从缺盆下胸中，循胁里，过季胁之部分。其经多气，属相火，今为水所积，其气不利，从火上逆胸中，遂为咳唾，吊引胁下痛，是名悬饮。水泛溢于表，表，阳也；流入四肢者，四肢为诸阳之本，十二经脉之所起。水至其处，若不胜其表之阳，则水散当为汗出。今不汗，是阳不胜水，反被阻碍经脉、荣卫之行，故身体疼重，是名溢饮。水流入肠间，宗气不利，阳不得升，阴不得降，呼吸之息，与水迎逆于其间，遂作咳逆倚息、短气不得卧；荣卫皆不利，故形如肿也。是名支饮。（《二注》）

高学山：盛，指肉胜而言，看今瘦自见。凡阳衰者肉胜，素盛，则阳衰可知。今瘦，则并肠胃中之阴液亦虚，故内削而瘦也。阳衰则不能运饮，阴虚则借资于外水而留恋之。夫水走肠间而不下渗，故沥沥有声，而所谓痰饮者如此。四句当着眼肠间两字。饮后，犹言痰饮之后，非指饮汤饮水也。痰饮不行，后必由肠而浸淫于胃，由胃而横鼓于胁。盖下衬则上浮，中满则旁注，以胃络通于胁，故水流肠胃之外而在胁下。胁下为少阳、厥阴之部，肝胆善逆，故咳唾；胁络得水而作胀，故咳唾则振而引痛也。夫胁下之水无去路，如悬阁之象，故谓之悬饮者如此。四句当着眼胁下两字。饮水与饮后同义，言悬饮之水，久而不去，则从经络而流于四肢。夫经络之水，阳气运动，可从汗解。今阳虚而当汗不汗，于是身体中，水热则疼，水坠则重，而谓之溢饮者如此。五句当着眼四肢两字。若夫咳而气逆，但可坐倚而息，且水饮屯心下，抬高膈气，以致吸不能入而短气，所以不得卧倒。又水浮则气迫而鼓于外，故其形如肿，而所谓支饮者又如此。五句当着眼在倚息短气四字。是则饮虽四名，理同一辙，先由痰饮悬饮，终归溢饮支饮。而四者之传变，亦视其胸胁经络之虚实，以为偏全迟速耳。（《高注》）

按：徐彬分析四饮名称之由来颇精。赵注、高注皆详于阐述四饮的病机，但赵注重在论邪实，高注则虚实兼及。似以高注意尤长。

【原文】 水①在心，心下坚筑②，短氣，惡水不欲飲。（3）

【词语注解】 ①水：此指水饮邪气。

②心下坚筑：心下，此相当于胃脘部位。坚，坚实凝结之意。筑，《说文解字》云"擣也"，而擣，《说文解字》曰："手椎也"。此引申为动悸不宁。心下坚筑，即胃脘部位坚实凝结，动悸不宁。

【经义阐释】 此条及以下四条皆论述水饮波及五脏而出现的证候，正如徐彬所言"脏中非真能蓄有形之水，不过饮气侵之"。本条是论水饮侵凌于心所出现的证候。饮凝心下，抑遏心阳，所以心下坚实凝结、动悸不宁。水饮停聚心下，阻碍气机升降，故短气。饮停胃中，胃阳被郁，故厌恶水而不欲饮。

对于本证所涉及的脏腑，注家略有分歧。有谓波及心者，如李彣；有谓波及胃者，如陆渊雷；有谓波及胃与心肺者，如高学山。结合本条所述证候，似以高说较为全面。

【文献选录】 喻昌：缘水攻于外，火衰故水益坚；火郁于内，气收故筑动短气；火与水为仇，故恶而不饮也。（《医门法律》）

徐彬：前辨四饮，现证既已划然，但人之五脏，或有偏虚，虚则病邪乘之，故皆曰在，自当随证分别为治，不得胶柱也。心主火，水逼之，故气收而筑，如相攻然，坚者凝阴之象，短气，心气抑而宗气弱，则呼气自短也。恶水不欲饮，水本为火仇，水多则恶增益矣。（《论注》）

高学山：此合下文二条，俱是详言支饮，盖支饮屯积心下，故其水气得以上射心肺，而成水在心肺之症也。心下者，心之下，胃脘及脘外之总名。饮积于脘中，故坚硬如筑。

吸气不能下引，故短也。但下条为水在胃脘之外，系悬饮之所传变，饮久化热而烫于外，故欲饮水。此条为水在胃脘之中，系痰饮之所抬高，水饮内顶，故恶水不欲饮也。（《高注》）

按： 对于本证的病机，喻昌认为是饮盛火衰，徐彬亦言虚实夹杂，高注则强调饮积心下，各有侧重。高注犹言此证属于支饮，可供参考。

【原文】 水在肺，吐涎沫，欲飲水。（4）

【经义阐释】 此条论述水饮波及于肺的证候。水饮上逆射肺，肺气被郁遏，气不布津，则水津聚为涎沫，随饮气上逆，故吐涎沫。其中连绵不断者属涎，轻浮而白者为沫。气不布津，津不上承，又兼吐多津去，故欲饮水。

对于"吐涎沫"的病机，注家皆认为是水遏气郁液聚。但对这一症状的理解则略有分歧，多数注家随文释义，认为是"吐"涎沫。唯丹波元坚云："先兄曰：涎沫，即咳而吐痰也。"陶葆荪亦谓："咳而吐出涎沫"。从临床角度看，后说似较常见；但从仲景的写作特点看，则以前说较为接近。故二说均可参。此外，对于本条"欲饮水"的机理，亦有不同的认识。一是责之津伤，其中有谓气郁化热伤津的，如徐彬，但多数认为是吐多而耗津，如李彣、曹颖甫、黄树曾等；二是责之于津不布，如尤怡、朱光被等。二说都言之在理，故均可供参考。

【文献选录】 李彣：五液入脾为涎，水在肺而吐涎沫者，子能令母虚，脾不摄涎也。（土生金，肺为脾子）欲饮水者，涎沫去而津液亡也。（《广注》）

程林：连绵不断者曰涎。轻浮而白者曰沫。涎者，津液所化，沫者，水饮所内，酿于肺经则吐，吐多则津液亦干，故欲饮水。（《直解》）

尤怡：吐涎沫者，气不相激而水从气泛也；欲饮水者，水独聚肺，而诸经失溉也。（《心典》）

按： 李注认为本证涉及肺脾，有其道理；程注论涎与沫的区别，颇为明晰；尤注释"吐涎沫"的机理，抓住要点。

【原文】 水在脾，少氣身重。（5）

【经义阐释】 此条论述饮邪波及脾的证候。水饮困脾，脾失健运，精气不生，中气不足，所以少气倦怠。然此"少气者，气少不足以言，《内经》所谓言而微，终日乃复言者是也。与短气不同"（黄树曾）。脾主肌肉而恶湿，若脾被水饮浸渍，脾阳不运，遂觉身重。

对于本条的病机，多数注家认为是水饮困脾兼中气不足，属虚实夹杂；但尤怡、朱光被则强调水饮邪盛困脾。各有侧重，然而前者似乎更符合病情。

【文献选录】 徐彬：脾主肌肉，且恶湿，得水气则濡滞而重。脾精不运，则中气不足，而倦怠少气。《论注》

尤怡：脾为水困，故少气，水淫肌肉，故身重，土本制水，而水盛反能制土也。《心典》

高学山：此详言溢饮之症也。凡痰饮悬饮，其传变俱能病此，盖痰饮则内从胃络而外传于脾，悬饮则旁从胁络，而下传于脾，故皆能使水气在脾也。脾土之阳衰而至水气射之，则不能运布而溢于四肢者，势也。故曰此言溢饮之症。脾滞而精悍不升，故少气。脾

湿而水土沉坠，故身重也。少气是呼气少，短气是吸气短。《高注》

　　按：三注皆详析病机，但高注尚论及辨证，合而参之，始为全面。

【原文】 水在肝，胁下支满①，嚏而痛。（6）

　　【词语注解】 ①胁下支满：有二说：一指胁下犹物所梗，支撑胀满。一指不全满而偏满也。

　　【经义阐释】 此论水饮波及肝的证候。肝居胁下，其经脉布胁贯膈上注于肺。今饮邪侵于肝，致肝气不利，肝络失和，故胁下支撑胀满。水饮循肝的支脉上犯于肺，肺气上逆，故嚏。饮邪流注肝肺的经脉，饮气相激，故喷嚏时牵引胁下疼痛。

　　对于本证"胁下支满"产生的机理，注家见解基本相同。而对"嚏"的产生则有不同的看法，有的责之于肝，如程林；有的责之于少阳胆，如赵以德；有的责之于肝肺，如尤怡。若结合本章第二条的内容，似以尤氏的观点较为全面。

　　【文献选录】 尤怡：肝脉布胁肋，水在肝，故胁下支满，支满犹偏满也。（《心典》）

　　黄树曾：水在肝，谓饮注于肝之部位。肝脉布胁肋，饮注于肝，故胁下支满。直溢曰满。支满者，水饮上溢而满，有似木支上发也。嚏，喷嚏也；痛，指胁下痛而言。肝脉上注于肺，故嚏而牵引胁下痛。（《释义》）

　　陆渊雷：胁下为肝经之部位，故胁下支满为水在肝，察其证，盖是胸膈积液，实非肝脏积水之谓。嚏而痛与"咳唾引痛"同意，盖亦悬饮之类证，而十枣汤所主也。（《今释》）

　　按：尤注详于阐析病机，黄注机理论述症状较为具体，陆注结合临床侧重于辨证与论治。

【原文】 水在肾，心下悸。（7）

　　【经义阐释】 本条论水饮犯肾的证候。肾本主水，赖肾阳以化气行水，今水饮犯肾，阴盛阳虚，气化失职，水饮无制，遂上凌于心，心阳被遏，故"心下悸"。对于本条"心下悸"一症，多数注家并无异义，唯《金鉴》云："心下悸"之'心'字，当是'脐'字，必传写之讹。从病机的角度看，此说确有道理，但是从文字学的角度看，依据犹嫌不足。

　　【文献选录】 徐彬：肾在下，然心肾本交通，心本先虚，痰饮客之，病气干肾，则为水在肾，而凌心为悸。（《论注》）

　　朱光被：肾本水脏，饮邪干之，则水势益横，必上凌于心，心畏水乘，故悸也。按此与水气篇论列五脏之水不同。彼处因脏真亏损，以治水肿，此条因饮邪所感，伤及脏气，则但当治饮，而脏自调耳。仲景所以详释之者，以见饮邪之为患，于诸脏若此，欲人循经施治，有条不紊也。（《正义》）

　　高学山：悸是水悸。与虚悸之跳摆嘈杂不同。水悸者，神境中戚戚然如有不测之患，又时时惕焉自警者是也。盖心肾同主手足之少阴。而其气当相通于窈冥，肾中伏水，而心君恍惚，譬之黄河未决，而洛城中之神机暗烛，未免形诸筋惕肉瞤间也。（《高注》）

　　按：徐注释病机为主，朱注比较五脏水与水在五脏颇有启迪，高注鉴别水悸与虚悸，要言不烦。

【原文】 夫心下有留饮，其人背寒冷如手大。（8）

　　【经义阐释】 此论水饮留于心下的症状。背属阳，为胸中之府，亦是脏腑腧穴所在之处，诸阳皆受气于胸中，而转行于背。留饮，意指水饮久留而不去者。饮为阴寒之邪，易阻遏阳气。今水饮久留心下而不去，必阻碍胸中的阳气通达于背，饮邪还可乘机流注于腧穴，故背寒冷仅见如掌大的范围，不像外感风寒表现为整个背部都觉寒冷。

对于本条的"心下"究指何处，历代注家有不同的认识。有的未详指，有的则有所指，如赵以德、高学山指在"心"，陈念祖、唐宗海言在"胸中"或"胸膈"，陆渊雷、黄树曾谓在"胃"。诸见各有其理，但根据《金匮要略》中"心下"常指部位，以及本证的病机，此"心下"似包括胃与胸膈。

从临床实际看，久患痰饮病的常见"背寒冷如手大"，曹颖甫认为属小青龙汤证。临证宜根据病情辨证施治，如《医学六要》用指迷茯苓丸治"背恶寒，冷如冰"；王隐君用滚痰丸疗"有脊上一条如线之寒起证"；今人用苓桂术甘汤治"常患咳嗽，吐痰沫"及"背心怕冷"者。此外，尚可在背中敷贴辛热化饮药配合治疗。

【文献选录】 徐彬：留饮者原在往来之道，可去而暂留，乃痰饮之不甚者，非若支饮之偏而不易去者也。故四饮中，不列留饮而必另言之，以示别也。观曰心下，曰胸中，则与痰饮为类可知矣。背寒冷如掌大，此其饮之近背者，妨督脉上升之阳而为背寒，然饮气有限，故仅如掌大也。(《论注》)

程林：诸阳受气于胸中，而转行于背。心下有留饮，则阳气抑遏而不行，故背寒冷如手大者，言其不尽寒也。(《直解》)

高学山：自此合下文八、九、十共四条，言除却溢饮之外（溢饮不愈则死，无久留之候），其余三饮久而未去者，俱名留饮，此条言支饮之久留者也。心系附背，心下留支饮，则水寒之气从系托于背，故其背当寒冷如手大。内外形气所必应之道也。《高注》

按： 徐彬认为留饮是水饮暂留某处，属痰饮中不甚者。高注则认为留饮是痰饮病中（除溢饮外）之久留者。综观全章内容，似以高注意长。程注阐释本证的病机颇为精当。

【原文】 留飲者，脅下痛引缺盆，咳嗽則輒已。一作轉甚。(9)

【经义阐释】 此论留饮在胁下的证候。胁下为肝胆所过之处，缺盆则为胆经所过之处。肝胆互为表里，其经脉相互络属，而肝的支脉还上注于肺。水饮留于胁下不去，不仅妨碍肝肺气机的升降，还会影响胆经的气机不利，所以出现"胁下痛引缺盆"。本条原文"咳嗽则辄已"一句，历来是注家分歧的焦点，归纳起来，主要有以下三种。一是将"辄已"解为痛暂止，如徐彬、赵以德、尤怡、朱光被、陶葆荪等。其理由是痛因气郁，"咳嗽则气攻冲其所结者，通而痛辄已"（赵以德），或"饮被气击而欲移"（尤怡）。二是将"辄已"释做咳而中止，曹颖甫持此说。其原因是"咳嗽则痛不可忍，故欲咳而辄已"。三是根据《脉经·卷八》的"转盛"、《备急千金要方·卷第十八》的"转甚"，将"辄已"径改为"转甚"，如程林、李彣、黄元御、吴谦等。其依据是"咳嗽则经脉振动，是以痛甚"（黄元御）。以上诸说皆言之有理有据，而且验之于临床，上述几种情况亦都存在。如陶葆荪云："从临床上见胁下痛因咳嗽而转甚的，当然有之；反过来说，胁下痛因咳嗽抽松了留饮后，留饮移，积气泄，其闭暂通而痛大减的，何尝没有"。(《易解》)故以上诸家之见解宜并存之。

【文献选录】 徐彬：留饮不必尽痛，然胁下为肝胆之府，少阳脉由缺盆过季胁，饮近于胁，邪袭肝，侵少阳，故胁下痛引缺盆，然痛属气郁，咳嗽则少舒，故暂已。(《论注》)

程林：缺盆者，五藏六府之道。故饮留于胁下，而痛上引缺盆，引缺盆则咳嗽，咳嗽

则痛引胁下而转甚，此属悬饮。转甚，一本作辄已。未有咳嗽而胁下痛引缺盆辄愈也。（《直解》）

黄树曾：内有留饮，肝肺不和，故胁下痛引缺盆，咳嗽则辄已也。缺盆，穴名，在颈与胸交界处。辄已，谓痛之部位移动或竟不痛也。咳嗽时饮被气击，故痛之部位移易也。（《释义》）

按：徐注谓本证病在肝胆，黄注言本证病涉肝肺。实宜合参，方为全面。程注认为本证属悬饮，甚当。

【原文】　胸中有留飲，其人短氣而渴；四肢歷節痛。脉沈者，有留飲。（10）

【经义阐释】　此论饮留胸中及四肢的证候，并指出留饮的主脉。胸中为心肺之府，若饮留胸中，必阻遏心阳，妨碍肺气的宣降，使气不布津，故"短气而渴"。然此虽渴却必不多饮，因其并无津伤。饮为津液所聚，与湿相类，若进而留注于四肢关节，痹阻阳气，则可见四肢历节痛。总之，无论饮留心下还是胁下，在胸中抑或四肢历节，都属阴邪为患，久留不去，必然导致阳气闭郁，出现沉脉。

历代注家对本条的分歧主要在于"四肢历节痛"产生的原因及其该症与"短气而渴"的关系。一种看法是将二症分别看待，如徐彬、程林、陶葆荪等。徐彬认为四肢历节痛是因"寒邪从表入也"，程林认为是饮流关节所致。陶葆荪则主张将"四肢历节痛，脉沉者有留饮"与"胸中有留饮，其人短气而渴"分开，当另列一条。另一种看法是将"短气而渴"与"四肢历节痛"二症联系起来，如沈明宗、黄元御、朱光被、曹颖甫等。黄元御认为"此饮自胸膈而流四肢，所谓溢饮也。"曹颖甫也持此观点。沈明宗则认为此是"支饮甚者为溢饮也。"以上见解都各有一定的道理，然而根据上下文义，"四肢历节痛"宜与"短气而渴"结合来看，皆属留饮为患，并非外邪所致。由此说明，四饮并非截然无关，有时也可相兼出现。

【文献选录】　李彣：胸中留饮，病在肺虚不能通调水道，分布津液，故短气而渴也。四肢历节痛，《经》云"湿流关节"也。首节"饮水流行，归于四肢，身体疼重"为溢饮，此其是也。（《广注》）

尤怡：气为饮滞，故短；饮结者津液不周，故渴。四肢历节痛，为风寒湿在关节。若脉不浮而沉，而又短气而渴，则知是留饮为病，而非外入之邪矣。（《心典》）

曹颖甫：胸膈阳微，不能作汗，则水留膈上，阻塞肺脏出纳之气，因病短气；水在胸中，津液不得上承，故渴，（必喜热饮）；水不循三焦故道下行，乃流溢四肢而历节痛。此为当发汗之溢饮证，于麻黄加术为宜。水寒不得阳热之化，则其脉沉弦，故曰脉沉者有留饮。若脉不见沉而浮，则犹为风湿证耳。（《发微》）

按：对于本条的"胸中留饮"，李彣认为与肺虚有关，曹颖甫认为是因胸膈阳虚，而尤怡则重在论饮，其实，三者宜合参始为全面。而曹注中有关"四肢历节痛"的辨证与方治，均可供临床时参考。

【原文】　膈上病痰，滿喘咳吐，發則寒熱，背痛腰疼，目泣自出，其人振振身瞤劇[①]，必有伏飲。（11）

【词语注解】 ①振振身瞤剧：振振，指动摇。瞤，颤抖。意指病人身体颤抖动摇很厉害，不能自主。

【经义阐释】 此论痰饮伏于膈上，外感表邪引发咳喘的证候。膈上，实包括胸膈，为心肺所居之处。如果胸阳不振，津液失于宣布通调，则可聚而成为饮邪。胸阳不足，正不胜邪，饮邪便可潜伏于膈上。在外邪引发下，伏饮因外邪引发而动，致心阳受阻，肺气不降，常突然出现胸满、气喘，咳吐痰涎等症。故气喘发作，常并见"恶寒发热，背痛腰疼"的表证。喘甚时，眼泪都可喘出，胸闷气憋，张口抬肩，身体上身抽动，为喘发甚时之体征。此显然病有宿根，膈上必病有伏饮所致。足太阳经起于目内眦，肺外合皮毛，外邪引动内饮喘发，肺气逆，饮随经气逆，故发则目泣自出；饮邪深伏被外邪引动，胸中气机被饮邪所阻，肺气不得畅达，欲引气努力呼吸，故身体颤抖动摇得厉害，不能自主。可见，伏饮是指饮邪"伏藏深久，发作有时之证"（朱光被），并寓"伏而不出"（吴谦），难于攻除之意。

对于"满喘咳吐"一症产生的病机，注家一致认为是膈上素有痰饮病邪。但对本证发作的原因则见解不一，一种观点认为是被某种因素引发，如吴谦认为是气候变化或外感所发，朱光被、陈念祖、曹颖甫等亦皆认为是外邪引发；徐彬则提出是因吐而发；另一种看法则以为并无其他原因，唯有痰饮作祟而已，如李彣、尤怡、黄元御、高学山等。以上诸家都言各有理，然而结合临床实际来看，则以吴、朱、陈、曹的看法更为贴切。

此外，对"其人振振身瞤剧"产生的病机亦有些分歧，有的强调"阳虚气弱"，如曹颖甫；有的重在饮邪所为，如尤怡。根据本证的病机，旁参《伤寒论》第 67 条苓桂术甘汤证及第 82 条真武汤证的类似证候，尤、曹二说宜合参，方为全面。

至于本证的辨证与治疗，有谓支饮者（徐彬、陆渊雷），有指"吼哮病"（吴谦）、"哮喘病"者（陈念祖）。徐彬、陈念祖均主张"表里并治，如小青龙及木防己汤去石膏加芒硝茯苓之类"；高学山则提出可用苓桂术甘汤去伏饮，肾气丸补肾阳以防饮邪再伏；曹颖甫建议可选真武汤加五味、干姜、细辛。上述诸家之言均可供临证时参考。

【文献选录】 徐彬：膈有留饮，湿聚则为痰为满，射肺则为喘为咳，此其常也。乃有不时吐，发即为寒热背痛腰疼，目泣自出，其人振振身瞤剧者，盖谓因吐则诸病俱发也。寒热背痛腰疼，俱太阳表证，目泣者，风气与阳明俱入，人瘦则外泄而寒，则为寒中而泣出也；振振身瞤剧者，荣气为痰所虚，表里俱不足，身体不能自主而瞤，瞤者，肉动也；剧者，变证零杂也。然必待吐乃发，则知不吐即不发，有伏而为病根者矣。故曰必有伏饮，谓初亦痰满喘咳，支饮无异，唯不即发，知其所处稍僻，故为伏也。（《论注》）

赵以德：膈上，表分也，病痰满喘咳，乃在表之三阳，皆郁而不伸，极则化火，冲动膈上之痰吐发。然膈间之伏饮则留而不出，因其不出，则三阳之气虽动，尚被伏饮所抑，足太阳经屈而不伸，乃作寒热，腰背疼痛。其经上至目内眦，故目泣自出。足少阳经气属风火之化，被抑不散，并于阳明，屈在肌肉之分，故振振身瞤而剧也。是条首以痰言，末以饮言，二者有阴阳水火之分：痰从火而上，熬成其浊，故名曰痰；饮由水湿留积不散而清，故名曰饮。亦是五行水清火浊之义。（《二注》）

尤怡：伏饮亦即痰饮之伏而不觉者，发则始见也。身热、背痛、腰疼，有似外感，而兼见满、咳唾，则是《活人》所谓痰之为病能令人憎寒发热，状类伤寒者也。目泣自出，振振身瞤动者，饮发而上逼液道，外攻经隧也。（《心典》）

按： 徐彬认为本条是言伏饮未发时与发作后的证候，赵注则认为本条是论痰与饮二证的区别，尤注认为伏饮未发时尚不觉，发作后方有外证。诸说见仁见智，可供参考。

【原文】　夫病人飲水多，必暴喘滿。凡食少飲多，水停心下。甚者則悸，微者短氣。

脉雙弦①者寒也，皆大下後善虛。脉偏弦②者飲也。（12）

【词语注解】　①双弦：指左右两手脉俱弦。

②偏弦：指一手（或左或右）脉独弦。

【经义阐释】　此论痰饮病的成因及脉症。从"病人饮水多，必暴喘满。凡食少饮多，水停心下"两句可知，痰饮病的成因与饮水过多、脾胃虚弱有关，其中尤以后者为发病与否的关键，属主因，前者仅为诱因。《素问·经脉别论》云："饮入于胃，游溢精气，上输于脾，脾气散精……"，表明饮入之水主要依赖脾胃的转输。若饮水过多，脾胃一时转输不及，水津停聚，妨碍胸膈之气的升降，便可出现"暴喘满"。如果脾胃不虚者，终究会将饮入之水转输至各处，届时喘满必消。但是，"食少饮多"者则不然。"食少"寓示脾胃素虚而不能健运，复又"饮多"，则脾胃更无力转输，以致造成"水停心下"。若水饮病邪轻微，仅妨碍气机的升降，就会短气；若水饮内盛，上凌于心，则悸动不适。

痰饮病与里虚寒证均可出现弦脉，但二者的机理与表现皆有所别。由于大下之后里虚寒者，属于全身阳虚，故两手脉都弦，而且必然弦而无力。痰饮病是水饮阴邪偏注于某一局部，为邪实，故出现单手脉弦，且多弦而有力。

对于本条的精神，注家有两种看法，一种认为本条是论述水饮犯及肺（或胸膈）与心下的证候，如李彣、程林、尤怡、黄元御等；一种则认为本条"为病痰饮者推原所从来"，如曹颖甫、黄树曾。其实，本条寓示了上述两方面的精神，故宜合参。

此外，"脉偏弦者饮也"并非指弦脉是痰饮病唯一的脉象，这从本章以后的原文可以看出。本条在"食少"的后面，又列出弦脉，并与里虚寒证对举，实则是突出痰饮病正虚邪实的病机特点。无怪乎有的注家提出此"偏弦者饮也"当是悬饮之脉，如李彣、高学山等。所以黄树曾"读此节可知凡治病须望闻问切四诊合参，不可率断"之语极是。

【文献选录】　徐彬：饮水多二条，乃悬饮之类而不成悬饮者，盖非停蓄在胁引痛，则不可谓悬耳。然病人饮水多，必喘满，水逆也。暴者势骤，在欲悬未悬之界也。至食少饮多而为悸，为短气，则真痰饮之渐矣。故曰凡则知中气不强，气壅作渴之人，概须防此，欲人知饮所由来，非专液聚为涎，实有外入之水，但多则凌心故悸，水为火仇也。微则短气，心气为阳，水为阴，阳为阴所抑也。双弦者，两手皆弦，寒则卫气结也。然以上虽为饮为寒，非元气虚不至此，故又注其因曰：皆大下后土虚。若偏弦则饮无疑，以关前皆主中气，而有弦有不弦，明是饮偏而脉亦偏耳。

又有一手两条脉，亦曰双弦。此乃元气不壮之人，往往多见此脉，亦属虚边。愚概温补中气，兼化痰，应手而愈。（《论注》）

尤怡：饮水过多，水溢入肺者，则为喘满。水停心下者，甚则水气凌心而悸，微则气被饮抑而短气。双弦者，两手皆弦，寒气周体也。偏弦者，一手独弦，饮气偏注也。（《心典》）

朱光被：此明饮邪有实有虚，而所致异途，脉亦迥殊也。饮水多二句，是言饮之骤致者，若溢饮之类是也。食少饮多四句，是言饮之积渐者。为悸，为短气，据症则痰饮有之，而悬饮亦有之。溯其病根，由于食少饮多，食少则中必虚，饮多则邪必实，中虚宜温,邪实宜攻。此痰饮、悬饮主治霄壤也,是惟凭之于脉,如两手皆见弦脉。夫弦则为减,当以正气虚寒论治。设一手独弦,明是病气有偏着。偏着者为实邪,则又当以攻邪论治矣。皆大下后虚五字,疑属衍文。(《正义》)

按: 徐彬强调痰饮病以中虚为本,尤怡则突出邪实,朱光被认为痰饮病有虚有实,三家合参,始得仲景原文的真谛。

【原文】 肺飲①不弦,但苦喘短氣。(13)

【词语注解】 ①肺饮:是指水饮犯肺的证候,属于支饮之类。

【经义阐释】 本条论水饮犯肺的证候。肺主呼吸,若水饮犯肺,必阻碍肺气的宣发肃降,导致呼吸不利,其气上逆,故苦于气喘短气,但此时可以不出现弦脉。

对于"肺饮不弦"的意义,历代注家见解不一。一种是从病位来解释,如徐彬认为"肺与脉道远",故肺饮仅见"肺之形病,不妨脉,故不弦"。李彣则认为"弦为肝脉,故肺饮不弦"。曹颖甫却认为"肺饮在上而不在下,故不弦"。另一种是从病情轻重来解释的,如赵以德言"水积则弦,未积则不弦";陈念祖亦谓本证为"饮之未甚者";但魏荔彤则以为"弦脉为病尚浅,不弦则必见沉紧而为病至深"。以上诸见似乎都有一定的道理。然而,仲景将此条置于"脉偏弦者饮也"之后,"支饮……其脉平也"之前,其深意实在说明痰饮病并非都见弦脉,不独肺饮如此。

【文献选录】 李彣:弦为肝脉,故肺饮不弦。苦喘短气,肺邪迫塞也。首节云咳逆倚息短气为支饮是也。(《广注》)

尤怡:肺饮,饮之在肺者。五脏独有肺饮,以其虚而能受也。肺主气而司呼吸,若喘短气,肺病已着,脉虽不弦,可以知其有饮矣。(《心典》)

高学山:肺饮者,支饮之上浮胸膈,而肺已受伤者是。弦为气削之脉,水饮屯胸膈,则其气不得下展,而自聚于饮上,故气削之弦脉不见也。喘与短气,详已见。言饮脉弦,而肺饮独不可以不弦自误,但凭其外症为合。与胃有宿食而脉见滑者同义。(《高注》)

按: 李彣强调本证邪实迫肺,尤怡则谓本证虚而受邪,其实本证为虚实夹杂,故二说当合参。尤怡与《高注》都突出本条辨证的要点在症而非脉。

【原文】 支飲亦喘而不能臥,加短氣,其脉平也。(14)

【经义阐释】 续论支饮脉不弦的脉症。脉偏弦主痰饮病,但要结合整体脉症辨之方不为误。本条接上条,举支饮为例,说明痰饮病也有脉不弦者。支饮是饮邪停聚于胸膈,必然妨碍肺气的宣降,饮阻气逆,故也"喘而不能卧,加短气",此时可出现与其病证相符的脉象,而不是偏弦之脉。

本条的疑点在于"脉平"。对此"脉平",多数注家认为即是"脉不弦"之意,如徐彬、赵以德、李彣、尤怡、黄元御等。但就其出现的意义,注家则有不同的看法,大致有三种观点,一是表示病情尚不深重,如赵以德;二是通过示人常变,以突出脉症合参,如徐彬、朱光被;三是存疑,如尤怡、丹波元简。上述观点各有一定的道理,但综合前两条原文及本章其他涉及脉象的原文。似以第二种观点更有指导意义。

【文献选录】 徐彬:支饮属实邪而偏为喘,为不能卧,为短气,乃饮邪停膈,而阳明气逆,或不妨脉,而脉不弦,故曰平。恐人因脉不弦,而并疑喘与短气、不能卧三证,以为非饮也。饮脉本弦,故两举特异者言之。(《论注》)

尤怡：支饮上附于肺，即同肺饮，故亦喘而短气，其脉亦平而不必弦也。按，后第十四条云：咳家其脉弦，为有水。夫咳为肺病，而水即是饮。而其脉弦，此云肺饮不弦，支饮脉平，未详何谓。（《心典》）

朱光被：支饮邪结膈间，妨碍气分，亦必为喘，为不能卧，为短气，且脉亦不弦而平。平者，如后条所云沉紧或沉微之象，非果六脉调和也。仲景特两举之，欲人认证辨脉参互而施治也。（《正义》）

按：三家均责本证邪实内结，病在膈间、在肺，但徐彬尚涉及阳明。朱注谓平脉可如沉紧或沉微，而非六脉调和，颇有启迪。

【原文】 病痰飮者，當以溫藥和之。（15）

【经义阐释】 此论痰饮病的治疗大法。痰饮病多以阳虚不运为病之本。如前（12）条所云，脾阳不健，水津不化，失于转输，故聚而成饮。饮为有形的阴邪，"遇寒则聚，得温则行"（赵以德语）。可见，痰饮病邪的形成实源于阳虚不运、不化；既成之后，又易伤阳气；而痰饮病邪的消除，更有赖于阳气的温化。所以痰饮病当以温药调和为治疗大法。

"温药能发越阳气、开腠理、通水道"，（赵以德语），所谓发越阳气即令阳气振奋，以绝痰饮滋生之源，使饮邪得以温化；开腠理、通水道是开祛邪的通路，使饮邪从表从下而去。

然而虽当"温"，却并非专用补益，亦不可过于刚燥，专用补则妨邪，过于燥必伤正，故云"和之"。

对于本条法则适用的范围，注家有不同的看法。一是将此作为痰饮病的大法，如黄元御、高学山；一是认为此为四饮之一的痰饮证而设，如李彣、朱光被。二说虽都有其道理，但观本章所用温药有干姜、细辛、桂枝、白术、附子、生姜、半夏等，并不仅限于温中之品，故以黄、高之说意长。

总之，"温药和之"实乃痰饮病治本之法，但并非是痰饮病唯一的治法。故临床中尚应根据病情，采用治标之法，如行气消饮、开导逐饮、清解郁热等，学者当于本章的方药中求索之。

【文献选录】 魏荔彤：言和之，则不专事温补，即有行消之品，亦概其义例于温药之中，方谓之和之，而不可谓之补之益之也。盖痰饮之邪，因虚而成，而痰亦实物，必少有开导，总不出温药和之四字，其法尽矣。（《本义》）

朱光被：上文辨证辨脉，此下乃因证以立治法也。四饮中推痰饮为正气虚寒所致，故当以温药和之，谓温补其正，则邪自无容留之地也。（《正义》）

高学山：此总言用药之治例。病痰饮者，当合四饮而言，以诸饮俱由痰饮传变，故以痰饮统之耳。夫饮之由来，大概起于肾及脾肺之脏阳衰冷，成于三焦之腑化虚寒。温药和之，则阳回气化而饮自去矣。盖指后文苓桂术甘、肾气及大小青龙等剂也。（《高注》）

按：魏注对"和之"阐发尤精，朱注认为温补则邪自难容，高注对痰饮病与脾肺肾及三焦的关系论述颇透，均可供参考。

【原文】 心下有痰飮，胸脅支滿，目眩，苓桂术甘湯主之。（16）

苓桂术甘湯方：

茯苓四兩　桂枝三兩　白术三兩　甘草二兩

上四味，以水六升，煮取三升，分温三服，小便则利。

【经义阐释】　此论痰饮证饮停心下的证治。心下，此即相当于胃之所在，故"心下有痰饮"实为饮邪停于胃，属痰饮证。脾胃位居中焦。属气机升降之枢，饮停中焦，必然阻碍气机的升降，浊阴不降，气机不利，故胸胁支撑胀满，清阳不升，则目眩。本证总由饮停心下，气机升降失常所致。

对于本证的病位及辨证，历代注家有不同的意见。一是认为病在上焦、在心，属支饮证，如赵以德、徐彬、朱光被、曹颖甫等；二是认为病在中焦脾胃，属痰饮证，如李彣、尤怡、黄元御；三是认为病涉心下、胸、胁下，故其证包括除溢饮外的诸饮。三种观点都各有其理，但从仲景原文冠以"痰饮"来看，似以第二种看法更为妥当。

【方药评析】　本证既辨属痰饮证，总由脾胃阳虚，饮停心下而成。故宜温阳化饮，健脾利水，方用苓桂术甘汤。方中茯苓为主药，淡渗利水，通行水道，使水饮从小便而出；桂枝温通阳气，配白术可温运中阳，配茯苓可化气膀胱，使中阳振奋，助水饮从小便排出；白术苦温燥湿，与茯苓相合则健脾去湿；甘草健脾和中，调和诸药。全方温中有消，温而不燥，是为健脾温中治痰饮的代表方剂，也是"温药和之"的具体运用。

【文献选录】　徐彬：若心下有痰饮，心下非即胃也，乃胃之上，心之下，上焦所属，唯其气受寒湿，阴邪冲胸及胁而为支满，支者，占定不去，如痞状也。阴邪抑遏上升之阳，而目见玄色，故眩。苓桂术甘汤，正所谓温药也，桂、甘之温化气，术之温健脾，苓之平而走下，以消饮气，茯苓独多，任以为君也。（《论注》）

赵以德：心胞络脉循胁出胸下，《灵枢》曰：胞络，是动则胸胁支满。此痰饮积其处而为病也。目者，心之使，心有痰水，精不上注于目，故眩。《本草》：茯苓能治痰水，伐肾邪。痰，水类也；治水必自小便出。然其水淡渗，手太阴引入膀胱，故用为君；桂枝，乃手少阴经药，能调阳气，开经络，况痰水得温则行，用之为臣；白术除风眩，燥痰水，除胀满，以佐茯苓；然中满勿食甘，用甘草何也？盖桂枝之辛，得甘则佐其发散，和其热而使不僭也；复益土以制水，甘草有茯苓则不支满而反渗泄。《本草》曰：甘草能下气、除烦满也。（《二注》）

尤怡：苓桂术甘温中去湿，治痰饮之良剂，是即所谓温药也。盖痰饮为结邪，温则易散，内属脾胃，温则能运耳。（《心典》）

按：徐注释病机较详，赵注析方义较细，尤注概言证与治则略。

【临床应用】　（1）治疗神经系统疾病：①治疗梅尼埃病。周正义等[1]用苓桂术甘汤加减，配合鼓室内注射地塞米松治疗梅尼埃病89例，基本方：茯苓10g，桂枝9g，白术10g，甘草6g，丹参15g，葛根15g，泽泻8g，远志6g。湿热重者加木通、车前子；恶心呕吐者加竹茹、代赭石；冷汗、面色苍白者加党参、黄芪；头痛重者加川芎；夜眠差者加酸枣仁；耳鸣、重听者加生葱、石菖蒲；脘闷不食加肉豆蔻。结果：89例病人中3～5天治愈的73例；7天以上治愈的6例，10例无效，总有效率89.89％。②治疗神经性呕吐。陈岩等[2]用苓桂术甘汤合小半夏汤加减治疗神经性呕吐21例。基本方：茯苓18g，白术12g，桂枝、半夏、生姜各9g，砂仁（后下）、甘草各6g，并随症加减。结果：治愈14例，显效3例，有效3例，无效1例，总有效率95.2％。③治疗椎-基底动脉缺血性眩晕。

张建文[3] 采用苓桂术甘汤为基本方随症加减治疗椎-基底动脉缺血性眩晕79例。药方：茯苓20g，桂枝40g，焦白术15g，甘草10g，湿邪偏盛者加泽泻30g，恶心者加半夏10g。结果：治愈58例，显效14例，好转7例，总有效率100%。

（2）治疗呼吸系统疾病：①治疗慢性支气管炎。刘葵[4] 以健脾益气补肾，止咳化痰平喘为主，方用苓桂术甘汤加味治疗慢性支气管炎32例。基本方：茯苓20g，炒白术20g，桂枝10g，苏子15g，杏仁10g，紫菀10g，款冬花10g，制半夏10g，陈皮6g，炙甘草5g。并随症加减。结果：显效21例，有效9例，无效2例，总有效率为93.75%。②治疗慢性肺心病心力衰竭。刘福信等[5] 应用生脉散合苓桂术甘汤治疗慢性肺心病心力衰竭患者30例，并与西医常规治疗25例对比。组方：红参12g，麦冬12g，五味子10g，茯苓15g，白术10g，桂枝10g，甘草6g。结果：治疗组显效11例，有效14例，无效5例，总有效率83.33%；对照组25例中，显效4例，有效7例，无效14例，总有效率44%。③治疗小儿哮喘。陈祖周[6] 运用加味苓桂术甘汤治疗小儿哮喘50例，组方：细辛2g，五味子6g，苏子9g，桑白皮10g，桂枝6g，白术10g，甘草3g，茯苓10g。结果，治愈25例，好转21例，无效4例，总有效率92.0%。

（3）治疗心脑血管系统疾病：辨证属阳虚痰阻证型之心脑血管系统疾病。①治疗冠心病。张颖[7] 以通阳化气，健脾化湿为主，运用苓桂术甘汤加味治疗冠心病患者30例，症见自觉心胸窒闷，心悸，受寒或劳累后加重，背部不适如手掌大小，苔多白滑、厚腻、脉弦滑。基本方：茯苓30g，白术10g，桂枝12g，炙甘草10g，葛根30g，石菖蒲20g，甘松6g，山楂20g，陈皮10g，并随症加减。结果：30例患者经治后均获效，其中部分病例达治愈标准，但半年内均复发，复发症状较治疗前明显减轻。②治疗不稳定性心绞痛。谢卫红[8] 对120例不稳定心绞痛患者分为治疗组和对照组各60例，均予西医常规治疗，治疗组加用苓桂术甘汤加味：茯苓20g，炒白术30g，桂枝9g，丹参15g，地龙15g，红花12g，全瓜蒌15g，炙甘草10g，并随症加减。两组均以15天为1个疗程，治疗1个疗程后评定疗效。结果：治疗组治愈10例，有效45例，无效5例，总有效率91.67%；对照组治愈8例，有效42例，无效10例，总有效率83.33%。治疗组疗效优于对照组（$P<0.05$）。③治疗慢性脑供血不足。陈顺中[9] 用苓桂术甘汤加味治疗中阳不足、浊阴上犯型慢性脑供血不足56例。患者症见：头晕、头重、头痛，或伴失眠、肢麻等。苓桂术甘汤加味：茯苓20g，白术10g，桂枝10g，甘草10g，泽泻20g，泽兰10g，并随症加减。治疗结果：治愈26例，显效21例，有效6例，无效3例，总有效率94.6%。

（4）治疗消化系统疾病：①治疗慢性浅表性胃炎。唐艺凯[10] 治疗本病，症见胃脘部胀满、纳呆、身体困倦、胸膈满闷、肠鸣有声、大便稀，嗳气无异味，舌淡，苔白腻，脉细。证属饮停脾胃，脾胃升降失司。方用苓桂术甘汤加味：茯苓15g，白术15g，桂枝10g，甘草6g，党参12g，法半夏12g，陈皮15g，厚朴12g，砂仁6g。3剂后胃脘疼痛减轻，30剂后症状消除，后复查胃镜，胃窦部浅表性胃炎痊愈。②治疗肝性胸水。田莉婷等[11] 治疗本病35例，症见咳或不咳，伴气急，胸闷，平卧后加重，小便少，下肢水肿，腹胀大，见肝掌，蜘蛛痣等，舌淡苔白，脉沉。证属脾肾阳虚。方用苓桂术甘汤加味：茯苓30～60g，生白术20～50g，桂枝10～15g，白芥子3g，生麻黄10～20g，甘草3～5g，大腹皮15～20g，桑白皮10～15g，桔梗5～6g，丹参10～15g，大枣4枚。治疗结果：显效 29 例，有效 5 例，无效 1 例，总有效率 97.37%。

（5）治疗泌尿生殖系统疾病：①治疗老年髋部骨折术后尿潴留。黄伟明等[12] 治疗本病 32 例，症见术后出现小便不利，点滴不畅，或小便闭塞不通，尿道无涩痛，小腹胀满及膀胱叩诊区明显浊音。证属脾肾阳虚气虚。治宜益气温阳，通利水道。方用苓桂术甘汤随症加减，3 天为 1 个疗程，治疗两个疗程后判断疗效，结果，治愈 26 例，好转 5 例，无效 1 例，总有效率 96.9%。②治疗带下病。刘汉明等[13] 治疗顽固性带下病 63 例，证见白带量多，小腹隐约坠痛，四肢不温，面色萎黄，神疲乏力，舌淡胖，苔白腻，脉细弱。病机为脾虚湿盛。治宜健脾化湿，温阳止带。方用：茯苓 30g，白术 30g，桂枝 15g，炙甘草 15g。脾虚型加人参 9g、薏苡仁 30g；肾阳虚型加鹿茸 6g 冲服；肾阴虚型加龟板 15g，茯苓减为 15g；湿热型加茵陈蒿 30g、黄柏 12g；热毒型加野菊花 30g、白花蛇舌草 20g。治疗结果：痊愈 46 例，有效 11 例，无效 6 例，总有效率在 90% 以上。③治疗前列腺肥大。靳建旭等[14] 治疗老年性前列腺肥大合并慢性前列腺炎 1 例，症见面色苍白，腰膝冷痛，排尿困难，小便频数，口淡，便溏，舌黯淡，苔白，脉沉迟。证属肾阳虚夹瘀血内阻。治宜温阳益气补肾化瘀。方用苓桂术甘汤加桑寄生、仙灵脾、王不留行、丹参、牛膝、败酱草、桃仁、枳壳。服药 1 周后诸症减轻，4 周后，诸症悉除。④治疗急性羊水过多症。

（6）治疗视网膜病变：周爱娟[15] 治疗中心性浆液性视网膜病变 108 例，其中脾虚寒湿型，除眼部症状和体征外，常有明显疲劳为诱因，自觉神疲乏力，口淡乏味，舌淡边有齿痕，苔薄白腻，脉细滑。治宜温补脾阳，化湿利水。予苓桂术甘汤合五苓散加减：茯苓 12g，桂枝 6g，白术 9g，猪苓 9g，泽泻 9g，薏苡仁 12g，车前子 15g（包煎），丹参 20g，茺蔚子 15g，枳壳 6g，甘草 6g，恢复期酌减猪苓、泽泻、车前子等利湿之品，重用桂枝，加黄芪、党参等温补脾阳之药；渗出难以吸收者加用桃仁、红花、海藻、昆布等活血、散结之品。结果：治疗组总有效率 89.83%，对照组总有效率 74.07%，治疗组疗效优于对照组（$P < 0.05$）。

（7）治疗胸背寒冷：曹向阳等[16] 治疗胸背寒冷 21 例，症见病人胸背部有局部冷感，久坐及弯腰活动后症状加重，多有背部负重感、酸困感，遇湿加重。此为中焦阳虚，湿聚成饮。治用苓桂术甘汤：茯苓 40g，白术 15g，桂枝 15g，炙甘草 9g。治疗结果：痊愈 5 例，显效 12 例，有效 3 例，无效 1 例，总有效率 95.24%。

（8）治疗肥胖症等疾病：丁国安等[17] 治疗精神药物所致肥胖症 50 例，肥胖症属"肥满"、"痰湿"之范畴，脾胃失常，湿邪困脾，郁于肌腠，发为肥胖。方用苓桂术甘汤合剂：茯苓 12g，桂枝 6g，白术 10g，苍术 10g，泽泻 10g，荷叶 10g，远志 10g，石菖蒲 10g，番泻叶 10g，法半夏 9g。结果：显效 4 例，有效 32 例，无效 14 例，总有效率 72%。

【现代研究】（1）改善心功能作用：耿小茵等[18] 研究苓桂术甘汤对实验性兔心力衰竭心钠素的影响，采用盐酸阿霉素耳缘静脉注射造成家兔实验性心力衰竭模型，观察苓桂术甘汤大、小剂量组对实验性兔心力衰竭心钠素的作用，结果：苓桂术甘汤大、小剂量组及心宝组均明显降低兔的体重，减慢心率，降低血浆心钠素水平，尤其以大剂量组效果显著。黄金玲等[19] 研究苓桂术甘汤对充血性心力衰竭大鼠心脏指数与血流动力学的影响，发现，苓桂术甘汤小、中、大剂量能明显提高 CHF 大鼠左心室收缩压（LVSP），左心室内压最大上升速率和左心室内压最大下降速率，降低左心室舒张末压（LVEDP），并能明显降低 CHF 大鼠心脏质量指数和左心室质量指数，说明苓桂术甘汤对 CHF 大鼠心脏舒缩性能具有显著的改善作用。方海雁等[20] 研究发现，苓桂术甘汤能明显降低 CHF 大鼠血清血管紧张素Ⅱ（AngⅡ）、内皮素-1（ET-1）、肿瘤坏死因子-α（TNF-α）和白细胞介素-1β（IL-1β）水平，该方阻抑 CHF 大鼠心室重构，改善 CHF 大鼠心脏舒缩性能作用与其抑制神经内分泌及细胞因子过度表达密切相关。

齐鑫等[21] 研究苓桂术甘汤对犬急性心肌缺血、心脏血流动力学及心肌耗氧量的影响，发现，苓桂术甘汤显著减少心肌梗死面积，增加冠脉流量，降低冠脉阻力、左室内压、左室舒张末期压、左室内最大变化速率、氧利用率、耗氧指数、心肌耗氧量，同时对血清磷酸激酶、乳酸脱氢酶、谷草转氨酶没有明显影响。

（2）增强机体免疫力：黄金玲等[22] 探讨苓桂术甘汤对环磷酰胺（Cy）致免疫功能低下模型小鼠的影响，发现，苓桂术甘汤能明显增加 Cy 模型小鼠炭粒廓清指数，提高吞噬活性，促进血清溶血素抗体生成和增加因 Cy 而降低的耳肿胀度，说明该方能明显促进小鼠非特异性和特异性免疫（包括体液免疫、细胞免疫）功能，对 Cy 所致免疫功能低下模型小鼠的免疫功能具有显著改善作用。

（3）改善机体水通道蛋白（AQP）功能状态：AQPs 是一组细胞膜转运蛋白，在水的跨膜转运中发挥着重要作用。江月斐等[23] 观察苓桂术甘汤对脾阳虚泄泻大鼠水通道蛋白 3（AQP3）表达的影响，发现，与模型组比较，治疗组苓桂术甘汤水煎液高、中、低剂量组胃体、胃窦、回肠、结肠组织中 AQP3 表达有不同程度的增强。支氏[24] 等发现，苓桂术甘汤合葶苈大枣泻肺汤能增强脏层胸膜 AQP1 的表达，以促进胸腔积液的吸收，同时降低壁层胸膜 AQP1 的表达，以减少胸腔积液的过度滤出。李倩[25] 发现，苓桂术甘汤合泽泻汤治疗梅尼埃病的作用机制之一可能是通过下调前庭膜上 AQP2 的表达，达到减少外淋巴的内流，维持内、外淋巴稳态的作用。

（4）调整肠道菌群失调：江月斐[26] 等观察加味苓桂术甘汤对腹泻型肠易激综合征脾虚证肠道菌群的影响，发现，腹泻型肠易激综合征脾虚证经加味苓桂术甘汤治疗后，肠道需氧菌酵母菌明显下降，厌氧菌双歧杆菌、乳酸菌、拟杆菌、消化球菌等明显上升。此方通过促进厌氧菌的生长、抑制需氧菌的生长，从而起到调节肠道菌群的作用。

（5）抗炎作用：黄金玲等[27] 发现，苓桂术甘汤各剂量均能明显地降低佐剂性关节炎大鼠继发性验证区域 IL-1β、TNFα 及 PGE₂ 等的含量，减轻佐剂性关节炎大鼠致炎后第21、26 天非致炎侧后足肿胀度。

【原文】　夫短氣有微飲，當從小便去之，苓桂術甘湯主之；方見上。腎氣丸亦主之。方見腳氣中。（17）

【经义阐释】　此论微饮的证治。微饮，指饮邪轻微者，与前 12 条中"水停心下，微者短气"意同。饮邪虽轻微，但究属有形的阴邪，停于体内，必妨碍气机的升降，故短气。内有微饮，为什么"当从小便去之"？因为既曰"短气有微饮"，表明病虽在里，但并非饮邪壅实之证，故既不能发汗散饮，亦不可攻下逐饮，欲除微饮，只有从小便去之，此即"通行水道"，祛除饮邪之意。然而，如高学山云"夫饮之由来，大概起于肾及脾肺之脏阳衰冷"，且饮为阴邪，既成之后，又易伤阳，饮邪不去，则阳气难复，故通过利小便祛除饮邪，亦即有助于阳气宣通，气化复常。所以本条所出两方，并非单纯地利小便，而是温阳化气，振奋阳气之中兼以通利小便。若偏于脾阳不运，微饮内停者，用苓桂术甘汤；若重在肾阳不化，微饮内停者，用肾气丸。

对于本证的"短气"一症，赵以德认为苓桂术甘汤证应表现为"呼气之短"，肾气丸证当见"吸气之短"。因为"呼者出心肺，吸者入肾肝"。其说可供参考。

【方药评析】 请分别参见第六章及上条。

【文献选录】 徐彬：短气有微饮，即上文微者短气也。然支饮、留饮、水在心，皆短气，总是水停心下，故曰当从小便去之。痰饮不言短气，盖痰饮势大，水走肠间，有不止于妨气者矣。苓桂术甘汤固能健胃下水，肾气丸之力尤大。盖使饮留不行，土之力弱也，似病属水胜，不知土实藉真水以滋燥化物，故曰太阴湿土，水者肾也，今以地黄养其真阴，山萸益肝，苓、药调脾，丹皮凉肝肾之气，使相火自伏，泽泻泻膀胱以通肾气，桂能化气，附益真阳以运动下焦阳气，使肾之关门，利而不壅，则脾气自调，调则健运。古人所谓脾肾之气通，则三焦俱泰者此也，故能使饮从小便去耳。然调阴阳、滋根本，实为虚损主方，驱饮又其剩技矣。（《论注》）

李彣：水饮停积有二因，一因脾土衰不能制水，一为肾主水为胃之关，肾虚，关门不利，故积饮于中。此利小便，为行饮要法，苓桂术甘汤，内有白术茯苓补土，以利小便，脾土旺，则饮自行，此治脾虚停饮之剂也。肾气丸内有茯苓、泽泻补肾，以利小便关门，通则饮自去，此治肾虚停饮之剂也。然肺主气，短气有微饮，是肺气虚滞，不能通调水道、下输膀胱也。今补脾制水以利小便，则土旺生金，而小便利矣（脾属土，肺属金）。补肾壮水以利小便，则子能令母实，而肺气亦利矣。（肾属水，是肺之子）。夫脾肾两补，肺气旋通，有何微饮之不去乎？此制方之妙义也。（《广注》）

尤怡：气为饮抑则短，欲引其气，必蠲其饮。饮，水类也。治水必自小便去之，苓桂术甘益土气以行水，肾气丸养阳气以化阴，虽所主不同，而利小便则一也。（《心典》）

按：徐彬认为本证总属水停心下，李彣概括本证分别为脾虚停饮与肾虚积饮，尤怡则突出饮邪。三说各有侧重，似以李注更为全面。

【临床应用】 （1）治疗慢性肾炎水肿：向理满[28] 观察中西医结合治疗慢性肾炎临床疗效。方法：将 60 例患者随机分为治疗组 40 例和对照组 20 例，对照组予西医常规治疗，治疗组在对照组的治疗基础上加用济生肾气丸加减方治疗。结果：总有效率治疗组为 95％，对照组为 80％，治疗组优于对照组。

（2）治疗肾阳虚痰迷心窍老年痴呆：李聚梅[29] 用金匮肾气丸合真武汤治老年痴呆。杨某某，女，68 岁，家庭妇女。2004 年 4 月初诊。健忘、记忆力减退 2 年。因丈夫外出打工，经常不在家，子女工作繁忙，照顾不周而出现沉默少言，表情淡漠，纳少喜卧等症状后，自己不愿治疗。近日病情发展，独自走入新建的公园而迷路，彻夜未归，问其家庭住址亦回答不出。刻诊：面色㿠白，身体消瘦，呆坐少语，反应冷淡，手足冰凉，口中时有清涎。细问：腰困乏力，头晕便溏，舌质淡胖，苔白腻，脉沉细弱。此属老年性痴呆轻症，证属脾肾阳虚，痰迷心窍型。治疗：温肾健脾，涤痰开窍。方选金匮肾气丸合真武汤加味：熟地黄 24g，山药 12g，山茱萸 12g，茯苓 9g，牡丹皮 9g，泽泻 9g，桂枝 6g，附子 9g，白芍 9g，白术 12g，石菖蒲 9g，远志 9 克，生姜 5 片。水煎服，每日 1 剂，早晚温服。并嘱附家人派专人照顾饮食起居，丈夫和儿女们多与老人沟通。连服 24 剂，痴呆面容消失，反应较前灵敏，手足转温，记忆力较前恢复，能回想起一些过去的事情，改服桂附地黄胶囊合香砂养胃丸，早晚分服，并增加营养，避免受到不良刺激。连服 3 个月，诸症消失。随访半年未复发。

（3）治疗肠易激综合征：熊秀峰[30] 诊治本症 128 例。见腹痛，部位不固定，以脐周和中下腹多见，多于排便后缓解，腹泻，大便每天 3～4 次，少数严重者可达 10 余次，大便呈稀糊状或成形软便，多伴有胀气或感觉腹胀，可有未尽感排便窘迫感，常伴有消化不良，部分患者有失眠，焦虑，头昏头痛等精神症状。西药治疗：止泻给以洛哌丁胺，止痛给以硝苯地平；中药：金匮肾气丸。上药 1 月为 1 个疗程，继以金匮肾气丸巩固治疗 2 月。结果 128 例患者中，痊愈 78 例，显效 31 例，无效 19 例，总有效率 98.3％。运用西药先治标，同时运用金匮肾气丸温补命门为治疗腹泻型肠易激综合征的良好办法，以补火助阳，去除腹中寒气，使水火既济，脾阳得运，诸症自愈。

【原文】 病者脉伏，其人欲自利，利反快，雖利，心下續堅滿，此為留飲欲去故也，甘遂半夏湯主之。（18）

甘遂半夏湯方：

甘遂大者三枚 半夏十二枚（以水一升，煑取半升，去滓） 芍藥五枚 甘草如指大一枚（炙），—本作無。

上四味，以水二升，煑取半升，去滓，以蜜半升，和藥汁煎取八合，頓服之。

【经义阐释】 此论留饮的证治。本条留饮证候有脉伏、欲自利、利反快、心下续坚满。大凡脉伏，多寓示邪实在内，如痉病见伏弦，诸积病脉搏见细而伏骨。本证由于饮邪久留，深结在里，阻遏血脉，故见脉伏。"欲自利者，不由外感内伤，亦非药误"等原因而出现大便溏泄，或泻下。"利"有虚实之分，其区别的要点在于泻下物的性质及其泻后的反应。若脾肾虚寒下利，当下利清谷，泻后必然神疲体倦，而本证未见下利清谷，且泻后反觉周身畅快。这是因为体内留积饮邪随大便而去，郁阻的气机暂时得以舒展的缘故。"虽利，心下续坚满"，意指虽然大便溏泄或泻下，但心下仍然感觉坚实痞满。此处一个"续"字寓有深意，一是说明未利前就有心下坚满之症，二是说明饮虽随"利"而去，但却未得尽去，并有新饮复结于心下膈间。可见，本条"留饮欲去"的根据是"欲自利，利反快"，其原因则是正气未至大虚，故欲驱邪外出。然毕竟饮邪久留结牢，难以自去，亟需借助药物以帮助，故用甘遂半夏汤主治之。

对于本证饮留的部位，注家略有分歧，如赵以德、李彣认为是饮留中焦，高学山认为是饮在胸胁、胃脘、肠间，曹颖甫认为饮留膈上。诸见都有所据，但似以赵、李之见尤妥。

【方药评析】 本证既为饮留不去，且邪实正未虚，尚有驱邪外出之势，故宜因势利导，逐饮开结，方用甘遂半夏汤。"留者行之"，故取甘遂攻下逐饮，导邪从大便而去，为君药；"结者散之"，遂用半夏散结化饮降逆，助甘遂下行之力，为辅药；芍药除痹以疏通血络，为佐药；因君药甘遂峻猛有毒，所以有甘草、白蜜和中缓急，既能顾护脾胃，又能抑缓药毒，用作使药。本方采取"顿服之"，意在因势利导，藉峻猛之剂一举尽驱留饮。

因为甘遂与甘草被后世医家列入十八反之中，所以对于本方甘遂与甘草同用的问题，注家解释不一。一种认为是藉二药相反之性加强攻饮之力，如尤怡云"盖欲其一战而留饮尽去，因相激而相成也"，李玮西亦云"甘遂与甘草性相反，今并用之，反则使二药自相攻击，水饮自排荡而去矣"。徐彬、徐灵胎亦持此见。一种认为是为了缓解甘遂之性急，如赵以德云"甘草缓甘遂之性，使不急速，徘徊逐其所留"，李彣、程林皆同此见。高学山更云："甘遂性急，甘草性缓。相反者，言其缓急之性也。俗解谓二药自相攻击。谬甚"。以上看法表明诸家都不否认甘遂与甘草可以同用，只是对同用的理由有所分歧。诸说似各有道理，然而若根据本证的病情特点，则以第一种观点似乎更妥。但是甘遂毕竟峻猛有毒，而且后世医家所言十八反亦非凭空而言，故应注意其煎服法。陆渊雷云："据《千金》，盖甘遂、半夏同煮，芍药，甘草同煮，复以蜜和二药汁再煮也。本草谓甘遂反甘草，此煮法似有深意，当遵用之。"全国高等中医院校二版、五版教材也都认为此煎煮法较为安全。可供参考。此外，《类聚方广义》认为"此方之妙，在于用蜜，故若不用蜜，则不特不效，且瞑眩而生变，宜遵守古法。"此说虽有一定的道理，但临床也有不用蜜而未见"瞑眩而生变"者，故不可拘泥之。

【文献选录】 徐彬：仲景谓脉得诸沉，当责有水。又曰：脉沉者，为留饮。又曰：脉沉弦者，为悬饮。伏者亦即沉之意，然有饮而痛者为胸痹，彼云寸口脉沉而迟，则知此脉字指寸口矣。欲自利者，不由外感内伤，亦非药误也。利反快，饮减人爽也。然病根未拔，外饮加之，仍复坚满，故曰续坚满，虽坚满而去者自去，续者自续，其势已动，故曰欲去。甘遂能达水所而去水，半夏燥水，兼下逆气，故以为君，乘其欲去而攻之也。甘草反甘遂而加之，取其战克之力也。蜜能通三焦，调脾胃，又制其不和之毒，故加之。利则伤脾，故以芍药协甘草以补脾阴，固其本气也。（《论注》）

程林：留者行之，用甘遂以决水饮，结者散之，用半夏以散痰饮，甘遂之性直达，恐其过于行水，缓以甘草、白蜜之甘，收以芍药之酸。虽甘草、甘遂相反，而实有以相使，此约之法也。《灵枢》曰"约方犹约囊"，其斯之谓与。（《直解》）

魏荔彤：病者脉伏，为水邪所压混，气血不能通，故脉反而不见也。其人欲自利，利反快，水流湿而就下，以下为暂泄其势，故暂安适也。然旋利而心下续坚满，此水饮有根蒂以维系之，不可以顺其下利之势而为削减也。故曰："此为留饮欲去故也"。盖阴寒之气立其基，水饮之邪成其穴，非开破导利之不可也。（《本义》）

曹颖甫：卒病、宿疾之不同，一辨于脉，一辨于证。如本条所云其人欲自利，利反快，此为留饮欲去，其与系在太阳之暴烦下利、日十余行，脾家实，腐秽当去者何异；然何以下利之太阴证不治而自止，此何以虽利而心下续坚满？且太阴自利之证，其脉浮缓，此证何以脉伏？要不可不辨也。盖湿本粘滞之物，太阳寒水与太阴寒湿并居，虽为痰饮所同。而太阳伤寒内传太阴，为日未久，其病根浅，故脉见浮缓。痰饮之病，以积日而后成，其病根深，故其脉见伏，伏之言沉也。病根浅者，但见下利，水湿已并入肠，故不治而自愈。病根深者，当下利而水湿之留于膈上者，复趋心下，故心下续见坚满，而必待甘遂半夏汤以因势而利导之。方中甘遂三枚，半夏十二枚，所以去水。芍药五枚，炙甘草一枚，所以疏通血络而起沉伏之脉。盖脉伏者，水胜而血负也。药去滓而和蜜者，欲其缓以留中，使药力无微不达，并取其润下之性，使内脏积垢易去也。此甘遂半夏汤之义也。（《发微》）

按： 以上注家各具特色，徐彬分析证候颇明晰，程林解析方义较精，魏注释病机与治法甚当，曹注论辨证则详。

【临床应用】 （1）治疗溃疡性结肠炎：张珍先等[31] 治疗本病 80 例。按病情轻度、中度、重度随机分为治疗组和对照组各 40 例，两组在性烈、年龄、病程、病情程度方面无明显差异，具有可比性。治疗组，内治法：予甘遂半夏汤：甘草 10g，半夏 10g，白芍 15g，甘遂 3.5g，蜂蜜 150g。外治法：服上药 1 日后，取天枢、大肠俞、足三里（双侧），用碘酊消毒后，用 75% 酒精脱碘，用 0.25% 利多卡因 5ml 分别穴位麻醉，将无菌羊肠线 3～5cm 穿入 12 号腰穿针内，分别刺入上述穴位，得气后继续退出并用针芯将羊肠线注入穴位中，不得露出皮肤，2 周为 1 个疗程。对照组：服用佳木斯鹿灵制药有限公司生产的美沙啦嗪肠溶片，2 周 1 个疗程。治疗结果：治疗组总有效率为 97.5%；对照组总有效率为 95%。

（2）治疗脑积液伴癫痫：钟枢才[32] 病案。曹某，男，59 岁，某航空工业学校职工。主诉：头痛半年、伴癫痫发作 3 个月。病原半年前开始头昏头痛，持续不止，因病情不重，故未予治疗。三月前，突然发生昏倒，不省人事，四肢抽搐，口中冒出白沫，约有 5 分钟之久。病员苏醒后感觉精神疲惫，四肢倦怠，头昏头痛加重，遂送某医科大学附属医院治疗。经 CT 检查，诊断为右颞叶硬腭下积液（约 6mm×6mm），第 3～5 颈椎骨质增生。治疗用苯妥英钠 0.1g，每日早晚各服 1 次，以控制其癫痫发作，但服药后仍然每周有 2～3 次癫痫发作，每次 3～5 分钟，并伴有头昏头痛，恶心呕吐，失眠烦躁，记忆减退，遂前来我院求治。患者症状如前，饮食尚可，二便调，舌质红，苔白，脉沉。诊断为癫痫，由痰饮上逆所致。用甘遂半夏汤攻逐水饮，复诊时患者诉说服药后稍感脘腹不适，时有腹痛，每日泻下稀水 2～5 次，未见呕吐，现服完 3 剂，患者自觉头昏头痛减轻，服药期间未有癫痫发作，但仍时有呕吐，失眠心烦，舌质红，苔薄白，脉沉。改用化痰利湿之品，以图缓治，用二陈汤加减。之后以攻逐、化痰利湿二法交替使用，连续治疗 2 月，患者癫痫一直未发作精神好，余正常。

（3）治疗顽固性水肿：张元莹等[33] 治疗肝硬化重症腹水，肾病综合征高度腹水，结核性腹膜炎高度腹水，用大黄、甘遂，配以枳实、厚朴、三棱、莪术、槟榔、牵牛子之类。王某，男，44 岁。肝炎后肝硬化失代偿期，一般状态较差，身体羸瘦不支，面色黧黑，巩膜黄染，口唇干燥，高度腹水，腹部膨隆，B 超显示肝脏已经明显缩小，脾大位于肋下 3 横直，脘腹胀满不能食，腹胀难于行动，大便不爽，3 日 1 行，小便量少，颜色黄赤，舌质红，舌苔白厚而干，脉沉弦滑。化验显示：血常规白细胞 $3.2×10^9$/L，中性粒细胞 65%，淋巴细胞 23%，红细胞 $2.61×10^{12}$/L，血红蛋白 82g/L，血小板 $79×10^9$/L，白蛋白 18.8g/L，谷丙转氨酶 104.2IU/L，谷草转氨酶 69.7IU/L，总胆红素 125.2μmol/L，直接胆红素 58.3 μmol/L，间接胆红素 67.9μmol/L，血清肌酐 203.6μmol/L，尿素氮 10.24μmol/L，辨证为肝胆血瘀，无力运化，湿邪困脾，郁而化热，水湿与邪热交互为患。药用：生大黄 15g，茵陈蒿 50g，生栀子、枳实、厚朴各 15g，半夏 25g，泽泻、陈皮、黄连、黄芩各 15g，砂仁 10g，知母、姜黄、猪苓、茯苓各 15g，白术 20g，甘草 10g。水煎服，每日 1 剂。服药 7 剂，尿量显著增加，24 小时 2500ml，大便基本 1 日 1 次，去甘遂，改大黄为 10g，茵陈蒿 30g，病人先后服药 30 余剂，腹水全消，又可以鳖甲煎丸之类加减，服药半年余，肝功基本正常，可以正常上班工作。

（4）治疗肝癌：夏斌[34] 病案。向某某，男，51 岁。发现胃脘包块 2 周，于 1987 年 3 月 1 日就医。证见形体消瘦，神气不爽，心下扪及鸡蛋大包块 1 枚，卵圆，质硬，无触痛，推之不移，饮食二便尚可。病前无肝胆病史，有十余年咳喘、脘腹疼痛史。嘱转诊上级医院。2 周后，经重庆医科大学、三军医大附属医院 AFP、CT、B 超、肝扫描确诊为肝左叶巨块型肝癌，伴门脉转移。复诊时肿块增至拳头大，腹皮急，按之濡，如囊裹水、形瘦神萎，饮食锐减，舌瘀红，苔白黄，脉弦滑数。收入住院。西药间断常规补液、保肝、支持、对症治疗；中药以醋制甘遂、甘草各 1g，半夏、五灵脂各 15g，白芍、白蜜各 60g，红参 6g，枳实、白术各 30g 为主方随证出入，每 2 日 1 剂，水煎，日 3 服。甘遂分吞，白蜜兑汁，兼用甘遂末适量调药汁外敷肿块。住院 6 月余，肿块无明显增长，病情进展缓慢。后因膨胀便血，家属将实情相告，病情迅速恶化，自动出院。从发现肿块至死亡，历时 7 月余。

(5) 治疗自主神经功能紊乱：王桂枝等[35] 病案。范某某，女，51 岁。主因心下满闷伴头晕、目眩反复发作 12 年于 1992 年 12 月 27 日就诊。既往体健。患者缘于 12 年前因外受风寒服用安乃近后，发汗太过，继发心下满闷、头晕目眩，但头汗出，疲软乏力，口干不欲饮水，饮食不香，每适劳累量大即发作。本地医院未能明确诊断，服用中西药物（具体不详）疗效欠佳，舌淡红苔白厚略腻，两脉弦滑有力。血压：135/82mmHg，查体未见阳性体征，心电图、胃镜、胸片均未见异常。西医诊断：自主神经功能紊乱。中医诊断：痰饮（留饮）。治法：峻下逐饮。处方：甘遂 10g，炙甘草 10，一煎顿服。半小时后开始腹泻，共二十余次，初为黏液，后皆水样便，半日后腹泻自止，患者自觉胸膺豁达，诸症若失，嘱啜热稀粥糜养，随访患者，未再发作。

【现代研究】（1）甘遂研究：化学成分：含四环三萜类化合物 α-和 γ-大戟醇、甘遂醇、大戟二烯醇；此外，尚含棕榈酸、柠檬酸、鞣质、树脂等。药理作用：甘遂能刺激肠管，增加肠蠕动，造成峻泻。生甘遂作用较强，毒性亦较大，醋制后其泻下作用和毒性均有减轻。甘遂萜酯 A、B 有镇痛作用。甘遂的乙醇提取物给妊娠豚鼠腹腔或肌内注射，均有引产作用。甘遂的粗制剂对小鼠免疫系统的功能表现为明显的抑制作用。所含甘遂素 A、B 有抗白血病的作用。不良反应：甘遂的毒性作用较强，连续静脉给药 7 天，可见心、肝、肾的中毒性组织学改变。甘遂注射液有很强的溶血作用。本品内服过量，其中毒反应为腹痛，剧烈腹泻水样便，呈里急后重感；如服量较多，可出现霍乱样米汤状大便，并有恶心、呕吐、头晕、头痛、心悸、血压下降、脱水、呼吸困难、脉搏细弱、体温下降、谵语、发绀等症状；可因呼吸循环衰竭致死[36]。

(2) 甘草与甘遂：徐央丽[37] 认为，甘遂与甘草配伍时，如甘草的用量与甘遂相等或少于甘遂时无相反作用，有时可能解除甘遂的副作用，如果甘草用量大于甘遂则有相反作用。大鼠腹腔注射 50% 甘遂乙醇浸出液（蒸去乙醇）的 LD50 为 18.459 多于或少于 0.369g/kg，如将甘遂与甘草以 1∶0.5，1∶1，1∶3，1∶5 之量制取浸出液，则 LD50 明显降低，分别为 9.967，0、697，0.209，0、132g/kg，可见两者配伍时甘遂的毒性大大增加，而且配伍的甘草愈多，毒性愈大。如将甘遂与甘草分别酒浸，仅在给药时以 1∶3 混合，则其毒性比共浸者为小，但仍比但用时甘遂时大。

【原文】 脉浮而细滑，伤饮。(19)

【经义阐释】 此论水饮所伤的脉象。里病脉浮而细，多主气血不足。气虚浮于外，血少脉不充，遂见此脉，而脾胃为气血生化之源，气血不足多责脾虚。脉滑为内有痰饮之征。素体脾虚之人，若饮水过多，则可津液骤聚成饮，故曰"伤饮"，即徐彬"为外饮所骤伤"之意。

对于本条所述脉象的病机，注家见解稍异。一说邪轻病浅，如吴谦；一说饮水过多成饮，如尤怡、朱光被、高学山等；一说饮伤兼正虚，如赵以德。其实三说并不矛盾，只是各有侧重，故宜合而参之。

【文献选录】 赵以德：脉之大小，皆从气血虚实变见者也。伤于饮，则气虚而脉浮，血虚而脉细；阳火被郁，则微热而脉滑也。（《二注》）

朱光被：浮脉何以主饮？以浮而兼见细滑，滑为痰盛，细为饮象，是必暴入之饮，挟痰水涌而浮，如酒客饮后脉自浮滑而细也。故不曰有饮，而曰伤饮，谓特伤于多饮焉耳！（《正义》）

高学山：此言十二条暴饮之脉也。盖饮水多而其水停心下者，皆谓之伤饮。水停故脉滑，阳微不能运水故脉细，暴停之水，阳气未负，故脉浮也。则脉浮而细滑者，非伤饮而何。（《高注》）

按： 赵注从气血虚实释浮细脉，朱注从痰饮涌盛解浮而细滑脉，高注结合前面12条原文阐释"伤饮"，各有特点。

【原文】 脉弦數，有寒飲，冬夏難治。(20)

【经义阐释】 此列举寒饮预后与时令的关系。前面十二条已谓"脉偏弦者饮也"，此曰"寒饮"，其脉应"弦"，但不宜兼"数"，若脉弦数，多是寒饮夹热。若时至夏令气热，于寒饮有利却不利于热，欲用凉剂清热，又虑伤阳碍饮；时至冬令气寒，有利于热则不利于饮，欲用温药化饮，又恐增热伤阴，故谓"冬夏难治"。可见，其"难治"是难在寒热错杂的病情与时令气候的大寒大热或治疗用药的纯寒纯热相矛盾。"难治"并非"不治"，故只要审时度势，分清主次，寒温并用，则寒饮夹热之证亦可调治。

【文献选录】 赵以德：此言其脉、邪之不相应也。寒饮反见数脉，数脉是热。《内经》有用热远热，用寒远寒之戒。在夏用热药治饮，则数脉愈增；在冬用寒药治热，则寒饮愈盛。皆伐天和，所以在冬夏难也。在春秋或可适其寒温而消息之。（《二注》）

尤怡：脉弦数而有寒饮，则病与脉相左，魏氏所谓饮自寒而挟自热是也。夫相左者必相持，冬则时寒助饮，欲以热攻，则脉数必甚；夏则时热助脉，欲以寒治，则寒饮为碍，故曰难治。（《心典》）

高学山：先因阳虚而停饮，故其脉弦，后则积饮化虚热而复伤其阴，故其脉弦而且数也。冬夏难治者，盖治饮之例，惟宜发渗泄二义，冬则虚阳内伏，既非大小青龙宣发之所宜，且又有碍于弦脉之阳气虚也。夏则虚阳外应，既非苓桂术甘温燥之所宜，且亦有碍于数脉之阴液短也，谓之难治宜矣。此合溢饮、支饮而言脉症与天时不顺，其生死相半也。（《高注》）

按： 赵注、尤注都认为寒饮夹热，但赵注从用药伐天时论"难治"，尤注从天时，用药难与证合论"难治"。高注亦从脉症与天时不合论"难治"，但认证为阴阳俱虚。似以赵、尤二注意长。

【原文】 脉沈而弦者，懸飲內痛。(21)

【经义阐释】 此论悬饮的脉症。从前面原文已知弦脉为痰饮病常见的脉象，是水饮偏注某一局部所致。悬饮既属水饮停蓄胁下，病深在里，故其脉可见沉而弦；饮聚胁下，阻碍肝肺的气机，气阻不通，所以胸胁之内牵引作痛，此即"悬饮内痛"之意。

【文献选录】 徐彬：脉沉为有水，故曰悬饮，弦则气结，故痛。（《论注》）

李彣：脉沉为水蓄，弦乃肺邪。内痛，咳唾引胁下痛也。（《广注》）

尤怡：脉沉而弦，饮气内聚也，饮内聚而气击之则痛。（《心典》）

按： 徐注、尤注皆侧重析"痛"的病机，李注则偏于释"内痛"的症状。

【原文】 病懸飲者，十棗湯主之。（22）

十棗湯方：

芫花（熬）① 甘遂 大戟各等分

上三味，搗篩，以水一升五合，先煑肥大棗十枚，取九合，去滓，內藥末，強人服一錢匕，羸人服半錢，平旦溫服之；不下者，明日更加半錢，得快下後，糜粥自養。

【词语注解】 ①熬：《说文解字》解作"干煎也"。此指文火焙干的炮制方法。

【经义阐释】 此论悬饮的治疗。悬饮，即如前第二条和二十二条所述，是水饮结聚于胁下，阻遏肝肺气机的升降，以咳唾牵引胸胁疼痛，脉沉而弦为主证。如邪实偏盛，病势深重的，可用十枣汤攻逐水饮。因为"悬饮既成"，缓必滋蔓，……若畏其猛而不敢用，必迁延而成痼疾矣。"

【方药评析】 本方具有攻逐水饮之功，方中芫花能破水饮之窠囊，甘遂能泻诸经隧之水湿，大戟能泻诸脏腑之水湿。三者合用，攻逐之力甚猛，能使结聚于胁下的水饮从二便而去。然而攻逐虽能祛邪，也必然会伤正，故用肥大枣十枚煎汤送服，以顾护脾胃，并缓减芫花、甘遂、大戟诸药的毒性。

尽管本方配伍了护正顾胃的大枣，但毕竟属于攻下峻剂，所以使用时，必须审慎。在服药量方面，仲景采取因人而异，体质壮实的"强人"可服一钱匕，体弱形瘦的"羸人"则只服半钱匕。据高等医药院校五版教材《金匮要略讲义》载，一钱匕可折合为五分至六分（中药秤十六两制剂量），或1.5～1.8g（米制克剂量）。在服药时间与方法上，主张"平旦温服之"。"平旦"即清晨，此时犹一日之春，正是阳气生发，邪气衰退之时，故乘势温服下攻逐饮邪的十枣汤，以有助于水饮的祛除，又减少对正气的克伐。对于服药后的反应也要仔细观察，如果服药当日未见泻下者，次日可加服半钱匕。若药后泻下者，则需食粥以调养脾胃。

【文献选录】 徐彬：主十枣汤者，甘遂性苦寒，能泻经隧水湿，而性更迅速直达；大戟性苦辛寒，能泻脏腑之水湿，而为控涎之主；芫花性苦温，能破水饮窠囊，故曰破癖须用芫花。合大枣用者，大戟得枣，即不损脾也。盖悬饮原为骤得之证，故攻之不嫌峻而骤，若稍缓而为水气喘急浮肿，《三因方》以十枣汤药为末，枣肉和丸以治之，可谓善于变通者矣。（《论注》）

朱光被：痛则有欲闭之象，攻之不嫌峻而疾，因以十枣汤极锐利之品，以迅扫疾趋，不容少宽以贻后患，正所以护持元气于未坏也。（《正义》）

高学山：重言病悬饮者，又推开内痛而广言之耳。盖谓凡属胁下有悬饮，无论内痛与否，俱以十枣汤为主治也。（《高注》）

按： 以上三者对于悬饮用攻的理由各有侧重，徐注认为是骤得之病，朱注认为痛是有欲闭之象，高注则不论痛否，只着眼于胁下有悬饮。似以徐、朱二说合参方较全面。

【临床应用】（1）治疗胸腔积液：王玉标[38]采用西药配合十枣汤中西医结合治疗难

治性结核性胸膜炎 33 例，均线经 2H3R3E3Z3/4H3R3 方案强化治疗 2 个月，胸水吸收不明显，再继续西药抗结核治疗的同时，加用十枣汤，一个月后胸水明显吸收，停用十枣汤，继续化疗，三个月后痊愈。难治性胸膜炎在单纯西药治疗效果不显时，加服十枣汤，可以促进胸水吸收，从而提高治愈率。史凤超等[39] 观察原发性癌性胸水患者 65 例，其中治疗组 35 例，常规治疗结合口服十枣汤加减（甘遂、大戟、芫花各等份研末，装入胶囊），对照组 30 例，常规治疗，无十枣汤口服。结果：治疗组完全缓解 16 例，部分缓解 15 例，无效 4 例，总有效率达 88.6%；4 例无效患者就诊时均已出现多脏器转移且一般状态较差；对照组完全缓解 8 例，部分缓解 16 例，进展 6 例，总有效率 26.7%；配合十枣汤治疗组疗效明显优于对照组。

（2）治疗腹水：李蔚[40] 观察肝硬化腹水 30 例。基本方：炙黄芪、生白术各 60g，太子参 30g；大戟、芫花、甘遂各 9g，大枣 10 枚；陈皮 9g，米仁 30g。黄疸明显者，加茵陈、金钱草；腹水过多者，加腹水草、黑白丑、陈葫芦；有出血倾向者，加仙鹤草、侧柏炭。临床治愈 7 例，有效 15 例，无效 8 例，总有效率为 73.3%。魏家秀等[41] 用十枣汤合五苓散结合腹腔内用药治疗双侧卵巢癌性腹水 1 例，先后 2 次在放腹水及腹腔灌注顺铂的同时，给十枣汤合五苓散口服，对缓解症状、消除腹水、缩小病灶，疗效是肯定的。

（3）治肾性水肿、肾病综合征、肾衰竭：虞觐冠等[42] 对 1 例水邪壅盛的肾病综合征，证见重度腹水，阴囊肿胀，全身浮肿始终不退，故予大戟、甘遂、芫花各 5g，共研细末，晨起顿服 3g，枣汤送下。上法连用 6 次后，全身肿胀消尽，腹部转平。李中超等[43] 用十枣汤治疗 2 例急性肾衰竭，皆属气实而闭，水液邪毒蓄积，膀胱气化不利。水液不行之癃闭，故用十枣汤峻下逐水以治其标，使邪毒速去，水邪骤除，气化得行，小便自通，为以后的治疗赢得了时间。

（4）治疗妇科疾病：赵文研等[44] 案例。某女，28 岁。结婚 3 年未孕，西医诊断为右侧卵巢黏液性囊腺瘤，中医证属气滞血瘀，痰湿凝聚。用十枣汤加水蛭、血竭，每日 1 次，连服 3 天，泻下 10 余次黄褐色黏液，自觉小腹松软舒适，停药休息 1 周，继服上方 3 天，复查 B 超示右侧卵巢囊性暗区已消失，后以健脾调肝之剂善后，随访半年无复发。随访 1 年患者怀孕，足月生产，母子健康。李玉华[45] 采用十枣汤为主，辨证治疗卵巢囊肿 36 例，痊愈 24 例，有效 8 例，总有效率 88.9%。

（5）治疗泌尿系结石：刘克奇等[46] 用十枣汤穴位外敷内病外治疗法治疗小于 0.8cm 的尿路结石 30 例，其中输尿管结石 19 例，肾结石 11 例。用"十枣汤"：甘遂、大戟、芫花各等份，大枣 10 枚。加工成药末，以 75% 酒精加蜂蜜适量调成膏，每用 3～5g 用胶布固定于神阙、中极、肾俞（双）、阴陵泉（双）、三阴交（双）穴位。药物 1 次贴敷 48 小时，取药后停药 6 小时继续外敷药。5 次为 1 个疗程，观察 3 个疗程如无效改为其他疗法。结果：痊愈 12 例，显效 6 例，有效 5 例，无效 7 例，总有效率为 76.7%。共有 20 例排出 0.2～0.8cm 结石 31 枚。

（6）治疗眼科疾病：白岩等[47] 将十枣汤应用于急性闭角型青光眼术前顽固性高眼压。实验观察了确诊急性闭角型青光眼 31 例 37 只眼，入院后均应用大剂量降眼压西药，如高渗剂、缩瞳剂、碳酸酐酶抑制剂、交感神经阻断剂等 3 天以上，瞳孔不能缩小，房角不能开放，眼部充血明显。眼压下降不显著。将十枣汤：芫花、甘遂、大戟各等份生药为末以胶囊装之。其中显效者 16 例 19 只眼占总数的 51%；有效者 12 例 14 只眼占总数的 38%；无效者 3 例 4 只眼占总数的 11%，总有效率为 86%。

（7）治疗骨科疾病：祁文兵等[48] 观察 127 例骨折患者，多发性肋骨骨折合并胸腔积液、积血 41 例，下肢骨折合并重度肿胀 53 例（其中筋膜间隔区综合征 14 例），下肢骨折术后合并重度肿胀 33 例。患者均在伤/术后 1～3 天出现肿胀，呼吸困难，二便不利，夜间难眠，甚至低热，舌苔白，脉沉弦等。十枣汤加减：甘遂 0.5～1g，芫花 1～3g，大戟 1～3g，白芥子 20～30g（上三味药均为醋制），大枣 10 枚水煎服，清晨空腹服用，服药半小时后服热粥。每日 1 剂，服药 3～5 剂。病例中（1 例多发性肋骨骨折合并胸腔积血行胸腔穿刺，1 例筋膜间隔区综合征行切开减压）患者通过口服上述汤药，1 剂后患者即感二便自利，肿胀减退，疼痛缓解，呼吸通畅，体温正常，睡眠良好；3～5 剂基本恢复正常。常规及生化检查无明显毒副反应。

（8）治疗干呕、胃痛：刘彩民[49] 病案。案 1：某男，29 岁。干呕频繁发作，间或呕吐少许清涎，以致坐卧不宁，曾屡治不效而未查出病因，服旋覆代赭汤、丁香柿蒂汤、半夏厚朴汤等，疗效甚微，发病已 2 月余，诸症依旧，患者烦躁不安。诊为干呕，证属水结于里之饮证。试用十枣汤后即感胃脘不舒，腹中鸣响疼痛，泻下稀水便 5～6 次，顿觉神清气爽，肢转温，呕逆渐止，后以香砂养胃丸调整而愈。案 2：某男，21 岁。上腹部阵发性剧痛 1 天，以急性胃炎收入院。经解痉止痛、抗感染等治疗 2 天，疼痛不减，邀中医治疗。诊为胃脘痛，先拟芍药甘草汤加味 1 剂，药后症状反重。证属乃水饮食滞停结中焦，气机不通。治以攻遂水饮，投十枣汤。药后连泻大便 8 次，夹有黏液，遂痛止，心下畅快，嘱服陈夏六君子汤，以善其后。

（9）治疗颅内压增高症、癫狂：黄道富[50] 治疗 1 例颅内压增高症（良性）。以头痛眩晕、恶心呕吐为主症，形体肥胖，舌淡、苔微黄、脉弦滑。辨证为风痰，故用十枣汤加味（加钩藤、全蝎）。共服 49 剂，并间服香砂六君子汤 14 剂，病遂痊愈。

【现代研究】（1）复方研究：肖曼丽[51] 进行了十枣汤治疗小鼠恶性胸腹水的实验研究及临床观察。通过十枣汤对艾氏腹水癌瘤细胞株腹水型和胸水模型小鼠的生存期和胸、腹水量的减退情况及血清、胸腹水中血管内皮生长因子（VEGF）的影响的实验研究，发现十枣汤在延长生存期，减少胸腹水和降低胸腹水中血管内皮生长因子（VEGF）等方面均有显著作用。中、高剂量的十枣汤在降低胸腹水中血管内皮生长因子（VEGF）方面与传统化疗药物 5-FU 效果相当，但在延长生存期，减少胸腹水等方面则更优于 5-FU。临床研究发现，十枣汤和顺铂胸腹腔化疗合用可以比单纯用顺铂进行化疗更有效地减少病人腹水和改善生活质量。

（2）十枣汤药理作用的研究[52]：①泻下作用：芫花、甘遂、大戟均属刺激性泻下药，具有强烈的泻下作用。②利尿作用：芫花有显著的利尿作用，大戟对盐水负荷动物也有显著的利尿作用，但甘遂利尿作用则不显著。③其他作用：实验显示，芫花有显著的镇咳、祛痰作用，其乙醇提取物还有镇痛、镇静、抗士的宁和咖啡因惊厥等作用。此外，大戟、甘遂、芫花均有轻度的抗菌活性。

【原文】 病溢飲者，當發其汗，大青龍湯主之；小青龍湯亦主之。（23）

大青龍湯方：

麻黃六兩（去節） 桂枝二兩（去皮） 甘草二兩（炙） 杏仁四十個（去皮尖） 生薑三兩（切） 大棗十二枚 石膏如雞子大（碎）

第十二章　痰饮咳嗽病脉证并治

上七味，以水九升，先煮麻黄，减二升，去上沫，內諸藥，煮取三升，去滓，溫服一升，取微似汗，汗多者，溫粉粉之。

小青龍湯方：

麻黃三兩（去節）　芍藥三兩　五味子半升　乾薑三兩　甘草三兩（炙）細辛三兩　桂枝三兩（去皮）　半夏半升（洗）

上八味，以水一斗，先煮麻黃，減二升，去上沫，內諸藥，煮取三升，去滓，溫服一升。

【经义阐释】　此论溢饮的治疗。溢饮，如前第二条论，是水饮溢于四肢，"当汗出而不汗出"造成的，以"身体疼重"为主症。饮溢四肢肌肉，则病位近于表；"当汗出"是病势趋于表，故治疗"当发其汗"，以因势利导，就近祛邪。然溢饮一证而分别予大、小青龙汤两方治之，显然是同中有异，其同在于饮溢四肢肌肉，证见身体疼重，无汗。其异在于一是外寒重而夹郁热，多见恶寒发热、烦躁、脉浮紧；一是里饮重而兼外寒，多见咳嗽、喘满、痰多稀白、恶寒发热、脉弦紧。故前证用大青龙汤发汗散饮兼清郁热，后证用小青龙汤发汗兼温化水饮。

【方药评析】　大青龙汤功能发汗散饮，兼清郁热，适宜于外感风寒偏重而夹里热的溢饮证。故重用麻黄六两，配以桂枝、杏仁、生姜，发汗解表、宣肺散饮；用石膏清泄郁热，炙甘草、大枣和中实脾，以资汗源。因内有郁热，故桂枝只用二两，以免助阳增热。本证虽"当发其汗"。但只可"取微似汗，汗出多者，温粉粉之"，否则汗多伤阳，不利于祛饮。

小青龙汤功在发汗解表，温肺化饮，适宜于外感风寒而里饮偏重的溢饮证。故方中麻黄桂枝皆用常量三两以发汗解表，芍药敛营而不止表散太过，且麻黄宣肺散饮；用干姜、细辛温肺化饮，五味子收敛肺气，姜辛辛散与五味子酸收，以合肺之开阖之能；半夏燥湿化饮降逆，以助化饮之功；炙甘草调和诸药，与干姜相配而辛甘化阳，与芍药相配而酸甘化阴，既能温肺复气，又可避免方中辛温之品燥伤阴津。

【文献选录】　徐彬：溢饮者，水已流行归四肢，以不汗而致身体疼重，盖表为寒气所侵而疼，肌体着湿而重。全乎是表，但水寒相杂，犹之风寒两伤，内有水气，故以大青龙、小青龙主之。然大青龙合桂麻而去芍加石膏，则水气不甚，而挟热者宜之。倘咳多而寒伏，则必小青龙为当。盖麻黄去杏仁，桂枝去生姜，而加五味、干姜、半夏、细辛，虽表散而实欲其寒饮之下出也。（《论注》）

沈明宗：此出溢饮之方也。溢饮者，风寒伤于胸膈，表里气郁不宣，则饮水流行，归于四肢。皮肤肿满，当汗出而不汗出，身体疼重，此表里风寒两伤。偏于表寒多者，故以麻桂二汤去芍药加石膏，为大青龙汤，并驱表里之邪，石膏清风化之热，使阳气通而邪从汗解，饮从下渗；或因寒邪而偏伤于内，脾胃气逆，痰饮溢出躯壳肌肉之间，浮肿疼重者，当以小青龙汤逐痰解表，使内外之饮无地可容，故小青龙汤亦主之。（《编注》）

尤怡：水气流行，归于四肢，当汗出而不汗出，身体重痛，谓之溢饮。夫四肢阳也，水在阴者宜利，在阳者宜汗，故以大青龙发汗去水，小青龙则兼内饮而治之耳。（《心典》）

吴谦：溢饮病属虽当发汗，然不无寒热之别也。热者以辛凉发其汗，大青龙汤；寒者以辛温发其汗，小青龙汤。故曰：大青龙主之，小青龙亦主之也。（《金鉴》）

按：对于溢饮当汗的缘由，尤怡从病在阳解。吴谦从壅塞经表注，皆抓住了本质。至

389

于大、小青龙汤治溢饮的区别，徐彬认为大青龙汤证是水气不甚而夹热，小青龙汤证是咳多而寒伏。沈注认为表寒多者大青龙汤，寒偏伤内者小青龙汤。二说实当合参。

【临床应用】

大青龙汤的临床应用

（1）治疗急性肾小球肾炎：张书剑[53] 治疗该病65例，临床表现见恶寒发热，咽喉疼痛，浮肿尿少，血压升高，神疲纳差，苔白腻或黄腻，脉浮数或滑数。小便常规检查：蛋白（＋～＋＋＋），红细胞（＋～＋＋＋＋），有的可见细胞管型及颗粒管型。拟用宣肺发表，活血利水之法。方药为大青龙汤加味：麻黄、桂枝、石膏、杏仁、地龙、蝉蜕、白茅根、益母草、车前草、大枣、甘草。颜面浮肿甚者加苏叶、生姜皮；下肢肿甚者加猪苓、茯苓、泽泻、腹皮；血尿甚者加茜草、仙鹤草、蒲黄；咽喉疼甚者加二花、连翘、牛蒡子；蛋白尿甚者加黄芪、白术、玉米须；皮肤化脓性感染者，加赤小豆、土茯苓、蒲公英；纳差者加焦三仙、鸡内金，浮肿消退后逐渐减少麻黄、桂枝、石膏用量，并合用玉屏风散。每日1剂，水煎分3～5次温服，每周为1个疗程。临床治愈（临床症状消失，尿镜检每周1次，连续3次阴性，3个月内无复发者）55例，其中1～2个疗程治愈者38例，3～4个疗程治愈者17例；有效（临床症状明显改善或消失，尿镜检短期呈阴性，3个月内复发者）7例，其中5例伴有皮肤化脓性感染，无效（临床症状及尿镜检无明显改善，改用其他方法治疗者）3例。有效病例中尿蛋白消失时间，最短为6天，最长为87天，平均18天，血尿消失时间，最短为3天，最长为75天，平均16天，水肿消退时间在1周以内，高血压随水肿消退而恢复正常。

（2）治疗四肢浮肿（溢饮）：程献忠[54] 医案。陈某，女，28岁，护士。主诉4个月前出现手指、足趾浮肿，逐渐发展而浸及到肘、膝关节。先后在自家医院和其他西医院就诊，均没有明确诊断，求治于中医。观其四肢浮肿，按压浮肿处，凹陷随即回复，舌淡而略胖，舌根苔腻而上罩微黄，脉浮缓无力。四肢无汗而身体微有汗意（时在盛夏），略有心烦。遂诊断为"溢饮"。处方大青龙汤加茯苓、薏苡仁。药用：麻黄10g，桂枝10g，炙甘草10g，生石膏10g，杏仁6g，茯苓18g，薏苡仁25g，生姜6片，红枣12枚（去核）。1剂，煎分2次服，汗出停后服。次日复诊，浮肿已退去大半，没有明显汗出，舌苔变薄白，脉象依旧，遂再进原方1剂。6天复诊，言服用第2剂后浮肿完全消失，自以为痊愈而未再来诊，不意昨日浮肿又起。察舌苔薄白，舌淡胖，脉象浮缓，因思患者体质较差，舌脉有脾虚之象，遂于原方加生白术25g，再进2剂。2剂服讫，果然浮肿尽消而身体有汗。1个月后随访，未见复发。

（3）治疗小儿高热：王秀珍等[55] 治疗此病88例，其中上感40例，支气管肺炎16例，风疹10例，腮腺炎7例，乙脑和肠伤寒各4例，传染性单核细胞增多症3例，病毒性脑炎和川崎病各2例。服用：生麻黄3～6g，生石膏30～100g，桂枝4～6g，杏仁6～12g，生姜（去皮）2～6g，甘草2～4g，大枣4枚。上药二煎共计200～300ml，分4次，每隔4小时服1次，药前应先服少量热开水或热面汤。结果：显效43例（服药1～2天后汗出，热降至37.7℃）；有效30例（服药1～2天后汗出，热降至38.5℃以下）；无效15例（服药3天仍无汗，体温仍在39℃以上）。总有效率为83％。

（4）治疗慢性支气管炎合并肺部感染：王端权[56] 治疗本病52例，随机分为治疗组34例，对照组18例。治疗组给予大青龙汤：净麻黄9g，川桂枝9g，大杏仁10g，生甘草9g，生姜片3g，大红枣5枚，生石膏30g。水煎服，每日1剂，分3次温服；对照组给予鱼腥草注射液 50ml，0.9％生理盐水 250ml，静脉点滴，每日 1 次。参照《新药（中药）临床研究指导原则》中"慢性支气管炎（急性期）"的疗效标准判定疗效。治疗组 34 例中，临床控制 20 例，好转 9 例，无效 5 例，有效率为 85.29％；对照组 18 例中，临床控制 9 例，好转 5 例，无效 4 例，有效率为 77.78％。两组总体疗效比较有统计学意义（$P<0.05$）。

（5）治疗无汗证。聂秀香[57] 治疗无汗证 12 例，12 例病人均曾服过解热止痛片，最多 1 天服至 8 片，最长连续用过 4 天，均无效，其中 2 例用红糖生姜汤发汗亦无效。本组病例皆应用大青龙汤加减：麻黄 12～15g，生石膏 30g，葛根 30g，桂枝 9g，杏仁 10g，合欢皮 15g，甘草 6g，生姜 5 片，大枣 5 枚。上半身无汗甚者加羌活 9g、桔梗 6g；下半身无汗甚者加川牛膝 12g；烦躁重加知母 12g；右侧无汗重加川楝子 12g。每日 1 剂，水煎 300ml 顿服。治疗结果：12 例全部治愈。3 剂治愈者 3 例，6 剂治愈者 7 例，9 剂治愈者 2 例。

（6）治疗隐疹：曹恩溥[58] 用本方治疗该病 62 例，多有反复发作史，辨证属风热型 14 例，风寒型 20 例，冲任不调型 6 例，气血两虚型 22 例。方药组成：麻黄 4g，桂枝 6g，生石膏 20g，甘草 6g，杏仁 6g，生姜 3 片，红枣 5 枚。风热型加蝉蜕 6g、防风 6g、大青叶 10g；风寒型加麻黄 6g，石膏减半，羌活、独活各 6g；冲任不调型加当归 10g、白芍 10g、丹参 10g，气血两虚型加何首乌 10g、生黄芪 10g、白术 10g。治疗结果：凡瘾疹全部消失、无瘙痒感者为痊愈，计 45 例（其中风热型 12 例，风寒型 14 例，冲任不调型 3 例，气血两虚型 16 例），服药期间未见复发，药停后或有散发，但发作间歇期延长，发作时间缩短，瘙痒程度减轻者为好转，计 12 例（其中风热型 2 例，风寒型 4 例，冲任不调型 3 例，气血两虚型 3 例）；瘾疹继续发作或症状加重为无效，计 5 例（其中风寒型 2 例，气血两虚型 3 例）。

（7）治疗痤疮：武进赟等[59] 用大青龙汤、桂枝茯苓丸内服及外用必麦森凝胶对青年痤疮患者进行联合治疗。将入选 168 例分为两组：联合治疗组 90 例，对照组 78 例。治疗组给予大青龙汤：麻黄 20g，桂枝、杏仁、甘草、生姜各 10g，大枣 30g，生石膏 50g。日 1 剂，水煎分两次服。服 2 剂后，汗出较多，改用桂枝茯苓丸原方：桂枝、茯苓、丹皮、白芍、桃仁各 20g，日 1 剂，连服 4 周。同时局部外用必麦森凝胶，每日早晚各 1 次，涂前先用带有硫黄的热肥皂水彻底清洗皮肤，待干后将少许药物涂于患处。对照组只涂用必麦森凝胶，方法同上。在 4 周治疗期间，两组均不采用其他药物。分别记录治疗前及治疗后第 4 周末面部和前额部各型皮损，以评价两组治疗痤疮的疗效。疗效判定：痊愈为各型皮损全部消退；显效为皮损消退 70％以上；有效为皮损消退 30％以上，无效为皮损无明显变化。结果：联合治疗组 90 例中，痊愈 40 例，显效 39 例，有效 7 例，无效 4 例，总有效率 87.8％；对照组 78 例中，痊愈 33 例，显效 26 例，有效 12 例，无效 7 例，总有效率 75.6％。两组比较有统计学意义（$P<0.05$）。

小青龙汤的临床应用

（1）治疗慢性支气管炎，咳嗽、哮喘：李耀宗等[60] 病案。陈某，男，63 岁。2008 年 4 月 14 日就诊。受凉咳喘 3 个月，在当地医院治疗不效，后转县级医院，诊断为慢支炎、肺气肿、肺心病，治疗效果不显。咳嗽痰多清稀色白，晨起吐痰盈杯盈碗，气喘胸闷，不能平卧，入夜尤甚，面色黧黑，面目及双下肢浮肿。口渴不欲饮，大便 2～3 日 1 次，小便量少，纳差神疲，舌淡苔白滑，脉弦滑。辨为寒饮内伏，上扰于肺，支饮咳喘。治以疏风宣肺散寒，温化里饮，止咳平喘。用小青龙汤加减：麻黄 10g，桂枝 10g，炮姜 12g，细辛 10g，半夏 12g，五味子 10g，白芍 20g，苏子 15g，炒莱菔子 15g，白芥子 15g，旋覆花 10g（包煎），甘草 10g。水煎 500ml，每次服 100ml，1 日 3 次。服 5 剂后咳喘减轻，已能平卧，尚有少量清稀痰涎，尿量增多，水肿消失。继用小青龙汤合理中汤，服 5 剂调理善后。随访半年未复发。

石峻[61] 用小青龙汤治疗肺胀：余某，男，66 岁。以"反复咳喘 15 年，伴胸满、心累 5 年，加重伴双下肢水肿 3 天"为主诉。自诉咳喘每逢冬季或天气突变即发作加重，曾多次在某家医院治疗，经胸片、心电图、心脏彩超检查，确诊为慢性喘息性支气管炎、阻塞性肺气肿、慢性肺源性心脏病、慢性右心功能不全。3 天前又因天气突然变冷，病情再次加重，胸部胀满，恶风，喘咳不能平卧，痰多清稀，喉中痰鸣音，心悸肢肿，烦躁口渴。查体见面色晦黯，张口抬肩，爪甲青紫，舌胖青紫，边有齿痕，苔薄白，脉浮紧。诊为肺胀。外有寒邪束表，内有痰饮夹热，本着急则治其表的原则，当立即散寒化饮，清热除烦，化瘀行水。选用小青龙汤加石膏汤加减。上服 3 剂，咳喘大减，寒热若失，烦躁尽除，喉中痰鸣音基本消失，已能平卧，咳少量清稀痰，但双下肢仍有水肿，动则气喘，舌胖青紫，边有齿痕，苔薄白，脉沉细。改用温补脾肾、纳气平喘之法，左以活血化瘀，选用肾气丸合苓桂竹甘汤加减，服 4 剂，临床控制。

（2）治疗间质性肺炎合并轻度纤维化：赵德利[62] 病案。胡某，男，49 岁。近几个月，活动后气促胸闷，平时怕冷，无咳嗽，双肺底有小水泡音，胸片：双肺见有弥漫性网状和点片状阴影，右侧较重，心电图正常，血沉正常，抗核抗体阴性。舌质淡，有瘀斑，苔白，脉沉弦。诊断为间质性肺炎合并纤维化。证属水饮内停，肺气不宣，瘀血内阻证。给予温化水饮，活血逐瘀治疗。处方：干姜 10g，细辛 15g，半夏 10g，炙麻黄 10g，五味子 6g，生杏仁 6g，土鳖虫 12g，蜂房 12g，地龙 15g，甘草 6g，僵蚕 15g。水煎服，每日 1 剂。二诊：服药 20 余剂后，活动后气促减轻，舌质淡，有瘀斑，双肺仍有小水泡音。上方加茯苓 30g、生白术 15g，继服。上方加减服用 200 剂，双肺水泡音消失，临床治愈。

（3）治疗慢性阻塞性肺疾病：钟勇[63] 用小青龙汤联合面罩无创机械通气（NIPPV）治疗慢性阻塞性肺疾病（COPD）急性加重期：实验组为 30 例 COPD 急性加重期患者，采用小青龙汤联合 NIPPV 治疗。药物：炙麻黄 10g，桂枝 10g，白芍 12g，细辛 3g，法半夏 10g，干姜 10g，五味子 10g，地龙 12g，丹参 20g，桃仁 15g，炙甘草 6g。对照组为 29 例 COPD 急性加重期患者，单用 NIPPV 治疗的。结果：实验组总有效率为 93.3%，对照组总有效率为 79.3%。

（4）治疗心力衰竭：王建国[64] 病案。王某，男，66 岁，农民。患慢性支气管炎反复咳喘 20 余年，每逢冬春季节受凉时发作，2 周前因气候变化，感寒后咳喘加重咳吐白色泡沫样痰，每日约 300～500ml，夜间喘甚，难以平卧，西医予吸氧，抗感染，止咳平喘等药物治疗，1 周后无明显疗效。遂请中医会诊。查：体温 37.6℃，呼吸 25 次/分，心率 120 次/分，血压 120/75mmHg，口唇紫绀，颈静脉怒张，两肺可闻及干湿啰音，两肺底布满湿啰音，心律齐，三尖瓣区可闻及Ⅱ级收缩杂音，肝脏于右肋缘下 3.5cm，可扪及，质中等，双下肢指凹性浮肿。心电图示左心室增大；实验室检查显示血、尿常规及肝、肾功能正常；胸片显示慢性阻塞性肺疾病。四诊所见：神情疲惫，面色及口唇发绀，心悸气短，不能平卧，动则喘甚，时咳白色泡沫样痰，纳呆脘痞，尿少便溏，双下肢浮肿，舌淡，苔薄滑，脉滑数。西医诊断：慢性阻塞性肺疾病，肺心病，心力衰竭Ⅰ度。中医诊断：喘证（饮邪犯肺）。治宜宣肺化饮，温阳利水。予以小青龙汤化裁：麻黄 10g，桂枝 10g，细辛 5g，干姜 10g，白芍 10g，五味子 6g，半夏 12g，茯苓皮 10g，泽兰 10g，五加皮 10g，葶苈子 10g。每日 1 剂，水煎服。3 剂后咳喘明显减轻，咳痰明显减少，夜寐稍安，已能平卧，纳增，7 剂后喘平卧安。

（5）治疗特发性水肿、肾小球肾炎：张超群[65] 病案。罗某，女，36 岁。下腹部及下肢水肿 2 个月余。曾在某医科大学诊为"特发性水肿"，经中西药治疗，水肿未能减轻，反有加重之势。就诊时：微恶风寒，咳嗽，气喘，吐泡沫痰涎，腹胀，纳差，下肢沉重。查：下腹部膨隆光亮，无腹水征，下肢浮肿明显。证属表寒内饮之候。采用解表涤饮之法。予小青龙汤：麻黄 60g，细辛 3g，白芍 10g，干姜 10g，甘草 10g，桂枝 10g，五味子 10g，半夏 10g。每日 1 剂，水煎服。连服 3 剂后复诊：诉每次服药后，大汗淋漓，湿透衣衫，小便频数而量多。水肿全消，表证已除，唯精神疲乏，小腿时有转筋。予芍药甘草附子汤加味调理而愈。随访 1 年，未见复发。方爱国[66] 用小青龙汤加减治疗肾小球肾炎，有效。

（6）治疗流感：莫纲等[67] 等治疗流感 25 例。加味小青龙汤：干姜 10g，桂枝 10g，麻黄 10g，白芍 g10，甘草 5g，细辛 5g，半夏 5g，五味子 5g，杏仁 10g，枇杷叶 15g。水煎服。25 例患者全部治愈。

（7）治疗蛛网膜下腔出血：赵德利[62] 病案。刘某，男，55 岁。田间干活时，因用力过度，头部突然持续性剧烈疼痛，左侧较重，伴有呕吐，开始吐为食物，后为涎沫，神志清楚，四肢无活动障碍。颈部强硬，克尼格征阳性，左侧巴宾斯基征阳性。脑脊液见有大量新鲜红细胞，舌质淡，脉沉弦。诊断为蛛网膜下腔出血。证属水饮内盛，瘀血郁阻。给予温化水饮，活血逐瘀。处方：细辛 12g，干姜 12g，桂枝 10g，半夏 10g，赤芍 20g，丹参 20g，土鳖虫 10g，茯苓 30g，泽泻 20g，生白术 20g，柴胡 10g，大黄 10g，水煎服。服后不久药全部吐出。考虑颅内高压所致，用 20% 的甘露醇 250ml，静脉滴注，半小时滴完再服以上中药，每天 2 次。二诊：头痛减轻，大便稀薄，每天 3 次，腹部冷痛，舌质淡，苔白，上方改大黄 6g，桂枝 20g，20% 甘露醇每天 1 次，中药仍每天 2 次。三诊：头部仍有胀痛，无呕吐，烦躁，睡眠不佳，上方加生龙骨 30g，生牡蛎 30g，停用甘露醇，中药改为每天 1 剂，分两次服，首方服用 30 余剂，临床治愈。

（8）治疗梅尼埃病：王建国[64] 病案。患者刘某，女，38 岁，眩晕呕吐反复发作 3 年余，每感寒或劳累后发作，3 天前因劳累，受凉后眩晕又作，伴恶心，呕吐清稀痰涎，视物旋转，不敢睁目，胸闷不舒，曾在医院查多普勒、颈椎及头颅 CT 均未发现异常，诊断梅尼埃病。予眩晕停（地芬尼多）、西比灵（盐酸氟桂利嗪）等药物治疗，效果不佳，遂请中医治疗，患者体型丰腴，面色少华，不能站立，时恶心，呕吐痰涎，手足不温，舌质淡，脉弦。综观舌脉证，中医诊断为眩晕（寒饮内停，上扰清窍），方以小青龙汤加减：麻黄 10g，桂枝 15g，细辛 5g，干姜 10g，白芍 10g，五味子 6g，半夏 12g，茯苓 10g，橘红 10g。每日 1 剂，服药前兑姜汁 10ml，3 剂后，患者呕吐停止，眩晕明显减轻，已能睁眼站立，舌淡，苔白，脉弦，上方继服 3 剂后，患者症状消失，神清气爽，痊愈出院，随访 3 年未有复发。

【现代研究】（1）大青龙汤：日本学者[68] 报道，大青龙汤的温浸液对蟾蜍离体心脏的活动有抑制作用，但有可逆性；对大鼠和猫的胆汁排泄有抑制作用；对大鼠和猫的血压，在小量时血压轻度上升，大量时则血压下降。郭伟琪等[69] 做了退热作用的实验性研究。方法（略）。结果：大青龙汤使发热兔肛温 2 小时后平均降低 0.96℃，与安替比林相比，降温幅度较小，但与对照组相比，则差别有非常显著意义（$P < 0.01$），说明本方有一定的退热作用。

（2）小青龙汤：马莉娜等[70] 研究证明：小青龙汤能降低 IL-5，抑制 EOS 的功能，降低细胞凋亡的抑制作用；上调肺组织糖皮质激素受体、肾上腺素能受体和转化生长因子的作用；选择性抑制 Ⅰ 型变态反应的 IPR 和 LPR，降低一氧化氮和内皮素的水平，抑制细胞亚群优势反应从而调节免疫平衡，以达到减轻气道炎症降低气道高反应性的疗效。王树鹏等[71] 观察小青龙汤加味对变应性鼻炎（AR）大鼠鼻黏膜病理形态和血浆组胺含量的影响。方法（略）。结果：模型对照组可见鼻黏膜水肿、充血，重度炎细胞浸润，黏膜上皮坏死。各治疗组炎症程度均有改善，以小青龙加味组效果最好。模型组血浆组胺含量明显升高，小青龙汤加味治疗组血浆组胺含量明显降低。小青龙汤加味治疗组优于小青龙汤治疗组。结论：小青龙汤加味治疗 AR 的作用途径之一是通过降低组胺含量，从而减轻鼻黏膜变应性炎症。潘杰等[72] 概述了小青龙汤证哮喘模型的研究：在建立过敏性哮喘动物模型基础上，对小青龙汤作用机制研究大概有以下几个方面，一是小青龙汤能减轻哮喘大鼠嗜酸性粒细胞对肺组织浸润，减轻气道炎症，降低气道高反应性，而且可能通过抑制炎性介质的释放，改善黏膜水肿和管腔阻塞程度，抑制基层细胞增生和平滑肌增厚，从而阻断气道重塑；二是小青龙汤具有抑制 TH_2 细胞亚群优势反应和调节免疫平衡的作用，从而减轻气道炎症，降低气道高反应性，减轻哮喘的症状和缓解哮喘的发作，达到防治哮喘的目的；三是小青龙汤能够显著提高哮喘大鼠肺组织壁肾上腺素能受体数目和环磷酸苷水平。

【原文】 膈間支飲，其人喘滿，心下痞堅①，面色黧黑②，其脉沈緊，得之數十日，醫吐下之不愈，木防己湯主之。虛者③即愈，實者④三日復發，復與不愈者，宜木防己湯去石膏加茯苓芒硝湯主之。（24）

木防己湯方：

木防己三兩　石膏十二枚雞子大　桂枝二兩　人參四兩

上四味，以水六升，煮取二升，分溫再服。

木防己去石膏加茯苓芒硝湯方：

木防己二兩　桂枝二兩　人參四兩　芒硝三合　茯苓四兩

上五味，以水六升，煮取二升，去滓，内芒硝，再微煎，分溫再服，微利則愈。

【词语注解】 ①心下痞堅：心下，此包括胸膈胃脘。心下痞堅，指胸膈胃脘等处有痞塞坚实的感觉。

②面色黧黑：黧，黑中带黄的颜色。黑，此寓昏暗不明。面色黧黑，指面色黑中带黄而晦黯。

③虛者：此指心下痞堅变虚软。

④實者：此指心下痞堅结实如故。

【经义阐释】 本条论述支饮重证的证治。既属"支饮"，必然饮聚胸膈，阻遏胸膈间的气机，致心阳不展，肺气不降，故"其人喘满"。饮在胸膈，波及胃脘，气滞不舒，所以"心下痞坚"。饮阻胸膈，不仅可使气郁化热，还会妨碍营卫的运行。营卫运行不利兼饮热上蒸，则"面色黧黑"。寒饮深结在里，故其脉沉紧。上述脉症总由邪实内阻，饮郁化热所为。若病情迁延数十日，又经吐、下等攻法误治，必定会损伤正气。正气既虚，饮邪更难去，以致形成正虚邪实，饮热阻滞的支饮重证。故宜补虚通阳，利水散结，用木防己汤主治。服药后，饮消热清，气机畅行，心下痞塞坚实变为虚软，病即趋愈。如果药后心下痞坚结实如故，尽管有某些症状改善，但预计数日内病情又将复发，因为心下痞坚依然，说明饮结未散，此时再服木防己汤仍无改善者，是药证不尽相合，病重药轻，应当加强消饮散结之力，故用木防己汤去石膏加茯苓芒硝汤主治。

有关本条的精神，历代注家略有分歧。一是对本证涉及的脏腑病位，赵以德认为在心肺，徐彬、尤怡认为涉及肺胃，吴谦认为累及上中下三焦。三说各有其道理，但根据支饮的病机以及本证的特点，宜将赵、徐、尤二说结合起来，更为妥当。二是关于原文中"虚者"、"实者"，一种是从病机去解释，有的从正虚与邪实解，如赵以德，徐彬、李彣等；有的从"水饮虚结"与"水饮实结"解，如吴谦；有的从有无实邪结聚分，如尤怡，有的以有无宿垢分，如高学山；有的从邪盛与否分，如黄树曾。一种是从症状去解释，认为"虚者"指心下虚软，"实者"指心下痞坚结实，如高等医药院校《金匮要略》二版、四版、五版、六版等教材及王渭川均持此见。诸说从不同的角度去认识"虚者"、"实者"，各有所据。然而根据木防己汤与木防己去石膏加茯苓芒硝汤的方药组成及功效来看，似以后一种观点更符合病情。不过，分析"虚者"、"实者"产生的机理，吴谦的观点似乎更为贴切，宜参。

【方药评析】 木防己汤虽只有四味药，却具有寒热并行、攻补兼施的特点。其中木防己辛苦寒，泄利消饮，桂枝辛温，通阳化气，二药相伍，能开结祛饮；人参扶正补虚，石膏清解郁热。上药合用，能宣通阳气，消除饮邪，清泄郁热，若饮热交结难开，则不宜于重坠的石膏，遂去之。又虑虚实错杂之证，久不愈正气益虚，不宜泄利太过，故减轻防己的用量，而加既能渗利水饮，又有健脾之功的茯苓，协助防己消饮，再加咸寒的芒硝软坚散结，以破除顽固凝结的饮热。诸药配伍，使阳宣气行，饮结得开，饮热从二便而去，故"微利则愈"。

【文献选录】 徐彬：膈在膜之上，比心下稍高。盖心下当胃管上口，而膈更在上，不可按之处也。曰膈间，则在肺部而非肺饮矣，然胸为肺之府，气迫肺，故亦喘。膈间清虚，如天之空，饮气乘之，故满。心下痞坚者，因误吐下，客气动膈而痞塞乃在心下也。面色黧黑者，胃之精华在面，阴邪夺其正气，故面不荣而黑，黑者阴象也，水则为沉，寒则为紧，故脉沉紧，误在吐下无疑矣。更得之数十日之久，其虚可知，故以木防己汤主之。木防己为君，通水气壅塞也。人参为佐，恐虚不能运邪也。然膈属太阳之分，非桂则气不化，故加桂枝。痞则胸中必郁虚热，故加石膏。彼汉防己能泻血中湿热，而通其壅滞，故下焦湿肿及皮水淋漓，除膀胱积热宜之，而上焦气分热证禁用。若木防己则通湿壅，而兼主虚风，故与石膏并用以治膈。若中有实热，非硝之急暴冲散不去，石膏性寒而缓，不能除在胃之结热，故曰实者复发，复与不愈，宜去石膏加芒硝，谓实有邪热与气分虚热不同也。后己椒苈黄丸下云：口中有津液，渴者加芒硝亦然。又加茯苓导其水也。《论注》

赵以德：心肺在膈上。肺主气，心主血。今支饮在膈间，气血皆不通利。气为阳主动，血为阴主静。气不利，则与水同逆于肺而为喘满；血不利，则与水杂揉，结于心下而为痞坚。肾气上应水饮，肾气之色黑，血凝之色亦黑，故鳘黑之色亦见于面也。脉沉为水，紧为寒，非别有寒邪，即水气之寒也。医虽以吐下之法治，然药不切于病，故不愈。用木防己者，味辛温，能散留饮结气，又主肺气喘满，所以用为主治；石膏味辛甘微寒，主心下逆气，清肺定喘；人参味甘温，治喘，破坚积，消痰饮，补心肺气不足，皆为防己之佐；桂枝味辛热，通血脉，开结气，且支饮得温则行，又宣导诸药，用之为使。若邪之浅，在气分多而虚者，服之即愈；若邪客之深，在血分多而实者，则愈后必再发。故石膏是阳中之治气者则去之；加芒硝，味咸寒，阴分药也，治痰实结，赖之去坚消血癖；茯苓伐肾邪，治心下坚满，佐芒硝则行水之力益倍。《二注》

尤怡：支饮上为喘满，而下为痞坚，则不特碍其肺，抑且滞其胃矣。面色鳘黑者，胃中成聚，营卫不行也。脉浮紧者为外寒，治紧者为里实。里实可下，非常法可下；痰饮可吐，而饮之在心下者，非吐可去，宜其得之数十日，医吐下之而不愈也。木防己、桂枝，一苦一辛，并能行水气而散结气，而痞坚之处，必有伏阳，吐下之余，定无完气，书不尽言，而意可会也。故又以石膏治热，人参益虚，于法可谓密矣。其虚者外虽痞坚，而中无结聚，即水去气行而愈；其实者中实有物，气暂行而复聚，故三日复发也。魏氏曰：后方去石膏加芒硝者，以其既散复聚，则有坚定之物。留作包囊，故以坚投坚而不破者，即以软投坚而即破也。加茯苓者，亦引饮下行之用耳。《心典》

按：以上注家各有特色，徐注分析方药较详，赵注阐发病机较精，尤注论述治法较透。

【临床应用】 （1）治疗充血性心力衰竭：赵彦萍[73] 将本病 90 例分为治疗组 60 例和对照组 30 例。对照组采取西医常规治疗，治疗组在对照组的治疗基础上加用木防己汤加减，1 剂/日，分 2 次服，100ml/次，每剂煎 2 次。两组在治疗过程中均根据病情变化增减基础用药的种类和剂量，疗程 1 个月。结果：治疗组近期治愈率、显效率、有效率、总有效率分别为 41.67%、30.00%、16.67%、88.34%，对照组分别为 30.00%、20.00%、20.00%、70.00%，治疗组优于对照组。

（2）治疗痰饮喘咳：周玉麟[74] 治疗 1 例患者有咳喘病史，近 1 个月来病情加重。咳嗽，气喘，痰多，色白微黄，胸闷，心慌，纳少，下肢轻度浮肿，小便不多，口唇发绀，舌质淡，苔薄白，脉小数。证属肺肾心脾俱亏，饮邪化热。治宜扶正祛邪，消补兼施，寒温并用。仿木防己汤加味：党参 15g，桂枝 6g，生石膏 30g，防己 10g，白术 10g，法半夏 10g，葶苈子 15g，茯苓 15g，杏仁 10g，前胡 10g，泽兰、泽泻各 10g，一枝黄花 15g。服 3 剂后，咳喘、心慌、浮肿等症减轻，续以原方去石膏加车前子 10g，又服 6 剂，上述症状尽除。

（3）治疗痹证：董其宁[75] 治疗湿热痹 40 例。方药：防己 15g，生石膏 30g，桂枝 10g，海桐皮 12g，薏苡仁 30g，通草 6g，滑石 10g，杏仁 10g，姜黄 10g。结果治愈 30 例，好转 6 例，无效 4 例，总有效率 90%。黄德军[76] 以加减木防己汤治疗痛风性关节炎 40 例。结果：27 例局部症状全部消失，血尿酸钠含量 $300\sim400\mu mol/L$，随访 $1\sim2$ 年无复发，为治愈；11 例局部症状全部消失，血尿酸钠含量 $400\sim500\mu mol/L$，随访 $1\sim2$ 年复发 $1\sim2$ 次，为好转；2 例局部症状无改善，血尿酸钠含量 $700\sim900\mu mol/L$，为无效。

（4）治疗糖尿病并发症：王平[77] 将糖尿病胸腔积液患者 56 例，随机分为治疗组 36 例和对照组 20 例。对照组采用常规胰岛素治疗，并根据合并症的不同加用抗痨药物或改善心肝肾药物，辅以胸穿抽液。治疗组只需抽液 1 次以定性，在常规药物治疗基础上加用加减木防己汤，水煎服，日 1 剂，30 天为 1 个疗程。结果：治疗组显效 26 例，有效 9 例，无效 1 例，有效率为 97.22％；对照组显效 10 例，有效 7 例，无效 3 例，有效率为 85.00％。

（5）治疗单纯性收缩压升高：朱西杰[78] 选择本病 50 例，以木防己汤随证加减治疗两个疗程（每 6 天为 1 个疗程为一观察周期）。结果：患者收缩压恢复正常最快者 1 周，最慢者 8 周。治愈 45 例，有效 3 例，无效 2 例，总有效率 96％。

【现代研究】 （1）药理作用：日本学者[79] 根据药理研究及动物实验观察，指出了木防己汤的药理作用。①抗组胺作用：木防己散可轻度抑制因 10^{-7}m 组织胺引起的支气管平滑肌有轻度抑制作用，对同样浓度组胺引起的肠管收缩的抑制为 73.0％，而对胃、输精管、肺，未见有抗组胺作用。②抗乙酰胆碱作用：对 10^{-6}m 浓度的 Ach 引起的支气管平滑肌收缩有轻度的抑制作用。对同样浓度 Ach 引起的输精管收缩有轻度抑制作用，但对胃、肠、肺无抗 Ach 作用。③抗钡作用：木防己散仅对肺有轻度的抗 Ba 效果。因为木防己散有扩张末梢血管和促进胸膈淋巴环流的作用，由此可见木防己散有消除胸腔积液和肺水肿的作用，推测着可能与木防己散对肺的抗 Ba 作用有关。

（2）对循环系统的作用：日本学者矢久保修嗣[80] 认为木防己汤治疗心功能不全的作用机理可能通过对心肌 β 受体的正性变时和正性变力作用，增强 Ca 的电流作用，从而改善心功能。木防己汤适用于窦性心动过缓和心肌收缩功能低下者。

（3）抗炎作用：孟明等[81] 针对加味木防己汤对类风湿关节炎大鼠滑膜的基质金属蛋白酶生成的影响。方法（略）。结果：①正常组大鼠滑膜细胞仅产生 MMP-2；②在 TNF-α（10μg/L）存在下，正常组大鼠可表达 MMP-9，AA 组大鼠滑膜细胞 MMP-2 和 MMP-9 生成量增加；③加味木防己汤治疗组大鼠滑膜细胞，在无干预情况下 MMP-2 和 MMP-9 的表达量均显著降低，在 TNF-α 存在时 MMP-9 的表达量未见明显增加。可知加味木防己汤不仅能抑制 AA 大鼠滑膜细胞生成 MMP-2 和 MMP-9，同时也能抵抗 TNF-α 对 AA 大鼠滑膜细胞生成 MMP-9 的刺激作用。提示加味木防己汤可能具有调控类风湿关节炎发病的作用。

陈冬志等[82] 探讨加味木防己汤对大鼠实验性佐剂关节炎（adjuvant arthritis，AA）的作用及其机制。方法（略）。结果：加味木防己汤能缓解 AA 病情，使足肿胀度下降，体重及脏器指数改善，关节水肿减轻，淋巴细胞浸润明显减少，滑膜增生受抑制。血清 IL-1β、TNF-α 的含量明显下降。结论：加味木防己汤对 AA 大鼠的治疗作用，可能与其下调 IL-1β、TNF-α 的含量有关。

【原文】 心下有支飲，其人苦冒眩①，澤瀉湯主之。（25）
澤瀉湯方：
澤瀉五兩　白术二兩
上二味，以水二升，煑取一升，分溫再服。
【词语注解】 ①冒眩：冒，覆盖，此引申为如有物冒蔽之意。眩，视物眼黑或旋转。冒眩，指头晕有如物蒙蔽而感觉旋转。
【经义阐释】 此论支饮冒眩的证治。既属"支饮"，则此"心下"实包括胸膈胃脘。水饮停于胸膈胃脘，阻碍阴阳的升降，使清阳不能上达头目，浊阴反上扰清空之位，故

"其人苦冒眩"。因只谓冒眩，未见咳逆倚息等症，表明饮邪尚未波及于肺，尚属支饮轻证。治宜利水祛饮健脾，方用泽泻汤。

【方药评析】 方中重用泽泻利水渗湿祛饮，以导浊阴下行，白术健脾燥湿，意在培土以绝饮停之源。二药合用，使水饮下走，新饮不生，则清阳上达，冒眩自愈。

【文献选录】 徐彬：支饮在心下，虽不正中而近心，则心火为水气所蚀，心者君火，为阳气之宗，所谓火明外视，阳气有权也。饮气相蚀，阴气盛而清阳阻抑，又适与气道相干，故冒眩。冒者如有物蒙之也，眩者目见黑也。肾为水之源，泽泻味咸入肾，故以之泻其本而标自行；白术者，壮其中气，使水不复能聚也。然以泽泻泻水为主，故曰泽泻汤。(《论注》)

程林：《内经》曰：清阳出上窍，支饮留于心膈，则上焦之气浊而不清，清阳不能走于头目，故其人苦眩冒也。白术之甘苦，以补脾则痰不生，泽泻之甘咸，以入肾则水不蓄。小剂之治支饮之轻者。(《直解》)

陈元犀：夫心下有支饮，则饮邪上蒙于心，心阳被遏不能上会于巅，故有头冒目眩之病。仲师特下一苦字，是水阴之气荡漾于内，而冒眩之苦有莫可言传者，故主以泽泻汤。盖泽泻气味甘寒，生于水中，得水阴之气而能利水，一茎直上，能从下而上，同气相求，领水阴之气以下走。然犹恐水气下而复上，故用白术之甘温崇土制水者以堵之，犹治水者必筑堤防也。(《金匮方歌括》)

按： 徐注解释症状较详，程注论述病机颇当，陈注"苦"字尤精，分析方药亦较细。

【临床应用】 (1)治疗梅尼埃综合征眩晕：贺自平[83] 使用加味泽泻汤（泽泻、白术、制半夏、陈皮、菊花、天麻等）治疗梅尼埃综合征 40 例，并与西药对照组进行比较，结果显示泽泻汤组总有效率为 90%，对照组为 70%。王慧玲[84] 重用泽泻汤治疗内耳性眩晕病 42 例，泽泻重用至 50～70g，白术 20～30g；呕吐甚者加姜半夏 15g，水煎煮，每日 1剂。结果：治愈 36 例，平均服药 2.9 剂，并未发现毒副反应。

(2)治疗发作性体位性眩晕：袁兵等[85] 对治疗组用加味泽泻汤（泽泻 30g，天麻、白术、川芎各 10g，栀子 15g)，日 1 剂，10 剂为 1 个疗程，对照组用眩晕停（地芬尼多)、地西泮、维生素 B₁ 等，疗程同上。以上两种方法均配合头部运动锻炼。结果：治疗组用药后多在 10～50 天内眩晕和眼震消失，平均治愈时间为 26.8 天。对照组用药后多在 30～90 天内眩晕及眼震消失，平均治愈时间为 84.6 天。治疗组疗效明显优于对照组（$P <$0.05)。

(3)治疗椎-基底动脉供血不足性眩晕。朱安龙[86] 用复方泽泻汤治疗 69 例椎-基底动脉供血不足性眩晕。药用：泽泻 30g，茯苓 10g，焦白术 10g，制半夏 10g，陈皮 10g，石菖蒲 10g，天麻 10g，钩藤 10g，菊花 10g，丹参 30g，川芎 10g，生龙牡各 30g（先煎)。加减：恶心呕吐甚者加代赭石 20g（先煎)、枳壳 10g、竹茹 10g；肢麻疼痛者加桑枝 30g、片姜黄 15g、海桐皮 15g；头颈强痛明显者加葛根 30g、白芷 10g；胸闷苔腻者加佩兰10g、厚朴 10g；血压偏高者加珍珠母 30g（先煎)、川牛膝 10g；阴亏症状明显者加生地15g、墨旱莲 15g；便秘者加火麻仁（打碎）30g、炒莱菔子 15g；心烦、失眠甚者加焦枣仁 15g、合欢皮 15g；食欲不振加焦三仙各 10g。每日 1 剂，水煎 500ml，分 2～3 次服，同时配合刺五加注射液 60ml，加入 10% 葡萄糖注射液 500ml（或生理盐水 500ml）中静滴，每日 1 次；尼莫地平 20mg，每日 3 次口服。治疗效果：治疗组疗效明显优于对照组。

(4)治疗高血压头晕及高血压病；张军[87] 运用自拟加味泽泻汤治疗 80 例高血压患

者，加味泽泻汤组成：泽泻 50g，钩藤（后下）30g，白芍 30g，石决明 15g，龙骨 10g，牡蛎 10g，桑寄生 20g，夏枯草 15g，菊花 10g，首乌 10g，牛膝 10g。加减：兼见胸闷痰盛、肢体麻木加天麻 10g、半夏 10g、白术 10g、茯苓 10g；兼见耳鸣耳聋、腰膝酸软加枸杞子 20g、女贞子 10g、墨旱莲 10g；兼见口干口苦、烦躁易怒者加黄芩 10g、黄柏 10g、栀子 10g；若有出血倾向加黄芩 15g、槐花 10g、侧柏叶 15g。水煎 2 次，早晚分服，10 天为 1 个疗程，治疗 5 个疗程。结果：显效 52 例，好转 20 例，无效 8 例，有效率为 90%。

（5）治疗高脂血症：展照双等[88]治疗本病 49 例。药用：茯苓 30g，泽泻 15g，桂枝 9g，白术 10g，生山楂 30g，甘草 6g，生姜 3 片。兼痰瘀内阻者加红花 10g、丹参 15g；兼脾肾阳虚者加干姜 10g、炮附子 10g、淫羊藿 10g；兼肝气郁滞加柴胡 15g、当归 10g、白芍 15g。水煎服，日 1 剂，分早晚 2 次服用。治疗效果：治疗组和对照组的总有效率分别为 93.9%、78.7%，两组比较，差异有显著性的意义（$P<0.05$）。

（6）治疗心律失常：赵安业等[89]治疗 1 例心律失常患者，自十年前患浮肿病后，常有心慌心悸之感，若饮食偶有不适，下肢即轻度浮肿，四肢乏力。观其面色㿠白，舌淡体胖，苔薄白，脉濡缓，有结代，心音低钝，心率 80 次/分，律不齐。中医诊断为脾虚湿滞，阻遏心阳之怔忡。予泽泻汤加味：泽泻 120g，白术 120g，桂枝 45g，共为细末，日 2 次，每次开水送下 7～9g。服药 20 天后，证有好转，肿消律整，唯舌质尚淡，食少。拟泽泻汤加重白术用量。泽泻 90g，白术 120g，服法如前。尽剂后获愈。

（7）治疗术后脑积水：刘景琦[90]用泽泻汤合小柴胡汤治愈 1 例术后脑积水患者，病者于开颅术后十余日，在手术部位出现膨胀，日渐增大至碗口大小，头眼发胀日甚，曾放出脑脊液 500ml 左右，包块消失，头眼发胀暂时好转。因病人拒绝再行手术放置塑料导管引流，故改用中医药治疗。诊见手术部位有一 13cm×13cm×8cm 半球形包块，伴头眼发胀、口苦、咽干、纳呆，舌苔白腻，脉弦滑。辨证为颅部外伤，少阳胆经逆乱，三焦枢机不利，致水停颅内。故用柴胡 24g，黄芩、半夏、甘草、生姜各 9g，党参 15g，大枣 3 枚，白术 30g，泽泻 75g 治之。服 6 剂后，头皮包块消去大半，头眼发胀消失。又服 9 剂，头皮包块消失，局部头皮平坦。

（8）治疗渗出性中耳炎：朱荣强等[91]用泽泻汤加味治疗渗出性中耳炎 86 例。药用：泽泻 20g，白术、茯苓、薏苡仁、赤芍、藿香、佩兰、石菖蒲、荆芥、防风、苍耳草各 10g，生甘草、红花各 6g。有肝胆湿热，出现黄稠液体者，加用焦山栀、柴胡、龙胆草、黄芩等以清解肝胆湿热。痰湿夹热者，选加半夏、贝母、瓜蒌皮、胆南星以清化痰湿。以上为成人剂量，小儿减半。水煎服，日 1 剂，7 剂为 1 个疗程。治疗效果：总有效率为 98.33%。

（9）治疗慢性鼻窦炎：谢洁[92]运用泽泻汤加味治疗慢性鼻窦炎 86 例，以泽泻汤加黄芪、菖蒲、藿香、辛夷、白芷等组成基本方，兼风热者加银花、薄荷；兼湿热者加龙胆草、鱼腥草；头痛加藁本、蔓荆子。水煎服，每日 1 剂，10 天为 1 个疗程。总有效率为 87.21%。

（10）治疗特发性水肿：邹嘉玉[93]用泽泻汤合五皮散治疗特发性水肿 30 例，辨证属于脾虚失运，水湿停滞者。总有效率 96.7%，治愈率 76.7%。

【现代研究】（1）减轻内耳淋巴积水：吴大正[94]发现泽泻汤具有减轻实验性内淋巴积水的程度和改善由内淋巴积水所造成的听力损害的作用，改变耳蜗隔膜的膜通透性，降低血管纹细胞分泌功能和增加吸收功能。

（2）降低脑血管阻力，降低血脂：吴勇飞[95] 对泽泻汤治疗椎-基底动脉供血不足疗效的观察，泽泻汤能提高脑血流量，降低脑血管阻力，降低血脂，能有效治疗椎-基底动脉供血不足。

（3）降低血压：顾施健[96] 研究发现泽泻汤对正常血压小鼠有降压作用，并有一定的药物量效关系，同时具有一定的减缓心率作用。

（4）抗动脉粥样硬化及促进血管内皮修复：刘金元[97] 对加味泽泻汤（由桃仁 12g、红花 6g、丹参 10g、川芎 9g、泽泻 30g、炒白术 15g 组成）抗大鼠动脉粥样硬化作用研究发现，加味泽泻汤能够调节微量元素及载脂蛋白含量，起到保护动脉内皮细胞损伤的作用；同时，通过下调组织中 Ca 的含量抑制动脉粥样硬化的形成。

（5）不同配比剂量配的实验研究：陈学习[98] 将泽泻、白术分别设定为不同配比剂量，采用代谢笼法观察大鼠尿量并用 ELISA 法检测尿液 AQP2 浓度的变化。发现泽泻、白术 3∶1 与 2∶1 配比组利尿与调节尿液 AQP2 含量效应优于其他组，与传统配伍比例接近。

【原文】 支饮胸满者，厚朴大黄汤主之。（26）
　厚朴大黄汤方：
　厚朴一尺　大黄六两　枳實四枚
　上三味，以水五升，煮取二升，分温再服。

【经义阐释】 此论支饮胸满邪实的证治。支饮是饮聚胸膈，可见胸满，如前十一条"膈上病痰，满喘咳吐"，前二十四条"膈间支饮，其人喘满"皆然。但前两证是虚实错杂，本条则属邪实为主。乃由饮壅在胸，气遏化热，饮热交结，不仅肺失肃降，还进而波及胃肠，致胃肠气机不通，成为饮热互结病在上焦，累及中焦的支饮实证。故用厚朴大黄汤行气除满，荡热涤饮。

对于本条证治，历代注家认识不一。一种认为原文有脱简或错简，如赵以德、尤怡、吴谦等；一种则随文释义，其中李彣认为是脾胃壅实，朱光被认为是有形实邪结于阳明，曹颖甫认为是胃中燥热，逼水上逆；高学山认为是膈气虚致胃实，黄树曾认为是饮塞胸中，阳气凝滞。诸说皆各有所据，但旁参《备急千金要方·卷第十八·痰饮》"夫酒客咳者必致吐血，此因久饮过度所致也。其脉虚者必冒，其人本有支饮在胸中也。支饮胸满，厚朴大黄汤主之方。"似以后一种观点更为在理，故可参之。

本方与厚朴三物汤、小承气汤方药组成皆相同，唯药量、主治有别，兹列表比较如下：

厚朴大黄汤、厚朴三物汤、小承气汤比较表

方　名 （含药物组成用量）	适应证 （含病因病机）	功　效
厚朴大黄汤（厚朴一尺，大黄六两，枳实四枚）	支饮咳喘，短气不得卧，胸满，腹胀满，大便秘结，苔黄，脉弦滑有力。为饮热交结在胸，波及于胃，肺失肃降，胃肠气滞	行气除满，荡热涤饮

方　名 （含药物组成用量）	适　应　证 （含病因病机）	功　　效
厚朴三物汤（厚朴八两，大黄四两，枳实五枚）	腹胀满疼痛，大便闭结，苔黄脉滑有力或沉实。为实热内结，气机不畅，气滞重于积滞	行气除满，泄热通腑
小承气汤（大黄四两，酒洗厚朴二两（炙），枳实大者三枚，炙）	下利谵语，腹部胀痛，潮热，舌苔黄厚干燥，脉沉实或滑疾。为燥实内阻，热结旁流	荡热导滞

【方药评析】　本证为饮热交结在胸膈，肺胃气机壅滞，故用厚朴大黄汤主治。方中厚朴下气除满涤饮为主药，大黄荡热行滞，以开邪去之路为辅药，枳实破结导滞消饮为佐药。三药合用，使饮热下走，结开气行，则胸满可愈。

【文献选录】　赵以德：凡仲景方，多一味，减一药，与分两之更重轻，则异其名，异其治，有如转丸者。若此三味，加芒硝则谓之大承气，治内热腹实满之甚；无芒硝，则谓之小承气，治内热之微甚。厚朴多，则谓之厚朴三物汤，治热痛而闭。今三味以大黄多，名厚朴大黄汤。上三汤皆治实热而用之。此支饮胸满，何亦以是治之？倘胸满之外，复有热蓄之病，变迁不一，在上在下，通宜利之耶？胸满者下之，然此水饮也，不有热证，况胸满未为心下实坚，且胸中痞硬，脉浮，气上冲咽喉者，则半表半里和解之；至有医误下，为心下硬痛，名结胸者，以大陷胸汤下之；不甚痛，犹不可下，以小陷胸汤利之。今支饮之胸满，遂用治中焦实热之重剂乎？是必有说，姑阙之。（《二注》）

张璐：此即小承气，以大黄多，遂名厚朴大黄汤。若厚朴多，则必厚朴三物汤。此支饮胸满者，必缘其人素多湿热，浊饮上逆所致，故用荡涤中焦药治之。（《张氏医通》）

吴谦：支饮胸满之胸字当是腹字，若是胸字，无用承气汤之理，是传写之讹。支饮胸满，邪在肺也，宜用木防己汤、葶苈大枣汤；支饮腹满，邪在胃也，故用厚朴大黄汤，即小承气汤也。（《金鉴》）

黄树曾：饮为阴邪，胸为阳位，支饮胸满，是饮塞胸中，为阴邪居阳位。阳气因而凝滞不行，故用厚朴行气消饮为君，又此证与大结胸证均系饮邪凝聚而致满，地道不通，故亦如大陷胸汤用大黄六两，直决地道，俾饮邪得顺流而下出。惟此证非心下至腹硬满而痛，故不用甘遂芒硝。（《释义》）

按：赵注论方证比较全面，张注对病因的认识较符合临床实际，吴注之见虽切合病机，但依据似嫌不足，黄注分析病机、方证均较透彻。

【临床应用】　（1）治疗咳喘：王占玺[99] 病案。韩某某，女，60 岁。患咳喘已 20 年，每年冬季加重。于 10 天前开始因家务劳累汗出着冷，咳喘加重，终日咯吐稀痰多量。近 2～3 天来，痰量增强，胸满憋加重，并兼见腹胀，大便 3 日未排，不能进食，难以平卧。检查患者面部似有浮肿，但按之并无压痕，呈咳喘面容，舌苔薄黄，脉象弦滑有力。两肺布干啰音，两肺底有少许湿啰音。肝脾未触及，下肢无可陷性浮肿。诊为"慢性支气管炎并感染"，证属痰饮腹实。遂处以厚朴大黄汤合苓甘五味姜辛夏仁汤：厚朴 18g，大黄 10g，枳实 10g，茯苓 14g，甘草 6g，五味子 10g，干姜 6g，细辛 5g，半夏 12g，杏仁 10g。服 1 剂后，大便得通，腹胀胸闷、及咳喘症状明显减轻。服 4 剂后，胸憋腹胀消失。咳喘已减大半，且可平卧，舌苔转为薄白，脉象仍滑，遂改用二陈汤加减治其痰。

（2）治疗实积腹痛：陈厚智[100] 病案。黄某，男，25 岁。1988 年 3 月 25 日初诊。自诉：日前曾与朋友暴食后，发生腹胀痛，拒按，烦躁，发热，口渴喜饮，纳差，大便 3 天未行。刻诊：体温 38.3℃，腹部按之硬满，痛甚，脉弦紧，苔黄腻。证属阳明腑实积滞证。治宜通腑泄热，消食导滞。方拟厚朴大黄汤：厚朴 17g，枳实 8g，大黄 10g（后下）。服 1 剂而肠鸣，2 剂而泻下秽物甚多，便即通。诸症减轻，后予四君子汤调理脾胃而痊愈。

【现代研究】 （1）止咳化痰作用：寇俊萍[101] 通过采用炭末推进、氨水引咳、酚红分泌等泻下、止咳、化痰等有关实验，研究药物相同、但配比不同的三方：小承气汤、厚朴大黄汤及厚朴三物汤药理作用的差异性。发现小承气汤泻下作用较强，厚朴三物汤理气效果较好，厚朴大黄汤止咳化痰作用明显。

（2）通便消胀止痛作用与钙、镁的关系：李岳夷[102] 通过对厚朴三物汤、厚朴大黄汤、小承气汤三方和组方的单味药物的钙、镁、铜、锌、铁、锰的含量测定，探讨了金属元素的变化与三方药理作用的关系。李氏提出，三方的通便、消胀、止痛的功能与元素钙、镁有关。因为钙、镁在三方的散剂、汤剂中均是富极的，富极的量也很接近。三方的"行气除满"还与锌元素有关。实验发现，三方所含锌量也是富集的，并且三方"行气"作用的大小与它所含锌量的多少成正比，以厚朴三物汤含量最高，其次是小承气汤。最低是厚朴大黄汤。故李氏推测，三方是通过锌-锌酶-二氧化碳来降低肠内二氧化碳的浓度，减轻或排除肠膨胀和肠刺激，而达到"行气除满"的作用。李氏还认为，厚朴大黄的"开胸泄饮"与镁、钙浓度的比值有关。从厚朴大黄汤的测试结果可看到，镁浓度高于钙浓度，其他两方则相反。故李氏提出，是否可以认为厚朴大黄汤是通过高镁低钙而达到开胸泄饮的。

【原文】 支飲不得息①。葶藶大棗瀉肺湯主之。方見肺癰中。（27）

【词语注解】 ①不得息：息，一呼一吸为一息。不得息，指呼吸迫促而极度困难。

【经义阐释】 此论支饮不得息的治疗。既谓"支饮"，又用泻肺开闭之剂，显然，本证以邪实为主。水饮邪实，聚于胸膈，肺气壅滞，不能宣降，故见呼吸迫促极度困难，并可伴咳唾、胸满、不得卧等。病情以"不得息"为急，故用葶苈大枣泻肺汤泻实开闭，逐饮下气。

本方也可治疗肺痈病喘咳不得卧者，虽然一属肺痈病，一属痰饮病，但都由痰涎壅盛，邪实气闭所致，故可异病同治。

对于本条的病机，注家略有分歧，一种认为是痰壅气结化热，如赵以德、张璐；一种则认为饮盛气闭，如徐彬、沈明宗等。二说都有道理。但从临床实际看，后说的指导意义似乎更大。

【方药评析】 方中葶苈子利水逐饮，下气开闭，大枣顾胃护正，以缓解葶苈子峻猛之性。二药同用，使痰饮从小便而去，肺气宣降复常，呼吸迫促遂得缓解。

【文献选录】 徐彬：言支饮，则非肺饮矣。然而不得息，是肺因支饮满而气闭也。一呼一吸曰息，不得息，是气既闭，而肺气之布，不能如常度也。葶苈苦寒，体轻象阳，故能泻阳分肺中之闭，唯其泻闭，故善逐水，今气水相扰，肺为邪实，以葶苈泻之，故曰泻肺；大枣取其甘能补胃，且以制葶苈之苦，使不伤胃也。《论注》

赵以德：支饮留结，气塞胸中，故不得息。葶苈能治结利饮，大枣通肺气补中。此虽与肺痈异，而方相通者，盖支饮之与气，未尝相离，支饮以津液所聚，气行则液行，气停则液聚而气亦结。气，阳也；结亦化热，所以与肺痈热结者同治。(《二注》)

黄树曾：一呼一吸，谓之一息。故息指呼吸而言。不得息者，谓呼吸维艰，与呼吸完全停止者有间，与息高之有出无入者亦异，与短气之气急而短促者更殊。呼吸维艰，由于饮邪壅肺，填塞气路，较短气之由于饮阻呼吸而饮邪不盛者为重。故主以泄气闭之葶苈，佐大枣以约束葶苈之峻，免伤正气，则气息畅矣。(《释义》)

按：徐注释方周详，赵注论及异病同治之理，黄注鉴别"不得息"对临床颇有启发。

【临床应用】　(1)治疗心力衰竭：杨爱香[103]等治疗心力衰竭36例，舌质淡苔白者20例，舌质红无苔者10例，舌质紫黯有瘀斑者6例；脉沉细无力者25例，脉结代者11例。治疗方法：药用葶苈子20g，大枣10枚，人参15g(另煎)，黄芪15g，丹参20g，猪苓20g，白术10g，制附子6g，甘草6g。胸闷纳差者加陈皮10g、苏梗10g、焦楂15g；舌质红无苔者加沙参15g、泽泻15g；肢冷汗出者加桂枝10g、白芍10g；失眠者加合欢皮15g、枣仁30g；舌苔黄厚加黄连6g。每日1剂水煎服，连服15剂为1个疗程。治疗效果：本组患者经治疗1周而获显效者21例，心功能改善至Ⅰ～Ⅱ级，心力衰竭症状消失；治疗2周获效者13例，心功能达Ⅱ～Ⅲ级，症状有改善；余2例无效。总有效率为94.46%。

(2)治疗胸腔积液：王秀英等[104]所治30例均属于大量胸腔积液抽取后，剩余少量液体不可再抽取者。治疗方法：葶苈大枣泻肺汤加味组成：葶苈子10～30g，大枣7枚，当归10g，红花10g，生地黄10g，桃仁10g，川芎10g，白芍10g，丹参10g。随症加减，日1剂，水煎分2次服。疗效标准及治疗结果：本组30例经中药治疗后临床症状消失X线检查胸水完全吸收，维持30天以上无变化，为完全缓解，15例；症状明显改善，胸水部分减少，维持30天以上无须再抽液，为显效，9例；在30天内增长未超过原有量50%，为有效，4例；胸水仍继续发生，胸水在30天内增长超过50%，须再行抽液，为无效，2例。总有效率93.3%。

(3)合顺铂腔内灌注治疗肺癌癌性胸水：陈斯宁[105]用葶苈大枣泻肺汤合顺铂腔内灌注治疗肺癌癌性胸水，采用胸腔置管负压引流，并在胸腔内灌注顺铂，直接抑杀癌细胞，并刺激胸膜造成化学性胸膜炎致胸膜粘连，达到控制胸水的作用。同时配服中药葶苈大枣泻肺汤加味治疗。本组45例病人均来源于1999年1月至2001年6月本科住院患者。治疗方法：①局部治疗：经B超正确定位，选择最佳穿刺点，局麻下使用胸腔穿刺套管针垂直进针，在胸腔内置入引流管，长约15cm，尽可能把引流管末端置于肋膈角，胸壁皮肤固定引流管，外接负压引流袋，每日开放引流管1次，日排胸水量约1000～1500ml，3天后，胸水基本排净。先予静脉滴注0.9%生理盐水250ml，格拉司琼3mg减轻呕吐副反应，并在引流管内注入生理盐水250ml顺铂60～80mg后，夹紧引流管固定在胸壁，嘱患者适当变换体位，每周1次，3周为1个疗程。②内服治以泻肺平喘，健脾利水之法。以葶苈大枣泻肺汤加味(葶苈子15g，大枣10枚，猪苓15g，薏苡仁30g，茯苓20g，白花蛇舌草30g)，水煎服，1日2次，连服2～4周为1个疗程。结果：临床治疗总有效率88.9%。随着胸水的减少，肺部得到了扩张，机械性压迫解除，以及中药泻肺利水的辨证治疗，使晚期肺癌患者的临床症状均有明显改善，生活质量亦有所提高。

(4)治疗肾病综合征胸腔积液：黄小莉等[106]病案。王某，男，28岁。1998年4月11日因全身浮肿半月余，门诊以"肾病综合征"收入院治疗。入院时患者颜面四肢浮肿，发热，汗出，头痛，小便量少，大便干，舌淡，苔白，脉沉。理化检查：尿蛋白（＋＋＋），血清总胆固醇 26.8mmol/L，血清总蛋白 56.7g/L 给予中药五皮饮加减治疗，病情不见好转。4 月 14 日患者全身浮肿加重，出现咳嗽，心慌，胸闷，双肺可闻及少许细湿啰音，腹水征（＋），在原中药基础上给予西药抗炎、利尿治疗，病情仍无好转，且加重。4 月 16 日患者出现胸闷、胸痛、气短息促、不能平卧，听诊右侧肺底呼吸音减弱。腹水征（＋），胸片示：右侧胸腔中等量积液。24h 尿量为 700ml，舌质紫黯，苔白，脉沉。急投葶苈大枣泻肺汤加味，方药如下：葶苈子、桑白皮、大腹皮、茯苓皮、杏仁各 15g，大枣 7 枚，苏子 10g，车前子、丹参、蒲公英、连翘各 20g，3 剂，每日 1 剂，水煎分 2 次服。3 日后患者咳嗽、胸闷、气短症状减轻，水肿渐消，小便增多每日 2500ml 左右，大便稀溏，精神转佳，继服上方 6 剂，咳嗽、胸闷、气短症状消失，全身浮肿明显消退，双肺听诊正常，胸片示：未见胸腔积液。尿蛋白（＋＋）。继续服用补益肝肾中药治疗。

【现代研究】　参见"肺痿肺痈咳嗽上气病脉证治"章。

【原文】　嘔家本渴，渴者為欲解，今反不渴，心下有支飲故也，小半夏湯主之。《千金》云小半夏加茯苓湯。（28）

小半夏湯方：

半夏一升　生薑半斤

上二味，以水七升，煮取一升半，分溫再服。

【经义阐释】　此论支饮呕吐的预后及治疗。患饮病而呕吐者，应当出现口渴，这是由于饮邪从呕吐而去，阳气渐复的缘故，故云"渴者为欲解"。如果呕吐后未出现口渴，表明内有水饮停聚于膈间胃脘等处。故宜蠲饮散结，降逆止呕，用小半夏汤主治。

对原文"呕家本渴"，注家约有两种看法，一种将"呕家"看作泛指各种原因致呕的病人，如沈明宗作外邪致呕者，徐彬作火热致呕者，皆认为呕多伤津故渴；一种将"呕家"解作痰饮病呕吐者，如喻昌、赵以德，认为饮去阳复故渴，如喻昌、李彣。结合下文文意，似以第二种看法更妥。

此外，对于本证的归属，多数注家根据原文辨为支饮，如徐彬、沈明宗、尤怡、吴谦等。但对饮停部位则有不同的解释，有的认为是心下支饮波及胃，如朱光被、高学山、曹颖甫等；有的则认为在膈中，如喻昌。从本证的病机与主症看，似以前说较为全面。据此后世一些学者认为本证宜辨属支饮兼狭义痰饮，如张家礼《金匮要略译释》即持此见，确实言之在理。

【方药评析】　本方专以治呕，故被后世医家看作治呕的祖方。方中半夏燥湿化饮，生姜辛散开结，二药又皆能降逆止呕。合而用之，使饮去结开，胃气和降，则呕自止。原方"用水七升，煮取一升半"，意在久煎浓煎，既可减轻半夏的毒性，又能加强二药蠲饮降逆的作用。

【文献选录】　赵以德：呕家为有痰饮动中而欲出也；饮去尽而欲解矣。反不渴，是积饮所留。夫支饮者，由气不畅，结聚津液而成耳。半夏之味辛，其性燥；辛可散结，燥可胜湿，用生姜以制其悍。孙真人云：生姜，呕家之圣药。呕为气逆不散，故用生姜以散之。（《二注》）

尤怡：此为饮多而呕者言。渴者饮从呕去，故欲解；若不渴，则知其支饮仍在，而呕

亦未止。半夏味辛性燥，辛可散结，燥能蠲饮，生姜制半夏之悍，且以散逆止呕也。（《心典》）

高学山：胸寒致呕，然呕能提气，呕者阳起而善渴者常也，故渴为呕家欲解之候。今虽呕而反不渴，是呕为寒饮上逆，而不渴为内饮拒水之故。岂非心下之胃脘有支饮乎？半夏辛燥而降逆，生姜温膈以祛寒，俾胸阳一展，则饮去而呕将自平矣。此亦暴饮之少留者也。（《高注》）

按：赵注对病机的阐述较透彻，尤注对方药的分析较简炼，高注对方药的认识可补尤注之不足。

【临床应用】（1）治疗痰饮呕吐：何丽萍[107] 治疗本病189例。药用：制半夏10～15g，生姜5～7g。若痰浊蒙蔽清阳、水凌于心而伴有目眩，心悸者加茯苓20g、白术15g、甘草3g；若气滞腹痛，加厚朴15g、枳壳15g；若脾气受困、脘闷不食，可加砂仁10g、白豆蔻6g、苍术10g，开脾醒胃；若痰郁化热，烦闷口苦，可加黄连6g、陈皮10g，清热化痰。每日1剂，水煎分2次服，治疗12天。结果：治愈147例，好转30例，无效12例。总有效率93.65％。

（2）治疗多种疾病引起的呕吐、呃逆、反胃：本方随证加味，可用于治疗多种疾病引起的呕吐，如梅尼埃综合征、神经性呕吐、外科手术后、胰腺炎、肝炎、胆囊炎、尿毒症等引起的呕吐。刘宝瑛[108] 治疗呕吐38例，均以小半夏汤为主，兼脾胃虚寒加制附子、干姜、党参、焦白术；兼胃火上逆加黄芩、栀子、黄连、竹茹；肝火犯胃加黄连、竹茹、吴茱萸；兼胃阴不足加生地、麦冬、沙参、石斛；兼食滞不化加焦三仙、枳实、莱菔子、陈皮；兼痰饮内停加苍术、茯苓、陈皮；兼腑气不通加槟榔、枳实、生大黄；兼外邪犯胃酌加紫苏、藿香。结果：25例呕吐患者中，2天治愈者6例，3天治愈者15例，无效者4例（包括食管癌、胃癌、肠梗阻病人）。13例妊娠恶阻患者中，2天治愈者3例，3天治愈者8例，无效者2例。

典型病例：①胃炎引起的呕吐病案：申某，男，50岁。呕吐2天，加重1天，伴胃脘痛，曾就诊于西医内科，诊断为急性胃炎。经口服西药治疗2天效果不显，转来中医科诊治。但见患者频繁呕吐，呕声宏亮，呕吐物为黄绿色稀薄液，伴口干、纳呆、尿少色赤、大便干燥，舌红，苔薄黄，脉洪按之有力。证属胃火上逆，胃失和降。治宜清热和胃，降逆止呕。方药：半夏20g，生姜15g，竹茹12g，黄芩12g，栀子9g，生大黄9g，砂仁6g，甘草6g。水煎服2剂后症状除，呕吐止。②妊娠呕吐病案：王某，女，28岁。妊娠50天，恶阻已月余，曾在某医院门诊输液治疗1周后好转，停药后复如故，邀余诊治。症见面色㿠白、呕吐时作或干呕频作，食欲不振、纳谷不香、精神倦怠、少言寡语，舌质淡红，苔微薄白，脉细滑无力。证属脾胃气虚，冲脉之气上逆致胃失和降。治宜健脾理气，和胃降逆。方药：半夏20g，生姜15g，党参15g，焦术12g，砂仁6g，枳壳9g，竹茹9g，炙甘草6g。水煎服1剂后呕吐明显缓解，服第2剂后呕吐即止。嘱其隔日1剂，再服3剂，以资巩固。

【现代研究】（1）止呕作用：马素起[109] 采用腹腔注射顺铂方法，国内首次成功复制了大鼠化疗性异食癖恶心呕吐模型，通过大、中、小剂量对异食癖大鼠的一般状况、摄食高岭土量、摄食饲料量、饮水量及体重的影响，观察小半夏汤对大鼠化疗性恶心呕吐的防治作用。实验结果显示，细胞毒性药物顺铂能使大鼠一般状况变差，摄食饲料量、饮水量均下降，体重降低而摄食高岭土量明显上升，其上升幅度与顺铂量呈正相关。小半夏汤能明显降低 24h 摄食高岭土量，其中小剂量组有增进 72h 摄食饲料量、饮水量、体重的倾向，可改善大鼠的一般状况，减少回肠 5-HT 的释放。说明小半夏汤可以抑制化疗性异食癖，提示具有防治化疗性恶心呕吐作用，作用机制与抑制小肠 5-HT 释放有关。

（2）对胃肠动力改变的影响：王枫等[110] 观察小半夏汤对小鼠胃肠动力改变的影响及其量效关系。结果显示，模型对照组与正常对照组比较，胃内残留率明显增高，有显著性差异（$P<0.01$），说明小鼠应用顺铂后对正常胃排空有明显的抑制作用；小半夏汤用药后的小鼠其胃内残留率与模型对照组比较明显降低（$P<0.05$），说明小半夏汤具有对抗顺铂所致小鼠胃排空抑制的作用。其防治化疗呕吐可能是通过调节胃肌体蠕动起作用的。小肠蠕动功能与胃体运动是相互协调的两个方面。小半夏汤用药后小鼠小肠蠕动与正常对照组比较，明显受到抑制（$P<0.05$），表明小半夏汤具有抑制小肠蠕动的作用，但量效关系不明显。由此可初步推断小半夏汤防治呕吐主要通过调节胃排空，抑制小肠蠕动而起作用。

徐小玉[111] 利用放射免疫测定法测定胃动素水平发现，小半夏汤对正常小鼠血浆胃动素无显著影响，而对化疗后小鼠可明显降低其血浆胃动素水平，提示小半夏汤止呕机理可能与其对抗胃动素升高有关。陈多等[112] 应用炭末推进法研究发现，小半夏汤能促进正常状态下小鼠的小肠推进运动，并能改善由左旋麻黄碱、多巴胺引起的小肠推进减慢，而对芬氟拉明引起的小肠推进功能减弱无效，提示小半夏汤对小肠功能的促进作用可能与多巴胺系统和肾上腺素系统有关。

【原文】 腹满，口舌干燥，此肠间有水气，己椒苈黄丸主之。（29）

己椒苈黄丸方：

防己　椒目　葶苈（熬）　大黄各一两

上四味，末之，蜜丸如梧子大，先食饮服一丸，日三服，稍增，口中有津液。渴者加芒硝半两。

【经义阐释】 此论狭义痰饮水走肠间的证治。既曰"此肠间有水气"，说明证属狭义痰饮，水饮结聚肠间，阻遏肠中气机，故腹满。饮走肠间，气机不利，进而影响肺气的敷布，脾气的转输，导致气不布津，津不上承，口舌失润，则口舌干燥。此外，饮流于肠，必然还伴有"沥沥有声"的现象。总之，本证属于饮结气郁化热，肠腑气机壅滞的实证，治当攻逐水饮，方用己椒苈黄丸。

本证与厚朴大黄汤证均属饮邪内结的实证，都可见腹满，兹比较如下：

己椒苈黄丸、厚朴大黄汤证比较表

病证	成　因	主　症	治　法	方　药
痰饮	饮热交结在肠，肠腑气机壅滞	腹满，口舌干燥，肠间沥沥有声	攻逐水饮，前后分消	己椒苈黄丸（防己，椒目，葶苈，大黄）
支饮	饮热交结在胸，波及于胃，肺失肃降，胃肠气滞	胸满，咳喘，伴腹胀满	行气除满，荡热涤饮	厚朴大黄汤（厚朴，大黄，枳实）

【方药评析】 本方为攻逐饮邪之剂，方中防己、椒目、葶苈子辛宣苦泄，利水消饮从

小便而去，大黄荡热通腑，逐饮从大便而出。诸药同用，使饮邪前后分消，肠中气机宣畅，则病症可愈。从方后注可知，服本方后，可有两种转归，一是口舌干燥解除，而见"口中有津液"，此为饮去气行，津能上达，是病解之征。一是口舌干燥加剧，以至见"渴"，提示饮热交结较甚，津不上达更为加重，故加咸寒的芒硝软坚破结，以利驱逐饮邪。其用意实与木防己去石膏加茯苓芒硝汤相同。

　　本证虽为饮热交结的实证，宜攻逐饮邪，然方中葶苈、大黄皆属峻猛性急之品，故不用汤而以蜜为丸，俾急中有缓，攻邪而不致太过，免伤正气。而且，蜜丸还能滋润脏腑，可以缓解饮结津不润之标症。同时，服药量的增加也较审慎，采取"稍增"，其意也在攻邪防伤正。"先食饮服"药，是因饮邪结在下部，如此有助于祛邪下行。

　　【文献选录】　徐彬：中脘已下曰腹，腹满自不得责上焦，口舌在上，上焦无病，何以干燥，则知腹满为大肠病，口舌干燥，乃水气伤阴，大肠主津液，阴伤而津液不得上达，口舌乃干燥矣，故曰：此肠间有水气。药用防己，不言木，汉防己也，肠间为下焦，下焦，血主之，汉防泻血中湿热，而利大肠之气；椒目，椒之核也，椒性善下，而核尤能利水；葶苈泻气闭而逐水；大黄泄血闭而下热，故主之。若口中有津液，是大肠厥阴不为饮伤，故阴津不亡。而胃家之津反为壅热所耗，故渴，乃热在胃，为实邪，故加芒硝急下之，以救胃耳。先服一小丸起，尤巧，所谓峻药缓用也。（《论注》）

　　赵以德：肺与大肠合为表里，肺本通调水道，下输膀胱，今不输膀胱，仅从其合，积于肠间。水积则金气不宣。膹郁成热为腹满；津液遂不上行，以成口燥舌干。用防己、椒目、葶苈，皆能利水行积聚结气。而葶苈尤能利小肠。然肠胃受水谷之气，若邪实腹满者，非轻剂所能治，必加芒硝以泻之。（《二注》）

　　程林：痰饮留于中，则腹满；水谷入于胃，但为痰饮而不为津液，故口舌干燥也。上证曰：水走肠间，沥沥有声，故谓之痰饮。此肠间有水气，亦与痰饮不殊，故用此汤以分消水饮。此水气在小肠也，防己、椒目导饮于前，清者得从小便而出；大黄、葶苈推饮于后，浊者得从大便而下也。此前后分消，则腹满减而水饮行，脾气转而津液生矣。若渴，则甚于口舌干燥，加芒硝佐诸药，以下腹满而救脾土。（《直解》）

　　吴谦：心下有痰饮，喉间有漉漉声，肠间有水气，肠中有沥沥声者，用苓桂术甘汤，即温药和之之法也。若更腹满，则水结实矣，口舌干燥，则水不化矣。故以防己、椒目、葶苈、大黄，前后分攻水结，水结开豁，则腹满可除。水化津生，则口燥可滋。小服而频，示缓治之意。稍增者，稍稍增服之。口中有津液渴者，乃饮渴也。加芒硝者，以峻药力耳。（《金鉴》）

　　按：徐注侧重分析方药，赵注阐释病机较透，程注议方论法较精，吴注详于解释方后注。

　　【临床应用】　（1）治疗支气管哮喘急性发作：张万义[113]治疗支气管哮喘急性发作，治疗组 50 例，对照组 30 例。观察组用加味己椒苈黄汤：防己 12g，椒目 12g，葶苈子 24g，大黄 6g，桑白皮 24g，杏仁 9g，鱼腥草 30g，金银花 30g。日 1 剂，水煎服。对照组服定喘汤：白果 9g，麻黄 9g，苏子 6g，甘草 3g，款冬花 9g，杏仁 9g，桑白皮 9g，黄芩 6g，半夏 9g。日 1 剂，水煎服。治疗组 48 例有效，2 例无效，有效率为 96%；对照组 27 例有效，3 例无效，有效率为 90%（$P < 0.05$）。

　　（2）治疗肺动脉高压：林琳[114]对 60 例慢性阻塞性肺疾病（COPD）同时伴有肺动脉平均压升高并且中医辨证分型为肾阳虚的患者，随机分为加味己椒苈黄汤［汉防己、川椒目、葶苈子（先煎）、制大黄、熟附片、川芎]，治疗组和硝苯地平对照组（每组各30例），治疗2周，观察临床总有效率、临床症状积分、肺动脉平均压、肺功能等的变化及不良反应。结果：治疗组总有效率为86.67%，明显高于对照组总有效率40%（$P<0.01$）；两组均能明显降低COPD伴肺动脉高压患者的肺动脉平均压，且治疗组优于对照组（$P<0.05$）。

（3）治疗肺心病、慢性心力衰竭：①梁秋林[115] 病案。患者，男，64岁。初诊：平时面部浮肿，半月前受凉后未积极治疗，心悸，胸闷日甚，咯痰薄白不爽，咳甚欲呕，渴不喜饮，腹胀，大便四日不行，尿少，但纳谷尚可，舌有紫点，苔白微腻，脉沉数。辨证为肺虚外感失治，累致心肾阳虚，无以制水，痰瘀交阻。治拟行水助阳、散瘀化痰。方用：防己10g，椒目6g，炒研葶苈子15g，制大黄12g，桂枝15g，茯苓10g，姜半夏10g，炒苏子12g，大腹皮12g，丹参30g，红花6g，4剂。二诊：脉舌如前，浮肿减，咳痰见爽，心悸胸闷不若前甚，大便行，尿量增。水有出路，原方葶苈子减至10g，除去大黄，加清炙黄芪15g，红枣20g，4剂。三诊：浮肿续有消退，咳喘明显好转，二便利，脉转细而有力，已不沉，舌苔已薄，方用：防己10g，椒目6g，桂枝10g，茯苓10g，炒苏子10g，丹参30g，红花5g，生黄芪15g，4剂。四诊：诸恙均减，二便如常，脉缓苔净，症已步入坦途，方用：太子参30g，清炙黄芪15g，白术20g，山药20g，茯苓20g，苏子12g，丹参30g，红花5g，桂枝6g，地黄15g，怀牛膝10g，车前子6g，红枣20g。经上四诊，奏效颇速，患者如释重负，停服煎剂，改用红参1支，每日2g炖服，渐愈。

②治疗慢性心力衰竭：陈澄清[116] 将本病随机分为治疗组56例和对照组52例。两组患者均给予治疗原发病，休息，吸氧限钠，利尿，强心，运用神经体液调节剂，或非洋地黄类正性肌力药等。治疗组在此基础上加己椒苈黄丸。组方：葶苈子20~30g，防己10g，椒目10g，生大黄3g，黄芪30g，炮附子（先煎）3g。咳嗽痰黄者去附子，加贝母6g、桑白皮12g；紫绀明显者加赤芍15g、丹参15g；腹胀食欲减退者加陈皮10g、砂仁（后入）10g、车前子（包）10g。每日1剂，水煎成400ml，分2次饭后服。3天为1个疗程。两组均两个疗程后统计疗效。治疗组56例患者中，显效42例，有效6例，无效8例，总有效率85.71%；对照组52例患者中，显效28例，有效8例，无效16例，总有效率69.23%；治疗组疗效明显优于对照组（$P<0.05$）。

（4）治疗肝硬化腹水、多发性浆膜腔积液：①杨其农[117] 治疗肝硬化腹水以己椒苈黄汤为主，并随症化裁：防己10g，生大黄（后入）3~6g，川椒6g，葶苈子20g，白毛藤30g，海金沙18g，茵陈15g。转氨酶升高者，加藿香9g、金钱草18g、虎杖20g、木香6g；湿热重者，加苍术10g、薏米根30g、怀牛膝10g；气虚者加太子参30g、生黄芪15g~30g；血瘀较重者，酌加桃仁6g、红花6g、田七10g；内寒盛、肾阳衰微者加制附子6~9g，腹水量多、病情危重者，加黑白丑30g、葫芦15g；有出血倾向患者，去活血化瘀药，加仙鹤草30g以防出血。西药治疗：保肝药肝必复0.8g，维生素C 0.2g，云芝肝泰1.0g，均口服，每日3次，若腹水顽固者，中药利尿效果不佳，加服利尿药，如氢氯噻嗪25~50mg，每日3次。并嘱患者限制水、钠每日摄入量。疗效标准：治愈：症状与体征消失，肝功能恢复正常，B超检查示腹水消失，肝脾正常，随访3年无复发者；显效：症状与体征消失，肝功能恢复正常，B超检查示腹水消失，脾脏明显缩小者；好转：症状与体征消失，肝功能恢复正常，脾脏经B超检查示治疗前后有所好转者；无效：治疗前后症状与体征、肝功能及B超检查均无明显变化者。结果：30例患者中，治愈4例

（均为首次肝硬化腹水的患者），显效16例，好转8例，无效2例（均为肝癌晚期患者，转院后治疗无效死亡），总有效率为93.33%。

②闫宝环等[118] 治疗结核性多发性浆膜炎：选择78例患者，随机分为两组。治疗组38例，在常规抗结核、浆膜腔抽液的基础上，运用中医温阳化湿利水的治疗原则，以苓桂术甘汤、己椒苈黄丸为代表方剂并随证加减治疗；对照组40例仅予常规抗结核、浆膜腔抽液。结果：治疗组治愈20例，显效9例，有效7例，无效2例，总有效率为94.74%；对照组治愈10例，显效14例，有效6例，无效10例，总有效率为75.00%。两组比较，总有效率有显著性差异（P<0.05）。

（5）治疗胆囊积液、胆囊肿大：刘斌[119] 病案。李某，男性，54岁。患者素有右胁肋部胀满不适多年，撑滞隐痛，未予重视，未作任何检查与治疗。近因暴食肥甘，突然右上腹闷胀、疼痛，呈绞痛状，伴恶心呕吐，大便3日未行，巩膜轻度黄染，右上腹拒按，墨菲征阳性。血常规示：WBC 12.5×10^9/L，N 0.86，L 0.14。胆囊B超：胆囊大小为101mm×38mm，壁毛，内见多块结石光团，最大为24mm，胆汁透声差，脉弦不数，舌苔白厚腻。辨证为肝胆气滞，水饮积于胁下。投己椒苈黄丸合苓桂术甘汤加减：汉防己9g，川椒目6g，葶苈子（包）30g，制大黄9g，川桂枝10g，猪苓、茯苓各15g，生白术15g，黑丑、白丑各15g，泽泻30g，车前子（包）30g，滑石30g，生姜3g。每日2剂，分4次水煎服。症状缓解后每日1剂。守方服药1月，上腹闷胀、撑滞、隐痛诸症均除，且能进普食。隐痛诸症均除，且能进普食。复查B超：胆囊大小41mm×22mm，胆汁透声正常。随访半年未复发。

（6）治疗肠鸣：蒋健[120] 病案。杨某，女，50岁。2007年11月2日就诊。主诉：肠鸣漉漉，大便不成形而量少，头晕，胃脘怕冷，喜温食。舌淡红，苔薄，脉细弦。此属肠间痰饮。治宜温阳逐饮。己椒苈黄丸合苓桂术甘汤加减：防己10g，椒目6g，葶苈子6g，桂枝12g，茯苓15g，白术12g，泽泻15g，车前子（包）15g，炮姜12g。连服10剂。11月13日二诊：肠鸣止，他症均减。

【现代研究】 经实验发现[121]，己椒苈黄丸的水煎液对家兔离体肠管有兴奋作用，此作用不被M受体阻断剂阿托品所抑制。由此认为，己椒苈黄丸对离体肠管的兴奋作用可能与M受体无关。尚有介绍[122]，己椒苈黄丸水煎液对麻醉家兔有轻微的利尿作用。

【原文】 卒呕吐，心下痞，膈间有水，眩悸者，小半夏加茯苓汤主之。（30）

小半夏加茯苓汤方：

半夏一升　生薑半斤　茯苓三兩一法四兩

上三味，以水七升，煮取一升五合，分溫再服。

【经义阐释】 此论支饮呕痞眩悸的证治。"膈间有水"概括了本证的病因为水饮停聚膈间，"膈间"虽主在膈，实涉及胸、胃。饮邪扰胃，气逆失和，故卒呕吐；饮阻气滞，则心下痞；饮邪阻遏膈间，清阳不能上达，所以目眩，水饮凌心，乃悸。诸症总由饮聚膈间，上凌下扰，气逆失和。故用小半夏加茯苓汤蠲饮降逆，和胃止呕。

对于本条饮停的部位，后世略有分歧。一是责在胸肺，如高学山；一是归于胃中，如全国医药院校试用教材二版《金匮要略》。其实，根据本条的证候，二说应当合参，方为全面。

本证与苓桂术甘汤证、泽泻汤证皆可见"眩"，但各有轻重。兹列表比较如下：

小半夏加茯苓汤证、苓桂术甘汤证、泽泻汤证比较表

病 证	成 因	主 症	治 法	方 药
狭义痰饮	脾胃阳虚，饮停心下，气机升降失常。病变主要在心下脾胃	胸胁支满，目眩（眩症较重）	温阳化饮，健脾利水	苓桂术甘汤（茯苓，桂枝，白术，甘草）
支饮兼狭义痰饮	水饮停聚心下，阴阳升降失常。病变主要在胸膈，亦涉及胃	苦冒眩（眩症最重）	利水祛饮健脾	泽泻汤（泽泻，白术）
	水饮停聚膈间，气逆失和。病位主要在膈，涉及胸、胃	卒呕吐，心下痞，眩悸（眩症较轻）	蠲饮降逆，和胃止呕	小半夏加茯苓汤（半夏，生姜，茯苓）

【方药评析】 方中用温燥之半夏温化寒饮，降逆和胃，以辛温的生姜宣阳化饮，和胃止呕；再用甘淡的茯苓利水消饮，宁心安神。三药相协，使寒饮得祛，气机调和，则诸症自愈。本方与小半夏汤皆可治饮病呕吐，但本方证还兼见心下痞、眩悸，又多一味茯苓。可见本证较小半夏汤证病情为重，其蠲饮之力胜于小半夏汤。其比较见下表：

小半夏汤、小半夏加茯苓汤比较表

方 名	适 应 证	功 效
小半夏汤（半夏 1 升，生姜半斤）	呕吐，口不渴（水饮停聚于心下，波及于胃）	蠲饮降逆，和胃止呕
小半夏加茯苓汤（半夏 1 升，生姜半斤，茯苓三两）	卒呕吐，心下痞，目眩，心悸（水饮停聚膈间，波及心、胃）	蠲饮降逆，和胃止呕，宁心安神

【文献选录】 徐彬：无物曰呕，有物曰吐。卒呕吐，谓原无病，猝然而呕吐也。乃有饮之人，偶为寒触，但邪尽，宜即松，仍然心下痞，是初之呕吐，因胃不受邪，若胃受邪，即作利矣。是呕吐而痞，外不因表邪，内不因胃伤，乃膈间有水，故为水逆也。至于眩、悸，阴邪不能下注而上冒，故侵于目为眩，凌于心为悸，水在膈间益明矣。故治之，不若误下之痞，而但以小半夏加茯苓，去饮下逆为主。（《论注》）

赵以德：心下痞，膈间有水；眩悸者，阳气必不宣散也。经云：以辛散之。半夏、生姜皆味辛，《本草》：半夏可治膈上痰、心下坚、呕逆者；眩，亦上焦阳气虚，不能升发，所以半夏、生姜并治之；悸，则心受水凌，非半夏可独活，必加茯苓去水、下肾逆以安神，神安则悸愈也。（《二注》）

尤怡：饮气逆于胃则呕吐；滞于气则心下痞；凌于心则悸；蔽于阳则眩。半夏、生姜止呕降逆，加茯苓去其水也。（《心典》）

黄树曾：卒，骤然也，同猝，病暴作曰卒。呕吐者，有声有物，间或无声也。心下痞，谓心下满而不痛也，膈间近心下。水，即饮之未凝聚者。眼黑心跳曰眩悸。此证主以

小半夏加茯苓汤者，因生姜能止呕吐，半夏能开痞，茯苓能行水而止眩悸也。（《释义》）

　　按：对于本证的病因，徐、赵除责之饮外，徐还兼及"偶为寒触"，赵注则提及"上焦阳虚"，各有侧重，似宜合参。尤注分析病机言简意赅，黄注解说症状详而透彻。

　　【临床应用】　（1）治疗右心衰竭：谢建华[123] 将 54 例心力衰竭病人随机分为治疗组和对照组各 27 例。基本方：半夏 18g，茯苓 12g，生姜 24g。日 1 剂，水煎分 2 次服。治疗组在常规吸氧、强心、利尿、抗感染、扩血管等综合治疗基础上，加服小半夏加茯苓汤。对照组除不服小半夏加茯苓汤外，其他治疗方法同治疗组。2 组均治疗 15 天。结果：治疗组 27 例中，显效 17 例，有效 8 例，无效 2 例，总有效率 93％；对照组 27 例中，显效 11 例，有效 5 例，无效 11 例，总有效率 59.2％。

　　（2）治疗化疗所致恶心呕吐：张明利等[124] 观察健脾和胃，降逆止呕法治疗艾滋 HAART 疗法后消化道反应的疗效。方法：采用小半夏加茯苓汤（半夏、茯苓、生姜）治疗本病 24 例，进行治疗前后对照。结果：治疗 1 周后，恶心、呕吐总有效率分别为 91.67％和 95.00％。纳呆、呕吐、恶心、腹胀治疗后积分与治疗前积分比较有极显著差异（P＜0.01）。张明利等[125] 用小半夏加茯苓汤治疗中晚期肺癌化疗所致呕吐 21 例。方法将患者 42 例随机分为观察组和对照组，两组化疗均为 PE 方案，均常规应用止吐药胃复安（甲氧氯普胺）；观察组于化疗前 3 日至化疗第 7 日加服小半夏加茯苓汤。观察两组化疗开始后第 1～7 日出现的恶心、呕吐情况。结果：对恶心的有效率，第 1～5 日观察组均高于对照组，第 6～7 日两组相近；对呕吐的有效率，第 1～7 日观察组亦高于对照组。表明小半夏加茯苓汤治疗中晚期肺癌化疗所致呕吐有较好疗效，与胃复安（甲氧氯普胺）有协同作用，疗效优于单纯应用胃复安者。

　　（3）治疗眩晕：武子华[126] 治疗本病 64 例。基本方采用加味小半夏加茯苓汤：制半夏、泽泻、茯苓各 30g，生姜 25g。辨证加减：肝阳上亢者加天麻、钩藤、菊花等；肾阴虚者加熟地、女贞子、枸杞子等；阳不足者加仙灵脾、肉桂、怀牛膝等；血亏虚者加黄芪、党参、当归、阿胶等；有瘀血者加桃仁、红花、川芎、川牛膝等。每日 1 剂，煎分服，5 剂为 1 个疗程，一般治疗 3～5 个疗程。结果：64 例患者中，8 例治愈，41 例显效，13 例有效，2 例无效。总有效率为 96.88％。

　　【现代研究】　以胃电快波振幅为指标观察小半夏加茯苓汤对大鼠胃区照射后胃运动的影响[127]：结果表明：单纯照射组快波振幅明显降低，而照射加用药组胃体快波振幅在照后 10、14 天、胃窦快波振幅在照后 7、10、14、21 天均比单纯照射组明显升高（P＜0.01）。提示该方有改善照射后胃运动抑制，减轻消化道放射反应的作用。

　　【原文】　假令瘦人① 脐下有悸，吐涎沫而癫眩②，此水也，五苓散主之。(31)

　　五苓散方：

　　澤瀉一兩一分　豬苓三分（去皮）　茯苓三分　白術三分　桂二分（去皮）

　　上五味，為末，白飲服方寸匕，日三服，多飲暖水，汗出愈。

　　【词语注解】　①瘦人：指形体较瘦之人。但对其原由有两种解释：一指素禀形瘦；一指因病形瘦。均可参。

②癫眩：癫，《韵会》：癫同颠。颠，《玉篇·页部》："颠，顶也；山顶为之颠"。颠眩，即头目眩晕。

【经义阐释】 此论水饮停聚中、下二焦的证治。瘦人，是指脾虚不能运化水谷精微，肌肉失于充养所致者。此人因不能运化水谷之精微，精微积聚，反成饮邪停积。假令此等人脐下悸动，又吐涎沫而癫眩者，则有停饮明也。凡脐下部位出现跳动不适，总由水饮停蓄在下焦扰动所致。与阴阳气血虚所致的"心中悸"不同。水饮停蓄在下焦，不能从小便而出，水饮逆犯至中焦，胃气上逆，则会吐清水涎沫；水饮上逆，浊阴上犯清窍，则出现头目晕眩。本证总由水饮停聚中下二焦，扰动泛逆所致，从"脐下悸"之病证特点可以看出，又重点在水饮停积下焦为突出，故用五苓散化气利水，以导饮外出。

对本证饮停部位，注家有的强调在中焦，扰及上、下焦，如徐彬：有的偏责下焦，逆于中、上焦，如喻昌、赵以德、吴谦等；有的泛指上、中、下焦，如尤怡，唐宗海等。三说各有其理。若根据原文对证候的描述以及从方药测之，则以一、二说合参较为妥当。

本证与苓桂甘枣汤证均可见"脐下悸"，皆与水饮有关，方中都用了桂枝、茯苓，但一属痰饮病，一属奔豚气，兹列表比较如下：

五苓散、苓桂甘枣汤证比较表

病　证	成　因	主　治	治　法	方　药
痰饮病（饮停中下二焦证）	水饮停聚中、下二焦，扰动泛逆	脐下悸，吐涎沫，癫眩	化气利水，导饮外出	五苓散（茯苓，猪苓，泽泻，白术，桂枝）上五味为末，白饮服方寸匕，日三服，多饮暖水，汗出愈
奔豚气病（欲作奔豚证）	汗后伤阳，水饮因动，冲气欲上逆	脐下悸，伴有气欲从少腹上冲之势	通阳降逆，培土制水	苓桂甘枣汤（茯苓，桂枝，甘草，大枣）上四味，以甘澜水一斗，先煮茯苓，减二升，内诸药，煮取三升，去滓，温服一升，日三服

【方药评析】 方中茯苓、猪苓、泽泻甘淡渗湿，利水消饮；白术苦温能培土制水；桂枝辛温通阳化气，以助利水。上药合用，使饮消气化，脾气健运，则诸症自愈。本方以白饮（即米汤）送服，是为了辅助方药培土制水的作用。本方服后又强调要"多饮暖水"，实属资助汗源，扶助胃阳的作用，以使阳气振奋，水饮从外从下分消而去，故曰"汗出愈"。

本方药量与《伤寒论》所载五苓散不同。对此，丹波元坚谓"按小岛尚质曰：泽泻一两一分，当作五分，始合古义。此方，《伤寒论》一以铢两称，却是后人所改。此说确。又按《外台秘要·黄疸》引《伤寒论》作泽泻五分，益足以征矣。"（《金匮玉函要略述义》）而张家礼通过按汉制（一两为二十四铢）、晋制（一两为四分）对两方药量分别加以折算，发现其总量皆为四两。故认为《伤寒论》五苓散与《金匮要略》五苓散实际相同。此说可供参考。

【文献选录】 赵以德：人瘦有禀形，有因病瘦者。金、土、水形之人肥，火、木形之人瘦。今云瘦人者，必非病瘦，乃禀形也。朱丹溪云：肥人多虚，瘦人多热。盖肥人由气不充于形，故虚多；瘦人由气实，故热多。肥人不耐热者，为热复伤气；瘦人不耐寒者，为寒复伤形。各损其不足故也。《巢氏病源》谓：邪入于阴则癫。瘦人火、木之盛，为水邪抑郁在阴，不得升发，鼓于脐下作悸；及至郁发，转入于阳，与正气相击，在头为眩；在筋脉为癫，为神昏；肾液上逆，为涎沫吐出。故用五苓治之。茯苓味甘淡，渗泄水饮内蓄，故为君；猪苓，味甘平，用为臣；白术味甘温，脾恶湿，水饮内蓄，则脾气不治，益脾胜湿，故为佐；泽泻味咸寒，为阴，泄泻导溺，必以咸为助，故为使；桂枝辛热，肾恶燥，水蓄不利，则肾气燥，以辛润之，故亦为使。多饮暖水，令汗出愈者，以辛散水气，外泄得汗而解也。（《二注》）

尤怡：瘦人不应有水，而脐下悸，则水动于下矣，吐涎沫则水逆于中矣，甚而颠眩，则水且犯于上矣。形体虽瘦，而病实为水，乃病机之变也。颠眩，即头眩。苓、术、猪、泽甘淡渗泄，使肠间之水从便出；用桂者，下焦水气非阳不化也。曰多服暖水汗出者，盖欲使表里分消其水，非夹有表邪而欲两解之谓。（《心典》）

高学山：脐下悸，与上文之惊悸，及他处之虚悸，俱不同。殆指脐下之左右，如弹指跳动之状，盖因胸膈之气上虚，而少腹之气将奔迫赴之，故其动机如此，与奔豚同候。癫，当作巅，巅眩，言巅顶上眩也。盖谓瘦人阳常有余，阴常不足者，理也。阳有余，则脐下不应动悸，巅顶不应上眩矣。阴不足，则津液不应上泛而吐涎沫矣。今其人脐下有悸，则知其气虚于胸膈，而有以招之上逆者。吐涎沫而巅眩，则知其邪实于肠间，而有以抬之上浮者。夫上虚而致脐下动悸，其不能运饮可知，下实而致涎上泛，且致巅眩，其已经积饮又可知，故曰此水也。（《高注》）

按：赵注分析方义较恰当，尤注论述病机较精练；高注解释症状较详细。

【临床应用】（1）治疗梅尼埃病：皮兴文等[128] 采用中药小柴胡汤合五苓散治疗该病50例。方药：柴胡 18g，黄芩、生姜、半夏、党参、炙甘草、桂枝、陈皮、川芎、天麻各10g，大枣 6 枚，茯苓、泽泻各 30g，白术 12g。治疗结果：治愈（患者头晕、视物旋转、恶心呕吐及耳鸣耳聋等症状消失，1 年以上无复发者）25 例；显效（上述症状消失，1 年内复发者）22 例；好转（症状缓解，但 3 个月内有复发者）3 例；显效率为 94%。

（2）治疗肝硬化腹水：阮跃龙[129] 治疗本病 80 例，随机分为治疗组 40 例，对照组 40例。对照组采用还原型谷胱甘肽、人血白蛋白、螺内酯、氢氯噻嗪、六合氨基酸等西药治疗。治疗组在上述治疗方案基础上加用当归补血汤合五苓散加味，1 个月 1 个疗程，两组均连续治疗两个疗程。观察肝功变化，腹水消退情况。治疗 4 周时，两组腹水消退率及例数分别为 67.5%（27/40），45%（18/40）；治疗 8 周时，两组腹水消退率及例数分别为85%（34/40），62.5%（25/40）。两组间治疗 4 周、8 周时的腹水消退率有显著差异，治疗组优于对照组。

（3）治疗膝关节创伤性滑膜炎：孙太安等[130] 治疗本病 66 例，均为单膝发病，浮髌试验阳性。所有病人均有膝关节创伤性滑膜炎，用五苓散加味：猪苓 15g，泽泻 15g，茯苓皮 25g，白术 20g，桂枝 9g。在治疗过程中注重病情变化进行辨证用药：急性期加入麻黄、桔梗等；慢性期加入薏苡仁、锁阳等；气血亏虚选用当归、阿胶、鹿角胶、黄芪、党参等；肝肾亏损选用木瓜、桑寄生、山茱萸等；气滞血瘀用丹参、三七、枳壳等。服药同时，每晚将药渣再煎 4000ml 熏洗膝关节 20～30 分钟，然后取云南白药 4g，用陈醋调匀，湿敷膝关节，然后用绷带加压包扎。每 10 天为 1 个疗程。对膝关节积液较多者，穿刺抽除积液。治疗 66 例中，1 个疗程治愈 17 例，两个疗程治愈 31 例，3 个疗程治愈 11 例，好转 7 例，其中配合膝关节穿刺，抽除积液 18 例。

（4）治疗特发性水肿：许建平等[131] 用防己黄芪汤合五苓散加减治疗 58 例特发性水肿，药用防己 12g，黄芪 15g，白术 12g，猪苓 15g，茯苓 30g，泽泻 15g，桂枝 6g，泽兰 15g。若阳气虚甚者加大黄芪用量到 30g；阴虚明显者去桂枝加枸杞子 15g；内热盛者去桂枝加丹皮 12g、栀子 9g。煎服法：上方煎两煎，头煎加水 500ml，煎取 200ml；二煎加水 400ml，煎取 200ml，两煎混合，分两次早晚服。7 天为 1 个疗程，1～6 个疗程。治愈 41 例，好转 14 例，未愈 3 例，总有效率 94.8%。

（5）治疗尿潴留：朱靖等[132] 用五苓散结合间歇性导尿治疗脊髓损伤后引起的排尿障碍，选择确诊脊髓损伤后残余尿量大于 500ml 的患者 60 例。损伤平面：颈髓 13 例，胸髓 22 例，腰髓 25 例。损伤程度：不完全性损伤 37 例，完全性损伤 23 例。将患者随机分为两组：对照组 28 例，其中不完全性损伤 17 例，完全性损伤 11 例；治疗组 32 例，其中不完全性损伤 20 例，完全性损伤 12 例。方法：对照组按照常规方法进行间歇性导尿；治疗组以五苓散结合间歇性导尿，五苓散基本方：猪苓、茯神、白术、泽泻各 12g，桂枝 9g，加黄芪 20g、车前子 15g。每日 1 剂，煎 2 次，取汁 500ml，分 2 次服。结果：4 周内恢复自主排尿、4～8 周内恢复自主排尿、8 周后恢复自主排尿、8 周后仍无法恢复自主排尿：对照组不完全脊髓损伤的例数分别为 6、5、2、4，完全脊髓损伤的例数分别为 0、2、3、6；治疗组不完全脊髓损伤的例数分别为 8、8、2、2，完全脊髓损伤的例数分别为 2、3、3、4。经卡方检验，2 组比较，$P < 0.05$，差异有统计学意义。显示治疗组在恢复自主排尿方面疗效明显高于对照组。

（6）治疗婴幼儿秋泻：孙永珍[133] 将 475 例婴幼儿秋泻的患儿随机分为两组，治疗组 265 例服用五苓散加减治疗：猪苓 10g，泽泻 15g，白术 10g，茯苓 10g，改桂枝为肉桂 5g，研细末，年龄 1～6 个月服 0.1～0.3g，6～12 个月服 0.3～0.5g，1～2 岁服 0.5～1g，每日 3 次口服，多饮温开水，呕吐者用生姜水送服；对照组 210 例，服用胃蛋白酶合剂及补液治疗。治疗组治愈 220 例，好转 34 无效 11 例，总有效率 96%；对照组治愈 122 例，好转 48 例，无效 40 例，总有效率 81%。

（7）治疗中心性浆液性脉络膜视网膜病变：刘志龙[134] 将 57 例患者 96 只眼睛分为两组，治疗组 29 例 52 只眼睛，对照组 28 例 44 只眼睛。治疗组与对照组采用相同的治疗方法外予以中药五苓散加味以健脾利水明目。治疗组眼数 52 只，治愈 16 只，好转 36 只，总有效率 100%。对照组眼数 44 只，治愈 2 只，好转 30 只，无效 12 只，总有效率 72.7%。

（8）治疗脾虚湿盛型单纯性肥胖：麦熙等[135] 将 60 例患者分为治疗组和对照组各 30 例，对照组采用减肥饮食运动处方，治疗组在对照组治疗的基础上给予五苓散汤剂，治疗 8 周判定疗效。显效：体重下降 5kg 以上，或腰围缩小 ≥10cm，BMI 下降 ≥4；有效：体重下降 5kg 以下、2kg 以上或腰围缩小 ≥5cm，BMI 下降 <4，但 ≥2；无效：体重无变化或下降不足 2kg 或腰围缩小 <5cm，BMI 下降 <2。治疗 8 周后，治疗组显效 12 例，有效 12 例，无效 6 例，有效率为 80.0%；对照组显效 6 例，有效 10 例，无效 14 例，有效率为 53.3%。

（9）治疗新生儿黄疸：邹会兰[136] 病例。男，28 天，2005 年 12 月 2 日就诊。患儿于生后第 2 天出现黄疸，7 天后逐渐加重，粪便稀溏，呈灰白色，尿色深黄，不欲吮乳。查体：身体瘦弱，腹胀，肝肋下 3.5cm，质硬，脾未触及。全身皮肤及巩膜黄染，黄色晦黯。舌质淡红，苔白厚，指纹色淡。查血清总胆红素 205.2μmol/L，肝功能正常。证属脾虚湿盛之胎黄。治以健脾利湿之法，选用五苓散加味：茯苓 10g，泽泻 5g，猪苓 5g，白术 3g，桂枝 2g，茵陈 10g，竹叶 3g。水煎服，1 剂/日。服药 3 剂，黄疸减轻，尿量增多。继服 5 剂，黄疸消退，大便颜色正常，腹胀消失，食欲增进。复查血清总胆红素正常。

（10）治疗恶阻：张明德等[137] 病例。某女，26 岁。2002 年 2 月 23 日就诊。患者怀孕 2 个月，近半月来，恶心呕吐，饮食少进。诊见：面色淡白，形体稍瘦，精神疲乏，胃脘痞闷，时吐清涎，吐后欲饮，但饮水不多，小便不利，舌淡，苔白润，脉滑。辨证：水饮内停，胎气上冲。治宜化气行水、和胃止呕。方用五苓散加味：猪苓 12g，泽泻 10g，焦白术 10g，茯苓 10g，桂枝 6g，紫苏子 10g，砂仁 6g，大枣 7 枚，灶心土（包煎）30g。水煎服，每日 1 剂，少量频服。药后尿量增加，呕吐渐缓，服药 5 剂，二便自调，呕吐基本控制，能正常饮食，嘱其停药，饮食调理而安。

（11）治疗非淋菌性尿道炎：邱磷安等[138] 将 120 例本病患者随机分成五苓散加减联合地红霉素治疗组 60 例，单用地红霉素对照组 60 例。治疗组治愈 56 例，无效 4 例，有效率为 93.33%；对照组治愈 49 例，无效 11 例，有效率为 81.67%。

（12）治疗糖尿病：陈延江[139] 病例。女，65 岁，糖尿病 10 余年。口干口渴，饮水不多，四肢关节肿胀疼痛，下肢酸软无力。平素畏风寒，易感冒，外感后关节肿胀疼痛加重，甚则掣痛，不能屈伸伴有低热，夜晚及清晨口干甚，口黏，渴而欲饮，但饮水不多，言语多时，口中干燥，舌欠灵活。刻诊：外感 1 周，发热恶寒，关节肿胀疼痛，口干口渴，舌淡胖大，苔白厚腻而干，脉沉弱两尺甚。空腹血糖：10.7mmol/L，尿糖：＋；餐后血糖：14.2mmol/L，尿糖＋＋，类风湿因子：阳性，血沉：20mm/h，抗 O：600 单位。西医诊断：糖尿病，类风湿关节炎。中医诊断：消渴，痹症。辨证属阳虚外感，气滞津停。治宜温阳化气，健脾祛湿。方用五苓散加味：桂枝 15g，茯苓 15g，白术 15g，泽泻 20g，猪苓 15g，麻黄 5g，附子 10g，细辛 5g。3 剂，水煎服，日 1 剂。二诊：热退，口润，关节肿痛缓解。空腹血糖：7.8mmol/L，尿糖：（－）。上方减麻黄、附子、细辛加防己 10g、黄芪 30g。服药 6 剂，病情基本得到控制。上方 2 剂为末，每服 6g，日 2 次善后。

（13）治疗小儿神经性尿频：陈元品[140] 用五苓散治疗小儿神经性尿频 45 例。主要症状为白天小便次数频多，伴有尿急，每次排尿量少，一般 10 多分钟甚至 2～3 分钟排尿 1 次，个别男孩可见阴茎或尿道口轻度发红。治疗方法用五苓散加减：桂枝 6g，白术 6g，茯苓 9g，猪苓 9g，泽泻 9g。小便黄、尿道口微红加木通 6g，车前子 10g，淡竹叶 9g，生地 12g，甘草 6g，伴遗尿加覆盆子 5g，小便清白加附片 6g（先煎）。每日 1 剂，水煎服。结果：痊愈 40 例，有效 4 例，无效 1 例，总有效率 97.8%。用药少者 1 剂，多者 5 剂。

（14）治疗充血性心力衰竭：胡雯青等[141] 将本病 50 例随机分为两组，治疗组 30 例，对照组 20 例。两组均应用常规西药治疗，治疗组在常规西药治疗基础上加用五苓散，每日 1 剂水煎服，两组疗程均以 14 天为 1 个疗程，1 个疗程后观察两组临床症状、体征及安全性指标，并于治疗前后分别测定左室射血分数（LVEF）。结果：治疗组与对照组总有效率分别为 93.3% 和 90%（$P>0.05$），两组体重、LVEF 治疗前后自身比较有统计学意义（$P<0.05$ 或 $P<0.01$）。

（15）治疗急性肾小球肾炎：刘中伟[142] 治疗本病 50 例。病程 1～10 天。用五苓散加味：白术 20g，茯苓 20g，猪苓 10g，桂枝 20g，泽泻 15g，苍术 30g，大腹皮 20g，白茅根 20g。水煎服，每日 1 剂。浮肿较重者酌加薏苡仁、土茯苓；伴气促、咳嗽者加麻黄 5～10g；病程稍长及蛋白尿不消者加丹参、蝉蜕、泽兰等。7 天为 1 个疗程。治疗 1 个疗程治愈 3 例，两个疗程治愈 10 例，5 个疗程治愈 5 例。

【现代研究】 郭东亮[143] 研究发现五苓散有利尿作用、改善实验性尿毒症作用及预防精神紧张性溃疡等的作用。

韩宇萍[144] 观察五苓散提取液对肾性高血压大鼠的实验治疗效果及其对大鼠尿量和血清 Na^+、K^+、Cl^- 浓度的影响。结果显示五苓散提取液对肾性高血压大鼠具有利尿、降压作用，且不造成电解质紊乱。同时推测五苓散的降压作用机制，除与利尿和扩血管有关之外，尚有其他机制参与，有待进一步深入研究。

喻嵘等[145] 通过实验证明五苓散预防及治疗给药均能抑制高脂模型大鼠血清总胆固醇（TCH）、甘油三酯（TG）、低密度脂蛋白胆固醇（LDL2C）含量及 LDL2C/HDL2C 比值的升高。表明五苓散可以明显降低高胆固醇小鼠血 TCH 含量。

何岚等[146] 通过建立阿霉素肾病大鼠模型，对各组动物的足细胞进行形态计量；以聚乙烯亚胺作为阳离子示踪剂，观察显示五苓散可以减少其足突的宽度和体积密度，增加其表面积密度以及比表面；可以增加其基底膜的阴离子位点；说明五苓散对阿霉素肾病大鼠的足细胞形态及基底膜电荷屏障有一定保护作用，这是其减轻阿霉素肾病大鼠蛋白尿的作用机理之一。

附方

《外臺》茯苓飲：治心胸中有停痰宿水，自吐出水後，心胸間虛，氣滿，不能食，消痰氣，令能食。

茯苓 人參 白术各三兩 枳實二兩 橘皮二兩半 生薑四兩

上六味，水六升，煮取一升八合，分溫三服，如人行八九里進之。

【经义阐释】 此论饮在心胸，吐后的证治。本方虽冠以"《外台》"，但据《外台秘要·卷八·痰饮食不消及呕逆不食门》载"延年茯苓饮"方后注云："仲景《伤寒论》同"。可见，该方实为仲景方。"心胸有停痰宿水"概括了本证的病机是痰饮停聚心胸，此处"心"字实指胃的部位。停痰宿饮在胸胃，必然妨碍胃气的和降，饮随气逆，故呕吐。然而呕吐虽可以去饮，却不能使饮邪去尽，呕吐之后又必然会损伤胃气。脾主运，胃主纳，脾胃气虚，纳运失常，所以脘腹满闷不能食。总之，本证属于痰饮阻滞，脾胃气虚之证。故治宜消痰理气，益气健脾，用《外台》茯苓饮。俾痰化饮消，脾胃健运，自然病愈能食。

【方药评析】 方中用人参、茯苓、白术益气健脾，橘皮、枳实理气化痰，茯苓配生姜还能消饮，橘皮协生姜又可和胃降逆。诸药合用消补兼施，不失为一首治疗痰饮病虚多邪少，脾胃气虚，饮邪未尽的调理方。方后注云"分温三服，如人行八九里进之"，寓示每次服药间隔时间不宜太长，以间隔 1 小时左右为宜。

【文献选录】 徐彬：此为治痰饮善后最稳当之方。心胸之间，因大吐而虚，故加参，设非大吐，无参，减枳实亦可。俗医谓用陈皮即减参之力，此不唯用陈皮，且加枳实二两，补泻并行，何其妙也。（《论注》）

赵以德：此由上中二焦气弱，水饮入胃，脾不能转归于肺，肺不能通调水道，以致停积为痰，为水。吐之则下气因而上逆，积于心胸，是谓虚。气满不能食，当先补益中气，以人参、白术下逆气，行停水；以茯苓逐积，消气满；以枳实调诸气，开脾胃而宣扬推布上焦。发散凝滞，赖陈皮、生姜为使也。（《二注》）

沈明宗：脾虚不与胃行津液，水蓄为饮，贮于胸膈之间，满而上溢，故自吐出水后，邪去正虚，虚气上逆，满而不能食也。所以参、术大健脾气，使新饮不聚；姜、橘、枳实以驱胃家未尽之饮，曰消痰气，令能食耳。（《编注》）

按：对于本证的病机，徐注着眼于吐后正虚，赵注强调吐前已有上中二焦气弱，沈注则只言及脾气已虚，三说各有侧重，合参更为全面。

【临床应用】（1）治疗慢性胃炎：曾海等[147]治疗本病 68 例，经胃镜诊断，慢性浅表性胃炎的 57 例，萎缩性胃炎的 11 例，合并有胃溃疡的 12 例，十二指肠球部溃疡的 8 例，十二指肠球炎的 10 例，HP（＋）者 62 例，HP（－）者 6 例。均有不同程度的上腹胀满不适，呃逆，可伴有疼痛、泛酸、胃脘烧灼、恶心呕吐、纳呆、大便溏或干结等。《外台》茯苓饮加味治疗：党参 15g，白术 10g，茯苓 10g，陈皮 10g，生姜 6g，砂仁 10g。水煎服，每日 1 剂，15 天为 1 个疗程，可连用 1～2 个疗程。结果：症状完全消失，胃镜检查正常为治愈，有 14 例；症状明显改善，胃镜复查明显好转，为显效，有 31 例；症状有部分减轻，胃镜复查好转，为有效，有 19 例；症状改善不明显，胃镜复查不变化，为无效，有 4 例。总有效率为 93.6%。

（2）治疗呕吐、厌食症[148]：魏某，女，33 岁，1991 年 11 月 16 日来诊。患者呕吐痰沫两月余。前医皆予豁痰止吐类方药，服药期间症状稍有好转，停药后，病复如故，遂求治于中医。症见：胃脘痞满，时时呕吐清稀痰涎，畏寒肢冷，纳谷欠佳，头晕。舌淡苔白，脉缓滑。细察病机，方知病属痰饮，证由脾虚痰滞，气机受阻所致。治当补脾祛痰，理气散饮。方用茯苓饮合小半夏加茯苓汤：枳实 6g，党参、白术、茯苓各 12g，陈皮 10g，半夏 15g，生姜 9g。水煎服，日 1 剂。4 剂。二诊（11 月 20 日）：服药 4 剂后，胃痛减，痰沫少，呕吐止。守方继服 4 剂，药后诸证全部消失而愈。为巩固疗效，续服 4 剂。追踪至今未复发。

【原文】 咳家其脉弦，为有水，十枣汤主之。方见上。（32）

【经义阐释】 此论久咳水饮邪实的证治。"咳家"为久咳之人，有别于外感咳嗽。然"其脉弦"有饮停与里虚寒之别，若脉双弦且无力者为里虚寒，其脉偏弦且有力者为饮病。本证既"为有水"，又用十枣汤主治，显然是由水饮邪实，上凌射肺，肺失清肃所致，故当攻逐水饮，峻下实邪，用十枣汤。

【方药评析】 见前（22 条）。

【文献选录】 魏荔彤：咳家专为痰饮在内逆气上冲之咳嗽言也。故其脉必弦，无外感家之浮，无虚劳家之数，但见弦者，知有水饮在中为患也。（《本义》）

曹颖甫：水力至强，体柔而性刚，滴石则石穿，冲堤则堤坏，故病水者其脉多弦，弦者沉紧而搏指也。水胜则血负，血分热度日减，则蒸化力弱而卫阳虚微，故仲师以弦为减，谓阳气减也。但水势下趋，似不应上逆为咳，不知痰湿粘滞，下游水道不通，则高原泛滥日甚，是非破东南之壅塞，则西北之泽洞无归。此十枣汤一方，所以尽快排疏瀹之能也。予每见病痰饮者，大小便往往不通，此即下游壅塞之证明。所以用十枣者，一因药力猛峻，恐伤脾胃，一因痰涎未易浣濯，用甘味之十枣以缓芫花、大戟、甘遂之力，使如碱皂之去油垢，在渐渍不在冲激也。（《发微》）

黄树曾：自此以下，论咳嗽证之由于痰饮者。咳之甚者，续续不已，连连不止，坐卧不安，语言不竟，动引百骸，声闻四近，脉按之如弓弦曰弦。水指饮之未聚者而言。脉弦指一手偏弦而非两手皆弦。盖仲景已明示脉双弦者，寒也；脉偏弦者，饮也。

十枣汤方用芫花甘遂大戟大枣，为治饮之峻剂，咳嗽之由于饮邪者，自宜用之。矧考之《神农本草经》，芫花主咳逆上气喉鸣喘短气，甘遂主腹满面目浮肿利水谷道，大戟主十二水吐逆。夫既曰咳家，则其咳嗽已有相当时间可知。其证多大小便不利，喉中喘吼有声，咳甚则喘吐，面目浮肿，倚息不得卧，是皆芫花、甘遂、大戟所主之证。而脉弦主饮，上三味皆涤饮之良药，虽药性峻毒，然有十枣为主宰，具缓毒和脾悦胃补正之功能，施之于其所当施，必有利而无弊，且此汤非平淡之剂，其奏效必速，如鼓之应桴也。较之后人以二陈汤、半贝散、止嗽散等治痰饮咳嗽，相去奚啻霄壤。惟尚有肝火刑肺金之咳及痰热伏肺之咳，其脉亦弦，慎不可用十枣汤，总之宜四诊合参，详加审辨，认清病证，然后议药，自鲜错误。（《释义》）

按：黄注对症状的辨析较为全面，魏注对病机的概括较为简炼，曹注对治法的阐发颇有见地，皆可供参考。

【原文】 夫有支飲家，咳煩胸中痛者，不卒死，至一百日或一歲，宜十棗湯。方見上。（33）

【经义阐释】 此论支饮久咳重证的证治。既曰"支饮家"，便知水饮停聚于胸膈。水饮犯肺，肺失清肃则咳；饮遏心阳，则阳郁而烦；饮邪在胸膈，胸中气机不利，故胸中痛。此等水饮邪实重证，如遇邪气滋蔓，正气大衰，就可能突然死亡。倘若没有突然死亡，而是迁延至一百日或经年之久者，表明其正气尚不太虚，还能与水饮阴邪对峙。究其病本，是由水饮作祟，水饮不去，则病无愈期，故可酌情选用十枣汤攻逐水饮，以驱除深结在里的病邪。

【文献选录】 徐彬：夫有支饮家，乃追原之词也。谓支饮本不痛，蔓延至胸痹而痛，气上逆为咳，火上壅为烦，已有死道矣。不卒死，甚至一百日或经年之久，其虚可知，幸元气未竭也。原其病，支饮为本，病本不拔，终无愈期，逡巡不愈，正坐医家以虚故畏缩，故曰宜十枣汤，以见攻病不嫌峻，不得悠悠以待毙也。（《论注》）

赵以德：心肺在上，主胸中阳也；支饮乃水类，属阴。今支饮上入于阳。动肺则咳，动心则烦，搏击膈气则痛。若阳虚不禁其阴之所逼者，则荣卫绝而神亡，为之卒死矣。不卒死，犹延岁月，则其阳不甚虚，乃水入于肺，子乘于母所致也。（《二注》）

李彣：水流于肺为支饮。咳烦，肺病也。前支饮胸满，此胸中痛，则水饮内窒，气道更自不通，百日，或一岁，饮蓄已深，非十枣汤不除。（《广注》）

魏荔彤：不卒死，仲景之意，宜早治以十枣汤，至一百日或一岁，则难治矣。宜十枣汤者，宜于百日一岁之前也，若谓日久饮深，宜十枣汤。恐非圣人履霜坚冰之意。总之，涵咏白文自明。（《本义》）

吴谦：支饮，水在膈之上下也。水乘肺则咳，水乘心则烦，水结胸则痛，其人形气俱实，以十枣汤攻之可也。然病此卒不死，或至百日，或延至一年者，以饮邪阴，阴性迟，故不卒死也。（《金鉴》）

按：诸家对于本条宜十枣汤的病机认识不一，各有侧重。赵注认为阳不甚虚，水饮入肺，故宜十枣汤；徐注认为病本为饮，本不拔则病难愈；李注认为本证饮蓄已深，非十枣汤不除；吴注认为其人形气俱实，故可以十枣汤攻之；但魏注则提出宜十枣汤，是指在百日、一岁之前，若至一百日或一岁，则难治了。联系前后文义，似以赵、徐、李、吴诸说较当，故宜合参，方能抓住原文精神。

【原文】 久咳數歲，其脉弱者可治；實大數者死；其脉虛者必苦冒。其人本有支飲在胸中故也，治屬飲家。（34）

【经义阐释】 此论支饮久咳的脉症和预后。本条的"久咳数岁"，从后文"其人本有支饮在胸中故也"可知是由于饮邪停聚在胸，肺失肃降引起的。久咳经年必然耗伤正气，其脉理当见弱，此为脉症相符。说明正气虽虚，饮邪亦不盛，若用扶正消饮法治疗，尚可痊愈，故曰"可治"。如果"久咳数岁"者反见实大数之脉，表示正已衰而邪仍盛，此际欲攻邪则恐伤正，欲补益又虑助邪，攻补两难，故预后不良。此外，支饮久咳脉虚者，由于肺气已虚，饮留未去，使得胸阳不展，水饮浊阴上扰清空，其人必被头昏如物所蒙之困扰。所以仍应从饮病进行辨证治疗，总宜补虚蠲饮，前述之苓桂术甘汤合泽泻汤等皆可酌情选用。

【文献选录】 徐彬：久咳数岁三句，此概言久咳者，邪气少，则可治，邪气盛则难治也。即所谓咳脉浮软者生，浮直者死也。又古人合证而断之，云咳而羸瘦，脉形坚大者死；咳而脱形、发热，脉小紧急者死；咳而呕，腹胀且泄，其脉弦急者死。要知坚急直大，皆实大之象，邪盛也。然彼处反不言数，可知咳家所畏在坚急，则真邪盛正虚，若数则不足以尽之也，但数而合实大，则坚急可知，故曰死。内有脉虚者，此软之类，即实之反也，使非因饮而咳，则久必脏真有伤，何以能不死，故曰：脉虚者，必苦冒，冒者，饮象也。因申言其人本有支饮在胸中，以见向来医治之误，故久病由支饮，故不死。然则虽久，岂可舍病本而图之，故曰治属饮家见亦宜十枣汤，但恐虚极，听人酌量，然终不出驱饮为治耳。（《论注》）

李彣：久咳，则肺气已虚。《经》云："脉弱以滑，是有胃气"。且脉与病相应，故可治。若实大数，则邪盛正衰，真脏脉见，胃气全无，土败不能生金，故死。今人论脉，将虚、弱二字并说者，非也。盖弱在沉脉内见，在浮脉上见，此虚脉泛泛在上，按之无力，乃水饮浮越之象。苦冒者，浊气熏蒸于上，《经》云："上虚则眩"。又云"心下有支饮，其人苦眩冒"是也。（《广注》）

沈明宗：久咳数载，是非虚劳咳嗽，乃脾肺素不足，肺气滞而不利，津化为饮，上溢胸中肺叶空窍之处，即支饮，伏饮之类。内之伏饮相招，风寒袭入，内外合邪而发，世谓痰火屡屡举发者是矣。然久咳必是邪正两衰，其脉故弱，脉证相应，故为可治。实大数者，邪热炽盛，阴气大亏，甚者必造于亡，故主死也。脉虚者，乃上焦膻中宗气不布，痰饮浊饮上溢，胸中气逆上冲，所以苦冒。冒者，瞑瞑黑花昏晕之类。因其人本有支饮存蓄胸中，则当治其支饮而咳自宁，故治属饮家。（《编注》）

按： 对于本证预后善恶的依据，三者从不同角度加以阐发，徐注从邪气盛衰论，李注从有无胃气论，沈注从邪正两衰与邪热炽盛，阴气大亏论。从临床实际来看，徐注意尤长。不过，李、沈二说亦可旁参。

【原文】 咳逆倚息不得臥，小青龍湯主之。方見上。（35）

【经义阐释】 此论支饮兼外寒的证治。咳逆倚息不得卧为支饮的主症，乃由水饮停聚胸中，肺失清肃引起。若复感外寒，闭郁肺气，使内饮壅逆，则诸症必然加剧。此时应当辛散外寒，温化里饮，以宣降肺气，故用小青龙汤主治。

【文献选录】 徐彬：咳逆倚息不得卧，即前支饮的证也。不用十枣汤，而用小青龙汤，必以其挟表也。然此必病发未久，而不得卧，则势亦孔亟，故暂以桂、麻治表，姜、半治饮耳。（《论注》）

沈明宗：此表里合邪之治也。肺主声，变动为咳，胸中素积支饮，招邪入内，壅逆肺气，则咳逆倚息不得卧，是形容喘逆不能撑持，体躯难舒，呼吸之状也。故用小青龙之麻、桂、甘草开发腠理，以驱外邪从表而出；半夏、细辛温散内伏之风寒，而逐痰饮下行；干姜温肺行阳而散里寒；五味、芍药以收肺气之逆，使表寒内饮，一齐而解，此乃风寒夹饮咳嗽之主方也。（《编注》）

尤怡：倚息，倚几而息，能俯而不能仰也。肺居上焦而司呼吸，外寒内饮，壅闭肺气，则咳逆上气，其则但坐不得卧也。麻黄桂枝散外入之寒，半夏消内积之饮，细辛、干姜治其咳满，芍药五味监麻、桂之性，使入饮去邪也。（《心典》）

按： 三注皆认为本证是外寒里饮，但徐注强调本证发病不久，沈注认为是胸中素积饮邪而招致外邪，尤注概括为壅闭肺气，皆具有深意，宜合参之。

【原文】 青龍湯下已，多唾口燥，寸脉沉，尺脉微，手足厥逆，氣從小腹上衝胸咽，手足痹，其面翕熱如醉狀[1]，因復下流陰股[2]，小便難，時復冒者，與茯苓桂枝五味甘草湯，治其氣衝。（36）

桂苓五味甘草湯方：

茯苓四兩　桂枝四兩（去皮）　甘草三兩（炙）　五味子半升

上四味，以水八升，壹取三升，去滓，分溫三服。

【词语注解】 ①面翕热如醉状：翕，《方言·卷十二》"翕，炽也"。面翕热如醉状，形容面部泛起微热且红，如酒醉之状。

②因复下流阴股：阴股，有二说，一指大腿内侧，一指前阴后股。"因复下流阴股"有两层含义，一寓病机，表示冲气时上时下；二寓症状，但对此又有两种解释，一是解释为阴股有热气下流感，一是解作阴股不温或有冷气下行感。

【经义阐释】 此论支饮体虚服小青龙汤后的变证及其治疗。小青龙汤功能发散风寒，温肺化饮，可用于外受风寒内有胸膈之间痰饮的支饮证。但用时要注意本方的功用特点，特别是要注意本方麻桂的发散之药，发散之药不但可以发散风寒，宣散肺及胸膈之间的痰饮，也能发散阳气。小青龙汤证为上焦阳虚，肺饮盛于上者；在用小青龙汤时，不但要注意发散使上焦阳虚，也应注意发散使下焦肾阳虚的情况。"青龙汤下已"，即为用过小青龙汤之后，由于发散使肺阳受伤，肺气不布津液，饮聚于肺，故多唾；阳虚不能化津上承，则口燥；上焦水饮未去，所以寸脉沉。下焦肾阳虚，失于温煦，故见尺脉微，手足厥逆；血汗同源，发汗汗出多，阴血不足，失于气血濡养，则见手足麻痹。肾阳本虚，复用辛散，致肾阳不能固守下焦，发散引发下焦冲气上逆，故气从少腹上冲胸咽，并见面部翕热如酒醉状；冲气忽上忽下，"因复下流阴股"；然肾阳虚则不能化气行水，所以小便难；饮随冲气而动，上扰清空，蒙蔽清阳，故时头昏眩冒。综合其脉证变化，总为支饮在胸肺，肺阳虚又肾阳气虚者，用小青龙汤后，发散伤阳气，肾阳失于固守，引发冲气较为突出。

故本方在小青龙汤的基础上，去麻黄之发散，干姜、细辛之温散，重用桂枝以平冲降逆，五味子收敛肾气，茯苓化下饮，甘草调和诸药，而成桂苓五味甘草汤，以敛气平冲，渗化下焦水饮，以治标为主，兼顾其本。

对本证总的病机，诸家一致认为是体虚支饮，用小青龙汤后，引发冲气上逆的变化。但有关个别症状产生的原由，则存在不同的看法。分歧较多的一是对"多唾口燥"的认识，有的认为是饮邪未去，津液不布之征，如赵以德、李彣、朱光被等；有的认为与冲气上逆有关，如尤怡、高学山、黄树曾等；有的认为是肺燥阴伤，如徐彬、沈明宗等；有的认为是病欲解之征，如全国中医院校《金匮要略》二版、四版、五版教材。诸说各有道理，但综合本证的病机与方药，似以赵以德等见解更妥。二是"面翕热如醉"的机理，有解作虚阳上越的，如徐彬、魏念庭、吴谦、曹颖甫等；有解作冲气上逆的，如尤怡，有解作胃热上蒸的，如李彣、高学山等；有解作真阳夹胃热上冲的，如沈明宗。以上下文义分析，似乎宜将徐彬等观点与尤怡之说合参更为全面。三是"因复下流阴股"究竟指的什么？有的指冲气下行如尤怡、魏念庭；有的指饮邪下流，如李彣、高学山。诸见皆各有所据，然而从本证总的病机特点来看，似以魏、尤之说更当。

【方药评析】 方中桂枝平冲降逆，茯苓甘淡渗利，导饮下行，五味子味酸能敛气归元，炙甘草味甘，与桂枝相协辛甘化阳，以助益阳气。诸药合用，使冲气下潜，阳气得助，则标急可缓。

本方与苓桂甘枣汤均有桂枝、茯苓、甘草三味药，而且都有降逆平冲、通阳化饮的功效，但各有侧重，主治不同，兹列表比较如下：

桂苓五味甘草汤、苓桂甘枣汤证比较表

方 名	适 应 证	功 效
桂苓五味甘草汤（茯苓四两，桂枝四两（去皮），甘草三两（炙），五味子半升）	痰饮病，证见多唾口燥，气从少腹上冲胸咽，其面翕热如醉状，因复下流阴股，手足厥逆而痹，小便难，时复冒，寸脉沉，尺脉微。（由支饮体虚，辛散太过，心肾阳虚，虚阳夹冲气上逆所致）	敛气平冲，通阳化饮
苓桂甘枣汤（茯苓半斤，甘草二两（炙），大枣十五枚，桂枝四两）	奔豚气病，证见脐下悸，欲作奔豚（由下焦素有水饮，汗伤心阳，肾中水邪欲上冲为患）	通阳降逆，培土制水

【文献选录】 徐彬：前咳逆倚息，明知是饮邪侵肺，但使其人下实不虚，则饮去病除。设虚多，正气不足以御邪，得药，上饮未能去，而下先不堪发散，动其冲气，以致肺燥如痿而多唾，唾者，其痰薄如唾也。又口燥，燥者，觉口干，非渴也。寸脉沉，水未去也。尺脉微，下元骤虚也。虚则寒气下并，手足厥逆，于是肾邪乘心，而气从小腹上冲胸咽，自腹及胸，自胸及咽，高之至也。手足痹者，不止于厥，而直不用也。面翕热如醉状，所谓面若妆朱，真阳上浮也。然未至于脱，则阳复下流阴股，谓浮于面之阳，旋覆在两股之阴，作热气也。阳复归于下，似较浮出时稍可，然不归于肾，而或上熏于面，或下征于股，是狂阳无主，故小便得其燥气而难。又复随经犯上而为冒、为眩，总是肾邪动，而龙雷之火无归，如电光之闪烁无主。故以桂、苓伐肾邪，加五味敛其肺气，恐咳甚而火愈不能辑，则冲气愈不能下也。甘草调其中土以制水也。肾邪去而气自不冲，故曰治其冲

气，见初时以去饮止咳为主，既冲气发，其病大，即不得旁图以分其药力也。（《论注》）

赵以德：此首篇支饮之病也。以饮水，水性寒，下应于肾，肾气上逆于肺，肺为之不利，肺主行营卫，肺不利则营卫受病，犹外感风寒，心中有水证也，故亦用小青龙汤治。服后未已，为水停未散，故多唾；津液未行，故口燥；水在膈上，则阳气衰，寸口脉沉；麻黄发阳，则阴血虚，故尺脉微；尺脉微，则肾气不得固守于下，冲、任二脉相挟，从小腹冲逆而起矣。夫冲、任二脉与肾之大络同起肾下，出胞中，主血海；冲脉上行者至胸，下行者至足少阴，入阴股，下抵足跗上，是动则厥逆；任脉至咽喉，上颐循面，故气冲胸咽；荣卫之行涩，经络时疏不通，手足不仁而痹，其面翕热如醉状，因复下流阴股，小便难；水在膈间，因火冲逆，阳气不得输上，故时复冒也。《内经》曰：诸逆冲上，皆属于火。又曰：冲脉为病，气逆里急。故用桂苓五味甘草汤，先治冲气与肾燥。桂，味辛热，散水寒之逆，开腠理，致津液以润之；茯苓甘淡行津液，渗蓄水，利小便，伐肾邪，为臣；甘草味甘温，补中土，制肾气之逆；五味酸平，以收肺气；《内经》曰：肺欲收，急食酸以收之。服此汤，冲气即止。（《二注》）

尤怡：服青龙汤已，设其人下实为虚，则邪解而病除；若虚则麻黄、细辛辛甘温散之品，虽能发越外邪，亦易动人冲气。冲气，冲脉之气也。冲脉起于下焦，挟肾脉上行至喉咙。多唾口燥，气冲胸咽，面热如醉，皆冲气上入之候也。寸沉尺微，手足厥而痹者，厥气上行，而阳气不治也。下流阴股，小便难，时复冒者，冲气不归，而仍上逆也。茯苓、桂枝能抑冲气使之下行，然逆气非敛不降，故以五味之酸敛其气，土厚则阴火自伏，故以甘草之甘补其中也。（《心典》）

按： 对于本证的病机，三注各有侧重，徐注偏责虚阳不守，赵注涉及饮停、气冲、营卫不利，尤注言冲气上逆。合而参之，更觉全面。

【临床应用】 （1）治疗慢性支气管炎、哮喘：赵建萍[149] 病案：何某，女，58 岁。慢支病史 6 年，每于夏秋之际发作，咳嗽气短并伴心前区疼痛。喘作时自觉腹部气上冲，苔白，脉滑数。X 线诊断：肺气肿，肺心病。原方加紫菀 12g、款冬花 12g、炙皂角 6g。服15 剂后，喘咳止，心前区疼痛消失。张某，女，23 岁，农民。哮喘 3 年，四季发作，发时不能平卧，咳喘不止，自觉有气自腹上冲，胸闷气短，肺部可闻及干湿性啰音，苔白腻，脉滑数。证属冲气上逆，肺失肃降，以原方加苏子 12g、炒莱菔子 15g、炒杏仁 9g。共服 20 剂，哮喘止。

（2）治疗充血性心力衰竭：陆保磊等[150] 以苓桂味甘汤为基础方：茯苓 30g，桂枝 10g，五味子 12g，甘草 10g，白参 10g。加减：下肢浮肿明显，动则喘甚，舌质淡，苔白滑者加泽泻 30g、熟附子 6g；咯痰稀白，喘促不得卧者加干姜 6g、细辛 6g、半夏 12g；咯痰黏稠，声高息粗，胸闷气促，难以平卧者，加葶苈 30g、杏仁 12g、厚朴 30g、黄芩 12g；呼吸急促，张口抬肩，气难接续，两颧潮红者，白参加至 30g，加煅龙骨、煅牡蛎各 30g，沉香 3g；面色㿠白，疲惫不堪，短气不足以息者加黄芪 30g、防己 30g；夜寐欠安，心烦易怒，舌红少苔者，加酸枣仁 30g、麦冬 30g，桂枝减为 6g。用药 6 天症状消失者 38 例；用药 8 天症状消失者 66 例；用药 10 天，症状消失者 68 例，占 100%。

（3）治疗冲气上逆（癔症）：赵建萍[149] 病案。张某，女，45 岁，农民。因情志因素致阵发性脐下悸 3 月，每日发作 1～2 次。发作时自觉从少腹有气上冲，胸闷喉痒，唇麻齿抖，语言不利，面色潮红。并有冷气下行，足冷腿软，步履艰难。近 1 月来症状加剧，头痛畏光，视力减退。发作完毕，一如常人。苔薄白，脉滑数有力。此属冲气上逆，治拟平冲降气。服桂苓五味甘草汤 15 剂，诸症消失。刘某，女，56 岁，农民。每因生气出现脐下悸，惊恐气短，四肢发冷，随即昏倒，小便失禁，甚时每日发作 3～4 次，历时已有半年，苔薄白，脉滑数有力。西医曾诊断为"癔症"。辨证为气机逆乱，蒙蔽清窍，发为气厥。服本方 24 剂，病即告愈。

（4）治疗更年期综合征：韩君[151] 认为经断前后诸症状为冲脉为病。冲气上逆，则诸症蜂起，冲气有时又能还于下焦，则诸症稍缓，故治此病，首当平冲降逆，《金匮要略·痰饮咳嗽病脉证并治》第 36 条："手足厥逆，气从小腹上冲胸咽，手足痹，其面翕热如醉状，因复下流阴股，小便难，时复冒者，与茯苓桂枝五味甘草汤，治其气冲"。此处原本是论述体虚的支饮咳嗽服小青龙汤后的变化以及相应的治法，该症状群的病机为温散之剂发越阳气，影响冲脉，随之上逆，出现种种变证，如气从小腹上冲，直至胸咽，四肢麻木，其面翕热如醉状等，与女子经断前后冲脉上逆病机、症状一致，故治均以桂苓五味甘草汤平冲降逆，使上冲之气平，然后再议他法。方中桂枝、甘草辛甘化阳，以平冲气，配茯苓引逆气下行，用五味子收敛耗散之气，使虚阳不致上浮，药仅 4 味，而切中病机。

（5）治疗低血压。张云等[152] 用桂苓五味甘草汤治疗低血压 42 例。所有病例病史均在 1 年以上，并无明显疾病原因可查，且经西药治疗效果欠佳。患者均见头痛、眩晕、心悸、气短、酸疲乏力等证候，唯于冲气上逆时更为严重，甚则发为晕厥。故认为此与冲脉虚衰有关。患者常下焦真阳素虚，气血虚亏。基本方：桂枝 30g，茯苓 25g，五味子 30g，炙甘草 15g。水煎服，日 1 剂。连服 1～2 周观察疗效。加减：气虚加黄芪、人参、白术；血虚加熟地、龙眼肉、当归、黄精、鸡血藤、白芍、大枣；阴虚加龟板、阿胶、天冬、人乳、牛乳、羊乳；阳虚加鹿茸、鹿角、鹿角胶、鹿角霜、羊肉、羊肾、紫河车、枸杞、山茱萸、肉桂、附子、羊藿、仙茅等；厥逆者加人参、附子、干姜、沉香、乌药、石菖蒲、丹参，同时辅以针灸疗法。治疗结果：痊愈 34 例，显效 6 例，好转 2 例，总有效率 100%。其中痊愈者，最多服药 15 剂，好转者最少 3 剂，平均服药 7 剂。

病案：陈某，女，38 岁。1988 年 4 月 10 日诊。自诉患低血压 10 余年，经常头晕目眩，心悸气短，失眠健忘，畏寒肢冷，不任劳作，微劳即卧床不起，起坐略猛即出现短暂晕厥。曾多方诊治罔效。诊见面色苍白，下肢虚浮，精神倦怠，舌淡胖，苔薄白，脉虚细迟。测血压为 76/45mmHg。予桂苓五味甘草汤加味治之。处方：桂枝 30g，茯苓 25g，五味子 30g，炙甘草 15g，力参 6g（另煎），紫河车 6g（冲），阿胶 6g（烊），枳壳 10g，3 剂。4 月 15 日复诊，自诉唯不任劳作之症未除，余症悉愈，血压升至 104/75mmHg。药已中的，守原方出入继服 5 剂而愈。随访半年，已能操持家务，并参加一些轻体力劳动。

【现代研究】 段光周[153] 认为，本方是治疗心阳不足、寒水之气循冲脉上逆—即"水气凌心"的处方，意在上振心阳，下渗水饮，兼敛浮阳。至于所谓阴盛于下，格阳于上的"戴阳证"，绝非本方所宜。经现代药理研究发现，桂枝具有强心、增强心脏输出量的作用。茯苓的乙醇提取物有使心脏收缩加强的作用。五味子具有"适应原样"作用，能够调节血压中枢，使低者升，高者降，并能增强肾上腺皮质的功能。甘草具有肾上腺糖皮质激素样作用，可使患者血清中钠、氯浓度升高，而钾可降至正常范围。故本方治疗低血压获效。

【原文】 衝氣即低，而反更咳、胸滿者，用桂苓五味甘草湯去桂加乾薑、細辛，以治其咳滿。（37）

苓甘五味薑辛湯方：

茯苓四兩　甘草三兩　乾薑三兩　細辛三兩　五味半升

上五味，以水八升，煮取三升，去滓，溫服半升，日三服。

【经义阐释】 此承上条，论冲气已平而支饮复动的证治。前述支饮兼冲气上逆的变证，经用桂苓五味甘草汤后，冲气得平，但因不用姜辛，咳嗽胸满又加剧，这是由于匿伏在肺的寒饮又复出的缘故。因寒饮内动，胸阳被遏，肺失清肃，故出现咳嗽、胸满。此时勿须平冲降逆，而应着重温肺散寒化饮，故用桂苓五味甘草汤去桂加干姜、细辛以治其咳嗽胸满。

【方药评析】 本证因冲气已平，不需用平冲降逆之桂枝，故于桂苓五味甘草汤中去之；因肺中寒饮又作，故加温肺散寒，化饮止咳之干姜、细辛；因茯苓淡渗利水，有使水饮下出之功，故仍用之；并用酸收之五味子与辛开的干姜、细辛相伍，一开一合，有利于肺气的宣降，甘草与茯苓为伍，又可培土制饮。诸药同用，使寒饮得化，肺阳得复，肺气宣降功能正常，则咳、满除也。

对于原方去桂的理由，注家众说不一。徐彬认为是桂不能驱脏内沉匿之寒，魏荔彤认为是桂辛而升举，尤怡认为是桂辛而导气，吴谦认为是桂偏于走表，丹波元简认为"冲气即低，乃桂之功著矣，故去之"。综合36条与本条的原文，似丹波元简的看法更切合原意。

【文献选录】 徐彬：冲气即低，乃桂、苓之力，单刀直入，肾邪遂伏，故低也。反更咳满，明是肺中伏匿之寒未去，但青龙汤已用桂，桂苓五味甘草汤又用桂，两用桂而邪不服，以桂能去阳分凝滞之寒，而不能驱脏内沉匿之寒，故从不得再用桂枝之例而去桂。唯取细辛入阴之辛热，干姜纯阳之辛热，以泄满驱寒而止咳也。(《论注》)

尤怡：服前汤已，冲气即低，而反更咳胸满者，下焦冲逆之气既伏，而肺中伏匿之寒饮续出也。故去桂枝之辛而导气，加干姜、细辛之辛而入肺者，合茯苓、五味、甘草消饮驱寒，以泄满止咳也。(《心典》)

丹波元简：案成无己云：桂枝泄奔豚，故桂枝加桂汤，用五两，以主奔豚气，从小腹上至心者。今冲气即低，乃桂之功著矣，故去之。沈氏、《金鉴》并云桂走表，故去之，非。(《辑义》)

按： 徐、尤对本证咳、满的机理，认识相同。但对方中加干姜、细辛的目的，徐注强调取其辛热，尤注认为藉其辛而入肺。其实，二说合参，更贴切。丹波氏对本方去桂理由的阐释，切中关键。

【临床应用】 (1) 治疗迁延性咳嗽、感冒后顽咳：尤松鑫[154] 病案。朱某某，男，67岁。1988年5月12日诊。3月来咽痒咳嗽，甚则伴喘，痰少而色白，纳可，时有心悸，苔薄白，脉紧而细。体查除两肺呼吸音略粗外，余无异常，X线胸透无异常发现。此风邪久稽，痰饮内阻，拟理肺化痰。参苓甘五味姜辛汤：苏叶10g，杏仁10g，半夏10g，桔梗5g，枳壳5g，干姜3g，细辛3g，五味子3g，茯苓10g，前胡5g，甘草3g。患者服药5帖，咳嗽明显减少，再服5帖，症状基本消除。余蓉等[155] 等用苓甘五味姜辛汤合二陈汤治疗感冒后顽咳125例，治愈87例，显效29例，无效9例，总有效率92.8%。

(2) 治疗变异性哮喘：董桂青等[156] 用苓甘五味姜辛汤合二陈汤加减治疗咳嗽变异性哮喘60例，结果痊愈28例，显效28例，无效4例，总有效率93.3%，优于西药对照组。陈潮等[157] 用苓甘五味姜辛汤治疗咳嗽变异性哮喘125例，结果痊愈87例，显效29例，无效 9 例，总有效率 92.8%，优于西药对照组。

（3）治疗慢性肺源性心脏病：陈云志等[158] 用中西医结合的方法，即苓甘五味姜辛汤加卡托普利治疗此病 40 例，显效 24 例，有效 12 例，无效 4 例，总有效率为 90%。

（4）治疗中晚期肺癌：孙玉冰[159] 治疗中晚期肺癌脾虚痰湿型用苓甘五味姜辛汤加减。

【现代研究】 对呼吸系统的作用：陈林知[160] 发现苓甘五味姜辛汤能明显改善炎性因子对大鼠支气管和肺组织的伤害，并能促进坏死组织进行重构，恢复组织结构；还能改善慢支大鼠外周血中 cAMP、cGMP 的失衡状态，恢复 cAMP 与 cGMP 对细胞反应的调节，以及抑制慢支大鼠支气管和肺组织中 IL-1 的过量产生，从而阻止 IL-1 对中心粒细胞和 C 反应蛋白释放的调节，抑制中性粒细胞脱颗粒，抑制和（或）消除炎症反应，减轻组织损伤，降低气道高反应性，缓解炎症的进一步发展，另外还发现此方能降低慢支大鼠外周血中 NO 的水平，从而改善肺血管舒缩的动态平衡，维持血管、细支气管的正常张力以及肺血管、细支气管的结构重建，维持肺血管、细支气管的内皮完整性。倪明芳[161] 通过此方对寒饮蕴肺型 COPD 大鼠炎症介质影响的实验发现，苓甘五味姜辛汤通过抑制大鼠支气管和肺组织中 MMP-9 的升高、降低 COPD 大鼠外周血 IL-8 的水平和抑制 COPD 大鼠支气管和肺组织中 ICAM-1 的升高，实现其治疗寒饮蕴肺型 COPD 的作用。

【原文】 咳滿即止，而更復渴，衝氣復發者，以細辛、乾薑為熱藥也。服之當遂渴，而渴反止者，為支飲也。支飲者法當冒，冒者必嘔，嘔者復內半夏，以去其水。(38)

桂苓五味甘草去桂加乾薑細辛半夏湯方：

茯苓四兩　甘草二兩　細辛二兩　乾薑二兩　五味子　半夏各半升

上六味，以水八升，煑取三升，去滓，溫服半升，日三。

【经义阐释】 此承上论服苓甘五味姜辛汤后的两种转归及支饮冒呕的治疗。服苓甘五味姜辛汤后，寒饮得以温散，未再犯逆射肺，故咳满解除。此时，病情可有两种转归，一种是出现口渴，并见冲气复发。这是由于苓甘五味姜辛汤属辛温之剂，尤其是方中干姜、细辛为辛热之品，若服用过多，则易于化燥伤津致渴，辛热太过又可能耗散阳气，引动冲气复发。一种是口不渴。这是支饮未愈的缘故。既然饮邪仍在，就会妨碍阴阳的升降，若清阳不升，则昏蒙冒眩；浊阴上逆，则必呕。总由胸膈支饮扰及于胃所致。对此，应于前方中加半夏以祛除饮邪。

【方药评析】 本方是由苓甘五味姜辛汤加味组成。方中减轻了甘草、干姜、细辛的用量，减甘草，是防其甘缓滞中，于呕吐不利；减干姜、细辛是防其过于辛热化燥。然而，本方温化寒饮之力并不逊于苓甘五味姜辛汤。因为方中还加了一味辛温的半夏，该药既能降逆止呕，又可增强全方温化寒饮的作用。

【文献选录】 徐彬：寒得热而消，故咳满即止。然热则津耗，津耗则渴，热伤元气，元气伤而阴仍侮阳，故冲气复发，故曰：以细辛、干姜为热药也。因而津耗胃干，当遂渴，遂者，不止也。今不应止而止，故曰反，明是素有支饮，故火不胜水。但支饮必有的据，故曰：支饮者，法当冒，冒者必呕，呕者，有水故也。故复纳半夏以去之。同是冲气，而此不用桂枝者，盖冒而呕，则重驱饮，以半夏为主，桂枝非所急也。

此亦冲气，前何独郑重而专治之，盖前乃肺之客寒未去，药峻而寒邪乘肾，逼迫真阳浮出，上下狂奔，不能复返，故须以桂之至阳者入阴而伐之。若此之复发，乃肺被热伤，而元气不能御阴，况有支饮以援之，故亦相冲，然无面热等证，则非真阳上浮之比矣。故专去其水而冲自止，谓水去而肺肾当自调耳。《论注》

赵以德：服汤后咳满即止，三变而更复渴，冲气复发，以细辛、干姜乃热药，服之当遂渴。反不渴，支饮之水蓄积胸中故也。支饮在上，阻遏阳气，不布于头目，故冒；且冲气更逆，必从火炎而呕也。仍因前汤加半夏，去水止呕。（《二注》）

沈明宗：此支饮内蓄，而复发也。咳满即止，肺之风寒已去。而更复渴，冲气复发者，饮滞外邪，留于胸膈未除也。即以细辛干姜热药推之，若无痰饮内蓄，而服细辛、干姜热药，助其燥热，应当遂渴。而渴反止者，是内饮上溢喉间，浸润燥热，故不作渴。但阻胸中阳气，反逆上行而冒。然冒家阳气上逆，饮亦随之而上，故冒者必呕。呕者于前去桂枝茯苓五味甘草汤，复内半夏。消去其水，呕即止矣。（《编注》）

尤怡：冲脉之火，得表药以发之则动；得热药逼之亦动。而辛热气味，既能劫夺胃中之阴，亦能布散积饮之气。仲景以为渴而冲气动者，自当治其冲气，不渴而冒与呕者，则当治其水饮，故内半夏以去其水。而所以治渴而冲气动者，惜未之及也。约而言之，冲气为麻黄所发者，治之如桂苓五味甘草，以其气而导之矣；其为姜、辛所发者，则宜甘淡咸寒，益其阴以引之，亦自然之道也。若更用桂枝，必捍格不下，即下亦必复冲，所以然者，伤其阴故也。（《心典》）

按：徐注论冲气复发的原因是津气两伤，认为本证属冲气；赵注则将冲气与饮阻合论，分别解作呕与冒的原因，沈注主论冒与呕，责为饮作祟；尤注分论冲气与水饮的证治。诸家各有侧重，然比较而言，似以沈明宗、尤怡之见更长。

【临床应用】（1）治疗痰饮咳嗽。陈瑞春[162] 病案。胡某某，男，47 岁，工人。咳嗽气短，倚息不得卧，吐白痰夹水，每于早晚咳甚，咳时须俟痰出而后安，伴有胸闷不适，胃脘胀满，舌白而润，脉象弦滑。病属痰饮为患，肺有宿寒，无见外感，故拟从除痰涤饮、温肺除寒入手。方用苓甘五味姜辛半夏汤：茯苓 4 钱，炙甘草 1 钱，五味子 1 钱，生姜 3 钱，细辛 5 分，制半夏 2 钱，饮片 2 剂。服后诸症悉减，咳平安卧，精神倍增，早晚咳痰减少，脉仍弦而滑，胃脘略不适，病仍属肺气虚寒、痰饮未尽，守原方加广皮 2 钱，生姜易干姜 2 钱。5 剂后咳止痰平，其病如失，饮食大增，精神舒畅，睡眠安宁，脉息和缓而虚，舌净口和，唯食后稍有胀闷，继从香砂六君子汤加味调理中州，以善其后。

（2）治疗寒喘。欧阳琦[163] 介绍，治寒喘寒气偏外，引动内饮，而见头项痛，身疼腰楚，发热恶寒等表证未罢者，宜用小青龙汤；若饮邪偏盛，无伤寒表证，而但有眩冒、喘悸，或呕恶、面目浮肿等症，宜苓甘五味姜辛平半夏汤。如治一素患喘证者，遇寒即发，暑天含凉露卧亦发。先服小青龙汤，喘减，但汗多，受风则喘发。续用苓甘五味姜辛半夏汤加桂芍、黄芪，5 剂喘平。终用《外台》茯苓饮调理而愈。

（3）治疗肺心病。张北泉[164] 用本方加减治疗肺心病并心衰。屠某某，54 岁。1981年 2 月 18 日诊。患肺心病已 10 年，近日又感寒复发。证见恶寒喘咳痰鸣，面色灰黯，白睛布满血丝，唇舌青紫，双下肢水肿，胸腹痞满，痰稀量多，舌苔滑腻，脉弦数。此为阳虚饮停，气滞血瘀。治宜温阳化饮，宣肺平喘。处方：附片（先煎）、杏仁各 15g，茯苓 25g，炙甘草、干姜、细辛各 10g，五味 6g，法半夏 12g，葶苈（包煎）、厚朴各 10g。服 1 剂后，恶寒去，喘咳减轻。上方去葶苈，加人参 10g、车前仁 30g（包煎）。服 4 剂后，水肿全消，唇舌黯红，但动则心悸，咳吐白稠痰，食欲欠佳，脉弦缓，苔白腻。治以益气健脾化痰。用六君子汤加三子养亲汤服二剂后，食量增进，喘咳已除。乃用金水六君煎加红花、赤芍、人参蛤蚧精和金匮肾气丸善后。二年后随访，身体健康无复发。

【原文】　水去嘔止，其人形腫者，加杏仁主之。其證應內麻黃，以其人遂痹，故不內之。若逆而內之者，必厥，所以然者，以其人血虛，麻黃發其陽故也。（39）

苓甘五味加薑辛半夏杏仁湯方：

茯苓四兩　甘草三兩　五味半升　乾薑三兩　細辛三兩　半夏半升　杏仁半升（去皮尖）

上七味，以水一斗，煮取三升，去滓，溫服半升，日三。

【经义阐释】　此承上论支饮体虚兼形肿的治疗。服苓甘五味姜辛半夏汤后，胃中寒饮得以温化，故呕吐停止。然而胸膈间的支饮尚未尽去，肺气不利，卫气郁滞，饮邪泛滥于外，故出现形体浮肿。此证治宜宣肺散水，俾肺气宣通，水道通调，泛溢之饮邪即可消散，形肿遂除。若论本证水饮泛溢，肺卫气滞的机理，本应该用麻黄宣肺散水，但是本例患者已有气血俱虚，手足麻痹的现象，所以不能用麻黄。若不顾其气血两虚的病情使用麻黄，必然会因麻黄的峻猛开泄发散，更伤气血，导致厥逆。

对于本证"形肿"的机理，后世注家有的偏责肺气虚滞，如徐彬，有的重在饮溢于表，气郁不利，如赵以德、李彣。从本证的用药特点来看，二说均有道理，应当合参，方为全面。

【方药评析】　本方是在苓甘五味姜辛半夏汤的基础上加杏仁组成的。因本证属寒饮在胸肺，肺卫不利，故除新增一味杏仁宣肺利气外，还将方中干姜、细辛的用量又各增至三两。意在加强本方的辛温宣散之力。诸药合奏温化寒饮，宣利肺气的功效，主治支饮形肿者。

【文献选录】　徐彬：形肿谓身肿也。肺气已虚，不能遍布，则滞而肿，故以杏仁利之，气不滞则肿自消也。其证应纳麻黄者，水肿篇云：无水虚肿者，谓之气。水，发其汗则自已。发汗宜麻黄也。以其人遂痹，即前手足痹也，咳不应痹而痹，故曰逆。逆而内之，谓误用麻黄，则阴阳俱虚而厥。然必厥之意尚未明，故曰所以必厥者，以其人因血虚不能附气，故气行涩而痹，更以麻黄阳药发泄其阳气，则亡血复汗，温气去而寒气多，焉得不厥。正如新产亡血复汗，血虚而厥也。（《论注》）

赵以德：水散行出表，表气不利，其人形肿，当用麻黄发汗散水，以其人遂痹，且血虚，麻黄发其阳，逆而内之必厥，故不内，但加杏仁。杏仁微苦温，肾气上逆者，得之则降下，在表卫气，得之则利于行，故肿可消也。（《二注》）

黄元御：服苓甘五味姜辛半夏后，水去呕止，其人形肿者，此卫气之郁，宜加杏仁，利肺壅而泄卫郁。肿家应用麻黄，以泄卫郁，以其人服小青龙后，阳随汗泄，手足麻痹，故不纳之。若逆而内之者，必手足厥冷。所以然者。以汗泄血中温气，其人阴中之阳已虚，麻黄复泻其血中之阳气故也。（《悬解》）

尤怡：水在胃者，为冒，为呕；水在肺者，为喘，为肿。呕止而形肿者，胃气和而肺壅未通也，是惟麻黄可以通之。而血虚之人。阳气无偶，发之最易厥脱，麻黄不可用矣。

杏仁味辛能散，味苦能发，力虽不及，与证适宜也。(《心典》)

按：徐、赵对"形肿"的机理分析较详，黄注、徐注则就用杏仁不用麻黄论述较细，尤注言简意赅，概括了杏仁之功虽不及麻黄，但却切合病情，均可参考。

【临床应用】 (1)治疗咳喘：刘五新[165]病案。赵某某，男，70 岁。1979 年 11 月 26 日门诊。主症：咳嗽喘累，痰白色不爽，反复发作，临冬加重 15 年。现有头昏眩晕，胸部紧张，纳食不佳，活动之后，喘累加重，时冷时热，苔薄白质红，脉浮数。辨证属阳虚痰饮，法当温阳化饮。方用苓甘五味加姜辛半夏杏仁汤方：茯苓 15g，甘草 3g，五味 9g，炮姜 9g，细辛 3g，半夏 9g，杏仁 12g，加北沙参 24g，苏梗 12g，苏子 15g。服 3 剂，诸症减轻。后以六君子汤加炮姜、五味，调其善后。两年中观察，间有外邪复发，仍宗上方化裁治之收效。

(2)治疗哮喘：周玉麟[166]病案。钱某，男，30 岁。1998 年 10 月 14 日就诊。自诉1998 年秋患哮喘病，经治而愈。嗣后每届秋冬即作，入春渐缓。同年 9 月 2 日外出旅游，劳累感寒哮喘复发，服中西药治疗月余不效，而来我院就诊。患者白天犹如常人，夜间入寐后作，发时胸闷，继则喘息不能平卧喉中痰鸣有声，咳吐泡沫痰涎，舌质正常，苔薄白，脉弦滑。心肺(—)，痰涂片嗜酸性粒细胞(—)，血常规正常。免疫球蛋白 IgG800、IgA80、IgM80(mg%)。发作期做肺功能检测，提示重度阻塞性通气功能障碍，心电图正常，自主神经 12 项功能检查迷走神经兴奋性增高。西医诊断：迷走神经兴奋型支气管哮喘。中医辨属：寒饮伏肺。治当温阳化饮，拟苓甘五味加姜辛半夏杏仁汤加味：茯苓 12g，甘草 5g，五味子 5g，干姜 3g，细辛 3g，法半夏 10g，杏仁 10g，桂枝 5g，葶苈子 10g，大枣 5 枚。水煎服，日 2 剂，分 4 次服，6 剂。次日哮喘症状减轻，3 天后诸症缓解。

(3)治疗腹水、胸水：陈宝田[167]用本方合五苓散治疗肝源性腹水或心源性腹水，以舌质淡、蛙状腹、脉弦急有力为用药指征。也可治疗胸膜炎有大量胸水者。

(4)治疗慢性肾炎急性发作：陈宝田[167]将本方用于慢性肾炎急性发作，症见面色苍白、咳嗽吐出清稀痰、浮肿、少尿者。若有血尿时，应与四物汤合用。

【原文】 若面熱如醉，此為胃熱上衝熏其面，加大黃以利之。(40)

苓甘五味加薑辛半杏大黃湯方：

茯苓四兩　甘草三兩　五味半升　乾薑三兩　細辛三兩　半夏半升　杏仁半升　大黃三兩

上八味，以水一斗，煮取三升，去滓，溫服半升，日三。

【经义阐释】 此承上论支饮未愈兼胃热上冲的证治。原文虽未明言支饮未愈的症状，但从所用方药可知本证寒饮尚未尽去。"若面热如醉"是指在前证的基础上又出现面热如酒醉的症状。"此为胃热上冲熏其面"，实寓两层含义，一是强调本证"面热如醉"的性质属胃热上冲；二是寓示本证的"面热如醉"，应与前面 36 条中虚阳夹冲气上逆的"面翕热如醉状"相区别。总之，本证的病机为寒饮未去，兼胃热上冲。治宜温散寒饮为主，兼以清泄胃热，故于苓甘五味姜辛半杏汤中加入一味大黄。

本条的"面热如醉"与前面 36 条的"面翕热如醉"形似而实异。此为胃热上冲，胃热不去，则其症不除，故"面热如醉"必呈持续性；彼属虚阳夹冲气上逆，冲气时上时下，故"面翕热如醉"时有时无。此外，二者尚伴不同的症状，此证除见咳满、形肿外，常伴胃热的其他表现，如腹满、大便干燥或秘结，苔黄腻，脉沉弦或沉滑等。彼证除见多唾口燥外，必见阳虚冲气时上时下的现象，如气从小腹上冲胸咽，手足厥逆而痹，小便难，时复冒，寸脉沉，尺脉微等。

对于本章36条至本条，近世多将其看成是一份痰饮咳嗽的病例，记叙了服小青龙汤后的各种变化。如二版教材及《金匮释按》等。仲景的用意正如丹波元简《金匮玉函要略辑义》所云："以上叙证五变，应变加减，……示人以通变之法也"。故兹将35～40条方证列表比较如下：

35～40条方证比较表

病 证	成 因	主 症	治 法	方 药
体实兼外寒支饮证	寒饮停聚胸肺，复感外寒，肺失宣降	咳逆倚息不得卧，痰清稀，恶寒，发热，头身疼痛	温化里饮，辛散外寒	小青龙汤（麻黄三两，芍药三两，五味子半升，干姜三两，炙甘草三两，细辛三两，桂枝三两，半夏半升）
支饮阳虚兼冲气上逆证	支饮体虚，辛散温燥太过，致心肾阳虚，虚阳夹冲气上逆	多唾口燥，寸脉沉，尺脉微，手足厥逆而痹，气从小腹上冲胸咽，其面翕热如醉，因复下流阴股，小便难，时复冒	通阳蠲饮，敛气平冲	桂苓五味甘草汤（桂枝四两，炙甘草三两，五味子半升）
支饮体虚咳满证	体虚未复，寒饮停聚胸肺，胸阳被遏，肺失清肃	咳嗽，痰清稀，胸满	温肺散寒，蠲饮止咳	苓甘五味姜辛汤（茯苓四两，甘草三两，干姜三两，细辛三两，五味半升）
支饮体虚呕冒证	体虚未复，饮在胸膈，扰及于胃	咳满，痰清稀，昏冒，呕吐，口不渴	温化寒饮，降逆止呕	桂苓五味甘草去桂加姜辛夏汤（茯苓四两，甘草二两，细辛二两，干姜二两，五味子、半夏各半升）
支饮体虚形肿证	体虚未复，饮聚胸膈，饮邪外溢，肺卫郁滞	咳满、痰清稀手足痹，身形浮肿	温化寒饮，宣利肺气	苓甘五味加姜辛半夏杏仁汤（茯苓四两，甘草三两，五味半升，干姜三两，细辛三两，半夏半升，杏仁半升）
支饮体虚兼胃热上冲证	体虚未复，饮在胸膈，兼胃热上冲	咳嗽，痰清稀，胸满，面热如醉	温化寒饮，兼泄胃热	苓甘五味加姜辛半杏大黄汤（茯苓四两，甘草三两，五味半升，干姜三两，细辛三两，半夏半升，杏仁半升）

【方药评析】 本方是在苓甘五味姜辛半杏汤的基础上加一味大黄所组成，仍取前方诸药温化寒饮，宣利肺气，并用大黄苦寒清泄胃热。诸药同用，温而兼清，并行不悖，使寒饮得以温化，胃热能够清泄下行。

【文献选录】 徐彬：面属阳明，胃气盛，则面热如醉，是胃气之热上薰之也。既不因酒而如醉，其热势不可当，故加大黄以利之。虽有姜辛之热，各自为功而无妨矣。（《论注》）

尤怡：水饮有夹阴之寒者，亦有夹阳之热者，若面热如醉，则为胃热随经上冲之证，胃之脉上行于面故也。即于消饮药中，加大黄以下其热。与冲气上逆其面翕热如醉者不

同。冲气上行者，病属下焦阴中之阳，故以酸温止之；此属中焦阳明之阳，故以苦寒下之。(《心典》)

陈念祖：面热如醉，篇中两见，而义各不同。前因冲气，病发于下。此不过肺气不利，滞于外而形肿，滞于内而胃热，但以杏仁利其胸中之气，大黄利其胃中之热，则得耳。(《浅注》)

按：徐注重在论面热如醉的特点，陈注主要分析面热如醉的病机，尤注则阐发了面热如醉与面翕热如醉的不同的病机和治法。

【临床应用】 (1) 治疗慢性支气管炎：刘五新[165] 病案。王某某，女，55 岁，营业员。1977 年 5 月来门诊。主症：咳嗽喘累，临冬复发至加重，惊蛰减轻，如此反复发作10 余年。曾于市属某医院多次住院治疗，诊为：①慢性支气管炎；②阻塞性肺气肿；③肺心病。经西医治疗，当时好转，如遇外邪，病又复发，家人为之苦恼。此次复发，除上述症状外，面热如醉，大便三日未解，即有解者，大便如羊屎状，每解便之后，喘累加重，脉细数，舌苔白薄，质红津乏。此系水饮犯肺，通调失司，故大便秘。以苓甘五味加姜辛半杏大黄汤泄热消饮治之。药用：茯苓 15g，甘草 3g，五味子 9g，干姜 9g，细辛3g，半夏 9g，杏仁 12g，大黄 12g（泡开水送服），加全瓜蒌 18g。服 1 剂后，大便已解，面热如醉消失。前方去大黄，加北沙参 24g。再服 2 剂，各证均减。后以生脉地黄丸善后而愈。

(2) 治癫痫大发作：樊淡[168] 用本方为主观察治疗癫痫大发作 102 例。治疗方法：本组病例均于休止期给药治疗。主方为茯苓 15g，干姜、杏仁、法夏、大黄各 10g，细辛、五味各 6g，甘草 5g。舌苔白腻者加苍术、厚朴、制南星各 10g，苔黄腻加青礞石、天竺黄各 10g，胆南星 8g。每日 1 剂。水煎 2 次，每煎加云南白药 0.4g 冲服。5 剂为 1 个疗程，间歇 10 天继进 5 剂，共用 6 个疗程。治疗结果：缓解 27 例，显效 54 例，好转 15例，无效 6 例。总有效率为 94.5％。

病案：邹某，男，24 岁。1977 年 2 月 24 日诊之。患者于 1970 年 7 月 1 日突感头晕，迅即周身发热，仆地不省人事，两目上视，口角流涎，全身抽搐。5 分钟后自苏如常人。嗣后每月必发 3~4 次。诊为癫痫大发作。治用苯妥英钠等，发作控制。近 2 年来，故疾重作，续服前药罔效，且见牙龈增生、粒细胞减少等副作用，要求中药治疗。诊其舌苔黄腻，遂投主方加礞石、天竺黄、胆南星合云南白药，续服 6 个疗程，诸恙若失，随访至今未复发。

【原文】 先渴后嘔，為水停心下，此屬飲家，小半夏加茯苓湯主之。方見上。(41)

【经义阐释】 此再论饮停心下致呕的治疗。"先渴"说明与呕后口渴或服辛热药后口渴不同。因"此属饮家"，寓示本证是素有水饮内停。饮阻气机，气不布津，所以口渴。渴而饮水，水入更助饮邪，饮盛上逆，遂致呕吐。"水停心下"，表明饮停在胃。本证总与饮邪在胃，饮盛气逆有关。故用小半夏加茯苓汤温化水饮，降逆止呕。

本证的口渴为饮阻津不布，故渴常喜热饮，虽饮却不多，多则必呕。若热盛伤津致渴，则多欲冷饮，且饮水较多。二者宜加辨析。

本条与 30 条均有呕吐，都用小半夏加茯苓汤主治。但此为饮停在胃，以先渴后呕为主症；彼为饮停在膈与胃，以呕吐、心下痞、眩悸为主症。因小半夏加茯苓汤长于蠲饮降逆，故异证同治之。

【方药评析】 参见前30条。

【文献选录】 徐彬：饮有久暂不同，此云先渴后呕，渴必多饮，从无呕证，而忽于渴后见之，其为水饮无疑矣，故曰此属饮家，暂时伤饮也。小半夏，止呕专方，加茯苓，则水从小便出矣。不用止渴及健脾药，水去即无病，倘凉之则伤阳，燥之则伤胃也。（《论注》）

周扬俊：云渴未有不饮水者。渴饮水，则渴为水解，而水亦为渴消矣。乃复作呕者何哉？为水不为渴消，而且不得下归于胃，下趋膀胱，致停于心下也。虽然，就下性也，水又何以停？因上脘本有痰饮，阻抑上升之津。故先为渴；然后，知先能为上阻者，亦即后能下阻者也。心下，去上未远，为清华之地，岂得容水少刻？势必呕出。故仍以小半夏茯苓汤主之也。（《二注》）

魏荔彤：水停心下，阻隔正气，不化生津液，上于胸咽故渴也；渴必饮水，水得水而愈恣其冲逆，所以先渴而后必呕也。此属饮家，当治其饮，不可以为渴家治其渴也。治饮则用辛燥，治渴必用寒润，大相径庭，可不明其属于何家，而妄治之乎？（《本义》）

按： 徐注认为本证是"暂时伤饮"，周注、魏注认为是素有水饮，又兼新饮。二说所据不同。然详析原文，似以周、魏之见更宜。

【临床应用】 参见30条。

小　　结

本章专论痰饮病以及痰饮引起的咳嗽，涉及痰饮病的成因、分类、脉证、预后、治则以及辨证治疗。

本章所论痰饮病的成因，与饮水过多、脾虚不运有关，其中脾失健运尤为关键。痰饮形成之后，根据饮邪流走停蓄的不同部位，本章分为四饮，即饮走胃肠，谓痰饮，饮流胁下，谓悬饮，饮归四肢，谓溢饮，饮停胸膈，谓支饮。四饮既可单独出现，亦可相兼存在。弦脉为痰饮病的主脉。痰饮病饮走肠间邪结成实者，可见腹满，肠间沥沥有声，口舌干燥；饮留胃肠，欲去未尽者，可见脉伏，欲自利，利反快，虽利，心下续坚满，饮在心下胃脘，升降失常者，可见背寒冷如手大，胸胁支满，头目昏眩，短气，呕吐涎沫，口不渴，若兼及胸膈，可见心下痞、悸；饮停中下二焦，扰逆犯上者，可见脐下悸，吐涎沫而头目眩晕。饮流胸胁，肝肺气机不利者，可见咳唾、胸胁疼痛，甚则牵引缺盆亦痛，脉弦。饮溢四肢，卫气郁遏者，可见身体疼痛而沉重，或见形体浮肿，无汗。饮聚胸膈，肺壅气逆者，可见不得息，或咳逆倚息，短气不得卧，胸满。若虚实错杂者，可见喘满，心下痞坚，面色黧黑，脉沉紧，延久不愈。若从正邪虚实论四饮，则悬饮、溢饮多偏邪实；痰饮、支饮既有偏实者，又有偏虚者，还有虚实错杂者。从寒热性质看四饮，则寒饮居多，饮郁化热为少。本章还有留饮、伏饮、微饮，以及水在五脏之称，不过是从饮邪停蓄时间的长短、部位的深浅、水饮的轻重，侵扰的脏腑来概括的。其实，从水饮停蓄的部位看，仍可隶属于四饮之中。故本章主要以四饮进行辨证治疗。

痰饮病总以阳虚不运为本，饮邪停聚为标，故温化水饮为痰饮病治本之法，发汗散水、攻下逐饮、利尿消饮、行气导滞、清泄郁热等则为治标之法。本章包括附方共有方剂21首，其中以温化为主，适宜于痰饮病偏虚者的有温脾蠲饮的苓桂术甘汤，温肾化气的肾气丸，通阳平冲、降气降逆的桂苓五味甘草汤，温肺散寒、化饮止咳的苓甘五味姜辛汤，温散寒饮、降逆止呕的苓甘五味姜辛半夏汤，温化寒饮、宣利肺气的苓甘五味姜辛半杏汤，温化寒饮、兼泄胃热的苓甘五味姜辛半杏大黄汤，温胃化饮止呕的小半夏汤，温化蠲饮降逆的小半夏加茯苓汤。发汗散水适宜于痰饮病邪盛体实的有大青龙汤兼清郁热、小青龙汤重温化里饮。利尿消饮为主，适宜于痰饮病饮邪较盛的有泽泻汤之兼健脾、五苓散之兼温阳化气。攻下逐饮为主，适宜于痰饮病邪壅体实的有甘遂半夏汤、已椒苈黄丸、葶苈大枣泻肺汤、十枣汤之别。荡热涤饮为主，适宜于饮壅化热邪实的有厚朴大黄汤。攻补兼施为主适宜于痰饮病虚实错杂的有木防己汤，与木防己去石膏加茯苓芒硝汤。益气补脾消饮为主，适宜于痰饮病气虚饮未尽的调理方有《外台》茯苓饮。至于痰饮病的预后，与季节变化密切有关，若寒饮夹热时，往往冬夏难治。

附：痰饮病内容归纳表。

痰饮病内容归纳表

含义	痰饮病（即广义的痰饮）是指人体的津液代谢失常，水液流走停蓄于体内某一局部，常引起呕、咳、喘、满、痛、肿、悸、眩等症状的一种疾病		
病因	脾虚不运，饮水过多，或肺失通调，当汗不汗		
分类与证候	狭义痰饮	饮在心下（胃脘）：形瘦，背寒冷如手大，胸胁支满，心下痞，头目昏眩，短气，呕吐涎沫，口不渴	
		饮走胃肠：腹满，肠间沥沥有声，口舌干燥或欲自利，利反快，心下续坚满	
		饮结下焦：脐下悸，小便不利	
	悬饮	饮流胸胁：咳唾，胸胁疼痛，甚则牵引缺盆亦痛，脉沉弦	
	溢饮	饮聚胸膈：身体沉重、疼痛，或形肿，无汗	
	支饮	饮聚胸膈：咳逆倚息，短气不得卧，甚者不得息，喘急，胸满，心下痞坚，悸，眩，面色黧黑，可见沉紧脉	
	水在五脏	水饮扰心：心下坚筑，短气，恶水不欲饮	
		水饮扰肺：吐涎沫，欲饮水	
		水饮扰脾：少气，身重	
		水饮扰肝：胁下支满，嚏而痛	
		水饮扰肾：心下悸	
治则	病痰饮者，当以温药和之。即温化痰饮为治本之法，并根据病情，选用发汗散水、利尿消饮、行气导滞、攻下逐饮、清泄郁热等治标之法		
证治	心下有痰饮，胸胁支满，目眩或短气有微饮（偏脾阳虚）	温阳蠲饮，健脾利水	苓桂术甘汤
	短气有微饮（偏肾阳虚）	温肾化气，利尿消饮	肾气丸
	脉伏，欲自利，利反快，心下续坚满，此为留饮欲去	因势利导，逐饮开结	甘遂半夏汤
	脉沉而弦，悬饮内痛	攻逐水饮	十枣汤
	溢饮（偏外寒重而夹郁热）	发汗散饮，兼清郁热	大青龙汤
	溢饮（偏里饮重而兼外寒）	发汗，温化水饮	小青龙汤
	膈间支饮，喘满，心下痞坚，面色黧黑，脉沉坚，得之数十日，吐、下皆不愈者	通阳化饮，补虚清热	木防己汤

续表

	证		
证	上证服木防己汤后，心下仍觉痞坚结实，再服木防己汤仍然不愈者	通阳化饮，补虚散结	木防己去石膏加茯苓芒硝汤
	心下有支饮，苦冒眩者	利水祛饮，健脾	泽泻汤
	支饮胸满者	行气除满，荡热涤饮	厚朴大黄汤
	支饮不得息	泻实开闭，逐饮下气	葶苈大枣泻肺汤
	心下有支饮，呕吐，口不渴	温化水饮，降逆止呕	小半夏汤
	腹满，口舌干燥，此肠间有水气	荡热涤饮，前后分消	己椒苈黄丸
	卒呕吐，心下痞，膈间有水，眩悸者	蠲饮降逆，和胃止呕，宁心安神	小半夏加茯苓汤
	假令瘦人脐下有悸，吐涎沫而癫眩	利尿消饮，通阳化气	五苓散
	心胸中有停痰宿水，自吐出水后，心胸间虚，气满，不能食	消痰理气，益气健脾	《外台》茯苓饮
	咳家脉弦，有水饮者，或支饮咳烦胸中痛，不卒死，至一百日或一岁者	攻逐水饮	十枣汤
治	咳逆倚息不得卧者	发汗解表，温化里饮	小青龙汤
	服青龙汤后，多唾口燥，寸脉沉，尺脉微，手足厥逆而痹，气从小腹上冲胸咽，其面翕热如醉状，因复下流阴股，小便难，时复冒	通阳平冲，敛气降逆	桂苓五味甘草汤
	冲气平逆，又见咳嗽胸满者	温肺散寒，蠲饮止咳	苓甘五味姜辛汤
	支饮咳、满虽止，又见口不渴、昏冒、呕吐	温化寒饮，降逆止呕	桂苓五味甘草去桂加姜辛夏汤
	水去呕止，又见形肿者	温化寒饮，宣利肺气	苓甘五味加姜辛半夏杏仁汤
	若上证俱见，伴面热如醉，此为胃热上冲熏其面	温化寒饮，兼清泄胃热	苓甘五味加姜辛半杏大黄汤
	先渴后呕，为水停心下，此属饮家	温化水饮，降逆止呕	小半夏加茯苓汤
预后	脉弦数，有寒饮，冬夏难治		

（徐成贺　张　琦）

参 考 文 献

[1] 周正义，杨慧兰. 苓桂术甘汤治疗梅尼埃病89例. 中国民间疗法，2010，18（1）：31

[2] 陈岩，路勇. 苓桂术甘汤合小半夏汤治疗神经性呕吐21例. 浙江中医杂志，2005（09）：395

[3] 张建文. 苓桂术甘汤加味治疗椎-基底动脉供血不足疗效观察. 中国中医药信息杂志，2006，13（07）：76

[4] 刘葵. 苓桂术甘汤加味治疗慢性支气管炎疗效观察. 医学信息，2009，22（10）：2154

[5] 刘福信，孙长友. 生脉散合苓桂术甘汤治疗慢性肺心病心力衰竭30例. 中国中医急症，2003（4）：314

[6] 陈祖周. 加味苓桂术甘汤治疗小儿哮喘50例报告. 中医药临床杂志，2005，17（2）：156

[7] 张颖. 苓桂术甘汤加味治疗冠心病30例临床观察. 国医论坛，2001，16（2）：6

[8] 谢卫红．苓桂术甘汤加味治疗不稳定型心绞痛 60 例疗效观察．中国中医急症，2009，18（7）：1047-1049

[9] 陈顺中．苓桂术甘汤加味治疗中阳不足、浊阴上犯型慢性脑供血不足 56 例．河北中医，2009，31（3）：388

[10] 唐艺凯．苓桂术甘汤治疗慢性浅表性胃炎探析．四川中医，2008，26（5）：126

[11] 田莉婷，李向阳．苓桂术甘汤治疗肝性胸水 35 例．四川中医，2008，26（5）：67

[12] 黄伟明，刘毅．苓桂术甘汤加减治疗老年髋部骨折术后尿潴留 32 例．新中医，2008，40（7）：86-87

[13] 刘汉明，刘文亮．苓桂术甘汤治疗顽固性带下病 63 例．河南中医，2001，21（5）：4

[14] 靳建旭，费旭昭，靳继宏．苓桂术甘汤新用．陕西中医，2007，28（12）：1686-1687

[15] 周爱娟．中医辨证治疗中心性浆液性脉络膜视网膜病变 108 例．中国中医急症，2009，18（10）：1709-1710

[16] 曹向阳，陈利国．苓桂术甘汤治疗胸背寒冷 21 例．陕西中医，2005，26（10）：1086-1087

[17] 丁国安，余国汉，张教东，等．苓桂术甘汤合剂治疗精神药物所致肥胖症 50 例临床观察．中医杂志，2003，44（06）：441-442

[18] 耿小茵，李小球，蒋红玉，等．苓桂术甘汤对实验性兔心力衰竭心钠素的影响．湖南中医药导报，2004，10（3）：77-78

[19] 黄金玲，桑方方，王桐生，等．苓桂术甘汤对充血性心衰竭大鼠心脏指数与血流动力学的影响．安徽中医学院学报，2009，28（5）：58-60

[20] 方海雁，黄金玲，桑方方，等．苓桂术甘汤对慢性心衰竭大鼠 Ang Ⅱ、ET-1、TNF-α 和 IL-1β 的影响．安徽中医学院学报，2010，29（02）：53-55

[21] 齐鑫，王敏伟，刘兴君，等．苓桂术甘汤对犬急性心肌缺血的影响．沈阳药科大学学报，2002，19（3）：208-213

[22] 黄金玲，龙子江，吴华强，等．苓桂术甘汤对环磷酰胺模型小鼠免疫功能的影响．中国中医基础医学杂志，2002，8（5）：31-33

[23] 江月斐，李奕祺，吕冠华，等．苓桂术甘汤对脾阳虚泄泻大鼠水通道蛋白 3 表达的影响．福建中医学院学报，2009，19（1）：3-5

[24] 支焱．苓桂术甘汤合葶苈大枣泻肺汤对胸腔积液豚鼠胸膜间皮细胞水通道蛋白 1 表达的影响．中华中医药学会第十七届仲景学说学术研讨会论文集，2009：415-421

[25] 李倩．苓桂术甘汤合泽泻汤对豚鼠膜迷路积水模型前庭膜 AQP2 表达的影响．中华中医药学会第十七届仲景学说学术研讨会论文集，2009：410-415

[26] 江月斐，劳绍贤，傅肖岩，等．加味苓桂术甘汤对腹泻型肠易激综合征肠道菌群的影响．福建中医学院学报，2006，16（6）：7-9

[27] 黄金玲，龙子江，吴华强，等．苓桂术甘汤对佐剂性关节炎大鼠关节液 IL-1β、TNFα 及 PGE2 的影响．中国中医药科技，2004，11（2）：75-76

[28] 向理满．中西医结合治疗慢性肾炎 40 例临床观察．中医药导报，2009（9）：16-17

[29] 李聚梅．老年痴呆病经方治验．光明中医，2010，（1）：140-141

[30] 熊秀峰．中西医结合治疗腹泻型肠易激综合征 128 例．河南中医，2008（1）：61

[31] 张珍先，冯静克．内外结合治疗溃疡性结肠炎 40 例．光明中医，2006（9）：60-61

[32] 钟枢才．李仲愚教授治疗脑积液伴癫痫验案 1 则．成都中医药大学学报，1997（1）：15

[33] 孙元莹，郭茂松，姜德友．张琪治疗疑难病经验集粹．辽宁中医杂志，2005（7）：643-644

[34] 夏斌．运用甘遂半夏汤治肝癌的体会．山西中医，1989（4）：24

[35] 王桂枝，李昆城．甘遂半夏汤治愈留饮 1 例．邯郸医学高等专科学校学报，1997（2）：182-183

[36] 范鑫，刘建利．甘遂的研究概况．中成药，2008（9）：1358-1361

[37] 徐央丽. 浅谈中药"十八反". 浙江中西医结合杂志, 2007 (3): 60

[38] 王玉标. 中西医结合治疗难治性结核性胸膜炎33例. 长春中医药大学学报, 2009, 25 (1): 105

[39] 史凤超, 李晓艺, 李俊爽, 等. 局部化疗配合十枣汤治疗原发肺癌性胸水35例. 河北医药, 2008, 30 (7): 1063

[40] 李蔚. 芪术十枣汤治疗肝硬化腹水30例. 中华临床医学研究杂志, 2007, 13 (3): 382-383

[41] 魏家秀, 董桂芬. 十枣汤合五苓散结合腹腔内用药治疗双侧卵巢癌性腹水1例. 实用中西医结合临床, 2003, 3 (2): 20

[42] 虞觐冠, 袁茹坚. 十枣汤的临床运用体会. 辽宁中医杂志, 1980 (12): 25

[43] 李中超, 刘建英. 十枣汤治疗急性肾功能衰竭2例. 实用中医内科杂志, 1991 (3): 30

[44] 赵文研, 陈荣. 十枣汤新用. 新中医, 2006, 38 (10): 85-86

[45] 李玉华. 十枣汤治疗卵巢囊肿36例. 衡阳医学院学报, 2001, 29 (1): 77

[46] 刘克奇, 高燕飞. 十枣汤穴位贴敷治疗尿路结石30例. 内蒙古中医药, 2001, 20 (2): 33

[47] 白岩, 蒋爱玲, 张伟霞. 十枣汤治疗急性闭角型青光眼术前顽固性高眼压31例. 陕西中医, 2007, 28 (5): 533-535

[48] 祁文兵, 罗琪改. 十枣汤在骨科临床中应用. 陕西中医学院学报, 27 (2): 51

[49] 刘彩民. 十枣汤新用. 新中医, 2002, 34 (7): 69-69

[50] 黄道富, 肖美珍. 十枣汤的临床新用. 陕西中医, 1991 (1): 29

[51] 肖曼丽 (导师: 李航森). 十枣汤治疗小鼠恶性胸腹水的实验研究及临床观察. 湖北中医学院硕士论文, 2007

[52] 邓文龙. 中医方剂的药理与应用. 重庆: 重庆出版社, 1990: 228

[53] 张书剑. 大青龙汤加味治疗急性肾炎65例疗效观察. 全国张仲景学术思想及医方应用研讨会论文集, 2001: 462-463

[54] 程献忠. 大青龙汤临床治验3则. 国医论坛, 2008 (6): 3

[55] 王秀珍, 顾为琰. 大青龙汤治疗小儿高热88例. 陕西中医, 2000 (8): 8

[56] 王端权. 大青龙汤治疗52例慢性支气管炎合并肺部感染. 河南中医, 2000 (5): 32

[57] 聂秀香. 大青龙汤加减治愈无汗症. 河南中医, 1999 (5): 12

[58] 曹恩溥. 大青龙汤治疗瘾疹62例. 中医药临床杂志, 1989 (2): 13

[59] 武进赟, 孙林潮, 崔文强, 等. 大青龙汤、桂芝茯苓丸内服加必麦森凝胶外用治疗痤疮的临床观察. 中国美容医学, 2002, 11 (3): 211

[60] 李耀宗, 等. 小青龙汤临床应用举隅. 实用中医药杂志, 2009 (11): 763

[61] 石峻. 应用经方治疗肺胀的临证体会. 中国中医药现代远程教育, 2010 (13): 4-5

[62] 赵德利. 张仲景小青龙汤之新用. 中国中医药现代远程教育, 2010 (6): 12

[63] 钟勇. 小青龙汤结合无创通气治疗慢性阻塞性肺疾病急性加重期30例的临床研究. 时珍国医国药, 2010 (7): 1836-1837

[64] 王建国. 小青龙汤治疗疑难重症举隅. 中国中医急症, 2010 (5): 877-878

[65] 张超群. 经方新用3则. 国医论坛, 1993 (2): 13

[66] 方爱国. 小青龙汤新用. 江西中医药, 2004 (1): 47

[67] 莫纲, 王明波, 刘浪琪, 等. 加味小青龙汤治疗流感样病25例临床观察. 中医杂志, 2010 (1): 159-160

[68] 李兰芳摘译. 小青龙汤合麻杏石甘汤镇咳作用的探讨. 国外医学·中医中药分册, 1996 (1): 45

[69] 郭伟琪, 熊曼琪. 大青龙汤退热作用的实验和临床观察. 中华中医药杂志, 1987 (6): 4

[70] 马莉娜, 杨涛. 小青龙汤方证及方药作用机理研究. 河南中医, 2007 (5): 6-7

[71] 王树鹏, 李亚秋, 郭晓东, 等. 小青龙汤加味对变应性鼻炎大鼠鼻黏膜病理形态及血浆组胺含量的影响. 辽宁中医杂志, 2007 (1): 106-108

[72] 潘杰，南淑玲．过敏性哮喘小青龙汤证动物模型述评．山东中医药大学学报，2010（4）：322-323

[73] 赵彦萍．木防己汤加减对慢性充血性心衰患者心功能影响的临床观察．北京中医药大学学报：中医临床版，2006，13（4）：30-31

[74] 周玉麟．经方辨治咳喘验案4则．国医论坛，2002，17（4）：10

[75] 董其宁．加减木防己汤治疗湿热痹40例疗效观察．云南中医中药杂志，2004，25（4）：22

[76] 黄德军．加减木防己汤治疗痛风性关节炎40例报告．中医正骨，2006，18（4）：63

[77] 王平．加减木防己汤治疗糖尿病胸水36例．河南中医，2003，23（9）：7

[78] 朱西杰．木防己汤加减治疗单纯性收缩压升高50例临床分析．四川中医，2004，22（12）：43-44

[79] 袁硕，刘家良．麻杏石甘汤和木防己汤的抗组织胺抗乙酰胆碱抗钡作用．日本医学介绍，1981（11）：2531

[80] 马垂宪，马剑颖．木防己汤治疗心功能不全的经验．国外医学：中医中药分册，2004，26（4）：233

[81] 孟明，顾立刚，杨菁，等．加味木防己汤对类风湿关节炎大鼠滑膜的基质金属蛋白酶生成的影响．细胞与分子免疫学杂志，2007，23（08）：748-750

[82] 陈冬志，孟明，顾立刚，等．加味木防己汤抗大鼠实验性关节炎的研究．中国中西医结合杂志，2005，25（8）：727-729

[83] 贺自平．加味泽泻汤治疗梅尼埃综合征40例．湖南中医杂志，2005，3（21）：65

[84] 王慧玲．重用泽泻汤治疗内耳性眩晕病．新疆中医药，2003，24（4）：102-103

[85] 袁兵，张丁芳．加味泽泻汤治疗发作性位置性眩晕．山东中医杂志，2008（7）：478

[86] 朱安龙．复方泽泻汤为主治疗椎基底动脉供血不足性眩晕疗效观察．现代中西医结合杂志，2008（29）：4535-4536

[87] 张军．加味泽泻汤治疗原发性高血压病80例．河南中医，2006（5）：25

[88] 展照双，王加锋．茯苓泽泻汤加味治疗高脂蛋白血症49例．北京中医，2004（1）：24-26

[89] 赵安业，罗华云，赵体浩．赵清理临证心得选．河南中医，1982（2）：25

[90] 刘景琦．小柴胡合泽泻汤治术后脑积水．新中医，1987（5）：45

[91] 朱荣强，尤企新．泽泻汤加味治疗渗出性中耳炎86例．实用中医药杂志，2002（11）：19

[92] 谢洁．黄芪菖蒲泽泻汤治疗慢性鼻窦炎86例．陕西中医，2007，28（12）：1633-1634

[93] 邹嘉玉．泽泻汤合五皮散治疗特发性水肿30例．中国临床药理学与治疗学，2000，5（3）：264265

[94] 吴大正，曾兆麟，季敏，等．泽泻汤对实验性内淋巴积水的作用．临床耳鼻咽喉科杂志，1993（2）：103-106

[95] 吴勇飞，范立红，陈顺泉，等．泽泻汤治疗椎-基底动脉供血不足疗效观察．浙江中西医结合杂志，2005（7）：397-399

[96] 顾施健，吴娟，柳冬月，等．泽泻汤对小鼠血压作用的实验研究．时珍国医国药，2010（2）：272-273

[97] 刘金元，余日霞，杨冬娣．加味泽泻汤抗大鼠动脉粥样硬化作用研究．中国药房，2009（24）：1859-1861

[98] 陈学习，赵晓梅，吴赟，等．泽泻汤不同配比对水负荷大鼠尿量及尿液水通道蛋白2影响的实验研究．中国现代医生，2009（31）：23-24

[99] 王占玺．张仲景药法研究．北京：科学技术文献出版社，1984：598

[100] 陈厚智．经方治疗急症举隅．湖南中医杂志，1990（1）：25

[101] 寇俊萍，禹志领，龚树强，等．小承气汤、厚朴大黄汤及厚朴三物汤药理作用．中成药，2004（1）：59-61

[102] 李岳夷．厚朴三物汤等三方单味中药的部分金属元素的含量测试和分析．湖南中医杂志，1988（3）：38

[103] 杨爱香．葶苈大枣泻肺汤加味治疗心力衰竭36例．中国民间疗法，2003，11（1）：46-47

[104] 王秀英，陈法鼎．葶苈大枣泻肺汤加味治疗胸腔积液30例．山东中医杂志，2001，20（10）：607-608

[105] 陈斯宁．葶苈大枣泻肺汤合抗结核药治疗结核性渗出性胸膜炎35例——附抗结核药治疗35例对照．浙江中医杂志，2002，37（2）：57

[106] 黄小莉，张忠海．葶苈大枣泻肺汤加味治疗肾病综合征胸腔积液验案1例．中医药信息，2002，19（4）：37

[107] 何丽萍．痰饮呕吐的中医治疗分析．四川中医，2008，26（5）：69

[108] 刘宝瑛．小半夏汤治疗呕吐38例临床观察．山西中医学院学报，2008（5）：40

[109] 马素起．小半夏汤防治化疗性恶心呕吐的实验研究．山东中医药大学学位论文，2007

[110] 王枫，连建伟，罗文纪，等．小半夏汤对小鼠胃排空、小肠推进的影响．浙江中医学院学报，2001（2）：48-49

[111] 徐小玉，连建伟．小半夏汤对小鼠胃动素的影响．国医论坛，2002（4）：45-46

[112] 陈多，吴春福，宁卓，等．小半夏汤对小鼠小肠推进运动的影响．中药药理与临床，2004（2）：6-8

[113] 张万义．加味己椒苈黄汤治疗支气管哮喘急性发作50例．山东中医药大学学报，1995（4）：235-237

[114] 林琳，方泓，吴银根．加味己椒苈黄汤治疗COPD肺动脉高压的临床研究．上海中医药杂志，2005（6）：24-25

[115] 梁秋林．己椒苈黄丸新用一得．浙江中医学院学报，2000，24（3）：35

[116] 陈澄清．己椒苈黄丸治疗慢性心力衰竭56例，福建中医药，2010，41（1）：49

[117] 杨其农．中西医结合治疗肝炎肝硬化腹水30例．福建中医药，2001（6）：54

[118] 闫宝环，董玉霞，蔡兰英，等．中西医结合治疗结核性多发性浆膜炎38例．中国药业，2009，18（22）：70-71

[119] 刘斌．古方新用两则．湖南中医杂志，2004（5）：35-36

[120] 金采映，孙怡婕，蒋健经方验案介绍．中华中医药学刊，2008（10）：2278-2279

[121] 张恩勤．经方研究．济南：黄河出版社，1989：19

[122] 杨百茀，等．实用经方集成．北京：人民卫生出版社，1996：424

[123] 谢建华．小半夏加茯苓汤治疗以右心衰竭为主27例．南京中医药大学学报：自然科学版，2001（5）：320

[124] 张明利，徐立然，张世玺，等．小半夏加茯苓汤治疗艾滋病HAART疗法致消化道反应24例．中医研究，2006（3）：48

[125] 张明利，尹慧，徐立然．小半夏加茯苓汤治疗中晚期肺癌化疗所致呕吐临床观察．中国中医急症，2005（09）：837

[126] 武子华，加味小半夏加茯苓汤治疗眩晕64例．浙江中医杂志，2003（11）：477

[127] 史玉泉，陈国志，曾逖闻，等．小半夏加茯苓汤对大鼠胃区照射后胃电快波振幅的影响．中国中西医结合杂志，1991（10）：613

[128] 皮兴文，柯源．小柴胡汤合五苓散治疗美尼尔氏综合征50例．湖北中医杂志，2008（10）：44

[129] 阮跃龙．当归补血汤合五苓散加味联合西药治疗肝硬化腹水疗效观察．中国医疗前沿，2008（19）：74

[130] 孙太安，许志坚，梁书君．五苓散治疗膝关节创伤性滑膜炎66例．中国社区医师，2008（20）：125

[131] 许建平，陈素霞，吴荔芬．防己黄芪汤合五苓散治疗特发性水肿58例．实用中医内科杂志，2008（10）：25-26

[132] 朱靖，马利中．五苓散结合间歇性导尿治疗脊髓损伤后尿潴留的疗效观察．中国中医骨伤科杂志，2010（3）：36-37

[133] 孙永珍．五苓散加减治疗婴幼儿秋泻疗效观察．长春中医药大学学报，2009（6）：908

[134] 刘志龙．五苓散治疗中心性浆液性脉络膜视网膜病变疗效观察．黑龙江中医药，2009（6）：22

[135] 麦熙，邓暖繁．五苓散加减治疗脾虚痰湿型单纯性肥胖症30例．河南中医，2009（12）：1159-1161

[136] 邹会兰．五苓散儿科新用．时珍国医国药，2009（8）：2077-2078

[137] 张明德，皮业军．五苓散新用．中国中医药信息杂志，2009（6）：85

[138] 邱磷安，陈云龙．五苓散联合地红霉素治疗非淋菌性尿道炎60例疗效观察．光明中医，2009（9）：1757

[139] 陈延江．五苓散治疗糖尿病二则．山东中医杂志，2009（4）：271-272

[140] 陈元品．五苓散治疗小儿神经性尿频45例．实用中医药杂志，2008（9）：574

[141] 胡雯青，陈宏珪，吴伟．五苓散加减治疗充血性心力衰竭30例临床观察．中西医结合心脑血管病杂志，2008（1）：14-15

[142] 刘中伟．五苓散加味治疗急性肾小球肾炎50例．长春中医药大学学报，2007（6）：52

[143] 郭东亮，郭东方．五苓散的处方解析．内蒙古中医药，2007（6）：32

[144] 韩宇萍．五苓散对肾性高血压大鼠降压作用的实验研究．中西医结合学报，2003（4）：285

[145] 喻嵘，吴勇军．茵陈五苓散对高脂蛋白血症及其脂质过氧化影响的实验研究．中医杂志，1997，38（2）：104-107

[146] 何岚，彭波，陈朝晖，等．五苓散保护阿霉素肾病大鼠肾小球滤过屏障的实验研究．中药材，2006，3（29）：272

[147] 曾海，付灿鋆．外台茯苓饮加味治疗慢性胃炎68例．时珍国医国药，2005（1）：47

[148] 高正星．茯苓饮治疗脾胃病举隅．湖北中医杂志，1995（3）：51

[149] 赵建萍．桂苓五味甘草汤临床新用．甘肃中医，2002（6）：12-13

[150] 陆保磊，卫华．充血性心力衰竭——苓桂味甘汤治疗充血性心力衰竭68例．河南中医药学刊，2000（6）：5-6

[151] 韩君．《金匮要略》方与经断前后诸症．山东中医杂志，2009（12）：877

[152] 张云，李秀云．桂苓五味甘草汤治疗低血压42例．河北中医，1990（2）：9

[153] 段光周．桂苓五味甘草汤平冲降逆机理初探．成都中医学院学报，1982（1）：26

[154] 尤松鑫．苓甘五味姜辛汤加味治疗迁延性咳嗽．南京中医药大学学报：自然科学版，1991，7（3）：169

[155] 余蓉，叶秀琳．苓甘五味姜辛汤合二陈汤治疗感冒后顽咳临床观察．辽宁中医杂志，2006，33（5）：577-578

[156] 董桂青，王桂春．苓甘五味姜辛汤合二陈汤加减治疗咳嗽变异性哮喘60例．国医论坛，2008，23（5）：24-25

[157] 陈潮，余蓉，叶秀琳，等．苓甘五味姜辛汤合二陈汤加减治疗咳嗽变异性哮喘125例．四川中医，2008，26（1）：58-59

[158] 陈云志，王瑶瑶，任廷军，等．中西医结合治疗慢性肺源性心脏病心力衰竭40例．现代中西医结合杂志，2006，15（23）：3247-3248

[159] 孙玉冰，史清华，李霞，等．中医药治疗中晚期肺癌33例疗效观察．新中医，2005，37（8）：34-35

[160] 陈林知．苓甘五味姜辛汤对慢支大鼠气道炎症介质表达调控的实验研究．中国硕士学位论文全文数据库，湖北中医学院，2007

[161] 倪明芳．苓甘五味姜辛汤对慢性阻塞性肺疾病模型大鼠炎症介质影响的实验研究．中国硕士学位

论文全文数据库，湖北中医学院，2009

[162] 陈瑞春.《金匮》苓甘五味姜辛半夏汤的探讨. 江西医药，1964（6）：266-267

[163] 欧阳琦. 介绍欧履钦先生的学术经验. 中医杂志，1964（5）：1

[164] 张北泉. 苓甘五味姜辛半夏汤治疗肺心病. 四川中医，1985（12）：24

[165] 刘五新. 学习《金匮》用小青龙及其变方治喘咳的体会. 成都中医学院学报，1982（2）：39-40

[166] 周玉麟. 经方辨治咳喘验案 4 则. 国医论坛，2002（4）：10

[167] 陈宝田. 经方的临床应用. 广州：广东科技出版社，1985：361

[168] 樊淡. 苓甘五味加姜辛半杏大黄汤治疗癫痫大发作 102 例小结. 国医论坛，1988（2）：31

第十三章

消渴小便利淋病脉证并治

本章原文为《金匮》第十三篇，篇名中的"小便利"，《衍义》、《论注》、《编注》、《悬解》、《心典》等注本均改作"小便不利"，与内容较为符合，宜从。

《金匮》本篇论述消渴、小便不利和淋病。三者的脉因证治虽各有不同，但都有口渴或小便异常的证候，而且主要病变部位在肾与膀胱，有的方治可以互相通用，故合为一篇论述。

本篇原文共14条，论消渴病的8条，论淋病的2条，论小便不利的4条。消渴病名见于《内经》，如《素问·奇病论》云："肥者令人内热，甘者令人中满，故其气上逆，转为消渴。"后人根据其证候及病理变化，分为上、中、下三消，上消属肺，即《素问·气厥论》："心移热于肺，传为鬲消。"中消属胃，即《素问·脉要精微论》："瘅成为消中。"下消属肾，即《素问·刺热论》："肾热病，……苦渴，数饮身热。"后世三消之说，殆本于此。

小便不利，是一个症状，而非病名，可以出现于很多疾病中，《内经》中已论述其病变部位和机理，如《素问·五常政大论》云："涸流之纪，其病癃闭，邪伤肾也。"《素问·宣明五气》亦云："五气所病，……膀胱不利为癃。"从本篇内容来看，涉及面较广，既可见于伤寒太阳、阳明病，也可见于杂病。

淋病，是以小便淋沥、涩痛为主症的疾患，亦始见于《内经》。《素问·六元正纪大论》云："脾受积湿之气，小便黄赤，甚则淋。"后世医家根据其证候和病理变化分为五淋，即膏淋、石淋、劳淋、气淋、血淋。本篇中论述淋病涉及血淋、石淋。

本篇虽论述三病，但内容不多，有的条文与《伤寒论》互见，有的条文有论无方，或有方无证，故后人疑有脱。学习本章时，应以领会其精神为主，具体治法，还须参照后世之说。

【原文】 厥陰之為病，消渴①，氣上衝心②，心中疼熱，饑而不欲食，食即吐，下之不肯止。(1)

【词语注解】 ①消渴：此指渴饮无度的症状。

②冲心：《伤寒论》作"撞心"；"食即吐"后有"蛔"字；"不肯止"作"利不止"。

【经义阐释】 本条论述厥阴病的消渴症不可使用下法。厥阴病一般多表现为两种类型，一为厥和热相互胜复；一为寒热错杂，上热下寒，从证候来看，本条属于后者。消渴是内热耗灼津液所致；足厥阴经循小腹而络于心，肝气上逆，热邪在上，则心中疼热；胃中有寒不能消化水谷，则饥而不欲食，食后即吐。至于吐蛔非必然证。若用下法重伤脾胃，则上热未去，而下寒转甚，故下利不止。

这种消渴，与杂病消渴不同，厥阴病的消渴，不过是热性病过程中的一种症状，是一时性的，杂病的消渴病，势缓乃渐积而成。

【文献选录】　喻昌：消渴之患，……《内经》有其论无其治，《金匮》有论有治矣。而集书者采《伤寒论》厥阴消渴之文凑入，后人不能抉择，斯亦不适于用也。盖伤寒传经，热邪至厥阴而尽，热势入深，故渴而消水，乃热解则不渴，且不消矣，岂杂证积热渐为患之比乎。（《医门法律》）

尤怡：此邪热入厥阴而成消渴，成氏所谓邪愈深者热愈甚也。气上冲心，心中疼热者，火生于木，肝气通心也。饥而不欲食者，木喜攻土，胃虚求食，而客热复不能水谷也。食即吐蛔者，蛔无食而动，闻食臭而出也。下之利不止者，胃气重伤，而邪热下注也。夫厥阴风木之气，能生阳火而烁阴津，津虚火实，脏燥无液，求救于水，则为消渴，消渴者，水入不足以制火，而反为火所消也。（《心典》）

【原文】　寸口脉浮而遲，浮即爲虛，遲即爲勞；虛則衛氣不足，勞則營氣竭。

跌陽脉浮而數，浮即爲氣①，數即消穀②而大堅③—作緊；氣盛則溲數，溲數即堅，堅數相搏，即爲消渴。（2）

【词语注解】　①浮即为气：跌阳脉浮，是胃中热气熏蒸，故云："浮即为气"。

②数即消谷：跌阳脉数，是热结于中，即所谓消谷，《灵枢·师传》："胃中热则消谷。"

③大坚：此指大便坚硬。

【经义阐释】　本条论述消渴病的病机，当分两段解释。条首至"劳则营气竭"为第一段，论述上消的形成机理。"跌阳脉浮而数"以下为第二段，论述中消的病机及证候。

寸口候心肺，心主血属营，肺主气属卫。寸口主候营卫，浮则卫气不足，迟则营气亏损，浮迟并见，则为营卫两虚。关于脉象主病问题，一般是浮主表，迟主寒，而这里言浮主卫不足，迟主营气竭，何故？浮主表，迟主寒，多见于外感病，消渴病属于内伤范围的疾患，病由积渐而成，而且正气已伤，故这里的浮，当浮而无力，乃阳虚气浮之象，卫属阳气的一部分，所以条文曰："浮即为虚"，"虚则卫气不足"。迟乃因营血不足，血脉不充，所以条文曰："迟即为劳"，"劳则营气竭"。营卫气血俱不足，卫虚气浮不敛，营虚燥热内生，心移热于肺，心肺阴虚燥热，于是形成消渴病上消证。

第二段从跌阳脉浮而数，论述中消的病机和证候。跌阳脉为胃脉，正常脉象应沉而和缓，现反见浮数，当为病脉可知，此脉浮并非邪在表，而是胃气亢盛，故曰："浮即为气"。数脉主热，为胃热有余。热盛于内，气蒸于外，故脉浮数。热盛消谷，所以善饥；热盛伤津，肠失濡润，所以大便干结；津液输转不利，偏渗膀胱，则小便频数。"坚数相搏，即为消渴"，是概括消渴病的形成机理。由于胃热亢盛，则肠燥便坚，溲数津亏；津亏肠燥，阳亢无制，则胃热更炽。二者相互影响，是形成消渴病的主要机理。《素问·阴阳别论》曰"二阳结，谓之消"。二阳指手足阳明，即指出胃肠热结，是发生消渴病的主要原因。

本条是从寸口与跌阳脉阐述消渴病的病机。上消为气虚外浮，脉浮迟无力，以消渴多饮为主证。中消为胃热气盛，脉浮数有力，以消谷善饥，小便数，大便坚为主证，对于中消的治法，后世有人主张用调胃承气汤为主方。

【文献选录】　徐彬：此段论消渴之脉，当从寸口趺阳合而证之也。病消渴者，虽非形病，然中气不纯，运化促急，元气不厚，营卫自虚，故寸口脉浮而迟。浮不因表，是属气不敛矣，故曰浮即为虚；迟不因寒，是属营不充盛矣，故曰迟即为劳。劳者，犹言罢劳也。气既不敛，则不能并力内入，而循运度之常，故曰虚则卫气不足；营不充盛，则不能辅气健运，而见迟慢之状，故曰劳则营气竭。盖消渴证本属热，而寸口脉但见虚状，不见数脉，可知消渴为结热在下，不必见之寸口脉也。若趺阳则专主二阳之脉，乃浮而数，浮则为气鼓不下，故曰浮则为气；数则脾强而约，谷易消而热愈坚，故曰数即为消谷而大坚。溲者，溺也。气有余即是火，火性急速，故溲数，溲数而阴气耗，阳亢无制故坚。坚者，热结甚也。热不为溲解，阳亢阴亡，故曰相搏，阴亡而阳愈亢，故曰即为消渴。此言消渴之病，结在二阳，脉当全责趺阳也。（《论注》）

尤怡：诊寸口而知营卫之并虚，诊趺阳而知胃气之独盛，合而观之，知为虚劳内热而成消渴也。夫所谓气盛者，非胃气盛也，胃中之火盛也，火盛则水谷去而胃乃坚，如土被火烧而坚硬如石也，故曰数即消谷而大坚。胃既坚硬，水入不能浸润，但从旁下转，而又为火气所迫而不留，故曰气盛则溲数，溲数则坚，愈数愈坚，愈坚愈数，是以饮水多而渴不解也。（《心典》）

吴谦：趺阳，胃脉也。胃脉浮盛，按之而数，为胃气热，故善消谷也。火盛消谷，则大便必坚，气盛消水，则小便必数，故溲数即坚也。坚数相搏，则为消谷消渴之病。（《金鉴》）

陈念祖：此以寸口诊营卫，而上消之证含于其中；趺阳诊阳明，而中消之证详而不漏；然二证实相因而起也。师未出方，今补拟其略。大抵上消证，心火亢盛，移热于肺为膈消者，用竹叶石膏汤去半夏加栝蒌根之类，或不去半夏，喻嘉言最得其秘。心火不足，移寒于肺，为肺消者，用炙甘草汤，或柴胡桂姜汤加人参、五味子、麦门冬之类。中消证，责在二阳，以人参白虎汤送下脾约丸颇妙，然亦须随证变通，不可胶柱也。（《浅注》）

【原文】　男子消渴，小便反多，以饮一斗，小便一斗，肾气丸主之。方见脚气中。（3）

【经义阐释】　本条论述下消的证治。上消和中消，大多属热，惟下消寒热皆有。下消不仅见于男子，女子亦有，这里所谓"男子"，是指男子以肾为事，精气先虚，病起于下之意。肾藏精，为水火之脏，主水液，又为蛰藏之本。正常情况下，津液的代谢，是通过胃的摄入，脾的运化和转输，肺的宣散和肃降，肾的蒸腾气化，以三焦为通道，输送至全身，乃至化为汗液，尿液排出体外。肾的蒸腾气化与津液代谢有着很密切的关系，肾虚阳气衰微，既不能蒸腾津液以上润，又不能化气以摄水，水尽下趋，因而"以饮一斗，小便一斗"。此为肾之阴阳俱虚之下消证。治宜温补肾阳，以恢复其蒸津化气之功，则消渴可缓解，小便亦恢复正常。

【文献选录】　程林：小便多则消渴，《内经》曰：饮一溲二者不治。今饮一溲一，故与肾气丸治之。肾中之气，犹水中之火，地中之阳，蒸其精微之气，达于上焦，则云升而雨降，上焦得以如雾露之溉，肺金滋润，得以水精四布，五经并行，斯无消渴之患。今其人摄养失宜，肾水衰竭，龙雷之火不安于下，但炎于上而刑肺金，肺热叶焦，则消渴引饮，其饮入于胃，下无火化，直入膀胱，则饮一斗溺亦一斗也，故用桂附辛热，引真火以归原；地黄纯阴，壮真水以滋肾，则阳光行于地下，而雾露自降于中矣，何消渴之有，此属下消。（《直解》）

尤怡：男子以肾为事，肾中有气，所以主气化、行津液，而润心肺者也。此气既虚，则不能上至，气不至则水亦不至，而心肺失其润矣。盖水液属阴，非气不至，气虽属阳，中实含水，水之与气，未尝相离也。肾气丸中有桂附，所以斡旋肾中颓堕之气，而使上行心肺之分，故名曰肾气。不然，则滋阴润燥之品，同于饮水无济，但益下趋之势而已，驯至阳气全消，有降无升，饮一溲一而死不治。夫岂知饮入于胃，非得肾中真阳，焉能游溢精气，而上输脾肺耶。（《心典》）

吴谦：饮水多而小便少者，水消于上，故名上消也。食谷多而大便坚者，食消于中，故名中消也。饮水多而小便反多者，水消于下，故名下消也。上、中二消属热，惟下消寒热兼之，以肾为水火之脏也。饮一溲一，其中无热消耗可知矣。故与肾气丸从阴是温养其阳，便肾阴摄水则不直趋下源，肾气上蒸则能化生津液，何消渴之有耶？（《金鉴》）

【临床应用】　（1）治疗前列腺增生：刘艳[1] 用金匮肾气丸治疗 20 例肾阳虚型前列腺增生患者，服药 1 个疗程（3 周为 1 个疗程），症状均有不同程度减轻。其中 6 例服药两个疗程，7 例服药 2～3 个疗程，6 例服药 4～6 个疗程后，夜尿次数减少到 1～2 次；1 例服药 7 个疗程后，夜尿次数减少到 2～3 次，腰以下冷感消失，尿不净感均明显减轻。典型病例。男患，68 岁。2006 年 8 月 18 日初诊。小便涩滞不畅 4 年，小便频数，夜尿增多，未予治疗。后渐至小便涩滞不畅，尿后余沥不尽，伴小腹胀满，腰腿酸软，喜暖，下肢发凉。B 超检查示前列腺增生。诊见：形体稍丰，穿衣较厚，舌淡红，苔白腻而润，脉弦缓。证属肾阳不足，膀胱气化不利。治以温补肾阳，化气行水。方以金匮肾气丸加减：熟地黄 30g、牡丹皮、茯苓、泽泻各 10g，附子、桂枝各 6g，山萸、山药、穿山甲、车前子、菟丝子、巴戟天各 15g。每日 1 剂，水煎服。服 5 剂，小便较前畅通，余症均减。继用上方加黄芪 30g，服 20 剂，小便通畅，诸症消失。嘱其常服金匮肾气丸 1 年巩固疗效。复查 B 超，前列腺大小恢复正常。

（2）治疗膀胱过度活动症：陈科等[2] 病案。张某，女，45 岁。2006 年 4 月 30 日初诊。近 4 年出现尿频尿急，夜尿增多，日间排尿 8～11 次，夜尿 3～4 次，伴失眠、烦躁、畏寒，舌淡，苔薄，脉沉细。多次尿常规检查正常，尿细菌培养阴性，泌尿生殖系统超声检查无器质性病变，无明显残余尿。辨证：肾气不足、膀胱失约。治以补肾气，暖肾缩尿。方用金匮肾气丸合桑螵蛸散加减，药用：熟地、桑寄生、泽泻各 15g，茯苓、山药、桑螵蛸、益智仁各 20g，桂枝、制附片、枣皮、丹皮各 10g，甘草 5g。同时指导患者进行膀胱训练（包括延迟排尿和定时排尿），服药 3 天后诉夜尿明显减少，睡眠好转，再服 2 周后，畏寒缓解，日间排尿 5～6 次，夜间排尿 0～2 次，上方再服 1 月，排尿正常，无畏寒，睡眠可，随访半年，无复发。

（3）治疗原发性甲状腺功能减退症：周文献等[3] 用加味金匮肾气汤治疗原发性甲状腺功能减退症 34 例，其中显效 22 例，有效 10 例，无效 2 例，有效率 94%。典型病例。高某，男，46 岁。5 年前患慢性淋巴细胞性甲状腺炎，曾用激素和抗甲状腺药物治疗，3 月后出现畏寒怕冷，疲乏嗜睡，少气懒言，周身虚肿。用甲状腺片替代治疗，160mg/d，诱发心绞痛频繁发作，伴多源性室内期前收缩。症见：畏寒肢冷，肌肤腊黄，乏力嗜睡，反应呆钝，心胸满闷，食少腹胀，皮肤粗糙如鳞甲，毛发脱落，舌紫苔白，脉沉微而结。

T_3 0.37μmol/L，T_4 43μmol/L，TSH84μu/ml，胆固醇 18.4μmol/L，甘油三酯 3.27μmol/L。心电图：广泛心肌缺血。西医诊断：甲减合并冠心病。中医辨证：脾肾阳虚，气虚血瘀。治疗：补肾温阳，益气活血。方用加味金匮肾气汤加郁金、石菖蒲各 10g，每日 1 剂。甲状腺片减为 80mg/日。1 月后诸症缓解。随证加减，2 日服用 1 剂，甲状腺片再减量至 30mg/日，再治 1 个月，病情稳定，未再出现心绞痛和心律失常，T_3 恢复到 1.42μmol/L，T_4 127.6μmol/L，TSH12μu/ml，胆固醇 6.4μmol/L，甘油三酯 1.52μmol/L，获显效。

（4）治疗糖尿病肾病：路亚娥[4] 用金匮肾气丸加味配合西药治疗阴阳两虚兼痰瘀互阻型糖尿病肾病（3、4 期糖尿病肾病）。西药常规治疗（降糖、降压）基础上，中药服用金匮肾气丸加味方（熟地黄、山药各 15g，山萸肉、泽泻、茯苓、丹皮、半夏、陈皮、丹参、芡实、金樱子各 10g，黄芪、益母草、白茅根各 3g，肉桂 6g，附子 10g。阳虚加菟丝子、仙茅各 10g；偏于阴虚加枸杞子、女贞子、黄精各 10g；偏于痰浊盛加瓜蒌、泽泻各 10g；偏于血瘀加川芎、当归各 10g。结果完全缓解 18 例，基本缓解 26 例，部分缓解 12 例，无效 4 例，总有效率为 93.33%。

（5）治疗心血管系统疾病：高想[5] 用肾气丸治疗一心绞痛患者，用肾气丸加炙甘草 5g，三七粉 3g（冲服）。先后治疗 20 余日后，药后疼痛减轻，持续时间、发作次数亦明显减少，硝酸甘油用量减少，随访 3 月未再发作。治疗一扩张型心肌病的心衰患者，用肾气丸随证加味，10 剂药后，胸闷、气促、足肿等症状均明显好转，随访 2 个月未复发。

【现代研究】（1）赵海梅等[6] 总结，王钦茂等报道丹皮中的丹皮多糖具有明显的降血糖作用，其降糖机理可能主要为胰脏外因素，通过外周组织对葡萄糖的利用及提高机体对胰岛素的反应性而发挥的。杨新波等报道泽泻水提醇沉淀法提取物不仅能降低血糖，还能促进胰岛素释放。刘保林等证实山萸萸乙醇提取液能明显降低 Ⅱ 型糖尿病大鼠禁食后血糖水平。牛国考报道，日本人奥田氏通过实验认为，丹皮、山萸肉、肉桂有抑制肾上腺皮质激素对脂肪酸的游离和促进葡萄糖合成脂肪的作用。同时，也有学者报道了该药物升血糖的作用，如陈大舜等通过实验得出肾气丸中熟地有降糖作用，而山药、山萸萸、茯苓则有升糖作用，且茯苓升高血糖具有显著性。

（2）对血液系统的影响：吴海涛等[7] 在使用环磷酰胺引起小鼠骨髓抑制模型中，经予金匮肾气丸浓缩液灌胃后，观察到金匮肾气丸组骨髓有核细胞数目上升、微核率下降。提示金匮肾气丸可恢复环磷酰胺所致的小鼠造血功能下降，减轻环磷酰胺所致小鼠染色体突变。

【原文】 脉浮，小便不利，微熱消渴者，宜利小便發汗，五苓散主之。方見上。（4）

　　渴欲飲水，水入則吐者，名曰水逆[1]，五苓散主之。方見上。（5）

【词语注解】 ①水逆：此指饮水即吐的症状。

【经义阐释】 以上两条指出气不化津的小便不利证治。两条虽均由停水引起，但在证候表现上略有不同。第四条脉浮微热为表邪未尽，水热互结于下焦，膀胱气化功能失常，故小便不利；气化失常，津液不能正常输布上乘，故口渴。治宜利小便发汗，用五苓散表里分消。第五条因膀胱气化失职，津液代谢障碍以致水气内停，津液失其输布，不能上承，则渴欲饮水；饮后加重内停之水饮，则致胃气上逆，出现水入则吐的"水逆"证。小便不利亦是其必有之证。此处不言乃是省文法，正如魏荔彤说："名曰水逆，其人必小便不利，而且是本条的主症，条文中不言乃省文法。"（《本义》）

尽管两者证候稍有不同，但病机实同，故皆用五苓散利小便以泄水，水去渴与呕吐自愈。五苓散方见于《金匮要略·痰饮咳嗽病脉证并治》。方中猪苓、茯苓、泽泻淡渗利水，白术健脾行水，桂枝通阳解表，此亦属表里同治之法。

此两条亦均见于《伤寒论》第四条与《伤寒论》第71条的下段，原文大体相同；第五条与《伤寒论》第74条下半段文同。《伤寒论》是论外感热性病，消渴饮水只是其中的症状。本章是论杂病中的消渴病，故二者不能等同。

【文献选录】 徐彬：脉浮微热，是表未清也，消渴小便不利，是里有热也，故以桂枝主表，白术苓泽主里，而多以热水助其外出下达之势，此治消渴之浅而近者也，按此与上条，同是消渴，上条小便多，知阴虚热结，此条小便不利而微热，即为客邪入内。故治法迥异，然客邪内入，非真消渴也，合论以示辨耳。（《论注》）

魏荔彤：水气上逆，饮入即吐者，此非消渴之证，与消渴正相反；一水入即渴，一水入即吐也。此名之曰水逆，其人小便亦必不利，亦宜五苓散主之。（《本义》）

尤怡：热渴饮水，水入不能已其热，而热亦不能消其水，于是水与热结而热浮水外，故小便不利，而微热消渴也。五苓散利其与热俱结之水，兼多饮暖水取汗，以去其水外浮溢之热，热除水去，渴当自止。（《心典》）

吴谦：脉浮，病生于外也。脉浮微热，热在表也。小便不利，水停中也，水停则不化津液，故消渴也。发表利水，止渴生津之剂，惟五苓散能之。渴欲饮水，水入即吐，名曰水逆者，是里热微、水邪盛也，故以五苓散利水而止吐也。（《金鉴》）

【临床应用】 （1）治疗肾绞痛：袁香凝等[8]治疗一例输尿管结石伴肾积水患者。周某，男，29岁，网页设计师。2008年4月6日清晨初诊。诉左侧腰腹部阵发性绞痛3小时，加剧并伴尿频、排尿涩痛，痛剧时伴有恶心呕吐，无发热，舌质红，苔黄腻，脉弦滑。尿常规：红细胞（＋＋），白细胞（＋）。B超检查示：左侧输尿管上段结石并左肾轻度积水，结石大小为0.5cm×0.5cm。西医诊断：左侧输尿管上段结石。予止痛、抗感染等治疗后，疼痛稍缓解，但停药后疼痛剧烈如前，且全身发热，乏力明显，无汗，小便始终未解，恶心加重，水入即吐。中医诊断：石淋。方以五苓散加减：金钱草60g，海金沙15g，鸡内金30g，车前草15g，石韦20g，黄柏10g，女贞子20g，墨旱莲20g，川牛膝15g，泽泻15g，茯苓10g，猪苓10g，白术10g，桂枝6g。服药物10分钟后疼痛完全消失，可安然入睡。醒来后小便通畅，稍微涩痛，恶心呕吐消失。服药1天，患者疼痛未复发。连续服药3天，症状完全消失，未再疼痛，活动如常，食欲佳，精神恢复。B超显示结石仍未排出。此后根据中医辨证积极调整用药1个月，复查B超：肾脏，输尿管，尿道未见异常。

（2）治疗尿潴留：翟佳滨等[9]运用五苓散加味治疗各种原因引起的尿潴留。病案。秦某某，女，29岁，工人。1995年10月16日就诊。患者10月13日临产第一胎，晨起6时进产房，产房较凉，下午7时行侧切，自然分娩一女婴，产后小便不畅，翌日，小便不能自解。每天导尿1次，经西药治疗无效，遂改用中药。诊见舌淡、苔白腻、脉虚缓。拟五苓散加味：泽泻15g，猪苓9g，桂枝10g，茯苓15g，白术12g，乌药10g。连服2剂，小便通畅。

（3）治疗眩晕：尹爱兵[10]运用五苓散加味治疗水湿内停型眩晕50例。方药：茯苓

20g，猪苓 10g，泽泻 15g，白术 15g，桂枝 10g，清半夏 10g。脘闷不食加白蔻仁 10g；耳鸣重听加石菖蒲 10g。结果：基本痊愈者 5 例，显效者 26 例，有效者 16 例，无效者 3 例，总有效率达 94％。

【现代研究】　（1）对泌尿系统的影响[8]：现代研究证实，五苓散中白术可呈现显著和持续的利尿作用，其有效成分能很强地抑制 Na^+-K^+-ATP 酶的磷酸化，大剂量白术水煎剂能促进胃肠运动，而且随剂量的增加作用也加强，这种效应主要通过胆碱能受体介导，α受体可能通过某种间接途径参与其调节机制。茯苓由三萜 1 和 12 作为蛇毒液的磷脂酶 A2（PLA2）的抑制剂，PLA2 可抑制多种炎症过程。茯苓三萜及其衍生物抑制蛙口服五水 $CuSO_4$ 引起的呕吐。实验证明，侧链上 C-24 位具有末端双键基团的三萜显示对蛙有止吐作用，茯苓素对 Na-K-ATP 酶和细胞中总 ATP 酶的激活作用，说明它也可能具有改进心肌运动和促进机体水盐代谢的功能。茯苓多糖能有效抑制大鼠肾内草酸钙结晶的形成和沉积，具有较好的防石作用。桂枝对热致痛小鼠可明显延长其痛阈时间，对小鼠醋酸所致的疼痛，有显著的拮抗作用，以桂枝醇提液镇痛明显。泽泻水煎剂可明显促进上尿路结石的排出。猪苓煎剂对不麻醉犬具有比较明显的利尿作用并能促进钠、氯、钾等电解质的排出，可能是抑制了肾小管重吸收功能的结果。

周氏[11] 研究观察了五苓散对小鼠血浆心钠素（ANF）的影响。结果发现小鼠在五苓散灌胃 45min 后 ANF 从（5.42±0.96）ng/ml 升至（8.85±1.54）ng/ml，实验前后小鼠血浆 ANF 水平之差异，有统计学意义。方中泽泻实验后血浆 ANF 值为（8.57±1.98）ng/ml，实验前后之差异，有统计学意义。桂枝为（8.98±1.47）ng/ml，说明单味泽泻与桂枝也有升高血浆 ANF 的作用，且其作用较生理盐水明显。因 ANF 具有明显排钠利尿作用，所以推测 ANF 可能是五苓散利尿作用的物质基础。

（2）降血脂、抗氧化作用：喻氏[11] 通过实验证明茵陈五苓散预防及治疗给药均能抑制高脂模型大鼠血清总胆固醇（TCH）、甘油三酯（TG）、低密度脂蛋白胆固醇（LDL-C）含量及低密度脂蛋白胆固醇/高密度脂蛋白胆固醇（LDL-C/HDL-C/）比值的升高。该方拆方分析表明，茵陈与五苓散均能明显降低高胆固醇小鼠血 TCH 含量，而茵陈五苓散系茵陈与五苓散独立的联合作用。此外，该方还具有抗氧化作用，能使血中血浆丙二醛（MDA）含量降低、全血谷胱甘肽过氧化物酶（GSH-PX）活性增强。

【原文】　渴欲飲水不止者，文蛤散主之。（6）

文蛤散方：

文蛤五兩

上一味，杵爲散，以沸湯五合，和服方寸匕。

【经义阐释】　本条论述渴欲饮水不止的治法。热渴饮水，水入不能消解其热，而反为热所消，所以渴饮不上，正如《素问·气厥论》所云："心移热于肺，传为膈消者，尤宜以咸味，切于入心也。"用文蛤散之咸寒，除热润下，生津止渴。

本条亦见于《伤寒论》，文蛤味咸性寒，生津止渴。《三因方》谓文蛤即五倍子。任应秋说："临床固可参考应用，但五倍子为汉以后药，本方仍以花蛤为是"。五倍子酸涩，敛气止痰，亦能生津止渴。《金鉴》云："文蛤一味，不寒不温，不清不利，专意于生津止渴也。或云：文蛤即今吴人所食花蛤，性寒味咸，利水胜热，然屡试而不效。尝考五倍子亦文蛤，按法制之名百药煎，大能生津止渴，故尝用之，屡试屡验也。"文蛤以海蛤之有文理者为宜，具生津润燥止渴之功。

【文献选录】　赵以德：文蛤散治伤寒冷水潠若灌，其热不去，肉上粟起，意欲饮，反不渴者，此治表之水寒；今不言表，而曰饮不止，属里者亦用之，何也？尝考本草，文蛤、海蛤，治浮肿，利膀胱，下小便，则知内外之水，皆可用之。其味咸冷，咸冷本于水，则可益水；其性润下，润下则可行水，合咸冷润下则可退火，治热证之渴饮不止，由肾水衰少，不能制盛火之炎燥而渴。今益水治火，一味两得之。《内经》曰：心移热于肺，传为膈消者，尤宜以咸味，切于入心也。（《二注》）

徐彬：渴欲饮水，此里有热也；不止，则其热之结坚矣。文蛤性咸，而为至阴之物，能软坚，能润燥，能除热，故主之。然只一味，取其专而下入，以清中下焦之燥热也。（《论注》）

吴谦：渴欲饮水而不吐水，非水邪盛也。不口干舌燥，非热邪盛也；惟引饮不止，故以文蛤一味，不寒不温，不清不利，专意于生津止渴也。（《金鉴》）

【临床应用】　（1）治疗消渴：王占玺[12] 用于渴饮水不止之消渴症，病属肺胃有热而渴者。

（2）治疗瘿瘤，消痰核：杨百茀等[13] 用本方治疗结节性甲状腺肿等病，常配伍昆布、海藻、海螵蛸、贝母等。

（3）治疗痰热咳喘：杨百茀等[13] 常用此方治痰热咳喘，与清肺化痰的泻白散、清气化痰丸、麻杏石甘汤、贝母瓜蒌散等联合使用。

（4）治疗顽固性头痛：臧新开等[14] 用此方加减治疗各类头痛患者共 20 例，包括神经性头痛、血管性头痛等，最短服用 15 天，最长服用 28 天，最少用药 11 剂，最多用药 21 剂，平均用药 12 天后全部停用西药止痛类药，随访 3～10 年，无 1 例复发。

【原文】　淋之爲病，小便如粟狀[①]，小腹弦急[②]，痛引臍中。（7）

【词语注解】　①小便如粟状：此指小便排出细小如粟米屑状之物，此物为细小结石。粟，粟米也，谓物之微小。《山海经·南山经》："细丹沙如粟也。"

②弦急：即拘急而紧。

【经义阐释】　本条论述石淋的症状。淋病以小便淋沥不爽，尿道疼痛为主症。后世医家根据不同的发病机理，分为五淋，即小便灼热刺痛为热淋；若热盛伤络，迫血妄行，血随尿出为血淋；尿中杂质结为砂石为石淋；脂液下泄，尿液浑浊，夹有凝块为膏淋；小便淋沥不已，遇劳即发为劳淋。本条云"小便如粟状"，则不仅小便淋沥不爽，而且溺中带有如粟状的凝固物质，因此许多注家，均谓此条是论述石淋。

淋病的发生，《金匮要略·五脏风寒积聚病脉证并治》指出"热在下焦。"《诸病源候论》说："诸淋者，由肾虚而膀胱热故也"。因肾虚而膀胱有热，膀胱为火热燔灼，尿液为热所灼，结成粟状固体物质，阻塞尿道，故小便涩而难出；砂石小者有时随尿液排出，故小便如粟。膀胱居小腹，因砂石停积，阻碍气机，故时有胀痛或小腹拘紧牵引脐部的症状。

【文献选录】　魏荔彤：淋病者，津液病也。热在上焦，耗其津液，则为消渴；热在下焦，耗其津液，则为淋。淋者，气不足而邪热乘之，所化之溺重浊而有渣滓，故溺道癃闭阻塞而不能畅利也。所以淋之为病，小便如粟状，乃邪热煎熬于膀胱之腑，致溺结成有形之块，如卤水煎熬而成盐块之理也。所结之块，有坚如金石不可碎破者。大凡阳盛则软，阴盛则坚，膀胱气化不足，何非命门正阳有亏乎？肾阳亏者，肾水必先枯竭，所以火不能深藏而多焰，寒水之源先热矣，膀胱之中，焉能不煎熬为块，成淋病之根也。其证应小腹弦急，痛引脐中。热邪癃闭于膀胱，故小腹之痛引脐中，其实火衰水竭于少阴，故腑有虚热，而溺少气化耳。（《本义》）

尤怡：淋病有数证，云小便如粟状者，即后世所谓石淋是也。乃膀胱为火热燔灼，水液结为滓质，犹海水煎熬而成咸碱也。小腹弦急，痛引脐中者，病在肾与膀胱也。按巢氏云：淋之为病，由肾虚而膀胱热也。肾气通于阴，阴，水液下流之道也。膀胱为津液之府，肾虚则小便数，膀胱热则水下涩，数而且涩，淋沥不宣，故谓之淋。其状小便出少起多，小腹弦急，痛引于脐。又有石淋、劳淋、血淋、气淋、膏淋之异，详见本论。其言颇为明晰，可补仲景之未备。（《心典》）

吴谦：小便不利及淋病，皆或有少腹弦急，痛引脐中之证；然小便不利者，水道涩少而不痛；淋则溲数，水道涩少而痛，有不同也。小便溺出，状如粟米者，即今之所谓石淋也。（《金鉴》）

【原文】 趺陽脉數，胃中有热，即消穀引食①，大便必堅，小便即數。（8）
【词语注解】 ①引食：《心典》、《论注》、《浅注》等注本作"引饮"。宜从。
【经义阐释】 本条接第二条之后，继续论述消渴的病机与脉症。趺阳脉候胃，数则为热，胃中有热故消谷善饥，渴欲饮水。胃热盛则津伤，大肠失其濡润，故大便坚硬。饮水虽多，脾失转输，肾失制约，水液直趋于下，故小便频数。由此使阴液愈耗，而虚热愈盛，热愈盛而消谷引饮更甚。本条与第二条皆是胃热气盛所使然，亦即后世所说之中消证。注家多认为此与第二条下段相同。尤怡说："即前条消谷便坚之证，而列于淋病之下，疑错简也"。陈念祖认为"此言淋病由于胃热下注，与消渴异流而同源"。证之临床，淋病亦有属于阳明热实之变的。陈氏之说，亦值得研究。

【文献选录】 赵以德：消万物者莫甚于火，胃有热即消谷，消谷则饥，饥则引食，食虽入，以火燥其玄府，水津不布，下入膀胱，肠胃津液不生，故大便坚。膀胱内热则损肾阴，阴虚则水不能固藏，故数数出之。（《二注》）

尤怡：胃中有热，消谷引食，即后世所谓消谷善饥，为中消是也。胃热则液干，故大便坚；便坚则水液独走前阴，故小便数；亦即前条消渴胃坚之证，而列于淋病之下，疑错简也。（《心典》）

陈念祖：淋病为下焦之热，而下焦本于中焦。趺阳者胃也；趺阳脉数，胃中有热，即消谷引饮，大便必坚，小便利数，数而无度，茎中不痛，是热气燔灼，消渴之渐也。频数而短，茎中作痛，是热气下注，淋病之根也。此言淋病由于胃热下注，与消渴异流而同源也。师篇中凡复言迭叙之证，皆有深意。（《浅注》）

【原文】 淋家①不可發汗，發汗則必便血②。（9）
【词语注解】 ①淋家：素患淋病的人，谓之淋家。
②便血：指小便出血。
【经义阐释】 本条指出淋家禁用汗法。本条亦见于《伤寒论》太阳病篇，指出汗法为淋病的治禁。淋病的发生，多是肾虚膀胱蓄热，阴液不足，故即使有恶寒发热的外感证

候，也不可轻易发汗。如用汗法可助阴伤邪热更甚，热盛伤及阴络，迫血妄行，引起尿血。赵以德说："淋者，膀胱与肾病热也，肾属于阴，阴血已不足，若更发汗，则动其营，营动则血泄矣。"程林说："膀胱蓄热则为淋，发汗以迫其血，血不循经，结于下焦，又为便血。"高学山说："淋家之膀胱津液先虚，故不可发汗，若发汗更夺其津液，则膀胱气竭，胞中并虚，故必便血。"赵氏、程氏、高氏认为伤阴、伤血、伤津导致血尿。《伤寒论》有疮家、衄家、淋家不可发汗之论。凡病及阴津营血者，多不宜轻易用汗法治之。

【文献选录】　徐彬：淋家一段，谓淋为下焦内证，故以汗为戒，误汗则便血，发其阳则动血也。不出汗者，淋病下焦主之，而胃热则近消渴，肾热则类小便不利，前后方可相同酌用耳。（《论注》）

尤怡：淋家热结在下，而反发其汗，热气乘心之虚而内扰其阴，则必便血。（《心典》）

吴谦：淋家，湿热蓄于膀胱之病也。若发其汗，湿从汗去，热则独留，水府告匮，热迫阴血，从小便出，即今之所谓血淋也。（《金鉴》）

【原文】　小便不利者，有水氣[①]，其人若渴[②]，栝蔞瞿麥丸主之。（10）

栝蔞瞿麥丸方：

栝蔞根二兩　茯苓三兩　薯蕷三兩　附子一枚（炮）　瞿麥一兩

上五味，末之，煉蜜丸梧子大，飲服三丸，日三服；不知[③]，增至七八丸，以小便利，腹中溫爲知[③]。

【词语注解】　①水气：此指水湿之邪。

②若渴："若"诸家注本作"苦"，定从。苦渴，即口渴极甚之意。

③知：病愈也。《方言·第三》："南楚病愈者谓之知。"

【经义阐释】　本条论述下寒上燥的小便不利证治。此条文中的"小便不利"实指溲少。肾主水而司气化，肾与膀胱相表里，《素问·灵兰秘典论》云："膀胱者，州都之官，津液藏焉，气化则能出矣。"肾阳不足，膀胱气化失职，故小便不利；小便不利，则水停不行，所以有水气。更因肾气不足，不能蒸化津液，阴液不上承，上焦反生燥热，故其人口渴，饮水不止。从本条叙述症状来看，似乎不够全面，尤其下焦阳虚之证没有指出，但从方后"以小便利，腹中温为知"及"有水气"来看，推知本证有腹中冷，或腰以下浮肿等证。此下寒上燥之小便不利证，尤怡说："上浮之焰，非滋不熄；下积之阴，非暖不消。"（《心典》）治以栝蒌瞿麦丸润燥生津，温阳利水。

【方药评析】　栝蒌瞿麦丸为润上温下之剂，方中栝蒌根润燥生津而止渴；山药甘淡益脾而制水；茯苓、瞿麦淡渗而利水，引水气从小便而出；附子温肾阳而化气，使肾阳复而气化有权，气化行则水道利，津液上达，诸症即平。本方的配伍特点是寒凉温燥，淡渗补益相互并用，虽寒凉滋燥不伤阳气，温阳暖寒不损阴津，淡渗伐水助阳救阴不伤津气，诸药相合攻补兼施，阴阳同调，寒热并投，各达病所。《金鉴》云：本方为"肾气丸之变制。"栝蒌瞿麦丸证与肾气丸证均有口渴，其病机同为下焦肾阳不足，气化无权，但前者下寒上燥，小便不利，乃因肾阳亏虚，不能蒸腾津液上承，燥热盛于上所致；后者口渴欲饮，小便反多，是因肾阳不足，不能蒸津化气摄水所致。

【文献选录】　赵以德：《内经》云：肺者，通调水道，下输膀胱。又谓膀胱藏津液，气化出之。盖肺气通于膀胱，上通则下行，下塞则上闭，若塞若闭，或有其一，即气不

化；气不化，则水不行而积矣；水积，则津液不生而胃中燥，故若渴。（《二注》）

尤怡：此下焦阳弱气冷，而水气不行之证，故以附子益阳气，茯苓、瞿麦行水气。观方后云，腹中温为知，可以推矣。其人若渴，则是水寒偏结于下，而燥火独聚于上，故更以薯蓣、栝蒌根除热生津液也。夫上浮之焰，非滋不熄，下积之阴，非暖不消，而寒润辛温，并行不悖，此方为良法矣。欲求变通者，须于此三复焉。（《心典》）

吴谦：小便不利，水蓄于膀胱也。其人苦渴，水不化生津液也。以薯蓣、花粉之润燥生津，而苦渴自止；以茯苓、瞿麦之渗泄利水，而小便自利；更加炮附宣通阳气，上蒸津液，下行水气，亦肾气丸之变制也，然其人必脉沉无热，始合法也。（《金鉴》）

陈念祖：此言小便不利，求之膀胱。然膀胱之所以能出者，气化也；气之所以化者，不在膀胱而在肾。故清上焦之热，补中焦之虚，行下焦之水，各药中加附子一味，振作肾气，以为诸药之先锋。方后自注腹中温三字，为大眼目，即肾气丸之变方也。（《浅注》）

【临床应用】（1）治疗糖尿病肾病：罗试计等[15] 用瓜蒌瞿麦散治疗糖尿病肾衰阳虚型水肿 32 例。多表现为面色苍黄虚胖或晦黯，倦怠乏力，气短懒言，腰酸腿软，纳差便溏，腹部冷痛，尿少水肿。或胸腹痞闷，恶心呕吐，皮肤瘙痒，肢体困重，头重昏蒙，口唇爪甲色淡白，舌质黯红，或胖大，或有齿印，舌苔白腻，脉象沉细或涩。西药以对症处理，并纠正酸中毒、贫血、水电解质紊乱。加服瓜蒌瞿麦散治疗。方药组成：瓜蒌根 15g，瞿麦 15g，茯苓 15g，怀山药 20g，五爪龙 30g，炮附片 5g。结果：显效 18 例，有效 11 例，无效 3 例，有效率为 90.62%。陈志刚[16] 选用瓜蒌瞿麦治疗糖尿病肾病，有明确的降低蛋白尿作用。30 例患者随机分为对照组和治疗组，均采用常规西医治疗方法，治疗组在此基础上采用瓜蒌瞿麦丸原方煎汤口服：天花粉 15g，炮附子 10g，山药 15g，瞿麦 10g，茯苓 15g，连续用药 2 月后，24h 尿白蛋白排泄量明显降低。

（2）治疗慢性前列腺炎：刘杰等[17] 以瓜蒌瞿麦丸改汤剂加减治疗本病 66 例。药用瓜蒌根、瞿麦、山药、浙贝各 12g，茯苓 15g，炮附子 10g，小便黄赤加木通 12g、车前子 18g、蒲公英 15g；小便清长，性功能低下者加仙灵脾 12g；少腹胀痛加乌药 15g、川楝子 12g；伴前列腺肥大者加炮山甲、莪术各 10g，王不留行 12g。根据 CPSI 评分，治愈 10 例，显效 36 例，有效 17 例，无效 3 例，治愈率 15.2%，总有效率 95.5%。

（3）治疗尿道综合征：张淑文[18] 等治疗本病 52 例。方药：天花粉 20g，瞿麦 20g，山药 10g，茯苓 30g，附片 5g。湿热偏重者，酌加滑石、车前子、石韦；兼气虚者，加黄芪、党参；肾阳虚明显者，天花粉酌减，加益智仁、巴戟天；肾阴虚偏重者，加旱莲草、女贞子、知母、黄柏，附子减至 2g；兼肝郁气滞者，加香附、沉香。经 1 个月治疗，痊愈 36 例，有效 14 例，无效 2 例，总有效率为 96.15%。

【现代研究】 现代药理研究证明，本方部分药物具有明显的利尿作用，是治疗小便不利的依据[19]。瓜蒌根含皂角苷和蛋白质及多种氨基酸成分，有升高血糖，致流产及抗早孕作用；对某种移植性肿瘤的生长有抑制作用。瞿麦煎剂有显著的利尿作用，对铜绿色假单胞菌、大肠杆菌、伤寒杆菌、弗氏痢疾杆菌有抑制作用，并能促进胃肠蠕动，抑制心脏、降血压，影响肾容积；增加氯化物的排泄，在体外能直接杀灭血吸虫，近有用本品治疗癌肿者。茯苓对清醒家兔慢性实验证明有利尿作用，能增加 Na^+、K^+ 等的排出。山药有明显持久的利尿作用，且能促进电解质特别是 Na^+ 的排出，并有降低血糖，保护肝脏的作用。附子有强心和升压等作用。

【原文】 小便不利，蒲灰散主之；滑石白魚散，茯苓戎鹽湯並主之。(11)

蒲灰散方：

蒲灰七分　滑石三分

上二味，杵爲散，飲服方寸匕，日三服。

滑石白魚散方：

滑石二分　亂髮二分（燒）　白魚二分

上三味，杵爲散，飲服方寸匕，日三服。

茯苓戎鹽湯方：

茯苓半斤　白术二兩　戎鹽彈丸大一枚

上三味①。

【词语注解】 ①上三味：《四部备要》本"右三味"后，有"先将茯苓、白术煎成，入戎盐再煎，分温三服"等字，宜从。

【经义阐释】 本条论述小便不利的三种治法。引起小便不利的原因有许多，是见于多种疾病中的一个症状。原文中并列的三方均以利小便为主，又都能兼治淋病和溺血，可知三者主治证的病机多因肾和膀胱有热所致，和前条栝蒌瞿麦丸证为下焦阳虚、下寒上燥不同。但三方主治，有轻重虚实不同。蒲灰散具有凉血化瘀，泄热利湿之功，所治小便不利，是由湿热瘀结，膀胱气化不行所致。临床证候有小便不利，或短赤，或有血尿，溲时茎中艰涩疼痛如刺，少腹拘急，痛引脐中等。滑石白鱼散可凉血化瘀，清热利湿，用于血瘀湿热所致的小便不利兼有少腹胀满之证，即后世所谓血淋。蒲灰散、滑石白鱼散都能凉血消瘀，清热利湿，但前者通利湿热作用强，后者止血消瘀见优，俱治实证。茯苓戎盐汤具有益肾清热，健脾利湿之功，用于中焦脾虚湿盛，下焦肾虚有热的小便不利，茎中轻微刺痛，或尿后余沥不尽，或少量血尿等，为虚实错杂证，是通中兼补之剂，可主治劳淋或膏淋。总之，本条所出利小便三方，虽未详见证，但其精神在于示人随证审用，故不能因其条文简略而有所忽视。

【方药评析】 蒲灰散，由蒲灰、滑石两味组成。蒲灰，按《本草纲目》说是蒲席灰，《医学纲目》认为是蒲黄，《食鉴本草》认为是香蒲。历代注家亦持不同看法，徐彬认为是蒲席灰，尤怡认为是香蒲，曹颖甫认为是菖蒲灰。从《神农本草经》谓蒲黄主治心腹膀胱寒热、利小便、止血消瘀的作用来看，当以蒲黄为是。《备急千金要方》载蒲黄、滑石各等分，主治"小便不利，茎中疼痛，少腹急痛。"为什么名曰蒲灰呢？《本经疏证》说："蒲黄之质固有似于灰也"。蒲黄在临床上，有生用或炒用的不同，《大明本草》云"破血消肿者生用，补血止血者须炒用"，从本方配伍滑石来看，应以生用为是。蒲黄凉血消瘀，通利小便；滑石清利湿热，两药合用，具有凉血化瘀、利窍泄热之功。

滑石白鱼散，由滑石、白鱼、乱发三味组成。白鱼即衣鱼，又名蠹鱼，乃衣帛、书纸中的蠹虫。《神农本草经》云："主妇人疝瘕，小便不利"。《名医别录》谓"能开胃下气，利水气，疗淋堕胎"。可见本药具有消瘀行血利小便之功，但近人一般少用。乱发《名医别录》称"主五淋，大小便不通"，有止血消瘀利小便的作用。滑石清利湿热。三药合用，共奏止血化瘀，清热利湿之功。

茯苓戎盐汤，由茯苓、白术、戎盐三味组成。戎盐按《本草纲目》之说是青盐，咸寒润下渗利，能助水，益精气。茯苓、白术健脾利湿。三药合用，具有健脾利湿益肾之功。

曹颖甫谓"此方为膏淋、血淋、阻塞水道通治之方",其说可供参考。

蒲灰、乱发、白鱼、戎盐,皆非一般通利之品,考《备急千金要方》、《外台秘要》治淋之方,亦多用滑石与上述药物配伍。可知该条的小便不利,系淋病所致,且三方的用药,除了滑石、茯苓、白术为气分药外,余药均可入血分,示人治小便不利,当在行气利水与活血化瘀中求之。

【文献选录】 赵以德:小便不利,为膀胱气不化也,气不化,由阴阳不和。阴阳有上下,下焦之阴阳,肝为阳,肾为阴。肾亦有阴阳,左为阳,右为阴。膀胱亦有阴阳,气为阳,血为阴。一有不和,气即不化,由是三方观之,悉为膀胱血病涩滞,致气不化而小便不利也。蒲灰、滑石者,《本草》谓其利小便、消瘀血。蒲灰治瘀血为君,滑石利窍为佐。乱发、滑石、白鱼者,发乃血之余,能消瘀血,通关利小便,《本草》治妇人小便不利,又治妇人无故溺血。白鱼去水气,理血脉,可见皆血剂也。茯苓、戎盐者,戎盐,即北海盐。膀胱乃水之海,以气相从,故咸味润下,佐茯苓利小便;然盐亦能走血,白术亦利腰脐间血,故亦治血也。三方亦有轻重,乱发为重,蒲灰次之,戎盐又次之。(《二注》)

徐彬:蒲灰即蒲席烧灰也,能去湿热,利小便;滑石能通九窍,去湿热,故主之。白鱼能开味下气,去水气;发为血余入阴,故合滑石则阴分之湿热去,而小便利也。若茯苓戎盐汤内有白术健脾,茯苓渗湿,戎盐……入肾,除阴火兼清热,故以为使,然较前二方,则补养多矣。(《论注》)

尤怡:蒲,香蒲也。宁原云:香蒲去湿热,利小便,合滑石为清利小便之正法也。《别录》云:白鱼开胃下气,去水气;血余疗转胞,小便不通,合滑石为滋阴益气,以利其小便者也。《纲目》:戎盐即青盐,咸寒入肾,以润下之性,而就渗利之职,为驱除阴分水湿之法也。仲景不详见证,而并出三方,以听人之随证审用,殆所谓引而不发者欤。(《心典》)

吴谦:无表里他证,小便不利而渴者,消渴水邪病也;小便不利不渴者,小便癃闭病也。主蒲灰散、滑石白鱼散者,蒲灰、乱发血分药也,滑石、白鱼利水药也;然必是水郁于血分,故并主是方。观东垣以通关丸治热郁血分之小便不利,则可知在血分多不渴也。主茯苓戎盐汤者,茯苓淡渗,白术燥湿,戎盐润下,亦必是水湿郁于下也。盐为渴者大戒,观用戎盐则不渴可知也。(《金鉴》)

陈念祖:若无水气而渴,止是小便不利,其证不杂,其方亦不必求深,审系湿热,蒲灰散主之。若系血,即用滑石白鱼散。若欲驱除阴分之水湿,茯苓戎盐汤并主之。此为小便不利,并出三方,听人之随证择用也。(《浅注》)

【临床应用】 (1)治疗泌尿系统疾病:李德全等[20]用蒲灰散合茯苓戎盐汤加减治疗76例淋证,其中42例为急性肾盂肾炎。76例全部治愈,即全身症状消除,尿检正常。郑大正[21]用蒲黄配滑石(1:1)为主,治疗淋证,石淋加金钱草、海金沙、鸡内金;膏淋加苍术、黄柏、牛膝;血淋加大小蓟炭、血余炭、藕节炭。张谷才[22]用蒲灰散治疗急性泌尿系感染,认为蒲灰散主要用于小便不利,茎中疼痛,少腹拘急之证,用之活血化瘀,清热利湿;其次用于皮水病,内有郁热,外有水肿,小便不利,甚则四肢厥逆,用之活血利水,清热消肿。张慧莲[23]用蒲灰散加味治疗慢性肾小球肾炎血尿30例。基本方:蒲灰15g,滑石10g,黄柏15g,知母15g,肉桂2g。脾肾两虚型加山药、白术、杜仲、仙茅各15g;肝肾阴虚型加枸杞子、墨旱莲、女贞子各15g;阴阳两虚型加熟地黄20g,山茱萸、枸杞子、肉苁蓉、鹿含草各15g;湿热内蕴加黄芩10g,白花蛇舌草、紫花地丁各15g。

连续治疗 6 周后，完全缓解 13 例，好转 16 例，无效 1 例，总有效率达 96.67％。张菊兰[24] 以蒲灰散加味治疗 7 例前列腺肥大急性尿潴留，轻者服药 4～6 剂，重者服药 10～16 剂。病例：姚某，男，69 岁，前列腺肥大，排尿不畅近 5 年。6 天前，因劳累，回家后当晚即解不出小便。次日送医院外科住院治疗，经肌注青、链霉素，口服乙烯雌酚，同时导尿并留置尿管。治疗 5 天后拔出尿管，仍不能自行小便，再次插管排尿，治疗第 6 天，因其症不减，转中医治疗。大便 6 天未行，少腹胀痛拒按，舌质紫黯偏红，苔黄腻腐浊，脉滑数。证属瘀血湿热结于下焦，而致排尿障碍。治宜活血化瘀散结，通腑利湿。方宗蒲灰散加味，药用生蒲黄 10g，滑石 10g，琥珀 3g（吞服），泽泻 5g，瞿麦 10g，萹蓄 10g，大黄 10g（泡水饮），生甘草 6g，蒲公英 15g。服 1 剂后，大便得通，腹胀亦减，当晚即有尿意，拔出尿管，能解少量小便，当夜继服治疗第 2 剂，次日清早，小便即如泉涌。

（2）治疗血精：王琦[25] 用蒲灰散治疗血精症，取其止血消瘀、通利清热之效。对下焦湿热明显者可与龙胆泻肝汤合用；阴虚火旺者可与大补阴丸合用；气虚明显者可加黄芪、党参、白术。病例。蒋某，男，34 岁，间断血精 5 年，其色时淡时深，伴腰酸乏力，五心烦热，口渴，舌质红，苔薄白，脉沉细数。治以滋阴补肾，凉血止血为法。处方：生地 20g，知母 10g，黄柏 10g，炙龟板 30g，炒蒲黄 10g，滑石 12g，海螵蛸 10g，茜草 10g。经调治月余，诸症悉除。范立金[26] 亦用蒲灰散加味治愈 1 例血精。

（3）治疗急性黄疸型肝炎：于世良[27] 用蒲灰散治疗急性黄疸型肝炎，热偏重，加栀子、黄芩、苦参；湿邪重，加苍术、茯苓、藿香；血热甚加赤芍、丹皮、白茅根；胁痛甚加川楝子、延胡索、郁金；恶心加竹茹、半夏，甚者加赭石；纳差加麦芽、鸡内金；其他如茵陈、金钱草亦可随证加入。一般服药 10 余剂黄疸消退，全身症状明显好转，20 剂肝功能转为正常。

【原文】　渴欲飲水，口乾舌燥者，白虎加人參湯主之。方見中暍中。（12）

【经义阐释】　本条论述肺胃热盛，气津两伤消渴的证治。肺胃热盛伤及津液，出现渴欲饮水，口干舌燥等症。热能伤津，亦易耗气，气虚不能化津上润，故口干舌燥而渴。水入固能生津，但热不除，则津易耗难存，所以饮入仍然口干舌燥。治宜益气生津，清热止渴，方用白虎加人参汤。

本条亦见于《伤寒论》第 222 条，是言阳明病误下后，里热炽盛，津气两伤而见口干舌燥欲饮水等证。黄树曾说："不问外感杂病，如渴欲饮水，口干燥者，审系肺胃热炽津枯，即可酌投。"（《释义》）本方既可治阳明热盛伤津的消渴证，亦可治肺胃热盛，津气两伤的上消或中消证。

【文献选录】　喻昌：此治火热伤其肺胃，清热救渴之良剂也。故消渴病之在上焦者，必取用之。东垣以治膈消。洁古以治能食而渴者。（《医门法律》）

尤怡：此肺胃热盛伤津，故以白虎清热，人参生津止渴，盖即所谓上消膈消之证，疑亦错简于此也。（《心典》）

吴谦：消渴则渴欲饮水，水入即消，而仍口干舌燥者，是热邪盛也，故以白虎加人参汤，清热生津也。（《金鉴》）

【临床应用】　（1）治疗糖尿病：谭漪等[28] 用白虎加人参汤与口服降糖西药联合应用治疗 20 例中医辨证属于气阴两虚、燥热偏盛的 2 型糖尿病，结果：显效者 6 例，有效者

10 例，无效者 4 例，总有效率 80%。方药：太子参 30g，石膏 50g，知母 15g，甘草 10g，粳米 10g。不仅能够明显改善患者口渴喜饮、多食易饥、怕热心烦、小便频多、倦怠乏力、自汗盗汗、气短懒言、五心烦热等症状，同时发现服用白虎加人参汤能够很好降低患者的空腹血糖、餐后血糖、尿糖、甘油三脂、胆固醇的水平。

（2）治疗发热：王小强[29] 以白虎加人参汤治疗西医不同病种的发热，尤其是顽固发热性疾病，总有效率 100%。观察病人 24 例，无原因发热 3 例，风湿热 2 例，结核性胸膜炎 4 例，肺炎 4 例，病毒性上呼吸道感染 11 例；体温 37.6～39.8℃；病程最短 2 天，最长 1.5 个月。病因治疗外，均处以白虎加人参汤治之：石膏 30～60g，知母 10～15g，生山药 15～30g（代替粳米），人参 3～9g（或用党参 15～30g），甘草 6～10g。随证加减。疗程最短 6 天，最长 20 天。结果痊愈 17 例，好转 7 例，总有效率 100%。典型病例。男患，51 岁。发热咽痛 3 天来我院急诊就诊，症见：身热无汗，无恶寒，无咳嗽咯痰，咽部疼痛。查体：体温 38.7℃，咽部充血，双侧扁桃体不大，双肺听诊呼吸音粗，未闻及干湿啰音。血常规：白细胞 7600g/L，淋巴细胞 86%，中性粒细胞 14%，胸透：双肺纹理增重。诊断：急性上呼吸道感染。西医治疗后，病情无好转，故再次前来诊治。症见：身热无汗，无恶寒，咽痛口干，肢体无力，食欲不振，小便黄少，大便干，舌红苔燥，脉数。证属邪热入里，气阴两伤。用白虎加人参汤加味：石膏 45g，知母 15g，生山药 15g，党参 15g，甘草 6g，金银花 30g，桔梗 10g，牛蒡子 15g，天花粉 15g，麦冬 15g。服 4 剂后，身热消退，余症减轻，继服 3 剂，诸症消失，随访 1 周，诸症未作。

【现代研究】 （1）降糖作用：戴锦成等[30] 经过药理研究表明，知母根茎中含知母聚糖（Anemarans），知母聚糖 A、B、C、D 均有降血糖作用，尤以知母聚糖 B 的降糖作用为强。石膏虽无降血糖作用，但和知母、人参配伍使用时，可增强其降血糖效果。人参多肽和人参多糖均能抑制四氧嘧啶引起的高血糖。人参还能抑制糖异生，增强葡萄糖的分解。

（2）提高体液免疫功能：郑家铿等[31] 的研究表明，给四氧嘧啶致糖尿病模型小鼠灌服白虎加人参汤，结果发现模型小鼠的脾脏明显萎缩，脾细胞总数减少，因而影响了 IgG 和 IgM 的合成。

【原文】 脉浮發熱，渴欲飲水，小便不利者，豬苓湯主之。（13）

豬苓湯方：

豬苓（去皮） 茯苓 阿膠 滑石 澤瀉各一兩

上五味，以水四升，先煮四味，取二升，去滓，內膠烊消，溫服七合，日三服。

【经义阐释】 本条论述水热互结，郁热伤阴的小便不利证治。脉浮发热，并非病邪在表，而是由于客热在肺引起。肺热郁蒸于皮毛，所以脉浮之中应兼数象，肺热达于外，故又发热，因与外邪无关，所以发热不兼恶寒。热盛伤阴，津不濡润，则渴欲饮水。水与热结，水停则膀胱气化不行，因而小便不利。此乃水热互结，郁热伤阴之候，故用猪苓汤滋阴润燥，利水除热。

本条亦见于《伤寒论》第 223 条，是病在阳明，水热互结，伤阴胃燥的小便不利证治。

【方药评析】 猪苓汤即五苓散去桂枝、白术加阿胶、滑石组成。方中猪苓、茯苓入肾、膀胱二经，猪苓甘淡微苦，苦能下降直达少阴，甘淡能渗利水湿，茯苓淡渗利水，泽泻宣泄肾浊，滑石甘寒而滑，善清下焦之邪热而利小便，阿胶甘咸，滋阴润燥。五药合用，渗利与清热养阴并进，利水不伤阴，滋阴不敛邪，使水气去，邪热清，阴液复，诸证自解。但总以渗利为主，清热养阴为辅。

本条与五苓散证皆有小便不利，渴欲饮水，脉浮发热的证候，以及水热互结的病机，方药中亦都用茯苓、猪苓、泽泻通利小便。但两者的脉因证治尚有差异，五苓散证是热初入与水结而阴未伤，症状上先有小便不利，次见口渴，而后再见小便不利。治疗上重在温阳化气行水，故有桂枝化气行水，白术健脾燥湿，气化水行，则小便通而热渴亦解；猪苓汤证是热入久与水互结而阴已伤，治疗重在清热滋阴利水，故有阿胶滋养阴液，滑石清热利水，使阴津恢复，则口渴自愈，发热解而小便亦通。

猪苓汤证与白虎加人参汤证均有渴欲饮水，此是热在下焦，水热互结阴伤，症状上又有小便不利；彼是热在上中焦，热盛津伤，以多饮为主要症状。

【文献选录】　柯琴：脉证全同五苓。彼以太阳寒水利于发汗，汗出则膀胱气化而小便行，故利水之中仍兼发汗之味。此阳明燥土最忌发汗，汗之则胃亡津液，而小便更不利，所以利水之中仍用滋阴之品。二方同为利水，太阳用五苓者，因寒水在心下，故有水逆之证，桂枝以散寒、白术以培土也。阳明用猪苓者，因热在胃中，故有自汗证，滑石以滋土、阿胶以生津也。散以散寒，汤以润燥，用意微矣。（《伤寒来苏集·伤寒论注》）

尤怡：此与前五苓散病证同，而药则异。五苓散行阳之化，热初入者宜之；猪苓汤行阴之化，热入久而阴伤者宜之也。按，渴欲饮水，本文共五条，而脉浮发热，小便不利者，一用五苓，为其水与热结故也；一用猪苓，为其水与热结而阴气复伤也。其水入则吐者亦用五苓，为其热消而水停也。渴不止者，则用文蛤，为其水消而热在也。其口干燥者，则用白虎加人参，为其热盛而津伤也。此为同源而异流者，治法亦因之各异，如此，学者所当细审也。（《心典》）

吴谦：此与第四条文同义异。文同者，脉浮小便不利，发热、微热、渴欲饮水，消渴也；而义异者，一以五苓散利水发汗，一以猪苓汤利水滋干。……何以知之？一以发汗为主，其因无汗可知；一以滋干为主，其因有汗可知，故文同而义异，病同而治别也。（《金鉴》）

唐宗海：五苓散证，发于膀胱。膀胱之阳不能化水，故先小便不利，次乃随太阳经而见于表为热，水既停则津不升，故最后乃见消渴之证。是先病膀胱之水，而后见热渴，但当温膀胱之寒水为主，故用桂枝也。此节猪苓汤证，是证发于肺经，肺主皮毛，而先见发热，是肺有热也。肺热津不布，故渴欲饮也。外热上渴，肺既受伤，不能通调水道，因而小便不利，是先病肺之虚热也。但当滋肺经之虚热为主，故用阿胶与滑石。二证之发见，先后不同，脏腑遂异，独其脉皆浮何哉？盖五苓散之浮，应太阳主表之义也；猪苓汤之浮，应肺主皮毛之义也。脉虽同而见证有先后，遂大异焉。（《补正》）

【临床运用】　（1）治疗泌尿系结石：张万水等[32]治疗1例膀胱结石患者，就诊时症见：全身水肿，腹胀欲呕，小便涩痛，色黄，点滴难出。舌淡苔薄白，脉沉细。尿常规：蛋白（＋＋）、白细胞（＋＋）、红细胞（＋＋）。遂投猪苓汤。服药1剂，顿觉舒服。3剂后，水肿明显消退。尿常规：（－）。

（2）治疗肾炎：张万水等[32]治疗1例急性肾盂肾炎男性患者。患者入院前6天有感冒发热病史，入院时见：腰痛，口渴欲饮，饮水则吐，心烦不眠，无咳嗽，纳差，小便利，大便可。舌淡，苔根黄干，前、中部苔薄白，脉细数。查尿常规：蛋白（＋）、红细胞（＋＋）、白细胞（－）。考虑此患者症状典型，为太阳病传入少阴化热，与水相搏，遂成水热互结，邪热伤阴，故口渴欲饮；攻入胃，则为呕逆；阴虚且邪热上扰，则心烦不眠。虽未见小便涩痛，但腰痛仍可归结为下焦之痛。投猪苓汤加桂枝、白芍、甘草。服后不吐。第二天，腰痛大减，眠可，食欲增。第三天，腰不痛，余症消失。第四天查尿常规（－），病情痊愈出院。林德就等[33]用加味猪苓汤配合复方丹参注射液治疗系统性红斑狼疮性肾炎30例，完全缓解7例，显效13例，有效8例，无效2例，总有效率93.33%，且患者在红细胞、白细胞计数、血白蛋白含量、尿素氮、SIL-2R、补体C3、尿蛋白定量等指标均有明显改善。

（3）治疗肾功能不全（尿毒症期）：张万水等[32]治疗1例肾功能不全女性患者。因反复恶心、呕吐1个月，双下肢浮肿10天，住院治疗。患者近1月来无明显诱因出现胃脘部闷痛不适，胸骨后烧灼感，头晕，恶心呕吐，伴有泛酸嗳气，与饮食无明显关系，疼痛未向他处放射，近10天来出现双下肢浮肿、尿频、尿急、尿量减少，伴腰部酸痛，烦躁、口干、口苦，无发热畏寒。舌苔黄，脉双侧尺部浮滑数，寸关部沉。入院后查肾功能：CR：1064.9μmol/L，BUN：33.8mmol/L。尿常规：PRO（＋＋），BLD（＋＋＋），RBC（＋＋＋），WBC（－）。患者拒绝做血透，故求诊于中医，考虑到患者表现典型阳明、少阴症状，遂投猪苓汤。3天后症状明显缓解，脉象亦有所变化：双侧关部浮滑，尺部沉，此脉为邪由里外传之象。复查肾功能恢复正常。7天后患者尿常规（－），病情痊愈出院。

（4）治疗产后腹痛：郭淑芳等[34]治疗1例剖宫产术孕妇，术后3日出现小腹阵发性剧烈疼痛，小便不利，尿痛不适，大便干燥不畅，恶露少，下肢浮肿，心悸，动则甚，心烦，恶闻人声，彻夜不寐，不能食，乳汁少，面色萎黄，舌淡红苔白微腻，脉弦数。方用猪苓汤合当归芍药散加减：猪苓9g，滑石9g，茯苓15g，阿胶9g，泽泻9g，当归30g，炒白芍18g，川芎6g，柴胡6g，肉苁蓉30g，黑芝麻100g，炙甘草6g。服药当晚即能入睡，心烦消失，腹痛大减，小便通利，大便通畅，便下色黑，浮肿消退，惟觉纳差，乳汁虽下但不甚多，予以健脾和胃之剂善其后，病告痊愈。作者认为虽然患者症状复杂，但根据其小便不利，腹痛，心烦不寐，辨证为水热互结于下焦、水气不利，又因产后血虚运行无力致水停、血瘀互见，治疗上抓主症，给予养阴血，清热活血利水。

（5）治疗失眠：皮后炎[35]病案。张某，患慢性"尿道炎"已有年余，因劳累或感冒而偶有复发。今因1月前染"重感"经治疗后寒热已平，但咳嗽，胸闷，口渴，恶心纳差，尿频尿少，余沥不尽，大便溏。2周前又增心烦、失眠，舌尖疼痛；且失眠日渐加重，以致每夜只能浅睡2～3h，地西泮类药物渐渐无效，而求中药治疗。诊见面部略微浮肿，舌体稍大，舌尖黯红，舌苔黄而润，脉细。初诊辨证为心经有热，下移小肠。用导赤散加琥珀。3剂。再诊：仅尿频尿少略见好转，余症依旧。辨证为少阴热化证，用猪苓汤治疗：猪苓、茯苓、滑石、泽泻、阿胶各15g，琥珀4.5g。2剂后诸症好转，服完3剂后排尿畅快，其他症状亦见好转，睡眠改善，唯咳嗽、胸闷依然。继守原方加半夏15g，5剂而诸症悉平。续以无比山药丸加琥珀安神丸以善其后。按：该患者感邪日久，由表入里化热并引动宿疾，以致阴虚有热，水热互结而见诸症，故用猪苓汤滋阴清热利水而收佳效，加琥珀意在加强安神利尿通淋。

【现代研究】　（1）现代药理研究认为[36] 茯苓有显著利尿作用，对大肠杆菌、金黄色葡萄球菌、变形杆菌等有抑制作用，还能提高小鼠腹腔单核细胞的吞噬功能，对小鼠体液免疫有促进作用；猪苓利尿作用较茯苓更强，对金黄色葡萄球菌、大肠杆菌亦有抑制作用；泽泻有较强的利尿作用；阿胶可促进淋巴细胞转化；滑石利尿作用显著，对各种杆菌和葡萄球菌均有抑制作用。总之，猪苓汤加味具有抑菌杀菌、利尿和提高机体免疫力的作用，故对老年复发性泌尿系感染有很好的治疗效果。

（2）改善肾功能作用：全世健等[37] 发现猪苓汤能有效抑制系膜细胞增生，降低血肌酐、尿素氮，减轻血尿和蛋白尿症状，减缓肾功能的损害。通过抑制 IL-1β、IL-1、TNFα 三种细胞因子的活性可能是它作用的靶点之一；进一步研究发现，猪苓汤可以显著抑制 IL-6mRNA 的表达，提示其可能是通过基因调控层次发挥作用，即抑制相关细胞因子的基因表达从而达到抑制细胞因子活性的目的。

结　　语

本章论述了消渴，小便不利和淋病三种病，因这三种病在症状上均可出现小便异常，故合为一篇，重点是消渴和小便不利。

1. 消渴

病因病机：《内经》有"五脏皆柔弱"和"数食甘美而多肥"之人易得本病。其病变脏器则关系至肺、胃和肾。燥热在肺，肺燥津伤，则口渴多饮；热郁于胃，消灼胃液，则消谷善饥；肾虚精亏，封藏失职，则小便量多。肺、胃、肾三者虽然各有重点，但又互为影响。

辨证论治：根据症状多饮、多食、多尿的主次，分为上消、中消、下消三类，作为辨证的主要依据。上消以"渴欲饮水，口干舌燥"为主症，治宜益气生津，清热止渴，方用白虎加人参汤。中消以便坚，溲数，消谷，渴饮为主症，篇中未指出治法，后世医家多主张用调胃承气汤类，以通腑泻热。下消以小便多，"饮一斗，小便一斗"为主症，治用肾气丸温肾化气。另外，还有一种热性病过程中的渴饮症，可用文蛤散生津止渴。两者的区别，在于小便的变化，前者小便频，量多，后者小便短黄而少。

2. 小便不利

病因病机：小便不利的病位主要在肾和膀胱，发病原理总属膀胱气化功能失调。《内经·灵兰秘典论》说："膀胱者，州都之官，津液藏焉，气化则能出矣"。膀胱气化功能，又属肾所主，因此，小便不利病变脏腑在肾和膀胱，有虚实之分，实证有湿热下注，浊瘀内结；虚证有肾元亏虚，膀胱气化无权。

辨证论治，水热互结的太阳蓄水证，用五苓散化气利水；水热互结，邪热伤阴，用猪苓汤滋阴润燥，利水除热；肾阳不足，上寒下燥，用栝蒌瞿麦丸温阳利水兼以润燥；湿热瘀结，膀胱气化不利，分别选用蒲灰散、滑石白鱼散化瘀利窍泄热，前者利湿泄热为主，后者止血消瘀见优；若中焦脾虚湿盛，下焦肾虚有热，用茯苓戎盐汤健脾利湿，益肾清热。

3. 淋病

主要症状：是小便频数短涩疼痛，本篇论述淋病的条文只有两条，一述石淋，一言淋病禁汗的原则，前后不连贯，且无治法，但淋病与小便不利，很多方治可以互相通用，只要病机相同，可参考小便不利诸方。

　　附：消渴病、小便不利、淋病内容归纳表。

消渴病内容归纳表

含义	以口渴多饮，多食善饥，小便量多，或消瘦乏力为特征的疾病			
病因病机	肺胃热盛，津气两伤；胃中热盛；肾阳不足			
主症主脉	寸口脉浮而迟；趺阳脉浮而数。主要症状为口渴多饮，多食善饥，小便量多			
证 治	分　类	症　状	治　法	方　剂
	上消	渴欲饮水，口干舌燥	益气生津，清热止渴	白虎加人参汤
	中消	消谷引饮，大便坚，小便数		
	下消	小便量多，以饮一斗，小便一斗	温补肾中阴阳，化气蒸津	肾气丸
	热盛消水	渴欲饮水不止	清热润下	文蛤散

小便不利内容归纳表

含义	小便不利是一个症状，即小便短少或溺出不畅，可出现在许多疾病中			
病因病机	湿热壅结，或浊瘀阻塞而致膀胱气化不利所致			
主症	小便量少或排尿困难			
证 治	分　类	症　状	治　法	方　剂
	热与水结 气化不利	脉浮，小便不利，微热消渴	化气利水	五苓散
	下寒上燥	小便不利，有水气，苦渴	温阳化气，生津润燥	栝蒌瞿麦丸
	湿热夹瘀 气化受阻	小便不利或短赤，或有血尿	利湿泄热，化瘀	蒲灰散
	湿热夹瘀 伤及阴络	小便不利，尿血	化瘀止血，清泄湿热	滑石白鱼散
	脾虚湿盛 肾虚有热	小便不利，尿后余沥不尽	健脾渗湿，益肾清热	茯苓戎盐汤
	水气热结 郁热伤阴	脉浮发热，渴欲饮水，小便不利	滋阴润燥，利水除热	猪苓汤

淋病内容归纳表

含义	以小便频数短涩，滴沥刺痛，小腹拘急引痛为主要症状的疾病			
病因病机	湿热壅结下焦，膀胱气化不利			
主症	尿频、尿急、尿痛或伴腰痛			
证 治	分　类	症　状	治　法	方　剂
	石淋	小便如粟状，少腹拘急，痛引脐中		
	治禁	淋家不可发汗，汗出则尿血		

（林昌松　王新生）

参 考 文 献

[1] 刘艳. 金匮肾气丸治疗前列腺增生症 20 例临床观察. 长春中医药大学学报, 2009 (4): 540

[2] 陈科, 刘春梅. 金匮肾气丸加减配合行为训练治疗膀胱过度活动症 40 例临床观察. 江苏中医, 2008 (10): 55-56

[3] 周文献, 朱志军. 加味金匮肾气汤治疗原发性甲状腺功能减退症. 光明中医, 2001 (4): 41-42

[4] 路亚娥. 金匮肾气丸加味配合西药治疗糖尿病肾病 60 例. 陕西中医学院学报, 2009 (5): 29-30

[5] 高想. 肾气丸治疗心血管病验案举隅. 国医论坛, 2003 (2): 9

[6] 赵海梅, 汤菲, 刘端勇. 重视金匮肾气丸对血糖的双向调节作用. 国医论坛, 2003 (5): 12

[7] 吴海涛, 顾海, 尹星, 等. 金匮肾气丸对环磷酰胺所致骨髓抑制小鼠的影响. 医药导报, 2008, 27 (8): 923-924

[8] 袁香凝, 伍晋, 陈志芳, 等. 五苓散加减对肾绞痛的镇痛作用案析两则. 黑龙江中医药, 2008 (3): 29

[9] 翟佳滨, 孙萍, 翟佳立. 五苓散加味治疗尿潴留验案举隅. 内蒙古中医药, 2004, 23 (1): 15

[10] 尹爱兵. 五苓散加味治疗水湿内停型眩晕 50 例. 光明中医, 2009 (8): 49

[11] 苑述刚. 近 10 年五苓散的临床新用和药理研究概况. 成都中医药大学学报, 2003 (3): 57-58

[12] 王占玺. 张仲景药法研究. 北京: 科学技术文献出版社, 1984: 460

[13] 杨百茀, 等. 实用经方集成. 北京: 人民卫生出版社, 1996: 439

[14] 臧新开, 李立强. 文蛤汤加味治愈顽固性头痛临床分析. 现代中西医结合杂志, 2002 (18): 54

[15] 罗试计, 庞英华, 许廷生. 瓜蒌瞿麦散治疗糖尿病肾衰阳虚型水肿 32 例. 河南中医, 2006 (4): 44

[16] 陈志刚. 瓜蒌瞿麦丸治疗糖尿病肾病蛋白尿的临床观察. 长春中医药大学学报, 2009 (1): 92

[17] 刘杰, 张仁义. 瓜蒌瞿麦汤治疗慢性前列腺炎 66 例. 实用中医药杂志, 2005 (8): 468

[18] 张淑文. 瓜蒌瞿麦丸治疗尿道综合征 52 例. 中国医药学报, 2003 (2): 126-127

[19] 张恩勤. 经方研究. 济南: 黄河出版社, 1989: 318

[20] 李德全, 等. 蒲灰散合茯苓戎盐汤加减治 76 例淋症. 浙江中医杂志, 1985 (11): 490

[21] 郑大正. 《金匮》蒲灰散的应用. 云南中医学院学报, 1986 (1): 31

[22] 张谷才. 从《金匮》方来谈瘀血的证治. 辽宁中医杂志, 1980 (7): 2

[23] 张慧莲. 蒲灰散方合通关丸加味治疗慢性肾小球肾炎血尿临床观察. 中国中医药信息杂志, 2007 (11): 61

[24] 张菊兰. 蒲灰散加味治疗前列腺肥大急性尿潴留. 云南中医杂志, 1989 (5): 41

[25] 袁曙光. 王琦应用经方治疗男科病经验. 中医杂志, 1993 (9): 523

[26] 范立金. 蒲灰散加味治愈血精 1 例. 中医杂志, 1989 (4): 46

[27] 于世良. 蒲灰散治疗急性黄疸型肝炎. 浙江中医杂志, 1989 (3): 130

[28] 谭漪, 谢春光. 白虎加人参汤治疗 2 型糖尿病的临床观察. 成都中医药大学学报, 2002 (4): 23-24

[29] 王小强. 白虎加人参汤治疗发热的临床体会. 中华现代中医学杂志, 2006, 2 (7): 658-659

[30] 戴锦成, 郑家铿, 黄景新, 等. 人参白虎汤加减方对糖尿病模型大鼠影响的实验研究. 福建中医学院学报, 2001 (3): 49-52

[31] 郑家铿, 杨竣联. 人参白虎汤加减方对糖尿病大鼠血糖及免疫功能影响的实验研究. 福建中医学院学报, 2001 (1): 40-42

[32] 张万水, 陈利国, 孙冠珠, 等. 临床运用猪苓汤的体会. 陕西中医, 2006 (2): 238

[33] 林德就, 温伟平, 邱仁斌, 等. 加味猪苓汤配合复方丹参注射液治疗系统性红斑狼疮性肾炎 30 例疗效观察. 新中医, 2003 (7): 26-27

［34］郭淑芳．猪苓汤运用举隅．光明中医，2009（9）：1768

［35］皮后炎．经方治验2则．吉林中医药，2007（10）：48

［36］潘和长．猪苓汤加味治疗老年复发性泌尿系感染的临床观察．湖北中医学院学报，2009（4）：50

［37］全世建，熊曼琪．猪苓汤对Thy-1大鼠肾炎模型相关细胞因子及基因表达作用研究．中国实验方剂学杂志，2001（4）：44-46

第十四章

水气病脉证并治

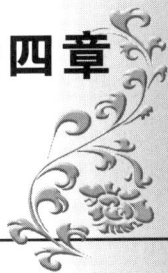

本章原文为《金匮》第十四篇，主要论述水气病的病因病机、辨证与治疗。

"水气"一词首先见于《内经》，如《素问·评热病论》云："诸有水气者，微肿先见于目下"。这里的"水气"是指水湿之邪，为继发致病因素。此意在《伤寒论》中亦有所载，如第40条曰："伤寒表不解，心下有水气……"；第162条亦曰："伤寒汗出解之后……胁下有水气，腹中雷鸣，下利者，生姜泻心汤主之"。本章所论的"水气"为病名，即指水气病。它是指肺、脾、肾之气分别失其通调、转输、蒸化的功能，使人体津液运行障碍，以致水湿停聚，泛溢人体各部而形成以肿为主症的疾病。即通常所说的水肿病。该病名是从本病形成的机理而得。

本章原文提及了水气病的分类方法为四水与黄汗；五脏水及水分、气分、血分等。治疗原则有发汗、利小便、逐水等。

水气病之称及其有关最基本理论渊源于《内经》，但对水气病的临床表现与治法比较全面具体的论述应是仲景为先，此为后世医家对水气病证治研究的发展奠定了良好的基础，至今仍具有指导临床的实用价值。

【原文】 師曰：病有風水、有皮水、有正水、有石水、有黃汗。風水其脉自浮，外證骨節疼痛，惡風；皮水其脉亦浮，外證胕腫①，按之没指，不惡風，其腹如鼓，不渴②，當發其汗。正水其脉沉遲，外證自喘；石水其脉自沉，外證腹滿不喘。黃汗其脉沉遲，身發熱，胸滿，四肢頭面腫，久不愈，必致癰膿。（1）

【词语注解】 ①胕肿：胕（fū肤）与跗通，其意有二：皮肤；足背。此从前者。跗肿即指皮肤浮肿，如《黄帝素问直解·卷之五·水热穴论第六十一篇》曰："肿者，皮肤胀满，水气不行，故聚水而生病也"。

②其腹如鼓，不渴：《诸病源候论·水肿病诸候·皮水候》作"腹如故不满亦不渴"。

【经义阐释】 本条主要论述水气病的分类及各类的主要脉症，风水、皮水的治则，黄汗的转归演变。

水气病分为风水、皮水、正水、石水、黄汗五类。

风水，《灵枢》称为风痱（"痱"与"水"通），它是水肿病的一种，"从风而水……"（《素问·汤液醪醴论》）。它是风邪外袭，皮毛受伤，肺气不宣，通调水道功能失职，以致津液运行障碍，水湿停聚，泛溢于肌表而引起。风邪犯表，水溢肌肤为邪在表，故风水之脉为浮，症见恶寒。风与水湿之邪阻滞肌表，使其关节肌表之气痹阻不通，故骨节疼痛，除此之外，由于风为阳邪，其性轻扬浮于上，根据"头面肿曰风"（《素问·风论》），所以常见头面浮肿，咽痛，或咽痒。恶寒发热原文中未及，此乃省文之写作。概而言之，风水乃风邪外袭，肺失宣肃，通调功能失常而致。

皮水乃肺主通调水道与脾主转输功能失常以致津液代谢障碍，水湿之邪停留肌肤、四肢之间而引起，故其脉浮，而周身浮肿，按之凹陷，指被埋没。皮水非外邪所致，故不恶风，即无表证。"其腹如鼓"释之有二：其一是从《脉经》、《诸病源候论》将"鼓"作"故"解，即腹不胀满，如常人样；其二是不少医家作腹胀满，像鼓一样解。据原文所说皮水的治则是"当发其汗"，再遵《素问·阴阳应象大论》："其在皮者，汗而发之"之旨，说明此时的皮水仍为水湿在表，尚未入里，当因势利导，使水湿之邪从外而解才是，故不应有腹满如鼓状，否则此法欠妥，据此其释当从"一"为妥。皮水病在初起，水湿之邪在表未入里，同时亦未化热，故"口不渴"。风水、皮水均以"发其汗"治之，其理安在？喻昌曰："皮毛者，肺之合也，肺行荣卫，水渍皮间，荣卫之气膹郁不行……发汗以散皮毛之邪，外气通则内郁自解耳。"（《医门法律·水肿论》）

正水是肾阳不足，难以蒸化津液，以致水湿内停，虚寒之气较甚而成，故脉沉迟。沉迟既是正水的主脉，也是仲景以此说明正水的病位在里，病机为肾阳不足，水寒内停。足少阴肾经脉络于肺，水寒之气循经脉上犯于肺，使肺气不利而上逆，故症见"自喘"。

正水成病，根据《素问·水热穴论》曰："肾者，胃之关也，关门不利，故聚水而从其类也。上下溢于皮肤，故为胕肿、大腹，上为喘呼"推知正水除喘为主症外，还当有浮肿、腹大等症。对此《医门法律·水肿论》有言："其脉沉迟，外证自喘，北方壬癸自病，阳不上通，关门闭而水日聚，上下溢于皮肤，胕肿腹大，上为喘呼，不得卧，肾本肺标，子母俱病也"。对于正水病仲景未出治法，可以壮水之剂如薛己的加味《金匮》肾气汤（方由茯苓、制附子、牛膝、官桂、泽泻、车前子、山萸、山药、丹皮、熟地组成）为主治之。方中桂、附化阴中之阳，熟地、山药、牛膝养阴中之水，茯苓、泽泻、车前子利阴中之滞，诸药可奏壮水通窍之功以治肾，亦可使气化于精，即治肺。此方补而不滞，利而不伐，用之当随证增损，其效更佳。

"石水"一词首见于《素问·阴阳别论》曰："阴阳结斜，多阴少阳曰石水，少腹肿"，此说明石水的成因及其主症。"斜"即"邪"之意，"多阴"指水寒、瘀血之阴邪盛，"阳少"是指阳气虚衰。石水病位主要在肝肾，其据有二：一据《素问·大奇论》："肝肾并沉为石水"；二据原文曰"少腹满"，少腹属下焦为肝肾所主。推知阳虚乃肾阳虚，肝病当是瘀血郁滞其经，肝肾有病犯及于脾则腹满，肺未受累则不喘。石水之成乃为肾阳虚极，水寒瘀血凝结于下焦肝肾。其主症为少腹肿硬胀满如石，当然据肝经循行之位，还当有胁下胀痛等症，对此《诸病源候论·水肿病诸侯·石水候》有曰："肾主水，肾虚则水气妄行，不依经络，停聚结在脐间，小腹肿大硬如石，故云石水。其候，引胁下胀痛而不喘是也"。对石水的治法《金匮要略》未载，有人提出可用海蛤丸（方由赤茯苓、桑皮、葶苈、海蛤、防己、郁李仁、橘红、蜂蜜、米汤组成）（《卫生宝鉴·医验纪述》）。

黄汗，因出汗色黄故名，其主症为周身出黄汗，此与关节痛处溢黄水的"历节黄汗出"有别。黄为脾之本色，据"黄汗其脉沉迟"，推知其本在脾，脾病湿阻，气机不畅则脉沉迟，湿遏卫表，营气被郁则发热，湿阻胸阳则胸满，水泛四肢头面则四肢头面肿。黄汗病经久不愈，湿久化热，阻遏营气，常可血败肉腐，酿成痈脓。正是《素问·生气通天论》"营气不从，逆于肉里，乃生痈肿"之意。

黄汗成因，《金匮要略》只曰："以汗出入水中浴，水从汗孔入得之"，再结合仲景用芪芍桂酒汤与桂枝加黄芪汤治之，可知本病之成因湿而致，与表虚营卫不和关系密切，但黄汗病形成与内脏有无关系《金匮要略》未及，程门雪明确提出此病之成与脾心之弱有关。他在《金匮篇解·黄汗病解》中曰："黄汗之黄，盖虚黄耳，始由水入汗孔，伤其卫阳，由表入里，又伤其心阳。而其人之体又属脾阳不足者，脾虚不能自蕴其卑，心虚不能自藏其液，表阳虚不能敛其外泄之津，中阳虚不能化其外来之湿，而黄汗之病以成"。此语验之临床确有道理，临证治黄汗病，常从补脾养心、益气固表之阳着手治其本，兼清湿热之标，每每有效，从此可知程氏之说有理，当从。

本条论及四水与黄汗，说明了水肿病的形成不外肺失宣降，通调失职，脾失运化，转输不能，肾失开合，蒸化失职，当然与三焦亦有着密切的关系。

水气病临证时应辨别水在上、下、表、里。风水、皮水为水湿停滞肌表，为病在表，为阳水，风水有表证，为表中之表，皮水无表证，为表中之里；正水、石水病属虚实夹杂，为病在里，为阴水，正水有喘为病在上，为里中之表，石水有少腹满（硬），为病在下，为里中之里。

【文献选录】　程林：风水与皮水相类，属表；正水与石水相类，属里。但风水恶风，皮水不恶风；正水自喘，石水不喘为异耳。自唐以来，复有五水十水之说，皆由肾不主五液，脾不能行水，至津液充郭，上下溢于皮肤，则水病生矣。（《直解》）

魏荔彤：黄汗者，其脉亦沉迟，与正水、石水水邪在内无异也。然所感之湿，客于皮毛者，独盛于他证，故身发热，热必上炎，故胸满头面肿。湿热肆行，故四肢亦肿。久久不愈，且成痈脓，皆湿盛而热随之留恋不去，瘀窭蕴酿，致成疮痈，溃烂成脓，必至之势也。热逼于内，汗出于外，湿瘀乎热，汗出必黄，此又就汗出之色，以明湿热之理，名之曰黄汗。（《本义》）

尤怡：风水，水为风激，因风而病水也。风伤皮毛，而湿流关节，故脉浮恶风而骨节疼痛也。皮水，水行皮中，内合肺气，故其脉亦浮，不兼风，故不恶风也。其腹如鼓，即《内经》鼖鼖然不坚之意，以其病在皮肤，而不及肠腑，故外有胀形，而内无满喘也。水在皮者，宜从汗解，故曰当发其汗。正水，肾脏之水自盛也。石水，水之聚而不行者也。正水乘阳之虚而侵及上焦，故脉沉迟而喘；石水因阴之虚而结于少腹，故脉沉腹满而不喘也。黄汗，汗出沾衣如柏汁，得之湿热交病，而湿居热外，其盛于上而阳不行，则身热胸满，四肢头面肿，久则侵及于里而营不通，则逆于肉理而为痈脓也。（《心典》）

吴谦：风水得之内有水气，外感风邪，风则从上肿，故面浮肿，骨节疼痛恶风，风在经表也。皮水得之内有水气，皮受湿邪，湿则从下肿，故胕浮肿，其腹如鼓，按之没指，水在皮里也，非风邪，故不恶风，因水湿故不渴也。其邪俱在外，故脉均浮，皆当从汗从散而解也。正水水之在上病也，石水水之在下病也，故在上则胸满自喘，在下则腹满不喘也。其邪俱在内，故均脉沉迟，皆当从下从温解也。（《金鉴》）

【原文】　脉浮而洪，浮则为風，洪则为氣，風氣相搏，風强[①]則为隱疹[②]，身體为癢，癢为泄風，久为痂癩[③]；氣强[④]則为水，難以俛仰。風氣相擊，身體洪腫，汗出乃愈。惡風則虚，此为風水；不惡風者，小便通利，上焦有寒，其口多涎，此为黄汗。（2）

【词语注解】　①风强：风邪盛。

②隐疹：与《金匮要略·中风历节病脉证并治》"瘾疹"同。

③痂癞：指化脓或结痂之类的皮肤病，由隐疹瘙痒感染而成。

④气强：此指水气盛。

【经义阐释】　本条主要论述风水的成因。本条文首道："脉浮而洪，浮则为风，洪则为气"，浮主外感风邪，洪主气，此指水气。"风气相搏"即"脉浮而洪"的互词，即指风与水邪互结致病。风为阳邪，若其偏盛，易化热伤及营血，则发隐疹，即身布红疹且痒，此时若有汗出，为风有外泄之势，故曰"痒为泄风"。这就是王冰在注《素问·风论》所曰："风居腠理，则玄府开通，风薄汗泄云风泄"之意。若隐疹不愈，因痒搔破，日久邪感伤及血脉，血败肉腐而致痂癞。若"风气相击"（与"风气相搏"同意）水气偏盛则水病成，主症见腹满，难以仰俯，可见肿而喘。"此为风水"应移至"身体洪肿"之后文义方符。风邪犯表，肺气壅实不宣，通调失职，水湿泛溢肌肤，以致周身严重的浮肿，因风气相击而成，故曰风水，"洪肿"即盛肿之意。风水，因邪在表，故汗出乃愈。"恶风则虚"指风水当有恶风，"虚"指腠理疏松。"不恶风者……此为黄汗"当为衍文，其理有三：

一是据"小便通利"知湿无以存，从"不恶风者……其口多涎"证明上焦虚寒，难以推知有热，黄汗形成与湿热有关，现既无湿无热黄汗怎成。

二是风水无黄汗出，黄汗当有黄汗出，二者很易鉴别。尤怡又说："风水之病其状与黄汗相似，以恶风者为风水，不恶风者为黄汗，而风水之脉浮，黄汗之脉沉，更不必言矣"。（《心典》）

三是曾有医家亦有是说，如《医碥》曰："'不恶风者……此为黄汗'五句，当是错简，删之"。再如南京中医学院编《金匮要略学习参考资料·水气病脉证并治第十四》曰："'不恶风者'以下五句，与上文精神不协"。

【文献选录】　尤怡：风，天之气；气，人之气，是皆失其和者也。风气相搏，风强则气从风而侵淫肌体，故为隐疹；气强则风从气而鼓涌水液，故为水。风气并强，两相搏结，而水液从之，则为风水，汗之则风去而水行，故曰汗出乃愈。然风水之病，其状与黄汗相似，故仲景于此复辨其证，以恶风者为风水，不恶风者为黄汗；而风水之脉浮，黄汗之脉沉，更不必言矣。（《心典》）

吴谦：六脉俱浮而洪，浮则为风，洪则为气，风气相搏之病。若风强于气，相搏为病，则偏于营，故为隐疹，身体为痒，痒者肌虚，为风邪外薄故也。名曰泄风，即今之风燥疮是也，故日久不愈，则成痂癞。痂癞、疥癣，疬癞之类是也。若气强于风，相搏为病，则偏于卫，故为水气，难以俯仰，即今之支饮喘满不得卧也。若风气两相强击为病，则为风水，故通身浮肿也。以上诸证皆属肌表，故当发汗，汗出乃愈也。风水无汗，当以越婢汤发汗；若汗出恶风，则为表阳虚，故加附子也。（《金鉴》）

唐宗海：此处当分数小节读。首言浮则为风，洪则为气，浮洪之脉，则风气常相搏而不解也。次言风若不与气相搏，则其风单发而为隐疹，身体为痒，痒者为泄风。泄风之名见《内经》，如今之风瘟等是。泄风久则变为痂癞，此风强者，终不与气搏，故为泄风痂癞，而终不为风水也。次言若气强而风不强者，亦不相搏，气即水中所化之阳，而能复化为水，故气着漆石仍化为水也。是以气强则单为水证。肿胀难以屈伸，此内水也，由积气而生，亦非风与水合之证也。入后乃言惟风气相维系者，即所谓风气相搏也。气即为水，风与水相合而发于皮肤，则身体洪肿。必须汗出，而风与水气俱得外泄乃愈。若恶风而汗不出，则卫阳虚而水气不得外泄，此所以成其风水之证也。此是正论风水。以下又言不恶风而汗出者为黄汗，又与风水有别矣。（《补正》）

【原文】 寸口脉沈滑者，中有水氣，面目腫大，有熱①，名曰風水。視人之目窠上微擁②，如蠶新臥起狀③，其頸脉④動，時時咳，按其手足上，陷而不起者，風水。（3）

【词语注解】 ①有热：这里指表证发热。

②目窠上微拥：即《灵枢·水胀》："目窠上微肿"之意。是指眼睑（或上或下）微肿。"目窠"，指眼胞，即眼睑；"拥"，肿之意。

③如蚕新卧起状：形容眼胞微肿的形状像蚕卧在眼胞上的样子；同时亦说明此种皮肤的色泽光亮。

④颈脉：指人迎脉。如王冰曰："颈脉，谓耳下结喉傍人迎脉也"，即颈动脉。

【经义阐释】 本条阐述风水重证的脉证。本条分成两段阐释。第一段从开始至"名曰风水"；第二段从"视人之目窠上微拥"至结束。此原文内容在《灵枢·论疾诊尺》中已有。仅此处原文曰"陷而不起"，《灵枢》曰"宥而不起"且多"肤胀也"三字，意同。

第一段说明风水重证之脉象。"寸口脉沉滑"，寸口主病上焦（肺），沉滑主水气甚，即水壅皮腠，故原文曰："中有水气"。根据《素问·风论》曰："面肿曰风"，从原文"面目肿大"，推知风水壅盛。

关于风水脉象，仲景阐述不一，第一条曰："其脉自浮"，第二条言"脉浮而洪"，本条曰"脉沉滑"，同一风水，其脉为何有异？此乃病情浅深轻重不同之故。风水病初，表证偏甚者，其脉当浮，若风与水气两盛者脉当洪滑，若水气偏盛者，脉当"沉滑"。唐宗海在《金匮要略浅注补正》中曾曰："前言风水脉浮，此言脉沉者，盖脉洪主表，寸亦主表，沉滑而见于寸部，即是水犯于表之诊，故亦断为风水，与浮洪、浮紧之断为风水，同一在表之义也。且浮脉当断为风，必兼洪紧，乃为风而兼风水，沉滑亦当断为水，必见于寸，乃为水犯于表而兼风也。仲景文法细密为是，学者当玩焉。"此说可助对风水脉象之理解。

第二段是说明风水重证的临床表现。当风水壅盛太过，肺气上逆时，则常常出现咳嗽，风水之邪上犯波及脾胃二经时，往往可出现目胞浮肿，像蚕卧之状，人迎脉搏动可以目及，四肢肿甚，按之凹陷，恢复较慢，这是因为目胞、人迎、四肢均属脾主之故。

应当注意的是，这里言"按其手足上陷而不起者"应理解为肿势较甚，手按之凹陷较深，难以很快恢复，切不能理解为按之凹陷如泥不起。因为前者属实，后者属虚。

"风水"，首见于《内经》，次见本章，后见《诸病源候论》，三者同论风水，但其病理有别。《内经》风水，《素问·水热穴论》曰："勇而劳甚，则肾汗出，肾汗出，逢于风，内不得入于脏腑，外不得越于皮肤，客于元府，行于皮里，传为胕肿，本之于肾，名曰风水"。（"所谓元府者，汗空也"）可知其成为肾病风邪外袭肌表所致。《辑义》又载："所谓风水者，乃因肾风误刺而之称"。其据是《素问·评热病论》曰："有病肾风者……虚不当刺，不当刺而刺，后五日其气必至……至必少气时热，时热从胸背上至头，汗出手热，口干苦渴小便黄，目下肿，腹中鸣，身重难以行。月事不来，烦而不能食，不能正偃，正偃则咳，病名曰风水"。基于前说可知《内经》所论风水病位在肾，其病邪为风寒，其病机为肾气亏损，风寒外感，肺气不宣，通调失职。本章所论风水，是指风邪袭肺，肺气不宣，通调失职，津液运行障碍，以致水湿停聚，产生水肿。

《诸病源候论》所载风水的成因及其症状为"风水病者，由脾肾气虚弱所为也。肾劳则虚，虚则汗出，汗出逢风，风气内入，还客于肾，脾虚又不能制于水，故水散溢皮肤，又与风湿相搏，故云风水也"。又曰："风水者，先从四肢起，腹满大，身尽肿，其根在于胃"。由此观之巢元方所及风水，其病位主要在脾（胃）、肾，其病邪为风，其病机主要是脾（胃）肾两虚，外感风邪，风水相搏，水湿散溢肌肤。

根据以上所述，可知风水一病，虽在《内经》、《金匮要略》与《诸病源候论》中均有所载，其病机是显然不同的。当然它们风邪外感，风水相搏的外感致病因素是相同的，临证时不能混同。

【文献选录】 赵以德：《内经》脉沉曰水，脉滑曰风，面肿曰风，目肿如蚕新卧起之状曰水，颈脉动喘咳曰水，又肾风者，面胕庞然，少气时热，其有胕肿者，亦曰本于肾，名风水，皆出《内经》也。（《二注》）

徐彬：此二段从风水中之变异者而仍正其名，以示别也。谓风水脉本浮，今沉滑，是中有水气相结，似属正水。然而面目肿大有热，高巅之上，唯风可到，风为阳邪，故热。是脉虽沉，不得外风而言之，故仍正其名曰风水。若目窠微拥如蚕，而且颈脉动、咳，此正水之征也。乃按手足上陷而不起，则随手而起者水也。今不起，知非正水而为气水矣。风气必相击，故亦正其名曰风水。（《论注》）

尤怡：风水其脉自浮，此云沉滑者，乃水脉，非风脉也。至面目肿大有热，则水得风而外浮，其脉亦必变而为浮矣，仲景不言者，以风水赅之也。目窠上微肿，如蚕新卧起状者，《内经》所谓水为阴，而目下亦阴，聚水者必微肿，先见于目下是也。颈脉动者，颈间人迎脉动甚，风水上凑故也。时时咳者，水渍入肺也。按其手足上陷而不起，与《内经》以手按其腹，随手而起，如裹水之状者不同。然腹中气大，而肢间气细，气大则按之随手而起，气细则按之窅而不起，而其浮肿则一也。（《心典》）

吴谦：此承上条详申风水之证脉也。寸口脉沉而滑，中有水气之诊也；面目肿大，中有水气之证也。有寒者，其脉沉迟，则为石水也。有热者，其脉沉滑，名曰风水也；视其人之目胞上微拥似蚕，如新卧起之状，人迎颈脉动甚，时咳，按其肿之手足，陷而不起者，皆风水之证也。（《金鉴》）

唐宗海：前言风水脉浮，此言脉沉者，……盖脉法浮主表，寸亦主表，沉滑而见于寸部，即是水犯于表之诊，故亦断为风水，与浮洪、浮紧之断为风水，同一在表之义也。且浮脉但为风，必兼洪紧，乃为风而兼水，沉滑亦当但为水，因见于寸部，乃为水犯于表而兼风也。仲景文法细密如是，学者当玩焉。（《补正》）

【原文】 太陽病①，脈浮而緊，法當骨節疼痛，反不痛，身體反重而酸，其人不渴，汗出即愈，此為風水。惡寒者，此為極虛發汗得之。

渴而不惡寒者，此為皮水。

身腫而冷，狀如周痹②，胸中窒，不能食，反聚痛，暮躁不得眠，此為黄汗。痛在骨節。

咳而喘，不渴者，此為脾脹③，其狀如腫，發汗則愈。

然諸病此者，渴而下利，小便數者，皆不可發汗。(4)

【词语注解】 ①太阳病：此谓病在表。

②周痹：病名。《灵枢·周痹》曰："周痹者在于血脉之中，随血脉以下，不能左右，各当其所"。即病在血脉，上下游走，正气不能周游。

③脾胀：应指肺胀。

【经义阐释】 本条进一步论述水气病的辨证与治则。本条应分为五段理解：

第一段：从开始至"此为极虚发汗得之"。进一步讨论风水的脉证及其与太阳病的鉴别和风水的治则。

太阳病即指病在表，根据"脉浮紧"推知当有发热，恶寒，无汗，属太阳表实证。"骨节疼痛"既可见于太阳表实证，亦可见于风水初起，但今骨节不痛，却见身体重而酸，不属伤寒表实证，此为水湿泛溢于肌腠未及骨节之故，邪在肌表，卫表之气不舒，故酸；邪在表未伤及于里，故"不渴"。用汗法使邪随汗出则愈，此病为风水。风水实证可用汗法治之。"恶寒者"是汗之太过，阳伤过及而成，故原文曰："恶寒者，此为极虚发汗得之"。从而可知风水病发汗应根据辨证论治。

第二段从"渴而不恶寒者"至"此为皮水"。说明风水、皮水的区别。

若"渴而不恶寒者"，说明有里证而无表证，此当是皮水。

原文曰："渴而不恶寒者，此为皮水"，第一条曰皮水"不恶风"、"不渴"，此言"渴而不恶寒"，似不一致，其实"不恶风"、"不恶寒"均说明无表证。至于"口不渴"与"渴"只是说明皮水已由轻转重，即为水湿之邪阻遏气机，使气不布津致"口渴"，此证情较之第一条水湿在表"不渴"要重。当然皮水除或渴或不渴，或不恶风或不恶寒，还当有水肿，切不可忽略。

第三段从"身肿而冷"至"痛在骨节"，进一步说明黄汗的症状。

若身体肿而冷者，症状像周痹一样，全身重着疼痛不舒，此乃寒湿郁于肌腠，卫阳被遏，上下畅行不通之故；胸阳不畅，气机不行，故而"胸中窒"；中焦被寒湿郁阻，胃阳被遏，消谷不能则"不能食"；寒、冷、气结积聚胸中，使其胸膈痹阻不通则"聚痛"；暮属阴，此时阳气被遏，引起阳郁心烦，不能安卧，故曰"暮躁不得眠"。出现上述之症者为黄汗病，其病机为寒湿久郁化热，湿热郁蒸肌腠而致，由于邪流关节，故症见"痛在关节"。此处的黄汗"痛在关节"，与《金匮要略·中风历节病脉证并治》的"历节黄汗出"不同，前者仅痛不肿，后者不仅痛而且关节肿大，应加以区别。此条所曰黄汗与第一条黄汗病相比，较之为重。

第四段从"咳而喘"至"发汗则愈"，主要说明风水与肺胀的区别。

"咳嗽上气"章曰："咳而上气，此为肺胀"，可知"咳而喘"是肺胀的主症，肺胀多为寒饮伤肺所致，故"不渴"，又因外邪内袭引动内饮使肺失宣降，通调失职，出现症状像浮肿一样，此与风水非常相似，此时可通过汗法使外邪与饮同时随汗而解，故曰"发汗则愈"。此处可以与"肺痿肺痈咳嗽上气"章中"上气喘而躁者，属肺胀，欲作风水，发汗则愈"结合起来学习。

第五段从"然诸病此者"至"皆不可发汗"，说明风水、皮水、肺胀等病汗法的禁忌证。

以上所及风水、皮水、肺胀等病，虽然可用汗法治之，但其应有所禁忌，不可贸然汗之，若"渴而下利，小便数者，皆不可发汗"，即属阴液亏损，或因下利，或溲解频数量多致津液亏少者，一般情况下都不宜用汗法，反之，可使津更伤，甚至津、气（阳）均伤,变生他病。

【文献选录】 徐彬:此一段言风水中有类太阳脉而不出太阳证者,又有相似而实为皮水者,有相似而实为黄汗者,有相似而并非皮水、黄汗,实为肺胀者。如太阳病脉浮紧,在法当骨节疼痛,所以前叙风水,亦曰外证骨节疼痛,此反不疼;太阳病不(身)重,今得太阳寒脉,身体反重而酸,却不渴,汗出即愈,明是风为水所柔,故不疼而重。风本有汗,乃因自汗而解,故正其名曰"此为风水"。然既汗,不宜恶寒,复恶寒,明是人为汗虚,故曰"此为极虚,发汗得之"。若前证更有渴而不恶寒者,渴似风水,然不恶寒则非风水矣,故又别之曰"此为皮水"。但皮水身不热,故又注其的证曰"身肿而冷,状如周痹"。周痹者,通身皮肤受邪而不用,即前所谓外证胕肿,按之没指也。若前证更有胸中窒,不能食,反聚痛,暮躁不得眠者,明是入水以伤心,致胸中受邪而窒,邪高妨食,又邪聚而痛,又心烦而暮躁不得眠。此惟黄汗证都在胸,故曰此为黄汗。若前证之脉浮紧,而骨节仍痛,且咳而喘,但不渴,则类于皮水,然而不甚胕肿,又非皮水,故曰"此为肺胀"。乃肺主气,受邪而咳,其状如肿,实非肿也,此亦风之淫于肺者,故总曰发汗则愈,见证异而治宜同也。诸病此者四句,谓证虽不同,似皆可发汗,然遇有渴者、下利者、小便利者,即为邪气内入,则非一汗所能愈,故曰"皆不可发汗"。(《论注》)

尤怡:太阳有寒,则脉紧骨疼;有湿则脉濡身重;有风则脉浮体瘘,此明辨也。今得伤寒脉而骨节不疼,身体反重而瘘,即非伤寒,乃风水外胜也。风水在表而非里,故不渴。风固当汗,水在表亦宜汗,故曰汗出即愈;然必气盛而实者,汗之乃愈。不然则其表益虚,风水虽解,而恶寒转增矣。故曰恶寒者,此为极虚发汗得之。若其渴而不恶寒者,则非病风,而独病水,不在皮外,而在皮中,视风水为较深矣。其证身肿而冷,状如周痹,周痹为寒湿痹其阳,皮水为水气淫于皮肤也。胸中窒,不能食者,寒袭于外,而气窒于中也。反聚痛,暮躁不得眠者,热为寒郁,而寒甚于暮也。寒湿外淫,必流关节,故曰此为黄汗,痛在骨节也。其咳而喘不渴者,水寒伤肺,气攻于表,有如肿病,而实同皮水,故曰发汗即愈。然此诸病,若其人渴而下利,小便数者,则不可以水气当汗而概发之也。仲景叮咛之意,岂非虑人之津气先亡耶。(《心典》)

吴谦:此又详申风水、皮水、黄汗、肺胀四证之治法也。太阳病,谓头痛发热恶风也。脉浮而紧,似伤寒也,伤寒法当骨节疼痛,反不疼,身体反重而瘘,面目浮肿,其人不渴,非伤寒,乃风水也,发汗汗出即愈也。若愈后而恶寒者,此为过于发汗,极虚得之,当补表阳,自可愈也。有是证而不恶寒,似传里也。但胕浮肿,其腹如鼓,乃皮水也。有是证胸中窒反聚痛,不能食,暮躁不得眠,似里实也;但身肿而冷,麻木如痹,此为欲作黄汗也。痛在骨节,似伤寒也。但其状如水肿,咳喘不渴,此为肺胀也。以上四证,皆初病皮毛,状类伤寒,故均以越婢加术汤主之,发汗即愈也。若渴而下利,小便数者,则津液已夺,故不可发汗也。(《金鉴》)

【原文】 裏水[①]者,一身面目黄肿[②],其脉沈,小便不利,故令病水。假如小便自利,此亡津液,故令渴也[③]。越婢加术汤主之。方見下(5)

【词语注解】 ①里水:据《脉经·卷八》注"一云皮水"。此宜从。

②黄肿:据《脉经·卷八》注此指洪肿,即肿势很盛。

③"假如小便自利,此亡津液,故令渴也":应移至"越婢加术汤主之"后理解为宜。

【经义阐释】 本条论述皮水的证治。皮水乃脾虚不运,肺气不宣,通调失职,水气停留于肌肤之中所致，因水气太盛则"一身面目洪肿，其脉沉"，三焦气化不利，气滞水阻则小便不利，小便不利又使水无去路，肿势增剧，故曰"故令病水"。首条曰皮水其脉亦浮，此言皮水"其脉沉"，似不一。实乃与水肿的程度有关，首条为"外证胕肿，按之没指"为病之初，证情不重，故脉浮，此条为一身面目洪肿，且小便不利，为病势重并有发展，故其脉沉。此条与第三条"寸口脉沉滑者"的机理相同，可以结合起来理解。

本证病机为水气内停，郁而化热，治当发汗利水，清泄里热。根据越婢加术汤的药物组成有石膏推知本证当有里热，此热是因水湿之气郁久而得，故本证除肿外，当有里热之象如口渴、便干、舌边尖红等。

"假如小便自利，此亡津液，故令渴也"为插笔、倒装句，主要是突出运用越婢加术汤的辨证思想。其意为假如小便自利，口渴者，是因津、气两伤而致，此时为虚实夹杂证，不可单发汗行水，亦就是说越婢加术汤的适应证只能是水气内停、夹有郁热，若出现津气两伤者不可用之。

【方药评析】　本方药物组成有麻黄、石膏、生姜、甘草、白术、大枣。方中重用麻黄、石膏，二者相伍宣散发泄水气，兼清郁热；麻黄配生姜发散解表，祛除水气；麻黄配甘草能宣畅肌表之气，表气通而小便通利，水气得去；白术补脾燥湿，麻黄配之，能除表里之水气，亦能防麻黄发汗太过之弊。诸药相配，共奏发汗利水，宣泄郁热之功。本方由越婢汤加术而成，前方主治风水，后者主治风水重证或皮水，即表里水气兼顾。

【文献选录】　程林：里有水则脉沉，小便不利，溢于表则一身面目黄肿，故与越婢加术汤，散其水。若小便自利，此亡津液而渴，非里水之证，不用越婢汤也。越婢加术汤当在"故令病水"之下。（《直解》）

尤怡：里水，水从里积，与风水不同，故其脉不浮而沉。而盛于内者，必溢于外，故一身面目黄肿也。水病小便不利，今反自利，则津液消亡，水病已而渴病起矣。越婢加术是治其水，非治其渴也。以其身面悉肿，故取麻黄之发表，以其肿而且黄，知其湿中有热，故取石膏之清热，与白术之除湿，不然，则渴而小便利者，而故犯不可发汗之戒耶？或云此治小便利，黄肿未去者之法，越婢散肌表之水，白术止渴生津，亦通。（《心典》）

陈元犀：越婢汤发肌表之邪，以清内蓄之热，加白术运中土，除湿气，利小便，此分消表里法也。（《金匮方歌括》）

丹波元简：案此条诸家，并以自"一身面目黄肿"至"故令渴也"，悉属越婢汤证，殊不知此与肠痈大黄牡丹汤条同为倒装法，程注义独长矣。第据《脉经》黄肿乃洪肿之讹。又据《外台》引《古今录验》：皮水越婢加术汤主之，及《脉经》注文：里水亦皮水之讹，义尤明显。或疑脉沉用麻黄之义，考《本草》：麻黄为肺家之专药，李氏详辨之。皮水水气壅遏于皮肤之间，用麻黄而发之，则气行水利，而脉道开，沉乃为浮，此等之义，身试亲验，然后知经文之不我欺也。（《辑义》）

【临床应用】　见《金匮要略》中风历节篇。

【现代研究】　见《金匮要略》中风历节篇。

【原文】　趺阳脉当伏，今反紧，本自有寒，疝瘕①，腹中痛，医反下之，下之即胸满短气。(6)

趺阳脉当伏，今反数，本自有热，消谷，小便数，今反不利，此欲作水。

（7）

【词语注解】　①疝瘕：病名。疝，指阴寒性的腹痛；瘕，指腹中积块，时聚时散，游走无定处之疾。

【经义阐释】　本条是从趺阳脉的变化预测水气病将要发生的情况。趺阳脉属足阳明胃脉，平素其脉当潜伏不露，此乃足阳明之脉下循于足，夹足背二骨之间之故。今相反而见紧脉，因紧主寒，故曰"本自有寒"，此脉常主寒疝腹中痛或瘕证之类的病，此类病证多属阴寒内盛而致，当用温药治之。医者反误用下法治疗，则损伤阳气，使阴寒之气更甚，以致其寒气上逆则出现胸满短气，此处可与"寒疝病"章第八条结合起来理解。"趺阳脉伏"亦有认为是因水湿内停，胃阳被遏而致，此说可供参考，因为本条原文是论述水气病的，当以水气病为前提，故此说亦有一定道理，历代亦有医家持此说。如魏荔彤在《金匮要略本义》云："趺阳有水邪当伏，以胃阳为水湿阴寒所固闭，故阳明之脉不出也，今反紧，不惟水盛于里，而且寒盛于中矣"。

若趺阳脉不伏亦不紧，反见数脉，数主热，故曰"本自有热"，因趺阳脉数可知此热为胃热气盛，故见消谷，胃热气盛则多饮，肺失治节不能化生津液故小便数，即"消渴病"章原文第二条"气盛则溲数"之意，若胃热气盛小便当数而不数反见下利，此为水与热互结，导致水湿停聚肌腠可以形成水肿。所以说"此欲作水"。

通过上述原文讨论，可知水气病形成的机理既可是阳气衰弱或不足，亦可是阳热内盛，前者属阴水，后者属阳水。阳水、阴水，李梴在《医学入门·水肿论阴阳》中曰："阳水多外因，涉水冒雨，或兼风寒暑气而见阳证，……阳水先肿上体，肩背手膊手三阳经，……阳水多兼食积，或饮毒水，或疮痍所致也。……食积者用香平丸，枳术丸，因酒系罗皂丸。……阴水多内因，饮水或茶酒过多，或饥饱劳役房欲而见阴证……，阴水多因久病，或虚后也，……宜俱补脾为主，产后肿必大补气血，使水自降。八物汤加苍术、陈皮、半夏、香附……"。

【文献选录】　徐彬：此二条言水病人别有宿病，人各不同，当从趺阳脉与其旧疾见证别之。谓人有水病，水寒相搏，趺阳脉当伏。今犯水病，趺阳脉反紧，此因本自有寒，疝瘕腹中痛病，故脉加紧。治当兼顾其寒，而医反下之，则元气受伤，水病未除，寒邪上乘，胸中之宗气弱，不能御之，为胸满，为短气矣。或趺阳脉当伏，今反数，此因本自有热，应消谷、小便数，今反不利，是有热，而健运之人，因水而气反不化，知其邪结三阴矣，故曰此欲作水。（《论注》）

魏荔彤：趺阳有水邪则当伏，以胃阳为水湿阴寒所固闭，故阳明之脉不出也。今反紧，则伏而且紧，是不惟水盛于内，而且寒盛于中矣。盖其人不止有水气之邪，而更兼平日有寒疝癥瘕之冷积，在于脐下少腹之间，腹中常作痛，……水邪中又兼寒邪也，……医者不识其一味阴寒，乃以为水邪可下，积聚亦可下，不知水湿阴寒彼此依附，又用寒药下之，其石水之下沉本不上逆者，乃更上冲胸喉，作厥逆凌犯之邪矣。……趺阳脉伏者，水气之邪也。今反数为本自有热，是湿热之合邪也。（《本义》）

尤怡：趺阳虽系胃脉，而出于阴部，故其脉当伏，今反紧者，以其腹中宿有寒疾故也。寒则宜温，而反下之，阳气重伤，即胸满短气。其反数者，以其胃中有热故也。热则当消谷而小便数，今反不利，则水液日积，故欲作水。夫阴气伤者，水为热畜而不行。阳气竭者，水与寒积而不下，仲景并举二端，以见水病之原有如此也。（《心典》）

【原文】 寸口脉浮而遲，浮脉則熱，遲脉則潛，熱潛相搏^①，名曰沈。趺陽脉浮而數，浮脉即熱，數脉即止，熱止相搏，名曰伏。沈伏相搏，名曰水。沈則脉絡虛，伏則小便難，虛難相搏，水走皮膚，即為水矣。(8)

【词语注解】 ①搏：《脉经·卷八》作搏解，为相合之意。

【经义阐释】 本条从脉象论述水肿病的形成与肺、脾的关系。寸口脉主上焦（心、肺），浮主表属阳脉，可为阳热之邪引起，故曰"浮脉则热"；迟脉主里属阴脉，阴主潜藏，寸口脉迟，为卫表之气潜藏于里，运行不畅。浮、迟脉相兼，即"热潜相搏"，为邪热受郁不能外达，故名曰"沉"。趺阳脉主中焦（脾胃），浮主表，属阳脉，此主胃热盛，故曰"浮脉则热"，数脉亦当主热，为在里。浮数脉相兼即"热止相搏"，为胃热郁里不去，故"名曰伏"。"沉伏相搏"，即指肺胃有热均可引起水肿病，此乃胃热伤津则多饮，而肺有郁热气机不利，则不能通调水道以致水气停滞形成水肿，故曰"沉伏相搏，名曰水"。

"沉则脉络虚"，"脉络虚"不能理解为虚损，应理解为脉络功能不足，"沉"根据原文可以理解为上焦，此指心肺，心主血脉，肺主气，心肺有病，则气血运行不畅。"伏则小便难"，"伏"此指趺阳脉，主脾（胃），脾（胃）运失司，散津功能异常，故曰"小便难"。"虚难相搏"即指气血运行不畅，脾运失司，肺通调失职，津液运行障碍使水气内停，泛溢皮肤而致水肿，故曰"水走皮肤，即为水矣"。

【文献选录】 徐彬：此段论正水所成之由也。谓人身中健运不息，所以成云行雨施之用，故人之汗，以天地之雨名之，人之气，以天地之疾风名之。故寸口脉主上，犹之天道必下济而光明，故曰阴生于阳；趺阳脉主下，犹之地轴必上出而施运，故曰卫气起于下焦。今寸口脉浮而迟，浮主热，乃又见迟。迟者元气潜于下也。既见热脉，又见潜脉，是热为虚热，而潜为真潜，故曰热潜相搏名曰沉，言其所下济之元气，沉而不复举也。今趺阳脉浮而数，浮主热，乃又见数。数者卫气止于下也，既见热脉，又见止脉，是于客气为热，而真气为止，故曰热止相搏名曰伏，言其宜上出之卫气伏而不能升也。从上而下者，不返而终沉，从下而上者，停止而久伏，则旋运之气几乎熄矣。熄则阴水乘之，故曰沉伏相搏名曰水，见非指客水也。恐人不明沉伏之义，故又曰络脉者，阳精阴气所往来也。寸口阳气沉而在下，则络脉虚。小便者，水道之所从出也。趺阳真气止而在下，气有余便是火，火热甚，则小便难，于是上不能运其水，下不能出其水，又焉能禁水之胡行而乱生耶，故曰虚难相搏，水走皮肤，即为水矣。水者，即身中之阴气，合水饮而横溢也。沉伏二义，俱于浮脉见之，非真明天地升降阴阳之道者，其能道只字耶。(《论注》)

尤怡：热而潜，则热有内伏之势，而无外发之机矣，故曰沉。热而止，则热有留滞之象，而无运行之道矣，故曰伏。热留于内而不行，则水气因之而蓄，故曰沉伏相搏，名曰水。热留于内，则气不外行，而络脉虚，热止于中，则阳不下化，而小便难，以不化之水，而当不行之气，则惟有浸淫躯壳而已，故曰虚难相搏，水走皮肤，即为水矣。此亦所谓阴气伤者，水为热蓄不下者也。(《心典》)

黄元御：搏者合也，水病源于下寒，今阳气伏止于上而不下交，阴气沉潜于下而不上交，则水寒不能化气，而水道瘀塞，络脉空虚，积水无下泄之路，盛满莫容，则避实而走虚，游溢于经络，而浸淫于皮肤，必然之势也。(《悬解》)

【原文】 寸口脉弦而緊，弦則衛氣不行，即惡寒，水不沾①流，走於腸間。少陰脉緊而沈，緊則爲痛，沈則爲水，小便即難。(9)

【词语注解】 ①水不沾（tiān 添）流：津液不能循常道运行。《说文解字》曰："沾，一曰益也，义同添"。

【经义阐释】 本条从脉象论述水气病的形成与肺肾的关系。寸口脉主上焦，"弦而紧"皆属阴脉，"弦则卫气不行"，"弦"在此主卫气不行，故恶寒。卫气通于肺，卫气不畅则肺主气治节不能，则通调水道功能异常，津液运行受阻而行于肠间，往往会形成水肿。此为实证。紧脉，根据《金匮要略·腹满寒疝宿食病脉证治》曰："脉紧如转索无常者，有宿食也"，推知此水肿形成常可伴见脘腹胀满、纳呆等症。

少阴脉候肾，紧脉主寒主痛，此指肾阳不足，阴寒内盛引起腰、腹疼痛；"沉则为水"即沉脉主里有水，此为肾阳不足，阴寒内盛，津液内停，小便量少即"小便难"而形成水肿。此为虚实夹杂证。此条原文是仲景对《素问·水热穴论》："其本在肾，其末在肺，皆积水也"理论的更深入的阐述。

【文献选录】 喻昌：弦为水，紧为寒，水寒在肺，则营卫不温分肉而恶寒，肺之治节不行，不能通调水道，故水不沾流而但走大肠之合也，即肺水者，其身肿，小便难，时时鸭溏之互辞也。(《医门法律》)

徐彬：此言水病将成之脉，有挟弦紧者，以明水不循故道之由。谓紧脉属寒，弦而紧，乃即弦状如弓弦，按之不移者，弦则卫气为寒所结而不行，外无卫气，所以恶寒，不能运水，故随其自至，不能沾流，走于肠间，水既不直走于肠间，自不能不横出于肌肤矣。此言水气已成，亦于少阴脉见之也。少阴者，尺脉也。紧而沉，紧属寒，故主痛；沉为阴结，故属水。小便即难，言因肾病水而小便即为之不利，非小便难故成水病也。(《论注》)

沈明宗：此肾脏独受寒邪内郁，而为正水也，少阴肾脉，紧则寒邪凝滞正气于内，曰紧则为痛；沉则卫气郁而不宣，三焦壅闭，水即泛滥，曰沉则为水，决渎无权，小便即难。(《编注》)

丹波元简：案《金鉴》云：此条必有错简，不释。考《脉经》寒疝篇云：寸口脉弦而紧，弦则卫气不行，卫气不行则恶寒，紧则不欲食，弦紧相搏，则为寒疝，知此条亦宜有紧则云云语。《金鉴》为是。(《辑义》)

【原文】 脉得諸沈，當責有水，身體腫重。水病脉出①者，死。(10)

【词语注解】 ①脉出：此指脉暴出而无根，上有而下绝无。

【经义阐释】 本条论述水气病的脉象与预后。"重"作"甚"之解。脉沉主里，可主水，但不全主水；水气病脉可沉，亦不尽沉，如风水、皮水轻者可见浮脉，只有阴寒偏盛的水气病，其脉方沉，故此原文若理解为"身体肿重，当责有水，脉得诸沉，水病脉出者，死"似乎较为妥帖。因阴寒水湿之气偏盛，泛溢于肌肤，则见身体肿重，故曰"当责有水"。责，责任之意，引申为原因。水为阴邪，易伤阳气，阻碍血之运行，故脉象一般多见沉脉。"水病脉出者，死"，"脉出"有二种情况，一指水气病者经治以后寒邪渐散，水邪渐消，脉徐徐而出者，为阳回气旺，此为有生机。另指无根散大之脉，是阴盛于内，阳越于外，其气涣散，阴阳离决之象，此为邪盛正衰，脉证不符之兆，一般预后多不良，所以曰："死"。此指后者。这是从脉象来预测水气病的预后。此条与《伤寒论》315 条白通加猪胆汁汤证的"服汤脉暴出者，死，微续者，生"的机理可结合理解。

关于水气病的预后，后世医家有不少补充。如《备急千金要方·卷第二十一·水肿》曰："水有十种，不可治者有五：第一唇黑伤肝，第二缺盆平伤心，第三脐出伤脾，第四背平伤肺，第五足下平满伤肾，此五伤必不可治。"当然上述五种情况并非不治之证，但应属水气病重证，治之难以速效。故这里提及的五种情况可供临证时参考。

【文献选录】　徐彬：此除风水及皮水言之也。谓水属阴，沉脉亦属阴，故脉得诸沉，当责有水；然亦必合身体肿重而断之。诸云者，言脉部不同，则病原异，然概以沉为断耳。水病脉既沉，则浮出为阳气上脱，故主死。（《论注》）

尤怡：水为阴，阴盛故令脉沉。又，水行皮肤，营卫被遏，亦令脉沉。若水病而脉出，则真气反出邪水之上，根本脱离而病气独盛，故死。出与浮迥异，浮者盛于上而弱于下，出则上有而下绝无也。（《心典》）

吴谦：咳喘而不肿胀，谓之痰饮；肿重而不咳喘，谓之水气。沉脉得于诸部，身体不肿重，当责为气也；肿重者，当责有水也。以水蓄于里，故脉沉；水溢于表，故肿重也。脉出者，是气外散也，故死。（《金鉴》）

黄元御：脉得诸沉，阴旺水寒不能化气，当责有水，水溢皮肤，身体肿重，是其证也。水病脉沉，若脉出者，阳根下断，升浮无归，法当死也。（《悬解》）

【原文】　夫水病人，目下有卧蚕，面目鲜泽，脉伏，其人消渴[①]。病水腹大，小便不利[②]，其脉沉绝[③]者，有水，可下之。（11）

【词语注解】　①消渴：此处指口渴多饮。

②小便不利：此指小便量少。

③脉沉绝：此形容脉沉之极并非指脉真无。

【经义阐释】　本条论述水气病可下之证。下眼胞为胃脉所至，脾脉所主，水气病者水湿困于脾胃，泛溢于目胞故"目下如卧蚕"。此处"目下有卧蚕"与第三条"如蚕新卧起状"之意相同。水湿之气太盛，壅积于肌腠，故面目之色明亮，即首篇云"色鲜明者有留饮"之意。"脉伏"说明水势极盛，脉被淹没难寻。阴寒水湿之气太甚，阳气被遏，气不化津上润于口，故其人"消渴"。膀胱气化不利则小便不利，水湿蓄积于内，壅而不行则腹大有水。"其脉沉绝"谓脉潜伏很深，难以切取，因水而致，借此说明水势过重。上述之证属水气壅实，可以考虑用下法，泻其水而治之。这是符合《素问·汤液醪醴论》"平治于权衡，去菀陈莝"的治法。

值得一提的是原文中所及的治法是"可下之"，未曰"当下之"，以示医者治疗水湿壅盛的水气病必须是实证阳证才可考虑用下法，但要慎重，此因水湿壅盛者常易使阳气运行异常，甚则伤及阳气，故治疗时多应顾及其阳。治疗这类水肿时，采取寓攻于补或攻补交替之法为妥，若水势太甚，必须急以逐水者，"当权其轻重，不可过用芫花、大戟、甘遂，猛烈之剂，一发不收，吾恐峻决者易，固闭者难"（《丹溪心法·水肿》）。可用甘遂半夏汤、己椒苈黄丸或后世的舟车丸等酌情使用，以治其标。总之治疗水气病应当辨阳水、阴水，或辨其属湿盛、热盛，或辨其有无阴虚、阳虚等。临证时可参考《素问病机气宜保命集·肿胀论》所言："因于湿为肿者，煎防己黄芪汤，调五苓散。因热为肿者，服八正散。又法燥热于肺为肿者，乃绝水之源也，当清肺除燥，水自生矣，于栀豉汤中加黄芩。如热在下焦阴消，使气不得化者，当益阴，则阳气自化，黄柏黄连是也"等法。

【文献选录】 徐彬：此为正水言之。谓凡水病人，脾胃为水气所犯，故目之下胞曰窠，胃脉之所至，脾胃之所主，病水则有形如卧蚕。水气主润，故面目鲜华而润泽，不同于风燥也。脉伏即沉也，其人消渴，水在皮肤，内之真气耗，耗则渴；然非骤至之热，故直消渴，不若偶渴。病水也，在下必腹大，小便不利；盖非痞塞，则不能成水耳。至于脉沉绝，则沉之甚也，水病不尽可下，沉甚则水甚，故可下之，以去其标。(《论注》)

尤怡：目下有卧蚕者，目下微肿，如蚕之卧，《经》所谓水在腹者，必使目下肿也。水气足以润皮肤而壅营卫，故面目鲜泽，且脉伏不起也。消渴者，阳气被郁而生热也。病水，因水而为病也。夫始因水病而生渴，继因消渴而益病水，于是腹大，小便不利，其脉沉绝，水气瘀壅而不行，脉道被遏而不出，其势亦太甚矣，故必下其水，以通其脉。(《心典》)

何梦瑶：内水，腹大，小便不利，脉沉甚，可下之，十枣汤、浚川散、神佑丸、禹功散、舟车丸之类。盖水可从小便利，亦可从大便泄也。(《医碥》)

【原文】 问曰：病下利后，渴饮水，小便不利①，腹满因②肿者，何也？答曰：此法当病水，若小便自利及汗出者，自当愈。(12)

【词语注解】 ①小便不利：此指小便量少。

②因：一指"阴"；一指"因为"，从前者为宜。

【经义阐释】 本条论述下利后致病水的机理，同时亦强调水肿病的治法。"下利"当指泄泻与下痢，此病若甚或日久不愈往往均可使津液损伤或致脾虚，甚则肾伤，以致津液不上承或膀胱气化不利，出现口渴、多饮、小便不利。水湿内停故腹满。前阴乃肾之所主，肾伤则见阴肿。以上所见当属病水，若经过正确治疗使脾肾功能康复，三焦气化通畅，则小便得利，水邪从下而出，营卫调和，水湿之邪从汗孔而出，则"自当愈"。"自当愈"之"自"是固然而然的意思，非"自动"的意思，它的确切意思是经过治疗若小便通利，又有汗出则病自然而然可愈。这里是以此强调水肿病的治法当是发汗、利小便。

【文献选录】 徐彬：此言下利后，有可以成水而易愈者。谓下利后渴，液暴脱也，以土弱而气不化，小便反不利，又恣饮水，以伤脾土，因而有入无出，腹为之满。气浮为肿；然水入不出，满乃常事，肿则可疑，故问。不知胃气既虚，水乃侮土，土主肌肉，土虚水溢，则未有不肿者，故曰：此法当病水。然在下利后，非三阴结之比，故小便通而汗出，即自愈也。(《论注》)

程林：病下利则脾土衰而津液枯竭，故渴引饮；而土又不能制水，故小便不利也；脾恶湿，是以腹满；肾主水，是以阴肿，此为病水无疑。若小便利则水行，汗出则水散，虽不药而自愈矣。(《直解》)

尤怡：下利后，阴亡无液，故渴欲引水，而土虚无气，不能制水，则又小便不利，腹满因肿，知其将聚水为病矣。若小便利，则从下通，汗出则从外泄，水虽聚而旋行，故病当愈。然其所以汗与利者，气内复而机自行也，岂辛散淡渗所能强责之哉。(《心典》)

吴谦：病下利则虚其土，伤其津。土虚则水易妄行，津伤则必欲饮水。若小便自利及汗出者，则水精输布，何水病之有？惟小便不利，则水无所从出，故必病水。病水者脾必虚，不能制水，故腹满也；肾必虚，不能主水，故阴肿也。于此推之，凡病后伤津，渴欲饮水，小便不利者，皆当防病水也。(《金鉴》)

【原文】 心水者，其身重而少氣，不得臥，煩而躁，其人陰腫①。(13)

【词语注解】 ①阴肿：一是指前阴肿；二是指因为肿。结合临床，此从前者为宜。

【经义阐释】 从此条原文起，至第17条是分别论述五脏水的证候。五脏水非指五脏本身有水，而是指心、肝、脾、肺、肾功能异常而致水气内停所出现的种种肿病。本条论述心水的证候。

"心水者"是指因心阳不足，水气凌之而引起的水肿病，其症见"身重"应理解为身体沉重且肿，乃心阳不足，水邪偏盛，蓄积于内而引起。"少气"是指气少，水气浸渍，而气机受阻所致；心阳(气)虚，水气上凌，卧则更逆，故不得卧；心阳被遏较甚，故心烦躁扰不安，对"躁"字有医者指出当为"悸"，此可参考，因为心有病，悸是其主症之一。前阴为肾所主，心阳不足，乏火下交于肾，肾失主水之职，水溢于前阴故"其人阴肿"。

【文献选录】 尤怡：心，阳脏也，而水困之，其阳则弱，故身重而少气也。阴肿者，水气随心气下交于肾也。(《心典》)

黄树曾：身重，一身沉重不若平时之轻适也。少气，气少不足以言，《素问·脉要精微论》所谓言而微，终日乃复言者是也。水由心发，阳气被郁，故身重；心气受伤，故少气。烦而躁，谓先烦而后躁，由于阴阳不交使然。烦而躁，故不得卧。此节心水之心字，当指心包络而言，心包络乃厥阴之脏，厥阴脉循阴器，水由心包而发，滞于阴器，因而有阴肿之证。(《释义》)

魏荔彤：又为明水气附于五脏，而另成一五水之证。盖水邪亦积聚之类也，切近于其虚，则伏留于是脏，即可以脏而名证，水附于心，则心水也。(《本义》)

【原文】 肝水者，其腹大，不能自轉側，脅下腹痛，時時津液微生，小便續通。(14)

【经义阐释】 本条论述肝水的证候。"肝水者"是指肝虚失其疏泄，水犯之而引起的水肿病。肝病乘脾，脾失运化，水湿之气偏盛，蓄积于腹，故"其腹大，不能自转侧"；水犯于肝，厥阴之脉自少腹上行循胁肋，肝气受阻，乘及脾土，经脉不和，所以胁下与腹皆痛；肝失疏泄，木乘土位，脾气不舒，失其转输，三焦之气不畅，则津液不能正常输布，气化失常则出现"时时津液微生"故"小便续通"。"时时津液微生，小便续通"，应理解为尿形成的不多，小便量少。此处"津液"当理解为尿，与"膀胱者，州都之官，津液藏焉"之"津液"同义。

【文献选录】 徐彬：木不能泄水以助土，故阴盛而腹大；木气上扬，病则横肆而强直，故不能自转侧；肝之府在胁，而气连小腹，故胁下腹痛；大肠主津液，……，肝气少舒，舒则阳明气畅，津液微生而小便续通，以肝主疏泄，此其独异于肝脾肾者也。(《论注》)

尤怡：肝病喜归脾，脾受肝之水而不行，则腹大不能自转侧也。肝之府在胁，而气连少腹，故胁下腹痛也。时时津液微生，小便续通者，肝喜冲逆而主疏泄，水液随之而上下也。(《心典》)

黄元御：肝水者，水乘木也。木郁贼土，是以腹大。肝脉自少腹而循胁肋，行身之侧，脾胀肝郁，经脉迫急，故不能转侧，而胁腹时痛也。风木疏泄，故时时津液微生于上，小便续通于下也。(《悬解》)

【原文】 肺水者，其身腫，小便難，時時鴨溏。（15）

【经义阐释】 本条论述肺水的证候。"肺水者"是指因肺气虚弱主气、司治节、通调水道等功能失调而引起的水肿病。其主症有"身肿，小便难，时时鸭溏"。肺虚不能主气，失其通调，津液停聚则身肿，膀胱气化失常故小便不利（量少）；肺合大肠，与其相表里，肺虚通调失职，水走肠间，大肠传导功能异常，水粪混杂而下，则大便溏泄，似鸭之便，故称鸭溏，正如《金匮方论衍义》曰："水不得从小便出，反从其合与糟粕混，成鸭溏也"。概而言之，肺水者为肺虚而致，当然亦有认为偏水实而致者，如曹颖甫曰："肺主肃降，肺气为水邪所阻，则水邪不降，而身为之肿"。结合临床肺水当有虚实之别，不可拘泥。

【文献选录】 赵以德：肺主皮毛，行荣卫，与大肠合，今有水病，是荣泣卫停，其魄独居，阳竭于外，则水充满皮肤。肺本通水道，下输膀胱为尿溺，今既不通，水不得自小便出，反从其合，与糟粕混，成鸭溏也。（《衍义》）

徐彬：肺主气，以运于周身，病则正气不布，故身肿；小便必因气化而出，气不化故小便难；肺气病，则不能受脾气之上输，肺脾交困而鸭溏。鸭溏者，如鸭粪之清而不实也。（《论注》）

【原文】 脾水者，其腹大，四肢苦重，津液不生，但苦少氣，小便難[①]。（16）

【词语注解】 ①小便难：此指小便量少。

【经义阐释】 本条论述脾水的证候。"脾水"为脾阳虚弱，水湿泛溢于肌肤而引起的水肿病。腹为脾位，脾主四肢，脾虚失运，不能转输其津液，水湿内生自盛，脾被水困则"腹大"，水泛四肢则"四肢苦重"；脾胃为"仓廪之本，营之居也"（《素问·六节藏象论》），脾气虚弱则营卫气血生化乏源，而致少气；脾虚散津归肺功能失司，故"小便难"。

【文献选录】 赵以德：脾居中及四肢，与胃合。……胃之贲门不化，则宗气虚而少气，胃之幽关不通，则水积而小便难。（《衍义》）

徐彬：有因脾虚而致者，水自脾，即为脾水。脾为至阴主腹，故脾病则腹大；四肢属脾，脾困故苦重；脾为太阴湿土，得湿而化生，又恶湿而喜燥。今水以困之，则土郁而津液不生，但苦少气；脾土不能制水，则水横溢不遵故道，故小便难。（《论注》）

尤怡：脾主腹而气行四肢，脾受水气，则腹大四肢重。津气生于谷，谷气运于脾，脾湿不运，则津液不生而少气。小便难者，湿不行也。（《心典》）

【原文】 腎水者，其腹大，臍腫腰痛，不得溺，陰下濕如牛鼻上汗，其足逆冷，面反瘦。（17）

【经义阐释】 本条论述肾水的证候。肾水为肾阳不足以致不能化气行水，水湿内停而引起的水肿病，多属正水范畴。肾者胃之关，且为水脏，肾阳虚弱，不能化气行水，水聚于下，关门不利，水反侮土，故脾病则见腹大脐肿；肾阳不足，寒水之气内停，伤及肾之外府，阳气受阻，络脉不通故见腰痛。肾与膀胱相表里，肾气亏损，膀胱气化不利则"不得溺"，即溲解量少。"阴下"此处指前阴。肾开窍于二阴，寒水之气下注，淫溢于前阴，则外阴潮湿，如牛鼻上出汗；脾主四肢，肾阳虚损，脾失温煦则双足逆冷；肾虚脏腑失养，气血阴精失充，肌体失养则面反瘦。

肾水者，当水势极盛，泛溢于周身时，其临床可见面部虚浮而不显瘦，故"面反瘦"不一定是肾水的必有症状。

五脏水与水在五脏既有异同又有联系，它们皆可因肺、脾、肾的通调、转输、蒸化功能异常引起津液运行障碍聚集而形成水湿或饮邪而得，前者分别是因心、肺、脾、肝、肾等脏的损伤，功能异常而引起的五种水肿病；后者为饮邪波及心、肺、脾、肝、肾而形成的五种饮病。正如徐彬所言："脏中非真能蓄有形之水，不过饮气浸之"。前者是以肿、溲少为主症；后者一般无肿，可见小便量少，据饮犯何脏而症有所别。但二者可以相互转化，有时亦不能截然分开，临床有先病痰饮而后变生水肿，亦有先病水肿而后渐生饮病。

五脏水一般多属正水之类，其治法《金匮要略》未列方药，但五脏功能失常是产生水气之根本，故治疗五脏水必须从审察证的表里寒热虚实着手。以肾水为例，如肾阳虚，水聚成肿者，当温肾利水，可选真武汤；又如肾阳不足，水泛肌表者，当温肾发汗利水，可选麻黄附子汤等等。

【文献选录】　徐彬：有因肾独虚而致者，水自肾，即为肾水。肾原为水之主，病水则为重阴而腹大；身半以下肾主之，故脐肿腰痛；肾病则开合无权，清浊不分，且心火无制，金伤不能化气，故不得溺；肾中有真火，而脏真属寒，水湿困之，则龙火郁而逼寒外出，故阴下湿如牛鼻上汗，冷湿无有干时也；然肾阳（原著为"肾阴"）实虚，故足逆冷；肾气为水所遏，不得上荣，故不若他脏之水病面目鲜泽，而反独瘦。(《论注》)

程林：肾者胃之关也，关门不利，故令聚水而生病，是有腹大脐肿之证也。腰者肾之外候，故令腰痛。膀胱者肾之府，故令不得溺也。以其不得溺则水气不得泄，浸渍于睾囊而为阴汗，流注于下焦而为足冷。夫肾为水脏，又被水邪，则上焦之气血，随水性而下趋，故其人面反瘦，非若风水里水之面目洪肿也。(《直解》)

尤怡：身半以下，肾气主之，水在肾，则腰痛、脐肿、腹大也。不得溺，阴下湿如牛鼻上汗，其足逆冷者，肾为阴，水亦为阴，两阴相得，阳气不行，而湿寒独盛也。面反瘦者，面为阳，阴盛于下，则阳衰于上也。(《心典》)

【原文】　**师曰：诸有水者，腰以下肿，当利小便；腰以上肿，当发汗乃愈。(18)**

【经义阐释】　本条论述水肿病的一般治则。"诸有水者"此言水肿病如风水、皮水等。"腰以下肿，当利小便；腰以上肿，当发汗"，以腰为准，将人体分为上部和下部来论述水气病的治法。人体的上部即腰以上属阳，属表，人体的下部即腰以下属阴，属里。水邪在人体的下部，根据"在下者，引而竭之"之旨，当用利小便之法，使水湿之邪从下而去之，故曰"腰以下肿，当利小便"。水邪在人体的上部，宗"其在表者，汗而发之"之旨，当用发汗的方法，使水湿之邪从表散之，故原文曰"腰以上肿，当发汗乃愈"。此为因势利导之法，亦为水气病的一般治则，此法为《素问·汤液醪醴论》"开鬼门，洁净府"的具体体现。

当然由于人体的表里上下常可相通，相互影响，临证时用发汗解表之剂后，常因"表气通，里气亦通"的道理而发汗过程中，小便也往往通利，亦常因"里气通而表气亦和"之理，用利小便之法后，不仅小便通利，肌表亦常微微汗出。

临证治疗时，尚须注意方药的配伍，若汗之效不显时可配伍适量分利之品常可速效，若用分利之法效不著时可配伍适量发散或宣通肺气之品，亦常速效，这亦是以上所述"表气通，里气亦通"、"里气通而表气亦和"的道理。发汗、利小便之法久用容易伤阴损阳，故不宜单独久用，若治虚证或虚实夹杂之证当随证顾及阴、阳。可参考《金匮悬解·水肿病解》所曰："即有时上肿用发汗而不愈者，下肿用利水而不愈者，抑又何故？此盖只知其常，未知其变，所谓变者，即发汗当顾其阳，通阳而汗自彻；利水而顾其阴，阴复而溲自利。固又不可龂龂于但汗但利，以自囿于一隅"。

"腰以下肿，当利小便；腰以上肿，当发汗"的原则适用于水气病的阳证、实证。若水气病属阴证、寒证则宜用温补之法可参考《景岳全书·杂证谟·肿胀》中："水肿证以精血皆化为水，多属虚败，治宜温补脾肾"之验语。

【文献选录】 赵以德：盖身半以上，天之分，阳也；身半以下，地之分，阴也。而身之腠理行天分之阳，小便通地分之阴，故水停于天者，开腠理而水从汗散；水停于地者，决其出关而水自出矣。即《内经》开鬼门洁净府法也。（《衍义》）

徐彬：前水证既分内外表里，此复从上下分之，要知肿之所至，即水之所至，故以内外分治，不若以上下分治尤为切确，故曰诸有水者，不复分风水、正水等名。腰以下肿当利小便者，腰以下阴为主用，故以洁净府为急；腰以上肿当发汗者，腰以上阳为主用，故以开鬼门为急耳。（《论注》）

魏荔彤：水性流湿，乃趋下之邪也。凡人之身，腰以下为下部，故无论何水，必先于腰以下见其端倪。利小便乃愈者，此下部存邪、初见发端治之之大要也。但又有腰以上肿者，岂水有过颡在山耶？不知腰以上肿，非水自能上也，有风以摄之也，不则有热以夹之也，当发汗则愈，此上部存邪，初见发端治之之大要也，此又《内经》风寒上受之，清湿下受之之义也。（《本义》）

尤怡：腰以下为阴，阴难得汗而易下泄，故当利小便；腰以上为阳，阳易外泄，故当发汗。各因其势而利导之也。（《心典》）

吴谦：诸有水者，谓诸水病也。治诸水之病，当知表里上下分消之法。腰以上肿者水在外，当发其汗乃愈，越婢、青龙等汤证也；腰以下肿者水在下，当利小便乃愈，五苓、猪苓等汤证也。（《金鉴》）

【原文】 師曰：寸口脉沈而遲，沈則為水，遲則為寒，寒水相搏。趺陽脉伏，水穀不化，脾氣衰則鶩溏，胃氣衰則身腫。少陽①脉卑②，少陰脉細，男子則小便不利，婦人則經水不通，經為血，血不利則為水，名曰血分。（19）

【词语注解】 ①少阳：此指和髎部位之脉，在上耳角根之前，鬓发之后，即耳门微前上方。

②脉卑：此指脉按之沉而弱。

【经义阐释】 本条主要是将寸口、趺阳、少阳、少阴等脉合诊进一步论述水气病形成的机理，主要从以下三个方面进行论述。

一是寒水犯肺，肺失通调，而成水肿。原文"寸口脉沉而迟"至"寒水相搏"即论此意，寸口脉主肺，沉主水，迟主寒，"寒水相搏"实指寒水之气犯肺，使肺气不利，治节、通调功能失常，津液聚集而成水，泛溢肌肤为肿。正如《金匮要略浅注补正》曰："寸口属肺，肺脉沉迟，则为寒水泛上焦，遂发水肿矣"。

二是脾胃气衰可成水肿。原文"趺阳脉伏"至"胃气衰则身肿"就是论此。趺阳脉候脾胃，脉"伏"是指脉沉不起，为虚弱之象，"趺阳脉伏"是脾胃阳气虚弱不能鼓动脉气正常运行之故，脾胃虚弱则熟腐、运化功能失职，故"水谷不化"，脾阳不运则运化、分清泌浊不能，故便解溏泄，所以曰"脾气衰则鹜溏"。"鹜溏"即水粪混杂之便，亦称鸭溏。

胃为水谷之海，五脏之气皆禀于胃，胃与脾相表里，故胃虚常脾虚。脾胃俱虚，生化乏源，转输失职，水湿自生，溢于肌肤则成水肿，故曰："胃气衰则身肿"。

三是肾虚血瘀可致水肿。原文"少阳脉卑"至"名曰血分"，就是阐明此意。三焦者"决渎之官"，"少阳脉卑"是指手少阳三焦之脉沉弱，以示三焦决渎功能失常。肾主水，司二便，"少阴脉细"，是指足少阴肾脉细，以表肾虚血少之征象，肾与膀胱相表里，肾虚膀胱气化不利，肾虚三焦无充决渎失权，肾虚主水功能失常，故男子表现小便不利，即溲少。此处尚须注意的是女子亦可见小便量少。《素问·上古天真论》曰："太冲脉盛，月事以时下……太冲脉衰，……地道不通"，说明冲脉的盛衰，对月经的来潮有着极其重要和直接的作用。《灵枢·动输》曰："冲脉者，十二经之海，与少阴之大络起于肾"。基于此说可知肾气虚弱可使冲脉虚衰，引起妇人经水不通。血为经水之源，故曰"经为血"。张景岳曰："或以败精，或以槁血，阻塞水道而不通也"，若血行不畅，甚则瘀血形成，则经血闭阻，气滞必生。津液的运行有赖于气的推动，气滞则津液运行不畅，故而水湿内生，泛溢于肌肤则为肿，故曰"血不利，则为水"。"血分"是指因经血不畅或瘀阻引起的水肿，故原文曰："经为血，血不利则为水，名曰血分"。对血分的症因与治法《仁斋直指方·肿证》有曰："经脉不行，血化为水，四肢红肿，则曰血分，皆水气之所由作也，血分宜桂苓汤（方由桂皮、赤茯苓、当归、川芎、赤芍、蓬术、三棱、桑白皮、槟榔、苍术、大腹皮、青皮、陈皮、瞿麦、甘草、葶苈、大黄、姜组成）"。

【文献选录】 徐彬：此言正水之偏于下焦者，谓前寸口脉浮而迟，既为热潜相搏而名沉矣。此乃沉而迟，沉既为水，迟即为寒，水寒相搏，趺阳脉自郁而伏，因而阴寒用事，不能化谷，然微有分焉。脾气主里，故脾气衰则鹜溏；胃气主表，故胃气衰则身肿。兼之少阳脉卑，少阳者，左关胆脉也；少阴脉细，少阴者，左尺肾脉也。卑则低而弱，细则微而损。肝肾主下焦，故男子则小便不利，妇人则经水不通。经者，血也。男子亦属血，惟妇人有经可征。故知因血分不利，而积渐阻滞，则水病乃成。谓证脉俱在下焦，下焦主阴主血，故曰血分，男妇一体也。（《论注》）

程林：沉为水，迟为寒，水寒相搏，则土败矣，是以胃之趺阳脉则伏，脾之水谷则不磨，脾衰则寒内着而为鹜溏，胃衰则水外溢而为身肿也。少阳者三焦也。《内经》曰：三焦者，决渎之官，水道出焉。今少阳脉卑，则不能决渎矣，在男子则小便不利。少阴者肾也，《中藏经》曰：肾者女子以包血。以其与冲脉并行，今少阴脉细，则寒气客于胞门矣。在妇人则经水不通。经虽为血，其体则水，况水病而血不行，其血亦化为水，故名曰血分。（《直解》）

尤怡：此合诊寸口趺阳，而知为寒水盛而胃阳不行也。胃阳不行，则水谷不化，水谷不化，则脾胃俱衰。脾气主里，故衰则鹜溏；胃气主表，故衰则身肿也。少阳者生气也，少阴者地道也，而俱受气于脾胃，脾胃衰则少阳脉卑而生气不荣，少阴脉细而地道不通，男子则小便不利，妇人则经血不通，而其所以然者，则皆阳气不行，阴气乃结之故。曰血分者，谓虽病于水，而实出于血也。（《心典》）

丹波元简：案：沈云卑者，即沉而弱；徐云卑则低而弱；平脉决荣气弱，名曰卑。王宇泰云营主血为阴，如按之沉而无力，故谓之卑也。但少阳未详何部。徐云左关胆脉也；沈云右尺；《金鉴》云左尺。然左右配位之说，仲景所未曾言，必别有所指。《史记》仓公传：时少阳初代，亦同。血分，诸家无明解，盖分，散也。血为水分散，流布肢体也。（《辑义》）

【临床应用】 临床根据"血不利，则为水"之旨，立活血化瘀法，治因血行不畅，或血瘀而致水湿停聚之疾。

(1) 治疗眼科水肿病：秦大军[1]据此方治 Graves 氏病、原发性青光眼、中心性浆液性视网膜脉络病变等，疗效显著。例：余某，男，40 岁。视物呈双影一个月余，先后在两家医院诊断为眼型 Graves 氏病，治疗无效，于 1987 年 12 月 8 日来我院求治。检查：视力正常，双眼同时注视时有复视，复象检查左颞下方向复象距离最大，分析结果为左下直肌麻痹，双眼上睑轻度回缩和迟落，以左眼为明显；眼球突出度右 19mm，左 21mm；余部无阳性体征。甲状腺功能正常诊断为眼型 Graves 氏病，治宜活血利水。处方：泽泻 10g，益母草 30g，桃仁 15g，车前子 15g，木通 15g。水煎服，每日 1 剂。连服 5 剂，复视消失，复向分析亦正常，上睑不回缩和迟落，眼球突出度右 17mm，左 17mm。随访五个月症情稳定。

(2) 治疗渗出性胸膜炎、血栓性静脉炎：贾福天[2]各治 1 例。例：梁某，女，19 岁。开始仅觉双下肢沉重，行走不便，迅即肌肉疼痛拒按，皮肤呈紫红色，双下肢高度浮肿，粗硬肿胀，并伴发热寒战，舌赤苔黄腻，脉象滑数，经外科确诊"急性血栓性静脉炎"。证属中医湿热蕴结，血脉瘀阻之候。自拟清热通脉饮：丹参 20g，怀牛膝 20g，桂枝 10g，茯苓 20g，泽泻 20g，大腹皮 10g，茯苓皮 25g，木通 10g，竹叶 20g，金银花 50g，蒲公英 50g，黄芩 20g。服药 3 剂，水肿减半，疼痛减轻，皮色明显改善；继服 3 剂，水肿消尽，诸症悉除。

(3) 治疗水肿病。黄大舒[3]治本病消水明显，其处方特点是在辨证论治的基础上常用丹参、益母草、川芎、山楂或蒲黄之类活血化瘀之品。

【原文】 問曰：病有血分水分，何也？師曰：經水前斷，後病水，名曰血分，此病難治；先病水，後經水斷，名曰水分，此病易治。何以故？去水，其經自下。(20)

【经义阐释】 男女生理之别主要是女子有经血以时下的特点，故同患水肿病，女子有血分、水分之别。上条"血不利，则为水，名曰血分"与本条"经水前断，后病水，名曰血分"同意，均谓经血瘀阻不通，以致津液运行障碍，蓄积成水，泛溢肌肤成肿病。这就是《心典》所曰："血分者，因血而病为水也"。引起经血瘀阻不通之因甚多，或因外感、或因内伤、或因七情等。亦有因正虚、或因邪实、或因正虚邪实兼杂而致。血分病乃因瘀血使津聚成水而发，出现瘀、水掺杂的病变，故其病情复杂，病程长，病位深，病势重，治之难以速效。这就是原文所曰"此病难治"之理。治疗血分病应以祛瘀利水为原则，其具体治法当辨证论治。

水分病是因水肿而致闭经，这就是原文所谓"先病水，后经水断，名曰水分"之意。它是由于水邪阻滞血脉，使血行不畅，冲脉失调而成，因水及血使其病，故曰"水分"，正是《心典》"水分者，因水而病及血也"之意。"此病易治"是与血分病相对而言，这是因为前者较之后者病位浅而已。当水邪祛除后，经水即通，故曰易治。其实临证时水分病亦非易治，因为引起水肿的原因也很多，同样有外感、内伤、七情等，病情亦常有虚、实，或虚实夹杂之别，而水分乃由水肿而致，病变亦是水、瘀相互兼杂，据此可知水分病病情也很复杂，治之非旦夕可愈。本病的治则应以利水消瘀通经为原则，其具体治法亦应辨证论治。

根据以上原文分析，可知仲景对水气病的分类采取了以下三种形式：一是根据水气病的脉、症、因之异，将水气病分为风水、皮水、正水、石水、黄汗五种；二是根据水气病的形成与五脏的关系，将水气病称作心水、脾水、肝水、肺水、肾水等五种，常习称之为五脏水。三是根据水气病的演变情况，提出了水分、气分、血分之称。当然这些分类方法较之《丹溪心法·水肿》将水气病分为阴、阳两大类复杂，但它有利于医者对水气病的认识，便于掌握水气病的病机、病位及病情变化的情况，对诊治与判断水气病的预后具有很重要的指导意义。

【文献选录】 尤怡：此复设问答，以明血分、水分之异。血分者，因血而病为水也；水分者，因水而病及血也。血病深而难通，故曰难治；水病浅而易行，故曰易治。（《心典》）

高学山：经水前断，后病水，即前二条之症。先病水，后经水断，言先病正水及脾水，则脾胃寒而营血无资始之源，即经所谓二阳之病发心脾，女子不月者是也，名曰水分。见同一经断之病，然水分症，不得误以为血分，而责及无辜之意。但在血分者，血行而犹当责水，且行血颇难，而血后之水为尤难。在水分者，水去而其经自通。且去水易，而水后之血可不问。此难易之所由别也。（《高注》）

曹颖甫：仲师言经水前断后病水，名曰血分，此病难治。先病水后经水断，名曰水分，此病易治。究其所以然，盖谓经水之断，或由肝郁，或由血亏，大抵虚寒为多，虽亦有出于二阳燥热者，但此证必不病水，因水停经，病正在水。血分之病不过因水气太甚，阻其径隧，虚者难攻，实者易攻。妊娠有水气用冬葵子茯苓散，亦易治之明证也。设本非妊娠，则但去水而经自通矣。（《发微》）

【原文】 問曰：病者苦①水，面目身體四肢皆腫，小便不利，脉之，不言水，反言胸中痛，氣上衝咽，狀如炙肉②，當微咳喘，審如師言，其脉何類？師曰：寸口脉沈而緊，沈為水，緊為寒，沈緊相搏，結在關元③，始時尚微，年盛④不覺，陽衰之後，營衛相干，陽損陰盛，結寒微動，腎氣上衝，喉咽塞噎⑤，脅下急痛。醫以為留飲而大下之，氣擊⑥不去，其病不除。後重吐之，胃家虛煩，咽燥欲飲水，小便不利，水穀不化，面目手足浮腫。又與葶藶丸下水，當時如小差，食飲過度，腫復如前，胸脅苦痛，象若奔豚，其水揚溢，則浮咳喘逆。當先攻擊衝氣，令止，乃治咳；咳止，其喘自差。先治新病，病當在後。（21）

【词语注解】 ①苦：本为形容词，此经活用为动词，可译为"患"。

②炙肉：烤肉。

③关元：为任脉穴，在脐下三寸。此指下焦。

④年盛：此指年壮，即身体强壮之时。

⑤塞噎（yē椰）：食管被食物堵塞。《说文解字》："噎，饭窒也。"

⑥气击：此指气冲之意。

【经义阐释】 本条是以病案形式来论述水气病形成经过及误治后的变化，同时亦论述了水气与冲气先后同病时的治则，以此启迪医者治病应分先后缓急辨证论治。本条从三个方面讨论：首先提出问题：水气与冲气同病，为什么先治冲气？即原文开始至"其脉何类"之意。病者患水肿病，其症见面目躯体、四肢皆肿，小便不利，笔者老师诊断该病，不说是以水肿为主，反而说是以胸中痛，气从少腹上冲咽喉，咽中被梗，像烤肉块堵塞之状为主，还当有轻微咳喘。其病情经审查结果，确如吾师所说，这样的诊断，脉象如何？根据何在？

其次是论水气与冲气形成的过程及其误治的情况。即原文从"师曰"至"则浮咳喘逆"所说。

老师说，病人的脉象是寸口脉沉而紧，沉主水，紧主寒，沉紧并见，此为寒水之气互结于下焦，当时为病之初，病情较轻，年壮体健时，对病尚无明显感觉，到了中年之后，阳气渐衰，营卫不和，运行不畅，阳气亏损，阴气偏盛，此时蓄积下焦的寒水之气，便开始对人体有较明显的影响，并因阳虚不能潜伏，夹胃气随冲脉而上冲，此时寒水之气未除，且并发冲气，因而出现咽喉堵塞梗阻，胁下急痛等症。上述诸症当为寒水之气内结，阳虚阴盛，冲气上逆。故治当平冲降逆，温阳化气为主，医者却误诊为饮邪潜伏，留而不行所引起，故用十枣汤之类"大下"其水饮而治之，因药不对证，则气冲未平，病症没除。医见病不愈，又误诊为"咽喉塞噎"是中焦有邪结实而致，故重用催吐法治之，不仅冲气不愈，反使胃气虚损，阴液不足，而出现虚烦口干咽燥，渴欲饮水等症，又因原来阳气虚损，再加上误下后又误吐，下焦阳损更盛，膀胱气化失司，出现小便不利，脾阳受损，运化失职，则水谷不化。脾失转输，肾失蒸化，以致津液停聚水湿泛溢肌肤而见面目手足浮肿。此乃误治之变证，医者不知，又以葶苈丸下其水，下后水湿之邪因暂有去路，故肿势略消，但脾胃之阳未能复健，所以饮食略有不慎，肿势复甚同前，冲气更剧，则"胸胁苦痛，象若奔豚"。阳虚水盛，随冲气上泛于肺，则咳嗽且喘，肺失通调则浮肿。

三是论述水气与冲气先后同病时应先治冲气，即原文"当先攻击冲气……病当在后"所述。基于前述病案可知寒水之气互结为病之根本，冲气、咳喘皆为之继发，而冲气又为之较急，根据治病急当先治，缓者后治，再遵"病痼疾加以卒病，当先治其卒病，后乃治其痼疾"的原则，本病应先治其冲气，方剂可选痰饮病篇桂苓五味甘草汤之类温阳平冲。冲气得平，再治其咳嗽，可选苓甘五味姜辛汤等方剂温肺祛寒，治后咳止肺气得降，故喘自愈，故原文曰："当先攻击冲气，令止，乃治咳；咳止，其喘自差"。

"先治新病"，谓此病案的治则是先治新病冲气，咳喘等，"病当在后"，"病"此指寒气互结的水气，是痼疾，应当后治。

【文献选录】 徐彬：此言正水之成，有真元太虚，因误治而成水，又误治而变生新病，然当先治其新病者，谓水病至面目身体四肢皆肿，而小便不利，水势亦甚矣。乃病者似不苦水，反苦胸痛气冲，疑水病中所应有之变证，故问脉形何类。不知水气中原不得有此证，其先寸口脉必沉而紧，沉主有微水，紧主有积寒，但紧而沉，是积寒夹微水搏结在关元。初时水与寒皆微，壮年气盛，邪不胜正，故不觉，阳衰则所伏之邪，稍稍干于营卫，阳日就损，阴日加盛，而所结之寒微动，能挟肾气上冲，不独相干已也。唯其挟肾，于是肾脉之直者，上贯膈，入肺中，循喉咙，挟舌本；其支者，从肺出络心，注胸中，乃咽喉噎塞，胁下急痛。彼时温肾泻寒，病无不去，乃以为留饮而大下之。不治其本，病气不服，故相系不去，重复吐之，是诛伐无过，伤其中气矣。胃家乃虚而烦，吐伤上焦之阳，而阴火乘之，故咽燥欲饮水。因而脾胃气衰，邪留血分，致小便不利，水谷不化。胃气不强，水气乘肺，面目手足浮肿。又以葶苈丸下水，虽非治本之剂，然标病既盛，先治其标，故亦能小差。小差者，肿退也。食饮不节而复肿，又加胸胁痛如奔豚，则肾邪大肆，且水气扬溢，咳且喘逆矣。然咳非病之本也，病本在肾，故曰先当攻击冲气令止，如痰饮门苓桂术甘汤是也。咳止，喘虽不治而自愈矣。此乃病根甚深，不能骤除，故须先去暴病，则原病可治，故曰先治新病，病当在后。要知冲气咳喘等，皆新病也。病当在后，病字指水气言，然关元结寒，则又为水病之本矣。（《论注》）

尤怡：此水气先得而冲气后发之证。面目肢体俱肿，咽喉噎塞，胸胁满痛，有似留饮而实挟冲气也。冲气宜温降，不宜攻下，下之亦未必去，故曰气击不去，其病不除。医乃不知而复吐之，胃气重伤，胃液因尽，故咽燥欲饮水，而小便不利，水谷不化，且聚水而成病也。是当养胃气以行水，不宜径下其水，水虽下，终必复聚，故暂差而寻复如前也。水聚于中，气冲于下，其水扬溢，上及肺位，则咳且喘逆，是不可攻其水，当先止其冲气，冲气既止，然后水气可去，水去则咳与喘逆俱去矣。先治新病，病当在后者，谓先治其冲气，而后治其水气也。（《心典》）

【原文】 風水，脉浮身重，汗出惡風者，防己黃耆湯主之。腹痛者加芍藥。（22）

防己黃耆湯方：方見濕病中。

【经义阐释】 本条论述风水表虚证的证治。"风水"即第一条所曰之"风水"。先见头面浮肿，可及四肢，常伴咳嗽咽痒或痛等症，因风水相搏而致，水湿在表故脉浮，溢于肌肤则身重，卫表气虚不固则汗出，汗出肌腠疏松则恶风。本证为卫表气虚，风水相互搏结而成，当用益气固表，祛风利水的防己黄芪汤治之。程门雪在《金匮篇解·水肿病解》中认为芪桂芍酒汤一方亦可借用于此，此说可供参考。若水湿阻滞气血的运行，引起腹痛，可加入芍药以活血通络，缓急止痛。

本条虽与湿病中防己黄芪汤证仅有一字之差，即"湿"易"水"。但所叙病有别，前者言周身肌肉，骨节疼痛为主，后者言面目身肿为主，由于二证病机相同，故治法选方则一，这里亦体现了仲景异病同治的学术思想。

【方药评析】 方中防己配白术祛风除水湿，伍黄芪益气固表，防己得黄芪可加强利水湿之功，白术配黄芪可助益气之力，甘草、姜、枣可调和营卫，增黄芪益气固表之效。诸药共奏益气固表，祛风利水除湿之功。若因水湿阻滞引起里气不和而见腹痛时，可加芍药通调气机，缓急止痛。

"腹痛"引起之因，历代医家认识有异，故芍药在方中的作用看法亦有别，如赵以德曰："腹痛者，阴阳气塞，不得升降"，其意为芍药在此是调和阴阳之气（《衍义》）；张璐："腹痛者，肝郁气塞不得升降，再加芍药以收阴也"，认为芍药柔肝（《张氏医通·诸痛门》）；陈念祖："腹痛者，胃不和也，加芍药以泻之"（《浅注》）等等。以上医家说法不一，是因东汉时期芍药无赤、白之分而致。"考之芍药，初载《神农本草经》，并无赤白之分；至陶弘景，提出有赤、白两种，并云：'赤者小利'，南宋成无己指出：'白补而赤泻，白收而赤散'"（中医基础系列教材之七《中药学》）。据此上述之见各有其理，若方用白芍则取补血养阴、收敛缓急之意，则当从赵、张氏之见，若用赤芍则取凉血散瘀之意，以陈氏之见为宜。

【文献选录】 赵以德：脉浮表也，汗出恶风，表之虚也；身重，水客分肉也。防己疗风肿、水肿，通腠理；黄芪温分肉，补卫虚；白术治皮风止汗；甘草和药益土；生姜、大枣辛甘发散。腹痛者，阴阳气窒，不得升降，加芍药收阴。（《衍义》）

尤怡：此条义详《痉湿暍》篇，虽有风水、风湿之异，然而水与湿非二也。（《心典》）

吴谦：风水之病，外风内水也。脉浮恶风者风也，身重肿者水也。汗出表虚，故用防己黄芪汤固表以散风水也。若腹痛，加芍药、甘草以调中也。（《金鉴》）

【临床应用】 见第二篇第二章。

【现代研究】 见第二篇第二章。

【原文】 風水惡風，一身悉腫，脉浮不渴，續自汗出，無大熱，越婢湯主之。（23）

越婢湯方：

麻黃六兩　石膏半斤　生薑三兩　大棗十五枚　甘草二兩

上五味，以水六升，先煮麻黃，去上沫，內諸藥，煮取三升，分温三服。惡風者加附子一枚炮。風水加術四兩。古今錄驗

【经义阐释】 本条论述风水夹热的证治。风水是由风邪犯表，肺气不宣，其通调水道功能失职，津液停聚泛溢于肌表而致，故见一身悉肿。风邪在表，肌腠疏松则恶寒，风邪外袭犯肺，肺主皮毛，其病在表故"脉浮"；风邪在表，里无大热，故不渴；风为阳邪，其性疏散，故"续自汗出"，即连续不断地汗自出；邪郁肌表化热，但不甚，故身无大热。诸症皆由风水搏结于表，郁而化热所致，当用越婢加术汤发汗散水，轻宣郁热。

《心典》曰："脉浮不渴者句，或作脉浮而渴，渴者热之内炽，汗为热逼与表虚汗出不同"。尤氏认为"不渴"应易"渴"是有里热之故，实则不必，越婢加术汤证可渴亦可不渴，因本证里热不甚。

【方药评析】 麻黄配石膏辛凉宣泄，发散水气，解肌表郁热；配生姜解表宣散，祛肌表水湿；甘草与大枣同用补脾和中；大枣配生姜温脾暖胃，且防石膏之寒伤胃。本方具有

防己黄芪汤方证与越婢汤方证的比较表

证名 类别		防己黄芪汤证	越婢汤证
病机	同	风水相搏	
	异	卫表气虚	兼有郁热
主症	同	肿，恶风，汗出，脉浮	
	异	恶风避风症减，可恶寒不发热，汗为自汗出，肿势较轻	恶风避风不减，不恶寒，身有热不大，肿势较甚
治法（方）	同	宣散水邪	
	异	益气固表（防己黄芪汤）	兼清郁热（越婢汤）
药物	同	麻黄，甘草	
	异	防己，白术，黄芪	生姜，甘草，石膏

发汗散水清其郁热之功。

方后曰："恶风者，加附子一枚"，"恶风"可理解为恶风甚，或恶寒，此乃卫阳不足之征，加附子以温其阳，助散水之功。"风水加术四两"是指水气过甚者，加术四两以助除水湿之力。

【文献选录】　徐彬：前证身重则湿多，此独一身悉肿，则风多气强矣。风为阳邪，脉浮为热，又汗非骤出，续自汗出，若有气蒸之者然；又外无大热，则外表少而内热多，故以越婢汤主之。麻黄发其阳，石膏清其热，甘草和其中，姜、枣以通营卫而宣阳气也。此方剂独重，盖比前风多气多则热多，且属急风，故欲一剂铲之。若恶寒知内虚，故加附子。《古今录验》加术，并驱湿矣。（《论注》）

沈明宗：此风多水少之证也。风多伤表，外应肌肉，内连及胃，故恶风一身悉肿。胃气热蒸，其机向外，不渴而续自汗出无大热者，则知表有微热而为实也，故以麻黄通其阳气而散表；石膏入胃，能治气强壅逆风化之热；甘草、姜、枣以和营卫。若恶风者，阳弱而为卫虚，故加附子。（《编注》）

尤怡：此与上条证候颇同，而治特异。麻黄之发阳气十倍防己，乃反减黄芪之实表，增石膏之辛寒，何耶？脉浮不渴句，或作脉浮而渴。渴者热之内炽，汗为热逼，与表虚出汗不同，故得以石膏清热，麻黄散肿，而无事兼顾其表也。（《心典》）

吴谦：此又承上条风水，互详其证而变其治也。风水之邪，全在表而不在里，故恶风一身悉肿，脉浮不渴也。初本无汗，身无大热，续自汗出而不恶风寒，表不虚也，故用越婢汤以发之。若恶风寒甚者，表阳虚也，前方加附子一枚，以补其在表之阳也。（《金鉴》）

黄元御：风水恶风，一身悉肿者，水胀于经络也，续自汗出无大热者，表郁作热，热蒸于内，风泄于外，是以汗出而泄之不透，故外无大热。越婢汤麻黄、石膏发表而清热，姜、甘、大枣补土而和中也。（《悬解》）

【临床应用】　（1）治疗急性肾小球肾炎：曹生有[4]治吴某，男，26岁。2001年5月初诊。主诉：周身浮肿，反复发作8月，加重1周。患者8月前因饮酒，劳累后出现咽痛，周身酸困，流涕，发热。在当地诊断为感冒。经青霉素静脉滴注及口服中西药（具体不详）治疗1周，症状消失停药。1周后出现颜面及下肢水肿，在某医院查血压145/95mmHg。尿蛋白（＋＋＋），潜血（＋＋＋）。诊断为急性肾小球肾炎。住院治疗，口服泼尼松、卡托普利；青霉素、川芎嗪注射液静脉滴注。治疗1月余，水肿、血尿、蛋白尿消失。血压135/85mmHg。此后每因感冒水肿复发，加服六味地黄汤、济生肾气汤等，水肿时轻时重，尿蛋白时有时无，1周前因劳累后上述症状加重，经中西药治疗无效来诊。诊见：颜面及周身可凹性水肿，口干不欲饮，咳嗽咳吐白色清痰，畏寒无汗，小便量少，大便稀溏，舌淡胖，脉沉细涩。血压140/90mmHg，尿常规：尿蛋白（＋＋＋＋），潜血（－）。24小时尿蛋白定量6.8g/L，心电图、肝功能、肾功能、电解质及B超肝、胆、脾、双肾均正常。西医诊断：肾小球肾炎；中医诊断：水肿，证属脾肺肾虚，水湿泛滥。治以温补脾肾，宣肺利水，除湿消肿。处方：麻黄、石膏各20g，生姜、附子各15g，白术、泽兰、茯苓各30g，车前子18g，大枣12枚。每天1剂，水煎服。服药3剂后畏寒减轻，汗出畅达，小便通利，大便成形，水肿渐消。效不更方，继服6剂，水肿消失。复查尿常规：尿蛋白（＋）；24小时尿蛋白定量500mg/L。2周后尿蛋白（－），24小时尿蛋白定量150mg/L，其后规律撤减激素，坚持服药3月，诸症消失。为巩固疗效，再以上药研末服 9 月后停药，随访 2 年未发。

（2）治疗特发性水肿：曹生有[5]采用越婢汤治疗特发性水肿 81 例。共观察病例 145 例，均为女性。随机分为 2 组，治疗组 81 例，对照组 64 例。治疗组以越婢汤治疗。处方：麻黄 18g，石膏 24g，生姜 9g，甘草 6g，大枣 5 枚。加减：恶风怕冷加制附子 9g；形体肥胖加白术 12g。每天 1 剂。对照组服螺内酯，每次 20mg，每天 2 次。疗效标准：①痊愈，症状消失，随访 3 月无复发。②显效，症状消失，每月发作≤1 次。③有效，症状消失，每月发作＞1 次。④无效，治疗后症状无改善。治疗结果：治疗组痊愈 48 例，显效 21 例，有效 9 例，无效 3 例；对照组痊愈 7 例，显效 10 例，有效 28 例，无效 19 例。治疗组的痊愈率、总有效率分别为 59.3%、96.3%，对照组分别为 10.9%、70.3%，两组比较，差异均有显著性意义（$P<0.05$）。

（3）治疗阴痒糜烂症：吕延亭[6]治殷某，女，37 岁。晨起面目浮肿，白带量多，阴痒灼痛已二月。妇科检查：两侧阴唇内侧充血糜烂，周围有抓痕。诊断为阴痒糜烂症，兼有身热微咳，自汗，小便不利，脉浮大有力，舌质红，苔质薄。证属风寒外束，迫热内炽，热毒内攻下注。用越婢汤加味。处方：麻黄、山药、甘草、桑白皮各 10g，生石膏、黄芪各 30g，萆薢、赤芍各 12g，白鲜皮 15g，生姜 3 片，大枣 5 枚，煎服 12 剂后诸症消失，随访年余未见复发。

（4）有报道本方加味治疗流行性出血热[7]；治疗癃闭[6]；声哑[6]。

【现代研究】 （1）药理研究证实[8,9]，麻黄挥发油乳剂对人工发热的家兔有解热的作用。煎剂体外实验对金黄色葡萄球菌、甲种链球菌、乙种链球菌、炭疽杆菌、白喉杆菌、铜绿色假单胞菌、伤寒杆菌有不同程度的抗菌作用；其挥发油鸡胚实验对亚洲甲型流感病毒有抑制作用；对甲型流感病毒 P2R 株感染的小鼠有治疗作用。

（2）尚坦之[9]介绍天然石膏水煎剂对人体及动物实验性发热，均有解热作用。在复方汤剂中的疗效，大多数比单味石膏有所增强；石膏与一些有机酸、鞣质、维生素、生物碱盐类等，在水中同煎时，可使其溶解度增加，而对其他物质同煎则溶解度变化不大甚则降低。

【原文】 皮水為病，四肢腫，水氣在皮膚中，四肢聶聶①動者，防己茯苓湯主之。（24）

防己茯苓湯方：

防己三兩　黃耆三兩　桂枝三兩　茯苓六兩　甘草二兩

上五味，以水六升，煮取二升，分溫三服。

【词语注解】 ①聶（zhé）：轻微而动。聶，树叶动貌。

【经义阐释】 本条论述皮水的证治。皮水是"外证胕肿，按之没指，不恶风"。此言"四肢肿，水气在皮肤中，四肢聶聶动"，二者是一致的，此突出防己茯苓汤证属皮水，但肿势较甚而已。此证四肢聶聶动，为水在皮肤之故，脾主四肢，其阳不足，水湿泛溢，故水气在皮肤中，四肢肿盛，阳被水湿之气所遏，水气相击，故四肢聶聶动。结合临床"四肢聶聶动"不是必有之症，这里以此说明水势甚而已。本证属脾肺气虚，水湿内停，阳气被遏所致，故用防己茯苓汤通阳利水，益气消肿。

【方药评析】 防己、黄芪利水除湿益气，使水从外而解；桂枝、茯苓通阳化气利水，使水从下而去；桂枝与黄芪相伍，能通阳行痹，鼓舞卫气，助肌表水湿之气消散；甘草益气调和诸药，助黄芪补脾，脾气盛则水邪易除。本方由防己黄芪汤去白术加桂、苓而成。现将二方比较于下：

防己黄芪汤方证与防己茯苓汤方证比较表

类别 \ 方名		防己黄芪汤	防己茯苓汤
药物组成与分量		防己一两，甘草半两，黄芪一两一分，白术七钱，生姜四片，大枣一枚	防己、黄芪各三两，茯苓六两，甘草二两，桂枝三两
	主治	风水	皮水
	病机	风邪外袭，肺气不宣，风水相搏，卫表气虚（水势较轻）	阳气被遏不运，水湿停于皮下（水势较甚）
	主症	身肿且重，汗出恶风，脉浮	四肢肿甚，且微动，脉浮
功效		益气固表，利水除湿	通阳益气，分消水湿

【文献选录】 徐彬：按前皮水所注证验皆不列，谓挈皮水二字，即概之也。又特揭言四肢肿、聂聂动，以申明水气在皮肤之状，而后皮字义晓然矣。药亦同防己黄芪汤，但去术加桂、苓者，风水之湿在经络近内，皮水之湿在皮肤近外，故但以苓协桂，渗周身之湿，而不以术燥其中气也。不用姜、枣者，湿不在上焦之营卫，无取乎宣之耳。（《论注》）

沈明宗：此邪在皮肤而肿也，风入于卫，阳气虚滞，则四肢肿，经谓结阳者肿四肢，即皮水也。皮毛受风，气虚而肿，所谓水气在皮肤中。邪正，风虚内鼓，故四肢聂聂而动，是因表虚也。盖肺与三焦之气，同入膀胱，而行决渎，令水不行，则当使小便利而病得除，故防己茯苓除湿而利水，以黄芪补卫而实表，表实则邪不能容，甘草安土而制水邪，桂枝以和营卫，又行阳化气而实四末，俾风从外出，水从内泄矣。（《编注》）

尤怡：皮中水气，浸淫四末，而壅遏卫气，气水相逐，则四肢聂聂动也。防己、茯苓善驱水气，桂枝得茯苓，则不发表而反行水，且合黄芪、甘草，助表中之气，以行防己、茯苓之力也。（《心典》）

黄元御：阳受气于四末，皮水为病，阳衰湿旺，故四肢肿。水气在皮肤中，木郁风动，故四肢聂聂动摇。黄芪、桂枝发营卫而达木郁，苓、甘、防己，培中土而泄水气也。（《悬解》）

【临床应用】 （1）治疗类风湿关节炎：谭畅等[10]将 42 例类风湿关节炎患者随机分成 2 组，治疗组 22 例给予防己茯苓汤口服，方药：防己 10g，黄芪 10g，桂枝 10g，茯苓 30g，甘草 6g，赤芍 15g，白芍 15g，鸡血藤 30g，木瓜 10g。每日 1 剂，水煎，早晚各服 1 次，疼痛明显者加服非甾体消炎药；对照组 20 例常规每周服用甲氨蝶呤，7.5mg/次，疼痛明显者加服非甾体消炎药。结果：治疗组总有效率为 86%，对照组总有效率为 56%，两组比较有显著性差异（$P < 0.05$）。

（2）治疗慢性充血性心力衰竭：贺丽娜[11]将 158 例患者随机分为治疗组 80 例，对照组 78 例。治疗方法：两组均按统一方案控制心衰，包括休息、低盐饮食、血管扩张剂、重予洋地黄类及利尿剂等。治疗组在此基础上加用防己茯苓汤加味，药用防己 15g，桂枝 10g，黄芪 20g，党参 20g，酸枣仁 12g，丹参 25g，大枣 10 枚，甘草 8g。在此基础上若阳气虚衰加附子、人参等；血瘀明显者加桃仁、当归；痰浊水湿重者加葶苈子、半夏等。治疗期间除每天观察症状、舌苔、脉象外，每日测血压、心率、心律、脉搏、体重、尿量、心脏杂音，每周做心电图，1周为1个疗程，观察3个疗程。结果：治疗组总有效率96.3%，对照组总有效率91%。

（3）治疗特发性水肿：陈华[12]运用防己茯苓汤加味治疗特发性水肿100例，均为女性。中医辨证分型阳水19例、阴水81例。治疗方法为疏肝运脾，行气活血，温肾通阳。运用防己茯苓汤加味：防己15g，黄芪30g，桂枝15g，茯苓、茯苓皮各30g，甘草6g，白术15g，香附10g，当归10g，益母草30g，淡附子6g，大腹皮15g，车前子18g。加减法：表证恶寒明显者加麻黄3～6g；烦热口渴者去桂、附，加丹皮12g，天花粉15g；便溏者加薏苡仁30g；倦怠者加党参15g；纳减者加神曲15g；失眠者加酸枣仁18g。10天为1个疗程，并随证化裁，以观后效。疗效评定：①显效：浮肿消退，体重减轻5kg，临床症状消失；②有效：水肿明显减轻，体重减轻2～3kg，临床症状改善；③无效：肿胀、临床症状无变化。治疗结果：显效16例，占16%；有效69例，占69%；无效15例，占15%。总效率为85%。

（4）治疗妊娠子痫：日本学者报道[13]妊娠8月余，突然发生子痫，伴有呕吐、头痛，全身浮肿，尿量减少，血压170/110mmHg，尿蛋白阳性，用防己茯苓汤配用降压药治愈。

（5）治疗冠心病合并心衰：徐克明等[14]治陈某，男，60岁。冠心病8年，接诊时动则气喘，心悸，夜不能平卧，颜面四肢浮肿，舌淡白，苔薄白，脉细软数，西医诊断为冠心病合并心衰。中医辨证为肺脾气虚，水气上犯，治以益气健脾利水，方选防己茯苓汤合茯苓杏仁甘草汤，用药：防己、党参各20g，黄芪、茯苓各30g，白术、杏仁各10g，甘草3g。服10剂后尿增喘减，夜能平卧，原方加红参，悸宁寐安，喘平息匀，随访两年，证情平稳。

（6）治疗肾病综合征、尿毒症：徐克明等[14]用本方加味治之有效。

（7）治疗膝关节慢性滑囊炎：邵萍[15]用本方湿重者加苍术等，热重者加黄柏等，血虚者加四物汤。

【现代研究】（1）抗炎镇痛作用：田婧[16]经动物实验研究表明，防己茯苓汤对二甲苯、蛋清所致急性炎症有明显抑制作用，能降低大鼠的毛细血管通透性，抑制棉球肉芽肿增生，并能显著降低炎症组织中 PGE_2 的含量；可提高小鼠痛阈值，减少醋酸所致小鼠扭体次数；其有明显的抗炎镇痛作用。

（2）对泌尿系统的影响：喻嵘[17]观察了防己茯苓汤加减方是否具有干预肿瘤坏死因子诱导后肾小球系膜细胞增殖的作用及对基质金属蛋白酶 MMP-2 的影响，结果发现，加入防己茯苓汤加减提取液后，系膜细胞的增殖程度受到显著抑制，流式细胞仪 DNA 图示 S 期细胞数显著减少，细胞培养液中肾小球系膜细胞基质金属蛋白酶（MMP-2）的表达增强。表明防己茯苓汤加减方对肿瘤坏死因子诱导后肾小球系膜细胞的增殖具有抑制作用。

（3）冉学峰[18]介绍水气在皮肤，四肢聂聂动，为水有气化之渐，为湿之甚者，故用防己除湿，桂枝佐之茯苓渗湿利水，使水湿之气从表解，从小便出，已化气者，亦可通过呼吸代谢排除。方中黄芪有适应泵作用，调节皮肤汗腺功能，汗出多能止，无汗能发，使失常者转为正常。

【原文】 裏水，越婢加术湯主之；甘草麻黃湯亦主之。（25）

越婢加术湯方：見上。於內加白术四兩，又見脚氣中。

甘草麻黃湯方：

甘草二兩　麻黃四兩

上二味，以水五升，先煮麻黃，去上沫，內甘草，煮取三升，溫服一升，重覆汗出，不汗，再服。慎風寒。

【经义阐释】 本条论述皮水的不同治法。"里水"指皮水，即当有"一身面目洪肿，脉沉，小便不利"，正如本章第 5 条所述。皮水属夹郁热者当用越婢加术汤治之；若皮水无郁热，属风寒束表，表实无汗者当用甘草麻黄汤，发汗宣肺利水、益气补脾和中。突出了证异方异的辨证论治的思想。临证时可参考《金鉴》水气篇所云："皮水表虚有汗者，防己茯苓汤固所宜也；若表实无汗有热者，则当用越婢加术汤。无热者，则当用甘草麻黄汤发其汗，使水外从皮去也"。

【方药评析】 方中麻黄辛温发汗宣肺利水；甘草和中益气；二药共奏发汗利水，宣肺和中之功。这就是《金匮方歌括》所曰："二药上宣肺气，中助土气，外行水气"。

【文献选录】 吴谦：皮水表虚有汗者，防己茯苓汤固所宜也；若表实无汗有热者，则当用越婢加术汤；无热者，则当用甘草麻黄汤发其汗，使水外从皮去也。（《金鉴》）

陈念祖：一身面目黄肿，谓之里水，乃风水深入肌肉，非脏腑之表里也。腠实无汗，胃热内向，欲迅除其热，越婢加术汤主之；欲迅发其汗，甘草麻黄汤亦主之。（《浅注》）

王子接：少阴无里症，欲发汗者，当以熟附固肾，不使麻黄深入肾经劫液为汗，更妙在甘草缓麻黄，于中焦取水谷之津为汗，则内不伤阴，邪从表散，必无过汗亡阳之虑矣。（《绛雪园古方选注》）

【临床应用】 治疗喘息发作。日人报道[19]用麻黄 3g，先煎去上沫，再入甘草 2g，顿服之立刻轻快。

【现代研究】 杨蕴祥[20]报道本方煎煮方法是先煎麻黄，后下甘草，有人通过实验比较了先煎后下法和混合煎法的差异，发现无论是单味药还是复方，采用先煎后下法者，其麻黄生物碱的煎出量或煎出率均高于混合煎法；头煎与二煎的功效，头煎均高于二煎，似可说明麻黄先煎，事出有因。

【原文】 水之為病，其脈沈小，屬少陰；浮者為風，無水虛脹者為氣。水，發其汗即已。脈沈者宜麻黃附子湯；浮者宜杏子湯。（26）

麻黃附子湯方：

麻黃三兩　甘草二兩　附子一枚炮

上三味，以水七升，先煮麻黃，去上沫，內諸藥，煮取二升半，溫服八分，日三服。

杏子湯方：未見，恐是麻黃杏仁甘草石膏湯。

【经义阐释】 本条论述正水与风水的不同治法；水气病与虚胀的鉴别。水气病根据脉象的沉、浮可以判断其属正水或风水。若脉沉小则病属少阴肾阳不足，其蒸化功能异常，所致水肿，此属正水。若脉见浮，则为外感风邪，使肺气不利，通调失职，而致水肿，此属风水。"水发其汗已"指出风水当用汗法治之，可用杏子汤宣肺利水，故曰"浮者宜杏子汤"。正水若是水气在表者可以根据因势利导的原则亦可用汗法治之。当然发汗时要兼顾其肾阳，即发汗温阳用麻黄附子汤治之，故曰"脉沉者，宜麻黄附子汤"。

"无水虚者胀为气"为插笔，说明水与虚胀的鉴别。"虚"指无水的意思，非指正虚。"胀"指周身或腹胀，引起原因非水为气，故按之无凹陷，甚者有气窜的感觉，或矢气后较舒，溲解量可。此与因水而致的胀按之有凹陷、尿少等症是有别的。故而"虚胀"是不能用汗法治之。结合临床病久气胀可转为水胀，水胀也可兼见气胀。这是因为人体是一个完整的有机体，水病可引起气病，气病也可引起水病的缘故。如何治疗气胀，仲景未言，其实此胀有虚实之分。若属脾虚夹湿气滞者可用《三因方》中的木香化滞散（方由：木香、姜黄、青皮、砂仁、人参、槟榔、白术、白豆蔻、藿香叶、橘皮、大腹子、白茯苓、白檀香、桔梗、炙甘草组成）治之；若属气滞夹瘀者，可用《三因方》中的导气丸（方由青皮、莪术、胡椒、三棱、槟榔、吴萸、菖蒲、赤芍、干姜、附子组成）。

对此条的看法历代医家众说纷纭：赵以德认为此条是讨论气水，他将原文读作："浮者为风无水，虚胀者为气水"，他解释道："但因其从风出于表，水不内积，故曰无水。若不因风，只是肾脉上入肺而虚胀者，则名曰气水"。尤怡认为此条是讨论风水与气病及其治法，他将此条读作："浮者为风，无水虚胀者为气，水发其汗即已"，解释道："脉浮者为风，即风水也。其无水而虚胀者，则为气病而非水矣。气病不可发汗，水病发汗则已"。陆渊雷认为此条有衍文，他说："余意'无水虚胀者为气'是衍文，当删之"。陈念祖认为此条是论石水，风水，气胀，他说："此为石水证出其方也，而并言及风水与气肿，从反面指出正旨"。黄树曾认为"借风水及气以论少阴正水之治也"。结合临床黄氏之说可从。

【方药评析】 方中麻黄发汗宣肺解表；附子温经散寒，助阳行水；甘草调合诸药，既可解附子之毒，亦可防麻黄发散太过。诸药合用，可以发汗宣肺，通阳行水。

【文献选录】 喻昌：此论少阴正水之病。其脉自见沉小，殊无外出之意；若脉见浮者，风发于外也；无水虚胀者，手太阴气郁不行也。风气之病，发其汗则自已耳。即脉沉无他证者，当仿伤寒少阴例，用麻黄附子甘草汤荡动其水以救肾；若脉浮者，其外证必自喘，当仿伤寒太阳例，用麻黄杏子甘草石膏发散其邪以救肺，此治金水二脏之大法也。（《医门法律》）

徐彬：仲景前于风水、皮水、里水皆出方，独所云石水不出方，……此独另揭言水之为病，脉沉小者属少阴，后即承之曰脉沉者宜麻黄附子汤，然则此方或即所谓石水之主方耶。（《论注》）

沈明宗：麻黄附子汤，今人置之不讲，余特举而明之，麻黄附子通阳开窍，治水妙剂，今人惟用肾气丸壅补其内，致阳气不宣，辅补转壅，邪无出路，水肿日增。（《编注》）

尤怡：水气脉沉小者属少阴，言肾水也；脉浮者为风，即风水也。其无水而虚胀者，则为气病，而非水病矣。气病不可发汗，水病发其汗则已。然而发汗之法亦自不同，少阴则当温其经，风水即当通其肺，故曰脉沉者宜麻黄附子汤，脉浮者宜杏子汤。沉谓少阴，浮谓风也。（《心典》）

吴谦：水之为病，其脉沉小，属少阴水也；今脉不沉小而浮，浮者为风，非少阴水

也；若无水虚胀者，为风水也。风水发其汗即已。风水脉沉者宜麻黄附子汤汗之；脉浮者宜杏子汤汗之。（《金鉴》）

【临床应用】 （1）治疗全身浮肿：某研究所[21]治覃某，女，年约 50 余。3 月前，初起眼睑浮肿，继之全身肿胀，按之凹陷，体重由 40kg 增至 70kg，行动困难，食欲不振，大便软，小便少，尿检为肾脏性水肿，脉象沉小。初拟五苓散，济生肾气丸之类治之，连服多剂，毫无作用，筹思再三，患者先从颜面肿起，符合《金匮要略》"腰以上肿宜发汗"之旨，用麻黄附子甘草汤，连服 3 剂，汗出至腿以下，顿觉全身舒适，但肿消不著，继用五苓散及济生肾气丸多剂，功效大著，关门大开，小便清长，日夜 10 余次，2 周后，水肿消失，体重减至 40kg，痊愈出院。

（2）治疗太少两感证：肖德发[22]治张某，男，感冒已一周余，仍恶寒发热，全身酸痛，鼻塞声重，舌苔薄白润质淡，脉沉细两尺尤弱，且平素易患感冒。拟气虚外感风寒论治，服玉屏风散、参苏饮等方加减无效，遂再审其证，呵欠频频，精神萎靡，面色灰白无华，手足不温，系少阴阳虚之象，与"少阴病……反发热，脉沉者"病机相符，虽病经时日，无下利清谷，四肢厥逆等里阳虚见证，则与"少阴病，得之二三日，麻黄附子汤微发汗，以二三日无里证"更相吻合。故处方用：麻黄 4.5g，熟附片 6g（先煎），炙甘草 9g。次日复诊，云诸症若失，改投玉屏风散加熟附片、炙甘草甘温益阳以善后。

（3）治疗心律失常型冠心病：程广里[23]治刘某，女，54 岁。患者凌晨 4 时感上腹部及右侧胸部隐痛，后逐渐加重，不可忍受，入院诊断为"急性下壁心肌梗死"，血压逐渐下降，由 20/13.3kPa 降至 12/8kPa，心率由 60～70 次/分降至 32～37 次/分，患者一度休克，曾用阿托品、异丙基肾上腺素等抢救，效果不显，心电图示：室率 32～37 次/分，Ⅲ°房室传导阻滞。ST：Ⅱ导抬高 1.5mm，T 波 Ⅱ、Ⅳ、AVF 倒置，无病理性 Q 波。邀中医会诊：见面色苍白，精神萎靡，气短息微，四肢冰冷，舌淡苔白，脉沉迟结弱，证属胸阳不振，心阳衰微，心气虚弱，拟温阳益气通脉，用药：麻黄 9g，制附子 12g（先煎半小时），党参 30g，桂枝 9g，炙甘草 9g，当归 10g，川芎 12g。每日 1 剂，分 2 次服，2 剂后症状明显好转，血压升至 17.3/12kPa，心率恢复至 70 次/分。心电图仅见 P-R 间期延长（0.22 秒）。原方续服 10 剂，症状消失，血压正常，心电图示：窦性心律，P-R 间期 0.20 秒，无传导阻滞，心肌梗死呈恢复期表现，室率 78 次/分。

【现代研究】 有报道[24]南京产的中国乌头久煎剂及川附子（熟附片）煎剂，对离体心脏（蟾蜍、蛙、豚鼠）具有明显的强心作用，熟附片作用较强，煎煮愈久强心愈显著，毒性越低。

【原文】　厥而皮水者，蒲灰散主之。方见消渴中（27）

【经义阐释】 本条论述皮水厥逆的证治。"厥而皮水者"："厥"指"手足逆冷"，皮水是指"脉浮，胕肿，按之没指，不恶风，其腹如鼓，不渴"等症，对此未言，这是为了突出"手足厥冷"之症，此乃水邪外感、湿热内蕴、阳气被遏、不能布达四肢所致。从上可知，本条所论皮水应为水湿夹热内壅、阳气被阻之证，常见溲少色黄赤欠畅等症，故用蒲灰散清除湿热，利水通阳。

这正是《金匮要略心典》所释："厥而皮水者，水邪外感，隔其身中之阳，不行于四肢也。此厥而成于水者，去其水则厥自愈，不必以附子、桂枝之属，助其内伏之阳也"。

"厥而皮水者","厥而"二字《金鉴》认为是衍文，并说蒲灰散为外治方，该书曰："水在皮肤，浸淫日久，必热腐溃而出水也，当以蒲灰散敷，以燥水外用"。这些均可供临床参考。曹颖甫曾以外敷蒲灰，内服蒲灰散治水肿获效。

【方药评析】 见本篇第十三章消渴。

【文献选录】 赵以德：用蒲黄消孙络之滞，利小便为君；滑石开窍，通水道，以佐之，小便利则水下行，逆气降。与首章皮水二条，有气血虚实之不同。只此可见，仲景随机应用之治矣。（《衍义》）

魏荔彤：厥而皮水者，厥为阳虚阴盛之证，但在皮水中，则非中阳内虚之证，而乃卫阳外虚之厥也。皮水之邪既盛，必溢于四肢，周身之卫气，凝滞不行矣，故令得厥。非必里阳已微，方见厥逆也。此厥之因水而成者，治其水而厥可愈，主之以蒲灰散，祛水即用利水之法，水去而卫气得行于皮肤，四肢可以回温，而厥亦已矣。（《本义》）

尤怡：厥而皮水者，水邪外盛，隔其身中之阳，不行于四肢也。此厥之成于水者，去其水则厥自愈，不必以附子、桂枝之属，助其内伏之阳也。蒲灰散义同前。（《心典》）

吴谦："厥而"二字，当是衍文。水在皮肤，浸淫日久，必然腐溃而出水也，当以蒲灰散敷之，以燥水也。（《金鉴》）

【临床应用】 见本篇第十三章消渴。

【现代研究】 见本篇第十三章消渴。

【原文】 问曰：黄汗之为病，身体肿，发热汗出而渴，状如风水，汗沾衣[①]色正黄如蘗汁，脉自沉，何从得之？师曰：以汗出入水中浴，水从汗孔入得之，宜耆芍桂酒汤主之。(28)

黄耆芍桂苦酒汤方：

黄耆五两 芍药三两 桂枝三两

上三味，以苦酒一升，水七升，相和，煮取三升，温服一升，当心烦，服至六七日乃解。若心烦不止者，以苦酒阻故也。——一方用美酒醯代苦酒。

【词语注释】 ①沾衣：染衣。

【经义阐释】 本条论述黄汗病的证治与成因。黄汗病属水气病的一类，应见"身体肿"，因水湿阻滞，营卫不和，湿郁化热故亦可见发热、汗出、口渴等症，此与风水相似，但不同于风水：黄汗脉沉，风水脉浮；黄汗肿为周身，风水肿多见头面为甚，可及遍体；黄汗不恶风，风水恶风；黄汗所出汗色如黄柏汁，风水汗色不黄；黄汗为水寒郁遏、营卫不通，郁而化热，水热互结交蒸而成；风水为风邪外袭，肺气通调失职而致津液停聚成水，风水相互搏结而成。故曰"状如风水"。黄汗所成是因汗后即浴，寒水之气从汗孔而入。对黄汗的成因不必拘泥于"以汗出入水中浴，水从汗孔入得之"一语，因只要水湿外袭，阻郁营卫化热，湿热交蒸，迫津外溢即成黄汗。正如《医碥》曰："水湿遏郁汗液于肌肉，为热所蒸而成黄汗，然汗出清水，亦隅之论耳，当推广之耳。"

黄汗病以汗出如黄柏汁色为其特点，结合本章第四条所言可知本病由于病程的长短，证情的轻重有别，其临床表现亦不尽同。尤怡在《心典》中亦作了言简意赅的简述，他说："第四条云，身肿而冷，状如周痹，此云黄汗之病，身体肿，发热汗出而渴。后文之剧则不能食，身体重，小便不利，何前之不侔也！岂新久微甚之辨欤。"当用益气固表，调和营卫，兼泄郁热之法治之，宜用芪芍桂酒汤方。

【方药评析】　方中黄芪益气固卫，走表去水湿；桂芍调和营卫；芪桂相伍，益气通阳利水；苦酒即醋，如《论注》曰："古人称醋为苦酒，非另有所谓苦酒也"。醋有米制、大麦制。米醋性温，大麦醋性微寒，此用大麦醋泄营中郁热为佳，且醋有除水湿之功。如《金匮别录》曰："消痈肿，散水气"。服后心烦者是因苦酒味酸，阻滞药力之故，待数日后营卫协调，则病自除。程门雪提出此方亦可治风水卫表气虚证。

【文献选录】　徐彬：谓汗出则腠疏，客水之气，从毛孔而伤其心，故水火相蒸而色黄，水气搏结而脉沉。此证亦有从酒后汗出当风所致者，盖虽无外水所出之汗，因风内反，亦是水也。但此只就入水浴者言之，其理当参会耳。药用芪、芍、桂、酒，盖桂、芍乃驱风圣药，得芪、酒而遍走肌肉，不治湿而湿去，风能胜湿也。然心得补气热药当暂烦，病去方解，故曰当心烦至六七日乃解。然非增病，故但曰苦酒阻故也。（《论注》）

魏荔彤：黄汗之为病，身体肿发热，汗出而渴，状如风水，此黄汗之与风水挟湿热者有相同也。但所出之汗，沾衣则色正黄如柏汁，则非风水证所同也。诊之其脉不浮而沉，风水挟热，脉必浮数，今独见沉，又与风水证不同也。何从得之？师曰：以汗出入水中浴，水从汗孔入得之，是寒湿伤于血分，而非风邪伤于气分也。汗属血，为水湿之寒邪所郁，则内变热而色黄，如《伤寒论》所言：湿热内瘀则发黄也。然彼湿热内瘀，又不专在血分，其湿热内瘀者里分也，而发黄者表分也，在里则气血兼有，而在表必营卫兼有也。今黄汗之证，专在血分，故汗出色黄而身不黄，又与发黄之证不同也；更与风水、皮水风寒外感之气分大不同也。仲景主之以芪芍桂酒汤，用黄芪补气固表，芍药、苦酒治在血分，引桂枝入营驱其水湿之邪。一方面专血分兼表里，其义备矣。服后心烦，仍服勿疑，以苦酒湿热，未免与湿邪相阻，然非此无以入血而驱邪，所谓从治之法也，至六七日湿邪渐除，苦酒之湿无所阻，而心烦自止矣。（《本义》）

尤怡：黄汗之病与风水相似，但风水脉浮而黄汗脉沉，风水恶风而黄汗不恶风为异。其汗沾衣色正黄如柏汁，则黄汗之所独也。风水为风气外合水气，黄汗为水气内遏热气，热被水遏，水与热得，交蒸互郁，汗液则黄。黄芪、桂枝、芍药行阳益阴，得酒则气血和而行愈周，盖欲使营卫大行，而邪气毕达耳。云苦酒阻者，欲行而未得遽行，久积药力，乃自行耳，故曰服至六七日乃解。（《心典》）

陈元犀：桂枝行阳，芍药益阴，黄芪气味轻清，外皮最厚，故外达于皮肤最捷，今煮以苦酒，则直协苦酒之酸以止汗……桂枝汤虽调和营卫，啜粥可令作汗，然恐其力量不及，故又加黄芪以助之，黄芪善走皮肤，故前方得苦酒之酸而能收，此方得姜桂之辛而能发也，前方止汗是治黄汗之正病法，此方令微汗，是治黄汗之变证法。（《金匮方歌括》）

【临床应用】　治疗黄汗：王廷富[25]治李某，男，56岁。汗出色黄12年，夏天尤甚，加重两年，久居湿地，喜嗜饮酒，湿热交蒸而成，舌质淡胖，苔薄白腻，脉沉滑，此为气虚湿滞肌腠，营卫失调，拟芪芍桂酒汤同茯苓渗湿汤加减：生黄芪、刺五加皮各20g，桂枝10g，白芍12g，北沙参、茯苓各15g，薏苡仁、泽泻、茵陈各30g，连服18剂，黄汗消失。

【原文】　黄汗之病，兩脛自冷；假令發熱，此屬歷節。食已汗出，又身常暮盗汗出者，此劳气也。若汗出已反發熱者，久久其身必甲錯；發熱不止者，必生惡瘡。若身重，汗出已輒①輕者，久久必身瞤，瞤②即胸中痛，又從腰以上必汗出，下無汗，腰髖弛痛③，如有物在皮中狀，劇者不能食，身疼重，煩躁，小便不利，此為黃汗，桂枝加黃耆湯主之。(29)

桂枝加黃耆湯方：

桂枝三兩　芍藥三兩　甘草二兩　生薑三兩　大棗十二枚　黃耆二兩

上六味，以水八升，煑取三升，溫服一升，須臾飲熱稀粥一升餘，以助藥力，溫服取微汗；若不汗，更服。

【词语注释】 ①輒（zhé 哲）：此作"就"解。

②瞤：此作肌肉掣动。

③腰髖弛痛：指腰与大腿上的筋肉松弛无力疼痛。

【经义阐释】 本条论述黄汗与历节、劳气的鉴别，进一步讨论黄汗的证治。黄汗病除汗出如黄柏汁以外，由于水湿阻遏阳气，使其不能布达下肢，故两胫自冷，若出现下肢发热者，当属历节，是湿热下注而致，此与《金匮要略》历节病篇的第4条"历节黄汗出"同义。结合临床黄汗与历节的主要区别在于前者周身汗出，色如黄柏汁，且沾衣；历节，黄汗出于肿痛关节的周围。关于黄汗胫冷，历节胫发热之症，临床并非必有，更不能以此来区分二者，故可不必拘泥。

劳气汗出常有两种情况，一是因虚损、气虚不固，卫气外泄，荣气亏虚而致进食后出汗，二是因营阴不足，阳气不固，津液外泄，出现夜间盗汗。劳气出汗色不黄，热亦不随汗解。此亦是与黄汗之别。

黄汗病虽汗出但热不随之而退，若病久汗出不止，营阴外泄，肌肤失其濡润而粗糙，甚者皮肤枯燥如鱼鳞甲错；若热久持续不退，营血运行不畅，瘀热互结，发生恶疮。此"恶疮"与第一条"痈脓"意同。若身重随汗出而轻者，此属湿随汗减，汗为津液所化，汗出日久则津液阳气受损，筋脉失其濡润，往往会出现周身肌肉掣动；内蕴之湿邪未去，以致气机阻塞不通，胸阳痹阻，故胸中疼痛；阳虚于上，卫表不固，故腰以上出汗；湿邪下趋，阳气不能通达于下，故腰以下无汗；阳气郁滞不行则腰髖弛痛，如有物在皮中状；甚者湿壅气滞，脾胃受伤则不能食，经络阻滞不通则身疼重；阳气被遏，心气不行则烦躁，膀胱气机不畅则小便不利。上述之症均属黄汗。此为湿郁肌腠，营卫不和，卫表不固而致。用桂枝加黄芪汤调和营卫，宣畅阳气，补益肌表。黄汗多有郁热，因此在治疗过程中应清热除湿为主，此用桂枝加黄芪汤，方中无清除湿热之品，推测此时为黄汗欲作期，或热在蕴化过程中尚未成之。

《太平圣惠方》用黄芪散方（方由黄芪、赤芍、茵陈、石膏、麦冬、豉组成）。《丹溪心法》用济生方黄芪散〔方由黄芪、赤芍、茵陈、石膏、麦门冬、淡豆豉、甘草、生姜（或易竹叶）组成〕。有时也取外用药，以苦丁茶如豆大，深吸鼻中，至出黄水。这些可供临证时参考。

对"劳气"二字说法不一，一是从《脉经》赵刻本而来；二是《古今医统正脉全书》俞桥本作"荣气"解；三是认为"错简"，如《金鉴》吴谦云："此承黄汗详申其证也。但文义未属，必是错简"。应从《脉经》之说。

对"若汗出已反热者"至"必生恶疮"的认识不一。一曰为黄汗之症，多数医家持此之说，如程林在《直解》中云："欲作黄汗之证，汗出已，而热不为汗衰，反发热，而热不止。薄于外则销铄皮肤，故令身体枯槁，薄于里，则溃脉烂筋，故令生恶疮"。此说宜从，唐宗海等认为是劳气，如《金匮要略浅述补正》云："此发热为干血或恶疮，皆非黄汗之发热出汗也"。此说结合临床，尚属符合。

【方药评析】　方中以桂枝汤调和营卫，解肌表之邪，恐其药力之逮，更啜稀粥以助其汗出，使邪从表而散；加黄芪益气固表，托邪外出，且杜绝外邪复入。本方具有调和营卫，益气固表之功。这就是张璐在《医通》中所曰："以桂芍和荣散邪，即兼黄芪司开合之权，杜邪复入之路也"。

本方与芪芍桂酒汤均主治黄汗，皆有调和营卫，补益卫表之气的功效，但前者重用桂、芍等散邪和营之力较强，轻用黄芪，其益气固表之力偏弱，主治邪多虚少之证。后者方中重用黄芪意在益气固表为主，轻用桂枝汤调和营卫，兼以祛邪，主治虚多邪少之证。二方之异陈元犀在《金匮方歌括》中有曰："黄汗本于郁热，得汗不能透彻，则郁热不能外达，桂枝汤虽调和营卫，啜粥可令作汗，然恐其力量不及，故又加黄芪以助之。黄芪善走皮肤，故前方得苦酒之酸而能收，此方得姜、桂之辛而能发也。前方止汗，是治黄汗之正病法；此方令微汗，是治黄之变证法"。

本方与芪芍桂酒汤均有桂枝、黄芪、芍药，其功效与适应证有别，其比较见下表：

桂枝加黄芪汤方证与芪芍桂酒汤方证的比较表

方名 类别	桂枝加黄芪汤	芪芍桂酒汤
药物组成	桂枝三两，芍药三两，生姜三两，大枣十二枚，黄芪二两	黄芪五两，芍药三两，桂枝三两，苦酒一升
主治	黄汗	
病机	营卫不和，湿郁阳遏 卫表气虚（卫表气虚较轻，邪气偏重）	卫表气虚，湿郁热伏（表虚偏重，邪气偏少）
症状	身疼重，胸中痛；腰以上，腰髋弛痛，重者不能食，小便不利	身肿且热，周身汗出而渴，汗沾衣，色黄如柏汁
治法	调和营卫，宣散水湿，益气固表（补气力弱，祛邪力强）	益气固表，调和营卫，祛除水湿（补气力强，祛邪力弱）

【文献选录】　张璐：黄汗皆由荣气不和，水气乘虚袭入，所以有发热汗出身体重痛，皮肤甲错，肌肉瞤动等症，至于胫冷髋弛，腰下无汗，《内经》所谓半身以下，湿中之也。脉沉迟者，水湿之气渗于经脉，而显迟滞不行之状。证虽多歧，观其所治，咸以桂芍和营散邪，即兼黄芪司开合之权，杜邪气复入之路也。（《医通》）

陈元犀：黄本于郁热，得汗不能透彻，则郁热不能外达，桂枝汤虽调和营卫，啜粥可令作汗，然恐其力不及，故加黄芪以助之。黄芪善走皮肤，故前方得苦酒之酸而能收，此方得姜、桂之辛而能发也。前方止汗，是治黄汗之正病法，此方令微汗，是治黄汗之变证法。（《金匮方歌括》）

【临床应用】　（1）治疗小儿自汗、盗汗：高军[26]治小儿自汗、盗汗案。赵某，男，7岁。2003年12月15日初诊。自3岁入托以来稍稍运动则大汗出，夜间睡眠时背部及头汗出，湿衣被，易感冒。曾经多方诊治，效果不佳，遂来孙浩老师处就诊。见面色稍白，形体适中，流少许清涕，偶咳，手心湿润。舌质淡白、苔薄白，脉细。证属脾肺气虚、营卫不和。治宜补益脾肺、调和营卫。方用桂枝加黄芪汤加味，处方：生黄芪 10g，煨白芍 9g，桂枝 9g，炒白术 8g，防风 5g，瘪桃干 8g，炒山药 8g，炒麦芽 8g，生姜 3 片（如一元硬币大小），大枣 4 枚，生甘草 3g。5 剂后汗出减轻，上方继续服用 5 剂，诸症明显好转。后用上方 3 剂量，制水泛丸调理而愈。

（2）治疗过敏性鼻炎：高军[26]过敏性鼻炎案。陈某，女，12 岁。2007 年 9 月 3 日初诊。平素易感冒。常冷汗出。夜寐鼻塞不通，清晨起床即发鼻痒，继而喷嚏频作，流清涕，经专科检查诊为过敏性鼻炎。服用抗过敏药开瑞坦、西替利嗪等及外用内舒拿（糠酸莫米松鼻喷雾剂）等，初始症状缓解明显，但不久复发如故。于多家医院辗转治疗，效不佳，遂来孙浩老师处就诊。刻下面色黄，时有喷嚏流清涕，舌质淡、苔薄白，脉浮缓。证属肺气虚寒，表虚不固，营卫不和，鼻窍不利。治宜补气温肺固表，调和营卫，宣通鼻窍。方用桂枝加黄芪汤加味。处方：生黄芪 10g，太子参 8g，煨白芍 9g，桂枝 8g，防风 5g，干姜 3g，大枣 4 枚，生甘草 3g，苍耳子 5g，细辛 3g，五味子 5g。7 剂后复诊，喷嚏明显减少。上方干姜易生姜 3 片，续服 10 剂，后服用补中益气丸调理而愈。

（3）治疗神经痛兼出汗：日本学者报道[27]一老年患者受风寒而致右肩及右上肢神经痛，汗出严重，用本方合桂枝加苓术附汤治之，服后汗出减少，疼痛渐减。

（4）治疗黄汗：秦书礼[28]治一患者汗出如水而致黄汗，全身发黄，汗色微黄喜沾衣，头面胸腹四肢浮肿，肝功能正常。处方：桂枝、白芍各 15g，黄芪 20g，甘草 10g，生姜 3 片，大枣 4 枚，服 7 剂后，肿消黄退，黄汗止。

（5）治疗营卫失调，感冒：王占玺[29]治一男性患者，2 年来反复感冒，连绵不断，处方：桂枝、杏仁各 10g，生黄芪、杭白芍各 15g，甘草 6g，防风 3g，大枣 4 枚，4 剂后病愈，仅有微咳，遂将上方加厚朴 10g，用 10 剂量，共研细末，早晚各服，缓图治咳。

【现代研究】 张丰强[30]认为本方中桂枝、白芍、大枣能调和营卫，扩张体表血管，轻度发汗，保护体液，另加黄芪益气固表，兴奋中枢神经，加强对下部发汗中枢抑制，调整汗腺功能，营养皮肤，全方具有改善皮肤循环和营养状态，调整汗腺功能，增强免疫的作用。

【原文】 师曰：寸口脉迟而涩，迟则为寒，涩为血不足。趺阳脉微而迟，微则为气，迟则为寒。寒气不足①，则手足逆冷；手足逆冷，则营卫不利；营卫不利，则腹满肠鸣相逐②；气转膀胱，营卫俱劳③；阳气不通即身冷，阴气不通即骨疼；阳前④通则恶寒，阴前通则痹不仁；阴阳相得，其气乃行，大气一转，其气乃散；实则失气⑤，虚则遗尿，名曰气分。（30）

【词语注解】 ①寒气不足：指有寒而气血不足。

②肠鸣相逐：此指肠鸣连绵不断出现。"胁"应作"肠"，"相逐"为连绵不断之意。

③劳：此作"病"解。

④前：此与"剪"通假。《说文解字注》云：前……古假借作"剪"，应作"减"字解。

⑤失气：此指矢气。

【经义阐释】 本条论述气分病的病机、症状、治则及其虚实。"寸口脉迟而涩"至

"迟则为寒"主要是通过脉象论述气分病的病机。寸口脉主心肺，迟主寒，涩主血不足，气不畅。肺有寒，心血少及气滞，故"寸口脉迟而涩"；趺阳脉候脾（胃），微主不足，据"微则为气"知"微"指气不足，迟主寒，"趺阳脉微而迟"是主脾（胃）阳虚而有寒。从上述寸口与趺阳之脉象可知气分的病机当为：阳气虚弱，气血不足，寒气凝滞。尤怡概括为："气分，谓寒气乘阳之虚，而病于气也"。

"寒气不足……阴前通则痹不仁"说明气分的症状。脾主四肢，脾虚有寒，手足不得温煦，加之营卫之气不利，阳气难以布达四肢，故"手足逆冷"。因此对"手足逆冷，则营卫不利"应理解为"营卫不利，则手足逆冷"。

对"营卫不利，则腹满胁鸣相逐"的"营卫"二字与"脾胃"可作互词理解。因为《素问·营卫生会》曰："人受气于谷，谷入于胃，……其清者为营，浊者为卫，营在脉中，卫在脉外"。又胃与脾相表里，可知营卫同源于脾胃，其强弱与脾胃关系甚为密切。营卫不利，说明脾胃功能受损，因此，此处营卫不利可理解为脾胃不利，脾胃之气不利，受纳熟腐运化功能失调，故出现腹满肠鸣连续不断。"气转膀胱"应理解为寒气至下焦，使膀胱失约而见遗尿、小便失禁等症。《素问·生气通天论》曰："阴者，藏精气而起亟也；阳者卫外而为固也"，营主内，卫主外，营卫俱虚，阳气运行不畅，难以布达周身，身失其阳之温煦，引起"身冷"，阴气阻滞不行，精血不能滋润于骨，引起"骨疼"，故曰："营卫俱劳，阳气不通即身冷，阴气不通即骨疼"。对"阳前通则恶寒，阴前通则痹不仁"的看法不一，主要是对"前"的理解有异，一是将"前"理解为"先"之意，持此说者甚多，如陈念祖曰："阳前而阴不与俱通，则阴失阳而恶寒，阴前而阳不与俱通，则阳独治而痹不仁"。梁运通在《金匮释按》中说的更为明白："阳气先通达于外，阴气一时尚不能润养，身冷可以减轻而变为恶寒，阴气先通经脉，阳气一时尚不能温煦，筋骨痛楚可以减轻而变为麻木不灵敏"。二是谓"前"作"断绝"、"不通"解，如《金匮要略讲义》曰："前通即断绝流通之义"。更有人认为此句中的"阴、阳"二字为传抄颠倒之误，如谭日强在《金匮要略浅述》中曰："阳前通则恶寒、阴前通则痹不仁，阴阳二字恐系颠倒互误，只有阴前通而阳不与之俱通，才会恶寒；阳前通而阴不与之俱通，才会麻痹不仁"。以上前一、二说似欠妥，因为"阳先通"、"阴先通"皆是阳或阴已通，阴阳既通，出现恶寒、痹不仁，其理难明；若阳气或阴气断绝不通，其临床表现当是身冷如冰，或肌肤粗糙消瘦等非常严重，岂只是恶寒、痹不仁！三说似有道理，但释之根据不足。实应将"前"作"部分"或"不完全"解，因为《说文解字注》云："前……古假借作剪"。"剪"可作"事物的一部分"（《新华字典》）解，引申为不完全、不畅通，那么"阳前通则恶寒，阴前通则痹不仁"即可释为"阳气运行不畅通，身失阳气温煦故恶寒，阴气运行不畅通，肌失濡润则麻木"。《素问·痹论》："营者水谷之精气也，和调于五脏，洒陈于六腑"，其性属阴，"卫者水谷之悍气也，其气剽疾滑利，不能入于脉也，故循皮肤之中，分肉之间"其性属阳。血属阴，气属阳，是故营卫气血属阴阳所统，推知上述气分之症，皆为阴阳失调所致。

"阴阳相得……其气乃散"是论述气分病的治则。气分病乃阴阳失调所致，治当调和阴阳，阴阳调和则阴平阳秘，精神乃治。气血运行通畅，营卫协调，那么人体的正气就能畅通运行润养周身，故曰"阴阳相得，其气乃行"。

"大气"即胸中之气，《医学衷中参西录》云："胸中之气独名为大气者，诚以其能撑持全身，为诸阳之纲领，包举肺外，故郑而重之曰大气"。又曰"大气为其生命之宗主"，故亦可称之为宗气。"其气"指邪气，即阴寒凝滞之气。宗气走息道，行呼吸，贯心脉，行气血。宗气运行正常则心肺功能正常，身之阳气振奋，阴寒之气散。故曰"大气一转，其气乃散"。

治水气病为何要治气，对此张景岳云："气不能化，所以水道不通，溢而为肿，故凡治肿者必先治水，治水者，必先治气，若气不能化，则水必不利"。

后世"大气论"与"治大气下陷诸方"等皆是在"大气一转，其气乃散"的基础上受到启迪而加以发挥的。如《医学衷中参西录》中的升陷汤（方由黄芪、知母、当归、桂枝、柴胡、乳香、没药组成）、回阳升陷汤（方由黄芪、干姜、当归、桂枝、甘草组成）等。"大气一转，其气乃散"之旨运用于临床在辨证的基础上除治心肺病外，还用来治疗血崩、全身麻木、痿证、痢疾等，均可获良效。

"实则矢气，虚则遗尿，名曰气分"说明气分的症状可因虚、实而得。若阴阳失调，大气不转，气滞寒（水）之邪郁结于内，郁气从后阴而出为矢气，此为实；若阳气虚弱，肾气不固，膀胱失约则遗尿，此为虚，无论是实是虚均为气分，故名曰"气分"。气分是因阳虚阴寒凝滞引起的一种病证，它有轻、有重。（详见以下二条）

原文中的"实"、"虚"，不能理解为实证、虚证。此"实"指邪气，具体指气滞寒（水）邪；此"虚"指不足，即指阳气虚。即气分病可见矢气，亦可见遗尿，前者多为邪实引起，后者多为虚而致。故曰"实则矢气，虚则遗尿"。这里说明气分病的病机有邪实正虚两个方面。对此原文"寸口脉迟而涩……迟则为寒"已曰。这里可仿照胸痹的病机："今阳虚知在上焦，所以胸痹、心痛者，以其阴弦故也"的理解方法进行学习。

【文献选录】 徐彬：仲景于论正水后，结出一血分，于论黄汗后，结出一气分，何也？盖正水由肾受邪，发于下焦，下焦血为主用，故论正水而因及于经血不通；黄汗由心受邪，发于上焦，上焦气为主用，故因黄汗而推及于大气不转，惟上下焦之气血阴阳不同，此仲景治黄汗以桂枝为君主，取其气化；而治正水以麻黄为君主，取其入营也；石水以附子为君主，取其破阴也。审其主言之次第，则立方之意，不晓然耶！（《论注》）

尤怡：微则为气者，为气不足也。寒气不足，该寸口、趺阳为言，寒而气血复不足也。寒气不足，则手足无气而逆冷，荣卫无源而不利，由是脏腑之中，真气不充，而客寒独胜，则腹满肠鸣相逐。气转膀胱，即后所谓失气、遗溺之端也。荣卫俱劳者，荣卫俱乏竭也。阳气温于表，故不通则身冷；阴气荣于里，故不通则骨疼。不通者，虚极而不能行，与有余而壅者不同。阳前通则恶寒，阴前通则痹不仁者，阳先行而阴不与俱行，则阴失阳而恶寒，阴先行而阳不与俱行，则阳独滞而痹不仁也。盖阴与阳相须也，不可失，失则气机不续而邪乃着，不失则上下交通而邪不容，故曰："阴阳相得，其气乃行，大气一转，其气乃散"。失气、遗溺，皆相失之征。曰气分者，谓寒气乘阳之虚，而病于气也。（《心典》）

吴谦：寸口脉迟为寒，脉涩少血，趺阳脉微乏气，迟亦为寒，是则气血俱虚，为寒气所干，营卫不利，阴阳不通，故身寒骨痛，手足逆冷，腹满肠鸣，恶寒麻痹，失气遗溺也。此气血俱虚，寒气内客之气胀，故曰气分。而下条发明主治，用桂枝去芍药加麻黄细辛附子汤者，温养营卫阴阳，发散寒邪之气也。（《金鉴》）

【原文】 氣分，心下堅，大如盤，邊如旋杯，水飲所作，桂枝去芍藥加麻辛附子湯主之。（31）

桂枝去芍藥加麻黃細辛附子湯方：

桂枝三兩　　生薑三兩　　甘草二兩　　大棗十二枚　　麻黃二兩　　細辛二兩

附子一枚炮。

上七味，以水七升，煮麻黃，去上沫，內諸藥，煮取二升，分溫三服，當汗出，如蟲行皮中，即愈。

【经义阐释】　本条论述气分重者的证治。气分的症状，前条已曰有"手足逆冷"、"身冷"、"骨疼"、"恶寒"、"痹不仁"……这些均为阳虚寒象，凡阳虚有寒者皆可见之，它们并不能作为气分的主症，那么气分病的主症有哪些呢？以下对此加以阐述。气分的形成，上条原文已云，除了阳虚之外，与"营卫不利"、"营卫俱劳"、"寒"有着密切的关系。根据《素问·胀论》曰："营卫留止，寒气上逆……乃合为胀也"之旨（这里"留止"应理解为不利、不足）推知气分应有胀。"胀者，皆在于脏腑之外，排脏腑而廓胸胁，胀皮肤，故名曰胀"（《素问·胀论》）。"排"、"廓"、"胀"是形容胀症情况，有排挤、撑胀、浮肿等症状（《内经教学参考资料》南京中医学院编）。说明了营卫俱劳或不利可以引起喘、肿、腹满（当然肾阳不足也可引起），这应当是气分的主症。它具备了正水的临床表现：喘、浮肿、胀满。正如高等中医院校教学参考丛书的《金匮要略》所言："'正水……外证自喘'因足少阴肾经脉络于肺，现肾脏自盛之气，随经脉上逆于肺，影响肺之肃降而上逆，故而症见'自喘'。喘为正水之特征，水邪停蓄于腹内，当有腹胀满一症"。本条应有心悸，这里不再多叙。

那么气分与正水是否为同一病证呢？并不是，因为气分还应当有原文所曰之症："心下坚，大如盘，边如旋杯"。"心下"谓胃脘，"坚"此谓有形，与"痞"相对而言，"旋"有两种意思，一是"复"；一是"圆"，引申为光滑平坦。根据此处所言之证，结合临床皆宜从。其大意是胃脘处可触及有形之块状物，质地光滑，其状与大小如盘，边厚如"复杯"，其界清楚，从此可知气分当比正水严重（如西医学中的右心衰即属此范畴）。其病机为"水饮所作"。"水饮"从何而来，根据本证用桂枝去芍药加麻辛附子汤可以测知（详见方药评析）为肾阳不足，水寒之气凝滞而成。

对本条所言之证，有言为心肾阳亏而致，如徐彬在《论注》中曰："此言气分病而大气不转，心下坚大如盘者，其证实心肾不交病……盖心下虽属胃口之上，宜责上焦，然肾为胃关，假使肾家之龙火无亏，则寒邪焉能凝结胃上而坚且大耶？边如旋杯乃形容坚结而气不得通，水饮俱从旁滠转，状如此也。惟真火不足，君火又亏，上不能降，下不能升，所以药既用桂甘姜枣以和其上，而复用麻黄附子细辛少阴之剂，以治其下，庶上下交通而病愈，所谓大气一转，其气乃散也"。亦有言脾虚水侮而致，如黄元御在《金匮悬解》中曰："气分清阳之位，而浊气痞塞心下，坚大如盘，边如旋杯，此下焦阴邪逆填阳位，必缘土败而水侮也"。徐氏偏于强调心肾阳虚，而尤以肾阳虚为主，黄氏则强调饮邪结实为主。根据本条所曰"水饮所作，桂枝去芍药加麻辛附子汤主之"（详见方药评析），本证的病机当将二氏之说结合论之，即肾阳亏虚，水饮凝滞。当然亦有医家对此原文持否定态度，如《金鉴》曰："气分，心下坚，大如盘，边如旋杯，水饮所作之十六字，当是衍文，观心下坚之本条自知。桂枝去芍药加麻辛附子汤主之十五字当在上条气分之下，义始相属，正是气分之治法，必是错简在此"。亦有认为本条是"气机不畅的一种病证"，持此二说者实为对气分病的认识欠全面而致。

【方药评析】 本条虽属水气病，但据气分的病机"水饮所作"，再结合"心下坚，大如盘"等症状，可知本证有伏饮、留饮，即饮邪结实较深且重。思治饮病之法，"当以温药和之"。温药以振奋阳气，通行水道，如此则水饮可去，阳气得行，五脏之气畅通，则"阴阳相得，其气乃行"，大气得转，其水寒之气乃散。原文用辛温之品，行阳化气，方中桂枝、生姜、甘草、大枣辛甘相伍，可以温经通阳化气；麻黄、细辛、附子，温阳祛寒。合而言之，本方具有温经散寒，通阳化气之功。方中未设一味利水除饮之品，但能获得利水除饮的效果，这是因为仲景应用了水得阴则凝，得阳则行的组方原则。仲景运用这个原则组方者不止此处。如桂枝附子汤是治湿病方，但方中未投一味去湿药，道理亦是如此。本条"心下坚"可以有瘀血，为何此方不用活血化瘀之品而以温阳化气为主，一是因为本证由"水饮所作"。二是因为温药可增强温煦的作用，若有瘀血，可使瘀血"温则消而去之"（《素问·调经论》），心下坚可以消除，这亦可以借助于西医学理论"应用利尿剂后心力衰竭即可控制，此时郁血性肝肿大往往显著回缩"来证明这一点。

【文献选录】 尤怡：气分，即寒气乘阳之虚而结于气者。心下坚大如盘，边如旋盘，其势亦已甚矣；然不直攻其气，而以辛甘温药，行阳以化气，视后人之袭用枳、朴、香、砂者，工拙悬殊矣。云当汗出如虫行皮中者，盖欲使既结之阳复行周身而愈也。（《心典》）

吴谦："气分，心下坚大如盘，边如旋杯，水饮所作"之十六字，当是衍文，观心下坚之本条自知。"桂枝去芍药加麻黄细辛附子汤主之"十五字当在上条气分之下，义始相属，正是气分之治法，必是错简在此。（《金鉴》）

黄元御：气分清阳之位，而浊气痞塞，心下坚大如盘，边如旋杯，此下焦阴邪逆填阳位，必缘土败而水侮也。（《悬解》）

陈元犀：此证是心肾交病，上不能降，下不能升，日积月累，如铁石难破，方中用麻黄、桂枝、生姜以攻其上，附子、细辛以攻其下，甘草、大枣补中焦以运其气，庶上下之气交通而病可愈。（《金匮方歌括》）

【临床应用】 （1）治疗肺源性心脏病：包祖晓[31]治肺源性心脏病案。王某，男，75岁。2002年12月初诊。患慢性肺源性心脏病10年，15天前因受寒出现咳剧烈，胸闷，心慌，呼吸困难，不能平卧，腹胀大，面色灰滞，小便短涩，大便不畅，舌淡紫，苔白滑，脉沉细。查体：半卧位，口唇紫绀，呼吸28次/分，两肺呼吸音低，满布干湿啰音，心率96次/分，期前收缩偶及，腹饱满，肝肋下1cm，下肢轻度浮肿。辅助检查：血常规提示WBC$13.1×10^9$/L，NEUT93%；血气提示$PaO_2$53.5mmHg，$PaCO_2$69.6mmHg，pH7.34；胸片提示慢性支气管炎伴感染，肺气肿；心电图提示频发房早，右心室肥大；心脏B超提示肺动脉高压。经积极改善通气功能、抗感染、强心、利尿、扩血管及中药止咳化痰平喘、活血利水等治疗1周，疗效欠佳，后改用本方治疗。药用桂枝10g，生姜5片，甘草5g，炙麻黄6g，附子15g，细辛5g，川芎10g，郁金30g，益母草30g，葶苈子30g，桑白皮20g。服药7剂后，诸证缓解。再以温阳益气、调补心肾之剂善后。

（2）治疗风湿性心脏病：包祖晓[31]治风湿性心脏病案。张某，女，65岁。2003年3月初诊。患风湿性心脏病10年，常规服用西药治疗，病情尚平稳。1月前因受凉诱发胸闷心悸，咳嗽咯痰，气促，心下坚满，乏力多汗，腹胀纳差，小便减少，舌淡黯，苔腻，脉沉弦。查体：半卧位，面白无华，口唇紫绀，心率100次/分，心律不规则，颈静脉怒张，腹饱满，肝脾触诊不满意，下肢浮肿。胸片提示肺部感染，胸水少量；心动超声提示二尖瓣重度狭窄伴关闭不全，三尖瓣中度关闭不全；B超示腹水少量。经积极强心、利尿、扩血管、营养心肌及中药宽胸理气、活血利水等治疗半月，疗效欠佳，后用本方加减：桂枝 10g，生姜 10 片，炙甘草 10g，大枣 10 枚，麻黄 6g，附子 10g，细辛 5g，川芎 10g，郁金 30g，益母草 50g，车前子 30g，黄芪 30g，山茱萸 15g。服药 7 剂后，病情明显好转。再以上方出入治疗半月，病情基本稳定。继以益气养心、活血行气之剂善后。

（3）治疗特发性水肿：胡国俊[32]治浮肿反复发作两年余，腹胀难忍，肢冷麻木，脉沉细缓，舌质淡红，遂以桂枝去芍药加麻辛附子汤加减：桂枝 6g，附子 10g，麻黄、细辛各 3g，干姜 5g，党参 12g，白术、茯苓皮、枳实各 15g。加减治疗 2 个月，诸症皆愈。

（4）治疗肝硬化腹水：扶兆民[33]治闵某，男，43 岁。因术后腹部臌胀，腹水渐起，腹大如瓮，诊为肝硬化腹水，经多方治疗效果不佳，后从阳虚寒凝气滞水停考虑，方用桂枝、红花、枳实各 10g，麻黄、生姜各 6g，桃仁、郁金各 12g，甘草 3g，细辛 4g，炮附子 30g，白术 15g，大枣 12 枚。服药 10 剂，腹水全消。

（5）治疗风湿性关节炎：胡氏[34]治风湿性关节炎患者，遍体关节游走性疼痛 3 年，诊见形寒怯冷，舌淡，苔薄白，脉沉紧，沉按无力。处方：桂枝、羌活、独活、生姜各 10g，麻黄 4g，豨莶草、炙甘草、鹿衔草各 20g，制附子 30g（先煎 1 小时），细辛 6g，红枣 6 枚。煎服 5 剂后疼痛减半，遂去豨莶草、麻黄，加黄芪 20g、党参 15g。连服 7 剂，疼痛痊愈。

【现代研究】　（1）对肠平滑肌的作用：张恩勤[34]报道实验证明，桂枝去芍药加麻黄细辛附子汤水煎液对家兔离体回肠有明显抑制作用，可使肠管幅度降低，频率减少。并可解除氯化钡引起的肠管痉挛，具有一定的解痉作用。

（2）沈继泽[35]指出本方证包括了一部分西医学的肺心病右心衰竭。

【原文】　心下堅，大如盤，邊如旋盤，水飲所作，枳朮湯主之。（32）

枳朮湯方：

枳實七枚　白朮二兩

上二味，以水五升，煮取三升，分溫三服，腹中軟即當散也。

【经义阐释】　本条论述气分轻者的证治。本条所论症状与前条所述基本相同。原文曰："心下坚，大如盘，边如旋盘"。即胃脘处可触及有形块状物，其大小如盘。但其厚度与前条有异，前条如"旋杯"，此条如"旋盘"，"杯"与"盘"的区别为杯深盘浅，复后"杯"厚或高，盘薄或矮。即前条胃脘处所触及的有形块状物其厚度较本条为厚，说明前者证势较重。其病机亦为"水饮所作"。"水饮"由来为气滞脾弱，津液转输失其正常，聚积而成。治用枳术汤行气散滞，健脾化饮。

【方药评析】　方中枳实为君，行气散滞，佐以白术健脾化饮。二者相配，功在行气散滞，健脾化饮，消中兼补，使气行饮化，则心下痞坚得消。方中枳实量倍白术意在以消为主，除心下痞满。本方与《内外伤辨惑论》中的枳术丸药物组成全同，后者是张洁古效仿本方而制，但其白术之量倍于枳实，为君药健脾除湿，辅枳实下气行滞，消除痞满，功在健脾消滞。本方为汤剂，枳术丸以荷叶裹烧饭为丸，荷叶升清养胃，且助白术健脾胃，与枳实相配可升清降浊，调和脾胃。前者主治气滞脾弱，水饮内停，心下坚满等症；后者主治脾胃气虚，饮食停滞，纳少脘胀痞满等症。

枳术汤证与桂枝去芍药加麻辛附子汤证二者皆为气分，但它们有何异同，请见下表。

枳术汤、桂枝去芍药加麻辛附子汤证比较表

证名 类别		枳 术 汤 证	桂枝去芍药加麻辛附子汤证
病机	同	水饮所作于心下	
	异	气滞脾虚，水气互结	阳虚阴凝，寒水互结
症状	同	气分病主症：心下坚，大如盘，喘，肿 兼症：手足逆冷，或恶寒身冷，骨疼，胸满肠鸣，痹不仁	
	异	主症较轻 兼证或有或无	主症较重 兼症明显
治疗	同	治则：调和阴阳	治法：消除水饮
	异	理气健脾化饮 枳术汤	温阳散寒，祛除水饮 桂枝去芍药加麻辛附子汤
药物		枳实七枚，白术二两	桂枝三两，生姜三两，甘草二两，大枣十二枚，麻黄二两，细辛二两，附子一枚炮

气分除上述之症外，在《仁斋直指方·肿论》中指出还可见"肠鸣，骨痛，冷痢"亦可选用"枳术汤"（方由桂枝、白术、麻黄、细辛、甘草、枳实、干姜组成）治之。此可供临证时参考。

【文献选录】 赵以德：心下，胃土脘也。胃气弱，则所饮之水，入而不消，痞结而坚，必强其胃，乃可消痞，白术健脾强胃，枳实善消心下痞、逐停水、散滞血。（《衍义》）

尤怡：证与上同，曰水饮所作者，所以别于气分也。气无形，以辛甘散之；水有形，以苦泄之也。（《心典》）

吴谦：心下坚，大如盘，边如旋盘，此里水所作也，似当下而不可下者，以坚大而不满痛，是为水气虚结，未可下也。故以白术倍枳实，补正而兼破坚，气行则结开，两得之矣。此里水不可下之和剂也。（《金鉴》）

【临床应用】 （1）治疗老年习惯性便秘：余守雅[36]观察了枳术汤治疗老年习惯性便秘68例的临床疗效。方法：枳术汤内服，药物组成为白术15～150g，枳实12～18g。津血不足者加当归、熟地、肉苁蓉、何首乌、寸冬；气虚加黄芪、党参；阳虚加熟附子、肉苁蓉等。每日1剂，水煎取汁400ml，服2次。服药期间停用其他通便药。结果：68例老年习惯性便秘患者，治疗最短15天，最长30天。治疗后每日排便1次，便量增多，便软成条，排便爽快，每次排便时间缩短，维持时间达3个月以上为痊愈，痊愈37例；维持疗效不足3个月为显效，显效16例；有不同程度改善，排便时间缩短，便形较前为软，或兼排便爽快，每日排便时间较前缩短为有效，有效10例；症状无明显改善或停药3天后便结如前为无效，无效5例。总有效率93％。可见，枳术汤治疗老年习惯性便秘，能使干燥大便润软而出，无腹泻伤阴之虞，对老年顽固性便秘效果显著。

（2）治疗高脂血症性脂肪肝：周修通[37]观察了加味枳术汤治疗高脂血症性脂肪肝的疗效。本组79例随机分为治疗组49例，对照组30例。治疗组予加味枳术扬，药物为枳壳、白术、白芍、生山楂、郁金、丹参、首乌、黄精、枸杞子、决明子、泽泻、石燕等，每日1剂，早晚各1次。肝区痛甚加炒延胡索、姜黄；脾气虚弱加党参；肾阳虚弱加淫羊藿；湿盛加苍术；瘀血甚加炮山甲；肝功能异常加平地木、虎杖。对照组予益肝灵片，每次2片，每日3次；多烯康胶丸，每次2粒，每日3次。以上治疗3个月为1个疗程。疗程结束后复查血脂、肝功能、B超，并进行统计学分析。以加味枳术汤治疗高脂血症性脂肪肝 49 例，总有效率达 88%，与西药组比较有非常显著性差异（$P<0.01$）。加味枳术汤具有疏肝健脾，补肾活血，祛湿化痰的作用，能有效调节血脂和改善肝功能。

（3）治疗功能性消化不良：刘春生[38]观察了加味枳术汤治疗功能性消化不良的疗效。将 132 例功能性消化不良患者随机分为两组。治疗组 72 例口服加味枳术汤。加味枳术汤组成为白术 15g，枳实 12g，白茯苓 12g，吴茱萸 3g，黄连 3g，炒莱菔子 20g，炒延胡索 12g。肝郁加青皮、佛手片；湿盛加厚朴、佩兰；偏热加重黄连用量；偏寒加干姜、甘松；失眠加合欢皮。对照组 60 例口服吗丁啉。观察上腹胀、上腹痛、早饱、嗳气四大主症，并记录临床治疗前后的变化。结果：治疗组总有效率 94.5%，对照组总有效率 73.3%，两组之间疗效有显著差异（$P<0.05$）。

（4）治疗胃下垂：韦爱华[39]把本病 104 例随机分成治疗组 52 例，对照组 52 例。治疗组用枳术汤（枳壳、生白术各 30g），每日 1 剂，水煎，早晚分服，1 个月为 1 个疗程，连服两个疗程。对照组服用多潘立酮 10mg，多酶片 3 片，1 日 3 次。疗效标准：胃钡餐造影复查角切迹和幽门管上升 3cm 以上，临床症状明显改善者为显效；角切迹和幽门管上升 1cm 以上，临床症状改善者为有效；角切迹和幽门管位置无变化，临床症状几无改善者为无效。结果：治疗组显效 14 例，有效 33 例，无效 5 例，总有效率 90.4%。对照组显效 3 例，有效 15 例，无效 34 例，总有效率 34.6%。两组总有效率比较有显著差异（$P<0.05$），治疗组疗效明显优于对照组。

（5）治疗水气内停：李鲤[40]治 1 例患者心下坚满如大盘，局部色不变，略高于四周腹壁，触之聂聂而动，脉沉滑。处方：炒枳实 12g，白术 12g。连服 4 剂，感心下舒软，与四周腹壁平，继服上方四剂，病愈。

（6）治疗脾积（上腹部包块）：邱德泽[41]治 1 例男性病人，因食牛肉而致上腹部有一包块，疼痛，呕吐不能进食。钡餐检查报告：慢性胃炎、胃内蛔虫、胃石症。超声波探测到剑突下稍偏左有一 50mm×65mm×65mm 的包块。处方：枳实 20g，白术 15g，山楂 30g。服 1 剂痛减呕止，6 剂后胃痛大减，后于方中加半夏、槟榔配驱虫净，排去蛔虫十余条，再于初诊方中加生蒲黄、五灵脂，20 剂后，诸症若失，超声波复查证实包块消失。

（7）治疗消化道疾病：王占玺[42]用本方治胆石症、胃肠功能失调、胃石症、消化不良、术后便秘腹胀及子宫脱垂等获效。

【现代研究】（1）对大鼠肠黏膜屏障功能的保护作用：周积俊等[43]实验，与对照组比较，造模组缺血再灌注后肠壁黏膜出现不同程度的损伤，治疗组大鼠术前使用中药枳术汤加味（枳实 10g，白术、山药各 30g），实验中光镜和电镜下观察显示肠黏膜组织结构基本正常，凋亡细胞明显减少。结论：中药枳术汤加味对大鼠肠黏膜屏障有保护作用。

（2）对胃肠运动减弱模型动物的影响：马景瑜等[44]发现枳术丸大、小剂量组及枳术汤大、小剂量组的胃内残留率与模型组没有差异；枳术丸与枳术汤大剂量组的小肠推进率高于模型组，有非常显著意义。结论：枳术丸与枳术汤对吗啡造成的胃排空迟缓没有改善，但大剂量能够对抗吗啡造成的小肠推进迟缓。

（3）对脾虚便秘小鼠结肠肥大细胞与胃肠激素的影响：郑学宝等[45]发现脾虚便秘模型小鼠结肠黏膜肥大细胞密度明显降低；其 MC 密度与结肠黏膜 SP 免疫反应阳性强度均值（$r=0.6508$，$P<0.01$）、面积（$r=0.684$，$P<0.01$）呈正相关；而与 SS 免疫反应阳性强度均值（$r=-0.7568$，$P<0.01$）、面积（$r=-0.683$，$P<0.01$）呈负相关。大、中剂量的枳术汤能使脾

虚便秘小鼠结肠黏膜 MC 密度增加，并一定程度上使 SP 免疫反应阳性增强，SS 的免疫反应阳性减弱。结论：调节肠壁黏膜 SP、SS 免疫反应阳性强度，影响 MC 释放 5-HT、组胺从而调整胃肠运动功能，这可能是枳术汤治疗脾虚便秘的机制之一。

（4）王占玺[46] 药理实验表明枳实有使胃肠节律性蠕动增强的作用，故在治疗胆石症、胃下垂、子宫脱垂及胃肠功能失调时，为必用之主要药物。枳实煎剂能增强胃肠节律性蠕动。一方面有利于肠内气体及粪便的排除，则"行气"；另一方面，对治疗小肠疝气和脱肛亦有一定作用。枳实煎剂对子宫有显著的兴奋作用，使子宫收缩有力，肌张力增强，故用治子宫脱垂。白术含挥发油，其主要成分为苍术醇和白术酮，并含维生素 A。药理研究，白术有利尿作用，可能是由抑制肾小管对电解质和水分重吸收的结果，同时证明白术有轻度降低血糖的作用。

附方

《外臺》防己黄耆湯：治風水，脈浮為在表，其人或頭汗出，表無他病，病者但下重，以腰以上為和，腰以下當腫及陰①，難以屈伸。方見風濕中。

【词语注解】 ①阴：此指外阴。

【经义阐释】 本条论述风水表虚，水湿偏盛的证治。风水为风邪犯肺，失其通调，以致津液运行障碍，水湿停聚，泛溢肌表而致。其脉浮，为水溢肌表所致，故曰："脉浮为在表"。风为阳邪，其性轻扬，浮于上故其人头汗出，表无他病，又因水为阴邪，其性下趋，故曰腰以下当肿，甚者及外阴部，由于下肢肿盛，故难以屈伸。

【方药评析】 此方主治病证虽为风水表虚证，但其证势据该处所述应比本章第 22 条要重，若用防己黄芪汤的原量治之，那就证重药轻，难以获效，故可选《外台秘要》风水门中的深师木防己汤。此方主治与防己黄芪汤相同，虽然两者组成药物相同，但前者用量重，具体为防己四两、甘草二两、白术四两、黄芪五两、生姜三两、大枣十二枚，其方药配伍意义与防己黄芪汤同，具体请见湿病第 22 条。

小 结

本章专论水气病。水气病的形成主要与肺脾肾三脏关系最密切，本章通过脉象加以论述（见原文第 6～9 条）。

水气病的分类方法有三种。一据水停部位及主症分为风水、皮水、正水、石水、黄汗（如原文第 1 条）；二据水气病形成与五脏关系分为心水、肝水、脾水、肺水、肾水（如第 14～18 条）；三据病情演变情况分为气分、血分、水分（如第 19、20 条）。水气的治则有腰以下肿当利小便，腰以上肿当发其汗（如原文第 11 条）及攻下法（如原文第 18 条）。

水气病的具体治法应辨证论治。风水若属风水相搏，郁而化热者，症见恶风，一身悉肿，脉浮不渴，续自汗出，无大热者，当发越阳气，散水清热，方用越婢汤，湿盛加白术，即越婢加白术汤（原文第 23、25 条）；若属卫表气虚，症见脉浮，身重（肿），汗出恶风，当补气固表，宣肺利水，方用防己黄芪汤（原文第 22 条）；若属肺气不宣，水湿在表者，症见头面肿，咳嗽，当宣肺发汗散水，方用杏子汤（原文第 26 条）。皮水若属风寒束表，肺气不宣者，症见面目肿，咳嗽无汗，恶寒，当发汗宣肺利水，方用甘草麻黄汤（原文第 25 条）；若属阳气被遏，水湿内停者，症见四肢肿，且有聂聂动，当通阳化气，分消水湿，方用防己茯苓汤（原文第 24 条）；若属水湿内停，里有瘀热，阳气受阻者，症见浮肿，溲解欠畅，量少且痛，当清利湿热祛瘀，方用蒲灰散（原文第 27 条）。正水水湿在表，肾阳不足者，症见肿，畏寒怕冷，腰痛，当发汗利水，温补肾阳，方用麻黄附子汤（原文第 26 条）。黄汗若属营卫不和，卫表气虚，湿热交蒸者，症见黄汗出，身肿，发热汗出而渴。当调和营卫，益气固表，泄热除湿，方用芪芍桂酒汤（原文第 28 条）；若属营卫不和，卫表气虚，湿郁阳遏者，症见黄汗，身重且痛，或瞤，汗出舒，胸中痛，腰以上汗出，腰髋弛痛，剧者不能食，烦躁，小便不利，当调和营卫，益气固表，宣散水湿，方用桂枝加黄芪汤（原文第 29 条）。气分若属阳虚阴凝，寒水互结者，症见心下坚，大如盘，边如旋杯，喘，肿，手足逆冷，骨疼，痹不仁，腹满肠鸣，当温阳散寒，祛除水饮，方用桂枝去芍药加麻辛附子汤（原文第 31 条）；若属气滞脾虚，水气互结者，症见心下坚，大如盘，边如旋盘者，当理气健脾，化饮除湿，方用枳术汤（原文第 32 条）。

水气病预后的善恶主要决定于阳气的盛衰（原文第 12 条）。

附：水气病内容归纳表。

水气病内容归纳表

含义		头面、或目窠、或四肢、或腹、以至全身出现以浮肿为主症的疾病		
病因病机		主要是因各种致病因素（如六淫、七情等）引起肺脾肾三脏气化功能失常，使津液运行障碍，产生水湿停聚，泛溢人体各部		
主症		肿		
主脉		风水、皮水——浮 正水、黄汗——沉迟 石水——沉		
分证治疗	四水	类别 证名 / 症状	治法	方剂
		风水相搏 郁而化热 ／ 恶风，一身悉肿，脉浮不渴，续自汗出，无大热	发越水气 散水清热	越婢汤
		风水相搏 郁而化热 湿邪壅盛 ／ 一身面目洪肿，小便不利，脉沉	发汗行水 兼清郁热	越婢加术汤
		风寒束表 肺气不宣 ／ 面目肿，咳嗽，无汗，恶寒	发汗宣肺 利水	甘草麻黄汤
		风水相搏 卫表气虚 肺气不宣 ／ 肺浮，身重（肿），汗出恶风	补气固表 宣肺利水	防己黄芪汤
		阳气被遏 水湿内停 ／ 四肢肿，且有聂聂动	通阳化气 分消水饮	防己茯苓汤
		水湿在表 肾阳不足 ／ 肿，胃寒怕冷，腰痛	发汗利水 温补肾阳	麻黄附子汤
		肺气不宣 水湿在表 ／ 头面肿，咳嗽	宣肺发汗 散水	杏子汤
		水湿内停 里有瘀热 阳气受阻 ／ 溲解欠畅，量少且痛	清里热 利水湿 化瘀血	蒲灰散

续表

	类别 证名	症　状	治　法	方　剂
分证治疗 黄汗	营卫不和 卫表气虚 湿热交蒸	黄汗出，身肿，发热，汗出而渴	调和营卫 益气固表 泄热除湿	芪芍桂酒汤
	营卫不和 卫表气虚 湿郁阳遏	黄汗，身重且痛或瞤，汗出舒，胸中痛腰以上汗出，腰髋弛痛，剧者不能食，烦躁，小便不利	调和营卫 益气固表 宣散水湿	桂枝加黄芪汤
气分	阳虚阴凝 寒水互结	心下坚，大如盘，边如旋杯，喘，肿，手足逆冷，骨疼，痹不仁，腹满肠鸣	温阳散寒 祛除水饮	桂枝去芍药加麻辛附子汤
	气滞脾虚 水气互结	心下坚，大如盘，边如旋盘	理气健脾 化饮除湿	枳术汤

（沈继泽　程　革　王新生）

参 考 文 献

[1] 秦大军. 活血利水法在眼科的应用. 中医杂志，1988（2）：25

[2] 贾福天. 对血不利则为水的体会. 中医杂志，1988（10）：29

[3] 黄大舒. 治水肿应注意活血化瘀. 福建中医药，1988（5）：20

[4] 曹生有. 越婢汤临床治验 3 则. 新中医，2009，41（11）：129

[5] 曹生有. 越婢汤治疗特发性水肿 81 例. 新中医，2005，37（4）：76

[6] 吕延亭. 越婢汤临床举隅. 陕西中医，1987（12）：552

[7] 章晋根. 流行性出血热发热期中医治疗的管见. 江西中医药，1983（3）：11

[8] 马有度. 医方新解. 上海：上海科学技术出版社，1980：78

[9] 尚坦之. 西医学习中医试用教材中药学讲义. 甘肃省新医药学研究所刊，1974：53

[10] 谭畅，韦志辉. 防己茯苓汤加味治疗类风湿关节炎疗效观察. 现代中西医结合杂志，2007，16（7）：906

[11] 贺丽娜. 防己茯苓汤治疗慢性充血性心力衰竭 80 例. 实用中医内科杂志，2005，19（1）：44

[12] 陈华. 防己茯苓汤加味治疗特发性水肿 100 例. 福建中医药，2001，32（5）：26

[13] 李文瑞，等译. 临床应用及汉方处方解说. 北京：人民卫生出版社，1983：385

[14] 徐克明，黄文清. 应用防己茯苓汤临床经验与体会. 江西医药，1981（4）：42

[15] 邵萍. 防己茯苓汤治疗膝关节慢性滑囊炎 62 例. 国医论坛，1992（4）：24

[16] 田婧. 防己茯苓汤抗炎镇痛作用的实验研究. 中华中医药学刊，2007，25（12）：2489

[17] 喻嵘，张晓白，闻晓东，等. 防己茯苓汤加减对大鼠肾系膜细胞增殖及基质金属蛋白酶 MMP-2 的影响. 中国实验方剂学杂志，2006，12（8）：25

[18] 冉学峰，等. 历代名医良方注释. 北京：科学技术出版社，1983：228

[19] 李文瑞，等. 临床应用及汉方处方解说. 北京：人民卫生出版社，1983：454

[20] 杨蕴祥，等. 奇效良方集成. 长沙：湖南科学技术出版社，1991：51

[21] 湖南省中医药研究所. 湖南省老中医医案选·第一辑. 长沙：湖南科学技术出版社，1980：58

[22] 肖德发. 麻黄附子甘草汤治太少两感证的体会. 江西中医药，1980（4）：27

[23] 程广里. 麻黄附子甘草汤治疗心律失常型冠心病之体会. 江西中医药，1980（4）：27

[24] 江苏新医学院. 中药大辞典. 上海：上海科学技术出版社，1986：229

[25] 王廷富. 黄汗案. 四川中医，1986（7）：17

[26] 高军. 孙浩运用桂枝加黄芪汤治疗儿科疾病验案 4 则. 江苏中医药, 2009, 41 (12)：54

[27] 李文瑞, 等译. 临床应用及汉方处方解说. 北京：人民卫生出版社, 1983：100

[28] 秦书礼.《金匮》黄汗治验四则. 仲景学说研究与临床, 1987 (2)：26

[29] 王占玺. 张仲景药法研究. 北京：科学技术文献出版社, 1984：618

[30] 张丰强. 中医名方应用大全——现代方证学. 北京：中国医药科学技术出版社, 1992：78

[31] 包祖晓, 胡灵敏, 柯干, 等. 桂枝去芍药加麻黄附子细辛汤在心肺急症中的应用. 中国医药学报, 2004, 19 (11)：678

[32] 胡国俊. 桂枝去芍药加麻黄细辛附子汤的临床应用. 新中医, 1987 (4)：41

[33] 扶兆民. 奇方妙用——桂枝去芍药加麻黄细辛附子汤, 四川中医, 1983 (4)：6

[34] 张恩勤. 经方研究. 济南：黄河出版社, 1989：569

[35] 沈继泽. 对桂枝去芍药加麻黄细辛附子汤的认识. 南京中医学院学报, 1994 (6)：4

[36] 余守雅.《金匮要略》枳术汤治疗老年习惯性便秘的临床观察. 四川中医, 2005, 23 (10)：72

[37] 周修通. 加味枳术汤治疗高脂血症性脂肪肝 49 例, 辽宁中医杂志, 2001, 28 (7)：406

[38] 刘春生. 加味枳术汤治疗功能性消化不良 72 例. 四川中医, 2005, 23 (1)：50

[39] 韦爱华. 枳术汤治疗胃下垂 52 例观察. 实用中医药杂志, 2005, 21 (3)：146

[40] 李鲤. 学用仲景方治验四则. 河南中医, 1982 (1)：43

[41] 邱德泽. 金匮枳术汤治愈脾积. 江西中医药, 1984 (4)：26

[42] 王占玺. 张仲景药法研究. 北京：科学技术文献出版社, 1984：537-593

[43] 周积俊, 张家衡, 徐瑶, 等. 枳术汤加味对大鼠肠黏膜屏障功能保护作用的研究. 浙江中医药杂志, 2009, 44 (8)：568

[44] 马景瑜, 麻晓慧, 李以良, 等. 枳术丸煎剂与枳术汤对模型动物胃肠运动影响的研究. 时珍国医国药, 2008, 19 (2)：310

[45] 郑学宝, 倪依东. 枳术汤对脾虚便秘小鼠结肠肥大细胞与胃肠激素的影响. 中药新药与临床药理, 2004, 15 (3)：167

[46] 王占玺. 张仲景药法研究. 北京：科学技术文献出版社, 1984：537

第十五章

黄疸病脉证并治

本章原文为《金匮》第十五篇，专论黄疸。"疸"，《说文解字》释之为"黄病也"。张景岳亦说："黄疸，黄病也"。可知黄疸是指黄病。应有广义与狭义之谓。《素问·平人气象论》曰："溺黄赤安卧者，黄疸……目黄者曰黄疸"。《灵枢·论疾诊尺》曰："身痛而色微黄，齿垢黄，爪甲上黄，黄疸也"。二者指出黄疸是以全身黄、面目黄、溲黄为其特征，此可谓狭义黄疸。即中医内科学所言黄疸的概念。本篇既论身黄、目黄、溲黄之黄疸，亦论无目黄、溲黄，仅肌肤发黄之萎黄、肾虚而致的女劳疸等等亦属黄疸。其范围较广，可概称之为广义黄疸。这样与本章命名就一致了。

黄疸的病位涉及脾肾肝三脏，或与胆有着密切关系。《灵枢·经脉》提出："脾色生病者……黄疸"，"肾所生病者……黄疸"。《素问·玉机真脏论》说："肝传之脾，病机曰脾风，发瘅"（"瘅"与"疸"通）。基于上述，仲景提出"脾色必黄"，"尺脉浮为伤肾"等说。《景岳全书·杂证谟·黄疸》曰："疸伤则胆气败，而胆液泄，故为此证（指黄疸）"。等等，足以资证。

本章所论黄疸成因，概而言之有外感、饮食不节、误治、虚损、日久不愈者夹有瘀血等，据此仲景将其分为黄疸、谷疸、酒疸、女劳疸，提及了黑疸，后人称之为五疸。其实黄疸为诸黄之总称，黑疸为狭义黄疸之转归。张璐将"瘅分为五，黄汗、黄疸、谷疸、酒疸、女劳疸"，与此有别。后世研究《金匮要略》者，根据本章黄疸病机，将其概括为湿热发黄、寒湿发黄、火劫发黄、燥结发黄、女劳发黄、虚黄。此章重点讨论湿热发黄。

黄疸是一种比较复杂的疾病，因而仲景在本章中随证择用了汗、吐、下、和、温、清、补、消等八法，其中对清利湿热法论之较多，此乃本章重点讨论湿热发黄之故。

【原文】 寸口脉浮而緩，浮則為風，緩則為痹。痹非中風。四肢苦煩，脾色必黄，瘀熱以行。(1)

【经义阐释】 本条论述黄疸病的病机。"寸口脉浮而缓，浮则为风，缓则为痹"是从脉象论述黄疸致病因素即外邪为患。寸口脉浮是指寸、关、尺三部脉浮，此"浮"主风，风为阳邪，易从热化。"缓"主湿，湿为阴邪，易伤脾，因脾喜燥恶湿，风邪化热与湿互结，郁闭于脾则成黄疸。黄疸可因外感而得的观点是在《内经》的基础进一步加以阐述的，如《素问·玉机真脏论》曰："今风寒客于外……发瘅"；又如《素问·六元正纪大论》："溽暑至，大雨时行，寒热互至。民病寒热，嗌干，黄瘅"。"痹非中风"句为插笔，说明此处"浮缓"之脉，与《伤寒论》太阳中风之"浮缓"有异。前者主湿热郁闭于脾，并无表证，后者太阳中风有表证。丹波元坚说："缓则为痹之痹字，盖以瘅字之讹，始与文义相叶，顾以其讹作瘅，后人不辨，遂补痹非中风一句也，再按痹非中风一句，推他文

508

例，当是风瘅相搏四字"。此说可供参考。

"四肢苦烦，脾色必黄，瘀热以行"进一步阐述黄疸的病机。脾主四肢、肌肉，为生化之源，湿热互结，郁闭于脾，脾运失司，生化乏源，四肢肌肉失去濡润与滋养，则四肢烦热不舒，病苦不堪，故曰"四肢苦烦"。黄属土，为脾脏之本色，脾主转输，为四运之轴，湿热郁滞于脾，脾失转输，湿热泛溢于周身则身黄，故曰"脾色必黄"。此明确说明了黄疸形成乃为脾蕴湿热所致。"瘀"，《说文解字》曰："瘀，积血也"；唐宗海之说"凡气分之热，不得称瘀"，即从此意。然而"瘀"与"郁"亦可通用。诚如陆渊雷所说："瘀字又暗含郁滞之意"。《伤寒论》262条曰："伤寒瘀热在里，身必黄，麻黄连翘赤小豆汤主之"文中"瘀"字即是此意。因此"瘀热以行"可以理解为湿热郁滞于血或脾，久而成瘀。《张氏医通·九卷》："以诸黄虽多湿热，然经脉久病，不无瘀血阻滞也"之说与此是一脉相承。后世医家治疗黄疸多宗"脾色必黄，瘀热以行"之旨，常从湿、热、瘀着手，以治脾为要。如关幼波明确提出："阳黄的治疗仍以清热利湿为常法，重视疏肝利水之惯例，以治中焦为要法，突出活血解毒，化痰，即治黄必活血，血行黄易去，……"。

【文献选录】 徐彬：此总言黄疸，初时由风，兼挟寒湿，后则变热也。其先辨之寸口脉，若浮而缓，浮缓亦专主风；然浮，风也，自黄者言之，缓则挟湿，故曰瘅，湿热相蒸而肌瘅也。《内经》曰：风寒湿合而为瘅，则不足以概病，故曰瘅非中风。然热为病情，风为病因，风热乃阳邪，阳邪入阳，四肢为诸阳之本，邪入而苦烦，烦者风热也。四肢又属脾，脾属土，土色黄，故曰脾色必黄。见疸病所因虽不同，必内伤于脾也，然至于黄，则热反不坚结于内，故曰瘀热以行。此言黄疸之病，概由热郁而外蒸也。（《论注》）

程林：脉得浮缓者，必发黄，故伤寒脉浮而缓者，系在太阴。太阴者，必发身黄。今浮为风，缓为瘅，非外证之中风，乃风热蓄于脾土，脾主四肢，故四肢苦烦。瘀热行于外则发黄也。（《直解》）

沈明宗：此辨风湿成疸也。寸口主气，气分受邪，其脉则浮。曰浮则为风，而缓脉为湿，此风多于湿，故脉浮而缓。风湿郁结，邪正为瘅，瘅者闭也，因风拒闭营卫为瘅，非《内经》风寒湿三气之瘅。谓瘅非中风，但风入脾胃，风湿郁蒸，邪化为热而越于外。四肢苦烦，即风淫末疾之义。然脾郁困极，真色走于肌肤，脾色必黄，故瘀热以行。（《编注》）

尤怡：脉浮为风，脉缓为湿，云为瘅者，风与湿合而瘅也；然非风瘅疼痛之谓，故又曰瘅非中风。所以然者，风得湿而变热，湿应脾而内行，是以四肢不痛而苦烦，脾脏瘀热而色黄。脾者四运之轴也，脾以其所瘀之热，转输流布，而肢体面目尽黄矣，故曰瘀热以行。（《心典》）

唐宗海：瘀热以行，一瘀字，便见黄皆发于血分，凡气分之热不得称瘀。小便黄赤短涩而不发黄者多矣。脾为太阴湿土，主统血，热陷血分，脾湿遏郁，乃发为黄。（《浅注补正》）

【原文】 趺陽脉緊而數，數則為熱，熱則消穀①，緊則為寒，食即為滿。尺脉浮為傷腎，趺陽脉緊為傷脾。風寒相搏，食穀即眩，穀氣不消，胃中苦濁②，濁氣③下流，小便不通，陰被其寒，熱流膀胱，身體盡黃，名曰穀疸。

額上黑，微汗出，手足中熱，薄暮即發，膀胱急，小便自利，名曰女勞疸；腹如水状不治。

心中懊憹④而热，不能食，时欲吐，名曰酒疸。(2)

【词语注解】 ①消谷：此谓能食易饥

②苦浊：患有湿热，或湿热较重。"苦"《辞源》曰："患也"；"极也"。此二者皆宜。

③浊气：此指湿热。

④懊憹：心中郁闷不舒，烦热不安。

【经义阐释】 本条论述黄疸病的病机、分类、主症。"趺阳脉紧而数……趺阳脉紧为伤脾"是从脉象论述黄疸的病机。

趺阳脉以候胃，数脉主胃中有热，胃热盛则消谷易饥，故曰"热则消谷"；胃与脾相表里，胃病则脾也受累，而脾为阴土，喜燥恶湿，趺阳脉紧为阴脉，则主寒湿，易伤脾土，脾伤则运化失司，则见腹胀，食后为甚，故曰"食即为满"，如此脾胃湿热互结郁蒸形成黄疸。

"尺脉浮为伤肾，趺阳脉紧为伤脾"归纳各注本大体有以下五说：一曰：此从脉象鉴别女劳疸与谷疸。前者为肾虚，后者为脾伤，如《金鉴》云："若尺脉不沉而浮，则为伤肾，肾伤病疸亦为女劳疸也"。胃脉不缓而紧，则为伤脾，脾伤病疸亦为谷疸也；二曰：脾热肾寒成疸，如《浅注》云："肾脉浮，趺阳脉紧，为肾寒脾热，亦能郁而成疸"；三曰：黄疸之成是肾受风、脾受寒而致，如《心典》曰："尺脉浮为伤肾者，风伤肾也；趺阳脉紧为伤脾者，寒伤脾也，肾得风而生热，脾得寒而生湿，又黄疸之源也"；四曰：此为注释之文，如《直解》云："尺脉浮则精虚，而肾气有不固之象，故知伤肾，肾伤故趺阳以数见矣，又脾阳得健则气尝温畅，而不至结滞，趺阳脉紧则阳衰，而脾气有凝敛之象，故知伤脾，脾伤故趺阳脉以紧见矣，二句是自注上文之所以寒热互见也"；五曰：此为衍文，如《今释》曰："此二句，盖后人傍注，传写者混入正文耳"。五家之说，虽都言之成理，但据前后文分析应以首说较为确当。

"风寒相搏……名曰谷疸"说明谷疸的病机与症状。

谷疸形成之因有二：一者"风寒相搏"，"阴被其寒，热流膀胱"，即外感邪气可以致谷疸。前句"风寒"释之有二：一谓泛指外感；二谓风湿，如《巢源》："黄疸一病，此由酒湿过度，……复为风湿所搏"，二者皆可从。"阴被其寒"之"阴"指太阴脾，"寒"泛指阴邪，如寒湿之邪等。寒邪犯脾，湿自内生，或湿邪犯脾均可化热，湿热流入膀胱，故曰"热流膀胱"。二者"谷气不消"，"胃中苦浊"，"谷气"指饮食，"不消"指不消化，即饮食积滞停胃伤脾，脾伤则湿由内生，湿以化热，湿热内蕴，下流入膀胱，故曰"浊气下流"，此"浊气"与精气相对而言，实指湿热。上述二者为何能致谷疸，因它们以致"湿流膀胱"、"浊气下流"，引起膀胱气化不利，使小便不通，湿无去处，而蕴于脾，纳后清阳不升，即头眩，故曰"食谷即眩"；湿热熏蒸，泛溢肌肤，故见身体尽黄而成黄疸。此黄疸的形成及病势的轻重主要与饮食关系密切，故称之为谷疸。对此《诸病源候论·黄病诸候》有曰："谷疸之状，食毕即眩，心胸不安而发黄，由失饥大食，胃气冲熏所致"。谷疸治疗方药仲景未及，可投《证治要诀·五疸证治》中的煎茵花汤调五苓散。

"额上黑……腹如水状不治"是阐明女劳疸的症状与预后。女劳疸的主症为"额上黑"，"额"，据《灵枢·五色》曰为"天庭"，《灵枢》云："庭者颜也"。故知"额"即"颜"。"黑"为肾之本色，《灵枢·五色》曰："肾病者颧与颜黑"，本书"脏腑经络先后病脉证"章曰："色黑为劳"，可知额上黑乃为肾劳，即肾虚而致。尤怡曰："盖肾热上行而气通于心也"，手少阴心经起于心中，入掌心；足少阴肾经起于小趾之下，斜向足心（涌泉），故肾虚生内热导致手足中热，午后为甚；虚热迫津外出，故微汗出；"膀胱急"指小腹拘急不舒，此由肾阴不足，小腹失去濡润而致；"小便自利"以示女劳疸与谷疸，及以下所述的酒疸之别，本病无湿热内蕴，而谷疸、酒疸皆湿热内蕴所致。肾司二便，肾病可引起小便异常：若肾阴不足则小便量少，若肾阳不足，引起膀胱气化不利，则可见小便淋沥不畅，若肾阴虚以致肾阳亏虚，或肾气虚膀胱失约，可见小便多，故原文"小便自利"一语不可拘泥。女劳疸若因肾虚伤脾，可出现腹胀满如有水之状，此为脾肾败亏，治之不易，故称为"不治"。

"心中懊憹而热……名曰酒疸"叙述酒疸的症状。

酒疸是指大量或持续的饮酒而引起的黄疸。正如尤怡所云："此得之饮酒过多所致，故名曰酒疸"（《心典》）。酒为性热之湿邪，湿热内蒸上熏于心，故心中懊憹而热；湿热内盛，气机升降受阻，浊气上逆，胃气不降，故不能食，且欲呕。

本条将黄疸分为谷疸、酒疸、女劳疸。后世医家对黄疸的分类各异。如《备急千金要方·卷第十·伤寒发黄》曰："疸有五种，有黄汗、黄疸、谷疸、酒疸、女劳疸。"《景岳全书·杂证谟·黄疸》又曰："黄疸证，古人多言为湿热，及有五疸之分，皆未足以尽之，而不知黄之大要有四：曰阳黄，曰阴黄，曰表邪发黄，曰胆黄也"。阳黄、阴黄以下原文皆有所论。表邪发黄，在《伤寒论》阳明病篇如麻黄连翘赤小豆汤证即是。又如《金匮要略·痉湿暍病脉证治》第15条论述因感外湿，日久郁而化热，湿热郁蒸，则身色如熏黄。对黄疸的成因与症状，《景岳全书·杂证谟·黄疸》说："凡大惊大恐及斗殴伤者皆有之。尝见有虎狼之惊，突然丧胆而病黄者，其病则骤；有酷吏之遭，或祸害之虑，恐怖不已而病黄者，其病则得。……其症则无火无湿，其人则昏沉困倦，其色则正黄如染。凡此数证，皆因伤胆，盖胆伤则胆气败而胆泄，故为此证。经曰：胆液泄则口苦，胃气逆则呕苦，故曰呕胆，义犹此也"。此黄当属广义黄疸。

对黄疸的分类、成因，刘完素描述得更为形象，详见本章原文第七条《河间六书·论证》之选录。

【文献选录】 巢元方：黄疸之病，此由酒食过度，脏腑不和，水谷相并，积于脾胃，复为风湿所搏，瘀结不散，热气郁蒸，故食已如饥，令身体面目爪甲及小便尽黄，而欲安卧。又云：谷疸之状，寒热不食，食毕头眩，心忪怫郁不安而发黄，由失饥大食，胃气冲熏所致。又云：女劳疸之状，身目皆黄，发热恶寒，小腹满急，小便难，由大劳大热而交接，交接竟入水所致也。又云：夫虚劳之人，若饮酒多，进谷少者，则胃内生热，因大醉当风入水，则身目发黄，心中懊痛，足胫满，小便黄，面发赤斑。（《诸病源候论》）

沈明宗：此以趺阳脉辨疸病在于脾胃也。疸病始于脾胃，故以趺阳脉辨。见脉紧而数者，紧为寒邪伤营而入脾，数为风邪伤卫入胃而化热；然胃风化热，为热则消谷，脾寒不磨，食则为满。寒热壅逆，正气不能宣行，脾湿下流，致伤肾水，曰尺脉浮而伤肾。然外寒传入脾胃，而寒属阴，以阴从阴，则趺阳脉紧为伤脾，乃脾受寒而胃受风，表里通气，故为风寒相搏；若脾单受寒，而胃单受风，与内湿相合，皆致成疸，非尽受风寒也。但食谷入胃，风热互蒸，上冲于目，故食谷即眩。寒邪伤脾，谷气不消，津液停滞于胃，化为苦浊，浊气下流膀胱，湿热壅闭，则小便不通也。若脾之寒湿下流于肾，为阴被其寒；或胃中风湿流于膀胱，则为热流膀胱。气郁热蒸，黄色走于肌表，则一身尽黄矣。此因酒食谷面内伤脾胃，招邪致病，故曰谷疸。然非尽属风寒两受所致，乃明或风或寒，侵入脾胃而内湿，以致成疸，此仲景立言章法之妙，诸篇类皆如此。

此因女劳而成疸也。黄疸由酒谷伤于脾胃，相招外邪酿成，已悉于前；此由房劳伤肾，阴水亏而阳火盛，外邪袭入壅遏胃关，脾胃湿热，聚而不化，相火夹邪上逆于胃，胃肾互蒸，则额上黑而微汗出；脾肾互蒸，则手足中热而肌肤黄黑。盖申酉阳明自旺，湿热下流，膀胱与肾，为薄暮即发，证显发热恶寒，此显经病也；若腑病则膀胱胀急矣。阴精受邪，气分不为邪阻，故小便自利，日久必致脾肾气血两痹，则腹胀满，曰腹如水状，即不治矣。

前云：谷食伤于脾胃招邪而为谷疸，此伤酒湿招邪故为酒疸。酒味湿热郁蒸中宫，上冲于心，阳火不宁，则心烦懊憹而热；湿热壅胃，故不能食；邪机上逆，则时欲吐。欲吐者，乃欲吐而不能吐也。若肌皮未黄，而见此证，即是欲发酒疸之征矣。（《编注》）

尤怡：趺阳脉数为热者，其热在胃，故消谷；脉紧为寒者，其寒在脾，故满。满者必生湿。胃热而脾湿，亦黄病之源也。尺脉浮为伤肾者，风伤肾也；趺阳脉紧为伤脾者，寒伤脾也。肾得风而生热，脾得寒而生湿，又黄病之源也。湿热相合，其气必归脾胃。脾胃者，仓廪之官也，谷入而助其热则眩，谷不消而气以瘀，则胃中苦浊，浊气当出下窍。若小便通，则浊随溺去，今不通，则浊虽下流而不外出，于是阴受其湿，阳受其热，转相流被而身体尽黄矣。曰谷疸者，病虽始于风寒，而实成于谷气耳。

肾劳而热，黑色上出，独脾病而黄外见也。额于部为庭，《灵枢》云：庭者，颜也。又云：肾病者颧与颜黑。额汗出者，肾热上行而气通于心也。手足心热，薄暮即发者，病在里在阴也。膀胱急者，肾热所逼也。小便自利，病不在腑也。此得之房劳过度，热从肾出，故名曰女劳疸。若腹如水状，则不特阴伤，阳亦伤矣，故曰不治。

懊憹，郁闷不宁之意。热内蓄则不能食，热上冲则时欲吐，酒气熏心而味归脾胃也。此得之饮酒过多所致，故名酒疸。（《心典》）

【原文】 陽明病，脉遲者，食難用飽，飽則發煩頭眩，小便必難，此欲作穀疸。雖下之，腹滿如故，所以然者，脉遲故也。（3）

【经义阐释】 本条论述寒湿谷疸的病机。该条见于《伤寒论·辨阳明病脉证并治》，阳明病为里实热证，脉多见数，若当实热积滞，阻遏阳气，脉道不利，脉亦可为迟，此时应用下法治之，病应可除。今虽下之，腹满未减，反如故，说明该病非阳明里实热证，当为寒湿蕴脾而致，所以原文曰"虽下之，腹满如故，所以然者，脉迟故也"。可知此条首说的"脉迟"为寒湿在脾引起。对此吴谦在《医宗金鉴》中有曰："其证原从太阴寒湿郁黙而生，若误以阳明热湿发黄以下之，虽腹满暂减，顷复如故，所以然者，脉迟寒故也，此发明欲作谷疸，属脾阴寒化……"这里需要注意的是"脉迟"非阴黄所独有，如《伤寒杂病论》中论述大承气汤证有脉迟者就有数处，又如桂枝汤证、四逆汤证脉都可迟，一属里实，一属阴阳失调，一属里虚寒。此脉阴黄可见，阳黄亦可见，稽其原因分别为寒湿，湿热阻滞脉道之故，因此临证时必须脉症合参，绝不可执脉而论证。

脾有寒湿，运化失司，不能腐熟水谷，故难饱食；若饱食则气机受阻，清阳不升，浊阴不降，出现头眩不舒而心烦；脾病则中气不足，"溲便为之变"故小便难。"此欲作谷疸"，谷疸前条已叙为湿热所致，据此条所言，寒湿亦可引起谷疸，此谷疸当属后世所说的阴黄。寒湿为什么能够引起阴黄？汪苓友曰："脾胃受寒湿所伤，而色见于外"（《伤寒论辨证广注》）；蒋式玉在《临证指南医案》按语中明确指出："阴黄之作，湿从寒化，脾阳不化湿，胆汁为湿所阻，渍之于肝，浸淫肌肉，溢于皮肤，色如熏黄"。说明阴黄是因寒湿困脾，影响胆汁分泌而得。

据此条所及"谷疸"，再结合第二条所言谷疸的形成，可知此处引起阴黄的寒湿之邪是由外感而入。对此《温病条辨·卷二》有云："始即寒湿，从太阳寒水之化"。其实引起阴黄的寒湿之邪的由来，还有患者素体脾阳不足，外感湿邪，湿从寒化，或是阳黄迁延日久，治疗不当，如多用或久用，误用苦寒之品，使脾阳渐衰，湿热之邪以从寒化而得。

阴黄之成，与肾气亏损，尤以肾阳不足亦有密切的关系，如《医垒元戎》曰："一则寒水太过水来犯土，一则土气不及水来凝之，多变此疾"；《温病条辨》亦曰："湿久，脾阳消乏，肾阳亦惫"。

另外阴黄常病及于肝，此医者皆知。又气血的运行，依赖于阳气的推动，脾肾阳虚，或是寒湿逗留均可使气行不畅，血行受阻则瘀血易成，因此说肝郁血瘀亦是阴黄常见的病理之一。这就是《张氏医通·杂门》之言："诸黄……久病，不无瘀血阻滞也"。

本条对阴黄的证治未言，要知其证治关键在辨证。有的认为阴黄的辨证关键在于"色黄晦黯"、"脉迟"。并以此作为与阳黄的鉴别，其实非然。喻昌在《医门法律·黄瘅》中曰："今人但云阳瘅色明，阴瘅色晦，此不过气血之分，辨之不清，转是误人，如酒瘅变黑，如女劳疸额上黑，岂以其黑遂阴瘅，可用附子干姜乎！"，此即告诫医者，对阴黄的证治要重视全身症状与舌苔脉象的特点，进行全面剖析。对此古人亦已有详细记载，如王海藏在《医垒元戎》曰："阴黄其症身冷，脉沉，身如熏黄，色黯……"；罗谦甫在《卫生宝鉴·阴证》中详载其证为："皮肤凉，背恶寒，身冷，目不欲开，身体重，懒言语，自汗，面黄如桃李枝色，心下硬，按之痛，腹满，大便涩，或大便了而不了。脉紧或其脉迟而细"。根据王、罗二氏强调身冷，皮肤凉，背恶寒，遍身冷及《医学心悟》、《医醇賸义》等书中对阴黄主症记载皆有身凉之言，可知畏寒身冷当为阴黄主症之一，它也是与阳黄鉴别要点之一。

"脉迟"非阴黄所独有，对此前已述，不再重复。

从上可知，阴黄当以畏寒身冷，色黄晦黯，神疲纳呆，溲少或不利，腹满便溏，舌质淡胖，脉细迟或濡，或迟而无力等脾肾阳虚，寒湿内阻等脉证为主。

阴黄的治则应为温化寒湿，补益脾肾，兼以疏肝消瘀。具体治法有三：一为温化寒湿，补脾和胃，适用于寒湿困遏，脾胃不健者。方选茵陈附子汤（方由茵陈、附子、白茯苓、橘红、干姜、草豆蔻、白术、枳实、半夏、泽泻、生姜组成）出入；二为温补肾阳，祛寒化湿，适用于肾亏阳损，寒湿不化者，方用茵陈术附汤合右归饮（方由熟地、山萸肉、枸杞子、炙甘草、杜仲、肉桂、制附子组成）出入，随阳气亏损的程度，桂、附之量可增，或减；三为以上二法分别配以活血破瘀，疏肝散结，适用于寒湿阳虚，肝郁血瘀者，在上述症状的基础上还当有胁下刺痛或胀痛，甚则有癥块，或面色黧黑，皮肤可见赤纹丝缕，舌质或有紫斑，或有瘀点，脉象细涩或弦涩，方选茵陈四逆汤合鳖甲煎丸增损。另外在治疗过程中，还可参考张景岳之言"阴黄证多由内伤不足，不可以黄为意，专用清利，但宜调补心脾肾之虚以培血气，血气复则黄必尽退，如四君子汤、五君子煎、寿脾煎、温胃饮之类，皆心脾之要药也。若六味丸、八味丸、五福饮、理阴煎及左归右归、六味回阳饮等，皆阴中之阳虚者所宜也。若元气虚不至甚，而多兼寒湿者，则以五苓散、四苓散或茵陈五苓散之属，加减用之亦可。（《景岳全书·杂证谟·黄疸》）

【文献选录】　程林：脉迟为寒，寒不杀谷，故食难用饱，饱则谷气不消，胃中苦浊，浊气蕴蓄则发烦，熏蒸则作眩也。小便难者，以脉迟则无阳以施化，浊气但留于胃而不宣，是以欲作谷疸。若下之，徒虚其胃而腹满如故也。所以然者，以脉迟为寒之故也。（《直解》）

尤怡：脉迟胃弱，则谷化不速，谷化不速，则谷气郁而生热，而非胃有实热，故虽下之而腹满不去，伤寒里实，脉迟者尚未可攻，况非里实者耶。（《心典》）

吴谦：谷疸属胃热，脉当数，今脉迟，脾脏寒也。寒不化谷，所以虽饥欲饮食，食难用饱，饱则烦闷，胃中填塞，健运失常也。清者阻于上升，故头眩；浊者阻于下降，故小便难也。此皆欲作谷疸之征，……属脾阴寒化，而不可下者也。（《金鉴》）

唐宗海：按"腹满如故"，承上文言其如故也，则知上文食难用饱句下，有腹满证在矣。读仲景书者虽于文法明暗处，细心体玩。（《补正》）

【原文】 夫病酒黄疸，必小便不利，其候心中熱，足下熱，是其證也。（4）

【经义阐释】 本条进一步论述酒疸的主症。酒性属阳为热，其质属阴为水（湿），饮酒过度，则水湿与热内蕴，下流膀胱，气化失常则小便不利，小便不利，湿热无去路，湿热郁于脾、胃，脾主四肢，胃脉贯足下跗，则足下热，此与原文第2条女劳疸"手足中热"的机理有异，前者为湿热内蕴脾胃引起，后者为肾阴不足而致。湿热内熏于胃，则脘中灼热不舒，即原文曰："心中热"，此与原文第2条酒疸"心中懊侬而热"机理一致，但前者较后者为重，原文"小便不利"一句为双关语，既说明酒疸的病机为湿热内蕴，膀胱气化不利，亦说明了酒疸必有小便不利即溲少的主症。当然酒疸必见湿热蒸熏于内而引起的身黄、目黄、溲黄之主症。

【文献选录】 徐彬："酒性热，属阳，上焦先受之，故前注酒疸，以懊侬而热，不能食，时欲吐为的证；然其相因为病者，不止于上也。水出高原，岂有上焦湿热既甚，而小便反利者，故曰必小便不利。心中固热，而足下者，肾之部也，湿热下溜，则肾受之，亦足下热，故曰是其证也；但自心中热来，是不得等于谷疸之小便不通，女劳疸之足下热耳"。（《论注》）

程林：小便利则湿热行，不利则热留于胃，胃脉贯膈下足跗，上熏胃脘则心中热，下注足跗则足下热也。（《直解》）

唐宗海：酒味厚，入血分，一入于胃，则上熏心包，故必心中热，心中懊侬，心中如啖大蒜状，皆是酒熏心包之故。包络与三焦相表里，包络移热于三焦，则决渎不清而小便不利。足下热亦是血分之热，与女劳疸之手足心热同义也，温经汤证手足心热皆同义也。知酒疸在血分，益知女劳疸亦在血分。酒疸腹满，与女劳疸之腹满，皆是瘀血，如温经之腹满证，亦是此义。惟其发见之因，各有不同，故不独温经汤单治血，与此治法不同；即酒疸、女劳疸，一则伤在包络，一则伤在胞宫，故方治又各不同。此数节当互参之。（《补正》）

【原文】 酒黄疸者，或無熱，靖言了了，腹满欲吐，鼻燥；其脉浮者先吐之，沈弦者先下之。（5）

【经义阐释】 本条再论酒疸的症状，并结合脉象论述治法。酒疸乃湿热内蕴所致，若湿热上熏则鼻燥；湿热郁于中焦，气机阻滞且上逆，则腹满、欲吐；酒疸为湿热郁于里故表无热。该病若脉浮，为病在上，当先以吐法治之，可用瓜蒂散；若脉沉弦，为病在里在下，可先用下法治之，方用栀子大黄汤，此处所用的吐法或下法都是据邪所在部位而确立，属因势利导之法。原文中"先吐"、"先下"为权宜之计，得吐、下之后，应遵循急则治其标，缓则治其本的原则，确立下一步治法，总之当脉证合参，辨证论治才不会贻误病情，获得理想的治疗效果。

对"靖言了了"，虽有"清言"、"静言"之谓，赵以德则注"清言了了"，陆渊雷曰："案靖、静、清皆同音通假，清则形近之讹，靖言了了，谓言语不乱也"，此乃湿热虽化生，但尚未上扰清宫之故。

【文献选录】 徐彬：然酒疸变证亦有热去于心而无热，且靖言了了，其邪竟注于阳明而腹满欲吐鼻燥者。邪苟近上，脉必浮，宜吐之；邪苟近下，脉必沉弦，宜下之。盖治阳明惟有吐下两法也。曰先者，倘有未尽之病，再消息也。(《论注》)

尤怡：酒黄疸者，心中必热，或亦有不热靖言了了者，则其热不聚于心中，而或从下积为腹满，或从上冲为欲吐鼻燥也。腹满者可下之，欲吐者可因其势而越之，既腹满且欲吐，则可下亦可吐。然必审其脉浮者，则邪近上，宜先吐；脉沉弦者，则邪近下，宜先下也。(《心典》)

吴谦：此详申酒疸之为病也。酒体湿而性热，过饮之人，必生湿热为疸病也。无热，无外热也；谵语、鼻燥，有内热也；小腹满，湿热蓄于膀胱也；欲吐，湿热酿于胃中也。其脉浮者，酒热在经，先吐之以解外也；沉弦者，酒饮在里，先下之以解内也。(《金鉴》)

【原文】 酒疸，心中热，欲呕者，吐之愈。(6)

【经义阐释】 本条承以上三条原文再论述酒疸的证治。酒疸为过量的饮酒而成湿热内蕴于中焦，引起胃气上逆，故出现心中热欲吐，此时为邪在上，且有欲吐为邪有向上向外涌之势，故用吐法，进行因势利导，所以原文曰：吐之愈。

以上三条，为讨论酒疸的症状与治法，第四条是对第二条症状的补充，第五条不仅补充了酒疸一些少见或较重的症状，同时亦说明酒疸可取吐、下法来因势利导，使邪外出，第六条补叙酒疸可吐之症。酒疸的主症轻者为身黄、目黄、溲黄且不利，心中懊憹而热，足下热，不能食，时欲吐，甚者还当有腹满、鼻燥等。本章泻下或催吐的方剂分别为栀子大黄汤、大黄硝石汤、栀子豉汤、瓜蒂汤等。《删繁方》："服讫（讫，毕也，指服完瓜蒂散）吐出黄水"。可知古人确有用吐法治黄疸者。

酒疸具体的治疗方药仲景未言，戴思恭曰："酒疸，因饮酒过伤而黄，……宜干葛煎汤或栀子仁煎汤调服五苓散，或生料五苓饮加干葛一钱"(《证治要诀·五疸证治》)。亦可将此方合"藿枇饮"同煎服（方由藿香叶、枇杷叶、桑白皮、陈皮、葛根、白茯苓、鸡矩子、酒、黄连丸组成）。可供参考。

【文献选录】 徐彬：酒疸心中热，方恶其结热不行，假使欲吐，正热邪欲出之机，故曰吐之愈。(《论注》)

程林：前证热深，则懊憹欲吐；今热微，则心中热亦欲吐，病属上焦，故一吐之可愈。(《直解》)

沈明宗：此邪机上向之治也。邪热弥满于胃，上冲胸膈之间，则心中热；偏于风多食少，其机上行，故欲吐也，则当乘其上行之势，以从高而越之，则邪去，所以吐之愈。(《编注》)

【原文】 酒疸下之，久久为黑疸，目青面黑，心中如噉蒜齑状①，大便正黑，皮肤爪之不仁②，其脉浮弱，虽黑微黄，故知之。(7)

【词语注解】 ①心中如噉蒜齑状：此谓胃中有灼热不舒的感觉，好像吃了大蒜、韭菜等辛辣之品以后的样子。心中：此指胃脘。"噉"，(dàn 淡) 吃的意思；"齑"，(jī 济) 为捣碎的姜、蒜、韭菜等。

②爪之不仁：指肌肤麻木，搔之无痛痒感。"爪"与"搔"同意。

【经义阐释】 本条论述酒疸误下演变成黑疸及其症状。根据以上原文所述酒疸有时可用下法治之，但是若下之不当，常致黑疸。黑疸为阴黄之极，其成因，黄元御说："酒疸下之败其脾阳，久而寒水侮土变为黑疸，……一藏埋郁而木气不达也，下后土败阳亏，水邪上凌，木郁湿土之中则见黄色，木郁寒水之内则见黑色，木气自郁则见青色"(《金匮悬解》)。此强调了脾阳弱、肾脏亏、肝虚气郁，而致黑疸。其实黑疸形成与瘀血内停亦有着密切的关系。气血运行需阳气推动，脾肾阳虚，肝郁气滞使血行受阻，瘀血停滞便成黑疸。观之临床不仅酒疸久经误下可变成黑疸，只要是黄疸病如谷疸病久不愈，损伤脾肾之阳，肝虚气郁引起瘀血停滞皆可引起黑疸。如巢元方曰："夫黄疸、酒疸……久久多变为黑疸"(《诸病源候论·黄病诸候·黑疸候》)。此论与临床颇为相合。肝肾之本色分别为青、黑，"目青面黑"为肝肾亏损，气血瘀滞之象。尤怡曰："酒疸……湿热乘虚陷入血中，则变为黑疸"，可知黑疸虽为脾肾阳虚，肝损气郁，但湿热未尽，湿热熏蒸，故黑疸者肤色"虽黑微黄"；湿热夹瘀内蕴中焦，则"心中如噉蒜齑状"；脾虚失其统血之功，血积成瘀，故黑疸可见"大便正黑"；瘀血内停，气血不能外荣则"皮肤爪之不仁"。

尚须注意的是湿热发黄、寒湿发黄与女劳疸及黑疸均可见肤色黄，后二者还可见肤黑，其色之别如何，以下选录了二位医家之说以供参考：

刘完素："大抵凡诸黄者有二：一则气郁湿热而黄，万物皆然；又如麦秀而黔雨，湿热过及而黄疸也。及水劳六气湿热，则草木将死而色变黄者。或病血液衰，则虚，燥热太盛，而身面萎黄者，犹亢旱而草木痿黄也"。(《河间六书·论证》)

喻昌："女劳疸额上黑，谓身黄加以额黑也。黑为北方阴晦之色，乃加于南方离明之位，此必先有胃热脾寒之浊气，下流入肾，盖以女劳无度而后成之，其繇来自非一日"。

"酒疸之黑，与女劳疸之黑，殊不相同，女劳疸之黑，为肾气所发，酒疸之黑乃营血腐败之色，营者，水谷之精气，为湿热所瘀而不行，其光华之色转为晦黯……"(《医门法律·黄瘅》)

结合临床而言，湿热与寒湿发黄即阴黄与阳黄，其色之别不再赘述。关键是女劳疸与黑疸肤色黑、黄之别。简介之，前者色黑多灰黑色，轻则额上黑，重者全身黑，上、下目胞黑，面无光。肤色黄，多在肤色黑之前出现，呈萎黄状，此时目、溲不黄，而后者色黑多为晦滞，轻者为烟之色灰，呈青黑色，重者为灰土色，其黄色多呈烟熏不甚之样，但无光泽，多与黑色并见。不过黑疸在日趋恢复阶段，尤当面部肤色接近正常以后，若仅为额上与下颌黑时，此与女劳疸轻者就色而言很难辨认，因此时黑疸湿热已除，仅肾（脾）之阳未复夹瘀，且不甚之故。此说仅供临证时参考。

黑疸治法仲景未言，据以上所述当为"补肝肾（脾）"为主，化瘀浊为辅，可用八味、六味丸合《杂病源流犀烛》中的黑疸方（方由茵陈、瓜蒌根组成），临证时遇寒凝血瘀，脾气不运者，可用大黄附子汤去细辛加肉桂、或四君子汤合硝石矾石丸"(《张氏医通·杂门》)

【文献选录】　喻昌：酒疸之黑……心胸嘈杂，如噉蒜齑状。其芳甘之味，变为酸辣，乃至肌肤抓之不仁，大便正黑，脉见浮弱，皆肺金治节之气不行而血瘀也。必复肺中清肃之气，乃可驱营中瘀浊之血，较之女劳疸之难治，特一间耳。（《医门法律》）

赵以德："酒疸之黑，非女劳疸之黑。女劳之黑，肾气所发也；酒疸之黑，败血之黑也。盖因酒之湿热伤脾胃，脾胃不利，阳气不化，阴血不运，若更下之，久久则运化之用愈耗矣。气耗血积故腐瘀，浊色越肌面为黑；味变于心咽作嘈杂，心辣如噉蒜齑状；营血衰而不行痹于皮肤，爪之不仁；输于大肠，便如黑漆。其目青与脉浮弱，皆血病也"。（《衍义》）

尤怡：酒疸虽有可下之例，然必审其腹满脉沉弦者而后下之；不然，湿热乘虚陷入血中，则变为黑疸。目青面黑，皮肤不仁，皆血变而瘀之征也。然虽曰黑疸，而其原则仍是酒家，故心中热气熏灼，如噉蒜状，一如懊憹之无奈也。且其脉当浮弱，其色虽黑当微黄，必不如女劳疸之色纯黑而脉必沉也。（《心典》）

唐宗海：仲景言酒疸久为黑疸，女劳疸亦云作黑疸；酒疸大便正黑，女劳疸亦云大便必黑；酒疸足下热，女劳疸亦云足下热。盖酒入于胃，味厚归血，酒味熏灼，心包络受之，醉则心神先乱，多饮则醉成死血。凡酒疸者，皆病在血分。瘀血入大便则化黑色；瘀血在经络壅热，则为足下热；瘀血发出心血焦灼之色，则为黑疸，憔悴黑瘦，皆是血分瘀热之故。女劳欲火结于血室，病亦在血分之中，故与酒疸见证皆同。其不同者，酒疸以心中热，小便不利为别。盖酒先入心包，遗热于小肠，故见心中热，小便不利也。若女劳疸又以膀胱急，小便自利为别，盖瘀热在胞室，逼窄其膀胱故急。然膀胱之中实无瘀，故小便自利，此所以异也。故治酒疸以心胃为主，治女劳疸以三焦胞室为主。（《补正》）

【原文】　师曰：病黄疸，发热烦喘，胸满口燥者，以病发时，火劫其汗①，两热相得②。然黄家所得，从湿得之。一身尽发热而黄，肚热③，热在里，当下之。（8）

【词语注解】　①火劫其汗：指用艾灸、烧针或熏等法，强迫身体出汗。
②两热相得：指热与火相互搏结。
③肚热：此应理解为腹胀。"热"为胀，传写之讹。

【经义阐释】　本条论述黄疸误用火劫的证治。黄疸病若病有外发之势，或有表证则可用汗法，反之不宜，这是因为黄疸病多从湿化热而得之，若误用火劫之法发汗，病不但不能解除，反使火邪助湿热郁蒸更甚，即原文曰"两阳相得"，即热盛，则出现身发热、烦喘、胸闷、口燥等症。此时黄疸病势加剧，发热为一身尽热，说明热势极盛，以致气机壅塞而腹胀，此为热在里，当用泻下里热之法使邪从下而去，当然此时不容忽略除湿，否则热亦难除。

对原文"以病发时"之"病"，历代医家有二种看法：一是以曹颖甫为代表者，认为系黄疸未发之前的其他热性病。曹氏云："黄疸所由成，胃热与脾湿相参杂者多，独有发热、烦渴、胸满、口燥之症，为亢热而无湿，推原其故，则以方遭他病时，病属阳热，复以火劫发汗，两热相得，便与湿热参杂之证，判若天渊，概云从湿得之可乎？"同意此说者不多。然而《伤寒论》第6条说："风湿为病……若被火劫者，微发其黄"，又第11条说："太阳中风，火劫发汗……两阳相熏灼，其身发黄"。此外陈念祖明确指出："湿热相合者，为疸之常，独热在里，为疸之变"，这些足以说明，持此说者有据可依。二是以

《金匮要略通俗讲话》为代表者，谓"黄疸病初起"，此时"每有发热症状，……误以火劫发汗，在里之热不得外解，反而增剧，故曰'两热相得'，热伤血分，遂发黄疸"，此说亦合临床实际，持之者较多，据以上所言，二说可以并存。

对"然黄家所得，从湿得之"，注家认识有别，一谓火劫发黄，必有湿。如徐彬云："燥火不能遽使人黄也，凡黄必因湿郁，故又概言黄家所得，从湿得之，谓火不与湿并，不能作黄耳"；二谓火劫发黄，并非皆有湿。如程林说："此概言黄疸有因误火而得之证，又辨其湿热相合者，为疸病之变，使人分别论治也"。陆渊雷说："旧注多一串说下，谓火劫成黄，必夹内湿之故，殆非是，盖溶血症血色素游离之发黄，其小肠并无吸收障碍，不得为内湿也"。以上三说各有其理，徐氏是针对湿热黄疸而言，程、陆二氏是针对萎黄而说，三者皆与临床吻合，可供参考。临床上常采用温阳法，投附子、干姜之辈，使其振奋中阳，助脾化湿，促进狭义黄疸病久者退黄，常获效满意，所以然者，是受"然黄所得，从湿得之"之旨启迪之故，当然此法的应用，必须是在辨证的基础上，常分别与芳香化湿（浊）、清解热毒、理气消瘀、凉血通便等法配合应用方可，做到标本兼顾，扶正祛邪。

【文献选录】 赵以德：黄疸必由湿热所发。湿有天地之湿，有人气之湿，有饮食之湿，三者皆内应脾胃，郁而成热，郁极乃发，则一身热而土之黄色出见于表为黄疸也。此证先因外感湿邪，大法：湿宜缓取微汗，久久乃解。今因火劫其汗，汗纵出而湿不去，火热反与内之郁热相并，客于足阳明经，故发热烦喘胸满；热仍在，故燥。此际宜寒凉之剂，如肚热入腑，则当下之矣。（《衍义》）

徐彬：此除谷疸、女劳疸、酒疸，概言黄疸。有因误火得之者；又辨其从湿得之者，为黄疸之常。热在里者，为热黄之变，以使人分别论治也。谓黄疸病虽不必专在上焦，乃有发热而烦喘、胸满、口燥，热燥俱在上焦者，此以表病无汗，火劫其汗，寒变之热，火劫之热，两相并则气郁，故肌肉不堪而黄。然燥火不能遽使人黄也。凡黄必因湿郁，故又概言然黄家所得，从湿得之。谓火不与湿并，不能作黄耳。假令身尽发热而黄，又见肚热，是发热似表，而肚热则里证多矣，故又言热在里当下之，谓不得先攻其上焦之火热也。（《论注》）

尤怡：烦满燥渴，病发于热，而复以火劫之，以热遇热，相得不解，则发黄疸；然非内兼湿邪，则热与热相攻，而反相散矣，何疸病之有哉，故曰黄家所得，从湿得之，明其病之不独因于热也。然治其病者必先审其在表在里，而施或汗或下之法。若一身尽热而腹热尤甚，则其热为在里，里不可从表散，故曰当下。（《心典》）

吴谦：此详申黄疸误用火、汗之为病也。病疸者，湿热也。今湿淫于内，则胸满烦喘；热淫于内，则发热口燥。若病发时复以火劫其汗，则为两热相合。盖黄家所得从湿得之，则一身必尽热，而身面即发黄也。今因火劫误汗而发黄，虽有表热，则不当汗也，但扪其肚热，其热在里，当下之以去其热也。（《金鉴》）

【原文】 脉沉，渴欲饮水，小便不利者，皆发黄。(9)

【经义阐释】 本条论述湿热发黄。脉沉为病在里，由湿热内蒸，气机郁滞而致；湿热内蕴，热胜伤津，故渴欲饮水；湿热壅阻上焦，气化失司，则小便不利；湿热内藏，外无出路，常郁蒸全身而发黄，故曰皆发黄，此时溲黄目黄均存。本条各家注释大致相同，惟陈念祖提出此条对诊断早期黄疸有一定参考价值。他说："疸病将未成，必有一、二证而可卜之。凡病在里脉沉，里热则渴欲饮水，饮水多而小便不利者，水无去路则郁于里而为湿，湿与热合，交相争郁，皆可卜其发黄"。热渴与小便不利，仅是诊断湿热黄疸以热为胜的依据之一。

【文献选录】 徐彬：此言黄疸病，有先见一二标证而可必其为黄疸者。谓沉，阴脉也，乃有脉得沉而反渴小便不利，非热郁而何，热郁焉得不发黄。(《论注》)

尤怡：脉沉者，热难外泄，小便不利者，热不下出，而渴饮之水与热相得，适以蒸郁成黄而已。(《心典》)

吴谦：脉沉，主里也。渴欲饮水，热瘀也。小便不利，湿郁也。热瘀湿郁于里，故发黄也。首条谓脉浮缓紧数皆令发黄，是得之于外因也；此条脉沉亦令发黄，是得之于内因也。故治黄有汗下二法也。(《金鉴》)

【原文】 腹满，舌痿黄，躁不得眠，属黄家。(10)

【经义阐释】 本条论述内容各家看法不一。有谓论寒湿发黄（即阴黄），如丹波元简言："案痿黄，即萎黄，谓身黄不明润"；有谓论湿热发黄（即阳黄），如陈念祖说："脾之病位在腹，脾之脉络连舌本，散舌下，若腹满舌萎黄，是脾有湿而不行矣；又胃不和则卧不安，若躁不得睡，是胃有热而不和矣。湿热相合为属黄家"；有谓论虚热发黄（即虚黄），如赵以德提出"血少荣微"则萎黄。丹波氏、赵氏之言，皆被一"痿"字所眩惑，但遗忘极热液涸也有痿。本条实论黄疸病亦可有腹满，舌萎黄，躁不得眠等症，至于何因引起需随证辨之，绝不可拘泥一字、一症而断言。

【文献选录】 徐彬：腹满，里证也。乃有腹满而加身痿黄，躁不得睡，瘀热外行，此发黄之渐也，故曰属黄家。见当图治于将成，不得俟既成后而药之也。(《论注》)

尤怡：脾之脉连舌本，散舌下，腹满舌痿，脾不行矣。脾不行者有湿，躁不得睡者有热，热湿相搏，则黄疸之候也。(《心典》)

陈念祖：脾之部位在腹，脾之脉络连舌本，散舌下，若腹满舌萎黄，是脾有湿而不行矣；又胃不和则卧不安，若躁不得睡，是胃有热而不和矣。湿热相合，为属黄家。(《浅注》)

【原文】 黄疸之病，当以十八日为期，治之十日以上瘥，反劇為難治。(11)

【经义阐释】 本条从病程论述黄疸的预后，启示有病要早治。黄疸病预后的判断，一般以十八日为期，若治疗恰当，到第十天左右病势有减，为邪欲去，病将愈；若经正确的治疗，十天之后病势加剧，为邪气日旺，正气受伤，为病难治，即预后欠佳。

"黄疸之病，当以十八日为期"的理由，概而论之，约有以下三种：一是十八日为土旺之期。如尤怡言："土无定位，寄旺于四季之末各十八日。黄者土气也，内伤于脾，故即以土旺之数，为黄病之期，盖谓十八日脾气至而虚者当复，即实者亦当通也。治之十日以上瘥者，邪浅而正胜之，则易治，否则邪反胜正而增剧，所谓病胜脏者也，故难治"(《心典》)。二是十八日为阴数之期，病易愈。如沈明宗曰："此取阳病阴和，阴病阳和之大纲也，十八乃三六，阴数之期也，十日二五，阳土之数也，黄疸乃湿热郁蒸，阳邪亢极，脾阴大衰，故治之需候一六、二六、三六，阴气来复，制火之期，而为定期"(《编注》)。三是以十八日为一气有余。如徐彬曰："黄疸之病过三候而气一变，五日为一候，十五日为一气，若十五日又加三日，则为十八日，一气有余，未满四候，愈则竟愈，故曰

为期。"（《论注》）

本条对湿热黄疸以十八日为期推断预后，是仲景临床经验之总结，与当今某些传染性黄疸型肝炎（如甲肝）预后的判断大体是相符的，当然其十八日为约数，不可拘泥。

【文献选录】 魏荔彤：十八日为期，治之可已者也，十日以上，治之既瘥矣，反复发增剧者，则正气不足以胜之，邪旋已旋覆，邪不受正制，故复必增剧也。明其难治，正见正虚则治邪必顾正，既欲祛散，又须弥补，棘手费思，斯为难耳。然知难非难，亦非十日以上瘥，复增剧之黄疸，尽委为不可治也。（《本义》）

【原文】 疸而渴者，其疸难治；疸而不渴者，其疸可治。發於陰部，其人必嘔；陽部，其人振寒而發熱也。（12）

【经义阐释】 本条从临床表现论述黄疸的预后。黄疸病见口渴，若喜冷饮为湿热化燥之征象，说明热势较甚，津已亏损，若口渴喜热饮而不多，说明湿热之邪寒化且伤脾阳，引起气虚不能布津，上述两种口渴的疸病，正气已衰，皆不好治，故曰"疸而渴者，其疸难治"。若疸病口不渴，说明里热不甚，正气未伤而能胜邪，此时黄疸治之不难，故曰"其疸可治"。朱丹溪亦曰："肾水枯竭，久而面黑黄色及有渴者不治，不渴者可治"（《丹溪心法·疸》）。

本条对"疸而渴者……其疸可治"各家注释大致相同。惟对"阴部"、"阳部"之释，各说不一。赵以德以脾胃分阴阳，以呕与寒分表里，他说："阴部者，脾太阴也，阳部者，胃阳明也，热甚于里则呕，热在于表则发热振寒"（《衍义》）；尤怡认为脏腑为阴，躯壳为阳。他说："阴部者，里之脏腑，关于气，故呕；阳部者，表之躯壳，属于形故振寒而发热。"（《心典》）；沈明宗谓胸膈胃肠为阴，皮壳为阳。他说："邪在胸膈胃肠之里为发阴部，内逆上冲其人必呕，其邪尽发皮壳之表为阳部，乃太阳所主，故振寒而发热也"（《编注》）。由上诸说，可以看出阴部为脏腑，可能主要指脾胃，阳部为肌表，主要指荣卫。

黄疸预后的判断，第11条是从正气的盛衰，第12条是从津伤与否来进行讨论的。

对难治黄疸，《证治汇补》亦从脾胃功能盛衰论说："如寸口近掌处无脉，口鼻皆冷，泄利呕哕，胃气已脱者死，环口黧黑、汗出如油，脾气已决者死，面色黑色，摇头直视者死，脉微小有神，小便利而不渴者生，口渴者死"。

【文献选录】 徐彬：治黄疸，内外阴阳之辨，最为吃紧，故特拈出渴呕寒热以别之。谓疸色黄，郁热外蒸之象，渴则内热更甚，内外交病，故难治；不渴，则热从外宣，内之正气自运，故可治。阴主内气，故呕从内出，知阴部逆郁；阳主外卫，寒热发于肌表，故病在阳部，则振寒而发热。然二条辨法，凡病皆然，不独疸也；惟疸为自内及外之证，故浅深多少，尤宜详之。（《论注》）

尤怡：疸而渴，而热方炽而湿且日增，故难治；不渴，则热已减而湿亦自消，故可治。阴部者，里之脏腑，关于气，故呕；阳部者，表之躯壳，属于形，故振寒而发热。此阴阳内外浅深微甚之辨也。（《心典》）

吴谦：未成疸前，小便不利而渴者，是欲作疸病也。已成疸后而渴者，是热深不已，故难治也；不渴者是热浅将除，故可治也。疸发于阴者，人必呕逆。呕逆者，阴里为之也。发于阳者，人必振寒发热。寒热者，阳表为之也。此以渴不渴，别疸之难治、可治；以呕逆、寒热辨黄之在表、在里也。（《金鉴》）

【原文】　穀疸之為病，寒熱不食，食即頭眩，心胸不安，久久發黃爲穀疸，茵陳蒿湯主之。（13）

茵陳蒿湯方：

茵陳蒿六兩　梔子十四枚　大黃二兩

上三味，以水一斗，先煮茵陳，減六升，內二味，煮取三升，去滓，分溫三服。小便當利，尿如皂角汁狀，色正赤，一宿腹減，黃從小便去也。

【经义阐释】　本条论述谷疸湿热证的证治。谷疸成因，本条第2条曰："风寒相搏"，与"谷气不消"，由此使脾胃运化失司，湿热内蕴，酿成黄疸。症见"寒热"，此"寒热"结合临床所见，当为以下两种情况：一指发热恶寒，但此非同一般表证，如魏念庭曰："此寒热由内发外，与表邪无涉"（《金匮要略本义》）此乃营卫之源被湿热壅滞所致；另有寒热往来，是湿热壅于少阳，少阳枢机不利而致。湿热内蕴于脾，若运化失司则食减，甚则不食；若升清降浊失常，强迫进食，则即可头眩；若湿热内蕴或上冲，气机不畅，则心胸不安。若湿热内蕴日久，瘀而不除，可致黄疸，故原文曰："久久发黄为谷疸"。结合本章第2条原文本证当有小便不利。

【方药评析】　本方具有清热泄湿之功，方中茵陈苦微寒，清热利湿以退黄，梔子苦寒清三焦之湿热。大黄量仅为茵陈的1/3，在方中为佐使之品，取其清热泻火，助茵陈、梔子速除湿热之功，以利小便。当然茵陈蒿汤方证可有便秘，而更多见的是便溏不爽。本方服后之状，方后有云："小便当利，尿如皂角汁状，色正赤，一宿腹泻，黄从小便去也。"

学习此条原文，当与《伤寒论》第236条、260条结合一起学习。

原文中强调先煮茵陈，实则不必拘泥。因为茵陈退黄的主要成分是含在挥发油内的β-蒎烯和茵陈烃等，先煮会使有效成分挥发过多，应另包，后下煎至10分钟为宜（《北京市老中医选编内科部分·关幼波医生临床经验》）。本方随证可与麻黄连翘赤小豆汤、保和丸、茵陈五苓散等合用。另外，此方亦常配入活血药，可以加速退黄，使肝肿大缩小。（《北京市老中医经验选编·内科部分》）

临证时还可参阅东垣治疸用茵陈蒿汤加减之验："小便不利，烦躁而渴，加茯苓、猪苓、滑石、当归、官桂（即韩氏名茵陈芪苓汤）"；烦躁喘呕不渴，加陈皮、白术、半夏、生姜、茯苓（即韩氏名茵陈陈皮汤）；四肢身偏冷者，加附子、甘草（即韩氏名茵陈附子汤）；肢体逆冷，腰上自汗，加附子、干姜、甘草（即韩氏名茵陈姜附汤）；身冷汗不止者，加附子、干姜（即韩氏名茵陈附子汤）；前药服已，脉尚伏，加吴萸、附子、干姜、木通、当归（即韩氏名茵陈茱萸汤）。东垣又曰："韩氏立名茵陈茯苓汤，茵陈橘皮汤，小茵陈汤，茵陈四逆汤，茵陈附子汤，茵陈茱萸汤，大抵只是仲景阴证药内加茵陈也，用者要当识。"（《东垣十书·兼证用茵陈蒿加减例》）。

【文献选录】　徐彬：谷疸之名，似乎谷为病也，然其原仍由外感，故前首章，虽不言发热，特揭风寒相搏四字，而寒热者亦有之。不食，食即头眩，是言头眩为谷疸第一的据也。谷疸虽为胃病，心胸在胃口上，浊气上熏，则心胸不安矣。但病未甚，则热亦不甚，郁久则热甚，而遍于肌表，故曰久久发黄为谷疸。药用茵陈、梔子、大黄，乃以开郁解热为主，非发表亦非攻里也。盖茵陈性苦辛寒，善开肌肉之郁；梔子轻浮性凉，能解内郁，而降屈曲之火；大黄虽为攻下之品，然从梔子、茵陈，则取其相佐以开郁解热，所以茵陈最多而大黄少也。（《论注》）

魏荔彤：热与湿相搏，面目身体发黄，又不同于发黄外袭内混，因变热之速而发黄之捷也。主之以茵陈蒿汤，湿盛则除，热盛则清之义也。服后以小便利，溺如皂角汁状，色正赤，腹减黄退为度也。（《本义》）

尤怡：谷疸为阳明湿热瘀郁之证，阳明既郁，营卫之源壅而不利，则作寒热；健运之机窒而不用，则为不食，食入则适以湿热而增逆满，为头眩心胸不安而已。（《心典》）

吴谦：此详申谷疸之为病也。未成谷疸之时，其人多病寒热，寒热作时，则不能食，寒热止时，则或能食，虽能食，然食后即头晕目眩，心烦不安，此为湿瘀热郁而内蒸，将作谷疸之征也，久久身面必发黄，为谷疸矣，宜茵陈蒿汤利下，使从大小二便而出之。（《金鉴》）

【临床应用】（1）治疗急性黄疸型肝炎：周现武等[1]用加味茵陈蒿汤治疗急性黄疸型肝炎232例，取得了良好疗效。治疗方：初、中期用Ⅰ号方［茵陈60g，栀子、黄芩、茯苓、车前草、丹参、郁金、赤芍各15g，生大黄10g（后下），板蓝根、金钱草各30g，焦三仙（焦山楂、焦神曲、焦麦芽）各20g，甘草9g］；恢复期用Ⅱ号方（茵陈20g，栀子9g，茯苓30g，党参10g，板蓝根、白术、郁金、丹参、当归各15g，陈皮9g，五味子9g，甘草6g）。结果：显效196例，好转32例，无效4例，有效率98.3%。

（2）治疗母儿ABO血型不合：张志兰等[2]将92例孕妇自确诊母儿ABO血型不合之日起至妊娠结束，随机分为观察组48例和对照组44例，分别服用中药加减茵陈蒿汤（辨证方）与茵陈蒿汤原方，以观察其临床疗效异同。结果：两组显效分别为14例、6例，有效分别为26例、18例。

（3）治疗脂肪肝：贾孟辉等[3]以茵陈蒿汤加味治疗脂肪肝58例。中药内服基本方为：茵陈30g，栀子15g，大黄9g，生山楂30g，陈皮、泽泻各10g，根据临床症状及辨证辨病相结合，随证加减。结果：显效34例，有效19例，无效5例，有效率91.38%。

（4）治疗痤疮：邓建平等[4]治疗痤疮62例。以茵陈蒿汤（茵陈30g、栀子15g、大黄9g）为主。寻常性痤疮，加枇杷叶15g、桑叶15g、菊花15g、金银花20g；丘疹性痤疮加丹皮15g、赤芍15g、生地20g、黄芩15g、地骨皮10g、生甘草5g；脓疱性痤疮加玄参20g、麦冬20g、天花粉30g、石膏30g、丹皮15g、黄连10g、赤芍15g、生地25g、白术15g、薏苡仁20g；硬结性、囊肿性、萎缩性痤疮加当归15g、赤芍15g、川芎10g、熟地15g、丹参15g，配小剂量云南白药消疹散结。结果：治愈37例，有效19例，无效6例，有效率为90.3%。

（5）治疗带状疱疹：郑芳忠[5]病案。董某，男，38岁。2002年5月8日初诊。患者半月前加班劳累，汗出受风后感左侧胸胁部位针刺样疼痛，继之发红色丘疹，丘疹很快发展成黄豆般大小水疱，密集成丛。遂到患者单位的职工医院皮肤科就诊，经肌内注射聚肌胞与维生素B_{12}针剂、口服双黄连口服液、外涂三黄二香散等乏效，邀余会诊。诊见：左胸胁皮肤有个18cm×10cm大小水疱，疱疹基底呈红色，水疱集簇成片，排列呈带束状，疼如针刺，伴口干不欲饮、小便黄赤大便干，舌红苔黄腻，脉滑数。证属肝经湿热，侵淫肌肤，外感毒邪，营血受损。治宜清利湿热，活血解毒。选茵陈蒿汤加味：茵陈20g，栀子10g，大黄10g，龙胆草10g，丹皮10g，滑石15g，藿香10g，虎杖10g，重楼15g，甘草5g。水煎服，每日1剂。3剂后痛减轻，疱疹处结痂。依方又进7剂，诸症悉除，且未留疼痛等后遗症。

（6）治疗荨麻疹：周丹[6]用本方治荨麻疹1例。患者出皮疹，风团，痒，1天，苔黄腻，脉滑数。治以清热利湿祛风。茵陈蒿汤加味：茵陈 60g，栀子 9g，大黄 12g，荆芥 4g，防风 4g。服 3 剂，愈。

（7）治疗脂溢性皮炎：周丹[6]治左某，男，52 岁。1988 年 9 月 10 日初诊。头皮瘙痒起疹子流水反复发作近 3 年，三年来头皮经常瘙痒起红疹，抓破流水，时轻时重，反复发作，屡治少效，查头皮部见红色斑丘疹，上覆有鳞屑，并见抓痕、血痂、脂黄痂，舌质红，苔黄腻，脉濡数，诊断为脂溢性皮炎，治拟清热利湿，投茵陈蒿汤加味：茵陈 60g，栀子 9g，大黄 9g，白鲜皮 9g，地肤子 12g，苦参 10g，水煎内服；外用黄柏煎水湿敷局部。10 天后复诊，皮疹消退后而愈，随访半年未见复发。

（8）治疗无黄疸型传染性肝炎。李克光[7]治疗 1000 例无黄疸型传染性肝炎。用清热利湿，通导阳明法。方用茵陈蒿三钱，郁金三钱，大黄二钱，青黛拌连翘四钱，益元散五钱，山栀子三钱，厚朴三钱，川黄连五分，木通钱半，淡竹叶五分，赤小豆三钱。水煎内服，每日 1 剂。结果治愈 910 例，基本痊愈 3 例，好转 86 例，恶化 1 例，总有效率 99.9％。

（9）治疗肝脓疡：王新昌[8]介绍以本方加味治疗 1 例，不规则发热 1 月，轻度恶寒，右上腹隐痛，血红蛋白 8.0g/L，白细胞 1.47×10^9 g/L，中性粒细胞 83％，A 型超声波检查提示：第 7、8 肋间腋前线可见进波 1.5cm，出波 6cm 的液平段，X 线胸透右膈肌轻度升高，诊为肝痛。症见上腹刺痛，口苦咽干，心烦头汗，面色晦黄，大便干，小便黄，舌质黯红，苔黄厚而腻，脉弦数，体温 40.1℃，证属热毒内蕴，肝经血瘀。速服本方 20 余剂，B 超检查，肝区液平段全部消失，血象及胸透均正常。

（10）治疗蚕豆病：吴吉庆[9]治疗蚕豆病 16 例，全部以中医药治疗为主，严重病例辅以输液、纠正酸中毒、激素、抗感染治疗。急性期：用新加茵陈蒿汤：鲜田艾 60～100g，茵陈、丹参各 15g，栀子、茯苓、泽泻、郁金各 10g，生大黄、甘草各 5g。恢复期：抗溶补血汤：鲜田艾 30～60g，茵陈、丹参、黄芪、党参各 15g，茯苓、郁金、白术各 10g，当归、甘草各 5g。水煎服。结果：黄疸消退，热退神静，饮食好转，肝脾回缩至正常，尿、血常规正常。

【现代研究】（1）对急性肝损伤的保护作用：王喜军等[10]采用 α-异硫氰酸萘酯（ANIT）灌胃诱导大鼠急性肝损伤，观察大鼠 ALP，ALT，AST，γ-GT 活性及 T-BIL，D-BIL，β-G 和 MDA 含量。发现茵陈蒿汤低剂量组能使肝损伤生化指标明显改善，具有显著的保肝作用，而高、中剂量组保肝作用不明显。表明茵陈蒿汤具有保肝利胆退黄的作用，其机理可能与降低肝细胞 β-G、MDA 含量，促进胆红素代谢，降低脂质过氧化物含量有关。

（2）保肝利胆退黄作用：曲长江等[11]在采用异硫氰酸-1-萘酯（AN IT）灌胃诱导大鼠肝损伤的基础上，结合中医高脂高糖饮食加湿热环境因素，建立中医阳黄证黄疸动物模型。观察大鼠 β-葡萄糖醛酸酶含量、DPGT 活性、D-木糖吸收率的变化，并予中药复方茵陈蒿汤治疗。结果发现，经中药复健方治疗后，模型动物的黄疸证和湿热证主证及指标明显改善。表明茵陈蒿汤有保肝利胆退黄的作用，其机理可能与降低肝细胞 β-葡萄糖醛酸酶含量、诱导 UDPGT 活性、促进胆红素排泄，从而改善胆红素代谢有关。有文献报道，对于促进胆汁的分泌，茵陈起主要作用[12]。

【原文】　黄家日晡所①發熱，而反惡寒，此為女勞得之；膀胱急，少腹滿，身盡黄，額上黑，足下熱，因作黑疸，其腹脹如水狀，大便必黑，時溏，此女勞之病，非水也。腹滿者難治。硝石礬石散主之。（14）

硝石礬石散方：

硝石　礬石（燒）等分

上二味，為散，以大麥粥汁和服方寸匕，日三服。病隨大小便去，小便正黄，大便正黑，是候也。

【词语注解】　① 日晡所：指午后 3～5 时左右，日晡为申酉之时，申酉为午后 3～7 时，"所"为许之意，表概数。

【经义阐释】　本条论述女劳疸兼有瘀血的证治。主要从以下五个方面进行阐述。

一是女劳疸与湿热黄疸的区别：即原文"黄家日晡所发热，而反恶寒，此为女劳得之"所言。黄疸病若属湿热内蕴而致者，邪郁阳明时常在日晡发热并不恶寒。若黄疸病日晡所不发热，反恶寒，这是女劳疸，为肾虚，阳气不足，不能卫外而致，当然女劳疸日晡亦有发热者，此为肾阴不足。《金匮要略论注》曰："若此独专于日晡，日晡即申时，此时气血注膀胱，然前曰薄暮，此曰日晡，乃统申时言之，酉时气血注肾也。以发热知阴虚生热……"。它与第 2 条中"手足中热，薄暮即发"为同意，此症在女劳疸的初期表现尤为突出。此热与湿热内蕴引起之热有霄壤之别，当辨之。

二是女劳疸与黑疸有别，即原文"膀胱急……因作黑疸"所说，"膀胱"即小腹之意。膀胱急即小腹拘急，少腹胀满，皆为肾虚小腹失去濡养，瘀血内停而致，身尽黄为周身黄而不荣，非狭义黄疸之黄，为肾虚，气血不能荣于外之故。"额上黑"、"足下热"与第二条"额上黑"、"手足中热"同理。简言之为肾虚而致。"因作黄疸"，根据其字义有二种理解："因"有"因此"，或"于是"解；"作"有"为"或"似"即"好像"解，若从前者，"因作黑疸"可理解为"因此为黑疸"。若从后者，应当理解为"于是好像为黑疸"。结合临床这两种解释都可以。女劳疸日久固然可以转变为黑疸，但原文从不同角度重申"此为女劳得之"、"此为女劳之病"，似强调说明女劳疸可以出现与黑疸"目青面黑"、"大便正黑"、"虽黑微黄"相似的"身尽黄"、"额上黑"、"大便必黑"等症，但实非黑疸。据此可以说"因作黑疸"一句当从后者为宜。在临床实践中女劳疸与黑疸既有区别，亦有联系，二者亦可相互转变，临床上有时亦很难区别。通过以上原文分析，对一直争议的"本条是论述女劳疸兼有瘀血的证治，还是论述女劳疸转变为黑疸的证治"的问题，亦就迎刃而解了。此处可结合本章第 7 条一起学习。

女劳疸、黑疸比较表

证名 类别	女　劳　疸	黑　疸
成因	房劳过度	湿热黄疸转变
病机	肾虚	脾肾亏损，肝虚血瘀，湿热内蕴
症状	额上黑，膀胱急，少腹满，身尽黄，足下热	目青面黑，虽黑微黄，脘中灼热，大便正黑，皮肤爪之不仁，手足心热
治法	益肾，活血化瘀	补益脾肾，益肝化瘀，清除湿热
关系	二者可以相互转变	

三是阐明女劳疸与水胀的鉴别。即原文"其腹胀如水状……非水也"所述。女劳疸之后期，由于肾虚兼夹瘀血可以见到腹胀如水鼓，大便色黑质溏等症，此时的腹胀与因水停聚于腹而致的胀满不一样，故曰"非水也"。

四是曰女劳疸的预后："腹满者难治"。女劳疸之后期出现脾肾两败时，脾失其转输，肾失其主水等功能，则真精渐亏，水湿停聚而引起腹满，此时的预后较差，治之难以速效，故曰"腹满者难治"。

五是讲女劳疸的治法："硝石矾石散主之"。此句应接"非水也"之后为宜。此为倒装文法。

硝石矾石散证的病因到底有无瘀和湿？尤怡认为此证皆为肾热，未言及瘀与湿（详见"文献选录"）；唐宗海提出有瘀未及湿，他说："女劳疸是瘀血在血室，不在肾与膀胱"（《补正》）；赵以德指出血败、湿热凝瘀是致此证的主因。他说："肾者阴之主也，为五脏之根，血尽属之……其血败矣，将与湿热凝瘀于肠胃之间"（《衍义》），此说有理，其缘由：首是女劳疸肾亏所致，肾主水，肾病津行容易受阻，而血行不畅，瘀湿均可生成；再是本证用硝石入血，消瘀活血，矾石入气化湿利水，无湿无瘀何以用之；三是治疗此类疾患，疏忽化瘀祛湿，其效不著。

另外，亦有注家认为此证有热毒，黄树曾说："因纵欲过度，热毒聚于胞宫之内"。

【方药评析】　硝石矾石散中硝石即火硝，《神农本草经》谓："味苦寒"，能消坚散积；矾石，《神农本草经》谓："味酸寒"，能消痰祛湿，解毒。二药皆为石药，用之伤胃，故方中加大麦粥汁和服，以护胃气，三药合奏消坚化瘀，祛湿之功。本方虽为治女劳疸而设，但要注意，此为治标之方，临证时应辨证论治，若肾阴不足者配入六味地黄丸或左归丸、左归饮；若肾阳不足者当配入肾气丸、右归丸或右归饮。

《医宗必读·发黄》提出女劳疸可用东垣肾疸汤（方由升麻根、防风根、独活根、白术、柴胡根、羌活根、干葛根、白茯苓、猪苓、泽泻、甘草根、人参、麦麹、黄柏组成）治之。

临证中女劳疸属寒凝血瘀者，可参考《张氏医通·杂门》："色瘅者，身黄额上微黑，小便利，大便微黑，此因房事过伤，血蓄小腹而发黄，故小腹连腰下痛，大黄附子汤去细辛加肉桂，若神思困倦，头昏且重，脾气不运，大便不实者，四君汤下硝石矾石丸"。《临证指南医案》对女劳疸的治法提出："始以解毒，继以滑窍，终当峻补真阴。"亦可参考《奚风霖医论集·女劳疸》提出应用本方应与平胃散等同用，意在护胃等等。

【文献选录】　喻昌：此治女劳疸之要法也。从来不解用硝石之义，方书俱改为滑石矾石散，且并改大黄硝石汤为大黄滑石汤，医学之陋，一至此乎！夫男子血化为精，精动则一身之血俱动，以女劳而倾其精，血必继之，故因女劳而溺血者，其血尚行，犹易治也；因女劳而成疸者，血瘀不行，为难治矣；甚者血瘀之久，大腹尽满，而成血蛊，尤为极重而难治矣。昧仲景之文，及制方之意，女劳疸非驱去膀胱少腹之瘀血，万无生路，在伤寒热瘀膀胱之证，其人下血乃愈，血不下者，用抵当汤下之，亦因其血之暂结，可峻攻也。此女劳疸蓄积之血，必匪朝夕，峻攻无益，但用石药之悍，得之疾趋而下达病所。硝石咸寒走血，可消逐其热瘀之血，故以为君；矾石，本草谓其能除痼热在骨髓，用以清肾及膀胱及脏腑之热，并建消瘀除浊之功，此方之极妙者也。（《医门法律》）

尤怡：黄家日晡所本当发热，乃不发热而反恶寒者，此为女劳肾热所致，与酒疸、谷疸不同。酒疸、谷疸热在胃，女劳疸热在肾，胃浅而肾深，热深则外反恶寒也。膀胱急，额上黑，足下热，大便黑，皆肾热之征，虽少腹满胀，有如水状，而实为肾热而气内蓄，非脾湿而水不行也。惟是证兼腹满，则阳气并伤，而其治为难耳。硝石咸寒除热，矾石除痼热在骨髓，骨与肾合，用以清肾热也。大麦粥和服，恐伤胃也。（《心典》）

吴谦：此详申女劳疸之为病。黄疸日晡所发热，乃阳明热证，当不恶寒也，而反恶寒者，非阳明热证，此或为女劳得之也。女劳得之疸证，虽膀胱急，少腹满，而小便自利，身虽尽黄，而额上则黑，虽发热，惟足下甚，此少阴热因作黑疸也，故腹胀如水状，而大便必黑，时溏，知非水胀满，乃为女劳得之，疸胀病也。时溏黑色者，亦脏病及血之征也。血病者，颜必变，岂有色黑而血不病者乎？女劳疸腹满者为难治，以其脾肾两败也。以硝石入血消坚，矾石入气胜湿，然此方治标固宜，非图本之治，世久书讹，故辨其理也。（《金鉴》）

王子接：硝石矾石散，悍剂也。女劳黑疸腹满者，死证也。读仲景原文，当急夺下焦之瘀血，庶可斡全生气，舍此别无良法可医。惜乎后医不解病情，惟知清热去湿，隔靴搔痒，日渐困笃，迨至束手而毙。殊不如女劳伤其精而溺血，若血能流通，则无发黄变黑之证矣。若精竭而血不行，郁遏于膀胱少腹，必然阴虚火发，而涌泉灼热，明是真精耗竭，君相二火并炎，熏蒸于脾则身黄，燎原于肾则额黑，故《金匮》下文云非水也，其殆肾气之所发也欤？治以硝石直趋于下，苦咸入血，散火破瘀，矾石酸寒，佐硝石下趋，清肾与膀胱之热。《别录》云：除痼热在骨髓，是也。和以大麦粥汁服者，以方寸匕之药，藉大麦下气之性而助其功用也。（《绛雪园古方选注》）

【临床应用】 （1）治疗病毒性淤胆型肝炎：曾晔等[13]治疗本病 68 例，治疗组、观察组各 34 例。两组均采用保肝、退黄等西医对症支持治疗，治疗组在此基础上加用硝石矾石散。主要观察两组总胆红素、临床疗效及住院天数等指标。结果：治疗组总有效率 76.47%，对照组总有效率 52.94%（$P<0.05$）；治疗组在退黄及住院天数均明显优于对照组。表明硝石矾石散治疗病毒性淤胆型肝炎疗效明显。

（2）治疗胆石症：崔艳霞[14]用硝石矾石散加鸡内金、山药为基本方治疗胆结石 70 例。加减：实热加茵陈、栀子；食积加焦三仙；大便秘结加大黄；小便涩痛加滑石、白芍；恶心呕吐加代赭石；气虚加黄芪、党参。结果：治愈 44 例，显效 21 例，无效 5 例，总有效率 92.9%。治疗时间最短 1 个疗程，最长 5 个疗程（2 周为 1 个疗程）。

（3）治疗女劳疸伴血尿：王小龙[15]病案。梅某，男，46 岁，工人。2003 年 12 月 29 日初诊。患者近月因房劳过度而双目眦黑，白睛黄，身黄如烟熏，小便黄而自利；2 周后黄疸日益加深，伴肉眼血尿，无尿频尿急尿痛感。B 超示：肝脾无异常，膀胱轻度积水。肝功能检查示：ALT、SAT 正常，TBIL 22.8μmol/L、DBIL 9.2μmol/L、IBIL16.3μmol/L。尿常规示：蛋白（＋），红细胞满视野。入院时诊为不明原因黄疸伴血尿。经西医抗感染、止血、退黄，以及输液、输血治疗 1 周，黄疸未退、血尿肉眼可见，遂要求中医治疗。症见：面色黯而少华，神色呆滞，烦躁不安，精神萎靡，渴欲饮水，但饮不多，入夜则身热，不恶寒，腰膝酸软，小腹微胀，大便溏，日行 2 次，汗不甚出，舌红苔微黄中后部少苔，脉细弦数尺旺。中医诊断：女劳疸；尿血。证属肾虚血瘀，郁而发黄，兼阴亏火旺，瘀热互结，灼伤血络。治以固肾坚阴、消瘀退黄、清热凉血、活血利湿。方以硝石矾石散加知柏地黄汤加味。药用：知母 10g，黄柏 10g，生地 15g，山茱萸 12g，怀山药 12g，牡丹皮 10g，泽泻 10g，茯苓 10g，白茅根 15g，益母草 15g，小蓟 10g，藕节 10g，怀牛膝 10g，并嘱以硝石、矾石各等分，研末、炼蜜为丸，每粒 3g，米汤送服，每日 1 次，夜间服，禁房事。服药 10 剂，黄疸渐退，血尿渐止，肉眼已不见血尿。上方继服半月，诸症明显好转，黄疸已退，血尿已止。嘱携药出院，以资巩固。

（4）治疗急性传染性肝炎：据报道[16]用硝石 3 分，矾石 10 分，以山药代大麦，炼蜜为丸，每丸重 1.5g，每日服 3 次，5 岁以下每日服 1 次，5 至 10 岁服 2 丸，10 岁以上每次服 3 丸，饮后服。一般服药 10 天后，临床症状消失，肝功能恢复正常。曾治疗急性传染性肝炎 200 例，服药后，主要症状 90％的患者可在 3 天至 1 周内消失，3 周内所有患者症状均可消失。其中对 90 例患者肝功能检查黄疸指数异常者 75 例，10 天恢复正常者 36 例，其余患者大都在 22 天左右恢复；谷丙转氨酶异常者 87 例，15 天恢复正常者 29 例，其余 25 天恢复正常；射浊异常者 90 例，30 天内完全恢复。

（5）治疗囊虫病：陈治水[17]用本方治疗慢性肝病之黄疸过程中，偶然发现囊虫病患者的皮下结节于服药后消失，此后即用本方治疗囊虫病。无论是对皮下肌肉囊虫还是脑囊虫病都有效，作者将该方改为片剂，曾治疗 2750 例囊虫病，其中脑囊虫病 1500 例，治愈 649 例（43.3％），显效 432 例（28.8％），有效 280 例（18.7％），无效 139 例（9.3％），有效率为 90.7％；皮下肌肉囊虫病 1250 例，治愈 762 例（61.0％），显效 250 例（20.0％），有效 142 例（11.4％），无效 96 例（7.7％）；有效率为 92.3％。虽疗效慢，但长期临床观察无毒副作用。主要理论是根据脑囊虫病的主要表现为癫痫样抽风，多系风痰上逆，蒙蔽心窍，所致皮下肌肉囊虫病，表现为皮下肌肉的囊虫结节，类似中医学中的"痰核"，据《本草纲目》载，硝石性寒，能"破结散坚"，治瘰病，矾石酸寒无毒，有"除风痰，疗鼠漏瘰病，癫痫疱疾"的作用。

【现代研究】（1）保肝作用：季小梅等[18]研究不同药物组成的硝石矾石散对小鼠免疫性肝损伤的影响。发现火硝白矾组小鼠谷丙转氨酶（ALT）、谷草转氨酶（AST）明显降低（$P<0.05$），肝脏病理损伤减轻。表明火硝白矾组对免疫性肝损伤模型有很好的保护作用。

（2）杀囊虫作用：陈治水[17]认为本方治疗囊虫病旨在杀灭囊虫头节，破坏囊壁胚膜和改善囊壁的渗透性。

【原文】　酒黄疸，心中懊憹或热痛，栀子大黄汤主之。（15）
栀子大黄汤方：
栀子十四枚　大黄一兩　枳實五枚　豉一升
上四味，以水六升，煑取二升，分溫三服。

【经义阐释】本条论述酒疸的证治。原文第 2 条已曰酒疸的病机为湿热内蕴，上熏于心，故心中懊憹；若湿热阻滞，气机运行不畅，则心中热痛，应取清除湿热法治之，方选栀子大黄汤。学习本条应与第 2、4、5 条相互参照，才能全面理解，因此可知栀子大黄汤主治酒疸，其适应证的症状除本条曰："心中懊憹或热痛"外当有原文第 2 条之"不能食"、第 4 条之"小便不利、足下热"、第 5 条之"腹满欲吐，鼻燥"等，临证时不可忽略。这就是徐彬所说："前酒疸正条尚有不能食，欲吐后各变证，如小便不利、足下热、腹满不一，此独举心中懊憹为酒疸第一的据也。热而至痛，更甚矣"。

喻昌、张璐均联系《伤寒论》来解释本条方证，所说皆颇有道理，不仅扩大了论病范围，而且也扩大了方剂的运用，现将喻、张之言摘录于下：

喻曰："此治酒热内结，昏惑懊侬之剂，然伤寒证中有云：'阳明病，无汗，小便不利，心中懊侬者，身必发黄'，是则诸凡热甚于内者，皆足致此，非独酒也"。(《医门法律·黄疸门》)

张曰："此即枳实栀子豉汤之变名也。大病后劳复发热，服枳实、栀子、豉三味，复令微汗，使余热从外而解，若有宿食，则加大黄从内而解。此治酒疸之脉沉者，用此方以下之，其脉浮当先吐者，则用栀子豉汤，可不言而喻矣"。(《张氏医通·黄疸》)

【方药评析】 方中栀子导热从小便而除；豆豉清热除烦；大黄、枳实荡涤邪热，泻腑通肠胃，使热下行，瘀热从大便而出。诸药共奏清泄湿热之功。《备急千金要方》中枳实大黄汤即本方。

【文献选录】 徐彬：前酒疸正条，尚有不能食，欲吐后各变证，如小便不利，足下热，腹满不一，此独举心中懊侬为酒疸第一的据也。热而至痛，更甚矣，药用栀子大黄汤。盖酒热气血两伤，欲速逐之，故以枳实佐大黄，气下而血分之热解；以豆豉佐栀子清膈而使气分之热散；酒必夹湿，因其阴大伤，故不用燥药以耗其津，亦不用渗药以竭其液。谓热散则湿不能留也，则凡治病之湿热而兼燥者，于此可悟矣。(《论注》)

魏荔彤：酒黄疸心中懊侬，或热甚而痛，栀子大黄汤主之，盖为实热之邪立法也。……酒家积郁成热，非此不当其施也。(《本义》)

尤怡：酒家热积而成实，为心中懊侬或心中热痛，栀子、淡豉彻热于上，枳实、大黄除实于中，亦上下分消之法也。(《心典》)

【临床应用】 (1)治疗急性胰腺炎：王炜[19]将对照组30例采用西医常规治疗，治疗组31例西医常规治疗的同时加用复方栀子大黄汤口服或胃管注入。药物组成：为栀子10g，生大黄15～30g，丹参10g，绿萼梅6g。水煎15min，取药液200ml，每日分2次口服或经胃管注入，并暂停行胃肠减压2h。重症病人可每日服2剂，呕吐严重者可行保留灌肠或直肠内滴注。结果：治疗组总有效率、显效率分别为90.3%、51.6%，明显高于对照组76.7%、26.7%(P＜0.05)。两组主要症状、体征、尿淀粉酶及白细胞计数(WBC)恢复时间比较，均有显著性差异(P＜0.05或P＜0.01)。表明复方栀子大黄汤能促进毒物排出体外，缓解腹痛、腹胀，解决肠道细菌易位，是治疗急性胰腺炎的有效药物。

(2)治疗湿热黄疸重症：杨百茀[20]治患者饮酒过度，致壮热不退，面、目、身黄如橘者，口渴思饮，大便秘，小便不通，日渐卧床不起，仿仲景栀子大黄汤加茵陈蒿，煎汤连进2剂后，二便通，黄始退，见效后守原方加薏苡仁去大黄煎汤，再服6剂后病愈。

(3)治疗传染性肝炎：俞尉南[21]治本病，若气滞热结者加川朴、柴胡、枳实，兼呕者加半夏、陈皮，兼夹瘀血者，加丹皮、鳖甲，正虚邪弱者加玄参、当归等。

【现代研究】 有人报道[22]栀子有降低血中胆红素和广谱抑菌及解热作用。大黄能松弛奥狄氏括约肌，收缩胆囊而促进胆汁的流量。并证明大黄有抑制血流中抗A、抗B、抗D等抗体的作用，同时对葡萄球菌、痢疾杆菌、大肠杆菌、铜绿色假单胞菌及某些真菌有抑制作用。

【原文】 诸病黄家，但利其小便；假令脉浮，当以汗解之，宜桂枝加黄芪汤主之。方见水气病中 (16)

【经义阐释】 本条论述狭义黄疸的治则及其初起卫表气虚者的治法。"诸病黄家"当理解为狭义黄疸，它必有湿邪内郁，利其小便，湿自能除，故利小便为治狭义黄疸的通法。对此陈士铎在《石室秘录·黄疸》中有曰："疸虽成于湿热，毕竟脾虚不能分消水湿，以致成黄。我用茯苓、苡仁、车前大剂为君，分消水湿，仍是健脾益气之药，少用茵陈以解湿热，用肉桂引入膀胱，尽从小便而出，无事张惶，面黯解其湿热之横，此方之澹而妙，简而神也"。唐宗海亦曰："但利其小便，是治黄疸之正法，亦治黄疸定法也"（《补正》）。若病者脉浮，有自汗，恶风、或恶寒者，为卫表气虚，湿郁于表，营卫不和，仍当发汗解表，故用益气固表，发汗解肌，调和营卫的桂枝加黄芪汤治之。

【方药评析】　本方具有调和营卫，益气固表之功。方中桂枝汤调和营卫；黄芪益气固表。原文第 8 条曰："然黄家所得，从湿得之"，故"诸病黄家，但利其小便"，使湿从小便而解，此乃治黄疸（狭义）的正法，无可非议。然而桂枝加黄芪汤只运用于营卫不和的表虚证，对湿热黄疸即使是初期亦不适宜，因为桂枝辛温，配甘草、大枣辛甘化阳，投之则热甚矣，又大枣、甘草、芍药三者相伍可以助湿满中敛邪，故湿热黄疸用之有害无益，当然本方用于气虚血不能外荣而引起的萎黄病伴有表虚者，或是黄疸病后期出现卫表气虚者，是完全可以的。

基于上说，仲景设立此方，可能是为治萎黄而用。

本方用于病后，或产后表虚多汗者，亦获效显著。若治湿热黄疸兼有风寒属表实而里热甚者，可用《外台秘要·黄疸》麻黄五味汤（方由麻黄、葛根、石膏、茵陈、陈皮、生姜组成）。

【文献选录】　赵以德：黄家大约从水湿得之，经虽云，治湿不利小便，非其治也，然脉浮者，湿不在里而在表，表热乘虚入里，亦作癃闭，故须以脉别之，汗解攻下，各有所宜也；而攻下之法，既有浅深轻重，利小便与发汗之方，何独不然乎？是方所主，惟和营卫，非有发汗峻剂，必表之虚者用之；连轺赤小豆汤又是里之虚者用之。利小便亦然，是宜知其大略也。（《衍义》）

尤怡：小便利，则湿热除而黄自已，故利小便为黄家通法。然脉浮为邪近在表，宜从汗解，亦脉浮者先吐之之意。但本无外风而欲出汗，则桂枝发散之中，必兼黄芪固卫，斯病去而表不伤，抑亦助正气以逐邪气也。（《心典》）

吴谦：诸病黄家，谓一切黄家病也。黄病无表里证，热盛而渴者当清之，湿盛小便不利者，但当利其小便。假令脉浮，则为在表，当以汗解之，宜桂枝加黄芪汤。于此推之，可知脉沉在里，当以下解之也。（《金鉴》）

唐宗海：但利其小便，是治黄正法，亦治黄定法也。此后汗下温补诸方，皆是变法，故其文法以假令二字别之，便是仲景示人有别之意。盖仲景之意，以为世多知正治之法，而惟变证变法则恐不知。故凡正方正法，每以一二语了之，反于法之变者，特加详焉，此仲景著书之通例，玩其文法，便可识矣。有如此条，诸黄家但利其小便一语，已尽正治之法，其余变证兼证，主中之宾，读其书者，幸勿玩其所详，而忽其所略也。（《补正》）

【临床应用】　见本篇第十四章桂枝加黄芪汤。

【现代研究】　见本篇第十四章桂枝加黄芪汤。

【原文】　諸黃，豬膏髮煎主之。（17）

豬膏髮煎方：

豬膏半斤　亂髮如雞子大三枚

上二味，和膏中煎之，髮消藥成，分再服。病從小便出。

【经义阐释】 本条论述萎黄属胃肠燥结者的治法。"诸黄"非指所有黄疸，因猪膏发煎不能治一切黄疸，湿热黄疸者更不宜，它是泛指萎黄病属有瘀燥者，其主症是周身皮肤呈淡黄色，小便通畅而色不黄，腹胀便结或不畅，眩晕耳鸣，心悸寐少，舌淡苔薄，脉细。其成因：或是虫积食滞导致脾土失健，水谷不能化生精微，气血亏少，外不能濡养肌肤，内不能营养脏腑，使肌肉萎黄无光，或是失血过多、大病之后，气血耗损，以致气血不足亦可形成本病。其治除用本方润燥消瘀外，还可随证选用黄芪建中汤、人参养荣汤，或本章第22条小建中汤等等，由钩虫引起者，还当予驱虫药治疗。

【方药评析】 方中猪膏用以行血脉，祛风热，润燥通结；乱发消瘀通便。二药合用可使肠中津液充足，气血流畅，瘀滞消除，病可从大、小便而出，萎黄消除。

【文献选录】 徐彬：此为黄疸之谷气实者设也。肾为胃关，胃家谷气实，则气闭而肾燥，故以猪膏润肾燥，发灰利阴血，合而服之，则胃燥和而郁解。仲景于妇人胃气下泄，阴吹而正喧（喧）者，亦用此方，注曰：此谷气之实也。以猪膏发煎导之，乃利阳明之阴，以泄谷气之实也。然此之谷气实，又非谷疸之比，盖谷疸原由风寒不能消谷，此则真谷气过实，热而闭耳。予友骆天游黄疸，腹大如鼓，百药不效，用猪膏四两，发灰四两，一剂而愈。仲景岂欺我哉。（《论注》）

张璐：详此治瘀血发黄之缓剂，以诸黄虽多湿热，然经脉久病，不无瘀血阻滞也。《肘后方》以此治女劳疸，身目尽黄，发热恶寒，少腹满，小便难，以大热大寒女劳交接入水所致，用发灰专散瘀血，和猪膏煎之，以润经络肠胃之燥，较硝石矾石散，虽缓急轻重悬殊，散瘀之旨则一也。（《医通》）

沈明宗：此黄疸血分通治之方也。寒湿入于血分，久而生热，郁蒸，气血不利，证显津枯血燥，皮肤黄而黯晦，即为阴黄，当以猪脂润燥，发灰入血和阴，俾脾胃之阴得其和，则气血不滞，而湿热自从小便出矣。盖疸病皆因湿热郁蒸，相延日久，阴血必耗，不论气血二分，皆宜兼滋其阴，故以诸黄主之。（《编注》）

尤怡：此治黄疸不湿而燥者之法。按《伤寒类要》云：男子、女人黄疸，饮食不消，胃胀，热生黄衣，在胃中有燥屎使然，猪膏煎服则愈。盖湿热经久，变为坚燥，譬如盦曲，热久则湿去而干也。本草：猪脂利血脉，解风热，乱发消瘀，开关格，利水道，故曰病从小便出。（《心典》）

吴谦：诸黄谓一切黄也，皆主猪膏发煎，恐未必尽然，医者审之，此必有脱简也。（《金鉴》）

【原文】 黄疸病，茵陈五苓散主之。一本云茵陈汤及五苓散并主之。（18）
茵陈五苓散方：
茵陈蒿末十分 五苓散五分方见痰饮中
上二物和，先食飲方寸匕，日三服。

【经义阐释】 本条论述治黄疸"但利其小便"的代表方剂是茵陈五苓散。多数医家及现代研究金匮者认为本方是治湿热黄疸偏于湿重者。但徐大椿提出："白术健脾土以制湿，肉桂壮少火以通闭，猪苓利三焦之湿，茯苓渗脾胃之湿，泽泻通利膀胱以利水，茵陈清利湿热以退黄也……使少火气充，则脾健湿行而小便自利，虚黄无不退矣。此壮火崇土渗湿之剂，为虚黄小便不利之专方"（《医略六书·杂病证治》）。此说不当，因本方用量很有讲究，方中茵陈之量倍于五苓散，而桂枝用量在五苓散中仅为总量的 1/11，可知桂枝在本方中只是起助膀胱气化的作用，而非取其温经通阳之功。

【方药评析】　茵陈苦寒清利湿热，五苓散温阳化气利小便，从此推知茵陈五苓散所治黄疸除有身黄、目黄、溲黄等主症外，还当有小便不利，对此吴谦有曰："黄疸病下，当有'小便不利者'之五字，茵陈五苓散方有着落，必传写之遗……小便不利者，不在表里，故以茵陈五苓散主之"（《金鉴》）。

【文献选录】　徐彬：此表里两解之方，然五苓散中有桂、术，乃为稍涉虚者设也。但治黄疸不贵补，存此备虚证耳。（《论注》）

沈明宗："此黄疸小便闭塞、气分实证通治之方也。胃中湿热相蒸则一，但有气血风寒之分，故后人有阴黄阳黄之别。盖胃为水谷之海，营卫之源，风入胃家气分，风湿相蒸是为阳黄，湿热流于膀胱，气郁不化，则小便不利，当用五苓散，宣通表里之邪。茵陈开郁而清湿热，则黄自退矣"。（《编注》）

尤怡：此正治湿热成疸之法，茵陈散结热，五苓利水去湿也。（《心典》）

陈元犀：五苓散功专发汗利水，助脾转输，茵陈蒿功专治湿退黄，合五苓散为解郁利湿之用也。盖黄疸病由湿热瘀郁，熏蒸成黄，非茵陈蒿推陈致新，不足以除热退黄；非五苓散转输利湿，不足以发汗利水。二者之用取其表里两解，为治黄之良剂也。（《金匮方歌括》）

【临床应用】　（1）治疗代谢综合征：魏爱生[23] 观察了茵陈五苓散对代谢综合征（MS）患者血清炎症指标的影响。治疗前，MS 患者存在明显的炎症状态，血清 C 反应蛋白（hs2CRP）、白介素 26（IL26）和肿瘤坏死因子 2α（TNF2α）水平明显升高；治疗 12 周后，三酰甘油（TG）水平与 2h 血糖（2hPG）降低，血清 hs2CRP、IL2 和 TNF2α 水平明显降低。表明茵陈五苓散治疗可以缓解炎症，减轻胰岛素抵抗。

（2）治疗高脂血症：王东生等[24] 治疗高脂血症 60 例，随机分成治疗组和对照组各 30 例。治疗组服茵陈五苓散汤剂，每日 1 剂，分 2 次服；对照组服用绞股蓝总苷胶囊，每次 40mg，每日 3 次。结果：治疗组痊愈 14 例，显效 7 例，有效 9 例；对照组痊愈 1 例，显效 5 例，有效 24 例；两组比较临床疗效差异显著（$P < 0.01$），提示茵陈五苓散是较理想的治疗高脂血症的方药。

（3）治疗肝炎后高胆红素血症：樊天慧[25] 以茵陈五苓散加味治疗肝炎后高胆红素血症。将 70 例肝炎后高胆红素血症患者随机分为治疗组（40 例）和对照组（30 例）给予相同的护肝常规治疗，治疗组在此基础上配合茵陈五苓散加味治疗，药物组成：茵陈 30g，茯苓 10g，猪苓 10g，泽泻 15g，白术 10g，桂枝 5g，党参 15g，黄芪 20g，当归 15g，赤芍 15g。肝气郁结者加柴胡 10g、郁金 15g；血清总胆红素增高达 $51.3\mu mol/L$ 以上加金钱草 15g、鸡骨草 15g；大便干结加大黄 8g。每日 1 剂，水煎取 500ml，分 2 次口服。对照组配合胆维他（茴三硫片）治疗。结果：治疗组总有效率为 95%，对照组总有效率为 70%，两组疗效比较差异显著（$P < 0.01$）。

（4）治疗急性痛风性关节炎：唐贞力[26] 运用茵陈五苓散加味治疗急性痛风性关节炎 98 例。药物组成为土茯苓 60g，猪苓 15g，泽泻 20g，茵陈 20g，防己 15g，黄芪 30g，川萆薢 30g，滑石 15g，白茅根 30g，牛膝 15g，元胡 12g，白芍 30g，甘草 6g。加减：热盛者加忍冬藤、连翘、黄柏；津液耗伤者加生地、玄参、麦冬；肿痛较甚者加乳香、没药、秦艽、络石藤、海桐皮；关节周围红斑者加生地、丹皮、赤芍；下肢痛甚者加木瓜、独活；上肢痛甚者加羌活、威灵仙、姜黄。每日 1 剂，水煎服。10 天为 1 个疗程。结果：临床治愈（关节红、肿、热、痛症状消失，血尿酸恢复正常，观察 6 个月无复发）69 例；有效（关节红、肿、热、痛减轻，血尿酸下降，观察 6 个月无加重）25 例；无效（关节红、肿、热、痛症状无改善，血尿酸未改变或升高）4 例，总有效率为 95.92％。

（5）治疗传染性肝炎：周鸣岐[27] 用本方加郁金、金银花治疗 10 例传染性肝炎患者，皆有精神倦怠，发热，黄疸，食欲不振，恶心，肝肿大，肝区痛等症，服药后临床症状消失，肝功能改善，无任何副作用。服药最多 16 剂，最少 6 剂，平均 9 剂。

（6）治疗梗阻性黄疸：王占玺[28] 治疗 1 例患者，中医辨证属于湿热发黄，湿邪偏盛者，用茵陈五苓散合小陷胸汤加味，处方：茵陈 30g，桂枝 9g，茯苓 18g，白术 9g，猪苓 12g，泽泻 18g，全瓜蒌 30g，马尾连 6g，胆南星 9g，广木香 6g，砂仁 4.5g，藿香 6g，佩兰 9g。若邪去正虚时，改用香砂六君汤合小陷胸汤加味，服药 30 剂，病即痊愈。

【现代研究】（1）对动脉粥样硬化的影响：王东生[29] 探讨了茵陈五苓散对动脉粥样硬化大鼠的作用机理。发现茵陈五苓散降低总胆固醇、甘油三酯、低密度脂蛋白胆固醇，升高高密度脂蛋白胆固醇，降低血液黏度、红细胞压积、血小板黏附率，维持主动脉组织结构，下调基因 bcl-2 mRNA 的表达均优于绞股蓝。结论：茵陈五苓散具有良好的抗动脉粥样硬化作用，其下调相关基因 bcl-2 mRNA 的表达可能是其作用机理。

对动脉粥样硬化（AS）大鼠血液流变学及细胞凋亡的影响：杨梅等[30] 发现血脂各项指标茵陈五苓组与模型组比较，差异均有非常显著性意义（$P<0.01$）。茵陈五苓组 TC、TG 与绞股蓝总苷组比较，差异有非常显著性意义（$P<0.01$）。表明茵陈五苓散疗效优于绞股蓝总苷片。血液流变学各项指标茵陈五苓组与模型组比较，差异有显著性或非常显著性意义（$P<0.05$，$P<0.01$）；茵陈五苓组在全血中切、血浆黏度、红细胞压积及血小板黏附率方面与绞股蓝总苷片组比较，差异有显著性或非常显著性意义（$P<0.05$，$P<0.01$）。表明茵陈五苓散疗效明显优于绞股蓝总苷片组。细胞凋亡率茵陈五苓散组与绞股蓝总苷片组、模型组比较，差异有非常显著性意义（$P<0.01$），说明茵陈五苓散可能是通过调整 VSMC 凋亡而维持细胞超微结构，保护血管功能。结论：茵陈五苓散具有良好抗动脉粥样硬化作用，抑制细胞凋亡，可能是其治疗的分子机理。

（2）对免疫性肝损伤的保护作用：马小娟等[31] 观察加味茵陈五苓散（即茵陈五苓散原方去桂枝，加白背叶根、黄花倒水莲、珍珠草等组成）对免疫性肝损伤的保护作用。发现加味茵陈五苓散和阳性对照药物五酯片均能显著降低 BCG/LPS 免疫性肝损伤小鼠血清中升高的 ALT、AST 水平；且加味茵陈五苓散中剂量降酶作用优于阳性对照组；对肝脾重量的增大有显著的抑制作用；组织病理检查结果显示本品中、高剂量可减轻肝组织坏死范围及程度，减少炎细胞浸润，有明显的保肝作用。同时发现中剂量药物可显著降低肝匀浆中升高的 MDA 水平，提高肝匀浆 SOD 水平，显著降低血清中升高的 NO 含量和 TNF-α 含量。表明加味茵陈五苓散对免疫性肝损伤具有保护作用，其机制可能与其直接清除自由基、降低脂质过氧化物水平、提高 SOD 活性、减少炎性细胞因子的产生和调节机体免疫功能等有关。

【原文】 黄疸腹满，小便不利而赤，自汗出，此为表和里实，当下之，宜大黄硝石汤。（19）

大黄硝石汤方：

大黄　黄柏　硝石各四两　栀子十五枚

上四味，以水六升，煮取二升，去滓，内硝，更煮取一升，顿服。

【经义阐释】　本条论述湿热黄疸属热盛里实者的证治。黄疸此指湿热黄疸，腹满者为邪热入里，里热结实之故，小便不利而赤，此谓小便量少，色深黄，甚者如茶汁，是湿热下注膀胱，气化不利而致，自汗出，为里热熏蒸引起，临证时或许不一定有汗出，仲景以此阐明本证病位不在表而在里，故曰"此为表和里实"。此证之病机为湿热内蕴，里实热结，治当攻下，通腑泻热，可用大黄硝石汤。本方证比栀子大黄汤、茵陈蒿汤作用较强，正如尤怡曰："腹满小便不利而赤者，为里实。自汗出为表和。大黄、硝石亦下热去湿之法，视栀子大黄及茵陈蒿汤较猛也"（《心典》）。

【方药评析】　大黄硝石汤可以理解为第8条"热在里，当下之"的代表方剂，诚如曹颖甫曰："以瘀热在里，直可决为独阳无阴之大黄硝石汤证"（《金匮要略发微》）。黄柏清热除湿，大黄、硝石攻下瘀热，诸药合用，具有清热祛湿，通腑泄热之功，本方有泻下作用，用之除有湿热黄疸之主症外，还应有腹胀便秘，或拒按等里热实证，临证时若里热炽盛便坚者可用芒硝易硝石，以取芒硝软坚通腑泻热之功。

原文第13条茵陈蒿汤证，第15条栀子大黄汤证、第18条茵陈五苓散证及本方证均为黄疸湿热证，四者有何异同，现归纳于下表。

茵陈蒿汤证、栀子大黄汤证、茵陈五苓散证、大黄硝石汤证比较表

汤证\类别		茵陈蒿汤证	栀子大黄汤证	茵陈五苓散证	大黄硝石汤证
病机	同	湿热内蕴，胆汁外溢			
	异	湿热俱盛	里热较盛	湿邪偏盛	里热很盛
主症	同	目黄，身黄，溲黄			
	异	寒热不食，食即头眩，心胸不安	心中懊侬或热痛	脘痞胀满，食减便溏	腹满拒按，溲少色深黄，便秘或结
治法	同	清热利湿除黄			
	异	清热泄湿并重	偏于清泄里热兼以除烦	偏于利湿	攻下泄热
方药	同	用清利湿热药			
	异	茵陈蒿汤：茵陈六两，栀子十四枚，大黄二两	栀子大黄汤：栀子十四枚，大黄一两，枳实五枚，豉一升	茵陈五苓散：茵陈蒿末十分，五苓散五分	大黄硝石汤：大黄、黄柏、硝石各四两，栀子十五枚

【文献选录】　喻昌：湿热郁蒸而发黄，其当从下夺，亦须仿治伤寒之法，里热者始可用之，重则用大黄硝石汤荡涤其湿热，如大承气汤之例；稍轻则用栀子大黄汤清解而兼下夺，如三黄汤之例；更轻则用茵陈蒿汤清解为君，微加大黄为使，如栀豉汤中加大黄如博棋子大之例。是则汗法固不敢轻用，下法亦在所慎施，以疸证多挟内伤，不得不回护之耳。（《医门法律》）

徐彬：此为黄疸之有里无表者言之。谓疸色黄，见于表矣，乃腹满小便不利，且赤，里热可知。黄疸最难得汗，乃自汗，则表从汗解，故曰此为表和里实。实者邪也，有邪则宜去，故主大黄硝石汤。大黄、硝石解气血中之实热；黄柏苦寒，主下焦；栀子虽轻浮在

上，然能使里热从上而下，故以为使，且轻浮，则与郁结相宜也。（《论注》）

尤怡：腹满小便不利而赤，为里实，自汗出为表和。大黄、硝石亦下热去实之法，视栀子大黄及茵陈蒿汤较猛也。（《心典》）

吴谦：李彣曰：腹满小便不利而赤，里病也，自汗出，表和也。里病者，湿热内甚，用栀子清上焦湿热，大黄泻中焦湿热，黄柏清下焦湿热，硝石则于苦寒泻热之中而有燥烈发散之意，使药力无所不至，而湿热悉消散矣。（《金鉴》）

【临床应用】 （1）治疗肝炎：李哲夫[32]治患者郭某，口渴欲饮，腹满拒按，大便四日未解，一身面目尽黄，小便短少，黄如栀子汁，脉滑数有力，病属瘀热内结，湿热熏蒸，热甚于湿之阳黄，用大黄硝石汤加味治之。处方：大黄9g，黄柏9g，芒硝9g，栀子18g，云苓18g，扁豆18g。服药13剂后，诸症即愈。

（2）治疗钩端螺旋体病（黄疸出血型）[33]某女，15岁。秋收在水田劳动后，全身疲乏，高烧，左上腹疼痛，次日全身肌肉酸痛，尤以腓肠肌为甚，同时全身发黄，口干而渴，唇燥而焦，脉滑数。化验：黄疸指数16单位，凡登白直接反应（＋＋），麝浊7单位，麝絮（＋＋），脑磷脂胆固醇（＋＋），病原体分离找到螺旋体。处方：茵陈45g，栀子15g，大黄20g，黄柏15g，水煎服，日3次，加减治疗18剂而愈。

【现代研究】 张恩勤[34]研究认为大黄具有利胆作用，并能降低十二指肠平滑肌张力，促进肠蠕动，具有抗病毒、抑制试管内细菌生长的作用，并有促进胆囊收缩的作用；栀子浸膏对血中胆红素的出现量有抑制作用。

【原文】 黄疸病，小便色不变，欲自利，腹满而喘，不可除热，热除必哕。哕者，小半夏汤主之。方见痰饮中。（20）

【经义阐释】 本条是论述寒湿黄疸误治变证的证治。它与《伤寒论》第199条"阳明病，不能食，攻其热必哕，所以然者，胃中虚冷故也，以其人本虚，攻其热必哕"之意相似。虽黄疸病，但小便色不黄，欲自利，说明太阴脾虚有寒，当见腹满，其特征为喜温喜按，为脾虚寒湿阻滞，气机不畅所致。"喘"此指少气不足以息，为中焦气虚引起。此时当温中补脾，可用理中之辈，即本篇第十章"腹满时减，复如故，此为寒，当与温药"之理。若将此误为有里热反用性寒之品清泄里热治之，则脾阳更伤，引起胃气上逆，而致哕，此时当用小半夏汤和中降逆止呃，待呃止后，再辨治其黄疸。此用小半夏汤是治本病之标的方剂，非治黄疸的正方。当然未经误治而见寒饮内停，胃气上逆之呃逆者，此方仍可用。临床上可配入温中益气之品。

【方药评析】 方中半夏和中降逆，生姜止呃，并解半夏之毒，二药相伍则可和胃降逆，温中止哕。

【文献选录】 徐彬：此言黄疸中有真寒假热者。谓内实小便必赤，今色不变，加自利，虚寒也；虽腹热能满，虚亦满，实证有喘，虚亦喘，误以为热而攻除之，则虚其胃而哕；哕由胃虚而气逆，逆则痰壅，故曰哕者小半夏汤主之。谓哕非小故，惟姜、半能行痰下逆而调胃，胃调然后消息治之，非小半夏即能治黄疸也。（《论注》）

沈明宗：此湿多热少气虚之证也。小便黄赤如金，则为黄疸，此小便色不变，欲自利者，肌表必是淡黄而不枯燥，乃湿郁热微，气虚之证也。湿滞于脾，则为腹满，脾湿壅肺，则为喘逆；然有湿无热，不可再除去热，但除热之剂，必以苦寒而伤胃阳，则阴湿不行，化为痰饮，上逆作哕，故以半夏、生姜涤痰除饮而止哕逆。俟哕止，再治其疸，要知

小半夏汤非黄疸之专方，窃拟小半夏加茯苓汤可以善后耳。(《编注》)

尤怡：便清自利，内无热征，则腹满非里实，喘非气盛矣。虽有疸热，亦不可以寒药攻之。热气虽除，阳气则伤，必发为哕。哕，呃逆也。魏氏谓胃肠为寒药所坠，欲升而不能者是也。小半夏温胃止哕，哕止然后温理中脏，使气盛而行健，则喘满除，黄病去，非小半夏能治疸也。(《心典》)

【临床应用】　见第本篇十二章小半夏汤证。

【原文】　諸黃，腹痛而嘔者，宜柴胡湯。必小柴胡湯，方見嘔吐中。(21)

【经义阐释】　本条论述黄疸兼有肝胃不和的证治。"诸黄"此指湿热黄疸。腹痛与呕，乃谓肝气郁滞，少阳气机不利犯胃而致，即病机为邪在少阳，肝木犯胃。治当和解少阳，疏肝和胃，方选柴胡汤。原文后注，必小柴胡汤，结合临床湿热黄疸，腹痛而呕，除上述病机外，亦可因少阳阳明同病即少阳气机郁滞，阳明里实热甚引起；再从小柴胡汤方药组成来看方中有参、草、枣，均为甘温之品，能助湿生热，因此对湿热黄疸如用小柴胡汤似不如用大柴胡汤较为妥帖。若目黄、身黄、溲黄明显者可将大柴胡汤中生姜、大枣去之，加蒲公英、茵陈、金钱草则更佳。当然若黄疸初期或恢复期，出现少阳枢机不利，胃气上逆者，用小柴胡汤为宜，总之，临证时，应在辨证的基础上再确定择用大柴胡汤，还是小柴胡汤，不必拘泥原文后所注。

对本条的认识各家有异。如徐彬认为本条是小柴胡汤的轻证；程林认为腹痛为里有实邪之故，是大柴胡汤证，尤怡认为腹痛而呕是小柴汤证，但小柴胡汤不能治黄；吴谦认为"呕而腹痛"或宜大柴胡汤，或宜小柴胡汤，此论点符合辨证论治的原则，可以效法。

【方药评析】　小柴胡汤具有和解少阳之功，方中柴胡、黄芩以清解少阳；半夏、生姜以降逆止呕；人参、甘草、大枣以补虚和中。大柴胡汤由小柴胡汤去参、草，增生姜之量，加芍药、大黄、枳实而成，方中柴胡、黄芩和解少阳之邪；大黄、枳实泻阳明之结实；芍药破结止痛；生姜、半夏止呕，配大枣调和营卫，诸药相伍可以和解少阳，通泄阳明之腑。

【文献选录】　徐彬：邪高痛下，此少阳证也。是黄虽脾胃之伤，实少阳郁热，故以小柴胡汤仍去其本经之邪；但小柴胡主和解，此必黄之不甚而亦未久者也。(《论注》)

程林：呕而腹满，视其前后，知何部不利，利之则愈。今黄家腹痛而呕，应内有实邪，当是大柴胡汤以下之；若小柴胡则可止呕，未可疗腹痛也。(《直解》)

尤怡：腹痛而呕，病在少阳，脾胃病者，木邪易张也，故以小柴胡汤散邪气，止痛呕，亦非小柴胡汤能治诸黄也。(《心典》)

吴谦：呕而腹痛，胃实热也，然必有潮热便硬，始宜大柴胡汤两解之；若无潮热，便软，则当用小柴胡汤去黄芩加芍药和之可也。(《金鉴》)

【临床应用】　分别见本篇第十章大柴胡汤证和第十七章大柴胡汤证、小柴胡汤证。

【现代研究】　同上。

【原文】　男子黃，小便自利，當與虛勞小建中湯。方見虛勞中。(22)

【经义阐释】　本条论述虚劳萎黄的证治。"男子黄"，据《金鉴》之意，非仅指男子，亦指女身，如此与临床方合。"黄"指"萎黄"，非有湿之黄，何以知之？狭义黄疸，必小便不利，如《伤寒论》第278条曰："若小便自利者，不能发黄"，本篇原文第二条谷疸是"小便不通"、第三条阴黄是"小便必难"、第四条酒疸是"小便不利"、第十九条里实热重黄疸是"小便不利而赤",与此相反,本条曰"小便自利"故知之。萎黄亦习称虚黄,不论男女老少,凡大病、失血等皆可引起。其症状,李中梓在《证治汇补·黄疸》中曰:"虚黄口淡怔忡,耳鸣脚软,怠惰无力,寒热微作,小溲浊涩,皮肤虽黄……"。萎黄为脾胃虚弱,生化之源不足,使血少不得外荣而致,治当从脾胃着手,用小建中汤,建运中土,使生化之源充裕,气血盈溢于外,则萎黄消失。

【方药评析】 见本篇第六章小建中汤证。

【文献选录】 徐彬:既无表证,而又小便自利,是表里无邪。然发黄,此中气不壮旺,以致上焦气郁,全当治其虚,虚得补则气畅而郁开,郁开则黄去矣,故曰宜虚劳小建中汤。盖桂芍甘姜枣能调和营卫,而饴糖大补其中也。然单言男子,谓在妇人则血分有热,正未可知,又当另自消息耳。(《论注》)

周扬俊:《伤寒论》中云:小便利者,不能发黄,以热从小便去故也。今便利而黄自若,则其黄亦必色淡气虚,非诚有大热也,故从补;不然,便既利矣,黄胡为乎来哉? 与瘀血在脾者不侔也。与热积膀胱者不侔也,此明系虚黄上泛,从中下二焦虚得之。然仲景微示房劳之意,而仍补中焦者,正以黄终归土色也。(《二注》)

尤怡:小便利者不能发黄,以热从小便去也;今小便利而黄不去,知非热病,乃土虚而色外见,宜补中而不可除热者也。夫黄疸之病,湿热所郁也,故在表者汗而发之,在里者攻而去之,此大法也;乃亦有不湿而燥者,则变清利为润导,如猪膏发煎之治也;不热而寒,不实而虚者,则变攻为补,变寒为温,如小建中之法也。其有兼证错出者,则先治兼证,而后治本证,如小半夏及小柴胡之治也。仲景论黄疸一证,而于正变虚实之法,详尽如此,其心可谓尽矣。(《心典》)

吴谦:妇人产后经崩,发黄色者,乃脱血之黄色,非黄疸也。……询知其人必有失血亡血之故,以致虚黄之色外现,斯时汗下渗利之法俱不可施,惟当与虚劳失血同治,故以小建中汤调养营卫,黄自愈矣。(《金鉴》)

【临床应用】 见本篇第六章小建中汤证。

【现代研究】 见本篇第六章小建中汤证。

附方

瓜蒂汤:治诸黄。方见暍病中。

【经义阐释】 "诸黄"指谷疸、酒疸之类,即湿热黄疸,本章第五条"酒疸者,或无热,靖言了了,腹满欲吐,鼻燥,其脉浮者先吐之……",第六条"酒疸,心中热,欲吐者,吐之愈"均可选用瓜蒂汤治之。吐而去黄,取其因势利导之法。

【方药评析】 瓜蒂亦名瓜丁,味苦,性寒,有毒。本方在此取其去湿热退黄之效。体虚、失血者一般不用。

本方药见《外台秘要·卷四》,本汤由林亿、孙奇附列于此,该方可作汤剂,亦可作散剂吹入鼻中。

【文献选录】 赵以德:古方多用此治黄,或作散,或吹鼻,皆取黄水为效。此治水饮郁热在膈上者何也? 盖瓜蒂吐剂也,《内经》曰:在上者因而越之。仲景云:湿家身上疼而黄,内药鼻中,是亦邪浅之故也。(《衍义》)

尤怡:案《删繁方》云:服讫,吐出黄汁,亦治脉浮欲吐者之法也。(《心典》)

【现代研究】 有实验研究表明[35]:瓜蒂中有效成分为甜瓜素,服后见呕吐及下利之症，说明此成分对胃肠有刺激作用，它对呕吐中枢有兴奋作用，亦有麻痹呼吸中枢作用。

《千金》麻黄醇酒汤：治黄疸。

麻黄三两

上一味，以美清酒五升，煮取二升半，顿服尽。冬月用酒，春月用水煮之。

【经义阐释】　再论黄疸治法。本章第 10 条曰"假令脉浮，当以汗解之"，表虚者用桂枝加黄芪汤，若属表实者可用麻黄醇酒汤，此证除黄疸外，当有恶寒重发热轻、脉浮紧等风寒表实之象，亦可用本方发汗解表。

【方药评析】　方中麻黄发汗解表，酒行血燥湿，结合临床，此方适用于黄疸湿热不甚、早期有风寒表实证者。目前本方临床用之不多。

【文献选录】　沈明宗：外感风寒湿热在表，郁盦成黄，或脉自浮，当以汗解之，用此一味煮酒，使其彻上彻下，行阳开腠，而驱营分之邪，则黄从表解矣。（《编注》）

陈元犀：麻黄轻清走表，乃气分之药，主无汗表实证。黄疸病不离湿热之邪，用麻黄醇酒汤者，以黄在肌表营卫之间，非麻黄不能走肌表，非美酒不能通营卫，故用酒煮，以助麻黄发汗，汗出则营卫通而内蕴之邪悉从外解耳。（《金匮方歌括》）

【临床应用】　治疗黄疸：陈华[36] 治张某，男，62 岁。时令正值隆冬，因劳动后汗出当风，复又淋雨，当晚恶寒体痛，小便点滴，伴有咳嗽，次日全身黄如橘色，舌苔黄腻，脉浮而紧，投本方加味煎汤，服 2 剂后，黄疸消失。

小　结

本章所论黄疸范围较广，包括湿热发黄、寒湿发黄、火劫发黄、燥结发黄、女劳发黄以及虚黄等。本篇重点讨论湿热发黄的病因病机、治则与证治。广义黄疸病机主要有"脾色必黄"，"瘀热以行"（狭义黄疸）（如原文第 1 条），或肾虚（如原文第 2 条）。其致病因素为外感、饮食不节（如原文第 2 条）、或虚损（如原文第 22 条）、误治（如原文第 8 条）。

仲景将黄疸主要分为谷疸、酒疸、女劳疸。

谷疸的主症为寒热不食，食即头眩，心胸不安，病属饮食不节（洁），湿热内蕴，治宜清利湿热，方选茵陈蒿汤（如原文第 13 条）；酒疸的主症为心中懊憹或热痛，证属饮酒过度，湿热熏蒸，治宜清热除烦为主，方选栀子大黄汤（如原文第 15 条），当然谷疸、酒疸均有身黄、目黄、溲黄之主症。女劳疸的主症为额上黑，足下热，日晡所发热，而反恶寒，膀胱急，小便自利，大便必黑时溏。证属肾虚夹瘀而致，治宜益肾祛瘀，方选金匮肾气丸或六味地黄丸伍入硝石矾石散（如原文第 14 条）。

黄疸治法有汗、吐、下、和、温、清、补、消等八法，当随证择之。无论是谷疸、酒疸，应辨其湿热并重，还是热重于湿，或湿重于热，若属前者当用茵陈蒿汤治之，若属后者，当用茵陈五苓散治之（如原文第 18 条），若热重于湿，重者用大黄硝石汤（如原文第 19 条），轻者用栀子大黄汤（如原文第 15 条）。湿热黄疸（酒疸、谷疸），久不愈可转变为黑疸（如原文第 7 条）。若黄疸误治，出现胃气上逆而哕者应和胃降逆，方选小半夏汤。诸黄表虚者，当益气固表，调和营卫，方选桂枝加黄芪汤（如原文第 20 条）。邪在少阳者，应和解少阳，方选小柴胡汤；若邪在少阳、阳明者，应和解少阳，去阳明里实，方选大柴胡汤（如原文第 21 条）。萎黄属胃肠燥结者，应润肠通便，方选猪膏发煎（原文第 17 条）；属脾胃寒湿者，应温补脾阳，方选小建中汤（如原文第 22 条）。

黄疸的治疗临证还当参考《河间六书·论证》之说，"结胸而发黄者，茵陈同陷胸汤各半服之，或误服巴豆热毒丸药下之，反损阴气，遂协热利不止而发黄者，同大承气各半服之。亦有协热利不止，更或结胸而发黄者，用茵陈五分，同陷胸汤三分，大承气汤二分以下之。或两感发黄者，本方加黄连解毒汤一服急下之，或头微汗，小便利而微黄者，湿热微也，宜栀子柏皮汤，发黄甚者，茵陈合三一承气汤。

阳明病表热极甚，烦渴热郁，留饮不散，以致湿热相搏，而身体发黄，其候但头汗出，身无汗，齐颈而还，小便不利，渴欲水浆者，身体发黄，宜茵陈汤调下五苓散"。

附：黄疸病内容归纳表。

黄疸病内容归纳表

含义	泛指一切黄病。如身黄、目黄、溲黄之湿热黄疸；或额上黑等之女劳疸或萎黄等等
病因病机	外感，饮食不节（洁），劳倦，误治；"脾色必黄"，"瘀热以行"，湿热内蕴，胆汁外溢（湿热黄疸）；肾虚夹瘀（女劳疸）；虚损，气血不能外荣（萎黄）
主症	身黄、目黄、溲黄——湿热或寒湿黄疸（谷疸、酒疸） 额上黑，手足中热等——女劳疸 肤色萎黄不荣等——萎黄

分证论治		类别 证名	症 状	治 法	方 剂
	湿热黄疸	湿热并重	寒热不食，食即头眩，心胸不安	清热泄湿并重	茵陈蒿汤
		里热较盛	心中懊侬或热痛	清泄里热兼以除烦	栀子大黄汤
		湿邪偏盛	脘腹胀满，食少便溏	利湿清热	茵陈五苓散
		里热很盛	腹满拒按，溲少色深黄，便秘或结	攻下泄热	大黄硝石汤
		邪在少阳	腹痛而呕，往来寒热，口苦，胁痛等	和解少阳	小柴胡汤
		邪在少阳阳明	身热便结，腹痛，呕	和解少阳攻下阳明	大柴胡汤
		中阳不运胃气上逆（误治）	腹满，喘，呃逆，溲利不黄	温中和胃降逆止哕	小半夏加茯苓汤
	诸黄	营卫不和卫表气虚	发热恶寒，脉浮自汗	祛风解肌调和营卫益气固表	桂枝加黄芪汤
	萎黄	胃肠燥结	肤色萎黄不荣，便秘或干结不通畅，小腹胀满	通便消瘀	猪膏发煎
		脾胃虚弱气血不足	肤色萎黄不荣，纳少，便溏，气短乏力，溲利不黄	建立中气	小建中汤

（沈继泽 程 革）

参 考 文 献

[1] 周现武，崔德广，李继红，等．加味茵陈蒿汤治疗急性黄疸型肝炎 232 例．陕西中医，2008，29 (1)：78

[2] 张志兰，杨万章．以茵陈蒿汤为主辨证治疗母儿 ABO 血型不合对照研究．北京中医药大学学报，2006，29 (7)：502

[3] 贾孟辉，和晓春，贺晓慧．茵陈蒿汤加味治疗脂肪肝 58 例．陕西中医，2006，27 (12)：1524

[4] 邓建平，邓小岗．茵陈蒿汤加味治疗痤疮 62 例．中国实用医药，2006 (3)：113

[5] 郑芳忠．茵陈蒿汤治疗皮肤病验案举隅．四川中医，2006，24 (7)：95

[6] 周丹．茵陈蒿汤在皮肤科的应用．国医论坛，1990 (6)：17

[7] 李克光．100 例小儿传染性肝炎的临床分析．上海中医杂志，1965 (4)：8

[8] 王新昌．经方治验四则．国医论坛，1987 (3)：21

[9] 吴吉庆．茵陈蒿汤加减治疗蚕豆病 16 例．云南中医杂志，1983 (5)：42

[10] 王喜军，王萍，孙晖，等．茵陈蒿汤对 ANIT 诱导的急性肝损伤的保护作用．中医药学报，2007，35 (4)：17

[11] 曲长江，秦微，曲静，等．茵陈蒿汤对 β-葡萄糖醛酸酶 UDPGT 影响的实验研究．辽宁中医杂志，2006，33 (2)：245

[12] 李海．茵陈蒿汤的药理研究．中草药通讯，1979 (4)：23

[13] 曾晔，李学俊．硝石矾石散治疗病毒性淤胆型肝炎临床观察．光明中医，2008，23 (6)：777

[14] 崔艳霞．硝石矾石散加味治疗胆石症 70 例．中国民间疗法，2007，15 (11)：36

[15] 王小龙．硝石矾石散治疗女劳疸伴血尿验案一则．湖北中医杂志，2006，28 (10)：45

[16] 襄汾县医院．加减"硝石矾石散（丸）"治疗急性传染性肝炎．山西医药杂志，1978 (4)：47

[17] 陈治水．硝石矾石散治疗囊虫病 2750 例临床观察．中医杂志，1994 (7)：422

[18] 季小梅，张秋霞，赵晖，等．硝石矾石散对小鼠免疫性肝损伤模型的影响．中国中医基础医学杂志，2006，12 (12)：921

[19] 王炜．复方栀子大黄汤治疗急性胰腺炎临床研究．河北中医，2001，23 (4)：252

[20] 杨百茀．金匮集解．武汉：湖北科学技术出版社，1984：15

[21] 俞尉南．三例黄疸的疗效介绍．新中医，1988 (4)：15

[22] 湖南医学院附属第二医院儿科教研室．茵栀黄注射液等治疗新生儿黄疸的疗效观察．中医药杂志，1981 (2)：23

[23] 魏爱生．茵陈五苓散对代谢综合征（MS）患者血清炎症指标的影响．山东中医杂志，2007，26 (1)：16

[24] 王东生，周衡，李聚生，等．茵陈五苓散治疗高脂血症的临床观察．中国医药学报，2001，16 (4)：36

[25] 樊天慧．茵陈五苓散加味治疗肝炎后高胆红素血症 40 例．辽宁中医杂志，2007，34 (4)：475

[26] 唐贞力．茵陈五苓散治疗急性痛风性关节炎 98 例疗效观察．云南中医中药杂志，2002，23 (6)：19

[27] 周鸣岐．加减茵陈五苓散治疗 10 例传染性肝炎的初步观察．江西中医药，1959 (7)：21

[28] 王占玺．梗阻性黄疸一案．陕西中医，1981 (3)：4

[29] 王东生．茵陈五苓散抗大鼠动脉粥样硬化作用机理探讨．中医杂志，2008，49 (1)：67

[30] 杨梅，王东生，毛晓健．茵陈五苓散对动脉粥样硬化大鼠血液流变学及细胞凋亡的影响．新中医，2006，38 (11)：84

[31] 马小娟，颉东升，何国梁．加味茵陈五苓散对免疫性肝损伤保护作用及其机理研究．时珍国医国药，2009，20 (9)：2316

［32］李哲夫．黄疸湿热辨．湖北中医杂志，1981（6）：27

［33］广西中医学院第一附属医院．茵陈蒿汤加减治疗黄疸出血型钩端螺旋体病 1 例．广西中医药，1980（2）：27

［34］张恩勤．经方研究．济南：黄河出版社，1989：82

［35］江苏新医学院．中药大辞典．上海：上海科学技术出版社，1986：756

［36］陈华．麻黄汤验案二则．国医论坛，1986（2）：242

第十六章

惊悸吐衄下血胸满瘀血病脉证治

　　本章原文为《金匮》第十六篇，论述惊、悸、吐血、衄血、下血和瘀血等病，而胸满仅是瘀血的一个症状，不是独立病名。由于上述病证与心和血脉有密切联系，故合在一起讨论。本章虽将"惊悸"冠首，但重点则在于论述各种血证。

　　惊和悸是两种病，从病因到症状，都各不相同。《资生篇》谓："有所触而动曰惊，无所触而动曰悸；惊之证发于外，悸之证发于内。"惊多因外界刺激所引起，表现为惊恐，精神恍惚，卧起不安，时作时止，后世称之为惊悸，证情轻浅。悸多由气血虚弱，心失所养或痰热扰心所致，自觉心慌，心中跳动不安，后世称之为怔忡，证情较重。两者在病程上有久暂之分，证情上有轻重之别，但突然受惊必然导致心悸；心悸又易并见惊恐，故常惊悸并称。

　　吐血、衄血、下血和瘀血同属血证范围，指血不循经，自九窍排出体外，或渗溢于肌肤。由于出血部位和发病机理不同，故证有寒热虚实之分，治有温凉补泻之别，本章对此，均有所论及，可资取法。关于瘀血脉证论述，始见于《金匮要略》。本章描述了瘀血的一般症状，并根据《内经》"血实者宜决之"，"结者散之"的理论，提出"当下之"的治疗原则。

　　【原文】 寸口脉動而弱，動即爲驚，弱則爲悸。（1）
　　【经义阐释】 本条从脉象上论述惊和悸的病因病机。诊寸口脉时，如豆粒转动形状的脉象为动脉，多属惊。由于外界的刺激，如突受惊吓，使心无所倚，神无所归，血气逆乱，出现精神不宁卧起不安，因而脉见动摇不宁，故曰"动即为惊"。脉象细软无力，重按乃见为弱脉，属悸。由于气血不足，心脉失于充养，则脉象软弱无力，故曰"弱则为悸"。若寸口脉动弱并见，则是心之气血内虚，又为惊恐所触，其症见精神惶恐，坐卧不安，心中悸动不宁，是为惊悸。对本条文的理解也有不同的解说，如陆渊雷认为惊悸列在血证之前，是说明亡血的人有惊、悸、怔忡等证而已，与动脉、弱脉无关。此说可供参考。

　　【文献选录】 赵以德：心者君主之官，神明出焉。不役形，不劳心，则精气全而神明安其宅；苟有所伤，则气虚而脉动，动则心悸神惕。精虚则脉弱，弱则惊悸恐悸。盖惊自外物触入而动，属阳，阳变则脉动；悸自内恐而生，属阴，阴耗则脉弱。是病宜和平之剂，补其精气，镇其神灵，尤当处之以静也。（《二注》）

　　徐彬：前奔豚章既言有惊怖、有火邪，皆以惊发得之，此又另揭惊悸言之，非详其病所从得，乃谓病有惊狂不安者，有只心悸不宁者。惊乃邪袭于心，在实边，故其寸口脉动，动者，有粒如豆也；悸乃神不能主，在虚边，故其寸口脉弱，弱者脉来无力也。动而弱者，有邪袭之而心本原虚也，故惊悸并见。然而脉仍分属，动则惊气之发，弱则悸气所

形，故曰"动则为惊，弱则为悸"。(《论注》)

尤怡：惊则气乱，故脉动；悸属里虚，故脉弱。动即为惊者，因惊而脉动，病从外得；弱则为悸者，因弱而为悸，病自内生。其动而且弱者，则内已虚，而外复干之也。(《心典》)

朱光被：因物所感则为惊，神虚怵惕则为悸。分言之，似有动静虚实之别，而惊则未有不悸，悸则未有不易惊者，其原流自属一致。仲景独取寸口，以动而弱三字，绘出惊悸之脉象，而仍分疏之，曰：何以知其为惊，以其脉之厥厥动摇也；何以知其为悸，以脉动之中，而自软弱也。则脉之动而弱，必兼见，则证之惊与悸，亦相应而生，此自然之理也。(《正义》)

【原文】 师曰：夫①脉浮，目睛晕黄②，衄③未止。晕黄去，目睛慧了④，知衄今止。(2)

【词语注解】 ①夫：许多注家作"尺"，宜从。

②目睛晕黄：有两种情况，一是望诊可见病人黑睛四周发生黄晕，此与黄疸病见白珠发黄有别；二是病人视物昏黄不清。

③衄：此指鼻出血。

④目睛慧了：指目睛清明，视物清晰。

【经义阐释】 本条从脉证判别衄血的预后。尺部脉以候肾，脉应沉不应浮，今反浮，是肾阴亏虚，相火不潜而内动之象。肝开窍于目，主藏血，相火亦寄于内，肝之阴血不足，其火上炎，上扰于目，则目睛晕黄，视物不清。肝肾阴虚，阳亢火动，必迫血妄行，热伤阳络则衄血，故云"衄未止"。如晕黄退去，目睛清明，视物清晰，此为肝肾之阴已复，相火得降，阳络不再受伐，血得静之兆，故知衄血当止。

此条历代注家都认为肾有虚火，这一点是一致的，但有认为关及肝、胃、肺的不同。尤怡认为关及肝，徐彬认为关及阳明胃经，赵以德认为关及肺，吴谦云："盖以诸脉终于目，而血热则赤，血瘀则黄。今目睛黄晕，知其衄未止也。"(《金鉴》)临证须察证情，不能执一而论。

【文献选录】 徐彬：衄血为清道之血，从督脉由风府贯顶下鼻中，此肝肾热郁，火冲阳经，而经血妄出，故云衄者其尺脉浮。以尺主下焦，肝肾有热而虚则尺浮，故前曰尺脉浮为伤肾。目睛属肝，阳明热气乘之，则目睛晕黄。乙癸同源，故尺浮。晕黄，其邪正盛，衄为未止；晕黄去则热已衰，更目睛慧了，慧了者，清爽也。知肾热已解，则肝汗（血）无恙。血乃阴属，无热迫之，则衄从何来？故曰知衄今止。(《论注》)

尤怡：尺脉浮，知肾有游火；目睛晕黄，知肝有蓄热，衄病得此，则未欲止，盖血为阴类，为肝肾之火热所逼而不守也。若晕黄去，目睛且慧了，知不独肝热除，肾热亦除矣，故其衄今当止。(《心典》)

吴谦：浮脉主阳主表，若目睛清洁，主阳表病也；目睛晕黄，主血脉病也。盖以诸脉络于目，而血热则赤，血瘀则黄。今目睛晕黄，知其衄未止也；若晕黄去，目睛慧了，知其衄已止，故曰：知衄今止也。(《金鉴》)

【原文】 又曰：从春至夏衄者太阳，从秋至冬衄者阳明。(3)

【经义阐释】 本条论述四时气候与衄血的关系。太阳包括手太阳小肠，足太阳膀胱；

阳明包括手阳明大肠，足阳明胃。手足太阳、阳明四经的经脉皆循行于鼻。衄血，这里是指鼻衄。鼻衄是太阳、阳明两经的病。春夏阳气发越，属于太阳，《素问·阴阳离合论》云："太阳为开"，是谓春生夏长，阳气外浮，如阳气升发太过，阳热扰动血脉而致衄血，故春夏衄血属太阳。秋冬阳气内藏，属于阳明，《素问·阴阳离合论》云："阳明为合"，是谓秋收冬藏，阳气内藏，如阳气不能收藏，甚或浮越不敛，迫血妄行也可导致衄血，故秋冬衄血属阳明。但亦有认为太阳主外，阳明主内，春夏阳气方升，这时衄血，多因于外感；秋冬阳气方降，此时衄血，多因内伤。

本条指出人体阳气的升降浮沉与四时气候的变动有关，所以说春夏之衄属太阳，秋冬之衄属阳明。注家多以经络学说来解释本条大意。其实衄血的原因很多，外感内伤皆可，不必拘泥，临证时根据证情而定。

【文献选录】　赵以德：《内经》太阳为开，阳明为合。春夏气主发生，以开者应之，故邪气逼血从升发冲出。秋冬主收藏，以合者应之，故邪郁内极而后发出。衄为阳盛，独不言少阳，以太阳阳明二经皆上交额中故也。（《二注》）

魏荔彤：从春至夏，阳气方升，此时得衄，多因外感风寒客于肌表，而邪热生于胸胃，热既内盛，血遂上逆而致衄，故曰太阳之衄，以外感之因也。从秋至冬，阳气方降，此时得衄，多因内伤，津液耗于脏腑，而邪热生于三焦，热亦内盛，血亦上逆而致衄，故曰阳明之衄，以内伤之因也。是就其分属大纲言之，然春夏岂无内伤之衄，秋冬岂无外感之衄，又在人临证审谛，而不可拘执言者矣。（《本义》）

尤怡：血从阴经并冲任而出者则为吐，从阳经并督脉而出者则为衄，故衄病皆在阳经。但春夏阳气浮，则属太阳，秋冬阳气伏，则属阳明为异耳。所以然者，就阴阳言，则阳主外，阴主内；就三阳言，则太阳为开，阳明为合，少阳之脉，不入鼻颃，故不主衄也。（《心典》）

【原文】　衄家①不可汗，汗出必额上陷②，脉紧急，直视不能眴③，不得眠。(4)

【词语注解】　①衄家：经常衄血之人。

②额上陷：额上两旁动脉因血脱于上而致下陷不起。

③眴：音义同"瞬"（shùn），眼球转动。

【经义阐释】　本条论述衄家禁法及误汗的变证。血之与汗，俱属阴类。《灵枢·营卫生会》说："夺血者无汗，夺汗者无血"。经常衄血的病人，阴血必亏，即使感受外邪，亦不能用辛温发汗剂，因汗血同源。若误发其汗，汗出则阴血重伤，脉为血之府，阴血亏损则经脉空虚，故额上脉陷而不起。阴血亏虚，经脉失养，故其脉紧急。目得血而能视，阴血亏不能荣于目，故目睛直视不能转动。血虚心神失养，阴不潜阳，故不得眠。

本条亦见于《伤寒论》第86条，主要论述衄家禁汗，若误发其汗，则变证迭出。此处重申，以示医者，凡属阴血亏损而兼外感者，汗法不可不慎。

【文献选录】　徐彬：衄既为阳经府，似可从外解，不知汗乃血液，心主之，衄家亡血过多，若又汗，则重亡其阴，而阳气为之馁，额为心部，阴亡阳馁，则必陷矣，陷者如物之不坚满也。脉属心，血不能荣，则失和缓之气而为紧急矣。目得血而能视，久衄复汗，阴脱而直视不能转眴矣。心血亏而虚阳扰，扰则火逆不得眠矣。（《论注》）

尤怡：血与汗皆阴也，衄家复汗，则阴重伤矣。脉者血之府，额上陷者，额上两旁之动脉因血脱于上而陷下不起也。脉紧急者，寸口之脉，血不荣而失其柔，如木无液而枝乃劲也。直视不眴、不眠者，阴气亡则独胜也。经云：夺血者无汗，此之谓也。(《心典》)

吴谦：衄，该吐血而言也。衄血、吐血之家，阴已亡矣，若发其汗，汗出液竭，诸脉失养，则额角上陷中之脉，为热所灼，紧且急也。目直视，目瞪不转睛也。不能眴，目睫不合也，亦为热灼其脉，引缩使然也。不得眠，阳气不能行于阴也。凡此之病，皆阳盛阴微之危证，故衄家慎不可汗也。(《金鉴》)

【原文】 病人面無色^①，無寒熱^②。脉沈弦者，衄；浮弱，手按之絕者，下血；煩咳者，必吐血。(5)

【词语注解】 ①面无色：当从《脉经》、《诸病源候论》、《备急千金要方》、《外台秘要》等作"面无血色"为是。

②无寒热：没有恶寒发热的外感证候。

【经义阐释】 本条论述衄血、下血和吐血的不同脉症。"脏腑经络先后病脉证"篇云："色白者，亡血也"；《灵枢·决气》云："血脱者色白，夭然不泽"；"血痹虚劳病脉证并治"篇云："男子面色薄者，主渴及亡血"。病人面色白而无华，是脱血之象。经常衄血、吐血及下血的病人，因出血过多，气虚血少，不能上荣于面，故面无血色。病系内伤，无外感表证，故无寒热。内伤出血的病证有吐血、衄血、下血的不同，但均可见"面无血色，无寒热"。若脉见沉弦，沉则以候肾，弦则以候肝，此肾水虚不能涵养肝木，肝气偏旺，郁积化火，上刑肺金，气不肃降，火升气逆，血上溢而见衄血；若脉浮弱无力，重按则无，弱为血虚，浮为阴不敛阳，虚阳外浮之象，阴血无阳相维，血脱于下，故下血或妇人崩漏；面无血色，而虚烦咳嗽，知肺阴虚而有热，虚热损伤肺络，必咳血。

失血的成因有内伤外感之分，本条的各种失血证候，属于内伤，故提出"夫寒热"三字，以与外感所引起的失血证作出区别。面无血色，无寒热，是失血总的情况，由于病理变化不同，故或为衄血或为下血或为吐血。

【文献选录】 程林：病人面无血色，脱血之象也。上经曰：男子脉虚沉弦，无寒热，时目瞑兼衄。今无寒热，而脉弦衄者，则与上证不殊，为劳证也。若脉浮弱，手按之绝者，有阳无阴也，故知下血。烦咳者，病属上焦也，故知吐血。(《直解》)

尤怡：面色白，血脱者，色白不泽也。无寒热，病非外感也。衄因外感者，其脉必浮大，阳气重也；衄因内伤者，其脉当沉弦，阴气厉也。虽与前尺脉浮不同，其为阴之不靖则一也。若脉浮弱，按之绝者，血下过多，而阴脉不充也。烦咳者，血从上溢，而心肺焦燥也。此皆病成而后见之诊也。(《心典》)

黄树曾：脉沉为肾、弦为肝，脉沉弦而不华色，身无寒热者，显属肝肾之火上逆，逼阳血由清道而出为衄。脉浮为阳虚，弱为血虚，手按之绝，足征下焦之阴尤虚，无阳气维之，心血下漏，故面无色，无寒热。脉浮弱手按之绝者，主下血也。烦咳由于肺胃之火上逆，咳甚则阳络伤而血外溢，故烦咳无寒热面无色者，必吐血也。(《释义》)

【原文】 夫吐血，咳逆上氣，其脉數而有熱，不得臥者，死。(6)

【经义阐释】 本条论述吐血的预后。吐血的病人，同时见有咳嗽、气喘，其血当自肺出，即今之咯血。曹颖甫说："吐血，咳逆，上气，此即上第5条烦咳吐血之证。"咳喘伤肺络，血随咳逆而吐出，吐血不仅伤血而且耗气，吐血后阴血大虚，阳气不能敛藏而浮越于外，非但咳喘不止，阴不恋阳则见身热、脉数，虚火上浮扰动心神，故虚烦不得入眠。病由阴虚火旺所致，吐血后出现的脉数，身热，咳逆上气不得卧，是阴更虚，阳愈旺的反映，阳愈旺则阴更虚，吐血不止，气随血脱，预后险恶。

【文献选录】　周扬俊：此金水之脏不足故也。外（水）不足则火浮焰，浮焰则金伤。夫阴血之安养于内者，肾水主之，水虚不能安静，被火逼逐而血溢出矣。血出则阳光益炽，有升无降，炎烁肺金，金受其害，因咳逆而上气。金水子母也，子衰不能救母，母亦受害，不能生子，二者之阴，有绝而无复。脉动身热，阳独胜也，不能卧，阴已绝也，阴绝，阳岂独生乎，故曰死也。（《二注》）

徐彬：凡吐血先由阳虚，后乃阴虚。至阴虚而火日以盛，有烁阴之火，无生阴之阳。咳则肺气耗散，逆而上气，则肝热挟相火上乘，脉数有热，则无阴，不得卧，则夜卧血不归肝，而木枯火燃，君火变为燥火。阴阳俱亏，凶证相并，有立尽之势，故曰死。（《论注》）

唐宗海：血随气为运行，气以血为依归。但病血而不病气，则气足以资血原，为可治；但病气而不病血，则血足以招气归，亦为可治。惟气血交病，则不可治矣。气者水中之阳也，肾水枯竭，阳气上越，熏灼肺金，肺痿咳逆上气不休，则气不归根矣。血者心火所化之阴汁也。心中血管跳动，而为周身之动脉。心血太虚，其火独旺，则脉数身热，盗汗心烦，不得安卧，而血不灌溉矣。（《补正》）

【原文】　夫酒客①咳者，必致吐血②，此因极饮过度所致也。(7)
【词语注解】　①酒客：平素嗜酒之人。
②吐血：此指咯血与吐血。
【经义阐释】　本条论述酒客咳、吐血的病因病机。平素嗜好饮酒之人，易湿热蕴胃，胃络受损，则吐血。湿热熏肺，肺失肃降，故咳。咳嗽不已，久咳或湿热伤络，导致咯血。

【文献选录】　赵以德：酒性太热，客焉不散，则肝气不清，胃气不守，乱于胸中。中焦之血，不布于经络，聚而汹汹，因热射肺为咳，从其咳逆之气溢出也，此伤胃致吐血者。（《二注》）

徐彬：此言吐血不必尽由于气不摄血，亦不必尽由于阴虚火盛，其有酒客而致咳，则肺伤已极，又为咳所击动，必致吐血，此非内因也，故曰极饮过度所致。则治之当以清酒热为主可知。（《论注》）

尤怡：酒之热毒，积于胃而熏于肺则咳，久之肺络热伤，其血必随咳而吐出。云此由极饮过度所致者，言当治其酒热，不当治其血也。（《心典》）

【原文】　寸口脉弦而大，弦则爲减，大则爲芤，减则爲寒，芤则爲虚，寒虚相击，此名曰革，妇人则半产漏下，男子则亡血。(8)
【经义阐释】　本条论述虚寒亡血的脉象。此条即《血痹虚劳病脉证并治》章第十二条，这里专论失血，所以条文末尾未载"失精"二字，且与第六、七两条作为对比，说明亡血不一定皆是阴虚，亦可出现阳虚之象。

关于本条的释义详见虚劳章。

【原文】 亡血①不可發其表，汗出即寒慄而振②。(9)

【词语注解】 ①亡血：泛指一切出血证。

②寒慄而振：怕冷发抖。

【经义阐释】 本条论述亡血禁用汗法及误汗伤阳的变证。失血之人，气血大亏，易感受外邪，虽有表证，亦不可单用汗法解其表，因"血汗同源"，血与汗皆属阴，亡血已伤其阴，若再发其汗，不仅阴血更伤，而且体内阳气依附受影响，故易随津液外泄，出现血少阳虚之象。周身得不到阳气的温煦，筋脉得不到阴血的濡养，阳不能固外，阴不能内守，故寒慄而振。正是成无己所说"亡血发汗，则阴阳俱虚，故寒慄而振摇"之意。

本条亦见于《伤寒论》第87条，在文字上虽稍有出入，但亡血家禁汗之意则同。本条与第四条均论亡血者禁汗，但彼误汗后呈现一派伤阴之证，此误汗后却表现为阳虚之象，之所以有这种不同的病理变化，主要取决于内在因素，因为人的体质有偏阴、偏阳的差异。如阴虚误汗则使阴液更伤，出现脉紧急，目直视，不得眠等阴失濡润之症；如阳虚误汗，汗出津液外当还须依赖阳气的蒸化，不仅伤阴，而且使阳气更伤，出现寒慄而振等阳失温煦之症。

【文献选录】 徐彬：此言亡血家虽有表邪，不可发汗，汗则因亡血而元阴本虚，又因汗而虚其表中之阳，则内无以守，外无以固，故虚极如冷而寒慄，无阳自卫也。振者虚不能自主也。（《论注》）

尤怡：亡血者，亡其阴也，更发其表，则阳亦伤矣。阳伤者外不固，故寒慄，阴亡者内不守，故振振动摇。前衄血复汗，为竭其阴，此则并亡其阳，皆所谓粗工嘻嘻者也。（《心典》）

吴谦：凡失血之后，血气未复，为亡血也，皆不可发汗。失血之初，固属阳热，亡血之后，热随血去，热虽消而气逐血虚，阳亦微矣；若发其汗，则阳气衰微，力不能支，故身寒噤慄，而振振耸动也。发阴虚之汗，汗出则亡阴，即发吐衄之汗也，故见不得眴，不得眠，亡阴之病也；发阳虚之汗，汗出则亡阳，即发亡血之汗也，故见寒慄而振，亡阳之病也。（《金鉴》）

【原文】 病人胸滿，唇痿①舌青，口燥，但欲漱水不欲嚥，無寒熱，脉微大來遲，腹不滿，其人言我滿，爲有瘀血。(10)

【词语注解】 ①唇痿：痿同萎，指口唇色萎而不润泽。

【经义阐释】 本条论述瘀血的脉证。瘀血阻滞，气机不利，故胸满。瘀血内停则新血难生，气血不能上荣于唇，故唇色黯而不泽。心主血脉，开窍于舌，血脉循行不畅，则舌色青紫，或有紫斑。瘀血气滞，阴津不布，津液不能上承，故口干燥。对"但欲漱水不欲咽"，注家有不同之说，如赵以德说："口燥但欲漱水不欲咽者，热不在内，故但欲漱水以润其燥耳。"尤怡说："血结则气燥也"，《金鉴》说："热在血分"，徐彬说："瘀血证不甚则但漱水，甚则亦有渴者，盖瘀久而热郁也。"结合临床，似以赵氏之说为妥。病为内伤瘀血，非感受外邪，故无恶寒发热的外感表证。脉微大来迟是指脉象虽大，但脉势不盛，往来滞涩而缓，为瘀血阻滞，气血不畅所致。病非宿食、水气等邪为患，乃瘀血停留于血脉，以致影响气机运行不畅而成，故病人自觉腹间胀满，而察其外形并无此象。根据上述脉证，诊断为瘀血无疑，故断言"为有瘀血"。

【文献选录】 徐彬：仲景论妇人有瘀血，以其证唇口干燥故知之，则此所谓唇痿口燥，即口干燥，足证瘀血无疑矣。然前一证，言漱水不欲咽，后一证又言渴，可知瘀血证不甚，则但漱水。甚则亦有渴者，盖瘀久而热郁也。(《论注》)

尤怡：胸满者，血瘀而气为之不利也；唇痿舌青，血不荣也；口燥欲漱水者，血结则气燥也；无寒热，病不由表也；脉微大来迟，血积经隧，则脉涩不利也；腹不满，其人言我满，外无形而内实有滞，知其血积在阴，而非气壅在阳也。故曰为有瘀血。(《心典》)

吴谦：表实无汗，胸满而喘者，风寒之胸满也；里实便涩，胸满烦热者，热壅之胸满也；面目浮肿，胸满喘不得卧者，停饮之胸满也；呼吸不快，胸满太息而稍宽者，气滞之胸满也。今病人无寒热他病，惟胸满、唇痿、舌青、口燥、漱水不欲咽，乃瘀血之胸满也。唇、舌，血华之处也，血病不荣，故痿瘁色变也；热在血分，故口燥、漱水不欲咽也；脉微大来迟，阴凝之诊，则当腹满，今腹不满，询之其人，言我满在胸不在腹也，与上如是之证推之，为有瘀血也。(《金鉴》)

【原文】　病者如熱狀[1]，煩滿，口乾燥而渴，其脉反無熱，此爲陰伏[2]，是瘀血也，當下之。(11)

【词语注解】　[1]如热状：好像发热的样子。

[2]阴伏：血为阴，阴伏指瘀血久郁化热，热伏于血分。

【经义阐释】　本条论述瘀血化热的脉症和治法。病人自觉心烦、口干、口渴等症，像是有热，故谓"如热状"。瘀久化热，血中瘀热不得宣泄，故满而烦闷，口干燥而渴。热不在气分而在血分，故诊其脉，不见洪大滑数之热象。此乃瘀血阻滞日久，郁而化热伏于血分所致，故云"此为阴伏"。瘀血不去，则郁热不解，治当攻下瘀血，瘀血者，郁热解则症除。至于"当下之"之方，《金鉴》提出"宜桃核承气汤、抵当汤、丸之类"，可审情酌用。对"此为阴伏"各注家见解不一。《金鉴》说："其人当得数大之阳脉，今反见沉伏之阴脉，是热伏于阴，乃瘀血也。"曹颖甫说："阴血内伏则脉不奋兴"，认为是指脉而言。尤怡说："阴伏者，阴邪结而伏于内也。"黄树曾说："血属阴，血瘀于内，故曰阴伏。"以黄氏之说为是。

【文献选录】　魏荔彤：再或病者如热状，心烦胸满，口干舌燥而且渴，俱为热证也。但诊其脉反无热，则是内真寒外假热乎？下真虚上假实乎？而不知俱非也。此为阴伏，是瘀血也。阴伏者，盛热伏于阴分血分，且沉于下焦血室，至深而奥，故谓之伏也。热入于此，必胶滞而瘀，非下之不为功也。(《本义》)

吴谦：此承上文互详证脉，以明其治也。如热状，即所谓心烦胸满，口干燥渴之热证也。其人当得数大之阳脉，今反见沉伏之阴脉，是为热伏于阴，乃瘀血也。血瘀者当下之，宜桃核承气，抵当汤、丸之类也。(《金鉴》)

黄树曾：病者如有热状，谓病者烦满口干燥而渴，俨如热证所呈之证状，然其脉无浮滑数促之象，故曰反无热，足征其非热证。烦满者，胸满且烦也，血瘀而气为之不利，故胸满，口燥亦为血瘀阻气不能化液，其兼烦而口干且渴者，乃瘀久热郁使然。血属阴，血瘀于内，故曰阴伏。当下之，谓当用大黄桃仁蟅虫等药下其瘀血也。(《释义》)

【原文】　火邪[1]者，桂枝去芍藥加蜀漆牡蠣龍骨救逆湯主之。(12)

桂枝救逆湯方：

桂枝三兩（去皮） 甘草二兩（炙） 生薑三兩 牡蠣五兩（熬） 龍骨四兩 大棗十二枚 蜀漆三兩（洗去腥）

上爲末，以水一斗二升，先煑蜀漆，減二升，內諸藥，煑取三升，去滓，溫服一升。

【词语注解】 ①火邪：指误用烧针、艾条、火熏等法劫汗亡阳，引起惊狂起卧不安的变证。

【经义阐释】 本条论述火劫致惊的治法。所谓"火邪"，是指因使用熏、熨、烧针等法所发生的病变，古人将引起此病变的因素统称为火邪。正如《伤寒论》119 条所说："太阳伤寒者，加温针必惊也。"114 条"太阳病，以火熏之，不得汗，其人必躁。到经不解，必清血，名为火邪。"本条详于方而略于证，据《伤寒论》112 条"伤寒，脉浮，医以火迫劫之，亡阳，必惊狂，卧起不安者，桂枝去芍药加蜀漆牡蛎龙骨救逆汤主之"，当有心悸、惊狂、卧起不安等症。火劫发汗，汗多损伤心阳，使心神不得敛养，心胸阳气不足，水饮痰邪乘机扰心，心被痰扰，故见上述诸症。治当扶心阳、安神气、去痰邪，用桂枝去芍药加蜀漆牡蛎龙骨救逆汤。

本证之亡阳与少阴证之亡阳不同。少阴亡阳是损伤肾阳，多见四肢厥冷，大汗吐利，脉微欲绝等症，治用四逆、真武辈以回阳救逆。本证之亡阳乃因火邪迫汗，汗多损伤心阳而致心悸、惊狂、卧起不安等症。用桂枝去芍药加蜀漆牡蛎龙骨救逆汤不必拘泥于火邪致病，凡属心阳不足，痰扰心神而见惊狂，卧起不安等症者，均可应用。

【方药评析】 本方即桂枝去芍药加蜀漆、龙骨、牡蛎组成。方中桂枝、甘草辛甘合用以复心阳；芍药为阴柔之品，有碍于心阳之恢复，故去之；生姜、大枣调和营卫，且能助神明，故加蜀漆涤痰逐邪，蜀漆即常山的嫩枝叶，性味、归经、功效与常山略同；龙骨、牡蛎重镇潜敛以安心神。诸药合用，有补益心阳，镇惊安神之效。因其所主的证候紧急，且由火逆所致，故方名"救逆"。

【文献选录】 徐彬：此方治惊，乃治病中之惊狂不安者，非如安神丸、镇惊丸等之镇心为言也。奔豚气篇中虽有惊怖等四部病，皆从惊恐得之句，然病由虚声所惊，可以镇浮而愈。若因炙炳（灸焫）且热且惊，以致邪结胸中，惊狂不安，则必驱散其胸中之邪为主，故标之之为火邪者。见胸中者，清阳之所居，乃火劫亡阳致神明散乱。故以桂甘姜枣，宣其上焦之元阳，则爝火自熄。惊则必有瘀结，故加常山苗蜀漆破血，疗胸中结邪，而以龙骨之甘涩平，牡蛎之酸盐（咸）寒，一阳一阴，以交其心肾，而宁其散乱之神，若桂枝汤去芍药，病不在肝脾，故嫌其酸收入腹也。（《论注》）

魏荔彤：此乃去芍药加蜀漆者，去其酸寒而益以辛温也。火邪上逆，夹血妄行，遇寒而凝滞于胸肺，必生他变，易以蜀漆之辛温，行血救逆而无克伐破耗之虞，法至善矣。其桂枝汤本方之用，无非升阳气，和营卫。加龙骨牡蛎之涩，以治水逆之法治血逆，变而不变者也。且妙在桂枝散邪而非伤阳之物，更能助阳；蜀漆行血而非耗阴之物，更能滋阴；龙骨牡蛎制逆上之血而无走血驱邪之猛厉。所以为治火邪之良方也。（《本义》）

陈念祖：火邪者，所包者广，不止以火逼劫，亡阳惊狂一证，然举其方治，可以启其悟机。但认为火邪为主，即以桂枝去芍药加蜀漆牡蛎龙骨救逆汤主之。（《浅注》）

【临床应用】 （1）治疗精神神经系统疾病：马云枝[1] 运用桂枝救逆汤治疗癫证 1 例。

患者杨某，男，42 岁。2006 年 10 月诊。家属代诉，患者 5 个月前先头胀失眠，继则持续性抽搐、神志不清，住院抢救半月余后，神志清楚而形如痴呆，白天抑郁似眠，夜间烦躁不宁，小便黄赤而涩，大便频数而黏，脉沉细而滑，舌体胖大、质淡、苔白滑腻。辨证属痰浊阻遏阳气，蒙蔽心神。予以桂枝救逆汤化裁：桂枝 10g，甘草 10g，姜半夏 15g，茯苓 15g，生龙骨 30g，生牡蛎 30g，酒炒蜀漆 3g，生姜 2 片，大枣 12 枚。7 剂，水煎，每日 1 剂，分 2 次服。服药后，患者诸症减轻，又加减续服 30 余剂而获痊愈。

（2）治疗循环系统疾病：谭旭宏[2] 运用桂枝救逆汤（蜀漆 10g，龙骨 15g，牡蛎 15g，甘草 6g，生姜 3 片，大枣 12 枚）加减治疗心脏神经官能症 57 例。结果 57 例中，治愈 30 例、显效 17 例、有效 6 例、无效 4 例，总有效率 93％。张景义等[3] 采用自拟“平律煎”治疗心律失常 45 例，基本药物：桂枝、柴胡、牡蛎、鸡血藤各 10g，赤芍、石菖蒲、郁金、龙骨、炙甘草、代赭石、磁石各 15g，丹参、当归、炙黄芪各 30g，生姜 5g，大枣 3 枚。以上诸药随症加减，日服 1 剂，水煎分早晚 2 次服完，30 天为 1 个疗程。其中显效 36 例，有效 7 例，无效 2 例，总有效率为 95.5％。

【原文】　心下悸者，半夏麻黄丸主之。（13）

半夏麻黄丸方：

半夏　麻黄等分

上二味，末之，炼蜜和丸小豆大，饮服三丸，日三服。

【经义阐释】　本条论述水饮致悸的治法。心下指胃脘部位，胃的停饮，上凌于心，心阳被遏，故心与胃脘处有悸动感，并多伴有胸闷脘闷纳少，泛吐痰涎，舌苔白腻，治宜蠲饮降逆，通阳宣肺。

本条心下悸下第一条的“弱则为悸”，在病因上完全不同，“弱则为悸”乃因气虚血少，心失所养；本条之悸因水饮上逆，故用半夏麻黄丸降逆化饮。

【方药评析】　半夏麻黄丸方中半夏蠲饮降逆，麻黄宣发阳气。若阳气不能宣发，则停饮难以速消，故作蜜丸与服，缓以图之，不仅可蠲除饮邪，而且能和养中气，不治悸而悸自定。

痰饮心悸，一般多采用桂枝、茯苓通阳利水，而半夏麻黄丸证，则属饮盛而阳郁的病变，且有或呕或喘等肺气闭郁，胃失和降的症状，故用麻黄通阳宣肺以泄水气，半夏降逆和胃以蠲痰饮。

【文献选录】　尤怡：此治饮气抑其阳气者之法。半夏蠲饮气，麻黄发阳气，妙在作丸与服，缓以图之，则麻黄之辛甘，不能发越津气，而但升引阳气；即半夏之苦辛，亦不特蠲除饮气，而并和养中气。（《心典》）

陈念祖：此为悸证出其方也。但悸病有心包血虚火旺者，有肾水虚而不交于心者，有肾邪凌心者，有心脏自虚者，有痰饮所致者，此则别无虚证，惟饮气之为病欤。（《浅注》）

唐宗海：《伤寒论》心下悸，用桂枝以宣心阳，用茯苓以利水邪；此用半夏、麻黄，非故歧而二之也。盖水气凌心，则心下悸，用桂枝者，助心中之火以敌水也，用麻黄者，通太阳之气以泄水也；彼用茯苓，是从脾利水以渗入膀胱，此用半夏，是从胃降水以抑其冲气，冲降则水随而降。方意各别，学者正宜钩考，以尽法之变。（《补正》）

【临床应用】　治疗心悸：何任[4] 用姜半夏、生麻黄各 30g，主治痰湿水饮内郁所致的心悸。用法：研末和匀，装入胶囊，每日 3 次，每次 2 丸，服后心下悸即愈。

【现代研究】 吴雪荣[5] 研究发现麻黄碱对心血管系统的作用主要体现在：①对心脏的作用：麻黄碱对心脏有兴奋作用。麻黄碱使心肌收缩力增强，心输出量增加。②对血管的作用：麻黄碱使冠脉、脑、肌肉血管扩张，血流量增加；使肾、脾等内脏和皮肤、黏膜血管收缩，血流量降低。③对血压的影响：麻黄碱常引起收缩压和舒张压上升，脉压增大。其升压作用缓慢而持久。范益然[6] 研究发现麻黄果多糖可作用于离体心室乳头肌 M 受体，对 K^+ 通道有先抑制后易化的双重效应，从而影响心肌的电活动。电位时程的表现与单纯应用麻黄果多糖相似。麻黄果多糖作用于 M 受体后，其效应不完全与乙酰胆碱效应相同，对 K^+ 外流有先抑制，后易化的双向效应，由于开始时的抑制效应较短，而较强的易化效应使 K^+ 外流加速，动作电位时程缩短，使心肌细胞兴奋性、传导性下降，由于 K^+ 外流加速，可抑制心肌细胞膜对 Ca^{2+} 通透性，使 Ca^{2+} 内流减少，从而降低心肌收缩力。王志强等[7] 研究发现半夏对离体蛙心及兔心具有抑制作用，但对离体豚鼠心脏则不发生作用。犬室性心动过速及室性期前收缩的模型证实，半夏浸剂静脉注射有明显的抗心律失常作用。清半夏水煎液预防给药，对氯化钡诱发的大鼠心律失常有明显的拮抗作用。半夏注射液静脉注射对大鼠、犬、猫均有一过性的降压作用。半夏水煎醇沉液可增加离体心脏冠状动脉流量。半夏可阻止或延缓食饵性高脂血症的形成，对高脂血症有一定的治疗作用，其中对降低总胆固醇和低密度脂蛋白的作用较显著。半夏碱乙还能抑制二磷酸腺苷、胶原诱导的血小板聚集。静脉注射半夏碱甲对窦房率、心肌及乳头状肌收缩力均有抑制作用，其拮抗异丙肾上腺素的作用与普萘洛尔相似。

【原文】 吐血不止者，柏葉湯主之。(14)

柏葉湯方：

柏葉　乾薑各三兩　艾三把

上三味，以水五升，取馬通汁一升，合煮取一升，分溫再服。

【经义阐释】 本条论述虚寒性吐血的治法。"吐血不止"，此指吐血量多，或量少日久，为中焦虚寒，血不归经所致，除吐血不止外，当见病人面色萎黄、肢冷，精神不振，舌淡胖大，脉虚软无力。治用柏叶汤温中止血。

【方药评析】 柏叶汤由柏叶、干姜、艾叶、马通汁四味组成。方中柏叶即侧柏叶，味苦、涩，性微寒，折其上逆之势而又能收敛止血；干姜温中摄血，艾叶温经止血，合用能使阳气振奋而摄血；马通汁即马粪加水过滤取其汁而成，《神农本草经》云："微温"，引血下行以止血。四药合用，共奏温中止血之效。

柏叶汤对于出血不止，病情偏于虚寒者，为常用之方。临床应用，尚不限于吐血，对衄血、咳血或下血等证均可用之。据《备急千金要方》记载，本方适用于"吐血内崩，上气面色如土"之候，并治"上焦热膈伤，吐血、衄血或下血连日不止，欲死"等证。《神农本草经》引本方加阿胶。至于马通汁，后世医家多用童便代之，疗效尚可。有人将柏叶、干姜、艾叶三药，炒炭应用，加强止血效果。临证时此法可供参考。

【文献选录】 徐彬：此重"不止"二字，是谓寒凉止血药皆不应矣。吐血本由阳虚不能导血归经，然血亡而阴亏，故以柏叶之最养阴者为君，艾叶走经为臣，而以干姜温胃为佐，马通导火使下为使。愚意无马通，童便亦得。(《论注》)

魏荔彤：柏叶性轻质清，气香味甘，治上部滞腻之圣药也。血凝于胸肺方吐，开斯行，行斯下注不上越矣；佐以姜艾之辛温，恐遇寒而又凝也，合以马通汁破宿血、养新血、止吐衄有专功，是又血热妄行之与治也。（《本义》）

尤怡：仁斋《直指》云：血遇热则宣行，故止血多用凉药，然亦有气虚挟寒，阴阳不相为守，营气虚散，血亦错行者，此干姜、艾叶之所以用也。而血既上溢，其浮盛之势，又非温药所能御者，故以柏叶抑之使降，马通引之使下，则妄行之血顺而能下，下而能守矣。（《心典》）

吴谦：吐血之病，热伤阳络，当清其热；劳伤阳络，当理其损。今以柏叶汤温散之品，而治吐血不止者，则必是热伏阴分，用此宣发，使热行阳分，血不为热所迫，则自止矣"。（《金鉴》）

【临床应用】　（1）治疗妇科疾病：冯桂玲等[8]以柏叶散加减治疗宫内节育器所致慢性子宫内膜炎66例。治疗组采用柏叶散加减。处方：柏叶、续断、川芎、当归、生干地黄、鳖甲、龟板各15g，禹余粮25g，阿胶、赤石脂、牡蛎、地榆、艾叶、丹参各12g，加上益母草20g。对照组62例予甲硝唑250ml，静脉滴注；氧氟沙星粉针剂0.4g加入5％葡萄糖注射液静脉滴注。从月经第1天开始，连续用药7天。连续3个月经周期。治疗组治愈48例，显效8例，有效4例，无效6例，总有效率91.4％；对照组治愈35例，显效8例，有效4例，无效15例，总有效率76.0％。治疗组疗效优于对照组（$P < 0.05$）。

（2）治疗外科疾病：王晓云等[9]自拟侧柏叶汤治疗汗疱疹20例。方药：侧柏叶30g，地骨皮、金银花、透骨草、艾叶、甘草各20g。痒甚加白鲜皮、防风各20g；汗多者加明矾、葛根各20g。水煎熏洗双手，5剂为1个疗程。结果：痊愈14例，有效4例，无效2例，总有效率90％。随访2年，痊愈病例均未复发，4例有效者有1例复发。邓海清等[10]以养血生发汤配合柏叶生发酊治疗斑秃46例。治疗组内服养血生发汤：黄芪30g，熟地黄、白术、白芍、夜交藤各15g，天麻、木瓜、冬虫夏草各6g，当归、川芎、炙远志各10g，红花、墨旱莲、女贞子各9g。每天1剂，水煎服。同时给予柏叶生发酊外涂。处方：红花9g，干姜12g，赤芍13g，当归、生地黄、侧伯叶各18g。对照组给予胱氨酸口服，每次100mg，每天3次；复合维生素B口服，每次2粒，每天3次。同时外搽0.05％氮芥酒精，每天3次，疗程同治疗组。治疗组总有效率为97.8％，明显优于对照组。刘冬娥[11]以柏叶汤（侧柏叶30g，地榆20g，艾叶20g组成）煎洗治愈脚癣1例。病案：毛某某，女，30岁。1996年8月就诊。该患者患脚癣数年。此次又发。双足脚趾糜烂。足背红肿，脓血分泌物多，痛痒难忍，行走不便，曾口服消炎药及涂达克宁（硝酸咪康唑乳膏）等药均未见效。即刻令其将上药合用煎汤洗双脚，日数次，洗3天后，痊愈。随访至今，未复发。

【现代研究】　罗苏群[12]将柏叶汤拆分为单味柏叶组、干姜艾叶组、柏叶汤组的不同配伍，观察其对于小鼠虚寒性出血影响，发现就缩短凝血时间的止血作用而言，只有含侧柏叶的给药组具有其作用，就提升血小板计数及减轻溃疡形成，抑制溃疡出血作用而言，也以含柏叶的柏叶汤全方功效最强，并与从柏叶汤方中去除柏叶所组成的干姜艾叶组间呈现出有统计学意义的差异，在减轻溃疡形成，抑制溃疡出血方面，甚至单味柏叶组也显著强于干姜艾叶组。

【原文】　下血，先便后血，此远血也，黄土汤主之。（15）

黄土汤方：亦主吐血衄血。

甘草 乾地黄 白术 附子（炮） 阿膠 黄芩各三兩 竈中黄土半斤

上七味，以水八升，煮取三升，分温二服。

【经义阐释】 本条论述虚寒性便血的证治。血从下窍而出，谓之下血。《素问·阴阳别论》称之为"结阴"，后世称之为便血。大便在先，出血在后，因其血多来自直肠以上，离肛门较远，故称为远血。至于远血的形成，如唐宗海云："系中宫不守，血无所摄而下也"。乃多因中气虚寒，脾失统御之权，则血渗于下，从大便而出。证见便血，血色黯淡，四肢不温，面色萎黄，舌淡苔白，脉沉细无力等。治以黄土汤温脾摄血。

【方药评析】 黄土汤方中灶中黄土又名伏龙肝，既能温中，又可涩肠止血，为主药；脾气虚寒之失血，虚寒为本，失血为标，若单纯从标，徒恃止血之品，很难奏效，唯有"标本兼顾"，温中健脾与止血同用，收效始捷，故用白术、附子温阳健脾，以复统血摄血之权；然辛温燥热之术、附，易耗气动血，且出血过多，阴血必耗，故以生地、阿胶滋阴养血止血；阴血亏耗，易生内热，黄芩苦寒以清内热，且能制约术、附温燥动血之弊；甘草和中缓急。诸药合用，刚柔相济，温阳止血而不伤阴，滋阴养血而不碍脾，共奏温中健脾，养血止血之功。

灶中黄土是烧杂草或木柴的灶中土块经火久烧而成的焦黄土，以釜脐下外赤中黄者为佳，其性味辛微温，入脾胃、肝经。有温中降逆、止呕止血之效，为镇吐、止血与妇科要药。历代本草书对此药多有记载，如《名医别录》曰："主妇人崩中吐血、止咳逆血"；《大明本草》曰："止鼻红、肠风、带下、尿血、泄精"；《本草备要》曰："主咳逆反胃、吐衄……"。现药房多不备灶中黄土，目前有人用赤石脂代之。

【文献选录】 徐彬：下血较吐血势顺而不逆，此病不在气也，当从腹中求责，故以先便后血，知未便时血分不动，直至便后努责，然后下血，是内寒不能温脾，脾阳不足，不能统血。脾居中土，自下焦而言之，则为远矣。故以附子温肾之阳，又恐过燥，阿胶、地黄壮阴为佐，白术健脾之气，脾又喜凉，故以黄芩、甘草清热，而以经火之黄土，与脾为类者，引之入脾，使暖气于脾中，如冬时地中之阳气，而为发生之本，真神方也。脾肾为先后天之本，调则营卫相得，血无妄出，故又主吐衄。愚谓吐血自利者尤宜之。（《论注》）

尤怡：下血，先便后血者，由脾虚气寒，失其统御之权，而血为之不守也。脾去肛门远，故曰远血。黄土温燥入脾，合白术、附子以复健行之气，阿胶、生地黄、甘草以益脱竭之血，而又虑辛温之品，转为血病之厉，故又以黄芩之苦寒，防其太过，所谓有制之师也。（《心典》）

【临床应用】 （1）治疗呕吐：闫宽厚[13] 以黄土汤加减（灶心黄土250g，炮附子20g，熟地10g，白术20g，半夏15g，干姜10g，黄芩9g，炙甘草10g）治疗脾胃虚寒兼胃阴损伤之顽固性呕吐1例。

（2）治疗糖尿病性腹泻：方秀梅[14] 以黄土汤加减（赤石脂60g，干地黄、白术、炮附子、阿胶、党参、肉豆蔻各10g，黄芩6g）治疗糖尿病性腹泻病人21例，气虚下陷者加升麻、柴胡、黄芪；若有脂肪泻者加鸡内金、生姜等。2周为1个疗程。结果：治愈15例，显效2例，有效2例，无效2例。

（3）治疗慢性菌痢：林武[15] 用黄土汤加减治疗儿童慢性菌痢38例，药用：灶心黄土（包煎）30g，阿胶（熔）、黄芩各8g，干地黄15g，白术6g，制附子3g，甘草2g。结果：显效28例，有效9例，无效1例，总有效率97.4%。

（4）治疗泄泻：苑述刚[16] 治疗赵某，男，30 岁。反复泄泻 4 年，辨证为中焦阳虚，脾失运化。施以黄土汤加减：灶心黄土 30g，制附子 6g，炒白术 12g，阿胶珠 10g，熟地黄 9g，黄芩炭 9g，党参 15g，干姜片 6g，肉豆蔻 9g，补骨脂 9g，茯苓 15g，炙甘草 6g。6 剂，水煎服。泻泄症状较前明显好转，减阿胶、熟地用量，续投 15 剂，而后泻泄、纳少、四肢不温等症悉除。

（5）治疗紫癜：苑述刚[16] 治疗张某，女，18 岁。患反复紫癜半年余，辨证为中焦虚寒，失其统血，治疗当温中健脾、养血止血。方以黄土汤加减：灶心黄土 30g，制附子 6g，炒白术 12g，阿胶 9g，熟地黄 9g，黄芩 6g，干姜片 6g，紫草根 12g，仙鹤草 9g，炙甘草 6g。半月后而获愈。

（6）治疗消化性溃疡出血：冯其海[17] 治疗 62 例消化性溃疡出血，治疗组 32 例用黄土汤内镜下喷洒治疗，发现治疗组的止血率优于去甲肾上腺对照组，再出血率亦明显降低，平均输血量亦明显少于对照组。

（7）治疗功能失调性子宫出血症：窦时华[18] 以黄土汤化裁治疗功能失调性子宫出血症继发不孕 1 例。辨证为脾阳虚弱，统摄无权，冲任失调。治法：温阳健脾，固摄冲任。方药：熟地 10g，制附片 6g，白术 20g，白芍 20g，灶心土 30g，砂仁 3g，黄芩 6g，阿胶珠（烊化冲服）15g，党参 20g，炙黄芪 30g，炙甘草 3g。连续治疗 6 个月，月经周期、经量恢复正常。再用补肝肾养气血，佐以活血促排卵之法，于 1999 年怀孕生一男婴。

（8）治疗幼女阴道出血：汤锡琼等[19] 用黄土汤治疗幼女阴道出血 1 例。证属脾气虚，治以黄土汤：灶心黄土 60g（煎汤代水），阿胶（冲）6g，附子 5g，黄芩 5g，白术 10g，干地黄 15g，甘草 3g，水煎服，分 2 次服，连服 2 天，阴道出血少。续服 3 剂，血止而愈。随访 1 年，未见复发。

（9）治疗崩漏：袁银忠[20] 用黄土汤治疗崩漏 16 例。黄土汤组成：甘草、干地黄、白术、炮附子、阿胶、黄芩各 9g，灶心黄土 30g。先煎灶心黄土取汤，再煎余药，每日 1 剂。结果：治愈 12 例，好转 3 例，未愈 1 例，总有效率 94%。

（10）治疗带下病：苑述刚[16] 治疗梁某，女，26 岁，未婚。主诉：带下量多 1 月余。辨证为中焦阳虚，失其统摄。施以黄土汤加减：灶心黄土 30g，制附子 6g，炒苍白术各 12g，阿胶 10g，熟地 9g，黄芩炭 6g，党参 15g，干姜片 6g，怀山药 15g，炒芥穗 6g，车钱子 12g（包），陈皮 6g，炙甘草 6g。水煎服，6 剂。药后患者面色喜悦，告之带下量已明显减少，腰酸、乏力等症也已减轻，加川续断 10g，减车钱子、黄芩炭，续投 10 帖，复诊诸症告愈。

【原文】 下血，先血后便，此近血也，赤小豆当归散主之。方见狐惑中。（16）

【经义阐释】 本条论述湿热性便血的证治。便血，出血在先，大便在后，出血部位多离肛门较近，故称之为近血。其证见大便下血，血色鲜红，腹痛，大便不畅，舌苔黄腻，脉象濡数。近血的形成，是因湿热蕴结于大肠，损伤脉络所致。此即《素问·生气通天论》所谓"肠澼为痔"，后世称之为"脏毒"、"肠风"，治用赤小豆当归散清利湿热，活血化瘀。远血与近血，有虚实寒热之分。其远近的含义，后世医家皆认为是出血部位距离肛门的远近。临床所见，出血部位距肛门远（食管、胃、十二指肠、小肠）便血以柏油样黑粪为主，亦有黯红色血便，且多为血便混杂而下，很少见"先便后血"。出血部位在肛门或距离肛门近（直肠）的便血，为便后滴血或射血，或便前射血。所以临证不能局限于远血近血，辨证当从出血颜色，全身症状，舌苔脉象加以考虑。

【方药评析】 赤小豆当归散方中赤小豆清热利湿解毒；当归活血祛瘀，引血归经；浆水清凉解毒，清热除湿。三药共奏清热利湿，解毒化瘀之效，使湿热去，则下血止。

【文献选录】 程林：此《内经》所谓饮食不节，起居不时，则阴受之，阴受之则入五脏，为肠澼下血之属，故用当归以和血脉，赤豆以清脏毒，与黄土汤不侔也。《梅师方》云：热清下血，或食热物发动，以赤小豆为末，水调服。则知此方治脏毒下血，黄土汤治结阴下血，有霄壤之分也。（《直解》）

尤怡：下血先血后便者，由大肠伤于湿热，而血渗于下也。大肠与肛门近，故曰近血。赤小豆能行水湿，解热毒，当归引血归经，且举血中陷下之气也。（《心典》）

唐宗海：近血者，即今之脏毒、痔疮，常带脓血者是也。何以知之，观仲景用赤豆当归散而知之矣。狐惑有脓者，赤豆当归散主之。赤豆发芽是排其脓，则知先血后便，亦是脏毒有脓，其用赤豆，亦以排脓，即所以行血也。（《补正》）

【原文】 心氣不足[1]，吐血、衄血，瀉心湯主之。（17）

瀉心湯方：亦治霍亂。

大黃二兩　黃連　黃芩各一兩

上三味，以水三升，煮取一升，頓服之。

【词语注解】 ①心气不足：当从《备急千金要方》作"心气不定"，即心烦不安之意。

【经义阐释】 本条论述热盛吐衄的证治。心藏神，主血脉，邪热内炽，扰乱心神于内，迫血妄行于上，故见心烦不安，吐血、衄血。病机为心火亢盛，迫血妄行。治以泻心汤清热泻火，凉血止血。

程林说："心气不足而邪热乘之，则迫血妄行，故有吐衄之患。"此处言"邪热乘之"，似指六淫之火或他脏之火而言。《金鉴》说："心气'不足'二字，当是'有余'二字，若是不足，如何用此方治之，必是传写之讹。心气有余，热盛也。"综上各家注述虽不相同，但认为原文中吐血、衄血的病机属实火，这一点是一致的。

【方药评析】 泻心汤方用大黄、黄连、黄芩之苦寒，泻心火偏盛。黄连泻心火，黄芩泻上焦火，大黄泻火通腑，釜底抽薪，火降则血宁。全方无一味止血药，何以能止吐、衄血？因本证邪热有余，心火亢盛，用黄连、黄芩、大黄苦寒清热泻火，即所谓泻心即是泻火，泻火即是止血。陈念祖称之为吐衄之神方，也正是基于此。

【文献选录】 程林：心主血，心气不足而邪热乘之，则迫血妄行，故有吐衄之患。夫炎上作苦，故内经曰：苦先入心，三黄之苦，以泻心之邪热。（《直解》）

魏荔彤：火邪有余，壮火食气，心气遂觉不足，因而吐衄或兼见或专见，应先治其火邪之盛以愈标病，而本病之虚实，方可徐审而图之。主之以泻心汤，纯用苦寒，以泄实热之邪，火邪得消而气自足，少火又能生气矣。此乃治邪盛而正分阴阳俱未甚虚者，方可服也。（《本义》）

尤怡：心气不足者，心中之阴气不足也。阴不足则阳独盛，血为热迫而妄行不止矣。大黄、黄芩、黄连泻其心之热，而血自宁。（《心典》）

陈念祖：此为吐衄之神方也。妙在以芩、连之苦寒泄心之邪热，即所以补心之不

足；尤妙在大黄之通止其血，而不使其稍停余瘀，致血愈后酿成咳嗽虚劳之根。（《浅注》）

唐宗海：一止血：其法独取阳明。阳明之气下行为顺，所以逆上者，以其气实故也……故必亟夺其实，釜底抽薪，然后能降气止逆，仲景泻心汤主之。血多者，加童便、茅根；喘满者，加杏仁、厚朴；血虚者，加生地、当归；气随血脱不归根者，加人参、当归、五味、附片；有寒热者，加柴胡、生姜，或加干姜、艾叶，以反佐之。……方名泻心，实则泻胃，胃气下泄，则心火有所消导，而胃中之热气亦不上壅，斯气顺而血不逆矣。（《血证论·卷二》）

【临床应用】（1）治疗小儿急性细菌性痢疾：黄秀君[21]用三黄泻心汤灌肠治疗小儿急性细菌性痢疾 68 例，治疗组采用三黄泻心汤：生大黄、黄连各 15g，黄芩 30g。对照组用头孢曲松钠 50～100mg/kg·d，溶于 4:1 液 100ml 中静脉滴注，每日 2 次。两组疗程 7～10 天。结果：治疗组 68 例中，治愈 58 例，好转 10 例，无效 0 例，治愈率 85.13，总有效率 100%；对照组 60 例中，治愈 50 例，好转 8 例，无效 2 例，治愈率 83.13%，总有效率 96.17%。

（2）治疗胆汁反流性胃炎：马敏宁[22]予泻心汤加味治疗 78 例胆汁反流性胃炎。基本方：黄连 10g，黄芩 10g，大黄 5g，厚朴 10g，法半夏 10g，甘草 5g。结果：显效 63 例，好转 10 例，无效 5 例，总有效率为 93.6%。

（3）治疗肺结核咯血：石轶群等[23]通过对泻心汤治疗肺结核咯血的疗效观察发现，治疗组临床疗效明显优于对照组。两组均常规抗结核、西药镇静镇咳，有感染者抗感染，加强排痰、心理护理。对照组 28 例加用止血敏（酚磺乙胺）0.4g、止血芳酸（氨甲苯酸）0.4g 静脉滴注。治疗组 30 例予泻心汤开水泡服。方法：将大黄 15g，黄芩 5g，黄连 5g，用刚开的沸水 100ml 浸泡 10min 后，1 次服用。

（4）治疗精神病兴奋状态：林慧[24]研究了泻心汤合抗精神病药治疗精神病兴奋状态。结果：治疗组 68 例其总有效率为 97.06%，对照组 67 例其总有效率为 83.58%，说明泻心汤合抗精神病药治疗精神病兴奋状态控制症状见效快，可减少使用抗精神病药药量，不良反应少。

（5）治疗脂溢性皮炎脱发：史成龙等[25]治疗陈某，男，32 岁。被诊为脂溢性皮炎脱发 1 月之久，服药无效，求余用中药治疗。现患者头皮及颜面皮肤瘙痒明显，头皮屑多，头油大，有臭味，颜面皮肤亦多油腻，每晨起床则枕上脱发成片，头顶前部已见头发稀疏，口干口苦，烦躁不安，小便黄，大便干结不畅，舌质红，苔黄，脉略数。拟方：大黄 10g（后下），黄芩 10g，黄连 6g，生地 15g，竹叶 10g，知母 10g，甘草 6g。每日 1 剂，水煎服。连服 5 剂，自觉神清气爽，心神安宁，脱发明显减少，头皮颜面已不瘙痒。续服 5 剂后其病告愈。

（6）治疗高血压：史成龙等[25]治疗张某，男，42 岁。自二十多岁就发现有高血压，多年来间断服降压药巩固治疗。此次发病前因发怒而致血压急剧升高，收缩压在 180～210mmHg、舒张压在 110～130mmHg 之间波动，服降压药其效不甚理想，头昏作眩，口干苦有臭味，且伴反复鼻出血，大便正常，小便短赤。视其面红目赤，舌质红，苔黄黑，脉数有力。辨证乃肝阴不足、肝阳偏盛为本，心肝火盛为标。处方：大黄 10g，黄芩 10g，黄连 6g，生地炭 15g，牡丹皮 10g，侧柏叶 10g，甘草 6g。每日 1 剂，水煎服。药用 3 剂后，血压稳定在 170/110mmHg 以下，头昏眩晕、心烦、口苦口臭消失，未再发鼻出血。

复诊时舌质偏红，苔薄黄，脉细弦。上方去大黄、黄连，加天麻 10g、钩藤 15g、夏枯草 15g、白芍 12g、怀牛膝 12g、煅龙骨 15g、煅牡蛎 15g、石斛 10g。每日 1 剂，水煎服。以滋阴平肝潜阳收尾治疗，病情很快得以恢复。

（7）治疗急性冠脉综合征：黄衍寿等[26] 观察清热解毒法对急性冠脉综合征的临床干预效果及干预机制，将 55 例急性冠脉综合征患者按 3∶1 随机分为 2 组，观察组 41 例，对照组 14 例。对照组给予抗凝、抗血小板聚集、抗心肌缺血等常规治疗，观察组在对照组治疗基础上加用三黄片（由大黄、黄芩、黄连组成）口服，4 片/次，2 次/d，两组均以 2 周为 1 个疗程。结果：观察组症状计分减少程度、血中 C 反应蛋白（CRP）、肿瘤坏死因子 α（TNF-α）、白细胞介素 6（IL-6）的下降程度等与对照组比较均差异显著（$P < 0.05$）。

（8）治疗寻常痤疮：杨杰[27] 用加味泻心汤治疗寻常痤疮 38 例。方药：大黄 5～10g，黄芩 10g，黄连 5～10g，焦栀子 5～15g，连翘 12g，生杷叶 10g，桑叶、桑皮各 10g，丹参 30g，丹皮 10g，赤芍 10g，紫草 10g，白芷 3～6g。结果：痊愈 12 例，显效 8 例，有效 15 例，无效 3 例，总有效率 92.11%。

（9）治疗呕血：刘明君[28] 用三黄泻心汤治疗呕血 1 例。陈某，男性，24 岁，教师。1998 年 5 月 5 日初诊。辨证为素有内热蕴结，又因过食辛燥之品致燥热炽盛、热迫血行而吐血。治以清热泻火、荡涤实热，佐以凉血止血。予三黄泻心汤加味：大黄 10g，黄连 10g，黄芩 15g，栀子 15g，白茅根 30g，藕节 30g，白及 18g，鲜侧柏叶 25g，生地 30g，甘草 6g。二诊：患者自诉服药后未再呕血，并泻下大便 1 次，质稀、味臭秽，心中烦渴、胃脘部疼痛减轻，上方改大黄为大黄炭 6g，加天花粉 20g，葛花 15g，白芍 30g。三诊：上症基本解除，微感口干，神倦，心烦，小便黄，舌淡红，苔薄黄，脉和缓有力。此为余热未尽，处方以竹叶石膏汤加减，2 剂而病瘥。

（10）治疗上消化道出血：梁汉明[29] 用三黄泻心汤加味治疗上消化道出血 53 例。治疗组用三黄泻心汤加味（黄芩 10～12g，黄连 6～8g，大黄 10～15g，田七 6～8g，白及 15～20g），每天 1 剂，每剂药浓煎 2 次，两煎混合成 400ml，冷却后（早、中、晚）3 次服，7 天为 1 个疗程。黑便消失，大便潜血转阴后改四君子加味调理。对照组（30 例）用氨甲苯酸注射液 10ml：0.1×3 支加生理盐水注射液 250ml 静滴，每天 2 次，西米替丁注射液 2ml：0.2×2 支加 5% 葡萄糖注射液 250ml 静滴，每天 2 次，7 天为 1 个疗程。两组病人均强调卧床休息，同时辅助以支持疗法，对血红蛋白低于 70g/L 者，给予适量输血，对于呕血、便血量多者暂予禁食，但不禁药，出血基本止住后改为冷流质，黑便基本停止或大便潜血阴性后改为半流或软烂少渣、易消化吸收之饮食，并逐步恢复一般饮食。结果：治疗组痊愈 45 例，显效 5 例，好转 2 例，无效 1 例，总有效率 98.11%；对照组痊愈 19 例，显效 7 例，好转 3 例，无效 1 例，总有效率 96.17%。两组治愈率差异显著（$P < 0.01$）。

（11）治疗血小板减少性紫癜：黄煌[30] 治疗 1 例患有干燥综合征引起的血小板减少性紫癜的患者，处方：黄连 6g，黄芩 20g，制大黄 10g，生地 40g，白芍 30g，阿胶 15g。加减治疗后症状缓解，停用激素。

（12）治疗过敏性舌炎：史成龙等[25] 治疗王某，男，28 岁。患急性过敏性舌炎 5 天，经西药抗炎、抗过敏治疗效果较差。现口舌生疮，灼痛不已，言语艰，心烦易怒。余令其张口而观，见舌体大片糜烂，表面脓苔，舌质红绛。询其病发于心烦之事，且有 3 天未解大便，小便短赤，切其脉数。综合分析此乃内热实火之证而源于肝。以清热泻火兼以疏肝解郁。拟三黄泻心汤加味：大黄10g（后下），黄连6g，黄芩10g，枳实10g，白芍10g，香附10g，甘草6g。每日1剂，水煎服。3剂后，舌痛诸症明显缓解，二便通畅，续服3剂，愈。

【现代研究】 （1）王晶等[31] 发现三黄泻心汤能比较有效地降低脑组织及血清 MDA 的含量，升高脑组织 SOD 活性，使机体清除氧自由基的能力升高。

（2）吴智春[32] 发现泻心汤可显著降低 MDA 水平，增强 SOD 活性，可以通过降低血浆 ox2 组成、LDL 水平，抑制 AS 病变的发生和发展。

（3）马华[33] 发现三黄泻心汤对 C6 大鼠神经胶质瘤细胞前列腺素 E2 的释放有抑制作用。

（4）刘保林等[34] 发现三黄泻心汤（SXT）能缩短小鼠的凝血和出血时间，亦可缩短正常家兔血浆复钙时间，其药效呈现剂量依赖关系，说明该方具有确切的促凝血和止血作用，且提示其作用是通过作用于内源性凝血系统而实现。

（5）丁国锋等[35] 研究显示三黄泻心汤能通过降低肥胖大鼠体重而发挥调节血脂、血糖，改善瘦素和胰岛素抵抗的作用。

（6）梁雪[36] 通过选择60例慢性胃炎、消化性溃疡 14C 尿素呼气试验阳性者采用泻心汤免煎剂治疗，发现泻心汤免煎剂具有抑制 Hp 的作用，其疗效优于单味大黄、黄连、黄芩；而单味中药黄连、黄芩、大黄之间疗效差异无统计意义。

（7）马越鸣等[37] 研究表明，泻心汤可以抑制内毒素炎症过程中一氧化氮合成酶的活性，抑制 NO、TNF-α 等炎症因子的产生，减少自由基产物丙二醛的生成。泻心汤对多种炎症模型的抑制作用可能与这些作用密切相关，这些结果阐明泻心汤可以通过多途径产生抗炎作用。

（8）孟宪丽等[38] 发现泻心汤有效组分 LPS 诱导 TLR4mRNA 表达上调的效应具有负性调节作用，对于降低细胞 LPS 的敏感性，减轻炎症反应可能具有重要意义。

（9）谭波等[39] 发现由大黄、黄芩、黄连按2∶1∶1比例组成的泻心汤对金黄色葡萄球菌、表皮葡萄球菌、大肠杆菌具有不同程度的抑菌作用，提示泻心汤可用于临床治疗金黄色葡萄球菌、表皮葡萄球菌、大肠杆菌的感染。魏晓芬等[40] 发现三黄泻心汤剂与三黄分散片对金黄色葡萄菌、大肠杆菌均有抑菌作用，二者抑菌作用无明显差异，且与先锋霉素6号比较差异不明显。

小　结

本篇论述了惊、悸、吐血、衄血、便血、胸满、瘀血等疾病的证治。惊是肝病，悸是心病，肝藏血，心主血，胸满是瘀血的一个症状，这些皆与血有关，故合为一篇，重点则在于血证，引起血证的原因很多，外感内伤均能导致血证的发生，本篇是以内伤血证为主。

1. 惊悸

病因病机：惊和悸是两种不同的病证，惊自外来，突受外界刺激而起；悸自内生，多因心血不足，心失所养引起。原文从脉象上区分惊与悸，"动即为惊，弱则为悸"。但临床上所见，惊与悸存在着一定的联系，常互相影响，受惊必致心悸，而心悸又易发生惊恐，惊与悸常互为因果，连续发生，故多惊悸并称。辨证施治，辨证施治首当分清虚实，一般惊宜镇静，悸宜补虚。具体治法，本篇仅列出二方，一方为桂枝去芍药加蜀漆牡蛎龙骨救逆汤，有通阳、镇惊、安神之效，用以治疗心阳不足，神气浮越的惊狂证；一方为半夏麻黄丸，具蠲饮通阳之功，治寒饮凌心的心悸证，本方治疗实证，与"弱则为悸"的病情有所不同，说明悸者虽多虚证，但亦不应忽视有实证，当辨证论治，方能获效。

2. 血证

病因病机：血证是本篇所论述之重点，内容包括吐血、衄血、下血及瘀血。篇中对吐、衄、下血的病机与证治、预后，以及瘀血的脉症等有关内容，均有所论述。血证的产生，或因四时气候的变动，或因饮酒过度，或因五脏损伤，均可导致。阳络伤则血外溢，血外溢则衄血。阴络伤则血内溢，血内溢则便血。其病理性质有虚实之分。实证为气火亢盛，血热妄行；虚证为气虚不能统摄血液。实证和虚证，有时是疾病发展过程中演变转化的几个阶段。往往开始为火盛气逆，迫血妄行，反复出血之后，则可导致血去气伤，而转为气虚阳衰，不能摄血。出血之后，离经之血，留积体内，而未排出，则蓄结成为瘀血。

辨证论治：吐血和衄血虽然在病变部位和症状表现上有所不同，但治疗方法则基本上是一致的。如吐血不止，属于中气虚寒，不能摄血的，用柏叶汤温中止血；吐、衄血属于心火亢盛，迫血妄行的，用泻心汤苦寒清泄，降火止血。下血有远血、近血之别，先便后血的下血，称为远血，属于虚寒的，用黄土汤温脾摄血；先血后便的下血，称为近血，属于大肠湿热的，用赤小豆当归散以清利湿热，活血化瘀。以上治法虽不能概括全面，但已具备了温清补泻的大法。瘀血的治疗，有法无方，但在"当下之"的原则启发下，可在仲景治瘀方中随证选用，如大黄䗪虫丸、桃仁承气汤、抵当汤（丸）、下瘀血汤、桂枝茯苓丸、鳖甲煎丸、温经汤以及其他活血化瘀方剂。

关于血证的治疗禁忌：本篇提出禁汗。《内经》云："夺血者无汗"，故失血者不可发汗，若误汗伤阳，则出现直视不能眴的阳虚变证；若误汗伤阳，则出现寒慄而振的阳虚变证。

附：惊悸、血证内容归纳表。

惊悸内容归纳表

含义	惊是惊恐，精神不定，卧起不安，惊之证发于外；悸是自觉心中跳动，悸之证发于内			
病因病机	大惊卒恐，"动即为惊" 气血不足，心失所养，"弱则为悸"			
主症	坐卧不安，心中悸动不宁			
证治	分　类	症　状	治　法	方　剂
	心阳不足	心悸，惊狂，卧起不安	通阳镇惊安神	桂枝去芍药加蜀漆牡蛎龙骨救逆汤
	水饮内停上凌于心	心悸，喘，呕	宣通阳气降逆蠲饮	半夏麻黄丸

血证内容归纳表

含义	血不循经，自九窍排出体外，或渗溢于肌肤			
病因病机	火热亢盛，迫血妄行；脾气虚寒，气不摄血			
主症	吐血、衄血、下血			
证治	分　　类	症　　状	治　　法	方　　剂
	中气虚寒气不摄血	吐血，衄血	温中止血	柏叶汤
	心火亢盛迫血妄行	心烦不安，吐血，衄血	苦寒清泄降火止血	泻心汤
	脾气虚寒统摄无权	先便后血	温脾摄血	黄土汤
	湿热便血	先血后便	清利湿热活血化瘀	赤小豆当归散

（关　彤　王新生）

参 考 文 献

[1] 王磊，马军令，马云枝．马云枝教授运用经方治疗神经内科疑难病证举隅．江苏中医药，2008（4）：19

[2] 谭旭宏．桂枝救逆汤治疗心脏神经官能症57例疗效观察．四川中医，2008（12）：76-77

[3] 张景义，张景华．平律煎治疗心律失常45例．陕西中医，2003（2）：108-109

[4] 何任．金匮摭记．上海中医药杂志，1984（12）：21

[5] 吴雪荣．麻黄药理作用研究进展．中国中医药现代远程教育，2010（5）：173

[6] 范益然，赵晓春，邱彦．麻黄药理作用及其临床应用进展．山西中医，2008（4）：44-45

[7] 王志强，李炳超．半夏药理作用研究进展．山西医药杂志，2009（1）：65-67

[8] 冯桂玲，周小琳．柏叶散加减治疗宫内节育器所致慢性子宫内膜炎70例．四川中医，2008（5）：80-81

[9] 王晓云，张承杰．自拟侧柏叶汤治疗汗疱疹20例．陕西中医，2008（5）：568-569

[10] 邓海清，潘朝霞．养血生发汤配合柏叶生发酊治疗斑秃46例疗效观察．新中医，2004（5）：46-47

[11] 刘冬娥．柏叶汤煎洗治疗脚癣感染．南平师专学报，2000（2）：113

[12] 罗苏群．柏叶汤及其拆方对小鼠虚寒性出血影响的实验研究．陕西中医，2006（12）：1590-1591

[13] 闫宽厚．黄土汤加减治疗顽固性呕吐1例．陕西中医函授，2001（6）：37

[14] 方秀梅．黄土汤加减治疗糖尿病性腹泻．湖北中医杂志，2002，24（6）：43

[15] 林武．黄土汤加减治疗儿童慢性菌痢38例体会．中医药学刊，2006（6）：1119

[16] 苑述刚．黄土汤新用3则．成都中医药大学学报，2005（4）：31

[17] 冯其海，高智凤．黄土汤内镜下喷洒治疗消化性溃疡出血临床体会．中国中医急症，2000（2）：290-291

[18] 窦时华，林兆清，侯云芬．黄土汤化裁治疗功血症继发不孕1例报道．时珍国医国药，2000（4）：363

[19] 汤锡琼，薛昭斌．黄土汤治疗幼女阴道出血1例．安徽中医临床杂志，2000（4）：324

[20] 袁银忠．黄土汤治疗崩漏16例．河南中医，2004（5）：11

［21］ 黄秀君．三黄泻心汤灌肠治疗小儿急性细菌性痢疾 68 例．浙江中医杂志，2005（4）：164

［22］ 马敏宁．泻心汤加味治疗胆汁反流性胃炎 78 例．河北中医，2006（3）：174

［23］ 石轶群，张国民．泻心汤治疗肺结核咯血疗效观察．中国中医药信息杂志，2008（11）：77

［24］ 林慧．泻心汤合抗精神病药治疗精神病兴奋状态 68 例临床观察．新中医，2007（1）：34-35

［25］ 史成龙，夏秀梅．三黄泻心汤临床应用举隅．吉林中医药，2006（9）：59

［26］ 黄衍寿，莫鸿辉，洪永敦，等．清热解毒法治疗急性冠脉综合征 55 例．广州中医药大学学报，
2006（1）：3-16

［27］ 杨杰．加味泻心汤治疗寻常痤疮 38 例．江西中医药，2006（10）：38

［28］ 刘明君．三黄泻心汤治疗呕血．中国中医急症，2003（4）：379

［29］ 梁汉明．三黄泻心汤加味治疗上消化道出血 53 例．广西中医学院学报，2000（2）：34

［30］ 刘西强．黄煌治疗血小板减少性紫癜验案 2 则．中国中医药信息杂志，2008（11）：90

［31］ 王晶，郭平．三黄泻心汤抗大鼠脑缺血再灌注损伤作用机制的研究．山东中医药大学学报，2002
（4）：306-307

［32］ 吴智春．《金匮要略》泻心汤对实验性动脉粥样硬化大鼠主动脉细胞凋亡的影响及其机制研究．山
东中医药大学学报，2003（3）：205-208

［33］ 马华．葛根汤、麻黄汤、桃核承气汤及三黄泻心汤对 C6 大鼠神经胶质瘤细胞释放前列腺素 E2 的
影响．国外医学：中医中药分册，2000（1）：37

［34］ 刘保林，宣园园，王晓虎，等．三黄泻心汤治疗上消化道出血的药效学研究．中药药理与临床，
2003（3）：1-3

［35］ 丁国锋，王浩，吴智春．三黄泻心汤对肥胖大鼠血清瘦素及胰岛素水平影响的实验研究．中西医
结合心脑血管病杂志，2007（3）：215-217

［36］ 梁雪．泻心汤免煎剂治疗幽门螺杆菌感染的临床疗效．中国中西医结合消化杂志，2005（2）：
115-116

［37］ 马越鸣，闫晶超，王天明，等．泻心汤在急性炎症动物模型上的抗炎效应．中国药理学通报，2006
（11）：1393-1398

［38］ 孟宪丽，熊玉霞，杨娜，等．泻心汤有效组分配伍对脂多糖诱导的大鼠腹腔巨噬细胞活化的影响．
中药药理与临床，2007（5）：27-30

［39］ 谭波，于丽华，韩志芬，等．泻心汤的抗菌作用研究．上海中医药大学学报，2007（2）：48-49

［40］ 魏晓芬，李静华，邦玉成．三黄泻心汤不同剂型的体外抑菌作用观察．承德医学院学报，2006
（1）：41-42

第十七章

呕吐哕下利病脉证治

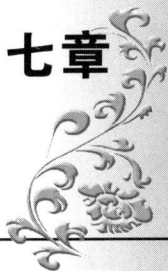

本章原文为《金匮》第十七篇，主要讨论呕吐、哕、下利三种病证的病因、病机和证治。

呕吐指饮食、痰涎等物自胃中上涌、从口而出的病证。其中呕与吐又有分别，所谓有声无物谓之呕；有物无声谓之吐。更有一种说法是呕指有声有物，干呕指有声无物。因为呕与吐多同时发生，很难截然分开，故多呕吐并称。呕吐在本篇尚包括胃反。胃反特指食入于胃，朝食暮吐，暮食朝吐，宿谷不化的呕吐，多由脾（胃）虚寒，不能腐熟所致。哕，即呃逆。指胃气冲逆而上，喉间"呃呃"作声，不能自制之病。下利，包括泄泻和痢疾。临床二者可互相转化，其病变部位皆在肠。

张仲景鉴于呕吐、哕、下利三病的病位皆在胃肠，且多互为影响、合并发病；在病机上多与脾胃运化失职、传导失司有关；在辨证方法上可以互相借鉴；在治疗原则上可以互相提示，某些方剂可以互换借用等诸多因素，故并为一篇讨论。

本篇在全书中条文最多，寒热虚实辨证治疗的内容丰富。其主要精神是实证、热证多责之阳明，治法多从和胃降逆，通腑祛邪；虚证、寒证多责之太阴，治法多宗温中祛寒，补虚健脾，从而使"实则阳明，虚则太阴"、"阳病属腑，阴病属脏"的理论更加完善、具体。同时书中还提出应根据具体情况，或泻肝利胆，或温肾固摄，使内容更加全面。

【原文】 夫呕家有癰膿，不可治嘔，膿盡自愈。（1）

【经义阐释】 本条论述胃有痈脓而致呕吐的治法。呕家，指经常呕吐、久呕不愈之人。治疗呕吐本应以止呕为原则，但若导致久呕不愈的原因为痈脓热毒，内蕴于胃，使胃失和降时，此时治疗应以清热解毒，化痈排脓为原则，待脓尽痈消，热清毒除，则呕不治自愈。原文"脓尽自愈"并非不服药以待脓尽，而应积极地消肿排脓。《医通》认为"轻者金匮排脓汤，重者射干汤，或犀角地黄汤加忍冬、连翘，皆因势利导之法也。"

胃痈即指生于胃中的脓疡，历代中医文献均有记载，可见本病在过去相当长的一段时期内是一种常见病，但目前已极罕见。根据古人描写的症候，本病可能相当于上腹壁脓肿（称胃脘痈）和急性化脓性胃炎（称胃痈）等疾病。

学习本条的意义，在于掌握治病当审证求因以治其本。呕吐虽然皆与胃气上逆有关，但由于导致胃气上逆的原因很多，如或因饮停、或由食积、或为成痈化脓，或是缘于胃寒胃热、或是由肝胆脾肾等脏腑功能失职所致，凡此种种，不一而足，治疗时就不能简单地见呕止呕，而应根据病情，辨证论治，有时甚至要采用催吐之法治之。

本条《外台》引仲景《伤寒论》作"夫呕家本有痈脓者，不可疗也，其呕脓尽自愈"。

本条亦见于《伤寒论》第376条。

【文献选录】 尤怡：痈脓，胃中有痈，脓从呕出也。是因痈脓而呕，脓尽痈已，则呕

自愈，不可概以止吐之药治之也。(《心典》)

吴谦：呕家，呕吐或谷或水，或痰涎或冷沫，今呕而有脓，此内有痈，脓溃而呕，非呕病也。故曰：不可治呕，脓尽自愈。(《金鉴》)

汪苓友：始由风寒之邪蕴于经络，继则入于胃府，变而为热，热甚则气瘀血积而为痈。痈者，壅也，言热毒壅聚而成脓也。(《伤寒论辨证广注》)

【原文】 先呕卻渴者，此爲欲解。先渴卻呕者，爲水停心下，此屬飲家。呕家本渴，今反不渴者，以心下有支飲故也，此屬支飲。(2)

【经义阐释】 本条论述水饮内停而致呕吐的辨证方法。原文从先呕后渴、先渴后呕、和呕而不渴三种情况，就口渴的特点对呕吐进行辨证。呕吐后出现口渴预示病将好转，是因该呕吐系由胃有停饮所致，呕吐使水饮尽去，胃阳恢复之故。

先渴却呕之渴是由于胃有停饮，气化受阻，气不化津，津不上承所致，病人烦渴引饮，由于饮后复又加重饮邪，逆而上出，故饮后作吐。

一般久呕不愈之人，多会耗伤津液，故见口渴。现在虽久病呕吐但口不渴，说明此呕吐乃由胃有停饮、失于和降所致。这里的"支饮"是指饮邪支撑，而非四饮之支饮。

需要指出的是，这里通过呕渴出现的相继性而对痰饮呕吐进行辨证，仅是其辨证方法的一种，不可视作绝对，如张仲景在本篇第18条原文又指出"吐而渴欲引水者，茯苓泽泻汤主之"，说明饮邪内停也可表现为先呕后渴，更未昭示病已向愈。从临床来看本证呕吐以吐出清稀痰涎，口渴以饮入则吐，或渴而不欲多饮为特征。可选小半夏汤、小半夏加茯苓汤治之。可与《金匮要略·痰饮咳嗽病脉证并治》第28、30、41条结合研究。

本条"先呕却渴"、"先渴却呕"之"却"字，在本书"痰饮咳嗽病脉证并治"章中作"后"字。"此属支饮"下，《外台秘要·卷六》引仲景《伤寒论》细注云"仲景杂方，此证当用小半夏加茯苓汤"。

【文献选录】 赵以德：伤寒言呕有多因，因热、因寒、因水、因饮，皆属胃家病。此独以水饮者，分三节言之：初一段先呕却渴者，为饮而呕，呕则饮去，饮去阳气回，津液犹未布，故渴耳。虽渴，终以邪去正回而必解也；第二段先渴却呕者，即前痰饮条中小半夏茯苓汤主之；第三段本渴，今反不渴，亦痰饮条中小半夏茯苓汤主之。(《二注》)

尤怡：呕家必有停痰宿水，先呕却渴者，痰水已去，而胃阳将复也，故曰此为饮解。先渴却呕者，因热饮水过多，热虽解而饮旋积也，此呕虽因饮所致，故曰此属饮家。呕家本渴，水从呕去故也；今反不渴者，以宿有支饮在心下，愈动而愈出也，故曰此属支饮。(《心典》)

陈念祖：此以呕后作渴为欲解，先渴后呕为停饮，呕而不渴为支饮也。(《浅注》)

【原文】 問曰：病人脈數，數爲熱，當消穀引食，而反吐者，何也？師曰：以發其汗，令陽微，膈氣虛，脈乃數，數爲客熱[①]，不能消穀，胃中虛冷故也。

脈弦者，虛也，胃氣無餘，朝食暮吐，變爲胃反[②]。寒在於上，醫反下之，今脈反弦，故名曰虛。(3)

【词语注解】 ①客热：此指假热，是相对于真热而言。

②胃反：在本书中有二层含义。一指病名，见本条。即一种以朝食暮吐，暮食朝吐，所吐清冷，系不消化之食物为主症和特征的疾病。一指症状，见本篇第 18 条。指由饮邪内停，胃失和降所致的反复呕吐。

【经义阐释】　本条论述了虚寒胃反的病机。第一自然小节论述由于误汗导致胃阳不足形成胃反。病人虽脉数却不消谷引食，可知这种数脉所主不是真热而是假热即所谓"客热"之证。是由医生误用汗法，损伤了阳气，使得胃气虚寒，虚阳浮越之故。其脉数而无力。

第二自然小节论述由于误下导致胃阳不足形成胃反。虚阳浮越之脉数，医生误以为里实热证而予苦寒攻下，复损胃阳，土虚木乘，故见弦脉，此弦必无力，胃阳不足，不能熟腐水谷，则成朝食暮吐，暮食朝吐，宿谷不化之胃反。

本条主旨在于阐明胃反的病机是胃气虚寒，不能腐熟，误治只是发病原因之一。同时，示人不可单纯凭脉诊断，而应脉证相参，脉因结合，方为全面。

【文献选录】　程林：经曰：邪热不杀谷，实热则消谷善饥。今病人脉虽数，以发汗则表中之阳微，膈中之阴损，是数为客热，不能消谷而反吐也。经曰：数为虚，虚为寒，胃中阳微而成虚冷，是以不纳谷也。弦为减，阴脉也，阳虚而阴性，胃中真阳已亏，不能消磨水谷，是以朝食而暮吐，变为胃反。此证乃寒在于上，法当温之，反下之，复损胃中之阳，阴寒独盛，故脉弦也。（《直解》）

赵以德：凡脉以候病，阳盛则数，阴盛则迟，今言阳微而脉数，数而复胃中冷，其理安在？盖病病不可以概论也。（《二注》）

尤怡：脉数为热，乃不能消谷引饮而反吐者，以发汗过多，阳微膈虚所致。则其数为客热上浮之数，而非胃实气热之数矣。客热如客之寄，不久即散，故不能消谷也。脉弦为寒，乃不曰寒而曰虚者，以寒在于上，而医反下之所致。故其弦非阴寒外加之弦，而为胃虚生寒之弦矣。胃虚且寒，阳气无余，则朝食暮吐而变为胃反也。（《心典》）

【原文】　寸口脉微而數，微則無氣，無氣則營虛，營虛則血不足，血不足則胸中冷。(4)

【经义阐释】　本条提示寸口脉微数亦主胸中冷。这里寸口是指两手寸关尺三部。脉微而数即指脉象数而无力，因为是从寸口诊得，它除了由前条之"胃中虚冷"所致外，胸中寒冷，宗气不足，卫气营血虚少，亦是主要原因之一。本条与前条互参，旨在指出寸口脉数而无力，既主中阳不足之虚寒胃反，亦主宗气不足之胸中寒冷，这时应再诊查病人趺阳脉的变化以帮助诊断。

本条因叙论不甚明确，对本条的解释多有注家认为是虚寒胃反所致者。由胃气虚寒，不能消谷，气血化生不足，以致营卫气血俱虚，影响胸中宗气，从而出现胸中寒冷。亦有注家认为本条有错简阙文。可作参考。

【文献选录】　尤怡：此因数为客热，而推言脉微而数者为无气，而非有热也。气者营之主，故无气则营虚，营者血之源，故营虚则血不足，营卫俱虚，则胸中之积而为宗气者少矣，故胸中冷。（《心典》）

吴谦：此条文义不属，必是错简。（《金鉴》）

黄元御：宗气者，所以贯心肺而行呼吸，营气之源也。无宗气则营气虚，营虚则血不足也，宗气之根，实本于营血。（《悬解》）

陆渊雷：脉微而数，下文有"微则"云云，……不合脉经家通例，必有阙文。（《今释》）

【原文】 趺陽脉浮而澀，浮則爲虚，澀則傷脾，脾傷則不磨，朝食暮吐，暮食朝吐，宿穀不化，名曰胃反。脉緊①而澀，其病難治。(5)

【词语注解】 ①《备急千金要方》"脉紧"上，有"趺阳"二字。

【经义阐释】 本条再论胃反的病机脉症及预后。趺阳脉候脾胃之气，脾主升，胃主降；脾主运，胃主纳，故趺阳脉不当浮且涩。今不当浮而浮，说明胃阳虚浮，胃失和降，故曰浮则为虚；不当涩而涩，说明脾阴不足，脾失健运，故曰涩则伤脾。脾胃两虚，不能腐熟水谷，运输精微，反逆而上出，形成以朝食暮吐，暮食朝吐，宿谷不化为特征的胃反病。

胃反病出现脉紧而涩，紧主虚寒，涩主津亏，是表示病之后期脾胃因虚而寒、因寒而燥的阴阳两虚之候，病情较重，治疗棘手，故曰难治。

本病多见于部分幽门梗阻、胃癌、神经性呕吐等，其脉涩津亏，脾阴不足多表现为肠中干燥，大便干结量少如羊粪状。

【文献选录】 尤怡：此因胃气无余，变为胃反，而推言其病之并在于脾也。夫胃为阳，脾为阴，浮则为虚者，胃之阳虚也；涩则伤脾者，脾之阴伤也。谷入于胃而运于脾，脾伤则不能磨，脾不磨则谷不化，而朝食者暮当下，暮食者朝当下。若谷不化则不得下，不得下必反而上出也。（《心典》）

黄元御：胃虚而上逆，则脾虚而下陷，陷则脾伤，脾伤不能磨化水谷，故朝食而暮吐暮食而朝吐，宿谷不化，名曰胃反。胃反者，饮食倒上是反顺而为逆也。（《悬解》）

程门雪：此言脾胃两病之胃反也。脾为阴土，胃为阳土，胃主给纳食，脾主消磨，脾虚则不磨，胃虚则不纳，不磨不纳，则为胃反。胃反之证，大便每多干燥，粪如羊屎者，脾阴不足，"脾为约"也。"脾涩为脾约"，《伤寒论》亦已言之，脾阴虚津液不足，不能滋润大肠而下结，下结则下不通而反上逆为胃反，书所谓"幽门不通，上冲吸门"者是，此乃脾阴不足之胃反也。治以生津增液，润燥通幽之法可矣。若脉涩而紧，紧则为寒，寒伤胃阳，阳弱不运；涩主脾阴伤，阴竭不濡，脾阴虚而胃阳亦虚，宿谷不化，反从上逆，滋阴则碍阳，温阳则碍阴，为难治矣。此脾阴胃阳两伤之胃反也。是则胃反一证，可得三法：命火衰微，釜底无薪，一也；胃气无余，木来克土，二也；脾阴竭不能转输，胃阳伤不能生化，三也。益火生土，崇土抑木，调和阴阳，择其三者而施之，必有一合者矣。（《金匮篇解》）

【原文】 病人欲吐者，不可下之。(6)

【经义阐释】 本条论述治吐亦应因势利导。一般来说，病人欲吐为病邪在上，正气欲祛邪外出的反应，此时治疗应根据《素问·阴阳应象大论》所谓"其高者，因而越之"之则，因势利导，采用吐法，使病邪从口而出。

需要指出的是，本治法的运用，仍应以辨证为前提，若是由于腑气不通，浊气上冲，引起病人泛恶欲吐者，则不可拘泥于本法，而应以下法为用。恰如本篇 17 条所谓"食已即吐者，大黄甘草汤主之"之意。本条主旨在于强调治病宜采取因势利导的原则，使邪有去路可循。它如《金匮要略·腹满寒疝宿食病脉证治》第 24 条"宿食在上脘，当吐之"、

《金匮要略·痰饮咳嗽病脉证并治》第18条"病者脉伏，其人欲自利，利反快……甘遂半夏汤主之"、同篇23条"病溢饮者，当发其汗"等俱是这种原则的体现。

【文献选录】　徐彬：治病之法，贵因势利导，故《内经》曰在上者越之，在下者竭之。言病欲上吐，不可强之使下，凡病皆然。故曰病人欲吐者，不可下之。（《论注》）

魏荔彤：凡病人欲吐者，气逆上冲也，有可吐者，邪在上则越之可也。如不可吐者，则顺气止逆，治之使勿吐可也，断不可误为攻下，逆其性而折之，使邪愈深入而难于调顺也。此误下之戒，于呕吐门中首宜知忌者。（《本义》）

【原文】　哕而腹满，视其前后^①，知何部不利，利之即愈。（7）

【词语注解】　①前后：前指小便，后指大便。

【经义阐释】　本条论述哕属实证的辨证与治疗。哕有虚证实证之别，本条哕与腹满并见，且用通利之法治之，显为实证所致。由于腹部有病邪停聚，腑气不通，逆而上冲，故而出现哕逆。这里腑的含义有二：一为膀胱之腑，一为阳明肠腑，辨别究属何腑不通所致的方法之一即是观察病人的大小便情况，若病人小便不利，则说明此哕是由于水湿阻滞，气机不利所致；若见大便不利，则说明此哕是由于里实积滞，肠腑不通所致。在治法上，前者应以通利小便为法，后者宜从通腑清肠治之。腑气得通，浊气得降，则哕逆自除。关于本条的具体用方，可参考朱肱"前部不利猪苓汤，后部不利调胃承气汤"说。

关于哕之所指，自唐末以来，有以咳逆为哕者，如孙思邈；有以干呕为哕者，如刘河间；有以噫气（嗳气）为哕者，如圣惠，皆欠妥。《景岳全书》谓"哕者呃逆也，非咳逆也。咳逆者，咳嗽之甚也，非呃逆也。干呕者，无物之吐即呕也，非哕也。噫者，饱食之息即嗳气也，非咳逆也。后人但以此为鉴，则异说之疑可尽释矣。"呃逆临床有痰呃、气呃、寒呃、热呃、虚呃等，本篇主要讨论寒呃、热呃。

【文献选录】　尤怡：哕而腹满者，病在下而气溢于上也，与病人欲吐者不同，故当视其前后二阴，知何部不利而利之，则病从下出，而气不上逆，腹满与哕俱去矣。（《心典》）

金寿山：《金匮》本条紧接上条，大有深意。上条说欲吐者不可下，本条说哕而腹满可通利大小便，还在本篇中用大黄甘草汤治食已而吐，这说明呕吐也好，哕也好，可下与不可下，先要通过鉴别诊断，具体问题作具体分析，要辨证论治。（《金匮诠释》）

【临床应用】　治疗胃扩张：金寿山[1]病案。张某，女，42岁。因脘腹痞满饱胀、呕吐半月，症状加剧而来院急诊。诊断为胃扩张，收入病房。检查：上腹膨胀、拒按，有明显振水声，叩之呈鼓音。经X线检查，诊断为胃扩张。用持续胃肠减压，俯卧，氧气吸入，静脉补充葡萄糖液及生理盐水等治疗，症状有所改善。经治疗46天，上腹痞满、嗳气诸症仍不能缓解，略进固体食物，前述症状又发，于入院后47天作胃空肠吻合术，以冀有利于胃内容的排出，术中未发现其他内脏器质性病变。术后脘腹饱胀、恶心呕吐、不能进食等症未见改善，再用激素和垂体后叶素等药物连续治疗26天，仍无好转。于住院后73天（术后26天）开始用中药治疗。此时患者除脘腹饱胀、恶心呕吐外，二便亦不畅，脉弦细，苔黄腻。处方：旋覆花10g，代赭石12g，人参叶10g，仙半夏10g，炒枳实12g，焦山楂10g，焦六曲10g，青陈皮各4.5g，煨木香3g，川楝子10g，赤猪苓各10g，制大黄10g，春砂壳3g，陈葫芦15g。服2剂以后，呕恶减少，食欲增加，开始进半流质饮食。再服二剂，苔全化，呕恶全止，食欲增加，改进普通饮食，二便得调。即去大黄、葫芦、猪苓等通利之品，增党参、于术、山药、炙甘草之属，再服6剂，痊愈出院。

【原文】 呕而胸满者，茱萸汤主之。(8)

茱萸汤方：

吴茱萸一升　　人参三两　　生薑六两　　大棗十二枚

上四味，以水五升，煮取三升，温服七合，日三服。

【经义阐释】 本条论述胃虚寒凝呕吐的证治。以方测证，本证呕吐当是由胃阳不足、寒饮内停，胃失和降所致。寒饮内盛，气机不利，胸阳不展，则胸满不舒。故治用茱萸汤温中补虚，化饮降逆。方中吴萸、生姜温胃散寒，化饮止呕，人参、大枣补益中气。

【文献选录】 徐彬：胸乃阳位，呕为阴邪，使胸中之阳气足以御之，则未必呕，呕亦胸中无恙也。乃呕而胸满，是中有邪乘虚袭胸，不但胃不和矣。《论注》

尤怡：胸中，阳也。呕而胸满，阳不治而阴乘之也。《心典》

高学山：夫呕虽有寒热之不同，若呕而胸满，则为寒气乘虚之呕无疑。《高注》

【临床应用】 (1)治厥阴头顶痛，或吐涎沫，厥冷，其脉浮缓。《兰室秘藏》

(2)治阴寒腹痛牵引睾丸：用本方加附子。《医方集解》

(3)治缩阳症：李寿山[2]病案。患者体质素健，3月前睡卧寒湿地，引起腰痛阳痿，继则阴茎及阴囊向上挛缩，喜热怕冷，时缓时急，伴小腹寒冷拘急，舌淡红苔白腻而滑，脉寸微尺弦。予金匮肾气丸改汤加蛇床子6剂不效。后改吴茱萸汤加减：吴茱萸25g，党参15g，炒白芍20g，炙甘草、干姜各10g，大枣5枚。连服9剂阳事能举，诸证霍然。

(4)治尸厥：冉雪峰[3]病案。周某，38岁。体质素弱……此次腹痛不舒，就近请某医诊治，服药腹泻，病即陡变，晕厥瞑若已死，如是者半日许。……病人目瞑齿露，死气沉沉，但以手触体，身冷未僵，扪其胸膈，心下微温，恍惚有跳动意，按其寸口，在若有若无间，此为心体未全静止，脉息未全厥绝之症。族人苦求处方，姑拟参附汤：人参3g，附子3g。煎浓汁，以小匙微微灌之，而嘱就榻上加被。越2时许，复来邀诊，见其眼半睁，扪其体微温，按其心部，跳跃较明晰，诊其寸口，脉虽极弱极微，亦较先时明晰。予曰：真怪事，此病可救乎？及予扶其手自肩部向上诊察时，见其欲以手扪头而不能，因问：病人未昏厥时曾云头痛否？家人曰：痛甚。因思仲景头痛欲绝者，吴茱萸汤主之。又思前曾患血崩，此次又腹泻，气血不能上达巅顶，宜温宣冲动，因拟吴茱萸汤一方：吴茱萸9g，人参4.5g，生姜9g，大枣4枚。越日复诊，神识渐清，于前方减吴茱萸之半，加人参至9g。1周后病大减，用当归内补建中汤，炙甘草汤等收功。

【现代研究】 (1)邓文龙[4]研究证实，吴茱萸汤的主药吴茱萸具有镇吐、镇痛、强心、扩血管及升体温的作用。比如全方对硫酸铜所致家鸽呕吐，有显著的抑制效果，而正交实验对方中各药镇吐作用的分析，说明吴茱萸作用最强，配伍生姜效果可得到增强，4药皆用的全方镇吐效果更为明显。吴茱萸镇痛、升体温的作用主要来自其所含的吴茱萸碱、吴茱萸次碱等生物碱成分。吴茱萸汤还能直接作用于胃肠运动。动物实验证明，该方能明显抑制胃排空，显著提高小鼠胃残留率，并能抑制离体大鼠胃条的自发运动，对于乙酰胆碱和氯化钡所致大鼠胃条的痉挛性收缩，本方具有拮抗作用，可见对胃肠运动的抑制和胃痉挛的解除，是其镇吐作用的重要原理之一，这对缓解多种原因所致胃痉挛性疼痛也是有利的。

(2)吴茱萸的成分：赵连根[5]的实验认为，吴茱萸含有去甲乌药碱和脱氧肾上腺素，这两种物质都能兴奋交感神经，而表现出显著的强心和血管扩张等作用，此外它所含的去氧麻黄碱等成分能扩张外周血管，起到降压的作用。李淑子[6] 的研究指出，吴茱萸含有丰富的环磷酸鸟苷（CGMP）样物质，这种物质在调节机体多种功能活动上具有重要意义，由此推测机体对它的吸收程度，可能产生的生理、药理活性及其在临床治疗中的意义，很值得深入探讨。

（3）吴茱萸汤的作用：王莉[7] 的研究指出，能抑制肿瘤生长。通过建立动物肿瘤模型，运用吴茱萸汤给予治疗，对荷瘤小鼠一般情况、瘤体组织形态学进行观察，并结合免疫组化，检测其抑瘤率和肿瘤内微血管密度，以及瘤体内 VGEF 值的改变。结果显示：吴茱萸汤具有抑制 S180 肉瘤生长的作用，其中中、高剂量组抑瘤效果明显。窦昌贵[8] 的研究证明吴茱萸汤能改善心脏功能。吴茱萸汤水煎醇沉法制成的注射液能显著加强离体蟾蜍心和在体兔心的心肌收缩力，增加蟾蜍心收缩量，升高麻醉狗和大鼠血压，对麻醉兔球结膜微动脉呈先短暂收缩，后持续扩张，迅速增快微血流流速，改善流态，离散聚集的红细胞，增加毛细血管网交点数；能显著提高失血性休克兔的生存率，升高血压，增加尿量。提示吴茱萸汤注射液对失血失液后气虚阳脱的厥证（包括休克）有一定的回阳固脱的功效。

【原文】 乾嘔，吐涎沫，頭痛者，茱萸湯主之。方見上。（9）

【经义阐释】 本条论述肝胃虚寒，浊阴上逆的呕吐证治。干呕是由于肝寒犯胃，胃气上逆所致，吐涎沫则是胃阳不布，寒饮内停之征，由于肝经上抵巅顶，肝经寒邪随经上逆，故头痛，多见巅顶痛。因病机与前条呕而胸满相似，故亦以茱萸汤温肝和胃，泄浊降逆。

本条与前条虽症状略有不同，然寒饮妄动犯上，中阳不足则一也。方中主药吴茱萸既可温散胃中寒邪，又能泄除厥阴逆气，故均用本方散寒饮，降上逆，补胃气，益胃阳。结合临床，本方证尚多有口淡，干呕，或吐清水，或吐清稀痰涎，胃脘自觉寒冷，或为冷痛，或心下痞满，头顶冷痛，肢冷，舌淡苔白，脉弦滑无力或脉沉缓等症伴随。可见于部分慢性胃炎、神经性头痛、美尼尔综合征及妊娠呕吐等病。

本条亦见于《伤寒论》第 378 条。

【文献选录】 陈念祖：太阴、少阴从足至胸，俱不上头，二经并无头痛证。厥阴经上出额，与督脉会于巅，故呕吐涎者，里寒也。头痛，寒气从经脉上攻也。不用桂附用吴茱萸者，以其入厥阴经故耳。余皆温补散寒之药。（《浅注》）

柯琴：呕而无物，胃虚可知矣。吐惟涎沫，胃寒可知矣。头痛者，阳气不足，阴寒得以乘之也。吴茱萸汤温中益气，升阳散寒，呕痛尽除矣。干呕、吐涎沫是二证，不是并见。（《伤寒来苏集》）

【原文】 嘔而腸鳴，心下痞者，半夏瀉心湯主之。（10）

半夏瀉心湯方：

半夏半升（洗）　黃芩三兩　乾薑三兩　人參三兩　黃連一兩　大棗十二枚　甘草三兩（炙）

上七味，以水一斗，煮取六升，去滓，再煮取三升，溫服一升，日三服。

【经义阐释】 本条论述寒热错杂的呕吐证治。寒指中焦虚寒，热指胃肠湿热。由于寒热互结中焦，脾胃升降失司，中焦气结则心下痞，胃不和降则呕，脾失升健则肠泄泻。虽然上有呕吐，中有心下痞，下有肠鸣，三焦俱病，但因其病变症结在中焦，故当以心下痞为主症。以药测证，本证病机尚包含有中气不足的一面。舌质淡胖，苔中心薄黄而润，或薄白而润，脉缓无力或缓滑。

关于本证中虚之因，由于本证亦见于《伤寒论》太阳病篇149条，而在《伤寒论》中是由于柴胡证误下，损伤中气，使邪气内陷，寒热互结，中焦痞阻所致，故《金匮要略》注家每有囿于其说，而从病邪乘虚内陷立论者，稍有拘泥之嫌。

本方在临床运用范围较广。凡呕而肠鸣，或呕而下利，伴有心下痞闷者，用之多效。如心下痞，按之痛，舌苔黄腻者，可与小陷胸汤合用。不惟如此，其对后世医家的影响也较大。如叶天士、吴瑭、薛生白、王孟英等后世医家，皆宗本方化裁出苦辛宣泄、苦降辛开、苦降辛通等法。

【方药评析】 中气为上下之枢，故本证虽三焦俱病却不治上下而治其中。方中黄芩、黄连苦以折之，干姜、半夏辛以开之，苦辛同用，降逆开痞；参、草、枣养中气、复胃阳，诸药合用，使中州枢机通利，升降有权，上下交通，则痞结开散，呕逆肠鸣亦相应而痊。此即《金匮要略心典》所谓"不必治其上下，而但治其中"之意。

【文献选录】 赵以德：是证由阴阳不分，塞而不通，留结心下为痞。于是胃中空虚，客气上逆为呕，下走则为肠鸣。故用是汤分阴阳。……是方连芩之苦寒入心，以降阳而升阴也，半夏干姜之辛热，以走气而分阴行阳也，甘草参枣之甘温，补中而交阴阳，通上下也。（《二注》）

尤怡：邪气乘虚，陷入心下，中气则痞，中气既痞，升降失常，于是阳独上逆而呕，阴独下走而肠鸣，是虽三焦俱病，而中气为上下之枢，故不必治其上下，而但治其中。（《心典》）

吴谦：呕而肠鸣，肠虚有寒也，呕而心下痞，胃实而热也，并见之，乃下寒上热，肠虚胃实之病也。（《金鉴》）

【临床应用】 （1）治老小下利，水谷不消，肠中雷鸣，心下痞满，干呕不安。煮服法后并云治霍乱。（《备急千金要方》）

（2）治疗贲门癌：杨瑞合[9] 治1例经胃镜及病检确诊为贲门癌的患者，因不适于手术转中医治疗。症见胃脘痞满隐痛2月，伴口酸、吐痰涎、恶心、呃逆、便秘、肛门灼热，舌苔黄厚腻。方以半枝莲30g，厚朴、黄连、急性子、清半夏各10g，大黄、干姜、甘草各6g。煎服17剂后口酸、恶心、呃逆消失，胃脘痞满减轻，吐涎少，大便欠通畅，原方加枳实6g，继服10剂，病情稳定。后又继服15剂，以后每月服原方3剂，长期坚持，经多次X线检查均未发现恶化。并运用于食管中段癌术后胃脘痞满、腹泻，症状明显好转，病情稳定，未见复发。

（3）治疗肠易激综合征：陈新开[10] 用半夏泻心汤治肠易激综合征52例。以制半夏10g，黄连3.5g，黄芩10g，炮姜10g，党参20g，甘草3g，陈皮10g为主方，大便黏液增多者加马齿苋30g；脾虚症状较重者加焦白术10～20g，茯苓10g；有轻度里急后重者或有气滞证者加木香10g、大腹皮20g、莱菔子5～10g。1剂/日，15天为1个疗程。服药时间最短10天，最长30天。结果：痊愈38例，好转11例，无效3例，总有效率94.3%。

（4）治疗反流性胃炎：张盈春[11] 用本方治疗本病36例。以半夏12g，人参10g，黄连 12g，黄芩 12g，干姜 12g，吴茱萸 6g，代赭石 30g，甘草 6g，大枣 3 枚，生姜 3 片为主方，胃中嘈杂、烧心严重者加煅瓦楞 15g、乌贼骨 12g；口干渴加玉竹、沙参各 20g；大便秘结加大黄 10～15g；心胸烦热明显者加栀子 12g、薄荷 6g。经胃镜及胃黏膜活检，治愈 9 例，好转 23 例，无效 4 例，总有效率 88.9%。

（5）治疗慢性非特异性溃疡性结肠炎：张国梁[12] 用本方治疗本病 32 例，其组方为：党参、黄芩、制半夏各 9g，干姜 3～6g，制大黄 3g，黄连、炙甘草各 6g。1 剂/日，水煎分 2 次服，20 天为 1 个疗程，每疗程间歇 3～5 天，连用 2～3 个疗程。结果：治愈 17 例，显效 8 例，有效 6 例，无效 1 例，总有效率 96.9%。

（6）治疗非特性消化不良：林则杰[13] 用本方加减治疗本病 60 例。以法半夏、黄芩、干姜、石菖蒲、地榆、白芍、党参各 10g，黄连 5g，甘草 3g 为主方，反胃者加沉香、砂仁各 5g；嗳气者加海螵蛸、浙贝母各 10g；呕吐者加川厚朴、枳实各 10g。治愈 14 例，显效 29 例，有效 14 例，无效 3 例，总有效率 95%。

（7）治疗慢活肝转氨酶持续异常：李平等[14] 治疗本病 81 例。以法半夏，黄芩，干姜，苍术各 10g，云茯苓、茵陈、党参各 15g，黄连 8g，炙甘草 6g 为主方。口苦咽干，尿黄舌苔黄腻加山栀、车前子；纳呆、腹胀加厚朴、鸡内金；五心烦热，舌口少苔，腰膝酸软加生地、枸杞子、麦冬；胁肋疼加延胡索、制香附。每天 1 剂，分 2 次服。1 个月为 1 个疗程。结果：治愈（3 个月内谷丙转氨酶复常，临床症状消失）41 例，好转（谷丙转氨酶下降 30%）19 例，无效 16 例。

（8）治疗重证恶阻：姚秀琴[15] 用本方加砂仁 9g，陈皮 6g，川续断、炒杜仲各 15g，柿蒂 7 个，治疗重证恶阻 36 例。1 剂/日，寒重者减黄芩、黄连同量，加吴茱萸、生姜；热重者去干姜加生姜 2g；呕吐痰涎者加茯苓。结果：服药 3 剂治愈 12 例，服药 6 剂治愈 15 例，服药 7 剂治愈 9 例，总有效率达 100%。

（9）治疗其他病：半夏泻心汤还用于治疗头痛、眩晕、失眠、心悸、高血压、病毒性心肌炎、急性食管炎、胰头肿瘤、经前眩晕证[16]、黄带[17] 等多种病证，且用于管癌化疗中减毒作用[18]。

【现代研究】（1）半夏泻心汤证的病机研究：时振声[19] 认为：半夏泻心汤证的病机应包括两个方面。其一是寒热交结：寒热之致，可因外邪入里化热，苦寒攻里伤阳，热自外入，寒自内生，结于胃脘。但又不可拘于外邪内陷说，临床所见，多因脾胃升降功能失常而致。……其二是虚实夹杂：……那么，半夏泻心汤证所夹之邪又指何而言？半夏泻心汤可治湿热内蕴，阻于中焦，气机不畅，脾胃升降失常而致痞者。……半夏泻心汤证一般以胃脘部痞塞不通，但以满而不痛按之自濡为特点。除《伤寒论》所述症状外，《金匮要略》呕吐哕下利篇提出"呕而肠鸣"，《备急千金要方》又补充治"老少利，水谷不化，腹中雷鸣，心下痞满，干呕不安"，可知其症以心下痞满和呕吐为主，兼有肠鸣下利，从临床运用来看，虽无呕利症状，但以心窝部痞满为主者，亦可选用。临床运用本方，也不拘于痞之一证，凡辨证属中焦虚实并见、寒热错杂者，均可采用。有时不见心下痞满，而以嘈杂不适为主者，亦可选用。若痛者可加芍药甘草汤，吞酸可加用左金丸，大便秘者可加制大黄，胃火盛者可加蒲公英，或重用黄连，腹泻者可加用薯蓣苓汤，久泻可加用赤石脂禹余粮汤。

（2）现代药理研究：研究证实[20]，半夏泻心汤中半夏主要含有 β-固甾醇葡萄糖苷和游离的 β-固甾醇、挥发油、植物甾醇、皂苷、辛辣性醇类生物碱等。具有镇静呕吐中枢，镇静咳嗽中枢、解除支气管痉挛和祛痰作用，并有一定的降压和解毒作用。除此以外，尚有以下作用：

①调节胃肠动力：本方对胃有双向调节作用。即在胃运动受抑制时具有促进作用；在胃运动增强时，具有抑制作用。能促进肠蠕动，增强幽门括约肌张力，抑制胆汁返流。对$60CO\gamma$线8Gy照射引起的大鼠小肠运动紊乱有明显的调节作用，可延长其存活时间[21,22]。生姜含挥发油能促进血液循环并可发汗；所含姜辣素能刺激胃液分泌，兴奋肠管，促进消化的健胃作用。

②抑制HP活性：黄芩、黄连具有广谱抗菌消炎作用。人参可加强大脑皮层的兴奋过程和抑制过程，有强心、扩张周围血管作用和强壮、抗疲劳作用。甘草具有解除平滑肌痉挛，抑制胃酸分泌作用，对溃疡面有保护作用。实验证明，将本方构成生药的单味药及复数生药加以组合，分别制备其煎液提取，测定对cAMP磷酸二酯酶的抑制活性。结果表明，本方的抑制活性来自黄芩、甘草。大枣对这些生药的抑制活性呈拮抗性作用。人参呈相乘作用。黄连与抑制活性强的黄芩、甘草组合产生沉淀，与甘草组合抑制活性降低，与黄芩组合抑制活性上升。说明了大枣、人参、黄连对本方的配合效果。脾虚证大鼠幽门螺杆菌（HP）感染模型建立成功后，经本方治疗其脾虚及HP感染情况均有好转[23]。有人认为单独应用半夏泻心汤对HP的抗菌活性较弱，应与胃酸分泌抑制剂和抗菌素等联合应用，以获得满意杀菌效果[24]。

③保护胃黏膜：本方对大鼠幽门结扎型、醋酸性、水浸应激胃溃疡模型具明显保护和治疗作用，均能显著降低溃疡指数，提示该方是一个有效的胃黏膜保护剂。其机理可能与加强胃黏膜、黏液屏障作用，促进黏膜细胞再生修复，促进胃黏蛋白分泌，加强黏蛋白合成有关[25-26]。还可抑制化合物48/80引起的大鼠胃黏膜损害，抑制胃黏膜组织LPO量的增加，Se-GSH-Px活性的降低及MPO活性的上升；体外实验可明显清除O_2^-与·OH等自由基的活性，并可阻碍自由基生成系[27]。临床观察认为，本方对胃黏膜慢性炎症有消退作用，可促使萎缩腺体再生，对肠上皮化生起逆转作用[28]。

④提高免疫力：本方可增加BAC/bc小鼠的脾脏指数，抗体生成滴度和吞噬鸡红细胞的吞噬率，提示该方对机体免疫有显著增强作用；但对淋巴细胞酯酶染色的阳性率和胸腺重量无影响，说明其增强机体免疫功能的作用主要在增强机体体液免疫，而对细胞免疫的影响不明显[29]。该方对Ⅳ型变态反应所致的动物接触性皮炎和足垫反应均呈抑制或抑制倾向。其作用不在Ⅳ型变态反应的诱导期，而是在效应期中抑制淋巴因子的游离及其所致的炎症，特别是对后者有强烈的抑制作用[30]。

⑤提高耐缺氧能力：本方可不同程度的拮抗由注射异丙肾上腺素所致小鼠心肌缺氧、亚硝酸钠中毒所致小鼠缺氧、氯化钾中毒所致小鼠细胞缺氧和结扎两侧颈总动脉所致小鼠脑缺氧，并可使急性缺氧小鼠存活时间显著延长。推测可能是通过降低肾上腺素系统功能效应，减少动物整体的耗氧量，增加心肌细胞和组织细胞内耐缺氧的能力，提高脑对缺血的耐受力和降低脑组织的耗氧量，而产生明显的抗缺氧作用[29,31,32]。

⑥调节中枢递质：该方对应激性溃疡有抑制作用，同时可明显抑制胃黏膜单胺物质5-HT的减少，并呈剂量依赖性。其胃黏膜5-HT神经活动的程度与正常对照组基本相同，对脑内单胺量变化的观察结果表明：该应激模型中各脑部位均能观察到NE和5-HT神经系统活动的异常亢进，半夏泻心汤则对其呈抑制倾向。表明半夏泻心汤对应激性溃疡不仅直接作用于消化系统，而且通过介导脑内情感系统和中枢抑制作用而发挥作用[33]。

⑦毒理研究：本方对 SD 大鼠的急性毒性实验和亚急性毒性实验表明：口服 LD_{50} 在 8g/kg 以上；给药 5 周后及停药恢复 2 周后大鼠未出现死亡，对体重和摄食量没有影响；尿及眼科学检查、血液化学检查，病理学检查（包括器官重量、解剖学和组织学检查），在任何器官和组织均未见与半夏泻心汤有关的异常改变[34]。

【原文】 乾嘔而利者，黃芩加半夏生薑湯主之。(11)

黃芩加半夏生薑湯方：

黃芩三兩　甘草二兩（炙）　芍藥二兩　半夏半升　生薑三兩　大棗十二枚

上六味，以水一斗，煮取三升，去滓，溫服一升，日再夜一服。

【经义阐释】 本条论述湿热内蕴的下利干呕证治。胃肠湿热，胃气上逆则呕，肠失传导，邪热下迫则利，此利以利下热臭或垢积，并有肠鸣腹痛，里急后重为特点。既是主治方以黄芩汤加味，可知本证以利为主，病变重点在肠。黄芩加半夏生姜汤清热止利，和胃降逆，以黄芩汤清肠热，佐以半夏生姜和胃降逆，主治肠兼治胃，上下兼顾，胃肠俱安。

本方亦见于《伤寒论》第 172 条："太阳与少阳合病，自下利者，与黄芩汤，若呕者，黄芩加半夏生姜汤主之"，据此看来，方中半夏生姜专为呕吐一症而设。半夏生姜为仲景小半夏汤之主药组成，小半夏汤是（寒）饮停于胃呕吐的主治方。故本条之呕当亦是由饮（湿）邪内停，胃气上逆所致；至于此处半夏（半升）、生姜（三两）用量远较小半夏汤用量为轻（半夏一升、生姜半斤），推测其原因，当是病变重点在肠，以"利"为主之故。

本条方证与前条半夏泻心汤证同属胃肠病变，都有呕而下利之症，但本条为湿热互蕴，内扰于肠，重点在肠，以利为主，故以黄芩加半夏生姜汤主治肠而兼和胃；前条是寒热互结中焦，脾胃升降失司，重点在胃，以心下痞为主，故以半夏泻心汤主治胃而兼顾肠。其比较见下表：

黄芩加半夏生姜汤证与半夏泻心汤证比较表

方　证	黄芩加半夏生姜汤证	半夏泻心汤证
病机	热蕴结，下迫于肠，上扰于胃	中焦虚寒，胃肠湿热
主要症状	下利热臭垢积，多有腹痛，或有干呕，吐涎沫，口不干不渴，舌淡红，苔中心白腻，脉滑	心下痞闷不适，或干呕，或肠鸣腹泻，舌淡胖，苔白黄腻，脉缓无力
治法	清热止利，降逆止呕	苦降辛开，寒热平调
用药	黄芩三两，甘草二两，芍药二两，半夏半升，生姜三两，大枣十二枚	半夏半升，黄芩三两，黄连一两，人参三两，干姜三两，大枣十二枚，甘草三两

【文献选录】 尤怡：此伤寒热邪入里作利，而复上行为呕者之法。而杂病肝胃之火，上冲下注者，亦复有之。半夏、生姜散逆于上，黄芩、芍药除热于里，上下俱病，中气必困，甘草、大枣合芍药、生姜以安中而正气也。《心典》

陈念祖：干呕而下利浊黏者，是肠中热也，可知呕为热逆之呕，利为挟热之利。《浅注》

柯琴：热不在半表，故不用柴胡，今热入半里，故黄芩主之。虽非胃实，亦非胃热，故不须人参以补中，兼呕者，故仍加半夏、生姜以降逆也。（《伤寒来苏集》）

程门雪：利为热利，故治以黄芩汤，芩、芍苦寒，坚肠泻热也。原本热利，而兼以胃寒之呕恶，则知上寒下热，故加生姜以散寒，半夏以降逆，此即胃寒肠热之治也。（《金匮篇解》）

【临床应用】 （1）治伏气发温，内夹痰饮，痞满咳逆。（《医通》）

（2）治疗肠炎[35]：高某，男，成人，西北轻工业学院纺织系新工。1977年6月因急性肠炎而腹泻，吃西药痢特灵（呋喃唑酮）后腹泻次数减少，但仍有头痛、发热、口苦、胸胁苦满、腹胀等症，尤其饭量大减，时有恶心呕吐，舌淡苔微黄，脉弦。应用黄芩加半夏生姜汤加减：黄芩18g，白芍12g，甘草9g，大枣6枚，半夏9g，生姜9g，白头翁30g。水煎服，服3剂，诸症消失而愈。

【原文】 诸呕吐，谷不得下者，小半夏汤主之。方见痰饮中。（12）

【经义阐释】 本条论述寒饮停胃的呕吐证治。本条亦见于《金匮要略》痰饮病篇第28条。呕吐是由于寒饮内停，胃失和降所致，故以呕吐清稀的痰涎为特点。文中"诸呕吐"之"诸"，不可解作"众"、"凡"之意，而应与小半夏汤的主治范围结合理解。由于呕吐较剧，胃气上逆而不降，胃气不和而不纳，故谷不得下。治用小半夏汤散寒蠲饮，降逆和胃。

【文献选录】 赵以德：呕吐谷不得下者，有寒有热不可概论也。属热者，王冰所谓谷不得入，是有火也。此则非热非寒，由中焦停饮气结而逆，故用小半夏汤。（《二注》）

【原文】 呕吐而病在膈上，后思水者，解，急与之。思水者，猪苓散主之。（13）

猪苓散方：

猪苓　茯苓　白术各等分

上三味，杵为散，饮服方寸匕，日三服。

【经义阐释】 本条论述饮邪内停呕吐的证治。"病在膈上"指饮停于胃，上逆于膈；"后思水者"指呕后口渴思水欲饮，此为饮去阳复，病情好转之兆，即如第2条"先呕却渴者此为欲解"之意，故曰"解"。这时一方面可令其饮水自救，并嘱不可大量，致饮又停，而应按《伤寒论》第71条所嘱"少少与饮之，令胃气和则愈"；另一方面因为思水仅为病情开始好转，并非呕吐已将凤饮排尽，胃阳欲振的良机易逝，故应速与猪苓散健脾利水。

"急与之"之意，注家大致有二种看法：多数认为是与水，猪苓散用在与水量多，致饮又停之时，如五版高等医药院校教材《金匮要略》、高等中医院校教学参考丛书《金匮要略》等；另一种认为是与善后之法，从一个"急"字来看，当以第二种看法为是，但果是此意，则原文"猪苓散主之"当直接续于"急与之"之后，根据这里原文的笔法，"急与之"所与之物，当非猪苓散，故注家多从与水立论。综观本书与本条有关的条文，可知仲景非常重视利用口渴一症对呕吐进行辨证。如"痰饮咳嗽病脉证并治"第28条："呕家本渴，渴者为欲解，今反不渴，心下有支饮故也"、41条："先渴后呕，为水停心下"、本篇 2 条："先呕却渴者，此为欲解。先渴却呕者，为水停心下"、"呕家本渴，今反不渴者，以心下有支饮故也"、18 条"吐而渴欲饮水者，茯苓泽泻汤主之"等，据此可归纳为，若呕而不渴、或呕而即渴、或呕先作渴者，仲景认为此呕此渴由饮停所致。若呕吐经一定病程后方有口渴者，主呕将欲解。即"呕吐……后思水者，解"及本章第 2 条"先呕却渴者，此为欲解"。只是此时引起呕吐的原因，笔者窃以为不一定是由饮停所致。因饮阻气机，气不化津，津不上承，可以伴随出现口渴，故呕后作渴很难作为判断这种病人向愈的依据。同时即便饮邪通过呕吐得以排除，但能否只须少量饮水以润胃燥，即能获得痊愈？饮邪是脾失转输所产生的内生之邪，故对饮病的治疗，不但要使旧饮能去，更要使新饮不生，所以《金匮要略·痰饮咳嗽病脉证并治》第 17 条有"微饮"用苓桂术甘汤、肾气丸治之者。故饮停致呕者即使已欲解，亦应积极治之。据此推测，本条文意亦似有此二属："呕吐……后思水者，解，急与之"为一层，此时因"胃中干……，欲得饮水者，少少与饮之，令胃气和则愈"（《伤寒论》第 71 条）。"思水者，猪苓散主之"为又一层，由猪苓散方药组成看来，其所主治之呕吐当是由饮停于胃所致，此时之"思水"亦当是饮停所致，不可视作病将欲解之兆。

【方药评析】 方中二苓淡渗利水，白术健脾运湿，使中阳复运，气化水行。

【文献选录】 魏荔彤：呕吐而病在膈上，后思水者，欲解之征也，即论中所言先呕后渴，此为欲解之义也，急与之。呕吐后，伤津液，水入津液可复也。若夫未曾呕吐即思水者，即论中所言先渴却呕之证也。是为水停心下，应治其支饮而渴方愈也。（《本义》）

尤怡：后思水者，知饮已去，故曰欲解，即先呕却渴者，此为欲解之义。夫饮邪已去，津液暴竭，而思得水，设不得则津亡而气亦耗，故当急与。而呕吐之余，中气未复，不能胜水，设过与之，则旧饮去，新饮复生，故宜猪苓散以崇土而逐水也。（《心典》）

吴谦：此详申上条饮呕，以明其治也。呕吐病后，则伤膈上津液，若思水者，急与饮之，不复呕吐者，是病去胃和自解也。思水者，与之而仍呕吐者，是病未除而有水饮也。（《金鉴》）

程门雪：猪苓散未呕先渴，渴欲饮水，防其作呕之治也。（《金匮篇解》）

【临床应用】 （1）治疗小儿单纯性消化不良[36]：杨昔年医案：杨某，女，7 个月。1979 年 9 月 20 日诊。患儿发病已 2 天，经西医诊断为小儿单纯性消化不良，曾用西药效果不佳。大便稀，呈蛋花状，每天 10 余次，小便少，伴有轻微呕吐，精神不振，舌质红苔白，脉细数，体温 38℃。用猪苓散加半枝莲 2 剂，诸症痊愈。

（2）治疗肠套叠[37]：刘某，男，26 岁。忽然患腹痛如刀割，腹胀如鼓，大便不通，大渴，床头用釜盛茶水，每饮一大杓，饮下不久即呕水，呕后再饮，寝室满地是水。据西医诊断是"肠套叠"，须用大手术，病延至三日，医皆棘手，危在旦夕。余诊其脉沉紧而滑，首用白术、茯苓、猪苓各五钱，水煎服 1 剂，呕渴皆除，大便即通。继用附子粳米汤，腹痛、腹胀等症亦渐痊愈。

（3）治疗新生儿黄疸：屈弘宇[38] 以茵陈蒿汤合猪苓散加味治疗新生儿黄疸 45 例，治愈 35 例，有效 7 例，无效 3 例，总有效率 93%。

【原文】 嘔而脉弱，小便復利，身有微熱，見厥者，難治，四逆湯主之。（14）

四逆湯方：

附子（生用）一枚　乾薑一兩半　甘草二兩（炙）

上三味，以水三升，煮取一升二合，去滓，分温再服。强人可大附子一枚，乾薑三兩。

【经义阐释】 本条论述虚寒呕吐见厥的证治。呕吐而脉微弱无力，为胃气大虚；小便复利，指小便清长，主阳气衰微，不能固摄；身有微热而四肢厥冷，为阳衰欲脱，阴盛格阳之象；因阴阳有离决之势，故曰难治。治用四逆汤回阳救逆。

本方亦见于《伤寒论》第 323、324、353 条。

【方药评析】 方中附子大热，其性味剽悍，能壮元阳而回厥；干姜大辛，能温胃阳而止呕；炙甘草缓中而和内外，可知本方是遵《素问·至真要大论》"寒淫于内，治以甘热"之义。

【文献选录】 魏荔彤：呕而脉弱者，胃气虚也。小便复利，气不足以统摄之，脱而下泄也。身有微热见厥，内极阴寒，外越虚阳，阳衰阴盛，其呕为阳浮欲越之机也。见此知为难治，非寻常火郁痰饮之呕也。主以四逆汤，益阳安胃，温中止逆，亦大不同于寻常寒热错杂治呕之方也，附子辛热，干姜辛温，甘草甘平，强人倍用，以急回其阳，勿令飞越，则呕可止也。（《本义》）

尤怡：脉弱便利而厥，为内虚且寒之候，则呕非火邪，而是阴气之上逆，热非实邪，而是阳气之外越矣！故以四逆汤救阳驱阴为主。（《心典》）

吴谦：呕而心烦，心中懊憹，内热之呕也。今呕而脉弱，正气虚也；小便复利，中寒盛也。身有微热而复见厥，曰难治者，此为寒盛格热于外，非呕而发热者比，故以四逆汤胜阴回阳也。（《金鉴》）

黄元御：呕而脉弱，胃气之虚；小便复利，肾气之虚。肾司二便，寒则膀胱失约，故小便自利；里阳虚败，加以身有微热而见厥逆者，阴盛于内而微阳外格，故为难治。（《悬解》）

唐宗海：呕者小便不利，身热者不见厥，今两者俱见，则是上下俱脱之形，故难治。（《补正》）

【临床应用】 （1）病人面青腹满，他人按之不满，此属阴证，切不可攻，攻之必死，宜四逆汤温之。《伤寒临证》

（2）凡阴症，身静而重，语言无声，气少，难以喘息，目睛不了了，口鼻气冷，水浆不下，大小便不禁，面上恶寒如刀刮者，先用艾条灸法，次服四逆汤。《万病回春》

（3）世医所谓中寒中湿及伤寒阴证，霍乱等诸证，厥冷恶寒，下利腹痛者，皆可用四逆汤，服药不到一个月，病情大减。《古方便览》

（4）治吐泻大作[39]：陈某，50 岁，陡然腹痛，吐泻大作。其子业医，提以藿香正气散入口即吐，又进丁香、砂仁、柿蒂之属，亦无效。至黄昏时，四肢厥逆，两脚拘急，冷汗淋漓，气息低微，人事昏沉，病势危篤，举家怆惶，求治于余。及至，患者面色苍白，两目下陷，皮肤干瘪，气息低弱，观所泄之物如米泔水，无腐秽气，只带腥气，切其脉，细微欲绝。余曰：此阴寒也。真阳欲脱，阴气霾漫，阳光将息，势已危笃。宜回阳救急，以挽残阳。提大剂四逆汤，当晚连进两剂，冷服。次早复诊：吐利止，厥回，脉细，改用理中加附子而康。

（5）治疗伤寒：喻昌[40] 治徐国珍，伤寒六七日，身热目赤，索水到前，复置不饮，异常大躁，门牖洞启，身卧地上，辗转不快，更求入井，一医急治承气将复。喻诊其脉，洪大无伦，重按无力，乃曰：是为阳虚欲脱，外显假热，内有真寒，观其得水不欲咽，而尚可咽大黄、芒硝乎?! 天气燠热，必有大雨，此证顷刻一身大汗不可救矣。即以附子、干姜各五钱，人参三钱，甘草二钱，煎成冷服，服后寒战齿凿有声，以重棉裹头覆之，缩手不肯与诊，阳微之状始著，再与前药一剂，热退而安。

【现代研究】 （1）强心作用：刘笃[41]用四逆汤对蟾蜍及家兔心脏的各种药理实验结果表明，四逆汤具强心样物质，有直接加强心脏的收缩作用，对心脏有 Ca^{2+} 样的作用，能使受抑制后的心率明显增加，并能显著地增加冠状动脉流量，增大心肌收缩振幅。

（2）抗休克作用：唐朝枢[42]用四逆汤经肠道给药，观察其对家兔实验性休克的治疗作用，发现四逆汤具有保护小肠，改善血液循环，阻止休克不可逆发展等作用。

（3）四逆汤的主药——附子对心血管的作用：李仪奎等[43]证实，四逆汤的主药——附子主要含去甲基乌药碱、去甲基猪毛菜碱，这有效成分对心血管的作用主要体现：①强心作用：熟附片煎剂对离体心脏、在体心脏及戊巴比妥所致的衰竭心脏均有明显的强心作用，从附子中提得的去甲基乌药碱是附子的主要强心成分之一，实验证明去甲基乌药碱能增强心肌收缩力，加快心率，使心输出量增加，亦能使培养的心肌细胞搏动频率及振幅增加。去甲基猪毛菜碱能兴奋心脏，升高血压，对 α-受体及 β-受体均有兴奋作用。②抗心律失常作用：含去甲基乌药碱的附子Ⅰ号对异搏定（维拉帕米）所致小鼠缓慢型心律失常有明显的防治作用，能改善房室传导，加快心率，恢复窦性心律。此种作用与兴奋 β-受体有关。③对血管和血压的作用：附子注射液注射后使麻醉犬心输出量，冠状动脉、脑及股动脉血流量增加，血管阻力降低，有明显扩张血管的作用。④提高耐缺氧作用：附子能显著提高小鼠对缺氧的耐受力，对麻醉犬急性心肌缺血损伤的范围和程度有明显的缩小和减轻作用。⑤抗休克：附子及其复方制剂能提高多种原因所致的休克动物的平均动脉压，延长其存活时间及存活百分率，有显著保护作用。此种作用与附子既能扩张血管，改善微循环，又能收缩血管，提高血压有关。

（4）抗动脉粥样硬化作用：四逆汤[44]可明显缩小主动脉内膜脂质斑块面积，降低血清总胆固醇、甘油三酯、低密度脂蛋白-胆固醇、载脂蛋白 B 及血浆内皮素浓度，提高血清一氧化氮及载脂蛋白 A 含量，四逆汤高剂量组效果为佳，呈一定的量效依赖关系。说明四逆汤具有较好的抗动脉粥样硬化作用，其作用机制与调节脂代谢、保护血管内皮细胞功能等有关。

【原文】 嘔而發熱者，小柴胡主之。（15）

小柴胡湯方：

柴胡半斤　黃芩三兩　人參三兩　甘草三兩　半夏半斤[①]　生薑三兩　大棗十二枚

上七味，以水一斗二升，煮取六升，去滓，再煎取三升，溫服一升，日三服。

【词语注解】 ①半夏半斤：《伤寒论》、《医统正脉》本均为"半夏半升"，是。

【经义阐释】 本条论述少阳邪热迫胃呕吐的证治。呕而发热，用小柴胡汤主治，可知其热是少阳之热，其呕是少阳邪热迫胃所致。故热当是往来寒热，呕是口苦咽干，心烦喜呕。并可伴有胸胁苦满等少阳之证。治用小柴胡汤和解少阳，和胃降逆。本条与前条虽均有发热，但发热的特点不同，导致发热的病机也有异。本条发热为邪郁少阳，枢机不利，故热为寒热往来，前条发热由阴盛于内，格阳于外，故热为身有微热且四肢厥冷。治法亦相应有异，本条治从和解少阳，前条治宗回阳救逆。本条亦见于《伤寒论》第379条。

【方药评析】 方中柴胡透达少阳半表之邪，疏解气机壅滞，黄芩清泄少阳半里之郁热，柴胡与黄芩相配，解少阳半表半里之邪热，半夏、生姜和胃降逆止呕，人参、甘草、大枣益气补中，鼓舞正气，预补其虚，以防外邪复传入里，共成和解少阳，助正达邪之剂，具有疏利三焦，条达上下，宣通内外，和畅气机之功，故柯韵伯认为本方是"少阳枢机之剂，和解表里之总方"。

【文献选录】 尤怡：呕而发热，邪在少阳之经，欲止其呕，必解其邪，小柴胡则和解少阳之正法也。《心典》

高学山：凡呕而发热者，是少阳之逆气，从两胁之边旁而上冲，故呕且上冲者，必兼外浮，故发热也。《高注》

章虚谷：呕而发热者，邪出少阳也，少阳主升，故不下利而呕。发热者，邪势向外，故以小柴胡，转少阳之枢，其邪可经表解矣。《伤寒论本旨》

【临床应用】 （1）治疗长期呕吐[45]：李某某，女，38岁。长期呕吐，兼见低烧，服药已百余剂不效，舌苔白滑，时有进修医生陈君在侧，问曰：此何证也？余曰：呕而发热者，小柴胡汤主之。果服3剂而呕止烧退。

（2）治疗眩晕[46]：张某某，男，40岁，成都中医学院教师。1971年12月12日因眩晕呕吐1天，邀我诊治。前几天右牙龈肿痛，今晨眩晕晕倒在地（血压90/60mmHg），扶床上休息，两餐未进食。现仍目眩，右侧头痛，口苦，不欲食，右牙龈仍肿而不痛，舌红苔右黄左白，脉弦略数。此为少阳之枢机不利，胆热犯胃兼风痰上扰之证。拟以和解少阳，清热和胃，祛痰息风之法主治。方用柴胡10g，黄芩12g，半夏12g，北沙参15g，石膏20g，薏苡仁20g，天麻12g，钩藤12g，甘草3g。嘱服2剂。病员服上方1剂后，眩晕呕吐消失，头昏痛亦减轻，当晚进稀粥约2两。2剂服完后，诸症消失，能上班坚持工作。

（3）治疗肝病[47]：小柴胡汤具有显著的抗炎保肝、解热镇痛等作用，在临床上主要用于慢性乙型肝炎，预防肝癌，是日本汉方药中产量最大和用量最多的方剂。

（4）治疗妇科病[47]：常用于妇人经期感冒、术后发热、痛经、急慢性盆腔炎等妇科疾病的治疗。

（5）治疗其他疾病[47]：如梅尼埃综合征、真心痛、癫痫、厌食症、坐骨神经痛及失眠、晕车等。

【现代研究】 （1）免疫作用[47]：小柴胡汤具有免疫调节作用，可抑制细胞增殖及诱导异常增殖细胞凋亡，可使子宫内膜异位症大鼠异位内膜明显萎缩。

（2）抗炎作用[47]：小柴胡汤具有激素样及非激素样抗炎作用，能抑制嗜中性粒细胞的趋化性，稳定细胞膜及溶酶体膜，抑制水解酶的释放及抑制巨噬细胞分解白三烯，从而减轻肝细胞的免疫损伤。

（3）抗肝纤维化作用[47]：动物实验显示小柴胡汤对大鼠肝纤维化有良好的干预作用，可延缓肝纤维化进程。

【原文】 胃反嘔吐者，大半夏湯主之。（16）

大半夏湯方：

半夏二升（洗完用） 人参三兩 白蜜一升

上三味，以水一斗二升，和蜜揚之二百四十遍，煑取二升半，溫服一升，餘分再服。

【经义阐释】 本条论述虚寒胃反的治法。本章第3、4、5条已阐述了虚寒胃反的病因、症状及预后，本条则进一步补充其治法。如前所述，虚寒胃反的主症是朝食暮吐，暮食朝吐，宿谷不化；病机为脾胃虚寒，运化失司，不能腐熟。由于胃气不降则呕吐，脾不转输，肠失濡润则便结如羊屎状。故治用大半夏汤和胃降逆，补虚润燥。

【方药评析】 方中人参益气养胃而生津，半夏功专降逆开痞而止呕吐，白蜜入水扬之二百四十遍，使甘味散入水中，水与蜜合为一体，以润大肠而通腑气，腑气通则胃气降，胃气降则水谷得以转输，饮食正常，病可望愈。

【文献选录】 魏荔彤：方以半夏为君，开散寒邪，降伏逆气，洵圣药也。佐以人参补胃益气，白蜜和中润燥，服法多煮白蜜去其寒而用其润，俾黏腻之性流速于胃底不速下行，而半夏、人参之力亦可徐徐斡旋于中，其意固微矣哉。（《本义》）

尤怡：胃反呕吐者，胃虚不能消谷，朝食而暮吐也。又胃脉本下行，虚则反逆也，故以半夏降逆，人参、白蜜益虚安中。东垣云：辛药生姜之类治呕吐，但治上焦气壅表实之病，若胃虚谷气不行，胸中闭塞而呕者，惟宜益胃推扬谷气而已。此大半夏汤之旨也。（《心典》）

吴谦：此承上条以明其治也。胃反呕吐者，谓朝食暮吐、暮食朝吐之呕吐也。主之大半夏汤者，补脾胃、止呕吐也。（《金鉴》）

程门雪：气阴大伤，胃火下降，津液枯槁，上下无以濡润，大便结如棋子，食不得入，入则呕吐，但能饮水，不能下食病虽反胃，已近于噎膈。《金匮》治以大半夏汤。方用人参生津养气阴，半夏降逆气，白蜜润枯燥，方具三法。近人以半夏性燥，每多忌用，殊不知半夏得参蜜，则不燥而专行降逆之功。（《金匮篇解》）

【临床应用】 （1）治疗顽固性贲门失弛缓症[48]：用大半夏汤治愈1例经X线钡餐检查为顽固性"贲门失弛缓症"患者。

（2）治疗胃反[49]：患者因枪伤后作腹部手术，术后因肠粘连又先后6次手术治疗，但效果不佳，经常腹痛呕吐迁延十多年，遂请中医诊治。症见脘腹满，朝食暮吐，宿谷不化，呕吐物无臭味，大便干结，七八日一行，面色萎黄，形体消瘦，舌质淡，苔薄白，脉虚而弦。当属虚寒胃反。治宜补虚润燥，和胃降逆。大半夏汤主之：半夏15g，高丽参15g，白蜜30g，嘱以蜜水1000ml，扬300余遍，加半夏、高丽参煎为300ml，频频呷服，先后服用13剂治愈，8年后随访未再复发。

（3）治呕吐[50]：刘某某，女，31岁。近几年来，曾因溃疡病、肠梗阻等病，先后做过四次手术，最后一次是在我院第一附属医院外科行肠切除吻合术，术后切口一期愈合，但呕吐便秘，每餐所进食物，约过2小时许，必尽吐出，全靠静脉注射葡萄糖维持营养，手脚静脉，针痕斑斑，大便干结如羊粪，旬日不解。邀余会诊。患者面色苍白，肌肉消瘦，舌体细小，舌质淡红，脉象弦细。此胃阴虚损，肠液虚耗所致。法当养阴滋液，降逆通便为治。用大半夏汤合橘皮竹茹汤：沙参30g，法半夏10g，橘皮5g，竹茹10g，炙甘草3g，生姜3片，大枣3枚，白蜜30g，加麦冬10g，厚朴6g，杏仁10g，苏子10g，枇杷叶 10g。连服 2 个多月，便通呕止，体重增加，康复出院。

【现代研究】 止呕作用：谭万初等[51]采用家鸽腹腔注射顺铂致呕吐模型，造模成功后给药 1 周，结果发现，与模型组比较，大半夏汤高、中、低剂量组模型动物的平均慢波频率及慢波异常节律指数均有显著差异（$P < 0.05$）。表明大半夏汤具有止呕作用，其止呕机制与纠正胃肌电慢波频率及节律有关。

【原文】 食已即吐者，大黄甘草湯主之。《外臺》方：又治吐水。(17)

大黃甘草湯方：

大黃四兩　甘草一兩

上二味，以水三升，煮取一升，分溫再服。

【经义阐释】 本条论述胃肠实热呕吐的证治。食已即吐，即食入即吐，此因腑气不通，肠中有实热积滞停留，使胃气不得通降，反逆而上行所致，故当还有便秘、腹满、腹胀等症、舌红苔黄、脉数有力。病机为胃肠实热，腑气不通，浊气上冲，胃失和降，因病本在肠，故治以通腑泻实之法，俾肠腑实热一去，大便得通，则胃气和降，呕吐自平。

本条方证与前条大半夏汤证均有呕吐，大便秘结或不畅之症，但本条病证呕吐是由肠腑实热，腑气不通，逆而上冲所致，故多先有腹满腹痛，大便不通或干结不爽，胃脘饱胀，不欲饮食，或有呕吐，口臭口苦；大半夏汤证呕吐由中焦虚寒，不能腐熟所致，呕吐以朝食暮吐，暮食朝吐，宿谷不化为特点，病程较长，后期出现大便干结。其比较见下表：

大黄甘草汤证与大半夏汤证比较表

方　证	大黄甘草汤证	大半夏汤证
病机	胃肠实热，腑气不通，浊气上冲	中焦虚寒，不能腐熟，肠中干燥
主要症状	腹满腹痛，大便不通或干结不爽，胃脘饱胀，不欲饮食，或有呕吐，口臭口苦，舌红苔黄，脉实有力	朝食暮吐，暮食朝吐，所吐清冷无异臭，病程久长，后期出现大便量少、干结，精神疲倦，语声无力，形体瘦削，面色萎黄
治法	通腑泻热	补虚和中，润燥通便
用药	大黄四两，甘草一两	半夏二升，人参三两，白蜜一升

【方药评析】 方中以大黄通泄实热为君，甘草缓中益胃为佐，旨在祛邪不忘扶正，与葶苈配大枣、皂荚伍枣膏是同义。

【文献选录】 吴谦：朝食暮吐者，寒也，食已即吐者，火也，以寒性迟，火性急也，故以大黄甘草汤缓中泻火，火平自不吐也。（《金鉴》）

黄元御：食已即吐者，胃之上口，必有湿热瘀塞。大黄甘草汤，大黄泻其郁热，甘草培其中气也。（《悬解》）

程门雪：若食已即吐，是阳明积热上冲，宜大黄甘草汤以泻其热，热去则冲止呕已，即前贤所谓"食入即吐，责之有火"者是也。（《金匮篇解》）

金寿山：食已即吐，与一般反胃之朝食暮吐有所区别。此胃肠积热之呕吐，故用大黄

甘草汤。(《金匮诠释》)

【临床应用】 (1)治疗急重呕吐：王尧[52]治疗86例，其中反射性呕吐49例(急性胃炎10例、急性胆囊炎8例、胆道蛔虫症4例、急性胰腺炎3例、急性阑尾炎4例、肠梗阻8例、急性肝炎5例、上消化道出血3例、腹部术后4例)，中枢性呕吐31例(脑中风5例、病毒性脑炎3例、流行性出血热8例、糖尿病2例、农药中毒11例、眩晕2例)，原因不明者6例。病程10天以下者82例。用大黄6～30g，甘草6～20g，佩兰6～15g及辨证加药，少量多次温服，无法服药者鼻饲。结果：药后24小时内呕止者56例，药后48小时内呕止者23例，48小时后仍呕吐不止，改用他法者7例。

(2)治疗食入即吐[53]：曹某某，男，17岁，成都市18中学生。1978年3月31日初诊：因起居不慎，感冒发热，经某医院用辛温发汗，汗后发热退，随之出现食入即吐，吐出饭菜原食物，吐后渴饮，饮水不吐，吐两天后求诊。胃脘热胀，精神尚可，两天未大便，小便短黄，舌红苔薄黄少津，脉弦滑有力。此系热邪入里，积热在胃，胃热上冲之吐证。拟用荡热和胃。方用大黄12g，甘草3g。嘱服2剂，大便通畅，不吐即停服。4月29日，他因外感来门诊，说他服上方1剂，大便通畅，食已不吐；2剂后，诸症消失。

(3)治疗小儿急性肠炎[54]，糖尿病胃轻瘫[55]、寻常型银屑病、接触性皮炎、寻常型鱼鳞病、手足汗疱疹[56]，梅尼埃病、妊娠呕吐、膈肌痉挛、食道癌[57]等。

【现代研究】 快速改善急性胰腺炎并发的肺损伤。大黄甘草汤[58]可快速改善急性胰腺炎并发的肺损伤，其机制可能与抑制TLR4的表达、降低IL-6和TNF-α、升高IL-10水平有关。

【原文】 胃反，吐而渴欲飲水者，茯苓澤瀉湯主之。(18)

茯苓澤瀉湯方：《外臺》云治消渴脉絕，胃反吐食之，有小麥一升。

茯苓半斤　澤瀉四兩　甘草二兩[①]　桂枝二兩[②]　白术三兩　生薑四兩

上六味，以水一斗，煮取三升，内澤瀉，再煮取二升半，溫服八合，日三服。

【词语注解】 ①二兩：《外台秘要》卷六作"炙，一兩"；
②桂枝二兩：《外台秘要》卷六作"桂心三兩"。

【经义阐释】 本条论述饮阻气逆呕渴并见的证治。这里的"胃反"指呕吐反复出现，呕吐出现的时间无规律可循，非指"朝食暮吐，暮食朝吐"，宿谷不化之胃反。呕吐物可为水饮与食物混杂，且不酸不苦不臭。同时由于饮阻气化，津不上承，而出现渴欲饮水，因渴饮水多，更助饮邪，则愈吐愈渴，愈饮愈吐，使呕吐和口渴交替、反复出现。病机皆由中阳不运，饮停于胃所致，治用茯苓泽泻汤温胃止呕，化饮利水。以方测证，本证病久尚可出现浮肿，大便溏薄或不畅，精神不振，兼有头眩、心悸等，舌质淡红，苔薄而润，脉缓滑。

【方药评析】 本方即五苓散去猪苓加生姜、甘草组成，方中用桂枝化气行水，即唐宗海所谓"是火交于水以化气，气化则水行矣"；用生姜以温胃散饮，和胃止呕。诸药合用，使脾运健，胃气和，升降有权，水饮消散，则胃反自愈。

【文献选录】 尤怡：猪苓散治吐后饮水者，所以崇土气，胜水气也。茯苓泽泻汤治吐

未已，知邪未去，则宜桂、甘、姜散邪气，苓、术、泽泻消水气也。（《心典》）

吴谦：胃反吐而不渴者，寒也；渴欲饮水者，饮也，故以茯苓泽泻汤补阳利水也。（《金鉴》）

黄树曾：此证由于饮留于中，碍脾之输。竭肺之化，不能输水，不能化水为津，故渴欲饮水，水溢而化机仍窒。夫饮乃未化之水，客于一隅。（《释义》）

【临床应用】 （1）治疗胃反：王廷富[59]病案。张某某，男，40 岁。1981 年 6 月 14 日，因呕吐 3 天求诊。主诉：因患感冒，经西医治疗，感冒虽愈，随之出现呕吐，吐出物水多食物少，每天吐 1～2 次，食少头昏，精神不振，大便正常，舌淡略胖，苔薄白津润，脉缓滑。此为脾虚水饮停滞夹风痰上扰之胃反证。拟以健脾利水化气散饮，佐以息风去痰。方用茯苓 20g，泽泻 20g，白术 12g，桂枝 10g，生姜 10g，天麻 12g，半夏 12g，甘草 1.5g。嘱服 2 剂。6 月 16 日复诊：病员服上方 2 剂后，自觉舒适，呕吐即止，其余同上，效不更方，宗前法，于上方加蔓荆 10g 以祛风。6 月 20 日三诊：病员服上方 3 剂后，食欲正常，精神好转，仅头略昏，其余正常，舌脉同上。此水饮已化，风痰之余邪未尽，改用二陈汤加味。嘱服 2～6 剂，以善其后。

（2）治疗幽门水肿：徐景藩[60]病案。患者胃病 10 载，每日呕吐涎水达 2000ml，胃镜检查为慢性胃窦炎、幽门水肿，用本方加减 3 剂吐止。胃镜复查幽门水肿减轻。

（3）治慢性原发性低血压：王守杰[61]用本方加味治疗慢性原发性低血压 54 例。其中 42 例血压 80～90/60mmHg，12 例 70～80/50～55mmHg，自觉症状明显，以头晕、头痛为主，伴见恶心，精神疲倦，健忘失眠，心悸耳鸣等，用云苓、白术、生姜、川芎各 12g，泽泻 18g，桂枝、炙甘草各 9g，黄芪 15g。水煎服。结果：显效（收缩压和舒张压均上升 10～30mmHg，血压恢复至 120/80mmHg 以上，症状全部消失）28 例，有效（收缩压和舒张压均上升不到 10～20mmHg，血压恢复至 90/60mmHg 以上）24 例，无效 2 例。

（4）治疗慢性肾炎：赵凌云[62]用本方治疗慢性肾炎而小便不利者。

【原文】 吐後，渴欲得水而貪飲者，文蛤湯主之。兼主微風，脉緊，頭痛。（19）

文蛤湯方：

文蛤五兩　麻黄三兩　甘草三兩　生薑三兩　石膏五兩　杏仁五十枚　大棗十二枚

上七味，以水六升，煑取二升，溫服一升，汗出卽愈。

【经义阐释】 本条论述吐后贪饮的证治。"吐后，渴欲饮水"是呕吐伤津，津液不足之象，故欲饮水以自救，但不至"贪饮"，若吐而贪饮，饮水甚多，却不复吐，可知其渴与本章第 2 条"先渴却呕者，为水停心下"不同，不是由饮邪所致，而是因里热作祟，是里热津伤之故。以方测证，因本方系大青龙汤去桂枝加文蛤组成，方中文蛤与麻杏石甘同用，复加姜枣，方后又云"汗出即愈"，推知本证病机为里有伏热，外有风寒，故原文中"微风，脉紧，头痛"当亦是本方主症。《医宗金鉴》亦云："'文蛤汤主之'五字，当在'头痛'之下，文义始属。是传写之误。'兼主'之'主'字，衍文也"。

关于本条方义，注家争执甚多。上言吴谦之错简说是一种；程林等则认为"贪饮者，饮水必多，多则淫溢上焦，必有溢饮之患，故用此汤以散水饮，方中皆辛甘发散之药，故亦主微风，脉紧，头痛"，亦与《金匮要略·痰饮咳嗽病脉证并治》第23条用大青龙汤治疗溢饮之意甚为相合；柯韵伯则认为本条与《伤寒论》第141条文蛤散互错等等。

【方药评析】　方中用文蛤咸寒生津止渴，配石膏以清热于内；麻杏石甘透表于外，生姜大枣调营卫而和中，诸药合用，使表邪透，里热清，津伤复。

对方中文蛤有两种看法：一种看法认为是指海蛤壳；一种看法认为是指五倍子。任应秋（《金匮要略语译》上海：上海科学技术出版社，1959：169）指出文蛤即花蛤壳，又叫海蛤。《三因方》谓文蛤即五倍子，按法治之名百药煎，大能生津止渴（有报道用五倍子500g，龙骨62g，云苓124g制成玉锁丹，治糖尿病31例，有效率为87%），临床上固可参考应用，但五倍子为汉以后药（首载于唐代《开宝本草》，异名文蛤），仲景所用之文蛤仍以花蛤为是。

【文献选录】　尤怡：吐后水去热除，渴欲得水，与前猪苓散证同，虽复贪饮，亦止热甚而然耳，但与除热导水之剂足矣，乃复用麻黄、杏仁等发表之药者，必兼有客邪郁热于肺不解故也。观方下后云汗出即愈，可以知矣。曰兼主微风、脉紧、头痛者，以麻杏甘石本擅祛风发表之长耳。（《心典》）

陈元犀：方中麻黄与石膏并用，能深入伏热之中，顷刻透出于外，从汗而解，热解则渴亦解，故不用止渴之品。并主微风脉紧头痛者，以风为阳邪，得此凉散之剂而恰对也。（《金匮方歌括》）

段富津：文蛤汤之用药，有类麻杏甘石汤与越婢汤，盖皆为表里同病而设。本方以文蛤、石膏为君药，取其清热而止烦渴；又臣以麻黄、杏仁解表利肺，盖证因风邪外束，肺失宣降所致；更佐以生姜、大枣，与麻黄相伍，尤能发越水气，解表而和营卫；使以甘草调和诸药。综观全方，外能解表祛风，发越水气，内能清热止渴，利肺和胃。用于《伤寒论》中之"病在阳，应以汗解之，反以冷水潠之"，风水客于肌表，其热被郁于里，而见"弥更益烦，肉上粟起，意欲饮水，反不渴者"殊为的当，确可"汗出而愈"。若口渴欲饮，见有恶风头痛，内热烦躁者，不分吐后与否，亦可用之。（《金匮要略方义》）

【临床应用】　治疗糖尿病：金学仁[63]用本方加减治疗糖尿病7例。方用文蛤20g，生石膏60g，麻黄3g，熟地20g，山萸肉15g，山药20g，菟丝子10g，龟甲30g。

【原文】　乾嘔，吐逆，吐涎沫，半夏乾薑散主之。（20）

半夏乾薑散方：

半夏　乾薑等分

上二味，杵爲散，取方寸匕，漿水一升半，煮取七合，頓服之。

【经义阐释】　本条论述中阳不足，寒饮呕吐的证治。由于中阳不足，寒饮内停，胃气上逆，故使人呕吐。因饮邪有微甚，胃逆有轻重，故使呕吐或为干呕，或为吐痰涎稀沫，或为干呕吐沫同时并见。证之临床，尚可有口淡不渴，胃脘冷痛，舌质胖淡等。治以温胃化饮，降逆止呕之半夏干姜散。

本条方证与本章第9条吴茱萸汤证皆有干呕、吐涎沫之症，但本方证是中阳不足，寒饮在胃；而吴茱萸汤证是胃寒停饮时夹肝气上逆。本方证以干呕、吐逆、吐涎沫、胃脘冷痛等胃部症状为特征；而吴茱萸汤证则是以干呕、吐涎沫、胸满不舒、巅顶头痛等（肝）

胃症状并见为特点。故本方证专治在胃，侧重化饮降逆；而吴茱萸汤证则是肝胃同治，偏于散寒补虚。其比较见下表：

半夏干姜散证与吴茱萸汤证比较表

方 证	半夏干姜散证	吴茱萸汤证
病机	中阳不足，寒饮上逆	胃虚寒饮，肝气上逆
主要症状	干呕，或吐痰涎稀沫，或干呕吐沫同时并见，口淡不渴，胃脘冷痛，舌质胖淡，脉弦而无力等脉症	干呕，吐涎沫，胸满不舒，巅顶头痛，尚多有口淡，胃脘自觉寒冷，或为冷痛，或心下痞满，肢冷，舌淡苔白，脉弦而无力或脉沉缓等脉症
治法	温胃化饮，降逆止呕	散寒补虚，泄浊降逆
用药	半夏干姜散（半夏、干姜等分）	吴茱萸汤（吴茱萸一升，人参三两，生姜六两，大枣十二枚）

本方证与小半夏汤证的比较见下生姜半夏汤条。

【方药评析】 半夏干姜散即小半夏汤以干姜易生姜而成，这是因为本证既有中阳不足，又有寒饮内停之本虚标实两方面，故用干姜能走能守，温中散饮；半夏与姜用量相等，取标本同顾之意。以浆水甘酸调中，顿服之，使药力集中而峻猛，加强止呕之功效。关于浆水之运用，成都中医学院金匮教研室编《金匮要略讲稿》认为：一是用于赤小豆当归散治狐惑病之热毒瘀结于肛门，已成脓之证，用"生浆水服方寸匕，日三服"。而半夏干姜散之治虚寒呕逆证，服法用"浆水一升半，煮取七合，顿服之"。同是浆水，一用生浆水之酸凉，以助赤小豆当归散清热解毒而和胃，一用熟浆水之甘酸，以助半夏干姜散而安中。可作参考。

【文献选录】 尤怡：干呕吐逆，胃中气逆也，吐涎沫者，上焦有寒，其口多涎也，与前条干呕吐涎沫头痛不同，彼为厥阴阴气上逆，此是阳明寒涎逆气不下而已。（《心典》）

徐彬：此比前干呕吐涎沫头痛条，但少头痛而增吐逆二字，彼用茱萸汤，此用半夏干姜汤（散）何也？盖上焦有寒，其口多涎一也。然前有头痛，是浊阴上逆，格邪在头故疼，与浊阴上逆，格邪在胸故满相同，故俱用人参、姜、枣助阳，而以茱萸之苦温下其浊阴。此则吐逆，明是胃家寒重，以致吐逆不已，故不用参，专以干姜理中，半夏降逆，谓与前浊阴上逆者，寒邪虽同，有高下之殊，而未至格邪在头在胸，则虚亦未甚也。（《论注》）

程门雪：若干呕、吐涎沫，则又不同。其症有二：干呕者胃气逆也；吐涎沫者口多涎，胃有寒也。"呕逆，吐涎沫者，半夏干姜散主之。"干姜温胃去寒，半夏和胃降逆也。见头痛者肝病也，厥阴之经，上额会巅，厥阴受寒，是头痛呕吐涎沫，本属胃寒，更加头痛，则兼肝寒，治以吴茱萸汤。参、枣、生姜温胃散寒，重用吴茱萸温肝，以驱阴邪也。是干呕吐涎沫者有二治：不头痛者，单用温胃，半夏干姜散；有头痛者，兼用温肝，吴茱萸汤，二方虽有不同，其温寒则一也。（《金匮篇解》）

【临床应用】 （1）治悬痈热壅，卒暴肿大。《三因方》

（2）治疗高血压：秦伯未[64]用本方加味治愈1例患者。病人42岁，女。患高血压3年，血压190～140/110～100mmHg，用平肝降逆法治之无效。患者眩晕如坐舟中，呕出大量清涎，胸脘胀闷，舌质淡，苔薄白腻，脉右寸关滑甚。遂用法夏、淡干姜、云苓各9g。3剂病愈。

【原文】 病人胸中似喘不喘，似呕不呕，似哕不哕，徹心中憒憒然無奈[①]者，生薑半夏湯主之。(21)

生薑半夏湯方：

半夏半升 生薑汁一升

上二味，以水三升，煑半夏，取二升，内生薑汁，煑取一升半，小冷，分四服，日三夜一服。止，停後服。

【词语注解】 ①彻心中愦愦然无奈：胸中烦闷不堪，难以忍受。彻：通联、通彻；愦愦然：《说文解字》"乱也"，《辞通》"乱貌"；奈：借为"耐"，如《本草纲目》天门冬条："和地黄为使，服之奈老头不白"。

【经义阐释】 本条论述寒饮搏结于胸中的证治。胸中为气之海，内藏心肺，为呼吸往来之道，清气出入之所。寒饮停于胸中，与正气相搏，阻碍胸胃气机，使之不得畅行，则出现胸中似喘不喘，似呕不呕，似哕不哕，痛苦莫明，烦闷不堪，难以忍受之症。故用宣散寒饮，舒展气机的生姜半夏汤治之。

小半夏汤、半夏干姜散、生姜半夏汤三方都由姜、夏二味组成，都主治寒饮停胃（胸）的病证。不同的是，小半夏汤中姜用"走而不守"的生姜、且重用半夏，降逆化饮，可知其病证是以饮为主，偏于标实；半夏干姜散中姜用"能走能守"的干姜，且干姜用量与半夏相匹，温中散寒，化饮降逆，标本同顾，可知其病证中焦阳虚亦较突出；生姜半夏汤中姜用生姜汁，且用量又倍于半夏，乃为取其通散之力，故知气机阻滞当是该病证主要矛盾。其比较见下表：

小半夏汤证、半夏干姜散证、生姜半夏汤证比较表

方　证	小半夏汤证	半夏干姜散证	生姜半夏汤证
病机	寒饮停胃，胃失和降	中阳不足，寒饮上逆	寒饮搏结，气机闭郁
主要症状	呕吐清稀痰涎，不渴，多兼头眩口淡，舌质淡，脉缓滑等	干呕，或吐痰涎稀沫，或干呕吐沫同时并见，口淡不渴，胃脘冷痛，得热痛减，倦怠畏寒，舌质胖淡	胸中似喘不喘，似呕不呕，似哕不哕，痛苦莫明，烦闷不堪，难以忍受
治法	温散寒饮，降逆和胃	温中散寒，降逆止呕	散寒化饮，舒展气机
用药	小半夏汤 半夏一升，生姜半斤	半夏干姜散 半夏、干姜等分	生姜半夏汤 姜汁一升，半夏半升

【方药评析】 本病证因其病在胸中，位置较高，且以气机阻滞，升降不畅为所苦，故重用姜汁宣阳散饮。即尤怡所谓"生姜用汁，则降逆之力少而散结之力多，乃正治饮气相搏，欲出而不出者之良法也。"方后注"小冷"服，是为防本证寒饮搏击，拒热药而不纳，反致呕吐而设。属反佐法。《内经》"治寒以热，凉而行之"之意。

【文献选录】 徐彬：喘呕哕俱上出之象，今有其象而非其实，是膈上受邪，未攻肺，亦不由胃，故曰胸中。又曰彻心中愦愦无奈，彻者通也，谓胸中之邪既重，因而下及于

心，使其不安而愦愦，无可奈何也。生姜宣散之力，入口即行，故其治最高，而能清膈上之邪，合半夏，并能降其浊涎，故主之。与茱萸之降浊阴，干姜之理中寒不同，盖彼乃虚寒上逆，此唯客邪搏饮于至高之分耳。然此即小半夏汤，彼加生姜煎，此用汁而多，药性生用则上行，唯其邪高，故用汁而略煎，因即变其汤名，示以生姜为君也。（《论注》）

尤怡：寒邪搏饮，结于胸中而不得出，则气之呼吸往来、出入升降者阻矣。似喘不喘，似呕不呕，似哕不哕，皆寒饮与气相搏互击之证也。且饮，水邪也。心，阳脏也。以水邪而逼处心脏，欲却不能，欲受不可，则彻心中愦愦然无奈也。生姜半夏汤即小半夏汤，而生姜用汁，则降逆之力少，而散结之力多，乃正治饮气相搏，欲出不出之良法也。（《心典》）

【临床应用】 治疗眉棱骨痛：邓朝纲[65]用本方治疗2例。方药组成：生半夏30g，生姜20g。用沸水泡之，当茶频服，一般1～3剂即愈。认为凡顽痰用生半夏为佳，若用生姜沸水泡服，则能减轻或消除毒性。

【现代研究】 （1）段光周[66]认为生姜半夏汤虽涉及心、肺、胃三脏，但其病变中心在心包，病机应属寒饮搏结、神气闭郁所致。生姜半夏汤证的特点是：寒痰蒙蔽心包，神气闭郁，机窍失灵。而生姜半夏汤方的特殊功效在于不独散结，且能开窍，可谓内服开窍剂之渊薮。（如《温病全书》湿热酿痰，蒙蔽心包的菖蒲郁金汤，《杨氏方》五痫丸，《医学心悟》定痫丸中均用姜汁、半夏豁痰开窍。）

（2）金寿山[67]认为以上三方用药，大同小异。同的是都用姜、夏；异的是，小半夏汤用生姜；半夏干姜散不用生姜而用干姜，且作散用，浆水煮服；生姜半夏汤用生姜汁，且用量倍于半夏。这些区别，看似微小，细玩原文，实有深意。小半夏汤证为胃中有饮，饮邪上逆而作呕吐者的通治之方，故原文开首着"诸呕吐"三字；半夏干姜散证原文有"吐涎沫"三字，上焦有寒，其口多涎，故易生姜为干姜，生姜行水降逆，干姜则温中散寒，用浆水煮服，可能因浆水味酸，制二药辛辣之性；生姜半夏汤证是欲吐而不能吐，胃中非常难受，有无可奈何之感，故重用生姜汁，意在散结。正如尤怡所说"生姜用汁，则降逆之力少而散结之力多，乃正治饮气相搏，欲出不出者之良法也"。

【原文】 乾嘔、噦，若手足厥者，橘皮湯主之。（22）

橘皮湯方：

橘皮四兩　生薑半斤

上二味，以水七升，煮取三升，溫服一升，下咽卽愈。

【经义阐释】 本条论述寒邪客胃呃逆的证治。由于寒邪客胃，胃气上逆，故致干呕、呃逆。这里的手足厥是由寒邪客胃，阳气被遏，不能布达于四肢所致，故不同于阳衰阴盛的手足厥冷，仅为手足不温，更无阳气衰微症。

【方药评析】 橘皮汤功能散寒理气，和胃降逆。方中橘皮理气和胃，生姜散寒止呕，合而用之，使阳通寒去，胃气和降，则干呕、哕与厥冷自愈。

【文献选录】 程林：干呕哕，则气逆于胸膈间而不行于四肢，故手足为之厥。（《直解》）

尤怡：干呕哕，非反胃；手足厥，非无阳，胃不和则气不至于四肢也。橘皮和胃气，生姜散逆气，气行胃和，呕哕与厥自已，未可便认阳虚而遽投温补也。（《心典》）

吴谦：东垣以干呕为轻，哕为重，识仲景措辞之意也。哕而手足厥，乃胃阳虚，是吴茱萸汤证也。若初病形气俱实，虽手足厥，非阳虚阴盛者比，乃气闭不达于四肢也，故单以橘皮通气，生姜止哕也。（《金鉴》）

【临床应用】 （1）治疗干呕：方舆輗[68]云：……尝有一男子，暑月霍乱吐泻虽已止，干呕未止，兼发哕，脉细至欲绝，更医数人，凡附子理中汤、四逆加人参汤、吴茱萸汤、参附、参姜之类，殆尽其术，一不容受。余最后至，诊之，少有所见，即作橘皮汤令煮，斟取澄清，冷热得中，细细啜之。余镇日留连于病家，再四诊视，指令服药之度，移时药达，稍安静，遂得救治。

（2）治疗呃逆[69]：何某某，女，18岁。巴中县恩阳区农民。1956年8月中旬初诊：因近几天降雨，今晨起床，突然感到吸入一口冷气，于是呃逆频频，已经半日整，现仍呃逆，呃声高，自诉胸膈间呃逆时疼痛，面色尚正常，精神尚可。舌质淡，苔白腻，脉弦滑。此乃寒气动膈之呃逆。拟用降逆散寒之橘皮汤加味：陈皮12g，姜半夏15g，生姜12g，茯苓12g，甘草3g。嘱服1剂，于服药两小时后再来复诊。同日上午11时左右，患者同她母亲来诊云：上方服后约半小时，呃逆停止，胸膈亦舒适而疼痛消失，舌质、舌苔同上，脉滑。嘱将上方服完，以巩固疗效。经随访未再复发。

（3）治疗颅脑术后顽固性呃逆：姜明旭[70]以针刺配合橘皮汤治愈颅脑术后顽固性呃逆4例患者，3天后呃逆均停止，其中有1例在2天后停止，未再复发。

【原文】 哕逆者，橘皮竹茹汤主之。（23）

橘皮竹茹汤方：

橘皮二升 竹茹二升 人参一兩 甘草五兩 生薑半斤 大棗三十枚

上六味，以水一斗，煮取三升，溫服一升，日三服。

【经义阐释】 本条论述胃虚有热呃逆的证治。原文叙证较简，以药测证，可知本证呃逆是胃虚夹热，胃气上逆所致，多呃于久病体弱，或大吐下后，呃声低频而不连续，虚烦不安，少气，口干不欲多饮，手足心热，苔多薄黄或少，脉细弦而数或数而无力。故治用橘皮竹茹汤补气清热，和胃降逆。

本篇论治呃逆的原文，虽仅有三条，但内容精要，其所论胃寒气逆、胃虚夹热及腑气不通浊气上冲三种证型；散寒和胃、补气清热及通利二便三种治法，已为后世对该病证的辨治方法奠定基础。同时本篇所出具体方治亦为历用不衰之有效方剂。后世如严用和即在仲景橘皮竹茹汤的基础上加茯苓、半夏、麦冬、枇杷叶，名为济生橘皮竹茹汤，治疗气阴两虚，胃气上逆之呕吐、呃逆较为适用。

【方药评析】 方中橘皮、生姜理气和胃降逆，竹茹清热安中，参、草、枣补虚益气。诸药合用，使气虚复，虚热除，胃气降，则哕逆自平。

【文献选录】 程林：《内经》曰：胃为气逆为哕，上证但干呕而未至于逆，今哕逆者，即《内经》所谓诸逆上冲，皆属于火。胃虚而热乘之，作哕逆者欤？夫胃气热而专主呕哕，必以竹茹为君，桔皮下逆气为臣，生姜止呕逆为佐，人参、甘草、大枣用以缓逆为使。（《直解》）

吴谦：哕有属胃寒者，有属胃热者，此哕逆因胃中虚热，气逆所致，故用人参、甘草、大枣补虚，橘皮、生姜散逆，竹茹甘寒，疏逆气而清胃热，因以为君。（《金鉴》）

【临床应用】 （1）治疗呃逆[71]：李某，男，68岁。2000年7月20日初诊。反复呃逆1年多，每食寒凉食物时加重，心下痞满，短气，声低，体倦，脉细弱无力，大便正常，口干心烦，曾作多种检查胃与食管皆正常。笔者辨为脾虚胃热。处方：太子参30g，橘皮15g，竹茹15g，炙甘草6g，生姜12g，大枣16枚，代赭石30g，柿蒂15g。4剂。呃逆大减，仅于饥饿时发作，声低，原方再加党参15g。6剂后，呃逆止，予陈夏六君子汤善后，服1个月。随访2年未复发。

（2）治疗混合型食管裂孔疝：有报道[72]用橘皮竹茹汤加柿蒂能治疗顽固性的"混合型食管裂孔疝"。方药：橘皮12g，竹茹6g，大枣18g，生姜3g，炙甘草9g，人参4g，柿蒂5g。作者认为该方对器质性疾患，按中医辨证为胃热型胃气上逆者，确能改善症状。柿蒂的半纤维素质在胃内凝固，通过其物理作用而实现止呕作用。

（3）治疗碱性反流性胃炎[73]：将71例病人随机分为中药组36例，予橘皮、竹茹各20g，党参、生姜各15g，甘草10g，大枣5枚，水煎服，日1剂；西药组35例，口服胃复安（甲氧氯普胺）10mg/日，每日3次，雷尼替丁150mg/日2次。结果：两组分别痊愈14例、12例，好转（症状明显减轻，胃底黏膜清亮透明，胃黏膜轻度充血，病轻炎症有所减轻）17例、11例，无效5例、12例。

（4）治疗急性坏死型肝炎出现呃逆[74]：赵某，男，24岁，四川省蔬菜公司工作。于1969年5月，突然患病，收入传染病医院住院治疗，诊断为急性坏死型肝炎。出现呃逆，经治不显效，要求诊治。神志半昏迷状态，精神呆顿，面色黯黄，呃逆频作，呃声低微，舌质淡苔中心黄腻，脉细缓而滑。此乃脾肾双败湿热夹寒气动膈之危证。先以补脾填精为主，佐以解逆开窍之法。方用红参6g（磨水兑服），薏苡仁30g，茯苓15g，陈皮3g，法半夏12g，竹茹9g，佩兰12g，菟丝子15g，枸杞30g，天麻15g，甘草3g。嘱服1剂，少量多服，呃逆止后再诊。到次日复诊：病员服上方4次，呃逆停止，神志灵敏，已复正常，吃稀粥2两，舌淡苔薄润，脉缓有神。此湿热去，虚寒之气缓解，改用实脾填精为主，用双补汤加减。嘱服2～10剂，以善其后。从此逐渐康复出院。

（5）治疗妊娠呕吐[75]：共治51例。药用人参、麦冬、枇杷叶、黄芩、白术各10g，茯苓15g，姜制竹茹12～20g，橘皮、蜜甘草、大枣各6g，法半夏12g，日1剂，水煎服。呕吐重可适当补液。结果：痊愈42例，好转6例，无效3例，总有效率94.1％。

（6）赵凌云[76]认为本方不仅治呃逆，尚可治疗急慢性胃炎、胃神经官能症、心悸、小便不利等病证。

（7）王云凯[77]认为如舌红苔黄胃热较重，可加黄连、芦根；舌红无苔，或中剥，胃阴匮乏者，可加沙参、石斛、麦冬。

（8）治疗重症肝炎顽固性呕吐：易任德[78]治疗本病8例，有效率100％，痊愈率87.5％。

【原文】 夫六腑氣絕①於外者，手足寒，上氣，腳縮；五臟氣絕於內者，利不禁②，下甚者，手足不仁。(24)

【词语注解】 ①气绝：脏腑之气虚衰之意。《金鉴》云："气绝非为脱绝，乃谓虚绝也"。

②利不禁：《备急千金要方·卷第十五》作"下不自禁"；《脉经·卷八》"利"上有"下"字，即"下利不禁"。

【经义阐释】　本条总论呕吐、哕、下利脏腑"虚绝"的病机及证候表现。六腑属阳，阳主卫外，以胃为本。胃阳虚衰，失于和降则为呕、哕；不能通达于四末则为手足寒冷；筋脉失于温煦故见蜷卧脚缩；同时由于上焦亦受气于中焦，胃阳的虚衰，可使上焦宗气亦随之不足，故而出现上气喘促之象。

五脏属阴，阴主内守，以脾为后天之本，以肾为先天之本。脾虚失运，清气下陷，故下利不禁；久病及肾，肾阳亦衰，则下利更甚；下利太甚，阴液亦随之不足，阳不温煦，阴不濡养，则为手足麻木不仁。

本条论述了呕、哕、下利三病脏腑虚绝证的病机和主要证候表现。强调了脾（胃）肾在呕、哕、利三病的后期中的重要作用。这里"六腑气绝于外"和"五脏气绝于内"不是分割开的两种病证，而是五脏六腑尽皆"气绝"。中医脏腑辨证的特点之一便是脏与腑之间的表里配合关系，脏腑之间通过各自所属的经络取得联系，并和五体七窍相联络，从而使人体构成一个对立而又统一的整体。故此"手足寒、上气、脚缩"就不能仅理解只是胃阳不足，而脾阳健旺；而"利不禁、手足不仁"也不能仅理解为只是肾阳虚（如《心典》、《金鉴》、高等中医院校教学参考丛书《金匮要略》等），而胃腑、肠腑、甚至于脾脏功能正常。

【文献选录】　尤怡：六腑为阳，阳者主外，阳绝不通于外，为手足寒，阳不外通，则并而上行，为上气脚缩也。五脏为阴，阴者主内，阴绝不守于内，则下利不禁，甚者不交于阳，而隧道痹闭，为手足不仁也。（《心典》）

吴谦：六腑之气，阳也。阳气虚不温于外，则手足寒缩。阳虚则阴盛上逆，故呕吐哕也。五脏之气，阴也。阴气虚不固于中，则下利不禁，利甚则中脱形衰，故手足不仁也。此发明呕吐、下利之原委也。（《金鉴》）

陈念祖：此提出脏腑以阳绝阴绝为危笃证，指出两大生路，总结上文呕吐哕等证，并起下文利证，此于上下交界处著神。（《浅注》）

【原文】　下利①脉沈弦者，下重②；脉大者，爲未止；脉微弱數者，爲欲自止，雖發熱不死。（25）

【词语注解】　①下利：本条指痢疾。
②下重：即里急后重。

【经义阐释】　本条根据脉象来判断痢疾的病情和预后。脉沉主里，脉弦主痛，下利而脉见沉弦，是病邪在里，气机不畅，传导失常，故见痢下脓血，赤白相杂，滞下不爽，里急后重，腹中疼痛；下利而见脉大，大主邪气盛，乃正邪交争之象，故此处之大必大而有力，邪气既盛，痢疾尚在发作期（暴痢），顷刻不能痊愈，故曰"为未止"；下利而脉见微弱数，微弱者无力之象，虽正气不足，然邪气亦衰，脉数即余邪未尽之象，这时已进入病的恢复期，通过积极的治疗，很快即会向愈，故曰"为欲自止，虽发热不死"。这里需要指出的是，痢疾病人出现利下赤白，滞下不爽，里急后重，腹中疼痛，身热，脉实有力，这时虽急切不能痊愈，却不一定预后不良（急性泄泻亦如此），而下利脉大无力除在恢复期见到主"欲自止"外，阳亡于外，阴亡于内的重证、危证亦可导致，应注意判别。

【文献选录】　魏荔彤：此滞下之病，非飧泄之病也。（《本义》）

尤怡：沉为里为下，沉中见弦，为少阳之气滞于下而不得越，故下重：大为邪盛，又大刚病进，故为未止。徐氏曰：微弱者，正盛邪亦衰也。数为阳脉，于微弱中见之，则为

阳气将复，故知利欲自止，虽有身热，必自已，不得比于下利热不止者，死之例也。（《心典》）

　　陈念祖：此以脉而别下利之轻重也。《内经》以肠澼身热则死，寒则生，此言虽发热不死者，以微弱数之脉，知其邪去而正将自复，热必不久而自退，正与《内经》之说相表里也。（《浅注》）

　　【原文】　下利手足厥冷，無脉者，灸之不溫。若脉不還，反微喘者，死。少陰負趺陽^①者，爲順也。（26）

　　【词语注解】　①少阴负趺阳：即趺阳脉比少阴脉有力之意。少阴脉即太溪脉，趺阳脉即冲阳脉。

　　【经义阐释】　本条论述脾肾虚衰下利的预后。利下无度，手足厥冷，脉微欲绝，这是脾肾两衰，阳气将脱之象。这时虽以艾灸温之，但阳气衰微，积重难返，仅以艾灸，急切之间很难使阳气回复，故而厥冷不去，所以说"灸之不温"。此时转归有二：若阳气不复，脉气不还，又更见微喘，是肾阳衰微，肾不纳气，肺肾之气将脱，阴阳欲将离决的危证，预后不良；若"少阴负趺阳"，趺阳脉尚有胃气，则尚有治愈的希望。

　　这里的下利注家多从泄泻解，从其病理机制看，似亦应包括痢疾在内。

　　关于本条少阴负趺阳的解释，注家大致有如下一些看法：第一种认为是"相克"，以赵以德为代表："夫趺阳胃脉土也，少阴肾脉水也，负者，克也；若少阴受负于趺阳，是后天之阳尚存，阴寒就可回，故为顺也"；第二种认为是"负戴之负"，以陈念祖为代表："脉之元始于少阴，生于趺阳，少阴趺阳为脉生始之根，少阴脉不至，则趺阳脉不出，故少阴在下，趺阳在上（中）；故必少阴上合而负于趺阳者，戊癸相合，脉气有根，其名负奈何？如负戴之负也"。第三种认为是"胜负之负"，以黄坤载为代表："少阴肾脉，趺阳胃脉，胃土本克肾水，而水盛反得侮土，以土生于火，而克于火，火盛则土能克水而少阴负，火败则水反侮土而趺阳负。凡病皆水胜而土负，土盛而水负者甚少。水盛大则死，土盛则生，故少阴以负趺阳为顺。"第四种认为"尺脉有根"为顺证，以唐宗海为代表："少阴脉既有根，而上生趺阳之脉，即尺脉有根，上入于关，由下升上之谓也。原文是言足之少阴，足之趺阳，余以例推之，尺脉渐生，上至关者，亦作如是论。"第五种认为是"肾脉伏胃脉存"，《金匮要略译释》云："当喘息未发之先，少阴脉伏不见，如能从趺阳部见到胃脉，是脉之资始于肾中之阳虽负，而资生的胃脏之阳犹存，此即脉得胃气则生之理，因此有此生机，也就有了挽回余地，所以谓之顺"。第六种认为"疑有脱误"，吴考槃在《医宗金鉴》的影响下指出："少阴负趺阳为顺一句，与上文义不属，疑有脱误"。笔者同意少阴脉比趺阳脉弱，也即是趺阳脉比少阴脉有力的说法。趺阳脉主候脾胃，在脾肾两衰的情况下，趺阳脉不是脉微欲绝的"无脉"，说明胃气尚好，"有胃气则生，无胃气则死"，故曰"为顺也"。说明了仲景对下利等消化系统疾病，既重视先天的作用，更强调后天的存亡。

　　本条亦见于《伤寒论》第362条。

　　【文献选录】　赵以德：负者克也，若少阴受负于趺阳，是后天之阳尚存，阴寒犹可回也。（《二注》）

　　尤怡：下利厥冷无脉，阴亡而阳亦绝矣，灸之所以引既绝之阳，乃厥不回，脉不还，而反微喘，残阳上奔，大气下脱，故死。下利为土负水胜之病，少阴负趺阳者，水负而土胜也。故曰顺。（《心典》）

黄树曾：负者负载之谓，肾在下而胃在中，少阴脉有根则趺阳脉可生，故曰：少阴负趺阳者，顺也。(《释义》)

【原文】 下利有微熱而渴，脉弱者，今自愈。(27)

【经义阐释】 本条论述阴寒下利将愈的脉证。虚寒下利，症见微热、口渴，是阳气来复之兆，脉弱表明邪气亦衰，脉证合参，故知病将自愈。发热口渴，焉知不是阳盛？关键一个微字。发热的程度轻微，则渴必不甚，如果大热大渴，就不会是阳复，而是变成阳盛了。另外阳盛的脉象必然数大有力，现在脉弱，"小则病退"，阳盛的诊断显然不能成立，因此有充分理由预断为邪退阳复自愈之候。一般而言，下利不宜发热，如初起大热而渴，多属表里俱病，或里热过盛；无热不渴，多属阴证或虚证，皆不能自愈。若久利发热，多属阴竭阳越，乃危险之征兆。此是微热而渴，脉弱，乃阴阳和，胃气恢复或胃气尚强，故为向愈的趋势。但此种下利，必然下利轻微，病邪已去，故有自愈的可能。本条亦见于《伤寒论》第360条。

【文献选录】 尤怡：微热而渴者，胃阳复也，脉弱者，邪气衰也。正复邪衰，故令自愈。(《心典》)

吴谦：下利大热而渴，则为邪盛；脉弱则为正虚，不能愈也。今微热而渴，脉弱者，邪正俱衰，故知自愈也。(《金鉴》)

程扶生：言下利以阳复邪微为愈也。微热而渴，证已转阳，然正恐阳邪未尽也。脉弱则邪气已退，故不治自愈。若下利大热脉盛，又是逆候矣。《伤寒经注》

钱天来：言阴寒下利，设身有微热而渴，乃阳气渐回，阴邪已退之兆，非大热而热气有余之比。若虚阳飞越于外而热，则寒盛于里，虽热亦不渴矣，故知为欲愈也。然必脉弱者，方见其里气本然之虚，无热气太过，作痈脓，便脓血及喉痹、口伤烂赤之变，故可不治，令其自愈也。若或治之，或反见偏盛耳。《伤寒溯源集》

【原文】 下利脉數，有微熱，汗出，今自愈；設脉緊爲未解。(28)

【经义阐释】 本条再论阴寒下利向愈与未解的脉证。本条下利微热汗出与上条下利微热而渴都兆示阳气回复，上条脉弱为邪衰，本条脉数仍主阳复（这里的数应是数而无力）。故推测当自愈。如若虚寒下利而脉见紧象，则表示阴寒仍盛，阳气未复，故知病为未解。关于本证自愈的机理，注家约有四种见解：第一种认为是"阳胜而热从外泄"，以徐彬为代表："有微热，脉不弱而数，数，亦阳胜也，更汗出则热从外泄矣，故亦今自愈"；第二种认为是"阳升利止"，以魏念庭为代表："下利脉数有微热，证脉相符，阳气有余可知矣。汗出阳升，阳升则气升，气升则不致下降而利，亦可知其人必自愈"；第三种认为是"表里俱和"，以程林为代表："寒则下利，脉数有微热，则里寒去，汗出则表气和，表里俱和，故今自愈"；第四种认为是"阳复而病势外达"，以尤怡为代表："脉数阳复也，微热汗出者，气方振而势外达，为欲愈之候"。可作参考。本条亦见于《伤寒论》第361条。其中"设脉紧为未解"句作"设复紧为未解"。

【文献选录】 程林：寒则下利，脉数有微热，则里寒去，汗出则表气和，表里俱和，故令自愈。设复紧者，是知寒邪尚在，是为未解也。(《直解》)

吴谦：下利脉数，内热利也，微热汗出，其邪衰矣，故令自愈。设脉紧者，是表未衰，故为未解也。(《金鉴》)

【原文】 下利脉数而渴者，今自愈；设不差，必圊脓血，以有热故也。(29)

【经义阐释】 本条论述下利脉数口渴在虚寒和湿热不同证型中出现主不同的预后。下利脉数口渴若见于脾胃虚寒证，见无里急后重感之清冷下利，次数有减，脉由细弱迟缓转为至数正常甚或为无力数脉，口由不渴转为渴而不欲多饮，或喜热饮等，示阳气来复，主病将自愈；若下利脉数口渴为大肠湿热所致，见利下臭秽不爽，里急后重，脉数有力，口渴喜饮，则不唯病不向愈，因湿热内蕴大肠，大肠传导失司，通降不利，气血壅滞，肠道的脂膜与血络俱受损伤，势将出现利下脓血。

关于本条下利的病机注家看法不尽相同。一种认为是阴寒下利，阳气来复。由于阳复太过，使邪热转甚，灼伤血络，故而出现利下脓血（如《心典》、高等医药院校教学参考丛书《金匮要略》及五版统编金匮教材等）；一种认为是热利的自愈机转和湿热痢疾的病理转化：一般肠胃有热之下利，脉数而渴，为胃阳过旺，通过渴饮，胃肠之热邪解，可以自愈。若不差，则属气分之热干及血分，损伤大肠络脉，故便脓血（如成都中医学院编全国金匮师资班·《金匮要略讲稿》、王廷富·《金匮要略指难》等）。笔者认为前一种看法混淆了属于人体正气的阳气和属于病邪热邪的概念，如五版统编金匮教材曰"如阳复太过，即为邪热，热甚必伤阴络，故云必圊脓血"，正即是正，邪即是邪，正邪之间岂能如此轻易"角色"转换？况且本证下利既是阴寒下利，说明素体已是阳气不足，此时即便阳气能够来复，又如何能使阳虚之体变为阳亢之躯？第二种看法且不说胃阳过旺多表现为嘈杂易饥，大便秘结，即便是热结旁流之实热"下利"，又岂是通过饮水即能自愈的？同时利下脓血，应属痢疾范畴，痢疾病机或因湿热，或因寒湿，总不离一个湿字，则这个"湿"又从何而来？

本条亦见于《伤寒论》第367条。

【文献选录】 程林：脉数不渴，则寒邪去而利当止。经曰：若脉不解，而下不止，必夹热而便脓血也。（《直解》）

尤怡：按上数条，皆是伤寒邪气入里之候，故发热或渴，或汗出，或脉数，阳气既复，邪气得达则愈。若杂病湿热下利之证，则发热口渴脉数，均非善证。《内经》云：下利身热者死，仲景云：下利手足不逆冷，反发热者不死。盖《内经》所言者，杂病湿热下利之证，仲景所言者，伤寒阴邪内入之证，二者不可不分也。（《心典》）

吴谦：此承上条邪正俱衰，病当自愈而不愈之义也。设不差者，则必表和，热退而数渴，仍然是里热未除也，故清脓血。（《金鉴》）

汪苓友：此条亦热利变脓血之证。下利而渴者热也，脉数为热未解。曰自愈者，其脉必数中带虚，而其渴为未甚也，设脉数渴甚，为不差，必清脓血，以在里有郁热故也。（《伤寒论辨证广注》）

【原文】 下利脉反弦，发热身汗者，自愈。(30)

【经义阐释】 本条再论阴寒下利向愈的脉症。阴寒下利属于里证，脉本应沉，今脉不沉却见弦象，故曰反弦。弦脉较沉细脉有力洪大，又见发热身汗，这是一种阳气来复的象征。这里的发热并不一定指体温的升高，而是对阳气不足恶寒症状的否定，即表现为恶寒减轻或不恶寒，甚至全身有一种暖洋洋的舒适感，遍身可小汗出。

关于本条向愈脉症的病机解释，注家看法不尽相同。一种认为本条下利是由表邪内陷所致，故提出这里的弦当是浮弦。弦主少阳有生发之气，发热是新感表邪，周身汗出，可使热随汗解，下利亦随之而愈（如成都中医学院编全国金匮师资班·《金匮要略讲稿》、王廷富·《金匮要略指难》等）；一种认为脉不沉而弦为阳气升发之象，与发热身汗共主阳气复、营卫和（《二注》、《本义》、高等医药院校教学参考丛书《金匮要略》及五版统编《金匮要略》教材等）。笔者认为前种看法未免臆断。试想既是表邪内陷出现下利，可知里阳不足甚矣，此时应"急当救里"，仅从脉弦汗出又如何能判断出当自愈？第二种看法则稍嫌过简，让初学者难窥妙诣。

【文献选录】　赵以德：此脉初不弦，后乃弦，故曰脉反弦。弦者，必轻虚，春脉也，见少阳之气升发矣。阳气久为阴寒所覆，下陷聚液成利，一旦得升发之，攻其阴邪，从而之表，发汗而散，故利自愈。（《二注》）

魏荔彤：脉不沉而见弦，则浮而弦也。浮而弦，阳气由少阳升达之象，知不陷下而能升上也。故发热身汗，祇为阳升利止之象，所以必其人方愈也。（《本义》）

【原文】　下利氣①者，當利其小便。（31）

【词语注解】　①下利气：指下利时伴随有频频的矢气。

【经义阐释】　本条论述脾虚湿困，气机被阻的下利气的治法。由于脾虚湿困，故大便溏泄；由于湿阻气机，故腹胀窜痛，矢气则舒，且气滞乘腑开之时、下利之机乘隙外泄，故为下利气。治当用利小便法，"利小便以实大便"，分利水湿，使小便利，湿邪去，气机通畅，肠道调和，则下利已，知气除。需要指出的是，这里利小便法应是健脾利湿、温中利湿之意，使小便利，大便实，矢气消。

后世医家受本条的启发，提出了"治湿不利小便，非其治也"和治疗泄泻时的"开支河"法。

【文献选录】　尤怡：下利气者，气随利失，即所谓气利是也。小便得利，则气行于阳，不行于阴而愈。故曰当利其小便。喻氏所谓急开支河者是也。（《心典》）

黄元御：下利而失气者，湿盛而气滞也，当利其小便以渗湿邪。（《悬解》）

【原文】　下利，寸脈反浮數，尺中自①濇者，必圊膿血②。（32）

【词语注解】　①自：原来的样子。《汉书·李广传》："会暮，吏士无人色，而广意气自如。"颜师古注："自如，犹云如旧"。

②圊脓血：指大便利下脓血。圊：qīng（音"青"），原意指厕所，这里用如动词。

【经义阐释】　本条论述湿热痢疾的脉症。根据下利、脉寸部浮数，尺中自涩，可推断此病乃痢疾，当会解脓血便。这是因为本篇下利包括泄泻和痢疾两种疾病。一般泄泻多属里证，脉当沉；泄泻多属虚寒，脉当迟。今脉不沉迟而是浮数，则知此下利不是虚寒泄泻而是湿热痢疾，即《医学读书记》所谓"泄泻多起寒湿，……痢病多成湿热，……虽泄泻亦有热证，然毕竟寒多于热，痢病亦有寒证，然毕竟热多于寒"。同时下利之病浮数不见于关部而是见于寸部，说明此下利是由新感时邪，内蕴肠腑所致，尺中自涩是指下利病变在肠，由肠失传导，通降不利，气血壅滞，脂膜血络俱受损伤，故而利下赤白脓血。需要指出的是这里下利的特点是利下脓血，赤白夹杂，稠黏气臭，腹胀腹痛，里急后重，肛门灼热，同时还应有小便短赤、口干苦黏，或恶寒发热，舌苔黄腻，脉象滑数等脉症。

关于本条寸脉浮数，尺脉涩的解释注家见解不一。一种认为是"阴阳气血不和"。如赵以德谓："寸脉浮数，则是阳盛于上，而下不与阴和，阴，血也，血不得与气和，则不荣经，不藏于肝，则散入肠胃，故尺脉涩，血积为脓血也"；二种认为是"有余和不足"。如程林谓："寸脉浮数，其热有余，尺脉自涩，为血不足，以热有余，则挟热而变脓血"；三种认为是"阳强阴弱"。如陈念祖谓："下利属寒者，脉应沉迟，今寸脉反浮数，其阳强可知，尺中自涩者，其阴弱可知，以阳强而加弱阴，必圊脓血"；四种认为是"热陷血分"。如《金鉴》谓："下利里病而得浮数表脉，故曰脉反浮数也。但尺中自涩，则知热陷血分，必圊脓血也"。虽各执其理，然多抽象生僻，唯《金鉴》所论较与临床贴近。成都中医学院为全国金匮师资班所编《金匮要略讲稿》亦曰："寸脉肺气主之，肺与大肠相合，浮数之脉在寸部，乃气分热盛；涩脉在尺中，下利病变在肠，乃热毒伤及肠脏络脉，故圊脓血也。涩脉在《金匮要略》有关原文中，一般指精血不足，在此处应作为血分损伤来对待。尺中自涩是言其大肠之阴络受伤。由于热毒为患，以致气郁血滞，气血不和，热壅在肠，故必圊脓血。"

本条亦见于《伤寒论》第 363 条。

【文献选录】 徐彬：若下利果属寒，脉应沉迟，反浮数，其阳胜可知；而尺中自涩，涩为阳邪入阴，此亦热多，故曰必圊脓血。（《论注》）

【原文】 下利清谷，不可攻其表，汗出必胀满。（33）

【经义阐释】 本条论述虚寒下利治禁。这里下利所指乃是泄泻，清谷乃指大便澄澈清冷，完谷不化，下利清谷是由脾（或脾肾）阳虚，不能腐熟，小肠受盛与大肠传导失常所致。故治疗当以健脾温肾，运中化湿为法。在里虚较急的情况下，即便夹有表证，本着"急者先治"之则，亦当先温其里，即《金匮要略·脏腑经络先后病脉证》第 14 条："病，医下之，续得下利清谷不止，身体疼痛者，急当救里，后身体疼痛，清便自调者，急当救表也。"若误攻其表，则使阳更虚，阴寒更甚，从而又增腹部胀满之症。即《内经》所谓"脏寒生满病"是也。

虚寒下利若不夹表证，则更不应以汗法治之。《会约医镜》曾总结包括暴泻、久泻在内的治泻十法：一曰淡渗，一曰升提，一曰清凉，一曰疏利，一曰甘缓，一曰酸收，一曰燥脾，一曰平肝，一曰温肾，一曰固涩。其中无一法以汗治之。

本条亦见于《伤寒论》第 364 条。

【文献选录】 尤怡：清与圊同，即完谷也。是为里虚气寒，乃不温养中土，而反攻令汗出，则阳气重虚，阳虚者，气不化，故胀满。（《心典》）

黄元御：下利清谷，脾阳陷败，虽有太阳表证，不可攻之，攻之汗出阳亡，清阳愈陷，浊阴愈逆，必生胀满。（《悬解》）

【原文】 下利脉沉而迟，其人面少赤，身有微热，下利清谷者，必郁冒①，汗出而解，病人必微热。所以然者，其面戴阳②，下虚③故也。（34）

【词语注解】 ①郁冒：即郁闷昏冒。不仅头昏目瞀，还有郁滞烦闷的感觉。

②戴阳：此指虚阳上浮致面赤如妆者。

③下虚：下焦虚寒。

【经义阐释】 本条继续论述虚寒下利的治禁。下利清谷，脉象沉迟，病机与上条相同，亦是由脾肾阳虚所致。同时由于阴寒内盛，格阳于外，而出现面红如妆，身有微热；

虚阳上浮，进一步还将出现头昏目眩，郁闷不舒之郁冒证。此时应急与通脉四逆之类回阳救逆。若误将"面少赤，身有微热"视为表证，以为可通过"汗出而解"，而妄用汗法，则势必使阳更虚，阳欲脱绝，使其人微厥。之所以禁用汗法，是因为该病的"面少赤，身有微热"是一种虚阳上浮的戴阳证，其证的根本原因在于脾肾阳虚，阴寒内盛，即所谓"下虚故也"。

关于本条"面少赤，身有微热"的看法，注家大致有二种认识，一是认为兼有表邪，只因为里虚，所以才郁冒而汗解；一是认为虚阳被格于上、于外，只是虚尚未盛，藏而能动，所以会郁冒汗出而解。从整条内容来看，"其面戴阳"自是指"面少赤"，阳气不足已经到格阳于外，虚阳上浮的地步，证情远较上条为重，此时即使"身有微热"是外邪在表，也断无"汗出而解"之理；若是外无表证，仅是阳虚，则更不可能"汗出而解"。故这里宜理解为医生若是误以为"其人面少赤，身有微热"是外邪在表，冀望能"汗出而解"而治以汗法，使阳更虚，阳气外脱，则"其人必微厥"。

【文献选录】　黄元御：下利而脉沉迟，脏阴盛而腑阳虚也。乃其人面色少赤，身有微热者，是微阳欲复，为阴邪所遏，郁于皮腠而不能透发也。然阳郁欲发，必不终陷，顷当冲透群阴，汗出而解。（《悬解》）

陈念祖：下利脉沉而迟，其为阴盛阳虚无疑矣。阳虚则气浮于上，故其人面少赤，虽身有微热，尚见阳气有根，其奈阳不敌阴，为下利清谷，而不能遏止者，是阳热在上，阴寒在下，两不相接，惟以大药救之，令阴阳和，上下通，必郁冒汗出而解。（《浅注》）

【原文】　下利後脉絶，手足厥冷，晬時①脉還，手足溫者生，脉不還②者死。（35）

【词语注解】　①晬时：即一周时，又称一昼夜。晬，zuì（音：醉）。

②脉不还：《备急千金要方·卷第十五》作"不温"。

【经义阐释】　本条论述虚寒下利预后判断。虚寒下利后脉伏不见，手足厥冷，为阳气衰竭之候，病情凶险，其转归有良与不良两类，判断其预后的指征是若在一日之内脉气来复，手足转温，则尚有生还之望，否则预后不佳。

关于文中"晬时脉还"的解释，注家看法不尽一致。一种认为"气血暂息"。如赵以德曰："脉者气血之候，下利脉绝，不惟无阳，亦且无阴，气血养神者也，气血亡，其脉亦绝，晬时复还，手足温，此可见气血暂息耳，故生；脉不还，则亡矣，故死。所谓生者，非不治自生，救其气血，止其利也"；二种认为"经气循环一周"。如尤怡曰："下利后脉绝，手足厥冷者，阴先竭而阳后脱也，是必俟其晬时经气一周，其脉当还"；三种认为"阴阳循环五十度"。如陈念祖曰："其脉生于中焦，从中焦而注于手太阴，终于足厥阴，行阳二十五度，行阴二十五度，水下百刻一周，循环至五十度，而复会于太阴，故还与不还，必视乎晬时也"；四种认为"阴阳相生，阳复脉还"。如章虚谷曰："厥冷而脉绝，是阳陷不能出也，晬时者，周十二时，子午阴阳相生也，若脉还手足温，其阳复而生，如不还则阳必死矣"。笔者认为这里宜将晬时视为一大致的时间，而不必执泥于一周时之说，试想若脉绝肢冷少时即还，岂非亦主预后较好？所谓经气循环一周说、阴阳循环五十度说等虽视之有理，但在实际中较难把握。关于脉绝又还的机理，推测其下利是指急剧暴泻，使津液骤泄，阳气一时脱绝，所以在积极的治疗下，经过一段时间，阳气尚有来复的可能。钱天来在《伤寒溯源集》中亦云："寒邪下利而六脉已绝手足厥冷，万无更生之理而仲景犹云周时脉还，手足温者生，何也？夫利有新久，若久利脉绝而致手足厥冷，则阳气以渐而虚直至山穷水尽，阳气磨灭殆尽，脉气方绝，岂有复还之时。惟暴注下泄忽得之骤利，而厥冷脉绝者，则真阳未至陡绝，一时为暴寒所中，致厥利脉伏，真阳未至陡绝，故阳气尚有还期。此条乃寒中厥阴，非久利也，故云晬时脉还，手足温者生，若脉不见还，是孤阳已绝而死也"。

本条亦见于《伤寒论》第 368 条。

【文献选录】　尤怡：下利后脉绝，手足厥冷者，阴先竭而阳后脱也。是必俟其晬时经气一周，其脉当还，其手足当温；设脉不还，其手足亦必不温，则死之事也。（《心典》）

章楠：下利后者，利已止也，利止而邪出于阳必发热，今反厥冷而脉绝，是阳陷不能出也。晬时者，用十二时，子午阴阳相生也；若脉还手足温，其阳复而生，如不还则阳绝必死矣。（《医门棒喝·伤寒论本旨》）

【现代研究】　谭日强指出[79]，本条下利后脉绝厥冷，必经过一番急救措施，如用温灸或服温药以后，才能脉厥止，并非等待晬时经气一周，病机自然好转，医者注意及之。

【原文】　下利①腹脹滿，身體疼痛者，先溫其裏，乃攻其表。溫裏宜四逆湯，攻表宜桂枝湯。（36）

四逆湯方：方見上。

桂枝湯方：

桂枝三兩（去皮）　芍藥三兩　甘草二兩（炙）　生薑三兩　大棗十二枚

上五味，㕮咀，以水七升，微火煮取三升，去滓，適寒溫服一升，服已須臾，啜稀粥②一升，以助藥力，溫覆令一時許，遍身漐漐微似有汗者，益佳，不可令如水淋灕。若一服汗出病差，停後服。

【词语注解】　①下利：《心典》、《浅注》其下有"后"字。

②稀粥：《注解伤寒论》作"热稀粥"。

【经义阐释】　本条论述表里同病，虚寒为急的证治。下利腹部胀满，是中阳虚寒，脾失健运，故下利当是利下清谷；身体疼痛是外有表邪，形成表里同病之证。表里同病的治则有先表后里、先里后表、表里同治，取舍这些治则的原则是急者先治。本条表里同病显然以里虚为急，因为一则正虚不能抗邪外出，且犹有虚脱亡阳之虑；一则若妄用汗法，使阳虚更甚，则可能会导致上下两脱之危候，故采用先里后表的方法。因是里虚寒证，故法取温中散寒，用四逆汤。一般而言，伴随着里阳的恢复，下利渐止，表寒亦相应随之而解，不用再施解表之法。但是如果里阳虽复，而表证仍在，此时阳气初旺，尚不能抗邪外出，为防邪再入里引起他变，宜"急当救表"，用桂枝汤。

本条宜与本书"脏腑经络先后病脉证" 14 条内容互参。

本条亦见于《伤寒论》第 372 条。

【文献选录】　尤怡：下利腹满，里有寒也；身体疼痛，表有邪也。然必先温其里，而后攻其表，所以然者，里气不充，则外攻无力，阳气外泄，则里寒转增，自然之势也。而四逆用生附，则寓发散于温补之中，桂枝有甘、芍，则固里于散邪之内，仲景用法之精如此。（《心典》）

魏荔彤：下利腹胀满，身体疼痛者，内阴寒所积，而外风寒所袭也。……法应先温其

里，乃攻其表，……里之温用四逆汤，……表之攻，不过宜桂枝汤升阳解肌，而无取大汗淋漓也。（《本义》）

【临床应用】 （1）治疗少阴寒化证[80]：唐叟，年逾古稀，冬月感寒，头痛发热，鼻流清涕。自服羚翘解毒丸，前后共服六丸，自觉精神甚疲，而且手足发凉。其子恳于诊，切脉未久，唐即侧头欲睡，握其手果凉而不温，切其脉不浮而反沉，视其舌则淡嫩而白。余曰：此少阴伤寒，肾阳已虚，如再进凉药，恐生叵测，法当急温，以回肾阳。予四逆汤，服1剂而神转旺，再剂手足转温而愈。

（2）四逆汤、桂枝汤，举例而已，温里不一定用四逆汤，攻表不一定用桂枝汤[81]。

【现代研究】 （1）四逆汤对冠心病心绞痛患者有较好的治疗效果，可提高患者的生活质量，减少硝酸甘油的用量，改善心功能。四逆汤在减少冠心病患者支架内再狭窄和心脏事件的发生率方面也有积极的作用，对冠心病患者左心室肥厚具有逆转作用。同时四逆汤还具有对脑局部缺血、全脑缺血的保护作用及抗动物粥样硬化作用。对于多柔比星性心力衰竭，四逆汤改善心功能，增强心肌收缩力，调节神经内分泌功能，拮抗过度激活的神经内分泌系统，保护心肌[82]。

（2）四逆汤能对局部脑缺血大鼠产生保护作用，其作用机制可能与减轻氧化损伤，减少神经酰胺的生成量有关[83]。

【原文】 下利[①]三部脉皆平，按之心下坚者，急下之，宜大承氣湯。（37）

【词语注解】 ①下利，《脉经》作"下利后"。

【经义阐释】 本条论述实热下利的证治。三部脉皆平指寸关尺三部脉如正常人一样有力不虚，而不同于虚寒下利之微弱沉细，主病非寒证；按之心下坚，心下指脘腹部，脘腹硬满疼痛，按之不减，即《金匮要略·腹满寒疝宿食病脉证治》第2条"病者腹满，按之……痛者为实"之谓，主病非虚证，故本条下利病机为实热积滞内停肠腑，下利以利下不爽，臭秽浊垢为特点，并一定还有腹痛拒按，舌苔黄燥等。治用大承气汤急下实积，积滞一去，则利亦自止。此即中医所谓"通因通用"之法。

本条下利以"心下坚"为辨证要点。然而关于心下坚，仲景尚有"阳明病，心下硬满者，不可攻之"（《伤寒论》第205条）和"按之心下满痛者，此为实也，当下之，宜大柴胡汤"（《腹满寒疝宿食病脉证并治》第12条）之论。"不可攻之"之"心下硬满"是指痞证等病证，病在胃而不在肠，肠中无有形积滞内停，故不可攻之；大柴胡汤主治之"心下满痛"是少阳阳明同病之证，满痛位于心下而波及两胁，故用大柴胡汤少阳阳明同治。把握这些治则的要点，在于这些证情的相应表现。如痞证以心下痞闷不舒，按之柔软，或不软而硬，但不疼痛为特点，根据具体的病机尚有不同的证型，大柴胡方证则尚见往来寒热，郁郁微烦，呕逆较甚，脉象弦数等。

【文献选录】 吴谦：下利之人，心下硬者，诸泻心汤证也。若寸关尺三部脉皆平实有力，虽下利，宜攻坚也。又李彣曰：下利，按之心下坚者，实也，设或脉见微弱，犹未可下，今三部脉皆平，则里气不虚可知，自宜急下之，此凭脉又凭证之法也。（《金鉴》）

金寿山：心下坚，邪气实；三部脉皆平，正未虚。故当不失时机而急下。（《金匮诠释》）

【原文】 下利脉遲而滑者，實也，利未欲止，急[①]下之，宜大承氣湯。（38）

【词语注解】 ①急，《脉经》卷八作"当"字。

【经义阐释】 本条继续论述实热下利的证治。自上条往下连续五条讨论了下利用承气汤治之的脉证。脉迟而滑，这里迟不主寒，而主积滞内停，脉气被阻，故虽迟但有力；滑不主（痰）湿，而主食积，与"脉数而滑者，实也，此有宿食，下之愈，宜大承气汤"（《金匮要略·腹满寒疝宿食病脉证治》第22条）同义。故本条下利是由宿食内停，肠腑实热所致，积滞不去，则下利不止，故宜乘其正气未虚而急下之，攻下积滞。用大承气汤。

本条下利的特点及全身症状的把握，参见上条。

【文献选录】 沈明宗：此亦食滞之利也。食壅于胃，气道不利，故脉来迟；然脉迟而非虚寒之比，但迟为气壅，滑为血实，血实气壅，水谷为病，故为实也。内滞中气不和，利未欲止，但恐成停搁之患，故宜大承气汤急夺其邪也。（《编注》）

吴谦：脉迟不能兼滑，惟浮取之迟，沉取之滑，则有之矣。今下利脉迟而滑，谓浮迟而沉滑也。浮迟则外和，沉滑则内实，欲止内实之下利，当下之，积去则止，宜大承气汤。（《金鉴》）

金寿山：迟与滑俱见，不为寒而为实，以中实有物，阻其脉行之机，实不去则利不止，故当急下。（《金匮诠释》）

【原文】 下利脉反滑者，当有所去，下乃愈，宜大承气汤。（39）

【经义阐释】 本条继续论述实热下利的证治。下利多为虚寒之证，脉当虚弱沉迟，今下利而见滑脉，与虚寒之脉不符，故曰"反"。此处之滑必滑数有力，且泻下之物臭如败卵，泻后痛减，或泻而不畅，腹胀腹痛拒按，胸脘痞闷，嗳气不欲食，舌苔垢浊，见于伤食等证。因是积滞之证，故治之宜"当有所去"，即采用攻下去积的方法，可以用大承气汤。

【文献选录】 程林：滑为有宿食，故当下去之，而利自愈。（《直解》）

吴谦：下利脉反滑者，是病虚脉实，不相宜也。若其人形气如常，饮食如故，乃有当去之积未去也，下之乃愈，宜大承气汤。（《金鉴》）

金寿山：本条"反"字当作"又"字解释。（《金匮诠释》）

【临床应用】 治下利[84]。陈姓少年住无锡路矮屋，年十六，幼龄丧父，惟母是依，终岁勤劳，尚难一饱。适值新年，贩卖花爆，冀博微利。饮食失时，饥餐冷饭，更受风寒，遂病腹痛拒按，时时下利，色纯黑，身不热，脉滑大而口渴。家清寒，无力延医。经十余日，始来求诊。察其症状，知为积滞下利，遂书大承气汤方，怜其贫也，并去厚朴。计大黄4钱，枳实4钱，芒硝3钱。书竟，谓其母曰：倘服后暴下更甚于前，厥疾可疗。其母异曰：不止其利，反速其利，何也？余曰：服后自知。果一剂后，大下三次，均黑粪，干湿相杂，利止而愈。此《金匮要略》所谓宿食下利，当有所去，下之乃愈，宜大承气汤之例也。

【原文】 下利已差，至其年月日时复发者，以病不尽故也，当下之，宜大承气汤。（40）

大承气汤方：见痉病中。

【经义阐释】　本条继续论述实热下利的证治。下利已经"痊愈"，过一段时间却又复发，这是因为病的凤根未尽，多见于痢疾病的休息痢。其下利的特点是痢疾时发时止，发作之时，腹痛里急后重，下痢赤白。一般而言，痢疾兜涩太早，饮食不节，积滞未尽，而正气已虚，即可成为时作时止的休息痢。对于休息痢的治疗，多采用发作时在导滞行积的基础上，再根据湿热或寒湿证的不同，分别用清肠化湿或温中化湿之法；不发时则以扶正为主的方法。本条即是发作时的治法，用大承气汤行积导滞，并可根据证情，适当加入芩、连、柏或苍术、厚朴等品。因用大承气之意在于泻积而非泻热，故在阳气不足的寒湿证时，应有足够的温中之药相伍。

以上四条，论述了下利（包括泄泻痢疾）用大承气汤治之的脉证，下利用下法治之，属于"通因通用"的范畴，然属于通因通用的治法亦有气、血、寒、热许多种，这里具体用大承气治之，说明这些下利或是由于实热，或是由于积滞，但同属实证这一点是共同的，这是把握辨证的关键。或曰：下利而用大承气，是否药过虎狼猛烈？《金匮要略今释》论曰："《伤寒》、《金匮》中急下诸条，皆不能无疑，为其证轻而药重也。虽然，尝治一叟伤寒，热高汗多，脉洪大而数，不大便五六日，腹虽不软，亦不甚坚，以其年高有烟癖，不敢逐下，与大剂白虎汤。越两日，下证较显，急与大承气汤，已不及救。因思大论《阳明篇》云：阳明病发热汗多者，急下之；盖谓稍有可下之证，而发热汗多，即当急下，自恨读书不精，坐令可救不救。然因此知《伤寒》、《金匮》中方法，苟非显然刺谬，必有效验，虽不能知其理，未尝不可用其法也"。

【文献选录】　吴谦：下利差后，至其或年或月或日而复发其利者，此宿食积病，攻之不尽故也。若其人形气不衰，饮食尚强，当攻其未尽，自不复发其利也，宜大承气汤。（《金鉴》）

程国彭：古人治痢，多用坠下之品，所谓通因通用，法非不善，然效者半，不效者半，其不效者，每致缠绵难愈……唯于腹中胀痛手不可按者，此有宿食，更佐以朴黄丸（陈皮、厚朴、大黄、木香）下之。（《医学心悟》）

金寿山："至其年月日时复发"一句须活看，只是说到一定的时候又要复发。下利而心下坚，脉迟而滑，都属实证，故当下之。最后一条指出不仅急性泄泻可用下法，慢性泄泻也可用下法，痢疾也同样如此。所以然的道理，原文已经指出"以病不尽故也"，就是说病没有治断根。（《金匮诠释》）

【临床应用】　（1）治疗休息痢[85]：首饰店胡某，其妻近三、四年来，每至霜降节，必发生痢疾，甚至以为苦。审视腹痛里急，赤白杂下，日夜二十余行，舌色鲜红，苔白而薄，身微恶寒，脉浮紧。自云先日食面受凉，遂尔疾作，已两日矣，尚未服药。即与平胃散加羌活、防风、神曲、麦芽等味，以剪除新邪。2剂，外羔已，继用大承气汤两剂，服后腹痛甚，下黑污臭粪便极多，症减七八，恐其久蓄之积，根株未尽，复进大柴胡两剂，各羔皆平，乃以柴芍六君调理而愈。次年霜降时，疾不复作。仲景尝云：下利已瘥，至其年月日时复发者，以未尽故也，不诚然哉。

（2）治疗失音[86]：患者，男，25岁，某糖厂保安人员。为防顽童偷窃甘蔗，时常高声嚷叫，长年累月，酿成失音，曾就诊于某市级医院，胸片、血、尿常规均示正常。西药消炎抗菌及中药润肺生津之品不间断调治月余，但病情反复难愈，于1999年12月4日求治于余。患者精神不振，用手指口，不能发声，将病情写于纸上：饥不欲食，腹部不适，夜寐不宁，大便7天未解，小便赤少，已失音1个月有余，痛苦难当。察其面赤形寒，舌红苔黄，脉沉洪数。刻诊：金实不鸣，拟大承气汤。药物组成：大黄 15g，枳实 15g，芒硝 15g，厚朴 10g，停用其他中西药物。

（3）治疗蛛网膜下腔出血[87]：患者女性，51 岁。因"剧烈头痛伴呕吐半天"入院。头颅 CT 示蛛网膜下腔出血，收住 ICU，常规治疗。入院 1 周仍头痛剧烈，目胀目痛，烦躁，面部红赤，口干，口气重浊，一直未解大便，腹胀腹痛，矢气少，嗳气频，进入病房就能闻到严重的恶臭气味。舌质红，苔黄厚干燥，唇红干裂，脉洪大。生命体征稳定，血压 170/106mmHg。予大承气汤：生大黄（后下）10g，枳实 12g，芒硝（兑服）9g，厚朴 10g。1 剂。药后患者大便仍然未解，且腹胀腹痛更加明显，肠鸣辘辘，其声如鼓，再在原方基础上改生大黄 20g，1 剂。服后泻下恶臭水样大便大量，腹痛随之缓解，再连服 2 剂，解出约 650g 成形大便，质干如羊屎，泻后腹痛消失，头痛随之好转，口中津液渐生，口气消退，舌苔渐化，脉象滑数。原方减生大黄至 10g，再服 1 剂后停用，大便正常。

【现代研究】 大承气汤在全身炎症反应综合征（SIRS）过程中可以有效地抑制内毒素的转移和 TNF-α、IL-6 等炎症反应性细胞因子的产生[88]。

大承气汤能明显减少急性出血坏死性胰腺炎并发急性肺损伤大鼠的肺泡巨噬细胞的数量，抑制其吞噬活性，改善急性肺损伤[89]。

大承气汤可改善急性肝损伤大鼠肠道菌群失调，降低血浆内毒素水平，对急性肝损伤肠源性内毒素血症具有明显干预作用，对急性肝损伤大鼠具有保护作用[90]。

【原文】 下利谵语者，有燥屎也，小承气汤主之。(41)

小承气汤方：

大黄四两　厚朴二两（炙）　枳实大者三枚（炙）

上三味，以水四升，煮取一升二合，去滓，分温二服，得利则止。

【经义阐释】 本条继续论述实热下利的证治。谵语指阳明实热或温邪入于营血，热扰神明时，出现神志不清、胡言乱语的重症。与郑声不同，多为实证。这里下利与谵语并见，知此下利必利下不畅，脘腹满硬，按之疼痛，且舌红苔黄燥，脉数有力，即肠腑实热积滞之证。虽有下利，却是燥屎内结所致，即后世"热结旁流"之谓。故用小承气汤通腑泻热。

前四条实热下利用大承气，本条用小承气，临床不必拘泥，但以把握下利是由积滞内停所致为要。

【文献选录】 尤怡：谵语者，胃实之证，为有燥屎也，与心下坚，脉滑者大同。然前用大承气汤者，因实而致利，去之惟恐不速也；此用小承气汤者，以病成而适实，攻之恐伤及其正也。（《心典》）

吴谦：下利，里虚证也，谵语，里实证也，何以决其有燥屎也？若脉滑数，知有宿食也；其利秽粘，知有积热也。然必脉证如此，始可知其有燥屎也，宜下之以小承气汤。于此推之，而燥屎又不在大便硬不硬也。（《金鉴》）

金寿山：本条用小承气汤，上几条用大承气汤，都是举例而言。总之，根据"通因通用"的原则，大小调胃，随证选用，应该效其法而不泥其方，如李士材一医案：张纲庵秋间患痢，凡香、连、枳、朴等剂，用之两月而病不衰。士材诊之，脉滑而有力，失下之故也。用香、连、归、芍、陈皮、枳壳，加大黄三钱，下秽物较多。诊其脉尚有力，仍用前方，出积滞如鱼物者约数碗，调理十余日而痊。李士材还有一案，与用大黄恰可对照，录之如下：孙潇湘之妻，下利四十日，口干发热，饮食不进，腹中胀闷，完谷不化，当有谓其邪热不杀谷者，计服香、连、枳、朴、豆蔻等三十余剂，绝谷五日，命在须臾。李诊之，脉大而数，按之豁然，询得腹痛而喜手按，小便清利，此内真寒而外假热也。急煎附子理中汤，冷服一剂而痛止，六剂而热退食进，兼服八味丸，三十余日而安。（《金匮诠释》）

【临床应用】　（1）治疗胃扭转[91]：陈某某，男，35 岁，农民。1977 年 2 月 22 日就诊。主诉上腹部疼痛不适，进食后不久即呕吐食物已经 6 个多月。患者 1976 年初开始上腹部疼痛，进食后似稍减轻，半年多来，进食后疼痛不减，亦兼呕吐。同年 9 月至 12 月底，曾先后在当地两个医院治疗。经 X 线钡餐透视：胃泡呈圆柱形，侧位见两个胃泡，胃大弯翻向上方与膈肌相接，胃小弯成胃的下缘，贲门位于胃的下方，胃窦区及幽门位于十二指肠球部上方，胃张力高，蠕动快，黏膜皱襞大小排列无异常，幽门一时性痉挛，十二指肠球部外形无异常，未见龛影。诊断为胃扭转（牛角形胃，扭转 180℃）。考虑外科手术治疗，病者及家属拒绝，经中西医保守治疗，症状无好转而出院。近两个月来，上腹部依旧疼痛，胀闷不适，食后片刻即全部吐出，少许汤液缓缓点滴而下，还可以受纳，口苦，大便稀水样，量不多，体重由原来 65kg 减至 45kg，卧床不起，少气懒言，自汗出，四肢不温，上腹部肌肉有些紧张，剑突下轻度压痛，舌苔略黄而粗腻，脉沉细。西医诊断为慢性胃扭转；中医辨证属胃腑热结，上下升降不通，扭转成实，因而旁流浊液，上腹部胀闷疼痛，进食即吐，沉疴久痛，阳损及阴，所谓"大实有羸状"。治当通下结热，调胃降浊，存阴复元。方用小承汤加味：生大黄 15g（后下）、黄芩、枳实、川朴各 12g，半夏 30g，竹茹 9g，生姜 3 片。水煎，分 3 次温服，用汤匙慢慢喂进，以防吐出。每天服 1 剂，或隔天服 1 剂。进上方 10 天后，上腹部疼痛、胀闷已经消除，进食后已不见呕吐。遂停药，养胃为本，以饮食调理之。以后，经 X 线钡餐透视复查，胃及十二指肠未见异常。病者饮食消化正常，体重逐日增加，渐渐恢复健康。1979 年 9 月追访，两年多来，病者能正常进行体力劳动。

（2）治疗肝昏迷并肾衰竭[92]：患儿闰某，男，12 岁，学生。患儿入院前 1 周无明显诱因出现食欲不振乏力，入院前 3 天发现皮肤巩膜黄染，进食后恶心呕吐，非喷射状为胃内容物。在当地医院按上感治疗 2 天病情未见好转，24 小时无尿，继而出现烦躁妄语，性格改变，随即神志不清，于 2002 年 7 月 27 日上午 10 时来本院急诊救治，以急性重症肝炎肝昏迷并肾衰收入院。查体：T 36.8℃，P 58 次/分，R 26 次/分，BP 120/75mmHg，患儿躁动，神志不清，面色微黄，皮肤巩膜轻度黄染，腹壁有搔痕，肝右锁中线肋下 2cm，剑下 3cm，边钝，质中等度硬，脾未触及，腹部叩诊鼓音，无移动性浊音，神经系统未引出病理反射。实验室检查：总胆红素 197μmol/L，直接胆红素 128.8μmol/L，谷丙转氨酶 820 U/L，尿素氮 25.5mmol/L，血氨 146μmol/L，凝血酶原时间 45 秒，CO_2CP：24mmol/L，血常规：白细胞 11.2×10^9/L，乙肝五项检测：HBsAg（－）、抗 HBs（＋）、HBeAg（－）、抗 HBe（＋）、抗 HBc（＋）。给予促肝细胞生长素 60mg 1 次/日静脉滴注，六合氨基酸 250ml 每日 1 次静脉滴注，20％甘露醇 40ml 每日 2 次静脉注射；速尿 30mg 每 4h 静脉注射，2％温盐水加食醋 80～100ml 灌肠每日 2 次和对症处理，上述治疗病情不见好转，住院第 3 天患儿肝脏回缩，有移动性浊音，肝浊音界仅 3～4cm，化验尿素氮 35.5mmol/L，血氨 166mmol/L，凝血酶原时间 58 秒，总胆红素

230μmol/L。黄疸迅速加深，肝脏明显缩小，提示肝细胞已经大量坏死，患儿已48小时无尿，生命垂危，此次主要是重症肝炎肝细胞大量坏死后产生毒素氨入脑而引起的一系列中毒症状，治疗的关键是促进体内毒素的排泄，减少氨的吸收方可控制病情进展，于是经鼻饲方法给予"小承气汤"150ml，然后患儿从口腔鼻腔流出大量咖啡样物，如再次给药刺激可能并发上消化道大出血而危及生命，面对昏迷危垂患儿无法救治情况下，后决定将中药"小承气汤"由肛门滴注给药，患儿得救。

（3）治疗口腔溃疡[93]：贾氏以化裁小承气汤治疗112例口腔溃疡患者，结果痊愈89例，显效15例，好转6例，无效2例，总有效率98%。

【现代研究】 比较大承气汤、小承气汤对兔胃底条平滑肌的作用。结果显示：大承气汤增加胃底平滑肌张力作用，升高率约为多潘立酮的5.82倍，是小承气汤的2.07倍；而小承气汤升高胃张力作用约为多潘立酮的2.81倍。说明大承气汤、小承气汤有促进胃底平滑肌的运动作用，加速胃排空过程[94]。

【原文】 下利便膿血者，桃花湯主之。（42）

桃花湯方：

赤石脂一斤（一半剉，一半篩末） 乾薑一兩 粳米一升

上三味，以水七升，煮米令熟，去滓，温服七合，内赤石脂末方寸匕，日三服；若一服愈，餘勿服。

【经义阐释】 本条论述虚寒痢疾的证治。利下脓血属痢疾的范畴，桃花汤用赤石脂涩肠固脱，用干姜温中散寒，用粳米养胃和中，三药合用有温摄固脱之效，可知本条下利证属虚寒。多见于痢疾之久痢范畴，痢由脾阳不足，气不固摄所致。下利特点为痢久反复不愈，时重时轻，下利清稀，有黏白冻，或紫黯血色，甚则滑泄不禁，脱肛，腹部隐隐冷痛，每遇饮食不当或感受寒凉则发作加重，伴食少，神疲腰酸，四肢不温，畏寒怕冷，面黄无华，舌质淡，苔薄白，脉细弱无力。

本方亦适用于虚寒证型的泄泻。

【文献选录】 徐彬：下利便脓血，此由寒郁转为湿热，因而动血也。然利至侵血，是先伤中气，后伤血分，故以干姜散本寒劫标热，合粳米以调中，而以赤石脂之甘酸温涩入血分而收湿固脱也。本草谓其能养心血，亦取其入血分而调之耳。（《论注》）

尤怡：此治湿寒内淫，脏气不固，脓血不止者之法。赤石脂理血固脱，干姜温胃祛寒，粳米安中益气。（《心典》）

【临床应用】 （1）治疗痢疾：陆渊雷先生[95]治一三十余岁妇人，先服单方验方等不愈。往诊时，腹微痛，下溏粪及黏液，杂以鲜红血腥，舌苔非常垢腻，脉非常沉数，手足微冷，胸腹有白色小水泡，细视始见，殆俗所谓白痦欤！与桃花汤加附子、阿胶、炮干姜至3钱，两服血止，调治十日，杖而后起。

（2）治疗带下[96]：卢某某，女，42岁。诉阴道流出黏液及血液已年余。近来下腹胀满不舒，神疲乏力，足跗浮肿，经妇科检查诊为宫颈糜烂。先按湿热论治，后又按气血两亏投药，均未效，查患者面色萎黄，脉微弱，尤以尺脉为甚，舌白滑无苔，诊为脾肾两虚，以肾虚为主，治以温经散寒，补肾固脱。以桃花汤加味治疗，连服2剂，精神转佳，带下大减，再服3剂，带下腹胀消失，足跗浮肿消退，脉缓有力。

（3）治疗溃疡性结肠炎：庞科明[97] 以加味白头翁汤合桃花汤治疗溃疡性结肠炎，观察了 1999—2003 年确诊为溃疡性结肠炎的患者 42 例，运用加味白头翁汤合桃花汤，随证化裁进行治疗，日 1 剂，早晚 2 次温服，30 天为 1 个疗程。结果 42 例中，治愈 34 例，好转 7 例，无效 1 例。疗程最短 30 天，最长 121 天，平均 75.5 天。愈后经 2 年以上随诊者 21 例，仅 1 例为司机因平时外出而终止服药，饮食不节而复发。

【现代研究】　桃花汤的药理研究。①研究表明[98] 桃花汤中赤石脂的主要成分为硅酸盐，能吸附细菌毒素及食物中异常发酵产物等消化道有毒物质，并有抑菌、抗原虫感染、保护消化道黏膜、止肠胃出血的作用。干姜温肾助阳，对垂体-肾上腺皮质系统具有兴奋作用，能对抗副交感神经兴奋作用，抑制肠管运动，收缩局部末梢血管，减慢机体耗氧速度。粳米具有提高机体免疫力的作用。三药合用具有消炎、解毒、提高机体免疫力、健胃止痛、止泻、止血、保护消化道黏膜的作用。

②王留兴[99] 对桃花汤煎剂和粉剂进行药效学比较研究，发现桃花汤煎剂和粉剂均能明显减少蓖麻油引起的腹泻小鼠的湿粪数；桃花汤煎剂和粉剂均能明显抑制新斯的明引起的小鼠小肠运动亢进作用。

【原文】　热利下重者，白头翁汤主之。(43)

白头翁汤方：

白头翁二两　黄连　黄柏　秦皮各三两

上四味，以水七升，煮取二升，去滓，温服一升；不愈，更服。

【经义阐释】　本条论述湿热痢疾的证治。文中热利即指湿热下利；下重指里急后重，滞下不爽。证之临床，本病尚应有痢下脓血，鲜紫相杂，腐臭较著，腹痛剧烈，肛门灼痛、下坠、口渴、壮热、烦躁不安，甚则昏迷痉厥，舌质红，苔黄腻，脉数等症。其病由湿热阻滞，肠腑传导失司，通降不利，气血壅滞，肠道脂膜血络俱受损伤所致。治用清热除湿，凉血解毒之法，方用白头翁汤。本方亦适用于湿热证型的泄泻。本条亦见于《伤寒论》第 371 条。

【方药评析】　方中白头翁、秦皮清热凉血，黄连、黄柏苦寒燥湿，清热解毒，诸药合用，使湿热去，热毒解，气机调达，后重自除，热利可愈。后世刘河间的"行血则便脓自愈，调气则后重自除"及唐宗海的从肝肺着手，从气血论治痢疾的方法均可看作受此方启发而来。

【文献选录】　魏荔彤：热利下重者，滞下之病多热，不同于泄泻下利之证多寒也，故名之曰热利，而以下重别之。(《本义》)

吴谦：下利脓血，里急后重，积热已深，故以白头翁汤大苦大寒，寒能胜热，苦能燥湿，湿热去，下重自除矣。(《金鉴》)

陈念祖：热利下重者，热邪下入于大肠，火性急速，邪热甚，则气滞壅闭，其恶浊之物，急欲出而未得遽出故也，以白头翁汤主之。(《浅注》)

【临床应用】　（1）治疗痢疾：①米右，住方浜路肇方弄 14 号。高年七十有八，而体气壮实，热利下重，两脉大，苔黄，夜不安寐，宜白头翁汤为主方：白头翁 3 钱，秦皮 3 钱，川连 5 分，黄柏 3 钱，生川军 3 钱（后下），枳实 1 钱，桃仁泥 3 钱，芒硝 2 钱（另冲）。按：米姓妇家贫。有一子，现年 30 余龄，卖旧货为业，不娶妻，母病卧床匝月，无力延医，安奉汤药。便器秽物悉其子亲洁之。史君惠甫有姑母居相近。闻妇苦病，慨代延师出诊。本案方系初诊方，即系末诊方。何者，老妇服此之后，得快利，得安寐，复何求者？依法，病后当事调理。但妇以劳师远驾，心实不安，即任之。竟复健康如中年人[100]。②周平安等[101]用本方治疗痢疾病人216例，临床治愈177例，好转26例，无效13例。主症经1～3天治疗，70%得到缓解；7天后90%以上病例症状消失。细菌培养3天后全部转阴。

（2）治疗坏死性肠炎：黄世一[102]用中药为主治疗急性坏死性肠炎37例，其中湿热内蕴者18例，证见发热、腹痛、腹泻或里急后重、大便夹血、黏液、苔黄腻、脉濡数。方用白头翁汤加车前子、枳壳、木香。

（3）治疗蚕豆病[103]：用白头翁合剂（白头翁、车前草、凤尾草），制成煎剂及注射剂，经内服或注射，部分患者配合输血、输液，治疗蚕豆病84例，全部治愈出院。

（4）治疗急性结膜炎[104]：王某，男，5岁。1992年3月4日就诊。患儿6天前因高烧、流涕、咽喉红肿及两腮部、耳垂下肿大，以流行性腮腺炎合并扁桃体炎，给予针药治疗，基本痊愈。昨日两眼红肿，畏光，流泪，口渴，喜饮，小便色黄、量少，发烧，舌红苔薄黄。证属肝经风热上扰所致。治宜清泄肝经风热。方药：白头翁汤合当归赤小豆汤。白头翁6g，黄连2g，黄柏6g，秦皮6g，甘菊花6g，防风4g，当归6g，赤小豆6g。水煎服，3剂愈。

（5）治疗肝硬化[105]：患者，男，42岁。主因腹胀、泻半年，于2005年10月就诊。血常规正常，白蛋白30g/L，球蛋白35g/L。B超示：少量腹水。食管钡餐示：轻度的虫蚀样充盈缺损，纵行黏膜皱襞略增宽。症见：消瘦、乏力、腹胀、腹泻2～3次/日，进食油腻食物腹泻加重，双手掌大鱼际红斑，舌红苔黄腻，脉弦。中医辨证：肝郁血滞、肝脾失和。治宜疏肝健脾，解毒活血，止泻。药用白头翁20g，黄柏15g，黄连6g，秦皮10g，柴胡10g，败酱草15g，红藤15g，乌药10g，五味子10g，黄芪15g，茯苓15g，白茅根20g，炒谷麦芽各15g，甘草6g。水煎1日1剂，早晚分服，用药14天，乏力、腹胀、腹泻明显好转，随症加减3个月，病情稳定，腹水消失，可参加正常工作学习。

（6）治疗泌尿系感染[105]：患者，女，30岁。主因尿频、尿急、排尿痛半个月于2007年1月初诊。尿常规示：红细胞0-5个/HP，白细胞15个以上/HP，症见：尿频、尿急、排尿痛，少腹疼痛不适，腰酸，舌红苔薄黄，脉弦细。中医辨证：肝郁热盛、湿热下注。治宜疏肝行气、清利湿热。药用白头翁20g，黄柏15g，黄连6g，秦皮10g，柴胡10g，蒲公英15g，地丁15g，萹蓄15g，瞿麦15g，白茅根20g，泽泻20g，白术15g，苍术15g，甘草6g。水煎1日1剂，早晚分服，7天后诸症明显好转，随症加减1个月，症状消失，尿常规正常。

【现代研究】（1）抑菌作用[106]：本方对志贺氏、施氏等痢疾杆菌有较强的抑制作用，而对弗氏和宋内菌作用较弱，对多种沙门菌作用也很弱或无抑菌作用。另外对于金黄色葡萄球菌、表皮葡萄球菌及卡他球菌等也有较强的抑制作用，其中黄连、秦皮作用为强，黄柏次之，白头翁最弱。全方抗菌效果反较黄连、秦皮为弱。由于白头翁对阿米巴原虫抑制作用较强，因而以本方治疗阿米巴痢疾时，宜加大白头翁用量；而治疗细菌性感染时，则应加重黄连等剂量，减小白头翁用量。此外，本方所含药物还能促进非特异性免疫功能，抗炎、抗毒、止泻、镇静、镇痛和抑制肠运动，既能消灭引起湿热下利之病原微生物，又能抑制或缓解肠道感染时局部炎症病变及不适，还能促进抗感染免疫功能，从多方面影响感染过程，从而取得良好疗效。

（2）对溃疡性结肠炎的作用韩捷[107]　观察了白头翁汤治疗溃疡性结肠炎作用机制，结果表明，白头翁汤能显著降低中 IgA、IgG 及 IL-6 的含量，同时血清中及结肠中的 MDA 含量经白头翁汤治疗后显著降低，SOD 含量明显升高。表明白头翁汤具有显著的抗炎杀菌及修复溃疡的作用。

【原文】　下利後更①煩，按之心下濡者，爲虚煩也，梔子豉湯主之。（44）

梔子豉湯方：

梔子十四枚　香豉四合（綿裹）

上二味，以水四升，先煮梔子，得二升半，内豉，煮取一升半，去滓，分二服，溫進一服，得吐則止。

【词语注解】　①更：调换、改变。如《左传·襄公二十八年》："公膳日双鸡，饔人窃更之以鹜"。

【经义阐释】　本条论述下利后热邪内扰，虚烦不安的证治。这里"虚烦"之"虚"非指虚证之虚，而是无有形实邪停滞之意。参照本篇 37 条（下利……按之心下坚者，急下之，宜大承气汤）、38 条（下利……，实也，利未欲止，急下之，宜大承气汤）等原文内容，因大承气汤证是肠腑有形积滞内停之证，故曰"实也"，其症按之心下坚；本证仅是无形热邪聚集，心下按之濡软不坚，宛若空虚无物，故曰"虚"。烦是由热邪内扰所致。故用清热除烦之梔子豉汤治疗。

原文曰本条见于下利后，其下利的原因，注家多从实热作解，如上述之 37、38 条，由实热积滞，热结旁流而下利，经用承气类攻下后，若积滞已去，而余热未清，则成本条方证。结合《伤寒论》81 条"凡用梔子汤，病人旧微溏者，不可与服之"内容，该解释应无讹误。但不妥的是，注家又普遍把"更烦"训为心烦更甚于初，既是仅为残留余热，何致更甚于初？且方中仅以梔子、豆豉两味，药味少，药量轻，亦与"更甚"之解不合，故这里"更"字宜作调换、改变解为的当。即原来的下利心下坚之实证（经治）已变为不下利心下濡之"虚"证矣。从临床言，应以热邪内扰为辨证要点，不必拘泥于下利之后。

【方药评析】　方中以梔子清心除烦，用豆豉宣泄郁热。因方后有"得吐则止"之句，故有注家谓本方为涌吐之剂者，从临床来看，服用本方并非尽皆出现呕吐。

【文献选录】　徐彬：虚实皆有烦，在下利已属虚边，更按之心下濡，则非痞结痛满之比，故以梔豉轻涌之以彻其热。（《论注》）

尤怡：下利后更烦者，热邪不从下减，而复上动也。按之心下濡，则中无阻滞可知，故曰虚烦。（《心典》）

【临床应用】　（1）治疗懊憹症：高德[108] 治疗病案。沈某，男，30 岁许。患热性病，发热三、四日不退，烦满欲吐，不食，口渴喜热饮，医初以为表寒，投辛温疏解无效。延先父诊之，身热不退，烦渴不宁，欲吐，自觉心胃间有说不出来的难过感，喜饮置于火炉上的热茶，且须自壶嘴中不时啜之始觉松快，小便短赤，舌苔白而滑，脉数而有力。先父诊毕语予曰：从心胃部烦满不安，按之柔软，舌苔、烦渴不眠，欲吐等证候言，乃懊憹症，……主以经方梔子豉汤：生梔仁 9g，淡豆豉 18g。如法煮汤，分 2 次温服。翌日复诊，热退脉平，诸症若失，仅精神疲软，食思不振耳。以其体质素弱，改进补中益气汤，以善其后。

（2）治疗上消化道出血：权依经[109] 认为本方可治血热妄行之上消化道吐血证。症见吐血量多，色鲜红，伴有胸中烦热，脉数，可用本方清热止血。

【原文】 下利清谷，裏寒外熱，汗出而厥者，通脉四逆湯主之。（45）

通脉四逆湯方：

附子大者一枚（生用） 乾薑三兩（強人可四兩） 甘草二兩（炙）

上三味，以水三升，煮取一升二合，去滓，分温再服。

【经义阐释】 本条论述虚寒下利，阴盛格阳的证治。下利清谷指利下清冷，完谷不化，多由于中阳不足或脾肾阳虚，阴寒内盛，不能腐熟所致，故曰"里寒"。里寒缘何外现热象？这里的"外热"是一种假热，系由阴寒内盛，格阳于外所致，故"外热"与汗出而厥并见，正说明其热为阳欲外脱之故，病情危重，顷刻有性命之虞，宜急予回阳救逆。本证"外热"的表现，可参阅《伤寒论》第317条：身反不恶寒，其人面色赤。"汗出而厥"之厥指手足厥冷。本条下利清谷，四肢厥冷与四逆汤证同，然"外热"则为本证所独具，可知本证是在四逆汤证基础上的进一步发展，常见的临床表现有：下利清谷反复发作，病程已久，腹部喜暖，或兼腹痛，身热不恶寒，面红如妆，冷汗连连，手足厥冷，脉微欲绝，平素精神倦怠，腰膝酸软，形寒畏冷。本条亦见于《伤寒论》第370条。

【方药评析】 本方即四逆汤倍干姜，以增强其温经回阳之力。《伤寒论》该方方后尚有"面色赤者，加葱九茎"语。方名"通脉"二字的含义，皇甫谧《甲乙经》云"人常禀气于胃，脉以胃气为本"；尤怡认为"加干姜一倍，所谓进而求阳，以收散亡阳之气也"；成都中医学院《金匮要略讲稿》同意上述观点，并进一步阐述曰："由于卫源于胃，营源于脾，而营行脉中，卫行脉外，方中倍用干姜，大温中阳，中阳振复，即可达到脉通厥回之效，故曰通脉"。

【文献选录】 尤怡：挟热下利者久则必伤脾阴，中寒清谷者，甚则并伤肾阳，里寒外热，汗出而厥，有阴内盛而阳外亡之象。（《心典》）

陈念祖：此为下利阴内盛而阳外亡者出其方治也。里不通于外而阴寒内拒，外不通于里而孤阳外越，非急用大温之剂，必不能通阴阳之气于顷刻。上言里热下利而为下重，此言里寒下利而为清谷，隔一节以寒热作对子。（《浅注》）

【临床应用】 （1）治疗感冒发热：傅世杰[110] 治1例患感冒发热二旬不愈，其人消瘦羸弱，四肢厥冷，反发热，面红口渴喜热饮，时而躁扰不宁，脉微，舌苔黑润者，投以通脉四逆汤，重用附子达30g，服药1剂，诸症大减，后宗原方加减调治而愈。

（2）治疗尿毒症：李文瑞[111] 治1例尿毒症见面色发赤，身热不恶寒，时有神昏，嗜睡，恶心呕吐，尿少腹胀，下肢浮肿，四肢厥冷。予通脉四逆汤加味，急煎冷服1剂，药后至夜半，神已渐清，身热已退，并能安然入睡。再投其他方药善后而基本康复。

（3）治疗痛痹：聂小平[112] 用通脉四逆汤加味治疗痛痹。其中1例患双下肢自膝关节以下冷、麻、痛已两年余，夜间或遇冷加重，伴神疲畏寒，予通脉四逆汤加味，每日1剂，连服5剂后下肢冷、麻、痛明显好转，继用原方5剂，药尽病愈，随访1年未见复发。

【现代研究】 乌头类生物碱的煎出量及变化规律。葛尔宁[113] 测定了通脉四逆汤中乌头类生物碱的煎出量及变化规律。方法：采用 RP-HPLC 法，Hypersil-BDS 柱（250mm×4.6mm，5μm），以甲醇-水-氯仿-三乙胺（100：50：3：0.15）为流动相，流速为 1ml·min⁻¹，波长为 234nm，柱温：30℃。结果：乌头碱、中乌头碱和次乌头碱在（0.0025～0.0800）μg、（0.0028～0.0880）μg 和（0.0023～0.0760）μg 范围内线性关系良好，r 分别为 0.9997、0.9996、0.9996。结论：该方在煎煮过程中，同煎的其他药物对乌头类生物碱在汤中的含量产生影响，文火滚煎约 70min，药汤中乌头碱和次乌头碱成分基本消失，中乌头碱消失过半。

【原文】　下利肺痛，紫参汤主之。（46）

紫参汤方：

紫参半斤　甘草三两

上二味，以水五升，先煮紫参，取二升，内甘草，煮取一升半，分温三服。疑非仲景方。

【经义阐释】　本条论述大肠湿热，下利腹痛的证治。文中肺痛一词所指分歧较大：一认为即指肺痛。持此种看法者较多，多从肺与大肠相表里立论。如黄坤载曰："肺与大肠为表里，肠陷而利作，则肺逆而痛生"、赵以德曰："大肠病而气塞于肺者痛"；一认为系指腹痛。如程林曰："肺痛未详，或云肺痛当是腹痛，本草云紫参治心腹积聚，寒热邪气"；亦有存疑不释者。如唐宗海云："肺痛二字，不见他处，内经亦无此文，其证未明"。考《金匮要略》一书曾未有肺痛一词，论述肺部病状时无出"咳"、"喘""上气""胸满胀"几字，而论及肺部疼痛时总是以胸中痛形容之。如"咳即胸中隐隐痛（肺痿肺痈病篇1条）"、"咳烦胸中痛（《痰饮咳嗽病脉证并治》第33条）"，此其一；其二，主治该病证的紫参汤仅由两味药组成。考《金匮要略》一书由两味药组成的方剂虽多，但多为病机因素单一者而设（如大黄甘草汤、葶苈大枣泻肺汤、小半夏汤等）。本条这里若作肺痛解，则该病证就涉及大肠与肺两个因素，对于这种两个或多个因素参与的病证，若不是标邪较急，而采用急则治标的方法（如硝石矾石散）外，仲景制方一般多由几组药物组成，而甚少仅两味药者（如大黄䗪虫丸、厚朴七物汤、薏苡附子败酱散等）；其三，紫参汤中紫参用半斤，而甘草仅用三两，且方名紫参汤，说明紫参是为君药。据《神农本草经》载：紫参"味苦辛寒，主心腹积聚，寒热邪气，通九窍，利大小便，一名牡蒙"，《中药大辞典》载，紫参系《本草图经》的晋洲紫参，为蓼属拳参组植物。故拳参即《本草》紫参中的一种。但《本草推陈奋注》却云紫参与拳参为近缘植物，功效大致相近，但清热解毒之功以紫参为著。关于紫参与拳参的功用，紫参：《现代实用中药》曰"内服治赤痢"、《广西中药志》曰"治肠胃湿热，赤痢；外用治口糜、痈肿、火伤"。拳参：《中华人民共和国药典》谓有清热解毒、收敛之功，主治肠炎、痢疾、肝炎；外治口腔糜烂，咽喉溃疡。——皆未云尚能疗肺。或曰本书《肺痿肺痈咳嗽上气病脉证治》第9条泽漆汤中何用紫参与半夏等物共疗咳而"脉沉"以治肺疾者乎？君不见该处紫参注家纷纷多作紫菀解哉！肺痛不是下利时所必有，腹痛却是下利过程中的常见伴随症状，故笔者认为这里肺痛宜作腹痛解较好。

关于本条病机，因原文叙症较简，可根据以药测证的方法推测，当属大肠湿热，传导失司。其症利下不爽，可有脓血，肛门灼热，里急后重，腹中疼痛，发热口渴，舌红苔黄，治用紫参汤清热祛湿，安中止利。

【文献选录】 程林：肺痛未详，或云肺痛当是腹痛。（《直解》）

吴谦：此文脱简不释。（《金鉴》）

黄元御：肺与大肠为表里，肠陷而利作，则肺逆而痛生。而肺肠之失位，缘中土之不治，脾土不升，而后肠陷；胃土不降，而后肺逆。（《悬解》）

陈念祖：喻氏曰：后人有疑此非仲景之方者，夫讵知胃有病，其所关全在肺气耶？程氏疑是腹痛。《本草》云：紫参治心腹积聚，寒热邪气。（《浅注》）

陆渊雷：按此方《千金》、《外台》诸书俱无考，故林亿等疑非仲景方。紫参为通经药，能破血止血，诸《本草》并载之，然沪上药商不识其物，市医多书丹参为紫丹参，遂有臆断紫参为丹参者；其实紫参属蓼科植物，丹参属唇形科植物，本草中二物分载，不可混也。（《今释》）

【临床应用】 治疗急、慢性肝炎[114]：取紫参（唇形科植物紫参的全草，《纲目》名"石见穿"）2两，或加糯米稻草1两，水煎两次，煎液合并加红糖半两，两次分服（儿童减半）。治疗205例，治愈150例，进步33例，无效22例。其中急性肝炎169例，治愈126例，平均治愈日数36天；慢性肝炎36例，治愈24例。

【原文】 氣利①，訶梨勒散主之。（47）

訶梨勒散方：

訶梨勒十枚（煨）

上一味，爲散，粥飮和②，頓服。疑非仲景方。

【词语注解】 ①气利：指下利滑脱，大便随矢气排出之证。

②粥饮和：指用米汤调和服之。

【经义阐释】 本条论述虚寒滑脱，大便失禁的证治。见于久病下利，滑脱不禁，大便随矢气而出，甚或大便顺肛门外流，不能制约。下利之物不滞涩，不秽臭，腹不痛不胀，无里急后重。其病机不为有邪，而为中气虚寒，气机下陷，不能固摄所致。故与诃梨勒散温涩固脱，涩肠止利。本条气利与前31条下利气分属不同病证，不可混为一谈。前下利气为湿邪太盛，郁滞气机之实证，以下利，矢气频频为特点；本条气利为中气虚寒，不能固摄之虚证，以利下无度，滑脱不禁为特点。故治法亦有一以祛湿，一以固脱之不同。

关于本条治法多有从敛肺涩肠立论者，如五版《金匮要略讲义》教材、成都中医学院所编全国金匮师资班《金匮要略讲稿》等。从原文本身及临床情况来看，本证不一定必是肺脾同病，推究此处用敛肺法治疗肠疾观点的由来，可能与诃子功能敛肺有关。因诃子苦酸温涩，能入肺经以敛肺止喘止嗽，但除此之外，诃子尚入大肠之经，以治久泻久痢脱肛便血等证，且此时多作煨用，故本条是取诃子的第二种用法，不一定必要从肺来解。然则本证虽不一定是肺虚有疾，本方却可用来治疗久咳虚喘，久嗽失音及属于虚证的崩漏带下，遗精尿频等证。

【方药评析】 方中诃梨勒即诃子，煨用专取其涩肠固脱之效，以粥饮和服，乃取其益中气，健肠胃之功。关于本方的运用，各家看法不尽一致。杨文辉[115]指出最好单用，药单则力专，药量宜较大，常用量为10枚，相当于50g左右，1次服。而王云凯[116]则认为本方仅诃梨勒一味，力量稍逊，宜与益气升提、温肾固涩之品同用。

【文献选录】　程林：诃梨勒能涩便而又宽肠，涩能治利，宽肠能治气，故气利宜之；调以粥饮者，藉谷气以助肠胃也。论曰：仲景治气利用诃梨散，详其主治不知其义，及后读杜壬方，始知诃梨勒用以调气。盖有形之伤则便垢而后重，无形之伤则气坠而后重，便肠垢者得诸实，气下坠者得诸虚，故用诃梨勒温涩之剂也。唐贞观中太宗苦气利，众医不效，金吾长宝藏以牛乳煎荜拨进服之，立差（见刘禹锡《隋唐嘉话》）。荜拨，温脾药也，刘禹锡传言方治气利，用矾石。矾石亦涩气药也，大都气利得之虚寒气下陷者多，其温涩之药可见矣。《直解》

吴谦：气利，所下之气秽臭，所利之物稠粘，则为气滞不宣，或下之，或利之皆可也。若所利之气不臭，所下之物不粘，则谓气陷肠滑，故用诃梨勒散以固肠，或用补中益气汤举陷亦可。《金鉴》

【临床应用】　（1）治疗气利：气利用止涩之诃梨勒者，实因久利而气虚下陷，意与近人晨泄用四神丸略同。予昔寓白克路，治乡人陶姓曾用之，所用为诃子散，取其味涩能止，彼以药末味涩，不能下咽，和入粥中强吞之，日进一服，三日而止。诃梨勒，今名诃子，味涩而苦，煨不透则研不细，入咽哽塞。《金匮发微》

（2）治疗菌痢[115]：患者患痢3天，小腹疼痛，里急后重，大便频至，排出少量纯白色冻样物，虚坐努责，昼夜不停，肛门有如物塞，脉沉带紧，苔白滑，辨为气痢。处《金匮要略》诃梨勒散：诃子10枚，煨去核，研末，用米粥汤一次送服，药后肛门窘迫难忍，一努力大便从肛门急射而出，顷刻肛门如拔物塞，顿觉舒适。后以调理脾胃而康复。

【现代研究】　（1）抗菌作用[116]：诃子对痢疾杆菌有较强的抑制作用，因富含鞣质，对痢疾形成的黏膜溃疡有收敛作用，诃子素有缓解平滑肌痉挛的作用，因而对痢疾起到治疗作用。

（2）其他作用：冯世鑫[117]通过检索文献，发现诃子具有抗病毒、抗氧化、抗炎、强心、解毒、抗肿瘤、促进气管平滑肌收缩等作用。诃子果实含有大量的鞣质，还具有收敛、止泻、解痉挛等作用。

附方

《千金翼》小承氣湯①：治大便不通，噦數②譫語。方見上。

【词语注解】　①此方载于《千金翼方·卷十八》：治大便不通，哕数，口谵语，无方名，药味与仲景小承气汤相同，仅分量有出入：厚朴二两（炙）、大黄四两、枳实五枚（炙），方后服法有"当通不通，尽服之"，无"得利则止"。

②哕数：指呃逆较甚，频作不已。

【经义阐释】　本条论述肠腑实热，大便秘结的证治。因阳明实热，腑气不通，故致大便秘结，腹胀腹痛；热扰神明，则谵语潮热；腑气不通，浊气上冲，则呃逆频频。故以小承气汤泄热导滞，攻下阳明。俟腑气得通，实热下泄，则诸症可除。本方为宋·林亿等人校订本书时所附，成都中医学院所编全国金匮师资班《金匮要略讲稿》认为是以此"补本篇哕而腹满，后部不利之未备"。

【方药评析】　该方药味组成与《金匮要略》、《伤寒论》小承气方同，独方中枳实用量较重，为五枚（彼为三枚），知其方证病机与金匮大致相同，只是其行气导滞之力更强而已。然其主治为何一为下利，一为便秘？小承气汤证的下利属热结旁流，下利是由于热结，下利并非真下利，热结却是真热结，故用"通因通用"法治之。

《外臺》黃芩湯①：治乾嘔下利。

黃芩三兩　人參三兩　乾薑三兩　桂枝一兩　大棗十二枚　半夏半升

上六味，以水七升，煑取三升，溫分三服。

【词语注解】　①黄芩汤：此方原系仲景《金匮要略》方而阙疑，故被《外台》收载于卷六疗呕吐哕门。

【经义阐释】　本条论述脾胃阳虚，干呕下利的证治。由于脾胃虚寒，运化无权则为利；胃失和降则为呕，其利与呕的特点是，大便时溏时泻，反复发作，病程较长，腹胀腹鸣，或兼腹痛，纳谷不香，纳后脘痞不适，时有呕恶，呕吐物多清稀无异味，舌质淡，脉虚软等。治用黄芩汤益气温中，降逆止呕。

本篇11条云"干呕而利者，黄芩加半夏生姜汤主之"，字面内容与本方证有相似之处，所主病证却大相径庭：彼为湿热内蕴，肠失传导；本证则是中焦阳虚，脾运失司，有寒热虚实之不同。故本方以参、桂、干姜易黄芩加半夏生姜汤中之芍药、生姜、甘草，以加强温中益气的力量。至于本方用黄芩，目的在于反佐，而不在于清热。其比较详见下表：

《外台》黄芩汤证与黄芩加半夏生姜汤证比较表

方　　证	《外台》黄芩汤证	黄芩加半夏生姜汤证
病机	中焦阳虚，脾失健运，胃失和降	温热蕴结，下迫于肠，上扰于胃
主要症状	利下溏薄清稀，无里急后重感，腹痛绵绵，时作干呕或呕吐清涎，舌质不红，脉软无力	下利热臭垢积，多有腹痛，或有干呕，吐涎沫，口不干不渴，舌淡红，苔中心白腻，脉滑
治法	益气温中，降逆止呕	清热止利，降逆止呕
用药	黄芩三两，人参三两，干姜三两，桂枝一两，大枣十二枚，半夏半升	黄芩三两，甘草二两，芍药二两，半夏半升，生姜三两，大枣十二枚

关于本条病机，亦有认为是寒热互结中焦，胃中虚寒，肠中湿热者（如《高等中医院校教学参考丛书·金匮要略》、《高等医药院校教材·金匮要略讲义》），持此观点者可能主要是基于一、黄芩苦寒，功能清热燥湿，泻火解毒；二、《伤寒论》亦有黄芩汤（黄芩三两、芍药、炙甘草各二两、大枣十二枚），其为清热止利，和中止痛之方，加之本条叙证简短，无以为借，故不能摆脱囿见。以药测证，方中仅黄芩一味性味寒凉，余皆温中补虚，温胃降逆之品；从药物用量比例来看亦以温热类为重，若肠中湿热与胃中虚寒并重，显然清肠之力不够，故判证为寒热互结似觉牵强。

【方药评析】　方中用人参、大枣、桂枝补脾健中，半夏、干姜温胃止呕，反佐黄芩，以折上逆之气，共成温中止利，降逆止呕之效。

【临床应用】　治疗痢疾兼干呕[118]：一男子患痢，虽日三十余行，不自知其利，腹痛干呕，不能食，胸中烦，心下痞硬，身热微渴，口苦唇干，舌上无苔，脉微数，不能起卧，医以为困极，先生与之六味黄芩汤而愈。

小　　结

本篇系统地阐述了呕吐、哕、下利三种病证的病因、病机、证治、治禁及预后等内容。

呕吐与哕的病机都由胃失和降，气机上逆所致，虽具体方证病机不同，治法各异，但总的治疗目的都是要达到和胃降逆。

辨证方面：由水饮内停而致的呕吐，根据呕吐和口渴出现的先后关系，判断呕吐的病机性质、病情进退。如"先呕后渴者，此为欲解"，"先渴却呕者，为水停心下"，"呕……不渴者，以心下有支饮故也"。这些辨证方法应该活看，不可视作绝对，如茯苓泽泻汤证亦有饮停于胃，见症却为"吐而渴欲饮水"。治疗原则：对"哕而腹满"，哕由实证腹满，腑气不通，浊气上冲所致者，提出"视其前后，知何部不利，利之"的方法。治疗禁忌：提出"呕家有痈脓，不可治呕"，"病人欲吐者，不可下之"的注意事项，强调呕吐哕的治疗应审因论治。预后判断：对脾胃虚寒的胃反，提出若其脉由浮涩变为"脉紧而涩"，则"其病难治"，表示此时已因寒而燥，变为阴阳两虚之证，病情较重。方证治疗：属于实证热证的有大黄甘草汤证、小柴胡汤证及黄芩加半夏生姜汤证。大黄甘草汤证的呕吐为胃肠实热积滞，腑气逆而上冲所致，故以通腑泄热为法；小柴胡汤证的呕吐为少阳邪热迫胃所致，故用小柴胡汤和解少阳，和胃降逆；黄芩加半夏生姜汤证为呕利并见证，以利为主，利由湿热蕴结，下迫于肠所致，湿热上扰，胃失和降则为干呕，故以清热止利，降逆止呕为法治之。属于虚寒之证的有大半夏汤证、四逆汤证。大半夏汤证的呕吐名曰"胃反"，属脾胃虚寒，运化失司，不能腐熟证，治宗和胃降逆，补虚润燥之法；四逆汤证呕吐与厥并见，脾肾两虚，阴盛格阳，阴阳欲将离决，故急予回阳救逆。属于寒热错杂之证的有半夏泻心汤证，呕吐由寒热互结中焦，脾胃升降失司所致，治以辛开苦降，寒热并调。属于饮停为患之证者有小半夏汤证、半夏干姜散证、生姜半夏汤证、猪苓散证、茯苓泽泻汤证及茱萸汤证。小半夏汤证、半夏干姜散证、生姜半夏汤证的呕吐俱属寒饮停胃之证，其中小半夏汤证以饮为主，偏于标实；半夏干姜散证中焦阳虚较实出；生姜半夏汤证则以气机阻滞明显为特征，故治疗虽皆不出温散寒饮之法，亦仍有侧重之不同；猪苓散证的呕吐是由饮停于胃所致，猪苓散功能健脾利水；茯苓泽泻汤证的呕吐是由中阳不运，饮停于胃所致，法取温胃止呕，化饮利水；茱萸汤证的呕吐属胃阳不足，寒饮内停证，用温中补虚，化饮降逆的方法治之。用来治疗哕的方剂有橘皮汤和橘皮竹茹汤。其中橘皮汤证为哕与干呕并见，病由寒邪客胃使胃气上逆所致，橘皮汤功能散寒理气和胃降逆；橘皮竹茹汤证的哕为胃虚夹热，胃气上逆所致，治从补气清热，和胃降逆之法。另外书中还为吐后贪饮，证属里热津伤者设文蛤汤清里热，复津伤，透表邪。

本篇的下利所指包括今天的泄泻和痢疾，其内容包括治则、治禁、预后判断及证治等方面。治则：对脾虚湿困，气机被阻的下利气提出"当利其小便"的治法，通过利小便以实大便。治禁：提出虚寒下利兼夹表邪，以里虚为急时禁用发表之法，免使阳气更损。预后判断：这一部分内容注家争论较多，原文内容大致可按实热和虚寒分为两大类，实热下利如利下后脉软而静，主向愈；若脉大不静，主"未止"。虚寒下利若脏腑"气绝"者，预后不良；若此时跌阳脉尚有胃气，主病尚可救；若在此基础上又见身有微热，口渴脉数，兆病将向愈。证治：属实热证者，有大、小承气汤证、白头翁汤证、黄芩加半夏生姜汤证及紫参汤证。其中大、小承气汤证俱属阳明实热积滞之证，治以通因通用的方法，攻下积滞；白头翁汤证及紫参汤证俱属大肠湿热，气血壅滞，用清热除湿，凉血解毒法治之；黄芩加半夏生姜汤证见上述。属虚寒者有四逆汤证、通脉四逆汤证、桃花汤证及诃梨勒散证。其中四逆汤证及通脉四逆汤证俱属中阳虚寒证，只是通脉四逆汤证病情更重，阴盛格阳，有阳欲外脱之意，治皆以温阳救逆为法，只是通脉四逆汤功效更强；桃花汤证属虚寒痢疾，治以涩肠固脱；诃梨勒散证为中气虚寒，气机下陷的"气利"，以温涩固脱，涩肠止利为法。另外书中还为利后余热内扰，虚烦不安者设栀子豉汤清热除烦。

附：呕吐内容归纳表。

呕吐内容归纳表

含义		指饮食、痰涎等物自胃中上涌，从口而出的病证			
病因病机		由各种原因导致的胃失和降，胃气上逆			
辨证方法		水饮内停的呕吐，先呕却渴者，此为欲解；先渴却呕者，为水停心下；呕家不渴者，以心下有支饮故也			
治疗		方　证	病　机	脉　症	治　法
	实热证	大黄甘草汤证	肠胃实热，腑气上冲	食已即吐	通腑泻热
		小柴胡汤证	少阳邪热，热迫于胃	呕而发热	和解少阳，和胃降逆
		黄芩加半夏生姜汤证	湿热蕴结，下迫于肠，上扰于胃	干呕而利者	清热止利，降逆止呕
	虚寒证	大半夏汤证	中焦虚寒，不能腐熟，肠中干燥	朝食暮吐，暮食朝吐，宿谷不化，大便干结	补虚和中，润燥通便
		四逆汤证	脾肾阳虚，阴盛格阳	呕吐而脉弱，小便复利，身有微热，见厥者	回阳救逆
	寒热错杂证	半夏泻心汤证	寒热互结中焦，脾胃升降失司	呕而肠鸣，心下痞者	苦降辛开，寒热平调
	饮邪内停证	小半夏汤证	寒饮停胃，胃失和降	呕吐清稀痰涎，口淡不渴	温散寒饮，降逆和胃
		半夏干姜散证	中阳不足，寒饮上逆	干呕，吐逆，吐涎沫	温中散寒，降逆止呕
		生姜半夏汤证	寒饮搏结，气机闭郁	胸中似喘不喘，似呕不呕，似哕不哕，彻心中溃溃然无奈	散寒化饮，舒展气机
		猪苓散证	饮停于胃，胃阳欲振	呕吐而病在膈上，后思水者，解，急与之。思水者	健脾利水
		茯苓泽泻汤证	中阳不运，饮停于胃	胃反，吐而渴欲饮水者	温胃止呕，化饮利水
		茱萸汤证	胃虚寒饮，肝气上逆		温肝和胃，泄浊降逆
治禁		呕家有痈脓，不可治呕；病人欲吐者，不可下之			
预后判断		脾胃虚寒的胃反，变为脉紧而涩，阴阳两虚时，其病难治			

哕内容归纳表

含义	指呃逆			
治则	实证呃逆，由腑气上冲引起时，视其前后，知何部不利，利之即愈			
治疗	方　证	病　机	脉　症	治　法
	橘皮汤证	寒邪客胃，胃气上逆	干呕，哕，若手足厥者	散寒理气，和胃降逆
	橘皮竹茹汤证	胃虚挟热，胃气上逆	哕逆者	补气清热，和胃降逆

下利内容归纳表

		含义	包括泄泻和痢疾			
		病因病机	由各种原因所致的脾胃运化失职，传导失司			
		治则	下利气：证属脾虚湿困，气机被阻者，当利其小便			
证 治			方　证	病　机	脉　症	治　法
	实热证		大承气汤证	实热积滞，内停肠胃	下利，按之心下坚，脉迟而滑	攻下实积
			小承气汤证	肠腑实热积滞	下利谵语者，有燥屎也	通腑泻热
			白头翁汤证	大肠湿热，气血壅滞	热利下重	清热除湿，凉血解毒
			黄芩加半夏生姜汤证	湿热蕴结，下迫于肠，上扰于胃	干呕而利者	清热止利，降逆止呕
			紫参汤证	大肠湿热，肠失传导	下利腹痛	清热祛湿，安中止利
	虚寒证		四逆汤证	中阳虚寒，脾失健运	下利腹胀满，身体疼痛者	温中散寒
			通脉四逆汤证	阳气不足，阴寒内盛，阴盛格阳	下利清谷，里寒外热，汗出而厥	回阳救逆
			桃花汤证	脾阳不足，气不固摄	下利便脓血	温摄固脱
			诃梨勒散证	中气虚寒，气虚下陷，不能固摄	气利	温涩固脱，涩肠止利
		治禁	虚寒下利兼挟表邪，以里虚为急时，禁用发汗攻表			
		预后判断	实热下利	利下后脉软而静，主向愈；脉大不静，主未止		
			虚寒下利	脏腑气绝者，预后不良；趺阳脉尚有胃气者，病尚可救；阳气来复，病将向愈		

（刘丽娟　蒋　明）

参 考 文 献

[1] 金寿山 . 金匮诠释 . 上海：上海中医学院出版社，1986：194

[2] 李寿山 . 吴茱萸汤治缩阳症 . 新中医，1986（2）：51

[3] 冉雪峰医案 . 北京：人民卫生出版社，2006

[4] 邓文龙 . 中医方剂的药理与应用 . 重庆：重庆出版社，1990：343

［5］赵连根．温中散寒Ⅱ号方药理作用的初步研究．中医杂志，1980（12）：61

［6］李淑子．大枣的化学和药理研究简况．国外医学：中医中药分册，1985（1）：1

［7］王莉．吴茱萸汤对鼠S180生长的抑制作用及其作用机制的实验研究．辽宁中医药大学硕士学位论文，2006

［8］窦昌贵．吴茱萸汤注射液回阳固脱作用的实验研究．中药药理与临床，1991，7（2）：1

［9］杨瑞合．半夏泻心汤调治消化道肿瘤三则．陕西中医，1988（4）：171

［10］陈新开．半夏泻心汤治肠易激综合征52例．河南中医药学刊，1996，15（3）：107

［11］张盈春．半夏泻心汤加减治疗返流性胃炎36例．河南中医杂志，1996，16（2）：16

［12］张国梁．半夏泻心汤治疗慢性非特异性溃疡性结肠炎32例．新中医杂志，1997，29（6）：14

［13］林则杰．半夏泻心汤加减治疗非溃疡性消化不良60例．新中医，1996，28（1）：51

［14］李平，梁勇．半夏泻心汤加减治疗慢活肝转氨酶持续异常．新中医，1996，28（10）：49

［15］姚秀琴．半夏泻心汤加味治疗重证恶阻．山东中医，1997，16（9）：405

［16］贾玉梅．半夏泻心汤临床应用与研究概况．河南中医药学刊，1995，10（4）：16-18

［17］宋先仁．半夏泻心汤治疗黄疸．新中医，1996，28（10）：19-20

［18］赵国华．半夏泻心汤在食管癌化疗中减毒作用的临床观察．四川中医，1998，16（3）：55-56

［19］刘渡舟，等．当代医家论经方（半夏泻心汤辨析）．北京：中国中医药出版社，1994

［20］大本太一．利用酶抑制活性探讨汉方处方——半夏泻心汤．国外医学：中医中药分册，1988（1）：37

［21］段东寿．加味半夏泻心汤等三联疗法治疗HP相关胃脘痛．中国中医急症，1998，7（4）：167

［22］付东，陈国志．半夏泻心汤对照射引起小肠运动紊乱的调节作用．中国实验方剂学杂志，1996，2（3）：21-24

［23］厉兰娜．半夏泻心汤证与HP感染关系的临床研究．中医杂志，1998，39（4）：220-221

［24］东田元．半夏泻心汤及三黄泻心汤的抗幽门螺杆菌作用．日本东洋医学杂志，1997，47（5）：803-812

［25］李惠林．半夏泻心汤对大鼠实验性胃溃疡防治作用的研究．陕西中医学院学报，1987，10（3）：11-17

［26］魏辉，司兆学，单罢安，等．加味半夏泻心汤对大鼠胃黏膜损伤的影响．中国中医药科技，1998，5（5）：282

［27］张志军．汉方药对化合物48/80引起胃黏膜损害的抑制效果．国外医学：中医中药分册，1995，17（4）：10-12

［28］冯涛，高丽芝．复方半夏泻心汤对慢性萎缩性胃炎治疗作用的病理形态学研究．中医药学报，1995（1）：31-32

［29］宋忆菊，龚传美，郝丽萍，等．半夏泻心汤对小鼠免疫功能和常压缺氧耐受力的影响．中成药，1998，20（8）：34-35

［30］俞娜珍．汉方药理．国外医学：中医中药分册．1986，8（3）：39

［31］李左邻．四种泻心汤抗缺氧作用的实验观察．解放军医学杂志，1989，14（6）：441

［32］周永良．半夏泻心汤抗缺氧作用．河南中医，1991，11（3）：13-14

［33］渡边泰雄．半夏泻心汤对水浸拘束诱发大鼠胃溃疡的抑制作用及对脑和胃的单胺调节．汉方と最新治疗，1997，6（2）：167-172

［34］峰松澄穗．半夏泻心汤口服毒性的实验研究．新药と临床，1994，43（8）：137-159

［35］孙溥泉．伤寒论医案集．西安：陕西科学技术出版社，1986：156

［36］陈明．金匮名医验案精选．北京：学苑出版社，2002：458

［37］刘俊士．古妙方验案精选．北京：人民军医出版社，1992：258

［38］屈弘宇．茵陈蒿汤合猪苓散加味治疗新生儿黄疸45例临床观察．长春中医药大学学报，2010，26

（1）：93

[39] 湖南省中医药研究所．湖南省老中医医案选．湖南科学技术出版社，1980

[40] 俞震．古今医案按．北京：中国中医药出版社，2008，

[41] 刘笃．四逆汤对蟾蜍及家兔心脏影响的实验．医卫通讯，1980（3）：51

[42] 唐朝枢．四逆汤肠道给药对家兔实验性休克的治疗作用．中医杂志，1982（11）：73

[43] 李仪奎，等．中药药理学．北京：中国中医药出版社，1992：109

[44] 吴伟康，黄河清．四逆汤对动脉粥样硬化家兔脂代谢及血管内皮功能的影响．南方医科大学学报，2000，20（2）：141-143．

[45] 刘渡舟．对《伤寒论》一书几个问题的探讨．新医学杂志，1978（1）：18

[46] 王廷富．金匮要略指难．成都：四川科学技术出版社，1986：392

[47] 柴小梅．小柴胡汤临床应用与药理作用研究进展．山西中医学院学报，2007，8（3）：59-60

[48] 黄福斌．大半夏汤治愈顽固性贲门失弛缓症．江苏中医杂志，1986（11）：16

[49] 胡遵达．胃反治验．北京中医学院学报，1986（3）：封三

[50] 谭日强．金匮要略浅述．北京：人民卫生出版社，1981：325

[51] 谭万初，邓晓虹，向未，等．大半夏汤防治化疗呕吐的胃肌电生理研究．现代中西医结合杂志，2009（18）：2122-2123

[52] 王尧．大黄甘草汤治疗急重呕吐86例．辽宁中医杂志，1991（5）：28

[53] 王廷富．金匮要略指难．成都：四川科学技术出版社，1986：392

[54] 黄嘉乔．大黄甘草汤加减治疗小儿急性肠炎30例疗效观察．中国医药导报，2007，4（14）：115

[55] 胡元坤．加味大黄甘草汤治疗糖尿病胃轻瘫38例．中国中医急症，2007，16（7）：876-877

[56] 李春霄．大黄甘草汤加味在皮肤病外治中的临床新用．四川中医，2007，25（3）：84-85

[57] 朱树宽．大黄甘草汤治验4则．新中医．2007，39（7）：80-81

[58] 唐丙喜，邓芝云，孔祥才，等．大黄甘草汤对急性坏死性胰腺炎大鼠并发的肺损伤的影响．中华胰腺病杂志，2010，10（3）：180-183

[59] 王廷富．金匮要略指难．成都：四川科学技术出版社，1986：396

[60] 徐景藩．试析仲景治疗呕吐的学术思想．吉林中医药，1983（6）：7

[61] 王守杰．茯苓泽泻汤加味治疗慢性原发性低血压54例临床观察．山西中医，1989，5（2）：23

[62] 赵凌云．简明金匮要略校释及临床应用．北京：中国科学技术出版社，1991：356

[63] 金学仁．文蛤汤加减治疗糖尿病．河南中医，1982，（2）：34

[64] 吴大真．秦伯未经方验案举隅．国医论坛，1986（2）：20

[65] 邓朝纲．生姜半夏汤新用．四川中医，1985（11）：28

[66] 段光周．《金匮要略》生姜半夏汤证治探讨．成都中医学院学报，1982（3）：24

[67] 金寿山．金匮诠释．上海：上海中医学院出版社，1986

[68] 陆渊雷．金匮要略今释．北京：学苑出版社，2009

[69] 王廷富．金匮要略指难．成都：四川科学技术出版社，1986：396

[70] 姜明旭．针刺配合橘皮汤治愈颅脑术后顽固性呃逆．山东中医杂志，2002，21（1）：48

[71] 廖世煌．金匮的辨证方法与临床应用．北京：人民卫生出版社，2006：280

[72] 林栋（摘译）．橘皮竹茹汤加柿蒂治疗顽固性呃逆伴食管裂孔疝．四川中医，1984（6）：47

[73] 李少华．橘皮竹茹汤治疗碱性返流性胃炎．中医药学报，1990（2）：20

[74] 王廷富．金匮要略指难．成都：四川科学技术出版社．1986：404

[75] 罗善佑．人参橘皮竹茹汤加减治疗妊娠呕吐51例．广西中医药，1992，15（6）：6

[76] 赵凌云．简明金匮要略校释及临床应用．北京：中国科学技术出版社，1991：360

[77] 王云凯．中医自学丛书·金匮．石家庄：河北科学技术出版社，1989：442

[78] 易任德．橘皮竹茹汤治疗重症肝炎顽固性呕吐8例观察．实用中医药杂志．1997，13（4）：6-7

[79] 谭日强.金匮要略浅述.北京：人民卫生出版社，1981：336

[80] 刘渡舟.对《伤寒论》一书几个问题的讨论.新医药学杂志，1978（1）：18

[81] 金寿山.金匮诠释.上海：上海中医学院出版社，1986：205

[82] 窦有业，杜蓉.四逆汤的临床应用与实验研究进展.医药导报，2008，27（1）：74-76

[83] 颜建云，许继德，胡景鑫，等.四逆汤对局部脑缺血大鼠的保护作用及其神经酰胺机制.中国分子心脏病学杂志，2004，4（3）：168-170

[84] 曹颖甫.经方实验录.北京：学苑出版社，2008

[85] 高辉远.现代著名老中医名著重刊丛书·蒲辅周医案.北京：人民卫生出版社，2009

[86] 卢艺远，黄连根.大承气汤治疗失音1例.中国社区医师，2007（9）：37

[87] 林琳.大承气汤治疗急重症验案2则.上海中医药杂志，2007，41（3）：28

[88] 万幸，刘倩娴，王培训.大承气汤对全身性炎症反应干预作用的实验研究.广州中医药大学学报，2003，20（2）：153-156

[89] 陈杰，潘志坚.大承气汤对急性出血坏死性胰腺炎并发急性肺损伤大鼠肺泡巨噬细胞的影响.中华现代外科学杂志，2009，6（2）：74-76

[90] 王春妍，范玉强，胡东胜，等.大承气汤对急性肝损伤大鼠肠源性内毒素血症的干预作用.时珍国医国药，2009，20（9）：107

[91] 翁工清.中西医结合非手术治愈慢性胃扭转1例.中医杂志，1980（1）：30

[92] 王超，杨晓颖，刘腊月."小承气汤"滴肛给药成功抢救肝昏迷合并肾衰患儿1例报告.黑龙江中医药，2005（4）：19-20

[93] 贾应莲，张力，李继芳，等.化裁小承气汤治疗复发性口腔溃疡112例疗效观察.宁夏医科大学学报，2009，31（5）：690-691

[94] 张启荣，袁杰，李莉.大承气汤与小承气汤对兔胃底条平滑肌运动的影响.时珍国医国药，2009，20（7）：1672-1673

[95] 盛国荣.桃花汤与白头翁汤症治辨别.新中医药，1954（1）：15

[96] 王琦，等.经方应用.银川：宁夏人民出版社，1981：404

[97] 庞科明.加味白头翁汤合桃花汤治疗42例溃疡性结肠炎临床观察.中华中西医学杂志，2005，3（5）：48-49

[98] 山丽梅，赵艳玲，刘军，等.桃花汤的现代研究及临床应用.中国新医药，2003，2（10）：44-46

[99] 王留兴.桃花汤粉剂对小鼠腹泻和小肠运动功能的影响.长春中医药大学学报，2008，24（2）：140-141

[100] 曹颖甫.经方实验录.北京：学苑出版社，2010

[101] 周平安，杜怀棠.中医药治疗湿热痢216例临床观察.中国医药学报，1986（2）：17

[102] 黄世一.中医治疗急性坏死性肠炎37例观察.湖南中医学院学报，1987（2）：31

[103] 广东省梅县地区卫生院.用中西两法治疗蚕豆病（胡黄豆）84例临床总结.新医学，1972（1）：33

[104] 安巧荣，李殿成.白头翁汤临床新用.甘肃中医，1993（1）：34

[105] 惠乃玲，史朝浩，崔晓青.白头翁汤临床新用三则.实用中医内科杂志，2007，21（10）：32

[106] 邓文龙.中医方剂的药理与应用.重庆：重庆出版社，1990：178

[107] 韩捷.白头翁汤治疗溃疡性结肠炎作用机制的实验研究//河南中医学院98级硕士毕业论文.河南中医学院，1990

[108] 高德.伤寒论方医案选编.长沙：湖南科学技术出版社，1981：72

[109] 权依经.古方新用.兰州：甘肃人民出版社，1981：56

[110] 傅世杰.治病求本临证一得.新中医，1981（1）：45

[111] 李文瑞.伤寒论汤证论治.北京：人民军医出版社，1989：394

［112］聂小平．通脉四逆汤加味治疗痛痹．四川中医，1984（6）：55

［113］葛尔宁．通脉四逆汤毒性分析．中国实验方剂学杂志．2006，12（5）：12-14

［114］江苏新医学院．中药大辞典．上海：上海人民出版社，1977：598

［115］杨文辉，徐长春．《金匮》诃梨勒散临床一得．浙江中医学院学报，1980（4）：29

［116］王云凯．中医自学丛书·金匮．石家庄：河北科学技术出版社，1989：451

［117］冯世鑫，等．诃子化学成分及药理作用的研究进展．安徽农业科学，2008，36（25）：10938-10939

［118］杜雨茂．金匮要略阐释．西安：陕西科学技术出版社，1987：538

第三篇
《金匮要略》诠解二

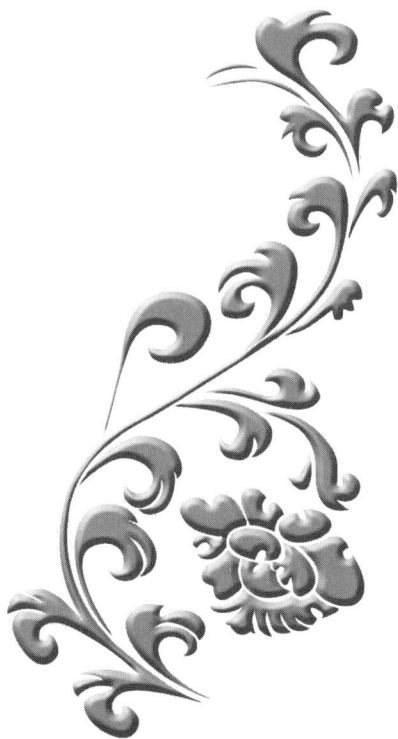

第一章
疮痈肠痈浸淫病脉证并治

本章原文为《金匮》第十八篇。其篇名《脉经》作痈肿肠痈金疮浸淫病,较为确切,可从之。篇中论述痈肿、肠痈、金疮、浸淫病四种病证,因四病皆属外科范围,而且多偏于皮肤肌肉血脉方面的病故合为一篇讨论。

痈,古作癕。痈有内痈与外痈之分。发于体外者,为外痈;发于身体内脏者,为内痈。又根据部位不同而分为多种,如本章所论的肠痈,为生于肠道者,前面所说的肺痈,为发于肺脏者。有关疮痈的论述,早在《内经》已有明确的理论。如《素问·生气通天论》云:"荣气不从逆于肉里,乃生痈肿。"《素问·脉要精微论》云:"诸痈肿筋骨痛,此皆安生?岐伯曰:此寒气之肿,八风之变也。"以上指出了病因病机。《灵枢·痈疽》云:"营卫稽留于经脉之中,则血泣而不行,不行则卫气从之而不通,壅遏而不得行,故热。大热不止,热盛则肉腐,肉腐则为脓,然不能陷骨髓,不为焦枯,五脏不为伤,故命曰痈。"说明《内经》对疮痈的病因病机方面已有深刻认识。病因方面,论述四时之气、火、热等因素;病机方面指出了寒气壅塞化热,营卫稽留经脉之中和热盛则肉腐,肉腐则为脓等重要的理论。此外,《素问·厥论》还说:"少阳厥逆,机关不利,机关不利者,腰不可以行,项不可以顾,发肠痈不可治,惊者死。"说明少阳之气内结可发生肠痈的机理。这些论述,为本章详述痈病打下了理论基础。

金疮,是指被刀枪剑戟等各种金属器械损伤所产生的创伤性疾病及其后继发的化脓性疾病。"疮",古代篆文作"创",《释名》云:"疮,戕也,戕毁体使伤也。"《南史·朱武帝纪》"虎魄疗金疮"句中,《说文解字注》曰:"凡刀创及创痏字皆作此(创),俗变作疮。"《灵枢·邪气脏腑病形》认为"有所堕坠,恶血留内"也称金疮。

浸淫疮,是一种皮肤病。《素问·玉机真脏论》云:"夏脉太过与不及,其病皆如何?岐伯曰:太过,则令人身热肤痛而为浸淫。"指出热邪伤及皮肤产生的浸淫性皮肤病。巢氏《诸病源候论》指出:"浸淫疮,是心家有风热,发于肌肤,初生甚小,先痒后痛,而生疮汁,侵溃肌肉,浸淫渐润及偏体。"对本病的病因症状作了具体的阐述。故本病是一种因热毒与湿邪内盛,引起皮肤肌肉生疮痒痛,并有分泌物流出使疮面由小变大逐渐浸侵全身的疾病。

原文对金疮和浸淫疮的论述比较简单,有方无证,方也不全,故仅作参考。对肠痈的辨证论治最为详细,其方药仍然广泛用于现代临床,而且疗效甚佳,值得研究探讨。

【原文】 諸①浮數脉,應當發熱,而反洒淅②惡寒,若有痛處,當發其癰③。

(1)

【词语注解】 ①诸：即众，众多，此处作凡是解。

②洒淅：形容凉水突然洒在身上，或冷风突然吹到身上，那种寒冷感。

③痈：指痈肿。

【经义阐释】 本条论述疮痈初起的脉症。凡是出现浮数脉，一般都是外感发热的象征，因浮脉主表证，数脉主热证，故曰"诸浮数脉，应当发热"。但如外感风寒，虽有恶寒，脉象浮而不数；若外感风热，脉虽浮数，而应身热明显，很少有见明显的恶寒，而今反出现恶寒故曰"反洒淅恶寒"，而且身上有固定的疼痛点，这就非一般外感而是将要发生痈肿了。这是因为营卫滞留于经脉之中，壅遏不行，卫气不能引行于肌表则洒淅恶寒；营血凝滞于经脉之中，化热肉腐，故痛处不移，甚至有红肿热痛的表现。正如《灵枢·痈疽》云："寒邪客于经络之中则血泣，血泣则不通，不通则卫气归之，不得复反，故痈肿。"《素问·生气通天论》亦云："营气不从逆于肉里，乃生痈肿。"本书"肺痿肺痈病脉证并治"中亦说："热之所过，血为之凝滞，蓄结痈脓。"故脉浮数者，是热在外，在皮肤肌肉之中的表现。如《补注》曰："夫浮数阳也，浮数兼见，为阳中之阳，是其热必显于外矣。"

本条原文意在指出痈肿初起，有如外感之脉证，如脉浮数，恶寒等，但痈肿痛有定处，临证需细审之。

又者，关于当发其痈的"发"字，注家有两种解释：一者认为是当发生痈肿。如尤怡、吴谦等持此见解，《心典》云："若有痛处，则营之实者已兆，故曰当发痈。"二者作治法，或发散结气，或流通营卫，或托毒外出等，如徐彬《论注》云："明是有壅之毒，致卫气为内热所搏，不行于表，而外反洒淅恶寒，自当发散结气，则痈自开……故发字尽之。"笔者认为应以前者为是。因"发其痈"之前，是论述痈肿的脉证，还未诊断是什么病，理应先作诊断，若突然又说治法，于文笔而论或从医理而言皆不合情理。应在指出脉证后，说明是什么病才是。正如陶葆荪在《易解》中说，"认为仲景从治疗方面发后世'消'和'托'两大法门。诚然，将这句文字抽出来独自解释，或许有这样的含义，但将整节条文联系起来解释就说不过去，因为这节条文着重辨证，岂有在还未作出结论的时候，就突然提出施治的道理。"此论甚恰切。

【文献选录】 吴谦：诸浮数脉，谓寸、关、尺六脉俱浮数也。浮脉主表，数脉主热，若是表邪，则当发热而洒淅恶寒也。今非表邪，应当发热，不当恶寒，若有痛处，乃当发痈之诊，非表邪之诊也。(《金鉴》)

徐彬：诸疮痈之发，初时有类外感，然察其证，则与表脉相反，故浮数本为风热之脉，风热即应发热，而反洒淅恶寒，且有痛处，明是内有壅结之毒，致卫气为内热所搏，不行于表，而外反洒淅恶寒，自当发散结气，则痈自开，……痈者壅也，通其痈则愈，故以一发字尽之。(《论注》)

唐宗海：当发其痈，不但托之起，并言消之去也。盖起发是发，发散亦是发。仲景留此一字开千古法门。惟后人或用麻、桂，或用参、芪，但助其气而不行其血，岂知反洒淅恶寒，一反字，便明明示人曰：气本通而反不通则有血阻之也，便知发痈之法，不但助气，而尤当破血矣。盖血阻气则为疮痈，气蒸血则化腐为脓……凡痈皆当先破其血，使不阻气则内自消，既成脓者但行其气，使水不停则脓尽。(《补正》)

陶葆荪：当发其痈的"发"字，亦有释做"起发"和"发散"的，认为仲景从治疗方面启发了后世"消"和"托"两大法门。诚然，将这句文字抽出来独自解释，或许有这样的含义；但将整节条文连串起来解释，就说不过去。因为这节条文，完全着重辨证，岂有在诊察还未作出结论的时候，就突然提出施治的道理？这是值得考虑的。我们对古人的推许过分一些，犹不失为尊师重道，是可以的，如果不切实际，那就迹近浮夸了。例如我们不在这句文字作断章取义的解释来附和后世治疮疡的两大法门，而从仲景治疗方法所用的附子薏苡败酱散和大黄牡丹汤中提出"托"（附子行气托脓）与"消"（大黄破血消痈）的两个原则来说明对后世起了指导实践的作用，岂不较为切实？（《易解》）

【原文】　師曰：諸癰腫，欲知有膿無膿，以手掩[1]腫上，熱者為有膿，不熱者為無膿。（2）

【词语注解】　[1]掩：轻微触按。

【经义阐释】　本条论述痈肿有脓无脓的诊察法。凡痈肿，欲知其成脓或未成脓，可以手轻触其肿痛处，若有热感者为已有脓，因脓的形成是营卫阻遏，郁于一处，气血郁而生热，热毒炽盛，使血肉腐败而成。正如《灵枢·痈疽》说："大热不止，热胜则肉腐，肉腐则为脓。"故知热聚者则作脓。若无热感者，为无脓，因此时热未聚而但肿。

这种诊察方法，有一定的作用，临床上也常用之。但若单凭此法来决定有脓与否，似嫌不够。《诸病源候论》还认为："若按之都牢鞕者，未有脓也，按之半鞕半软者，有脓也。"指出还要看痈肿处有无软的波动感，有者为有脓；若无波动感，但硬结者为无脓。这两法互相结合，在临床上是很有用的，比单凭热感与否更为准确。

【文献选录】　陈无择：此亦大略说也，若脉不数不热而疼者，盖发于阴也，不疼尤是恶证，不可不知。（《三因极一病证方论》）

尤怡：痈肿之候，脓不成则毒不化，而毒不聚则脓必不成。故以手掩其肿上，热者毒已聚，则有脓；不热者毒不聚，则无脓也。（《心典》）

吴谦：以手按之，坚硬者，无脓之象；不热者，无脓；热者，有脓；按之大软者，内脓已熟；半软半硬者，脓未全成；按之指起即复者，有脓；不复者，无脓；深按之而速起者，内是稀黄水；深按之而缓起者，内是坏污脓；按之实而痛甚者，内必是血；按之虚而不痛者，内必是气。轻按即痛者，其脓浅；重按方痛者，其脓深；薄皮剥起者，其脓必浅；皮色不变，不高阜者，其脓必稠。（《金鉴》）

曹颖甫：予按痈疽大证……复有体虚未易肿大者，或妇人病在下体，未便开刀者，仙方活命饮，成效卓著，当附存之。附仙方活命饮方：乳香、没药各二钱，炙甲片五钱，皂角刺三钱，防风一钱，大贝母四钱，生草二钱，归尾二钱，生黄芪三钱，赤芍四钱，银花三钱。排脓加白芷。上药水煎服，即日止痛，脓成自溃，未成即消。（《发微》）

尤怡：痈肿之候，脓不成则毒不化，而毒不聚则脓必不成，故以手掩其肿上，热者毒已聚，则有脓；不热者毒不聚，则无脓也。（《心典》）

【原文】　腸癰之為病，其身甲錯[1]，腹皮急[2]，按之濡[3]，如腫狀，腹無積聚，身無熱，脉數，此為腹內[4]有癰膿，薏苡附子敗醬散主之。（3）

薏苡附子败酱散方：

薏苡仁十分　附子二分　败酱五分

上三味，杵为末，取方寸匕，以水二升，煎减半，顿服，小便当下。

【词语注解】 ①甲错：皮曰甲，理粗而不润泽曰错。形容皮肤干燥粗糙不润泽，摸之碍手。

②急：紧张。

③濡：柔软。《淮南子·说山》："厉利剑者必以柔砥，击钟磬者必以濡术。"

④腹内：《医统》本作"肠内"。

【经义阐释】 本条论述肠痈脓已成的证治。肠痈的主症是腹皮急，按之濡，如肿状。营血结聚于肠内，气血郁滞于里，故腹皮紧张拘急；肠痈脓已成，故腹皮虽然紧张，如有肿起一样，但按之柔软，无明显的积块坚实感，故曰："按之濡，如肿状，腹无积聚"。营血郁濡于内不得外荣，加上此时气血已伤，故身甲错；热毒聚结于局部，脓已形成，邪热不再外散，病变局限于肠，故"身无热"，即体表不发热也；本病虽无明显发热，但毕竟是热毒聚结所致，故脉数，但气血已伤，故数而无力。

综上所述，可知患者肠内痈已成脓，未溃，邪热未净，阳气亦不足。故治疗当以排脓消痈，清热解毒，通阳散结，用薏苡附子败酱散主之。文中"腹皮急，按之濡，如肿状，腹无积聚"示人此证当与癥积有块者进行鉴别，再次体现辨证论治的重要性。

【方药评析】 本方重用薏苡仁十分，排脓利湿为君；败酱草（一名苦菜），清热解毒，破瘀排脓；少佐附子助阳扶正，辛热散结。三药合用清热解毒排脓而不伤正，温阳扶正而不碍清热排脓。服后小便当下者，热随溺出，下焦气化通畅，痈肿可开，是病情向愈的表现。

有人认为"小便当下"句是错简。南京中医学院《金匮要略学习参考资料》云："方后云小便当下，可能有错"。笔者认为不一定有错，因本方重用薏苡仁，有利小便、排脓作用。故服是方后，除解毒清热排脓外，当会有小便增多，这是正常现象，邪热可随之而出，勿怪。

【文献选录】 徐彬：此论肠痈，乃肠胃之病，似宜只腹痛而不及外，不知痈乃血脉间病。肠为阳明，阳明主一身肌肉，故必其身甲错，甲错者，如鳞也。观《金匮》凡三言甲错，肺痈曰胸中甲错，肺虽主周身之气，不主周身之血，唯胸中为肺之府，热过于荣，伤其血脉，故甲错。又五劳有干血，曰肌肤甲错，盖干血者，败血也，败血伤血，况干血所贮非肠则胃，俱属阳明，故亦主肌肤甲错，但劳病必先伤阴，故多两目黯黑。肠痈之病，毒在肠，肠属阳明，阳明主肌肉，故其身甲错。腹为肠之府，故腹皮急，毒热之气上鼓也。气非有形，故按之濡，然皮之急，虽如肿状，而实无积聚也。病不在表，故身无热。热虽无而脉数，痈为血病，脉主血也，故曰此为肠痈。（《论注》）

尤怡：甲错，肌皮干起，如鳞甲之交错。由营滞于中，故血燥于外也。腹皮急，按之濡，气虽外鼓，而病不在皮间也。积聚为肿胀之根，脉数为身热之候，今腹如肿状而中无积聚，身不发热而脉反见数，非肠内有痈，营郁成热而何。薏苡破毒肿、利肠胃为君；败酱一名苦菜，治暴热火疮，排脓破血为臣；附子则假其辛热以行郁滞之气尔（《心典》）。

丹波元坚：此条既经脓溃，故按之濡如肿状，腹无积聚。次条，血犹瘀结，营郁而卫阻，故时时发热，复恶寒，病犹属实，故其脉迟紧；此条营分既无所郁，故身无热，脓成则血燥，故脉数。要之此二条，其别在脓已成与未成之分，而不拘其部位，如前注家，以大小肠为辨者，殆失之迂矣。（《述义》）

程林：痈生于内，则气血内归而为脓，不能外出以养肌肉，故肌肉为之枯皱。内既有痈，则外不可以目察，故腹内但急，内则可以手按，故有濡肿状也。脉数者，当内有积聚而外有热，今内无积聚而外又无热，则数脉者必生恶疮，故知内有肠痈之患。薏苡利肠胃，败酱除痈肿，附子破癥坚；三味为排脓散肿之剂。（《直解》）

【临床应用】　（1）治疗阑尾周围脓肿：王国民[1] 治疗本病 118 例。所有患者均经 B 超检查，诊断为阑尾周围脓肿，治疗组 68 例，对照组 50 例。两组均用头孢呋辛注射剂 4.5g 或头孢曲松注射剂 2g，甲硝唑注射剂 1g，静脉滴注，1 天 1 次，并配合对症支持治疗。治疗组加用中药治疗，组方：生薏苡仁 30g，制附子 3～6g，败酱草、红藤各 15g。发热者适当减少附子用量；腹痛加炒白芍 10g，炙甘草 6g；气滞腹胀加厚朴、炒枳壳、广木香各 6g；气虚乏力加生黄芪、党参各 15g；后期脓肿吸收不良酌加皂角刺、三棱、丹皮各 10g。7 天为 1 个疗程。治疗 1～2 个疗程。结果：治疗组 68 例中，治愈 39 例，好转 29 例；对照组 50 例中，治愈 6 例，好转 42 例，无效 2 例。两组治愈率比较差异显著（P＜0.01）。对照组 2 例无效病例行手术切开脓肿引流加阑尾切除而愈。脓肿吸收情况（经 B 超检查）：治疗组完全吸收 39 例，吸收＞50％的 21 例，吸收＜50％的 8 例；对照组完全吸收 6 例，吸收＞50％的 12 例，吸收＜50％的 28 例，无吸收的 4 例。

（2）治疗溃疡性结肠炎：钱惠泉[2] 治疗本病 36 例，并与柳氮磺胺吡啶片治疗 36 例进行对照观察。治疗组：予薏苡附子败酱散加味治疗：生、熟薏苡仁、败酱草、生黄芪各 30g，全当归、地榆炭、赤石脂（煅）各 12g，炒白芍药、炒枳实各 10g，柴胡、黄连、熟附子、炙甘草各 6g。脾虚甚加炒党参、炒白术、炒茯苓各 12g；偏热加白头翁 20g，秦皮、黄芩各 10g；偏寒或五更泄泻加干姜 6g，补骨脂 15g，肉豆蔻（煨）6g、吴茱萸 2g；便血量多加仙鹤草 20g，槐花炭 10g；腹痛即泻加炒陈皮、炒防风各 6g。对照组给予柳氮磺胺吡啶片 1g，每日 4 次，口服，3 周后改为每日 3 次。经治疗 2 个月后，治疗组显效 10 例，好转 18 例，无效 8 例，总有效率 77.78％；对照组显效 8 例，好转 12 例，无效 16 例，总有效率 55.56％。李春阳[3] 在西药常规治疗的基础上，加用薏苡附子败酱散保留灌肠治疗溃疡性结肠炎 25 例，痊愈 13 例，好转 8 例，无效 4 例，总有效率 84％。

（3）治疗胃肠穿孔后腹腔炎性包块：张聚府[4] 治疗腹腔炎性包块 38 例，其中包括因阑尾炎穿孔、胃十二指肠溃疡穿孔、胃肠道外伤穿孔、绞窄性肠梗阻穿孔等各种原因引起的穿孔后炎性包块。处方：生苡仁 50g，制附片 6g，败酱草 30g，红藤 30g，桃仁 10g，莪术 10g，酒大黄 15g，赤芍 20g，枳实 10g，炮山甲 20g，皂角刺 10g。痰湿阻滞者加苍术、厚朴、姜半夏、茯苓；热毒内盛者加黄柏、黄连、蒲公英、连翘；肝气郁滞者加柴胡、当归、乌药、川楝子；气虚者加黄芪、党参、炒白术；阳虚寒凝者加肉桂、干姜、炒小茴；阴虚者加辽沙参、麦冬、玄参、生地。结果：治愈 27 例，显效 6 例，有效 5 例，总有效率 100％。

（4）治疗胸痹：王庆昌[5]治疗胸痹62例。病程最短2个月，最长30年；均有不同程度的胸闷、憋气，胸痛牵引肩内臂，或有汗出、畏寒、肢冷等症；其中心绞痛22例，心肌梗死29例，心律失常11例；所有患者在发作期其心电图均有缺血性ST-T波的改变，感寒、恚怒为诱发的主要原因。治疗方法：以薏苡附子散为主方加味：薏苡仁50g，附子20g（先煎）。伴见胸背刺痛、唇舌滞黯、或有瘀点瘀斑者，加川芎、丹参；胁痛、太息、烦躁易怒者，加柴胡、白芍；胸脘痞闷、呕恶、痰多、食少、舌苔厚腻者，加苍术、半夏；气短、乏力、纳差、便溏者，加茯苓、白术；面色无华、头晕、心悸、烦热、失眠、多梦者，加生地、麦冬，并酌减附子之量；畏寒、肢冷突出，或心悸、浮肿并见者，加桂枝、茯苓，并可酌增附子用量。每日1剂，连续煎煮3次，混合后温分再服。一般服药3~5剂后，西药可减量或停服。治疗效果：显效（胸痛、胸闷、憋气等自觉症状消失，心电图转为正常者）42例，好转（自觉症状减轻，心电图有所改善者）15例，无效（自觉症状及心电图均无改善者）5例。总有效率为92％。

典型案例。贾某，男，56岁，干部。1987年10月5日初诊。3年前于过度劳累后，觉心脏区憋闷、疼痛，经某医院确诊为"广泛下壁心梗"，对症处理后，症状暂得缓解而出院。虽以西药维持治疗，但仍时有发作。近日发作频繁，且痛闷程度渐趋重笃，刻下正值发作之时，见患者面白唇青，神疲肢冷，双手扪于胸前，不能大声说话，不敢下地活动，舌质滞黯少苔，六脉沉细如丝。综观其脉症，虽虚实兼夹，然心阳虚当为矛盾的主要方面。遂以薏苡附子散加味治之：薏苡仁50g，附子30g，桂枝10g。1剂药毕，顿觉舒适，药进5剂，痛闷去其大半。效不更方，前后断续服药30余剂，期间或合活血化瘀，或合涤痰降浊，或兼滋肾养血，或兼健脾益气，随兼症不同灵活变通其方，然始终以薏苡附子散宣痹通阳一线贯穿，随着整体功能的改善，局部症状亦逐步缓解直至消失，心电图检查提示：心肌供血恢复正常。

【原文】 腸癰者，少腹腫痞①，按之即痛如淋②，小便自調，時時發熱，自汗出，復惡寒。其脉遲緊者，膿未成，可下之，當有血。脉洪數者，膿已成，不可下也。大黄牡丹湯主之。(4)

大黄牡丹湯方：

大黄四兩　牡丹一兩　桃仁五十個　瓜子半斤　芒硝三合

上五味，以水六升，煑取一升，去滓，内芒硝，再煎沸，頓服之，有膿當下；如無膿，當下血。

【词语注解】 ①肿痞：肠痈已成，形肿于外，痞满于内。

②按之痛如淋：按压阑尾部位，疼痛牵引至前阴，如害淋病那样刺痛。

【经义阐释】 本条指出肠痈未成脓的证候与治法。肠痈是热毒与营卫壅结在少腹部肠中的病，故少腹肿痞；气血瘀阻，不通则痛；病情属实证故按之则痛剧（即拒按之意），而且疼痛可放射至前阴部，形同得了淋病一样，故曰："按之即痛如淋"，但病位在肠而未及膀胱或泌尿道，故"小便自调"；此处示人需与淋病鉴别，淋病是有小便不利和尿痛的。邪正交争，热蒸营血，故时时发热；热蒸则汗自出；营卫郁阻于肠，卫气不能畅行于外，加上汗出表气更虚，故复恶寒。一般来说，肠痈初起，大都有发热症状，但有的人是高热之后，随即低热；有的人是发热时退时进。此处原文用时时发热，自汗出，恶寒是有意义的，显然系指明并非表证的寒热，汗出，需加以鉴别。"其脉迟紧"，是指有力的脉象，为热伏血瘀，营卫通行阻滞，不够畅通之象。上述脉证说明，此肠痈热毒蓄结，血瘀成痈，但尚未成脓。治疗可用泻下法，大黄牡丹汤主之。下之当有血。如脉洪数，表明热聚内腐，脓已成熟，则不可用破瘀泻下法治疗。因此时邪实正虚，故曰"不可下也"。

根据本条精神，肠痈未成脓期当有少腹肿痞，按之更甚，时发热，自汗出，复恶寒，脉迟等证，治疗可用下法；脓已成，脉洪数，再参合上条原文的症状，治疗不可下。但从后世临床实践来看，大黄牡丹汤对脓已成或未成者皆可使用，但须辨寒热虚实，随证加减。

【方药评析】　本方以大黄泻瘀血恶血；丹皮、桃仁，逐瘀凉血，配合大黄清血分之热；瓜子（冬瓜仁、栝蒌子、甜瓜子均可）排脓散痈去积；芒硝，排脓去积，软坚除热。诸药合用有泻下瘀结热积的作用，用于肠痈实热壅结的急证，颇为适合。

历代医家对大黄牡丹汤证有三种不同的看法：①认为以本方治肠痈未成脓者，如《医宗金鉴》、黄树曾、陆渊雷等。如陆渊雷云："本方与薏苡附子败酱散之界面，不容假借其证候，在肿痛之处之痞硬与濡软；在有热与无热，在脉之迟紧与数，学者评焉"。有的举原文"脓已成，不可下也"等说明。②认为脓已成，脓未成皆可用之。如尤怡、南京中医学院《金匮要略学习参考资料》等，如尤氏说"大黄牡丹汤，肠痈已成未成，皆得主之，故曰有脓当下，无脓当下血"，重在从方后说明中找证据；《参考资料》亦云："本方对肠痈，不论脓已成未成，均可使用"。③认为本方适宜于已成脓之肠痈，不宜于未成脓者。如高学山认为"脓未成可下之"方为大承气、桃核、抵当之类，而大黄牡丹汤系方后注"有脓当下"之方。对于"脓已成，不可下也"一句，不解。

对于以上的看法，笔者认为，原文虽有说"脓未成，可下之"，"脓已成不可下也"之说，但方后确又有"有脓当下，如无脓，当下血"之谓。结合临床实践来看，很多学者用此方加减治疗阑尾炎已化脓或未化脓均有效，据报道，认为现代临床，常用本方治疗急慢性阑尾炎、阑尾周围脓肿、阑尾穿孔合并腹膜炎、急性胆囊炎等感染性疾病等均可。实践是检验理论的标准，肠痈有脓无脓均可用本方，问题在于辨证加减。

【文献选录】　程林：肿则形于外，痞则着于内，少腹既已痞肿，则肠痈已成，故按之即痛也。如淋者，以小腹为厥阴经脉所过，厥阴脉循阴器，故少腹按而痛引阴茎，有如淋状，而小便则自调也。《灵枢》曰：有所结，气归之，内既有痈，则营卫稽留于内，而不卫外，故令有发热汗出、恶寒也。脉迟紧者，则热未聚而肉未腐，故宜大黄牡丹汤下之，以消其肿疡。若脉洪数，则脓已成，将成溃疡，不可下也，大黄牡丹汤，在当有血句下，以古人为文法所拘，故缀于条末，《伤寒论》中多有之。（《直解》）

张璐：肠痈下血，腹中疠痛，其始发热恶寒，欲验其证，必小腹满痛，小便淋涩，反侧不便，即为肠痈之确候，无论已成未成，俱用大黄牡丹汤加犀角急服之……。（《张氏医通》）

高学山：可下不可下，非谓下文之大黄牡丹汤，当指大承及桃核承气或抵当丸而言。盖初起痈势未成，大承下之，则实去热消，而痈固可散；即痈成而未脓者，犹可以桃核、抵当等方下之，泻血以泻气，而痈亦可除故也。若夫洪为阴虚，数为火炽，痈脉阴虚，非营血内溃而何？痈脉火炽，非热毒外搏而何？内溃之势已欲外搏，故知脓已成矣。脓已成者，不特大承之徒下实热不可任，即桃核、抵当之单下瘀血，亦不可任，故曰不可下。犹言此不得以寻常之例下之耳，主大黄牡丹汤者……则实热脓血俱去矣。……李氏旧注，谓本方在脓未成可下之之下，误。如果为下未脓之方，则成脓者，将死不治乎，抑别有方未传，或传而残缺耶，且后不得曰有脓当下矣。（《高注》）

尤怡：肿痞，疑即肠痈之在下者。盖前之痈在小肠，而此之痈在大肠也。大肠居小肠之下，逼处膀胱，致小腹肿痞，按之即痛如淋，而实非膀胱为害，故仍小便自调也。小肠为心之合，而气通于血脉；大肠为肺之合，而气通于皮毛。故彼脉数身无热，而此时时发热，自汗出，复恶寒也。脉迟紧者，邪暴遏而营未变；云可下者，谓可下之令其消散也。脉洪数者，毒已聚而营气腐；云不可下者，谓虽下之而亦不能消之也。大黄牡丹汤，肠痈已成未成，皆得主之，故曰有脓当下，无脓当下血。（《心典》）

丹波元坚：按痈肿之病，不论外内诸证，其初起也，乘其未溃而夺之；其既成也，扶正气以外托。故葶苈大枣泻肺汤，肺痈逐毒之治也；桔梗汤，肺痈排脓之治也；大黄牡丹汤，肠痈逐毒之治也；薏苡附子败酱散，肠痈排脓之治也。盖疡医之方，皆莫不自此二端变化，亦即仲景之法则也。（《述义》）

【临床应用】 （1）治疗急性阑尾炎：吴彦超[6] 治疗本病 40 例。气滞血瘀明显者，则去冬瓜仁、芒硝，加金银花、川楝子、延胡索、青皮、台乌、香附；化热明显者，则去冬瓜仁、加金银花、蒲公英、香附、薏苡仁、连翘、黄柏；毒热甚者，则合红藤煎加蒲公英、败酱草。典型病例。马某某，女，43 岁。主诉：转移性右下腹疼痛 6 小时。患者午饭后突感上腹部疼痛，伴恶心、呕吐胃内容物 2 次，3 小时后腹痛转至右下腹，持续性疼痛，阵发性加剧，便秘，尿黄。查体：体温 38℃，右下腹压痛，反跳痛，轻度肌紧张，舌质红苔黄，脉弦略数。实验室检查：白细胞 $15.4 \times 10^9/L$，中性粒细胞 80%，淋巴细胞 20%，尿常规正常。证属气滞血瘀。方用大黄牡丹皮汤加减：大黄（后下）15g，丹皮 10g，金银花 30g，桃仁 10g，蒲公英 30g，青皮 10g，元胡 10g，香附 10g，川楝子 10g，白芍 15g。服药 2 天后，腹痛渐缓解，呕吐止，其余症状亦明显改善。3 天后腹痛完全消失，体温正常，复查血常规白细胞 $7.4 \times 10^9/L$，中性粒细胞 70%，淋巴细胞 30%，住院 1 周痊愈出院。

（2）治疗急性胰腺炎：乔洪利等[7] 用大黄牡丹皮汤灌肠疗法治疗急性胰腺炎。将 80 例住院患者随机为分两组。对照组 40 例按常规给予禁食禁水，胃肠减压，H_2 受体阻滞剂，重症胰腺炎用生长抑素善得定 0.1mg 每 8h 皮下注射 1 次。治疗组 40 例在此基础上加用大黄牡丹汤：生大黄 30g，丹皮 15g，桃仁 15g，冬瓜仁 15g，芒硝 30g，水煎取汁 300ml，保留灌肠，每日 2 次。结果，治疗组总有效率 97.5%，显效率 92.5%；对照组总有效率 90%，显效率 67.5%。治疗组在症状缓解时间、总病程及血、尿淀粉酶恢复各指标方面与对照组比较均有显著性差异。结论：中药灌肠配合西药治疗急性胰腺炎疗效显著。

（3）治疗盆腔炎：陈焱等[8] 治疗本病 36 例。患者具有急性盆腔炎的典型症状和体征：下腹疼痛，拒按，阴道分泌物增多，色黄，质稠，甚则发热，伴有恶心，呕吐，脘腹胀，便秘或便溏不爽等消化道症状及尿频、尿痛、排尿困难的尿道受累症状，舌质红，苔黄厚或厚腻，脉濡数或滑数。以大黄牡丹汤加味：大黄 12g，芒硝 3g，牡丹皮 15g，桃仁 9g，冬瓜仁 30g，连翘 15g，败酱草 15g，红藤 15g，薏苡仁 30g，车前子 30g，柴胡 12g。结果：痊愈 31 例，显效 3 例，无效 2 例。治愈率为 86.1％，总有效率为 94.4％。

刘微微等[9] 用大黄牡丹汤随证加减治疗慢性湿热瘀阻型盆腔炎，总有效率为 83.6％。

（4）治疗鼻衄：聂印[10] 病案。张某，2 岁，三个月来反复流鼻血，血色鲜红，衄势较急，平时大便干结，口渴喜饮，鼻燥口臭，舌红苔黄，脉滑数有力。处方：大黄 10g，丹皮、冬瓜仁、仙鹤草各 12g，桃仁 8g，三七粉、芒硝各 6g（冲服）。1 剂衄减、2 剂痊愈。

【现代研究】 王青等[11] 用三硝基苯磺酸（TNBS）法制作实验性结肠炎小鼠模型，给予大黄牡丹汤治疗，观察小鼠的一般状态和 DAI 评分、结肠组织学变化。采用 Luminex 液相芯片系统检测血清中白介素 1β、白介素 4 和肿瘤坏死因子 α 的含量。实验结果提示：大黄牡丹汤明显改善 TNBS 诱导小鼠结肠炎的症状，结肠外观及结肠组织病理变化。通过比较各实验组小鼠的疾病活动度指数（DAI）评分，也显示大黄牡丹汤组和模型组之间，有显著性差异。因此，大黄牡丹汤对 TNBS 诱导的小鼠实验性结肠炎具有较好的防治作用，即改善 DAI 评分、缓解炎症、减少中性粒细胞的浸润；同时说明大黄牡丹汤可以通过降低模型组小鼠 TNF-α 和 IL-1β 的水平而达到控制炎症的目的。

【原文】 問曰：寸口脉浮微而濇，法當亡血，若①汗出。設不汗者云何？答曰：若身有瘡②，被刀斧所傷，亡血故也。(5)

【词语注解】 ①若：选择连词，或也。

②瘡，古作创，即金疮的省文。

【经义阐释】 本条论述金疮出血的脉症。寸口脉，一般候上焦或肌表的病变，左寸候心，右寸候肺、胸中，心主血属营，肺主气属卫。脉浮微，是浮而无力之象，主气虚阳浮；濇脉主阴血不足。故脉浮无力常不流利，表明气虚阳浮，阴液、血液不能自守而损失。因汗血同源，《内经》云："夺血者无汗，夺汗者无血。"故曰"主亡血或汗出"；这是对内科病而言，例如长期吐血、衄血、下血或盗汗、失精者均可见此脉。假如无长期失血或汗出者，见此浮虚而濇之脉，身上又有被刀斧所伤的伤口，出血过多的病史，纵使现无出血，也是失血过多气血尚未恢复的表现。这是外伤科的病变。

本条是指出金疮出血过多的脉象，其实亡汗、失精亦然，但临床上不可单凭此脉而言金疮出血，必须结合病史、脉证等考虑。若系出血法当补气益血，当归补血、归脾之类八珍之属亦可选择。

【文献选录】 尤怡：血与汗皆阴也。阴亡则血流不行，而气亦无辅，故脉浮微而濇也。经云：夺血者无汗，夺汗者无血。兹不汗出而身有瘡，则知其被刀斧所伤，而亡其血，与汗出不止者，迹虽异而理则同也。（《心典》）

徐彬：此条乃详应汗出而不汗出之故，谓寸口为阳浮似阳盛，然微则为阳微，是浮乃火盛非阳盛也。浮微而濇，血亏阴热，阴热则血为火搏，津为热脱，故当亡血。若汗出，乃有见是脉，而汗反不出，故疑浮非因亡血，观其身有瘡痕，知为刀斧所伤，则先已亡血也。血夺者无汗，故汗不出耳。不出方者，重在辨脉与汗，不主论治也。

（《论注》）

曹颖甫：人之一身，皮毛之内，尽含水分。水分所以能化气外泄者，全恃周身之血热。血热之盈亏不可知，以寸口脉为之验。脉微而涩，是为阴虚。阴虚之人，或吐衄，或盗汗，是为虚劳本证。今见此极虚之脉，既不吐血，又无盗汗，病既不属虚劳，则其人必有夙疾。或身有疮疡，而脓血之抉去者过多；或向受刀创，而鲜血之流溢者加剧。虽境过情迁，而荣气既衰，断不能复充脉道。盖脉之虚，正不系乎新病也。（《发微》）

【原文】 病金疮①，王不留行散主之。(6)

王不留行散方：

王不留行十分（八月八日采） 蒴藋②细叶十分（七月七日采） 桑東南根白皮十分（三月三日采） 甘草十八分③ （赵本无八字）川椒三分（除目及闭口，去汗） 黄芩二分 乾薑二分 芍藥二分 厚朴二分

上九味，桑根皮以上三味，燒灰存性，勿令灰過；各别杵篩，合治之為散，服方寸匕。小瘡即粉之，大瘡但服之，產後亦可服。如風寒，桑東根勿取之；前三物，皆陰乾百日。

【词语注解】 ①金疮：桂林古本《伤寒杂病论·辨瘀血吐衄下血疮痈病脉证并治》，在"金疮"下有"无脓者"三字。

②蒴藋（shuò diào，硕掉），为忍冬科古物蒴藋的全草或根，黄元御《长沙药解》论蒴藋：味酸微凉，入足厥阴肝经，行血通经，消瘀化凝。本药还有接骨木《东医宝鉴》，马鞭三七、落得打《浙江民间草药》，秧心草《四川中药志》等异名。

③甘草十八分：《今释》："甘草十分"。谓"甘草，诸本俱作十八分，似不当，多于主药，故从坊刻全书改"。

【经义阐释】 本条指出金疮的治方。金刃所伤，伤口肿痛流血，皮肉筋经脉皆断，气血环流受阻。此时一是流血出血；二必有瘀血滞留，三是伤口，甚至感染化脓。故治疗必须活血祛瘀，止血止痛，使气血营卫得以通行，肌肤得以营养则伤口会逐渐恢复，故主以王不留行散，祛瘀活血，止血逐痛，外敷内服，双管齐下。

【方药评析】 方中王不留行为君，走血分祛瘀止血止痛，《神农本草经》谓"主金疮，止血逐痛"；蒴藋叶，入血分，清火毒，祛恶气，行血通经消瘀；桑白皮续绝脉，愈伤口；三味煅灰存性，入血止血止痛；黄芩、芍药清血热；川椒、干姜助行血瘀，温运血脉；甘草补中生肌，调和诸药。诸药合用寒温相配，气血兼顾。内服外用皆宜。"小疮粉之"，指疮口小者，只药粉敷之，可为需内服。"风寒去桑皮"，是因嫌其过寒凉也。

【文献选录】 陈元犀：金刃伤处，封固不密，中于风则疮口无汁，中于水则出青黄汁，风则发痉，水则湿烂成疮。王不留行疾行脉络之血灌溉周身，不使其湍激于伤处，桑根皮泄肌肉之风水，蒴藋叶释名接骨草，渗筋骨之风水。三者皆烧灰，欲其入血去邪止血也。川椒祛疮口之风，厚朴燥刀痕之湿，黄芩退肌热，芍药散恶血，干姜和阳，甘草和阴，用以为君者，欲其入血退肿生肌也。风湿去，阴阳和，疮口收，肌肉生，此治金疮之大要。（《金匮方歌括》）

徐彬：此非止治伤久无汗之金疮方，乃概治金疮方也，故曰病金疮，王不留行散主

之。盖王不留行，性苦平，能通利血脉，故反能止金疮血，逐痛；蒴藋亦通利气血，尤善开痹；周身肌肉，肺主之，桑根白皮，最利肺气，东南根向阳，生气尤全，以复肌肉之主气。故以此三物甚多为君。甘草解毒和荣，尤多为臣；椒、姜以养其胸中之阳，厚朴以疏其内结之气，芩、芍以清其阴分之热为佐。若有风寒，此属经络之客邪，桑皮止利肺气，不能逐外邪，故勿取。（《论注》）

程林：王不留行主金疮止血，桑根白皮可缝金疮，金疮亡血，则风寒易乘而入，故用蒴藋、川椒主风疹而去大风。金疮则肌肉伤，故用甘草长肌肉而主金疮肿，干姜能止血，厚朴疗死肌，芍药散恶血，黄芩疗恶疮，疮小则外敷，疮大则内服，其通主金疮之方也。（《直解》）

曹颖甫：此方有桑皮之润，厚朴之燥，黄芩之寒，椒、姜之热。大致金疮流血，创口干燥增痛，故宜润；血去既多，湿寒停阻脾阳，故宜燥；血虚则生内热，故宜凉；血分热度，以亡血而低，中阳失运，故宜温；而终以通利血脉止金创血为要，故以王不留行、蒴藋细叶为方中主药，而芍药佐之，又复倍用甘草以和诸药，使得通行表里，此王不留行散之大旨也。（《发微》）

【临床应用】（1）治疗带状疱疹：孙永华[12] 用生王不留行细火炒黄，至少数开花，针后研碎过筛，取细末，疱疮已破者，将粉撒于已溃破的疮面上，未破者，用麻黄将王不留行粉末调成稀糊状涂抹，1日3次，涂药后，无不良反应，约20分钟可以止痛。

（2）治疗乳汁缺乏：方选书[13] 用王不留行15g，穿山甲（炮甲亦可）15g。服法：将上药用文火煎服，每日1剂，日服3次，辅以清炖猪蹄（有冰糖用冰糖，无者用少许盐）每晚服药后，临睡前吃肉喝汤，血虚者加四物汤养血。治疗5例，均有不同程度地下乳效果。

（3）治疗伤口久不愈合等病：王成宝[14] 报道，将王不留行散运用于①伤口久不愈合：钟某，女，53岁。1997年3月17日初诊。半年前因颈椎增生而行手术，术后颈部有一小创口至今未愈合，多次局部用药及服药，效果不佳。诊见：伤口处有渗出物，颜色黯红，时流黄水，局部疼痛，夜间加重，舌苔正常，脉细。诊为术后伤口久不愈合。证属金疮瘀毒，腐灼血脉。治宜化瘀敛疮，排脓托毒。方以王不留行散加味。处方：王不留行、蒴藋细叶、桑白皮各30g，花椒9g，黄芩、甘草、干姜、厚朴、白芍各6g，当归、牡丹皮各12g，黄芪18g，皂角刺10g。5剂，每天1剂，水煎2次兑匀，分3次服。服10剂，伤口转变为嫩红色，渗出物消失，局部轻痒。守方续服16剂，伤口愈合。

②慢性盆腔炎：姚某，女，35岁。1998年5月28日初诊。少腹疼痛1年余。患者时常少腹疼痛，屡用中成药及西药，用药期间有效，停药则疼痛复发，近日疼痛更甚，故转中医治疗。诊见：少腹疼痛拒按，痛处固定不移，手足心热，入夜尤甚，经期延后、夹有血块、色黯、量少，舌黯淡、苔薄，脉沉。诊为慢性盆腔炎。证属胞中瘀血。治宜活血化瘀，理气通阳。方以王不留行散加味。处方：王不留行、蒴藋细叶、桑白皮各30g，花椒9g，甘草、黄芩、干姜、厚朴、白芍各6g，当归、牡丹皮各12g。6剂，每天1剂，水煎2次兑匀，分3次服。二诊：疼痛基本消除，又服上方6剂。嘱其次月行经前1周左右诊治，每月服12剂，连续用药3月，病症得以解除。随访1年，腹痛未再复发。

③痛风性关节炎：朱某，男，33 岁。2001 年 1 月 4 日初诊。右足前内侧肿胀、疼痛、发热，服止痛药及抗生素治疗，疼痛未完全缓解，近日加重前来诊治。诊见：右足第一跖趾关节处肿胀，疼痛固定不移，且局部发热，遇寒加重，皮肤黯红、压痛明显，舌质偏红、苔薄黄，脉沉紧。检查血尿酸 $825\mu mol/L$，血沉 25mm/h。诊为痛风性关节炎。证属血瘀气郁。方以王不留行散加减。处方：王不留行、接骨草、桑白皮各 30g，花椒 9g，黄芩、干姜、厚朴、白芍各 6g，炙甘草、当归、川芎、知母各 12g。6 剂，每天 1 剂，水煎 2 次兑匀，分 2 次服。二诊：疼痛明显减轻，守方又服 6 剂后，再据症加减，共服 30 余剂。复查尿酸、血沉等，均恢复正常。

【现代研究】 蒴藋单项药研究[15]：①加速骨折愈合：用家兔人工方法造成骨折，经夹板固定后，外敷落得打（酒调），3 日更换 1 次，每日内服落得打煎剂，第 4 周末有圆形较致密之多量骨痂显著钙化（X 线照片），组织切片上可观察到，大块骨痂组织已大部分骨化，多量的骨小梁形成。从骨折局部血肿注入磷[12]，用落得打后，脉冲消散率较快，说明有"活血散瘀"作用。组织中磷的沉积也高于落得打醇糊剂未出现局部血磷在骨痂上的沉积，因而加速骨折愈合。②消肿：家兔外敷落得打醇糊剂未见局部血管扩张现象。其煎剂对蟾蜍下肢血管的收缩作用不显著，较高浓度对离体兔耳血管有显著的收缩作用，其油膏剂在家兔及小鼠的实验中，均有轻度减少毛细血管通透性的作用。上述作用可能与其消肿的疗效有关［江西医学院学报，1962，（11）：54］。此仅就王不留行散中的一味药理作用研究说明确对金疮有较好疗效。③治跌打受伤及骨折疼痛：蒴藋根 18g，酒、水各半，煎好，滤去渣，加白糖 30g，搅和服。又治痈肿痈毒，蒴藋鲜根或叶切碎烂，稍加鸡蛋。捣和，敷患处。（《江西民间草药》）

排膿散方[①]：
枳實十六枚　芍藥六分　桔梗二分
上三味，杵為散，取雞子黃一枚，以藥散與雞黃相等，揉和令相得，飲和服之，日一服。

【词语注解】 ①本条按桂林古本《伤寒杂病论·辨瘀血吐衄下血疮痈病脉证并治》：并与前条并为一条。

【经义阐释】 本方不附于篇末，又无附方二字，有人认为非林亿所附。可能是后人附上的，值得考虑。

【方药评析】 本方用枳实、桔梗一升一降，开气行郁化滞，桔梗还能排脓；芍药养血活血；鸡子黄养血益脾；枳实伍芍药，亦为枳实芍药散，按妇人产后篇，方后云："兼主痈脓"，可知二药合用也有排脓作用。故全方理气活血，养血生肌，排脓之功，可以去腐肉生新肉。

【文献选录】 尤怡：枳实苦寒，除热破滞为君，得芍药则通血，得桔梗则利气，而尤赖鸡子黄之甘润，以为排脓化毒之本也。（《心典》）

沈明宗：肠痈必起于邪壅气血而成，壅气为热，蒸腐血肉成脓，故以鸡子黄、芍药专补阴血之正，桔梗开提肺气而下行，枳实以宣肠胃气结，俾气利则脓成毒化，故为排脓散也。（《编注》）

【临床应用】 治疗慢性盆腔炎：马大正[16] 病案。王某，33 岁。2005 年 9 月 13 日就诊。小腹疼痛 10 余天，伴带下增多，色白，有异味，阴痒，二便正常，纳差，咳嗽，平时月经正常，经前小腹及腰胀。舌淡红，苔薄白，脉细。妇科检查：外阴无殊，阴道通畅，子宫颈光滑，宫体后位，大小正常，活动度、质地中等，压痛，两侧附件压痛。诊断为：带下病。治用排脓散合排脓汤加味：枳实 10g，生芍药 10g，桔梗 9g，甘草 6g，生姜 4 片，大枣 6 个，皂角刺 12g，贯众 15g，薏苡仁 30g，苍术 10g，海螵蛸 20g，浙贝母 10g，蒲公英 15g。3 剂后复诊诉：服药之后带下立即消失，小腹疼痛减轻，舌脉如上。守上方续进 7 剂。

【现代研究】 抗炎作用：陈君超等[17] 发现排脓散全方对醋酸所致小鼠腹腔毛细血管通透性亢进具有抑制作用，枳实药效作用最强，芍药和桔梗中抗炎作用的主要活性成分分别为芍药苷和桔梗皂苷，枳实的抗炎活性成分为柚皮苷和新陈皮苷。

排膿湯方：

甘草二兩　桔梗三兩　生薑一兩　大棗十枚

上四味，以水三升，煮取一升，溫服五合，日再服。

【经义阐释】 本条与上条一样，疑非林亿所编。

【方药评析】 本方为桔梗汤（见肺痈篇）加生姜大枣而成，甘草清热解毒，桔梗宣肺气排脓，二者合用有解毒排脓之功。《伤寒论》又治少阴咽痛。本方桔梗用量大于甘草，意在消痰排脓，甄权谓桔梗"消聚痰涎"；生姜大枣调营卫，兼发散之意。四药合用，对人体上部有痈脓，不管已溃未溃均可用之。

笔者认为本方排脓力似嫌不够，临床需根据病情加入银花、连翘、苡仁、瓜瓣、山甲等更加强排脓功效。

【文献选录】 徐彬：甘、桔以开提肺气，姜、枣以和中上焦之荣卫，使内气通利，而脓不凝也。已上两方，乃为疮痈不能散者概治之方，不独为肠痈肿痛设也。（《论注》）

黄树曾：按排脓散，即枳实芍药散加桔梗、鸡子黄；排脓汤，即桔梗汤加姜、枣，二方除桔梗外，无一味同，皆以排脓名，可见桔梗为排脓之要药。枳实芍药散，本治产后瘀血腹痛，加桔梗鸡子黄为排脓，则其所排乃结于阴分血分之脓；桔梗汤本治肺痈吐脓咽痛，加姜、枣为排脓汤，则其所排必系阳分之脓矣。（《释义》）

王子接：排，斥也；脓，血肉所化也。前方（排脓散）枳实、赤芍佐以桔梗，直从大肠泄气，斥逐其脓。后方甘、桔、姜、枣仍以上焦并提肺气，调和营卫，俾气行而脓自下，审证用方，学者出自心裁。（《绛雪园古方选注》）

【临床应用】 治疗下肢慢性溃疡：江家华等[18] 治疗本病 11 例。方药：黄柏 15g，桔梗 30g，牛膝 15g，枳壳 15g，贯众 10g，赤芍 20g，当归 15g，甘草 10g。脓水淋漓清稀，肢体倦怠，属久病气虚者加黄芪 30g、党参 20g；疮口周围肤色紫黯、痛剧，属气滞血瘀者加乳香 15g、没药 15g；下肢重着，疮口肉色灰白，属脾虚湿盛者加白术 20g、茯苓 15g；局部红肿，疮口浸淫瘙痒，属湿热者加金银花 15g、苦参 20g。结果：痊愈 6 例，好转 4 例，无效 1 例，总有效率为 90.9%。其中 8 例随访 18 个月以上，无复发和加重。典型案例。杨某，女，53 岁，农民，因左下肢小腿外侧肿胀、疼痛、破溃流脓 10 余年，曾多方求治，病情未见明显好转，来诊见左下肢小腿部肿胀、疼痛，疮口脓水淋漓清稀，皮色紫黯，伴肢体倦怠，少气乏力，面色不华，舌质淡胖苔薄白，脉沉细。左下肢膝关节以下，踝关节以上部位肿胀，皮色紫黯，疮口面约 6cm×4cm 大小，脓液清稀，X 片示：左下肢胫腓骨未见骨折征象。患者由于久病气虚，无力托毒外出，致湿毒留滞，迁延日久。辨证属气虚血瘀，湿毒留滞。治宜益气托里透脓，活血化瘀，去腐生肌。予加味排脓汤加黄芪 30g 益气，乳香、没药各 15g 以活血通络止痛，去腐生肌。连服 3 剂后，脓液止，痛减，12 剂后，疮面缩小至 2cm×2.5cm 大小，又连服 13 剂后，疮口愈合，肿胀消，皮色转为淡黯，随访未发。

【原文】 浸淫①瘡，從口流向四肢者，可治；從四肢流來入口者，不可治。(7)

【词语注解】 ①浸淫：《汉书·五王传·师古注》"浸淫，犹渐染也"，即浸渍蔓延之谓。

【经义阐释】 本条论述浸淫疮的预后。浸淫疮为皮肤病的一种。起病时范围小，先挛后痛，疮口分泌物流出浸淫皮肤，逐渐发展扩大，可遍于全身，故称浸淫疮。本病究为何病？医家众说纷纭。沈明宗谓，脱疽游丹之类；吴谦等谓癞疮之属；陈念祖曰俗名棉花疮、杨梅疮、恶疮之类；丹波元坚谓腐疥湿疮；谭日强谓湿疹；余无言认为是脓疱疮；陆渊雷谓蛇缠；南京中医学院金匮教研室《金匮要略译释》称为黄水疮；曹颖甫认为凡湿热毒引起之皮肤病流脓水者，包括"天痘"、"广痘"、"小儿天泡疮"、"黄水疮"等，也有人提出是天花，水痘等。

我们认为本病应与现代皮肤病称之"脓疱疮"较为接近。该病原发为丘疹、水疱成脓半满紧张，容易溃破，排出脓性分泌物，结成厚痂，好发于 2～3 岁小孩。病程可数周至数月。有时可续发湿疹变化。发病时间为 4～9 月间。好发部位为头面、四肢露出部位。

本病早在《内经》已有论述，《素问·玉机真脏论》云："夏脉太过，则令人身热肤痛而为浸淫。"《素问·气交变大论》云："岁火太过，则令人身热肤痛而为浸淫"。指出心火热毒是主要病因；《诸病源候论·疮病诸候·浸淫疮候》云："浸淫疮是心家有风热，发于肌肤，初生甚小，先痒后痛而成疮，汁出侵溃肌肉，浸淫渐发及偏体。其疮若从口出，流散四肢，则轻；若从四肢生，然后入口者，则重。以其渐渐增长，因名浸淫也。"评述了本病的病机、症状、预后。

本病若从口向四肢离心地发展，为病邪由内向外，正气驱邪外出的表现，故曰"可治"；若由四肢开始，逐渐向心发展，为病邪不断深入，正气不能抗邪，故"不可治"。

【文献选录】 吴谦：浸淫疮者，浸谓浸浸，淫谓不已，谓此疮浸淫留连不已也。从口流向四肢者轻，以从内走外也，故曰可治；从四肢流入口者重，以从外走内也，故曰不可治。(《金鉴》)

【原文】 浸淫瘡，黃連粉①主之。(8)

【词语注解】 ①黄连粉：原文未见。据桂林古本《伤寒杂病论卷第十一·辨瘀血吐衄下血疮痈病脉证并治》云："黄连粉方：黄连十分，甘草十分。右二味，捣为末，饮服方寸匕，并粉其疮上。"

【经义阐释】 本条论述浸淫疮治法。浸淫疮的形成，多湿热火毒。《素问·至真要大论》："诸痛痒疮，皆属于心"，故本病的治疗以泻心火，解毒燥湿为主，黄连粉方虽未见，肯定以黄连为主药。此药入心经，清心火解毒燥湿。故用黄连粉主之。

【方药评析】　原文未见黄连粉方，但单黄连一味入心经，寒能清热，苦能燥湿。湿热清，火毒去则浸淫可愈。本药可内服也可外用。

对本方的治疗后世有所发展：《备急千金要方·卷第二十二·痈疽》苦瓠散"苦瓠一两、蛇蜕、蜂房各半两，梁上尘一合，大豆半合，右五味治下筛，以粉为粥和傅纸上贴之，日之。"近代有报道使用鸡毛炭香油治黄水疮，取适量白公鸡毛烧炭存性，研末备用。用法：有脓汁渗出者，将细末撒其上；疮面结痂或未破，用香油调涂。治疗300余例，效果良好。

【文献选录】　陈念祖：黄连粉方未见，疑即黄连一味，为粉外敷之，甚者亦可内服之。诸痛痒疮皆属心火，黄连苦寒泻心火，所以主之。（《浅注》）

尤怡：黄连粉方未见，大意以此为湿热浸淫之病，故取黄连一味为粉粉之，苦以燥湿，寒以除热也。（《心典》）

【临床应用】　（1）治疗溃疡性结肠炎：治法：喷粉法，将黄连粉直接喷到溃疡或病变部位，每次用药0.6～2.4g，隔日1次，9次为1个疗程，以后视病情需要可隔1周进行第2或第3个疗程。定位灌肠法，将生黄连粉混于150ml温水中灌入。隔日灌1次，9次为1个疗程，需要时每隔1周可进行第2、第3个疗程。共治疗18例，其中15例获痊愈，3例无效[19]。

（2）治疗化脓性感染：邹维德[20]用黄连治化脓性感染，一般局限在炎症浸润期者用10％黄连软膏贴敷，溃破或术后创口用2％～10％黄连溶液换药；炎症较重者给予黄连粉胶囊1g，日服4次，可使疼痛减轻，并兼有健胃作用。治疗疖肿、痈、急性乳房脓肿、术后感染、急性淋巴腺炎等共66例，均于2.7～6天炎症消退，脓肿分泌物减少，创面平干净而愈。

【现代研究】　对黄连的现代药理研究，哈尔滨祖国医药研究所[19]认为有抗微生物及抗原虫作用；对循环系统，直接扩张血管而降压，小剂量能增强乙酰胆碱，大剂量则对抗之；对血管平滑肌起松弛作用；对子宫、膀胱、支气管、胃肠道等的平滑肌具有兴奋作用；小檗碱有利胆作用，有抗贫血作用；抗癌、抗放射作用。

小　　结

本章论述痈肿、肠痈、金疮和浸淫疮等外科疾病，其中着重论述肠痈。

痈肿方面，两条原文，主要论述早期脉症以及有脓无脓的鉴别：早期有脉浮数，发热，而反洒渐恶寒，有固定痛点，可诊为痈证；中后期看有脓无脓，以手掩痈上，有热感（和波动感）为有脓。

肠痈两条原文，其共同点皆指出肠痈的主症是少腹部有肿痞或腹皮紧急，有痛感。如已成脓者，腹皮急，按之濡，如肿状，身甲错，无热，脉数无力。治疗当清热解毒，排脓兼温阳扶正，用薏苡附子败酱散；未成脓者，少腹肿痞，按之痛如淋，时时发热，自汗出，恶寒，脉迟紧，治疗当泻热解毒，活血祛瘀，用大黄牡丹汤。方后虽言脉洪数，脓已成，不可下，但也可用于已成脓者。

浸淫疮，提出了顺证和逆证，治疗用黄连粉外敷或内服。

金疮方面，论述了出血过多的脉症。治疗用王不留行散，温运血脉，行气破瘀，止血止痛。

附：痈肿、肠痈、金疮内容归纳表。

疮痈内容归纳表

含义	疮是疮疡的简称，痈指疮面浅而大者	
病机	热毒壅塞，营卫阻滞	
辨证	痈肿初起脉证	诸浮数脉，应当发热，而反洒淅恶寒，若有痛处，当发其痈（1）
	辨痈肿有脓无脓	诸痈肿，欲知有脓无脓，以手掩肿上，热者为有脓，不热者为无脓（2）

肠痈内容归纳表

含义	指阑尾或阑尾周围发生痈肿。			
病因病机	热毒内聚，营血瘀结肠中，甚至肉腐成脓。			
证治	分 型	病 证	治 法	方 药
	脓已成	肠痈者，少腹肿痞，按之即痛如淋，小便自调，时时发热，自汗出，复恶寒。脉迟紧（4）	可下之（破瘀逐血泻下）。脉洪数者脓已成，不可下也	大黄牡丹汤
		肠痈之为病，其身甲错，腹皮急，按之濡，状如肿状，腹无积聚，身无热，脉数，此为肠内有痈脓（3）	排脓消痈，振奋阳气	薏苡附子败酱散

金疮内容归纳表

含义	由金属器刃损伤肢体所致的创伤
病因病机	被刀伤斧所伤，亡血
病证	寸口脉微而涩，法当亡血，若汗出……若身有疮。（5）病金疮（6）
治法	祛瘀活血，行气化滞
方药	王不留行散

浸淫疮内容归纳表

含义	为皮肤病之一种，初起形如小粟，痒，搔破流黄水，浸淫成片，蔓延全身
病证	浸淫疮
治法	清热燥湿解毒
方药	黄连粉
预后	浸淫疮，从口流向四肢者，可治；从四肢流入口者，不可治（7）

（廖世煌）

参 考 文 献

［1］王国民．薏苡附子败酱散加味治疗阑尾周围脓肿．浙江中西医结合杂志，2007（10）：630

［2］钱惠泉．薏苡附子败酱散加味治疗溃疡性结肠炎 36 例．河北中医，2005（3）：196-197

［3］李春阳．薏苡附子败酱散保留灌肠治疗溃疡性结肠炎 25 例．中医研究，2007（10）：46-47

［4］张聚府．加味薏苡附子败酱散治疗胃肠穿孔后腹腔炎性包块 38 例．四川中医，2004（5）：50-51

［5］王庆昌．薏苡附子散加味治疗胸痹 62 例．国医论坛，1993（6）：17

［6］吴彦超．大黄牡丹汤加减治疗肠痈 40 例．现代中医药，2005（6）：26

［7］乔洪利，连永红．大黄牡丹汤灌肠治疗急性胰腺炎临床观察．中国中医急症，2003（4）：326

［8］陈焱，赵仁霞．大黄牡丹汤加味治疗急性盆腔炎临床观察．天津中医药，2000（5）：372

［9］刘微微，夏阳．大黄牡丹汤加减治疗湿热瘀阻型慢性盆腔炎临床观察 52 例．天津中医药，2008（3）：252

［10］聂印．大黄牡丹汤治疗鼻衄．陕西中医，1986（4）：168

［11］王青，周成梅，周联，等．大黄牡丹汤对实验性结肠炎小鼠血清细胞因子的影响．现代生物医学进展，2007（12）：1791-1793

［12］孙永华．王不留行治带状疱疹．山东医刊，1966（6）：封 3

［13］方选书．王不留行、穿山甲汤治乳汁缺乏．赤脚医生，1975（8）：20

［14］王成宝．王不留行散临床应用举隅．新中医，2007（5）：72

［15］李克光．高等中医院校教学参考丛书·金匮要略．北京：人民卫生出版社，1989：534

［16］马大正．经方治疗妇科杂病验案 5 则．河南中医，2006（4）：14

［17］陈君超，李禄进，文世梅，等．排脓散活性成分对小鼠的抗炎作用及其配伍的定量研究．中西医结合学报，2009（6）：541-544

［18］江家华，邓庆华．加味排脓汤治疗臁疮 11 例疗效观察．云南中医中药杂志，2003（5）：43

［19］哈尔滨市祖国医药研究所．黄连的现代药理研究．哈尔滨中医，1960（9）：36

［20］邹维德．黄连试用于外科化脓疾病的初步报告．新中医药，1958（4）：24

第二章

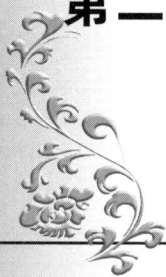

跌蹶手指臂肿转筋
阴狐疝蚘虫病脉证治

　　本章原文为《金匮》第十九篇，论述跌蹶、手指臂肿、转筋、阴狐疝、蚘虫等五种病证，其中以蚘虫为重点。因这五种病证都有不同的证候特征，既不便于归类，又不能各自成篇，故在论述杂病之后，将这五种疾病合为一篇讨论。

　　跌蹶，"跌"（fū）同"跗"，指足背；"蹶"（jué），《说文解字》作僵字解，即僵直之意。跌蹶指足踝关节以下的足背强直，或能前不能后等筋络关节运动失常的足部疾病。这种疾病除外伤疮疡因素而外，多是由于太阳经伤，致筋脉拘急所致。故仲景指出用针刺治疗，"刺腨入二寸"，即针刺小腿部腧穴以舒缓筋脉。

　　手指臂肿是指病人手指和臂部时常发生肿胀疼痛，并出现振颤、身体肌肉也发生牵动的病证。本病的病机是由于风湿痰涎阻滞于关节经络所致。在治疗上，应以祛风除痰，养血通络为主。

　　转筋，是以病人四肢筋脉突然发生痉挛掣痛为特征的一种病证。本病的发生，多是由于湿浊内阻，郁久化热，热甚伤津；或因吐泻甚而伤津；或因素体阴津气血不足；或因暴受寒冷凝滞筋脉，使筋脉失去温煦和濡养所致。在治疗时，应分别采用清热除湿；养阴增液；温经散寒，活血通络；柔筋解痉等法为主。

　　阴狐疝，是指男性病人的阴囊时大时小，并随着阴囊的大小变化而发生时痛时止为特征的一种病证。本病与"腹满寒疝宿食病脉证治"章所说的寒疝不同。寒疝，是无形之寒气为病的腹痛病证。阴狐疝的治疗，以辛温通阳，疏肝理气为主。

　　蚘虫，"蚘"同"蛔"。蚘虫病是以病人经常发生腹脐部剧烈疼痛，甚或吐出蚘虫为特征的一种肠道寄生虫病。《诸病源候论》说蚘虫病发时则"心腹作痛，口喜唾涎及清水"。治疗蚘虫病，应急则治标，缓则治本。当虫动不安，发生剧痛时，急当安蚘止痛，待蚘虫安定而痛止，则当驱蚘杀虫。

　　【原文】　师曰：病跌蹶①，其人但能前，不能却②，刺腨③入二寸，此太陽經傷也。（1）

　　【词语注解】　①跌蹶：跌（fū），同跗，脚背。蹶（jué），《说文解字》作僵字解，僵直之意。跌蹶是指足背僵硬、运动障碍的疾病。

　　②却：后退。

　　③腨：（shuàn 或 chuǎi）《说文解字》：腓肠也。即小腿肚。

　　【经义阐释】　本条论述跌蹶的病因和证治。"此太阳经伤也"句，应列在"刺腨入二寸"之前解，系倒装句法。病人得了跌蹶病。跌蹶病是足背僵硬、运动障碍的一种疾病。其典型的症状是病人只能向前行而不能向后退却。"太阳经伤"是跌蹶的病因，人身的经脉，阳明行身的前面，太阳行身的后面，太阳经有了损伤，牵引不利，所以出现趺蹶但能前不能却的症状。本病的治疗方法，应针刺腨部，可刺足太阳经的承山穴，以舒缓筋脉。文中"二寸"应活看，可能是古今尺寸不同的缘故。一般刺入八分至一寸即可。

【文献选录】 徐彬：人身阳明脉络在前，太阳脉络在后，故阳明气旺无病，则能前步，太阳气旺无病，则能后移。今倾趺之后，致蹶而不能如平人能前步不能后却。必须刺腨肠入二寸者，盖腨肠者，太阳脉之所过，邪聚于太阳脉之合阳承筋间，故必刺而泻之，谓伤止在太阳经也。然太阳经甚多，而必刺腨肠者，盖腨肠即小腿肚，本属阳明，太阳脉过此，故刺之，使太阳与阳明之气相通，则前后如意耳。（《论注》）

周扬俊：腨，名承筋，在上股起肉处，脚跟上七寸，腨之中陷者是，法不可刺，或刺转深，遂伤其经，以致能前而不能却，此仲景自注已详。（《二注》）

黄元御：病趺蹶，其人能前不能却，足趺硬直，能前走而不能后移也。缘筋脉寒湿缩急不柔，是以不能后却。阳明行身之前，筋脉松和则能前步。太阳行身之后，筋脉柔濡则能后移。今能前而不能却，是病不在前而在后，太阳经伤也。太阳之经入腘中，贯腨内，出外踝，至小指之外侧，刺腨入二寸，泻太阳之寒湿，筋柔则能却矣。此脏腑经络篇所谓湿伤于下，寒令筋急者也。（《悬解》）

【原文】 病人常以①手指臂腫動，此人身體瞤瞤②者，藜蘆甘草湯主之。(2)

藜蘆甘草湯方：方未見。

【词语注解】 ①常以：以，语助词。常以，即时常的意思。

②瞤瞤：瞤读 shùn，肉掣动，瞤瞤，即身体某些局部的筋肉发生振颤掣动。

【经义阐释】 本条论述手指臂肿动的证治。手指臂肿动的主要表现为手指臂部关节肿胀、振颤、身体肌肉微微跳动。《素问·阴阳应象大论》说："风胜则动"，《三因方》说："痰涎留在胸膈上下，变生诸病，手足项背牵引钓痛走易不定"，与本证相类似。本病主要是风痰阻于经络而引起。痰滞，则肿胀；风伤经络，则身体肌肉跳动。治疗方法宜涌吐风痰。

【方药评析】 方虽未见，但从藜芦、甘草药效来看，藜芦催吐，甘草和中。基本上属涌吐风痰的方剂，风痰去则诸症能愈。此为原因疗法。临床对此种病证，常用导痰汤（胆南星、枳实、半夏、陈皮、茯苓、生姜、大枣）或指迷茯苓丸（半夏、茯苓、枳壳、风化硝、姜汁），效果亦好。

【文献选录】 徐彬：人身四肢属脾，然肌肉之气统于阳明，但足属足阳明，手属手阳明。若手指臂常肿动，乃手阳明有痰气壅闭。更身体瞤瞤，是肌肉间阳明之气不运，而肌肉肿动也。藜芦能吐风痰，甘草能安中气，故主之。（《论注》）

周扬俊：凡动者属风，而肿属湿，故肝木主风，血虚则风生，气虚则湿袭。手臂肿且动，知其血不足以养筋，阳亦不能以自固，而身体之瞤，势不得已矣。岂非有痰气在筋节间乎。夫见于外者，未有不因于内者也。窥仲景有吐之法，惜乎方缺焉耳。（《二注》）

尤怡：湿痰滞关节则肿，风邪袭伤经络则动。手指臂肿动，身体瞤瞤者，风痰在膈，攻走肢体；陈无择所谓痰涎留在胸膈上下，变生诸病，手足项背，牵引钓痛，走易不定者是也。藜芦吐上膈风痰，甘草亦能取吐，方虽未见，然大略是涌剂耳。（《心典》）

陈念祖：病人常以手指臂肿动，盖以肿而知其为湿，动而知其为风。湿盛生痰，风从火发，不易之理也。若此人身体瞤瞤者，风痰在膈，逼处于心肺，以致心为君主，不行其所令，肺为相傅，不行其治节，泛泛无以制群动也，以藜芦甘草汤主之。（《浅注》）

【临床应用】 （1）治风痫：张子和[1]云：一妇病风痫，从六七岁因惊风得之。后每二三年间一二作，至五七年五七作。逮三十岁至四十岁，则日作，甚至一日十余作。遂昏痴健忘，求死而已。值岁大饥，采百草而食。于水滨见草若葱状，采归煮熟食之。至五更忽觉心中不安，吐痰如胶，连日不止，约一二斗，汗出如洗，甚昏困。三日后遂轻健。病去食进，百脉皆和，以所食葱访之，乃憨葱苗也，即本草藜芦是也。

（2）治中风昏迷[2]：荆和王妃刘氏，年七十。病中风不省人事，牙关紧闭，群医束手。先考太医史目月池翁诊视，药不能入，自午至子，不获已，打去一齿，浓煎藜芦汤灌之，少顷噫气一声，遂吐痰而苏，调理而安。

【原文】 轉筋之爲病，其人臂腳直，脈上下行[①]，微弦。轉筋入腹[②]者，雞屎白散主之。（3）

雞屎白散方：

雞屎白

上一味，爲散，取方寸匕，以水六合，和，溫服。

【词语注解】 ①脉上下行：即寸关尺三部脉弦直有力，无柔和之象。
②转筋入腹：下肢抽筋发生疼痛时，牵引到少腹亦作痛，故名。

【经义阐释】 本条论述转筋的证治。转筋，俗称抽筋，是一种筋脉挛急，四肢拘牵作痛的病证，尤以下肢小腿的疼痛为多见。转筋的部位，一般多在下肢，腓肠肌发生痉挛，严重时可以从两腿牵引小腹作痛，称为转筋入腹。其主症是臂脚直，即上肢臂部或下肢小腿部发生痉挛强直，不能屈伸。其脉上下行而微弦，即出现劲急强直，全无柔和的脉象，与痉病的脉"直上下行"相同。转筋常见于霍乱吐泻严重的病例。转筋的原因是体液消耗过多，筋脉失去阳气的温煦和阴液的濡养。本条转筋是由于湿浊化热伤阴所致。治法宜泻湿浊、清热。

【方药评析】 鸡屎白性寒下气，祛湿通利二便。《名医别录》说鸡屎白治转筋，利小便；《素问》用鸡屎醴治臌胀，通利大小便；本证之转筋亦属湿浊化热伤阴所致，故用本方除其致病之因。后世王孟英用蚕矢治热性霍乱转筋，就是受本方的启发。热霍乱，体液脱失过多而转筋，宜用王孟英蚕矢汤；寒性霍乱，上吐下泻，体液脱失过多，阳气亡失，不能熙养筋脉而转筋，可用通脉四逆汤、白通汤等治疗。

【文献选录】 徐彬：转筋之病，大概是土不能安水。至于臂脚直，则风淫于脾矣。脉上下行微弦，是有痉之意。仲景云：夫痉家，脉伏坚直上下。又曰脉伏而弦，总是风入之象。此更转筋入腹，则是肝邪直攻脾脏。此时如贼犯王城，无暇缓治，故以鸡屎白之下气消积。捷于去风安脾者，先靖其内乱，而后徐图安辑耳。（《论注》）

魏荔彤：转筋之为病，风寒外袭，而下部虚热也。诊其人臂脚直，脉上下行，微弦。弦者紧也，风寒入而隧道空虚也。直上下行，全无和柔之象，亦同于痉病中"直上下行"之意也。风寒入而变热，热耗其营血，而脉遂直劲也。转筋本在腨中，乃有上连少腹入腹中者。邪热上行，由肢股而入腹里，病之甚者也。主之以鸡屎白散，鸡屎白性微寒，且善走下焦，入至阴之分，单用力专，《本草》谓其利便破淋，以之疗转筋，大约不出泄热之意耳。然此治其标病，转筋止，而其本病又当别图补虚清热之方矣。（《本义》）

【临床应用】（1）治疗破伤风：曲垣瑞[3]介绍了鸡屎白治疗破伤风的经验。或单用鸡屎白为末烧酒冲服，或鸡矢白合解痉、镇挛药合并服用。鸡屎白合剂：蜈蚣1条，全蝎、南星、天麻、白芷各3g，羌活6g，防风3g，鸡屎白6g（焙干研细另包黄酒冲服）。

（2）治疗老年抽筋症：陈军梅等[4]观察86例鸡屎白散对老年抽筋症的治疗效果。结果：治愈56例，显效22例，好转8例，总有效率100％。

【原文】　陰狐疝氣①者，偏有小大②，時時上下，蜘蛛散主之。（4）

蜘蛛散方：

蜘蛛十四枚（熬焦）　桂枝半兩

上二味，爲散，取八分一匕，飲和服，日再服。蜜丸亦可。

【词语注解】①阴狐疝气：为疝气病之一种。因本病发生时，病人睾丸时上时下，犹如狐狸那样出没无常，故名。

②偏有小大：指两侧阴囊大小不同。

【经义阐释】本条论述阴狐疝气的证治。阴狐疝气，简称狐疝，是一种阴囊偏大偏小，时上时下的病证。这和"腹满寒疝宿食病脉证治"章的以腹痛为主症的寒疝不同。这种疝气，每因起立或走动时坠入阴囊，当平卧时则缩入腹内，严重的由阴囊牵引少腹剧痛，极轻的则仅有重坠感，为寒气凝结厥阴肝经所致，治疗应以辛温通利为主，可用蜘蛛散。

【方药评析】蜘蛛破结通利，桂枝之辛温，引入厥阴肝经以散寒气。但蜘蛛有毒性，用时宜慎。后世对本病常用疏肝理气药，如川楝子、延胡索、木香、茴香、香附、乌药之类，能取得一定效果。

【文献选录】赵以德：厥阴之筋病也，狐，阴兽，善变化而藏。睾丸上下，有若狐之出入无时也。足厥阴之筋，上循阴股，结于阴器，筋结故偏有小大；气病，故时时上下也。蜘蛛布网取物，其丝右绕，从外而内，大风不坏，得乾金旋转之义，故主治风木之妖狐，配桂枝以宣散厥阴之气结。（《二注》）

魏荔彤：阴狐疝气者，即寒疝之病，又名之为阴狐者，就其阴寒息气而名之也。寒湿在下，肾囊必湿，肾主臭，其气必腥臭如狐之臊也。其证必偏左偏右，而偏左右之中，有大小不同，且时时上下，下部虚寒，发则坠而下，息则收而上也。主之以蜘蛛散。蜘蛛性本微寒，能治丁肿，是开散之品也，今熬令焦者，变其寒性为温，而用其开散之力也；佐以桂枝升阳散邪，治疝之理，不亦明乎？《本义》

尤怡：蜘蛛有毒，服之能令人利，合桂枝辛温入阴，而逐其寒湿之气也。（《心典》）

吴谦：偏有大小，谓睾丸左右有大小也。时时上下，谓睾丸入腹，时出时入也。疝，厥阴之病也。以与狐情状相类，故名之也。主之蜘蛛散，入肝以治少腹拘急而痛也。（《金鉴》）

【临床应用】（1）治小儿腹股沟斜疝：袁宇华[5]治疗本病55例。方药：黑色大蜘蛛（去头足，焙干）10g，桂枝尖20g，共研粉末，过筛，瓶装密封备用。每次每公斤体重0.25g，早晚各服1次，白开水冲服。亦可拌在奶粉或稀饭中服，连服3周为1个疗程。

结果：痊愈 52 例，好转 1 例，无效 2 例，有效率为 96.4％。51 例均在服药 2～4 周左右症状消失。

（2）治疗射精困难：林刚[6] 病案。患者，男，35 岁，农民。2000 年 10 月 2 日就诊。患者 10 年前，因酒后强行房，事后饮用凉开水，后每次房事射精困难，精液量少甚或全无，茎中疼痛不已且牵及小腹，伴有尿频、尿后淋沥不尽，小腹拘急，喜温喜按。10 年来，屡治效微。诊见：性情闷闷不乐，表情淡漠，面色青灰，有坠胀感，胸胁苦满，纳食量少，舌质淡紫，脉弦紧。该患者因肝脉布两胁环阴器，房事后进食冷水，寒气凝结厥阴肝脉，加之情志不舒，肝气失于疏泄，故致射精困难之症。治以辛温通利，疏肝理气。拟用蜘蛛散加味：蜘蛛（焙焦）50g，桂枝 10g，柴胡 15g，川楝子 10g，郁金 15g，茴香 5g，吴茱萸 10g，乌药 10g，木香 15g，香附 15g，枳壳 15g。3 剂，水煎服，2 汁，1 日 1 剂，1 天 2 次。

复诊：10 月 6 日，患者药尽后茎中疼痛有所缓解，少腹拘急及胸胁苦满之症明显减轻，睾丸坠胀，仍感尿频尿急，精神好转，饮食增加，舌质淡苔薄，脉弦，再宗原方继进 6 剂。

三诊：10 月 13 日，患者药尽后晨起勃起时茎中疼痛已除，小腹拘急及胸胁苦满，睾丸坠胀明显减轻，尿频、尿急、淋沥不尽症状缓解，精神可、夜寐安，纳可，舌质淡苔薄，脉弦。再宗原方加补骨脂 15g，肉桂 8g，继进 6 剂。

四诊：10 月 20 日，患者药后诸症皆去，其间曾同房 1 次无不适感，患者病趋痊愈，夫妻甚喜，再宗原方加甘草 15g，诸药加大剂量 15 倍，研末冲服，每次 5g，1 天 3 次，并嘱其调畅情志，怡心神，慎起居，节房事。患者半年后药尽，奔而相告诸症皆去，1 年随访，未见复发。

（3）治疗慢性咽炎：任爱民[7] 用蜘蛛大枣散治疗本病 60 例。慢性咽炎属于"喉痹"、"乳蛾"范畴，是临床常见病，具有反复发作、缠绵不愈、病程日久等特点，临床中西药治疗，疗效不佳。笔者采用咽部吹敷蜘蛛大枣散治疗本病，获满意疗效。

【原文】　问曰：病腹痛有蟲，其脉何以别之？师曰：腹中痛，其脉当沈若①弦，反洪大，故有蚘②蟲。(5)

【词语注解】　①若：连词，相当于"或"。
②蚘：音、义同蛔。

【经义阐释】　本条是论述蛔虫腹痛的脉诊。腹痛是蛔虫病的主要症状，但腹痛一症，又为多种疾病所共有，故必须加以鉴别。一般来说，腹痛如因里寒的，其脉当沉或弦，沉脉主里主寒，弦脉主痛。今腹痛而脉反见洪大，又无热势，这是蛔动气逆之象，为诊断蛔虫病的根据之一。但还必须结合其他症状，如平时心腹疼痛，吐涎，眼白睛有蓝色斑点，下唇黏膜有半透明状颗粒，舌面有红点，苔多剥蚀，面部有白斑，鼻孔瘙痒，睡中蚘齿，贪食不易消化，并有嗜异，大便下虫等一类见症，才能作出正确的诊断。

【文献选录】　徐彬：腹痛不必皆有虫。因虫而痛亦有之。其初时必当凭脉以别之，故谓腹痛概由寒触其正，所谓邪正相搏即为寒疝也。寒则为阴脉必沉，卫气必结故弦，乃洪大是反得阳脉，脉不应痛，非因外矣，故曰有蛔虫。然未详蛔虫本证之痛状，此段单重在辨脉也。（《论注》）

尤怡：腹痛脉多伏，阳气内闭也；或弦者，邪气入中也。若反洪大，则非正气与外邪

为病，乃蚘动而气厥也，然必兼有吐涎心痛等证，如下条所云，乃无疑耳。（《心典》）

黄元御：腹中痛者，肾肝之邪，水寒而木郁也。肾脉沉，肝脉弦，是其脉当沉若弦。乃反洪大，是木郁而生上热也，木郁热闭则虫生，故有蚘虫也。（《悬解》）

【原文】 蚘蟲之爲病，令人吐涎，心痛①發作有時②，毒藥③不止，甘草粉蜜湯主之。(6)

甘草粉蜜湯方：

甘草二兩　粉一兩　蜜四兩

上三味，以水三升，先煮甘草，取二升，去滓，内粉、蜜，攪令和，煎如薄粥，溫服一升，差即止。

【词语注解】 ①心痛：指上腹部的疼痛。由于蛔虫动乱上逆，导致胃脘临心部的疼痛。

②发作有时：蛔动则腹痛，蛔静则痛止，并不是发作有定时。

③毒药：指杀虫药，如雷丸等。

【经义阐释】 本条论述蛔虫病的证治。吐涎即口吐清水。《灵枢·口问》说："虫动则胃缓，胃缓则廉泉开，故涎下"。心痛即上腹部疼痛。虫乱于肠则腹痛，上扰于胆则上腹剧痛，虫入于胃则吐蛔。蛔动时疼痛则发作，蛔静时疼痛则停止，所以发作有时。这是蛔虫病心腹痛的特点。蛔虫病已经用过一般的杀虫药但没有取得疗效，所以用铅粉峻药杀虫。另一观点认为，蛔虫病发作之时，如果已经用了杀虫药而不见效的，则应当安蛔和胃，所以用甘草粉蜜汤治疗，其粉为米粉。

【方药评析】 方中铅粉甘、辛，寒，有毒，能杀虫，治虫积腹痛，《神农本草经》说："杀三虫"。铅粉用量宜1～1.5g。甘草缓解铅粉毒性。白蜜和胃。本方铅粉和甘草、白蜜同用，一方面，杀虫而不伤正气；另一方面，诱使虫食，甘味既尽，毒性旋发，而虫患可除。本方是毒药，中病即止，不宜多服，所以方后说："差即止"。仲景未明方中的"粉"是何物，后世医家对此有不同认识。以赵以德《金匮玉函经二注》为代表的医家认为"是铅粉"；《本草纲目》引《杨氏经验方》用甘草15g，铅粉6g，白蜜30g，治疗吐涎心痛，吐蛔，一二日间暴厥若死，半日许下蛔虫9条。《浙江中医学院学报》1981年第2期载，用生甘草15g，铅粉5g，白蜜30ml，先煎甘草去滓，入铅粉5g，白蜜30ml，煎如薄粥分二次温服，次日下蛔虫20余条。另一观点认为粉为米粉，如丹波元简《金匮玉函要略辑义》为代表。《金匮要略讲义》（上海科学技术出版社，1985：225～226）认为铅粉、米粉观点可以并存，灵活运用。安蛔止痛时，方中之粉用米粉；杀虫驱虫时，方中之粉用铅粉。但铅粉的用量应控制在成人用3g以下，甘草可用15g，白蜜用60g为宜。临证时应根据病情和医生的经验选用，以安全为前提。

【文献选录】 赵以德：夫饮食入胃，胃中有热则虫动，虫动则胃缓，胃缓则廉泉开，故吐涎。蛔上入膈，故心痛。蛔闻食臭出，得食则安，故发作有时也。毒药不止者，蛔恶之不食。蛔喜甘，故用甘草、蜜之甘，随所欲而攻之；胡粉甘寒，主杀三虫，蛔得甘则头向上而喜食，食之即死。此反佐以取之也。（《二注》）

徐彬：此论蚘病之不因藏寒者也，故其证独心痛、吐涎而不吐蚘。然其痛发作有时，谓不恒痛也，则与虚寒之绵绵而痛者异矣。毒药不止，则必治气、治血、攻寒逐积之药，

俱不应矣。故以甘草粉蜜主之。白粉杀虫，蜜与甘草，既以和胃，又以诱蚘也。（《论注》）

尤怡：吐涎，吐出清水也。心痛，痛如咬啮，时时上下是也。发作有时者，蚘饱而静则痛立止，蚘饥求食，则痛复发也。毒药，即锡粉、雷丸等杀虫之药。毒药者，折之以其所恶也。甘草粉蜜汤者，诱之以其所喜也。白粉即铅白粉，能杀三虫，而杂于甘草、白蜜之中，诱使虫食，甘味既尽，毒性旋发，而虫患乃除，此医药之变诈也。（《心典》）

丹波元简：案粉，诸注以为铅粉，……然古单称粉者，米粉也。《释名》云：粉，分也，研米使分散也。《说文解字》：粉，傅面者也。徐曰：古傅面，亦用粉。《伤寒论》猪肤汤所用白粉，亦米粉耳。故万氏《保命歌括》载本方云：治虫啮心痛，毒药不止者，粉，乃用粳米粉，而《千金》诸书，藉以治药毒，并不用铅粉。盖此方非杀虫之剂，乃不过用甘平安胃之品，而使蚘安。应验之于患者，始知其妙而已。（《辑义》）

【临床应用】 （1）治疗蛔虫病：邵宝仁[8] 病案。女，20余岁。素有蛔虫病史，病发腹痛，呕吐不纳，烦躁。笔者忆甘草粉蜜汤主治蛔虫病吐涎心痛，发作有时，毒药不止。因患者服山道年片及中药驱蛔药皆不效，遂投生甘草15g，煎汤去滓，加和铅粉5g，白蜜30ml，煎如薄粥状，分2次温服。初服稍安，再服痛呕渐止。次日大便排出蛔虫20余条。孙忠年[9] 用甘草粉蜜汤，铅粉代以米粉，加驱虫止痛药，治疗蛔虫性腹痛症80例，治愈75例，好转5例，有较好的驱虫效果。方药：甘草10～15g，蜂蜜30～60g，川椒3～6g，乌梅20～30g，苦楝根皮20～30g，使君子（去壳）15g，延胡索（醋炙）10～15g，粳米粉30g，水煎纳蜜，成人分2次服完，小儿酌减。

（2）治疗蛔厥：徐世祥[10] 病案。刘某，女，30岁。患胆道蛔虫合并感染，经用消炎、解痉及驱虫药，排出蛔虫数条，症状缓解，但3天后又发作。刻诊：上腹部钻顶样痛，阵发性加剧，面色苍白，汗多，口干喜饮，手足冷，舌红少津，苔微黄，脉弦。证属蛔厥。为气阴两虚夹热型。治宜益气养阴、安蛔止痛兼清虚热。用甘草粉蜜汤：先煎生甘草21g，取津汤适量，纳粳米粉21g，蜂蜜9g，搅匀，煎如薄粥，顿服。数小时后疼痛缓解，吐止。当晚再进1剂，痛止，排大便1次，未见蛔虫。改以化虫丸加减：鹤虱、甘草、枯矾各6g，槟榔15g，苦楝根皮12g，铅粉布包煎3g，煎液400ml，再调入蜂蜜15g，顿服，排蛔虫5条，而病愈。

（3）关于铅中毒：徐中贤[11] 报告"甘草粉蜜汤"用铅粉制成混悬液（处方：甘草1000g，铅粉500g，蜂蜜1000g。先煎甘草取汁，再和铅粉、蜂蜜制成混悬液10000ml待用。3～17岁服30～100ml，18岁以上服120ml）驱蛔虫。接受治疗后的74人全部中毒，死亡1人。故笔者认为甘草粉蜜汤中的"粉"为"米粉"为宜。张家礼[12] 针对"甘草粉蜜汤"中用铅粉致74人中毒的教训一文，提出了自己的见解。经考证大量史料，综合分析不同学术观点，在列举许多临床案例的基础上，认为教材（1985年版）的观点颇有依据，不可轻易否定铅粉杀虫的功效和甘草粉蜜汤的诱杀蛔虫的价值，再次强调了该方的用量用法问题。

（4）治疗白细胞减少症：杨娟芳[13] 将60例白细胞减少症患者随机分为治疗组和对照组各30例，分别采用甘草粉蜜汤合黄芪注射液和鲨肝醇治疗。60天后比较两组疗效。结果：治疗组和对照组总有效率分别为90%、50%；两组治疗后外周血白细胞计数较治疗前均明显升高，治疗组优于对照组。表明甘草粉蜜汤合黄芪注射液治疗白细胞减少症疗效显著。

【原文】　蚘厥①者，当吐蚘，令②病者静而复时烦，此为脏寒③，蚘上入膈④，故烦，须臾复止，得食而呕，又烦者，蚘闻食臭⑤出，其人当自吐蚘。(7)

蚘厥者，乌梅丸主之。(8)

乌梅丸方：

乌梅三百个　细辛六两　干姜十两　黄连一斤　当归四两　附子六两(炮)　川椒四两(去汗)　桂枝六两　人参六两　黄柏六两

上十味，异捣筛，合治之，以苦酒渍乌梅一宿，去核，蒸之五升米下，饭熟捣成泥，和药令相得，内臼中，与蜜杵二千下，丸如梧子大，先食饮服十丸，日三服，稍加至二十丸。禁生冷滑臭等物。

【词语注解】　①蚘厥：蚘，同蛔。蛔厥，因患蛔虫病腹痛剧烈而致四肢厥冷的病证。

②"令"，《金匮玉函经》作"今"，是。

③脏寒：指内脏虚寒，此处指胃肠虚寒，并与脾有关。

④入膈，此处并不指胸膈，是指上腹部的胆道，十二指肠及胃中而言。

⑤食臭：指食物的气味。

【经义阐释】　以上两条论述蛔厥的证治。因为病人患蛔虫病，腹痛剧烈时而致四肢厥冷，故称为蛔厥。蛔厥的主要症状是吐蛔、心腹痛剧、吐涎沫、得食则吐、烦躁不安、手足厥冷，有发作性。由于内脏虚寒，蛔动不安，上扰胸膈，故出现烦躁、吐蛔等寒热错杂的证候。因为蛔虫寄生于肠内，喜温而恶寒。内因肠道虚寒，故蛔虫动乱不安，上窜入于膈，即蛔虫上逆于胆道或胃中。由于蛔虫上扰，故病人心烦。当蛔虫入于胃中时，则蛔虫暂安而病人心烦复止。但当病人进饮食后，虫闻食臭而复动，则病人又发生呕吐、心烦。在这种情况下，病人往往自行吐出蛔虫。方用乌梅丸。

【方药评析】　乌梅丸是寒温并用、安胃杀虫的复方。方中乌梅为主药，安胃止呕，前人认为蛔得酸则静，故用乌梅、苦酒的酸味来制服蛔虫。蜀椒温中杀虫。桂枝、附子、细辛、干姜辛温散寒，蛔得辛则伏，因寒而动，故用辛温药使脏温蛔安，则蛔厥自止。黄连、黄柏苦寒清热，蛔得苦则安，则下，故用苦寒的连、柏安蛔并除烦。人参、当归补气益血，诸药合为辛温驱寒、苦寒清热、杀虫安胃的复方。本证是由胃虚寒热交错而发生的蛔厥，故也用寒热错杂的方剂进行治疗。

【文献选录】　徐彬：蚘厥，厥者，逆也。此与脏厥相类。脏厥由无阳，蚘厥亦因脏寒，不能自安而上入，但邪有浅深，故脏厥则烦无暂安。蚘厥则须臾得止，故首言当吐蚘，以见因寒而蚘不安，至蚘上入膈，非无蚘而竟烦之比也。唯因蚘则动静不常，故既烦复止。及复食而呕且烦者，闻食臭而蚘欲得食，则更上而吐出也。(《论注》)

尤怡：蛔厥，蛔动而厥，心痛吐涎，手足冷也。蛔动而上逆，则当吐蛔，蛔暂安而复动，则病亦静而复时烦也。然蛔之所以时安而时上者，何也？虫性喜温，脏寒则虫不安而上膈，虫喜得食，脏虚则蛔复上而求食，故以人参、姜、附之属，益虚温胃为主，而以乌梅、椒、连之属，苦酸辛气味，以折其上入之势也。(《心典》)

汪昂：蛔得酸则伏，故以乌梅之酸收之；蛔得苦则安，故用连柏之苦安之；蛔得寒则动，故以桂附姜椒温其中脏，而以细辛、当归润其肾肝，人参用以助脾，乌梅兼以敛肺。(引自《证治准绳》)

李彣：乌梅味酸，黄连、黄柏味苦，桂枝、蜀椒、干姜、细辛味辛，以蛔得酸则止，得苦则安，得甘则动于上，得辛则伏于下也。然胃气虚寒，人参、附子以温补之，吐亡津液，当归以辛润之，则蛔厥可愈也。（《广注》）

丹波元简：此方主胃虚而寒热错杂，以致蛔厥者，故药亦用寒热错杂之品治之。而有胃虚以偏于寒而动蛔者，陶华因立安蛔理中汤主之（即理中汤加乌梅、花椒，出《全生集》）。而有胃不虚以偏于热而动蛔者，汪琥因制清中安蛔汤主之（黄连、黄柏、枳实、乌梅、川椒，出《伤寒辨注》）。此各取本方之半，而治其所偏也。对证施之，皆有奇效。（《辑义》）

【临床应用】 （1）治疗胆道蛔虫症：杨德昌[14] 治疗本病 40 例。基础方：乌梅、细辛、附子、桂枝、白人参、川椒、干姜、黄连、黄柏、当归、槟榔、使君子、苦楝皮。单纯服乌梅汤，均未用西药，2 剂痛止者 22 例，4 剂痛止者 14 例，6 剂痛止者 2 例，无效者 2 例，总有效率为 95％，服药后有虫便者 24 例。孙继芬[15] 治例。患者，女，68 岁。自述 5 天前因误食生冷之物，遂感上腹部阵发性绞痛，甚引向右肩胛部放射，并伴四肢不温、恶心、呕吐、不欲食，曾吐蛔虫 2 条，舌质淡，苔薄白，脉沉弦稍弱。李克绍教授遂用：乌梅 12g，川椒 6g，炙甘草 6g。取 3 剂，3 日后患者欣喜复诊，自云服药 1 剂，疼痛顿时减轻；3 剂尽而疼痛竟全消失，并便下蛔虫数条。继以香砂六君子汤 2 剂善后，患者因误食生冷而诱发且无上热之象，故去苦寒之黄连、黄柏，并弃参、归等安脏之药，仅用乌梅、川椒安蛔驱蛔，药少而精，但药精力专，紧扣病机，故能收到如此满意之疗效。

（2）治疗蛔虫性肠梗阻：叶益丰[16] 病案。周某某，女，8 岁。患儿腹中阵痛，呕吐蛔虫 3 天而急诊入院，诊为蛔虫性肠梗阻。保守疗法治疗 4 天无效而家长拒绝手术。刻诊：腹痛阵作，频频呕吐，时吐蛔，腹胀，大便 6 天未解。按之腹、脐左右各有一蛔虫团，如拳头大，声低气弱，面色青黯，四肢厥冷，舌苔白黄，脉细涩。此乃蛔厥重证。治宜安蛔回厥。以乌梅丸为汤剂：乌梅 30g，黄连、黄柏、川椒、干姜、桂枝各 5g，细辛 2g，当归、淡附片、红参（另炖冲）各 10g。先服 1 剂，水煎频频服之。翌日复诊，呕吐已止，腹痛除，肢厥回，按之蛔虫团已解散，精神好转，大便未解，苔薄白，脉缓细。继服 1 剂，大便通，再进驱蛔灵，便下蛔虫百余条。

（3）治疗呼吸系统疾病：王永福[17] 综述了乌梅丸治疗呼吸系统疾病的研究进展。何丰华等认为乌梅丸可使机体神经-内分泌-免疫网络系统重获稳态，而激素亦得以撤除，哮喘得以控制。武维屏以激素配合乌梅丸加减治疗支气管哮喘，患者症状减轻，3 个月后撤掉激素，病情稳定。季风刚等以本方改汤剂治疗激素依赖型哮喘（SDA），激素撤减成功率较高。于月书运用乌梅丸、河车大造丸，佐以小剂量的氨茶碱，H 受体阻滞剂酮替芬治疗变应性哮喘 61 例，疗程 3 个月，服药 1 个疗程后，临床治愈 29 例，好转 28 例，未愈 4 例。赵富生以乌梅丸治疗慢性支气管炎，3 剂后痉咳止，再予原方 3 剂，无气喘气短之症，随访 3 个月无复发。雷玉慧等在治疗慢性呼吸衰竭并肺部念珠菌感染的同时，治疗组短期应用糖皮质激素 16 例，同时服用乌梅汤加减。对照组：大扶康（氟康唑）或两性霉素 B 口服，同时应用抗生素治疗。结果：治疗组总有效率 70.16％；对照组口服大扶康及抗生素联用，总有效率 28.17％。黄云春以乌梅丸加减治疗肺结核持续发热，服药第 2 天午后体温降至 38℃，且未再升。效不更方，以此方治疗 1 周，体温恢复正常。随访 1 年无复发。

（4）治疗心血管神经症：郝宪恩等[18] 治疗本病 50 例。乌梅丸为基本方：乌梅 6g，桂枝 10g、黄柏、川椒、细辛、干姜各 5g，当归、党参、炮附子（先煎）各 12g，黄连 9g。
心悸明显者加生龙牡（先煎）、磁石（先煎）各 18g；胸痛明显者加丹参 18g，蒲黄 12g
（包煎）；焦虑失眠者加酸枣仁 40g，合欢花 10g，远志 10g；气短乏力明显者加黄芪 12g；
纳呆、便溏者加茯苓 12g，白蔻仁 8g（后下）；日 1 剂，14 天为 1 个疗程。服用中药 7～
21 剂。结果：显效 32 例，有效 14 例，无效 4 例，总有效率 92%。

（5）治疗消化系统疾病：①治疗久泻。张武[19] 用乌梅丸加味治疗久泻 48 例。以乌梅
丸为主方：乌梅 30g，细辛 6g，干姜 10g，川连 12g，炙附片 30～60g（先煎透），当归
20g，黄柏 6g，桂枝 6g，红参 6g，川花椒 10g，炒白术 30～60g，炙甘草 20g，粳米（炒）
20～30g。进行辨证加减。结果：治愈 36 例，好转 3 例，未愈 1 例。

②治疗慢性萎缩性胃炎：朱玲[20] 用乌梅丸治疗慢性萎缩性胃炎 36 例。治疗方法：治
疗组用乌梅丸：乌梅 20g，川椒 3g，干姜、桂枝各 5g，附子 6g，黄连 2g，黄柏、当归、
党参各 15g，细辛 1g。偏脾胃虚弱者加太子参、白术、黄芪；兼胃热者加蒲公英、白花蛇
舌草、半枝莲、连翘；血瘀者加赤芍、川芎、红花、延胡索；兼食积气滞者加鸡内金、山
楂、谷芽、麦芽、砂仁、枳壳；兼肝郁气滞者加柴胡、郁金、川楝子。水煎服，日 1 剂。
停用其他胃药。对照组：胃复春片（杭州胡庆余堂生产），4 片，每餐前 30 分钟服。两组
疗程均为 3 个月。结果：治疗组 36 例中，治愈 6 例，显效 11 例，好转 10 例，无效 9 例，
总有效率 75%；对照组 22 例中，治愈 2 例，显效 5 例，好转 4 例，无效 11 例，总有效率
50%。两组总有效率比较差异有显著性意义（$P<0.05$）。

③治疗溃疡性结肠炎：陈亚兵等[21] 用乌梅丸治疗溃疡性结肠炎 46 例。附西药治疗 45
例对照。治疗组以乌梅丸加减：乌梅 38g，当归、党参各 12g，附子、川椒各 6g，黄连、
黄柏、桂枝各 10g，干姜 4g，细辛 3g。每日 1 剂，水煎 2 次分服。对照组以柳氮磺吡啶、
糖皮质激素泼尼松治疗。结果：治疗 1 个疗程后，治疗组痊愈 17 例，有效 20 例，无效 9
例，总有效率 80.4%；对照组痊愈 8 例，有效 16 例，无效 21 例，总有效率 53.3%。治
疗组疗效明显优于对照组。

④治疗胃脘痛：顾植山[22] 治例。王某，女，25 岁。2008 年 8 月 13 日初诊。胃脘疼
痛两年余，近期发作较频，午夜至凌晨时分痛甚。胀满，拒按，眠差，多梦，下肢膝关节
以下欠温而多汗，畏冷食，口干，舌红苔薄，脉濡细。方用乌梅丸原方：炒乌梅 12g，川
黄连 6g，炒黄柏 9g，炒当归 6g，川花椒 9g，台党参 9g，淡干姜 6g，熟附片 9g（先煎），
北细辛 3g（先煎），炒当归 6g，川桂枝 9g。7 剂，水煎服。随诊得知 2 剂则痛减，7 剂后
则愈。

⑤治疗嗜异症：王文彩[23] 病案。焦某，男，53 岁。头昏，脘痛，中满食少，四肢乏
力，面黄肌瘦，舌苔薄白，脉迟。30 年来，每晚吃黄板土 1 碗才能入睡。断为虫积嗜异
症。用乌梅汤加减，后又以好醋 500ml，花椒 30g，煎开备用，每晚服 25ml，坚持月余，
至今 3 年未再复发。

（6）治疗前列腺术后小便频：顾植山[22] 病案。宋某，男，82 岁。2010 年 5 月 17
日初诊。前列腺术后，下肢浮肿，小便频，长年便溏，四肢厥逆，乏力，服温补之品
又易上火，下半夜喜盗汗，舌苔稍厚腻，脉沉。方用乌梅丸：炒乌梅 20g，川黄连 10g，
炒黄柏 6g，炒当归 6g，川花椒 5g，台党参 10g，淡干姜 6g，熟附片 10g（先煎），北细
辛 6g（先煎），炒当归 6g，川桂枝 10g。7 剂，水煎服。5 月 24 日二诊：服上药诸症
减，大便已正常，小便仍频，守上方加黄芪 24g，再进 7 剂。6 月 1 日三诊：小便次数

减少，四肢已温，精神亦佳，稍觉胃胀，舌苔已不厚，脉有力。前方减黄芪为 15g，加砂仁泥 5g。7 剂善后。

（7）治疗更年期综合征：浦江晨[24] 病案。刘某某，49 岁。2002 年 1 月 6 日初诊。自诉 1 年来月经紊乱，短则 10 余天经至，长则 60 余天来潮，月经量少色淡，伴有胸闷、心悸、心烦、易激动，多疑，口干喜冷饮，大便软，夜卧不安，前半夜感手足心烦热，凌晨则四肢冰冷，舌胖大质红、苔薄，脉弦细。西医诊断为更年期综合征。此为时值更年，天癸将竭，肝肾不足，阴阳失调，寒热错杂。治拟调和阴阳。投以乌梅丸加味：乌梅 60g，附子、桂枝、黄柏、萸肉各 10g，黄连、干姜、蜀椒、五味子各 5g，党参、丹参各 20g，当归 15g，细辛 3g。每日 1 剂。服药 2 月，诸症消失。随访至今，仍无复发。

（8）治疗糖尿病：顾植山[22] 病案。吴国胜，男，61 岁。2010 年 5 月 10 日初诊。糖尿病 10 年余，长年用胰岛素控制，未用胰岛素空腹血糖达 12.4mmol/L，中西药皆服过，无效。刻下症见：口干欲饮，下半夜为甚，视力下降，四肢末端厥冷且汗腺萎缩，舌苔黄干裂，脉沉。方用乌梅丸：炒乌梅 30g，川黄连 30g（姜汁炒），炒黄柏 6g，炒当归 10g，川花椒 4g，台党参 10g，淡干姜 6g，熟附片 6g（先煎），北细辛 5g（先煎），炒当归 10g，川桂枝 10g。7 剂，水煎服。5 月 17 日二诊：服上药后血糖平稳，胰岛素已停，空腹血糖为 6.1mmol/L，口干已好转，胃部自觉胀满，矢气后舒，二便难，动则汗出，舌脉如前。上方加郁李仁 15g、黄芪 10g、桃仁泥 10g。7 剂，水煎服。5 月 24 日三诊：诸症平稳，二便已调，精神有增，面色转红润，腹部仍有凉感。上方加附子为 10g。7 剂善后。

【现代研究】（1）杀蛔虫作用：福安专区医院乌梅丸研究小组[25] 报告，乌梅丸治疗胆道蛔虫的作用机理主要有以下几个方面：①乌梅丸有麻醉蛔虫的性能，可使活动迟钝、静止、呈濒死状态，当蛔虫离开乌梅丸液一定时间后，可逐渐恢复活性，表明本方没有直接杀灭蛔虫的作用，只属于麻醉性质；②服乌梅丸后，胆汁的 pH 值有降低倾向，并与胆汁增多一致，即胆汁分泌量增加，pH 值亦随之下降，说明乌梅丸能作用于肝脏，促进肝脏分泌胆汁量增加，改变胆汁的酸碱度；③向胆道术后放置的 T 形管内注入 12.5% 碘化钠造影剂，发现服乌梅丸后造影剂迅速通过奥狄括约肌流入十二指肠，表明奥狄括约肌有显著的弛缓扩张现象。

（2）本方各药的药物成分和药理作用：马有度[26] 发现，本方之主药乌梅含苹果酸、枸橼酸等，本品对动物离体肠管有抑制作用，在体外能抑制大肠杆菌、痢疾杆菌、人型结核杆菌、金黄色葡萄球菌、肺炎球菌等多种杆菌和球菌；蜀椒有驱蛔作用，其机理为使蛔虫严重中毒而使虫体排出；黄连、黄柏主要含小檗碱，有广谱抗菌作用，对痢疾杆菌的抑菌效果颇为明显，尚能增强白细胞的吞噬功能；当归对痢疾杆菌等亦有一定的抑制作用；附子能兴奋垂体-肾上腺皮质；干姜、桂枝均能增强血液循环，促进消化功能；党参能促进红细胞及血红蛋白上升；细辛和附子还有镇痛作用。

（3）降血糖作用：卢健等[27] 的实验研究发现乌梅丸能够降低血糖，其能阻止四氧嘧啶对胰岛 β 细胞的破坏，对胰岛 β 细胞有一定的保护作用。其降血糖的可能机理为：促进损伤的胰岛 β 细胞修复，提高机体胰岛素水平，增加肝糖原含量，加速葡萄糖合成糖原或转化为脂肪而降低血糖。

（4）对溃疡性结肠炎的作用：姚茹冰等[28] 探讨乌梅丸治疗溃疡性结肠炎时病变结肠黏膜局部形态学变化。发现经乌梅丸治疗后溃疡性结肠炎大鼠病变结肠黏膜明显修复好转，其改善程度优于阳性对照药柳氮磺吡啶，表明乌梅丸治疗溃疡性结肠炎有较好的疗效。

小　　结

本篇是在论述杂病之后将未曾收集而又不便归纳的几种病证加以论述。如趺蹶、手指臂肿、转筋、阴狐疝和蛔虫病等，其中以蛔虫病为重点。

趺蹶，是指足背强直，行动不便，是由太阳经脉受伤所致，可刺太阳经穴以舒缓筋脉。

手指臂肿是指病人手指和臂部时常发生肿胀疼痛，并出现振颤、身体肌肉也发生牵动的病证。本病的病机是由于风湿痰涎阻滞于关节经络所致。治疗应祛风除痰，方用藜芦甘草汤。后世医家常用导痰汤或指迷茯苓丸以治此证。

转筋，是以病人四肢突然发生痉挛掣痛为特征的一种病证。本病多由于湿浊内阻，郁久化热，热甚伤津；或因吐泻甚而伤津；或因素体阴津气血不足；或因暴受寒冷凝滞筋脉，使筋脉失去温煦和濡养所致。本篇治疗以鸡屎白散泻湿浊。

阴狐疝，是指男性病人的阴囊时大时小，并随着阴囊的大小变化而发生时痛时止为特征的一种病证。本病与"腹满寒疝宿食病脉证治"章所说的寒疝不同。阴狐疝的治疗以辛温通阳、疏肝理气为主，方用蜘蛛散。

蚘虫，"蚘"同"蛔"。蛔虫病是以病人经常发生腹脐部剧烈疼痛，甚或吐出蛔虫为特征的一种肠道寄生虫病。在辨证方面，蛔虫病的症状是吐涎心痛，发作有时，脉象洪大。"蛔厥"的症状是吐蛔，烦躁，上腹剧痛，手足厥冷，须臾复止，静而复烦。在治疗方面，当虫动不安，发生剧痛时，急当安蛔止痛，待蛔虫安定而痛止，则当驱蛔杀虫。杀蛔止痛，用甘草粉蜜汤，方内粉用铅粉；安蛔止痛，用甘草粉蜜汤，粉用米粉。蛔厥用乌梅丸安胃杀虫。

附：趺蹶、手指臂肿、转筋、阴狐疝、蛔虫病内容归纳表。

趺蹶内容归纳表

病名含义	指足部僵硬，运动障碍的疾病
病因病机	太阳经伤
症　　状	其人但能前，不能却（1）
治　　法	刺腨入二寸（针刺合阳、承山等穴以舒缓筋脉）

手指臂肿内容归纳表

病名含义	手指臂部关节肿胀、颤动，或身体肌肉牵动的病证
病因病机	风痰阻于经络
症　　状	病人常以手指臂肿动，此人身体瞤瞤者（2）
治　　法	涌吐风痰
方　　药	藜芦甘草汤

转筋内容归纳表

病名含义	指筋脉拘挛作痛证
病因病机	湿浊化热伤阴，筋脉失养
症　状	转筋之为病，其人臂脚直，脉上下行，微弦，转筋入腹者（3）
治　法	祛湿通利二便
方　药	鸡屎白散

阴狐疝内容归纳表

病名含义	指阴囊偏大偏小，时上时下的病证
病因病机	寒气凝结厥阴肝经
症　状	阴狐疝气者，偏有大小，时时上下（4）
治　法	辛温通利
方　药	蜘蛛散

蛔虫病内容归纳表

病名含义	肠寄生虫病之一，包括蛔虫腹痛和蛔厥吐蛔			
病因病机	蛔虫气逆（蛔虫腹痛）；内脏虚寒，蛔虫上扰胸膈（蛔厥）			
	分型	症　状	治　法	方　药
证治	蛔虫腹痛	腹中痛，其脉当沉若弦，反洪大，故有蛔虫。（5）蛔虫之为病，令人吐涎心痛，发作有时，毒药不止（6）	杀虫止痛；另一说：安蛔缓痛	甘草粉蜜汤
	蛔厥	蛔厥者，当吐蛔，令病者静而复时烦，此为脏寒，蛔上入膈，故烦，须臾复止，得食而呕，又烦者，蛔闻食臭出，其人当自吐蛔。（7）（腹痛剧烈，手足逆冷，烦躁吐蛔）	安胃杀虫	乌梅丸

（黄仰模）

参 考 文 献

［1］魏之琇．续名医类案．北京：人民卫生出版社，1957：526

［2］李时珍．本草纲目．北京：人民卫生出版社，1982：1155

［3］曲垣瑞．鸡屎白治疗破伤风的观察．中医杂志，1962（10）：23

［4］陈军梅，刘世恩．鸡屎白散治疗老年抽筋症86例．四川中医，2007，25（5）：58

［5］袁宇华．蜘蛛散治疗小儿腹股沟斜疝——附55例临床小结．湖南中医杂志，1986（2）：22

［6］林刚．蜘蛛散加味治愈射精困难1例．中华现代中西医杂志，2003，1（4）：365

［7］任爱民．用蜘蛛大枣散治疗慢性咽炎60例临床观察．中国医药学报，2004，19（1）：21

［8］邵宝仁．医案二则．浙江中医学院学报，1981（2）：14

［9］孙忠年．加味甘草粉蜜汤治疗蛔虫腹痛症．陕西中医，1984（7）：45

［10］徐世祥．甘草粉蜜汤应用一得．浙江中医杂志，1985（8）：352

［11］徐中贤．"甘草粉蜜汤"中用铅粉致74人中毒的教训．成都中医学院学报，1986（1）：18

［12］张家礼．74 例铅中毒原因分析．成都中医学院学报，1986（4）：9

［13］杨娟芳．甘草粉蜜汤合黄芪注射液治疗白细胞减少症 30 例临床观察．上海中医药杂志，2007，41（6）：16

［14］杨德昌．乌梅汤治疗胆道蛔虫病 40 例．陕西中医，1985（1）：37

［15］孙继芬．医话．北京：北京科学技术出版社，2001：35-357

［16］叶益丰．仲景方治疗小儿急重症举隅．江苏中医杂志，1986（6）：8

［17］王永福．乌梅丸治疗呼吸系统疾病的研究进展．中国医药导报，2008（4）：22

［18］郝宪恩，李楠．乌梅丸治疗心血管神经症 50 例．陕西中医，2005，26（2）：124

［19］张武．乌梅丸加味治疗久泻 48 例．云南中医中药杂志，2006，27（6）：68

［20］朱玲．乌梅丸治疗慢性萎缩性胃炎 36 例．浙江中医杂志，2006，41（12）：703

［21］陈亚兵，陈一峰．乌梅丸治疗溃疡性结肠炎 46 例．浙江中医杂志，2005（10）：428

［22］谢平安．顾植山乌梅丸治验．中国中医药报，2010-6-14（第 4 版）

［23］王文彩．乌梅汤加减验案二则．陕西中医，1983（4）：36

［24］浦江晨，沈丽华．乌梅丸可治更年期综合征．浙江中医杂志，2005（10）：456

［25］福安专区医院乌梅丸研究小组．乌梅丸治疗胆道蛔虫病作用机制的实验报告．福建中医药，1960（6）：29

［26］马有度．医方新解．上海：上海科学技术出版社，1980：265

［27］卢健，李瑛，王凌志，等．乌梅丸降血糖作用的机理探讨．中医药学刊，2005（5）：892-893

［28］姚茹冰，邱明义，胡兵，等．乌梅丸对溃疡性结肠炎大鼠结肠黏膜形态学的影响．广州中医药大学学报，2003，20（1）：59

第四篇
《金匮要略》诠解三

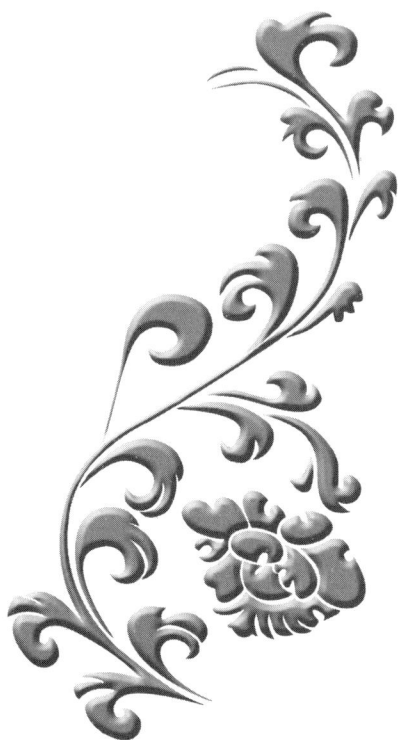

第一章

妇人妊娠病脉证并治

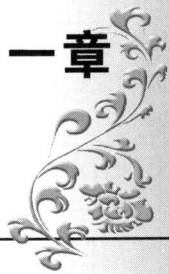

　　本章原文为《金匮》第二十篇，专论妊娠病证的证治。妊娠病是指妊娠期间，由于人体生理上的特殊改变，因而容易导致一些与妊娠有关的疾病，医者常将这些病称之为妊娠病。妊娠：即怀孕。妊，《说文解字》谓："身怀孕也"；娠，《说文解字》作："女妊身动也"。本章所论的妊娠病有妊娠呕吐、妊娠腹痛、妊娠下血、妊娠小便不利、妊娠水气，除此本章对妊娠的诊断、妊娠与癥病的鉴别、治疗及安胎、养胎等内容亦进行了论述。

　　本章的学术思想对后世妇科的发展有很大的影响。

　　【原文】 師曰：婦人得平脉①，陰脉小弱②，其人渴，不能食，無寒熱，名妊娠，桂枝湯主之。方見下利中。於法③六十日當有此證，設有醫治逆④者，卻一月⑤加吐下者，則絕之⑥。（1）

　　【词语注解】 ①平脉：此指无病之脉，即脉平和，与《素问·腹中论》曰："何以知妊子且生也？曰：身有病而无邪脉也"同意。

　　②阴脉小弱：此指尺脉微小细弱，多见于妊娠之时。"阴脉"此谓尺脉。

　　③于法：此指规律，亦谓之法度。

　　④治逆：这里有二种意思：一是指治疗已逆之症；另是治法违背常规，即误治，综观全文，应以后者为当。

　　⑤却一月：此指过一月。却，退也。如《国策·秦策》云："怒战栗而却"。引申为下的意思。

　　⑥绝之：此指断绝的意思。

　　【经义阐释】 本条论述妊娠的诊断及恶阻轻者的证治。正值生育年龄的已婚妇女，无任何原因而月经过期一月不至者，其脉正常，尺部脉微弱，出现口渴食减，但未见形寒身热之症，此时当是妊娠。妊娠之时孕妇体内的阴阳气血津液等精华育胎，口失其濡润，故口渴；肝失其濡养，其疏泄失调，故不能食；身"无寒热"，是说明未感外邪。但若孕妇在孕育胎儿过程中，人体出现阴阳失去平衡，营卫不和，妊娠早期会有形寒不舒等感觉，当用桂枝汤调阴阳和营卫。一般的情况下，应当在妊娠60天左右见上述之症。若医者误治过一个月之后，再加用吐、下之法治之，则脾胃受损，气血生化乏源，胎失荣养，往往引起胎动，或坠胎，亦易形成劣胎，故为了优生，当中断妊娠。

　　值得注意的是，原文中既言"妇人得平脉"怎么又曰："阴脉小弱"呢？其实此脉与妊娠后胞宫气血旺盛时的"妇人手少阴动脉者"（《素问·平人气象论》）、"阴搏阳别谓之有子"（《素问·阴阳别论》）相对而言，是因妊娠最早期，胎气尚未致盛的缘故，非为病脉。对此尤怡有曰："阴脉小弱者，初时胎气未盛，而阴方受蚀，故阴脉比阳脉小弱。至三四月经血久蓄，阴脉始强，《内经》所谓手少阴脉动甚者妊子"（《心典》）。原文中"渴"尤氏作"呕"，他说"其人渴……一作呕亦通"（《心典》），此说与临床非常吻合。因妊娠早期渴者要比呕者少见，它是妊娠血聚胞宫，肝失所养，木犯脾土，以致胃气上逆而致，此属恶阻，可用桂枝汤调营卫，和脾胃，使阴阳平衡，脾胃之气得降，则呕止。当然临证时，妊娠者最常见当为滑数之脉，《妇人规·胎孕类》曰："凡妇人怀孕者，其血留气聚，胞宫内实，故脉必滑数倍常，此当然也"。

"绝之"认识不一。一谓绝其病根。如黄元御曰："此中气之败，不关胎故，则调燮中气，绝其病本也"（《悬解》）；二谓停止药物治疗。如魏念庭曰："却一月之外，经不至之时疑为经闭不行，或将两月之际以渴不能食，为实邪在胸胃，误吐误下，将妊娠中之气血初聚者，易散矣，必绝其医药"；三谓中断妊娠。如唐宗海："绝之二字，究属何义，尚待评求。同年秦鸿仪曰：'此医治之逆，再一月，反吐下之，则胎动而必堕，是断绝其妊娠也'，其说颇通"（《补正》）。根据当今杜绝劣胎，强调优生的观点分析，应以唐说为妥。

【方药评析】 见第二篇第十七章桂枝汤证。

【文献选录】 赵以德：妇人平脉者，言其无病脉也。阴脉小弱，其营气不足耳。凡感邪而营气不足者，则必恶寒发热，不妨于食；今无寒热，妨于食，是知妊娠矣。妊娠者，血聚气搏，经水不行，至六十日，始凝成胎。斯时也，气血化于下，营气不足，卫不独行，壅突中焦而不能食，津液少布，其人渴。用桂枝汤益营和卫。设有医以他治，则更一月当化；若加吐下，复损其营，土亦失去养育。条芩、白术可也，芎、归可也，参、芪可也；但要益营生津，和中下二焦而已。（《衍义》）

尤怡：平脉，脉无病也，即《内经》身有病而无邪脉之意。……《千金》所谓三月尺脉数是也。其人渴，妊子者内多热也。一作呕亦通。今妊妇二三月，往往恶阻不能食是已。无寒热者无邪气。夫脉无故而身有病，而又非寒热邪气，则无可施治。惟宜桂枝汤和调阴阳而已。徐氏云：桂枝汤外证得之，为解肌和营卫，内证得之，为化气调阴阳也。六十日当有此证者，谓妊娠两月，正当恶阻之时，设不知而妄治，则病气反增，正气反损，而呕泻有加矣。绝之谓禁绝其医药也，娄全善云：尝治一二妇恶阻病吐，前医愈治愈吐，因思仲景绝之之旨，以炒糯米汤代茶，止药月余渐安。（《心典》）

吴谦：妇人经断得平脉，无寒热，即内外无病，其人渴不能食，乃妊娠恶阻之渐也。故阴脉虽小弱，亦可断为有孕。但恶阻，于法六十日当有此证，设医不知是孕，而治逆其法，却一月即有此证也。若更加吐下者，则宜绝止医药，听其自愈可也。然脉平无寒热用桂枝汤与妊娠渴不能食者不合。且文义断续不纯，其中必有脱简。（《金鉴》）

黄元御：妇人得和平之脉，而尺脉小弱，其人渴不能食，外无寒热表证，此名妊娠。《难经》：命门者，诸神精之所舍，元气之所系也。男子以藏精，女子以系胞。盖子宫者，少阴肾之位也，故脉见于尺。胎之初结，气血凝塞，不复流溢，故脉形小弱。胎妊方成，中气壅满，胃逆不降，故恶心呕吐，不能甘食；胃逆则金火皆升，是以发渴。桂枝汤甘草、大枣补其脾精，桂枝、芍药调其肝血，生姜降逆止呕，妊娠初治之良法也。于妊娠之法，六十日间当有此证，设有医治之逆者，却一月之内而见此证，加以吐下……此中气之败，不关胎故，则调燮中气，绝其病本也。（《悬解》）

【临床应用】 见中篇第十七章桂枝汤证。

【现代研究】 沈继泽[1] 提出"于法六十日"与"却一月"大约是胎儿发育的三胚层

期，（即妊娠第 18～56 天）各脏及系统经过重复分化，发育始基本完成，胚胎初具人形，在此器官发育期，胚胎异感性最大，对所有致畸因素特别敏感，可发生功能及形态方面的畸形，此时在生化乏源的情况下，提出"则绝之"，合乎科学中断妊娠的创见，此与现代优生学中的为了避免劣胎，防止畸形而采取必要的人工流产术的精神大致是吻合的。

【原文】　婦人宿有癥病，經斷末及三月，而得漏下不止，胎動在臍上者，為癥痼害。妊娠六月動者，前三月經水利時，胎也。下血者，後斷三月衃①也。所以血不止者，其癥不去故也，當下其癥，桂枝茯苓丸主之。(2)

桂枝茯苓丸方：

桂枝　茯苓　牡丹（去心）　芍藥　桃仁　（去皮尖，熬）各等分

上五味，末之，煉蜜和丸，如兔屎大，每日食前服一丸。不知，加至三丸。

【词语注解】　①衃（pēi 音胚）：指瘀血内结；为癥痼之互词。衃，《说文解字》曰："凝血也"。

【经义阐释】　本条论述癥病与妊娠的鉴别，及癥病的治法。本条是从三个方面论述：

（1）瘀血内结，癥病而致下血：即原文"妇人宿有癥病"至"为癥痼害"之意。妇人素有癥病，若经闭不到三月，未经正确治疗而见阴道流血，淋漓不止，且脐上有跳动，似妊娠之胎动感，此乃气血运行不畅，瘀血内结，即素有癥积而致，故曰"为癥痼害"。这时虽有闭经，脐上跳动，但均非属妊娠，因妊娠胎动应在脐下，为孕后四五个月才出现。

（2）妊娠与癥病的区别：即原文"妊娠六月动者"至"后断三月衃也"所曰。孕妇怀孕六个月时，若停经前三个月经水正常，六个月时，且有胎动，触之腹皮柔软，此为妊娠无疑。若月经停前三个月经水不正常，三个月后见下血者，小腹按之较坚，触之有块或痛者，为瘀血内结，有癥病之故。从原文可以推知妊娠诊断的依据：一是看经水正常与否；二是看胎动的时间符合与否；三是看胎动的部位对否。这些均可作为临证时参考。当然临床上随着科学的发展，目前可以借助于仪器和生化检查来确诊妊娠与否。

（3）癥病下血不止的治法：若癥病阴道流血不止者为癥积未去，这时应祛癥化瘀，方用桂枝茯苓丸。

对本条各家看法不一。一是认为重在辨癥与胎。如《金匮教学参考资料·妊娠病脉证并治》曰："高思潜说：'按之实际，癥痼既阻塞于中，何得安然受胎；且胎仅三月，亦无动在脐上之理也，余尝细绎其文义，乃知此节完全为胎癥对勘之文，盖仲景恐人误癥作胎，误胎作癥，故两两比较之。'对后学者有所启迪。"二是认为素有癥病者怀孕后的证治。如陈念祖说："此为妊娠宿有癥病，而出其方治也"（《浅注》）。高学山亦说："本条十一句，凡两段，前五句为一段，辨似胎而非胎之病。后六句为一段，言虽病而暗妊之胎，总以本方为主治。"后者的看法可供临证时参考。根据治癥选用活血力量弱，其用量小，且又为丸剂的桂枝茯苓丸一方，似陈氏的看法贴合原文本意。

【方药评析】　方中桂枝温通血脉；茯苓补正和中；芍药和营；桃仁、丹皮活血化瘀。蜜调和诸药，本方具有活血化瘀祛癥之功。本方以丸缓图之，其用量小，故可达到祛瘀化癥，邪去而正不伤的目的。

【文献选录】　魏荔彤：此误以妊娠为疾病，又误治之过也，虽有妊娠自妊娠，而疾病

自疾病，俱在其人腹中难辨者，又何以明之？如妇人宿有癥病，旧血积聚之邪也，忽而经断未及三月，即上条六十日以上见渴不能食证之候也。又忽尔经血至，且得漏下不止之证，以为胎堕乎？胎固在腹中，但动而不安，有欲堕之机矣，是癥之为病，而累及于胎者。如癥在脐下，邪居于下，可以随血漏而癥散，止漏安胎，病去胎全矣。如癥在脐上，邪居于上，虽血漏不止，而癥自沉痼，名为癥痼。势必令胎中之气血先随血漏而坠，所以可决其害将及于妊娠也。此就宿血积聚居于胎之上下，以下血漏不止，有无干碍妊娠之义也。再或妊娠六月矣，胎忽动者，此亦宿血癥痼所致，又当明辨其孰为正胎孰为癥邪而治之。前三月之间经水顺利，得其正道，无胎应行即行，有胎应止即止，此胎之正也。至三月以后，邪癥为患，忽而漏血不止，此血非关胎血，乃断经之后，三月之血，闭而未行，于邪癥之所在，必加添积聚，成为血𧖂，所以漏下不止，而自与胎不相涉也；惟久久不止，方害于胎耳。血不止而痼癥不去，必累害于胎……师故曰当下其癥。癥自下而胎自存，所谓有故无殒者，即此义也。主之以桂枝茯苓丸……下癥，全无猛厉之品。（《本义》）

尤怡：癥，旧血所积，为宿病也。癥痼害者，宿病之气，害其胎气也。于法妊娠六月，其胎当动，今未三月，胎不当动而忽动者，特以癥痼害之之故。是六月动者胎之常，三月动者胎之变也。夫癥病之人，其经月当不利，经不利，则不能受胎；兹前三月经水适利，胞宫净而胎可结矣。胎结故经断不复下，乃未三月而𧖂血仍下，亦以癥痼害之之故，是血留养胎者其常，血下不止者其变也。要之，其癥不去，则血必不守，血不守则胎终不安，故曰当下其癥。桂枝茯苓丸下癥之力颇轻且缓，盖恐峻厉之药，将并伤其胎气也。（《心典》）

吴谦：经断有孕，名曰妊娠。妊娠下血，则为漏下，妇人宿有癥痼之疾，而育胎者未及三月，而得漏下下血不止，胎动不安者，此为癥痼害之也。已及六月，而得漏下下血胎动不安者，此亦癥痼害之也。然有血𧖂成块者，以前三月经虽断，血未盛，胎尚弱，未可下其癥痼也。后三月血成𧖂，胎已强，故主之桂枝茯苓丸，当下其癥痼。此示人妊娠有病当攻病之义也。此条文义不纯，其中必有阙文，姑存其理可也。（《金鉴》）

【临床应用】 （1）治疗慢性非细菌性前列腺炎：胡仕祥[2] 运用加味桂枝茯苓丸治疗慢性非细菌性前列腺炎 60 例。药用桂枝 5g，茯苓 15g，丹皮 12g，赤芍 15g，桃仁 10g，黄芪 30g，车前子（包煎）30g，菟丝子 30g，薏苡仁 20g，黄柏 15g，萆薢 15g，生甘草 6g，生牡蛎（另先煎）30g。湿热重，舌苔黄腻者加佩兰、龙胆草；瘀滞重，会阴、耻骨部位疼痛明显者加荔枝核、炮山甲；肾虚较重，伴腰痛或腰酸腿软者加杜仲、补骨脂。另外，对照组（60 例）采用前列康片治疗，8 周后评价两组疗效。结果：加味桂枝茯苓丸治疗慢性非细菌性前列腺炎，可较快缓解患者的症状，减轻疼痛，降低症状积分，与对照组比较疗效有显著性差异（$P < 0.05$），且无明显毒副反应。

（2）治疗产后发热：周俊文[3] 以桂枝茯苓丸加味为基础方治疗产后发热 48 例。根据产后发热的临床表现将其分为外感发热、血瘀发热、血虚发热进行辨证施治。以桂枝茯苓丸加味为基础方，药用桂枝、茯苓各 20g，桃仁 12g，丹皮、芍药各 18g，当归、川芎各 15g，熟地 12g，栀子、地骨皮各 15g，甘草 3g。随证加减：外感发热去熟地加荆芥、防风、白芷各 18g；血瘀发热加酒军 5g，兼便秘加火麻仁、枳实各 12g；血虚发热加阿胶 10g（烊化）、黄芪 30g。结果：平均服药 4.79 剂，治愈率 93.75%。

（3）治疗崩漏：赵亚平等[4] 加味桂枝茯苓丸治疗崩漏 136 例，全部服用桂枝茯苓丸加味（改作汤剂）。处方：桂枝 10g，茯苓 20g，赤芍 15g，桃仁 10g，牡丹皮 10g。血瘀严重者加水蛭粉 5g（冲）、红花 6g；伴气虚者加黄芪 15～20g、党参 15～20g；兼血虚者加当归 12～20g、白芍 15～20g、熟地黄 15～20g；兼肾虚者加杜仲 15～30g、川续断 15～20g、牛膝 15～20g；偏寒者去牡丹皮，加艾叶 5g、姜炭 10g、吴茱萸 3～5g；偏热者加侧柏叶 15g、茜草 15g、地榆 15～20g。结果：治愈 123 例，有效 9 例，无效 4 例，总有效率为 97.06%。

（4）治疗药物流产后阴道出血：袁庆秀等[5] 运用桂枝茯苓丸治疗药物流产后阴道出血 106 例。将桂枝茯苓丸改为汤剂加味处方：桂枝 12g，茯苓 15g，牡丹皮 15g，桃仁 10g，赤芍、白芍各 15g，生蒲黄 10g，五灵脂（炒）10g，益母草 30g，三七粉（冲）3g。伴气虚去五灵脂加党参、白术；血虚加当归、阿胶；气郁加制香附、川楝子；瘀久化热，恶露臭秽加蒲公英、红藤、墓头回、败酱草。全部病例均为药物流产后出血量超过月经量，出血时间超过 7 天者。用桂枝茯苓汤加味治疗 6 天以内出血停止者 71 例，用药 6～12 天出血停止者 27 例。3 例用药 1 个疗程后要求行清宫术，5 例两个疗程结束仍有少量出血行清宫术。

（5）治疗子宫内膜异位症：钱静[6] 运用桂枝茯苓丸加味治疗本病 45 例，随机分两组，中药治疗组 23 例，对照组 22 例。中药组治疗组药用：桂枝 8g，茯苓、丹皮、赤芍、桃仁各 10g，血竭粉 1.5g，淫羊藿 15g。3 个月为 1 个疗程。治疗两个疗程以上 21 例，2 例因胃肠不适仅服用 1 个疗程。对照组用丹那唑，3 个月为 1 个疗程。治疗两个疗程以上 15 例，7 例因副作用明显服用 1 个疗程停药。结果：治疗组显效 9 例，有效 12 例，无效 2 例，有效率 91.3%；7 例不孕患者 2 年内妊娠 3 例，占 42.8%。对照组显效 6 例，有效 9 例，无效 7 例，总有效率 68.2%；5 例不孕患者 3 年内妊娠 1 例，占 20%。两组疗效有显著性差异（$P<0.05$）。

（6）治疗原发性痛经：张玲玲等[7] 观察桂枝茯苓丸治疗原发性痛经 114 例。方法：患者均予服用桂枝茯苓丸，每次 1.5g，每天 2 次。观察患者治疗前后的临床症状积分和痛经持续时间的改善情况，并记录不良反应。治疗 3 个月后统计治疗效果。结果：治疗总有效率 91%，无明显不良反应发生。

（7）治疗子宫肌瘤：梁如碧[8] 运用加味桂枝茯苓丸治疗本病 62 例。方法：随证运用加味桂枝茯苓丸（桂枝 15g，茯苓 25g，桃红、丹皮各 12g，土鳖虫、赤芍、鳖甲各 20g）。10 剂为 1 个疗程，每日 1 剂，经期可暂停用药（或减轻化瘀之品）。结果：治愈 25 例，显效 21 例，有效 12 例，无效 4 例（均属肿块偏大、直径 4cm 以上，治疗 1 个疗程后转手术治疗），总有效率 93.55%。随访痊愈者 2 年疗效稳定，无复发；部分显效或有效患者绝经后瘤体自然消失。

（8）有报道，用本方治疗青春期肥胖、乳胀、功能性水肿、痤疮、嗜食[9]；宫外孕[10]；顽固性失眠健忘[11]；失去手术、化疗机会的晚期原发性肝癌[12]；冠心病心绞痛属于瘀血内停者[13]；肾炎蛋白尿[14]；多发性肠息肉[15]；高血脂症[16] 等。

【现代研究】（1）对大鼠实验性子宫肌瘤的防治作用：李莉等[17] 发现桂枝茯苓丸（1.08～4.32g·kg^{-1}）灌胃能显著降低子宫肌瘤大鼠的子宫重量，抑制子宫平滑肌过度增殖，降低血清中雌二醇（E2）和孕酮（P）水平，抑制血小板聚集率；降低"血瘀症"大鼠的血液黏度，明显延长凝血时间、凝血酶原时间（PT）和白陶土部分凝血活酶时间（KPTT）。表明桂枝茯苓丸灌胃给药能抑制雌二醇诱导的大鼠子宫肌瘤的形成，与降低体内雌、孕激素水平及活血化瘀有关。

（2）对子宫内膜异位症大鼠血管生成的影响：张文举等[18] 研究发现桂枝茯苓丸组（GFW）、丹那唑组（D）和联合用药组（S），组异位内膜呈现不同程度萎缩，腺体明显减少，腹腔液巨噬细胞计数减少，GFW组、D组及S组大鼠外周血、腹腔液及巨噬细胞培养液白细胞介素-8（IL-8）、肿瘤坏死因子（TNF-α）降低，异位内膜血管生成因子（VEGF）表达减弱，异位内膜微血管密度（MVD）也明显减少，其中以S组最为明显。表明桂枝茯苓丸和丹那唑可以抑制EM模型大鼠异位内膜的血管生成，使异位内膜萎缩，当二者联合用药时，作用更强。

（3）诱导肿瘤细胞凋亡：王琪等[19] 发现桂枝茯苓丸（GFW）抑瘤率为38.93%，流式细胞仪检测GFW组凋亡率17.79%，与模型组比较，差异有统计学意义（$P<0.05$）。桂枝茯苓丸上调肿瘤细胞p21waf/cip蛋白表达，下调Survivin mRNA表达。桂枝茯苓丸组镜下可见瘤细胞以凋亡变化为主。内膜结构完好，核膜清晰，细胞核固缩，染色质团块状散布核内或边集核膜下，并可见凋亡小体。表明桂枝茯苓丸诱导肿瘤细胞凋亡，其机制可能与上调p21及下调Survivin mRNA表达密切相关。

（4）对前列腺增生模型小鼠的影响：程佩素[20] 发现桂枝茯苓丸给药组小鼠前列腺指数均显著低于模型组（$P<0.01$）；病理镜检显示桂枝茯苓丸给药组前列腺减轻，同时可见坏死灶的形成和大量的腺体上皮细胞脱落到腺腔内或凋亡，尤以高、中剂量组最为显著。表明桂枝茯苓丸可显著抑制小鼠前列腺增生。

（5）乌居冢和生等[21] 日本学者发现，本方做成煎剂与生药炼蜜为丸剂时成分含量有所不同，根据桂枝茯苓丸的许多临床报告及著者的临床经验提示：本方按原剂型制作的丸剂具有显著的药效。

【原文】 婦人懷娠六七月，脉弦發熱，其胎愈脹，腹痛惡寒者，少腹如扇①，所以然者，子臟開②故也，當以附子湯溫其臟。方未見（3）

【词语注解】 ①少腹如扇：指少腹冷，像风吹一样。
②子脏开：此指子宫寒冷。子脏，即子宫。

【经义阐释】 本条论述妊娠腹痛属阳虚有寒的证治。纵观原文妊娠六七月见脉弦发热，腹渐大，且痛又觉恶寒，少腹如扇，诸皆由"子脏开故也"，即子宫寒冷引起，此冷何从得之？孕至六七月，胎儿渐大，需母体气血的荣养，更需阴阳的濡润与温煦，若素体阳虚者，孕时常肾阳不足，则阳虚，可生内寒，因此少腹如扇等症可为阳虚阴寒内盛引起。据原文曰："当以附子汤温其脏"，可知此证必有阳虚阴寒内盛，临证时可参考《妇人规·安胎》曰："胎气有寒而不安者，其症或吞酸、吐酸，或呕恶胀满，或喜热畏凉，或下寒泄泻，或脉多沉细，或绝无火证，而胎有不安者，皆属阳虚寒证，但温其中而胎自安矣。宜用温胃散、理阴煎之类加减主之。亦当以平素之脏气，察其何如，酌而用之。"

附子汤方本书未载，但多数医家认为可能是《伤寒论》少阴篇附子汤（方由炮附子、茯苓、芍药、白术、人参组成）此说可供临证时参考。

【文献选录】 徐彬：怀孕至六月七月，此胃与肺养胎之时也。脉弦者，卫气结则脉弦；发热者，内中寒亦能作热也。寒固主胀，故弦脉使人胃胀。六七月胃肺养胎，而气为寒所滞，故始胀尚可，至此则胎愈胀也。寒在内，则腹痛恶寒，然恶寒有属表者，此连腹痛，则知寒伤内矣。少腹如扇，阵阵作冷，若或扇之也，此状其恶寒之特异者，且独在少腹。盖因子脏受寒不能阖，故少腹独盛。子脏者，子宫也，开者不敛也。附子能入肾温下

焦，故曰宜以附子汤温其脏。(《论注》)

张璐：妊娠脉弦为虚寒，虚阳散外，故发热，阴寒内逆，故胎胀。腹痛恶寒者，其内无阳，子脏不能司闭藏之令，故阴中觉寒气习习如扇也。用附子汤以温其脏，则胎自安。(《医通》)

魏荔彤：妇人怀妊六七月矣，脉弦发热，其胎愈暴胀大，而里腹痛，表恶寒，无乃类于内怀胎孕，外感风寒乎？但外感风寒之为病，脉或浮缓浮紧而不弦，即内伤冷湿之为病，腹痛满而胎不致暴胀；且外感风寒之恶寒，在背而不在少腹，今恶寒乃在少腹，少腹如扇，畏憎风寒极矣。师为明其所以然者，子脏开也。肾主开合，命门火衰，气散能开而不能合，在二便则为下脱，妇人子脏之开，亦此理也。急温脏回阳以救胎，法当附子汤。……用附子而佐以参、术，固气安胎，洵善治也。(《本义》)

尤怡：脉弦发热，有似表邪，而乃身不痛而腹反痛，背不恶寒而腹反恶寒，甚至少腹阵阵作冷，若或扇之者然。所以然者，子脏开不能合，而风冷之气乘之也。夫脏开风入，其阴内胜，则其脉弦为阴气，而发热且为格阳矣。胎胀者，胎热则消，寒则胀也。附子汤方未见，然温里散寒之意，概可推矣。(《心典》)

【现代研究】　刘长天[22]报道，关于妊娠期使用附子汤的问题，不少医家因附子大热有毒，走而不守，功能破坚，而认为附子不利于妊娠，正如张璐所谓"世人皆以附子为堕胎百药长"。故自仲景之后，因畏其堕胎，妊娠少有用者。不过今世医家根据《内经》"有故无殒"的精神，不乏于妊娠期运用附子者。如刘长天临床曾屡用附子及其他妊娠禁药治疗孕期疾病。认为只要用药对证，处方周详，不但效佳，而且毫无伤胎之虞。由此观之，附子并非妊娠期绝对禁忌，只要辨证准确，是能收到祛病安胎之效的。

【原文】　师曰：妇人有漏下①者，有半产②后因续下血都不絕者，有妊娠下血者，假令妊娠腹中痛，为胞阻③，胶艾汤主之。(4)

芎归胶艾汤方：一方加乾薑一兩。胡氏治妇人胞動，無乾薑。

芎藭　阿膠　甘草各二兩　艾葉　當歸各三兩　芍藥四兩　乾地黃

上七味，以水五升，清酒三升，合煮取三升，去滓，内膠，令消盡，温服一升，日三服。不差，更作。

【词语注解】　①漏下：指非经期阴道流血，量少淋漓不止。

②半产：即小产，指妊娠第12~28周内，胎儿自然殒堕者。如《医宗金鉴·妇科心法要诀》曰："五、七月已成形者，名为小产"。即当今所谓的"晚期流产"、"早产"等。

③胞阻：一指妊娠腹痛，即妊娠时孕妇小腹作痛。如《医宗金鉴·妇科心法要诀》曰："孕妇腹痛，名为胞阻"。另指妊娠腹痛伴下血，此条原文即是。当今医者多从前者。

【经义阐释】　本条论述妇人常见的三种下血证治。女子以肝为先天，以血为用，正常者常经水以时下，除此之外，下血均为异常。此条曰妇人三种下血一谓漏下；二谓半产后连续下血不断；三谓妊娠下血伴腹痛。以上皆由冲任亏损，阴血失守，寒气凝滞而致，治当调补冲任，养血温宫，祛寒止血，方用胶艾汤。

上述下血，不仅可用胶艾汤治之，临床上还可参照《妇人规·妊娠卒然下血》所载："妊娠忽然下血，其证有四：或因大热，迫血则妄行；或因郁怒，气逆则动血；或因损触胎气，胞宫受伤而下血，或因脾胃气陷，命门不固而脱血。凡者皆动血之最者也。不速为调经，则必致坠胎矣。然治此者，必先察其邪之微甚，如火犹未清，仍当清火，气犹未顺，仍当顺气。若因邪而动血，血去而营虚，则速当专顾元气，以防脱陷。此中或当治标，或当救本，或当兼标本而调理之。倘不知先后缓急，将恐治标未已而救本无暇也，当详察之"。

【方药评析】 方中阿胶养血止血，艾叶温经暖宫；四物汤养血和血，甘草佐之调和诸药，清酒温经和血。诸药合用，具有养血温宫、止血、调理冲任之功。

【文献选录】 巢元方：漏胞者，谓妊娠数月而经水时下，此由冲脉任脉虚，不能约制太阳少阴之经血故也。冲任之脉，为经脉之海，皆起于胞内。手太阳小肠脉也，手少阴心脉也，是二经为表里，上为乳汁，下为月水，有妊娠之人，经水所以断者，壅之以养胎，而蓄之为乳汁。冲任气虚，则胞内泄漏，不能制其经血，故月水时下，亦名胞阻，漏血尽则人毙也。（《诸病源候论》）

徐彬：此段概言妇人下血，宜以胶艾汤温补其血，而妊娠亦其一。但致病有不同，无端漏下者，此平日血虚而加客邪；半产后续下血不绝，此因失血血虚而正气难复。若妊娠下血，如前之因癥者固有之；而兼腹中痛，则是因胞阻，阻者阻其欲行之血，而气不相顺，非癥瘕害也，故同以胶艾汤主之。盖芎、归、地、芍，此四物汤也，养阴补血，莫出其右；血妄行必挟风而为痰浊，胶以骤皮为主，能去风，以济水煎成能澄浊；艾性温而善行，能导血归经；甘草以和之，使四物不偏于阴，三味之力也，而运用之巧，实在胶艾。（《论注》）

张石顽：行经与结胎，皆属冲任，冲任虽持乎阴阳交合，为肝肾之用事，然长养成胎，皆坤土所资。盖阴阳抱负则不泄，坤土堤防则不漏。若宿有瘀浊客于冲任，则阴自结，不得与阳交合，故有时漏下半产不绝也。凡妊娠胎气，阳精内成，阴血外养，今阴血自结，与胎阻隔，不得相和，独阴在内，作腹中痛下血，皆阴阳失于抱负，坤土失于堤防，胶艾汤皆治之。（《医通》）

尤怡：妇人经水淋沥，及胎产前后下血不止者，皆冲任脉虚，而阴气不能内守也。是惟胶艾汤为能补而固之。中有芎、归，能于血中行气；艾叶利阴气，止痛安胎，故亦治妊娠胞阻。胞阻者，胞脉阻滞，血少而气不行也。（《心典》）

【临床应用】 （1）治疗先兆流产：李艾丁等[23]以胶艾汤为主方治疗本病130例。基本方：阿胶、当归、清酒各18g，川芎10g，甘草5g，白芍、艾叶各30g，生地20g。气血虚弱者加补气养血药如黄芪40g、潞参20g等；肾虚者加补肾固冲任药如桑寄生20g、杜仲18g、巴戟天20g等；血热者加清热凉血药如白茅根30g、藕节30g等；屡孕屡堕者加健脾补肾药如白术18g、山茱萸、杜仲各18g等；跌扑损伤者以本方合圣愈汤加减，药用：潞参、熟地、生地、巴戟天各20g，黄芪、艾叶、白芍各30g，当归、阿胶、清酒各18g，甘草5g。130例患者均用过黄体酮、止血针药及其他孕激素，效果不佳。其中3例不遵医嘱，未卧床，多动而殒堕。127例均生子，随访2年母子健在。治愈率达97%。

（2）治疗产后恶露不绝：杨名群[24]治疗产后恶露不绝58例。胶艾汤方药组成：阿胶10g（烊化），艾叶10g，当归12g，川芎10g，白芍15g，熟地25g，甘草10g。气虚加黄芪、党参、白术；血瘀加炒蒲黄、炒五灵脂、益母草；恶露臭秽加蒲公英、紫花地丁；流血量多加三七粉，腰痛加杜仲、枸杞子。治疗结果58例中，痊愈52例，好转4例，无效2例，总有效率96.55%。

（3）治疗崩漏：张英才等[25]运用胶艾汤加减治疗崩漏36例。本组60例分为治疗组

36 例，对照组 24 例。治疗方法：阿胶 11g，川芎 9g，甘草 6g，白芍 12g，艾叶、生地、炮姜炭各 10g，棕榈炭 15g，煅乌贼骨 20g。肾虚者加川断、杜仲各 10g；血瘀者加赤芍 15g、桃仁 9g；血热者加黄芩 10g、栀子 12g、生藕 15g。每月月经前 5 天开始服用，连服 10 剂，应用 3 个月。治疗结果：治疗组显效 21 例，有效 14 例，无效 1 例，总有效率 94.4%。对照组显效 8 例，有效 10 例，无效 6 例，总有效率 78.3%。

（4）有报道用本方加味，治疗不全流产[26]；胃、十二指肠溃疡出血[27]；跌伤[28]；血小板减少性紫癜[29] 等。

【现代研究】 （1）对缩宫止血作用及对性激素水平的影响：任利等[30] 发现高、低剂量的胶艾汤均具有兴奋小鼠离体子宫肌的作用，并显示了一定的量效关系。对去卵巢大鼠可提高血清雌二醇和孕酮含量，与对照组比较有显著性差异（$P<0.05$）。提示胶艾汤有缩宫止血和调节内分泌作用。

（2）对胶艾汤止血作用的机制研究：任利等[31] 研究结果显示：胶艾汤可使模型动物血浆组织纤溶酶原激活剂（t2PA）含量降低而纤溶酶原激活剂抑制物（PA I）含量增加，从而抑制 t2PA 激活纤溶；并可使模型动物血浆血管性假血友病因子（vW F）含量下降，有保护血管内皮细胞作用。实验同时观察到，胶艾汤对虚寒失血证动物血小板聚集功能和血浆血小板 a 颗粒膜蛋白 2140（GMP2140）含量未产生明显影响，可能是本方止血不留瘀特点的体现。

【原文】 婦人懷妊，腹中疠[①]痛，當歸芍藥散主之。(5)
當歸芍藥散方：
當歸三兩　芍藥一斤　芎藭半斤—作三兩　茯苓四兩　白术四兩　澤瀉半斤
上六味，杵為散，取方寸匕，酒和，日三服。

【词语注解】 ①疠（jiǎo 绞）痛：指腹中急痛；亦读（xiǔ 朽），指绵绵而痛。

【经义阐释】 本条论述肝脾不和而致的妊娠腹痛的治法。前条言胞阻为冲任虚寒，阴血不能内守胞宫有寒而致，此条言妇人怀妊腹中痛是因肝脾不和引起，何以知之？此从方测证而得之。胎为孕妇气血所养，若孕妇气血素体不足，常血养胎而不藏于肝则肝气不舒，气养胎而使脾不健运则湿浊内生，肝脾不和，血虚湿生，则气血运行不畅，胎失所养，故腹中疠痛，从方测证，还当有头昏、小便不利或下肢略肿等，治当养血舒肝，健脾利湿，方选当归芍药散。"疠痛"是急痛还是绵绵作痛，历代医家争论不休，实当以辨证为准，无论是急痛，还是绵绵作痛，只要属肝血不足，脾虚湿盛者，就可选用本方。

【方药评析】 当归、川芎补血柔肝；芍药养血舒肝、舒缓经脉止痛；白术健脾燥湿；茯苓、泽泻渗湿泄浊。诸药共奏养血舒肝，健脾利湿之功。

【文献选录】 赵以德：此与胞阻痛者不同，因脾土为木邪所克，谷气不举，浊淫下流，以塞搏阴血而痛也，用芍药多他药数倍以泻肝木，利阴塞，以与芎、归补血止痛；又佐茯苓渗湿以降于小便也；白术益脾燥湿；茯泽行其所积，从小便出。盖内外六淫，皆能伤胎成痛，不但湿而已也。（《衍义》）

徐彬：疠痛者，绵绵而痛，不若寒疝之绞痛，血气之刺痛也，乃正气不足，使阴得乘阳，而水气胜土，脾郁不伸，郁而求伸，土气不调，则痛绵绵矣。故以归、芍养血，苓、术扶脾，泽泻泻其有余之旧水，芎䓖畅其欲遂之血气。不用黄芩，疠痛因虚，则稍挟寒也；然不用热药，原非大寒，正气统则微寒自去耳。（《论注》）

尤怡：按说文疠音绞，腹中急也，乃血不足水反侵之也。血不足而水侵，则胎失其所养，而反得其所害矣。腹中能无疠痛乎。芎、归、芍药益血之虚，苓、术、泽泻除水之气。（《心典》）

陈元犀：怀妊腹痛，多属血虚，而血生于中气，中者土也，土过燥不生物，故以归、芎、芍药滋之；土过湿亦不生物，故以苓、术、泽泻渗之。燥湿得宜，则中气治而血自生，其痛自止。（《金匮方歌括》）

【临床应用】 （1）治疗妊娠腹痛：夏泽芳[32] 运用当归芍药散治疗本病34例，腹痛性质为绵绵作痛。基本方药：当归、茯苓、炙甘草各10g，白芍20～30g，川芎5g，枸杞、菟丝子各15g。若气虚加党参、黄芪；口干加玉竹、麦冬；恶心呕吐加竹茹或生姜；腹胀加广木香、苏梗；大便稀溏加砂仁、山药；大便干结加柏子仁或生首乌；下腹冷感加艾叶、补骨脂；每日1剂。治疗效果：25例痊愈（服药5天，腹痛消失，观察2周无复发，各项检查证实继续妊娠），6例显效（服药7天，腹痛消失，观察2周无复发，各项检查证实继续妊娠），1例有效（服药10天，腹痛好转，各项检查证实继续妊娠），2例无效（服药10剂腹痛未减）。

（2）治疗老年痴呆：高德义等[33] 观察了当归芍药散对老年痴呆患者智力和生活能力的影响。方法：选用简易智力状态检查表（MMSE）和日常生活能力量表（AIM）测定口服当归芍药散半年后的36例老年痴呆患者的智力和生活能力，并测定血液超氧化物歧化酶（SOD）和过氧化脂质含量（LPO）。药物组成：当归、芍药各9g，川芎6g，泽泻、白术、茯苓各12g。每日1剂，分煎两次，温服。3个月为1个疗程，共两个疗程。在观察期间停用其他亲智能及神经递质药，扩血管药和抗自由基药。结果：简易智力状态检查评分治疗前后差别有显著性意义，日常生活能力评分治疗前后差别有显著性意义。LPO及SOD含量治疗前后差异均有显著性意义。结论：当归芍药散可改善老年痴呆患者智力和生活能力。

（3）治疗先兆流产：刘春丽[34] 治疗先兆流产30例。基本方为当归、茯苓、泽泻各10g，川芎5g，白芍、白术各12g。气虚者加党参15g、炙黄芪20g；血虚者加何首乌、枸杞子各10g、阿胶9g；阴虚者加生地黄12g、女贞子、旱莲草各10g；阴道出血者加仙鹤草15g、旱莲草、苎麻根各10g；腰酸痛者加续断、桑寄生、菟丝子各10g等。上药煎成汤剂口服，每日1剂，分2次口服。1个月为1个疗程，可连服2～3个疗程。治疗结果为治愈28例（治愈率为96.7%），无效2例（其中1例系因外伤引起阴道大出血而行清宫术终止妊娠）。

（4）治疗自主神经失调症：日本人井奥郁雄等[35] 用TOS片（即当归芍药散改进后的新剂型，其组方比例为：当归3，芍药6，川芎3，苍术、泽泻、茯苓各4），治疗19例，结果：显效2例，有效6例，微效6例，无恶化病例，有效率达68.4%。19例中发生副作用2例，1例出现轻度丘疹，1例表现为轻度的困倦，嗜睡。由此可见，当归芍药散对妇女更年期自主神经失调有一定的疗效。

（5）有报道用本方或用本方加减治疗非器质性疾病的漏经或漏下[36]；足底薄膜神经炎[37]；更年期综合征属卵巢功能低下者[38]；胎位不正[39]；妊娠高血压综合征[40]；慢性阑尾炎[41]；中心性浆液性视网膜病变[42] 等。

【现代研究】　（1）对高脂血症家兔脂代谢及血液流变学的影响：阎艳丽等[43] 观察了当归芍药散对高脂血症家兔脂代谢及血液流变学的影响。发现当归芍药散高、低剂量组均可较好地调节高脂血症家兔脂代谢，抑制脂质在肝脏的沉积。可以改善血流变，降低血液黏度与红细胞的聚集性。

（2）对大鼠子宫平滑肌的影响：郭恒林等[44] 通过实验研究认为，当归芍药散水煎醇提取物作用于大鼠子宫平滑肌，可抑制大鼠离体子宫的自发收缩，对抗垂体后叶素、前列腺素 E_1 引起的子宫收缩加强，使子宫平滑肌完全舒张，保护垂体后叶素所致的大鼠痛性痉挛。认为能抑制副前列腺素 E_1 所致的子宫平滑肌痉挛，在缓解痛经过程中具有重要意义。

（3）对肝纤维化大鼠的保护作用：李文武等[45] 探讨了当归芍药散加味抗大鼠肝纤维化的作用。当归芍药散加味由柴胡、当归、白芍、川芎、丹参、桃仁、茯苓、泽泻、白术等药物组成。结果：给药 8 周后，与模型对照组相比，当归芍药散加味可显著降低大鼠血清谷丙转氨酶（ALT）、谷草转氨酶（AST）、谷氨酰氨基转移酶（GGT）及碱性磷酸酶（ALP）；当归芍药散加味还可显著降低血清透明质（HA）、Ô 型前胶原（PC2Ô）以及 Ô 型胶原（Ô2C）的含量，当归芍药散加味可减少肝组织匀浆中的丙二醛（MDA）含量，提高超氧化物歧化酶（SOD）水平。结论：当归芍药散加味可以保护肝细胞，降低胶原蛋白含量，其作用机制可能与抗氧化作用有关。

（4）抗衰老的作用：田荣波等[46] 探讨了当归芍药散是否通过改善松果体的功能而发挥抗衰老作用。发现当归芍药散可以促进血清褪黑激素（MLT）的分泌，改善学习记忆能力。去除松果体后该方药的作用减弱，当归芍药散促进松果体功能是其抗衰老作用的机制之一。

（5）蔡莲香[47] 认为本方对卵巢功能有一定的改善作用，不但能止痛，还可能有促进胎盘发育，调节内分泌功能而达到安胎的作用。

（6）周永禄等[48] 动物实验发现：当归芍药散对醋酸和催产素所致平滑肌痉挛有抑制作用；对催产素引起的离体子宫痉挛有松弛平滑肌的作用；并能明显的减少和降低出血时间和出血量及缩短大鼠的凝血酶原作用时间。

（7）日本人[49] 发现本方能降低全血黏度和血小板中血栓素合成，有可能改善周围微循环。并认为本方的作用是多方面的，如化瘀、解痉、镇痛、免疫调节、内分泌调节等，尤其是性激素系统和抗炎作用。故当归芍药散特别适应于妇科闭经、更年期综合征和晚期流产。

（8）丁宗钦[50] 对当归芍药散所显示的增强巨噬细胞结合免疫复合物的活性，试验表明本方中某一味药则无活性，去掉当归同样消失，并且于去掉当归的本方煎剂中再加入单味当归煎液，仍不见活性恢复。活性的产生主要是当归和苍术同煮后出现的，但比全方药物同煎所出现的活性低。由此推断当归、苍术与本方中其他生药的相互作用对该活性的产生很重要。只有按经典方法煎煮药，才能保持本方药的特征。

【原文】　妊娠呕吐不止，乾薑人参半夏丸主之。（6）

乾薑人参半夏丸方：

乾薑　人参各一兩　半夏二兩

上三味，末之，以生薑汁糊為丸，如梧桐子大，飲服十丸，日三服。

【经义阐释】 本条论述胃虚寒饮盛者的恶阻证治。恶阻的含义，傅氏曰："妇人怀娠之后，恶心呕吐，思酸解渴，见食憎恶，困倦欲卧，人皆恶阻也"（《傅青主女科·女科下卷》），其因谓"胃气弱而兼滞者多有之"（《妇人规·恶阻》），其证治有"虚实不同，当辨而治之"（《妇人规·恶阻》）。恶阻轻者一般不需治疗，多能自然缓解。本条所言"妊娠呕吐不止"为恶阻较重之证，且呕吐时间较长，从药测之，本恶阻为胃虚寒饮，气机上逆而致，其呕吐多有清稀痰涎，口干不渴，或渴而喜热饮不多，当以温补脾胃，蠲饮止呕治之，方用干姜人参半夏丸。若脾胃虚寒偏于气虚甚者可用《新方八阵·热阵》中的六味异功煎（方由人参、白术、茯苓、甘草、陈皮、干姜组成）。若恶阻为肝肾阳虚者，可用理阴煎（方由熟地、当归、炙甘草、干姜或加肉桂组成）。

【方药评析】 半夏降逆止呕，人参益气安胎，干姜温化寒饮，三药共用，具有温中散寒，蠲饮止呕的作用。

"半夏有较好的止呕作用，但后世却有半夏犯胎之说，误视为妊娠药禁而不敢用。若是生半夏，毒性较强，自不宜用，若姜制之法半夏，临床上并不会对胎儿有影响。……一般有呕吐，选用《金匮》小半夏加茯苓汤效果亦很好，其中茯苓一味宜重用，因其具有止呕逆、安心神、益脾胃、渗水湿的作用"（《妇人规·安胎》罗元恺注释）。以上之说多与临床符合，可供参考。

【文献选录】 赵以德：此即后世所谓恶阻病也。先因脾胃虚弱，津液留滞，蓄为痰饮。至妊二月之后，胚化为胎，浊气上冲，中焦不胜其逆，痰饮遂涌，呕吐出不已，中寒乃起。故用干姜止寒，人参补虚，半夏、生姜治痰散逆也。（《衍义》）

程林：寒在胃脘，则令呕吐不止，故用干姜散寒，半夏、生姜止呕，人参和胃，半夏、干姜能下胎。娄全善曰：余治妊娠病，屡用半夏未尝动胎，亦有故无殒之义，临床之工，何必拘泥。（《直解》）

魏荔彤：妊娠呕吐不止者，下实上必虚，上虚胸胃，必痰饮凝滞而作呕，且下实气必逆而上冲，亦能动痰饮而为呕吐，主之以干姜人参半夏丸。方用干姜温益脾胃，半夏开降逆气，人参补中益气，为丸缓以收补益之功，用治虚寒之妊娠家，至善之法也。（《本义》）

尤怡：此益虚温胃之法，为妊娠中虚而有寒饮者设也。夫阳明之脉，顺而下行者也。有寒则逆，有热亦逆，逆则饮必从之，而妊娠之体，精凝血聚，每多蕴而成热者矣。按《外台》方：青竹茹、橘皮、半夏各五两，生姜、茯苓各四两，麦冬、人参各三两，为治胃热气逆呕吐之法，可补仲景之未备也。（《心典》）

陈念祖：半夏得人参，不惟不碍胎，且能固胎。（《浅注》）

【临床应用】 治疗重症妊娠恶阻。张继民等[51] 将103例病人随机分为实验组54例，对照组49例，实验组用干姜人参半夏汤方［党参（代人参）20～30g，半夏10～15g，干姜6～10g，生姜3～5g（代生姜汁）］治疗，每日1剂，并随症加减：呕吐甚者加连翘15g、苏梗15g；属胃热者加黄连6g、黄芩10g；呕吐伤阴明显者加石斛10g、乌梅10g。对照组分别用香砂六君子汤和苏叶黄连汤加味治疗。结果：发现实验组其前6天疗效优于一般治疗组，9天后，疗效相近。

【原文】 妊娠，小便難，飲食如故，當歸貝母苦參丸主之。（7）

當歸貝母苦參丸方：男子加滑石半兩。

當歸　貝母　苦參各四兩

上三味，末之，煉蜜丸如小豆大，飲服三丸，加至十丸。

【经义阐释】　本条论述妊娠血虚热郁的小便不利证治。妊娠小便难，是指妊娠期间小便不利，或淋漓不畅，常伴灼热，或有疼痛，后世称之为子淋。张景岳："若小便涩少，或成淋漓名子淋"。本条从方测知是因妊娠血虚有热，气郁化燥，湿热内蕴膀胱，使其气化不利而致。治拟养血润燥，清利湿热。方选当归贝母苦参丸治之。据证情亦可选用安营散（方由麦冬、当归、通草、滑石、灯心草、甘草、人参、细辛组成）。当然此病除上述病机外，气虚、肾虚、或气血不足均可引起，故可以选择八珍汤、八味丸治之。

【方药评析】　本方具有养血清利之功效。方中当归补血，贝母利气解郁，以达清水之上源、利下焦之湿热，苦参以清利下焦湿热。使血得养、热得清、湿得利，则病愈。

【文献选录】　赵以德：小便难者膀胱热郁，气结成燥。病在下焦，不在中焦，所以饮食如故。用当归和血润燥，《本草》贝母治热淋，以仲景陷胸汤观之，乃治肺金燥郁之剂。肺是肾水之母，水之燥郁，由母气不化也。贝母非治热，郁解则热散，非淡渗利水也，其结通则水行。苦参长于治热，利窍逐水，佐贝母入行膀胱，以除热结也。（《衍义》）

魏荔彤：妊娠小便难，饮食如故者，血虚生热，津液伤而气化斯不利也。主之以当归贝母苦参丸，当归生血，贝母清气化之源，苦参降血热之火，又为虚热之妊娠家立一法也。（《本义》）

尤怡：小便难而饮食如故，则病不由中焦出，而又无腹满身痛等证，则更非水气不行，知其血虚热郁而津液涩少也。《本草》当归补女子诸不足，苦参入阴利窍，除伏热，贝母能疗郁结，兼清水液之源也。（《心典》）

丹波元简：贝母本经、甄权并云治产难，而《外台》子痫门《小品》葛根汤方后云：贝母令人易产，若未临月者，升麻代之，此说虽不可信，然足见其亦有利窍之功，本方所用，盖取之于利窍耳。（《辑义》）

【临床应用】　（1）治疗慢性便秘：张少俞[52] 应用当归贝母苦参丸加味治疗血虚肠燥型慢性便秘95例。主方：当归12～20g，浙贝母、桃仁各10～15g，苦参3～6g，瓜蒌仁15～20g，黄芩6～12g，生大黄3～10g。腹胀甚者酌加槟榔10～15g，厚朴、枳实各9～15g；口干口渴烦热，舌红少津者酌加玄参10～15g，知母6～9g，生首乌15～30g；疼痛，舌有瘀斑，舌底络脉瘀曲，脉沉弦涩者酌加莪术12～15g，刘寄奴9～15g，丹参10～20g。每日1剂，水煎取汁300ml，分早晚服用。治疗以2周为1个疗程，治疗两个疗程，总有效率89.5％。不良反应：在服药1周内出现腹痛加重2例，腹胀6例，多在服药后1～2h内出现，时间短，频度低，随继续服药后症状减轻消失，无其他不良反应。

（2）治疗慢性前列腺炎：谢作刚[53] 慢性前列腺炎案。刘某，男，32岁，工人。2009年2月6日初诊。主诉：尿频、尿急、尿灼热、余沥不尽半年。近半年来，出现尿频、尿急、尿灼热、余沥不尽，伴有会阴及腰骶部坠胀不适，尿末滴白，射精刺痛，口苦便干。曾在某医院用抗生素及 α₂ 受体阻滞剂4周未效。追溯病史，患者在服装厂工作，常久坐少动；房事时经常忍精不泄；每天工作10余个小时，收入一般，精神郁闷。诊之舌质红、苔黄腻，脉弦滑。直肠指诊：前列腺质地饱满，扪之有灼热感，压痛＋。小便化验：尿常规正常范围；前列腺液常规：卵磷脂小体少，白细胞＋＋/HP；前列腺液培养：普通培养：支原体－，衣原体－。B超：前列腺大小正常，回声不均匀。西医诊断：慢性前列腺炎（ⅢA 型）。中医诊断：精浊（湿热瘀滞型）。治法：清热解毒，活血化瘀，祛湿排浊。处方选当归贝母苦参丸加味。药用：当归、滑石各 12g，浙贝母、土茯苓各 30g，苦参、败酱草、泽兰、王不留行各 15g，石菖蒲 10g。7 剂。水煎温服。每日 2 次。2 月 13 日二诊：服药后，诸症减轻，惟腰骶部尚有坠胀感。诊见舌质淡、苔白腻，脉弦滑。直肠指诊，前列腺扪之灼热感减轻，前列腺液常规：卵磷脂小体＋＋，白细胞＋/HP。予原方加白芷、桂枝各 6g。7 剂。2 月 23 日三诊：服药之后，诸症消失，再予原方 7 剂，以资巩固疗效。

（3）治疗产后尿潴留：王珏[54] 运用当归贝母苦参丸加味治疗产后尿潴留 76 例。药物组成：当归 10g，象贝 10g，苦参 15g，黄柏 6g，滑石 15g，车前子 15g，益母草 15g，生蒲黄 6g，马齿苋 30g，肉桂 3g。日 1 剂，水煎服。治疗效果：服用当归贝母苦参丸加味，2 剂后恢复自主排尿 19 例；3 剂后恢复自主排尿者 40 例；5 剂后恢复自主排尿者 11 例；6 剂后恢复自主排尿者 6 例。

（4）有报道本方加味治疗妊娠小便难[55]；胃脘痛[56]；慢性支气管炎[57]；怀孕后尿失禁[58]。

【现代研究】 对小鼠前列腺增生（BPH）及性激素平衡的影响。陈野等[59] 研究发现当归贝母苦参丸治疗 14 天后，与模型组相比，当归贝母苦参丸组小鼠前列腺湿重及前列腺指数出现剂量依赖性降低，明显改善前列腺组织病理结构；血清丙酸睾酮（T）、雌二醇（E_2）含量明显降低。表明当归贝母苦参丸丙酸睾酮所致小鼠 BPH 具有显著的拮抗作用，其作用机制在一定程度上与降低小鼠血清 T、E_2 含量有关。

【原文】 妊娠有水氣，身重，小便不利，洒淅惡寒，起即頭眩，葵子茯苓散主之。(8)

葵子茯苓散方：

葵子一斤　茯苓三兩

上二味，杵為散，飲服方寸匕，日三服，小便利則愈。

【经义阐释】 本条论述妊娠水气的证治。"水气"是指气化不利。"身重、小便不利"是因气化不利，水湿停聚而致，重者可以出现身肿，常常称之为"子肿"。湿阻阳遏，则阳气不能布达于外，故见洒淅恶寒；湿阻于内，清阳不升，则起即头眩。诸症是由水气内停，阳气受阻而致。小便不利虽为本证之标，但利小便应为当务之急，故急需通窍利水治之。方选葵子茯苓散。

子肿是因水气内停而致，而水气内停之因虽多，应与脾肺关系最为密切，临证时可参阅《傅青主女科·妊娠浮肿》所曰："妊娠有至五个月，肢体倦怠，饮食无味，先两足肿，渐至通身头面俱肿，人以为湿气使然也，谁知是脾肺气虚乎！夫妊娠虽有按月养胎之分，其实不可拘于月数，总以健脾补肺为大纲。盖脾统血，肺主气，胎非血不荫，非气不生，脾健则血旺而荫胎，肺清则气旺而生子。苟肺衰则气馁，气馁则不能运气于皮肤矣；脾虚则血少，血少则不能运血于肢体矣。气与血两虚，脾与肺失职，所以饮食难消，精微不化，势必致气血下陷，不能升举，而湿邪即乘其所虚之处，积而成浮肿症，非由肺脾之气血两虚而然耶。治法当补其脾之血与肺之气，不必祛湿，而湿自无不去之理，方用加减补中益气汤"（方由人参、黄芪、柴胡、甘草、当归、白术、茯苓、升麻、陈皮组成）。

【方药评析】 方中葵子性滑利窍行水，茯苓利水渗湿健脾，二药共奏通窍利水之功。本方证的病机为水气内停，阳气受阻，治之当通阳利水，为何方中无投一味温通之品，此即《温热论》中的"通阳不在温，而在利小便"的道理。有医者认为葵子性滑利窍，易坠胎，此说可供临证时参考，但不必拘泥，详见本方"【现代研究】"。

上条与本条均有妊娠小便病变，但二者差异较大，前者为下焦血虚有热，气郁化燥而致小便难，伴有溲解灼热疼痛之症，身无肿。后者为水气内停，湿阻阳遏引起小便不利，即指尿量少，溺时无明显疼痛，但有身肿、恶寒等症，前者当以养血润燥，清利湿热，方选当归贝母苦参丸。后者当以通窍利水为法，方选葵子茯苓散。

【文献选录】 张璐：膀胱者，内为胞室，主藏津液，气化出溺，外利经脉，上行至头，为诸阳之表，今膀胱气不化水，溺不得出，外不利经脉，所以身重洒淅恶寒，起即头眩。但利小便，则水去而经气行，表病自愈。用葵子直入膀胱，以利癃闭，佐茯苓以渗水道也。（《医通》）

尤怡：妊娠小便不利与上条同，而身重恶寒头眩，则全是水气为病，视虚热液少者，霄壤悬殊矣。葵子茯苓滑窍行水，水气既行，不淫肌体，身不重矣；不侵卫阳，不恶寒矣；不犯清道，不头眩矣。经曰有者求之，无者求之，盛虚之变，不可不审也。（《心典》）

吴谦：妊娠外有水气则浮肿，洒淅恶寒，水盛贮于肌肤，故身重；内有水气则小便不利；水湿阻遏阳气上升，故起即头眩也。用葵子茯苓者，是专以通窍利水为主也。（《金鉴》）

黄元御：妊娠内有水气，身体沉重，土湿木郁，疏泄不行，故小便不利，木郁阳陷，阴气外束，故洒淅恶寒，水湿阻隔，阳气升浮，故起即头眩，葵子茯苓散，葵子、茯苓，滑窍而泻水也。（《悬解》）

【临床应用】 （1）治疗孕妇心脏性或肾脏性水肿：赵凌云[60]用本方治疗本病见心悸肿满，小便不利，身重恶寒，起则头眩等症。

（2）治疗子肿：段富津[61]认为妊娠8～9月，属于实证子肿，心腹胀急或为子痫先兆者可用本方治疗。葵子茯苓散临床运用时，可适当加味。除具备原文所述证候外，若兼腹满，可加紫苏、砂仁；头面四肢皆肿者，加泽泻、猪苓；喘者，加葶苈子、桑皮。

【现代研究】 王渭川[62]报道，对于葵子茯苓散中"葵子"一味药，《本草纲目》云："能利窍通乳，消肿滑胎也"，所以一些《金匮要略》注家也认为葵子性滑利，有滑胎之弊，妊娠不宜用。但从本方看出葵子并非妊娠禁用之品，但若素体气虚，或有滑胎史者，则不宜用本方。

【原文】 妇人妊娠，宜常服当归散主之。（9）
当归散方：
当归 黄芩 芍药 芎藭各一斤 白术半斤
上五味，杵为散，酒饮服方寸匕，日再服。妊娠常服即易产，胎无疾苦。产后百病悉主之。

【经义阐释】 本条论述血虚湿热而致胎动不安的治法。妇人妊娠以后，气血聚于冲任以孕育胎儿。若肝血不足，脾气虚弱，湿自内生，郁而化热，致胎失所养引起胎动不安，即妊娠见有腰酸腹痛，或下腹坠胀，或伴有少量阴道出血。治当用当归散补血养肝，健脾去湿清热，则胎得养且可安。

对原文中"常服"二字应灵活理解，非指所有孕妇均应常服本方，必须见血虚脾弱、湿热内生之证者方可服之，否则不宜。同时还当注意服后应中病即止。对方后所云"妊娠常服即易产，胎无疾苦，产后百病悉主之"亦当灵活理解，应为有半产、或胎漏史者方可辨证用此方，不可拘泥。总之虽有胎动不安，还当为是其证，立其法，选其方，方随证转，药随方变。

【方药评析】 本方具有养血补肝，清除湿热，健脾益气之功。方中当归、芍药养血补肝，川芎和血舒肝，白术健脾除湿，黄芩坚阴，配白术清利湿热。诸药合奏可祛病养胎安胎。

【文献选录】 赵以德：《内经》：阴搏阳别，谓之有子，尺脉搏击者，由子宫之气血相搏而形于脉也。……是以妊娠之血不可以静，静则凝，凝则泣，泣则亏少而虚，皆不能与化胎之火相合，要其胎孕生化，必脉动搏，故调之者，先和阴阳，利其气血。常服养胎之药，非惟安胎易产，且免产后诸病。芎、归、芍药之安胎补血，白术……益胃……养胎，……胎外之血，因寒湿滞者皆解之，黄芩减壮火而……生气，……故为常服之剂。然当以脉之迟数虚实加减，有病可服，否则不必也。(《衍义》)

尤怡：妊娠之后，最虑湿热伤动胎气，故于芎、归、芍药养血之中，用白术除湿，黄芩除热。丹溪称黄芩、白术为安胎之圣药。夫芩术非能安胎者，去其湿热而胎自安耳。(《心典》)

吴谦：妊娠无病，不须服药；若其人瘦而有热，恐耗血伤胎，宜常服此以安之。(《金鉴》)

汪近垣：妊娠血以养胎，血为胎夺，虚而生热，是其常也。当归、芍药，一动一静以养血，川芎调达肝阳，黄芩清热和阴，白术健脾胜湿，酒服方寸匕，从血分以和其肝脾也。(《阐义》)

【临床应用】 (1) 治疗胎动不安：黎清婵等[63]运用加味当归散治疗胎动不安 60 例。药物组成：当归 12g，芍药 12g，黄芩 12g，白术 10g，川芎 12g，菟丝子 12g，杜仲 12g。畏寒肢冷，腰腹冷痛者加巴戟天 10g；小腹下坠甚者加黄芪 15g；脾肾不足，出现腹胀矢气、大便偏溏者加苏梗 5g、煨木香 3g；心烦不得眠者加钩藤 15g、炒枣仁 6g、茯神 10g。对照组 30 例以黄体酮治疗。结果：治疗组有效率为 90.1%，对照组有效率为 63.3%，两组间的差异具有显著性 (P<0.01)。

(2) 用于保胎：杜雨茂[64]认为若恐流产，意欲保胎，虽无明显血虚及虚热，服本方亦有益无害。并可在本方中酌加菟丝子、续断、桑寄生等。此外，原方中的川芎量宜少，汤剂以每剂 3~6g 为宜。

【原文】 妊娠養胎，白术散主之。(10)

白术散方：見《外臺》。

白术　芎藭　蜀椒三分去汗　牡蠣

上四味，杵為散，酒服一錢匕，日三服，夜一服。但苦痛，加芍藥；心下毒痛，倍加芎藭；心煩吐痛，不能食飲，加細辛一兩，半夏大者二十枚。服之後，更以醋漿水服之。若嘔，以醋漿水服之；復不解者，小麥汁服之。已後渴者，大麥粥服之。病雖愈，服之勿置。

【经义阐释】 本条论述脾虚寒湿所致胎动不安的治法。妊娠期间孕妇素有阴阳气血偏盛偏衰之别，若阳虚之体脾虚易生湿，湿从寒化则脾虚寒湿伤胎，出现除上述胎动不安之症外，还当脘腹时痛，呕吐清涎，食减，白带多等，治当用白术散，健脾温中，祛寒除湿安胎。

临证时胎动不安除上条与本条所论证治外，还可参考《景岳全书·卷三十八》之言："胎气有热而不安者，其证必多寒热，或渴，或燥，或上下不清，或漏血，或溺赤，或六脉滑数等证，宜凉胎饮（方由生地、芍药、黄芩、当归、甘草、枳壳、石斛、茯苓组成）、保阴煎（方由生地、熟地、芍药、山药、川续断、黄芩、黄柏、生甘草组成）之类主之。若但热无虚者，如枳壳汤（方由枳壳、黄芩、白术组成）、一母丸（方由知母、炒枣仁、人参组成）、黄芩散（方由黄芩、酒组成）之类皆可择用。清其火而胎自安矣"。

对原文"养胎"二字的理解方法与前条"常服"二字相同，当结合临床进行辨证论治，即有脾虚寒湿胎动不安者方可用之，无病者不能用，不必拘泥"养胎"二字。

【方药评析】 方中白术健脾燥湿，川芎和血疏肝，伍入白术健脾和血养胎，蜀椒温中散寒，牡蛎除湿利水，二药相伍可镇逆固胎。

考《外台秘要·卷三十三·胎数伤及不长方三首》引《古今录验·疗妊娠养胎》，白术散方："白术、芎劳各四分，蜀椒三分汗，牡蛎二分……忌桃李雀肉等"，并附小注曰"裴伏张仲景方出第十一卷中"，可从。

至于方后注，程林谓："……芍药能缓中，故若痛者加之。川芎能温中，故毒痛者倍之。痰饮在胸膈，故令心烦吐痛，不能食饮，加细辛破痰下水，半夏消痰去水，更服浆水以调中。若呕者，复用浆水，服药以止呕。呕不止，再易小麦汁以和胃。呕止而胃无津液作渴者，食大麦粥以生津液。病愈服之忽置者，以大麦粥能调中补脾，故可常服，非指上药可常服也。"（《直解》）其说亦有参考价值。

【文献选录】 徐彬：妊娠篇凡十方，而丸散居七，汤居三。盖汤，荡也。妊娠当以安胎为主，则攻补皆不宜骤，故缓以图之耳。若药品无大寒热，亦不取泥膈之药，盖安胎以养阴调气为急也。（《论注》）

尤怡：妊娠伤胎，有因湿热者，亦有因湿寒者，随人脏气之阴阳而各异也。当归散正治湿热之剂；白术散，白术、牡蛎燥湿，川芎温血，蜀椒去寒，则正治湿寒之剂也。仲景并列于此，其所以昭示后人者深矣"。（《心典》）

吴谦："妊娠妇人，肥白有寒，恐其伤胎，宜常服此。（《金鉴》）

汪近垣：妊娠养胎，谓胎不长，当服药以养生长之机，非无故服药也。养胎之要，首重肝脾，肝为生血之源，土为万物之母，主以白术散者，川芎利肝，白术培土，蜀椒以助肝阳，牡蛎以和肝阴，肝脾阴阳调和，则生机勃然矣。（《阐义》）

【临床应用】 治疗胎动不安：杜雨茂[64] 认为孕妇若因素体中虚有寒，或孕期恣食冷物伤脾，致寒湿内生，扰胎不安，出现脘腹疼胀，呕恶吐涎，舌苔白腻者，用本方和血温中，健脾祛湿。赵凌云[60] 用本方治疗肥胖型妇人妊娠时羊水过多，或有流产习惯，症见胎动不安，腹痛，呕吐，心烦者。

【现代研究】 邓惠明[65] 认为本方作为养胎之方，用于体虚孕妇，确有疗效，方中牡蛎含有丰富的钙质，是人体构成骨骼和牙齿的主要成分，而孕妇的需钙量远较普通人高，牡蛎正是起到了这种作用；方中白术含有的维生素 AD，能促进无机盐中磷和钙的代谢，维生素 D 还能促进钙的吸收，并能减少二便中的排泄，因此，白术和牡蛎起着一种化学协同作用。

【原文】 婦人傷胎，懷身腹滿，不得小便，從腰以下重，如有水氣狀，懷身七月，太陰當養不養；此心氣實，當刺瀉勞宮及關元，小便微利則愈。(11)

【经义阐释】 本条论述妊娠心气实伤胎的证治。妊娠"七月始成其骨，手太阴脉养之"，此时若"心气实"，"实"，指邪气实，即火气盛之意。常心火炽盛易伤肺金，肺病不能通调水道，则不得小便，即溲少，故怀身腹满，从腰以下重，似如水气一样，此为"太阴当养不养"之故。"太阴"二字应理解为"手太阴"为宜，即肺金受心火所制，不能养胎，则得上述诸症，故原文曰："此心气实"。此时治疗方法可用针刺劳宫与关元二穴，因劳宫为心之主穴，针之可泻心之实邪，刺关元以行气利水。即用泻心火、利水气之法使小便通利，则病除。故原文曰"小便微利则愈"，"微利"二字考《脉经》、《千金翼方》等均无，宜从。

上文引"七月……手太阴脉养"一语，出于《备急千金要方》载徐之才逐月养胎方中所言，他说"妊娠一月，足厥阴脉养……；二月足少阳脉养……；三月手心主脉养……；四月手少阳脉养……；五月足太阴脉养……；六月足阳明脉养……；七月手太阴脉养……；八月手阳明脉养……；九月足少阴脉养……；妊娠十月，五脏俱备，六腑齐通，纳天气于丹田，故使关节人神皆备，但俟时而生"。此理论验之于临床尚未能够一致。不过《千金》中载："妊娠一月始胚，二月始膏，三月始胎，四月形体成，五月能动，六月筋骨立，七月毛发生，八月脏腑具，九月谷气入胃，十月诸神备，日满即产矣"基本与胚胎发育过程相符。此看法供参考。

【文献选录】 程林：七月手太阴肺经养胎，金为火乘，则肺金受伤而胎失所养，又不能通调水道，故有腹满不得小便，从腰以下有如水气状也。劳宫穴在手心，厥阴心主穴也，泻之则火不乘金矣。关元穴在脐下，为小肠之募，泻之则小便通利矣，此穴不可妄用，刺之能落胎。(《直解》)

尤怡：伤胎，胎伤而病也。腹满不得小便，从腰以下重，如有水气而实非水也。所以然者，心气实故也。心君火也，为肺所畏，而妊娠七月，肺当养胎，心气实则肺不敢降，而胎失所养，所谓太阴当养不养也。夫肺主气化者也，肺不养胎，则胞中之气化阻，而水乃不行矣，腹满便难身重，职是故也。是不可治其肺，当刺劳宫以泻心气，刺关元以行水气，使小便微利，则心气降，心降而肺自行矣。(《心典》)

唐宗海：尤注胎伤而病，是言胎伤之后，乃有腹满等证；然则伤胎之证，究何在哉？不知仲景是言先有腹满等证，然后伤胎，特其文法倒装，故致错注。盖其文法，言妇人所以伤胎者，多由是怀身腹满，小便不利，腰以下重如有水气，即致胎伤之证也。而所以致此证者，又由于怀身七月，太阴当养不养，肺不行水之过。夫肺又何故不行水哉？此必心气实，致胎之伤也。能将文法分段读，则义自明矣，故注仲景书，并当知汉人文法。(《补正》)

小　结

本章论述妊娠病主要有妊娠恶阻、妊娠腹痛、妊娠下血、妊娠小便不利、妊娠水气及胎动不安等。其内容还涉及了妊娠诊断和养胎法。

妊娠的诊断，可从切脉而知，如"阴脉小弱"，还可参考《内经》中"平人气象论"、"阴阳别论"、"腹中论"等篇所载妊娠之脉，但这些只能做临床诊断依据之一，供临证时参考，不可拘泥，当结合经水来潮等情况，进行诊断方为准确。

妊娠恶阻，轻的，因脾胃不和，营卫不调而致者，症见食减，呕吐者，宜调阴阳、和营卫，方选桂枝汤；重的，因脾胃虚弱，寒饮内停者症见呕吐不止等，治以温中益气、蠲饮降逆，方选干姜人参半夏丸。

妊娠腹痛，病机各一，治法有异。阳虚寒盛而致者，症见腹痛恶寒等，治以温阳祛寒，方用附子汤；冲任虚寒而致者，症见腹痛、下血等，治以温经暖宫，方用胶艾汤；肝脾不和而致者，症见腹痛头昏等，治以养肝健脾，方用当归芍药散。当然亦可据证择用当归散、白术散。

妊娠下血，当有虚实之分。实者当祛瘀除癥，方用桂枝茯苓丸；虚者，冲任不固，属寒者，当温经补血、调理冲任，方用芎归胶艾汤。

妊娠小便病变，血虚有热，气郁化燥而致者，治以养血润燥，清热解郁，方用当归贝母苦参丸；气化受阻，水气内停而致小便不利者，治以通窍利水，方用葵子茯苓散。

胎动不安，血虚湿热而致者，治以养肝（血），益脾（气），清热除湿，方用当归散；脾虚寒湿而致者，治以健脾除湿，温中安胎，方用白术散。

本章所及伤胎证治只供临证时参考，不必拘泥。

附：妊娠病内容归纳表。

妊娠病内容归纳表

含义	妊娠期间发生与妊娠有关的疾病				
病因病机	孕妇素有气、血、阴、阳偏盛偏衰，或感外邪伤及脏腑、气血、冲任				
主脉	"阴脉小弱"、"阴搏阳别"				
主症	呕吐，或腹痛，或小便难，或小便不利，或下血，或胎动不安等				
治则	调理冲任，安胎固胎				

	分类病名	病　机	症　状	治　法	方　剂
证治	妊娠恶阻	脾胃不和营卫不调	呕吐轻，食减	和营卫调脾胃	桂枝汤
		脾胃虚弱寒饮内停	呕吐不止，吐清水痰涎，胃冷	温补脾胃化饮止呕	干姜人参半夏丸
	妊娠腹痛	阳虚寒盛	腹痛恶寒，少腹如扇	温阳祛寒	附子汤
		冲任亏损	妊娠腹痛下血	温经暖宫	胶艾汤
		肝血亏虚脾弱湿浊内蕴	腹痛头昏	养肝血，健脾祛湿	当归芍药散
	妊娠下血	瘀血内停癥病已成	小腹有块，触之不移	祛瘀除癥	桂枝茯苓丸
		冲任虚寒	腹痛，下血	温经暖宫	胶艾汤
	妊娠小便难	血虚有热气郁化燥	小便难	养血清热解郁润燥	当归贝母苦参丸
		水气内停	身重，或肿，小便不利，洒淅恶寒，起则头眩	通窍利水	葵子茯苓散
	胎动不安	血虚湿热	腰酸腹痛且坠，阴道流血色红不深，舌苔黄腻，质淡红，脉细数	养血健脾清化湿热	当归散
		脾虚寒湿	腰酸腹痛且坠，阴道流血色淡红质清稀，舌苔白腻，质淡，脉细弱	健脾温中除湿安胎	白术散

（沈继泽　程　革）

参 考 文 献

[1] 沈继泽．论《金匮要略》中的优生思想．仲景学说与临床，1998（20）：27

[2] 胡仕祥．加味桂枝茯苓丸治疗慢性非细菌性前列腺炎 60 例．辽宁中医杂志，2009，36（9）：1513

[3] 周俊文．桂枝茯苓丸加味治疗产后发热 48 例疗效观察．四川中医，2008，26（2）：79

[4] 赵亚平，程红，王明慧．加味桂枝茯苓丸治疗崩漏 136 例．中医杂志，2008，49（4）：304

[5] 袁庆秀，乔军，李勇．桂枝茯苓丸治疗药物流产后阴道出血 106 例．辽宁中医杂志，2003，30（12）：1009

[6] 钱静．桂枝茯苓丸加味治疗子宫内膜异位症的临床研究．辽宁中医杂志，2000，27（4）：170

[7] 张玲玲，薛晓馥，王宏宾．桂枝茯苓丸治疗原发性痛经 114 例．现代中西医结合杂志，2009，18（26）：3200

[8] 梁如碧．加味桂枝茯苓丸治疗子宫肌瘤 62 例．陕西中医，2008，29（3）：273

[9] 王辅民．桂枝茯苓丸新用．山东中医杂志，1990（5）：20

[10] 江淑安．运用桂枝茯苓丸加减治愈宫外孕．中医药学报，1982（4）：36

[11] 赵进喜．桂枝茯苓丸治顽固性失眠健忘．国医论坛，1991（5）：30

[12] 王晓．活血化瘀方药治疗晚期原发性肝癌 24 例临床观察．北京中医学院学报，1992（3）：31

[13] 张谷才．从《金匮》方来谈瘀血的证治．辽宁中医杂志，1982（7）：1

[14] 黄志华，张双善，汤宝玉，等．桂枝茯苓汤配合蜈蚣蛋治疗肾炎后蛋白尿 66 例．陕西中医，1991（7）：307

[15] 金国梁．何任用仲景方治疗疑难杂病举隅．中医杂志，1994（3）：150

[16] 阎西才，等．桂枝茯苓丸治疗高血脂症 39 例．山东中医杂志，1997（10）：44

[17] 李莉，陈光亮．桂枝茯苓丸防治大鼠子宫肌瘤的实验研究．中国临床药理学与治疗学，2005（7）：321

[18] 张文举，王自能，郑辉，等．桂枝茯苓丸对子宫内膜异位症大鼠血管生成的影响．暨南大学学报：医学版，2004，25（2）：164

[19] 王琪，王亚贤，官杰，等．桂枝茯苓丸诱导肿瘤细胞凋亡的分子机制研究．中国免疫学杂志，2007（9）：345

[20] 程佩素．桂枝茯苓丸对前列腺增生模型小鼠的影响研究．中国药房，2009（15）：458

[21] 马居冢和生，等．桂枝茯苓丸制剂学研究——煎剂与丸剂的成分比较．日本东洋医学会志，1983（3）：20

[22] 刘长天．略谈妊娠用附子的体会并兼论妊娠禁忌药．辽宁中医杂志，1980（4）：15

[23] 李艾丁，李又丁．胶艾汤治疗先兆流产习惯性流产 130 例．四川中医，2002，20（10）：57

[24] 杨名群．胶艾汤治疗产后恶露不绝 58 例．时珍国医国药，2008，19（1）：207

[25] 张英才，高纪英．胶艾汤加减治疗崩漏 36 例．陕西中医，2003，24（12）：1113

[26] 汪声敏．芎归胶艾汤加味治疗不全流产 60 例报告．浙江中医杂志，1957（7）：26

[27] 周克照．治疗胃十二指肠溃疡合并出血的疗效观察．中医教育，1975（4）：51

[28] 黄仁汤．胶艾汤加炮姜治跌伤 2 例．福建中医药，1964（5）：224

[29] 郑延辰．芎归胶艾汤加减治验．国医论坛，1986（3）：21

[30] 任利，翟亚平．胶艾汤缩宫止血作用及对性激素水平的影响．陕西中医，2001，22（6）：380

[31] 任利，张红瑞，翟亚平，等．胶艾汤止血作用的机制研究．山东中医杂志，2002，21（3）：170

[32] 夏泽芳．当归芍药散加减治疗妊娠腹痛 34 例．浙江中医杂志，2001（11）：476

[33] 高德义，黄贾生，何宏文．当归芍药散治疗老年性痴呆 36 例临床研究．中国全科医学，2004，17（11）：782

[34] 刘春丽．当归芍药散加味治疗先兆流产 30 例．安徽中医学院学报，2000，19（4）：33

[35] 李国庆摘译．用 CTOS 片（当归芍药散）治疗植物神经失调的临床经验．陕西新医药，1979（5）：64

[36] 刘树农．当归芍药散对妇女漏经病治验的简述．上海中医杂志，1955（7）：28

[37] 朱树宽．当归芍药散治疗足薄膜神经炎 25 例．浙江中医杂志，1993（3）：112

[38] 李强．当归芍药散治疗更年期的临床综合征临床研究．中成药研究，1984（10）：30

[39] 丁书平，等．当归芍药散治疗胎位不正．国医论坛，1996（4）：9

[40] 赵凯．当归芍药散治疗妊娠高血压综合征的临床观察．国医论坛，1995（5）：19

[41] 毕国义．当归芍药散治疗慢性阑尾炎的临床观察．国医论坛，1988（1）：30

[42] 魏承朴．当归芍药散治疗中心性集液性视网膜病变的体会．国医论坛，1990（6）：16

[43] 阎艳丽，王鑫国，宋晓宇．当归芍药散对高脂血症家兔脂代谢及血液流变学的影响．辽宁中医杂志，2005，32（2）：170

[44] 郭恒林，晏军．当归芍药散水煎醇提取物对大鼠子宫平滑肌的影响．中医药学刊，2002，20（1）：91

[45] 李文武，梁瑞峰．当归芍药散加味对肝纤维化大鼠的保护作用研究．中医研究，2010，23（5）：30

[46] 田荣波，何宏文．当归芍药散抗衰老作用的松果体机制．中国中西医结合杂志，2008，28（5）：444

[47] 蔡莲香．当归芍药散安胎浅释．安徽中医学院学报，1986（2）：44

[48] 周永禄，等．当归芍药散的药性研究．中成药，1991（12）：28

[49] 马居冢和生．当归芍药散对正常人血液黏稠度和血小板功能的影响．国外医学：中医中药分册，1988（4）：42

[50] 丁宗钦，等．当归芍药散煎剂研究．江苏中医，1992（8）：45

[51] 张继民，等．干姜人参半夏汤治疗重症妊娠恶阻 54 例．黑龙江中医药，1991（3）：39

[52] 张少俞，慕海军．当归贝母苦参丸治疗慢性便秘 95 例．陕西中医，2008，29（9）：1157

[53] 谢作刚．当归贝母苦参丸治疗慢性前列腺炎临证体会．浙江中医杂志，2010，45（2）：108

[54] 王珏．当归贝母苦参丸加味治疗产后尿潴留 76 例．中国中医药科技，2002，9（4）：218

[55] 屈荣森．当归贝母苦参丸合小柴胡汤加味治疗妊娠小便不通．浙江中医杂志，1981（11）：506

[56] 毕明义．当归贝母苦参丸治疗胃脘痛 180 例．河南中医，1972（1）：17

[57] 朱树宽．当归贝母苦参丸治疗慢性支气管炎 21 例．浙江中医杂志，1993（3）：105

[58] 丁玉冰．经方治验举隅．北京中医学院学报，1989（12）：18

[59] 陈野，赵东，蔡森，等．当归贝母苦参丸对小鼠良性前列腺增生的抑制作用研究．中国药物警戒，2010，7（1）：6

[60] 赵凌云．简明金匮要略校释及临床应用．北京：中国科学技术出版社，1990：407

[61] 段富津．金匮要略方义．哈尔滨：黑龙江科学技术出版社，1994：349

[62] 王渭川．金匮心释．成都：四川科学技术出版社，1982：231

[63] 黎清婵，朱勤芬．加味当归散治疗胎动不安 60 例疗效观察．湖南中医杂志，2004，20（4）：33

[64] 杜雨茂，等．金匮要略阐释．西安：陕西科学技术出版社，1987：581

[65] 邓惠明．我对张仲景白术散中牡蛎的体会．浙江中医杂志，1957（2）：64

第二章

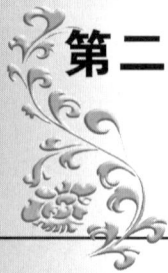

妇人产后病脉证治

　　本章原文为《金匮》第二十一篇，是专论妇人产后常见病的证治，其内容包括产后三大证（痉病、郁冒、大便难）、产后腹痛、产后中风、产后下利和产后烦扰呕逆等。当然产后病远不止这几种，但通过以上病证的扼要论述，对进一步研究产后其他病证的诊治具有很大的启发和指导作用，为后世产科学的发展奠定了良好的基础。

　　在病因上，提出了产后有"多虚多瘀"的特点。由于产后耗血伤气，气血亏虚，腠理不固，既易罹邪致病，也易致气血不调，阴阳失和；产后恶露不尽，瘀血内阻也是产后病的常见病因之一。

　　在病情上，明确了有虚证、实证和虚实夹杂证之分。产后一般以虚证多见，但本章在强调虚证的基础上，更详细地论述了实证与虚实夹杂证。运用详于特殊，略于一般之法，目的在于告诫后世治疗产后病，不要动则用补，而要因势制宜，辨证论治。张景岳指出："产后气血俱去，诚多虚证，然有虚者，有不虚者，有全实者，凡此三者，但当随证随人，辨其虚实，以常法治疗，不得执有成心概行大补，以致助邪。"此语甚切仲景深意，有助于加深对仲景思想的学习理解。

　　在治法上，既强调要照顾亡血伤津，气血不足之特点，同时也明示了应根据具体情况具体分析，有是证则用是药，可汗则汗，当下则下，宜消则消的原则。既要考虑照顾产后，又不拘泥于产后，重在辨证论治。这种精神，充分体现了仲景治疗思想的特点特色。

　　本章虽条文不多，但内容精要，蕴义深远。不仅为后世产后病的治疗奠定了基础，而且对研究产后病辨证论治规律也有重要的指导作用。

　　【原文】 問曰：新產婦人有三病，一者病痙，二者病鬱冒①，三者大便難，何謂也？師曰：新產血虛，多汗出，喜中風，故令病痙；亡血復汗，寒多，故令鬱冒；亡津液，胃燥②，故大便難。（1）

　　【词语注解】 ①郁冒：指头昏目眩，郁闷不舒。

　　②胃燥：此"胃"泛指胃与大肠，因津液耗伤，胃肠失濡而致阴津燥结。

　　【经义阐释】 本条论述产后病痙、郁冒、大便难三大证的病机。三大证的形成，其内因都是产后亡血伤津，气血不足，外因则有中风与感寒之不同，故临床病证表现各异。

　　痙病：由于产后失血过多，营卫俱虚，腠理不固，汗出过多，导致抵抗能力减弱，故"喜中风"，即容易感受风邪之意。风为阳邪，易化燥伤阴，筋脉失濡则发生挛急抽搐，甚至角弓反张，口噤不开而成痙病。

　　郁冒：由于产后"亡血复汗"，既伤津血，又损阳气，因而寒邪乘虚而入，"寒多"是指感受寒邪较重的意思。寒郁闭于内，阳气不能伸展外达，逆而上冲则发生头昏目眩，郁闷不舒的郁冒病。由此可见，"亡血复汗，寒多"高度地概括了郁冒病形成的机理。

大便难：由于产后失血汗多而"亡津液"，即津液重伤之意。津伤则胃肠失于濡润，阳明燥结，故大便难。

以上三证都是新产妇人常见之病证，尽管临床表现各不相同，但在病机上都有亡血伤津之共性，故在总的治疗原则上都必须照顾津液。

关于产后痉病的治疗，原文没有论及，根据产后血虚阴亏的病机特点，一般主张三甲复脉汤（龟甲、鳖鱼、牡蛎、白芍、阿胶、麦冬、生地、炙甘草）加党参、天麻、钩藤、石菖蒲、以育阴滋液，柔肝息风[1]。若有表证则当先解其表。至于大便难的治疗，如但见津亏便难者，可酌用脾约丸滋阴养液，润肠通便[2]。

【文献选录】 周扬俊：阴与阳，固相资者也，故曰"阳生阴长"，又曰"阳根于阴"。夫血阴也。汗为血液，则亦为阴，假如血去多则汗亦少矣，乃偏易出者何哉？血大虚，则卫外之阳因而不固，必多汗而腠理疏也。疏则邪易入之，血既不足以养脉，乃风入又足以燥其血液，故令病痉。若汗多者亡阳，阳亡必畏寒，寒多遂令郁冒。致若阴气既虚，津液必少，胃中燥结，大便转难，容或有之，然三者总因血虚所致。乃若不明其理而复出汗下，未有不至于危亡者。故圣人先以新产血虚立言，使后世之工，即出于中才以下，亦必从养阴起见也已。（《二注》）

尤怡：痉，筋病也，血虚汗出，筋脉失养，风入而益其劲也。郁冒，神病也，亡阴血虚，阳气遂厥，而寒复郁之，则头眩而目瞀也。大便难者，液病也，胃藏津液而渗灌诸阳，亡津液胃燥则大肠失其润而便难也。三者不同，其为亡血伤津则一，故皆为产后所有之病。（《心典》）

李克光等：本条为产后病之大纲，后世在"病痉"的基础上又进一步分为产后子痫，产后破伤风，现扼要鉴别于下：产后子痫，多发于产后 24 小时内，有肝阳上亢与血虚风动，以及高血压和血压偏低的不同；产后破伤风，多由创伤而感染邪毒所致，多于产后一周左右发病，并有口噤，面呈苦笑，畏光喜暗等特点。（高等中医院校教学参考丛书《金匮要略》）。

按： 尤氏提出的"筋病"、"神病"、"液病"皆源于亡血伤津的解释，言简意赅，通俗明了，为后世医家所推崇。周氏提出治疗上要注意照顾津液，甚合仲景原旨而世医家习用之。

【原文】 產婦鬱冒，其脉微弱，嘔不能食，大便反堅，但頭汗出。所以然者，血虛而厥，厥而必冒。冒家欲解，必大汗出①。以血虛下厥，孤陽上出②，故頭汗出。所以產婦喜汗出者，亡陰血虛，陽氣獨盛，故當汗出，陰陽乃復。大便堅，嘔不能食，小柴胡湯主之。方見嘔吐中。（2）

【词语注解】 ①大汗出：指周身汗出津津，有阴阳相和之意。此"大汗出"是相对"头汗出"的局部症状而言，非大汗淋漓之意。

②孤阳上出，阳气偏盛的意思。

【经义阐释】 本条论述后郁冒与便坚兼风的病机和证治。现将本条原文按三小段分析如下：

前五句为一小段，主要是描述产后郁冒兼大便坚的临床表现计有：头眩目瞀，郁冒不舒，呕不能食，大便坚，头部汗出，脉微弱。

从"所以然者"到"阴阳乃复"为第二小段，主要是阐明产后郁冒证候机理与治则，其中重点讨论的是"但头汗出"的形成与"大汗出"的愈病机理。

产后亡血阴虚，阴虚则阳气偏盛，偏盛之阳厥而上逆，故而郁冒。欲使郁冒病解，必使全身汗出津津，以衰减其偏盛之阳，"损阳就阴，"方可使产妇阴阳恢复相对平衡状态而郁冒得解。因而有"故当汗出，阴阳乃复"之句以归纳总结。这一小段中从"以血虚下厥"到"阳气独盛，孤阳上逆"，夹阴津外泄，因而出现"但头汗出"。"但头汗出"既是郁冒病的主要病机所在，也是郁冒病的一个重要临床症状，说明只有局部汗出，周身无汗，是汗出不畅，邪郁不散的表现，故原文反复强调以交代清楚。

最后三句为第三小段，讨论郁冒兼大便坚的治疗。因血虚津亏，肠道失于润降则大便坚；偏盛之阳上逆，影响胃之和降则呕不能食。治用小柴胡汤扶正达邪，和利枢机，使阴阳相和则郁冒病诸证自解。

产后本已血虚津亏，治疗产后郁冒为什么还运用"大汗"之法？"大汗出"是否造成阴津再度损伤？产后郁冒固然有血虚津亏的存在，但也有邪气郁闭于内，阴阳失于平衡协调的另一方面，故表现为"但头汗出"。"但头汗出"是汗出不畅，气机不舒的表现，不但不能祛邪愈病，反有伤人体正常阴液之虞。小柴胡汤有扶正达邪，和利枢机，平衡阴阳的作用，服后令"大汗出"，说明气机已畅而周身汗出津津，可促使郁闭之邪由汗而解，但对正常阴液并无太大的损伤，相反有邪祛津液自当保存的作用。

【方药评析】 本方在呕吐章中已有论述，但彼用于少阳邪热证，此用于产后郁冒兼大便难之证。为何该方能用于治疗上述完全不同的两种病证？因该方具有多方面的功效，《伤寒论》第233条原文对小柴胡汤功效的描述："上焦得通，津液得下，胃气因和，身濈然汗出而解，"这正是对本方证的解答。

【文献选录】 徐彬：此下言新产之病虽三，痉病尚少，唯郁冒与大便坚，每相兼而具，且详其病因与治法也。谓产妇郁冒虚多而邪少，故其脉微弱，中气虚也；中虚则阴火为逆而呕，且不能食；然不能食似乎胃弱易泄，而不知亡津胃燥，故大便反坚；内虚燥而身之阴阳不和，故身无汗，但头汗出。数证乃郁冒中兼有之证也。因复详病因，谓所以冒者何？血虚则阴不能维阳而下厥；厥者尽也，寒也；下寒则上郁如冒。冒家欲解，必大汗出，凡当听其自汗，非汗下所宜也。其所以头汗者何？既血虚下厥，则下之阴气尽而阳为孤阳，孤阳则上出而头汗矣。然既头汗，仍喜其汗出而解者何？盖阴不亡则血未大虚，唯产妇之血致过多而亡阴，则阳为孤阳，自阴较之，阳为独盛，所以喜其汗损阳而就阴，则阴阳平，故曰乃复。然大便坚非热多，乃虚燥也；呕非寒，乃胆气逆也；不能食非实邪，乃胃有虚热则不能食也，故以柴胡参甘芩半姜枣和之。（《论注》）

尤怡：郁冒虽有客邪，而其本则为里虚，故其脉微弱也。呕不能食，大便反坚，但头汗出，津气上行而不下逮之象；所以然者，亡阴血虚，孤阴上厥，而津气从之也。厥者必冒，冒家欲解，必大汗出者，阴阳乍离，故厥而冒，及阴阳复通，汗乃大出而解也。产妇新虚，不宜多汗，而此反喜汗出者，血去阴虚，阳受邪气而独盛，汗出则邪去，阳弱而后与阴相和，所谓损阳而就阴是也。小柴胡汤主之者，以邪气不可不散，而正虚不可不顾，惟此法为能解散客邪，而和利阴阳耳。（《心典》）

吴谦：大便坚，呕不能食，用小柴胡汤，必其人舌有苔身无汗，形气不衰者始可，故病得解，自能食也。若有汗当减柴胡，无热当减黄芩，呕则当倍姜、半，虚则当倍人参，

又在临证之变通也。(《金鉴》)

【临床运用】 (1)治疗久咳不愈:王增慰[3] 病案。刘某某,女,56 岁,退休工人。2008 年 3 月 12 日初诊。患者自述半年前因外感风寒感冒咳嗽,反复用中西药治疗后,感冒愈,唯咳嗽时轻时重,经久不愈,遂来诊要求中医治疗。自述咳嗽反复发作半年余,症见咳嗽,甚则气喘,痰少黏黄,或时有自汗,口苦咽干,小便短少,大便稍干,苔薄黄,脉小弦。胸透及血常规检查正常。用小柴胡汤加桑白皮 15g、前胡 15g、瓜蒌 15g。5 剂,水煎服,日 1 剂,早晚分服。服药后诸症好转。上加黄芪 15g,继服 10 剂而愈。

(2)治疗胆囊炎:王增慰[3] 病案。孙某某,女,46 岁,干部。2009 年 11 月 21 日初诊。患者自述右肋胀满不适月余,时有耳鸣,晨起口苦,纳差,厌油腻,大便溏薄。昨日因食水饺后,感胁肋胀痛加重,不堪忍受,并向右肩背放射,伴发热,呕吐,口苦,小便短赤,大便溏薄。查体:胆囊区有压痛,体温 38.9℃,舌红,苔厚腻,脉弦。实验室查:白细胞 13.5×10^9/L,中性粒细胞:0.75,淋巴细胞 0.25。B 超:胆囊炎。用小柴胡汤加金钱草 30g、蒲公英 15g、郁金 12g。3 剂,水煎服,日 1 剂,早晚分服。痛消症减,体温恢复正常,继服 10 剂,诸症消失,痊愈。

(3)治疗急性胰腺炎:康宜兵[4] 病案。姚某,女,74 岁。2007 年 9 月 14 日入院。反复上腹疼痛 1 年,再发半天,既往有慢性胆囊炎病史多年,曾多次因饮食不慎后出现腹痛,呕吐并有血尿淀粉酶明显升高,诊断为急性胰腺炎。昨天中午患者进食粽子后症状反复。入院时症见:精神一般,上腹部隐痛,恶心欲呕,口苦咽干,恶寒发热,体温 37.5℃,大便两日未解,舌红、苔黄厚腻,脉弦数。查血淀粉酶 193U/L,尿淀粉酶 2817U/L。B 超检查示:胆囊炎、胆石症,西医诊断:急性胰腺炎,胆石症并慢性胆囊炎急性发作。中医辨证属少阳失和,湿热内蕴。药用:柴胡、半夏各 12g,蒲公英 30g,黄芩、金钱草、茵陈、香附、延胡各 15g,黄连 6g。每日 1 剂,水煎服。2 剂后患者症状缓解。血常规、血尿淀粉恢复正常。

(4)治疗频发室性期前收缩:石德军[5] 病案。李某,女,45 岁,中学教师。2008 年 10 月 24 日就诊。心悸 1 年余,加重 1 周。患者平素体质较差,易感冒,失眠,多梦,五心烦热。1 年前,感冒后出现心悸胸闷,气短乏力,自服"心宝"、"丹参滴丸"等药效差。1 周前,因受凉而致发热,咽干痛,口苦,心悸,胸闷加重,自觉心中空空然,似心向下堕落,纳差,眠差,恐惧易惊,大小便正常,舌红,苔薄黄,脉结代。查血尿常规、胸片,无异常,心电图示:频发室性期前收缩。诊断:心悸。证属心胆虚怯,邪郁少阳。治以和解少阳,安神定志。小柴胡汤加茯神 30g、生龙骨 30g、生牡蛎 30g。水煎服,每日 1 剂,5 付后症状减轻,睡眠可达 6~7 个小时,原方继服 20 剂,诸症尽除,复查心电图正常。

【现代研究】 国内外学者对本方的药理作用研究发现,本方毒性很小,具有显著的抗炎,保肝利胆,解热镇痛,解痉、镇静、抗惊、增强非特异性抗感染免疫,抑制变态反应等作用[6]。小柴胡汤能抑制四氯化碳所致的肝损害;促进被损害的肝细胞的修复[7]。

【原文】 病解能食,七八日更發熱者,此為胃實,大承氣湯主之。方見痙病中。(3)

【经义阐释】 本条论述郁冒病解后转为胃实的证治。产后郁冒病本有呕而不能食之症,经服小柴胡汤后,郁冒病已解,胃和呕止,并能饮食了。这是病情向愈之佳兆,只要适时调理即可痊愈。倘若七八日后又见发热现象，这是由于未尽之余邪与食滞相互搏结而转为胃实的缘故。从"更发热"推之，说明上条服小柴胡汤之前即有"发热"之症，只不过彼热与外邪有关，此热属胃实罢了，仲景所言"胃实"，是对腹满痛，大便秘结，脉沉实，苔黄厚等里实证的概括。故用大承气攻下，逐邪去实。

【方药评析】　大承气汤为攻下峻猛之剂。产后本为血虚津亏之体，一般不宜攻下，但此证已成里实，不急下难于遏制病势，反更伤阴津，故不可因循常法而贻误病机。此示人治病必须掌握病机，当下则下，所谓"无粮之师，贵在速战也。"这充分体现了仲景辨证论治的原则性与灵活性。

【文献选录】　沈明宗：此既大便坚，呕不能食，用小柴胡汤，而病解能食也。病解者，谓郁冒已解。能食者，乃余邪隐伏胃中，风热炽盛而消谷，但食入于胃，助起余邪复盛，所以七八日而更发热，故为胃实。是当荡涤胃邪为主。故用大承气峻攻胃中坚垒，俾无形之邪相随有形之滞一扫尽出，则病如失。仲景本意，发明产后气血虽虚，然有实证，即当治实不可顾虑其虚，反致病剧也。（《编注》）

吴谦：大便坚，七八日更发热，用大承气汤，亦必其人形气俱实，胃强能食者始可也。若气弱液干，因虚致燥，难堪攻下者，则又当内用元明粉以软坚燥，外用诸导法以润广肠，缓缓图之也。（《金鉴》）

【原文】　**產後腹中疗痛，當歸生薑羊肉湯主之；并治腹中寒疝，虛勞不足。(4)**

當歸生薑羊肉湯方：見寒疝中。

【经义阐释】　本条论述产后血虚里寒的腹痛证治。产后气血有亏，冲任空虚，外寒乘虚入里，寒动于中，血运迟滞，致腹中绵绵作痛。因证属虚寒，当有喜温喜按之特点。

【方药评析】　当归生姜羊肉汤，妙用羊肉，取其血肉有情之品，以大补气血，温中止痛之功，此乃《内经》所谓"形不足者温之以气，精不足者补之以味"的具体运用。当归养血补虚，通经止痛；生姜温中散寒，共奏补虚养血，散寒止痛之功。凡因血虚兼寒者，不论是产后腹痛、寒疝腹痛、还是虚劳腹痛，均可用本方治之，这充分体现了仲景同病异治的原则性与灵活性。

妊娠病与产后病均可有腹中疗痛一证，但二者病机迥异，故用不同的方药处治。此为产后血虚内寒，血运迟滞所致，故用当归生姜羊肉汤补虚养血，散寒止痛；彼由肝脾不和，血郁湿滞而成，故用当归芍药散养血疏肝，健脾利湿。这又体现了仲景同病异治的原则和精神。

【文献选录】　徐彬：疗痛者，缓缓痛也，概属客寒相阻，故以当归通血分之滞，生姜行气分之寒，然胎前责实，故当归散内加茯苓、泽泻泻其水湿；此之产后大概责虚，故君以羊肉，所谓形不足者，补之以味也。盖羊肉补气，疗痛属气弱，故宜之。此方攻补兼施，故并治寒疝、虚损。（《论注》）

唐宗海：上节方言当攻，盖其变也；此节即继以当补，乃其常也。产后常虚，不止疗痛一证，推之寒疝，亦当温补，又推之诸虚劳不足，凡见虚象，无一而不当补，胥视此矣。仲景虽止一方，而文法重叠，包括许多产后温补之法，善读者当知仲景文例也。（《补正》）

吴谦：产后暴然腹中急痛，产后虚寒痛也。主之当归生姜羊肉汤者，补虚散寒止痛

也。并治虚劳不足，寒疝腹痛者，亦以其虚而寒也。（《金鉴》）

【临床运用】（1）治疗胃脘痛：马国珍[8] 病案。张某，男，35 岁。2004 年 10 月 17 日初诊。患胃脘痛多年，遇寒则甚，平素喜热饮热食，稍进寒凉之品，胃脘部即觉不适，常以热水袋敷于胃脘处，可稍缓解。诊见患者消瘦，面色黯淡无华，舌质偏胖偏黯，苔薄白，脉沉迟无力。证属脾胃虚寒。因其面色舌质皆偏黯，虑其病久有瘀滞，踌躇再三，投以当归生姜羊肉汤：当归 50g，生姜 100g，羊肉 300g，三物同煮，肉熟后弃渣喝汤。连服 4 剂后再诊，患者精神转好，胃脘部寒冷之感大减，舌脉均见起色。遂减其量，处方：当归 30g，生姜 60g，羊肉 200g，再服 3 剂，诸症若失。恐其再犯，嘱再服 3 剂以善其后。

（2）治疗痛经：马国珍[8] 病案。张某，女，22 岁，学生。2003 年 12 月 8 日初诊。每逢月经来潮之前即少腹疼痛，痛势剧烈，得热稍减，经量少，色黯有瘀块，待行经后痛势渐减。诊见形体较胖，面色青白，畏寒，舌质黯淡，脉沉迟。证属阳虚血寒，瘀阻胞宫。投以当归生姜羊肉汤：当归 50g，生姜 120g，羊肉 400g。连服 3 剂，畏寒症状减轻，后因煎药不便，改用生山楂 30g，红糖 30g，泡水代茶常饮，饮至下次月经来源，疼痛消失。

（3）治疗产后巨幼红细胞性贫血：李明州等[9] 将 120 例产后巨幼红细胞性贫血的患者分为治疗组和对照组各 60 例。结果：治疗组痊愈 46 例，显效 8 例，有效 6 例，治愈率 76.66%；对照组痊愈 32 例，显效 18 例，有效 10 例，治愈率 55.33%，两组治愈率比较，差异有统计学意义（P<0.01）。

（4）治疗产后痛风：余贵妍[10] 用当归生姜羊肉汤治疗 98 例产后痛风，气虚多汗者加黄芪，痛甚而呕吐者加陈皮，效果颇佳。服用后当日见效者占 60%，次日见效者占 40%，一般 2～3 日痊愈。

【现代研究】（1）药理研究[11]：方中当归的挥发性成分，对子宫收缩有抑制作用，而非挥发性成分，可使子宫收缩增强，这种对子宫的双相调节作用是治疗诸多妇产科疾病的药理基础。此外，当归还有抗炎、镇痛及抗贫血、抗维生素 E 缺乏等作用，羊肉含有脂肪、蛋白质及钙磷等多种营养成分，本方不仅可以祛病，亦可作食疗、保健之用。

（2）耐寒能力的研究：李伟星等[12] 发现当归生姜羊肉汤能显著延长小白鼠在 −15℃ 寒冷中的生存时间；显著延长小白鼠在缺氧情况下生存时间，显著提高小白鼠在寒冷刺激后肾上腺内胆固醇的含量。由实验结果推论，这可能是当归生姜羊肉汤激活了动物棕色脂肪组织，增加了非寒战性产热，避免了过强的应激反应，使阴精不致过早耗竭，从而起到了调节作用和保护作用，因此能提高动物的耐寒能力并延长存活时间。

【原文】　產後腹痛，煩滿不得臥，枳實芍藥散主之。(5)

枳實芍藥散方：

枳實（燒令黑，勿太過）　芍藥等分

上二味，杵為散，服方寸匕，日三服，並主癰膿，以麥粥下之。

【经义阐释】　本条论述产后气血郁滞成实的腹痛证治。产后有多虚多瘀之特点，上条腹痛隐隐无烦满者，属里虚兼寒，本条腹痛与烦满不得卧并见者，属里实有瘀。产后恶露未尽，瘀阻产道，气机痹阻不通，故有腹满腹痛，当有硬拒按之特点。因满痛俱见，病势较剧，故有不得安卧之证相伴。烦者剧也，形容腹满较盛之意。

【方药评析】 枳实破气散结，烧黑则入血分而行郁滞，为血中之气药；芍药有"治气血积聚，宣行脏腑"，和血行血，缓急止痛之功，大麦粥和胃安中，使破气之品不伤中耗气。三药合用，有破气散结，和血止痛的作用，使瘀阻得通，气血得畅，满痛诸证自除。

方后云并主痈脓，是指若气血郁滞日久，有酿成痈脓之可能，而本方行气活血，可以预防痈脓的形成，有示人早治，防止疾病演变的深义，谭氏认为本方有排脓消痈作用，并明确指出："本方即前疮痈篇排脓散去桔梗，不用鸡子黄而用大麦粥，方义相近，故并主痈脓"。(《金匮要略浅述》)刘氏则认为"本方能活血行气，故又有消散痈脓，排除脓毒的作用。"(《金匮要略诠释》)

【文献选录】 赵以德：仲景凡治腹痛，多用芍药，何也？以其能治气血积聚，宣行腑脏，通则痛止也，阴气之散乱成痛，用此收之也；……以其能缓中而止其急痛也。《本草》谓主邪气腹痛，故多用之……芍药所治，皆肝木也。……枳实炒黑，入血破瘀，麦粥补血脉也。(《衍义》)

吴谦：产后腹痛，不烦不满，里虚也；今腹痛，烦满不得卧，里实也。气结血凝而痛，故用枳实破气结，芍药调腹痛。枳实炒令黑者，盖因产妇气不实也。并主痈脓，亦因血为气凝，久而腐化者也。佐以麦粥，巩伤产妇之胃也。(《金鉴》)

唐宗海：烦满腹痛，虽是气滞，然见于产后，则其滞不在气分，而在血分之中也。故用芍药以利血，用枳实而必炒黑，使入血分，以行血中之气，并主痈脓者，脓乃血所化，此能行血中之滞故也。知主痈脓，即知主产后满痛矣。若寓补养之义，故主痈脓，则尤谬矣。(《补正》)

【临床运用】 （1）治疗产后腹痛[13]：杨某，女，21岁。产后7天，恶露已尽，小腹隐痛，前医治疗无效。现小腹疼痛剧烈，面色苍白带青，痛苦面容，烦躁满闷，不能睡卧，拒按，舌质淡紫，苔薄白。此乃气血壅结。治以破气散结，和血止痛。投枳实芍药散：枳实（烧黑）、芍药各12g，水煎服，当晚即服，1剂而愈。

（2）治疗经期腹痛：赵可宁[14]病案。石某，女，31岁，教师，未婚。经行腹痛，经量减少6个月，患者以往月经尚正常，近半年经期及周期如前，但经量渐见减少，色黑，有小血块，形体越来越胖，伴经前嘈杂易饥，大便干结，3～4日一行，胸闷心烦，舌红苔薄。刻诊：正值经前，观其形体丰腴，形气俱实。乃气滞血瘀，肠胃热结，冲任不利所致。拟枳实芍药散加味：枳实15g，赤芍20g，当归、川楝子、香附、延胡索、生大黄各10g。5剂。药后大便日1行，心情舒畅。经水如期而潮，量增多，色由黑转红，腹痛亦缓。嘱其平时服枳实芍药散10g，日2次；经前仍服上方7剂。经治半年，体重下降3000g，月经恢复正常。

（3）治疗带状疱疹：刘永祥[15]病案。患者男，67岁，农民。于1994年4月12日就诊。左眼睑、太阳穴及额部向左上后方延伸高出于皮肤，触之如绿豆大的黄白水疱，疱液清澈，易于破损，疼痛剧烈，发热38.5℃，食欲不振，腹胀满，大便先干后溏，苔薇黄腻，脉弦滑数。治以行气止疼，利湿化浊。方以枳实芍药散各20g，加滑石20g，竹叶、薏苡仁各15g。二次应诊于4月14日，疼痛明显减轻，疱液缩小，有部分结痂，体温37.5℃，原方继服。三次应诊4月17日，疱疹已全部结痂，并有部分脱落，疼痛消失，体温36.5℃，嘱其继续服两付，以资巩固。

【现代研究】 枳实芍药散能提高肠道最小容量阈值，减小收缩反射次数；减少回盲及结肠组织内MC数量，以结肠显著；降低SP阳性面积较回盲部显著。实验结果表明：枳实芍药散可降低肠道的敏感性，其机制可能在于调节肥大细胞及其 P 物质的分泌[16]。

【原文】 師曰：產婦腹痛，法當以枳實芍藥散，假令不愈者，此為腹中有乾血[1]著臍下，宜下瘀血湯主之；亦主經水不利。(6)

下瘀血湯方：

大黃二兩　桃仁二十枚　䗪蟲二十枚（熬，去足）

上三味，末之，煉蜜和為四丸，以酒一升，煎一丸，取八合頓服之，新血[2]下如豚肝。

【词语注解】 ①干血：由瘀血久留进一步演变而成的一种病理性产物。类似于陈旧性瘀血，较一般性瘀血更为顽固，难于攻逐。

②新血：指因服药后攻下之瘀血。

【经义阐释】 本条论述产后瘀血内结腹痛的证治。产后腹痛，如属于气血郁滞的，法当用枳实芍药散行气和血则可使腹痛消除。假如服枳实芍药散后腹痛仍未愈者，这是因为有干血凝结于脐下，病重药轻，该方已不能胜任的缘故。因干血较为顽固，当用下瘀血汤破血逐瘀方能切合病机了。

需要注意的是，产后腹痛不能仅凭服枳实芍药散不效即断为腹中有瘀血，必须要具有少腹部刺痛不移，拒按，舌紫黯或有瘀点瘀斑等确凿之证，方可用本方治之。原文虽然未明确描述这些症候，是因为以"干血著脐下"的病机省略了，医者临证时当慎审之。

【方药评析】 方中大黄荡逐瘀血，桃仁化瘀润燥，䗪虫逐瘀通络。三味合用，破血之力峻猛，为防伤正，以蜜为丸，使其缓缓发挥药力。用酒煎丸，引药入血分而速达病所。以蜜为丸，以酒化丸成汤是本方制剂的突出特点。因瘀血内结所致的经水不利之证亦可选用本方治疗。服药后如见排出如豚肝色的瘀血，乃药已中病，干血已化，瘀血下行之验。

【文献选录】 尤怡：腹痛服枳实芍药而不愈者，以有瘀血在脐下，着而不去，是非攻坚破积之剂不能除矣。大黄、桃仁、䗪虫下血之力颇猛，用蜜丸者，缓其性不使骤发，恐伤上二焦也；酒煎顿服者，补下治下制以急，且去疾惟恐不尽也。(《心典》)

徐彬：此言产妇腹痛，果是脾虚气阻，枳实芍药散祛恶气，敛正气，决无不愈。有不愈则不可责虚，必是有瘀血。然产后之血，不能瘀于上，故曰脐下。既有瘀血，即当专攻血，不得复狃虚寒二字，掣肘其药力，故直以大黄、桃仁、䗪虫峻攻之，谓病去即是补耳。惟专去瘀血，故亦主经水不利，既曰新血，又曰如豚肝，骤结之血也。(《论注》)

赵以德：血之干燥凝着者，非润燥荡涤不能去也。芍药、枳实不能治，须用大黄荡逐之，桃仁润燥缓中破结，䗪虫下血，用蜜补不足，止痛和药，缓大黄之急，尤为润也。与抵当同类，但少缓尔。(《衍义》)

【临床应用】 (1) 治疗早期肝硬化：杜卫华等[17]病案。患者，男，42 岁。患肝炎 3 天，先后在青岛、济南传染病医院就诊。诊断为慢性活动性肝炎、早期肝硬化。长期服用中西药物，病情未见好转，谷丙转氨酶持续不降，于 2005 年 10 月 6 日来诊。主诉：右胁肋疼痛，如针刺样，固定不移，夜间痛甚，伴头晕耳鸣，五心烦热，口渴不欲饮，盗汗，腰膝酸软无力。体检：面色黧黑，肝大肋下 3.2cm，剑突下 4.5cm，质韧，压痛，脾在肋下 2.5cm，较硬，有轻触痛，舌质紫黯有瘀斑，少津无苔，脉弦细而涩。实验室检查：谷丙转氨酶 20μ，麝香浊度试验 12μ，锌浊度试验 16μ，脑磷脂胆固醇絮状试验（＋＋＋）。

西医诊断：早期肝硬化。中医诊断：胁痛。辨证：肝肾阴虚，气血瘀滞。治法：滋肾养肝，理气化瘀。方用下瘀血汤合一贯煎加减。拟方：当归 12g，制大黄 9g，桃仁 6g，土鳖虫 6g，生地黄 18g，枸杞子 15g，沙参 15g，麦冬 12g，川楝子 15g，红花 6g，赤白芍各 10g，丹参 15g，枳壳 9g，延胡索 9g，水煎服，日 1 剂。加减共服药 60 余剂，诸症消失，肝功检查各项均正常，随访 1 年未复发。

（2）治疗冠心病心绞痛：刘革命等[18] 将 106 例冠心病心绞痛患者，随机分为治疗组 53 例，口服下瘀血汤，同时常规治疗；对照组 53 例，口服复方丹参片，同时常规治疗；疗程均为 15 天。结果：下瘀血汤治疗心绞痛缓解率为 84.91%，中医证候缓解率为 88.68%，硝酸甘油停减率为 79.25%，心电图缺血改善率为 69.81%，血浆 ET、TXB_2 也有明显改善，均明显优于对照组（$P < 0.01$ 或 $P < 0.05$）。说明下瘀血汤是治疗冠心病心绞痛中医辨证为心脉瘀阻证患者的一个良好方剂。

（3）治疗下肢深静脉血栓形成后综合征：王菊凤等[19] 用下瘀血汤合龙胆泻肝汤化裁治疗肝郁火旺、瘀血阻络型，用下瘀血汤合补中益气汤化裁治疗脾虚湿蕴、瘀血阻络型，共计 40 例下肢深静脉血栓形成后综合征，经 14~42 天治疗，痊愈 24 例，好转 12 例，无效 4 例，总有效率 90%。

（4）治疗子宫内膜异位症：侯志霞[20] 用下瘀血汤加味治疗 49 例子宫内膜异位症，药用酒炒大黄 5g，地鳖虫 6g，桃仁、荔枝核、夏枯草、鬼箭羽、当归各 10g，连翘 15g，山慈菇 8g。每日 1 剂，水煎取汁 400~600ml，分 2 次服，月经干净后 3 天开始服至下次月经来潮时停用。3 个月为 1 个疗程，一般用两个疗程，治疗期间停止服止痛药及激素类药物。结果：治愈 11 例，好转 34 例，无效 4 例，总有效率 91.84%。

【现代研究】（1）对血液流变性的影响：柴可夫等[21] 发现下瘀血汤能显著降低全血黏度（高切、中切、低切），血浆黏度和红细胞电泳时间。其中下瘀血汤组的中切明显低于具有活血化瘀、泄浊解毒作用的生大黄组，显示下瘀血汤具有明显改善慢性肾衰竭存在着的高凝状态，从而起到延缓慢性肾衰竭病情发展的作用。

（2）抗肝纤维化作用：常城等[22] 研究证明：与模型组比较，下瘀血汤组肝纤维化模型动物肝组织中的 TGFβ、α-SMA 的表达明显减少，ALT、AST 活性降低，肝纤维组织增生明显减少。表明下瘀血汤可有效拮抗大鼠肝纤维化，机制可能是抑制肝纤维化组织 TGFβ 的表达。

（3）降低血糖作用：柴可夫等[23] 发现下瘀血汤可以明显改善糖尿病肾病大鼠的血糖、24h 尿蛋白、血清 NO、血清及肾组织匀浆 SOD 和 MDA，与对照组比较有显著性差异。说明下瘀血汤可以通过降低血糖，增加 SOD 的活性及 NO 来保护肾脏，延缓糖尿病肾病的发生。

【原文】 產後七八日，無太陽證，少腹堅痛，此惡露①不盡；不大便，煩燥發熱，切脉微實，再倍發熱②，日晡時③煩躁者，不食，食則譫語，至夜即愈，宜大承氣湯主之。熱在裏，結在膀胱④也。方見痓病中。（7）

【词语注解】①惡露：分娩时应流出的瘀血浊液。

②再倍發熱：此句应在"日晡時"之下，系倒装句式，指在日晡时，发热与烦躁均有加重的现象。

③日晡時：古代记时术，约指下午 3~5 时。

④热在里，结在膀胱：指实热内结于阳明胃肠，瘀血内阻于下焦胞宫。此"膀胱"系胞宫之代称。

【经义阐释】 本条论述产后瘀阻兼里实的腹痛证治。产后七八天，见有少腹部坚硬疼痛，这是恶露未尽，瘀血内阻胞宫所致。疼痛的特点是刺痛不移，按之坚硬有块。强调说明病在里而不在表。

不大便，烦躁发热，脉象微实，这是实热内结于阳明胃肠的征象。因阳明旺于申酉时（下午3～7时左右），故发热烦躁等证在日晡时加重。阳明胃实则不能食；若勉强进食则更助胃中邪热，胃络通于心，心主神明，胃热气盛，上扰神明则作谵语。到了晚上，阳明之气始衰，阴气逐渐来复的阳消阴长之时，邪热相对减轻，神明逐渐恢复正常则谵语得止。

"热在里，结在膀胱"一句是总结归纳本证的机理是邪热结于阳明胃肠。瘀血内阻下焦胞宫，热瘀之邪互结，中下二焦俱病。

本证虽然是瘀阻与里实相兼，但从日晡时发热，烦躁加重，谵语等症可知，里实热证为急为重，故用大承气汤攻下里实。若但治其血结则瘀血未必能骤去，而阳明实热不急除则会使病情迅速加剧。大承气汤不仅可泄热通便治阳明实热，同时也可逐瘀血随热去便通而排出于体外，可收一箭双雕之功。若服大承气汤后里实证已去而瘀血仍在者，可用破血通瘀之下瘀血汤以治之。

通过本条的分析，充分说明仲景对于错综复杂的病证，善于谨守病机，审时度势，分清先后缓急，施以恰当之法，出奇制胜，收效甚佳。

《金匮要略》运用大承气汤计有11条原文之多，分别用于治疗痉病、腹满、宿食、产后郁冒变证及产后瘀热互结等证。上述病名，证候虽有不同，但热盛里实，腑失通降之病机则是一致的，故均可运用本方攻里通下以治之。这充分体现了异病同治的原则性与灵活性。

【文献选录】 吴谦：李彣曰：此一节具两证在内：一是太阳蓄血证，一是阳明里实证。因古人文法错综，故难辨也。无太阳证，谓无表证也。少腹坚痛者，以肝藏血，少腹为肝经部分，故血必结于此，则坚痛亦在此。此恶露不尽，是为热在里，结在膀胱，此太阳蓄血证也，宜下去瘀血。若不大便，烦躁，脉实，谵语者，阳明里实也，再倍发热者，热在里，蒸蒸发于外也。阳明旺于申、酉、戌，日晡是阳明向旺时，故烦躁不能食，病在阳而不在阴，故至夜则愈，此阳明腑病也，宜大承气汤以下胃实。（《金鉴》）

唐宗海：末二句热在里，结在膀胱，是仲景自注此节之文，言无太阳表证而有烦躁发热，及不大便谵语之证，则是热在阳明之里也；阳明部位不在少腹，今因产后热邪乘虚入血室，则恶露不尽，结在膀胱也。膀胱者胞之室，血结亦可干膀胱，此虽产后，而既见热实证，又见血结，便不得以产后为虚而不攻。仲景举例，以为凡见热实，治法总视乎此，非谓产后仅此数证也。又自后世有产后不宜凉一语，误人不少，须知仲景示人之意教人随证处方，慎无拘泥；此下伤寒中风下利等，皆略举一证，以为通例云尔。（《补正》）

尤怡：无太阳证者，无头痛恶寒之表证也。产后七、八日，少腹坚痛，恶露不尽，但宜行血去瘀而已。然不大便、烦躁、发热、脉实则胃之实也。日晡为阳明旺时，而烦躁甚于他时，又胃热之验也。食气入胃，长气于阳，食而助胃之热则谵语，至夜阳明气衰而谵语愈，又胃热之验也。故曰热在里，结在膀胱。里即阳明，膀胱即少腹。盖胃不独血结于下，而亦热聚于中也。若但治其血而遗其胃，则血虽去而热不除，即血亦未必能去，而大

承气汤中，大黄、枳实均为血药，仲景取之者，盖将一举而两得之欤。(《心典》)

【临床应用】 (1) 治疗产后阳明胃实证：邓鹤芝[24] 病案。麦连好，女，24 岁。1950 年 6 月 8 日下午 7 时出诊。主诉：结婚 5 年，生育 1 次，此次怀孕足月，临产前 3 日无大便，至本月 3 日产一男孩，产后发热，至今 6 日未退，经医治无效。辨证：发热，心烦，胸膈，8 日无大便，面色、两颧赤，舌苔厚黄而干，今日下午 4 时起神昏谵语，两手脉隐伏不显，按足部趺阳脉滑实有力。热邪内闭，阳明胃实所致。拟用大承气汤下之，荡涤肠胃，以通利热邪为治。处方：枳实四钱，川厚朴六钱，大黄四钱，芒硝四钱。先以清水二盅，煎枳实、川朴至一盅，去滓，纳大黄、芒硝微火煮数沸，去滓，分 3 次温服。此症当时神昏谵语，服药时已下午 9 时，需人慢慢用药匙喂服。至 11 时服完，2 时患者渐渐苏醒，旋大便 2 次。明日再诊，谵语止，发热、心烦、胸膈减轻，两手脉滑有力，照方连服 3 剂，每服 1 剂，大便 2 次，各症状大减。11 日再诊，尚有余热，舌苔黄已除，但口干，拟用甘淡微凉之剂为治。处方：玄参六钱，竹叶四钱，白芍五钱，甘草二钱，麦冬四钱，花旗参三钱。以清水三盅煎至一盅温服。

(2) 治产后发热腹胀：曹颖甫[25] 病案。同乡姻亲高长顺之女嫁王丽萍长子，住西门路，产后六七日，体健能食，无病，忽觉胃反佳，食肉甚多。数日后，日晡所，觉身热烦躁，中夜略瘥，次日又如是。延恽医诊，断为阴亏阳越。投药五六剂，不效。改请同乡朱医，谓此乃桂枝汤证，如何可用养阴药？即予轻剂桂枝汤，内有桂枝五分，芍药一钱。二十日许，病益剧，长顺之弟长利与余善，乃延余诊。知其产后恶露不多，脉滑，予桃核承气汤，次日稍愈。但仍发热，脉大，乃疑《金匮要略》有产后大承气汤条，得毋指此证乎？即予之，方用：生大黄五钱，枳实三钱，芒硝三钱，厚朴二钱。方成……服后，当夜不下，次早，方下一次，干燥而黑。午时又来请诊，谓热已退，但觉腹中胀，脉乃洪大，嘱仍服原方。实则依余意，当加重大黄，以病家胆小，故从轻。次日，大便下五六次，得溏薄之黑，粪后得水，能起坐，调理而愈。

【原文】 產後風①續之數十日不解，頭微痛，惡寒，時時有熱，心下悶，乾嘔，汗出，雖久，陽旦證②續在耳，可與陽旦湯。即桂枝湯，方見下利中。(8)

【词语注解】 ①产后风：《编注》作"产后中风"，指产后感受了风邪。
②阳旦证：指太阳中风表证，即桂枝汤证。成无己云："阳旦，桂枝之别名也。"

【经义阐释】 本条论述产后中风持续不愈的证治。产后营卫俱虚，卫外不固，易遭外邪侵袭。若风邪袭表，可致太阳中风表证。表证治不及时或治之失当，病持续数十日不解，仍见头微痛，恶寒，时发热，胸脘闷，干呕，汗出等证，说明病虽迁延日久，但病情未变化，太阳中风表证仍在；有斯证则用斯药，故仍有阳旦汤(桂枝汤)解表祛邪，调和营卫。

关于阳旦汤，注家有如下四种看法：成无己和丹波元简等认为是桂枝汤；徐彬、尤怡、沈明宗、吴谦等认为是桂枝汤加黄芩；魏念庭认为是桂枝汤加附子，陈念祖认为是桂枝汤增桂加附子。《金匮玉函要略辑义》明确指出："阳旦汤，徐、沈、尤、《金鉴》为桂枝汤加黄芩，而魏则据《伤寒论》证象阳旦条，为桂枝加附子，并误，唯成依原注为是。"根据本条所述证候分析，阳旦汤亦应是桂枝汤，因此丹波元简之说可从。

【文献选录】 尤怡：产后中风至数十日之久，而头痛寒热等证不解，是未可卜度其虚，而不与解之散之也。阳旦汤治伤寒太阳中风夹热者，此风久而热续在者，亦宜以此治之。夫审证用药，不拘日数，表里既分，汗下斯判。上条里热成实，虽产后七八日，与大承气汤而不伤于峻。此条表邪不解，虽数十日之久，与阳旦汤而不虑其散，非通于权变者，未足以语此也。(《心典》)

唐宗海：阳旦本是伤寒杂证，原非产后应有。然使产后而见伤寒杂证者，仍照法治之，无庸拘忌。故仲景特举一证以为例曰：如阳旦证续在者，可与阳旦汤。以此为例，则凡一切伤寒杂证，但见何证，即与何方，幸勿拘于产后也。(《补正》)

徐彬：此段言产后中风，淹延不愈，而表里杂见者，仍当去其风也。谓中风之轻者，数十日不解，似乎不可责表，然头疼、恶寒、汗出，时有热，皆表证也；心下闷，干呕，太阳之邪欲内入而内不受也，《伤寒论》有阳旦汤，乃桂枝汤加黄芩，以治太阳中风而夹热者。今久风而热不已，则阳旦证仍在，阳旦汤何不可与？而因循以致误也。(《论注》)

【临床应用】　(1) 治疗产后中风证：牟慧琴[26] 病案。一妇人，26 岁。产后 20 余日，患感冒 1 周，服康必得等药，静滴先锋霉素 3 天，不效。仍头晕头痛，恶寒发热 (T37.8)，多汗胸闷，不思饮食，时有少腹轻微疼痛，按之不痛，肌肤热，手足凉，舌嫩红，苔白，脉浮大无力略数。证属产后风寒外感，此证特似《金匮要略·妇人产后病脉证治》阳旦汤证——产后中风证。处方：黄芪 30g，红参 10g，桂枝 10g，白芍 10g，干姜 10g，大枣 12 枚，炙甘草 6g。服 2 剂病愈。

(2) 治疗风湿性心脏病 (房颤)：牟慧琴[26] 病案。一老妇人，年 78 岁。住院诊断风湿性心脏病、房颤。经常服用阿司匹林、地戈辛等。求诊诉：体乏，多汗，畏寒身冷，胸闷胃胀每汗多时，即觉心慌头晕气短，舌淡黯、苔白，脉浮弦结、重按无力。辨证：虚劳，心脾气虚，症状同阳旦汤证，处方：黄芪 30g，红参 10g，桂枝 15g，白芍 10g，干姜 6g，大枣 12 枚，炙甘草 10g。凉水煎 40 分钟，煎汁约 700ml，分 2 日服完，不拘顿数。5 剂共服 10 天。10 天后患者二诊，言头晕胸闷均好转，汗出少，双腿较前有力。处方：黄芪 30g，红参 6g，桂枝 10g，白芍 10g，干姜 10g，大枣 6 枚，炙甘草 6g。继服 5 剂，愈。

【原文】　產後中風，發熱，面正赤①，喘而頭痛，竹葉湯主之。(9)

竹葉湯方：

竹葉一把　葛根三兩　防風　桔梗　桂枝　人參　甘草各一兩　附子一枚 (炮)　大棗十五枚　生薑五兩

上十味，以水一斗，煑取二升半，分溫三服，溫覆使汗出。頭項強，用大附子一枚，破之如豆大，煎藥揚去沫。嘔者，加半夏半升洗。

【词语注解】　①面正赤：指面部潮红，乃虚阳上浮所致。

【经义阐释】　本条论述产后中风兼阳虚的证治。产后气血亏虚，卫处失固而感受风邪，病邪在表则发热头痛；阳气亏虚，虚阳上浮则面部潮红，气喘。因产后正虚，风邪乘之，形成了产后中风兼阳虚的虚实夹杂证。此时若但解表邪则虚阳易脱；若纯扶阳补正则表邪不解，而只有用扶正祛邪，标本兼顾的竹叶汤乃切病机，方证合拍。

【方药评析】　竹叶甘淡而寒，清热以折其阳浮之势；葛根辛甘而平，外解散风邪，内清热生津，滋润筋脉之急以防颈项强急而致痉证；桂枝、防风祛风解表；桔梗上浮开利肺气以平喘；参、附与姜、草、枣益气扶阳，调和营卫。全方有疏风清热，益气扶阳之功。本方配伍严谨，邪正兼顾，为后世扶正祛邪法之祖。服用本方要注意加衣被温覆，使之汗出方能奏效。颈项强急者重用附子以扶阳固阴祛风防痉；呕者加半夏以降逆止呕。

【文献选录】 徐彬：中风发热头痛，表邪也。然面正赤，此非小可淡红，所谓面若妆朱，乃真阳上浮也。加之以喘，气高不下也。明是产后大虚，元阳不能自固，而又杂以表邪，自宜攻补兼施。故以桂、甘、防、葛、桔梗、姜、枣，清其在上之邪；竹叶清其胆腑之热，而以参、附培元气，返其欲脱之阳。然以竹叶名汤，要知本寒标热，胆居中道，清其交接之缘，则标本俱安，竹叶实为功之首耳。（《论注》）

尤怡：此产后表有邪而里适虚之证，若攻其表，则气浮易脱；若补其里，则表多不服。竹叶汤用竹叶、葛根、桂枝、防风、桔梗解外之风热；人参、附子固里之脱；甘草、姜、枣以调阴阳之气而使其平，乃表里兼济之法，凡风热外淫而里气不固者，宜于此取则焉。（《心典》）

陈念祖：此为产后中风，正虚邪盛者，而出其补正散邪之方也。方中以竹叶为君者，以风为阳邪，不解即变为热，热甚则灼筋而成痉，故于温散药中，先以此而折其势，即杜渐防微之道也。（《浅注》）

【临床应用】 (1) 治疗产后发热：金真[27] 病案。高某，女，27 岁。1988 年 9 月 10 日诊，分娩 5 天，发热恶寒头痛 2 天，体温 38.5℃，伴咳嗽咽痛，面赤汗出，体倦懒言，大便正常，小便黄赤，纳谷欠馨，恶露量少，色红、小腹胀痛，舌淡红、苔薄白微黄，脉浮虚而数。证属阳气不固，风邪外淫。治宜温阳益气以固里之脱，祛风散邪以解外之风热、活血祛瘀以通经脉：竹叶 10g，粉葛根 15g，桂技 6g，防风 6g，桔梗 6g，太子参 15g，淡附片 6g，生甘草 6g，生姜 6g，大枣五枚，荷叶 10g，益母草 10g。3 剂后，热退，头痛恶寒瘥。咳嗽咽痛、面赤汗出俱减，纳增，精神好转，腹胀痛亦消失，原方去益母草、再进 3 剂后告愈。

(2) 治疗产后缺乳：全宗景[28] 病案。王某，女，护士。1989 年 12 月 6 日初诊。患者分娩时失血较多，产后第 14 日，感冒风寒。自用地霉素、抗伤风胶囊等口服，2 日后觉乳汁明显减少。自服"下乳涌泉散"3 剂而未效，遂邀余往诊。诊见：两乳微胀，泌乳甚少。发热，时有恶寒，汗少而不畅，头痛，咳嗽，舌淡、苔白，脉两寸浮紧，关尺无力。此系新产血虚，外感风寒，壅遏营卫所致。拟扶正解表法。方选竹叶汤：竹叶、防风、桔梗、桂枝、生姜各 10g，葛根 30g，党参 15g，黑附片、炙甘草各 6g，大枣 8 枚。每日 1 剂，水煎，2 次分服。嘱药热饮，服后温覆。服药 1 剂，全身爇然汗出，乳房时有"虫行感"。仍以上方再进 2 剂后，觉全身轻松，乳汁充足。

(3) 治疗脓性带下（急性盆腔炎）：金真[27] 病案。支某，女，25 岁。1990 年 5 月 6 日诊。"人流"后 10 天，脓性带下五天。妊娠 50 天行"人流"术，术后 4 日行房事。嗣后带下量多，色黄绿黏稠，秽臭，小腹胀痛，腰酸肢软，发热怕冷，体温 38.5℃，咽干口燥，纳谷不馨，尿黄便秘，小腹压痛，拒按，腹肌紧张，有反跳痛。妇检：外阴（一），阴道畅，有较多的脓性分泌物，宫颈肥大，充血，两附件压痛。化验：血：血红蛋白 100g/L，白细胞 15×10^9/L，中性粒细胞 80%，单核细胞 1%，淋巴细胞 19%。血压 110/80mmHg，脉 110 次/分。西医诊为急性盆腔炎，用过先锋、青链霉素，症状改善不明显，患者治病心急，邀中医会诊：舌红、苔黄腻、脉滑数。证属热毒蕴结，湿邪阻遏。治宜清热解毒、化湿排脓。处方：竹叶 15g，粉葛根 15g，桂枝 6g，防风 6g，桔梗 10g，生甘草 10g，太子参 15g，红藤 15g，败酱草 15g，生姜 6g，红枣五枚，附子 6g。药进 3 剂，热退、腹痛减轻，脓性带下显减，守原方再进 6 剂而愈。

【原文】　婦人乳中虛①，煩亂嘔逆，安中益氣，竹皮大丸主之。（10）

竹皮大丸方：

生竹茹二分　石膏二分　桂枝一分　甘草七分　白薇一分

上五味，末之，棗肉和丸彈子大，以飮服一丸，日三夜二服。有熱者倍白薇，煩喘者加柏實一分。

【词语注解】　①乳中虚：指妇人在产后的哺乳期间，因乳汁去多，故往往有气血偏虚的现象。"乳"，《脉经》作"产"亦通。

【经义阐释】　本条论述产后虚热烦呕的证治。妇人以血为本，平时定期下注化为经水而保持生理平衡，孕时留聚胞中以养胎，产后上行化为乳汁以育养婴儿。妇人产后阴血本虚，加之哺乳育儿，乳汁去多，阴血则更虚，因乳汁为精血所化。阴虚生内热，虚热扰中则胃失和降而呕逆；虚热上攻，逆扰神明则烦躁不安。治用清热降逆，安中益气的竹皮大丸。

【方药评析】　竹茹甘苦而寒，善清热除烦而止呕为君药。《本草逢源》谓："竹茹清胃腑之热，为虚烦，烦渴，胃虚呕逆之要药。"甘草重用，并与桂枝、枣肉相伍，意在扶阳建中，为臣药；石膏甘寒清热除烦，白薇清虚热以安中而为佐使。方中竹茹、石膏、白薇同用能清热除烦降逆以达安中之目的；草、枣、桂相伍能扶阳建中补虚以达益气之效。实际上"安中益气"已高度概括了竹皮大丸的作用与功效。方后注"有热者倍白薇"，是指虚热明显的要重用白薇以清泻浮热；如烦喘者，加柏实宁心以除烦，润肺以平喘。

【文献选录】　赵以德：论曰：妇人以阴血上为乳汁，必藉谷气精微以成之，然乳房居胃上，阳明经脉之所过，乳汁去多，则阴血乏，而阳明胃中益虚。阴乏则火挠而神昏乱；胃虚则呕逆。用甘草泻心火，安中益气；石膏、白薇治热疗烦乱；竹皮主呕逆，桂枝利荣气，通血脉，又宣导诸药，使无扦格之患；柏实者，本草主恍惚虚损，安五脏，益气。烦喘者，为心中虚火动肺，故以柏实两安之。（《衍义》）

徐彬：病本全由中虚，然而药只用竹茹、桂、甘、石膏、白薇者，盖中虚而至为呕为烦，则胆腑受邪，烦呕为主病，故以竹茹之除烦止呕者为君；胸中阳气不用，故以桂甘扶阳而化其逆气者为臣；以石膏凉上焦气分之虚热为佐；以白薇去表间之浮热为使。要知烦乱呕逆而无腹痛、下利等证，虽虚无寒可疑也，妙在加桂于凉剂中，尤妙在生甘草独多，意谓散蕴蓄之邪，复清阳之气，中即自安，气即自益，故无一补剂而反注其立汤之本意，曰安中益气，竹皮大丸神哉。（《论注》）

唐宗海：妇人乳作一读，谓乳子也；中虚作一句，谓中焦受气取汁，上入心以变血，下安胃以和气。乳汁去多，则中焦虚乏，上不能入心化血，则心神无依烦乱，下不能安胃以和气，则冲气上逆而为呕逆。是以其方君甘草、枣肉以填补中宫，化生汁液，而又用桂枝、竹茹达心通脉络，以助生心血，则神得凭依而烦乱止。用石膏、白薇以清胃降逆，则气得安养而呕逆除，然此四药相辅而行，不可分论，必合致其用，乃能调阴和阳，成其为大补中虚之妙剂也。（《补正》）

【临床应用】　（1）治疗妇女更年期综合征：张永妙等[29] 用竹皮大丸治疗妇女更年期综合征心下烦呕，烘热汗出有显效。随访3例发现，近期疗效高，但易复发，且病情轻。

（2）治疗阳痿：王鸿根等[30] 病案。张某，38岁。2003年6月20日初诊。患阳痿数年，多方求治，屡服补肾壮阳之品不应。诊见：头晕，梦多，身热，心烦易怒，小便黄赤，大便燥结，舌质红、苔黄，脉弦数有力。证属郁热内蕴，宗筋弛缓。治宜疏肝解郁，清心除烦，通络振痿。方用竹皮大丸治之。处方：竹茹 20g，石膏 30g，白薇 15g，桂枝 10g，甘草 5g，大枣 2 枚。每天 1 剂，水煎分 2 次服。药进 10 剂，病情大有好转，阴茎稍能勃起。效不更方，再进 25 剂，阴茎勃起如故。

（3）治疗早泄：黄道富等[31] 病案。张某，男，26 岁。1983 年 3 月 19 日初诊。患者新婚早泄，前医曰属正常现象。现婚后年余，仍早泄，阴茎虽能勃起，但甫交即泄，头晕乏力，耳鸣咽干，心烦意躁，干呕不止，身热（38.5℃）已七八天，偶有寒慄状，舌质红，苔薄黄，脉虚数。精液常规检查无异常。此为肝火灼阴，肝胃不和，精室被扰。治宜清热降火，和肝理胃。药用：竹茹 10g，生石膏 15g（打碎，先煎），桂枝 5g，白薇、生甘草、制半夏各 10g，大枣 5 枚。煎服 2 剂，热除寒解，烦乱平，干呕止。前方去半夏，继服 14 剂，早泄病愈。

（4）治疗强中病：黄道富等[31] 病案。孙某，男，25 岁。1985 年 8 月 18 日初诊。近月来阴茎强而不萎，精液自流，面红赤，心烦喜呕，咽干唇燥，微喘，小便短赤涩痛。有手淫史。舌质红无苔，脉数。此属肝热灼阴，精室火旺。治拟清热泻火，益气安中。药用：竹茹 10g，白薇、生石膏各 20g（先煎），柏子仁 10g，桂枝 5g，甘草 10g，大枣 5 枚。水煎服用 5 剂后病愈。随访 4 年余，已结婚生子，此病未复发。

【原文】 産後下利虚極，白頭翁加甘草阿膠湯主之。（11）

白頭翁加甘草阿膠湯方

白頭翁　甘草　阿膠各二兩　秦皮　黃連　檗皮各三兩

上六味，以水七升，煮取二升半，內膠令消盡，分溫三服。

【经义阐释】 本条论述产后热利伤阴的证治。《脉经》载本条为"热利重下，新产虚极"。"虚极"并非指正气已虚至极点，而是指产后有气血亏虚，又兼下利伤阴则气血更虚，两途伤阴，两虚相得，故以"虚极"加以描述。根据《脉经》记载和用治疗热利下重的白头翁汤来分析，本证当有发热口渴，腹满痛，里急后重，大便脓血等症状。

【方药评析】 白头翁汤清热坚阴，凉血解毒，燥湿止利，本证下利因发生于产后，必血虚阴亏，故加阿胶甘草滋阴养血，补虚建中，并能缓苦寒药损阴伤中之偏性，使攻邪不伤正，扶正不恋邪，为治疗产后热利下重或热利伤阴的一首特效名方。

【文献选录】 徐彬：仲景治热利下重，取白头翁汤，盖白头翁纯苦能坚肾，故为驱下焦风热结气君药；臣以黄连，清心火也；秦皮清肝热也；柏皮清肾热也，四味皆苦寒，故热利下重者宜之。若产后下利，其湿热应与人同，而白头翁汤在所宜矣假令虚极，不可无补，但非他味参、术所宜，恶其壅而燥也；亦非苓、泽淡渗可治，恐伤液也。唯甘草之甘凉，清中即所以补中；阿胶之滋润，去风即所以和血；以此治病，即以此为大补。方知凡治利者，湿热非苦寒不除，故类聚四味之苦寒不为过；若和血安中，只一味甘草及阿胶而有余。治利好用参、术者，正由未悉此理耳。（《论注》）

赵以德：《伤寒》厥阴证热利下重者，白头翁汤，四味尽苦寒，寒以治热，苦以坚肠胃。此产后气血两虚，因加阿胶补气血而止利；甘草缓中，通血脉。然下利，血滞也。夫人之血行则利自止，甘草尤为要药。此方岂独治产后哉？（《衍义》）

尤怡：伤寒热下利重者，白头翁汤主之，寒以胜热，苦以燥湿也。此亦热利下重，而当产后虚极，则加阿胶救阴，甘草补中生阳，且以缓连、柏之苦也。（《心典》）

【临床应用】　（1）治疗产后虚痢：高平安[32] 病案。吴某某，女，28 岁。1973 年 10 月 17 日上午足月顺产一男婴，产后进食油腻之物；当晚突然吐泻交作，腹鸣腹痛，呕出物酸腐，大便腥臭，泻下如注，日行无度。伴畏寒，发热（体温 38.5℃），汗出，口渴欲饮。西医按"急性胃肠炎"给予输液、抗菌消炎等治疗，周余后呕吐虽止，但大便每日仍七八次，便稀带有红白黏冻，且伴腹胀腹痛，里急后重，仍发热（体温 38℃），口渴心烦，口臭，精神疲惫，纳差，舌淡红，苔黄厚腻，脉虚而数。大便常规化验：白细胞（＋＋），红细胞（＋），脓球（＋）。大便细菌培养三次，均报告"有真菌生长"。因患者转为痢疾，并有二重感染，立即停用抗生素等西药，邀余会诊。四诊合参，证属虚痢，乃产后体虚，气血亏耗，又为饮食所伤，脾胃升降失常，既吐利伤阴，又湿热内蕴不解所致。拟方：白头翁 10g，黄连 6g，秦皮 10g，黄柏 10g，阿胶 10g（烊化），甘草 6，山楂 15g，扁豆 10g。2 剂。服药后痢止热退，惟余少气、纳差、腹胀等不适，遂以健脾益气、和胃之法善后。调养旬余，诸症消失，大便化验无异常，痊愈出院。

（2）治疗血淋：郭安生[33] 病案。王某某，女，27 岁，农民。1979 年 8 月 7 日诊。患者产后 1 周，小便涩滞不利，溺血紫红，尿时痛甚，头昏咽干，心烦寐差，胸闷纳少，腹热胀痛，恶露黯红稍有臭秽，舌红，苔黄微腻，脉弦滑而细。证属湿热蕴血，气郁阴伤之证。治宜清热燥湿，凉血滋阴。方用白头翁汤加味：白头翁、阿胶（烊）各 15g，黄连 6g，黄柏、蒲黄各 12g，秦皮、北杏仁各 9g。2 剂后诊：小便频数，腹热胀痛均减轻，尿血色转浅，知药已对症，再予上方加桔梗、瞿麦各 9g，续进 3 剂。药后小便畅利，溲色淡黄、惟感腰酸，以增损地黄汤调理。过 3 月追访，病未再复发。

（3）治疗子宫颈癌放疗并发症：朱树宽等[34] 病案。王某，女，48 岁，干部。1993 年 4 月 26 日初诊。患者 2 年前因腹痛阵作，带下量多夹有血丝，在北京肿瘤医院诊为子宫颈癌。因惧怕手术，遂予以放射治疗。两个疗程后，诸症减轻。但半年后出现腹泻后重，时有便血。经北京肿瘤医院诊为放疗后并发症。经服药（具体不详）治疗，腹泻减轻，但仍有后重便血现象。服中药槐角丸治疗无效，改服补中益气汤治疗仍不效。现患有肛门灼热，大便稀，日 2～3 次，便时带血，色鲜红，量不多，伴后重脱肛，乏力嗜卧。察舌淡红、苔薄微腻，脉细滑无力。诊为余毒未尽，气虚下陷。予白头翁加甘草阿胶汤合三奇散，再加白及粉吞服，每日 1 剂，3 剂后诸症不减。续服 5 剂，病获痊愈。

附方

《千金》三物黄芩汤：治妇人在草蓐[1]，自發露得風[2]，四肢苦煩熱，頭痛者與小柴胡湯；頭不痛但煩者，此湯主之。

黄芩一兩　苦参二兩　乾地黄四兩
上三味，以水八升，煮取二升，溫服一升，多吐下蟲。

【词语注解】　①在草蓐：即在产床。古人有把草铺在床上，并在草床上分娩的习俗，故言之。

②自发露得风：指产妇分娩时，因掀露衣被，保养不慎而感受了外邪。

【经义阐释】　本方载于《备急千金要方·卷第三·中风》，除黄芩用量为二两外，其主治和用法均大同小异。但注明是仲景方。

本条是论述产后中风的证治。产妇在分娩时，因掀露衣被，保养不慎而感受外邪。邪客少阳，正邪相争则见四肢烦热，酸楚不适；邪热上行，经络阻滞则头痛。从用小柴胡汤而推知，本证还当有寒热往来。因邪在少阳，故用小柴胡汤以和解。若无头痛，但见烦热者，是邪已化热入里，陷于血分故用三物黄芩汤治疗。

【方药评析】 黄芩、苦参清热除烦，燥湿解毒，干地黄凉血滋阴，泄热除烦。三味合用有清热凉血，养阴除烦的作用。

【文献选录】 赵以德：自发露三字，不解其义，意谓自发表露体，因得风，非邪之所伤者，故不为自汗寻常风病。盖天产时天机开发，阴血泄下，阴气变动，革故鼎新，血脏空虚，易于动摇；外虽微风，内之肝胆厥阴少阳火木之邪即应，脾主四肢，外感内应之风合化，淫于四末，而作四肢苦烦热；上至于头，作头痛。病在表里间，因用小柴胡汤治少阳。若头不痛，是无表也，惟是厥阴肝风热，动其上膈作烦，是以用黄芩退热；苦参养肝胆，安五脏，定志益精，清热，古人多用吐胸中烦热；熟地黄补血，益肾水。如是则肝胆之火木宁矣。而蛔得苦参之苦，亦吐下去之。（《衍义》）

徐彬：此言产妇有暂感微风，或在半表半里，或在下焦，风湿合，或生虫，皆能见四肢烦热证，但以头之痛不痛为别耳。故谓在草蓐，是未离产所也。自发露得风，是揭盖衣被，稍有不慎而暂感也。产后阴虚，四肢在亡血之后，阳气独盛，又得微风，则苦烦热。然表多则上人而头痛，当以上焦为重，故主小柴胡和解。若从下受之而湿热结于下，则必生虫，而头不痛，故以黄芩清热为君，苦参去风杀虫为臣，而以地黄补其元阴为佐，曰多吐下虫，谓虫得苦参必不安，其上出下出，正未可知也。（《论注》）

【临床应用】（1）治疗烦热证：吕奎[35] 病案。邢某，女，34 岁。连续 2 年每到春夏季节即出现手足心烦热，夜间尤甚，伴有心烦，失眠，口渴能饮，至秋后渐好转。舌红、苔白，脉数。几经治疗、查体及各项检查无异常发现，遂给予三物黄芩汤加葛根、黄精、五味子治疗，前后服药 10 余剂，诸症痊愈，第 2 年春末复发。

（2）治疗红斑性肢痛：陈宏等[36] 病案。杨某，男，37 岁。双下肢阵发性灼热疼痛 3 月余。西医诊断为红斑性肢痛。用三物黄芩汤加味：黄芩、玄参各 30g，生地 60g，栀子、红花、枳壳各 10g，怀牛膝 15g，蜈蚣 1 条。每日 1 剂，水煎温服。6 剂而愈。

（3）治疗外阴灼热案：柴浩然[37] 病案。杨某，女，53 岁，职工。1992 年 11 月 30 日就诊。患者 2 年前出现外阴及阴道灼热疼痛不适，伴小便灼热，时觉疼痛，心烦急躁，轰热时作，口干，舌体发热，大便干燥，3～4 天 1 行。曾经某医院妇科诊为老年性阴道炎、自主神经功能紊乱。曾服中、西药多种（不详），均无明显效果。诊时除上述见症外，舌质淡红，苔薄白而干，脉沉细涩弱。证属肝热阴虚，肠燥失濡。治宜滋阴清肝，增液润燥。方用三物黄芩汤加味：生地 30g，黄芩、知母、黄柏各 9g，苦参、怀牛膝各 15g，甘草 6g。3 剂，水煎服。12 月 4 日 2 诊，药后大便 2 天 1 行，阴道及外阴灼热感明显减轻，余症均有不同程度减轻，药证相投，仍用上方去怀牛膝，加栀子、玄参、麦冬、桃仁各 9g，鱼腥草 24g，穿心莲 15g。3 剂，水煎服。12 月 8 日 3 诊：现除外阴轻度瘙痒，心烦，轰热时作外，余症悉退。继用上方加地肤子 15g，6 剂，水煎服。1 年后随访，病愈停药，亦未复作。

（4）治疗直肠癌：张若楠[38] 病案。吴某某，男，61 岁。患者于 2002 年 9 月确诊为直肠癌 1 月后，在某医院行手术切除，未能保留肛门。术后病检报告：直肠癌Ⅱ级，累及全层，淋巴结 1/5 受累。B 超提示肝门淋巴结肿大，怀疑肝转移。患者因经济原因，加上对化疗副作用的恐惧，寻求中医治疗。2002 年 10 月 9 日就诊于王教授。患者平素火旺，精神尚可，偶见乏力，食欲及睡眠一般，大便不规律，干结时下腹坠胀，有时稀溏，小便黄，唇红，舌红苔白，脉滑。证属湿热瘀毒交结大肠，术后气阴受伤。法当清利湿热，凉血化瘀解毒，兼顾气阴。方以三物黄芩汤化裁：黄芩 12g，苦参 10g，生地黄 30g，槐花 10g．墓头回 30g，败酱草 30g，木香10g，乌梅 10g，党参 10g，薏苡仁 30g。20 剂。每日 1 剂，水煎服。至 2003 年 7 月 18 日，复诊11 次，均以上方为主，前后服药 200 余剂，未见复发。

　　《千金》内补当歸建中湯：治婦人產後虛羸不足，腹中刺痛不止，吸吸①少氣，或苦少腹中急摩痛②引腰背，不能食飲；產後一月，日得服四、五劑為善，令人強壯宜。

　　當歸四兩　桂枝三兩　芍藥六兩　生薑三兩　甘草二兩　大棗十二枚

　　上六味，以水一斗，煮取三升，分溫三服，一日令盡。若大虛，加飴糖六兩，湯成內之，於火上煖令飴消。若去血過多，崩傷內衄③不止，加地黃六兩，阿膠二兩，合八味，湯成內阿膠。若無當歸，以芎藭代之。若無生薑，以乾薑代之。

　　【词语注解】　①吸吸：即吸气之声，一般在忍痛吸气时发出。

　　②少腹中急摩痛：即少腹拘急挛痛。

　　③崩伤内衄：指崩漏为内出血，而非外伤性出血。

　　【经义阐释】　本方载于《备急千金要方》第三卷产后心腹痛门，除生姜用六两，大枣十枚，用法中干姜用三两外，其主药、用法、加减等均基本相同。

　　此方即小建中汤加当归而成，用于治疗产后虚寒性腹痛。产后气血虚少，加之脾胃虚弱，化源不足，血海空虚，因此身体虚弱羸瘦不足；气虚失于温煦，血少失于畅通则见腹中疼痛不止；气血虚弱，又有腹中疼痛，故见吸吸少气。内补当归建中汤正适应于这种病证。另外，如果是产后脾胃健运失职，中焦虚寒，不能温润于下焦而致少腹拘急，痛引腰背，不思饮食者，亦可运用本方治疗。本方除散寒止痛，调和阴阳之外，还有补虚建中，令人强壮的作用。

　　【方药评析】　本方既名当归建中汤，组成中应有饴糖。方后注中的"若大虚，加饴糖六两"，是明示虚甚者，要重用饴糖，说明饴糖有补虚建中之能。小建中汤有辛甘化阳，酸甘化阴以调阴阳之妙，当归能养血和血，补而兼通。合之能养血补虚，散寒止痛。服后可使虚寒祛，腹痛止，中气建，饮食进，故能令人强壮。若产后失血过多，或崩漏等内出血不止者，可加地黄，阿胶补血养血，敛阴止血。

　　【文献选录】　沈明宗：产后体虽无病，血海必虚。若中气充实，气血虽虚易于恢复。或后天不能生血充于血海，则见虚羸不足。但血海虚而经络之虚，是不待言。因气血不利而瘀，则腹中刺痛不止。冲、任、督、带内虚，则少腹中急挛，凝引腰背。脾胃气虚，则吸吸气少，不能饮食。故用桂枝汤调和营卫，加当归补血之功居多；若大虚加胶饴，峻补脾胃而生气血；若去血过多，崩伤内衄乃血海真阴大亏，故加地黄、阿胶以培之。方后云：无生姜以干姜代之，乃温补之中兼引血药，入血分生血，其义更妙。（《编注》）

　　张璐：此即黄芪建中之变法。彼用黄芪以助外卫之阳，此用当归以调内营之血。然助外则用桂枝，调中则宜肉桂，两不移易之定法也。（《医通》）

　　【临床应用】　（1）治疗经后腹痛[39]：郑某某，女，35 岁。患经后腹痛。月经周期 35天，量少色淡，三天即净，净后少腹疼痛，需用热水袋温按，痛可稍减，患者食纳较差，面色不华，舌淡苔薄，脉象沉细而弦。此中焦营气虚寒，肝脉失其温养所致。宜温肝逐寒，补虚建中。用当归建中汤：当归 12g，桂枝 10g，白芍 20g，甘草 3g，生姜 5 片，大枣 5 枚，饴糖 90g，蒸兑，加吴茱萸 3g。嘱温服 5 剂，并于下月经净再服 5 剂，尔后月经正常，腹痛未发，身体亦较前健壮。

（2）治疗慢性低血压：付伟等[40] 用当归建中汤加味治疗慢性低血压 43 例，结果：显效 31 例，有效 11 例，无效 1 例，总有效率 97.6%。血压恢复正常时间平均为 7～8 天。

【现代研究】 张仲一等[41] 研究表明：当归建中汤对利血平性溃疡和大鼠幽门结扎性溃疡有明显抑制作用。

小　结

本章讨论了妇人产后几种常见病证的脉因证治。通过这些病证的举例说明，对产后病证的治疗规律与特点进行了扼要阐述与总结。

一、产后三大证：产后血虚津亏，抵抗力低下，易遭邪罹。如感受风邪，化燥伤津，筋脉失养则产生痉病。产后致痉与《金匮要略·痉湿暍病脉证治》篇的外感致痉虽见证相同，但病因各异，彼当发表解肌以治痉，此用养血育阴以止痉，可酌用三甲复脉汤育阴滋液，柔肝息风。产后郁冒是因"亡血，复汗，寒多"所致，寒邪郁闭于内，逆而上冲，以郁闷昏冒，但头汗出，呕而不能食为主证者，用小柴胡汤解表达邪，和利枢机。大便难因"亡津液，胃燥"所致。但见津亏便难者，以滋阴养液，润燥通便为主，可酌用脾约丸；如有邪实或他病属阳明胃实而见潮热，腹满痛，便难者，则用大承气汤荡涤邪实。产后三大证，虽病情各异，但病机上都有"亡血伤津"的特点，故总的治则都必须照顾津液，因此养血复阴是治疗产后三大证的关键。

二、产后腹痛：此为本章讨论的重点。腹痛的病因很多，本章主要论述了如下 4 种情况：血虚里寒，腹中拘急，绵绵而痛者，用当归生姜羊肉汤养血补虚，散寒止痛；气血郁滞，腹痛烦满不得卧的，用枳实芍药散行气活血；瘀血内阻，少腹坚痛者，用下瘀血汤活血逐瘀；瘀阻兼阳明里实者，治分先后缓急，先用大承气汤泄热通便以救其急，若攻下后瘀血仍在者，可选用下瘀血汤治其血瘀。四法中有三法为瘀血而设，此乃后世"产后多瘀"特点之源。

三、产后中风：产后感受风寒之邪，病虽延续数十日，但头痛，恶寒，发热，心下闷，干呕，汗出等太阳中风证仍在者，仍用阳旦汤解表散寒，调和营卫。若风寒外袭兼阳虚致发热，面赤，喘而头痛者，用竹叶汤扶正祛邪，表里兼治。

四、产后呕逆：产后阴虚内热而致烦乱呕逆者，用竹皮大丸清热降逆，安中益气。

五、产后下痢：产后热痢伤阴，腹痛下重，便脓血者，用白头翁加甘草阿胶汤清热燥湿，滋阴养血。

总之，妇人产后有多虚多瘀和病理特点，治疗时既要注意照顾这些特点，但又不能拘泥产后禁忌。可汗则汗，该下就下，有斯证即用斯药，重在辨证论治，这是仲景治疗思想的突出表现。

（张炳填）

参 考 文 献

[1] 杨百茀，等. 金匮集释，武汉：湖北科学技术出版社，1984：776

[2] 谭日强. 金匮要略浅述. 北京：人民卫生出版社，1981：394

［3］王增慰．小柴胡汤临床运用举隅．光明中医，2010（7）：1277

［4］康宜兵．小柴胡汤运用4则．山西中医，2010（7）：46

［5］石德军．小柴胡汤新用．内蒙古中医药，2010（10）：16-17

［6］吕志杰．仲景方药古今应用．北京：中医古籍出版社，2000：562

［7］彭怀仁．中医方剂大辞典（第一分册）．北京：人民卫生出版社，1993：1160

［8］马国珍．当归生姜羊肉汤治验举隅．河南中医，2007（11）：15

［9］李明州，王彩霞．当归生姜羊肉汤治疗产后巨幼红细胞性贫血120例．中国实用乡村医师杂志，2007（8）：45

［10］余贵妍．当归生姜羊肉汤治疗产后痛风98例疗效观察．中国社区医师，2004（14）：44

［11］吕志杰．仲景方药古今应用．北京：中医古籍出版社，2000：698

［12］李伟星，等．当归生姜羊肉汤的实验研究．成都中医学院学报，1982（1）：53

［13］陈明．金匮名医验案精选．北京：学苑出版社，1999：555

［14］赵可宁．金匮治妇人腹痛方药临证举隅．国医论坛，1995（11）：16

［15］刘永祥．枳实芍药散治疗带状疱疹的临床运用．河北中西医结合杂志，1996（2）：71

［16］陈萌，张冬梅，韦兰兰．枳实芍药散对大鼠肠道高敏性的影响．中国实验方剂学杂志，2007（6）：49

［17］杜卫华，朱红．下瘀血汤治疗早期肝硬化．吉林中医药，2010（4）：336

［18］刘革命，郭新侠，熊尚全．下瘀血汤治疗冠心病心绞痛临床观察．浙江中医杂志，2007（10）：574

［19］王菊凤，许文捷，袁岚．下瘀血汤治疗下肢深静脉血栓形成后综合征．中国中医药信息杂志，2001（10）：53

［20］侯志霞．下瘀血汤加味治疗子宫内膜异位症49例．山西中医，2010（1）：19

［21］柴可夫，李慧，楼基伟．下瘀血汤对慢性肾功能衰竭大鼠血液流变学的影响．中国中医药科技，2004（2）：103

［22］常城，朱尤庆，吴菁．下瘀血汤抗大鼠肝纤维化的作用及其机制．医学新知杂志，2007（4）：210

［23］柴可夫，覃志成，李慧，等．下瘀血汤对糖尿病大鼠肾脏保护作用的实验研究．中国中医药科技，2004（6）：344

［24］邓鹤芝．医案数则．广东中医，1962（7）：31

［25］曹颖甫．经方实验录．上海：上海科学技术出版社，1979：126

［26］牟慧琴．大阳旦汤治验．甘肃中医学院学报，1997（3）：44

［27］金真．竹叶汤妇科临床应用举隅．浙江中医学院学报，1991（4）：19-20

［28］仝宗景．金匮竹叶汤新用．新中医，1991（11）：41

［29］张永妙，王忠玉．竹皮大丸汤治疗妇女更年期综合征．中国中医药现代远程教育，2004（9）：35

［30］王鸿根，郭运翠，宋金明．竹皮大丸新用．新中医，2004（12）：35

［31］黄道富，肖美珍．竹皮大丸在治疗男性病中的运用．江苏中医，1990（6）：30-31

［32］高平安．经方验案三则．国医论坛，1987（1）：26

［33］郭安生．白头翁汤临证新用二则．新中医，1990（1）：41

［34］朱树宽，王紫君．白头翁加甘草阿胶汤治疗宫颈癌放疗后并发症25例．浙江中医杂志，1996（9）：395

［35］吕奎．三物黄芩汤治疗烦热症34例．实用中医内科杂志，2001（4）：33

［36］陈宏，苏忠．三物黄芩汤加味治疗红斑性肢痛．浙江中医杂志，2001（5）：304

［37］柴瑞霁．柴浩然运用三物黄芩汤治疗虚热验案举隅．陕西中医，1995（4）：167-168

［38］张若楠，王星．王三虎应用《千金方》治疗癌症经验．中医杂志，2004（3）：176

［39］谭日强．金匮要略浅谈．北京：人民卫生出版社，1981：394

［40］付伟，荣磊．当归建中汤加减治疗慢性低血压（附43例报告）．哈尔滨医药，2005（1）：44

［41］张仲一，高岚，胡觉民，等．当归建中汤抗胃溃疡的实验研究．天津中医学院学报，2004（3）：134

第三章

妇人杂病脉证并治

本章原文为《金匮》第二十二篇，专论妇人杂病，其范围包括除妊娠、产后疾病以外，而以经、带和前阴疾患为主的妇女病证，以及一些妇女常见的情志疾患。但与后世的妇科杂病不同，后者已将月经病、带下病另列门类，故范围较窄。

《金匮》本篇阐述了妇人杂病的病因病机以及常见症状，着重论述了热入血室、月经病、前阴疾患及情志诸证，其治疗手段丰富多彩，既有汤、散、丸、酒、膏等内治法，又有针刺、洗剂、坐药等外治法。其中不少治法和方药，至今仍有效地指导着妇科临床。

【原文】　婦人中風，七八日續來寒熱，發作有時，經水適斷，此為熱入血室[①]，其血必結，故使如瘧狀，發作有時，小柴胡湯主之。方見嘔吐中。（1）

【词语注解】　①血室：有三种解释，一指冲脉；一指肝；一指子宫（即胞宫）。三者或有经络相连，或在功能上密切相关，故宜合参。

【经义阐释】　此论经水适断热入血室的证治。妇女外感中风，至七八日时，若按一般外感病的发病规律，此时表邪多去，当无寒热。但本证又复见寒热，而且发作有时，犹如疟病一样，同时正值经期的经水也突然中断。这是由于妇女行经期间，血室空虚，外邪遂容易化热乘虚侵入，与血相互搏结，故曰"热入血热"。显然本证虽"续来寒热"，却与外感中风之寒热不同。因为侵入血室之邪与血相互搏结，就会影响卫气的畅行，每当卫气行到其间，便阻而不达，卫气遂与之相争，故出现寒热定时而作的特点。所以用小柴胡汤扶正达邪，和利气机，俾正气渐复，血室之邪得以清泄，气血畅行，诸症即除。

对于本病的病因病机，注家多认为是表邪乘虚入于血室，与血相搏，血结不行所致。只是对寒热发作有时产生的机理有不同的解释，如赵以德、李彣从血气与邪纷争解，徐彬从血室与肝胆有关解，尤怡从邪留血室并侵淫经络解，高学山、唐宗海、黄树曾则从邪结血室，卫行其间受阻，遂与邪相争解。诸说从不同的角度对此加以阐发，各有道理，但结合总的病机与治法方药，似以高氏、唐氏、黄氏之见更为贴切。此外，对本证虽有血结，却未用化瘀行血之法，而用小柴胡汤治疗的理由，注家也各有看法，如有的认为是去除血结之因，如尤怡云"热邪解而乍结之血自行耳"，有的认为是取气行血行之意，如徐彬谓"上焦气和，而骤结之血将自行"；而高学山则认为用小柴胡汤意在和解，"如热结血甚，可加丹皮、丹参，以泄热行血乎"黄元御亦指出，用小柴胡汤以发少阳经之邪热，若"不下，然后用下瘀之剂也"。其实，诸说并不矛盾，对于血初结且轻者，只需祛除致血结之因，俟气行则血自行。若血结久而重者，又可参考高、黄之见。

【文献选录】　程林：妇人伤寒中风，六经传变，治例与男子同法。唯经水适来适断，热入血室，与夫胎前产后，崩漏带下，则治有殊也。妇人经行之际，当血弱气尽之时，邪气因入血室，与正气相搏，则经为之断，血为之结也。血结则邪正分争，往来寒热，休作有时，与小柴胡解表里，而散血室之邪热。（《直解》）

唐宗海：人之卫气，昼行于阳二十五度，夜行于阴二十五度，疟邪伏于膜原之中，卫气会之，阻不得行，则相争为寒热，今妇人热入血室，其血必聚结不得散，阻其卫气，遇卫气行到其间，阻而不达，遂亦相争发为寒热，有如疟状，发作有时，视卫气所过之时而发也。故小柴胡汤透达卫气为主，使邪热随卫气透达于外，则血分自清矣。（《补正》）

黄树曾：中风，指外感之中风证而言，即具有发热，汗出恶风，脉浮缓之脉证者。七八日，谓已病中风七八日。续来寒热，发作有时，谓七八日之前，业已热除身凉和，乃至七八日之间，又作寒热，故曰续来，寒热者，寒时即不热，热时即不寒，来去皆有定时，故曰发作有时。经水适断，谓续来寒热时，月经适于此时停而未行也。热入血室四句，谓中风之热邪，乘其行经之虚而入于胞中，胞中之血为热邪所遏，致经停而不得畅行，卫气行到其间，遇阻而不能达，遂与邪相争，而发为寒热。卫气之行经其处也有定时，故寒热亦休作有时也。故用小柴胡汤透达卫气，使邪热随卫透达于外，则血分自清矣。（《释义》）

按： 程注分析发病较透彻，唐氏阐发病机较精当，黄注论症状较详细。

【原文】 婦人傷寒發熱，經水適來，晝日明了，暮則讝語，如見鬼狀者，此為熱入血室，治之無犯胃氣及上二焦，必自愈。（2）

【经义阐释】 此论经水适来，热入血室的证治。妇女外感发热，恰值经水来潮，血室空虚之时，外邪遂化热乘侵入胞宫。血属阴，夜暮亦属阴，气属阳，昼日亦属阳。今热入胞宫血室，内扰血分，所以白天神志清楚，黄昏以后则神识不清，胡言乱语，妄有所见。然此为"热入血室"证，而非热结阳明，亦非痰蒙心窍，更不是表邪未解，故不可误用攻下或涌吐或发汗诸法，以免扰动上焦之气或损伤胃气，而应治其下焦血室。

历代注家对本条的分歧主要集中在如何治疗本证。一种观点是着眼于"必自愈"，认为热可随血去，故不药自愈。赵以德、程林、李彣、吴谦、朱光被等皆持此见。另一种观点则着眼于"治之"二字，主张治之乃愈。其中喻昌、唐宗海、黄树曾等提出用小柴胡汤，黄竹斋主张用小柴胡汤加生地黄；徐彬主张于和表邪中略兼清血室之热；曹颖甫则主张攻瘀，"桃核承气汤、抵当汤丸、下瘀血汤皆足以治之"。二说各有所据，但从原文最后两句来看，并未确定其方治，而是指出本证的治疗禁忌，强调不可损伤胃气。故前说有失偏颇，而后说可看做对原文的发挥。此外，对"无犯胃气及上二焦"，注家也有不同的见解，如赵以德、李彣认为是指禁用小柴胡汤发汗以免犯上焦、禁刺期门以免犯中焦，尤怡认为是禁攻下和汗法，曹颖甫认为是禁承气汤攻下和发太阳之汗，程林、吴谦、朱光被等认为是禁汗、吐、下法。诸说各有一定的道理，若结合临床实际来看，似以程、吴、朱等诸家的观点指导意义更大。

本证与上证皆属热入血室，都与经水有关，兹列表比较如下：

百合病与脏躁比较表

病　证	成　因	主　症	治　法	方　药
经水适断热入血室证	外邪化热，乘虚侵入血室，热与血结	寒热发作有时，如疟状，经水适断	扶正达邪，和利气机	小柴胡汤

续表

病　证	成　因	主　症	治　法	方　药
经水适来，热入血室证	外邪化热，乘虚侵入血室，热扰血分	发热，经水适来，昼日明了，暮则谵语，如见鬼状	禁用汗、吐、下法	可选用小柴胡汤，酌情化裁

【文献选录】 赵以德：成注：伤寒发热者，寒已成热也，经水适来，则血室空虚，热乘虚入血室。若邪入胃，邪客于府而争也；暮则谵语，如见鬼状，是邪不入府，入于血室，与阴争也。阳盛谵语则宜下；此热入血室，不可与下药犯其胃气。热入血室，血结寒热者，与小柴胡汤，散邪发汗；热入血室，胸膈满如结胸状者，可刺期门穴；此虽入而无满结，故不可刺。必自愈者，以经行则热随血去，血下已，则邪热悉除而愈矣，发汗为犯上焦者，发汗则动卫气，卫气出上焦也；刺期门为犯中焦者，刺期门则动荣气，荣气出中焦也。（《二注》）

程林：伤寒发热，又值经水适来之时，则寒邪乘虚而入，搏于血室，夫邪去阳入阴，则昼日明了，阴被其邪。故暮则谵语，如见鬼状也。无者，禁止之辞，犯胃气以禁下言也。上二焦，以禁汗吐言也，今邪在血室中，则非汗吐下所宜矣，上章以往来寒热如疟，故用小柴胡，以解其邪，下章以胸胁下满，如结胸状，故刺期门，以泻其实。此章则无上下二证，似待其经行血去，邪热得以随血出而解也。（《直解》）

唐宗海：解必自愈，以为不须治之，其邪必将自解。夫谵语重症，岂易自解？况此条明有"治之"二字，何得以为不须治之？夫《伤寒论》原有热入血室，暮则谵语者，与小柴胡汤又承上小柴胡汤而言，则治之二字，即是按法当与小柴胡汤也，下文无犯胃气及上二焦，又因谵语常法应用承气攻其胃与上二焦，此谵语在下焦血室，与寻常谵语不同，恐人误治，故戒之曰："无犯胃气及上二焦"。意谓但治其下焦血室，而谵语必自愈，不可误治其谵语也，玩其文法自见。（《补正》）

按： 周氏详于证的比较鉴别，程氏释病机较精练，唐氏析治法较透彻。

【原文】 婦人中風，發熱惡寒，經水適來，得之七八日，熱除脈遲，身涼和，胸脅滿，如結胸狀，譫語者，此為熱入血室也，當刺期門，隨其實而取之。（3）

【经义阐释】 此论热入血室，瘀热扰肝经的证治，妇女外感风邪，故见恶寒发热，又恰逢经水来潮，表邪便化热并乘胞宫之虚入于内，所以到七八日时，外热已除，身亦凉和，脉现迟象，这是邪已离表而入于血室，内有瘀热之征。肝主藏血，故血室又由肝所主，肝脉布于胸胁，今血室内有瘀热，并循肝经上扰，故胸胁胀满，如结胸状。血分瘀热内扰神明，则谵语。总之，本证为热入血室，瘀热内扰肝经之证。故刺肝之募穴——期门，以泻侵扰肝经之瘀热实邪。

本条的病机，注家见解大致相同，只是对"脉迟"的解释略有分歧。多数注家都将此与"热除"、"身凉和"笼统解作表证已罢，邪入于里，梁运通《金匮释按》更具体解释道，此"言脉迟是脉静而不浮者"；但南京中医学院伤寒教研组主编的《伤寒论译释》则认为"本条脉迟，为来去郁滞之意"；李克光主编的《金匮要略译释》亦明确指出"瘀热阻滞。脉行不利则脉迟"。二说各有一定的道理，且着眼点也不同。不过，若结合本证的病机，则后说似乎更为妥当，此外，对于刺期门的目的，注家多泛指为泻血分实热，然而本证主要是瘀热内扰肝经，故刺募穴，既可泻实热还能通经络，泻实即去其瘀热。

【文献选录】　徐彬：此言经与病值，不即为患，而病解后，反搏邪在胸胁作楚者，谓中风病虽稍异于前之伤寒，然发热恶寒，经水适来，与前之邪盛经亦盛无二，后七八日，热除脉迟，身凉和，是经在病中，行而不碍也。却七八日后，反胸胁满，如结胸状，谵语，是入血室之热，不审于经，而结于肝之府，故脉之所过处为满，甚则如结胸状，阴火盛则谵语也。然满虽在胸胁，非少阳表邪；虽如结胸，非太阳表邪入里；虽谵语，非胃实。故曰此热入血室，亦见不可误攻胃及上二焦也。当刺期门，期门者，肝之分也，此肝实之病，泻其实则愈，故曰：随其实而取之。（《论注》）

赵以德：中风，发热恶寒，表病也。若经水不来，表邪传里，则入腑而不入血室也；经水适来，血室空虚，至七八日邪传里之时，更不入府，乘虚而入于血室。热除脉迟身凉者，邪气内陷而表证罢也；胸胁下满如结胸状，谵语者，热入血室而里实。期门者，肝之募。肝主血，刺期门者，泻血室之热。审何经气实，更随其实而泻之。（《二注》）

尤怡：热除脉迟身凉和而谵语者，病去表而入里也。血室者，冲任之脉，肝实主之。肝之脉布胁肋，上贯膈，其支者复从肝别上膈，注于肺；血行室空，热邪独胜，则不特入于其宫，而亦得游其部，是以胸胁满如结胸状。许叔微云：邪气畜血，并归肝经，聚于膻中，结于乳下，以手触之则痛，非汤剂可及，故当刺期门。期门，肝之募。随其实而取之者，随其结之微甚，刺而取之也。（《心典》）

按：徐氏、尤氏皆将本证累及于肝的机理阐述较透彻；赵氏认为治除刺期门外，尚需"审何经气实，更随其实而泻之"，对于本证的治疗，颇有启迪。

【临床应用】　据《名医类案》载，一妇人患热入血室症，医者不识，用补血调气药治之，数日，遂成血结胸。或劝用前药，许公曰：小柴胡已迟，不可行也。无已刺期门穴斯可矣。予不能针，请善针者治之，如言而愈。

【原文】　陽明病，下血讝語者，此為熱入血室，但頭汗出，當刺期門，隨其實而瀉之，濈然汗出者愈。（4）

【经义阐释】　此论由阳明病致热入血室的证治。妇女患阳明病时，虽不值经期，却出现前阴下血，谵语，但头汗出等症，这是由于阳明气分热盛，循经内迫，入于血室所致。因为冲脉起于胞中，与足阳明胃经会于气街，今阳明邪热循冲脉内入胞宫，迫血下行，故前阴下血。血室之热上扰神明，则谵语；循冲脉上逆，迫津外出，故但头汗出。该证虽始于阳明病，然终却发展为热入血室，由气分之热传为血分之热。故治疗仍当刺肝之募穴——期门，以泄血分之实热，俟血中实热随周身汗出而外泄，则其病可愈。

对于本条，注家见解大致相同，仅对"但头汗出"的机理略有分歧。如赵以德从"夺血者无汗"解，徐彬从血热阴虚解，李彣从邪气内结，熏蒸于头解，尤怡从血分闭郁解，朱光被从血热下迫，清阳仍主用解，黄树曾从血室之热循冲、任、肝脉上冲解。诸说见仁见智，但结合本证总的病机及治法，似以黄树曾之说更为具体明了。

【文献选录】　徐彬：此言阳明病，亦有热入血室者，但下血、头汗出不同耳，阳明病，即头痛、鼻干、不眠是也。假如转入阳明之腑，则必有汗、谵语等，为可下之证，何缘而动血，乃下血谵语，故知为热入血室。然阳明宜通身有汗，此血中有热而血耗，耗则下虚搏邪，身为燥阴所把，故无汗，唯头则阴不能入，而阳仍通，故汗。此病亦由肝实，

不当责阳明，故亦刺期门，而曰随其实而泻之。濈然者，通身微微似汗也，汗则肝不强而阴阳平，故愈。（《论注》）

李彣：阳明经多气多血，热入血室者，血为热迫，故下血也。谵语者，犹太阳蓄血证之如狂善忘也。《经》云："阳明病，法多汗。"今但头汗者，邪气内结，不能遍越周身，但熏蒸于头也。刺期门以越其热，则血室之邪可泄，汗出愈矣。

或问：病在阳明，热宜入府，何反入于血室也？曰：《内经》云："阳明者，五脏六腑之海，主润宗筋。冲脉者，经脉之海（冲脉即血室也），主渗灌溪谷，与阳明合于宗筋"。又《难经》云："冲脉者，起于气冲，并足阳明之经，夹脐上行"。则阳明与冲脉，其经气原自相通，故阳明有病，得以热入血室也。（《广注》）

陈念祖：此言阳明病亦有热入血室者，不必拘于经水之来与断也。但其证下血，头汗出之独异也。盖阳明之热从气而之血，袭入胞宫，即下血而谵语，不必乘经水之来而后热邪得以入之。彼为血去而热乘其虚而后入；此为热入而血有所迫而自下也。然既入血室，则不以阳明为主。而以冲任、厥阴，血海为主。冲任，奇脉也。又以厥阴为主。厥阴之气不通，故一身无汗，郁而求通，遂于其少阳之腑而达之，故头上汗出，治法亦当刺期门以泻其实，刺已周身濈然汗出，则阴之闭者亦通，故愈。（《浅注》）

按：徐注从本证仍属肝实论其治，李注释阳明病热入血室的机理较详细，陈注侧重比较了阳明病热入血室与经水来，断热入血室之异同。

【临床应用】 （1）治疗经期发热：王永胜[1] 应用柴胡四物汤加减治疗经期发热证120例。临床表现有经期延长，头痛，恶寒发热，口苦，咽干，胸胁苦满，心烦易怒，或谵语，舌苔薄黄，脉寸口浮数，关尺弦细。以柴胡四物汤加减治疗，期间不用任何西药制剂。经用药7天后，治愈110例，有效10例，全部有效。崔洪英等[2] 应用小柴胡汤加减随证治疗经期发热证32例。主要症状为寒热往来，月经甫行即止，谵语失眠，舌红苔薄白或薄黄，脉弦数或浮。全部治愈，临床症状消失，经行畅，按期而至。其中服3剂痊愈者16例，3剂以上痊愈者16例。

（2）治疗产后发热：韩眷霞等[3] 病案。孙某，女，32岁。产后曾患外感高热，经治疗热退后，时常失眠，心烦意乱，时有寒热感。近1周来多梦，心悸，伴头晕，心烦急躁，胸胁胀满，小腹发胀，小便黄短，月经未至，舌质红，脉弦。辨证为产后外感，余邪未尽，热入血室，上扰神明。治以和解肝胆，清热安神。方药：柴胡15g；党参20g，黄芩15g，半夏15g，枳壳9g，栀子15g，连翘15g，白芍20g，生姜15g，丹皮20g，甘草10g。4月23日，服上方后，诸症减轻，寒热已退，失眠缓解，无心悸，仍头晕，胸胁胀。嘱继服3剂，诸症皆愈。

（3）治疗经期神志异常：黄海[4] 病案。高姓女孩，初中二年级学生。时值经期，因上课不专心听讲，受到老师批评，回家后郁郁寡欢，闭门不出，畏惧喧闹，两日来不敢单独上学，上学要父母接送。就诊时述梦多、胆怯、食欲不振，舌淡红、苔薄白，脉细弦。此为热入血室，肝胆疏泄失常。药用：柴胡10g，黄芩10g，太子参15g，清半夏10g，甘草3g，青陈皮各10g，绿萼梅10g，枳壳10g，生龙牡各15g。服4剂后，其父代诊诉基本恢复原来正常状态。守上方，去生龙牡，再服3剂，善后。

（4）治疗产褥期精神病：黄海[4] 病案。王某，女，28岁。头胎足月顺产。产后3个月，因哺养婴儿，睡眠不足，食欲不佳，易激动、烦躁，但未引起家人注意。近日来常自言自语，语言错乱，说婴儿是魔鬼，扬言要扼死婴儿，家人恐慌，希望用中药治疗。诊时患者面无表情，自言自语，答非所问，二便正常，舌苔白厚腻，脉弦。此属产后血室空虚，外邪侵入肝经，疏泄失调。拟予：柴胡10g，黄芩10g，太子参15g，制半夏10g，炙甘草5g，白芥子10g，厚朴10g，茯神15g，珍珠母12g，绿萼梅10g。服上方3剂后，神志情绪明显好转。问答基本正常。

【现代研究】（1）对"热入血室"的认识：张玉英[5]认为"热入血室"常发于经期，以发热恶寒或寒热如疟或高热，或兼有谵语如见鬼状，胸胁下满如结胸状等为主症。与现代医学所谓的"子宫炎症"、"产褥感染"等很相似。以现代医学观点，妇女月经期，分娩前后，生殖器官防御功能遭到破坏抵抗能力降低。细菌迅速侵入子宫肌层，或生殖系统组织引起炎症，虽局部反应不一定很明显，但全身症状严重，常发热恶寒，或突然发热寒战，中毒症状严重者，则见高热谵语，或谵语如鬼见状等。从其发病过程中的某些阶段来看，以急性期的症状表现与"热入血室"证相似。

（2）抗炎作用：柴小梅等[6]报道小柴胡汤具有激素样及非激素样抗炎作用，能抑制嗜中性粒细胞的趋化性，稳定细胞膜及溶酶体膜，抑制水解酶的释放及抑制巨噬细胞分解白三烯，从而减轻肝细胞的免疫损伤。景浩[7]发现，小柴胡汤具有较强的抗炎作用，并有改善微循环，增强血流量，减轻炎症反应及毛细血管通透性的作用，能有效地治疗变应性鼻炎。刘中景等[8]研究发现，不同剂量的小柴胡汤对DHBV的复制均有一定的抑制作用，而以20倍剂量组的抑制作用最佳，且小柴胡汤中不同的药味对DBHV均有一定的抑制作用，而全方作用较半方及单味柴胡为优，显示了复方治疗的优势。

（3）免疫调节作用：张磊等[9]经试验证明，小柴胡汤提取物可增强小鼠特异性体液免疫功能及非特异免疫功能。郑辉等[10]建立大鼠内异症动物模型，探讨小柴胡汤冲剂治疗大鼠内异症的作用机制，发现小柴胡汤治疗大鼠内异症的作用机制可能是通过上调Fas蛋白的表达，促进异位内膜细胞的凋亡而实现的。张文革等[11]在研究小柴胡汤对子宫内膜异位症（EM）白介素-8和肿瘤坏死因子的调节作用时指出：小柴胡汤可调节子宫内膜异位症模型大鼠的免疫功能，使异位内膜萎缩（降低血液、腹腔液和巨噬细胞培养液中IL-8、TNF-α的含量。纠正腹腔局部免疫失调状态，抑制血管生成，并促进异位内膜萎缩）。王雪峰等[12]以柯萨奇病毒B3诱导Balb、C乳鼠建立病毒性心肌炎模型，观察得出小柴胡汤在病毒性心肌炎急性期能明显提高NK细胞活性，调节T细胞亚群功能，故可提高机体免疫功能。

（4）保肝作用：陈廷玉等[13]证实，小柴胡汤有明显的改善肝功能和抗纤维化的作用。张琪等[14]采用四氯化碳、花生油制备大鼠肝纤维化模型，并用不同剂量的小柴胡汤进行干预。结果表明小柴胡汤通过在肝纤维化早期下调金属蛋白酶抑制因子TIMP-1mRNA的表达而减轻大鼠肝纤维化的程度。李建蓉等[15]通过实验证明小柴胡汤的抗HCV不是通过抑制mRNA的转录，而可能是通过调节机体免疫功能发挥作用。

【原文】 妇人咽中如有炙脔①，半夏厚朴汤主之。(5)

半夏厚朴汤方：《千金》作胸满，心下坚，咽中帖帖，如有炙肉，吐之不出，吞之不下。

半夏一升　厚朴三两　茯苓四两　生薑五两　乾蘇葉二两

上五味，以水七升，煮取四升，分温四服，日三夜一服。

【词语注解】 ①咽中如有炙脔：脔（luán，音挛）指肉块，炙脔，即烤肉块。咽中如有炙脔,是形容咽中有异物感,梗阻不适,咯之不出,吞之不下,但饮食吞咽并无妨碍。

【经义阐释】 此论气滞痰结致咽中如有炙脔的治疗。妇女自觉咽中如有烤肉块梗阻不适,咯之不出。吞之不下,但于饮食吞咽又无妨碍,多与七情失调有关。由于情志抑郁不舒,肝失条达,气机郁结,遂致津行不畅,聚而成痰,气滞痰凝,上逆于咽喉,故致此病。后世又称之为梅核气。治当理气降逆,化痰散结。方用半夏厚朴汤。

【方药评析】 方中半夏、厚朴俱能化痰开结,下气降逆,用作主药;辅以茯苓渗利以祛痰,生姜降逆气散痰结;更用芳香轻扬的干苏叶利气解郁。诸药同用,使气郁得解,痰凝得开,则咽中舒畅。本方采取"日三夜一服"的方式,连续给药,是为了使药力持续,以防痰气复聚。

【文献选录】 徐彬:此条即后所谓寒伤经络,凝坚在上也。炙脔,譬如干肉也,《千金》所谓咽中帖帖,如有炙肉,吐之不出,吞之不下。状如有炙脔,数语甚明切。此病不因肠胃,故不碍饮食二便;不因表邪,故无骨痛寒热。乃气为积寒所伤,不与血和,血中之气溢,而浮于咽中,得水湿之气,而凝结难移。妇人血分受寒,多积冷结气,最易得此病,而男子间有之。药用半夏厚朴汤,乃二陈汤去陈皮、甘草,加厚朴、紫苏、生姜也。半夏降逆气,厚朴兼散结,故主之。姜、苓宣至高之滞,而下其湿;苏叶味辛气香,色紫性温,能入阴和血,而兼归气于血,故诸失血,以赤小豆和丸服,能使血不妄行,夏天暑伤心阴,能下暑郁。而炙脔者用之,则气与血和,不复上浮也。(《论注》)

尤怡:此凝痰结气,阻塞咽嗌之间,《千金》所谓咽中帖帖,如有炙肉,吞不下,吐不出者是也。半夏、厚朴、生姜辛以散结,苦以降逆,茯苓佐半夏利痰气,紫苏芳香,入肺以宣其气也。(《心典》)

吴谦:咽中如有炙脔,谓咽中有痰涎,如同炙肉,咯之不出,咽之不下者,即今之梅核气病也。此病得于七情郁气,凝涎而生。故用半夏、厚朴、生姜,辛以散结,苦以降逆,茯苓佐半夏,以利饮行涎,紫苏芳香,以宣通郁气,俾气舒涎去,病自愈矣。此证男子亦有,不独妇人也。(《金鉴》)

按: 对于本证的成因,徐注从血分寒凝气滞论,吴注从七情郁气,涎凝内生论。似以吴注更为贴切。尤注概括本证病机为凝痰结气,阻塞咽嗌之间,颇为精当。

【临床应用】 (1)治疗梅核气:郎立和等[16] 用加味半夏厚朴汤并心理疗法治疗痰气互结型梅核气60例,基本方药:姜半夏10g,厚朴10g,赤茯苓10g,紫苏叶10g,柴胡10g,胆南星10g,石菖蒲20g,黄连5g,甘草6g。结果:痊愈44例,有效13例,无效3例,总有效率95%。

(2)治疗功能性消化不良:邹庸[17] 用四逆散合半夏厚朴汤治疗本病35例。基本方:柴胡10g,枳壳10g,白芍10g,半夏12g,厚朴10g,茯苓15g,苏梗10g,生姜5g。热盛者加黄芩15g,寒盛加干姜10g,气虚加人参10g,胃阴虚加石斛20g,嗳气加旋覆花10g,泛酸加吴茱萸6g。结果:治愈23例,显效4例,有效4例,无效4例,总有效率88.57%。

(3)治疗癌症术后:许蕾[18] 用六君子汤合半夏厚朴汤治疗胃癌术后抑郁症29例。药用:人参、茯苓各15g,白术、厚朴、苏叶各10g,半夏、陈皮、甘草各6g,连翘12g,生姜3片,红枣10枚。水煎服,每天1剂,水煎至100ml,分1~2次口服。结果:显著进步6例,进步15例,无效8例,总有效率72.4%。

(4)治疗胃炎:吕翠岩[19] 以加味平胃散合半夏厚朴汤治疗慢性浅表性胃炎51例。药物：半夏 15g，厚朴 15g，茯苓 15g，生姜 10g，苏叶 12g，苍术 15g，黄连 20g，吴茱萸 10g，陈皮 10g，甘草 5g。水煎为 600ml，每日 1 剂，分 3 次温服。结果：治愈 21 例，显效 17 例，有效 7 例，无效 6 例，总有效率 88.24%。

【现代研究】 梅核气在肝郁气滞基础上发生。黄柄山等[20] 发现，梅核气与奔豚气均在肝郁气滞基础上发生。经对 440 例肝郁气滞及其有关证候进行分析，认为该证主要是边缘系统，下丘脑、自主神经功能失调，交感神经功能偏亢，腹腔神经丛功能紊乱或病损，皮层内抑制过程减退，间脑释放所致。黄柄山等介绍，有人指出，太阳丛（或腹腔丛为不成对的神经丛，位于 12 胸椎及第 1 腰椎上部高处）损害，食管逆蠕动引起的感觉，似乎食团或胃内积气迫近喉部，产生所谓癔病球，从而出现梅核气的典型症状。Aiko Sugaya[21] 观察了半夏厚朴汤对猫喉反射及其药理试验，发现该方中紫苏（200mg/kg）和厚朴（140mg/kg）对喉反射几乎显示相同抑制作用，其余药物对喉反射则无影响。这就意味着半夏厚朴汤对喉反射的抑制作用主要取决于这两味药。试验还发现，半夏厚朴汤对小鼠的运动活性有明显抑制作用，并能延长巴比妥类引起的睡眠时间，说明该方还具有镇静作用。

【原文】 婦人臟躁，喜悲傷欲哭，象如神靈所作，數欠伸，甘麥大棗湯主之。(6)

甘麥大棗湯方：

甘草三兩　小麥一升　大棗十枚

右三味，以水六升，煑取三升，溫分三服，亦補脾氣。

【经义阐释】 此论脏躁的证治。妇女由于情志不舒，肝郁化火，伤阴耗液，或思虑过度，暗耗营血，心脾两伤，以致脏阴不足，心神失养，躁扰不宁，便可发生脏躁证。即常常无故悲伤欲哭，情绪变幻无常，并见频频呵欠、伸懒腰等。治宜补益心脾，缓急安神，方用甘麦大枣汤。

对于原文"脏躁"中"脏"之所在，注家各有所指。如徐彬、黄树曾指"五脏"，赵以德指肝肺，沈明宗、尤怡等指子宫，李彣、曹颖甫指肺，吴谦指心，高学山指心肺。诸说各有所据，着眼点不同。若从脏躁的证候分析，似以徐彬、黄树曾之见较为全面。然以本方的功效来看，是以补益心脾为主，若究本证的成因，又多与七情失调有关。综上可见，本证的病位主要在心肝脾，并累及肺肾。此外，对于"喜悲伤欲哭"的"喜"字，多数注家都解作"经常"或"容易"，惟王廷富在《金匮要略指难》中提出，喜"应作喜笑之喜，作笑字理解"。从《金匮要略》中"喜"字的使用习惯来看，似以前说较妥。不过，从临床实践来看，本方确有治"悲伤欲哭，喜笑无常"者，故后说可看做是对《金匮要略》原文的发挥。至于"象如神灵所作"一症，有的释做"好像有鬼怪神灵依附在身上一样"，有的解为"精神失常"，有的指为"不能自主"，都从不同角度说明了本证具有精神情绪变化无常的特点。这也与百合病，"如有神灵者"颇为相似，兹列表比较如下。

百合病与脏躁比较表

病证	成因	主症	治法	方药
百合病	热病之后，余热伤阴，或情志不遂，郁热伤阴，致心肺阴虚内热	意欲食复不能食，常默默，欲卧不能卧，欲行不能行，如寒无寒，如热无热，如有神灵者，身形如和，口苦，小便赤，脉微数	润养心肺，益阴清热	百合地黄汤（百合七枚，生地黄汁一升）
脏躁	情志不遂，肝郁化火，伤阴耗液，或思虑过度，劳伤心脾，暗耗营血，以致脏阴不足，心神失养，躁扰不宁	喜悲伤欲哭，象如神灵所作，数欠伸	补益心脾，缓急安神	甘麦大枣汤（甘草三两，小麦一升，枣七枚）

【方药评析】 方中用小麦能养心健脾益肝，兼以安神宁志，甘草、大枣味甘健脾补土，并能缓急止躁。三药配合，共奏补益心脾，缓急安神之功。

【文献选录】 徐彬：此条即后所谓或有忧惨，悲伤多嗔也。藏，五藏也。躁，谓妇人血室，先受积冷，而郁久为热，则脏为之燥。《灵枢》曰：一阴主关。关之阖折，则肝气绝而喜悲。则知燥气乘肝，为悲伤欲哭，象如神灵所作，病从血来，故见阴象也。《灵枢》曰：胃病善伸，数欠，颜黑。则知燥气侵胃为欠伸。是使肝气津润，君火不亢，则脏阴不燥，何致乘肝侵胃？今令悲伤欠伸，其肝阴之热可知，心肺之热亦可知，故以甘麦大枣汤主之。谓小麦能和肝阴之客热，而养心液，且有消烦利溲止汗之功，故以为君；甘草泻心火而救肺和胃，故以为臣；大枣调胃，而利其上壅之燥，故以为佐。盖病本于血，心为血主，肝之子也。心火泻而上气和，则胃气下达，肝脏润，肺气调，燥止而病自除也。补肝气者，火为土之母，心得所养，则火能生土也。（《论注》）

赵以德：《内经》以肺之声为哭；又曰：并于肺则悲。《灵枢》曰：悲哀动中则伤魂。此证因肝虚肺并，伤其魂而然也。盖肝，阳脏也；肺，阴脏也。阳舒而阴惨，肝木发生之气不胜肃杀之邪并之，屈而不伸，生化之火被抑，扰乱于下，故发为脏躁，变为悲苦，所藏之魂，不得并神出入，遂致妄乱，象如神凭，木气被抑而不前，筋骨拘束而不舒，故数作欠伸。然治相并之邪，必安之、和之，用小麦养肝气止燥；甘草、大枣之甘，以缓肝气之苦急，燥止急缓，则脏安而悲哭愈。然又曰亦补脾气者，乃肝病先实脾，不惟畏其传，且脾实而肺得母气以安，庶不离位过中而复下并矣。（《二注》）

吴谦：脏，心脏也，心静则神藏。若为七情所伤，则心不得静，而神躁扰不宁也。故喜悲伤欲哭，是神不能主情也。象如神灵所凭，是心不能神明也，即今之失志癫狂病也。数欠伸，喝欠也，喝欠顿闷，肝之病也，母能令子实，故证及也。（《金鉴》）

按： 论病因，徐、吴皆责之七情所伤，忧悲多嗔；述病机，徐注详于心肝胃，赵注偏于肝肺，吴注只重心；析治法，赵注强调养肝止躁缓急，徐注侧重养心益肝和胃。诸说合参，始为全面。

【临床应用】 （1）治疗更年期综合征：吕志波等[22]用甘麦大枣汤（组成即浮小麦60g，粉甘草18g，大枣14枚）治疗更年期综合征55例，总有效率87.28%。谢氏[23]用甘麦大枣汤合归脾汤治疗更年期综合征57例。方药：浮小麦、炒白术、茯神、党参、当归、远志、木香各12g，黄芪20g，酸枣仁、龙眼肉各15g，大枣7枚，炙甘草6g。可根据兼症适当加减，总有效率为 96.49%。

（2）治疗脏躁：易献春[24] 用甘麦大枣汤加夜交藤、酸枣仁、合欢皮、百合、茯苓、郁金、柏子仁治疗歇斯底里精神性发作（认为属中医脏躁），取得较好疗效。

（3）治疗心因性咳嗽：孙浩[25] 病案。梁某，女，41 岁，工人。平素性躁善怒，怒则詈声不绝，每与家人大声争吵时即发咳嗽，乃至数月不止，经抗炎、镇咳治疗无效。诊时阵咳较剧，面紫腰曲，伴有干呕，如顿咳之状，惟夜间不咳（入夜肝气平故不咳），胸胁胀痛，咽干，舌红、苔薄黄。两肺听诊呼吸音粗糙，X 线胸透提示肺纹理增粗。证属肝气过亢，上侮于肺，病名肝咳。法当养肝平逆，兼固肺气。处方：生甘草 5g，淮小麦 50g，大枣 5 枚，生白芍 20g，钩藤（后入）15g，生赭石（先煎）30g，野百合 15g，生地黄 15g，五味子 3g。3 剂。并嘱怡情养性，调摄精神。药后咳止，继服 3 剂，咳未再发。

（4）治疗抑郁症：孟红旗等[26] 观察甘麦大枣汤加味治疗脑卒中后抑郁症。药用：甘草 9g，小麦 15g，大枣 5 枚，痰盛加胆南星、全瓜蒌等；肝气郁结加柴胡、枳壳、陈皮；脾肾阳虚加肉桂、附子、山茱萸、肉苁蓉；血瘀加红花、桃仁；心脾两虚加党参、白术、茯苓、合欢皮；疗效好，无明显不良反应。杨芳娥[27] 观察 30 例患者，均选用甘麦大枣汤加炒枣仁、柏子仁。方药组成：甘草 9g，淮小麦 200g，大红枣 10 枚，炒枣仁 15g，柏子仁 10g。结果有效率为 100%。

（5）治疗失眠：冯文莉等[28] 观察甘麦大枣汤加减治疗失眠，将 68 例失眠病人随机分为治疗组和对照组。治疗组予口服甘麦大枣汤加减，对照组口服谷维素、七叶神安片、地西泮。结果两组治愈率有显著差异（P＜0.05），治疗组优于对照组。方药加减：肝郁化火加龙胆草、黄芩、栀子；痰热内扰加半夏、陈皮、枳实、竹茹；阴虚火旺加熟地、吴茱萸、怀山药；心脾两虚加当归、黄芪；心胆气虚加龙骨、远志。

【现代研究】（1）镇静催眠作用：李俊等[29] 把 112 只小鼠随机分为 7 组，即生理盐水对照组（A）、西药对照组（B，安定）、方 1 组（C，甘麦大枣汤原方）、方 2 组（D，原方加枣仁、夜交藤）、方 3 组（E，原方加远志、菖蒲）、方 4 组（F，原方加枳实、竹茹）、方 5 组（G，在上述 4 方的基础上加丹参），每组小鼠 16 只，分别观察小鼠自发活动、戊巴比妥钠阈剂量、阈下剂量小鼠睡眠及对硝酸士的宁诱发的惊厥的影响。发现各用药组均能延长戊巴比妥钠诱导小鼠的睡眠时间，E、F 组均能增加入睡动物数；F 组能降低硝酸士的宁诱发的小鼠惊厥次数。可见甘麦大枣汤加枳实、竹茹的配伍在延长小鼠睡眠时间、入睡率、降低惊厥数方面，优于其他配伍。

（2）抗抑郁作用：张学礼[30] 观察了甘麦大枣汤加味方对抑郁症模型大鼠海马信号转导 cAMP-蛋白激酶 A（PKA）途径的影响，发现用药组与模型组比较，水平运动及垂直活动上升，糖水消耗增加，cAMP 含量显著下降，PKA mRNA 表达显著下降（P＜0.01）且呈量效关系。表明甘麦大枣汤加味方下调抑郁症大鼠海马信号转导 cAMP-PKA 途径可能是该方纠正抑郁症模型大鼠行为学变化的环节之一。

【原文】　婦人吐涎沫，醫反下之，心下即痞，當先治其吐涎沫，小青龍湯主之；涎沫止，乃治痞，瀉心湯主之。(7)

　　小青龍湯方：見痰飲中。

　　瀉心湯方：見驚悸中。

【经义阐释】 此论寒饮误下成痞的先后治法。"吐涎沫"为内有寒饮之征，细辨之，则又有饮在上焦与饮在中焦之别，但不管妇人还是男子，无论饮在上焦还是中焦，总宜温化为法。若非饮邪成实，攻下绝非所宜，如果医者辨证失误，妄用攻下，不仅寒饮难去，而且必伤脾胃。寒饮遂乘虚结聚于心下，故"心下即痞"。本证始因寒饮而致吐涎沫，终由寒饮而觉心下痞，故"当先治其吐涎沫"，此实寓治其病本之意，因寒饮在肺而吐涎沫，故用小青龙汤温肺化饮。待寒饮得化，吐涎沫止后，再随心下痞的证情选用泻心汤治痞。

注家对本条的分歧主要是泻心汤究竟为何方？徐彬、曹颖甫认为是大黄黄连泻心汤，黄元御、吴谦、高学山等认为是半夏泻心汤，丹波元简据《备急千金要方》认为是甘草泻心汤，魏荔彤则认为《伤寒论》中泻心汤为方不一，当参合其痞证诸条，酌情选用。由于诸家着眼点不同，故生歧义。但根据《金匮要略》辨证施治的原则，似以魏氏之见较为客观妥当。

【文献选录】 徐彬：此条，即后所谓凝坚在上，呕吐涎唾也。妇人下焦素有积冷，而凝于上之内为饮，又得客寒，故吐涎沫，是积寒为本。而客邪为标也。然邪高在肺，宜从伤寒心下有水气者论治，但彼无积寒，故干呕，此有凝寒，故有涎沫耳。医者下之，是胃未受邪，而诛责无过，故曰反。药伤其胃，客气动膈，故心下即痞。究竟下虽作痞，而上之客寒水气未服，当先治其本。故主小青龙，则水气与客寒俱去。而涎沫止。痞不过误下之阴邪，客于心下，故以大黄、芩、连峻泻心下痞郁之邪，可一服而愈也。（《论注》）

魏荔彤：泻心汤，在《伤寒论》中，为方不一，亦当合《伤寒论》中痞证诸条参观之，而求其治法。（《本义》）

高学山：水寒之气上泛，肺受逼而失分布之用，故吐涎沫。是温之、燥之、渗之、泄之，始为正治，乃反欲攻下以去涎沫，则误矣。故不特涎沫不止，而且胃阳以寒下而益虚，故痞气上塞于心下，此当先治其本病之吐涎沫，小青龙为发汗利小便之剂，则散水行饮，而涎沫自止，然后主半夏泻心以治痞，则填膈降逆，而痞亦平矣。（《高注》）

按： 徐氏、高氏皆谓吐涎沫是水寒之气上泛，但徐氏认为还与下焦积冷及外有客寒有关，较为全面。高氏述误下后的病机变化较为详细，魏氏论本证的治法，颇有指导意义。

【原文】 婦人之病，因虛，積冷、結氣、為諸經水斷絕，至有歷年，血寒積結，胞門寒傷，經絡凝堅。

在上嘔吐涎唾，久成肺癰，形體損分①。在中盤結，繞臍寒疝；或兩脅疼痛，與臟相連；或結熱中，痛在關元，脉數無瘡，肌若魚鱗，時着男子，非止女身。在下未多，經候不勻，令陰掣痛，少腹惡寒；或引腰脊，下根氣街②，氣衝急痛，膝脛疼煩，奄忽眩冒③，狀如厥癲④；或有憂慘，悲傷多嗔⑤，此皆帶下⑥，非有鬼神。

久則羸瘦，脉虛多寒；三十六病⑦，千變萬端；審脉陰陽，虛實緊弦；行其針藥，治危得安；其雖同病，脉各異源；子當辨記，勿謂不然。(8)

【词语注解】 ①形体损分：意指久病后，形体消瘦，与未病以前明显有别。

②气街：穴名，在腹股沟稍上方，当脐中下5寸，距前正中线2寸处。亦为冲脉起始之处。

③奄忽眩冒：奄（yǎn音演）忽，迅疾，倏忽。奄忽眩冒，即突然出现头目昏眩。

④状如厥癫：指病人突然出现昏眩仆地，不知人事，与厥证、癫痫病状相似。

⑤多嗔：嗔（chēn 琛），怒、生气。多嗔，即时常发怒或生气。

⑥带下：有广义、狭义之分。狭义的带下，专指妇女赤白带下。广义的带下，泛指妇女经带诸病。

⑦三十六病：即本书首章《金匮要略·脏腑经络先后病脉证》（13）条"妇人三十六病"，《诸病源候论》、《备急千金要方》均作十二症、九痛、七害、五伤、三痼。实泛指妇科多种复杂的疾病。

【经义阐释】 此总论妇人杂病的成因、证候及诊治要领。原文可分作三部分。从开头至"胞门寒伤，经络凝坚"为第一部分，总论妇人杂病的成因。综观妇人杂病，虽变化多端，其成因却不外乎"因虚、积冷、结气"。"虚"是指气血虚少。气虚遂不能资生血液、推动血行，统摄血脉，血少则冲任不足，血海空虚，故可引起经行量少，月经后期或闭经或崩漏等月经失调现象。"积冷"是寒冷久积，包括阳虚而生的内寒以及经期或产褥期客于胞宫的外寒。寒凝易致气滞血瘀，故可导致痛经，月经后期，月经量少，经闭等月经失调证候。"结气"是气机郁结，气滞则血瘀。也可出现月经先后不定期，经闭痛经等月经失调诸证以及痞块、疼痛、情志失调等病症。可见，虚、积冷、结气均可导致月经失调，乃至闭经，故曰："为诸经水断绝"。然此过程，并非一朝一夕，往往迁延日久，经年不愈，最后才发展至"经水断绝"。此外，寒凝气结必然累及胞宫，损及冲任，导致经络瘀滞的病理变化，才会形成"经水断绝"。

第二部分是从"在上呕吐涎唾，久成肺痈"至"此皆带下，非有鬼神"。此列举"因虚、积冷、结气"影响上中下三焦而产生的多种复杂病证。若上焦阳虚者，积寒犯上，伤及于肺，气不布津，则呕吐涎唾；若肺素蕴热，寒从热化，津聚成痰，痰热交结，气滞血瘀，日久蕴蓄成脓，则可发为肺痈，出现形体消瘦。虚、冷、积气在中，亦有从阳化热，从阴化寒之变。若阳虚阴盛者，寒冷盘踞于中，便发为寒疝绕脐疼痛；寒滞肝经，经脉失和，则两胁疼痛，并牵及腹内。若阳热偏盛者，气结血瘀化热，留着于腹，即脐下关元处疼痛；甚者因瘀热阻遏，新血不生，肌肤失养，则虽无疮痛，却见脉数，肌肤粗糙如鱼鳞状。以上诸种证候，不独见于妇女，也可发生于男子。若"虚、冷、结气"累及于下，则可引起多种妇科杂病。如肝肾精血亏虚，血海不充，可见月经量少或月经后期；肝郁气结，冲任失调，则月经先后不定期或经量时多时少，此即"在下未多，经候不匀"之意。若元阳不足，冲任虚寒，或寒袭胞宫，可出现前阴掣痛，少腹恶寒；甚者从脐下气街穴处气逆上冲作痛，还牵引腰脊亦痛，并觉膝胫酸软疼痛，这是肾的精气两亏，冲任虚损所致。如果七情失调，气机逆乱，则可突然头昏目眩，甚者昏眩仆地，不知人事，就好像厥证、癫痫一样。轻者则见忧愁不乐或无故悲伤，或时常易怒。上述诸种病证，都由"虚、冷、结气"所致，并非鬼神作祟。

第三部分即最后一段，指出了诊治妇人杂病的要领。妇人杂病日久不愈，则由虚致损，沉寒痼冷，所以"久则羸瘦，脉虚多寒"。正因为妇人杂病——复杂多变，故有"三十六病"之称，所以诊病时应详审脉之阴阳、虚实、紧弦、以求得病证的寒热虚实所在，方可据证立法。或行针灸，或施方药，或针药并用，便于转危为安。对于病同而脉异者，尤应细心审辨，详究其致病之源，以免贻误病情。故当切记在心。

对于本条所概括的妇人杂病之因，注家多无歧义，唯对具体病证及病机的阐释，则稍有出入。不过，都一致认为与体质的虚实寒热之异，病位的脏腑经络不同有关。

【文献选录】 徐彬：此段叙妇人诸病之由，所以异于男子，全从经起，舍此则与男子等也。及其变为各病，因禀之强弱，时之虚实，上下寒热之偏胜，而见证不同。其治之，或从标，或从本，即前后所述诸病可推，此则言其大概也。妇人之病，至胞门数句，为一篇纲领，因虚、积冷、结气六字，尤为纲中之纲。谓人不虚，则邪不能乘之，因虚，故偶感之冷，不化而积，气热则行，冷则凝，冷气凝滞，久则结，结者不散也。血遇冷气而不行，则经水断绝，然有微甚上下不同，故曰：诸多。至有历年血寒者，气冷则血寒也，胞门即子宫所通阴中之门也，为经水孔道，冷则瘀积，则碍其月水之来矣。寒伤经络，至损分数句为一段。谓冷积关元，始时尚微，阳衰之后，荣卫相干，结寒气注；经络受伤，相缘上入，而凝坚在上，客邪并之，呕吐涎唾；久则气壅而上焦热，热则肺伤而痈，初时止气受寒结，至此渐及形体，故曰形体损分，此为病之变而在上者也。在中四句为一段，谓上焦之元气或盛，而无客邪并之，则寒邪不能上侵，盘结在中，脐主中焦，故绕脐寒疝，寒疝，寒痛也。然两胁者，肝所主，肝之经为厥阴，起于下，治于胁，故每与脏相连，而痛者有之，不必尽然，或有也。或结热中，至女身数句为一段。谓人之禀赋不同，中气弱者，为寒所侵而疝矣。若其人中气素热，下邪并之，即为热中病，而关元之寒，客热不能消之。故痛仍在，然胃热故脉数，不由荣分之热，故无疮，虽无疮而客热所至，荣气作燥，故肌若鱼鳞，鱼鳞者，肌粗不滑之状也。时着男子，非止女身，谓冷气收敛，不能及人，热中则气热，男女交合，感其热，而男子亦然，非止女身肌粗矣。此上两段，言病之变，而在中，本为寒，或为热者也。在下四句为一段。谓关元已下，寒冷或多，则冷低而经不全妨，但期候不调匀，冷近于阴，故阴痛掣，抽痛也，于是少腹阳气少，则恶寒矣。此言病之变，而在下者也，或引腰脊四句为一段，谓病侵下元经络，则骨节之间，上下无定，自腰脊、气冲膝胫，无往不疼者有之，此言病之变于骨节者也。奄忽四句为一段，谓邪入既深，神气受之，则阴火炽，则元首之阳衰，为眩为冒，阳气亏而神明无主，为厥为癫；脏气既燥，稍或有忧惨相感，则悲伤多嗔，此言病之变于神气间者也。然厥癫悲伤，似乎有鬼神者，不知前此皆带脉已下为病，而非鬼神，带下者，犹言带之下，非如今人所谓白带也。其病之初发，各因形体之寒热为寒热，久则元气耗，而肌肉削，故羸瘦，久则经脉虚而阳气少，故多寒；三十六病者，十二瘕、九痛、七害、五伤、三痼也。详首卷。审脉阴阳，虚实紧弦二句，此总结全篇之治法，谓变虽万端，总不出乎阴阳虚实，而独以紧弦为言者，盖经阻之始，大概属寒，故气结则为弦，寒甚则为紧耳，示人以二脉为主，而参之兼脉也。针药者，各有相宜也，然病形虽同，脉有各异，所异之部，即为病源，故脉各异源。此段为妇科辨证论治之最要语，故令辨记，且戒之耳。(《论注》)

李彣：此节病，以一虚字为主，盖因虚而致气结，因气结而经血断绝也。故有气结而变为伤寒者，有气结而为热中者，有气结而在上、在中、在下者，其种种病证，各循经络按部分，皆因虚而得之。《内经》云："邪之所凑，其气必虚"是也。(《广注》)

吴谦：此条为妇女诸病纲领，其病之所以异于男子者，以其有月经也。其月经致病之根源，则多因虚损、积冷、结气也。三者一有所感，皆能使经水断绝。至有历年寒积胞门，以致血凝气结而不行者。先哲云：女子以经调为无病，若经不调，则变病百出矣。以下皆言三者阻经之变病，其变病之不同，各因其人之脏腑、经络、寒热、虚实之异也。(《金鉴》)

按：徐注释病机，依体质强弱虚实与病位上下，病性寒热而变，李注述病因，强调"虚"在先、"虚"为本，吴注论病因虽无偏重，但强调月经不调为妇人杂病之基础。似以徐注尤长。

【原文】問曰：婦人年五十所，病下利數十日不止，暮即發熱，少腹裏急，腹滿，手掌煩熱，唇口乾燥，何也？師曰：此病屬帶下。何以故？曾經半產，瘀血在少腹不去。何以知之？其證唇口乾燥，故知之。當以溫經湯主之。（9）

溫經湯方：

吳茱萸三兩　當歸二兩　芎藭二兩　芍藥二兩　人參二兩　桂枝二兩　阿膠二兩　生薑二兩　牡丹皮二兩（去心）　甘草二兩　半夏半升　麥門冬一升（去心）。

上十二味，以水一斗，煮取三升，分溫三服。亦主婦人少腹寒，久不受胎；兼取崩中去血，或月水來過多，及至期不來。

【经义阐释】此论冲任虚寒夹瘀崩漏的证治，妇女年届五十岁左右，正逢七七之期，精气衰少，冲任脉虚，天癸已竭，月经理当停止，如今却反出现前阴下血数十日不止，显然并非正常的月经，而属崩漏病。究其成因，乃由冲任虚寒夹瘀，血不归经所致。精血已亏之年龄，又下血数十日不止，阴血更耗，阴虚则内热，故暮即发热，手掌烦热。冲任虚寒，少腹失于温养，寒凝气滞血瘀，则少腹里急，腹满。瘀停下焦，妨碍津液上濡，故唇口干燥。综上可见，本证是以冲任虚寒为本，瘀血为标，故治当温经散寒，养血行瘀，调补冲任，方用温经汤治之。

对于本条的主症"下利"注家有两种不同的观点，一种是遵从原文，仍作"下利"解，如赵以德、徐彬、朱光被、曹颖甫等多数注家皆持此见；一种则将"下利"看做"下血"，如李彣，吴谦等。从文字学角度看，虽然前说在理，但从本篇总的内容来看，则以后说更为贴切。对于暮即发热，手掌烦热产生的机理，注家也略有分歧，有的释为瘀血化热，如徐彬、尤怡、朱光被等，有的解作阴虚内热，如李文彣、程林。根据本证的病机演变来看，二者都可能存在，但从方药组成来看，似以后者占主要原因。至于造成"少腹里急，腹满"的缘由，注家也各有侧重，有的认为是胞宫寒凝血瘀，如吴谦、曹颖甫等，其重在邪实；有的认为是冲任脉虚，兼夹干血，如李彣，强调虚实错杂；有的认为是下焦阴寒，如尤怡、朱光被等，着眼于虚寒。根据其发病年龄及原文"瘀血在少腹不去"，三说似宜合参，始符合其病情。

【方药评析】方中吴茱萸、桂枝、生姜温经散寒，以暖胞宫；当归、川芎、芍药、阿胶、麦冬、丹皮滋阴养血，行血祛瘀；人参，甘草益气健脾，以资阴血生化之源；半夏温燥除湿，以防寒凝血瘀湿浊停滞。诸药同用，既能补冲任之虚，暖胞宫之寒。又可祛少腹之瘀，治本为主，兼顾及标，故亦可主治由于冲任虚寒夹瘀导致的少腹寒冷，久不受孕者或月经至期不来者。而对"崩中去血或月水来过多"者，欲使用温经汤，必须辨证准确，确非气虚不摄或冲任伏火者，方可使用。

【文献选录】李彣：妇人年五十，则已过七七之期，任脉虚，太冲脉衰，天癸竭，地道不通时也。所病下利，据本文带下观之，当是崩淋下血之证。盖血属阴，阴虚故发热；暮亦属阴也。任主胞胎，冲为血海，二脉皆起于胞宫，而出于会阴，正当少腹部分，又冲脉侠脐上行，故冲任脉虚，则少腹里急。有干血，亦令腹满。《内经》云："任脉为病，女子带下瘕聚是也"。手背为阳，手掌为阴，乃手三阴经过脉之处，阴虚故掌中烦热也。阳明脉夹口环唇，与冲脉血阻不行，则阳明津液衰少，不能濡润，故唇口干燥。断以病属带下，以曾经半产，必腹瘀血不去，则津液不布，新血不生，此唇口干燥之所由生也，李升玺曰：妇人血虚，津液不足者，多致口干；血瘀，津液不布者，亦致口干。此际毫厘之辨，须要谛审。（《广注》）

程林：妇人有瘀血，当用前证下瘀血汤，今妇人年五十当天癸竭之时，又非下药所宜，故以温药治之，以血得温即行也。经寒者温以茱萸、姜、桂；血虚者益以芍药、归、芎；气虚者补以人参、甘草；血枯者润以阿胶、麦冬，半夏用以止带下，牡丹用以逐坚癥，十二味为养血温经之剂，则瘀血自行而新血自生矣。亦主不孕，崩中而调月水。（《直解》）

尤怡：妇人年五十所，天癸已断而病下利，似非因经所致矣，不知少腹旧有积血，欲行而未得遽行，欲止而不能竟止，于是下利窘急，至数十日不止。暮即发热者，血结在阴，阳气至暮不得入于阴，而反浮于外也。少腹里急腹满者，血积不行，亦阴寒在下也。手掌烦热，病在阴，掌亦阴也。唇口干燥，血内瘀者不外荣也，此为瘀血作利，不必治利，但去其瘀而利自止。吴茱萸、桂枝、丹皮入血散寒而行其瘀，芎、归、芍药、麦冬、阿胶以生新血，人参、甘草、姜、夏以正脾气，盖瘀久者荣必衰，下多者脾必伤也。（《心典》）

按：程氏阐析方义较全面而精当，李氏、尤氏分析病机较详细而贴切。

【临床应用】（1）治疗痛经：郑玉燕[31]将78例寒凝血瘀型痛经患者随机分为2组。治疗组42例，口服中药温经汤（香附、当归、川芎、白芍、半夏、乌药、桂枝、吴茱萸、干姜、甘草等）；对照组36例，口服吲哚美辛治疗。连续治疗3个月经周期。结果：治疗组总有效率为92.9%，对照组总有效率为61.1%，两组比较，差异有显著性意义（$P<0.05$）。

（2）治疗月经不调：逯茵茵[32]将92例月经不调患者随机分为两组，治疗组和对照组各46例。治疗组予温经汤，对照组给予雌激素、孕激素周期疗法及氯米芬促排卵法治疗。两组患者均治疗3个周期。结果：治疗组痊愈24例，显效9例，有效9例，无效4例，总有效率91.30%；对照组痊愈14例，显效7例，有效15例，无效10例，总有效率78.26%；两组结果相比差异性显著。

（3）治疗不孕症：宋占营[33]用加味温经汤治疗不孕症42例，诊为原发性不孕24例，继发性不孕18例。基本方：当归、川芎、党参、桑寄生、菟丝子、白芍各15g，生姜3片，半夏、阿胶（烊化）、丹皮、桂枝、麦冬各10g，吴茱萸、炙甘草各6g，川断30g。总有效率为83.33%，妊娠率为52.38%，并认为本方对冲任虚寒、瘀阻胞宫的不孕症疗效较好。

（4）治疗功能失调性子宫出血：王英梅等[34]用"温经汤"加减治疗冲任虚寒、瘀血阻滞所致"功血"57例。药物组成：当归、白芍、川芎、党参、牡丹皮、阿胶、半夏、麦门冬各15g，桂枝、甘草、吴茱萸各10g，棕榈炭、地榆炭各20g，三七粉适量加减。

（5）治疗崩漏：杨利侠等[35]报道用温经汤加减治疗崩漏36例，结果：治愈18例，好转12例，无效6例，总有效率为83.3%。

（6）治疗更年期综合征：马晓梅等[36] 用温经汤治疗本病 30 例。治疗组和对照组各 30 例，治疗组采用温经汤：吴茱萸 6g，当归 10g，芍药 30g，川芎 10g，人参 10g，桂枝 10g，阿胶 10g，牡丹皮 10g，生姜 10g，甘草 10g，半夏 12g，麦冬 20g。每个月经周期经后连服 2 周，1 剂/日，水煎服；对照组口服尼尔雌醇 1mg、甲羟孕酮片 2mg，在经期后第 2、3 周每周各服 1 次。两组病例治疗观察 3 个月经周期治愈 6 例，好转 18 例，无效 6 例，总有效率为 80%。对照组治愈 3 例，好转 15 例，无效 12 例，总有效率为 60%。两组总有效率比较，差异有统计学意义（$P<0.05$）。

（7）治疗老年性阴道炎、外阴瘙痒症：日本学者[37] 用温经汤治疗 45 例确诊为老年性阴道炎，非特异性阴道炎和外阴瘙痒症患者（除外性行为传染病、感染性疾病，内外生殖器恶性肿瘤及心因性自主神经失调症等原因所致者）。方法：温经汤浸膏，1 次 2.5g，1 日 3 次，饭前服，连用两周。将患者分为单独用药组（即按前法治疗）和并用治疗组（即用前法治疗的同时，配合阴道洗剂和栓剂等）。结果：两组均取得满意效果。

（8）治疗妇科术后病：王忠民等[38] 用本方治疗妇科术后病症，计有寒滞经脉，浊气不降的剖宫产术后腹胀嗳气；阳虚阴凝，气血亏弱的子宫切除术后心悸昏厥；血虚受寒，脾胃失和的人工流产术后腹胀作呕；血虚受寒，带脉损伤的输卵管结扎术后带下若崩；气滞血瘀，血凝胞宫的子宫肌瘤术后经闭不孕等。

（9）治疗血吸虫性肝病：陈新宝[39] 取温经汤寒热消补并用之意，用原方治疗以气血亏虚为本，气滞血瘀为标的血吸虫性肝病 3 例。

（10）治疗皮肤病：日本学者[40] 将温经汤用于治疗手掌角化症，妇女湿疹及手皮肤病等多有疗效。如用五苓散配合温经汤，治愈 1 例 10 多年的手掌脓疱性皮肤病，前后共治疗 7 个半月；另外，用温经汤浸膏配合薏苡仁丸治愈 1 例进行性皮肤病；还用温经汤加薏苡仁治愈 1 例进行性手掌角化症。

【现代研究】 日本学者三宅侃等[41]，用大白鼠以间脑-脑垂体连续环流法，研究温经汤对促性腺激素分泌的影响。结果表明，温经汤可作用于间脑。促进 LH-RH 的分泌，然而对于卵巢的作用尚不清楚。温经汤中的丹皮也具有促 LH 分泌作用，但芍药、甘草、人参则无此作用，由此可望将温经汤用于治疗临床上因间脑功能不全的无排卵症。

【原文】 帶下經水不利[①]，少腹滿痛，經一月再見[②]者，土瓜根散主之。（10）

土瓜根散方：陰㿗腫亦主之。

土瓜根　芍藥　桂枝　䗪蟲各三兩

上四味，杵為散，酒服方寸匕，日三服。

【词语注解】 ①经水不利：有两种解释，一指月经不能按期而至；一指经行而不畅利。

②经一月再见：见，（xiàn 音现），出现。此指一月出现两次月经。

【经义阐释】 此论血瘀而致月经不调的证治。此处"带下"二字，用作广义，是泛指妇科疾病。妇女月经不能按期而至或经行不畅利，有属虚实之异，如果伴少腹胀满疼痛者，则多与血瘀气滞有关。由于瘀血阻滞胞宫，冲任失调，亦可一月出现两次月经。然而不管是月经按期不至，还是经水不畅，或是一月出现两次月经，总由血瘀所致。故当行瘀通经，用土瓜根散主治。

对本条总的病机，诸家一致认为是血瘀为患，但对"经水不利"的具体含义，注家则有歧义。有的解作月经不能按期而至，如徐彬、黄元御等；有的释为经行不畅利，如尤怡、高学山等；黄树曾则认为经水既不能准时而至且又不爽利。三说各有其理，然而根据本证的病机，并结合临床实际，似以黄树曾之见更为全面。此外，对"经一月再见"亦略有分歧，不少注家均从一月出现两次月经解，惟吴谦认为"再"当作"不"字。二说各有所据，但从训诂学角度看，吴谦之说尚觉依据不足。

【方药评析】 方中土瓜根，又名王瓜根，性味苦寒，功能破血消瘀，用作主药；䗪虫咸寒，有毒，也能逐瘀破结，故为辅药；桂枝温通血脉，芍药通痹调营，共为佐使药。四药合用，共奏破瘀行血，调营通经之效。用酒送服上药，取之能协桂枝温行血脉，以助药力。本方还可用于阴癫肿，因其多与血瘀气滞有关，故可异病同治。然"阴癫肿"究为何病，注家多未详指。近世注家约有三种解释，一种注释为"阴器癫肿"即在男为疝，在女为子宫脱垂。如杨百茀主编的《金匮集释》；一种解为"男子阴器与少腹相连急痛之证"，如何任主编的《金匮要略校注》；一种释做"男妇前阴部位有如卵状的包块"，如杜雨茂等编著的《金匮要略阐释》。根据《本草纲目》鲮鲤条引摘玄方"妇人阴癫，硬如卵状"的记载，以及《汤本求真》所云："阴癫即鼠蹊阴囊阴唇部之假性肿瘤是，男女俱有之"，似与杜氏之说较为接近。

【文献选录】 徐彬：带下，即前所谓此皆带下，非专指赤白带也。盖古人列妇人因经致病，凡三十六种，皆谓之带下病，故此节冠以带下二字，后不复重出耳。不利者，不能如期也。因寒而瘀，故少腹满痛。然既有瘀而不利，则前经行未畅者，不及待后月正期，乃一月而再见也。药主土瓜根散者，土瓜即草部王瓜也，性苦寒，善驱热行瘀，䗪虫兼活血，芍药敛阴中正气，桂枝行经络之滞，而积冷自散，因有瘀滞，故以土瓜为主，必合桂枝，所谓寒因热用也。（《论注》）

尤怡：妇人经脉流畅。应期而至，血满则下，血尽复生，如月盈则亏，月晦复朏也。惟其不利，则畜泄失常，似通非通，欲止不止，经一月而再见矣。少腹满痛。不利之验也。土瓜根主内痹瘀血月闭，䗪虫蠕动逐血，桂枝、芍药行荣气而正经脉也。（《心典》）

吴谦："再"字当是"不"字，若是"再"字，一月两来，与上文不利不合，是传写之讹，此亦前条在下未多，经候不匀之证。带下，胞中病也。胞中有宿瘀，从气分或寒化，则为白带；从血分或热化，则为赤带；从气血寒热错杂之化，则为杂色之带也。若兼经水不利，少腹满痛乃有瘀血故也。其经至期不见，主以土瓜根散者，土瓜能逐瘀血，䗪虫能开血闭，桂枝合芍药舒阳益阴，通和营气，则瘀去血和，经调带止矣。（《金鉴》）

按：徐注本证因寒凝血瘀而致，尤注本证重在畜泄失常，前者言其病因，后者论及病机，宜合参。吴氏认为本证是血瘀经水不利而伴带下，可供临证参考。

【临床应用】 日本学者[42]将本方扩大应用于睾丸炎、阴囊水肿、象皮病、股癣等。并认为，本方所治瘀血是初期瘀血或轻症瘀血，对复杂的瘀血病症，则无明显疗效，尚需与其他活血化瘀方药合并应用，方可见效。临床使用本方的见症为脉浮紧或弦，左关脉浮，手掌干燥，有红斑，舌下静脉青紫，少腹拘急，胀满疼痛，少腹左右动悸，硬而压痛，腰部压痛等。①病案：如治某女，54 岁。症见每日几乎都有少量的经血，妇科诊为更年期月经过多症。腹满便秘，脉见左关浮，两尺沉取有力，苔白，舌下静脉郁滞。两腹直肌拘挛，左脐及少腹左右见有动悸和压痛，后颈、两肩、右背、左腰、小腿后等肌肉发硬，拇指及小指肚有红斑，手掌干燥。血、尿等检查无异常。治疗方法是每日早晚各服土瓜根蜜丸 20 粒，连续服用 14 天后，便秘缓解，大便一日一行，腹胀未作，经血停止。②病案：治 1 例男性患者，63 岁。症见轻度排尿困难，会阴部不适，诊为前列腺肥大，连续服用八味地黄丸 1 年，症状未改善。左关及两尺脉浮。舌下静脉饱满，两侧腹直肌拘挛，左脐旁、脐下，少腹左右有动悸和压痛，后颈、两肩、背、左腰、小腿后等处肌肉发硬。拇指和小指肚见红斑，手掌干燥临床生化等检查未见明显异常。每日早晚各用蜂蜜酒送服土瓜根丸 20 粒，连续服用 4 周后，排尿困难、会阴部不适及重压感、夜间尿频等症明显缓解。

【原文】　寸口脉弦而大，弦则为减，大则为芤，减则为寒，芤则为虚，寒虚相搏，此名曰革，婦人則半產漏下，旋覆花湯主之。（11）

旋覆花湯方：見五藏風寒積聚篇。

【经义阐释】　此论瘀阻兼虚寒致半产漏下的证治。本条内容与本书"血痹虚劳病脉证并治"章 12 条，"惊悸吐衄下血胸满瘀血病脉证治"章 8 条大致相同，都以"寒虚相搏"、"虚寒相搏"、"寒虚相击"释病机，涉及妇人半产漏下、男子亡血、失精等病证，本条是专论妇人半产漏下。妇人寸口脉呈现弦而大的革脉，与阳虚血少有关。由于阳虚里寒，经脉失于温养，则脉弦而按之无力故云："弦则为减，""减则为寒"，血少亏虚，脉道不充，则脉芤大中空，故谓"大则为芤"，"芤则为虚"。可见，脉形弦而无力，大而中空之象，即为革脉，乃与阳虚内寒，血少亏虚有关，阳虚失于温摄，血少不养胞胎，则可致半产漏下。对此证，原文主张"旋覆花汤主之"，看起来似觉方证不符，故注家有不同的认识。一种观点认为此有错简，如吴谦、曹颖甫等；一种观点是随文释义，其中有的从本方先解结聚之邪，后再议温补解释，如赵以德、高学山；有的从本方开结解郁，温行血气，漏下可止，新血可生阐发，如徐彬、李彣、尤怡等。以上观点各有依据，其分歧产生的缘由是对本证病机的不同理解，若仅着眼于虚寒，则吴谦等说确有道理；若注意到阳虚寒凝可致血瘀，瘀血内阻，又妨碍新血的化生这一病机变化，则徐彬等观点亦言之在理。再结合临床实践，则徐氏等见解更有启发意义，宜从之。显然，瘀阻兼湿寒所致的妇人半产漏下，用旋覆花汤治疗，并非方证不符。

【方药评析】　本方曾见于"五脏风寒积聚病脉证并治"章，以治肝着，此处用治妇人半产漏下，是异病同治。方中旋覆花性温味咸，能开结气，通血脉，新绛，究竟为何药，请参见前面第十一章，此处用之，是取其活血行瘀以止漏，葱管辛温通阳。三者合用，共奏开结通络，行瘀止漏之功。

【文献选录】　徐彬：半产漏下，血虚可知，不用补血药者，盖虚而兼寒，是有邪矣。故以开结为主，结开而漏止，其血自生，不必补也。若有邪而补，则邪盛而漏愈甚，未得益，先得损矣。（《论注》）

吴谦：此条详在《伤寒论·辨脉法篇》，错简在此，"旋覆花汤主之"一句，亦必是错简。半产漏下，则气已下陷，焉有再用旋覆下气之理。（《金鉴》）

黄元御：此段见《伤寒·脉法》，及虚劳、吐衄二篇。水寒木枯则脉弦，营虚卫浮则脉大，弦则阳衰而外减，大则阴衰而内芤，减则阳气不足而为寒，芤则阴血不充而为虚，寒虚相合，此名曰革，如鼓之外硬而中空也。气血虚寒，脉如皮革，妇人见此，则胎孕殒落而半产，经脉沉陷而漏下。旋覆花汤，旋覆花行经脉之瘀，葱白通经气之滞，新绛止崩而除漏也。（《悬解》）

按：徐氏论本证为何不用温补法之理甚当；黄氏评述本证的病机与方治颇为周详；吴氏认为本证气已下陷，不宜用旋覆花汤治疗，实则从反面提示，纯属虚寒未致瘀阻者，本方确非所宜。

【临床应用】 参见前第十一章（7）条。

（1）治疗半产漏下：陈传钗[43] 运用旋覆花汤治疗本病6例。其中1例陈某某，23岁。1998年8月12日诊。妊娠停经2月，昨因负重突发少腹剧痛而下血，夜难入眠，舌淡、苔薄，脉弦细。曾有流产史。诊为半产漏下，血瘀为患。方用旋覆花汤加味：旋覆花（布包）12g，青葱6支，蚕茧少许，茜草、五灵脂（布包）各10g。每日1剂，顿服。连服2剂，排下瘀血散块及白色肉样物1块，随之痛减血止。续予补气养血之剂善后，月经也如期来潮。

（2）治疗哮喘：赵玉成[44] 用针刺配合香附旋覆花汤加味治疗69例。针刺10次为1个疗程；中药：香附9g，旋覆花6g，苏子15g，茯苓15g，橘皮10g，半夏6g，苡仁15g。寒哮者加麻黄6g、白芥子9g；热哮者加黄芩6g、白果9g；实喘者加细辛3g、杭白芍12g；虚喘者加人参9g、黄芪30g；气机郁结甚者加枳壳9g、柴胡10g。每日1剂，水煎，早晚分服。10天为1个疗程，连续治疗3个疗程。结果：显效58例，有效9例，无效2例，总有效率97.1%。

【现代研究】 阻断大鼠肝纤维化和肝窦毛细血管化的形成。陆雄等[45] 运用DMN大鼠肝纤维化模型，观察旋覆花汤治疗大鼠肝纤维化和肝窦毛细血管化的作用，发现旋覆花汤能有效阻断大鼠肝纤维化和肝窦毛细血管化的形成，证明活血化瘀为主方药治疗肝纤维化的有效性，提示①肝纤维化过程中有"血瘀"之存在；②肝窦毛细血管化可能是肝纤维化"血瘀"证的一个重要环节。

【原文】 **婦人陷經**①，**漏下黑不解，膠薑湯主之。**臣億等校諸本無膠薑湯方，想是前妊娠中膠艾湯。（12）

【词语注解】 ①陷经：此指妇女经血下陷，下血日久不止之证。如《医宗金鉴》"谓经血下陷，即今之漏下崩中病也。"

【经义阐释】 此论妇人陷经的证治，妇女经血下陷，下血久不止者，属于陷经，细分之，又有漏下与崩中之分。漏下以下血量少，淋漓不止为特点，崩中则以下血量多，来势急为主，本证表现为"漏下黑不解"，即以下血黯黑，淋漓不止为主症，究其成因，是由冲任虚寒，气不摄血，经血下陷所致。故当温经养血止漏，用胶姜汤主治。

对于本证的病机，注家略有分歧，一种观点认为有瘀滞，如徐彬、尤怡言寒而兼瘀，李彣云虚而夹瘀；一种观点认为无瘀滞，如高学山、黄树曾偏责气血虚，黄元御偏责肾寒。诸家似各有所据，但从本章前条已有论虚寒夹瘀崩漏的温经汤证来看，则以后说较妥。

本章属崩漏的尚有8条的温经汤证，11条的旋覆花汤证，其中有的重在虚，有的重在实，有的虚实夹杂，兹列表比较如下：

温经汤证、旋覆花汤证、胶姜汤证比较表

病　证	成　因	主　症	治　法	方　药
崩漏	冲任虚寒夹瘀，血不归经	下血数十日不止，暮即发热，少腹里急，腹满	温经散寒，养血行瘀，调补冲任（补虚为主，兼以祛瘀）	温经汤〔吴茱萸三两，当归二两，芎藭二两，芍药二两，人参二两，桂枝二两，阿胶二两，生姜二两，牡丹皮（去心）二两，甘草二两，半夏半升，麦门冬一升
半产、漏下	瘀血内阻为主，兼阳虚内寒，血少亏虚	半产漏下，脉弦而大，但却无力而中空	开结通络，行瘀止漏（祛邪为主）	旋覆花汤（旋覆花三两，葱十四茎，新绛少许）
漏下	冲任虚寒，经血下陷	漏下色黑，久不解	温经养血，止漏（补虚为主）	胶姜汤（方未见）

【方药评析】　由于原方散佚，故历代医家对其药物组成约有以下六种见解。①认为是胶艾汤，如林亿、徐彬、高学山等；②认为是胶艾汤加干姜，如陆渊雷、曹颖甫等；③认为是阿胶、生姜，如陈念祖、黄树曾等；④认为是阿胶、干姜，如魏荔彤、尤怡、黄元御等；⑤认为是胶、艾、姜、如赵以德；⑥认为是阿胶、炮姜，如李彣。诸说见仁见智，实难定论。临证总宜根据其病机特点，酌情选用，其治疗原则以养血温经止漏为要。

【文献选录】　徐彬：妇人之经，虽从下出，实由心胃之气主之，故升降有期。今曰漏下，是无期也，所漏者黑，是下有因寒而滞之物，故曰陷经，陷者有降无升，久则为黑色，故以胶艾汤主之，乃四物加甘、胶、艾，四物通调肝血，加甘、胶峻补之，病本于寒，故以艾温而行之也。（《论注》）

李彣：陷经漏下，谓经脉下陷，而血漏下不止，乃气不摄血也。黑不解者，瘀血不去，则新血不生，荣气腐败也。然气血喜温恶寒，用胶姜汤温养气血，则气盛血充，推陈致新，而经自调矣。阿井通济水，用阿井水煮胶，《内经》以济水为天地之肝，肝藏血，属风木，故入肝治血证，风证如神。又按干姜本辛，炮之则苦，守而不移，功能止血。盖血虚则热，热则妄行，黄炒黑，则能引补血药入阴分，血得补则阴生热退。且黑为水色，故血不妄行也。（此姜是炮姜）。（《广注》）

黄树曾：陷经漏下，谓经血下泄，久而不已，惟不若崩中之血来汹涌耳。黑不解，谓先下鲜红，继下黑块或黑水，而仍不止也。胶姜汤方未见，林亿氏谓系胶艾汤之误，或又谓即阿胶干姜二味。第考胶艾汤系治妊娠胞阻，病由阴蔽而格阳，故用艾叶隔阴而化阳，非此陷经证所宜也。干姜守而不走，不能导血归经，惟生姜升散，实符陷者举之之旨，且姜能止血，生者尤良，《神农本草经》已明示矣。陈修园氏治宋氏妇经血暴下，先红后黑不止，用四逆汤加赤石脂及阿胶、艾叶、干姜、附子等药均不效，改用生姜一两，阿胶五钱，大枣四枚，投之即愈，从而胶姜汤之为阿胶生姜二味似无疑窦矣。（《释义》）

按：黄氏解释症状较全面，徐氏、李氏分析方义更详细，各有侧重。

【临床应用】　（1）治疗崩中：陈念祖[46]用胶姜汤治愈一崩中患者。道光四年，闽都阃府宋公，其三媳妇产后三月余，夜半腹痛发热，经血暴下鲜红，次下黑块，继有血水，崩下不止，约有三四盆许，不省人事，牙关紧闭。挽余诊之，时将五鼓矣。其脉似有似无，身冷面青，气闭肢厥，予曰：血脱当益阳气，用四逆汤加赤石脂一两，煎汤灌之。不差，又用阿胶、艾叶各四钱，干姜、附子各三钱，亦不差。沉思良久，方悟前方用干姜守而不走，不能导血归经也。乃用生姜一两，阿胶五钱，大枣四枚。服半时许，腹中微响，四肢头面有微汗，身渐温，须臾苏醒。自道身中疼痛，余令先与米汤一杯，又进前方。血崩立止，脉复厥回。

（2）治疗堕胎失血：杜雨茂[47]用胶姜汤加味治疗本病1例。刘某某，女，32岁，农民。素体健，因在怀孕二月多时，自服茜草煎剂一大碗加黄酒一杯以堕胎，上午服药，至晚九时左右腹痛阵作，继之阴道流出大量血液，夹有瘀块，随即昏迷不省人事。乃急邀往诊，见患者仰卧，面色口唇苍白，出冷汗，气息微弱，呼之不答，四肢逆冷，脉微似有似无，阴道仍有少许血水外流。此乃失血过多，阴损及阳，阳无所附而欲亡脱，应迅速急救回阳及止血。限于当时条件，乃即灸百会以回阳醒神，灸大敦以止出血，渐有呻吟，出血亦止。同时静脉注射5％葡萄糖100ml，并急煎中药：附片15g，潞党参15g，熟地15g，当归12g，阿胶12g，姜炭6g。频频灌服，至凌晨前患者可开目视人，勉强能言语，手足转温，脉细。继进上方一剂，后以归脾汤化裁，调治月余而康复。

【原文】 婦人少腹滿如敦狀①，小便微難而不渴，生後②者，此為水與血俱結在血室也，大黃甘遂湯主之。(13)

大黃甘遂湯方：

大黃四兩　甘遂二兩　阿膠二兩

上三味，以水三升，煮取一升，頓服之，其血當下。

【词语注解】 ①少腹满如敦状：敦（duì 音对），是古代盛黍稷的器具。其盖和器身都作半圆形，合成球形。少腹满如敦状，是形容少腹胀满并隆起如球形。

②生后：有三种解释：一指生育之后，一指生病之后，一指产后。

【经义阐释】 此论妇女水血俱结血室的证治。妇女少腹痛胀满并隆起如敦状，若非妊娠期，则多为有形之邪凝结于下焦所致。此时若伴有轻微的小便排解困难，口亦不渴，表明下焦气化功能有轻度的失常。然而像小便微难这样的病情，虽然可致下焦停水，出现少腹胀满，但亦不至于"如敦状"，此寓示本证还另有邪聚。如果病发于生产之后，则胞室中可能有积血内停。水与血皆为有形之邪，二者俱结于血室，遂可出现"少腹满如敦状"。故用大黄甘遂汤破瘀逐水。

注家对本条的分歧集中于"生后者"，归纳起来，约有5种看法：①解做"生产之后"，如尤怡、黄元御、高学山等；②解做"生育之后"，如吴谦；③解做"生病之后"；④"生"字"恐是经字"，如赵以德；⑤疑衍文，如朱光被。以上诸说各异，见仁见智。然而无论经后、病后、产后或生育之后，总与胞室积血有关，故以上诸说可并存合参。

【方药评析】 本证既为有形的水血结于血室，其治当"随其所得而攻之"，故用大黄破血结，甘遂逐水邪，二药合用，以荡涤结于血室中的实邪。然虑其药力峻猛，又用阿胶滋阴养血，使本方攻邪而不伤正。

【文献选录】 徐彬：少腹满，前之小腹满也。如敦状，如人敦而不起，则气从后注，今溺满在前，而血瘀在后，故曰：如敦状，小便微难，是溺亦微有病而不甚也。不渴，知非上焦之气热不化，更在生病后，则知余邪未清，故使血室不净，血室在膀胱之后，病在彼，故气如后注而敦者然，明是溺与血俱病，故曰：此为水与血俱结在血室，大黄以逐其瘀血，甘遂以去其停水，古人治有形之病，以急去为主，故用药不嫌峻耳。若阿胶，则养正而不滞，故加之，且以驱血中伏风也。（《论注》）

尤怡：敦，音对。按《周礼》注，槃以盛血，敦以盛食。盖古器也。少腹满如敦状者，言少腹有形高起，如敦之状，与《内经》胁下大如覆杯之文略同。小便难，病不独在血矣。不渴，知非上焦气热不化。生后即产后，产后得此，乃是水血并结，而病属下焦也。故以大黄下血，甘遂逐水，加阿胶者，所以去瘀浊而兼安养也。（《心典》）

高学山：敦者，上小下大之象。妇人少腹如敦状，先就外症而言，然实包藏诸症在内，以胎气水积、血结俱能作此状故也。曰小便难，则积有水气可知。曰微难，则小便尚见，而积水不多又可知。若使渴而微难，则出少不胜入多，犹得断为纯是水气。而又不渴，则其如敦状者，非全水者更可知，又少腹满大，小便微难而不渴，颇似胎气。今且是生产之后，则既非全是水，又不必疑为胎，而与水共结为如敦状者，非生后之瘀血而何哉？则破结血之大黄，与逐水饮之甘遂，可直任而无疑矣。但生后血虚，攻其积水结血，恐致伤阴之弊，故以养血之阿胶佐之者，盖血短则留连外饮，是补血亦所以替去其水，生新则推出死血，是补血又所以逐其去瘀之义也。（《高注》）。

按：徐注、高注阐释致病之由较为详细，尤注论述病状确切，高注分析方义较全面。

【临床应用】（1）治疗水血互结诸证：①治疗闭经。某女，20余岁，闭经年余，腹大如鼓，兼小便微难，两胫微肿，脉沉而涩。曾服攻血方药皆无效。遂予大黄甘遂汤加桃仁、䗪虫，痊愈[48]。

②治疗血臌：熊魁梧[49]以本方加味治愈1例水血互结的血臌患者。郭某某，农妇，年30许。曾生产四胎，断乳1年，月经不行，食减体瘦，腹大日增，其面黑斑满布，舌色紫黯，少腹肿满，状如孕子，少腹沉胀，时有隐痛，大便尚可，小便微难，口燥不渴，脉沉而涩。此为水血互结无疑。则立逐水破瘀之法。用大黄甘遂汤加桃仁、䗪虫，服药须臾，下水血如注，并见神疲气怯，形瘦目闭，腹满稍平，汗出肢冷，舌黯淡，脉微细。暂与独参汤扶正祛邪，益气顾虚，待证情好转，水血稍停，又服前药，两帖尽，少腹基本平陷，水血亦渐停止。后随证用金匮肾气丸、六君子汤加黄芪，当归调治，痊愈。

③治疗产后尿潴留：宋国勋[50]用本方治愈1例产后尿潴留。患者李某某，女，26岁。1970年11月就诊，第1胎足月横位难产，产后3日，初觉腹胀，继则腹胀疼痛逐日加剧，小腹与脐周隆起，如孕六七月状，从脐的右上部至脐的左下部有一隆起斜条，按之硬，小便不利，点滴而下，尚不甚急迫。先以大黄甘遂汤原方1剂探查，服后小便量增加，方加味再服，处方：川军30g，甘遂6g，阿胶12g，木通15g。服药1剂，尿量大增，腹消病愈。

④治疗癥瘕：邓某某，女，42岁，农村社员。分娩两月，脐下逐渐肿大，大若橘柚，按之质硬，移动幅度大，体质一般，小便微难而不渴，脉细弦，舌淡质黯。此产后恶露未尽，宿聚胞宫，水与血结，形成癥瘕。法当逐水祛瘀，扶正养阴。予大黄甘遂汤主之：大黄12g，甘遂3g，阿胶10g。二诊：服上方1剂后，少腹有蠕动感，少顷则血水与血块俱下，淋漓不断，始则鲜红色，继而紫黯，次晨血止，肿块全消，但腹中空痛，如有所失。

脉沉弱，舌淡无苔，此病邪已去，血室空虚，腹虽疼痛，非实痛也，予肠宁汤，服 8 剂痊愈[49]。黄绪芳[51]治邓某，女，32 岁。1988 年 12 月 7 日初诊。产后两月，脐下逐渐肿大，包块有如鸭蛋大，形体消瘦，小便时黄时白，时有不通之感，口不渴，脉弦细，舌质黯，苔黄而腻。此属水与血结在血室。法当逐水祛瘀，扶正养阴。投大黄甘遂汤：大黄 12g，甘遂 6g，阿胶 15g。二剂，服上方 1 剂后，腹中痛有蠕动感，大汗淋漓，片刻后血水与血块俱下，次晨血止。肿块全消，腹中不痛，继服 1 剂，诸证若失，后以养血活血之法调理而愈。

（2）治疗硬化腹水：陆光武[52]报道，陈某某，男，60 岁。患者腹胀腹水已半年余，右胁疼胀如刺，纳呆体倦，小便短少，大便燥结，舌苔腻厚黄，舌质紫黯，脉沉弦而缓。虑其虚实夹杂，故改汤为散：大黄 40g，甘遂 20g，阿胶珠 20g，共为细末。每服 1～1.5g。空腹以温黄酒冲下。药后泻下稀便黏冻恶物，连服三月，病情明显好转，尿量增多，腹水渐消（腹围由 108cm 减至 80cm）。继以调理肝脾善后，半年后随访未见复发。周成灿等[53]将其改汤为丸：生大黄 40g，生甘遂 20g，阿胶（炒珠）20g，根据病症虚实程度调整各味药量共研末，温开水调为丸如梧桐子大，每日 2g。用治肝硬化腹水实中夹虚证。

（3）治疗癫证：陆光武[52]报道，本方减阿胶，加郁金治疗 1 例痰火上蒙清窍的癫疾，药后病情好转，改用清心安神涤痰之品善后。

（4）治疗附睾瘀积症：王广见[53]治疗 1 例辨证为气滞血瘀的男性结扎术后并发的附睾瘀积症，用大黄甘遂汤治愈。

【现代研究】 周成灿等[54]在将大黄甘遂汤改为丸剂的研究中发现，方中的胶类炒珠研粉较阿胶容易吸收，并可降低原胶的黏滞碍胃之性及祛除腥味，能增加药效。

【原文】 婦人經水不利下，抵當湯主之。亦治男子膀胱滿急有瘀血者。（14）

抵當湯方：

水蛭三十個（熬） 虻蟲三十枚（熬，去翅足） 桃仁二十個（去皮尖）大黃三兩（酒浸）

上四味，為末，以水五升，煮取三升，去滓，溫服一升。

【经义阐释】 此论瘀结成实经水不利下的证治。妇女经水由不利发展为不下，有虚、实之别，此证主张用攻瘀逐血的抵当汤治疗，显然属于瘀血结滞，冲任受阻的经闭。结合从方测证，本证除经水不下外，尚应伴少腹硬满疼痛或拒按，舌青黯或尖边有瘀点，脉沉弦或沉涩有力等瘀血见症。

对于原文"经水不利下"一句，注家有不同的解释，一种解作经闭，如尤怡、陈念祖、黄树曾等；一种释为经行不畅，如吴谦。二说着眼点不同，若从抵当汤为攻逐瘀血的峻剂来看，本证必然为瘀结成实的重证，故以经闭更为多见。

【方药评析】 方中水蛭味苦性平有毒，虻虫味苦凉亦有毒，二者皆为虫类药。合用之以破血逐瘀通经；大黄、桃仁则能破血行瘀。诸药合用，共奏逐瘀破结之功。本方力峻效速，性偏寒凉，故宜于瘀热经闭的实证。本方与土瓜根散皆为破瘀通经之方，但此为汤剂，药力峻猛，性偏凉；彼为散剂，药力稍缓，性偏温，各有不同，兹列表比较如下：

抵当汤证、土瓜根散证比较表

病　证	成　因	主　症	治　法	方　药
抵当汤证	瘀结成实	经水不利下	逐瘀破结通经	水蛭，虻虫，大黄，桃仁
土瓜根散证	血瘀	经水不利，少腹满痛，经一月再见	行瘀通经	土瓜根，䗪虫，桂枝，芍药

【文献选录】　尤怡：经水不利下者，经脉闭塞而不下，比前条下而不利者有别矣。故彼兼和利，而此专攻逐也。然必审其脉证并实而后用之。不然，妇人经闭，多有血枯脉绝者矣。虽养冲任，犹恐不至，而可强责之哉。（《心典》）

王子接（晋三）：蓄血者，死阴之属，真气运行而不入者也。故草木不能独治其邪，必以灵活嗜血之虫为向导，飞者走阳络，潜者走阴络，引领桃仁攻血，大黄下热，破无情之血结，诚为至当不易之方，毋惧乎药之险也。（《绛雪园古方选注》）

吴谦：妇人经水不利下，言经行不通利快畅下也。乃妇人恒有之病，不过活瘀导气，调和冲任，足以愈之。今曰抵当汤主之，夫抵当重剂，文内并未少腹结痛，大便黑，小便利，发狂善忘，寒热等证，恐药重病轻，必有残缺错简，读者审之。（《金鉴》）

按：　尤氏、吴氏均侧重辨证，强调要抓住实的特征，王氏重在分析方义，认为病重药当峻。

【临床应用】　（1）治疗脑血管疾病：王爱凤等[55]用加味抵当合剂治疗中风病，脑出血组 114 例中，治疗组 78 例，对照组 36 例；脑梗死组 112 例中，治疗组与对照组各 56 例；治疗 28 天后，两组脑出血患者疗效比较，治疗组基本治愈 32 例，显效 28 例，有效 2 例，无效 16 例，总有效率为 79.50%；对照组基本治愈 6 例，显效 12 例，有效 5 例，无效 13 例，总有效率为 63.9%；治疗组有效率明显优于对照组。两组脑梗死患者疗效比较，治疗组基本治愈 9 例，显效 20 例，有效 21 例，无效 6 例，总有效率为 89.23%；对照组基本治愈 6 例，显效 11 例，有效 14 例，无效 25 例，总有效率为 55.36%。治疗组有效率明显优于对照组。

（2）治疗子宫内膜异位症：吴雪华[56]用抵当汤为主随症加减（水蛭 8g，延胡索 12g，蒲黄 10g，土鳖虫 8g，桃仁 15g，川楝子 15g，生大黄 12g，五灵脂 15g，滑石 15g，车前子 12g，木通 10g，没药 15g）治疗子宫内膜异位症 58 例，结果显效（症状基本消失，肿块缩小 1/2 以上，虽局部症状存在，但不能生育者恢复生育）28 例，有效（症状明显减轻，盆腔肿块有所缩小）24 例，无效 6 例，总有效率 89.7%。

（3）治疗外伤后便秘：何文绍[57]用抵当汤加甘草治疗外伤后便秘 30 例，腹部手术 14 例，骨伤科 16 例。损伤后便秘时间最短 3 天，最长 10 天。治疗后显效（服药 1 剂大便即通，腹胀缓解）12 例，有效（服药 2 剂排便）17 例，无效（服药 3 剂后仍未排便，腹胀如故，改用其他方法治疗）1 例。总有效率 96.7%。

【现代研究】　（1）抗动脉粥样硬化作用：黄河清等[58]用抵当汤改良方治疗家兔实验性动脉粥样硬化模型，发现抵当汤改良方对实验性动脉粥样硬化家兔能有效调节血脂代谢紊乱，提高血浆超氧化物歧化酶（SOD）活性，降低脂质过氧化物的最终代谢产物——丙二醛（MDA）的含量，且显著降低主动脉的神经酰胺（CER）含量，阻止泡沫细胞的形成与凋亡，从而减少主动脉的脂质斑块面积；表明抵当汤改良方有良好的抗动脉粥样硬化作用。

（2）调节血脂作用：张艳慧等[59]用抵当汤灌胃大鼠血脂异常模型，发现其可升高模型大鼠血清 NO 含量，降低内皮素含量，提示其可改善内皮细胞功能，保护血管内皮，从而防治血脂异常。

（3）抗衰老作用：夏卫军等[60]报道抵当汤灌胃给药可显著改善 D-半乳糖亚急性衰老小鼠和老年大鼠的学习记忆能力，提高血清和大脑皮层组织超氧化物歧化酶活力，降低血清和大脑皮质丙二醛含量，抑制亚急性衰老小鼠胸腺指数的下降；抗氧化、清除氧化代产物、改善血液流变学和增加脑血流量。

【原文】 婦人經水閉不利，臟堅癖不止①，中有乾血，下白物②，礬石丸主之。（15）

礬石丸方：

礬石三分（燒）③ 杏仁一分

上二味，末之，煉蜜和丸棗核大，內臟中④，劇者再內之。

【词语注解】 ①脏坚癖不止：脏，指子脏，即子宫；坚癖，指坚硬的积块；止，此作"除""去"解。如《吕氏春秋·制药》"天几何，疾乃止"，高绣注："止除也"。脏坚癖不止，谓子宫内有坚硬积块不去。

②下白物：即下白带。

③烧；即烧煅的方法。

④内脏中：指放入阴道中。

【经义阐释】 此论瘀积兼湿热带下的证治。妇女经闭不行或经行不畅，并见子宫内有坚硬积块不去，这是内有瘀血所致。瘀阻气滞，湿聚化热，湿热下注。遂可继发湿热带下，出现"下白物"。此证可外用矾石丸燥湿止带以治其标。至于瘀血内结之病本，则当予以破结逐瘀剂治之。

【方药评析】 方中矾石味酸涩性凉，功能燥湿收敛，解毒杀虫，经烧煅后则为枯矾，其燥湿之功更增；杏仁质润多脂，以防矾石燥涩太过引起局部干涩不适；以滋润之蜜和丸如枣核大，有助于将其顺利纳入阴道之中，缓慢溶化而发挥作用。

【文献选录】 程林：矾石酸涩，烧则质枯，枯涩之品，故神农经以能止白沃，亦涩以固脱之意也。杏仁者，非以止带，以矾石质枯，佐杏仁一分以润之，使其同蜜易以为丸，滑润易以纳阴中也，此方专治下白物而设，未能攻坚癖，下干血也。（《直解》）

尤怡：脏坚癖不止者，子脏干血，坚凝成癖而不去也。干血不去，则新血不荣，而经闭不利矣。由是蓄泄不时，胞宫生湿，湿复生热，所积之血，转为湿热所腐，而成白物，时时自下，是宜先去其脏之湿热，矾石却水除热，合杏仁破结润干血也。（《心典》）

吴谦：脏，阴内也。不止，不去也。经水闭而不通。瘀，宿血也。阴中坚块不去，血干凝也，下白物，化血成带也。用矾石丸坐药治之。此方治下白物，若从湿化者可也，恐未能攻坚癖干血也。（《金鉴》）

按： 程注析分药精当，尤注论病机贴切，唯吴注言病位只及阴中，似欠妥。

【临床应用】 （1）治疗宫颈糜烂、宫颈炎：安瑛[61]用枯矾合剂治疗 154 例宫颈糜烂，结果治疗 2 周后，痊愈 99 例，显效 37 例，好转 8 例，无效 10 例。处方：枯矾、儿茶、五倍子、白及各等份，冰片小于 10 倍量。用法：上药共研细末，密封消毒，以消毒带线棉球蘸药粉贴于糜烂面，次日取出，隔日冲洗换药。上方尚应随症加味：白带多、秽臭者加黄柏、黄连、苦参；糜烂面较深者加蛤粉、煅石膏；宫颈充血明显伴小腹及阴道灼热者加青黛。梁映寰[62]介绍用虎杖、枯矾、猪胆汁等量，研制成粉敷于患处治疗宫颈糜烂 781 例（其中Ⅰ度者 342 例，Ⅱ度者 335 例，Ⅲ度者 104 例）。结果：依上法 3 日换药 1 次，治疗 2 周后，痊愈 434 例（其中Ⅰ度者 244 例，Ⅱ度者 167 例，Ⅲ度者 23 例），显效 331 例（Ⅰ度者 96 例，Ⅱ度者 163 例，Ⅲ度者 72 例），无效 16 例，总有效率为 98%（Ⅰ度者 43.5%，Ⅱ度者 42.3%，Ⅲ度者 12.2%）。广东省汕头地区人民医院报道[63]用胆矾散治疗宫颈炎 725 例，处方：明矾 100g，猪胆汁 100ml。制法：明矾煅烧，去其结晶水，研碎，用鲜猪胆汁调和成糊状，置 60℃烘干，研碎过筛，即可应用。方法：用喷粉器喷撒胆矾散于宫颈病变部位，3 天喷药 1 次，或 7 天或 3 周喷药 1 次。应注意喷药不宜过密。结果：治愈 267 例，好转 435 例，无效 23 例，治愈率 36.8%，总有效率 96.7%，无效率 3.3%。病案：苏某某，38 岁，主诉白带增多，下腹坠痛、腰酸 1 年多，妇检：子宫颈肥大，糜烂占宫颈面积 3/4、粗糙、充血，纳氏滤泡 4 粒，白带淡黄色、量多，诊断为宫颈炎Ⅲ度，初 3 天上药 1 次，后改为 5 天上药 1 次，共上药 3 次，症状消失，宫颈光滑，上皮已愈复，表面轻微充血。治愈。

（2）治疗滴虫性阴道炎：胡卿发[64]用猪胆汁提取物、枯矾、冰片制成栓剂，置入阴道深处，治疗滴虫性阴道炎 1452 例，症以阴痒，白带多为主，阴道分泌物涂片检查，均发现滴虫，并有大量脓球菌、杂菌、乳酸杆菌等。结果：隔日上药 1 次，5 次为 1 个疗程，用药 3～10 次后，镜检：滴虫转阴者 1415 例，占 97.5%，且阴道分泌物中的脓球、杂菌、乳酸杆菌等全部消失；白带消除率 89.6%，阴痒治愈率 83.9%，阴道充血治愈率 95.3%。仅有 10 余例患者有轻微而短暂的局部刺痛，灼热或分泌物增多等副反应。

（3）治疗带下病：毕明义等[65]用矾石丸治疗带下病 208 例。方药：枯矾 12g，生杏仁 6g。将杏仁去皮，捣为极细末，然后与枯矾末混合均匀，再加适量蜂蜜调匀（以调和成中药丸的软硬为度），做成小丸如枣核大，外用一层绢布包裹，棉线束住，并保留一线头长约 12cm。每晚用 1 丸，入阴道内深约 10～12cm，将线头留于外阴部，次晨取出，轻者连用 3 天，重者连用 7 天，休息 3 天再放，最多不超过 21 天。用药期间禁房事。若阴道分泌物很多者可去掉绢布，直接将丸药放入阴道内。结果：痊愈 181 例，好转 15 例，无效 12 例，总有效率为 94%。病案：张某，女，30 岁。1991 年 2 月 24 日初诊。阴道分泌物增多 3 年，呈白色，有时兼有黄色，每日需换内裤 2～3 次，曾诊为宫颈糜烂，多次服用中西药物均未好转。半年前曾于市三医院诊为子宫后壁突性肿块（肌瘤钙化），宫颈糜烂。近 1 个多月阴道分泌物较前明显增多，色白，有时黄白相兼，质稠而臭，小腹部疼痛胀满，胃脘部隐隐作痛，烧心，纳少，身重乏力。舌质正常，苔白微黄，脉沉弦，右关脉濡数。妇科检查：宫颈有红色糜烂区，局部充血肥大，有接触性出血。B超：子宫后壁左侧有一 23mm×19mm 实性肿块。诊为宫颈Ⅱ度糜烂，中医诊为带下病，属肝热脾虚型。给以矾石放入阴道内，连放 3 日，2 次来诊述，放药后的第 2 天带下即明显减少，3 次后带下已如正常人，小腹疼痛亦明显减轻，嘱继放 7 天，带下未见增多。嘱停放 3 天后，继放 7 天，妇科检查糜烂区消失，又用药 7 天以巩固疗效，追访半年病未复发。

【现代研究】　据药理研究[66]，外用枯矾的稀薄液，能收到消炎、收敛、防腐的作用。

药理研究还发现[67]，矾石有良好的抗阴道滴虫和抗菌作用。其中对金黄色葡萄球菌和变形杆菌有抑制作用，对大肠杆菌、铜绿色假单胞菌、痢疾杆菌以及白念珠菌等，亦有明显的抑制作用。

【原文】 婦人六十二種風，及腹中血氣刺痛，紅藍花酒主之。（16）

紅藍花酒方：疑非仲景方。

紅藍花一兩

上一味，以酒一大升，煎減半，頓服一半，未止再服。

【经义阐释】 此论妇女血瘀腹痛的证治。妇女无论外感风邪还是寒邪，只要属于血瘀不通引起的腹中刺痛，就可用红蓝花酒活血行瘀止痛。

对于原文中"六十二种风"究竟指的什么，历代注家见解不一，归纳起来，约有3种看法，一种认为无可考证，如徐彬、尤怡、吴谦等；一种由此进而怀疑本条非仲景之方与法，如赵以德、林亿等；一种将此看做病因，如李彣、魏荔彤、黄元御等。诸说各有所据，皆言之在理。不过结合下文及方药，当今学者多遵从第三种看法。此外，对于本证的病机，注家大多认为是血瘀，但就其成因，则各有侧重。有的偏责外之风与寒，如朱光被、张隐庵等；有的只责内风，如黄元御；有的兼责内外风，如徐彬、李彣、高学山等。根据红兰花酒的功效，似以朱光被、张隐庵之见较妥。

【方药评析】 方中红蓝花（即红花）辛温，能活血行瘀止痛，用酒煎煮之，则可加强本方温行血脉之功。本方较前之土瓜根散、抵当汤，虽显得势单力薄，但对于血瘀轻证，确有显效。

【文献选录】 徐彬：六十二种风，此言凡妇人病夹风者，无不治之，其六十二之名，详考方书，皆不能悉。血气刺痛，是言因血虚，或腹中受风寒之邪，如经前后、胎前后、产前后皆是，以别于寒疝者而言，故以血气二字殊言之。痛而言刺，盖血气之痛，其状如刺，亦不同于寒疝也。红蓝花一味之力能概之者，色红与血同类，性味辛温而微苦，能入心肝冲任，而行血和血，血和则风自灭也。得酒则力更大，故凡风证血证皆宜之。（《论注》）

李彣：《内经》云："风者，百病之长也。"又云："风者，善行而数变。"故妇人有六十二种风证，盖风有因外感者，亦有从内生者，如肝藏血，肝虚则血燥，内自生风，所谓风气通于肝也。红蓝花色红，通行血脉。又味辛以润之，能活血润燥，乃"治风先养血，血生风自灭"义。酒煎，以行血也。又脾裹血，其经入腹，腹中刺痛，乃血气不利使然，所谓"通则不痛，痛则不通"也。此酒顺气行血，刺痛止矣。（《广注》）

尤怡：妇人经尽产后，风邪最易袭入腹中，与血气相搏而作刺痛。刺痛，痛如刺也。六十二种病未详。红蓝花苦辛温，活血止痛，得酒尤良，不更用风药者，血行而风自去耳。（《心典》）

按：徐氏、尤氏皆详论其成因，其中徐氏兼及鉴别诊断，尤氏分析主症，各有侧重；李氏对治法的阐释颇有启迪意义。

【临床应用】 （1）治疗胎死腹中：治热病胎死，用红花酒煮汁，饮二、三盏。（《妇人良方补遗》）

（2）治疗胎衣不下：用红花酒煮汁，饮二三盏。（《产乳集验方》）

（3）治疗急慢性肌肉劳损：据报道[67]，用红花制成5%的注射液，在痛点或循经取穴注射，治疗急慢性肌肉劳损，观察132例。经治3～15次后，痊愈51例，显效49例，好转21例，无效11例，有效率达90.8%。治疗过程中未发现不良反应；有的首次注射后有酸痛加重现象，以后多能逐渐减轻，一般仍继续治疗，不需使用辅助药物。

（4）治疗砸伤、扭伤所致的皮下充血肿胀等：有报道[67]，将红花按1%的比例浸入40%的酒精中1周，用纱布过滤。临用时加1倍蒸馏水稀释，以脱脂棉浸湿外敷，用绷带包扎，若加热，效果更著。以此法治砸伤、扭伤775例，痊愈347例，好转399例，无效29例。较轻病例2～3天即可恢复，较重者敷药后3～5天，亦即充血消失，肿胀渐消。

（5）治疗褥疮：有报道[67]用红花500g加水7000ml，约煎2小时后，过滤取液，再用文火煎约3～4小时，使呈胶状，用时置于纱布上贴患部，覆以消毒纱布，固定，隔日换药1次，经观察20例24处以此法治疗，5次以内治愈者8处，10次以内治愈者11处，10次以上治愈者5处。

（6）治疗产后恶露不尽，产后腹痛：王明宇[68]用红蓝花酒治疗1例产后恶露未尽，恣食生冷，以致寒凝血瘀，阻于胞宫之腹痛患者。汤某某，女，26岁。1982年1月10日诊，初产恶露未尽之时过食生冷而发生腹痛已3月。某医处以加味四物汤后，恶露止，腹痛亦减。尔后腹痛时作，缠绵不休。昨晚突然腹中刺痛，时而增剧而昏厥，随后经至排出少量瘀血块，腹痛减轻，手足欠温。刻诊：腹痛连及腰胯部，月经时来忽止，患者形体肥胖，面部色青，舌质紫黯，脉弦涩有力。此为恶血瘀阻，治以活血通经。处方：红花50g，入酒60g煎。分3次服。1剂后，排出大量黯黑色血块之月经，腹痛减轻。改用红花15g，益母草30g，入酒60g煎。连服3剂而愈。随访1年。未见异常。陈振智[69]亦曾用红蓝花酒治愈产后腹痛2例。

（7）治疗荨麻疹：章亮厚[70]以红蓝花酒加味（红花30g，黄芪30g，当归10g，紫草30g，白酒250g，加水适量煎服）治疗急慢性荨麻疹。

（8）治疗痛经：有报道[71]用加味红蓝花酒治疗痛经284例。治疗方法：红花10g，益母草60g，当归10g，川芎5g，黑胡椒7粒。以上诸药，用白酒500ml浸泡48小时即可服用。每日早晚各服1次，每次服10～20ml。连服1个月经周期为1个疗程，本方适用于治疗以血瘀为主之痛经，临床见经来少腹痛如锥刺，拒按或腰腹胀痛，甚则胀痛难忍，经色多紫黯或夹有血块者。结果：服药1个疗程经来疼痛消失者211例，服药两个疗程疼痛基本消失者66例，服药3个疗程症状无改善者7例。李玉香等[72]将190例痛经患者随机分为红蓝花酒口服液治疗组（110例），田七痛经胶囊对照组80例。其诊断标准为：①在月经前后或经期出现下腹疼痛；②少腹冷痛，得热痛减；③畏寒怕冷，或遇寒腹痛发作加重，腰部酸痛；④月经量少或色黯，或有瘀血块；⑤脉象沉紧，或弦紧或沉迟，舌质黯淡或有瘀点瘀斑。以上5项中，具备第1项，再兼其他任何两项者即可成立，即中医辨证属虚、寒、湿、瘀者皆可。处方：草红花1kg，黄酒（16度）15L，制法：（略）。结果：治疗组痊愈56例，显效43例，有效8例，无效3例，总有效率为97%；对照组痊愈15例，显效23例，有效20例，无效22例，总有效率为72.5%。治疗组痊愈率和显效率明显高于对照组。

【现代研究】 药理实验发现[67]，红花煎剂对小鼠、豚鼠、兔、犬、猫之离体、在体子宫及家兔子宫瘘均有兴奋作用，但弱于番红花煎剂。刘茂[73]根据痛经患者血浆中$PGF_{2\alpha}$（前列腺素）含量升高这一事实，对15例痛经患者服用红蓝花酒前后血浆中前列腺素的含量进行了观察，发现，其服药前与服药后血浆前列腺素的含量有极显著差异。表明红蓝花酒对降低前列腺素的含量效果显著，这可能是其治疗痛经的机制之一。

【原文】 妇人腹中诸疾痛，当归芍药散主之。（17）

当归芍药散方： 见前妊娠中。

【经义阐释】 此论妇女肝脾不调腹痛的证治。妇女腹痛的原因虽然很多，诸如寒热诸因、正虚邪实、气血不调等皆可引起，但临证总以情志失调，气郁不畅所致者居多。情志不遂，常致肝脾不调，肝失调畅则气郁血滞，脾气不运则湿由内生，气郁血滞湿阻，经脉不通，遂致腹中疼痛。故用调肝脾，理气血，利水湿的当归芍药散治疗。

对于本证的病机，历代注家各有侧重。有的偏责血虚，如徐彬、李彣等，有的重在肝郁，如汪近垣；有的则言血虚肝郁，如朱光被；有的认为是肝木乘土，气滞血凝，如赵以德、黄元御；有的兼及血虚湿阻，如尤怡、高学山、曹颖甫等。诸说看似不同，实则互为因果，结合当归芍药散的功效，似以诸说合参方为全面。

【方药评析】 参见《妇人妊娠病脉证并治》章。

【文献选录】 黄元御：妇人腹中诸疾痛，无非风木之克湿土。气滞血凝之病也。当归芍药散，芎、归、芍药，养肝血而行瘀，苓、泽、白术，燥土气而泻满。与妊娠之腹痛，无二法也。（《悬解》）

陈念祖：此为妇人腹中诸疾痛而出其方治也。寒、热、虚、实、气、食等邪，皆令腹痛，谓可以就此方为加减，非真以此方而统治之也。（《浅注》）

汪近垣：妇人之病，由肝郁者居多，郁则气凝血滞，或胀或痛，或呕或利。云腹中诸疾痛，诸者，盖一切之辞。当归芍药散，舒郁利湿，和血平肝，既有兼证，不妨加味治之，诚妇人之要方也。（《金匮要略阐义》）

按： 汪氏对病机阐发较贴切，黄氏分析方义较全面，陈注论本方的运用颇有启迪。

【临床应用】 （1）治疗痛经：吴晓明等[74]报道当归芍药散治疗原发性痛经45例。方药：当归10～20g，川芎、白芍各15～30g，赤芍、茯苓、泽泻、白术、乌药、香附、延胡索各10～20g，炙甘草5～10g。水煎300ml，早晚2次分服。若少腹冷痛加肉桂、小茴香；少腹刺痛加桃仁5～10g、红花10～20g；少腹胀痛加郁金、川楝子各10～20g；少腹绵绵作痛加黄芪、台参各10～20g。对照组口服布络芬200mg，每日3次。结果：治疗组治愈14例，好转27例，无效4例，总有效率91.1%；对照组治愈1例，好转27例，无效17例，总有效率60.2%。两组疗效差异有统计学意义（$P<0.05$）。

（2）治疗腹痛：严宇仙[75]观察48例妊娠腹痛（证见腹痛绵绵，面色萎黄，头晕乏力，心悸气短，少寐多梦，四肢麻木，胃纳不佳，舌质淡，苔薄白，脉细弱滑），用当归芍药散加减治疗，原方去泽泻，加首乌、桑寄生、阿胶。主方：当归、白芍各10g，川芎6g，茯苓、白术各10g，首乌20g，桑寄生15g，阿胶（烊化炖服）10g。何红权[76]病案。张某，女，58岁。2008年1月2日因反复腹痛腹胀腹泻2个月就诊。患者常感腹部胀满不适，肠鸣，大便无规律，时泻时结，有时日泻5～6次，色黄，多为水样便，时含黏液，时有便前腹痛，便后痛减；有时3～4天不解，舌黯红，苔薄白腻，脉弦缓，在外院已经多方治疗，疗效欠佳。诊断：肠易激综合征。证属肝郁脾虚，气血失调。治宜养血调肝，缓中止痛。方用当归芍药散加减：白芍30g，当归、茯苓各15g，川芎、白术、泽泻、木香各10g。1天1剂，5剂后，腹痛缓解，腹胀减轻，大便正常，自觉症状明显好转，续服 5 剂，诸症悉除。

（3）治疗慢性盆腔炎：张红等[77]治疗本病 30 例，治疗方法：治疗组：予当归芍药散水煎剂，每日 1 剂，分 2 次口服，21 天为 1 个疗程，经期停用，连用两个疗程后判定疗效。对照组：妇乐颗粒（四川宝光药业股份有限公司生产，批号 0709052，规格：6g/袋），口服，每次 2 袋，每日 2 次。21 天为 1 个疗程，经期停用，连用两个疗程后判定疗效。治疗组治疗 1 个疗程 12 例，2 个疗程 18 例，失访 1 例，结果治愈 10 例，显效 8 例，有效 6 例，无效 5 例，总有效率为 91.67%。对照组治疗 1 个疗程 10 例，2 个疗程 17 例，失访 3 例，结果治愈 7 例，显效 10 例，有效 5 例，无效 5 例，总有效率为 68.33%。张娟等[78]治疗本病 86 例。方药组成：当归 9g，白芍 18g，川芎 6g，苍术 12g，茯苓 9g，泽泻 12g。有包块者加三棱 10g，莪术 10g；气血亏虚者加党参 15g，熟地 15g；输卵管不通畅者加土鳖虫 10g。水煎 2 遍，取汁 400ml，早晚各服 150ml。另取 100ml 每晚保留灌肠 1 次。治疗组 86 例治愈 66 例，显效 13 例，有效 6 例，无效 1 例，总有效率为 98.84%；对照组 82 例治愈 42 例，显效 15 例，有效 13 例，无效 12 例，总有效率为 85.37%。

（4）治疗卵巢囊肿：刘涛等[79]用当归芍药散加减治疗卵巢囊肿 20 例，全部经 B 型超声波检查确诊为卵巢囊肿。基本方：当归、芍药、川芎、白术、茯苓、泽泻。血瘀甚者加泽兰、路路通、皂角刺、川牛膝；气虚甚者加黄芪、党参；湿盛者加车前子、薏苡仁、半夏。结果：治愈 11 例，显效 6 例，无效 3 例，总有效率为 85%。

（5）治疗肾系病：齐岭山等[80]用当归芍药散加减治疗特发性水肿、肾盂肾炎并肾积水。①特发性水肿。张某某，女，51 岁。双下肢浮肿 10 年余，多次查尿常规均正常，服西药利尿剂肿可暂轻，但停药辄复发。诊见形体较胖，胫踝浮肿，按之凹陷，脘痞纳呆，小便短涩，舌淡紫，舌边有齿痕，苔白腻，脉沉涩。查尿常规、血常规、肾功能、肝功能、血 T_3、T_4、TSH、心电图、心脏多普勒均无异常；立卧水试验（＋）。西医诊断为特发性水肿。中医诊断为阴水，证属水停血瘀，脾气亏虚。治以利水化瘀，益气健脾。当归芍药散合春泽汤加减：当归 10g，赤芍 10g，川芎 6g，茯苓 30g，白术 15g，泽泻 15g，猪苓 15g，桂枝 6g，党参 10g，陈皮 10g。服 6 剂后，小便量增多，足踝肿明显减轻，脘痞消失。上方出入继服 24 剂，胫踝浮肿全消，小便调畅。随访 3 年未复发。②肾盂肾炎合并肾积水。杜某某，女，44 岁。腰痛，尿频尿痛反复发作 3 年，因工作烦劳加重 6 天。诊见腰痛，以右侧为著，尿频灼痛，口干不欲饮，大便干结，平素月经色黑有块，两目下黯黑，舌质黯红，舌边有瘀点，苔白腻，脉沉细滑。右肾区叩击痛（＋）。查尿常观：蛋白±，红细胞＋2，白细胞＋2，粗颗粒管型少许；12 小时尿沉渣计数：红细胞 2.20×10^6 个，白细胞 2.00×10^{10} 个，管型 1.2×10^4 个；B 超：右肾集合系统光点分离，探及 $1.5cm \times 0.8cm$ 无回声暗区；腹部平片未见泌尿系结石及占位性病变。西医诊断为肾盂肾炎合并肾积水。中医诊断为劳淋，证属下焦湿热，饮停血瘀。治以清利湿热，化饮祛瘀。当归芍药散合石韦散加减：当归 10g，赤芍 30g，川芎 10g，茯苓 15g，白术 10g，泽泻 15g，石韦 30g，瞿麦 15g，车前子 15g，冬葵子 30g，白花蛇舌草 30g，滑石 30g，甘草 5g。服 12 剂。尿频尿痛消失，仍腰酸痛，目下黯黑。上方去瞿麦、滑石、白花蛇舌草，加大黄 6g、土鳖虫 10g、桃仁 10g、杜仲 10g、川断 10g、怀牛膝 10g。服 30 剂，腰痛消失，小便通畅，目黯减轻，月经正常。复查尿 Rt、双肾 B 超无异常；12 小时尿沉渣计数正常。随访 2 年未复发。

【现代研究】（1）抗炎作用：王志国[81]采用混合菌液造模法制备慢性盆腔炎大鼠模

型，测定大鼠血清 TNF-α、IL-2 的浓度变化。发现治疗组大鼠血清 TNF-α、IL-2 值与模型组相比有显著性差异，其中高剂量组效果最优。表明当归芍药散治疗慢性盆腔炎作用机制可能与其调节机体免疫功能相关。

（2）增强学习记忆能力：李世英等[82]采用脑缺血再灌注法复制血管性痴呆小鼠模型，以吡拉西坦为对照，通过水迷宫法分别观测术后 14 天各组小鼠行为学以及脑海马 5-HT 和 DA 含量的变化。发现当归芍药散可使模型小鼠游全程时间缩短，错误次数减少，脑海马 5-HT 和 DA 含量升高，优于对照药物。表明当归芍药散通过调节脑海马神经递质 5-HT 和 DA 含量，改善血管性痴呆小鼠学习与记忆能力。

【原文】 妇人腹中痛，小建中汤主之。（18）

小建中汤方：见前虚劳中。

【经义阐释】 此论妇女脾胃虚寒腹痛的证治，妇女腹中痛，主张用甘温建中的小建中汤治疗，表明其腹痛是由于脾胃虚寒，气血不足，经脉失于温养所致。故其腹痛必然喜温喜按，尚可伴心悸、梦扰、四肢酸软、神疲乏力、纳少便溏等症。

对于本条腹痛的病机，注家也各有侧重，①主责脾气虚，如李文彪、吴谦等；②偏责血虚，如徐彬；③重在脾胃阳虚里寒，如尤怡、朱光被、高学山等。其实，以上诸说并不对立，结合本书"血痹虚劳病脉证并治"章小建中汤证的病机特点及小建中汤的功效来看，上述几种情形完全可能相兼并存，故诸家之见应当合参。

【方药评析】 参见"血痹虚劳病脉证并治"第 13 条。

【文献选录】 徐彬：此言妇人之病，既概由血，则虚者多，从何补起，唯有建中之法为妙。谓后天以脾胃为本，胃和而饮食如常，则自能生血，而痛止也。小建中即桂枝汤加饴糖也，言外见当扶脾以统血，不当全恃四物之类耳。前产后附《千金》内补当归建中汤，正此意也。（《论注》）

李彣：此中气不足而致脾痛也。《经》云"脾主中州，灌溉四旁"。建者，立也。建中者，建立脾气也。甘草、胶饴、大枣，俱味甘入脾，归其所喜，所谓"脾欲缓，急食甘以缓之"是也。芍药入脾养阴，配以甘草，能安脾经，而止腹痛，桂枝、生姜行阳散寒，由是中州建立，气血通行，而腹痛止矣。（《广注》）

尤怡：营不足则脉急，卫不足则里寒，虚寒里急，腹中则痛，是必以甘药补中缓急为主，而合辛以生阳，合酸以生阴，阴阳和而营卫行，何腹痛之有哉。（《心典》）

按： 尤氏释病机较详，徐氏论治法颇有启迪，李氏析方义较全面。

【临床应用】 （1）治疗消化性溃疡病：黄慧[83]观察加味小建中汤（饴糖 30g，肉桂 5g，党参 15g，当归 12g，白芍 20g，甘草 10g，生姜 5g，土茯苓 20g，蒲公英 20g，三七粉（分吞）5g，白及粉（分吞）10g，乌贼骨 15g，大枣 5 枚）治疗 25 例消化性溃疡病，与对照组相比较，在改善主要症状、溃疡愈合和复发方面治疗组优于对照组（$P < 0.05$）。陈宜伦[84]观察小建中汤合理中汤治疗消化道溃疡 50 例，病例全经 X 线钡餐透视或胃镜检查确诊为消化道溃疡。方药：党参 15g，白术 12g，干姜 6g，桂枝 6g，白芍 12g，大枣 5 枚，炙甘草 5g。胀痛者加木香 6g、砂仁 6g；呕吐者加半夏 10g、陈皮 6g；泛酸者加乌贼骨 10g，总有效率 92％。

（2）治疗妇人腹痛：聂四成等[85]介绍小建中汤加味治疗妇科虚寒性腹痛症，提出本方化裁得当可广泛适用于妇科各种腹痛之症，如痛经、妊娠腹痛、产后腹痛、节育术后腹痛等。

（3）治疗慢性胃炎：刘红[86]观察用小建中汤加减治疗慢性胃炎 64 例，组方：芍药 20g，桂枝 10g，炙甘草 5g，生姜 10g，黄芪 10g，大枣 4 枚，饴糖 30g。每日 1 剂，水煎 2 次，早晚各服 1 次，30 天为一疗程。若伴有腹痛明显，大便秘结，多食即吐，口渴，苔黄，脉滑数，加黄连 10g、地榆 20g；伴疼痛时吐清水，喜暖畏寒，便溏，腹胀，苔白，脉沉迟，加党参 10g；伴胁肋疼痛，呕吐泛酸，苔薄白或薄黄，加柴胡 15g、厚朴 15g、槟榔片 15g；伴胃痛不止，呼吸少气，不能饮食，苔薄白，脉细数无力，加当归 10g、地黄 10g。结果：临床治愈 50 例，好转 9 例，显效 5 例，总有效率 100%。

（4）治疗小儿腹痛：李向东[87]用小建中汤治疗小儿脘腹痛 40 例。基本方：桂枝 6g，白芍 12g，甘草 6g，炮姜 6g，大枣 10 枚。脘腹痛阵作，加木香、香附各 10g；纳呆食少加山楂、神曲、麦芽、谷芽各 10g，鸡内金 6g；胸闷腹胀加厚朴 6g，砂仁（后下）2g；便干加郁李仁、火麻仁各 10g；便溏完谷不化加茯苓、山药、扁豆各 10g；舌质红苔少加淡竹叶 6g、天花粉 10g。每日 1 剂，水煎。<5 岁取汁 50ml，>5 岁取汁 100ml，分 2 次温服。1 周为一疗程。结果：痊愈 34 例，有效 5 例，无效 1 例，总有效率达 97.5%。

（5）治疗肠易激综合征：杨军等[88]治疗本病 36 例。方药：桂枝、炙甘草各 6～9g，大枣 4 枚，白芍 15～18g，生姜 9g，饴糖 40～60g。血虚明显者加当归 9～12g；自汗盗汗多者加浮小麦 30g，茯神 9～12g；便秘严重者加火麻仁 6～9g，瓜蒌 30g。结果：痊愈 16 例，显效 9 例，好转 7 例，无效 4 例，总有效率 88.9%。

（6）老年性顽固性失眠：张传平[89]观察采用小建中汤（芍药、夜交藤、女贞子、炒枣仁各 20g，桂枝 9g，生姜 10g，大枣 12 枚，炙甘草、五味子各 6g，百合 30g，当归 15g）治疗老年性顽固性失眠，总有效率达 100%，而对照组（阿普唑仑 0.8mg，于每晚睡前服用）总有效率为 70%，两组总有效率有非常显著性差异（$P<0.01$）。

（7）其他：刘涛等[90]介绍用小建中汤原方治疗室性期前收缩（心悸）60 例，认为小建中汤适用于气血阴阳俱亏但以虚寒为主的心悸病人，适用于"脉迟缓"的心悸病人。

【原文】　問曰：婦人病飲食如故，煩熱不得臥，而反倚息者，何也？師曰：此名轉胞①不得溺也，以胞系了戾②，故致此病，但利小便則愈，宜腎氣丸主之。方見虛勞中。（19）

【词语注解】　①转胞：胞，此通"脬（pāo音抛）"指膀胱。转胞，病证名，以小便不通，小腹急胀而痛为主症。因与膀胱扭转不顺有关，故名转胞。

②胞系了戾：胞系，指连系膀胱的脉络等组织。了戾，即缭戾，意谓回旋曲折。胞系了戾，指膀胱及其相连的脉络等组织回旋曲折，以致排尿功能失常。

【经义阐释】　此论妇女肾阳不足转胞的证治。妇女患转胞证，小便不通，可有多种原因，如忍溺入房、胎重压迫、脾虚湿盛、肺气壅塞、肾阴不足等。既曰："饮食如故"，寓示病不在中焦，主张"宜肾气丸主之"，表明本证是由肾阳不足，气化失司，导致膀胱及其脉络等组织迴旋曲折，排尿功能失常，故"不得溺也"。水道闭阻，浊阴无从排泄，遂逆而上冲，妨碍肺气的肃降，故烦热、倚息、不能平卧，此外，常伴小腹急胀而痛。故用肾气丸温阳化气，俟小便通利，则诸症自愈。

【方药评析】　参见"血痹虚劳病脉证并治"第 15 条。

【文献选录】　赵以德：此方在虚劳中，治腰痛，小便不利，小腹拘急，此亦用之何也？盖因肾虚用之，若饮而短气者，亦用此利小便，则可见其转胞之病，为胞居膀胱之室，因下焦气衰，惟内水湿在中，不得气化而出，遂至鼓急，其胞因转筋不正，了戾其溺之宗，水既不出，经气遂逆，上冲于肺，肺所主之荣卫，不得入于阴，蓄积于上，故烦热不得卧而倚息也。用此补肾则气化，气化则水行，水行则邪者降而愈矣。然转胞之病，岂尽由下焦肾虚致耶？或中焦气虚土湿，下干害其胞，与上焦肺气壅塞，不化于下焦，或胎重压其胞，或忍溺入房，皆足成此病，必求所因以治之也。（《二注》）

尤怡：饮食如故，病不由中焦也。了戾与缭戾同，胞系了戾而不顺，则胞为之转，胞转则不得溺也，由是下气上逆而倚息，上气不能下通而烦热不得卧。治以肾气者，上焦之气肾主之，肾气得理，庶缭者顺，戾者平，而闭乃通耳。（《心典》）

吴谦：病不在胃，故饮食如故也。病在于胞，故不得溺也。阳气不化，故烦热也。水不得下行，故倚息不得卧也。名曰转胞，以胞系乖戾不爽也，故致此病，但当利小便则愈。主之肾气丸，以温行下焦阳气，阳气化则溺出，诸病自解矣，胞者乃谓尿胞，非血胞也。（《金鉴》）

按：赵氏对病因病机的分析较为精当，尤其对转胞诸因的列举，能示人举一反三。尤氏侧重于对原文的解释，吴氏论治法较为贴切。

【临床应用】（1）治疗泌尿系疾病：①治疗慢性肾功衰竭、肾病综合征。金华等[91]治疗慢性肾功衰竭 51 例，对照组予优质低蛋白饮食治疗（0.6～0.8g/kg·d）及控制血压、血脂、血糖、纠正感染、电解质紊乱等。治疗组予优质低蛋白饮食治疗（0.6～0.8g/kg·d）并在上述西药治疗的基础上予金匮肾气丸 6g，口服，3 次/日（不短于 3 个月）。3 个月后治疗组总体肾功能水平平稳并有一定恢复，血肌酐和尿素氮水平有所下降；对照组在纠正可逆因素后，残余肾功能仍在下降，血肌酐和尿素氮轻度升高，差异有显著性。姚连初[92]治疗肾病综合征，西药对照组 30 例用糖皮质激素治疗，剂量随病情需要而定。中西医结合组 33 例用金匮肾气丸合糖皮质激素治疗，金匮肾气丸每次 6g，每天 2 次，糖皮质激素同西药对照组。结果：中西医结合组用药 24 小时后，外周血糖皮质激素受体明显高于西药对照组。结论：肾气丸结合糖皮质激素治疗肾病综合征有较好的疗效。

②治疗神经性膀胱：崔娅晖等[93]用金匮肾气丸合补阳还五汤化裁（黄芪 15g，当归 12g，桃仁 12g，川芎 10g）治疗中风后神经性膀胱 36 例，治疗前排尿次数为每日（7.8±0.7）次，治疗后为（6.3±0.2）次；治疗前每次尿量为（270±30）ml，治疗后每次尿量为（380±25）ml；治疗前 B 超液性暗区为（12.4±2.2）ml，治疗后为（8.5±1.3）ml。上述 3 个指标治疗前后比较差异均有显著性。

③治疗尿道综合征：李桂琴[94]用肾气丸加味（熟地黄 24g，山药、山茱萸、茯苓各 12g，牡丹皮、泽泻、杜仲、怀牛膝、车前子各 10g，桂枝、炮附子各 3g），治疗女性尿道综合征 31 例，结果治愈 19 例，好转 9 例，无效 3 例，总有效率 90.32%。

④治疗前列腺增生：李秀英[95]用肾气丸加味［附子 10g，肉桂 3g，熟地 20g，山萸肉 15g，山药 30g，云苓 20g，泽泻 12g，丹皮 15g，肉苁蓉 15g，牛膝 12g，车前子（另包）10g］治疗肾阳亏虚型良性前列腺增生症 60 例，治疗组和对照组各 30 例。结果：治疗组显效 13 例，有效 14 例，无效 3 例；口服癃闭舒对照组显效 5 例，有效 17 例，无效 8 例；两组患者疗效间差异有统计学意义。

（2）治疗高血压：李秉涛等[96]用金匮肾气丸治疗高血压病 68 例，取浓缩金匮肾气丸，早、中、晚各服 10 丸，60 天为 1 个疗程，治疗 3～4 个疗程。结果：显效 62 例，无效 6 例，有效率 91.25%。

（3）治疗皮肌炎：邱志济等[97]病案。某女，30 岁。患皮肌炎年余，多方求治，屡用大剂量激素等西药治疗，仍反复发作，四肢软弱无力，全身肌肉酸痛，进行性加重，上肢为甚，伴眼睑肿胀，身倦神疲，低言少语，腿足软弱，致下蹲不能站起，颜面、颈部、胸背皮肤黯赤，不思饮食，便溏次多，月经提前，经量多色淡，舌红苔薄白，脉细弱。因来诊前颜面眼睑浮肿日趋严重，甚至吞咽食物困难，张口受限，且下肢大腿连臀出现红斑，全身肌肉均有压痛；病已损及脾肾。用金匮肾气丸改汤（熟地 45g，怀山药、山萸肉各12g，茯苓、泽泻各 15g，丹皮、制附子各 10g，肉桂 6g，红参、砂仁各 5g），服汤药 1 个月后，诸症大减，再守服 3 个月，诸症消失，追访 2 年无复发。

（4）治疗胃下垂：林少辉等[98]用肾气丸加味〔熟附子、茯苓、泽泻、牡丹皮各 10g，肉桂（后下）5g，熟地黄 30g，山药 20g，山茱萸 15g；腹坠痛明显者加枳壳 10g，久病者加桃仁 10g，便秘者加白术、枳实各 10g〕治疗胃下垂 64 例，结果治愈 23 例，好转 34例，无效 7 例，总有效率为 89.06%。

（5）治疗复发性口腔溃疡：程远等[99]病案。某女，52 岁。口舌溃疡 3 年，加重 1 月。3 年来口舌反复糜烂，每至经期或劳累加重，服六味地黄丸后可减轻，继服则复发，难以治愈，1 月来因劳累口舌糜烂加重。伴腰酸软，手足心热，口干，耳鸣，心烦，大便干，舌红、少苔，脉细数。证属肾阴亏虚，阴不敛阳，虚阳上越。以金匮肾气丸加减：熟地黄、生地黄各 20g，牡丹皮、茯苓、泽泻各 10g，山茱萸、山药、天冬、麦冬各 12g，附子、肉桂各 3g，怀牛膝。每天 1 剂，水煎早晚分服。连服 5 剂后，溃疡面明显缩小，诸症减轻。继服 10 剂，溃疡消失，后以上方配丸剂服用，1 年后随访，口腔溃疡未见发作。

（6）治疗大疱性类天疱疮：刘保国等[100]用金匮肾气丸配合激素治疗本病 30 例，治疗组和激素组各 15 例。结果：治疗组治愈 1 例，显效 10 例，好转 3 例，无效 1 例，总有效率 93.33%；激素组显效 7 例，好转 4 例，无效 4 例，总有效率 73.33%。两组总有效率比较差异有显著性。

（7）治疗治冠心病不稳定型心绞痛：张益康等[101]将 75 例冠心病不稳定型心绞痛患者随机分为对照组 35 例、治疗组 40 例。对照组常规给予阿司匹林抗血小板聚集、硝酸酯类药物扩张血管治疗，10 天为一个疗程，共两个疗程。治疗组在对照组常规治疗的基础上配合金匮肾气丸为主辨证加减治疗：熟地黄 30g，山药、山茱萸各 15g，泽茯苓、牡丹皮各 10g，附子、肉桂各 3g。若兼心血瘀阻加丹参、桃仁、水蛭；兼痰浊壅滞者加瓜蒌、法半夏、陈皮；兼阴寒凝滞者加薤白、制川乌；心肾阴虚者去肉桂，加玄参、酸枣仁、枸杞子；气阴两虚者加黄芪、麦冬、五味子；阳气亏虚者，附子、肉桂酌情加量。每天 1 剂，水煮取汁 300ml，分 2 次服。10 天为一个疗程，共两个疗程。结果：心绞痛症状疗效治疗组显效 16 例，有效 21 例，无效 3 例，总有效率 92.50%；对照组显效 9 例，有效 17 例，无效 8 例，总有效率 74.29%；心电图改善治疗组显效 15 例，有效 17 例，无效 3 例，总有效率 80%；对照组显效 6 例，有效 16 例，无效 13 例，总有效率为 62.86%。两组比较，差异均有显著性。

（8）治疗转胞：石汝锷[102]病案。田某某，25 岁。产后小便不通已 7 天，曾注射"新斯的明"等，配合针灸、中药，均未见效，赖导尿缓解症状。就诊时小腹拘急胀痛难忍，欲解而不溺，恶露量少色淡，心烦心悸，按其小腹充盈如鼓，舌质微红胖大、边有齿痕、苔薄润罩黄，脉浮大无力。证系素体虚弱，复因滞产，肾气耗损益甚，以致膀胱气化无权，胞系了戾而不得小便。病属转胞。肾气丸 2 匙，开水泡溶服下；4 小时后，再服 1 次。药后 2 小时许，小便渐渐自解，小腹胀急亦减，当服完第 3 次后，即自行小便。翌日，改每次 1 匙吞服，1 日 3 次。3 天后诸症告愈。

【现代研究】 （1）对神经及内分泌系统的影响：王枫等[103]用金匮肾气丸对庆大霉素造成药物性耳聋豚鼠耳蜗螺旋神经节细胞凋亡调控基因 Bax 及 Bcl-2 的表达，结果模型组 Bax 蛋白表达比正常组、治疗组表达显著增多。模型组、治疗组 Bcl-2 蛋白表达均明显减少，治疗组 Bcl-2 蛋白表达高于模型组；金匮肾气丸可通过抑制 Bax 蛋白表达，调节 Bcl-2 蛋白表达而达到对耳蜗螺旋神经节细胞凋亡的调控作用。郑小伟等[104]用金匮肾气丸不同浓度、不同时间对肾阳虚大鼠垂体细胞增殖垂体 ACTH 基因表达的影响，结果各中药治疗组与模型组比较，肾气丸中、高剂量组大鼠血清 ACTH 水平升高及垂体细胞³H-酪氨酸掺入量均不同程度增高，金匮肾气丸高剂量组优于低剂量组。金匮肾气丸可能通过垂体-肾上腺轴作用，通过增高垂体细胞转化能力，增高血浆 ACTH 的含量，进而调节皮质类固醇激素的含量。吴勇等[105]以肾气丸中"阴中求阳"微微生火以治疗肾阳虚证，用肾气丸各拆方组水煎液灌胃肾阳虚大鼠，测定灌胃后各组犬鼠下丘脑中多巴胺（DA）、五羟色胺（5-HT）的含量，结果模型组大鼠下丘脑中多巴胺（DA）、五羟色胺（5-HT）含量较正常组高，经灌胃给药后，各拆方组大鼠下丘脑中 DA、5-HT 的含量均有不同程度的降低，且以阴阳双补组的含量低于纯补阳组。补肾药是调节下丘脑、神经内分泌免疫网络、下丘脑-垂体-肾上腺-胸腺轴的有效手段。

（2）对免疫系统的影响：颜亭祥等[106]对"劳倦过度、房事不节"致肾阳虚的经典中医理论，利用 Colldege 效应使小鼠频繁交配，通过强迫小鼠游泳以造成劳倦过度，诱发了典型的肾阳虚小鼠模型，结果显示"劳倦过度、房事不节"诱导的肾阳虚小鼠模型可使其脾细胞 Th1 类细胞因子 IFN 明显下降，Th2 类细胞因子 IL4 明显上升，导致 Th1/Th2 细胞失衡，表现为 Th1 抑制，Th2 免疫应答占优势；肾气丸可诱导 IFN-γ，调节 Th1/Th2 细胞平衡，增强机体免疫应答。马红等[107]等用环磷酰胺制造小鼠免疫抑制模型，结果显示对免疫抑制小鼠，金匮肾气丸能提高腹腔巨噬细胞的吞噬功能；能提高胸腺重量；能提高溶血素含量；能促进淋巴细胞转化功能；能提高红细胞数，此可为运用该药调节免疫功能，增强免疫抑制的免疫功能的作用科学依据之一。

（3）对呼吸系统的影响：宋建平等[108]用平阳霉素诱导肺纤维化模型大鼠，用药组每天灌胃肾气丸，实验结果提示金匮肾气丸有减轻平阳霉素所致大鼠肺泡炎和纤维化程度的作用，同时金匮肾气丸组肺组织中 TNF-α 蛋白质的表达较模型对照组明显减少。

（4）对泌尿系统的影响：彭蕴茹等[109]用阿霉素肾损伤大鼠模型，用药组每天灌胃肾气丸，结果表明，济生肾气丸能显著减少阿霉素肾炎模型大鼠的尿蛋白排出，降低血清肌酐和血清尿素氮水平，而对于模型引起的尿量减少无明显的改变。对于小牛血清白蛋白肾炎模型大鼠，济生肾气丸能明显减少尿蛋白排出，同时显著降低血清肌酐和血清尿素氮含量。由此可见，济生肾气丸对大鼠实验性肾炎有较显著的改善作用，同时也从试验方面对其临床应用提供了理论依据。

（5）抗衰老作用：王新玲等[110]采用金匮肾气丸治疗临床肾虚证患者，治疗组治疗后患者症状、体征均有不同程度好转，治疗前血清超氧化物歧酶 SOD 活性为（22 875±4982）μU/GHB，治疗后 2、4、6 个月分别为（24 396±3339）、（24 921±4370）、（25 111±2734）μU/GHB，均明显高于治疗前；治疗前丙二醛 MDA 水平为（4.47±0.73）μM/ml，治疗后

2、4、6 个月分别为（3.44±0.58）μM/ml、（2.91±0.51）μM/ml、（2.03±0.33）μM/ml，均明显低于治疗前；提高了自由基清除能力，降低了脂质过氧化物反应，阻滞了生物分子间的交联反应，老年色素及脂褐素生成减少，用药 90 天后，与对照组比较，大鼠肾上腺、脑垂体组织的细胞凋亡指数明显降低，阻遏了蛋白质的溶解、变性，保证了细胞膜结构和功能的完整，延缓了细胞凋亡的发生。可以认为金匮肾气丸主要是提高 SOD 活力，清除自由基，抑制细胞凋亡而起到补肾抗衰老的作用。张莹雯等[111]用金匮肾气丸给大鼠灌胃，金匮肾气丸组能明显升高 NO、E_2 含量，与利维爱组无显著差异，从而提高抗氧化能力，具有抗衰老作用。

（6）日本学者[112]认为，将"胞系了戾"解释为输尿管屈曲、扭转是不合适的，因为最符合"胞系"的组织是从脐悬吊膀胱顶部的脐尿管索。"胞系了戾"可能是从扭曲的自觉症状和朴素的解剖学知识推测出的产生排尿障碍的发病原因。而"转胞"则是排尿障碍病的总称。

【原文】　蛇床子散方，温陰中坐藥。（20）

蛇床子散方：

蛇床子仁

上一味，末之，以白粉少許，和令相得，如棗大，綿裹内之，自然溫。

【经义阐释】　此论寒湿阴冷的外治法。原文虽较简略，但从"温阴中"三字，以及《脉经·卷九》所载"妇人阴寒，温阴中坐药，蛇床子散方"，可知本证以阴中寒冷为主症。此即本篇第 8 条所谓"胞门寒伤"，乃由阳虚寒湿浸淫胞宫、阴户所致，故尚可伴带下清稀色白，或阴痒，或阴中掣痛、少腹冷痛，或腰骶重坠等症，所以外用蛇床子散为坐药，以助阳暖宫，散寒燥湿。

对于本证的病因，历代注家略有分歧，一种认为是风寒或寒湿在阴中，如赵以德、尤怡；一种认为是阳虚受寒湿，如沈明宗、黄元御。二说各有所据，不过从蛇床子散的功效来看，后说似乎更全面。

【方药评析】　方中蛇床子辛苦温，苦能燥湿，温可助阳散寒，此处用之，取其助阳暖宫，散寒除湿之效。至于方中白粉，究竟为何物，历代注家见解不一，有的认为是"米粉"，如赵以德、程林、李彣、其中黄树曾指出是"炒米粉"；有的认为是"铅粉"，如曹颖甫。考铅粉甘辛寒，有毒，性善杀虫，且能生肌，此处确可用之。而用米粉，是"藉之以和合也"，并借其"燥香以除湿秽"。可见，上述两种见解皆各有理，至今亦难定论，姑且并存之。只是临证时，若用铅粉，量宜小，且不可连续使用，以免中毒。孕妇忌用。方后注以"绵裹纳之"，意在使药力集中，"经温其有邪之处，俾能速愈"（黄树曾）

【文献选录】　李彣：阴寒，子宫不温也。必有血虚腹痛，经行不利，不成生育之患，蛇床子味辛甘。温肾助阳，起男子阴痿，暖妇人子宫，故可以温中而为坐药。（《广注》）

沈明宗：此治阴掣痛，少腹恶寒之方也。胞门阳虚受寒，现证不一，非惟少腹恶寒之一证也，但寒从阴户所受，不从表出，当温其受邪之处，则病得愈，故以蛇床子一味，大热温助其阳，纳入阴中，俾子宫得暖，邪去而病自愈矣。（《编注》）

尤怡：阴寒，阴中寒也。寒则生湿，蛇床子温以去寒，合白粉燥以除湿也。此病在阴中而不关脏腑，故但内药阴中自愈。（《心典》）

按：李注对证候有所补充，沈注论病因较当，尤注方义较周全。

【临床应用】 （1）古代医家多用蛇床子或配一味其他药，治疗妇女或男子前后阴疾患：如治妇人阴痒，以蛇床子一两，白矾二钱，煎汤频洗。（《集简方》）治男子阴肿胀痛，以蛇床子末、鸡子黄调敷之。《永类方》治痔疮肿痛不可忍，以蛇床子煎汤熏洗。（《简便方》）治阴户生疮，或痒，或痛，或肿，以地骨皮，蛇床子煎水，常洗，甚效。又治阴户突出一物，如蛇，如菌，或如鸡冠，此名阴挺，以蛇床子五钱，真乌梅九个，煎水熏洗。（《验方新编》）

（2）治疗妇科病：①治疗滴虫性阴道炎。桂承会[113]用蛇床子治疗阴道滴虫炎近百例。方法：先用10％蛇床子液500ml冲洗阴道，然后将2片0.5g蛇床子阴道用片剂放入子宫颈外。连续治疗5～7日为1个疗程。结果：近百例患者，多数用1个疗程即可治愈，滴虫转阴，患处局部黏膜无潮红，阴道清洁，白带消失或显减。②治疗滴虫性白带。刘冠亭[114]以川黄柏、没食子、蛇床子、明矾各12g，每次加水1000ml，煎沸去滓，先熏后洗，每日1次，治疗滴虫性白带，一般熏洗3～6次即效。③治疗老年性阴道炎。何国兴[115]用蛇床子、黄柏、地肤子、苦参、白鲜皮、生百部、紫槿皮、龙胆草、川花椒、苍术、枯矾、煎水去滓取汁，先熏后洗，每日1剂，早晚各1次，10天为1个疗程。或用消毒棉球缚以长线，饱吸药液，于睡前坐浴后塞入阴道，次晨取出，治疗老年性阴道炎100例。结果：经治一疗程痊愈者85例，好转11例，无效4例。④治疗妇女阴痒。姚传平[116]治孕妇阴痒124例，以雄黄、蛇床子、苦参、薏苡仁、薄荷、黄柏、苍术、当归为基础方，随症加减，煎水，先熏后坐浴，日1剂，早晚各1次。结果：治愈107例，好转13例，无效4例。傅寿生[117]用蛇床子洗方治疗妇女阴痒，处方：蛇床子、地肤子、蒲公英、苦参各9g，大黄、川黄柏、威灵仙、白鲜皮各6g，枯矾4g，薄荷3g。水煎，熏洗。经治47例，42例效果满意。

（3）治疗多种皮肤病：梁学琳[118]用蛇床子散一方（蛇床子、明矾、百部、花椒、苦参各9～15g）煎汤趁热先熏后洗或坐浴，治疗一些皮肤疾患。如上方加车前、防风，治荨麻疹；加黄芩、防风并配合内服枇杷清肺饮，治痤疮；加土茯苓、桃叶、侧柏叶并配内服药，治银屑病；加苍术、黄柏、胆草，配合内服药等治湿疹；加蝉衣，治漆疮、老年性皮肤瘙痒症；原方并配内服药，治带状疱疹；加土茯苓，治虫咬皮炎。

【现代研究】 桂承会[113]发现，蛇床子煎剂在体外能使阴道滴虫迅速停止活动。动物实验还发现，该药对家兔阴道黏膜无腐蚀作用。另有报道[119]，蛇床子乙醇提取物有类似性激素样作用，而以前列腺、精囊、提肛肌增加重量的方法（小鼠）证明，蛇床子提取物有雄性激素样作用。

【原文】 少陰脉滑而數者，陰中即生瘡，陰中蝕瘡爛者，狼牙湯洗之。（21）

狼牙湯方：

狼牙三兩

上一味，以水四升，煮取半升，以綿纏筯如繭，浸湯瀝陰中，日四遍。

【经义阐释】 此论下焦湿热前阴蚀疮的证治，少阴脉主候肾，肾司二阴。少阴脉滑而数者，为下焦湿热蕴结之征。湿热郁遏于前阴，则致前阴糜烂成疮，同时，尚可伴阴中灼热，痒痛不适等。若湿热下注，还可兼见带下，故用狼牙汤清热燥湿，杀虫止痒，浸沥阴中以外治之。

【方药评析】　方中狼牙草，味苦性寒，寒能胜热，苦能燥湿，故用以清热燥湿，兼杀虫止痒，以棉缠筷子如茧，蘸药液沥阴中，通过直接接触患处，"取效甚速也"。

对于方中的狼牙草，究系何物，医家看法不一，其一，有的提出"狼牙即野蜀葵，或木蓝"，如《汉药神效方》。据《中药大辞典》[119]载，野蜀葵乃鸭儿芹的异名，其原植物为伞形科植物鸭儿芹。其名始见于《国药提要》。《名医别录》又名"三叶，起莫、三石、当田"。功效为消炎、解毒、活血、消肿。木蓝。始载于《本草图经》，其原植物为豆科植物木蓝，具有清热解毒，去瘀止血的功效。其二，有的提出，狼牙草就是后来的"龙牙草"，即"仙鹤草"，如当代医家叶橘泉。考《中药大辞典》，仙鹤草确有一异名为"狼牙草"（辽宁）。其三，指出可用狼毒代之，如吴谦、陈念祖。考狼毒，《神农本草经》谓其"味辛，平，主咳逆上气……恶疮，鼠瘘疽蚀，蛊毒"。以上诸说见仁见智，各有所据，然又都觉依据欠充分，目前实难定论，故并存之。

本章矾石丸、蛇床子散、狼牙汤皆为妇女杂病的外治方，都可用于带下，但其功效主治各有侧重，故列表比较如下：

矾石丸、蛇床子散、狼牙汤比较表

方　名	适　应　证	功　效
矾石丸	瘀阻气滞，酿生湿热的带下证，以带下黄稠量多臭秽为主，伴经闭或经行不利，可兼阴痒	燥湿收敛止带
蛇床子散	阳虚兼寒湿的阴冷证，以自觉阴中寒冷，或阴痒，或阴中掣痛，少腹冷痛，或腰骶重坠，或带下清稀色白为特点	助阳暖宫，散寒燥湿
狼牙汤	下焦湿热的阴疮，症见阴中糜烂伴灼热或痒痛感，兼见带下	清热燥湿，杀虫止痒

【文献选录】　徐彬：少阴脉即左尺脉也，数为热，然尚有虚而假热者，滑则为实邪矣。邪热结于阴，故阴中即生疮，至于疮热内蚀，以致糜烂，则热甚浸淫为甚矣。故以狼牙草汤洗之，狼牙苦能清热，辛能散邪，毒能杀虫也。（《论注》）

李彣：少阴属肾，阴中，肾之窍也。《内经》曰："滑者，阴气有余"。又云"数则为热"。故阴中生疮蚀烂，皆湿热所致。狼牙味苦性寒，寒能胜热，苦能杀虫，故主洗之。（《广注》）

吴谦：阴中，即前阴也。生疮蚀烂，乃湿热不洁而生䘌也。用狼牙汤洗之，以除湿热杀䘌也。狼牙非狼之牙，乃狼牙草也。如不得，以狼毒代之亦可。其疮深，洗不可及，则用后法也。（《金鉴》）

按：对于本证的病机，徐氏只责热盛，李氏、吴氏皆责湿热，甚当。又李注侧重于析脉释因，吴注偏于详注方药。

【临床应用】　治疗滴虫性阴道炎：刘渡舟[120]以狼牙汤（河南中医学院中药系植物化学教研室提供，选用蔷薇科植物龙牙草的带幼苗的根芽）作为治疗组，并与灭滴灵（甲硝唑）对照，共治疗滴虫性阴道炎200例，治疗组和对照组各100例。结果：狼牙汤治疗组临床治愈率为74%，有效率为93%；灭滴灵对照组临床治愈率为43%，有效率为74%。赵云芳等[121]发现，狼牙汤具有用药时间短，灭滴性强，见效快而无副作用的特点，对于滴虫、细菌混合感染者，狼牙汤疗效尤佳，表明该药有较强的抗菌作用。

【现代研究】 （1）杀灭阴道毛滴虫：刘渡舟[120]用狼牙汤作杀灭阴道毛滴虫的实验，发现狼牙汤的灭滴效果明显优于灭滴灵（甲硝唑）。在实验条件下，用狼牙汤后，37 分钟零 2 秒，虫体全部死亡；而用灭滴灵后，虫体全部死亡的时间为 66 分钟零 6 秒；两组比较差异显著。

（2）毒副作用[120]：实验结果表明，狼牙汤无论是高剂量，还是低剂量，对家兔完整皮肤、破损皮肤用药，及大鼠皮下注射，均未出现毒性反应及刺激症状；给家兔滴眼亦未见红肿、渗出等刺激症状；大鼠阴道连续给药 7 天，也未出现局部刺激症状，阴道组织切片镜检未见细胞形态学上的变化；经解剖心、肝、肺、肾等主要脏器，均与对照组无差异。说明本品无毒性和刺激性。

【原文】 胃氣下泄，陰吹①而正喧②，此穀氣之實也，膏髮煎導之。（22）
膏髮煎方：見黃疸中。

【词语注解】 ①阴吹：病证名。以前阴出气有声，如后阴矢气状为主症。
②正喧：形容前出气之声明显可闻，而且连续不断。

【经义阐释】 此论血虚津亏胃肠燥结阴吹的证治。导致妇女出现阴吹的原因多端，本条既曰"胃气下泄""谷气实"，说明此阴吹是由于胃肠燥结，腑气壅遏，浊气不能从肠道下行，遂从前阴外泄所致，故阴吹而正喧，然究其胃肠燥结之因，显非热盛，而是血虚津亏，肠道失于濡养，所以未用承气汤攻下热结，而是用养血润燥通导大便的猪膏发煎治疗。

对于本证的病因病机，注家各有侧重，有的偏责实，认为徐彬、李彣、尤怡、曹颖甫等；有的偏责虚，如吴谦言"胃气实而肾气虚"，朱光被、高学山认为"津液燥亡"以致"谷气壅甚"。然而结合方药分析，似以朱氏、高氏之见更为贴切。

【方药评析】 参见"黄疸病脉证并治"章。

【文献选录】 徐彬：下泄与下陷不同，下陷为虚，下泄者，气从阴门而泄出，故曰阴吹。吹者，气出而不能止也，然必有不宜结而结者，于是有不宜泄而泄，故曰正结，谓大便之气燥而闭也。此有热邪，因谷气不运而来，故曰：此谷气之实也。既有实邪，非升提药可愈，故须猪膏之滋阴，发煎之养血，补其阴而润其气，大肠之气润，而此通则彼塞矣。（《论注》）

李彣：阴吹者，胃气自阴中吹出也。正喧者，阴吹之声，喧响不已也。盖胃以纳谷。谷气太实急切不得从大便转出，反从前阴窍中正泄，此倒行逆施之病也。猪膏滑润肠胃，乱发通瘀行滞，且肺合皮毛，与大肠为表里，则毛发属肺所主，其气直走大肠，"导"字妙，谓引导谷气及其故道，仍以大便中转出，则胃气自不从前阴中吹喧矣。（《广注》）

朱光被：胃本纳谷，谷气壅盛，则不及传送大肠而但从下泄。女子以冲任为用。冲任气虚，则胃气乘虚，直走前阴而为阴吹。然谷气之所以实，政由津液燥亡，如水干舟泊之义。故用膏发血肉之品，直抵阴分，以润其输化之源，俾肠胃气调而阴吹自已矣。（《正义》）

按： 徐氏、朱氏皆详析病机，但徐氏虚实对举，朱氏实中求虚，着眼点不同。李氏论方治颇有新意。

【临床应用】　治疗阴吹：彭履祥[122]治林某，40 岁，营业员。自述有结核病史。近 1 年来，经常喘咳、大便秘结及阴道排气，每因感冒致诸证加剧，服中药 1 年。喘咳鲜有发作，但阴道排气不减，反有加重，多随大便秘结程度而起伏，甚则频发不已，旁人亦可闻及。自认为"怪病"，不愿就医，常服大黄一类泻下药物，待大便通，阴道排气则缓解，一旦停药，症复如故，以致行走重卧，阴道排气不已，遂来就诊。所述除便秘及阴道排气外，余无所苦，察其舌质、舌苔均属正常，脉细而数。宗仲景阴吹论治。予膏发煎：生猪油 250g，净人发 15g。制法：将人发用肥皂水洗去油污，再以清水漂洗干净，即与猪油一起微火慢炼，至发溶解为度。若火候掌握不恰当，或发未完全浸没油中，不能尽溶而油已见黄时，即终止再炼，将残发捞出，冷后杵为细末，再拌入油中，即可服用。服法：1 日 3 次，每次约 20ml。服后可用开水净口。患者如法服三日，便秘缓解，阴吹次数减少。服至 1 周，大便畅快，阴吹停止。随访 3 年，病未复发。蒋经纬[123]亦用猪膏发煎治愈 1 例阴吹，蒋某某，女，38 岁。1976 年 3 月诊。嗜食辛辣厚味，大便经常干结，阴户时有出气作声，无臭气，但脘腹胀满，口干舌燥，小便短赤，舌苔腻燥。拟用：猪油半斤，乱发鸡子大三撮，洗净油垢，共发熬至溶化，分 2 次口服。3 剂后，大便通顺，阴吹亦步亦止。

【现代研究】　阴吹的机理。李广文[124]认为，中医所谓阴吹虽然以阴道出气为主症，但与前庭肛门、直肠阴道瘘及Ⅲ度会阴裂伤所导致的阴道出气不同，后者用药治疗无济于事，故不属阴吹范围。中医所指阴吹，主要是指阴道壁及盆底组织松弛的一类，以及因身体消瘦、经绝而皮下组织萎缩，造成外阴及阴道不能紧闭而且哆开，乃成阴吹之疾。

【原文】　小兒疳蟲蝕齒方：疑非仲景方。（23）

雄黃　葶藶

上二味，末之，取臘日豬脂鎔，以槐枝綿裹頭四五枚，點藥烙之。

【经义阐释】　此论小儿疳虫蚀齿的外治法，小儿由于喂养不当或乳食失调，如嗜食肥甘厚味及不消化之物，极易酿生湿热。湿热困结口齿，郁久蕴毒生腐，遂滋生疳虫，蛀蚀牙齿。此时可用小儿疳虫蚀齿方外治，以燥湿解毒祛风杀虫。

对于本条，历代注家约有三种看法，一是未载本方，如李彣、朱光被、高学山等；一是疑为错简，如程林、吴谦等；一是随文释义，如徐彬、陈元犀、黄树曾等。但丹波元简《金匮要略辑义》云"案：仲景有口齿论一卷，（案：见宋·艺文志）今未之见，岂彼处简脱于此耶？"故似可将程、吴、徐、陈、黄诸见并存。

【方药评析】　方中雄黄功擅燥湿解毒，祛风杀虫，葶藶子能下气破滞，猪脂、槐枝均有祛风、杀虫、解毒之效。故取猪脂溶化后，以槐枝绵裹头浸之再点药烙于患处，俾诸药渐渐渗和蛀齿中，以发挥燥湿解毒，祛风杀虫之效。

【文献选录】　徐彬：是方疑有误，此篇为妇人杂方，而独附小儿一方，恐亦是母因小儿而病也。大约雄黄取其去风杀虫，肺为气主，壅湿为热，故以葶藶泄肺气，而拔其邪之源耳。（《论注》）

陈元犀：虫有大小之别，随生处而异其形，总不离于风火湿，夹厥阴之气化所生也，小儿疳虫病者，多由母氏乳少，多饲以火燥干粮助火之品，致小儿烦啼不已，动其心包之火，火动必熏灼于肝，蒸郁从风木化而为虫。

……有蚀齿者，生于齿缝齿龈，小如丝发，疼痛难忍，或名齿蛇，或名牙疳，能穿肉入骨。此症本于外感未解，邪火协心火熏灼而成……。本方用雄黄、葶苈、猪脂，槐枝主通气行血之品，点药烙之，如打摩之法，去积聚，调气血点之亦即熏之之法也。后人有神照法，从《内经》马膏桑钩方及此方套出。（《金匮方歌括》）

黄树曾：小儿疳虫病，多由于乳食失调，过食糕糊乳粉粮果粑烷等生虫助火不易消化之物。以至停积生热，久则生虫津干，体热面黄，肢细腹大，发焦目嗜，喜食香燥，枯脊如丁。……仲景此方，专为甘虫蚀齿而设，雄黄杀百虫，葶苈去积聚，猪脂槐枝，能调和气血，且直按熏（烙即熏之意）齿，收效自速，不伤脏腑，洵良治也。（《释义》）

按：陈氏、黄氏对本证病因病机的阐释较为详细，但陈氏偏责风火，黄氏主责食积化热生虫。二者对方义的分析大致相同，惟徐氏对本方用葶苈之意，见解独到。

小　结

本章将妇人杂病的成因概括为"因虚、积冷、结气"。"因虚"主要是气血虚少，"积冷"实包括阳虚内寒及经期、产褥期客于胞宫的外寒，"结气"即气机郁结。三者皆可影响气血的运行及其温养功能，最终导致经带病或前阴疾患或情志病等多种妇女杂病。然而妇人杂病虽见证多端，但只要详审其脉症的阴阳，虚实紧弦，据证立法，或行针灸，或施方药，或内服，或外治，便可转危为安。

热入血室为妇人杂病之一，是外邪化热，乘虚内陷血室引起的。虽有经水适断，经水适来或前阴下血等不同，但主要根据热与血结的轻重，浅深进行辨证，或施方药——用小柴胡汤，或行针刺——刺期门，总以清泄瘀热为大法，不可妄施汗、吐、下法。

月经病是妇人杂病中的常见病，包括月经不调（如不能按期而至，或经行不畅，或一月两潮等）、漏下、闭经等。其中月经不调及闭经本章论实较多，而对漏下，则多责虚寒或虚寒夹瘀。如血瘀偏寒导致经水不能按期而至，或经行不畅，或一月两潮的土瓜根散证，瘀热成实致闭经的抵当汤证，冲任虚寒，经血下陷致漏下的胶姜汤证，冲任虚寒夹瘀致崩漏的温经汤证，虚寒瘀阻致半产漏下的旋覆花汤证等。

带下及前阴疾患也为妇科杂病的常见病。本章以外治法为主，内服药为次，如有纳药阴中者，有坐药者，有用药汤沥阴中者，开创了妇科外治法的先河。计有专治瘀积继发湿热带下的矾石丸，疗阳虚寒湿阴冷的蛇床子散，治下焦湿热致阴疮蚀烂的狼牙汤。唯血虚津亏、胃肠燥结的阴吹，则用膏发煎内服治疗。

腹满腹痛为妇人常见的病证，可见于月经期或月经前后，多与气滞、血瘀、湿阻或水停、肝脾失调气血不足有关。如水血互结血室致少腹满如敦状的大黄甘遂汤证，血瘀致腹中刺痛的红蓝花酒证，肝脾不调、气滞血瘀湿郁致腹痛的当归芍药散证，脾胃虚寒，气血不足致腹中痛的小建中汤证等。情志疾患虽非妇女独有之病，却是其常见病之一，故本章列有两证。一为气滞痰凝致咽中如有炙脔的半夏厚朴汤证，一是脏阴不足，心神失养致喜悲伤欲哭，象如神灵所作，数欠伸的甘麦大枣汤证（即脏躁证）。

转胞亦属妇人杂病的范畴，本章只列举了肾阳不足致小便不通，烦热不得卧，反倚息的肾气丸证。临当据脉辨证，审因施治。

小儿疳虫蚀齿显非妇人杂病，实属口齿类疾病。

附：妇人杂病内容归纳表。

妇人杂病内容归纳表

含义		本章的妇人病是指除妊娠，产后疾病以外，而以经、带和前阴疾患为主的妇女病证，一些妇女常见的腹满腹痛及情志疾患等		
病因		本章指出有气血虚少"因虚"，寒冷久积（"积冷"），气机郁结（"结气"）		
诊治要领		审脉的阴阳、虚实、紧弦，以求病证的寒热虚实。据证立法，或行针刺，或施方药，或外治之，或内服之		
分类与证治	热入血室	经水适断，寒热发作有时，如疟状	扶正达邪，和利疏机	小柴胡汤
		经水适来，昼日明了，暮则谵语，如见鬼状	禁用汗吐，下法	
		经水适来，脉胁满如结胸状，谵语，阳明病前阴下血，谵语，但头汗出	清热瘀热，清泄瘀热	刺期门
	月经病	血瘀致月经不调（或不能按期而至，或经行不畅，或一月两潮），伴少腹满痛	破瘀行血，调营通经	土瓜根散
		瘀结成实致闭经，伴少腹硬满疼痛，或拒按	逐瘀破结通经	抵当汤
		冲任虚寒夹瘀致崩漏，见下血数十日不止，暮即发热，少腹里急，腹满，手掌烦热，唇口干燥	温经散寒，养血行瘀，调补冲任	温经汤
		瘀阻兼虚寒致半产漏下，脉虽弦大但无力而中空	开结通络，行瘀止漏	旋覆花汤
		冲任虚寒，经血下陷致漏下黑不解	温经养血止漏	胶姜汤
	腹满腹痛病	水血互结血室证，见少腹满如敦状，小便微难而不渴	破瘀逐水	大黄甘遂汤
		血瘀腹痛证，以刺痛为特点	活血行瘀	红蓝花酒
		肝脾不调腹痛证，以腹中疼痛为特点	调肝脾，理气血，利水湿	当归芍药散
		脾胃虚寒腹中痛证，以里急、腹中痛为特点	甘温建中	小建中汤
	带下病	瘀血内结继发湿热带下，以带下量多、色黄质稠、臭秽，经闭为特点	燥湿止带	矾石丸（外用）
	前阴疾患	阳虚寒湿阴冷证，可伴带下清稀色白，或阴痒，或阴中掣痛，少腹冷痛，或腰骶重坠等	助阳暖宫，散寒燥湿	蛇床子散（坐药）
		血虚津亏，胃肠燥结阴吹证，见前阴出气有声，如后阴矢气状，大便燥结等症	养血润燥，通导大便	膏发煎
		湿热下注阴疮证，见前阴糜烂成疮，阴中灼热疼痛不适，或兼见带下	清热燥湿，杀虫止痒	狼牙汤（外用）
	情志疾患	气滞痰凝致咽中炙脔证	理气降逆，化痰散结	半夏厚朴汤
		脏阴不足，心神失养的脏躁证，见喜悲伤欲哭，象如神灵所作，数欠伸等	补益心脾，缓急安神	甘麦大枣汤
	转胞	肾阴阳不足转胞证，见小便不通，小腹急胀而痛等	调补肾中阴阳化气	肾气丸
	小儿齿病	小儿疳虫蚀齿证	燥湿解毒，祛风杀虫	小儿疳虫蚀齿方

（刘晓玲　张　琦）

参 考 文 献

[1] 王永胜. 柴胡四物汤治疗热入血室证. 山西中医, 2004, 20 (5)：11

[2] 崔洪英, 刘淑珍, 倪蕾. 小柴胡汤加味治疗热入血室. 中国社区医师, 2006, 22 (23)：41

[3] 韩眷霞, 闫忠慧. 浅谈关于"热入血室"的临床体会. 中国医学创新, 2008, 5 (34)：39

[4] 黄海. 热入血室证临床治验. 江西中医学院学报, 2002, 14 (2)：39

[5] 张玉英. 热入血室辨治探析. 陕西中医学院学报, 2002, 25 (6)：6-7

[6] 柴小梅, 李英, 秦雪梅. 小柴胡汤临床应用与药理作用研究进展. 山西中医学院学报, 2007, 8 (3)：59-60

[7] 景浩. 小柴胡汤治疗变应性鼻炎的实验研究. 辽宁中医杂志, 2001, 28 (2)：124-125

[8] 刘中景, 熊曼琪. 小柴胡汤抗鸭乙肝病毒的实验研究. 中国中西医结合杂志, 2000, 20 (11)：853

[9] 张磊, 彭龙玲, 杨薇, 等. 小柴胡汤提取物对小鼠的免疫增强作用研究. 中药药理与临床, 2002, 18 (1)：4-5

[10] 郑辉, 左连东, 李洪义, 等. 小柴胡汤对子宫内膜异位症大鼠异位内膜形态结构的影响. 中药新药及临床杂志, 2005, 24 (3)：200-202

[11] 张文革, 王自能, 郑佩娥, 等. 小柴胡汤对子宫内膜异位症（EM）白介素-8 和肿瘤坏死因子的影响. 陕西中医, 2004, 25 (5)：468-470

[12] 王雪峰, 刘芳, 魏克伦. 小柴胡汤及其分解剂对柯萨奇 B3m 病毒感染乳鼠心肌保护及细胞免疫调节作用的研究. 中国中西医结合杂志, 2000, 20 (8)：599-602

[13] 陈廷玉, 王景涛, 张波. 小柴胡汤抗肝纤维化的形态学和血清学实验研究. 黑龙江医药科学, 2003, 26 (4)：48

[14] 张琪, 田字彬, 张翠萍. 四氯化碳诱导肝组织胶原和 TIMP-1mRNA 的表达及干预研究. 山东医药, 2006, 46 (22)：29

[15] 李建蓉, 刘克洲. 复方黄芪汤和小柴胡汤抗 HCV 的实验研究. 中西医结合肝病杂志, 2000, 10 (5)：18-19

[16] 郎立和, 张剑波, 李立胜. 加味半夏厚朴汤并心理疗法治疗痰气互结型梅核气 60 例临床观察. 中华实用中西医杂志, 2004, 4 (17)：715

[17] 邹庸. 四逆散合半夏厚朴汤治疗功能性消化不良 35 例观察. 当代医学, 2009, 15 (21)：152

[18] 许蕾. 六君子汤合半夏厚朴汤治疗胃癌术后抑郁症 29 例. 陕西中医, 2009, 30 (1)：4-45

[19] 吕翠岩. 加味平胃散合半夏厚朴汤治疗慢性浅表性胃炎 51 例临床观察. 北京中医, 2007, 26 (11)：731-732

[20] 黄柄山, 牟树理. 奔豚气与梅核气之临床及现代病理生理基础的探讨. 辽宁中医杂志, 1981 (9)：21-23

[21] Aiko Suga ya, 高幼衡. 中药"半夏厚朴汤"对猫喉反射及其他药理试验的影响. 江西中医药, 1984 (4)：56

[22] 吕志波, 刘世玲. 甘麦大枣汤治疗更年期综合征 55 例疗效观察. 工企医刊, 2002, 5 (3)：45-46

[23] 谢珍. 甘麦大枣汤合归脾汤加减治疗更年期抑郁症 57 例疗效观察. 新中医, 2004, 36 (10)：26-27

[24] 易献春. 甘麦大枣汤加减治疗歇斯底里精神性发作 38 例. 中医研究, 2000, 13 (2)：36

[25] 孙浩. 甘麦大枣汤临床新用. 天津中医, 2002, 6 (43)：476-473

[26] 孟红旗, 锁建军, 全亚萍. 甘麦大枣汤加味治疗脑卒中后抑郁症疗效观察. 辽宁中医杂志, 2008, 35 (3)：384

[27] 杨芳娥. 甘麦大枣汤治疗产褥期抑郁症 30 例. 陕西中医, 2009, 30 (7)：851-853

[28] 冯文莉, 招远明. 甘麦大枣汤加减治疗失眠 68 例. 中国现代医学杂志, 2004, 3 (23、24)：58-59

[29] 李俊，袁灿兴，林秀凤. 甘麦大枣汤及其不同加味对小鼠镇静催眠作用的比较. 上海中医药杂志，2003，37（8）：6-8

[30] 张学礼，金国琴，戴薇薇，等. 甘麦大枣汤加味对抑郁症大鼠海马 cAMP-蛋白激酶 A 途径的影响. 上海中医药大学学报，2006，20（4）：73-75

[31] 郑玉燕，赵慧明，周志伟. 温经汤加减治疗寒凝血瘀型痛经 42 例疗效观察. 当代医学，2008，（15）：63-64

[32] 逯茵茵. 《金匮要略》温经汤治疗月经不调的临床研究. 中国当代医药，2009，16（7）：77-78

[33] 宋占营. 加味温经汤治疗不孕症 42 例. 新疆中医药，2006，24（4）：28

[34] 王英梅，左山，赵延龙，等. 加味温经汤治疗功能性子宫出血 57 例. 中医药信息，2004，21（4）：27

[35] 杨利侠，梁岩，陈雯. 温经汤加减治疗崩漏 36 例. 四川中医，2003，21（12）：52

[36] 马晓梅，穆齐金. 金匮温经汤治疗更年期综合征 30 例临床观察. 山东医药，2008，48（31）：102-103

[37] 向培斌，等摘译. 温经汤对老年性阴道炎和外阴瘙痒症的疗效. 国外医学：中医中药分册，1989（5）：26

[38] 王忠民，车承林. 妇科术后病运用温经汤的经验. 河南中医，1989（2）：11

[39] 陈新宝. 温经汤治疗血吸虫性肝病. 辽宁中医杂志，1993（6）：257

[40] 汪毅摘译. 温经汤与手皮肤病. 浙江中医杂志，1981（5）：48

[41] 宋维炳摘译. 用间脑-垂体连续环流法研究温经汤 LH 分泌机构. 国外医学：中医中药分册，1986，8（2）：23

[42] 魏振装摘译. 土瓜根散的临床应用. 国外医学：中医中药分册，1986，8（2）：52

[43] 陈传钗. 旋复花汤治半产漏下体会. 浙江中医杂志，2002，37（4）：143

[44] 赵玉成. 针药结合治疗哮喘 69 例疗效观察. 四川中医，2007，25（6）：107

[45] 陆雄，顾宏图，卢红，等. 旋复花汤对肝纤维化、肝窦毛细血管化逆转作用的实验研究. 中国中医药科技，2009，6（6）：366-377

[46] 陈念祖. 金匮方歌括. 上海：上海科学技术出版社，1953：131

[47] 杜雨茂，等. 金匮要略阐释. 西安：陕西科学技术出版社，1987：627-628

[48] 李克光. 金匮要略讲义. 上海：上海科学技术出版社，1985：255

[49] 熊魁梧. 水血互结验案. 湖北中医杂志，1984（1）：32

[50] 宋国勋. 大黄甘遂汤治愈产后尿潴留. 河南中医，1983（4）：30

[51] 黄绪芳. 经方治验四则. 湖北中医杂志，1993，15（30）：43

[52] 陆光武. 已故陈芳珊老中医运用大黄甘遂汤验二则. 河南中医，1985（1）：16

[53] 王广见. 大黄甘遂汤治愈附睾瘀积症. 四川中医，1993（3）：33

[54] 周成灿，张仲信. 大黄甘遂汤剂改浅得. 中成药研究，1986（1）：47

[55] 王爱凤，王伟民，赵彦青. 加味抵当合剂治疗中风病 134 例. 中医杂志，2003（11）：846-847

[56] 吴雪华. 抵当汤加减治疗子宫内膜异位症 58 例. 中医杂志，2003（6）：445

[57] 何文绍. 抵当汤加甘草治疗外伤后便秘 30 例. 新中医，2003（11）：52

[58] 黄河清，刘培庆，黄民. 抵当汤改良方抗家兔实验性动脉粥样硬化效应及机制初探. 中国药理学通报，2003（5）：590-591

[59] 张艳慧，等. 抵当汤对血脂异常大鼠内皮功能的影响. 中药药理与临床，2007（2）：5-6

[60] 夏卫军，金妙文，张莉. 抵当汤治疗老年期血管性痴呆的实验研究. 中药药理与临床，2000（4）：6-8

[61] 安瑛. 154 例宫颈糜烂用"枯矾合剂"治疗. 上海中医药杂志，1989（5）：15

[62] 梁映寰. 宫颈糜烂治验摘介. 新中医，1983（3）：35

[63] 广东省汕头地区人民医院. 胆矾散治疗宫颈炎. 新中医，1975（6）：41

[64] 胡卿发. 猪胆汁提取物治疗滴虫性阴道炎的临床观察. 陕西中医，1988，9（6）：253

[65] 毕明义，赵迎春. 矾石丸治疗带下病 208 例. 山东中医杂志，1995，13（2）：68

[66] 杨百弗，等. 实用经方集成. 北京：人民卫生出版社，1996：559

[67] 江苏新医学院. 中药大辞典. 上海：上海人民出版社，1977：993

[68] 王明宇. 红蓝花酒治疗产后恶露不尽. 四川中医，1986（11）：35

[69] 陈振智. 红蓝花酒治产后腹痛. 浙江中医杂志，1986（7）：302

[70] 刘益新整理. 章亮厚治验：红蓝花酒加味治疗荨麻疹. 湖南中医学院学报，1987（4）：20

[71] 吕志杰. 金匮杂病论治全书. 北京：中医古籍出版社，1995：496-497

[72] 李玉香，赵云芳，刘茂林，等. 红蓝花酒口服液治疗痛经 110 例. 北京中医药大学学报，1995，18（4）：37

[73] 刘茂. 红蓝花酒对痛经患者血浆中前列腺素影响的实验研究. 河南中医，1994，14（5）：270

[74] 吴晓明，李鸿娟. 加味当归芍药散治疗原发性痛经 45 例. 辽宁中医药大学学报，2006，8（5）：91-91

[75] 严宇仙. 当归芍药散加减治疗妊娠腹痛. 浙江中西医结合杂志，2004，14（9）：587-588

[76] 何红权. 当归芍药散临床应用举隅. 浙江中西医结合杂志，2009，19（9）：576

[77] 张红，李云波，金哲. 当归芍药散治疗慢性盆腔炎 30 例临床观察. 浙江临床医学，2009，11（3）：278-279

[78] 张娟，张仁义. 当归芍药散治疗慢性盆腔炎 86 例观察. 实用中医药杂志，2006，22（9）：541-541

[79] 刘涛，翟淑敏. 当归芍药散加减治疗卵巢囊肿 20 例. 内蒙古中医药，2007，26（2）：26

[80] 齐岭山，贾士安. 当归芍药散治疗肾系病证举隅. 时珍国医国药，2001，12（2）：111

[81] 王志国. 当归芍药散对慢性盆腔炎模型大鼠的 TNF-α、IL-2 影响. 中医药学报，2005，33（5）：35-36

[82] 李世英，张文义，郑素霞，等. 当归芍药散对拟血管性痴呆小鼠脑海马 5-HT 及 DA 含量的影响. 中国中医急症，2008，17（9）：1259-1260

[83] 黄慧. 加味小建中汤治疗消化性溃疡 25 例临床观察. 中医药导报，2007，13（6）：38-39、43

[84] 陈宜伦. 小建中汤合理中汤治疗消化道溃疡 50 例. 福建中医药，2003，34（6）：50

[85] 聂四成，余云霞. 小建中汤加味治疗妇科腹痛症. 湖北中医杂志，2001，23（2）：29-30

[86] 刘红. 小建中汤加减治疗慢性胃炎 64 例. 吉林中医药，2003，23（8）：31

[87] 李向东. 小建中汤加减治疗小儿脘腹痛 40 例. 河北中医，2004，26（2）：119

[88] 杨军，樊春燕. 小建中汤加减治疗肠易激综合征 36 例. 陕西中医，2005，26（9）：920

[89] 张传平. 小建中汤加减治疗老年性失眠 34 例. 实用中医药杂志，2001，17（8）：16

[90] 刘涛，包红. 小建中汤治疗室性早搏 60 例临床观察. 中国实验方剂学杂志，2005，11（6）：50

[91] 金华，丁苑媛，赵志雄. 口服金匮肾气丸治疗慢性肾衰竭的临床观察. 时珍国医国药，2006（9）：1748-1749

[92] 姚连初. 肾气丸对原发肾病综合征患者外周血糖皮质激素受体水平的影响. 中成药，2000（10）：704-705

[93] 崔娅晖，王长垠. 金匮肾气丸合补阳还五汤治疗中风后神经性膀胱 36 例. 中医杂志，2003（9）：679

[94] 李桂琴. 金匮肾气丸加味治疗女性尿道综合征 31 例. 新中医，2003（8）：20

[95] 李秀英. 济生肾气丸加味治疗肾阳亏虚型良性前列腺增生症的疗效观察. 中国全科医学，2009（9）：1729-1730

[96] 李秉涛，张居运，张晓萌. 金匮肾气丸治疗高血压病 68 例. 中医杂志，2003（10）：757

[97] 邱志济，朱建平，马璇卿. 朱良春治疗皮肌炎用药经验和特色选析. 辽宁中医杂志，2003（10）：

782-783

[98] 林少辉，柳东杨. 肾气丸治疗胃下垂64例疗效观察. 新中医，2001（9）：29

[99] 程远，等. 金匮肾气丸新用. 新中医，2002（11）：67

[100] 刘保国，李志英，杜明. 金匮肾气丸配合激素治疗大疱性类天疱疮疗效观察及对糖皮质激素受体表达的影响. 中国中西医结合杂志，2006（10）：881-882

[101] 张益康，王诚喜. 金匮肾气丸加减治疗冠心病不稳定型心绞痛40例疗效观察. 新中医，2007（6）：19-20.

[102] 石汝锷. 转胞浅识. 浙江中医杂志，1983，18（8）：368

[103] 王枫，赵乌兰. 补肾方对聋豚鼠耳蜗螺旋神经节细胞凋亡基因表达的影响. 时珍国医国药，2010（1）：103-104

[104] 郑小伟，宋红，李荣群. 金匮肾气丸对肾阳虚大鼠垂体细胞增殖影响的实验研究. 中国医药学报，2003（7）：413-414

[105] 吴勇，李政木，卓廉佳，等. 肾气丸"阴中求阳"配伍对肾阳虚大鼠下丘脑多巴胺及五羟色胺含量的影响. 时珍国医国药，2009（10）：2387-2388

[106] 颜亭祥，李震. 金匮肾气丸对"劳倦过度、房事不节"肾阳虚小鼠Th1/Th2免疫调节作用的研究. 山东医药，2010（5）：29-30

[107] 马红，沈继译，张名伟，等. 金匮肾气丸免疫调节作用的实验研究. 中药药理与临床，2000（6）：5-6

[108] 宋建平，刘方州，李伟，等. 金匮肾气丸对肺纤维化大鼠肺组织中肿瘤坏死因子α表达的影响. 中成药，2006（1）：78-79

[109] 彭蕴茹，黄厚才，王焱. 济生肾气丸治疗大鼠实验性肾炎的试验研究. 畜牧与兽医，2003（3）：4-5

[110] 王新玲，徐希国，张桂. 金匮肾气丸抗衰老作用临床观察. 山东医药，2006（16）：82

[111] 张莹雯，陈友香，夏振信. 金匮肾气丸对老年雌性大鼠一氧化氮、性激素的影响. 中成药，2003（3）：252-253

[112] 小野孝彦.《金匮要略》的胞系了戾. 国外医学：中医中药分册，1983（1）：52

[113] 桂承会. "蛇床子"治疗阴道滴虫炎的研究. 中医杂志，1956（5）：250

[114] 刘冠亭. 中药洗剂治疗滴虫性白带经验. 中医杂志，1965（11）：28

[115] 何国兴. 阴痒洗剂治疗老年性阴道炎100例. 陕西中医，1987，8（12）：555

[116] 姚传平. 雄黄洗剂治疗孕妇阴痒124例. 中医杂志，1989，30（3）：40

[117] 傅寿生. 蛇床子洗方治疗妇女阴痒. 陕西中医，1984（10）：45

[118] 梁学琳. 蛇床子散的临床运用. 四川中医，1985（9）：47

[119] 江苏新医学院. 中药大辞典. 上海：上海人民出版社，1977：2121

[120] 刘渡舟. 经方临证指南. 天津：天津科学技术出版社，1993：251

[121] 赵云芳，刘茂林. 狼牙汤治疗滴虫性阴道炎100例临床观察. 北京中医学院学报，1992，15（5）：50

[122] 何国坚. 彭履祥验案解惑记要. 成都中医学院学报，1980（1）：26

[123] 蒋经纬. 阴吹论治举例. 浙江中医杂志，1982（10）：451

[124] 李广文. 阴吹病机及证治探讨. 新中医，1983（3）：16

第五篇
《金匮要略》诠解四

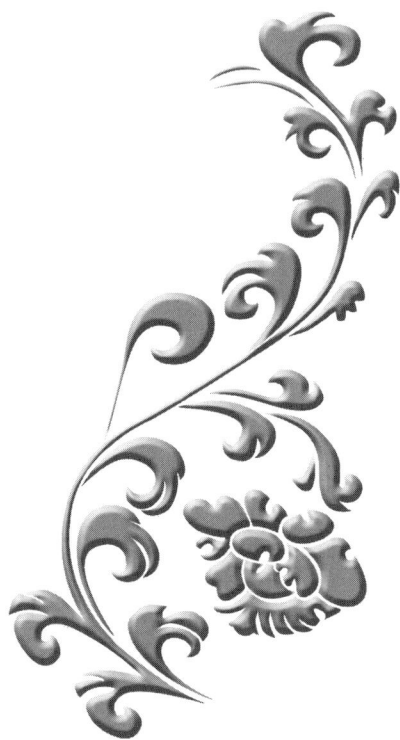

第一章

杂 疗 方

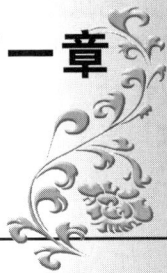

　　本章原文为《金匮》第二十三篇。《金匮》自此以下三篇，明清以来的注家如赵以德、魏念庭、尤怡、朱光被等均认为非仲景原著，因其编排体例与上述各篇迥然不同，或疑宋代林亿等在校编《金匮要略方论》时，采录仲景以后其他医家及民间流传的验方，充实该书内容而成，故多数注家删去不释，甚至全国统编的二、四、六版《金匮要略》教材亦不附载。但是也有注家通过考证《肘后备急方》、《备急千金要方》、《外台秘要》、《小品方》、《古今录验》、《医心方》诸书，知其为仲景遗文无疑。南京中医学院编著的《金匮要略译释》则明确提出"这是仲景根据古代医籍记载与搜集民间有效验方而辑成的"，故认为有必要予以释注，使《金匮要略方论》成为全璧。鉴于三篇内容丰富（计205条，载方57首），为后世中医急症学、食疗学以及预防医学等方面的发展奠定了基础，无论在理论指导与临床实践方面均有重要科学价值，而且有的方法与方剂至今仍在加以广泛运用，它不但说明中医能够治疗急性病，而且证明张仲景是急救学的开创者，因而在振兴和发展中医学术的今天，不能完全否定这三篇的学术价值，而应本着去粗取精、去伪存真、实事求是的科学态度，加以继承、整理、发扬与研究。

　　至于三篇的内容，主要提出了对急慢性内外科杂证的处理方法，尤多急救措施，后世中医对急症的处理，多受本篇的影响。高学山谓"杂疗方者，大概症则九死一生，既非常有之病，药则险峻冷异，又非和易之才，虽至十年，或可不用，而却为一时之所急需，无处收受，而以不忍弃绝者，故以杂疗统之"（《高注金匮要略》）意即杂疗方虽非仲景《伤寒论》六经之专方，亦非《金匮要略》前二十二篇杂病门之要药所能疗治之方，但却为救治危重死症之要方，方剂虽杂，毕竟代表了多种不同的治疗方法，应为《金匮要略方论》全书中必不可少的重要内容之一，故仲景单独成篇归类以备急用。

　　本章涉及病证达十多种，计十六条，载方二十二首（赵刻本谓二十三方，误），除第一、二、四条是论五脏虚热的治法，伤寒愈后的调治而外，其他十三条均论述了各种危急重证、猝死、自缢死、溺死的辨证论治，至今仍在临床中广泛运用，且疗效颇佳。某些治疗方法，对于指导中医临床急救方面，有较大的实用价值。

　　【原文】　退五臟虛熱，四時加減柴胡飲子方（1）

　　冬三月加柴胡八分　白术八分　陳皮五分　大腹檳榔四枚（並皮子用）生薑五分　桔梗七分

　　春三月加枳實　減白术共六味

　　夏三月加生薑三分　枳實五分　甘草三分共八味

　　秋三月加陳皮三分共六味

上各㕮咀，分为三贴^①，一贴以水三升，煮取二升，分温三服，如人行四五里进一服^②。如四體壅^③，添甘草少許，每贴分作三小贴，每小贴以水一升，煮取七合，溫服，再合滓为一服，重煮都成四服。三贴疑非仲景方。

【词语注解】 ①分为三贴：《说文解字》："贴"，"以物为质也"。《增韵》："裨也，依附也，粘置也。"贴又作帖，即包裹粘贴之意，宋以后多从此说。此处贴（帖）作量词，分为三贴，即将上述药物组合后，分为三份之意。

②如人行四五里进一服：指人行四五里所需时间（二三十分钟）服药一次。

③四体壅：有两说。《金匮要略校注》云："四体即四肢，壅有壅滞之意，《广雅·释诂》：'壅，障也'，四体壅当作四肢沉滞不舒解"。《高等中医院校教学参考丛书·金匮要略》云："四体壅即体肢浮肿。《素问·评热病论》：'有病肾风者，面胕庞然壅'，王冰注：'庞然，肿起貌。壅，谓目下壅，如卧蚕形也'。故壅与臃通，肿也。"均可作参考。

【经义阐释】 本条出示五脏寒热当随季节加减调治之方。原文"虚"字，据《兰台轨范》作"寒"。五脏受邪致病寒热，用柴胡饮子方，当随四季时令加减药味以为治疗之。方中柴胡为和解表里阴阳之主药，白术扶脾养土，桔梗、陈皮通利上中二焦之气，槟榔畅达腹中之气，生姜佐柴胡向外宣达，佐槟榔从内消导。冬三月稍加柴胡以助生生之气，春三月增枳实以转动其发陈之机；又恐白术燥脾，影响脾气的条达，则减而不用；夏令热盛则气伤，湿胜则气滞，故加生姜枳实宣通气滞，并加甘草佐白术以助气胜湿。时至秋令，气候容平，只稍加陈皮温中扶脾。以上是随季节性而加减调治的方法。方中所云"如四体壅，添甘草少许"者，或见四体沉滞不舒，甚则肢体浮肿，盖因脾虚而湿盛，加甘草补土以制湿也。

【方药评析】 本方制方之深意，正如黄竹斋所云："仲景立此方，欲人为未雨之绸缪，以思患而预防之，乘邪之初集而攻之。夫四时风寒暑湿之邪虽不同，而伤之不即发，则郁于少阳一也。故用柴胡为君，引诸药直达三焦之膜原，一解散其五脏之寒热，寒热久者必有积滞，故用大腹槟榔枳实以为臣，邪之所中其气必虚，故用白术以培中气，生姜以散胃寒，桔梗清上焦之郁热，腹皮消中焦之积湿。冬加柴胡以预解其温；春加枳实以早弥其泄；夏暑发于秋则为痎疟，故加甘草以清血解毒；秋湿作于冬则成咳嗽，故加陈皮以利气宽胸。何一非杜渐防微之意乎。滓再合煮者，仍不离和解少阳之成法也。吴又可《温疫论》之达原饮，盖即从本方化出耶。"（《金匮要略方论集注》）

清·莫枚士认为本方乃《金匮要略》橘皮汤为基础方加味而成，从而衍生出钱乙之前胡汤，《外台》柴胡汤。"柴胡、白术并用，佐以大腹皮，以破湿浊之积结，桔梗散寒，以湿为寒属也，陈皮、生姜并用，以利气消痰，此方乃治瘴之专方，其法以橘皮汤为本，加柴、术、枳、槟四味，以逐湿气也。柴、桔一类，术、槟一类。钱乙有前胡汤，即仲景桔梗汤加前胡者，治四时风热犯肺，正取此经。《外台秘要·卷七》有柴胡汤，治胸膈间伏气，不下食，脐下满，其方即此方去桔、橘，加枳实、甘草也。以《周礼》橘逾淮而北为枳例之，则彼方与此方，仅差桔、甘两味，实相似也。彼症亦当为瘴湿所致。又当归生姜羊肉汤方下云：痛多而呕者加陈皮，又治哕。橘皮汤，是陈皮正治胸膈间伏气也。白术白字，后人所加。经但云术，当为苍术。"（《经方例释》）

【文献选录】 徐彬：此当与《内经》所谓凡伤于寒，皆为热病者对看。盖伤寒邪自外来，外来之邪，为经络间病，为实邪，故此言五脏以别于表也，曰虚热以别于实邪也。谓五脏之间，为虚邪所袭，因而气滞不畅，则表里之间，虚邪作热。唯虚邪，故四时皆有之；唯虚邪，不若表邪传经之互异。故但随四时之气，补泻所宜，相为加减。（不随病气加减，乃五脏虚热，原无邪也。）柴胡为表里阴阳和解之剂，且性能升少阳生生之气，故以为君；白术补中以养正气，故以为臣；人身之中，宣发则正气流通，壅滞则气涌为热，故以桔梗开提上焦之气，陈皮利中焦之气，槟榔快腹中之气为使；生姜佐柴胡，宣之于外，佐槟榔，散之于内，名为退虚热，不全任补，亦不用寒剂，谓此热乃气分壅热，非阴虚发热，亦非外感表邪也。然冬月多加柴胡，此时少阳之气欲出于地，故多加柴胡以助之，则阳长，阳长则三阳自泰也。至春勾萌渐发，甲拆（指草木花开芽发）求申，故加枳实以转动其机。减白术，恐土燥则木不荣也。夏月热伤元气，甘草功同人参，故独增此，以佐白术壮中气。但长夏湿热盛则气滞，药亦如春而加甘草，不减白术，但加枳实、生姜，取宣补并行，以助其发荣也。若秋之药与冬同，气至此时渐收，稍加陈皮以温中快脾，谓秋冬收藏之令，自不同于春夏耳。（《论注》）

　　陆渊雷：五脏虚热，谓发热之非因外感实邪者，即东垣所谓内伤之类，方意在于行气，颇似四逆散及局方逍遥散，桔梗陈皮槟榔，开宣上中下三部，今人多喜于此法，其方称饮子，加减随四时，橘皮称陈皮，药量以分计，药剂以帖计，以及合滓再煎等法，皆是宋以后法，绝非仲景方。程氏不载此方，《金鉴》谓方证不属，皆有所见也，至其用法，当如浅田之口诀，盖治原因不明之发热耳，渡边推测以为梅毒……吾国宋以前绝少梅毒，古人此能为千百年后豫立方剂哉，且本方虽能治梅毒发热，实非根治梅毒之剂。（《今释》）

　　李华安：热有虚实之分，如长时间行走，足底发热即为虚热，此乃疲劳所致，并非真热，本方专治此类虚热。……那时的三升约等于现在的三合。"如四体壅，添甘草少许"，是说如果四体血脉堵塞的话，可加甘草少许。所谓"四体"，即腰腹为一，手为二，足为二之五体中的四肢，这里大概指手足。总之，手足血脉不畅时，可用此方。（《金匮要略串讲》）

　　按：关于原文"虚热"，徐彬认为此乃气分壅热，既非阴虚发热，亦非外感表邪；对四时加减柴胡饮子方之解析，甚为精辟。陆渊雷指出乃内伤发热，方意在于行气，并谓此方"皆是宋以后法，绝非仲景方"，其说可从。

　　【临床应用】　（1）本方以退五脏虚热，并随四时之气，相为加减，以应生长化收藏之机，并治"两胁肌热脉弦者"（《此事难知》）。全方侧重宣发气机，行气以退热，指出了治疗热病的又一方法，后世刘完素用开发郁结，可治"上中下一切沸热郁结"之说，实受其影响[1]。

　　（2）癥证未显，大便秘结者，察其在气在血，用桃仁承气汤，柴胡饮子下之[2]。

　　【原文】　長服訶梨勒丸方： 疑非仲景方。（2）

　　訶梨勒　陳皮　厚朴各三兩

　　上三味，末之，煉蜜丸如梧子大，酒飲服二十丸，加至三十丸。

　　【经义阐释】　本条出示饮食不节之长服方。黄竹斋云："人之疾病由饮食不节，致肠胃积滞而成者，常十之八九。故古人养生方，长服多消导之药，所以使腠理无壅滞，九窍不闭塞，而气血自调畅也。后人每喜用滋腻之品以为补养之方，致气壅邪滞，盖由未达此理也。本方三味皆利气行滞之物，蜜丸酒服，使血分之气，亦无滞也"（《金匮要略方论集注》）。且本方主药诃梨勒酸涩而温，功在敛肺涩肠下气，能治久咳失音、久泻、久痢、脱肛、便血、崩漏、带下、遗精、尿频。其药煨用则能暖胃固肠（《本草通玄》），"煨熟固脾止泻"（《本经逢原》），故诃梨勒丸实为固脾利气，正邪兼顾之剂，小量长服可也。

【方药评析】 本方重在利气行滞、暖胃固肠。主药诃梨勒性温，苦重酸轻，有下气消痰之功，故合五味子、五倍子用，则收涩；合橘皮、厚朴用，则下气；合人参用，则治嗽。徐彬评曰："此方长服，盖黎勒（即诃梨勒）之下气，苦中带酸，利而兼涩，故《本草》既谓破胸膈能消腹中百病，可长服也。"（《论注》）

查诃子一药，《神农本草经》未载，始见于唐《新修本草》（简称《唐本草》，又称《唐新本草》），唐·苏敬等撰于公元 659 年（唐·显庆四年）。《金匮要略》"呕吐哕下利病篇"之"诃梨勒散"与本方"诃梨勒丸"方后均有"疑非仲景方"之小注，盖是宋·林亿等在编校《金匮要略方论》时所加，实有至理。

本方与《金匮要略·呕吐哕下利病脉证并治》章的诃梨勒散均用诃梨勒，但本方属肠胃积滞，气机受阻，胃中有寒，胃脘胀满、嗳气和便秘为主症，后者气虚下陷，以矢气下利为主症，不难辨析。

后世不少类方，用法各异。

（1）治老人气虚不能收摄，小水频行，缓放即自遗下，或涕泪频来，或口涎不收；诃梨勒不用煨制，取肉，时时干嚼化，徐徐含咽。（《本草汇言》）

（2）诃梨勒散：诃梨勒三分（煨，用皮），白矾一两（烧灰），上药捣细罗为散。每服不计时候，以粥饮调下二钱，治老人久泻不止。（《太平圣惠方》）

（3）诃子皮散：御米壳（去蒂萼，蜜炒），橘皮各五分，干姜（炮）六分，诃子（煨，去核）七分。上为细末，都作一服，水二盏，煎至一盏，和渣空心热服。治脱肛日久，服药未验，复下赤白脓痢，作里急后重，白多赤少，不任其苦。（《兰室秘藏》）

（4）诃梨勒十个（酒润、草纸裹、煨熟，肉与核共捣细）、白术、黄芪、当归、杜仲、蛇床子、北五味子、山茱萸肉各二两，俱炒研为末，炼蜜丸，梧桐子大。每早服三钱，白汤下。治白带白淫，因虚寒者。（《医林集要》）

【文献选录】 吴谦："膏发煎导之（在妇人杂病篇'胃气下泄，阴吹而正喧，此谷气之实也，膏发煎导之'后）之五字，当是衍文。'此谷气之实也'之下，当有'长服诃梨勒丸'之六字，后阴下气，谓之气利，用诃梨勒散；前阴下气，谓之阴吹，用诃梨勒丸，……以诃梨勒固下气之虚，以厚朴、陈皮平谷气之实，亦相允合……肾虚不固，则气下泄阴吹而正喧，谓前阴出气有声也。此谷气之实，谓胃气实而肾气虚也。以诃梨勒丸，固下气而泻谷气也"。（《金鉴》）

高学山：李氏曰，诃梨勒性涩，厚朴破气，安可长服，此亦伪方。愚按方意殆指中气虚，而善于上膨下滑者之长服也。盖中气薄者，甫食，则胃气上浮而腹胀，食化，则胃气下陷而溏泄，诃梨勒气温性涩，温以提陷，涩以固滑，得厚朴之气温，而开拓心胸，陈皮之性暖，而沉降冲气，是为收拾上下之走注，而固住中焦之药，以之长服，不亦宜乎。其望诊之法，凡地角尖小，唇口挈薄，则其人胃小脾短，胃小则受谷不多，脾短则磨谷不尽，故食后善嗳，而多便且溏也。（《高注》）

莫枚士：此诃梨勒散加橘皮、厚朴也。为气拥上逆之专方，所以宜长服者，《证类》引《广异记》曰：高仙芝于大食得诃梨勒，长五寸，初置抹肚中，便觉腹中痛，因大利十余行，初疑诃黎为祟，待欲弃之，后问大食长老，云此物人带，一切病消，利者，出恶物耳。据此知诃梨勒功专除病，能出恶物，故以橘、朴佐之，为固正驱邪之剂，是以可长服也。（《经方例释》）

陆渊雷：此亦非仲景语，药所以去病，病去则药止，无常服之理，况三味皆破气行气之剂，非若后世补益方，可以常服无害者，《金鉴》以为前篇治阴吹之方，亦与病理不合。（《今释》）

按：注家对本方可否常服，争议较多。程林、陆渊雷等认为三味药皆破气行气之剂，非补益之品，无久服之理；高学山、莫枚士、黄竹斋等认为本方治上膨下滑病症，寓消于补，固正驱邪，使气血调畅，用之得法，亦可常服。观民间有长服大黄末为丸而致高寿者，此以通为补之法，可资借鉴。至于吴谦谓本方治阴吹，至今未见临床报道，其说暂存可也。

【临床应用】 （1）本方用理气消导之品，制成养生长服之剂，既降且收，使六腑通畅，气血条达，与后人嗜好长服滋补之品不同。今之老人便秘属于气滞食停者，用此方当有良效。……本方治气痢下重，效果优良[3]。

（2）本方适应证候：因饮食不节所致之胃脘胀满、嗳气、便秘；或久泻、久痢、苔白腻，脉弦者[4]。

（3）本方可能是专门用治慢性病的方剂，或可用于胃肠病引发的下痢，诃梨勒乃热带植物的果实，含有大量的鞣酸[5]。

【原文】 **三物备急丸方**：見《千金》司空裴秀為散用亦可。先和成汁，乃傾口中，令從齒間得入，至良驗。（3）

大黃一兩　乾薑一兩　巴豆一兩（去皮心，熬，外研如脂）

上藥各須精新，先搗大黃、乾薑為末，研巴豆內中，合治一千杵，用為散，蜜和丸亦佳，密器中貯之，莫令歇①。主心腹諸卒暴百病。若中惡②客忤③，心腹脹滿，卒痛如錐刺，氣急口噤，停屍④卒死⑤者，以暖水苦酒服大豆許三四丸，或不下，捧頭起，灌令下咽，須臾當差，如末差，更與三丸，當腹中鳴，即吐下便差。若口噤，亦須折齒灌之。

【词语注解】 ①歇：《备急千金要方·卷第十二》作"歇气"。"歇"通"泄"，从《广雅·释诂》："歇，泄也"。

②中恶：病名，出自《肘后备急方·卷一》，古人所谓中邪恶鬼祟致病者。《诸病源候论·中恶病诸候·中恶候》谓"中恶者，是人精神衰弱，为鬼神之气卒中之也（指冒犯不正之气，非若世俗所谓鬼神之妖怪）。夫人阴阳顺理，营卫调平，神守则强，邪不干正，若将摄失宜，精神衰弱，便中鬼毒之气，其状卒然心腹刺痛，闷乱欲死，凡卒中恶，腹大而满者，诊其脉紧大而浮者死，紧细而微者生，又中恶吐血数升，脉沉数细者死，浮焱如疾者生，余势停滞，发作则变成注"。

③客忤：亦名卒忤。《诸病源候论·中恶病诸候·卒忤候》："卒忤者，亦名客忤。谓邪客之气，卒犯忤人精神也。此是鬼厉之毒气，中恶之类。人有魂魄衰弱者，则为鬼气所犯忤，喜于道间门外得之。其状心腹绞痛胀满，气冲心胸，或即闷绝，不复识人，肉色变异。腑脏虚竭者，不即治，乃至于死。"

④停尸：有三说。一曰遁尸，丹波元简曰："案停尸无考，盖是即遁尸"（《金匮玉函要略辑义》），故《高等中医院校教学参考丛书·金匮要略》谓停尸即遁尸；《诸病源候论·尸病诸候·遁尸候》曰："遁尸者，言其停遁在人肌肉血脉之间，若卒有犯触，即发

动，亦令人心腹胀满刺痛，气息喘急，傍攻两胁，上冲心胸，瘥后复发，停遁不消，故谓之遁尸也"；二曰尸厥，《简明金匮要略校释及临床应用》解"停尸"曰："阴气偏竭于内，阳气阻隔于外，上下不通，阴阳乖离，暴绝如死。若脏腑之气未尽竭，良久乃可复苏，盖即尸厥之证"。考《诸病源候论·中恶病诸候·尸厥候》所云"尸厥者，阴气逆也，此由阳脉卒下坠，阴脉卒上升，阴阳离居，荣卫不通，真气厥乱，客邪乘之，其状如死，犹微有息而不恒，脉尚动而形无知也。听其耳内，循循有如啸之声，而股间暖是也。耳内虽无啸声，而脉动者，故当以尸厥治之"，三曰伏尸，《金匮要略校注》据李彣《广注》谓"停尸"即"伏尸"。《诸病源候论·尸病诸候·伏尸候》云："伏尸者，谓其病隐然，在人五脏内，积年不除。未发之时，身体平调，都如无患。若发动，则心腹刺痛，胀满喘急"。三说恐以遁尸为当。

⑤卒死：属中恶病诸候之一。《诸病源候论·中恶病诸候·卒死候》曰："卒死者，由三虚而遇贼风所为也。三虚，谓乘年之衰一也，逢月之空二也，失时之和三也。人有此三虚，而为贼风所伤，使阴气偏竭于内，阳气阻隔于外，二气壅闭，故暴绝如死。若腑脏气未竭者，良久乃苏，然亦有夹鬼神之气而卒死者，皆有顷邪退乃活也。凡中恶及卒忤，卒然气绝，其后得苏，若复邪气不尽者，停滞心腹，或心腹痛，或身体沉重，不能饮食，而成宿疹，皆变成注"。

【经义阐释】 本条出示诸卒暴病的治疗方剂。心腹诸暴卒百病，凡因寒邪积滞，气机痞塞所致者，证颇危急，故投三物备急丸，用巴豆辛热峻下，开通闭塞，干姜温中，助巴豆以祛寒，大黄荡涤肠胃，推陈致新，并监制巴豆之毒。三药配合，共奏攻逐寒积之效。本方治卒起暴急寒实之病，非速投本方，不能获效，方名"备急"，是宜常备以应急需之意。服后或吐或泻，务使邪去正安，所以方后云"当腹中鸣，即吐下便瘥"。

【方药评析】 本方重在攻逐寒积，开通闭塞，黄竹斋评曰："案《本经》述大黄之功能，曰荡涤肠胃，推陈致新；巴豆之功能，曰荡练五脏六腑，开通闭塞；盖大黄之性直下，而巴豆兼有横行之势也，故张隐庵云，凡服巴豆即从胸胁大热达于四肢，出于皮毛，然后复从肠胃而出。若中恶客忤，停尸卒死等证，因五脏中邪而致，九窍闭塞不通，安得不须巴豆之辛温以开之，惟欲其令秽浊之邪顺行而下，必当佐以大黄之苦寒，又恐其阴脱，乃用干姜守住其脾，不使倾筒倒箧尽出无余，制方之妙，义精如此。《物理小识》巴豆同大黄则泻反缓，盖巴豆恶大黄，而仲景备急丸同用之，王好古曰可以止泻，也不知也。"（《金匮要略方论集注》）其阐析甚精可从。

本方与本书《腹满寒疝宿食病脉证治》篇所载之《外台》走马汤同治中恶以及寒实内结的心腹胀痛、大便不通等病证，俱是开通壅塞，取急吐下之方，惟彼有水毒，肠胃气机壅塞明显，以腹胀为主，便秘较轻，故佐杏仁。此则寒积较重，以腹痛便秘畏寒为主，更兼有宿食停积，故佐大黄，"彼但治心腹胀痛，此则卒死口噤，不但病情异，其缓急亦殊。中恶客忤，停尸卒死，皆言病之急暴，故方名备急。"（《今释》）

后世有不少类方，用法各异：

（1）备急散：疗卒中恶，心痛胀满欲吐短气方：大黄二两，桂心四分，巴豆一分去皮研，右三味捣筛为散，取一钱匕，以汤七合和服，当吐下即愈，甚妙。（《外台秘要》）

（2）雷氏千金丸：主行诸气，宿食不消，饮实，中恶心腹痛如刺及疟方（于本方加桂心、滑石），右五味，末之，蜜丸治三千杵，服如大豆二丸，神验无比，已死折齿灌之。又云：治遁尸尸疰、心腹刺痛不可忍者方（本方去大黄加桂心）。右三味，治下筛，以上

酢和如泥，傅病上，干即易之。（《备急千金要方》）

（3）消石丸：于备急丸加滑石、附子治恶疰心腹痛，如锥刀所刺，胀满欲死者；又治暴症气攻心腹胀痛，不欲饮食，宜服巴豆丸（于备急丸加木香、蓬莪术）。（《太平圣惠方》）

【文献选录】 吴谦：方名备急者，以备暴然诸腹满、腹急痛及中恶客忤、禁闭卒死者也。若口噤亦须折齿灌之，是恐人不急救则死之义，然不知后人管吹入鼻中之法为良。集解：李彣曰：人卒得病欲死者，皆感毒厉邪阴不正之气而然。三物相须，能荡邪安正，或吐或下，使秽气上下分消，诚是备一时急需也。（《金鉴》）

丹波元坚：盖此方所主，其证极暴极实，仅有顾忌，祸速反掌，是以其治要在短刀直入，咄嗟奏凯。故巴豆辛热峻下，以为之君，大黄为臣，以辅峻下之用，干姜为佐，以助辛热之性，三味相藉，其功益烈，为攻泻诸方之冠，所以能相抵当也。（《述义》）

莫枚士：徐大椿说，此温下之法，口噤不能服药者，亦是一法。许仁则以此方变其分，用巴豆百枚，大黄五两，干姜三两，为丸如梧子大，以饮下，初服三丸，不利更服一丸，治干霍乱，大小便不通，烦冤欲死。《千金》云：巴豆去皮心称之，以一分准十六枚，则百枚乃一两半也。此方一两，当六十四枚，许专作丸，此经散、丸并可作，故云亦佳。全书通例，下者加干姜，欲下加大黄，本相反也。今并用之，意在攻消，不在下不下也。（《经方例释》）

高学山：凡卒暴死者，皆秽邪充塞脏腑，而使真气郁闷不得流通，故一时背住而昏绝者，郁闷迟久，则气寒血寂而真死矣。若吐之以上宽胸膈，下之以下宽肠胃，则真气之咽伏者，因上下之空，而动机相引，则复为流贯而自苏，后又卒死诸方，皆本此意，而各为变通者也。心腹之卒痛，与卒死同义，得吐下，而心腹之邪，从肠胃之空而内注，故其痛自止，即所谓入府则愈之义也。本方以通神明、去秽恶之干姜，挑动胃阳，而合斩关夺门之大黄巴豆上越下并，则胃中之真阳，得舒展之地，而一时背住者复出，故差也。但中毒厉者，气必虚寒，而致闷绝者，内多烦热，故并性寒之大黄，性热之巴豆，而合用者此也。（《高注》）

陆渊雷：《方舆輗》：此丸本酒服之方，今医多用白汤送下，然用酒则助药力，其功更大。一男子伤食，社中医生用备急、走马等，无寸效，技穷之余，试令饮酒，仍服前药，遂得快吐下而康复。（《今释》）

按：吴谦释"备急"之义；丹波元坚分析三物之君臣佐，提出为"攻泻诸方之冠"；莫枚士认为干姜、大黄并用，意在攻消；高学山谓本方吐之以上宽胸膈，下之以下宽肠胃，则所谓入府则愈之义也；陆渊雷强调饮酒服用本方，较白汤送下，其功更大。诸注皆各有所长，当共取之。

【临床应用】 （1）三物备急丸：治大热行极，及食热饼竟，饮冷水过多，冲咽不即消，发气呼吸喘息者（《肘后备急方》）；干霍乱，心腹胀满，搅刺疼痛，手足逆冷，甚者流汗如水，大小便不通，求吐不出，求利不下者（《外台秘要》）；治霍乱心腹疼痛，冷气筑心者（《太平圣惠方》）；治寒热如疟，不以度时，腹满膨脝，起则头晕，或胸膈痞闷者（《全生指迷论》）；治积聚头痛（《御药院方》）；治风寒暑疫，久疟毒痢，痰厥心迷，一切卒死，及五积痞块（《经验良方全集》）；治小儿木舌，肿胀满口中（《圣济总录》）；治妊娠水肿，死胎冲心，便秘脉实者。（《类聚方广义》）

（2）治疗寒实结积：寒气冷食稽留胃中，心腹满痛者，方可应用。若舌苔黄黑，刺

裂，唇口赤燥，胃家实热及孕妇，忌用。（《金匮要略浅释》）

（3）治疗实证、寒证：邹维德[6]运用三物备急丸经验：认为本方宜于实证，但不拘于寒证，只要诊断无误，可放胆使用，如慢性胆囊炎急性发作等病症，以此方治之，常可奏功。其用法：蜜丸，每次1.5g，温水送服，或制成散剂，装入胶囊，每次吞服1g，一日不超过2次，药后食糯米粥调养胃气，收效更佳。

（4）治疗沉寒凝滞型慢性腹泻：卢戈山[7]治疗本病200例，药用制附子15g，干姜6g，硫磺粉、甘草各3g，制巴豆霜（脱脂法）0.5g，大黄炭12g。日1剂，水煎分3次服。结果：痊愈195例，无效5例，获愈时间2～16日。

（5）治疗其他疾病：朱文浩[8]用巴豆、干姜、大黄各30g，分别炮制后研成极细末，瓶装备用，每服0.25～0.5g，一般用1～2次，中病即止。用于寒邪阻结肠胃，脘腹胀满如鼓，面青气喘，闭口不能进药，暴厥等，亦用于阴证肿疡、噎膈等。服后有头晕、恶心、腹痛、肠鸣、里急等毒副反应者，待腹泻3次后服冷粥1碗，反应即可解除。

（6）李华安[9]认为，本方主要用于意识不清，处于昏迷状态的病人。由于患者口噤不开，故只能使其侧卧，从齿缝灌药。巴豆"去皮心"，亦即去巴豆表皮和胚芽，并以鲜豆入药。先将大黄、干姜研成粉末，再将脂状巴豆加入，用乳钵"千杵"成末，制成散剂或加入蜂蜜作成丸剂，密封保存。这种药治疗"诸卒暴百病"，功效神奇。可用于急性腹痛，或其他突发症，但不宜用于慢性病。

（7）治疗机械性肠梗阻：食物中毒属寒积而体质壮实者。据报道[10]，取大黄250g，干姜160g，巴豆90g（去皮研末除油），使药量呈3∶2∶1比例研末，取蜂蜜500g，炼至滴水成珠，按法合蜜为丸，每丸重1g，以温开水或温酒吞服，14岁以内者每服1丸，15岁以上者取1～2丸，每4小时服1次，用治39例肠梗阻患者，发病平均31小时，服用三物备急丸后，平均6.2小时获效，痊愈（指大肠畅通或矢气频频，腹胀痛消失，梗阻解除）35例，每例平均服两次（4丸）治愈。总有效率97.4%，治愈率89.7%。药后往往出现肠鸣，继而大便得行，症状缓解，其通下之力，远在承气辈之上，其优点是比汤剂快，药量少，体积小，可避免或减轻腹胀呕吐，服法简便。梗阻解除后，宜用健脾益气之品善后。

（8）建殊录云：有恕首坐者，伯州人也，游京师，与我辈病善，首坐一日谒先生曰：顷者得乡信，贫道戒师某禅师者病肿胀，二便不通，众医皆以为必死，将还侍汤药，愿得先生备急丸而往矣。乃作数剂与之，比及首坐还。禅师仅存呼吸，即出备急丸服之，下利数十行，肿稍减，未及十日，痊愈。又云：……九郎兵卫者，一日卒倒，呼吸促迫，角弓反张，不能自转侧，急为备急丸饮之（每服重五钱），下利如倾，即复故。（《今释》）

（9）治急性肠梗阻案[11]：患者张姓，男，24岁，农民。因腹痛、腹胀，大小便不解28小时，于8月29日来急诊住院。患者29日午饭饱食后即去劳动，突感腹部绞痛甚剧，并伴腹胀，继则呕吐，吐后痛势暂缓，俄顷又剧，吐亦加频，初吐为食物，继为清水，最后则作干呕，口渴饮水即吐，腹部逐渐胀大。起病以来，未排气排便，平素体健。检查：体温37.3℃，脉搏68次/分，腹胀大如鼓，可见肠型及蠕动波，有压痛，肌紧张不明显，肠鸣音亢进。余无异常。诊为急性肠梗阻（小肠空肠假扭伤）。治疗经过：在禁食输液，注射抗生素等处理下，同时请老中医黎鹤轩先生会诊：根据患者猝然腹痛腹胀如鼓，便秘，舌苔白滑，脉象沉迟。辨证系阴寒积滞，结于肠胃，暴病属实。治宜温下，用三物备急丸5粒（重七分五厘），服后不久，自觉有气在肚内走动，约5分钟后，再服上药3粒，服后不久，觉肛门坠胀，解出少量稀便，排大量气，腹痛、腹胀逐渐消失，继服调养之剂，3天出院。

【现代研究】 （1）三物备急丸对家兔离体小肠运动的影响[12]：三物备急丸有提高肠管紧张性、加强收缩的作用，其作用较单味巴豆为强。肠管运动加强时，可以自行克服梗阻。巴豆的作用与用量有关，用量过大，反可抑制肠管的收缩作用；且药效也存在着个体差异。无疑辨证用药是重要的。所用实际的"三物备急丸"每丸含生药1分三厘（约0.4g）。

（2）王德明[13]采用十枣汤、三物备急丸对小鼠肠粘连模型进行抗粘连作用研究，发现三物备急丸抗粘连效果显著优于峻下方十枣汤。

【原文】 治伤寒令愈不復①，紫石寒食②散方：見《千金翼》（4）

紫石英　白石英　赤石脂　鐘乳（碓③煉）　栝蔞根　防風　桔梗　文蛤　鬼臼④各十分　太一餘糧十分（燒）　乾薑　附子（炮，去皮）　桂枝（去皮）各四分

上十三味，杵為散，酒服方寸匕。

【词语注解】 ①不复：有谓"气体不恢复"，有谓不致食复劳复；有谓伤寒病不复发；有谓不复中外寒者。其说各异，其旨则一，盖指伤寒病虚寒之体不再因外寒或因饮食失节、劳伤过度而诱发。

②寒食：此处指服药后须冷食，或冷水浴，减衣薄覆卧，以助药力。

③碓（duì，兑）：《说文解字·石部》："碓，舂也。"即石臼。此处可理解为将钟乳置于石臼中杵碎。

④鬼臼：药名，为小檗科植物八角莲的根茎，苦辛平。《神农本草经》谓"主杀蛊毒，辟恶气，逐邪解百毒"，祛痰散结，解毒祛瘀，治劳伤、咳嗽、吐血、胃痛、瘿瘤、痈肿、疔疮、跌打、蛇伤。

【经义阐释】 本条出示伤寒使愈防其复发并调治之方。《千金翼方·卷十五》称本方为"张仲景紫石寒食散方"，并增"人参一两"，故为十四味。

伤寒之后，由于肝肾阳虚，卫阳表疏，易因外寒而诱发，故当温肝肾而固卫阳，佐以生津止渴之品，防其复发而调治之，正如高学山所云："用温润之紫石英，补肝脏之气血，辛咸而寒之寒水石，补肾脏之精汁，辛甘大温而黏涩之赤石脂，填肠胃之空，辛甘而温，及去水住气之钟乳，暖命门之火；甘咸微寒，及利水留气之太乙余粮，温膀胱之化，五石之性，慓悍迅速，将辛温补气之姜附，带入脏腑，而以聚根藏气，独茎透发之鬼臼，封固而直行之，然后佐桔梗以开提经脉，佐桂枝以通行卫阳，而总交防风以固密之，则脏腑内温，卫气外实，亦何寒邪复中之患乎？又伤寒愈后，有烦渴之余症，而致病水饮者不少，况本方为补卫行阳之散乎，此生津之栝蒌根，止渴之文蛤，又与利水之太乙余粮相为照应耳"。（《高注金匮要略》）其阐释紫石寒食散之方义，甚为周详，可参。

【方药评析】 本方之配伍，重在调和阴阳，收摄余邪。首先以诸石药入阴而固本清热者，以和其阴。如钟乳补肺，余粮益脾，赤石脂、紫石英补心而养肺，镇浮补养，虽有不同，共为和阴则一，再合防风搜伏风，桔梗开提肺气，文蛤散结热。又用干姜壮中宫之阳，桂枝行上焦之阳，附子复下焦之阳，亦有不同，共为复阳则一也。后以栝蒌根生津止

渴调剂之，于是"阴阳平而气血调，病何从复哉"。（《论注》）

【文献选录】 孙思邈：人年……七十以上可服（石药）一剂……自皇甫士安已降，有进饵者，无不发背解体而取颠复，余自有识性以来，亲见朝野士人遭者不一，所以宁食野葛，不服五石，明其大大猛毒，不可慎也。有识者遇此方即须焚之，勿久留也。（《备急千金要方》）

莫枚士：此与黑散同为寒食方，而仲景以黑散治中风，此散治伤寒。虽各当其病，要之，不可轻用方意。紫石散治风寒为君，故专方名。白石英、钟乳石以下九味为臣，石英、钟乳则温补一类。凡唐人书所云乳石者，乳即钟乳；石即白石英。古者石英重白者也。赤石、余粮温涩为一类。栝蒌根、文蛤同用者，亦栝蒌牡蛎散方之意。《本经》鬼臼辛温有毒，杀蛊毒，鬼疰精物，解不祥，逐邪，解百毒。《别录》疗风邪烦惑。甄权主痈殟殇劳疾。然则此方用之者，恐其留风作注也。与桔梗、防风，同为排气解毒之用，以风能壅滞故也。姜、附、桂为佐使。鬼臼者，南星之别种，无鬼臼，可用南星。（《经方例释》）

黄竹斋：案：伤寒大病后，余热遗毒蕴于骨髓血脉之中，每致精神昏愦，或为百合狐惑等证，或发为疮疡疹丹，此方取其姜附桂防引诸五石等药，以搜其深藏之伏寒遗热，名寒食者，盖即风引汤之变方也。（《集注》）

李克光：关于紫石寒食方有无人参问题，《千金翼方》载有人参一两，但《相感志》云："服乳石忌参术，犯者多死，本方无人参是得"，沈存中曰："乳石忌参术，触者多死，至于五石散则用参术，此古人处方之妙，而世或未喻也"。考钟乳石甘温，入肺肾经，功能温肺气壮元阳，下乳汁。治虚劳喘咳、寒嗽、阳痿、腰脚冷痹、乳汁不通等症。忌用于阴虚火旺，肺热咳嗽者，并畏紫石与术，尤忌羊血。《相感志》所云："本方无人参是得"，不足为信。盖《千金翼方》列紫石寒石散为补养之方，其理可从，详参后临床应用所述，故加人参亦无碍。

"酒服"有热冷之分，《嫩真子》云："晋史载裴秀服寒食散当饮热酒，而饮冷酒薨，年四十八。"《千金要方·卷二十四》："解五石毒，一切冷食，惟酒须令温，然则裴秀传所谓当饮热酒亦非。"考《诸病源候论·解散病诸候·寒食散发候》曾谓"……清旦温醇酒服一贴……但与热酒，任本性多少，其令酒气两得，行气自通……要以热酒为性命之本……努力强饮热酒以和其脉，强饮食冷饮，以定其脏，强起行，以调其关节，酒行食充，关机以调，则洗了矣。"云了者是瑟然病除，神明了然之状也。"主张饮热酒，勿饮薄白酒也。"说明热酒、冷酒均可。（《高等中医院校教学参考丛书·金匮要略》）

按：孙思邈谓此方须"焚之"；莫枚士对本方君臣佐使之配伍，进行了简要分析；李克光认为原方加人参无碍，用热酒、冷酒服均可。诸说可供参考。

【临床应用】 （1）陆渊雷认为不宜妄服紫石寒食散（方见《千金翼方·卷十五》大补养门），引《千金翼方》论曰："病患已成，即须勤于药饵。所以立补养之方，此方皆是五石三石大寒食丸散等药，自非虚劳成就，偏枯著床，惟向死近，无所控告者，乃可用之，斯诚可以起死人耳。平人无病，不可造次著手，深宜慎忌。据此，则诸石寒食方，本以治久病痼疾……而贪妄之徒，服此以求长生，方及服食法度，详巢源千金翼，然其弊往往痈疽陷背，夭害年命，故又有石发散诸方，古诗十九首，服食求神仙，多为药所误。盖服石之风，盛于汉魏，至唐以后始衰歇，今人则莫敢妄试矣。"（《今释》）郑艺文亦云"是方近世用之者少"。（《金匮要略浅释》）

（2）近世尚书何晏，耽声好色，始服此药，心必开朗，体力转强，京师翕然，传以相授，历岁之困，皆不终朝而愈。众人喜于近利，未见后患，晏死之后，服者弥繁，于时不缀，余亦豫焉，或暴发不常夭害年命，是以族弟长互，舌缩入喉，东海王良夫，痈疮陷背，陇西辛长缩，脊肉烂溃，蜀都赵公裂，中表六丧，悉寒食散之所为也。（《诸病源候论·解散病诸候·寒食散发候》）

（3）时直阁将军房伯玉服五石散十许剂无益，更患冷，夏日常覆衣。嗣伯为诊之，曰："卿伏热，应须以水发之，非冬月不可。"至十一月冰雪大盛，令二人夹捉伯玉解衣坐石，取冷水从头浇之，尽二十斛；伯玉口噤气绝，家人啼哭请止，嗣伯遣人执杖防阁，敢有谏者挝之，又尽水百斛，伯玉始能动，而见背上彭彭有气，俄而起坐，曰："热不可忍，乞冷饮。"嗣伯以水与之，一饮一升，病都差。自尔恒发热，冬月犹单裤衫，体更肥壮。（《南史·张融传》）

【原文】 救卒死方：（5）

薤捣汁，灌鼻中。

【经义阐释】 本条出示卒死救治法。卒死乃阴阳之气乖离，上下不通而偏竭所致。若阴邪闭塞关窍者，可以薤捣汁灌鼻中。盖薤味辛而属阳，有辟阴邪，通阳气之功。肺主气，鼻为肺窍，外邪自鼻而进者，仍令从鼻而出，亦通窍取嚏之意也。《千金要方·卷二十五》云："治卒魇死方：捣韭汁灌鼻中，剧者灌两耳（张仲景云灌口中）"，其用韭汁，则辛开之力逊于薤。

【方药评析】 高学山曰："薤味辛而性温，且其气味俱薄，辛温走气，气味俱薄，则轻清而得在天亲上之妙。天气通于肺，鼻为肺窍，灌薤汁以勾引气机之薄郁耳。"（《高注》）其评论可参。

【文献选录】 程林：孟诜曰：薤白虽辛不荤，学道人长服，可通神安魂魄，故能辟恶除邪而救卒死。（《直解》）

【临床应用】 本方"救卒死，或先病痛，或常居寝卧奄忽而绝，皆是中死救之方。"（《肘后备急方·卷一·救卒中恶死方第一》）

【现代研究】 薤汁有通阳散结、行气止痛、开窍醒神的功效，故仲景作为急救药物，可供临床使用[14]。

【原文】 又方：（5）

雄鸡冠，割取血，管吹内鼻中。

【经义阐释】 此乃用阳物以胜阴祟之"厌胜"法。雄鸡冠者，乃阳气精华聚集之处，其血乃顶中之阳，味甘，性温，无毒，今以管吹内鼻中，谓将鸡冠血或合热酒含在健康人口内，以苇管或笔管插入病人鼻孔中，使气连药吹之，其药自能下咽，气通则嚏自开，亦收杀邪救卒死之效。

【文献选录】 徐彬：凡人阳气一分不尽则不死，故救卒死唯以复其阳气为主。若鼻气通于天，天阳之所通也。口气通于地，地阳之所通也。面为诸阳之聚，属阳明中土，人阳之所通也。故或以薤，或以鸡冠血二物，皆能通天分之阳，故以灌鼻中。（《论注》）

高学山：鸡为巽畜，得东南生气之正，而雄鸡之冠，尤为阳气之勃发者，且血能引气，使之相就，故吹内鼻中，亦灌以薤汁之义也。（《高注》）

按：徐彬、高学山认为薤汁与鸡冠血皆能通天地之阳气，阳气恢复，则卒死即愈，其理可从。

【临床应用】 鸡冠血治"心腹绞痛胀满，气冲心胸……或即吐血或鼻中出血或下血……卧忽不寤……卒缢重死，心下犹温者，勿断绳，刺鸡冠血滴口中以安心神"（《肘后备急方》）；治"舌忽肿出口外，或长数寸，此心火热极所致，用雄鸡冠血一小盏，以舌浸之即缩。又口唇生疔，雄鸡冠血点上，其效如神。又壁虎入耳，鸡冠血滴入即出"（《验方新编》）；治"乌雄鸡冠血，主乳难"（《名医别录》）；治"鸡冠血三年雄鸡者良，取其阳气充溢也。热血服之，主小儿下血及惊风，解丹毒，安神定志。乌雄鸡冠血亦点暴赤目，丹鸡者并疗经络间风热；涂颊治口㖞不正；卒饮之治小儿卒惊客忤；涂诸疮癣，蜈蚣、蜘蛛毒，马啮疮，百虫入耳"（《本草纲目》）；治"鸡冠血兼理血分气分，无血可生，血多可破；气弱可补；气逆可舒；补中益肾，利水通经"（《本草从新》）；治"治发背痈疽，雄鸡冠血滴疽上，血尽自换"（《保寿堂经验方》）；治"治燥癣作痒，雄鸡冠血频频涂之"（《范汪方》）。

鸡血咸平，具有祛风、活血、通络之功效。治小儿惊风、口面㖞斜、痿痹、折伤、目赤流泪、痈疽疮癣。目前在偏僻农村地区，有用雄鸡冠血涂面、滴耳治小儿高烧者[15]。

【现代研究】 本条实为急救法中的"鼻饲法"。现代的急诊抢救，必须抓住三个重要环节。第一，心脏功能的抢救；第二，呼吸功能的抢救；第三，保持液路通畅。《金匮要略》中除了有"人工呼吸法"外，还有相当第三个条件的"鼻饲法"。此法可以使病人获得药物、液体及营养，在没有输液条件的情况下，有使疾病恢复的可能。如"救卒死方，薤捣汁，灌鼻中。""又方：雄鸡冠割取血，管吹内鼻中"。《金鉴》注为："管吹内鼻中，谓将鸡冠血或合热酒，含在不病人口内，以苇管或笔管插入病人鼻孔中，使气连药吹之，其药自能下咽，气通嚏自开也。"可见当时抢救危重病人已有了给药液的途径，这就为那些危重、甚至昏迷、口噤的病人提供了抢救的良机，又《金匮要略》本条下载"猪脂如鸡子大，苦酒一升，煮沸灌喉中"，这样就使鼻饲法更完善了[16]。

【原文】 豬脂如雞子大，苦酒一升，煑沸灌喉中。(5)

【经义阐释】 《肘后备急方·卷一》在本文前有"又张仲景诸要方"等字。猪脂滑窍而助胃气，能通府中之阳，苦酒（醋）煮沸则香气扑鼻，灌之可敛正祛邪，而收醒脑之效。

【文献选录】 程林：猪脂能破冷结，苦酒能杀邪毒。（《直解》）

高学山：此液短气涩，而气机背绝之卒死也。猪脂腻滑而利窍，苦酒乘沸，则其气深沉而尖锐，灌入喉中……敛浮冒以通胃阳之义。（《高注》）

莫枚士：凝者曰脂，散者为膏。《经》于猪膏发煎用膏，而于此用脂，自有分别。湖俗称膏为释油释读如舍。称脂为板油，盖膏第取其润，脂则取其滑，故儒书有膏润、膏泽及脂滑、脂腻之词。卒死由于气窒，故取至滑之物以利之。孙思邈谓：其破冷结，散缩血，则猪脂之滑利大矣。《纲目》引《肘后》云：卒中五尸，仲景用猪脂一鸡子，苦酒一升，煮沸，灌之，即指此也。据彼文知此卒死，乃中五尸死也。陶弘景曰：项下膏，谓之负革肪，入道家炼五金用。《普济方》误吞铁钉，猪脂多食，令饱自然裹出。《千金》以治关格闭塞，皆从此方引申，苦酒亦泄闭之用。《千金》以治食百兽肝中毒及陈肉毒，顿服猪脂一升。《千金》治中恶方，猪脂两升，温顿服之。又方车轴油，如鸡子大，酒服，第二方颇似此经之文。《开宝》亦云：车轴，治中恶，卒心痛，以热酒服之。中风发狂，取膏如鸡子大，热醋绞消服，亦似本此。陈藏器云：去鬼气。而《千金》治霍乱，转筋入腹，以此涂足心。少小腹胀，以如弹子大，吞之，立差。及妊娠难产，小儿惊啼，皆取滑义。（《经方例释》）

按：莫枚士对脂膏之解，以及后世的临床应用，均有参考价值。

【临床应用】（1）五尸者（巨尸、遁尸、沉尸、风尸、尸注也），其状腹痛胀急不得，气息上冲心胸，旁攻两胁……挛引腰脊……又方：猪脂八合，铜器煎，小沸，投苦酒八合相和，顿用即差。（肘后备急方·卷一·治卒中五尸方第六）

（2）赤白带下，炼猪脂三合，酒五合。煎沸顿服。又治食发成症，心腹作痛，咽间如有虫上下，嗜食与油者是。治淋痛方：猪脂酒服三合，日三，小儿服一合。……治骨鲠在喉，吞猪羔如鸡子，不差更吞差止。（《备急千金要方》）

【现代研究】雄鸡冠血、猪脂可能对一些癔病性表现的中恶客忤有效[17]。

【原文】 雞肝及血，塗面上，以灰圍四旁，立起。（5）

【经义阐释】风气通于肝，而鸡肝尤得巽风之下；面为诸阳之会，以鸡肝及血涂之，则气血风火，有两相感召之妙，且以灰围四旁，令火土之余温，以暖卫气，则卫气外实，而反注有力，气上行而复通，则立起也。

【文献选录】徐彬：鸡属巽，肝为魂之主，涂面则内通于胃，以灰围四旁，则气更束而内入，相引入肝，故肝气通而愈。（《论注》）

莫枚士：《肘后·卷一》鸡肝作鸡冠，疑经本作鸡冠，割取血，传写误冠为肝，又脱割字，误取为及故耳。《肘后》治卒死，或寝卧奄忽而绝，皆是中恶，用雄鸡冠血涂面上，干则再上，仍吹入鼻中，并以灰营死人一周。彼方明据此经二方而作鸡冠。考《纲目》于鸡肝引《别录》，孟诜及时珍已说，并无治卒死字样，其附方中，亦不录此。经疑李氏所见《金匮》，亦同《肘后》。又谭氏《小儿方》，小儿卒惊，似有痛处，不知疾状，用雄鸡冠血少许，灌口中妙。此亦从前一方来。（《经方例释》）

按：莫枚士考证鸡肝作鸡冠，似可从。

【临床应用】（1）治疗疮毒：浸淫疮毒……以鸡冠血涂之，日四五度，又治马咬成疮。（《肘后备急方》）

（2）治疗蜈蚣毒：舌忽肿出口外，是受蜈蚣毒。雄鸡血一小杯，浸之即缩。（《串雅》）

【原文】 大豆二七粒，以雞子白並酒和，盡以吞之。（5）

【经义阐释】大豆既杀鬼毒，又能生胃阳，鸡子白破留血，又能通肾阳，二味借酒性之辛热以通行阳气，故能治中恶卒死。

【文献选录】高学山：大豆北人名蚕豆，浙人名罗汉豆者即是。味甘性温，能生胃阳，并散五脏积结，故薯蓣丸中，浸芽令卷而用之者此也。但玩下文和字，似于二七粒下，当有末之句。鸡子白环裹蛋黄，有天包地外之象。其气轻清亲上，又酒性高浮而善行，以之共相和药，是欲浮大豆生阳散结之性，上开胸中胃脘之义也。其曰尽以吞之，则其卒死之势，而尚未至于死者可知。后方凡欲饮之咽之者仿此。（《高注》）

莫枚士：……大豆汤。《肘后·卷三》以此方治中风不语。《千金》变其法，炒豆五升，极热，以酒一斗沃之，又为大豆柴汤，治一切风湿之症，神良。又能消血安胎，皆自

救卒死方来。（《经方例释》）

按：大豆，一般指黑大豆，《本草汇言》谓解百毒，缪氏曰，善解五金、八石、百草诸毒及虫毒，宜水浸，生捣作膏，白汤调服一合。而蚕豆重在健脾利湿。大豆黄卷为黑大豆发芽晒干而成。高学山之注可为一说。至于莫枚士之注，亦可供临床应用时参考。

【原文】　救卒死而壮热者方：（6）

礬石半斤，以水一斗半，煮消，以渍脚，令没踝。

【经义阐释】　血之与气，并走于上，则为大厥，厥则暴死，厥阳独行，故卒死而壮热。《金匮要略·中风历节病脉证并治》以矾石汤治脚气冲心，今用收涩之矾，温暖之汤，以之浸脚，令没踝，亦收敛逆气，引热下行之义也。

【文献选录】　吴谦：厥而身壮热者，阳厥腑病也，外以矾水浸脚，盖以厥起于下，而收摄阳气也。[集注]程林曰：……矾石，收摄药也，以之浸足，而收敛其厥逆之气。（《金鉴》）

高学山：……盖阳气尽浮于在上，无所展舒，故闷绝而卒死。又阳气尽浮于在外，未经泄越，故卒死而犹壮热也。矾石咸酸，则能固其未脱之根，收涩则能招其外骛之气，踝下为足经脏腑井荣原合等穴之所经，渍之浸踝，住本气以招复标阳，将在上在外之浮冒者，下辑内敛，则上气之闷绝者得展舒，而卒死自苏，外气之怫郁者得内通，而壮热亦解矣。（《高注》）

莫枚士：（矾石汤方、治卒死而壮热者方）二方实一方也。治脚气方，恐是校《金匮》者所附，非其本有。《证类》引此二方，一标《千金翼》，一标《肘后》，而《肘后·卷一》于卒死，称为张仲景方，此正阴盛阳格于外之症，故壮热用矾石之酸涩，从外治以收摄其阳，卒死壮热之格，以横言脚气冲心之格，以竖言其义同，故其法同。总之，阳气为内所逐，危亡立致，不得不作此一时救急之方，以示权宜矣。阳气稍摄，即当究内实之何因以攻之。后世独参汤，亦一时权宜之方也。（《经方例释》）

按：徐彬谓矾石解肾阴之毒；高学山谓招复标阳；莫枚士谓收摄阳气。其旨大同而小异。

【原文】　救卒死而目闭者方：（7）

骑牛临面①，捣薤汁灌耳中，吹皂荚末鼻中，立效。

【词语注解】　①骑牛临面：临，及也。《汉书·魏相传》："临秋收敛"。此处指患者骑牛前俯，使其面及于牛背，以便向耳鼻中灌吹药物。

【经义阐释】　阳气下陷，邪气内着，则卒死而目闭，宜抱病人俯骑牛背，侧面枕临之，使之挽牛缓行，以牛之呼吸引动病者之呼吸，取人工呼吸法之意。盖凡兽皆有臊气，唯牛臊久臭不觉其恶，使呼吸与病人呼吸相接得其温暖，有引动阳气之意；捣薤汁灌耳中者，沟通心肾之气；皂荚末吹鼻中，取嚏开窍，使气上接于胸，实为交通心肾，开窍通阳之法。骑牛临面救卒死或皂荚取嚏治昏迷，时至今日，在农村民间仍作急救之用。

【文献选录】　葛洪：治卒魇寐不寤，以牛蹄或马蹄临魇人上，亦可治卒死，青中尤佳。（《肘后备急方》）

高学山：……盖目为神光外注之窍，而神光又下托于气，气欲下伏，则神光内沉，于是目皮从上下合而目闭矣。骑牛临面，谓抱病人骑在牛背，而且令其前俯，使其面侧临于牛背，以便左右灌耳也。仲景盖谓卒死之人，假令目皮从上下合而闭者，此系阳气下陷，而上气垂绝之卒死也。夫阳气者，火之象也，火之将伏熄者，宜以动引之，而尤宜以微动引之。牛性坤顺而安顿，令病者俯骑牛背侧面枕临之，以留口鼻之息通，使人挽牛缓行，则动机微微牵引，而阳火不致一时寂灭，然后捣生阳之薤灌耳中，以勾肾气之上通，且以开窍善嚏之皂荚末吹鼻中，得嚏出以提之，则气复上接于胸膈，故立效也。(《高注》)

莫枚士：《千金翼》魇不寤，皂荚末一刀圭饮之，能起死人。是此经卒死目闭，即鬼魇也。鬼魇以因言卒死，目闭以症言。又以皂荚五两，捣筛，三年陈醋，外涂口眼㖞斜，亦所以治痰也。《本经》皂荚辛咸温，小毒，主风痹，死肌邪气，风头泪出，利九窍，杀精物。《别录》除咳嗽、囊结，可为沐药，不入汤。雷敩云：皂荚一两，用酥五钱，反复炙透，搵去子弦，皂言其包荚者，夹也，谓壳也。云荚则不必复言子矣，故但言去皮，不言去子。《本经》云：如猪牙者良，则用今牙皂荚也。《纲目》亦入此方于皂荚中，不入肥皂荚中。《必效》，以此方治牙病喘息，云取微利为度，不利再服，是亦下法也。凡用皂荚，取不蛀者。(《经方例释》)

按：高学山之注精详，于理可从；莫枚士之注对皂荚之功效、临床应用均较深透，有参考价值。

【临床应用】（1）治疗箭伤卒死：古人有用牛腹热血保暖复苏，急救箭伤卒死之法。《新元史布智儿传》载“布智儿以征回回斡罗期等国，每临敌必力战，尝身中数矢，太祖亲视之，令人拔其矢，流血闷仆几绝，太祖命取一牛，剖其腹，纳布智儿于牛腹，浸热血中，移时遂苏。”可供参考[18]。(《新元史布智儿传》)

（2）治疗卒死：卒死无脉，无他形候，阴阳俱竭故也。治之方：牵牛临鼻上二百息，牛舐必差。牛不肯舐，著盐汁涂面上，即牛肯舐。（《备急千金要方·卷第二十五·卒死》)。又，同篇治鬼魇不悟方：末皂荚如大豆许，吹鼻中，嚏则气通，起死人。(《备急千金要方》)

（3）治疗自缢将死：皂荚末吹鼻取嚏。(《外台秘要》)

（4）治疗霍乱转筋：皂荚末吹豆许入鼻，取嚏即安。(《深师方》)

（5）治疗鱼骨鲠咽：皂角末吹鼻取嚏。(《太平圣惠方》)

【现代研究】 古代的牛腹疗伤法：在古代，医家创造出了巧妙的方法来建立无菌环境，挽救了很多负重创伤病人的生命。其中元代流行的牛腹疗伤法就是一例。元代郭宝玉战伤，生命垂危，元太祖命剖牛腹纳其中，少顷乃苏。刚剖开牛腹，是一个良好的无菌室，牛腹中的血液、体液，又有营养、护创等多种治疗作用，故对负重伤病人，无疑是有良好的效果的[19]。

【原文】 救卒死而張口反折者方：(8)

灸手足兩爪後十四壯了，飲以五毒諸膏散①。有巴豆者

【词语注解】 ①五毒诸膏散：《肘后方·卷一》载裴公膏救卒死尤良。该书卷八“治百病备急丸散膏诸要方”所载“裴氏五毒神膏疗中恶暴百病方”云：“雄黄、朱砂、当归、椒各二两，乌头一升，以苦酒渍一宿，猪脂五斤，东面陈芦煎五上五下绞去汁，内雄黄朱砂末，搅令相得毕，诸卒百病温酒服如枣核一枚，不差更服，得下即除，四肢有病可摩，痈肿诸病疮皆摩传之，夜行及病冒雾露皆以涂人身中佳。”而《备急千金要方·卷第七》

有"裴公八毒膏"，即《肘后》裴氏五毒膏加巴豆、奔草、薤白。所谓"五毒"者，据《金匮玉函要略辑义》引《周礼》郑注，指石胆、丹砂、雄黄、矾石、磁石。而高学山则谓乌头、附子、蜀椒、巴豆、大黄。均可供参考。

【经义阐释】 太阳经脉行身之背，阳明经脉行身之前，环唇夹口，邪中之径，猝然而死，则有张口反折之状。爪甲为三阴三阳、十二经之始终，灸之以接引阳气，则阳回气通而苏，颜面挛急得以缓和，并饮以五毒诸膏散之有巴豆者，即《备急千金要方》裴公八毒膏之类，其膏主卒中风毒，腹中绞刺痛，尸厥奄忽不知人，亦有温通阳气之功。高学山认为五毒诸膏散并非定指何方，取其温热犀利，流贯真阳之意，可从。

【文献选录】 吴谦：卒死张口反折者，用灸以通阳气，但饮以五毒诸膏方。（《金鉴》）

程林：灸手足两爪后，当是灸两手足后，其文则顺，以十爪甲为十二经之始终，灸之以接引阳气而回卒死，此恶气中于太阳，令卒死而开口反张也。（《直解》）

高学山：此就张口反折着眼之方治也。盖阴寒食滞之气，撑鼓于前，而经络阳和之气，瘀疲于后，前盈后缩，故反折。反折，故张口而卒死也。手足两爪后，当指少商隐白而言，因脾肺二经，尝运经络之阳气，以贯周身，而少商隐白，为脾肺之井穴。灸之者，所以温经络之气，使瘀疲展舒，而反折可愈矣。五毒，指乌头、附子、蜀椒、巴豆、大黄而言，曰诸膏散者，即乌头煎、附子煎、三物备急方，及温药下之者皆是。盖温以祛寒，下以开郁，撑鼓之气下平，而真阳流贯，则卒死者自苏也。膏散而曰饮者，凡膏散等类，俱卒死者所不能吞咽，非煎解不可灌故也。必用五毒者，以诸药温热犀利，不假胃气之运行，而自能排毒荡涤也。膏浮上部，散恋中焦，以卒死之气，多从上中背绝者，故独于丸药无取焉。方不可以定指，在圆机通变者，随时应用，故但曰饮以五毒诸膏散，而不列方者，非缺也。（《高注》）

【原文】 救卒死而四肢不收，失便者方：（9）

馬屎一升，水三斗，煑取二斗以洗之；又取牛洞_{稀糞也}一升，溫酒灌口中，灸心下一寸，臍上三寸，臍下四寸，各一百壯，差。

【经义阐释】 卒死而四肢不收，阳气不能达于四末而有外脱之象，大小便失禁，乃正气衰微不能统摄，阳欲下脱之证，总属阴阳隔绝不通之象。此方乃偏僻山区，就地取材以急救之法。物以臭者皆能解毒杀邪。马屎性温，煮水洗之，取收涩阳气之效，牛粪入脾，缓其肠胃下注之势，以温酒灌之，乃挽其阳气下脱之意。灸上、中、下焦穴位（即巨阙、建里、中极），以复三焦之阳，回其垂绝之气。

【文献选录】 吴谦曰：尸厥目闭，口张失便，反张，四肢不收，阴厥脏病也。……薤汁灌耳，皂角吹鼻，皆通其诸窍，而闭塞者可通也。灸手足甲后，以通外阳法也。马尾取吐之法。灸中脘、关元，以通内阳之法也。

高学山：此从四肢不收及失便着眼之方治也。盖四肢不收，是阳欲外脱，失便，是阳欲下脱，则其真阳虚极，而中焦无贯通提挈之火力可知。马为午畜而性温，其屎尤得肠胃中下行内行之化，煮水洗之，盖既防其汗泄，而且欲摄四肢不收之气，使之内通也。牛性食物，必倒嚼而后下，是牛洞之性，能缓肠胃之下注者。且以浮热之酒，相和灌之，是取暂挽其走注之气，而不使一时尽脱耳。心下一寸曰巨阙，脐上三寸曰建里，脐下四寸曰中极，各灸百壮，则三焦内温，而上接息道，故辛死自还，外贯四末，故四肢自收，下提关锁，故失便自固，然则马屎牛洞，浇之灌之，不过暂为挽留残焰之计，而各灸百壮，始为温中续命之正治。噫，亦危矣哉。（《高注》）

莫枚士：洞即古胴字。《肘后》云：胴者，稀粪也。症治并用。且云：或以湿者，绞取汁，亦可。此扁鹊法也。此经用之，亦博采众方之一例。《圣惠》以治霍乱，吐下不止。《必效》以治疳、痢垂死，皆以治失便之义引申。《肘后》以马矢一丸，烧灰，水服，治久痢，亦取此。（《经方例释》）

按： 徐彬、高学山之注，强调本方通阳救脱、温中续命之功；莫枚士则引证诸籍，推广其临床应用，亦具参考价值。

【临床应用】（1）治疗小儿卒死：若救小儿卒死而吐利不知是何病者，马矢一丸，绞取汁以吞之，无湿者，水煮取汁。救卒死或先病痛，或常居寝卧，奄忽而绝，皆是中死。救之方：取牛马粪尚湿者，绞取汁，灌其口中，令入喉，若口已噤者，以物强发之，若不可强者乃扣齿下，若无新者，以人溺解，干者绞取汁。此扁鹊云。（《肘后备急方·卷一》）

（2）治疗少儿卒中客忤，不知人者方：取热马屎一丸绞取汁，饮之，下便愈。亦治中客忤而夜啼，面青腹强者；治少儿中忤，一物马通浴汤方：马通三升，烧令烟绝，以酒一斗，煮三沸，去滓，浴儿即愈；治鼻齆（齆 wèng，读瓮，鼻腔堵塞不通气）方，以新马屎汁仰头含满口，灌鼻中……。治恶疮似火烂洗汤方：白马屎暴干，以河水和煮十沸，绞取汁洗之；治冻指瘃（瘃 zhú，读逐，冻疮）欲堕方：马屎三升以水煮令沸，渍半日愈，亦治人脚无冬夏拆裂，名曰尸脚。（《备急千金要方》）

（3）治疗绞肠痧：马粪一两炒黑，入黄土一撮微炒，黄酒乘热服五钱，即痛去如失，非吐即泻，气一通而痛辄定矣，此方兼治霍乱，奏效甚神，滚水亦可调服，不必定用黄酒也。（《串雅》）

【原文】 救小兒卒死而吐利，不知是何病方：（10）
狗屎一丸，絞取汁以灌之。無濕者，水煑乾者取汁。

【经义阐释】 李时珍谓狗屎性热，有小毒，能治霍乱食积，止心腹痛，解一切毒。小儿无知，手攫得物，辄以入口，故卒死吐利，不知是何病者，即有中毒之疑。徐彬认为粪乃已消之滓，病邪得之如其消化，类相感也。近有用狗粪以治噎膈，有用狗屎中骨末以治腹痛，百药不效而骨立欲死者，无不神验，可悟此理。故中寒食积之吐利，用性热发阳气，温中消积之狗屎治之，可供研究参考。

【文献选录】 吴谦：凡屎皆发阳气，用狗屎亦取发阳气也。（《金鉴》）

高学山：此从吐利着眼之方治也。卒死而吐利，是因上吐下利；而中气分消，顿致垂绝之卒死也。不知是何病，言不辨是寒是食之谓。盖中寒食积，俱能令小儿吐利，吐利甚，故一时气微卒死耳。狗胃热而尤善化物，热则温中，化物则去滞，将胃气平安，而吐利自止，故皆能上续而自生也。（《高注》）

莫枚士：犬屎，《肘后》作马矢，亦云扁鹊法。《千金》以此方治食野菜及马肝、马肉、诸脯肉毒，变为服法，云立起。（《经方例释》）

【临床应用】 治疗小儿霍乱、月水不调、痈肿、鱼毒：小儿霍乱卒起者，用白狗屎一丸，绞汁服之。心腹欲死，狗屎炒研，酒服二钱，神效。劳疟瘴疟久不愈，用白狗粪烧灰，发前冷水服二钱（《圣惠方》）；月水不调，妇人产后，月水往来乍多乍少，白狗粪烧灰，酒服方寸匕，日三服（《千金》）；鱼肉成毒，并治诸毒，用狗粪五升烧末，绵裹，于五升酒中浸二宿，取清分十服，日三服，三日使尽，毒即便出也（《外台》）；漏脯中毒，犬屎烧末，酒服方寸匕（《梅师》）；发背痈肿，用白犬屎半升，水绞取汁服，以滓敷之，日再（《外台》）；疔疮恶肿，牡狗屎，五月五日取，烧灰涂敷，数易三，又治马鞍疮，神验（《圣惠》）。

【现代研究】 诸杂疗急救方中，多用人畜粪便，《本草纲目·卷五十》所载，亦多有解毒救急之功。如人中黄、童便、鸡矢白的药用价值，近年来亦逐渐被现代医学加以阐释，故其他畜禽粪便的医疗作用，尚有待进一步加以研究，不能一概以糟粕谬说摒弃之[20]。

【原文】 屍蹶①脉動而無氣，氣閉不通，故靜而死也，治方：脉證見上卷。(11)

菖蒲屑，内鼻兩孔中吹之，令人以桂屑著舌下。

【词语注解】 ①尸蹶："蹶"通"厥"，《素问·缪刺论》已有"尸厥"之名。王冰注曰："言其卒冒闷而如死尸，身脉犹如常人而动也。……以是从厥而生，故或曰尸厥。"多指突然昏倒不省人事，状如昏死，或兼见手足逆冷，精神恍惚不宁；或言语错乱，呼吸低微，脉微弱如绝。

【经义阐释】 尸厥是昏不知人而脉搏尚未停止跳动，说明营气未绝，因其气息闭塞如尸体之静而不动，故名之。《说苑》："扁鹊治虢太子尸厥，子明吹耳。"此则以菖蒲末纳鼻中，以通其肺气，同时发挥开窍豁痰、芳香通神、和中辟浊的作用；又用肉桂末纳于舌下，开其心窍，通其血脉，以取速效。心肺开通，则气血流畅，上焦阳气自能宣发，尸厥可愈。

【文献选录】 陆渊雷：尸蹶亦是一种假死，其证候为脉动而无气，耳中如有啸声，股间暖（言股间暖则他处已冷矣）。扁鹊所治虢太子，正是此病，见《史记》本传及《说苑》。菖蒲屑吹鼻，桂屑著舌下，皆取其刺激开窍也。（《今释》）

程林：《甲乙经》曰：尸蹶者死不知人，脉动如故。《伤寒论》曰：尸蹶者合人不仁，即气闭不通，静而死之谓也。菖蒲内鼻中以通其肺气；桂内舌下以开其心窍。心肺开则上焦之阳自能开发，尸蹶之疾可愈。（《直解》）

高学山：尸蹶者，宗气上虚，或因惊骇，或因愤闷，以致肝肾浊阴之气，上冲阳位，而膈中真气逼侧不展，故蹶而如尸也。此与卒死有辨。卒死者，气与脉俱伏，躯延则竟死，尸蹶无气而脉动，久则当自还。今脉动无气，故知其但气闭不通，而为尸蹶之死耳。菖蒲屑味辛气温，吹内鼻孔，以通肺与胸中之真气；舌下着辛温之桂屑，盖取通胸分之阳，伐肝肾之逆也。夫浊阴下伏，真阳上通，宜乎尸蹶者之复起矣。

此即奔豚之重症，犯则气绝神昏，大小便出，然系妇人女子居多，以其心气易空，而嗔怒易动故也。（《高注》）

按： 陆渊雷谓尸蹶即假死；高学山则认为尸蹶即奔豚之重症，并与卒死有别。二说可供参考。

【临床应用】 （1）治疗中风不语、毒困欲死、诸痛：《肘后·卷三》治中风不语：亦以桂屑着舌下咽之，缘冷风入肺，与尸厥为病同，故方同。《千金》治钩吻篇毒困欲死，面青口噤，逆冷身痹方，黄桂汁饮之……又《金匮》乌头桂枝汤方下云：桂枝汤五合解之，是以桂汤下乌头煎也……寒疝绕脐痛，故以桂。《千金》有酒黄之桂汤，治产妇小腹痛，有酒服之桂散，治妇人血瘕痛。《备急》亦以酒服之桂散方寸匕，治心痛。是桂汤善治痛也。（《经方例释》）

（2）卧忽不寝……但痛啮其踵及足拇指甲际而多唾其面即活。又治之方：桂吹鼻中；菖蒲末吹两鼻中，又末内舌下。（《肘后备急方》）

（3）治中风失音：桂著舌下咽汁。又治喉痹不语。（《备急千金要方》）

（4）治产后下血不止方：菖蒲五两锉。右一味以清酒五升，煮取两升，分二服。治身疮及头疮不止方：以菖蒲末傅之，日三夜一。（《千金翼方》）

（5）中恶客忤，卒死鬼击；亦相类为治，可通用之，捣生菖蒲根，取汁一盏，灌之。（《传信适用方》）

【现代研究】 东汉医学家张仲景……最先发明了舌下给药……为中医学的护理学奠定了基础……仲景指出"以桂屑着舌下"的治疗方法，是取桂屑辛温芳香走窜之性，开心窍，通心阳，从而使尸厥得以复苏。《金匮要略》杂疗方中的桂屑，当是肉桂粉。《名医别录》云："桂通血脉"；《本草纲目》记载："桂，此即肉桂也"。据现代中医医理研究，肉桂有扩张血管作用，故仲景"以桂屑着舌下"治疗尸厥[21]。还可舌下给药用于心绞痛等[22]。

【原文】 又方：（11）

　剔取左角髮方寸，燒末，酒和，灌令入喉，立起。

【经义阐释】 此治尸厥方实出自《素问·缪刺论》。剔左角之发者，以左角为阳气之所在。五络（手足少阴太阴、足阳明之络）之所绕，此五络，皆会于耳中，上络左角，五络皆竭，令人身脉皆动，而形无知，致成尸厥。故剔取其五络之血余以补其脱竭，和以酒灌者，助药力而行气血、发阳气也。或有解除脑栓塞的作用。

【方药评析】 陆渊雷谓："今仲景亦剔左角之发治者，以左角为阳气之所在，五络之所绕，五络皆竭，故剔其五络之血余以治之，和以酒灌者，助药力而行气血也。"（《今释》）

【文献选录】 张景岳："详比尸厥一证……凡用药之法，当知邪之气凑，必因气虚，故在本经即以左角之血余，用补五络之脱竭，其义可知，若此危急之际，非用参附回阳等药，何以挽回。"（《景岳全书》）

高学山：发为血之余，而亦为气之所附者，况头角之处，其气血上行之性，尤其熟路，又得上浮善行之酒力以和之，则真气因上引之机而立通，故蹶者自起也。（《高注》）

陆渊雷：乱发消瘀治惊痫，或者脑部血管有栓塞，遂成假死症状。（《今释》）

按： 对尸厥的治疗，张景岳主张补脱回阳，其余注家则谓通行气血，临证可互参。

【临床应用】 莫枚士认为此方"可名发灰汤……凡用发之方，虽不必尽在左角，要皆取此，以发之利血脉则同。故凡血脉不利，以致小便难者，并能治之。下膏发煎、滑石白鱼散、及《纲目》引葵子茯苓散云：若转胞者，加乱发是也。凡血脉不利，以致大便难者，亦治之。如《伤寒》阳明篇之用膏发煎是也。凡血脉不利，以致难产者，亦治之，如《本事方》开骨散方是也。盖见症虽殊，其为血脉不利则一，是发灰汤，乃利血脉之专方。"（《经方例释》）

【原文】 救卒死，客忤死，還魂湯主之方。《千金方》云：主卒忤鬼擊飛屍，諸奄忽[①]氣絕，無複覺，或已無脉，口噤拗不開，去齒下湯。湯下口不下者，分病人髮左右，捉擒[②]肩引[③]之，藥下複增取一升，須臾立蘇。(12)

麻黃三兩（去節）一方四兩　杏仁七十個（去皮尖）　甘草一兩（炙）《千金》用桂心二兩。

上三味，以水八升，煑取三升，去滓，分令咽之。通治諸感忤。

【词语注解】 ①奄忽：死亡也。《后汉书·赵岐传》："有重疾，卧蓐七年，自虑奄忽。"

②擒：拉（lā，拉）：与拉同。《说文解字·手部》"拉，摧也。"

③引：犹进也。《礼记·檀弓上》："引而进之。"

【经义阐释】 《肘后备急方·卷一》在"麻黄"前冠以"张仲景诸要方"六字。凡卒死和客忤死，多因正不胜邪，阳气骤闭而死，肺朝百脉，为一身之宗，故用还魂汤通表散邪以复正，麻黄升阳，透邪达表，杏仁利肺，合炙甘草以调中扶正，全方旨在通动阳气，魂则可还，故为救卒死之主方。

【方药评析】 还魂汤重在通表利肺，透邪扶阳。该方与麻黄汤同治风寒表实证，发汗解表之力甚强。但前者腠理闭塞较轻，显系邪风骤闭阳气而致假死；后者腠理闭塞较重，风寒表证亦重，应予鉴别。

【文献选录】 李彣：客忤者，外感邪气，与正气相触犯，如客之外至者然也。麻黄宣气于外，杏仁利气于内，甘草缓中补虚，则气顺而魂还矣。《和剂》治暴嗽喘急，鼻塞痰壅者，有三拗汤（麻黄不去节，杏仁不去尖，甘草不炙），亦祖此方而制之者也。（《广注》）

吴谦：中恶客忤，便闭里实者，仲景用备急丸，可知无汗表实者，不当用备急丸通里，当用还魂汤以通表也。通里者，抑诸阴气也；通表者，扶诸阳气也。昧者不知，以麻黄为入太阳发汗之药，抑知不温复取汗，则为入太阴通阳之药也。阳气通动，魂可还矣。（《金鉴》）

高学山：客忤死者，人身真气，由中焦而上熏，如兰香梅馥，氤氲冲举，寒热毒疠之客邪乘之，譬之横风暴气，冲突花前，则香馥之神顿伏，犹之客从外入，而忤夺主情之象，故名。麻杏利气而疏泄诸恶，得甘草以中托之，则正开中上之寒热毒疠，而使真阳复治，故主此也。但卒死之因，各有分别，已详诸方下，若谓通治卒死诸症，而投以目闭，及四肢不收、失便二候，则速之真死矣，明者察之。（《高注》）

按： 李彣谓还魂汤重在顺气，为三拗汤之祖方；吴谦强调还魂汤通动阳气；高学山则谓寒热毒疠客乘真阳者，主以此方，并非通治卒死之症也。均有参考价值。

【临床应用】 (1)莫枚士对本方之临床应用有深刻阐述：谓"此麻黄甘草汤加杏仁也。《证类》引，《药性论》云：杏仁能治腹痹不通，发汗，主温病，治心下急满痛，除心腹烦闷，疗肺气咳嗽，上气喘促。而《病源》释客忤之状，与此主疗相当，故此方能治客忤。《千金》云：此方主卒忤，鬼击飞尸，……。是此方能治一切中恶也。《千金》此方无甘草，有桂心二两，则用麻黄汤亦可也。《肘后》有甘草，又有桂心二两，则全是麻黄汤方可矣。《局方》名此为三拗汤，近张璐谓：即治风水，杏子汤亦通。泉谓：此治喘之主方，后世定喘诸方皆祖此。《摄生方》载银杏散，用银杏十个，麻黄二钱半，甘草炙，二钱，水煎服。即此方以银杏易杏仁也。古者杏与银杏有可通用者，如下疳，狗咬皆用银杏嚼涂是也。要之，此方治一切气病，重则奄忽闷绝，轻则痹急满痛皆主之。其治喘者，喘亦气病之一也。然须气病在膈上者宜之，若在膈下者弗效。本方加桂枝为麻黄汤，治伤寒，以桂枝主发汗也；加石膏为麻杏石甘汤，治有汗、渴，以石膏主救津也。麻黄汤：麻三两，杏七十个，与此同；麻杏石甘汤：麻四两；杏五十个；大青龙：麻六两，杏四十个；厚朴麻黄汤：麻四两，杏半升；麻杏苡甘汤：麻四两，杏二两；文蛤汤：麻三两，杏五十个。"（《经方例释》张印生校注. 中国中医药出版社，1996；59-60）

（2）三拗汤治伤风伤冷，鼻塞声重，头痛目眩，四肢拘倦，咳嗽多痰，胸满气短，即本方加生姜水煎服，被复取汗。（《太平惠民和剂局方》）

（3）三拗汤治传尸劳瘵，寒热交攻，久嗽咯血，羸瘦，先服此方，后服莲心散，万无一失。（《脉因证治》）

（4）方舆輗云：此方为起死回生之神剂。还魂之名，诚不愧也。小儿有作搐而死，至二三日不醒者，间可起之。余通家一幼儿，尝病此症，医人岔集，投惊药数方，耳针且灸，殆尽其治，一不见效，病势已极，皆曰不治，余最后至，其脉初沉绝，稍久则时见生机，因谓病家，此子病势已危，以愚观之，全是热邪郁闭之极，得一发泄，几可回春，即作还魂汤与之，令其母抱而被复，须臾汗出即醒。盖还魂汤原无发汗之说，今用此被覆，出于予之胸臆，先觉者夫谓之何，余常值小儿发热昏沉，务发其汗，十不一误，此症若逐用金石脑射，不唯不醒，反引邪深入，祸在反掌之间。（《今释》）

（5）治疗卒死：1983年农历冬月初，宜宾市杏林医院曾治1例9岁男孩，因不慎落水而呛肺，失语，抽搐，人事昏沉，肢冷背冷脉沉绝，医者逐用通关散取嚏，随后投以《金匮》还魂汤：麻黄6g，杏仁5g，炙甘草3g。服药1剂后，汗出神清，抽搐亦定，但声音仍哑，再仔细辨析，认为乃寒客会厌所致，遂用蜜炙附子6g嚼化而愈[23]。

【现代研究】 卒忤，将"卒死"和"客忤"合二为一，特指突发性假死和神志丧失者。"鬼击"则指因外来刺激而突然倒地者，但它并非精神刺激所致，其证犹如大风骤起，患者失其常态而突然昏倒。"飞尸"是一种肉眼所看不见的被称为"尸"的恶虫冲袭鼻腔所导致的假死现象。虽然其中提出多种病名，但不论其原因如何，都属于一种倒地的假死养成，皆可用本方治之。……汤本求真先生曾用还魂汤救过一个患肺炎而生命垂危的孩子，这是他的独到经验[23]。

【原文】 又方：（12）

韭根一把　乌梅二七个　吴茱萸半升（炒）

上三味，以水一斗煮之，以病人栉①内中，三沸，栉浮者生，沈者死。煮取三升，去滓分飲之。

【词语注解】 ①栉（zhì，至）：《说文解字·木部》"梳子之总名也"，亦指旧时妇女发饰。《本草纲目》谓其"主小便淋沥，乳汁不通，霍乱转筋，噎塞。"

【经义阐释】 此治肝寒逆心，闷绝卒死之方。韭根有薤白辛温通阳之功，而乌梅酸敛入肝，又有开关之力，吴茱萸苦温，降浊阴，温肝脏，阴降阳通关开，其魂自还。方后注以病人栉内入煮沸之药中，观其沉浮而验生死，实难理解。历代注家亦有不同看法。徐彬等以栉验病人平日之阳气，浮为阳，沉为阴，阳生阴死之义作解，谓"栉浮则生，沉则死，盖栉为本人日用之物，气之所至也。浮则其人阳气未绝，沉则久已有阴无阳，故主死，然仍分饮之，信栉无宁信药耳"（《金匮要略论注》）。程林谓不可解，陆渊雷谓无理。郑文谓"栉浮者生，沉者死，此乃轻率臆测，不足为信。"程林、陆渊雷、郑艺文之说可从。

【方药评析】 莫枚士评析本方的配伍及其临床应用曰：韭与薤同类。凡方用葱白、薤白、韭白者，皆取滑利，韭根即韭白也。气涩则闭，闭则死，故用滑物以开之。乌梅敛津，津敛则滑矣。茱萸辛，辛亦润也，此方之义如是。乌梅之酸也有邪则搜邪，无邪则敛津，治疟方用之者，以搜邪也，邪被搜而散，所谓酸泄也。后人思食丸用之者，以敛津也，津被敛而溃，所谓酸收也。乌梅往往兼此二用。《千金》以生韭汁，治食百物中毒及漏脯，亦取其滑利而下也。《外台》疗米癥羸瘦方，用葱白、乌梅二味为饮，取此。《局方》疗温疟、劳疟方，有乌梅引子，亦葱白、乌梅并用。《肘后·卷四》治胸痹，已差，复发用韭根五斤，捣，绞汁取饮，乃仲景瓜蒌薤白汤之变法。《瑞竹堂方》治骨蒸，用猪髓及胆一枚，童便一盏，柴胡、前胡、胡连、乌梅各一钱，韭白七根，同煎七分，温服，不过三服，神效。正此方去茱加味者。（张印生校注《经方例释》. 中国中医药出版社，1996：126-127）

【文献选录】 李彣：韭根辛以行阳，吴茱温以祛阴，乌梅酸以敛液，又栉以理发，取疏通阳气之义。病人栉，则病人平时之气血皆附于此。黄栉，浮者坐，阳和于上也；沉者死，阴绝于下也。以此预占休咎。（《广注》）

高学山：此肝中阴寒之逆气，上犯心君之部，而闷绝卒死之方治也。吴茱萸苦温沉降，用以为主；韭根辛温，聚纯阳之气，而易于发生者，配以为佐；乌梅酸敛入肝，凭以为使。明系先任吴茱萸之温降，随便挟韭根之辛温，从胸中膻中，排压其阴寒之逆气，使上焦竟展，而神气可以渐舒者，一也；且将二药之温性，趁势随乌梅之酸敛，纳入以温肝脏，二也；至此却又任韭根生发之性，挟吴茱萸之温气而上熏者，三也；发为上行气血之余，而栉又发性之所寄托者，纳之令沸，是佐韭根生阳之发越，与剔左角之发同义者，四也。栉浮者生，沉者死，是验病人平日之阳气耳。盖阳盛而气通于栉，则栉浮而灵，以其气能引药上通，故生；阳绝而栉无受气，则栉沉而不灵，以其药不能扶阳上透，故死。……（《高注》）

李华安："栉"即梳子。煎药时放入梳子，是否有祈祷之意？（《金匮要略串讲》）

按： 李彣强调该方通行阳气，祛阴敛液；高学山从四方面对原方义进行阐述；李华安谓煎药用"栉"，似有"祈祷"之意，其说亦可存。

【原文】 救自缢死，旦至暮，虽已冷，必可治；暮至旦，小难也，恐此当言恐气盛故也，然夏时夜短于昼，又热，犹应可治。又云：心下若微温者，一日以上，犹可治之方。（13）

徐徐抱解，不得截绳，上下安被卧之。一人以脚踏其两肩，手少挽其髮，常弦弦①勿纵之；一人以手按据胸上，数动之；一人摩捋②臂胫，屈伸之。若已僵，但渐渐强屈之，并按其腹。如此一炊顷，气从口出，呼吸眼开，而犹引按莫置，亦勿苦劳之。须臾，可少桂汤及粥清，含与之，令濡喉，渐渐能咽，及稍止。若向令两人以管吹其两耳，罙好③，此法最善，无不活也。

【词语注解】 ①弦弦：犹言紧紧。

②捋（lǚ 或 luō）：用手指顺着抹过去。即抚摩意。

③罙好：罙，《金匮要略校注》注音谓"（mí，弥）"，《外台秘要·卷二十八》作"弥"。"罙"，愈也，益也。马端临《文献通考·舆地考序》："晋时分州为十九，自晋以后，所分多，所统狭"；《高等中医院校教学参考丛书·金匮要略》则谓："《广韵》，音森，突也，与罙同"；《四声篇海》：与突同，或从大。好，即大好之意。赵开美刻《金匮要略方论》音释谓"罙，莫兮切，深入也"，其义难通。又《金匮要略广注校诠》（宋书功主编，人民卫生出版社，1994 年）"好"作"朵好"，谓"好，孔也"。《尔雅·释器》："肉倍好谓之璧，好倍肉谓之环"。

按：此句邓珍本为："若再令两人以管吹其两耳朵妇"。诸说可考。

【经义阐释】 此为自缢的急救法，实乃人工呼吸的急救技术。如果吊死是从早到晚，说明阳气有余，阳主生，虽然尸体冷了必可治；从夜到早的，说明阴气有余，阴主死，故救治稍难，恐与阴气盛或言语岔争、气盛不散有关。从暮至旦固属难治，然遇夏夜短于昼，气候炎热，皆阳气有余，犹应可治。又云：心下若微温者，虽一日以上可治，说明阴阳经络虽暴壅闭，而脏腑真气有未尽，心阳尚未脱绝，犹可救疗，其法如下：解救时不可骤然截绳之上下，因自缢者气已壅闭，若绳忽暴断，其气虽通而奔走运闷，故其气不能还，即不得复生。当慢慢抱住解下，放之使仰卧被上，令一人用脚踏蹬住死者两肩，以手揪住其头发，把头向上拉紧，使脖颈平直通顺；一人以手按摩揉压胸上，使恢复胸式呼吸，一人按摩并屈伸臂腿；若自缢者已经僵硬了，但渐渐强使它弯曲并揉按腹部，使恢复腹式呼吸，这样经过一顿饭时间，气血流畅，就会使自缢者气从口出，呼吸恢复而两眼睁开，此时应继续按摩，勿置之不理，但不能拨弄运动太过，隔一会儿，可以少许桂汤（桂枝汤或官桂汤）及粥给他吃，一则宣通阳气，一则濡养胃气，使含润喉咙，渐渐能吞咽，稍停，更令二人以笔管吹其两耳，以达通气之功，则效更佳，此法最好，无不活者。

《洗冤集录·卷五》载："又论，紧困手掩其口，勿令通气，两时许，气急即活。又，用皂角、细辛等分为末，如大豆许，吹两鼻孔"，亦可参用。

【文献选录】 高学山：缢则息道不得出入，故胸腹四末之气，背闭而死也。旦至暮，为阳气未散，故虽冷可治。暮至旦，以阴阳代更，故小难。岔气句，又仲景解释小难之义或如是耶。盖谓缢者多岔，岔为肝气，居阴之下，而旺于暮，故岔者至暮而气盛，气盛而缢，则其胸中之背闭者，不止本气，而更多一岔气在其中矣。恐气血寒凝，真是小难外，夏时夜短气热，不又较之旦至暮者，治之反更易乎。又云以下，言总以心下微温，不论旦暮长短，俱可治也，玩其文气，必是当时救缢之成法，而仲景特集之者也。徐徐抱解，不得用刀剪以截其绳之上下者，恐坐振以散乱其所背之气也，安被仰卧，令人坐于缢者之当头，以两脚尖踏其两肩，然后以手提挽其发，向上微令弦急，使缢者之头，略往上微起，盖取胸中背闭之气，使之微满而急之义。按胸数动，是欲因其满急，而熨之上通也。摩捋臂胫，虽僵而强屈伸之，是欲运四末之郁气以内鼓胸中，并按其腹，是欲运胃中之郁气，以上鼓胸中，总以逼熨其背闭者气从口出耳。呼吸眼开，引按莫置，恐气出而静伏，则仍脱也。戒苦劳者，恐因引按太甚，而反伤其气也，桂宣阳气，粥引胃气，故少少含与之，以濡其喉者，恐气虽通，而又以干燥涩其机致也。缢者颈以下之气下郁，颈以上之气外冒，故以两管吹其耳者，以他人之外气逼之内通而已。（《高注》）

陆渊雷：旦至暮，则自缢必当卧起时，体力休养较充，故易救；暮至旦，则自缢必在将卧之前，体力较疲，故难救。不但阴气之盛也，心下微温，则呼吸循环皆停止未久，故犹可活。徐徐抱解，不得截绳，恐截绳则死者颠仆撞击，伤其垂绝之气也。踏肩挽发，弦弦勿纵，引伸其气管，勿令瘪缩也。弦弦者，微急之意，犹俗言紧绷绷，按据胸上，屈伸臂胫，皆是人工呼吸，又以恢复其四肢之血循环也。按据屈伸之迟数，当以平人呼吸为度，每分钟约十六次。今之人工呼吸法，仰卧病人于空气流通之处，枕其背，使胸廓高起，一人跪其顶前，持其肘，伸之向顶，屈之向胸，一人跨跪病人腰际，两掌轻按其胸，视屈肘时，以两拇指重按其心窝，伸肘则急去掌，如是反复行之，则窒息者自苏。亦可闭塞病人鼻孔，救者按其口而极吹之，此以管吹两耳，盖亦通气之意。……《金鉴》云：此法尝试之，十全八九，始知言果不谬。程氏《医学心悟》云：予尝见自暮至旦，而犹救活者，不可轻弃也。顾氏《疡医大全》云：必须心口尚温，大便未下，舌未伸出者，救活。渊雷案：此法不特缢久者不得活，即心口尚温者，亦不能必活，然舍此更无他法。诸急救固无必效之法也。又他书所载救缢死法，皆本此文，而切戒割断其绳，谓须徐徐抱解，又有用软棉塞肛门及女子阴者，愚谓仓卒割绳，恐其颠坠震伤耳，若绳系死套头，急不得解，则抱起后，割开其结，使速松气管，殆未为不可。至棉塞前后阴，谓防泄气，揆诸生理，似不相合。然尝见处绞刑者，绞时腹膨起，行刑者蹴之使失气，云否则绝而复苏，是自缢者不得失气，亦非全妄，塞之既无害，过而信之可也。（《今释》）

【临床应用】（1）治疗自缢：张仲景首创了急救自缢病人的人工呼吸技术，到晋代有了进一步改进，如葛洪的《肘后方》中，将此技术改进为"塞两鼻孔，以芦管内其口中至咽，令人嘘之。有顷，其中砻砻转，或是通气也"。北周、姚僧垣《集验方》又加以改进，将患者"仰卧，以物塞两耳，以两个竹筒内死人鼻中，使两人痛吹之，塞口旁无令气得出，半日所死人即噫噫，勿复吹也"。这种急救技术，在汉唐以后，已被广泛应用，已扩大到其他非自缢死亡的急救范围。（《中医内科急症证治》）

（2）治疗呼吸困难：细野史郎先生[24]初学中医时，曾给一位喘息病人服用神秘汤（麻黄、杏仁、甘草、石膏、柴胡、厚朴、苏叶、陈皮），结果引起了严重的呼吸困难，当即请人前去帮助救治，还是用这个方法（见本条所述），却使病人起死回生，转危为安。

（3）攻下瘀血法亦可治缢死：《明史》许绅传载："宫婢杨金英等谋逆，以帛缢帝气绝，绅急调峻药下之，辰时下药，未时忽作声，去紫血数升，遂能言，又数剂而愈"[25]。

（4）《管氏五绝治法》云：徐徐放下，将喉气管捻圆，揪发向上揉搽，用口对口按气，粪门用火筒吹之，以半夏、皂角搐鼻，以姜汁调苏合香丸灌之，或蓟木香细辛汤调灌，亦得。……绳小痕深，过时身冷者，不治。

【现代研究】（1）有学者[26]评论本条称：此法虽发明在一千七百多年以前，但它是当时世界上最先进的人工呼吸方法，对于现在也有许多借鉴之处。这种人工呼吸法：①以脚踏两肩上，手少挽其发，常弦弦勿纵之，以使呼吸道通畅。②以手按胸上，进行节律的动作，以助呼吸。③摩捋臂胫屈伸之，相当于 H. Lger nie lsen 氏法，抬起上肢以助吸气动作。④以管吹其两耳，"吹耳"以助呼吸是不可能的，但"耳"字如是"鼻"字或"口"字，那就具有更进一步的意义了。如《肘后备急方》在自缢死一文中有"塞两鼻孔，以芦管内其口中至咽，令人吹之"的记载，实际也就是现代的"口对口人工呼吸法"。善后调理，呼吸功能恢复后，现代多采用输液等办法辅助治疗。而古代则用桂枝汤及粥清（热米汤）灌之，也可起到一定的效果。可以看出，我们祖先所创立的"人工呼吸法"曾为人类做出过贡献，因为呼吸停止十分钟，心脏跳动停止三分钟就有死亡的危险。

（2）胸外心脏挤压与人工呼吸：……《医宗金鉴》注曰："……揉胸按腹，摩臂胫屈伸之，皆引导其气之法也。""一人以手按据胸上，数动之"，这与现代医学抢救自缢心跳骤停而用的胸外心脏挤压法相仿。"一人摩捋臂胫屈伸之，……并按其腹"，亦与现代医学的人工呼吸法相类似。可以看出，仲景抢救病人，常用此法，富有临床经验。他告诫后人："此法最善，无不活也。"《医宗金鉴》也称赞其法可以"十全八九"，进一步证实了它的临床疗效。只不过仲景当时没有也不可能用"胸外心脏挤压"、"人工呼吸"这些名词、术语罢了[27]。

【原文】 療中暍方①：凡中暍死，不可使得冷，得冷便死，療之方：（14）

屈草帶②，繞暍人臍，使三、兩人溺其中，令溫。亦可用熱泥和屈草，亦可扣瓦椀底，按及車缸③，以著暍人，取令溺，須得流去，此謂道路窮，卒無湯④，當令溺其中，欲使多人溺，取令溫若湯，便可與之，不可泥及車缸，恐此物冷。暍既在夏月，得熱泥土，暖車缸，亦可用也。

【词语注解】 ①疗中暍方：原无，据《金匮要略校注》补。

②屈草带：将草绳，草鞭之类，屈作圆圈，环绕在中暑者脐部，以受溺而使之流去。

③车缸：又名车辖。《本草纲目》云："即车轴铁辖头"。夏日推车，车缸亦磨擦而更热。

④此谓道路穷，卒无汤：这是指夏日走路中暑，仓卒在路上没有热水饮用。

【经义阐释】 《外台秘要·卷二十八》在"欲使"与"不可"之前，均有"仲景云"三字；"若汤"为"若有汤"；"不可"作"不可用"。

夏月中暑昏仆假死，名曰中暍，多因正虚或饮食失节，劳役过度，为暑热所侵，客邪郁闭，关窍窒塞所致，忌用冷水冷物作冷敷冷浴，否则暑热郁遏于内，不得宣发，寒热相激，其病更剧。李彣又云："中暍得冷便死，不特冷热格拒为患，且夏月伏阴在内故也。"（《广注》）用屈草带绕暍者脐中，使人溺之令湿，或热证，车缸着脐，扣瓦碗底，皆是在穷乡僻壤，仓卒间药物难以取办的应急措施。所用均为温熨之法，因气海关元等穴位于脐下，得热则通，窍开而愈。

【文献选录】 吴谦：中暑卒死之人，不可置放阴凉之处，恐其闭热在内，犹被冻之人，不可沃以热汤，恐其闭寒在内，反为大害也。（《金鉴》）

高学山：……瓦碗底而曰扣，当指无底之瓦，即瓦底圈之谓，覆叩脐是从无底处溺入耳。按及，疑是及按之讹……下焦命门之火不衰，中焦脾胃之阳自暖，则上焦胸中之真气，氤氲充满，邪必不能入。惟三焦气虚，则流热之邪，乘虚而袭入心肺之空，于是气机灵道，一时伏郁而如死矣。此与卒中毒厉及客忤诸死同义也。然当邪正相持于胸膈，得冷则微阳一敛，……故便死矣。与之以温热之汤，使胃阳从口而上奋，则正胜邪辟而自苏，使胃阳从口而上奋，则正胜邪辟而自苏，或发为热汗，而且尽散矣。若道路穷卒无汤，凡屈草带，热泥和草，以屈作带状，及瓦碗底扣之，热车缸按之，令多人溺其脐中，虽系外治，而其为温中以破暍之法，则一也。（《高注》）

陆渊雷：……而此卒死者，或因体禀本弱，或因劳伤嗜酒，故不胜暴热灼烁而卒死也，病属虚寒；故得冷便死。（《今释》）

李华安："中暍死"就是中暑而死。凡中暑昏厥的人都不可受凉，受凉则多数导致死亡。……因人在旅途，中暑突然昏厥倒地，又无热水，故只好取多人尿液暖其腹。当然如果有热水，自然还是用热水，因为泥和车缸也有其弊，容易使病人受凉。但因为是夏天，泥土和车缸都很热，故可用之。最重要的是，对中暑病人切勿使其受凉，而应设法保暖，即可得救。（《金匮要略串讲》）

按：中暍而死者，陆渊雷谓病属虚寒，故李华安强调保暖，高学山认为本条乃温中破暍之法，均可供参考。

【临床应用】（1）中暑闷倒，急扶在阴凉处，切不可与冷，当以布中衣物等蘸热汤熨脐中及气海，续以汤淋布上，令彻脐腹，暖即渐醒。如仓卒无汤处，掬道上热土于脐，以多为佳，冷即易。古法，道涂无汤即掬热土于脐上，仍拨开作子，令人更溺于其中以代物，续与解暑毒药如白虎、竹叶石膏汤。凡觉中暑，急嚼生姜一大块，冷水送下，如已迷乱闷，嚼大蒜一大瓣，冷水送下，如不能嚼，即用水研灌之，立醒，路中仓卒无水，渴甚急嚼生葱二寸许……可抵饮水二升。（《三因方·卷之二·中暑凡例》）

（2）道路城市间，中暑昏仆而死者，此皆虚人劳人，或饥饱失节，或素有疾，一为暑气所中，不得泄则关窍皆窒，非暑气使然，气闭塞而死也。大蒜一握，道上热土，杂研烂，以新水和之，滤去渣，抉其齿灌之，有顷则苏。（《叶氏避暑录话》）

【现代研究】 对中暑兼见昏仆者的抢救，采取第一个断然措施就是开其窍、通其闭。俟神志苏醒后，再随证治之。其中，清心开窍药有安宫牛黄丸、至宝丹、紫雪丹、行军散等；温通开窍药有来复丹、苏合香丸；辛辣开窍，用葱捣汁，调水灌服；或用大蒜捣烂取汁，滴入鼻内，或捣烂和温开水灌下；或鲜韭菜，或鹅不食草或生姜，捣烂取汁，滴入鼻内，用于中暑窍闭，人事不省。或用仁丹 15g，研细末，放在脐内，外贴纱布，敷料包好。肚脐是人体总窍，此窍一开，诸窍亦开。此外，认为温熨疗法适用于中暑闷倒后的阴证，其法是用温热适度而又柔软的物品，如布蘸温热水，布包热土，布包炒热的盐，热水袋，温熨腹部的气海、关元、神阙等部位。机理基本同灸法[28]。

【原文】 救溺死方：（15）

取竈中灰兩石餘，以埋人，從頭至足，水出七孔，即活。

上療自縊、溺、暍之法，並出自張仲景為之，其意殊絕，殆非常情所及，本草所能關，實救人之大術矣。傷寒家數有暍病，非此遇熱之暍。見《外臺》、《肘後》目。

【经义阐释】 原文"本草所能关"，《外台秘要·卷二十八》作"亦非本草所能开悟"，可从。人为水所淹溺，水从孔窍入而灌注脏腑，其气壅闭，死于窒息。故取温暖干燥之灶中灰（新烧之草木灰）埋人，外温阳气，内渗水湿，气血流通，水出孔窍而愈。此急救法有一定疗效。

【文献选录】 高学山：溺者死于水溺诸窍而气绝，灶灰温燥，能拔水纳气，取以埋人，盖纳气即所以去水，故水出七孔，而拔水即所以引气，故即活也。（《高注》）

陆渊雷：溺水死者，非死于水，乃死于窒息也。当落水之际，尚能自闭口鼻，留少许气勿呼出，则肺泡开张，胸部较轻于下体，自然浮而不沉，水及肩而止，不致淹口鼻以窒息。然不善泅者入水，水及腹即微喘，此因腹部季肋受水之压力，膈膜难于下推故也。若水及胸，胸部亦受压不易开张，于是肺中之气尽被挤出，肺泡不空，上体失其浮力，水遂淹及口鼻，此时其人张口欲得吸气，水从口鼻涌入，不可复御。然会厌软骨之效犹在，水入咽头，软骨闭锁气管口，水则由食管以入于胃，胃中水满，则体重自增，复上迫膈膜，使肺气愈出而肺泡愈瘪，于是其人下沉，窒息而死矣。……其可救者，自以恢复呼吸为第一义……其次则祛除胃中之水……今但用灶灰埋人，即非恢复呼吸，亦非祛除胃水，但取其温暖干燥，似非救溺切要之法。惟温暖所以保持体温，干燥所以恢复肌表之血循环。溺死者浸压既久，肌表之血循环不利可知，用灶灰以吸收水分，使肌肤干燥，则浅层动脉之血循环自易恢复。……既知用灶灰之理，则灰宜取草木植物之新烧者，为其温暖细软，富有吸水力也，竹木煤炭及久冷死灰，皆不适用。……若有口鼻出水者，其人之生活功能未绝，自然呕水，当非埋灰之力。两耳有耳咽管通于咽头，与口鼻同时出水，亦或可能，两目则绝不能出水，其苏而出水者，非水，乃苦闷咳呛而泪出耳。今云水出七孔，非也。（《今释》）

按：陆渊雷对溺水窒息而死的病理过程描述精详，并强调新烧草木灰有保暖吸水、加强血循环的作用，其说甚是。

【临床应用】（1）治落水死方：以灶中灰布地，令厚五寸，以瓶侧著灰上，令死人伏于瓶上，使头小垂下，炒盐二方寸匕，内灯管中，吹下孔中，即当吐水，水下，因去瓶，下死人著灰中，壅身，使出鼻口即活。又方掘地作坑，熬数斛灰，内坑中，下死人，覆灰，湿澈即易之，勿令大热人，灰冷更易，半日即活。又方：倒悬死人，以好酒灌鼻中，又灌下部，又酢灌鼻，亦得。又方：熬沙覆死人面，上下有沙，但出鼻口耳，沙冷湿即易。又方：屈两脚，著生人两肩上，死人背向生人背，即负持走行，吐出水便活。（《备急千金要方》）

（2）又方：取瓮倾，以死者伏瓮上，令口临瓮口，燃以火二七把，烧瓮中当死人心下，令烟出，小入死者鼻口中，鼻口中水出尽则活，尽更益为之，取活而止，常以手候死人身及瓮，勿令甚热，冬天常令火气能使死人心下得暖。若卒无瓮，可就岸穿地，令如瓮，烧之令暖，乃以死人著上，亦可用车为之，当勿隐其腹，及令得低头，使水出，并熬灰数斛以粉身，湿即。（《外台秘要》）

（3）治堕水冻死，勿以火炙，用布袋盛热灰放在心头，冷即换，待眼开以湿酒取之。（《普济方》）

【现代研究】 本条急救法是否有效：对照《备急千金要方》的改造法与现在抢救淹溺时有相吻之处，郭氏[16]云："因此可能是有效的。但成功百分比不会太高，因为现代的方法，疗效也是很低。据李宗浩《实用急救学》记载：27 例复苏成功后，25 例又死亡。《备急千金要方》改造法（见【临床应用】）比《金匮要略》之法又进了一步。因为它知道把头垂下，以达到控水外出的目的。假如再用人工呼吸法那就更好了。"

【原文】 治馬墮及一切筋骨損方：見《肘後方》（16）

大黃一兩（切，浸，湯成下） 緋帛如手大（燒灰） 亂髮如雞子大（燒灰用） 久用炊單布①一尺（燒灰） 敗蒲一握三寸 桃仁四十九個（去皮尖，熬） 甘草如中指節（炙，剉）

上七味，以童子小便，量多少，煎湯成，内酒一大盞，次下大黃，去滓，分溫三服。先剉敗蒲席半領，煎湯浴，衣被蓋覆，斯須，通利數行，痛楚立差。利及浴水赤，勿怪，即瘀血也。

【词语注解】 ①炊單布：烧火蒸饭时，铺在甑（zèng 赠，古代蒸饭的一种瓦器，现在称蒸饭用的木制桶状物为甑）上面以防蒸气外泄的布单。李时珍曰："按王百一选方云：一人因开甑，热气蒸面，即浮肿眼闭。一医以意取久用炊布烧灰存性为末，随传随消。盖此物受汤上之气多，故用此引出汤毒。亦犹盐水取咸味，以类相感也。"（《本草纲目》）说明该物有消肿解毒之效。

【经义阐释】 患者从马背高处坠下，伤损筋骨内外，皆因瘀血为患，治必首先活血行瘀镇痛，故以逐瘀之桃仁、大黄为主；绯帛之赤色，多用茜所染，茜草治血，故取其治血去瘀，疗金疮出血，消肿止痛；乱发为血之余，有消瘀止血补阴之功；童便消瘀下降动捷；炊布散滞气以消肿；甘草缓急通、和诸药；酒助药力；煎服能疗内脏瘀血滞气。再加败蒲席灰破血引气，以煎汤沐浴，暖以衣被，更能促进全身经络气血之运行，收内消外散之效，故痛楚立除；方后云"浴水赤"，当是败蒲席之色，绝非瘀血。后世治急性创伤，立方多取法于此。

【方药评析】 本方实乃桃仁承气汤去桂枝、芒硝加败蒲、乱发、绵帛、炊单布而成，功在活血引瘀，消肿镇痛。本方证与《疮疡误治淫病篇》治金疮的王不留行散均为瘀血停滞之证，但本方证以筋骨损伤引起的肿胀疼痛为主症，而王不留行散证则以皮肉筋脉破损、流血不止为主症，不难鉴别。

【文献选录】 王子接：《金匮》败蒲煎，治马坠伤者，驰骋之时，阳鼓于上，卒然而坠，伤在于首，病头胀颈粗，发热体痛，故其所治有不同于平常跌仆所伤者，方中多用陈败之物，取其伏阳而行瘀也。败蒲席须作帆之蒲，惟乡船中尝以为卧具者佳，借其精神所凭，可以伏阳，且陈蒲可逐上焦瘀血。炊单而久蒸，则受汤熟之气，可以化阳自息，湿肿除陈。乱发疗惊安神，绯帛行瘀搜伤。大黄、桃仁、甘草，即桃仁调胃承气二汤之义，用以扫除三焦之瘀，外用败蒲沐浴，以逐肌肉筋骨之瘀，内外兼治。非圣心化裁，谁能及此？（《绛雪园古方选注》）

高学山：马坠及一切筋骨损者，惟以血瘀致死耳。盖血瘀则气塞，气塞则活血亦滞。夫所以续筋接骨者，惟气血周流之神化也，苟血以塞气，气以滞血，则内而三焦不行，外而营卫断绝，不死何恃？发为血余，性入血分，而乱发又为血余之败落者，则从类而直亲死血可知。蚕丝具细络之象，其性善走络脉，而染绯更走经脉之血络又可知。蒲草阳多阴少，故易生而早败，败蒲之性，其吸血又可见矣。炊单布，去血肉垢腻，久用成性。甘草浮诸药而使之旁搜遍及，然后以破瘀之桃仁先动之，而以逐瘀大黄攻下之也。又恐血之瘀气塞者，易于生热，而逐瘀破血者，易于下趋，故以咸寒之童便煎汤，而以浮暖之酒力上留也。大黄切浸而后下者，取轻清之气，以荡漾郁瘀，而不使重浊之味伤阴液也。三药烧灰而入煎者，取咸黑之性，深入血分，而且假火烧之力助阳气也。以此温服，则内而三焦之瘀得从通利而去，故利下色赤也。蒲草阴津枯燥，性吸血气，败席入卧，则所吸之血气盈满，煎汤先洗，则相为感应，而外引其经络之瘀，从毛窍而散，故浴水赤色也。内外之瘀皆去，而气血流通，此筋骨之损自能接续矣。（《高注》）

陆渊雷：此方用炊单布，又曰剉曰煎，殆非仲景法也。凡治跌扑损伤，大法主逐瘀行血，所以然者，恢复损伤，须细胞之滋生，而瘀血停留，则诸脏器之功能俱受障碍，损伤处不易滋生新细胞故也。然亦须随证消息。若失血过多，衰弱甚者，即不宜恣意逐瘀，当兼补气血；又有瘀血甚少，不须荡涤，而别成他种证候者，不可一概论治。此方专主逐瘀，守其常耳。绯帛，好古云：主坠马及一切筋骨损。时珍云：烧研疗血崩金疮出血。……败蒲亦蒲席（参看十三篇蒲灰散）《别录》云：主筋溢恶疮。甄权云：单用破血。

从高坠下，损瘀在腹拉痛，取久卧者，烧灰酒服二钱。浴水赤，当是败蒲席之色，绝非瘀血，浴之使瘀血行化，理固可通，皮里之瘀，岂能涤除而浴汤哉。（《今释》）

按：王子接强调本方扫除三焦瘀血，内外兼治；高学山对方中每味药理有详细阐述，均可参。

【临床应用】（1）桃仁汤，治腕折瘀血方：桃仁四十枚，乱发一握，大黄如指节一枚，右三味以布方广四寸，以绕乱发烧之，咀大黄、桃仁，以酒三升，煮取一升，尽服，血尽出。又方：桃仁六十枚，大黄六两，桂心二两，右三味咀，以水六升，煮取三升，分三服，当下血差。（《备急千金要方》）

（2）败蒲席取久卧者烧灰，酒服二钱，治坠扑恶血，同蒲黄、当归、赤芍、朴硝煎汤调服，汗乃血液，沿濡日久，用以烧灰，同气相感之应也。（《本经逢原》）

（3）适应证候：从高处坠下而损伤筋骨，肢体肿胀疼痛、头胀颈肿、发热，或腹部刺痛，舌质有瘀斑，脉弦而涩者[28]。

（4）关于尿疗法的运用：治马坠及一切筋骨损方，药有七味，而以大黄、桃仁为主药，有较强的活血行瘀、消肿镇痛作用，后世《医学发明》所制复元活血汤（柴胡、瓜蒌根、当归、红花、甘草、穿山甲、大黄、桃仁、酒）为主治跌打损伤、胸胁瘀肿疼痛的常用方剂，实宗源于此。不可忽视的是，治马坠及一切筋骨损方的煎服法中，明确指出"上七味，以童子小便，量多少，煎成汤……"提示了童便的药用价值。

用尿来治疗疾病：据香港石玄柱[29]称：到目前为止，实际治愈的病例，包括医学界人士的体验有：各种癌症、胃肠溃疡、胃肠炎、气管炎、气喘、狭心症（冠心病）、心肌梗死、心律不齐、性病、疫病、膀胱炎、前列腺肥大、各种结石、甲状腺及其他荷尔蒙分泌异常、忧郁症、神经衰弱、神经系疾病、痛风、风湿性关节炎、胶原病、淋巴肿瘤、白内障、飞蚊症、花粉症、过敏、水肿、老年性瘙痒、尿道炎、子宫颈糜烂、不孕症、寒冷症、手冻脚冻、齿槽肿、口腔炎、牙龈炎、癫痫、肉瘤、头痛、神经痛、腰痛、坐骨神经痛、中风、贫血、高血压、低血压、各种皮肤病等等。施行尿疗法后，一般共通的成效有：①肌肤变得光滑丰润；②脸色好转；③白发变黑，发量增加；④精神舒爽，血液循环良好；⑤老人斑、黑斑、雀斑、黑痣、疣会消失；⑥血压稳定；⑦身体有轻快感；⑧迅速缓解疲劳；⑨大小便顺畅；睡眠良好；性格较开朗；视物更清晰；调整体重、胖瘦；减缓老化；头脑清明。

尿疗法的具体操作：晨起饮早上第一次排出的尿，前面排出的一点和后面的一点舍去不用，取中间的这一段，是谓"中间尿"，最初可以从 30ml 饮起，习惯了以后再慢慢增加，假如您觉得实在难以下咽，也可加水或果汁稀释，为了预防疾病，增进健康，一天饮 50ml 即可，若是为了治病，可以饮 200～250ml，次数也可以增加为二次以上。必须注意的是排出的尿必须尽快饮完，最迟不要超过 5 分钟，因为放置久了的尿会滋生细菌和氨。

（5）有关尿疗法的临床报道[30]：据《中药大辞典》"人尿"条载，①尿泡蛋预防麻疹：取新鲜鸡蛋针刺 7～10 个小孔，浸入 10 岁以下患过麻疹、身体健康的童尿中（尿量需浸没鸡蛋），放低温处浸泡 7 天，取出洗净，煮熟去壳内服，每日取 1 个，根据年龄大小，1 次或数次服，连续 2～3 天。②妊娠尿治疗银屑病（牛皮癣）：妊娠尿的制备法有二：一为自然尿：怀孕 2～3 个月的健康妇女，取中段尿液，培养 24 小时无细菌生长即可，贮于冰箱中备用。二为消毒尿，取 2～8 月健康妇女的妊娠尿，煮沸后析出沉淀物，取上清液，再高压消毒，低温保存，成人每次肌内注射 5～10ml，每日 1 次，儿童 5ml，经穴注射，每穴每次 0.5～1ml，儿童 0.5ml，据观察，168 例用自然尿的患者，有效者 139 例（82.7%），其中治愈 74 例，显效 22 例，有效 43 例。142 例用消毒尿的患者，有效 87 例，其中治愈 20 例，显效 26 例，有效 41 例。妊娠尿对带有过敏性质的急性期病变，效果快而显著，自然尿的治愈率比消毒尿高，妊娠第 2 个月左右的尿液效果最强，可能是尿中绒毛膜促性腺激素的含量较高之故。③治疗肺结核病咯血：取 12 岁以下无病男孩或病者本人的新鲜中段尿，加糖矫味，趁热服，每次 150～300ml，日服 2 次，血止后连服 2～3 天以巩固疗效。据 24 例观察，服后有 22 例血止，平均 2.8 天。④治疗溃疡病出血：童尿每日 2 次，每次服 100ml。共治疗 83 例，有效率为 97.6%，但对肿瘤出血无效。⑤自尿注射治疗流行性腮腺炎：取患者本人尿液 10ml、煮沸，待冷后每次肌内注射 1ml，每日 2 次，3 天为一疗程。若症状未退，可继续一疗程。据 39 例观察，有 32 例注射 3 次后痊愈，4 例经 3～6 次注射而愈。

结　　语

本篇论述了十多种病证治方。其中救卒死证治方十二首，救尸厥证治方二首，以及救溺死证、中死证、自缢死证治方各一首。上述危急重证治方的特点，是给药的途径各有不同，如有：内服、口含、灌鼻、管吹内鼻中、管吹两耳、涂面、外熨、外浸等不同。其目的是根据不同的发病机理，捷取药效，速奏转危为安之功。本篇原文虽虚实寒热未究，病因医理未详，但根据"因病立方，因方用药"的原则，后世医家认为本篇是在《内经》十三首经方基础上的发展，故李彣曰："然则《杂疗方》一篇，仲景盖酌手病情之最深，而备《内经》之遗意者欤？"（《广注》）

有学者认为[31]，张仲景在抢救卒死等危重急症的过程中，紧紧抓住了四个基本环节：恢复神志，恢复呼吸，保存阳气，祛除邪气。

恢复神志是抢救卒死之首务。仲景选用薤汁、菖蒲屑、桂屑、雄鸡冠血、马屎、牛粪等芳香辛烈，或腥膻恶臭之品，开窍醒神。并注意到昏迷病人多伴见吞咽困难，在使用这些药物时，多采用灌鼻、吹耳、涂面、含舌下等方法，直接刺激机窍。

为了帮助患者恢复呼吸，张仲景发明了相当完善的人工呼吸复苏术。以一人蹬肩挽发，使患者头部后仰，颈项舒直，咽喉通畅；另一人根据正常的呼吸，按压患者胸部；再以一人屈伸患者臂胫，舒展胸廓，还可同时按其腹部，借胸、臂、腹的被动运动，引动肺脏舒缩，保证肺中获得充足的清气。

阳气之存亡关系到患者之死生，阳气之盛衰又反映于四肢的温暖。因此，保持肢体温暖是固护阳气的重要措施。张仲景采用"以灰围四旁"等方法，借灶灰之余热，提高室温，温暖肢体。此外，采用温灸的方法，助阳回阳。徐彬由此悟出仲景救卒死是以复其阳气为主旨。

中恶客忤引起的停尸卒死，皆因于邪气猝犯。因此，抢救过程中，必须配合使用祛邪之法。张仲景制有三物备急丸与还魂汤，供医者常备以救急，此二方，一以攻里，去恶除秽，一以发表，宣散表邪，祛邪以扶正，相得益彰。

可见，《金匮要略》本篇所载急救技术充分利用了汉代所具有的科学技术，综合采用了各种简便易行的方法，确立了与病理机制相符合的治疗原则，为中医临床急救医学的形成奠定了基础。后世中医急症的救治，多受本篇影响[32]。

仲景在本篇救急的二十二首方剂所使用的急救药物中，基本上具备了速效、使用方便、效果正确的三个特点，如薤汁、皂荚末、菖蒲屑等体现尤为明显。他如：加减柴胡饮子方治五脏虚热，体现的行气退热法；诃梨勒丸方治气壅邪滞于中，与单服滋补不同；紫寒石散方为伤寒令愈不复之治剂；三物备急丸治心腹诸卒暴百病，中恶客忤，气急口噤，停尸卒死以攻逐寒积，并广泛应用于当今中医的急症治疗；治马坠及一切筋骨损方为后世伤科之祖方等，均为中医急症学的治疗有较大贡献。因而有学者认为，张仲景是急救学的开创者，在振兴中医学的今天，继承和发扬仲景的急症学，为中医占领急症阵地，增强竞争活力，无疑具有重要的现实意义和实际意义[33]。

（张家礼　江　泳）

参 考 文 献

[1] 李克光，等 . 高等中医药院校教学参考丛书·金匮要略 . 北京：人民卫生出版社，1989：621

[2] 李文瑞 . 金匮要略汤证论治 . 北京：中国科学技术出版社，1993：786

[3] 李克光，等 . 高等中医院校教学参考丛书·金匮要略 . 北京：人民卫生出版社，1989：622

[4] 杨百茀，等 . 实用经方集成 . 北京：人民卫生出版社，1996：566

[5] 李华安 . 金匮要略串讲 . 济南：山东科学技术出版社，1996：223

[6] 陈雅琴，等 . 邹维德运用三物备急丸的经验点滴 . 江苏中医杂志，1983（6）：13

[7] 卢戈山 . 备急丸加味治疗沉寒凝滞型慢性腹泻 200 例 . 浙江中医杂志，1992，27（11）：489

[8] 朱文浩 . 三物备急丸的临床应用 . 浙江中医学院学报，1986（2）：10

[9] 李华安 . 金匮要略串讲 . 济南：山东科学技术出版社，1996：224

[10] 李克光，等 . 高等中医院校教学参考丛书·金匮要略 . 北京：人民卫生出版社，1989：625

[11] 罗文成 . 三物备急丸治愈肠梗阻一例报道 . 中医杂志，1965（9）：27

[12] 遵义医学院急腹症研究组 . 中药对家兔离体小肠的影响——三物备急丸对肠管作用的初步观察 . 新医药学，1975（11）：41

[13] 王德明 . 三物备急丸、十枣汤抗腹部手术后腹腔粘连的实验研究 . 南京中医药大学学报，2000（3）：46

[14] 遵义医学院急腹症研究组 . 三物备急丸主药巴豆的临床研究 . 新医药学，1977（2）：18

[15] 李克光，等 . 高等中医院校教学参考丛书·金匮要略 . 北京：人民卫生出版社，1989：628

[16] 郭连澍，杨瑞月 . 试论《金匮要略》后三篇的价值 . 河北中医，1983（3）：11

[17] 李克光，等 . 高等中医院校教学参考丛书·金匮要略 . 北京：人民卫生出版社，1989：629

[18] 李克光，等 . 高等中医院校教学参考丛书·金匮要略 . 北京：人民卫生出版社，1989：630

[19] 曹元成 . 自然疗法在疾病防治中的作用//中华自然疗法汇粹 . 成都：成都出版社，1991：412

[20] 李克光，等 . 高等中医院校教学参考丛书·金匮要略 . 北京：人民卫生出版社，1989：631-632

[21] 李克光，等 . 高等中医药院校教学参考丛书·金匮要略 . 北京：人民卫生出版社，2008：513

[22] 王爱荣，等 . 仲景护理与临床 . 北京：中国中医药出版社，1994：191

[23] 杨百茀，等 . 实用经方集成 . 北京：人民卫生出版社，1996：571-572

[24] 李华安 . 金匮要略串讲 . 济南：山东科学技术出版社，1996：229

[25] 李克光，等 . 高等中医院校教学参考丛书·金匮要略 . 北京：人民卫生出版社，1989：635

[26] 李华安 . 金匮要略串讲 . 济南：山东科学技术出版社，1996：228

[27] 王爱荣，等 . 仲景护理与临床 . 北京：中国中医药出版社，1994：192

[28] 黄星垣 . 中医内科急症证治 . 北京：人民卫生出版社，1985：674

[29] 石玄柱 . 唤醒——万病有效·尿疗法 . 成都：成都出版社，1992：2

［30］李克光，等．高等中医院校教学参考丛书·金匮要略．北京：人民卫生出版社，1989：644

［31］陈恳．试论《金匮》后三篇的学术价值．四川中医，1983（5）：5

［32］张家礼．《金匮·杂疗方》等三篇学术价值初探．中医函授通讯，1990（5）：6

［33］蒋明德．《金匮要略》急症学初探·中医经典著作思路与方法研究．贵阳：贵州科学技术出版社，1992：483

第二章

禽兽鱼虫禁忌并治

　　本章原文为《金匮》第二十四篇。古人对饮食卫生非常重视，如《周易》之颐卦谓"君子以慎言语，节饮食。"清·陈梦雷《周易浅述》释需卦曰"需者，饮食之道也"。

　　中国食疗学，是中医医药学重要的组成部分。据统计，从汉代到清代，我国有名的食疗著作有三百之余，但现在可以见到的仅存十余部。而《金匮要略》的"禽兽鱼虫禁忌并治第二十四"和"果实菜谷禁忌并治第二十五"则是论述动物类和植物类食品饮食卫生的专篇，讲究饮食卫生又是科学膳食的主要内容之一，因此我们可以认为《金匮要略》本篇及下篇也应视为中医食疗学的专篇，有其重要的学术研究价值。

　　《汉书·艺文志》载有《神农黄帝食禁》十二卷：此下两篇所载，多见于《千金》引黄帝云，及《外台秘要》引《肘后备急方》，其中部分可能是《神农黄帝食禁》的遗文。

　　张仲景在《伤寒杂病论》中，非常重视禽、兽、虫类药物的应用，如鸡子，用鸡子黄者有3首方剂，用鸡子清者一首方剂；如羊肉者，用于当归生姜羊肉汤；用猪者，含猪胆汁方共三首，含猪肤（猪皮）方一首，含猪膏方一首；至于虫类药（如虻虫、蟅虫、白鱼、蜂房、水蛭等）的应用更为广泛了。

　　本篇着重论述禽兽鱼虫等动物类食品的饮食卫生，预防食物中毒，和各种食物中毒的治疗方药，贯穿着预防与治疗相结合的思想。就日常生活饮食的宜忌，作为卫生常识提出来，引起人们注意，有利身体健康，因而寓有科学膳食的丰富内容。本篇共有条文101条，载方21首。其中第1条是论禁忌不洁食物的原因和治疗方法。第2条是论述五脏之病，有五味之禁忌，以及四时有宜食不宜食的规律。第3条至第18条、第24条至第32条、第35条至第40条、第43条至57条、第59条至第72条、第74条至第92条、第97条、第99条至第101条，共计83条，是论各种不洁禽兽鱼虫的辨别方法、食物中毒引起的各种疾病，以及某些食物相混饮用不利于健康的原理、妊娠饮食禁忌等。其他16条（第19条至23条，33、34条，41、42条，58条，73条，93至96条，98条）则论各种食物中毒的治法和方药。

　　本篇条文甚多，内容较为丰富，对于我们研究古人在饮食卫生方面的预防方法，以及饮食中毒的解毒治疗功效是很有帮助的。有的解毒方法，直至目前仍在广泛加以应用。当然，限于历史条件，部分肉类有毒不可食的内容有些重复，个别说法，不可理解，但仍予阐释以供研究参考。

　　【原文】　凡飲食滋味，以養於生，食之有妨，反能為害，自非①服藥煉液②，焉能不飲食乎？切見時人，不閑③調攝，疾疢競起，若④不因食而生，苟全其生，須知切忌者矣。所食之味，有與病相宜，有與身為害，若得宜則

益體，害則成疾，以此致危，例皆難療。凡煮藥飲汁以解毒者，雖云救急，不可熱飲，諸毒病⑤得熱更甚，宜冷飲之。(1)

【词语注解】 ①自非：假如不是。

②服药炼液：指修道炼丹。

③闲：通"娴"。《广雅·释诂》："习也"，熟习，娴熟。

④若：《医统》本作"莫"，据文义，可从。

⑤诸毒病：凡毒物（能损害人体健康的物质）经气道、食管、血道或皮毛吸收进入机体引起的疾病，包括食物、药物、虫兽伤和秽浊之气中毒的临床表现，统称诸毒病。

【经义阐释】 本条论述饮食对人体的影响及解毒药宜冷饮的原则。凡饮食精华可以养生，倘不知禁忌，食之无益，反能为害。除了服药炼丹而辟谷的所谓道家不饮食而外（道教认为，人体中"三虫"，是欲望产生的根源，毒害人体的病魔，它们靠谷气而生，如果人不食五谷，三虫在人体中就不能生存，"三虫"既亡，永无思虑，人就可以长生不死，故道家幽居山林，虽不食五谷和肉类，但可服食黄精、百合、枸杞、茯苓、何首乌、灵芝及松果、术、火麻仁等，以期长生不老的方法，叫做"辟谷"、"服食"，其法详载《千金翼方·卷十三》），任何人都要依赖饮食来维持生存，常常看见当时的人，不熟习调养摄生的方法，以致疾病丛生，莫因饮食为害而生。若要想使自己的身体能够安全无恙，健康长寿，对饮食的服用与禁忌，应该有所知晓。所吃的食物，有的是适宜治病的（所谓"五脏病各有所得者愈"），有的则为害于身体。如果食之得宜，则有益于身体；食之不宜，则能为害而引起疾病。并且由于饮食不当，而致疾病转归危，例皆难于治疗。又凡乘热而饮。凡邪毒必热，热饮之，则诸毒病得热更甚，故解毒药宜冷后饮服，多偏甘寒而不宜辛热。

【文献选录】 徐彬：凡气遇热则增，遇冷则减，毒气亦然，故曰：诸毒病，得热更甚。凡解毒药必甘寒之品，亦此故也。若干霍乱，饮热汤则死，盖毒由邪热炽盛，故得热更甚。每见猪屎及盐水，性寒皆能愈之，亦所谓饮冷，不独汤之凉也，不宜辛热药亦可知也。（《论注》）

高学山：若不因食二句，似乎费解，故樵李徐氏，谓若字恐是无字之讹。愚谓徐氏误将此句连下文读耳。若连上读，则其义自明矣。盖言不闲调摄，以致灾疾，竟若不欲饮食而求生者之谓（愚按"若不因食而生"句，盖谓不闲调摄者，疾疢因食而生，而自以别有缘起，初非因食耳，如是解，亦通。）（《高注》）

郑艺文：本节首论饮食对人生之必要，及食用的宜忌，犹本书第一篇所论，以水能浮舟，亦能覆舟之喻。食之当，则养生，不当则致病，甚至丧生。故日常饮食的调摄，对健康与否有如影随形的关系。其次着重指出解毒药物宜冷饮不宜热饮。认为凡物之毒者，必热，热饮则助其毒势。（《浅释》）

按： 徐彬认为解毒药必甘寒之品；高学山主张"若不因食而生"应紧接"疾灾竟起"之后；郑艺文对本条精神有深透理解。均可参。

【临床应用】 中国食疗为寿世异宝，人们研究科学膳食，就是要根据食物的营养特点和性味功能，因人而异，合理地选择和摄取食物。本篇本条所论，则充分体现了辩证法的摄食原则，不仅为中医食疗的无数实践所验证，从现代营养学和医学角度来看，也是极为正确的，故孙思邈云"不知食宜者，不足以生存也"实为至理名言[1]。

【现代研究】 （1）文中提出解毒药宜冷饮的原则，是可以肯定的经验，因药汁过热，能使胃肠毛细血管扩张，加速毒质吸收。但冬季冷饮则有损肠胃，增加肠胃蠕动，使肠胃

黏膜面增加，毒质吸收更快，故虽冷饮，不宜太过。(《张仲景研究》)

(2) 食疗是自然疗法的主要特色，源于医学与道家：中医认为"医食同源、药食同源"。如粳米既是主食也可入药，白虎汤便是例证。"起居有常，饮食有节"是岐黄名言，若一味强调卡路里，往往吃的太多，原来的抵抗力都用来消化食物，而无剩余的力量来抗癌。增加营养，也增加毒素。总之，营养适度，有益于健康长寿[2]。

(3) 仲景主张的食疗原则：由本条可知，仲景认识到饮食对于人体的双重性，十分强调恰当地运用饮食以健身祛病。因此，对食疗法运用提出以下原则：①饮食有节：合理的饮食方法能强身愈疾，不良的饮食习惯则易伤人致病。故《金匮要略·脏腑经络先后病脉证》云："馨饪之邪从口入者，宿食也"，认识到饮食失调是导致疾病的原因之一，从而提出了"服食节其冷热苦酸辛甘"(同上篇)，强调饮食必须有节的原则。②三因制宜：个体差异，地区不同，季节变更，饮食方法应因人、因地、因时选择。故《金匮要略·禽兽鱼虫禁忌》云："春不食肝，夏不食心，秋不食肺，冬不食肾，四季不食脾。"又"妇人妊娠，不可食兔肉，山羊肉及鳖……令人无子。"提出食疗方法运用，须结合个人素质，南北气候和地理差异，合理选择。③注意禁忌：a. 病后禁忌：病后人体阴阳发生了变化，食有偏性，应因病选择。"羊肉，其有宿热，不可食之"(《金匮要略·禽兽鱼虫禁忌》)，羊肉性温，患有热病者食后会增其热势，病中饮食须有禁忌。同时，少食生冷之品，禁食有毒变质之品。如"肉中有米点者不可食之"，"食冷物，冰水齿；食热物，勿饮冷水"(同上篇) 等等不可不禁。b. 药后禁忌：为了便于药物迅速吸收，增加疗效，顾护脾胃，避免药食间不良作用，在服药期应注意饮食禁忌。如桂枝汤服后"禁生冷、粘滑、肉面、五辛、酒酪、臭恶等物"，百合洗方洗后须"禁食盐豉"等，示人药后忌口，以利病愈[3]。

【原文】 肝病禁辛，心病禁鹹，脾病禁酸，肺病禁苦，腎病禁甘。春不食肝，夏不食心，秋不食肺，冬不食腎，四季不食脾。辯曰：春不食肝者，為肝氣王，脾氣敗，若食肝，則又補肝，脾氣敗尤甚，不可救。又肝王之時，不可以死氣入肝，恐傷魂也。若非王時即虛，以肝補之佳。餘臟準此。(2)

【经义阐释】 本条论述五脏之病有五味之禁，以及四时的食物之忌和机理。

肝属木，肝病若食辛味，辛能助肺伤肝，故肝病禁辛；心属火，心病若食咸味，咸能助肾伤心，故心病禁咸；脾属土，脾病若食酸味，酸能助肝伤脾，故脾病禁酸；肺属金，肺病若食苦味，苦能助心伤肺，故肺病禁苦；肾属水，肾病若食甘味，甘能助脾伤肾，故肾病禁甘。

四时又有不宜食者，如春季肝旺脾弱，若食肝则肝得补，肝旺脾受克更弱，故曰不可救，此春不食肝之机理。肝旺时食肝不但伤脾，且肝木所藏之魂，因死气入肝而伤；如果非肝旺即虚时，食肝以补其肝虚则佳。余脏亦依此类推：如夏季心旺肺弱，若食心则得补，心旺肺受克更弱，不可救，此夏不食心之机理。心旺时食心不但伤肺，且心火所藏之神，因死气入心而伤；如果心旺即心虚时，食心以补其心虚则佳；如秋季肺旺肝弱，若食肺则肺得补，肺旺肝受克更弱，不可救，此秋不食肺之机理。肺旺时食肺不但伤肝，且肺金所藏之魄，因死气入肺而伤；如果非肺旺即肺虚时，食肺以补其肺虚则佳；如冬季肾旺心弱，若食肾则肾得补，肾旺心受克更弱，不可救，此冬不食肾之机理。肾旺时食肾不但伤心，肾水所藏之志，因死气入肾而伤；如果非肾旺即肾虚时，食肾以补其肾虚则佳。如四季之末各十八日，脾土当旺而肾弱，若食脾则脾得补，脾旺肾受克更弱，不可救，此四季不食脾之机理。脾旺时食脾不但伤肾，且脾土所藏之意，因死气入脾而伤，如果非脾旺即脾虚时，食脾以补其虚则佳。

因病忌口是中医饮食禁忌的重要原则，本条是根据《灵枢·五味》："肝病禁辛，心病禁咸，脾病禁酸，肺病禁苦，肾病禁甘"的原则，重申五脏之病各有所忌的饮食禁忌基本法度。

【文献选录】 徐彬：肝病禁辛五句，恐助仇也。春不食肝五句，恐衰脏偏绝也。若死气入肝之说，甚有妙理，盖一脏当一脏之旺时，生气之所起也。以死肝合之，则死气借旺而复，是死气乘肝，伐生生之气。若非旺时，纵有死气，不乘旺，无生气相引，则死气不复也。适足以补之而已，故曰：以肝补之佳。(《论注》)

李彣：肝病属木，辛味属金，金克木也。心病属火，咸味属水，水克火也。脾病属土，酸味属木，木克土也。肺病属金，苦味属火，火克金也。肾病属水，甘味属土，土克水也。故皆在所禁。……非王时即虚，以肝补之，指夏秋而言，盖夏月木生火，是肝泄气之时。秋月金克木，是肝受制之时也。(《广注》)

吴谦：此言五脏有病，而禁之以五味，何也？肝木病若与之以辛，辛助肺气，恐克肝也，故肝病则禁辛。心火病若与之以咸，咸能益水，恐水克火也，故心病则禁咸。脾土病若与之以酸，酸味属肝，恐木克土也，故脾病则禁酸。肺金病若与之以苦，苦味属火，恐火克金也，故肺病则禁苦。肾水病若与之以甘，甘能补脾，脾主克水，故肾病则禁甘。(《金鉴》)

丹波元坚：……畜兽五脏，能益人五脏。春时木旺，肝气盛脾气改，故不食肝，食之则肝气愈盛，脾气愈败，因成脾病，则难治也。或春月肝经受病，明有虚证，亦宜食肝以补之。或春月肝气太盛，即宜食肺以抑之。……或肝气太盛，因而生病，亦宜辛味以制之。更在心智变通，不可全执定论，他脏效此。(《述义》)

陆渊雷：……肝王不可以死气入肝云者，谓春时己身之肝本自当旺，而所食之肝却是死肝，己肝与食肝同气相应，则是引死气以入己肝也。《内经》以肝藏魂，心藏神，脾藏意，肺藏魄，肾藏志，故死气入肝则伤魂。(《今释》)

按： 原文"死气入肝"之说，徐彬、陆渊雷所释，有参考价值。丹波元坚强调"不可全执定论"，临床当变通其用法，可从。

【临床应用】 （1）饮食禁忌与节气时令有关，本条又结合五脏功能与食物性味的关系，提出春夏秋冬四季的食物禁忌，与《金匮要略》首篇第一条中所云补肝之法"肝虚则用此法，实则在用之"之理相同[4]。

（2）本条以五脏之病与五味、四时之间适应与否，说明生理、病理与治疗的机制，是以我国古代唯物辩证法的哲学思想，即五行生克制化理论取象比类来认识和解释客观事物的，在运用此条理论指导临床实践时，仍要在因时、因地、因人制宜和辨证施治的前提下，灵活运用[4]。

【现代研究】 忌口是指患病与服药期间需要禁忌的饮食禁忌。现代医学认为，服用铁剂时，不宜与脂肪食物同服，因胃酸分泌减少，影响三价铁转化为二价铁，不利于吸收，还需忌食海带、肝脏、花生仁、芝麻酱等含钙、磷较多的食物，若能配合含维生素C的蔬菜、水果，即可使铁剂溶解度增加，提高疗效。至于维生素A、D，属于脂溶性药物，就需要进食肉类、猪油、奶油、花生、芝麻等高脂肪食物，以促进药物吸收，增加疗效。

忌口还与现代免疫学有关。正常人的免疫水平具有很强的防御功能，当免疫功能降低或过高时，均会罹患疾病。有一位高热一月之久的系统性红斑狼疮病人，经治疗体温很快降至正常，但进食鱼和牛奶等发物后，体温迅速回升到40℃左右，皮肤上红斑骤起。所谓发物，主要包括高脂肪、高蛋白、有刺激性的食物，以及对代谢性疾病有害的食品，它们可引起机体对异性蛋白的过敏反应，造成反复发热、皮疹，或导致胃肠功能紊乱。刺激性食品还容易导致皮肤血管充血，甚至水肿[4]。

【原文】 凡肝臟，自不可輕噉①，自死者彌②甚。(3)

【词语注解】 ①噉：同啖，食也。

②弥：《集韵》："弥，益也。"

【经义阐释】 古人认为诸畜兽临杀之时必有所惊，惊气入心，肝有所忿，怒气归肝，食之不利。其实肝脏是机体重要的代谢、解毒器官，解毒器官必为毒质所藏，故不轻食。如兽自死者，必肝脏中毒或患疫疠而死，更不可食用。然并非所有畜兽肝脏均不可食，是提请注意讲究内脏的饮食卫生。

【文献选录】 高学山：肝脏为饮刀时忿怒之气之所郁伏者，故不可轻噉，又五行之运，木先荣而早凋，故肝生之而肝实死之也，是自死之肝，其死气之气窟宅乎。物之死气，尝死人之生气，故不可噉弥甚。（《高注》）

陆渊雷：说者多谓畜兽临死之际，惊恐忿怒之气，归于肝脏，故不可食。其说于科学无征。以今日所知，则肝脏为生活体中之消毒器，食物之有毒者，经肝脏之化学作用，化为无毒。由是言之，肝脏摘出之际，容有未经化尽之毒质，存在于肝细胞中，非洗涤所能消除，故不可轻噉。其自死者，或因疾疫，则复有毒素存在，故弥不可噉。弥，愈也，益也。（《今释》）

李华安：一般而言，不能轻率地吃动物的肝。"自死者"是指未经屠宰而死去的动物的肝，这种肝脏尤其不可食用。（《金匮要略串讲》）

按： 陆渊雷之说可从。

【临床应用】 古人谓不可轻食有毒之肝脏，并有解肝中毒方，录之以供研究参考：《肘后备急方》附子末服一刀圭，日三服；《外台秘要》引张文云：又食生肝中毒方，服附子方寸匕，日三，须以生姜汤服之，不然自生其毒。

【原文】 凡心皆為神識所舍，勿食之，使人來生復其報對①矣。(4)

【词语注解】 ①报对：《集韵》："报，酬也"，《诗·卫风·水瓜》："投我以木瓜，报之以琼瑶"；《广韵·第十八》"对，答也"。报对即酬答之意。

【经义阐释】 采报之义，出自佛家。佛教是西汉末年和东汉初年传入中国的。本来佛教所主张的三世因果之说或"佛性与报应"是建立在般若性空的理论之上的。以为人是由物质、感觉、观念、行动、认识等五类（即所谓五蕴）和合而成，而没有单一的、不平的、自在的、主宰的灵魂。人生只是由过去的五蕴综合所起的作用而引起现在的综合现象而已。唯其没有主宰的灵魂，才可以经由一定的修养而达到消除五蕴，证得涅槃纯真理的境界（释迦牟尼的基本学说归结为苦、集、灭、道四谛。灭讲解脱，最高的精神境界，叫做涅槃）。但是佛教初传以后，汉地人士纽囿原有的魂魄之说，结合了三世因果，以为佛教主张人死精神不更而再生，这种解释本与佛教基本教义不符。然而汉魏以至宋齐，凡是通达儒术而学佛教的人多半陷于这种见解而不能自拔，结果掀起强烈的神灭与神不灭之争。（参中国佛教协会编印《中国佛教史话》第11页）

佛教徒（僧尼）的日常生活，是不分肉食或素食的（中国僧尼的习惯主素食），而且佛家并不以畜兽之心为神识（灵魂）所舍，故此条乃林亿诠次《金匮要略方论》时附入儒术的误解，实乃迷信色彩，应予批判。

中医所谓心，乃心脑器官，食之无妨。

据报道，在印度尼西亚的贝来大山谷，住着约一万达尼人，他们还过着原始社会的生活，在十二个军事联盟之间常发生战争，胜利者常把战败者的尸体吃掉，以表示对敌人的蔑视。（1986年4月12日《成都晚报》载世礼"印度尼西亚的原始人"）说明此条实乃迷信之说。

【文献选录】 李彣：人、物虽殊，其贪生怕死之心一也。既食其肉，何妨复食其心？古仁人尚有不忍食心者，况有神识之动物乎？《《广注》》

高学山：血肉之心为形脏，而形脏者神灵知识之所舍，人物虽有偏全之别，而其具有神识则一也。夫形骸可以气化，而神识不得以水火劫数消灭者，物类之神识虽微，积久而郁为火毒，发为痈疽，理或然耶，故戒勿食。来生复其对报，虽似仲景以因果之说恐吓后人，然而天道循环，风吹南北，江河消长，地易东西，亦未始不可尽信也。（《高注》）

陆渊雷：果报之义，出自佛家，然佛家不以肉团之心为神识所舍，且食肉还肉，岂特心脏，今食肉而不食心，是亦月攘一鸡而已。（喻不能痛下决心改正错误）（《今释》）

按： 高学山以因果说强加于仲景，似谬；陆渊雷之说则可参。

【原文】 凡肉及肝，落地不著尘土者，不可食之。猪[①]肉落水浮者，不可食。(5)

【词语注解】 ①猪：丹波元坚谓"据前后条，猪字当作诸字"（《述义》）可从。

【经义阐释】 肉类及肝，传染中毒，腐败水肿，故落地不沾尘土，不可食。诸肉类不限于猪肉日久腐败产气，细胞内及组织间有气体，故置水中浮鼓于外，亦不可食。

【文献选录】 高学山：落地不着尘土，以其毒气盛满，尝浮鼓于形外之所致也……落水而浮，知其毒气之鼓满于肉中也。（《高注》）

陆渊雷：《医心方》引《养生要集》云：凡生肉五脏等，著草中自摇动，及得酢咸不反色，堕地不污，与犬犬不食者，皆有毒，食之煞人（《千金翼》同）。又引《食经》云：生鱼肉投地，尘芥不著，食之伤人。……渊雷案：诸肉落水本自沉，为其比重大于水也。若日久腐败，发酵而含有瓦斯，则落水反浮，此与溺水死者久则自浮同理，肉既腐败，故不可食。若猪肉，则脂肪白色者入水本浮，不足异也。（《今释》）

【临床应用】 《续名医类案·卷二十二》云："吴孚先治一人，长夏无故曰肢厥冷，神昏不语，或作阴证或作厥热，或作中风，或作痰治，俱不效。吴诊之，消息再曰，问前者曾食何物，其家人曰，前日晚间曾食猪肺，乃恍然，令以忍冬花二两，煎汤灌之乃疗。盖所食乃瘟猪肺也"说明误食有毒猪肉，可见中毒症状，其治疗亦可作研究本条之参考[5]。

【原文】 诸肉及鱼，若狗不食，鸟不啄者，不可食。(6)

【经义阐释】 飞鸟禽兽的视、味、听、嗅、觉较人类灵敏，故狗、鸟等不食之肉或鱼，必腐败有毒，绝不可食。

【文献选录】 陆渊雷：《金鉴》云：凡禽兽不食之肉，必有毒，不可食之。渊雷案：生活上自卫之本能，鸟兽贤于人类，为其嗅味视听之灵敏也，故辨别食物之可食与否，人类以其智力，鸟兽以其本能，此条借鸟、兽之本能，以济智力之或有不及也。（《今释》）

【现代研究】 由本篇可知，动物类食品之禁忌，似与部分动物的喜恶和禁忌相似。如人与素食动物（如牛、羊、兔、鹿、野马等，本能也喜甜恶苦；人有病会去吃药治病，动物有病也会吃药治病，如狗被毒蛇所咬，感到中毒时，也会吃一些青草如半边莲、田基黄等来解除蛇毒（《光明日报》）1986 年 6 月 15 日）。

据 1986 年 4 月 4 日《光明日报》在"为狗树碑"一文中报道：墨西哥在 1985 年 9 月 9 日遭到 8.1 级强地震的袭击，当地救灾人员在寻找被埋压的人员时，虽然采用过光导纤维法，超音波探测仪法，然而最有效、最简便的还是"狗寻法"，普通狼狗经过简单的训练，例如让它嗅闻坏肉和鲜肉，它就可以以嗅觉区分活人和死人，确定被埋活人的位置，它的嗅觉范围可以达到 10m，比任何先进仪器都灵。可知本条所云"诸肉及鱼，若狗不食，鸟不啄者，不可食"是有道理的[5]。

【原文】 諸肉不乾，火炙[①]不動，見水自動者，不可食之。(7)

【词语注解】 ①炙：俞桥本作"炙"，可从。"炙"，烧也。《说文解字·焱部》："炙，炮肉也，从肉在火上。"

【经义阐释】 肉类久放必自干，若久放而不干，说明已腐败水肿，故不可食；肉被火烤炙可收缩而动，若腐败水肿，则火炙不动；肉腐而产气，入水气出自动。总之，此乃物理异常现象，与毒有关，故均不可食。

【文献选录】 高学山：不干者，阴毒重，而风日之阳气不易入也，得火而伏气自扬，故炙而动。得水而郁热传染，故见水自动，皆毒气凭借使然，而有似乎妖异也。（《高注》）

陆渊雷：《巢源》云：凡脯炙以不动，得水而动，食之亦杀人（出郁肉漏脯中毒候。《医心方》引《养生要集》，同。（《今释》）

任应秋：肉腐败了，自然不会干燥，火炙不动，是说经火炙仍然改变不了腐败的气味。自动，仍应作不动，即是说经过水洗水煮也改变不了腐败气味，当然也不能吃了。（《金匮要略语译》）

按：高学山以郁热传染有毒气作解，任应秋将"动"与"不动"作腐败气味的改变与不改变作解。均可供参考。

【原文】 肉中有如朱點者，不可食之。(8)

【经义阐释】 肉中有朱点，乃恶血所聚而成的瘀斑出血点，必为疫疠之畜肉，或为感染包囊虫之肉，均有毒，不可食。

原文"朱"，亦可作"米"。据《经史证类大观本草·卷十八》引陈藏器："肉中有星如米杀人"。

【文献选录】 高学山：肉中朱点，如人病瘟热，而发为斑疹之象，疫疠之畜可知矣。（《高注》）

李彣：朱点，恶血所聚，此："色恶不食"也。（《广注》）

【原文】 六畜肉[①]，熱血不斷者，不可食之。父母及身本命肉[②]，食之，令

人神魂不安。(9)

【词语注解】 ①六畜肉：《诸病源候论·蛊毒病诸候·食六畜肉中毒候》："六畜者，谓牛、马、猪、羊、鸡、狗也。"

②身本命肉：《备急千金要方·卷第二十七》："勿食父母本命所属肉，令人命不长。勿食自己本命所属肉，令人魂魄飞扬。"身本命肉，谓同自身属肖（生辰时肖所属）相同之肉。如生于子时（23—1时），子属鼠；生于丑时（1—3时），丑牛；生于寅时（3—5时），寅属虎；生于卯时（5—7时），卯属兔；生于辰时（7—9时），辰属龙；生于巳时（9—11时），巳属蛇；生于午时（11—13时），午属马；生于未时（13—15时），未属羊；生于申时（15—17时），申属猴；生于酉时（17—19时），酉属鸡；生于戌时（19—21时），戌属狗；生于亥时（21—23时），亥属猪。

【经义阐释】 宰杀牲畜，血热之气还没有消散，便不忍心吃。父母及自己的生辰时肖所属之肉（如生于丑时，丑属牛），即使无毒如牛肉，也不可食。因有一定心理因素，故食之神魂不安。古人认为此乃仁人孝子之心，实则不必拘泥此说。

【文献选录】 李彣：此以十二支地所属言，恶其词一生肖也。（《广注》）

丹波元简：隋萧吉《五行大义》云：十二属，并是斗星之气，散而为人之命，系于北斗，是故用以为属。春秋运斗枢曰：枢星散为龙马，旋星散为虎，机星散为狗，摧星散为蛇，玉衡散为鸡兔鼠，阖阳散为羊牛，摇光散为猴猿。此等皆上应天星，下属年命也。（《辑义》）

高学山：年支所属，岁以百万计，似可不必拘泥，亦就不忽而言之耳。（《高注》）

陆渊雷：……本命所属谓子鼠丑牛之等，虽出术家言，然仁人孝子之用心，因过于不忍也。（《今释》）

【现代研究】 万民德[6]报道，兽死热血不断，有谓"乃传染中凝血机制障碍，故不可食"者，可供研究。

【原文】 食肥肉及热羹，不得饮冷水。(10)

【经义阐释】 吃肥肉和热油汤，因系浓腻的脂肪，故不要在同一时间饮冷水，以免脂肪得冷，则凝固不化，冷热相搏于胃肠间，容易导致消化系统疾病。

【文献选录】 吴谦：食肥肉热羹后，继饮冷水，冷热相搏，腻膈不行，不腹痛吐利，必成癖变积，慎之慎之。（《金鉴》）

高学山：肥肉难化，食之而饮冷水，则胃阳敛伏，而致积聚。热羹能使胃中精悍并起，尝从胃络而发为阳汗，骤饮冷水以激之，则其汗中郁，而致湿满水肿等候。（《高注》）

陆渊雷：羹，肉汁也，与肥肉皆为脂肪，脂肪得冷，则凝固而不易消化，久则酿成胃肠病。腹痛吐利，急性胃肠炎也；癖，慢性胃炎及胃扩张也。（《今释》）

【现代研究】 食肥肉及热羹，必须有大量胃液及胆汁分泌，才能很好消化。如饮冷水，胃肠血管收缩，胃液分泌减少，胆汁排泄不足，消化不良[7]。

【原文】 诸五脏及鱼，投地尘土不污者，不可食之。(11)

【经义阐释】 本条精神实质与第5条相同，不再赘释。

【原文】　穢飯、餒①肉、臭魚，食之皆傷人。（12）

【词语注解】　①餒：《尔雅·释器》"肉谓之败，鱼谓之餒"。《诠》"内烂"。《疏》：鱼烂从内发，故云内烂，今本内作用，恐误。义为，"鱼烂"。《论语·乡党》"鱼餒而肉败不食"。

【经义阐释】　《高注》谓"餒肉、臭鱼"当是"餒鱼臭肉"，可从。凡是污秽之饭，餒烂之鱼及臭肉，皆有细菌毒素，故不利于脏腑而生病，这是最基本的卫生常识，所以戒曰："食之皆伤人"。

【文献选录】　程林：物已败腐，必不宜于脏腑，食之则能伤人，臭恶不食也。（《直解》）

高学山：肺及脾胃之所不喜，皆能阴其氤氲化醇之妙，故曰伤人。（《高注》）

【原文】　自死肉，口闭者，不可食之。（13）

【经义阐释】　凡自死之肉，非中毒即染疫，不论口闭与否，都不可食。口闭可能是毒不外汇的缘故，更不应食。

【文献选录】　巢元方：凡可食之肉，无甚有毒，自死者多因疫气毙，其肉则有毒。若食此毒肉，便令人困闷，吐利无度，是中毒。（《诸病源候论·蛊毒病诸候·食诸肉中毒候》）

【原文】　六畜自死，皆疫死，则有毒，不可食之。（14）

【经义阐释】　疫毒能使六畜致死，其肉必有毒，故不可食。

【文献选录】　巢元方：六畜者，谓牛马猪羊鸡狗也，凡此等肉，本无毒，不害人，其自死及著疫死者，皆有毒，中此毒者，亦令人心烦闷而吐利无度。（《诸病源候论》）

【临床应用】　因缺乏卫生知识，食疫死肉类患病而丧生者，仍常有之事。可见广泛宣传卫生知识，是经常性的重要工作[8]。

【原文】　獸自死，北首①及伏地者，食之殺人。（15）

【词语注解】　①北首：《广韵·有第四十四》："首，头也"。北首，犹言头向北也。

【经义阐释】　"兽"，《备急千金要方·卷第二十六》作"野兽"。古人认为，凡兽北向自死，及死不僵直，斜倒而伏地者，一则感北方阴寒毒疠之气而暴死，二则死兽有灵知，故食之杀人。此条有待研究。

【文献选录】　程林：首，头向也。凡兽向杀方以自死，及死不僵直，斜佳而伏地者，皆兽之有灵知，故食之杀人。檀弓曰：狐死正丘首，豹死首山，乐其生，不忘本也，兽虽无灵知也。（《直解》）

李彣：面所向曰首。北，杀方也，如柏叶感兑之气，则生而西负。兽感杀厉之气，则自死北向。及死不僵仆而伏地者，亦感瘟疫。之气使然，故食之杀人。（《广注》）

高学山：兽自死而首北向，感北方阴寒惨厉之气而死者可知，兼之伏地，四末不颠覆，则其为暴死又可知，故食之杀人。（《高注》）

【原文】　食生肉，飽飲乳，變成白蟲①。一作血蠱②。（16）

【词语注解】 ①白虫：《诸病源候论·九虫病诸候》云："白虫，长一寸"。又云："色白，形小褊，因府脏虚弱而能发动"。又名寸白虫，脾虫，今名绦虫，多因食生肉或未熟猪牛肉所致，患者有腹痛、腹胀、泄泻或泻出白色节片。

②血蛊：《说文解字·蛊部》："蛊，腹中虫也。"蓄血及寄生虫引起之膨胀，名曰血蛊，亦称血臌。

【经义阐释】 吃生肉，或饱饮乳酪，则成湿热（生肉或乳内有虫卵或幼虫未经煮沸消毒），变生寸白虫。

【文献选录】 李彣：生肉岂可生食？乳酪性多湿热，边鄙人常食之，以湿热生虫也。（《广注》）

高学山：肉之生者，其生气尚在，乳性寒而令胃不化肉，且得乳以养其生气，而虫化乃成，故虫则从生气，而白则从乳色也。白虫形短而扁阔，长寸许，宽六七分，色白如玉，从肛门不时自出，其冷如冰。国北蒙古，多食生饮乳，故病此者最多，仲景之言，其刊铜铸铁者乎。庄亲王有轿夫病此，问症于余，遂以生肉犯乳汁，牛肉犯韭菜为对。王命治之，余钦干姜蜜雄煎一升，两日许，计下虫半斗而愈。（《高注》）

陆渊雷：《医心方》引《养生要集》云：高平王熙叔和曰，乳汁不可合饮生肉，生肠中虫。程氏云：生肉非人所食，食生肉而饮乳汁，西北人则有之。脾胃弱者，未有不为虫为蛊。渊雷案：白虫血蛊，字形相近而讹，白虫者九虫之一，虫之孳生必由卵子，生肉中或有虫若子，食之病虫，事诚有之。猪肉中之绦虫，是其例矣。然不必为白虫，亦与饮乳无关。血蛊盖即《巢源》蛊吐血、蛊下血之类，此则非关生肉乳汁矣。（《今释》）

按：李彣谓湿热生虫；高学山谓既食生肉，又饮乳者多生白虫；陆渊雷更谓虫与饮乳无关，血蛊亦与之无必然联系。所说均有参考价值。

【现代研究】 万民德[6] 称"生猪肉易有绦虫感染，牛奶消毒不严，亦可有蛲虫感染，故有白虫。"可参。

【原文】 疫死牛肉，食之令病洞下，亦致坚积，宜利药下之。(17)

【经义阐释】 疫死牛肉，有毒不可食，食之若见洞泻，为祛毒自下的反应。若肉毒壅阻，气滞血瘀，或可致坚痞聚（肠管痉挛，致腹部硬块），则皆宜利药攻下之，借以消积导滞，排除疫毒于体外。

【文献选录】 高学山：牛性重坠难化，而疫牛死肉，尤为沉着。胃气实者食之，则肉化毒留，故夹毒而洞泄下利。胃气虚者，肉与毒俱滞，而致坚硬之积矣，皆非利药攻下之不可也。（《高注》）

陆渊雷：凡误食有毒猎物，而胃肠尚有自救之力者，多病呕吐洞下，此乃自然疗能之祛毒方法，……凡食肉过多，每易致坚积，……皆宜利药下之，一则助其祛毒，一则径行消积也。《巢源·食牛肉中毒候》云：又因疫病而死者，亦有毒，食此牛肉，则令人心闷，身体痹，甚者乃吐逆下利，腹痛不可堪，因而致者非一也。（《今释》）

【临床应用】 （1）一人因剥死牛瞀闷，令看，遍身俱紫泡，使针刺泡处，良久遂苏，更以败毒药而愈。（《名医类案·中毒》）

（2）陈自明治二男子，剥自死牛，即日遍身患紫疱，不计其数，已而俱馈，各灌神仙毒丸一钱，一吐泻而苏，一药不下者死［方见虫门。雄按：此丸解诸毒，杀诸虫，皆极神妙（注：即太乙丹、紫金丹、玉枢丹）］（《续名医类案·中毒》）

【现代研究】　凡中毒急救处理的方法，其中的通下法至今仍常运用，有的毒物虽已进入肠道，但未完全吸收，可用口服药物导泻，使毒物尽快排出体外，说明本条"宜得药下之"的原则是可取的[11]。

【原文】　脯①藏米甕②中，有毒，及經夏食之，發腎病。（18）

【词语注解】　①脯：《说文解字·肉部》："脯，干肉也。"

②米甕：甕，乃一种盛水、酒的陶器。米甕即米缸。

【经义阐释】　干肉贮藏在米缸里，日久湿热郁蒸，或者在夏季发霉腐坏，都有毒，腐气入肾，则发肾病，入脾胃肠病。

【文献选录】　李彣：米甕有湿热郁蒸之气，脯藏其中，自能致毒，及经夏则脯已腐败矣。《难经》云"肾色黑，其臭腐"，以腐气入肾，故食之发肾病。（《广注》）

高学山：肉以干者为脯，肉忌受热，受热则腐，干肉得热，形虽不腐，而其性已内败，致成死朽之顽质，故有毒。米性热，而况郁之以甕乎？脯藏其中，而脯犹是，人皆见脯，而不知其性已非脯也，故揭出之。经夏之脯，其受热与藏米甕者同，肾臭自腐，故脯之腐毒相感而入肾，以发其病矣。肾病如阳痿便毒浥烂等候。盖腐以致腐之义也。（《高注》）

陆渊雷：《医心方》引《养生要集》云：……脯勿置黍甕中，食之闭气伤人。案：干肉受米黍郁蒸，往往腐败，故与经夏同论。食腐脯当发胃肠病，今云发肾病，殆不然矣。（《今释》）

【原文】　治自死六畜肉中毒方。（19）

黄蘗屑，搗服方寸匕。

【经义阐释】　六畜自死必因毒疫，导致畜肉变质，食之则中毒。因苦寒之黄柏为清热毒药，利下而泻膀胱，能导热毒外出，故用之为剂，散清热毒。

【文献选录】　李彣：瘟疫多湿热之气，六畜感之而自死，黄柏气味苦寒，寒胜热，苦燥湿，故解其毒。（《广注》）

高学山：六畜皆自死于热厉者，热淫于肉，故食其肉者，毒亦中于肉也，黄柏为暖木之里皮，肉之象也，味苦而性寒，盖苦以坚之，寒以胜之，而且皮性内裹，其热淫之毒，将解于入腑则愈之例乎？（《高注》）

【临床应用】　（1）治食物中毒[9]：食变质中毒自死之畜肉，可见恶心呕吐、胸膈饱满、烦闷、腹痛腹泻，甚则发热、震颤，苔黄舌红，脉数者。

（2）治小儿重舌方：黄柏以灯沥渍取细细点舌上良。（《备急千金要方》）

（3）治反胃：黄柏末，热酒调三五钱，食后服。（《儒门事亲》）

（4）治斑蝥中毒：黄柏15g，煎汤，冲鸡子白，口服，治斑蝥中毒：皮肤黏膜疼痛、糜烂、恶心呕吐，腹痛、便血，还可见斑蝥性肾炎、膀胱炎、子宫出血、流产等[10]。

（5）治藜芦中毒：黄柏15g，黄连9g，煎水，早晚服，治藜芦中毒：恶心呕吐、腹痛腹泻、流涎、汗出、眩晕、瞳仁散大、视力不清、失明或黄视，严重时下肢运动障碍、便血、虚脱、脉率不整、震颤、痉挛、谵语、瘫痪、昏迷、呼吸困难，终因呼吸麻痹而死亡。外用时能引起皮肤黏膜疼痛、流泪等[10]。

【原文】 治食鬱肉①漏脯②中毒方。鬱肉，密器蓋之，隔宿者是也。漏脯，茅屋漏下，沾著者是也。（20）

烧犬屎，酒服方寸匕，每服人乳汁亦良。飲生韭汁三升，亦得。

【词语注解】 ①郁肉：其症状如《诸病源候论·蛊毒病诸候·食郁肉中毒候》所云："郁肉毒者，谓诸生肉及熟肉，肉器中密闭久，其气壅积不泄，则为郁肉有毒，不幸而食之，乃杀人，其轻者，亦吐利烦乱不安，有脯炙之动，得水而动，食之亦杀人。"

②漏脯：其症状如《诸病源候论·蛊毒病诸候·食漏脯中毒候》所云："凡诸肉脯，若为久故茅草屋漏所湿，则有大毒，食之三日乃成暴，不可治，亦有即钉人者……。"

【经义阐释】 据《肘后备急方·卷七·治食中诸毒主第六十九》谓"食郁肉……及漏脯……此前并有毒，烧人屎末酒服方寸匕，又方捣薤汁服二三升，各连取以水少和之"，可参。

密器盖过夜的肉受病菌污染，或茅屋漏下污染了的脯肉，均可导致食物中毒。烧犬屎、人乳汁、生韭汁均有解毒作用。《肘后备急方》治野葛芋毒，山中毒菌欲死者，谓"饮粪汁一升即活"，《名医别录》谓人屎苦寒无毒，主治"时行大热狂走，解诸毒，捣米沸汤活服之。"韭汁饮之，治坏肉（六畜变质肉）中毒的方法，至今临床医家仍在运用。关于犬屎功效，可参《杂疗方》第10条。

【文献选录】 李彣：……犬屎温中，烧之则从火化而可生胃土。人乳性味甘平，韭汁辛温去秽，三物皆能解毒。（《广注》）

高学山：密器之盖藏多日者曰郁肉，幽隐之遗忘经夏者曰漏脯，生新之气性全去，与溃脓顽死同质，食之焉得不中毒乎？烧犬屎、生韭汁俱能温胃中之阳气以化腐者，服之饮之，正胜而毒自化之义也。又郁肉漏脯之毒，原非自死瘟疫诸畜之比，特以郁漏既久，气性不全致毒耳。人乳汁滋枯润朽，能代五谷以生养孩提，郁漏得此，则复返其肉与脯之故性矣。此仲景服人乳汁之意乎。此疑治初中之方。若腐气入肾，而肾病已发，恐当主下药为合矣。（《高注》）

陆渊雷：肉类盖之密器中仅一宿，依理不致发生毒质，惟猪牛肉中，多带有病原菌，菌之生活，多畏日光，盖之密器，则较易孳殖，菌体及肉腐化所发生之有毒气味，因密器之压力，复吸收于肉体中，此外似无他种毒质。若今之罐头肉类，经消毒防腐，则非郁肉之比矣。漏脯相传为剧毒之物，愚谓其毒出于屋上之旧茅苫，漏水治任何食物，皆不可食，不特脯也。……元坚云：本草唐本注云：白狗屎，主丁疮，水绞汁服，主诸毒不可入口者。人乳，功见下条（案治蛇牛肉条）生韭汁本草引孟诜云：胸痹，心中急痛如锥刺，取生韭或根五斤，先捣汁，灌少许，即吐胸中恶血，知此方亦取涌吐。（《今释》）

【临床应用】 （1）治卒上气喘喘息便欲绝方：捣韭绞汁饮一升许便愈。（《肘后备急方》）

（2）治食百物中毒方：服生韭汁数升。治食野菜马肝肉，诸脯毒方：烧狗屎末，水服方寸匕。（《备急千金要方》）

（3）牛园（方略），治产后月水往来，乍多乍少，仍复不通，时时疼痛，小腹里急，下引腰身重方。又方：饮人乳汁三合。又方：烧白狗粪焦作末，酒服方寸匕，日三。（《备急千金要方》）

（4）治小儿湿癣方：烧狗屎灰，和猪脂涂之。上有赤黑疵方：取狗热屎敷之，皮自卷落。治小儿阴疮方：以人屎灰敷之，以狗骨灰敷之。（《备急千金要方》）

（5）治喉痹卒不得语方：以酒五合和人乳汁半升，分二服。治喉卒肿不下食方，以韭一把熬之，冷则易。（《备急千金要方》）

（6）治犬毒方：用韭根故梳二枚，以水二升，取一升顿服。（《备急千金要方》）

（7）《千金》疗食鱼肉等，结在腹内，并诸毒气方：狗粪五升，右一味烧灰末之，绵裹以酒一斗渍宿，滤取清，分十服，日三服，三日令尽，随所食，结结即便出矣。（《外台秘要》）

（8）小儿胎毒：初生时以韭汁少许灌之，即吐出恶水恶血，永无诸疾。（《四声本草》）

（9）妇人经水逆行，服韭汁自愈。（《怪疾奇方》）

（10）治疗 DDT、666 中毒[11]：主症为头痛头昏，恶心呕吐，全身乏力，重者出现肌肉震颤，抽搐。韭菜 150g，煎水，口服。

（11）治疗鱼蟹中毒[11]：韭汁 100ml，顿服。

【原文】 治黍米中藏乾脯，食之中毒方：（21）

大豆濃煮汁，飲數升即解。亦治狸肉漏脯等毒。

【经义阐释】 本条精神与 18、20 条基本相同，大豆汁亦能解毒。

【文献选录】 李彣：脯藏黍米中，其湿热之气，皆足郁蒸致毒，大豆解毒，散五脏结积故也。（《广注》）

高学山：即米瓮中脯，……大豆去垢腻而散结，煮饮浓汁数升，且能通利，故并治狸肉漏脯等毒也。（《高注》）

莫枚士：……大豆汤，《肘后·卷三》以此方治中风不语。《千金》变其法，炒豆五升，极热，以酒一斗沃之，为大豆柴汤，治一切风湿之症，神良。又能消血安胎，皆自救卒死方来。（《经方例释》）

【临床应用】 （1）适应证候：干脯藏黍米中，受病菌污染，其肉有毒，轻者吐利烦乱不安，重则有生命危险[12]。

（2）生大豆，涂痈肿，煮汁饮，杀鬼毒、止痛[12]。

（3）若口噤不开者，取大豆五升，熬令黄、黑，以酒五升，渍取汁，以物强开口而灌之毕取汗。……治卒不得语方，煮大豆煎其汁，令如饴含之，亦但浓煮饮之[12]。

（4）方称大豆汁解百药毒，余每试之，大悬绝不及甘草，又能加之为甘豆汤，其验万奇。并载大豆汁解矾石毒，甘遂毒，乌头、天雄、附子毒，巴豆毒，斑蝥、芫青毒。（《备急千金要方》）

（5）解巴豆中毒[13]：大豆 500g，煮汁饮，解巴豆中毒，主症为接触部位可发生皮炎、发泡、烧灼痛，入眼引起角膜炎和结膜腐蚀，内服则口腔和咽喉肿痛，恶心呕吐，腹部绞痛，水样便，坠胀，呼吸困难，脉细弱，头痛头晕，失语，发绀，死于呼吸衰竭，重时肠壁被腐，解米汤便，脱水等，刺激肾则发生血尿、尿闭。

（6）解半边莲中毒[13]：主症为流涎、恶心呕吐、头昏、腹泻精神错乱、肌肉颤搐、呼吸困难、瞳仁散大，严重时休克、昏睡、阵发性痉挛或惊厥，终因呼吸及心脏麻痹而死亡。黄豆 120g，煎水，口服。

（7）治疗斑蝥中毒[13]：黄豆秆烧灰 15g，研细，冷开水服。

（8）治疗 DDT、666 中毒[13]：生黄豆 120g，生绿豆 60g，共捣碎，加入米泔水适量，口服，每日 2 次。

【原文】 治食生肉中毒方：(22)

掘地深三尺，取其下土三升，以水五升，煮數沸，澄清汁，飲一升，即愈。

【经义阐释】 此为黄土汤解毒法。清·莫枚士云：此是黄土汤，非地浆也……若黄土，则藏器云：三尺以上曰土。又云：取干土，水煮三五沸，去土，暖服一二升，解中肉毒、合口椒毒、野菌毒。彼文全据此经，则与地浆异也。然其为用则相通，故亦主椒、菌毒。（《经方例释》）其说可从。至于地浆作法，《本草纲目》地浆注弘景去此掘黄土地作坎深三尺，以新汲水沃入搅浊，少顷取清用之，故曰地浆。枫上菌，食之令人笑不休，饮此即解。掘地三尺乃大概言之，须掘地见黄土有泉渗出，方可取用。

【文献选录】 李彣：毒气暴发，惟甘缓之，土性缓，《运》云：土爱，稼穑作甘。故可解毒。又万物生于土，亦莫不复归于土，得土气则毒气悉化矣。三尺以上，秽土也。三尺以下，则得真土，而纯乎土性矣。故煮汁饮之，可以解毒。（《广注》）

高学山：万物之毒秽，得土而化，取三尺下净土，煮汁饮之，使其毒随澄清之性，而下伏且散矣。（《高注》）

【临床应用】 （1）黄土汤、地浆水有清热止烦、和中解毒之功。适应证候为：食生肉中毒，脘腹腹痛、头晕、呕吐腹泻，舌红苔黄腻，脉弦数[14]。

（2）干霍乱病，不吐不利，胀痛欲死，地浆三五盏服即愈，大忌米汤。（《备急千金要方》）

（3）中暑昏眩，烦闷欲死方，挖地深三尺，取新汲水倾入坑搅浊，饮数瓯即愈。（《经验良方全集》）

（4）有报道[14]地浆甘寒，治中暑烦渴、伤食吐泻、脘腹痛、痢疾、食物中毒。

（5）救治食物中毒：据报道[15]，138人同时食物中毒（所食之鱼乃为有毒鱼），病情一致，均捧腹呻吟，呕吐狼藉，腹泻头晕，由于人数过多，药物困难，时间仓促，先采用地浆水灌救，患者每人3大碗，服后吐泻减轻，一般均安睡，遂均获救，无一死亡。地浆水制法：掘取山边未耕地二尺以下新黄土，用搅取地浆水，煮沸后待冷服。过去用同一方法曾救治进食野菌中毒数例。

【原文】 治六畜鸟兽肝中毒方：(23)

水浸豆豉，绞取汁，服数升愈。

【经义阐释】 食六畜鸟兽之肝，中毒在胃。豆豉为黑大豆所造，能解诸毒，并有一定的涌吐作用。

【文献选录】 李彣：毒物入胃，难以复出。豆豉味苦，蒸发所成，其性上越能吐，得吐，则毒已解矣。（《广注》）

高学山：肝为风木之脏，其毒上发，且毒之所发者皆热化。豆豉栓大豆解毒之性，且蒸煿腐发，而变为清凉苦降，盖苦降以抑其上发，而清凉以胜其热化，此其所以浸汁饮之而愈也。（《高注》）

【临床应用】 （1）多煮豉汤，饮数升，令得大吐便差；若中缓风四肢不收者，豉三升，水九升，煮取三升，分为三服，日二作之，亦可酒渍煮饮之。（《肘后备急方》）

（2）治四肢骨碎，筋伤蹉跌方：以水二升，渍豉一升，取汁服之，又治被殴击损伤，

聚血腹满烦闷方（即本方）。又服药过剂闷乱者，豉汁饮之。治渴方，取豉渍汁，任性多少饮之，治气淋方同。（《备急千金要方》）

【原文】 馬腳無夜眼[①]**者，不可食之（24）**

【词语注解】 ①夜眼：马足膝上所生之无毛黑点，大如棋碁，谓之夜眼。《本草纲目·卷五十》云："夜眼在足膝上，马有此能夜行，故名。"一名附蝉尸。

【经义阐释】 马脚无夜眼，不能夜行，以其形异肝毒闭结周身。故戒食。其理有待研讨。

【文献选录】 李彣：马脚无此（夜眼）者，恶其形不全，故勿食之。（《广注》）

李时珍：鼎曰：马生角，马无夜眼，白马青蹄，白马黑头者，并不可食，令人癫。（《纲目》）

高学山：马前足内臁膝下，有无毛黑点，……夜眼，筋之所出也，筋为肝之合，无夜眼，则筋气不外出，而肝毒闭结于周身，故戒食。（《高注》）

【原文】 食酸馬肉，不飲酒，則殺人。（25）

【经义阐释】 "酸"，《外台秘要·卷三十一》作"骏"。马肉辛、苦、冷而酸，有毒，食后心闷，难于消化，故饮酒以运脾解毒。

【文献选录】 李彣：骏马肉壮健，难于消化，不饮酒则加。"食马肉毒发心闷者，饮清酒则解，饮浊酒则加。"按秦穆公亡马，见有盗而食之者，公曰：此骏马肉也，食之不饮酒者死，即饮之酒。后食马者出死力解公之围。此见《韩非子》。然彼云驳马，非骏马，毛色不纯曰驳。（《广注》）

高学山：骏马英迈之气，尝郁于汗血中，不饮酒以食其肉，则汗血之毒气，不得流行，故能杀人。（《高注》）

【原文】 馬肉不可熱食，傷人心。（26）

【经义阐释】 马属火，善走心，心为火脏，吃了火气太盛对人体心脏有妨害，当冷食之。本条有谓应该热食，并不伤人心者。存疑待考。

【文献选录】 李彣：心属午，为少阴君火。马为午兽，亦属火。心恶热，热食之，火气太盛故伤心。（《广注》）

高学山：马为午兽，其肉善走心部，脏气相感应也。心不宜于马肉死气，而尤宜于死气乘热袭之，心恶热，故受伤也。（《高注》）

【原文】 馬鞍下肉，食之殺人。（27）

【经义阐释】 "马鞍下肉"，《千金方·卷二十六》引黄帝云："白马鞍下色肉里者"。马鞍下肉，久经汗渍臭烂有毒，吃了对人体有妨害。如去其腐肉，则可食。

【文献选录】 李彣：马鞍下肉不透风气，其汗流湿渍，皆能积腐成毒，故食之杀人。（《广注》）

高学山：马鞍下肉，汗血久渍，而又长不透气，毒之所闭也，故食之能杀人。（《高注》）

【原文】 白馬黑頭者，不可食之。(28)

【经义阐释】 凡马遍身白色而头是黑的，有毒，若"食其脑，令人癫"。其理待考。

【文献选录】 高学山：凡毛色不纯者，其肉性亦庞杂乖舛。二色斩截者，即不宜食，况乘戴乎。黑白界然相中曰斩截。头足，一拗其九（全身白，惟头与蹄界黑而青者，即一拗其九也。亦即一分黑青，而拗其九分之全白之谓也。邀达）曰乘戴。盖相半者，不过性自反于两歧，拗一者，岂知其毒自逼于头足，故不可食。后文白羊黑头。黑鸡白头同义。(《高注》)

【原文】 白馬青蹄者，不可食之。(29)

【经义阐释】 凡马周身白，独曰蹄青黑，有毒，不要吃。其理待考。

【文献选录】 李彣：《虎钤经》云：白马青蹄，皆马毛之利害者，骑之不利人，食之必取害也。(《广注》)

【原文】 馬肉、狋肉①共食，飽醉臥，大忌。(30)

【词语注解】 ①狋肉：与"豚"通，肉即猪肉。

【经义阐释】 马肉和猪肉一块吃，不一定生病，但若在饱大醉而眠睡，易损伤脾气，可致急性胃肠炎，故应禁忌。

【文献选录】 李彣：马，火畜。豚，水畜。水火克制，物性相反，故戒共食。且醉饱卧，则脾气又不运动，故忌。(《广注》)

高学山：胃气之化物，如人之应事，事之类顺者，虽数十事，亦可以顺应之而无难。其相逆者，即两事亦不能猝理者。气有所专属，而一时不及变更故也。马肉性阳，狋肉性阴，胃气既在不能并化之候，而又醉饱而卧，则脾阳伏而不动，故大忌。后文合食之忌，凡水火冷热，上下野脆之相逆者，此其例之一也。(《高注》)

陆渊雷：丹波氏云，本纲孟诜云："马肉同狋肉食，成霍乱"。渊雷案：狋肉，猪肉也，此禁不知真实否，肉类杂唻，可致急性胃肠病，成吐利，古人辄称急性吐利为虎乱，不必虎列拉也。(《今释》)

按： 李彣、高学山从马、猪属性之阴阳水火相反，相反脾胃立论；陆渊雷谓肉类杂食，可致急性胃肠病。其理可参。

【原文】 驢、馬肉，合豬肉食之，成霍亂。(31)

【经义阐释】 《本草纲目》曰："驴肉食之动风，脂肥尤甚，屡试屡验。日华子以为止一切风狂，未可凭也"。说明驴肉性发，而马肉性悍，猪肉性阴，诸肉其性相逆，故杂食之撩乱脏腑，可致呕吐、腹泻等胃肠病（中医所谓"霍乱"，不一定是霍乱弧菌感染，而多指急性肠胃炎）。

【文献选录】 李彣：诸肉杂食，则难消化。《内经》云："饮食自倍，肠胃乃伤"，故成霍乱。(《广注》)

高学山：驴肉性发，马肉性悍，猪肉性腻，即所谓性之相逆者是也。合而食之，令胃气不能齐应，而反受各肉之性以持之，则胃气霍然而乱矣。即上文马狋肉共食之互词，而推言即常设之肉，亦不宜杂食，以犯其相逆之例。(《高注》)

【原文】　馬肝及毛不可妄食，中毒害人。（32）

【经义阐释】　马肝脏有毒，以及食物不洁，发现有马毛的，吃了谨防中毒，对人体有害。

【文献选录】　李时珍：马肝，气味有大毒。按汉景帝云：食肉毋食马肝。又汉武帝云：文成食马肝而死。韦庄云：食马留肝，其毒可知矣。方家以豉汁、鼠矢解之。（《纲目》）

高学山：此言凡相生相养之物，不可共食，而为合食所忌之又一例也。肉食入胃，贵在腐化，始能养人，不独有毒，即无病毒，亦有禁忌，不可不察也。比如马肝为血脏而属木，木具东方之生气，而毛又血之所生养者。食马肝而误及毛，则毛得血脏之木气以生养之，且肝护其毛而胃不能化，将为虫为积，而中毒害人矣。是言一马肝而六畜之肝及毛，可类推也。后文鱼及鸧鹕同食之义仿此。（《高注》）

陆渊雷：马肝一名悬烽。丹波氏云：王亮《论衡》云，马肝，气勃而毒盛，故食走马肝，杀人。渊雷案：马肝大毒，古书屡见，马毛则本不可食，与肝并举，殊不伦。《千金》引黄帝云：一切马汗气及毛，不可入食中，害人，疑《金匮》传写致讹。（《今释》）

按：高学山谓食马肝而误食及毛，将为虫积，中毒害人，陆渊雷疑《金匮》传写致讹。亦可供参考。

【原文】　治馬肝毒中人未死方：（33）

雄鼠屎二七粒，末之，水和服，日再服。屎尖者是。

【经义阐释】　李时珍谓本品气味甘，微寒，无毒，入足少阴经。其所治皆少阴血分之病。程林以马食鼠屎则腹胀，故用鼠屎而治马肝毒，取物性相制之意，可参。从临床应用来看，雄鼠屎有活血化瘀、解毒消积的作用。

【文献选录】　李彣：马食鼠屎则腹胀，是鼠能制马也。盖鼠属于水，马属午火，子午相冲，水能克火，物性相制然也。（《广注》）

莫枚士：《别录》两头尖甘微寒，治疳疾，大腹。仿张仲景用之。盖鼠善穿，其屎能穿通一切食滞，中马肝毒，亦食滞之一也。《外台》以此方加豉，治劳复亦取此。《普济》以此敷脐中，治大小便秘，乃引申义。（《经方例释》）

【临床应用】　（1）室女经闭：牝鼠屎一两炒研，空心温酒服二钱。又子死腹中，雄鼠屎二七枚，水三升，煮一升，取汁作粥食，胎即下。治小儿齿落久不生方，取雄鼠屎三七枚，以一屎拭一齿根处，尽此二十一日即生。治小儿食不知饥饱方：鼠屎二七枚，烧为末服之。（《备急千金要方》）

（2）乳痈初起：雄鼠屎七枚，研末温服，取汗即散。（《寿域方》）

（3）疔疮恶肿，鼠屎、乱发等分烧灰，针疮头纳入，大良。《普济方》……折瘀血，伤损筋骨疼痛，鼠屎烧末，猪脂和敷，急裹，不过半日痛止。《梅师方》……毒蛇伤螫，野鼠屎，水调涂之。（《邵真人经验方》，《本草纲目》）

【原文】　又方：人垢①，取方寸匕，服之佳。（33）

【词语注解】　①人垢：《备急千金要方》、《外台秘要》俱作"头垢"，包括头巾灰垢，有引吐解毒之效。

高学山认为乃人身皮毛所积之泥垢（体肤上垢秽），亦能引吐，均可参。

【经义阐释】 头垢，气味咸，苦温有毒，肥人汗秽所结，服后催吐，此治马肝中毒者，亦以毒解之意。

【文献选录】 李彣：梅师方："治马肝杀人，取头垢一分，热水调下。"此人垢，当即头垢也。日华子云："温，治中蛊毒及薯毒，米饮或酒化下，并得以吐为佳。"（《广注》）

高学山：马肝多郁汗血之毒，人身皮毛所积之泥垢，汗气之所托也，取其方寸匕，盖从其故性，而使毒散毛窍之义。（《高注》）

莫枚士：《本草》头垢，有取头上白屑者，有取梳下下垢者，有煮头巾取垢者，皆同其性能，有噎疾，亦滑利之物也。陶弘景曰：头垢浮汁，取其肥腻者，当是煮取之者。《小品》云：凡野菜、诸脯马肝、马肉毒，以头垢末核大，含之咽汁，能起死人；或白汤下亦可。此后，遂有耳垢、齿垢、膝垢、身汗垢者。（《经方例释》）

【临床应用】 （1）食六畜鸟兽，噀头垢一钱匕。小品云：起死人。若头身无不痛，颠倒烦满欲死者，取头垢如大豆大，服之。（《肘后备急方》）

（2）治食野菜马肝肉诸脯肉毒方：取头垢如枣核大吞之，起死人。（《备急千金要方》）

【原文】 治食馬肉中毒欲死方：（34）

香豉二兩　杏仁三兩

上二味，蒸一食頃熟，杵之服，日再服。

【经义阐释】 食马肉中毒欲死兼腹胀者，香豉解毒，杏仁利气，则毒胀自消。

【方药评析】 本方功在解毒消胀。莫枚士谓"此即豉汤三方变其法加杏仁也。杏仁治马肉中毒与犬肉中毒方法同。以此加杏仁，利下之力矣。《外台》必效方，变其法以治咳，杏仁一百二十枚，去皮尖，双仁熬黄，豉一百粒，枣一百二十枚，去核，三味合捣为丸，如枣大，含之，无不差。《外台》一方加椒三百粒，治上气三十年者；一方杏、豉各半合，加蜀椒一合，款冬花小半合，四味捣，蜜为丸。晚间不食，含一丸如弹子大，含一丸即知验。十年者，五、六日知食。"（《经方例释》）评述了本方的加减变化，可参。

【文献选录】 李彣：香豉乃黑豆所制，《日华子》云：黑豆调中下气；治牛马瘟毒，杏仁下气，气下则毒亦解矣。（《广注》）

高学山：马死必腹胀如吹者，汗血之郁毒，真气欲绝而浮鼓也。食肉中毒欲死，亦毒气之胀之所致耳。香豉解毒降气，杏仁利肺泄气，蒸杵服之，其愈于失气，而毒胀自消乎。疑腹胀而气者主此。（《高注》）

【临床应用】 （1）食马肉中毒，腹胀腹或胸闷欲死者，宜本方[15]。

（2）治食马肉血，洞下欲死方：豉二百粒，杏仁二十枚。右二味咬咀，蒸之五升米下，饭熟捣之，再服令尽。（《备急千金要方》）

（3）治食马肉中毒：豆豉 24g，杏仁 15g，水煎温服[16]。

【原文】 又方：煮蘆根汁，飲之良。（34）

【方药评析】 马性喜芦，芦根味甘性寒，能解诸肉毒，尤能解病马之毒，有利尿解毒之功。

【文献选录】 高学山：本朝于三四月间，差官役放马沿海苇场，令食芦苗月许，虫起去之，凡劳伤病马，俱能愈而且肥，是芦性能解病马之毒，并马性之喜芦者可见。且根属下行，而功尤利水，煮汁饮之，或引其毒而解于小便耶。疑胀而水结者主此。（《高注》）

【临床应用】　（1）劳复食复欲死，并以芦根煮浓汁饮；呕哕不止，厥逆者，芦根三斤切，水煮浓汁，饮二升，必效，若以童子小便煮服，不过三服愈。（《肘后备急方》）

（2）食狗肉毒，心下坚，或腹胀口下，忽发热妄语，芦根煮汁服。（梅师方）：五噎吐逆，必膈气滞，烦闷不下食，芦根五两锉，以水三盏，煮取二盏，去滓温服。（《金匮玉函经》）

（3）解马犬河豚诸鱼蟹毒，一觉心下坚硬，或腹胀口渴，忽发热多语，芦根煮汁服。（《经验良方全集》）

（4）茅根或芦根适量，煎水口服，作为常用中草药解毒方。（《中医内科急症证治》）

（5）橄榄汁、芦根汁适量，口服。治鱼蟹中毒：主症恶心呕吐，心胸烦闷，面肿，腹痛腹泻，心烦意乱。（《中医内科急症证治》）

（6）鲜芦根 0.5～1kg，捣汁服，治河豚鱼中毒：主症初觉上腹部不适，口渴，恶心呕吐，继则腹泻，唇、舌夹及指端发麻，逐渐丧失感觉，不知疼痛，进而眼睑下垂，肌肉乏力，甚至出现瘫痪，音调失常，皮肤青紫，呼吸急促。（《中医内科急症证治》）

（7）芦根 120g，白茅根 30g，金银花 15g。煎水，顿服。治大戟中毒：主症咽部肿胀充血，剧吐，吐出物带血，腹痛腹泻，心悸，重者出现脱水，虚脱，毒吸入血后，可见眩晕、痉挛、瞳仁散大、昏迷，死于呼吸麻痹。（《中医内科急症证治》）

（8）芦根 120g，捣汁内服，治洋地黄中毒：主症口服后 30～60 分钟即见顽固的恶心呕吐、胃出血、腹痛、头晕、心悸、胸闷、口唇及四肢发麻、脉率不整、呼吸浅慢而不规则、口唇青紫、抽搐。因呼吸、循环衰竭而死亡。（《中医内科急症证治》）

【原文】　疫死牛，或目赤，或黄，食之大忌。（35）

【经义阐释】　牛染疫而死，两目或赤或黄，说明湿热毒气内传肝胆脾胃较重，尤当大忌，不吃。

【文献选录】　李彣：牛疫死者，其湿热之毒未散，故目或赤或黄也。（《广注》）

高学山：牛之疫死，皆瘟厉之热毒，目赤者，肝胆之膈热上冲也。目黄者，脾胃之中热外炽也，则其热熏于肉可知。故食之大忌者，恐其热毒之内传于肝胆脾胃耳。（《高注》）

陆渊雷：程氏云，牛疫死而目赤黄者，疫厉之毒不去也，食之大忌。渊雷案：疫死猪肉，皆不可食，不必牛，且不必视其目色矣。（《今释》）

【原文】　牛肉共猪肉食之，必作寸白蟲。（36）

【经义阐释】　本条当与第十六条对参。牛肉和猪肉一块吃，如果没有煮得太熟，与生食无异，故可能感染寸白虫等寄生虫病。原文"必"，可以不作"必然"理解，据任应秋意见，"必，审也"（《金匮要略语译》），仅供参考。

【文献选录】　李彣：牛肉粗厉难化，猪肉肥浓生疫，积成湿热，便能生虫。（《广注》）

程林：牛肉性滞，猪肉动风，入胃不消，酿成湿热则虫生也。亦有共食而不生虫者，视人之胃气何如耳。（《直解》）

高学山：牛肉多气，而其筋膜尤为难化，得肥甘之猪肉，包裹而抱养之，作寸白虫者，牛肉中之筋膜，久停之所化也，与生肉乳汁同义。（《高注》）

陆渊雷：……此等明是虚妄，寸白虫必有卵子，非牛猪肉共食所能产生，今人共食者多矣，了无他异。（《今释》）

按：陆渊雷之说有理。

【原文】 青牛肠，不可合犬肉食之。（37）

【经义阐释】 水牛之肠性温，犬肉性热，若合食则热积肠中，难以消化。本条尚待进一步研究。

【文献选录】 程林：青牛，水牛也，其肠性温，犬肉性热，温热之物，不可合食。（《直解》）

高学山：犬性嗜牛，肠性裹肉，合食则相恋而轻易不化，久则不为害矣。独言青牛肠者，以其难化故也。然而诸肠之忌犬肉，亦可概见。（《高注》）

【原文】 牛肺從三月至五月，其中有蟲如馬尾，割去勿食，食則損人。（38）

【经义阐释】 三月至五月，乃春夏相交湿热郁蒸之季，昆虫繁衍附于水草，牛食入胃，虫即入肺（有肺吸虫或蛔虫幼虫），使肺腐败发黏扯系如马尾，此时当割去肺脏，食则伤害人体。但亦有牛肺三至五月无虫者，则可食。

【文献选录】 李彣：凡虫类，俱因湿热之气而生。三月至五月，正湿热交蒸之时，牛食青草，胃多湿热，酝酿生虫，上入肺窍也。（《广注》）

高学山：牛食青草，脾胃多湿，三月至五月，地中生气上升于天，肺者天之象，湿化乘生机而上动，故其时肺中有虫。（《高注》）

陆渊雷：此亦无稽，程氏《金鉴》，并以春夏之交湿热为说，臆说耳。（《今释》）

【原文】 牛羊豬肉，皆不得以楮木、桑木蒸炙，食之令人腹內生蟲。（39）

【经义阐释】 牛羊猪肉，都不要用楮实子树料或桑树柴来蒸和烧烤，食之可使腹内生虫。其理难解，不可尽信。

【文献选录】 李彣：……古人炼药，多用桑柴火。楮实子能健脾消水，则楮木亦可烧用，何以蒸炙牛羊猪肉，食之即生虫乎？此必物性相反，有如此者。（《广注》）

高学山：此理人多不解，故历来注家，从无道着仲景之意者。盖楮木，亦名穀树，穀之与桑皆具生气最盛，而易生之木也，故不但接之压之俱活，即从根伐树，而其柔枝，复能远扬。以二木蒸炙牛猪肉，则木灰，而生气无所寄托，遂凭水火而贯入肉中，其幻生虫化宜矣。尝闻章皇帝以御厨同进牛肉韭菜，怒欲杀之。因韭菜多气易生，与难化之牛肉同食，亦恐生气之入牛肉耳。真天亶聪明，深得仲景之奥旨乎？（《高注》）

陆渊雷：《医心方》引《养生要集》云：凡猪羊牛鹿诸肉，皆不可以穀木、桑木为划（案此字疑误）炙食之，入肠里生虫，伤人。此条不可解。穀木即楮木。（《今释》）

按：高学山谓二木蒸炙诸肉时，木灰入肉生虫，甚为牵强。陆渊雷说可从。

【原文】 噉蛇牛肉殺人[①]，何以知之？噉蛇者，毛髮向後順者，是也。（40）

【词语注解】　①蛇牛肉杀人：《诸病源候论·蛊毒病诸候·食牛肉中毒候》云：凡食牛肉有毒者，由毒蛇在草，牛食因误唼蛇则死。亦有蛇吐毒著草，牛食其草亦死。此牛肉则有大毒。……食此牛肉则令人心闷，身体痹，甚者乃吐逆下利，腹痛不可堪，因而致死者，非一也。

【经义阐释】　误吃被蛇毒死的牛（或牛食毒蛇盘卧之草），人吃了这种牛肉也会中毒。怎么知道牛吃了蛇毒死的呢？看死牛全身的毛总是向后顺倒的（即牛毛前指），皮毛发紧，毛骨悚然者即是。

【文献选录】　李彣：陈藏器云：黄牛独肝者有大毒，食之痢血至死。北人牛瘦，多以蛇从鼻中灌之，则为直也。水牛则无之。（《广注》）

高学山：北人以牛瘦，多从鼻孔中唼牛以蛇而遂肥者，故有此名，唼蛇者成独肝，故又名独肝牛。凡牛毛俱前顺后指，毛发向后顺，前指之谓也。（《高注》）

陆渊雷：牛为草食之畜，无唼蛇之理，殆食草误唼，如《巢源》所云……不知有其事否？（《今释》）

【原文】　治噉蛇牛肉，食之欲死方：（41）
　飲人乳汁一升，立愈。

【经义阐释】　蛇牛肉有毒，食之欲死，故饮人乳汁甘寒解毒而愈。

【文献选录】　李彣：人乳汁甘平，能解独肝牛肉毒。（《广注》）

高学山：人乳不特甘寒解毒，且为经络走注之血所化，其性行而不守，是能收揽其毒，使之下泄者，故立愈。（《高注》）

【临床应用】　（1）治食牛马肉中毒方，饮人乳汁良。（《备急千金要方》）

（2）《别录》云：解独肝牛肉毒，合浓豉汁灌之，神效。（《本草纲目》）

（3）食郁肉及漏脯者，服（人乳汁）之亦良。（《经方例释》）

【原文】　又方：（41）
　以泔①洗頭，飲一升，愈。
　牛肚②細切，以水一斗，煮取一升，暖飲之，大汗出者愈。

【词语注解】　①泔：《说文通训定声·谦部》："泔，洗米水也"。
②牛肚：即牛胃。

【经义阐释】　米泔甘凉，以之洗去垢，而饮以头垢泔汁者，既取头垢引吐，米泔且能解毒。牛肚甘温，既补中益气养脾胃，又能解毒，暖饮致大汗出者，亦排毒之意。

【文献选录】　李彣：头垢水，能吐毒。……人胃中受牛肉毒，即以牛胃汁暖饮之，取其同类相感之义。令汗大出愈，毒从毛窍中出也。（《广注》）

高学山：头垢积于诸阳之气化，其性上出，泔水洗而饮之，是盖高越其毒，使之上涌，故亦愈也。牛肚为好牛水草之海，能包藏湿热诸毒，而使之消化者，切煮暖饮，则精悍起而愈于大汗矣。（《高注》）

陆渊雷：……泔，淅米汁也。善去垢，古人用以盥沐。（《今释》）

【临床应用】　（1）粟米泔汁，主霍乱卒热，心烦渴，饮数升，臭泔止消渴尤良。（《唐本草》）

（2）沘主霍乱，新研米清水和滤取汁服，亦主转筋入腹。酸沘，洗皮肤疮疥，服主五野鸡病及消渴。下淀酸者，杀虫及恶疮。（《本草拾遗》）

【现代研究】　淘米水的用途：消毒：将未切、未剥皮的蔬菜、瓜果放在淘米水中浸泡五六分钟，淘米水中的碱便会与果蔬上残留的农药发生反应，使农药失去大部分毒性，再用清水冲洗干净，一般就不会中毒。去污……洗手……洗肠肚[17]。

【原文】　治食牛肉中毒方：（42）
　甘草煮汁，飲之即解。

【经义阐释】　"甘草煮汁"，《肘后备急方》作"煮甘草饮汁一二升"，可参。甘草能解百毒，亦治食牛肉中毒者。至今临床医家广泛运用甘草解各种药物中毒。

【文献选录】　高学山：凡毒秽入土则化，甘草味甘性缓，土气敦厚之象，煮汁饮之，使其毒消沉于甘缓中，如毒秽入土而腐化之义也。（《高注》）

【临床应用】　（1）凡畏已中蛊，欲服甘草汁，宜生煮服之，当吐疾出，若平生预防蛊毒者，宜熟炙煮服，即内消不令吐，神验。又方甘草炙，每含咽汁，若因食中蛊及毒即自吐极良，常会咽之，永不虑药及蛊毒也。（《肘后备急方》）

（2）甘草解百药毒，此实如汤沃雪，有同神妙。有人中乌头、巴豆毒，甘草入腹即定。（《备急千金要方》）

（3）甘草汤方《伤寒论》：治伤寒少阴病，咽痛；亦治伤寒脉结代，心动悸。甘草二两。右一味，以水三升，煮取一升半，去滓，温服七合，日二服。

案：此诸方之祖。此方不独治少阴咽痛也。《外台·十一》、《千金》云：甘草汤，主天下毒气，山川雾露毒气，去地风气瘅疬毒，其方即此。成注：甘草汤，治少阴客热。依例推之，凡有热毒者，皆主之，必效，以此方治。凡服汤，呕逆不入腹者，先服此，然后服余汤，是止吐也。《得效方》以治小儿遗尿；《至宝方》以治小儿尿血；《圣济方》以治肿；《千金》以蜜炙甘草治阴头生疮；李楼以蜜煎甘草涂汤火疮，皆取清热解毒之用。后人变其法为膏，为疡科必备之药。今喉科家治咽喉痛，用金锁匙，即甘草中细者，其味苦，俗名苦甘草，此咽痛用甘草汤，当兼金锁匙而言。（《经方例释》）

（4）诸痛大便秘方：甘草生一两，锉碎，井水浓煎，入酒调服，能疏导恶物。（《直指方》）

（5）常用中草药解毒方[18]：甘草15g，大黄5g，水煎，口服；生绿豆子50g，甘草60g，将绿豆泡水，磨烂取汁，甘草煎水，调绿豆汁服。

（6）治疗发芽马铃薯中毒[18]：主证：开始可出现唇舌发绀、发痒、或烧灼样感觉，继而出现恶心呕吐，腹痛腹泻，发热，神识不清，昏迷。方药：绿豆、甘草各60g，煎水，口服。

（7）治疗毒蕈中毒[18]：主证：恶心呕吐，腹痛胀，流涎流泪，呼吸困难，瞳仁缩小，昏迷、躁动，抽搐。甘草120g，煎汤服。

（8）治疗果仁（苹果仁、杨梅仁、枇杷仁、李仁、桃仁、苦杏仁等）中毒[18]。主证：恶心、头昏眼花，呼吸困难，口唇发绀，突然昏倒。甘草、黑豆各20g。煎水，口服。

（9）治疗麻黄中毒[18]：主证：开始表现为中枢兴奋，神经过敏，烦躁不安，焦虑，震颤，头昏，谵妄，心慌气短，失眠，恶心呕吐，脉率增快，鼻干，汗出，瞳仁散大，排尿困难以及心痛等。重则视物不清，休克，昏迷，呼吸困难，惊厥等。最后终因呼吸抑制、循环衰竭而死亡。绿豆 5g，甘草 30g，煎水至 300ml，每两小时服 50ml。

（10）治疗白附子中毒[18]：主证：咽喉痛，口舌发麻，胃脘有灼痛感，剧吐，剧烈腹痛，汗出，惊厥面色苍白，脉细无力，呼吸困难，重时咽喉痉挛，终因呼吸麻痹而死亡。生甘草 60g，白矾 6g，生姜 15g，煎水口服。

（11）治疗罂粟壳中毒[18]：主证：烦躁，谵妄，呕吐，头昏，嗜睡，身倦乏力，脉率由快减慢，瞳仁初缩小、后散大，四肢发冷，肌肉松弛，反射消失，昏迷，死于呼吸中枢麻痹。甘草 30g，防风 5g。煎水，早晚分服。

（12）治疗曼陀罗中毒[18]：主证：口干，皮肤及眼发红，吞咽困难，红色皮疹，瞳仁散大，脉率速，狂躁，谵语；感觉、活动失灵，发热，视物昏花，间隙抽搐或惊厥，二便失禁。终因呼吸中枢麻痹和缺氧而死亡。甘草 120g，煎水，即服。

（13）治疗白花蛇中毒[18]：主证：头昏头痛，心慌心悸，呼吸困难，昏迷，终因呼吸麻痹而死亡。绿豆 5g，甘草 30g，煎水，当茶饮。

（14）治疗半边莲中毒[18]：主证：流涎，恶心呕吐，头昏，腹泻，精神错乱，肌肉颤搐，呼吸困难，瞳仁散大。严重时休克、昏睡、阵发性痉挛或惊厥。终因呼吸及心肌麻痹而死亡。甘草 250g，煎汤，当茶饮。

（15）治疗水蛭中毒[18]：主证：恶心呕吐，妇女阴道出血，重则剧烈腹痛，胃肠出血，血尿，昏迷。绿豆、甘草适量，煎服。

（16）治疗马钱子中毒[18]：抽搐，强直性痉挛，角弓反张，知觉过敏，胸部有压迫感，呕吐，苦笑面容，双目凝视，呼吸肌痉挛，全身发绀，瞳仁散大，乏力，脉数。若遇外界光线、风、声等刺激时，则发生强直性痉挛。每次可持续数分钟，因呼吸肌痉挛而死亡。甘草 120g，煎汤即服。

（17）治疗水银中毒[18]：主证：流涎，恶心呕吐，咽喉疼痛，口腔炎，腹痛腹泻，甚至胃肠出血，胃穿孔。肾脏损害可见血尿、少尿。循环系统损害表现休克，中毒性心肌炎，循环衰竭。呼吸系统损害可见剧咳，气管炎、支气管炎，呼吸困难，发绀。神志方面则见不安，兴奋，易怒幻觉，全身或局部震颤。甘草、防风各 15g，煎水顿服。

（18）治疗斑蝥中毒[18]：主证见皮肤、黏膜灼痛、糜烂，恶心呕吐，腹痛，便血，还可见斑蝥性肾炎、膀胱炎、子宫出血、流产等。甘草 30g，葱白 5 节。煎水，冷服。

（19）治疗有机磷中毒[18]：主证：恶心呕吐，流涎，大汗淋漓，瞳仁缩小，烦躁，抽搐，昏迷，呼吸困难。甘草 240g，煎水取液，倒入滑石粉 60g 内，加入黄豆面适量，捣浆，澄清后服。

（20）治疗 DDT、666 中毒[18]：主证：头痛头昏，恶心呕吐，全身乏力，重者出现肌肉震颤、抽搐。甘草 60g，花生油 6g，煎水，口服。

（21）治疗急性五氯酚钠中毒[18]：（本药是杀灭钉螺的有效制剂，在农业生产和防治血吸虫病工作中广泛应用）。主证见头昏头痛，汗出，乏力，重者发热，烦躁，呼吸急促，严重者则见高热，神志不清，发绀，呼吸困难。绿豆、甘草适量，加白糖水当茶饮。

（22）治疗钩吻（苦吻、黄藤、断肠草）中毒[18]：最初为口腔及呼吸道刺激症状；相继神经系统及肌肉症状出现，如吞咽困难、语言困难、共济失调、复视、嗜睡、昏迷等。严重者呼吸麻痹，延髓抑制。用甘草煎水，或三黄汤煎服。

（23）治疗七叶一枝花（草河车、重楼、蚤休、紫参）中毒[18]：主证见恶心呕吐，头痛，痉挛，腹胀，消化不良，食欲减退。甘草 15g，煎水，再与白米醋、生姜汁 60g 混合，先含服一半，后服一半。

(24)治疗鸦胆子（苦楝子、老鸦胆、苦桑叶）中毒[18]：主证见恶心呕吐，腹痛腹泻，头痛，昏睡，四肢发麻，重者麻痹，呼吸困难。甘草煎水服，或用红糖水，冷白稀饭服用解毒。

(25)治疗威灵仙（铁脚灵仙、小木通、九草阶、风东黑薇）中毒[18]：主证见皮肤红肿疼痛，消化道灼痛，腹痛，腹泻，黑大便。重者呼吸困难，瞳孔散大。重度中毒者十余小时内可能死亡，红糖、甘草煎汁内服。

【现代研究】（1）抗炎作用：根据现代药理研究证实，甘草有明显的抗炎作用，其抗炎的有效成分是甘草甜素、甘草次酸，以及某些黄酮类物质。甘草甜素能明显抑制酵母多糖和 PGE_2 引起的大鼠胸腺细胞 cAMP 的上升，降低由植物血凝素诱导的非特异性巨噬细胞移动抑制因子（MIF）的作用，表明甘草甜素具有抗炎、抗变态反应的作用；甘草次酸对大鼠棉球肉芽肿、甲醛性足肿胀、角叉菜胶性关节炎等都有一定的抑制作用；甘草的某些黄酮类成分能明显抑制白细胞和血小板的花生四烯酸代谢物质 5-HETE、12DIHEIE'12HETE 等生成，抑制白细胞释放溶酶体酶，提高 cAMP 浓度而阻止组胺等活性物质释放，并抑制脱颗粒反应而表现一定的抗炎作用。此外，甘草还有治疗消化性溃疡、解痉、护肝、抗病毒、镇咳祛痰，以及类肾上腺皮质激素样作用[19]。

（2）抑制艾滋病毒（HIV）增殖的作用和抑制抗癌药物毒性的作用：日人伊藤正彦等[20] 通过药理实验确诊确认甘草的模式（GL）成分有抑制艾滋病毒（HIV）增殖的作用。给艾滋病（AIDS）患者使用 GL 注射液 SNMC（含 GL40mg），用药 8 周后 20 名患者中 6 人的免疫功能有所提高。亦有报道[21] 甘草汤有抑制抗癌药物毒性的作用，使其副作用减低。

【原文】 羊肉其有宿熱者，不可食之。(43)

【经义阐释】 羊肉性大热，若素有伏热之病，或属热性体质，则不宜吃羊肉，食之必发热。

【文献选录】 李彣：羊食毒草，其肉虽温补，亦能发病，故有宿热者，忌食。（《广注》）

高学山：羊肉性温气厚，与虚寒者相宜，宿热者食之，是益其热矣。（《高注》）

陆渊雷：《千金》同。案谓体质热者，得热病愈未久者，不可食羊肉也。丹波氏云，时珍云：羊肉大热，热病及天行病，疟疾病后，食之必发热致危。（《今释》）

黄竹斋：程云来曰：羊之五脏皆平温，唯肉属火而大热，人宿有热者不可食之。徐忠可曰：宿者谓旧有热病人也。羊肉补气，得补而热增，故不可食。《千金》：六月勿食羊肉，伤人神气。（《集注》）

【原文】 羊肉不可共生魚、酪食之，害人。(44)

【经义阐释】 羊肉和生酢鱼（一种用盐和红曲腌的鱼）乳酪（用动物的乳汁做成的半凝固食品）混合在一块吃，易得寄生虫病，对人体有妨害。

【文献选录】 程林：生鱼，酢之属。酪，乳之属。生鱼与酪食，尚成内瘕，加以羊肉食之，必不益也。（《直解》）

高学山：生鱼酪生气未断，而与羊肉之性温多气者共食，恐助其生气而为虫积之祸伏

焉，故曰害人。(《高注》)

陆渊雷：此以下合食诸禁，今人多犯之，其害不甚著，惟羊肉与西瓜同食，则十人而病九，目验甚多。(《今释》)

【原文】 羊蹄甲中有珠子白者，名羊悬筋，食之令人癫。(45)

【经义阐释】 羊蹄甲里如生有白色斑点的，名叫羊悬筋证。吃了这种羊肉，可能使人害癫病。其理不明。

【文献选录】 李彣：其形不类也。(《广注》)

高学山：经言阴气上并为癫。羊蹄悬筋，食之令癫，意者此羊足下之气有余，故其筋纵而悬为白珠，食足下有余之气者，能令阴气之上并乎。(《高注》)

任应秋：程林、《医宗金鉴》等均云此义未详。珠子白，即白癜风一类的白色斑点，得癫疾，可能是害羊癜风的附会。(《语译》)

按： 高学山以"阴气上并为癫"作解，用取类比象的方法推测足下之气有余，似乎牵强。任应秋之说可从。

【原文】 白羊黑头，食其脑，作肠癖。(46)

【经义阐释】 李时珍谓羊脑"气味有毒"，并引孟诜曰"发风病。和酒服，迷人心，成风疾。男子食之，损精气，少子。白羊黑头，食其脑，作肠痈"，其理有待进一步研讨。

【文献选录】 李彣：白羊黑头，其头异者，脑必有毒，以脑在头内故也。(《广注》)

高学山：凡色纯者性平，白羊黑头，是浑身之白，排挤其黑而至于头，则头中之脑，其毒浓且重矣。食之作肠痈者，以脑中之毒，受逼而极于巅顶者，今得反其性，而亦下逼于广肠也，与前白马黑头、白马青蹄同义。(《高注》)

陆渊雷：……此条无理。……然今人多有啖羊脑以为补益者。(《今释》)

任应秋：白身黑头的羊子，如有病的，吃了它的脑，可能使胃肠发疮痈。(《语译》)

【原文】 羊肝共生椒食之，破人五脏。(47)

【经义阐释】 羊肝与生椒均属辛温之品，混食则风火闭结之暴毒深入五脏，有损健康。此条恐言过其实。

【文献选录】 李时珍：羊肝苦寒无毒，弘景曰：合猪肉及梅子、小豆食，伤人心。思邈曰：……合苦笋食，病青盲。妊娠食之。令人多厄。(《纲目》)

李彣：羊肝属木生风，生椒辛助火。共食则风火相煽，故破五脏。(《广注》)

高学山：肝性郁怒，而羊肝尤有多气之殊，椒毒伏辛，而生椒尤属猛悍之最，共食则合成风火闭结之暴毒，而深入脏中，有不进破不止之势，可不戒慎乎哉。(《高注》)

【原文】 猪肉共羊肝和食之，令人心闷。(48)

【经义阐释】 猪肉滞闭血脉，羊肝腻，共食则气滞而胸膈痞闷。但二者同食，一般未发现问题。

【文献选录】 李彣：羊肝，木脏也，性宜散。猪肉滞气生痰，性与相反，故共食之心闷。(《广注》)

高学山：羊肝性从上疏，得腻而滞气之猪肉和食，则浮其滞气于上，故心闷。（《高注》）

【原文】 豬肉以生胡荽同食，爛人臍。(49)

【经义阐释】 生胡荽辛热气重，得腻结之猪肉固恋之，则辛热中聚，又气重之性外透，故热重之人吃多了，会偶然发生肚脐溃烂。单味生胡荽恐有细菌和寄生虫卵污染，亦不可食，不一定烂人脐。

【文献选录】 李彣：胡荽芳香通窍，然不可生食。猪肉滞气生痰，二物性自相反。同食烂脐者，以胡荽入脾，脾经入腹故也。（《广注》）

陆渊雷：程氏云：胡荽损精神，发痼疾，猪肉令人乏气少精。发痼疾，宜其不可共食，若烂脐则不可解。渊雷案：胡荽即元荽。今人杂投羹肴中生食，谓之香菜者是也。程说出自孟诜、陈藏器及《千金》。（《今释》）

任应秋：……烂脐，当系热重，但应是偶然的，而不是必然的。（《语释》）

【原文】 豬脂不可合梅子食之。(50)

【经义阐释】 猪滑利而腻膈，梅子酸涩收敛，两性相反，若同食之，则敛涩腻膈之性留恋不去，使胃脘气浊不适，故忌之。

【文献选录】 陆渊雷：《医心方》引《养生要集》云：高平王熙叔和曰：乌梅不可合猪膏食之，伤人。又云：杏子合生猪膏食之，煞人。案，膏即脂也。（《今释》）

【原文】 豬肉和葵①食之，少氣。(51)

【词语注解】 ①葵：即冬葵，又名葵菜。

【经义阐释】 猪肉腻而滞气，葵菜滑而腻气。腻滑同食，令肠胃疏松，下注，使人有乏气的感觉。

【文献选录】 程林：葵性冷利，生痰动风，猪肉令人乏气，合食之，非止于少气也。（《直解》）

李彣：《本草》云：猪肉性苦，主闭血脉，弱筋骨，久食令人虚肥。葵为百菜主，其心伤人。《衍义》云：葵蓄性滑利，不益人。故其食则少气。（《广注》）

陆渊雷：《医心方》引《养生要集》云：高平王熙叔和曰，葵菜不可合食猪肉，夺人气成病。又引马琬《食经》云：猪肉合葵菜食之，夺人气。案冬葵苗，古人用为菜蔬（其子即俗称香瓜子），故有和食猪肉之事。（《今释》）

【原文】 鹿肉不可和蒲白①作羹，食之發惡瘡。(52)

【词语注解】 ①蒲白：即香蒲之根茎，一名蒲笋（笋）。《新修本草》谓其"春初生，用白为升"。

【经义阐释】 鹿肉性温，单吃烹调后的鹿肉，可有心烦、失眠、口干舌燥的症状。蒲白性辛，二物作羹食之，辛热行肉腠，可能发恶疮。此条当活看。

【文献选录】 程林：鹿肉，九月以后至正月以前堪食，他月食之，则发冷痛。（《直解》）

李彣：鹿肉性温，蒲白当是蒲笋，性与相反故也。(《广注》)

高学山：鹿肉性热。蒲草阳多阴少，且中虚而善走阳明以及肉腠，其嫩白又具升发之性，作羹食之，是领热性行于肉腠，故发恶疮也。(《高注》)

【原文】 麋脂①及梅李子，若妊妇食之，令子青盲，男子伤精。(53)

【词语注解】 ①麋脂：为鹿科动物麋鹿的脂肪，又称官(宫)脂(《神农本草经》)、麋膏(《周礼》郑玄注)。麋鹿又名麋(《庄子》、《说文解字》)。因其头似马，身似驴，蹄似牛，解似鹿，故又称"四不像"(《黑龙江外记》)。

【经义阐释】 麋脂辛寒滑利，梅李子清凉酸涩，若孕妇过食之，于肝气有亏，可能损伤胎儿眼睛，患盲病，胎教慎之。若男子过食之，于肾精有耗，可能损伤精气，致阳痿。

【文献选录】 李时珍：按陆家师云：鹿以阳为体，其肉食之热；麋以阴为体，其肉食之寒。观此，则《别录》麋脂令人阴痿，孟诜言多食肉令人弱房。及角、肉不同功之说，亦此意也。(《纲目》)

李彣：人目以阴为体，以阳为用。麋，阴兽也，梅李子味酸苦，亦属阴类，妊妇三物合食，则阴气太盛，而消沮最闭藏者多，阳气绝无，而光明开发者少，故令子青盲也。男子精气宜温暖，阴胜则精寒，《本经》云"阴寒精自出"，《本草》云"麋脂令阴痿"，此伤精之验也。(《广注》)

高学山：鹿为阳兽，麋为阴兽，况凡脂俱属阴液乎？阴盛则能埋藏阳气，而使之不出，又梅李子味酸而贼甲木之气……。目光以阴精之体，以阳神为用。妊妇合二者食之，则使胎中之肝阳，埋藏损削，故令子青盲。又阴生于阳，男子合食之，则阳败而伤精矣。(《高注》)

陆渊雷：程氏云：……按麋蹄下有二窍，为夜目。淮南子曰：孕女见麋而子四目，今食脂而令子青盲，物类相感，了不可知，其于胎教，不可不慎也。又，麋脂能痿阳伤精，麋角能兴阳益髓，何一体中而性治异耶？丹波氏云：李时珍云，麋似鹿而色青黑，大如小牛，肉蹄，目下有二窍，为夜目，程云蹄下有二窍，恐误。渊雷案：青盲者，眼目形色不变，但视物不见也。妊妇忌食异味，忌见奇形怪物，忌闻淫声，忌不正当之思想，乃胎教中所有事，中外古今无异辞。若谓食某物必致某种变故，则不可凭。(《今释》)

任应秋：梅李子都是清凉作用，麋脂是滑利作用，虽未必令子青盲，却不利于孕妇。(《语译》)

按：二李、高学山、任应秋之说较当。妊娠食物不当，虽不一定令子青盲，但会引起疾病，不利于孕妇，故有研究价值。

【原文】 麞肉不可合虾及生菜，梅、李果食之，皆病人。(54)

【经义阐释】 獐肉食之动气，虾能动风热，生菜、梅李动痰，合食之，令人患风痰热气病。

【文献选录】 李时珍：獐肉气味甘温无毒，诜曰：八月至十一月食之，胜羊；十二月至七月食之，动气，多食，令人消渴。若瘦恶者，食之发痼疾，不可合鹄肉食，成沉痼，又不可合梅、李、虾食，病人。(《纲目》)

陆渊雷：《医心方》引《养生要集》云：高平王熙叔和曰：诸刺菜不可合食麋肉及虾，伤人。又云：麋鹿肉，不可杂虾及诸刺生菜食之，腹中生虫，不出三年死。……《千金》

引黄帝云：五月勿食獐肉，伤人神气。凡云某月不可食某动物者，疑皆挛乳之期，古人于肉食中仍寓仁爱之意欤。(《今释》)

【原文】 痼疾人不可食熊肉，令終身不愈。(55)

【经义阐释】 积久不愈、顽固病患者，当审因论治，不宜吃熊肉，因熊肉甘而滋腻，虽有补虚羸之功，但有恋邪之弊，吃了难于拔除病根。本条所论，亦当活看。

【文献选录】 李时珍：熊肉甘平无毒。弘景曰：有痼疾不可食熊肉，令终身不除。鼎曰：若腹中有积聚寒热者食之，永不除也。(《本草纲目》)

高学山：熊性嗜虫蚁而气猛悍。嗜虫蚁则其毒能使痼疾穴镂深细，气猛悍则其力能使痼疾凭藉坚牢，故终身不愈。(《高注》)

【原文】 白犬自死，不出舌者，食之害人。(56)

【经义阐释】 狗死必吐舌。白狗无故自死，死后舌头没有吐露在外面，多是中毒的现象，吃这种狗肉，对人体有害。

【文献选录】 孙思邈：黄帝云：白犬合海食之，必得恶病。白犬自死不出舌者，食之害人。犬春月多狂，若鼻赤起而燥者，此欲狂，其肉不任食。九月勿食犬肉，伤人神气。(《备急千金要方》)

李彣：犬死必吐舌，若中毒自死者，舌不出，则毒亦不散，故忌。(《广注》)

高学山：犬死吐舌，毒气或从口散，否则其心中之毒坚急，而洋溢于躯壳，故不出舌之害人，尤甚于白犬之自死也。(《高注》)

【原文】 食狗鼠餘①，令人發瘻瘡②。(57)

【词语注解】 ①狗鼠余：狗鼠之剩食也，有涎毒在其中。《诸病源候论·瘻病诸候》引《养生方》云："十二月勿食狗、鼠残肉，生疮及瘻，出颈项及口里，或生咽内"，又云："正月勿食鼠残食，作鼠瘘，发于颈项，或毒入腹，下血不止，或口生疮，如有虫食。"

②瘻疮："即淋巴腺肿疡之久溃不愈者，亦即血痹虚劳篇之马刀侠缨，今人所谓历串也。"(《今释》)

【经义阐释】 吃了狗或老鼠咬剩残余的饮食，因其有涎毒，人若食之则散于筋络，往往会使人发生瘰病，甚而溃疡（但并非肯定发瘻疮）。

【文献选录】 李彣：狗鼠所食余物，甚涎有毒。瘻疮生两颈旁，《内经》云："陷脉为瘻，留连内腠"。又古有鼠瘘、蚁瘘之名，言其腐烂处孔窍甚多，若鼠蚁所穿以穴也。(《广注》)

【原文】 治食犬肉不消成病方①，心下堅或腹脹，口乾大渴，心急發熱，妄語如狂，或洞下方。(58)

杏仁一升（合皮熟研用）

上一味，以沸湯三升和取汁，分三服，利下肉片，大驗。

【词语注解】 ①成病方：原无，据目录补。

【经义阐释】 凡狗肉，性甚燥热，过食不消，热邪阻滞则心下坚满腹胀，火热伤阴扰心则口干大渴，忽据《金匮玉函要略述义》"心急"作"忽"。发热或妄语如狂，热毒下注则洞下。李时珍谓狗肉畏杏仁，故杏仁能治犬肉不消诸疾。盖杏仁有宽中下气、解毒消食之功。方后"利下肉片"，《备急千金要方》卷第二十四作"狗肉皆完片出即静"，亦可从。

【方药评析】 莫枚士曰："此可名杏仁汤，为宽中下气之专方。故能消一切食，不独犬肉。本论食马肉中毒方，亦以豉汤合此方也。《外台》食马肉中毒主，亦以豉汤合此方也。《外台》治食索粉积方，以紫苏合此方变其法，用杏仁泥盖索粉，近杏仁则粉烂，物性相制也。《证类》引《伤寒类要》治温病，食劳，以杏仁五两，沸汤二升，煎取一升，服之取汗，差，是杏能消一切食。所以消犬肉者，以《本草》云：杏仁杀狗毒，其两仁者可以毒狗。又梅师方云：狗咬，杏仁去皮尖，杵，傅之，研汁饮亦佳，是杏仁能制狗毒，故于食犬肉不消为尤宜。沸汤即麻沸汤也。梅师方杏仁一升，去皮，水三升煎沸，去滓，取汁，分为三服。下肉为并，即此沸汤，但文详略不同耳。《纲目》引《伤寒类要》用水七碗，烧锅，令赤，投水于内，取起，再烧再投，如此七次，名沸汤。泉谓：即今滚汤可用，不必如《类要》所云。仲景取此水，二泻心汤以之煎药，此方以之和药。本论《水气篇》水之为病，脉浮者，为风水，宜杏子汤。又《脉经·妇人篇》妇人脏肿如瓜，阴中痛引腰痛者（《经方例释》），杏仁汤主之；此亦《要略》省文……"。对本方主治，煎服法及有关类方，分析妥当，可参。

【文献选录】 巢元方：凡狗肉性甚躁热，其疫死及狂死者，皆有毒，食之难消，令人烦毒闷乱。（《诸病源候论》）

李彣：杏仁利气，气利则毒解，且犬肉畏杏仁故也。（《广注》）

高学山：心下坚者，犬肉上停胃脘也。或腹胀者，犬肉中横胃府也。性热而久滞，则其气上凌外鼓，故口干大渴，心急发热。妄语为狂，犬性热，伤胃液，以致不能上养神明之应，或洞下者，坚胀横据中州，上冲之而不足，故其余力回逼下趋也。若不速去其肉片，则坚胀者气将上跑，洞下者气将下跑矣。杏仁性滑而利气，气利，则能大展其胸膈以下推，滑性则能润裹其渣质以下转，故可取利下肉片之大验也。（《高注》）

按： 高学山之注详明甚当。

【临床应用】 （1）解狼犬毒，杏仁捣烂，水和服。治妇人卒不得小便方：杏仁二七枚，熬末服之，立下。治诸漏方：水研杏仁服。治凡犬肉毒人方：熬杏仁五合令黑碎，研成膏傅之。（《备急千金要方》）

（2）治五痔下血不止，杏仁去皮尖及双仁，水一升研滤取汁，煎减半，投米煮粥，停冷空心食之。（《济阴纲目》）

【现代研究】 （1）狗肉不可乱食：狗肉营养极其丰富，食之得当，确有健脾胃、壮肾阳之功，是大家喜爱的冬季进补佳品。但不是人人都食之有益。凡患有高血压、严重心脏病、心律失常、甲状腺功能亢进症、胃炎、肺结核、溃疡病、支气管扩张病者，均不能食狗肉。否则，轻者使病加重，重者危及生命。只有素有阳虚、脾胃虚寒、体弱的人，才食之有益。（《中国环境报》）

（2）杏仁去皮一起用开水浸汁，因氰化物较多，用"一升"恐中毒。又，"利下肉片"不可信[22]。

【原文】 妇人妊娠，不可食兔肉、山羊肉，及鳖、雞、鸭，令子无聲音。

(59)

【经义阐释】 本条涉及妊娠饮食宜忌和胎教的内容。不常用的异味妊妇不食，如合食相反之物，皆无益而反有害。至于令子无声音之说，有谓同类相感所致者，亦未可全信。

【文献选录】 高学山：直响为声，转韵为音，兔与山羊，及鳖、鸡、鸭等物，或绝然无声，或有声而蠢浊，及略无转韵者，总谓之无声音。妊娠养胎，凡食物之气，各以类感，故亦能病子，声音且然，况性情乎！此下文食雀饮酒，令子淫乱，以雀善淫，而酒善乱故也，胎教者可不惧哉。（《高注》）

陆渊雷：《千金方》云：妊娠食山羊肉，令子多病；妊娠食兔肉犬肉，令子无声音，并缺唇；妊娠食鸡肉糯米，令子多寸白虫；妊娠食椹并鸭子，令子倒出，心寒；妊娠食鳖，令子项短。《医心方》引《养生要集》云：妇人妊，勿食兔肉，令子唇缺，亦不须见之，又引朱思简《食经》云勿食诸肉，令子嘶哑无声。……腹中多虫。程氏云：妊娠食兔肉则令子缺唇，食羊肉则令子多热，食鳖肉则令子项短，不令无声音也。若食犬肉，则令子无声音，鸡鸭肉胎产需以补益，二者不必忌之。渊雷案：程说为中医妇科所通行，今推其意，则兔缺唇，羊肉性热，以相似为忌也。鳖长项，犬善吠，以相反为忌也。此皆臆说，未可信据，然异味不常食之物，妊娠宁忌之为是。（《今释》）

【现代研究】 中医的"胎教"指孕妇对胎儿心理上的良好影响，而广义的胎教，要求孕妇注意饮食起居与心理卫生的配合。孕妇的饮食应营养丰富又易于消化，宜于淡，不宜膏粱厚味、煎炙辛辣。从营养学的角度讲，兔肉味辛性平偏凉，功能补中益气、止渴健脾、凉血解毒、利大肠。鸡肉味甘性微温，有温中益气、补虚之功；鸭肉能滋阴凉血之效，自古被视为滋补佳品。羊肉性味甘热，有暖中祛寒、温补气血、开胃健力、益胃气、补形衰、通乳治带的作用，历来被用作补阳佳品，因而在妊娠期，据其体质的偏阴偏阳，是可根据病机选用上述营养补品的，但不能太过而已[23]。

【原文】 兔肉不可合白雞肉食之，令人面發黃。(60)

【经义阐释】 兔肉不要和白鸡肉吃，吃了动湿热，最容易使人面发黄。此条所言，并非尽然。录之备参。

【文献选录】 陆渊雷：《千金》引黄帝云：兔肉和獭肝食之，三日必成遁尸；共白鸡肝心食之，令人面失色，一年成瘅黄；共姜食，变成霍乱；共白鸡肉食之，令人血气不行。二月勿食兔肉，伤人神气。《外台》引《肘后》云：兔肉不可杂獭肉及白鸡心食。（《今释》）

任应秋：《医宗金鉴》云："二物合食，动脾气而发黄，故不可合食"意思是说兔为卯畜，鸡为酉畜，卯为大肠，酉为肾，大肠与脾土相合，肾为水，水土之湿热动，势必发黄。（《语译》）

【原文】 兔肉著乾薑食之，成霍亂。(61)

【经义阐释】 兔肉酸寒，属阴，干姜辛热，属阳，性味相反，故兔肉和干姜一块吃，使胃气不和，易引起霍乱吐泻病。若烹饪得法，当不致成霍乱。笔者有兔肉与干姜合食之，则呕吐不止的体验，则此条亦不可不信。

【文献选录】 程林：兔肉味酸，干姜味辛，辛能胜酸，故合食之成霍乱。陶弘景曰：并不可与橘芥同食，二味亦辛物也。（《直解》）

高学山：兔善匿而肉酸寒，姜善散而性辛热，能使胃气不顺，故成霍乱。（《高注》）

【原文】 凡鸟自死，口不闭，翅不合者，不可食之。（62）

【经义阐释】 鸟自死必敛翅闭口，今见口大张，翅不收，其死也异，乃传染中毒致死之象，因其为自死之鸟，故也不可食。原文"闭"，《肘后》作"开"。

【文献选录】 高学山：鸟死口不开，则死气内闭，翅不合，则毒气外张，故不可食。（《高注》）

陆渊雷：《外台》引《肘后》云：鸟兽自死、口不开、翼不合，不可食，《医心方》引七卷食经，作口不闭。案：闭开正相反，莫之适从，然自死鸟兽，不论口开口闭，总不可食。（《今释》）

【原文】 诸禽肉，肝青者，食之杀人。（63）

【经义阐释】 凡是各种禽兽肉类的肝脏，出现青黑色而有光亮的，皆传染中毒所致，人吃了也会中毒。

【文献选录】 高学山：肝为木脏而主疏散。青则其气自结，故见本色。肝毒溢于肉腠，故食之杀人。（《高注》）

陆渊雷：《医心方》引《养生要集》云：凡禽兽，肝脏有光者，不可食，煞人。凡射猎所得，无论鸟兽，皆谓之禽，禽者获也，俗加手傍作擒。《白虎通》，禽者何？鸟兽之总名是也。《尔雅》释鸟，二足而羽谓之禽，四足而毛谓之兽，乃称谓之转移。《金匮》本条之禽，即《养生要集》之禽兽矣。肝脏本是动物体中消毒器，色青若有光，皆中毒而消之不尽，因致死者，故不可食。（《今释》）

【原文】 鸡有六翮[①]四距[②]者，不可食之。（64）

【词语注解】 [①]翮（hé 河）：《说文解字·羽部》："翮，羽茎也"，又《尔雅》云："羽谓翮"。本指羽毛中间的硬管，此处泛指翅膀。

[②]距：鸡爪。《古汉语常用字字典》谓特指公鸡脚爪后面突出像脚趾的部分，可参。

【经义阐释】 鸡生六个翅膀（六根羽茎），四只脚爪的，古人认为这种怪异之禽有毒，故不可食。此条亦当活看。

【原文】 乌鸡白首者，不可食之。（65）

【经义阐释】 乌鸡应为乌首，而头反为白色，因其色彩怪异，恐有毒，最好也不要吃。可与46条白羊黑头意互参，不可拘泥。

【原文】 鸡不可共葫蒜[①]食之，滞气。（66）

【词语注解】 [①]葫蒜：即在蒜。因出胡地，故名。

【经义阐释】 鸡肉不要和着大蒜吃，鸡能动风，蒜能动痰，吃了会发动风痰，气机壅滞，出现短气等症状。此条亦当活看。

【文献选录】 高学山：鸡为风木之禽，其性走气，与性味昏浊之胡蒜合食，则引之而留恋于气分，使失其轻清流利之用，故滞气。（《高注》）

陆渊雷：《千金》引黄帝云，鸡子白共蒜食之，令人短气。《外台》引《肘后》云：鸡鸭子，不可合蒜桃李子鳖肉山鸡肉。（《今释》）

【原文】 山雞①不可合鳥獸肉食之。（67）

【词语注解】 ①山鸡：为雉科动物原鸡。形似家鸡而较小，其尾长，性食虫蚁。

【经义阐释】 山鸡常食虫蚁，甚至乌头、半夏，故多有毒，与鸟兽肉相反，不要和在其他好的鸟兽肉中一起吃。

【文献选录】 李时珍：鸊（dì 迪）雉肉，气味甘平，有小毒。诜曰：发五痔，久食瘦人，和荞面食，生肥虫。同豉食，害人，卵同葱食，生寸白虫，余并同雉。（《纲目》）

李彣：山鸡即翟鸡也，似雉，尾长三四尺，自爱其尾，不入丛林，遇雪则岩伏木栖，不敢不食，往往饿死。雉后原野，翟居山岩，故名山鸡，性食虫蚁，而肉有毒，与鸟兽肉相反，故戒合食。（《广注》）

【临床应用】 南唐相冯延己，苦脑中痛，累日不减，太医令吴延绍，密诘厨人曰，相公平日嗜何物，对曰，多食山鸡鹧鸪，延绍于是投以甘草汤而愈。盖山鸡鹧鸪，多食乌头、半夏，故以此解其毒（南唐作甘草），说明单食山鸡，亦在所忌也。（《名医类案》）

【原文】 雉①肉久食之，令人瘦。（68）

【词语注解】 ①雉（zhì 质）：即野鸡，其正若矢，一往而堕，故从矢。

【经义阐释】 雉肉酸而微寒，有小毒，善食虫蚁，与蛇交，变化有毒，能发痔及疮疥，故不可常食，久食令人瘦。此条当活看。

【文献选录】 李时珍：雉，诜曰：久食令人瘦，九月至十二月稍有补，他月则发五痔、诸疮疥。不与胡桃同食，发头风眩晕及心痛，与菌蕈、木耳同食，发五痔，立下血。同荞麦面食，生肥虫，卵同葱食，生寸白虫。自死爪甲不伸者，杀人。（《纲目》）

李彣：鸡属木，雉属火，故鸡炙则冠变（《本草纲目》），雉炙则冠红，明其性属火也。火气消铄万物，故久食令人瘦。又其肉味酸，酸则性主收敛，故令人瘦。且春夏不可食，为其食虫蚁，及与蛇交变化，有毒也。（《广注》）

【原文】 鴨卵不可合鱉肉食之。（69）

【经义阐释】 鸭蛋性寒，发冷气，鳖鱼肉性冷，亦发冷气，故不可合食。

【文献选录】 李时珍：鸭卵气味甘咸，微寒，无毒。诜曰：多食发冷气，令人气短背闷。小多食，脚软，盐藏食之，即宜人。弘景曰：不可合鳖肉，李子食，害人。合椹食，令人生子不顺。（《本草纲目》）

【原文】 婦人妊娠，食雀肉，令子淫亂無恥。（70）

【经义阐释】 《金鉴》在"肉"后有"饮酒"二字，可从。雀之性淫，酒能乱性，古慎胎教，故妊娠当戒食之，亦属"胎养"的内容，可供研究。

【文献选录】 李彣：……以雀性最淫，物理相感如此。酒又助人淫兴，妊娠忌之。（《广注》）

陆渊雷：《千金方》云：妊娠食雀肉并豆酱，令子满面多䵟黯黑子。妊娠食雀肉饮酒，令子心淫情乱，不畏羞耻。《医心方》引《养生要集》云：妇人妊，勿以炙雀并大豆酱食，令胞漏，使儿多奸疱。又云：勿饮酒多食雀肉，使子心淫精（情）乱。又云：勿食雀肉，令儿多所欲。（《今释》）

【原文】　雀肉不可合李子食之。(71)

【经义阐释】　雀肉性温热而味甘，虽有壮阳益气之功，但不若李子之酸涩，则热性不行而滞气，故不可共食。本条尚待进一步研究。

【文献选录】　高学山：雀肉温而多气，李为肝之果，合食则引雀肉入肝，使肝气有余，而脾土受伤矣。（《高注》）

陆渊雷：《医心方》引《养生要集》云：高平王熙叔和曰：李实合雀肉食，令大行漏血。《别录》云：雀肉不可合李食及与诸肝食。（《今释》）

【原文】　燕肉勿食，入水為蛟龍所噉。(72)

【经义阐释】　李时珍认为燕肉酸平有毒，食之损人神气，故不可食。至于谓蛟龙嗜燕，人食燕者不可入水之说，恐为虚妄，则不可信。

【文献选录】　陆渊雷：……程氏云：《淮南子》曰……而祈祷家用燕召龙，能兴波祈雨，故名游波。渊雷案：程说出李时珍，入水为蜃蛤，亦不可信。（《今释》）

【原文】　治食鳥獸中箭肉毒方①：鳥獸有中毒箭死者，其肉有毒，解之方。(73)

大豆煮汁，及鹽②汁，服之解。

【词语注解】　①治食鸟兽中箭肉毒方：原无，据目录补。

②盐：《肘后备急方·卷七》、《备急千金要方·卷第二十六》、《外台秘要·卷三十一》、《医心方》并作"蓝"。《辑义》谓"盐是蓝之讹，字形相似也"，可从。《神农本草经》名蓝实，"主解诸毒"。

【经义阐释】　箭药多是射罔毒，"射罔"，实为草乌头汁制成的膏剂，苦热有大毒，故鸟兽中毒箭死者，可用大豆汁解乌头毒，蓝汁，即蓝实（蓼蓝的果实）汁，其叶或全草（大青）及叶的加工制成品（青黛、蓝靛）、其根（板蓝根）均有解毒之功。《品汇精要》谓蓝实"解毒药、毒箭、金石药毒、狼毒、射罔毒"，而盐汁则不能解乌头毒（仅能解毒虫螫伤之毒）。

【文献选录】　巢元方：射猎人多用射罔药，涂箭头以射虫鹿，伤皮则死，以其有毒故也。人获此肉，除箭处毒肉不尽，食这则被毒致死，其不死者，误食肉处去毒箭远，毒气不深，其毒则轻，虽不死，犹能令人困闷吐利，痹不安，药者，以生乌头捣汁日作之是也。（《诸病源候论》）

高学山：乌头取汁成膏，染刀箭，能令人物立死，以其热毒杀血，最为神速，鸟兽中毒箭，则其毒洋溢血肉，故食之中毒。大豆汁味甘性醇，具有地之象，能包涵消释诸毒，又盐汁之性，收煞润下，能使毒气不张，故服之俱可解。（《高注》）

陆渊雷：《肘后方》云：肉有箭毒，以蓝汁大豆解射罔毒。又云：中射罔毒，以蓝汁大豆解射罔毒。又云：中射罔毒，蓝汁大豆猪犬血并解之（此出诸药毒门）。《千金》云：

射罔毒，蓝汁，大小豆汁、竹沥、大麻子汁、六畜血，具齿屑，蚯蚓屎，藕芰汁。又云：方称大豆汁解百药毒，余每试之，大悬绝，不及甘草，又能加之为甘豆汤，其验尤奇。有人服玉壶丸治呕不能已，百药与之不止，蓝汁入口即定，如此这事，皆须知之。《外台》引张文仲云：禽兽有中毒箭死者，其肉有毒，可以蓝汁大豆汁解射罔也。……渊雷案：盐乃蓝之讹，丹波说是，程氏强解耳。今之附子、乌头，采药者皆用盐渍极咸，然不经炮制，则其毒如故，知盐非能解乌头毒矣。（《今释》）

按：李彣亦谓"盐味咸，走血，则毒亦解"与程林之说义同，高学山亦宗之。陆渊雷称"盐乃蓝之讹"，非能解乌头毒，其说可从。

【临床应用】 （1）治卒肿满身面皆洪大方：大豆一斗熟者漉，饮汁，及食豆，不过数度必愈。（《肘后备急方》）

（2）钩吻中毒欲死，面青口噤，逆冷身痹方，煮蓝汁饮之。（《千金翼》）

（3）甘豆汤治脚肿，黑豆、甘草同煎汤服之。郭镇廷圭知县云：昔年太学士围闭中多患脚肿，至腹则死，前后如此者，非一人，后有施此方，服之皆愈。盖神方也。（《洪氏集验方》）

（4）甘豆散治难产，三日子母不相见。黑豆三升，生姜三两炒，甘草一寸。右用水五升，煎豆熟为度，取汁缓缓服，不惟易产，兼治风，才产觉产便服之，甚妙。（《产宝诸方》）

（5）治大头伤寒神方，即本方。又方：笑不休。《素问》曰：神有余笑不休。神，心火也，火得风则焰，笑之象也。用沧盐一撮煅研，河水煎沸啜之，探吐热痰数升即愈。一妇人病此证半载，张子和用此方治瘥。（《良朋汇集》）

（6）甘草黑豆汤，兼治筋疝。筋疝者茎中掣痛，挺胀不堪。此由用春方邪术而得之。用此方者，亦取其解毒，当用甘草梢。（《医方集解》）

【原文】 魚頭正白，如連珠至脊上，食之殺人。(74)

【经义阐释】 鱼头上有白色斑点，像珠子般一连串到背脊上，这种怪鱼恐有毒，吃了对人有害。本条尚待进一步研究。

【文献选录】 高学山：此亦阴气排挤之毒，前极于头，上极于脊，故聚而不散，断而复续，如连珠之象，即白羊黑头，白马黑头，及乌鸡白头之义也。食之杀人，以理推之，当杀于脑痈对口，及肾脉之为病乎。（《高注》）

陆渊雷：此以下四条，《外台》引《肘后》并云不可食，无杀人字。亦见《医心方》引《食经》。（《今释》）

【原文】 魚頭中無腮者，不可食之，殺人。(75)

【经义阐释】 古人认为鱼头上没有腮的，不能散毒，亦属怪鱼，不能吃，吃了对人有害。此条尚待进一步研究。

【文献选录】 高学山：鱼腮所以出水，亦所以散毒，无腮则水不出，而毒亦不散，故食之杀人。（《高注》）

陆渊雷：《千金》引黄帝云，无杀人字。又云：鱼无全腮，食之发痈疽。程氏云，能杀人，详《酉阳杂俎》。（《今释》）

【临床应用】 古有鲤鱼无腮，食后中毒之医案。《名医类案·卷十二·中毒》云："王彦伯荆州人，为道士，善医，尤别脉，断人生死寿夭，百不失一，裴胄尚之子，忽暴中病，王脉之，良久曰：中无腮鲤鱼毒也，投药数味而愈，裴异之，诘其子，因食脍而得，乃脍鲤无腮者，令左右食，其候悉同"可供研究本条时的参考。又，鲤鱼腮儿阔，鳃耙15～22mm，鲤鱼无腮者，乃畸形鲤鱼也。

【原文】 魚無腸膽者，不可食之，三年陰不起，女子絕生。(76)

【经义阐释】 没有肠管和胆的怪鱼（如河豚鱼之类）不要吃，食后可致阳痿或无生育，有研究价值。

【文献选录】 李时珍：河豚……无鳞无腮无胆……南人言鱼之无鳞无腮无胆，有声目眨者，皆有毒。河豚备此数者，古人畏之…《御览》云：河豚鱼虽小，而獭及大鱼不可唼之，则不惟毒人，又能毒物也。（《纲目》）

高学山：肠为转运之路，所以去秽恶，胆司枢机之任，所以发伏神。鱼无肠胆，则其所贮之气血，既无所去，复无所发，而包裹郁滞之毒，食之暴作，而死于腹膜胀者，鱼毒之气自满，而鼓寒肠胃之所致也。即便烹治得法，当下无恙。然其阳明受病，二年而延至于心，三年而递及于脾，渐使胃中悍气不生，而男子阴痿，营血不长，而女子绝生。经所谓二阳之病发心脾，有不得隐曲，女子不月者是也。以上三条，当通指河豚鱼而言，后文解鲦鲼河豚鱼毒方治，盖承此耳。按河豚，即鲦鲼鱼，形如蝌蚪，小者三四寸，大者尺余，无鳞无腮，亦且无胆，目能开合，不特脂血及子，俱能杀人，即揉洗净尽，而煤焰落锅，犹堪毕命。故前二条严戒食者。然人每以其味鲜美，侥幸万一，遂谓无害，而且有名其白为西施乳者，殊不知毒种阳明之阴祸，故复以三条明揭之云。（《高注》）

【现代研究】 河豚中之弓斑东方鲀，鳃孔小，为一弧形裂缝，体表无鳞。内脏及血液有剧毒，煮食河豚，须除去内脏、生殖腺、两目、洗净血液，刮去表面黏液或剥去外皮，并宜烹煮较长时间，以防中毒。

河豚的毒性物质为河豚毒素和河豚酸。体重50kg之人皮下注射致死量可能为$300\mu g$。河豚毒素存在于河豚睾丸、卵巢、肝、脾、卵、眼球及血液内。一般在食后约半小时到3小时内，即先出现胃肠道刺激症状，继则口唇、舌、上下肢知觉迟钝，而指尖尤甚，渐至四肢运动麻痹，呼吸困难，皮肤发紫，脉搏细小频数，血压体温均下降，瞳孔散大，言语障碍，终致呼吸麻痹而死。临死时，意识大都清晰。急救处理：洗胃，催吐，导泻补液，纠正电解质紊乱及酸中毒，必要时输氧。民间用鲜橄榄、鲜芦根各四两，洗净，捣汁服[24]。

【原文】 魚頭似有角者，不可食之。魚目合者，不可食之。(77)

【经义阐释】 头上好像长有角似的怪鱼，不睁眼睛的怪鱼，必有毒，都不要吃。

【文献选录】 高学山：凡胎生卵生者，皆有目有皮，故能开能合，湿生化生者，多有睛无眼，故但开不合，以湿化而独具胎卵之目，反常也，反常者性必不良，故戒食。（《高注》）

【原文】 六甲①日，勿食鱗甲之物。(78)

【字词注解】 ①六甲：《外台秘要》卷三十一引《肘后》作"甲子"。六甲，即甲子、甲寅、甲辰、甲午、甲申、甲戌也。古代用于纪日。《汉运·律历志》："故日有六甲"。

【经义阐释】 古人认为六甲日，有六甲之神以值日，故甲子日勿食龟鳖鱼等鳞甲之物，食则犯忌，害人心神，此属迷信之说，不必拘泥。鳞甲之物，若处理得当，任何时日均可食。

【文献选录】 高学山：天干逢甲日，则肝气起而脾土内虚，天人内外之应也。勿食鳞甲者，恶其声之相似，外引干甲之气以内贼耶。然似可不必拘泥。（《高注》）

【原文】 魚不可合雞肉食之。(79)

【经义阐释】 鱼不要和鸡肉一块吃，免动风热。此条宜活看。

【文献选录】 程林：今人常合食之，亦不见为害，或飞潜之物，合食当所忌耶。或过之不消，则鱼能动火，鸡能动风，能令作病耶。（《直解》）

李彣：《内经》云鱼者使人热中。盖鱼在水中，无一息之停，是虽水畜，而性反属火；鸡属巽木，而每能生风。合食则风火相炽，故戒之。（《广注》）

【原文】 魚不得和鸕鶿肉食之。(80)

【经义阐释】 鸬鹚是吃鱼的野禽，因其相制而相犯，故不要和鱼混合在一块食。此条宜活看。

【文献选录】 李彣：鸬鹚能入水取鱼，凡鱼骨梗者，密念鸬鹚不已，即下。以二物相制而相犯也，故戒合食（鸬鹚，俗名摸鱼公）。（《广注》）

高学山：鸬鹚嗜鱼，而鱼复畏鸬鹚而饱养之者，合食入胃，恶其相生相并，多以依附不化致害耳。（《高注》）

【原文】 鯉魚酢①不可合小豆藿②食之，其子不可合豬肝食之，害人。(81)

【词语注解】 ①鲤鱼酢：《释名·释饮食》："酢，菹也。以盐米酿鱼以为菹，熟而食之也。"如酢鱼、糟鱼之类。

②小豆藿：小豆即赤豆，其叶曰小豆藿。

【经义阐释】 鲤鱼酢与小豆叶（藿），其味皆咸，咸能胜血，若合食之则成消渴。鲤鱼子也不要和着猪肝吃，若合食之，则伤人神。此条宜活看。

【文献选录】 高学山：鱼性热中，而鲤鱼尤能飞越变化，生切作酢，是其生性尚在也。小豆即赤豆，摘其嫩叶为菜曰藿，豆茎直引上锐……是豆藿以兜留为性者也。合食，则使热中之生性不从下运，而热气久恋胸膈。陶弘景、孙思邈俱谓能致消渴者是也。又鲤鱼子剖取曝干，见水复活，且水发时，散于地上，水落日晒，次年变为蝗虫，其性恋生可见。肝脏具其东方之生气，而猪又为水畜，故其肝较之他兽，尤得水生之气。以有气之肝，与恋生之鱼子合食，则虫化必成，故害人。（《高注》）

陆渊雷：《外台》引《肘后》，无其子以下二句。《医心方》引《养生要集》云：高平王熙叔和曰，猪肝合鲤子及芥菜食之，伤人。（《今释》）

【原文】 鯉魚不可合犬肉食之。(82)

【经义阐释】 鲤鱼性热，不要和生的狗肉一块吃，免生热毒之患。此条宜活看。

【文献选录】 高学山：鲤鱼犬肉，其性皆热，合食，则阳明之府，恐致中消及内痈等

候故也。(《高注》)

【原文】 鰤魚不可合猴雉肉食之。一云不可合豬肝食之。(83)

【经义阐释】 鲫鱼不要同猴肉、野鸡肉一起吃。吃了发疮、肠结或吐泻。又有一说，不能同猪肝一起吃，免生痈疽。此条仍宜活看。

【文献选录】 高学山：鲫鱼喜土，故性走脾胃，猴善动而无脾，雉嗜虫而属火，且二者俱瘦削之性，合食则能引猴雉入脾胃，或摇其厚载之德，而致呕吐霍乱。或剥其滋润之气，而致胃燥肠结，故戒。又云不可合猪肝食者，恶其引木气以贼土耶。(《高注》)

陆渊雷：《外台》引《肘后》，雉肉作猪肝，《医心方》引《养生要集》云：高平王熙叔和曰：猪肝不可合鲫鱼子卵食之，伤人。程氏云：鲫鱼同猴雉肉猪肝食，生痈疽（案出张鼎）。(《今释》)

【原文】 鯷魚①合鹿肉生食，令人筋甲縮。(84)

【词语注解】 ①鯷（题）鱼：即鮎鱼。《广雅·释鱼》："题，鮎也"。又称鮧鱼（《别录》）。

【经义阐释】 鯷鱼本有治风冷冷痹之动，但若与鹿肉一块生吃，反易引动风病，伤及筋脉，致筋脉爪甲挛缩。

【文献选录】 高学山：鯷鱼……以其无鳞而好穴藏，无鳞则气自坚收，好穴藏则性尝闭伏。《别录》言鹿肉酸温，合为生食，则酸以引肝，而使肝之余气，坚收闭伏，而不外荣，故令筋甲缩。(《高注》)

陆渊雷：……朱思简《食经》云：鲫鱼合鹿肉生食之，筋急嗔怒。(《今释》)

【原文】 青鱼鮓①，不可合生胡荽及生葵並麥中食之。(85)

【词语注解】 ①青鱼鮓：以盐糁酝酿而成，俗所谓糟鱼、醉鲞是也。惟青鱼为最美，补胃，醒脾，温营，化食。但既经糟醉，绵能发疥、动风，诸病人均忌。(《随息居饮食谱·青鱼》)

【经义阐释】 青鱼鮓不可和生芫荽、生葵菜、麦酱等（《外台》"麦中"作"麦酱"，可从）等合食，免得动风热、发痼疾、作消渴、生虫积。

【文献选录】 程林：青鱼鮓不益人，葫荽、生葵能动风发痼疾，必与青鱼鮓不相宜。青鱼鮓味咸，麦酱亦咸，合食必作消渴。(《直解》)

高学山：青鱼作鮓，生气未绝，胡荽辛温而蔓蔓，葵子四时可种，又能续根，且术家取其子，微炒煏炸（音毕乍，火裂声）散着湿地踏之，朝种暮生，不待过宿，则其易生可见，况生葵乎。麦酱成于发变，三者与鱼鮓合食。俱能留连长养其生气，而或虫积诸祸者也。(《高注》)

黄竹斋：《千金》黄帝云，生葫合青鱼鮓食之，令人腹内生疮，肠中肿，又成疝瘕。(《集注》)

【原文】 鰌①鱔不可合白犬血食之。(86)

【词语注解】 ①鰌：《说文通训定声·孕部》作"鰍"，即泥鳅也。

【经义阐释】 泥鳅有暖胃壮阳之功。鳝，又名鳝、鳝鱼，通常指"黄鳝"，性味甘热，"多食动风，发疥，患霍乱损人。时病前后，疟疾，胀满诸病，均大忌"（《随息居饮食谱》）。而白犬血性热动火，故鳝鱼、鳝鱼不要和白狗的血一起吃，合食易动风热。

【文献选录】 高学山：犬肉热性守，白属金主敛，而鳅鳝则性喜穿穴。不可合白犬肉食者，恐其引守敛之气偏走经络，而遇可守敛之处，其势不得不住，然住中有动机伏焉。或将变生诸怪症耶。勉亭识。（《高注》）

陆渊雷：程氏云：鳅鳝为无鳞鱼，白犬血为地厌，非唯不可合食，抑卫生家所当忌也。又，鳝鳝善窜，能动风，白犬血性热，能动火，是不可合食。渊雷案：鳝即俗所谓泥鳅，今人不食，白犬血亦鲜有食者。鳝则吃家以为美味。程说动风动火，则不可凭。地厌者，术家语，谓能禳避一切魅妖术云。（《今释》）

【原文】 龟肉不可合酒果子食之。（87）

【经义阐释】 龟性潜，酒性散，果子多酸敛，其性有异，食之令人生寒热，故不可合吃。

【文献选录】 程林：仲景以龟肉忌酒、果子，而苏敬以龟肉酿酒，治大风。陶弘景曰，龟多神灵，人不可轻杀，更不可轻食也。果子亦不知何果。（《直解》）

高学山：龟能生阳，肉味酸温，所以不可与酒果子合食者。盖凡果子，核中有仁，仁即乾元，含生生不已之机，以龟阳而酸温者，吸之，收之，抱养之，亦或幻生诸症虫耶。勉亭识。（《高注》）

黄竹斋：……《千金》饮酒食龟肉，并菰白菜，令人生寒热。（《集注》）

【原文】 鳖目凹陷者，及厌①下有王字形者，不可食之。（88）

【词语注解】 ①厌：《千金方卷二十六》作"腹"。《集韵·入声钟第三十三》"或作厌"。厌下，即指鳖腹下之甲也。

【经义阐释】 鳖鱼两眼凹陷，和腹下厌（鳖甲）上的纹呈王字形的，属怪异之形有毒，食之有害。本条尚待进一步研究。

【文献选录】 程林：淮南子曰：鳖无耳，以目为听，目凹则历年多，而神化，故名曰神守。若有王字，则物已灵异矣，食之有害。（《直解》）

王士雄：鳖……多食滞脾，且鳖之阳聚于上甲，久嗜令人患发背。孕妇及中虚，寒湿内盛，对邪未净者，切忌之……凡鳖之三足者，赤腹者，赤足者，独目者，头足不缩者，其目凹陷者，腹下有王字卜字文者，过大者，在山上者，有蛇文者，并有毒，杀人。（《随息居饮食谱》）

高学山：鳖纯雌无雄，尝与异类及蛇为配，目凹陷，腹下有王字形者，毒种之所生，或竟蛇之所化，故不可食。（《高注》）

【临床应用】 《续名医类案·卷二十二·中毒》引《本草纲目》谓"姚福《庞已编》云，太仓民家得三足鳖，命妇烹食毕，入卧少顷，形化为血水，止存发耳。邻人疑其妇谋害，讼之官。时知县黄廷宣鞫问不决，乃取三足鳖令妇如前烹治，取死囚食之，入狱亦化如前人，遂辨其狱。《尔雅》三足鳖名能，又《山海》云从水多三足鳖，食之无蛊，近亦有人误食而无恙者何哉"，说明怪异之鳖恐有剧毒，应戒食[25]。

【原文】 其肉不得合雞、鴨子食之。(89)

【经义阐释】 "其",《肘后方》作"鳖",可从。鳖肉多食,滞脾恋湿,鸡蛋过食生热动风,蛋肉多食,滞脾恋湿,鸡蛋过食热动风,鸭蛋多食滞气滑肠,故三者不宜合食。此条宜活看。

【文献选录】 程林:鳖肉令人患水,鸡子令人动风,鸭子令人气短,不可合食。(《直解》)

吴谦:鳖肉性与鸡鸭相反,故不可合食。(《金鉴》)

高学山:鳖性最护卵,而以神抱,与鸡鸭子合食,恐肉性恋之而相持不化,以致坚积也。此又言不可食者,亦与诸卵相忌耳。(《高注》)

【原文】 龜鼈肉不可合莧菜食之。(90)

【经义阐释】 龟肉和鳖肉,其性涩敛。苋菜,其性滑利,因其性相反,故不要合在一起吃。古人经验,可供研究,但不可尽信。

【文献选录】 李时珍:鼎曰:苋动气,令人烦闷,冲中损腹,不可与鳖同食,生鳖瘕。又取鳖肉如豆大,以苋菜封裹置土坑内,又土盖之,一宿尽变成小鳖也。机曰:此说屡试不验。(《纲目》)

王士雄:苋甘凉,补气清热,明目滑胎,利大小肠,种类不一,以肥而柔软者良。痧胀滑泻者忌之,尤忌与鳖同食。(《随息居饮食谱》)

陆渊雷:……程氏云:龟鳖肉皆反苋菜,食之成鳖瘕。丹波氏云:陶弘景云:昔有人剉鳖,以赤苋同包,置湿地,经旬皆成鳖。渊雷案:吾乡俗传苋菜不可合猪肉食,云成肉鳖。当是此条之传讹。(《今释》)

【临床应用】 《名医类案·卷十二·食忌》载有鳖苋不可同食之医案。"方书言食鳖不可食苋,温革郎中,因并啖之,自此苦腹痛,每作时,几不知人,疑鳖所致,而未审。乃以二物令小苍头食之,遂得病,与革类,而委顿尤剧,未几遂死。舁尸致马厩,未敛,忽小鳖无数,自九窍中出厩中,唯遇马溺者,即化为水,革闻自临视,掊聚众鳖,以马溺灌之,皆即化为水,于是革饮马溺遂瘥,或云白马溺尤良《琐碎录》",此案可供研究本条食忌之参考。

【原文】 蝦無鬚及腹下通黑,煮之反白者,不可食之。(91)

【经义阐释】 虾如没有须,失虾之形,腹下面通是乌黑色的,必虾之毒,经过煮后,又变成白色,反虾之色,物既反常,绝不是一般的菜虾,必有毒气内聚,不要随便吃。本条尚待进一步研究。

【文献选录】 李彣:形色俱异,必有毒也。(《广注》)

高学山:毛发者,火气外炎之象,虾无须,是其气不外发而内郁矣。腹中通黑,谓身内有一条黑线,通长到尾,是阴秽之可验者,更加煮之不红而反白,是色又不受火反而外出也,其为异类之变化,而有毒中聚无疑,故不可食。(《高注》)

【原文】 食膾①,飲乳酪,令人腹中生蟲為瘕。(92)

【词语注解】 ①脍:细切之肉,《释名·释饮食》:"脍,会也。细切肉,令散分其赤白，细切之，已乃会合和之也。"

【经义阐释】 吃生脍之腥，与乳酪之酸寒黏滞（若消毒不好），最容易使人感染寄生虫，严重的还可能变成瘕聚证（胃肠痉挛似瘕块）。后引华佗诊陈登案可证。

【文献选录】 吴谦：脍乃牛、羊、鱼之腥，聂而切之为脍，乳酪酸寒，与脍同食，则生虫为瘕，故戒合食。（《金鉴》）

陆渊雷：……《本经》本条从肉作脍，后二条从鱼作鲙，诸本并同。又前第十八条云：食生肉饱饮乳，变成白虫，合而观之，明本条指畜兽肉之脍，后二条乃指鱼鲙。撰次者误列于鲹鱼类中，程氏乃以为鱼鲙，误。（《今释》）

【临床应用】 广陵太守陈登，忽患胸中烦懑，面赤不食，佗脉之曰："府君胃中有虫，欲成内疽，腥物所为也。"即作汤二升，再服须臾，吐出三升许虫，头赤而动，半身犹是生鱼脍，所苦便愈。佗曰："此病后三期当发，遇良医可救。登至其疾动，时佗不在，遂死。"（《后汉书·华佗传》）

【现代研究】 陈恳[26]认为，本条与第16条，"说明汉代已认识到肝吸虫等寄生虫的感染途径"。

【原文】 鲙①食之，在心胸间不化，吐复不出，速下除之，久成癥病，治之方：(93)

橘皮一两　大黄二两　朴硝二两

上三味，以水一大升，煮至小升，顿服即消。

【词语注解】 ①鲙：细切鱼肉也。李时珍云："剞切而成，故谓之鲙。凡诸鱼之鲜活者，薄切，洗净血，沃以蒜姜醋五味，食之，是也"（《本草纲目》）

【经义阐释】 食鲙过多，生冷鱼毒停聚胃脘，气滞食积，久成癥瘕，故主以行气解毒、消食导滞、攻下积聚之药，橘皮行气并解鱼毒，大黄、朴硝攻下癥瘕而消食积，使不消化之食从大便而下。

【文献选录】 李彣：大黄苦以泄滞，朴硝咸以软坚，橘皮解鱼毒也。（《广注》）

高学山：鲙在心胸间不化，停于脘下胃上也。近上者法宜用吐，今吐复不出者，胃气下实而不得转舒，故不能托之上越也。吐既不出，宜速主攻下以除之，久则必成癥病，气愈弱而不胜攻下矣。橘皮辛温而降，能助膈胃以少展其气，然后佐朴硝以收煞之，主大黄以推荡之，而不化者自下也。（《高注》）

莫枚士：此食鱼后中毒面肿烦乱治之方，合调胃承气汤去甘草也。以在心胸，则胸中瘕逆，故用橘皮；以欲成癥瘕，故用硝、黄。（《经方例释》）

【临床应用】 （1）适应证候：食鲙过多，心腹痞满，烦乱不安，恶心欲吐，大便秘结，舌苔黄腻，脉弦数，或久成癥瘕者。

（2）治食鱼鲙及生肉，在胸膈中不消化，吐之又不出，不可留，多使成癥方：朴硝如半鸡子一枚，大黄一两，凡二物㕮咀，以酒二升，煮取一升，皆可用。又治食猪肉遇冷不消，必成虫蛊，下之方。（《肘后备急方》）

（3）治食鱼鲙不消方：大黄三两切，朴硝二两，右二味，以酒二升，煮取一升，顿服之。注云：仲景橘皮方有一两。（《备急千金要方》）

（4）李彣《医学入门》载硝黄治蛇瘕案：任度，不知何许人，老医也。有患者尝饥，吞食则下至胸，即便吐出，医作噎疾膈气，治之无验。任验之曰："此非疾，盖因蛇肉不消而致斯病，但揣心腹上有蛇形了。"病者曰："有大风，尝求蛇肉食，风稍愈，腹患此疾矣。"遂用硝黄合而治之，微下利则愈。医者皆记其验，而知蛇瘕也。

（5）用于中毒的急救处理：厚朴 10g，大黄 6g，加水 100ml，煎至 60ml，顿服，用于中毒急救处理中的通下法，可使毒物尽快排出体外，或单用大黄适量，煎水 200～500ml，灌肠[27]。

（6）治鱼蟹中毒：橘皮 10g，大黄 6g，朴硝 10g，加水煎至 60ml，顿服；或厚朴 10g，大黄 6g，用白酒 100ml，煎取 60ml，顿服；或橘皮 60g，浓煎，顿服[27]。

（7）治疗麻黄中毒：大黄、厚朴各 9g，木香、甘草各 6g，元明粉 15g（冲）。煎水两次，混合，分两次服[27]。

（8）治疗细辛中毒：主证：头痛、呕吐、汗出、呼吸迫促、烦躁不安、脉数、颈强、毛发竖直、瞳仁散大、发热、全身震颤、肌肉紧张、继而出现牙关紧闭、角弓反张、意识不清、狂躁、无规则的不自主运动，眼球突出，终因呼吸麻痹而死亡。药用枳壳、厚朴、菖蒲、芒硝各 9g，大黄 15g，水煎，分两服[27]。

（9）治疗全蝎中毒：主证：头昏头痛、心悸心慌，呼吸困难，休克，发绀，昏迷。因呼吸中枢麻痹而死亡。用元明粉 18g，口服。内服蝎子中毒时，用元明粉 20g 内服[27]。

【现代研究】　动物苦胆多含剧毒。据报道，有人咳嗽不止，用 4 枚生鱼胆清热解毒，蘸着白糖下肚，不到 2 小时，感到浑身难受，并开始剧烈呕吐，大便也解不出来（甚至出现中毒性肝炎，急性肾衰竭，高血钾），经洗胃和血液透析才脱离危险[28]。

【原文】　治食鱠不化成癥病方①：食鱠多，不消，結為癥病，治之方：（94）

馬鞭草

上一味，搗汁飲之，或以姜葉汁，飲之一升，亦消。又可服吐藥吐之。

【词语注解】　①治食鲙不化成癥病方：原无，据目录补。

【经义阐释】　食鲙过多，鱼毒结聚成癥瘕，以马鞭草之苦寒，破血消癥，解毒杀虫。或以姜叶汁解鱼毒而理气消积，或用引吐食鲙之物和瓜蒂散之类。

【文献选录】　李彣：马鞭草苦寒，主癥癖血瘕，破血杀虫。姜通神明，去秽恶，故其叶亦解毒。（《广注》）

高学山：此失用下除，而已成癥病之方治也。马鞭草味苦辛而性凉，能破癥散瘕，故捣汁饮之，可消脘积，姜通神明而去秽恶，其叶性上亲于天，能以辛温扶胃脘之气，则下化诸积，故饮汁亦消。吐药当以瓜蒂散为正，以吐之而不伤胃气故也。然此当指未经吐不出者而言。（《高注》）

莫枚士：……《千金》又此方，汁五合，和酒三合，分三服，治疟无问新久者，亦治癥瘕之意。马鞭草乃《本经》蛇衔之别种，而主治不同，此经云云者，与黄柏治自死肉毒例同，皆以症不以因。又《本事方》云：肉积宜丰富多硇砂，而硇砂难用，不若此方之稳，若浓茶，但能助消肉之不停者，不能去已结之肉积。（《经方例释》）

【临床应用】　（1）适应证候：食鲙过多，脘腹胀满，结为癥病。

（2）陈藏器《本草》：癥瘕血瘕，久疟，破血杀虫，马鞭草捣烂，煎汁熬如饴，每空心服一钱匕。

（3）《备急千金要方》：马喉痹风，洪肿连颊，吐血数升者，马鞭草根一握，勿见风截去两头，捣取汁服；治大人小儿痈肿方，马鞭草捣敷上，即头出。

（4）金疮方：取马鞭草捣筛薄疮，一宿都差，冬用干叶末。（《千金翼方》）

（5）治疗白癞：用马鞭草不限多少末，每服食前，用荆芥薄汤调下一钱匕。（《太平圣惠方》）

（6）治疗疟疾：用新鲜马鞭草60～150g（干品减半），加水浓煎成300ml左右，在发作前4小时、2小时各服1次。据数百例的观察，对控制临床症状，有效率在90％左右。有人认为马鞭草除对恶性疟生殖原虫无效外，对其他各型疟原虫均有杀灭作用[28]。

（7）治疗白喉：取干马鞭草（全草）30g，浓煎成300ml左右，成人每次150ml，日服2次，连服3～5日。儿童8～14岁，每次100ml，每日2次，连服3～5日；8岁以下每次50ml，每日3～4次，连服3～5日，治疗咽白喉50例，全部治愈[29]。

（8）治疗传染性肝炎：马鞭草15g，甘草3g，水煎服，供预防用；取马鞭草500g制成煎液800ml，成人40～50ml，小儿20～30ml，均日服3次，或用100％注射液，每次肌内注射2～5ml，每日2次，其治疗80例，77例痊愈[29]。

（9）马鞭草又能治疗流行性感冒、绦虫病[29]。

（10）治疗藜芦中毒：生姜120g，甘草60g，绿豆120g，煎水至400ml，每小时服100ml[30]。

（11）生姜汁治半夏中毒：主证：口舌和咽喉灼痛、肿大、流涎、声嘶、言语不清、吞咽困难、头痛、发烧、汗出、舌动不灵、味觉丧失、腹痛、心悸、面色苍白、脉弱无力、呼吸不规则，严重时发生痉挛，死于呼吸中枢麻痹。用生姜90g捣汁，加冷开水适量漱口；或用鲜姜汁10ml灌服，以后每3小时灌服生姜汁5ml；或用25％的干姜汤60ml，鼻饲，治疗半夏中毒[30]。

（12）生姜汁治白附子中毒：主证：咽喉痛、口舌发麻、胃部有灼痛感，剧吐，剧腹痛，汗出，惊厥，面色苍白，脉细无力，呼吸困难，重时咽喉痉挛，终因呼吸麻痹而死亡。用生姜500g，榨汁，每半小时服10ml[30]。

（13）生姜汁治曼陀罗中毒：口干，皮肤及眼发红，吞咽困难，红色皮疹，瞳仁散大，脉率速，狂躁，谵语，幻觉，活动失灵，发热，视物昏花，间隙抽搐或惊厥，二便失禁，终因呼吸中枢麻痹和缺氧而死亡。用生姜100g，捣汁，加红糖25g，开水冲服[30]。

（14）生姜汁治半边莲中毒：生姜适量，榨汁内服，每次一茶匙[30]。

【原文】 食鱼后食毒，两腫烦亂，治之方：(95)

橘皮

濃煎汁，服之即解。

【经义阐释】 "两种"，《备急千金要方》卷第二十四改作"面肿"。橘皮治食鱼后中毒所致面肿烦乱逆气，有消解鱼毒、除烦降逆之功。

【文献选录】 程林：神农经曰：橘皮，主胸中瘕逆气，通神明，鱼毒食毒俱可解。（《直解》）

李彣：橘皮辛散而利气，故能解毒。（《广注》）

高学山：鱼性热而善浮，能令人烦。复食他毒，而负于善浮之鱼热，故烦而且乱也。橘皮辛降，辛则能散新毒于上，降则能沉鱼热于下，故煎服之而两解。（《高注》）

【临床应用】 （1）适应证候：食物中毒、鱼毒，胸膈胀满，烦乱逆气，呕吐吞酸者。

（2）治卒失声嘶不出方：橘皮五两，水三升，煮取一升，去滓顿服。（《肘后备急方》）

（3）治鱼骨梗方：服橘皮汤（《备急千金要方》）。

（4）治鱼蟹中毒：橘皮60g，浓煎，顿服[31]。

【原文】 食鲑鲏鱼中毒方。（96）

蘆根

煮汁，服之即解。

【经义阐释】 鲑鲏鱼即河豚鱼，有毒，而河豚畏芦根，故芦根汁利水解毒，清热除烦，其法极验，此方在民间流传很广。

【文献选录】 李彣：按鲑鲏，河豚鱼也。状如蝌蚪。凡鱼类目皆不瞑，而河豚目能开闭，触物即怒。腹胀浮于水上为鸭雏所食。率以三头相从为一部。其腹腴，呼为西施乳。腹无胆，头无腮，身无鳞，其肝毒杀人，吴人言血有毒，脂令舌麻，子令腹胀（水浸其子，一夜大如芡实），眼令目花，故有"油麻子胀眼睛花"之语。煮忌煤落釜中。芦根能解鲑鲏毒。（《广注》）

高学山：鱼之有鳞腮，犹人之有毛窍鼻孔之象，而使能散气血者也。鲑鲏鱼无鳞无腮，其气血尝自闭结而不外散，故味之独为鲜美者在此，而毒之必致胀满者亦在此也。芦味甘而中空，有疏通之义，且根性尖利下行，不拘水土，是能泄其闭结之毒于大小便，不使之作胀而解也。（《高注》）

陆渊雷：……河豚乃海鱼，有时随倒灌入川，则江河下流近海处亦有之。吾乡出产甚多，春秋二季，几于比户食之，雄者有腴，极肥美，雌者无腴，而子剧毒。乡人相传，其毒在肝、在子、在血，皆弃弗食，洗须极净，煮须极熟，煮时忌承尘土煤炲，及釜盖上汽水，皆不可令入釜，亦有连肝煮者，将肝置鱼身上，勿令著釜，迨熟，则已熔消，味更美。总之，以烂熟为要。若中毒，必觉口麻，继而腹痛，才觉中毒，急啖橄榄、芦根、粪汁，皆解，甘蔗亦佳。（《今释》）

【临床应用】 （1）适应证候：食河豚鱼（即鲑鲏鱼、气泡鱼、连巴鱼）中毒，发病较速（30～180分钟）最早为上腹不适、口渴、唇麻、睑下垂等感觉神经障碍，同时刺激胃肠黏膜；继而运动神经麻痹，无力，不能动；血管中枢麻痹，出现血压下降，脉迟缓；呼吸中枢麻痹，引起呼吸衰竭而死亡。

（2）《续名医类案·卷二十二》载：来安县李主簿弦云度云，白塔寨丁未春有二卒一候兵，同食河豚，烧子并食之，遂皆中毒，人急以告巡检，二卒已困殆，仓卒无药用，或人之说，独以麻灌之，油既多，大吐，毒物尽出，腹间顿宽，以此竟无恙（集成）说明用吐法亦可解河豚毒，可供参考[32]。

（3）治疗河豚鱼中毒：鲜芦根2斤，捣汁服[33]。

【现代研究】 河豚鱼有几十种，主要含有河豚毒素。芦根含糖类、蛋白质、天门冬酰胺等，为鱼、蟹、河豚中毒的解毒剂[34]。

【原文】 蟹目相向，足斑目赤者，不可食之。（97）

【经义阐释】 螃蟹的两双眼相互对看，足上有斑纹，眼睛又是红的，这都不是一般的蟹，提防中毒，不要吃。此条尚待进一步研究[32]。

【原文】 食蟹中毒，治之方：(98)

紫苏

煮汁，饮之三升。紫苏子捣汁，饮之亦良。

【经义阐释】 李时珍《本草纲目》载紫苏"解鱼蟹毒"，并引甄权云："以叶生食作羹，杀一切鱼肉毒"，称苏子"利膈宽肠，解鱼蟹毒"。《酉阳杂俎》"蟹腹下有毛，杀人"，可供蟹中毒的参考，其中毒症状见《诸病源候论》。

【文献选录】 巢元方：此蟹食水莨，水莨有大毒，故蟹亦有毒，中其毒则闷乱欲死，若经霜以后，遇毒即不能害人，未被霜蟹，煮食之则多有中毒，令人闷乱，精神不安。(《诸病源候论》)

莫枚士：案《别录》紫苏辛温，下气除寒中，其子尤良。……蟹之毒，亦令人寒中，且鱼属也。《肘后》以治伤寒气喘不止，《永类钤方》以傅伤损，血出不止，令无脓及痕，除寒之引申义也。又以治卒不止及堆乱胀满，未得吐下，用生者，捣汁饮佳；干者，煮汁，亦可除寒杀毒，合用之引申义也。经用苏者，惟半夏厚朴汤，治咽中如有炙肉与此症，要之，皆为下气之用。苏之类甚多，香薷曰海石苏，爵床曰香苏，荆芥曰假苏，胡薄荷曰海苏，龙脑薄荷曰鸡苏，亦曰水苏，荠宁曰臭苏，而荏曰白苏，……皆取柔苏为义。盖气逆则坚，顺则柔，此下气之药，所以多称苏也。(《经方例释》)

【临床应用】 (1) 适应证候：恶心呕吐，心胸烦闷，面肿，腹痛腹泻，心烦意乱。

(2) 芜湖一女工，食蟹中毒亡：该女工在 20 日食用螃蟹后，将未吃完的部分置于冷藏室内，23 日拿出食用，食后 4 小时，该女工感觉腹痛，2 小时后便上吐下泻，当晚 9 时多送医院时，已出现中毒性休克现象，经医生抢救，终因出现多脏器功能衰竭综合征而医治无效死亡，据医生介绍，死者发病的原因为细菌中毒和"蟹毒碱"中毒，为此医生提醒人们，死蟹或置放数日的熟蟹均不能食用。(《成都晚报》1996 年 10 月 31 日)

(3) 霍乱胀满，未得吐下，用生苏捣汁，饮之佳，干苏煮汁亦可。伤寒气喘不止，用赤苏一把，水三升，煮一升，稍稍饮之，劳复食复欲死者，苏叶煮汁二升饮之。《肘后》治卒吐不止方，香苏浓煮汁，顿服一二升良。(《肘后备急方》)

【原文】 又方：(98)

冬瓜汁

饮二升，食冬瓜亦可。

【经义阐释】 冬瓜汁可解鱼蟹毒及酒毒，体现了利水排毒的治法。

【文献选录】 莫枚士：案：《别录》冬瓜甘微寒，主小腹水胀，利小便，止渴。陶弘景云：捣汁服，止消渴烦闷，解毒。《孟诜食疗》治积热消渴。《千金》又以治小儿渴利，《兵部手集》治水病危急皆取此，而不言煮食，似用生者。《子母秘录》治婴孩寒热。《袖珍方》治痔疮肿痛，亦皆取此。而一则炮熟绞汁，一则煎汤洗，则皆用熟者。此经不言煮，当是生瓜也。蟹性已寒，而以甘寒之物解其毒，未详其义，当是去中蟹毒后，烦闷胀渴之症，使其从小便出耳。非必专主蟹毒。(《经方例释》)

【临床应用】 (1) 治小儿泻痢方：单捣冬瓜子饮之。(《备急千金要方》)

(2) 治一切石发单方：捣生冬瓜汁三升，分为三服。(《千金翼方》)

(3) 过食木耳，冬瓜汁饮。(《简效方》)

（4）治疗鱼蟹中毒。冬瓜汁 200ml，口服[31]。

【原文】 凡蟹未遇霜，多毒，其熟者，乃可食之。（99）

【经义阐释】 凡是螃蟹没有经（被）霜的，因食水莨菪，多有毒气，霜后食稻则毒小，不要生吃，如果煮熟了，则无毒，亦可以吃。

【文献选录】 程林：未遇霜者，霜降节后，食稻将蛰，则熟而味美，乃可食也。莨菪，生水滨，有大毒。（《直解》）

李彣：蟹有毒，见雾则死。经霜降肃杀之气，其毒始解。陶隐居曰：未被霜者，食水莨菪，故有毒。（《广注》）

丹波元简：彭蜞亦有毒，蔡谟食之几死。本草云，未被霜甚有毒，食水莨菪所致，人中之多死。霜后将蛰，故味美乃可食也。案：熟字《外台》、《巢源》为熟煮之义。然蟹非可生食物，则其不熟煮者，人亦不食。因疑熟或是蛰之讹。（《辑义》）

高学山：……又蟹性寒冷，以火熟之，则寒冷薄减，故可食。但此当作两层看。盖云霜前总不食，即遇霜后，亦不可生食之谓，非指未遇霜而熟则可食也。（《高注》）

陆渊雷：推此条之意，盖谓未遇霜之蟹，绝不可生食，须煮熟乃勉强可食也，生食如醉蟹之类。今验食蟹者，霜前霜后，毒无重轻，霜后则充实而肥美耳。（《今释》）

按： 原文"熟"字，程林指蟹充实肥美解，丹波元简疑"熟"或是"蛰"之讹。均欠当。高、陆二氏宗《外台秘要》、《诸病源候论》，认为以火煮熟，不可生食，其义可从。

【原文】 蜘蛛落食中，有毒，勿食之。（100）

【经义阐释】 蜘蛛是毒虫，如果掉在食物中，谨防食物粘上了毒气，不要吃。

【文献选录】 李彣：恐食中有蜘蛛丝网粪溺故也。（《广注》）

高学山：蜘蛛着物，必以后足领其丝以粘之，便援引也，其丝有毒，故戒食之。（《高注》）

【临床应用】 《名医类案·卷十二·中毒》载："贞元间，岭员外从质云，目击有人被蜘蛛咬，一身生疹，腹大如孕妇，其家弃之，乞食于道，有僧遇之，教饮羊乳，数日平"，可供蜘蛛中毒治疗之参考[32]。

【原文】 凡蜂、蝇、蛊、蚁等，多集食上，食之致瘘。（101）

【经义阐释】 蜂蝇虫蚁，均有毒，又是传染各种疾病的媒介的，喜集于食物上。人误吃后，湿热之毒流传于肌肉经络，易生种瘘疮，更可能发生流行霍乱疫疠之病。

【文献选录】 李彣：虫类皆秽污有毒，食之致瘘者，瘘生两颈旁，正当阳明胃经人迎动脉处，以食入于胃故也。（《广注》）

高学山：蜂蝇虫蚁，性穴孔窍，多集食上，则其性之所寄托也。而发为瘘疮，形神之相肖宜矣。（《高注》）

按： 当今世界各地被食用的昆虫计有三百七十多种，它们被煎、炒、烹、炸、烧、煮，或做罐头、蜜饯、糕点，并受到人们青睐。广为食用的昆虫如：蝗虫、白蚁、甲虫、蝴蝶、蛾子、粪堆虫、蚂蚁、蝉、黄蜂、苍蝇、蚊子、臭虫、龙虱、蜻蜓、蚕蛹等等。

小　结

本章专门论述了禽兽鱼虫等动物类食品饮食卫生方面的知识，说明马、牛、羊、鸡、犬、猪、鸭；熊、鹿、麋、獐、兔、鱼、龟、鳖、蟹、虾等虽富营养，作为美味佳肴补养人体，是食物中不可缺少的部分（以及部分昆虫食品在内）。但若这些动物因误食毒品，或感受疫毒等原因而死亡，或死因不明；或某些动物的某些内脏会有毒素，或其形状畸形怪异，或腐败变质。可不经烹饪而生食，均应禁忌。如果误食，必然导致人体中毒或死亡。以上说明古人非常强调饮食卫生对人体健康的重要性，寓有防重于治的思想。篇中除了阐述饮食对疾病的影响，妊娠的饮食的关系而外，并着重指出动物类食品因有寒热温凉等属性的不同，在烹饪饮食时要调配得宜。否则，吃了其相反的饮食，对人体健康必有妨害。

本章重点论述了肉类食品有无毒的鉴别方法，归纳起来，不外三个方面：鉴别禽兽鱼虫肉好坏的方法，如有米点、狗不食、鸟不啄等，可能包括腐败之肉、染疫之肉和有毒之肉；诸禽兽鱼虫，自死者不能食用，因自死的多为病死；所有被狗、鼠、蜂、蝇、虫、蚁所污染源者不可食用。据研究证实，以动物为传染源者不少。因此，禁止食用和避免接触这些食物，也是防止一些传染病的流行和传染的有效方法。上述极简便而又科学的方法，至今仍为民间所沿用。

此外，本章还涉及了食物中毒的原因、毒入途径和食各种的肉类食品后，应当采取的急救治疗方药。其中主要涉及食物中毒，虫兽伤中毒和秽浊之气中毒的内容；毒入途径有食管（胃肠）而入者，有由毛而入者（如虫咬伤、毒箭刺），也有由血道而入者（如食鳎鲗鱼中毒），唯对中毒的临床表现描述甚少。本章对中毒的急救处理方法则涉及了涌吐法（如33条人垢、94条服吐药等）、通下法（如17条"宜利药下之"；93条用大黄、朴硝、橘皮以攻下解毒）、中和解毒法如用甘草、大豆、地浆水、韭汁、蓝汁、黄柏、马鞭草之类）、利尿解毒法（如冬瓜汁等）、特效药物解法（如杏仁解犬肉毒，芦根解河豚毒、紫苏解蟹毒）等等，对当今中医内科急症中毒的救治，提示了有效的治疗途径和方药。此外，特别指出了服用解毒方之时，"不可热饮，诸毒病得热更甚，宜冷饮之"的原则。

由上述可知，本章治疗食物中毒的诸方法，的确是中医学抢救食物中毒的宝贵遗产；禽兽鱼中毒之饮食宜忌，是中医食疗学科学膳食中的精华，应当继续加以发掘与实际运用，时至今日，有的解毒方药仍在临床实践中被广泛使用。因此，国内有学者[35] 评价本章学术价值谓"总结了中医食疗的方药……实为中医食疗学的滥觞"。与此同时，也应该认识到，由于历史条件的限制，篇中有的条文应当活看，有的条文掺杂有部分迷信的，甚至荒诞无稽的，不可理解的内容（如4条、9条、72条、78条），应站在历史的角度进行实事求是的分析与批判；有的条文，其理不明的，尚有待于进一步加以研究（如鱼得水9条、45条、46条）。

后世医家在本章的基础上，进一步从饮食禁忌中毒的分类和病因、临床特点、治疗原则、解毒急救等方面进行了较全面的归纳整理，如巢元方的《诸病源候论》、孙思邈的《备急千金要方》、李时珍的《本草纲目》，直至现代黄星垣主编的《中医内科急症证治》等书中的有关内容，有了更大的发展与提高，均可供学习研究本章时的参考。

（张家礼 江 泳）

参 考 文 献

[1] 李克光，等. 高等中医院校教学参考丛书·金匮要略. 北京：人民卫生出版社，1989：642

[2] 郁文骏. 食疗是自然疗法的主要特色//中华自然疗法汇粹. 成都：成都出版社，1991：4

［3］邹如政.《伤寒杂病论》食疗初探//中医经典著作思路与方法研究.贵阳：贵州科学技术出版社，1992：438

［4］李克光，等.高等中医药院校教学参考丛书·金匮要略.北京：人民卫生出版社，1989：643-644

［5］李克光，等.高等中医院校教学参考丛书·金匮要略.北京：人民卫生出版社，1989：645

［6］万民德.对《金匮》的禽兽鱼虫禁忌并治第二十四的研讨.张仲景研究，1982（2）：48

［7］李克光，等.高等中医院校教学参考丛书·金匮要略.北京：人民卫生出版社，1989：646

［8］郑艺文.金匮要略浅释.长沙：湖南科学技术出版社，1983：357

［9］杨百茀，等.实用经方集成.北京：人民卫生出版社，1996：560

［10］黄星垣，等.中医内科急症证治.北京：人民卫生出版社，1985：611

［11］李克光，等.高等中医院校教学参考丛书·金匮要略.北京：人民卫生出版社，1989：649

［12］杨百茀，等.实用经方集成.北京：人民卫生出版社，1996：575

［13］黄星垣，等.中医内科急症证治.北京：人民卫生出版社，1985：601

［14］杨百茀，等.实用经方集成.北京：人民卫生出版社，1996：576

［15］杨百茀，等.实用经方集成.北京：人民卫生出版社，1996：577

［16］胡珍珠，等.家庭食疗手册·感染.天津：天津科学技术出版社，1983：307

［17］刘海霞.淘米水的用途.成都晚报，1997-4-1（第13版）

［18］杨百茀，等.实用经方集成.北京：人民卫生出版社，1996：578-579

［19］李仪奎，等.中药药理学.北京：中国中医药出版社，1992：189

［20］伊藤正彦，等.甘草的抗艾滋病毒活性.汉方医学，1987（2）：6

［21］王尚荣.十全大补汤、三黄泻心汤、甘草汤有抗癌药物毒性的作用.四川中医，1988（11）：48

［22］李华安.金匮要略串讲.济南：山东科学技术出版社，1996：238

［23］李克光，等.高等中医院校教学参考丛书·金匮要略.北京：人民卫生出版社，1989：658

［24］李克光，等.高等中医院校教学参考丛书·金匮要略.北京：人民卫生出版社，1989：661

［25］李克光，等.高等中医院校教学参考丛书·金匮要略.北京：人民卫生出版社，1989：663

［26］陈恳.试论《金匮》后三篇的学术价值.四川中医，1983（5）：6

［27］黄星垣，等.中医内科急症证治.北京：人民卫生出版社，1985：585

［28］石倩.信"偏方"生吞鱼胆中剧毒险丢性命.无锡日报，2008-4-16

［29］江苏新医学院.中药大辞典.上海：上海人民出版社，1997：304

［30］黄星垣，等.中医内科急症证治.北京：人民卫生出版社，1985：585

［31］黄星垣，等.中医内科急症证治.北京：人民卫生出版社，1985：594

［32］李克光，等.高等中医院校教学参考丛书·金匮要略.北京：人民卫生出版社，1989：666

［33］方药中，等.实用中医内科学.上海：上海科学技术出版社，1986：81

［34］江苏新医学院.中药大辞典.上海：上海人民出版社，1997：1451

［35］张家礼.《金匮·杂疗方》等三篇学术价值初探.中医函授通讯，1990（5）：6

第三章

果实菜谷禁忌并治

　　本章原文为《金匮》第二十五篇。《内经》云：天食人以五气，地食人以五味，五谷（稻黍稷麦菽）为养，五果（李杏桃枣栗）为助，五菜（韭薤葵葱藿）为充。我们的祖先对果实菜谷的烹调食用是相当讲究一定法度的。《礼记·内则》云："枣曰新之，栗曰撰之，桃曰胆之，楂梨曰攒之。"《疏》："枣曰新之者，枣，虫好食，数数布拭之使新。栗曰选之者，栗，虫好食，数数布陈，撰省视之。桃曰胆之者，桃多毛，拭治去毛，令色表滑如胆也。或曰胆谓苦，桃有苦如胆者，择去之。楂梨曰攒（音钻）之者，恐有虫，故皆看其虫孔也。"此言食果实之法。

　　张仲景在《伤寒杂病论》中，非常重视果实菜谷的临床应用，如用大枣的方剂，就有六十四首之多；用葱的方剂有四首；用薤白的方剂有三首；用粳米的方剂有八首；药后啜粥之方有四首；用白饮（米汤）送服或煮药者有六首；用米粉者有二首；用苡仁米者有三首；用小麦者一首；大麦者三首；有用豆类者，其中用赤小豆者三首，用豆豉者六首，用大豆黄卷者一首。说明张仲景十分重视食疗作用，他将药物与食物共同组方，协同作用相辅相成，堪称"药疗"与"食疗"相结合的典范。

　　本篇主要论述果实菜谷等植物食品的饮食卫生，以及预防和治疗果实菜谷等食品中毒的方法和方药。本篇共有条文 88 条，载方 14 首。其中第 1 条至第 14 条、第 16 条、第 21 条至 56 条、第 62 条至第 80 条，共计 70 条，是论上述食品的饮食卫生，阐述了这些不洁食品的辨别方法，指出某些食品混合饮用，不利于健康的原理，以及春夏秋冬四季饮食和病者妊娠饮食的禁忌等。第 83 条至 87 条，共计 5 条，是论矾石、商陆、葶苈、水银、苦楝等药物，用之不当引起的中毒症状。第 15 条、第 17 条至 20 条、第 57 条至 61 条、第 81、82、88，共计 13 条，则论误食各种不洁植物类食品而引起中毒的治疗方法和方药。

　　本篇内容比较丰富，对于探讨古人在饮食卫生方面的思想，以及防治食物中毒的方法和药物，指导临床实践是有裨益的，无疑在中医学的饮食营养疗法中占有较重要的地位。当然，限于历史条件，个别条文的阐述也有不正确之处，应该注意分析鉴别。

　　【原文】 果子生食生疮。(1)

　　【经义阐释】 果子生吃，未注意清洁消毒，则感染细菌病毒的机会较多，易发生疮疖或湿热病。

　　【文献选录】 李彣：阳明胃经主肌肉，而禀湿热之性，果子性多湿热而有毒，生食之入胃，则肌肉生疮也。《广注》

　　高学山：果子生食，指未经成熟而言，非欲人火食之谓，盖其不成熟时，生气未满，而向长之机尚锐，食之则生机郁于胃中，而虫积成矣。《高注》

黄竹斋：程云来曰：诸果之实皆成于夏秋，禀湿热之性，食之故令生疮。案：生者言未极乎时令也。《论语》云：不时不食，此之谓欤？（《集注》）

陆渊雷：《医心方》引《养生要集》云：凡诸果非时未成核，不可食，令人生疮，或发黄疸。又云：凡诸果物生，两甲皆有毒，不可食，害人。又引《食经》云：空腹勿食生果，喜令人膈上热，为骨蒸。（《今释》）

按：高学山、黄竹斋均以"生"指未经成熟或未熟之时令而言：食之或致"腹胀作泄"（《金鉴》），或发黄疸、虫积，膈热骨蒸。可供临床参考。

【原文】 果子落地經宿，蟲蟻食之者，人大忌食之。（2）

【经义阐释】 果子落地，经过一个晚上果子可能腐坏，虫蚁咬过则果子有毒，人若食之，则恐患淋巴结肿等疾患，故大忌。

【文献选录】 高学山：即前云虫蚁多集食上，食之令人病瘘之义也。（《高注》）

【原文】 生米停留多日，有損處，食之傷人。（3）

【经义阐释】 生米停放多天，如发现有虫鼠叮咬过的痕迹，其米必有毒，吃了对人体有害。陈念祖谓"米"作"果"（《浅注》）。高学山谓系湿热酶变所致。可参。

【文献选录】 吴谦：凡食之物停留多日，或隔夜者，若有损处，即虫鼠所吃之余，皆有毒伤人。（《金鉴》）

高学山：生米当是新剥取而未经干透之米也。损处谓湿热酶变之类，未干新米，停留多日，因湿生热，而酶变损坏，则其性发越窜乱，食之伤阳明之气，而致霍乱疗肿，故曰伤人。尝于乙未初夏，大潦损麦，厥后农家面食，辄生胀满吐利，相沿如疫，余亦身中其害，为可验也。旧说米经虫鼠啮损，便能伤人，不观仓廪中于五六月间，虫起如尘，而鼠粮岁减，朝廷所不能禁，然而千万人食之，未闻有因米致病者，则俗注之妄可见矣。（《高注》）

按：高学山对食生米伤人之分析，其理服人。

【原文】 桃子多食令人熱，仍不得入水浴，令人病淋瀝①寒熱病。（4）

【词语注解】 ①淋沥：丹波元简："案：淋沥，寒热连绵有已之谓。《肘后》云：尸，大略使人寒热淋沥，默默，不知其所苦。又《外台》云：劳极之病，吴楚谓之淋沥是也。程及《金鉴》发为瘘，误。《千金》黄帝云：饱食桃，入水浴，成淋病，此是别义也。"（《辑义》）渊案："淋沥本双声形容词，丹波说是"。故按本条词义语法解，淋沥即连绵不断；若据《千金》引文，淋沥淋病。

【经义阐释】 酸甘性热的桃子吃多了，消化不良，心里纵然烦热，仍不要去洗冷水澡，以免再患感冒，卫气与水寒相争，会使人长期缠绵不已地恶寒发热。或兼湿热内郁膀胱而患淋病。

【文献选录】 程林：桃实酸甘辛，其性热，故多食令人热也。若多食而入水浴，则酸味不得内泄，多令人瘘，水寒之气因而外客，故令人寒热也。（《直解》）

【原文】 杏酪①不熟，傷人。（5）

【词语注解】　①杏酪：谓以杏仁研成之糜酪也。《汉书·食货志》："作杏酪之属也"。

【经义阐释】　杏酪乃以杏仁为原料加工制成，能润五脏，清肺燥，去痰喘，但若没有酿造成熟（如杏仁浸泡未透，未去其苦味，以苦杏仁有毒，吃后会出现果仁中毒的症状，如恶心、头昏眼花、呼吸困难、口唇发绀、突然昏倒等），对健康有损害，甚至有中毒而死者。

【文献选录】　程林：古人杏酪以酒蜜酿成，亦有甘草、生姜汁熬成者，以杏仁有毒，半生半熟皆能害人也。今人另有制法。（《直解》）

高学山：杏酪以山杏仁泡去皮并其苦味，少入米麦，磨作浆汁，熟之如米粥以救饥者，今沿边诸寨，其穷民于五六月间，采塞外山杏核，以当一季之粮食，非指富贵家碾治精洁。加粮蜜而偶然作供之酪也。不熟，谓泡浸不透，换水不到之类，盖杏仁善走太阴，不熟则其味苦性涩，能令脾肺之系及管，一时缩闭，故气绝而杀人。余客北平三载，尝往来于桃林杀虎等口，凡食酪死而经耳目者，数年间不下十数辈。土人咎在误食双仁，而不知为治之未熟之故，良可悼也。（《高注》）

【现代研究】　食酪可致疾病，如《晋书·陆玩传》云："玩谐导食酪，因而得疾。与导笺曰：'仆虽吴人，几为伧鬼'。"而杏酪不熟，吃后出现果仁中毒症状时，可用杏树根皮 60～90g，煎水口服[1]。

【原文】　**梅多食，坏人齿。**（6）

【经义阐释】　梅子味酸，若食入过多，容易腐蚀损坏齿面牙质。

【文献选录】　李彣：《衍义》云："食梅则津液泄，水生木也"。（《经》云："味过于酸，肝气以津"）津液泄，故伤齿，以肾主液而合骨，齿者，骨之余也。[食梅齿（音楚，齿伤也），以胡桃嚼之]。李时珍曰：梅花开于冬，而实熟于夏，得木之金气，故味酸，所谓木曲直作酸也。肝为乙，胆为甲木，舌下有四窍，其两窍通胆液，食梅则津生者，类相感应也。（《广注》）

高学山：……齿为肾之余，而坚阴精所发之阳气为用，阳刚干健之应也。酸者阴味也，味过于酸，所以敛肾中之余气，而折其所用之阳，阴精不能胜任，故齿之神自软，梅多食则肾阳敛于酸而不复出，故齿坏而不固矣。（《高注》）

陆渊雷：《千金方》同（《千金方》：盖鹊云：多食酢，损人骨）。今验之，良信。盖其酸能损坏齿面珐琅质故也，程氏用《本草纲目》说，谓食梅津出骨伤，肾主五液，齿为肾标之故，则涉玄诞矣。（《今释》）

【原文】　**李不可多食，令人胪胀**①。（7）

【词语注解】　①胪胀：胪，《说文解字》云"皮也"，《广韵》云"腹前曰胪"。胪胀，《通雅》"腹膜胀也"。

【经义阐释】　"李"，《备急千金要方·卷第二十六》作"李子"，可从。李子味苦酸涩而走肝，苦食入过多，则肝气郁滞脾气失运而满中，会使肚腹膜胀。

【文献选录】　李时珍：李味甘酸，其苦涩者不可食，不沉水者，有毒，不可食。[宗奭]曰：不可合浆水食，发霍乱，涩气而然。服术人忌之。（《纲目》）

李彣：李味酸涩，能使脾气不运，而中焦壅滞，故多食则胪胀。胪，腹也。（《广注》）

高学山：李味苦酸甘温，经言东方肝之果，孙思邈谓肝病宜食之，则李之走肝可见，

季胁后之软肉曰胠，肝之所托也，多食李，则肝中之气血，郁而不疏，故胠胀。(《高注》)

按：多食李子致胠胀，李彣强调脾气不运，高学山谓肝郁不疏，二说合之可也。

【原文】　林檎①不可多食，令人百脉弱。(8)

【词语注解】　①林檎：果名。夏末成熟，味甘而带酸，二月开粉红花，即今花红、沙果之类。李时珍曰："案洪玉父云：此果味甘，能来众禽于林，故有林檎、来檎之名。"又名文林即果。

【经义阐释】　林檎酸涩而甘，若食入过多，会使人周身血脉不通畅，故脉弱。

【文献选录】　李时珍：……志白多食发热及冷痰涩气，令人好唾（止人好唾，又有疑"唾"为"睡"者），或生疮疖，闭百脉，其子食之，令人烦心。(《纲目》)

李彣：百脉宜宣通，不宜壅滞。林檎味酸涩，多食则百脉滞而不行，故脉弱。(《广注》)

高学山：林檎甘酸而温，甘温入胃，酸则伏气，胃中精悍贯于周身，则百脉为之强固。今甘而且酸，是入胃而伏其精悍之气者，故令人百脉弱也。(《高注》)

【原文】　橘柚多食，令人口爽①，不知五味。(9)

【词语注解】　①口爽：《尔雅·释言》："爽，差也，忒也。"《老子七十一》云："五味令人口爽"诃上公注："爽亡也"，乃口中失味，味觉差失之意。

【经义阐释】　李彣：《尚书》注："小曰橘，大曰柚。"郭璞云："柚似橙而大于桔。"脾之味，开窍于口。桔柚味酸泄液，故令人中爽然不知五味。(《广注》)

黄竹斋："程云来曰：橘柚味酸，能恋膈生痰聚饮，饮聚膈上则令人口淡不知味。《金鉴》：……二者其味皆酸而性寒，若过食则口虽爽而五味不知焉。《辑义》：时珍云：橘皮下气消痰，其肉生痰聚饮，表里之异如此。程注本之，但爽字未妥……"(《集注》)

【原文】　梨不可多食，令人寒中，金疮、产妇亦不宜食。(10)

【经义阐释】　梨子甘酸而性凉，有缓泻作用，脾胃虚寒者不应多吃，多吃了会令人患中焦寒饮病证，由于梨寒而凝滞血脉，故有创伤的人、产妇因其气血不足者，也不宜吃。但肺胃燥热者除外。

【文献选录】　李彣：金疮、产气血妇皆宜温和，梨性寒中，自宜戒食。(《广注》)

高学山：梨味甘而性寒，甘尝守中，甘而且寒，则守寒于中而不散，故令寒中。金疮产妇，亡血而气自削，尤忌寒中，故不宜食。上二句言可食者，戒多食。下二句言不可食者，即少食亦不宜也。(《高注》)

【原文】　樱、桃、杏多食，伤筋骨。(11)

【经义阐释】　樱桃和杏子都是酸寒性的水果，酸则伤筋，寒则伤骨，故过食之则伤筋骨。

【文献选录】　李彣：肝合筋，肾合骨，樱桃杏皆味酸。《内经》云："酸伤筋"，而亦伤骨者，子能令母虚（水生木，肝是肾之子），且肝肾同归一治也。(《广注》)

高学山：筋为肝之余，骨为肾之余，筋骨之所以荣且立者，肝肾中所发之阳气为用也。樱桃杏味皆酸，能使敛其外发之阳气，而令筋痹骨弱，故曰伤筋骨。经言酸伤筋，而亦并伤骨者，肝肾为子母，子病而母忍自全也。（《高注》）

陆渊雷：樱桃，《别录》云：调中益脾气，令人好颜色，美志，《千金》同，且云可多食。惟孟诜引李廷飞曰：伤筋骨，败血气，有寒热病人不可食。杏，本草引扁鹊云，多食动宿疾，令人目盲，须眉落。（《今释》）

【原文】 安石榴①**不可多食，损人肺。（12）**

【词语注解】 ①安石榴：《本草纲目》："汉张骞出使西域，得涂林安石国榴种以归，故名安石榴。"

【经义阐释】 安石榴味酸涩，酸涩则气滞生痰，肺主气，宜利不宜滞，滞则损伤肺气，又能损齿令黑，故不宜多食。

【文献选录】 陆渊雷：《千金》同。《本草》诜曰：多食损齿令黑。案即石榴也，安南人尚黑齿，云以石榴皮染之。（《今释》）

【原文】 胡桃不可多食，令人動痰飲。（13）

【经义阐释】 胡桃本能润肺消痰，但以其性热而味腻滞，多食则动火煎熬津液而为痰饮，出现恶心吐水诸证。

【文献选录】 李彣：《衍义》云："胡桃性热发风，风热在胃，痰饮自生。（《广注》）

高学山：胡桃之功，前人及楚医李时珍，言之最详，但其气温，其性润，其味涩而滞，多食则因涩积温而成热，热则煎炼津液而成痰，又多食则因涩积润而成湿，湿则坎止形质而成饮，此所以令人动痰饮之理也。（《高注》）

陆渊雷：《千金》云，不可多食，动痰饮，令人恶心，吐水吐食。案：胡桃今人以为补血药。孟诜云，常服令人能食，骨肉细腻光润，须发黑泽，血脉通润。时珍云，补气养血，润燥化痰。今云动痰饮，是能引起慢性胃炎，想是骤然多食之故。孟诜服法，须渐渐食之，初服一颗，每五日加一颗至二十颗止，是也。（《今释》）

按：以上诸说可参。

【原文】 生棗①**多食，令人熱渴，氣脹。寒熱羸瘦者，彌不可食，傷人。（14）**

【词语注解】 ①生枣：《备急千金要方》卷第二十六此下有"味甘辛"三字。生枣，即未经晒干之枣。

【经义阐释】 生大枣味甘而气辛热，若食入过多，以辛热伤津则令人渴，甘能壅中则令人气胀。至于时作寒热而又肌肉消瘦者，往往多属脾胃阴虚，虚热更重，故更不要吃，吃了有损健康。

【文献选录】 李彣：枣性热，故令人热渴；味甘，故令气胀；《经》云：甘者令人中满滞气，故令寒热。又脾主肌肉，肌肉羸瘦者，弥不可食，《内经》所谓甘走肉，肉病勿多食甘是也。（《广注》）

高学山：生枣即新枣之生者，热而且浮之性，尚未敛缉，多食而热浮于上，则热渴，热浮于中，则气胀，热浮于外，则寒热也。凡羸瘦者阴尝不足，故弥不可食，伤人即指热

渴等症而言，尤不胜其浮热之义。（《高注》）

【原文】 食诸果中毒治之方。（15）

猪骨烧过。

上一味，末之，水服方寸匕。亦治马肝、漏脯等毒。

【经义阐释】 本条多以五行生克作解。李彣云："以猪骨治果子毒，物性相制使然。治马肝毒者，以猪水畜，水可克火也。治漏脯毒者，亦骨肉相感之义。"（《广注》）其说可供研究参考。又，本条《备急千金要方》作"治食野菜马肝肉诸脯肉毒方"；"烧灰"，徐镕本作"烧过"，《金鉴》作"煅黑"。

【文献选录】 李时珍：骨，主治中马肝、漏脯、果菜诸毒，烧灰，水服方寸匕，日三服。猪骨烧灰，治痘陷；煎汁服，解丹药毒。（《纲目》）

高学山：诸果之毒，多系生新之火气，浮胃郁闷所致。骨为水脏之余质，而猪骨尤得北方正气，烧过末服，一则先以用温者为从治，再则取大咸润下之性。以水胜火，而沉之使化者也。马肝漏脯，系血肉之毒，血肉以骨为依附，其意以类聚者，从而招之化之耶。（《高注》）

【原文】 木耳赤色，及仰生者，勿食。菌仰卷及赤色者，不可食。（16）

【经义阐释】 木耳及诸菌皆覆卷而生，若仰卷则变异，呈红色者则有毒，均不宜吃。

【文献选录】 李彣：菌，蕈也，形色皆异者，必有毒也（木耳、菌皆覆卷）。（《广注》）

【临床应用】 《续名医类案·卷二十二》载："张鄷西言一巡按，过山中，见水下有大木耳一丛，甚嫩好，以为天花菜，取归煮食之，尽一盘，即入卧房，明日巳牌时未起，书吏倒门而入，止见白骨一副，其尽化为水，流满床下。至山中生木耳处，寻得一蛇，大如桶，杀之"。说明确有因误食木耳中毒而死者[2]。

【原文】 食诸菌中毒，闷乱欲死，治之方。（17）

人粪汁饮一升，土浆①饮一二升，大豆浓煮汁饮之。服诸吐利药，并解。

【词语注解】 ①土浆：即地浆。《备急千金要方·卷第二十四》："掘地作坑，以水沃中，搅之令浊，澄清饮之，名地浆。"

【经义阐释】 诸菌中毒，闷乱欲死，则热毒在胃可知，以人粪汁解热毒，或可催吐；以地浆水清热解毒；以大豆汁消肿毒；或服其他吐利方药，使毒气上下分消。上述诸法，均能解诸菌中毒。

【文献选录】 李彣：闷乱欲死，毒气在胃。人粪、土浆、大豆俱解其毒，服吐利药并解，使毒气上下分消也。（《广注》）

高学山：凡松榛榆柳，及一切腐烂草木，并牛马粪中，俱能发菌，且至有长于鸟兽虫蛇之死朽处者，其毒弥甚。故曰食诸菌中毒，菌形如盖，其气上鼓而顶平，又横出而下卷，故性亦如之。食之中毒，则其毒亦从胃上鼓；又横幔于胸膈者；上鼓故欲吐不吐而胀闷；横幔于胸膈，故欲利不利而烦乱致死也。人粪汁为污垢之极化，故能藏污纳垢者，气以类相聚也，且肠胃为其熟路，而性易下趋，故能化闷乱者而使之同下也。土浆、大豆汁……吐则越

其毒于上，利则荡其毒于下，上下分消，则闷乱自解，故诸方俱可服。(《高注》)

【临床应用】 (1)"粪清：(汪机曰)用棕皮绵纸上铺黄土，浇粪汁淋土上，滤取清汁，入新瓮内，碗覆定，埋土中一年取出，清若泉水，全无秽气，年久者弥佳，比竹筒渗法更妙。主治：天行热狂热疾、中毒、蕈毒、恶疮(大明)热毒湿毒，大解五脏实热……降阴火(震亨)。对人粪汁的制法及用途有所发展，可供用作解菌毒的参考。(《纲目》)

(2)治鼻衄方：取人屎尖烧灰，水服，并吹少许鼻中止，治丁肿病。……治诸热毒或蛊毒，鼻中及口中吐血，医所不治方，取人屎尖七枚烧作火色，置水中研之，顿服即愈，亦解百毒时气热病之毒，服已温覆取汗，勿轻此方，极神验。治食山中树菌毒方，人屎汁服一升良。又解诸菌毒……名地浆。(《备急千金要方》)

【原文】 食枫柱菌而哭不止，治之以前方。(18)

【经义阐释】 《直解》、《金鉴》、《名医别录》、《医心方》，"柱"作"树"。"哭"作"笑"，可从。吃枫树上所生菌而笑不止者，心主笑，毒气入心故也，治用前条(17)所用方，如地浆之类可解其毒。

【文献选录】 陆渊雷：丹波氏云：陶谷《清异录》云：菌蕈有一种，食之得干笑疾，士人戏呼为笑矣乎(以上引陶)，此间(日本也)无枫树，然间有食菌而笑不已者，此岂所谓笑矣乎者耶。渊雷按：化学中有所谓笑气者，即氧化亚氮，吸之令人笑不止。枫菌及笑矣乎之毒，殆此类乎？又案，菌类生于干燥向阳之地，色白或褐，气香，折断曝之，其断面不变色者，无毒可食；生于湿地，色鲜艳，气甚臭，味苦酸咸涩，曝之，断面变青绿诸色者，有毒不可食。(《今释》)

【现代研究】 毒蕈中毒的主证是：恶心呕吐，腹痛腹胀，流涎流泪，呼吸困难，瞳仁缩小，昏迷，躁动，抽搐等，目前常用解毒药物有：①白矾60g，香油适量，调匀，开水冲服。②绿豆120g，煎汤频服。③甘草120g煎汤频服。④金银花60g，煎水温服。⑤生石膏60g，研末，冲服。⑥六一散6g，开水调服。⑦铁扫把500～1000g，洗净，加第二次淘米水适量，捣汁过滤，顿服。重症患者，隔半小时再服一次[1]。

【原文】 误食野芋，烦毒欲死，治之以前方。其野芋根，山东人名魁芋，人种芋，三年不收，亦成野芋，并杀人。(19)

【经义阐释】 野芋辛冷有毒，人若食之，中其毒，则毒气入肺而烦乱欲死，土浆、豆汁、粪汁俱可解其毒。

【文献选录】 李彣：烦出于肺，烦乱欲死，毒气入肺也。(《广注》)

高学山：野芋善麻而戟人，误食则胃脘胸膈，麻而且戟，故烦乱欲死。人粪土浆大豆汁，俱能收摄其毒而下化，故皆可治之。(《高注》)

【原文】 蜀椒闭口者有毒，误食之，戟人咽喉，气病欲绝，或吐下白沫，身体痹冷，急治之方。(20)

肉桂，煎汁饮之，多饮冷水一二升，或食蒜，或饮地浆，或浓煮豉汁饮之。并解。

【经义阐释】 《本草纲目·卷二十六》载"闭口椒毒，气闭欲绝者，煮蒜食之。"张仲景方"故原文病"字当是"闭"字。蜀椒的干燥果皮腹面开裂或背面亦稍开裂，呈两瓣状，形如切开之皮球，其味辛辣，性热有毒，而闭之蜀椒，其毒更胜。凡用蜀椒，须去闭口者，因辛则戟人咽喉，甚则脾肺肠胃气机闭阻，麻辣则令人吐下白沫，气闭而营卫阻隔，则身体痹冷，故以冷水、地浆之寒凉以解热毒。饮浓豉，吐以去毒。（原文"并解"，《外台秘要·卷三十一》引《肘后》作"又急饮酢，又食椒不可饮热，饮热杀人。"）而肉桂与蒜，皆大辛大热之物，乃因其通血脉，辟邪秽，以热治热，是从治之法，故合用之以解椒毒。

【文献选录】 李时珍：椒红辛温有毒，并引之才曰：杏仁为之使，得盐味佳，畏款冬花、防风、附子、雄黄。可收水银。中其毒者，凉水、麻仁浆解之。（《纲目》）

李彣：蜀椒气味辛热，有毒。闭口者，其毒更包藏不散，桂与蒜皆大辛大热之长掬，能通血脉，辟邪去秽，以热攻热，从治之义也。冷水以清凉解之。地浆得土，以万物本乎土，亦莫不复归于土岗土，则毒已化矣。饮豉汁，以吐去其毒。（《广注》）

高学山：蜀椒性味，麻闷沉郁，闭品者则气不外泄，而其毒尤甚。盖惟麻闷，故戟人咽喉。沉郁，故气病欲绝也。肠胃之气欲绝，则津液不布，故吐下白沫。脾肺之气欲绝，则营卫间隔，故身体痹冷，倘令迟缓，恐气机郁久而真绝矣，故急宜治之。肉桂及蒜，辛温辛热而主散，散则麻闷者得上开，而为从治。冷水地浆豉汁，甘苦清凉而主降，降则沉郁者得下化，而为正治，故并解。然阳虚者宜从治，阳实者宜正治，又不可不辨也。（《高注》）

【临床应用】 （1）食蟹中毒：干蒜煮汁饮之。（《集验方》）

（2）蛇瘕面光：发热如火炙人，饮蒜汁一，吐出如蛇状即安。（《危氏方》）

（3）人头面上有光他人手近之如火炽者，此中蛊毒也。蒜汁五钱和酒服之。当吐出如蛇形。（《串雅》）

【现代研究】 大蒜称之为"天然杀菌药物"，有多种药用价值，常吃大蒜可抑制血液在体内的自发性凝固，降低胆固醇；对治疗肠胃病、皮肤化脓症、溃疡性口腔炎、伤风感冒等常见病，也有一定疗效。目前国内制作的"大蒜注射液"是一种抗菌药，适用于真菌感染症、百日咳、浸润性肺结核、一般性肠炎、结肠炎等[3]。

【原文】 正月勿食生葱，令人面生游风①。(21)

【词语注解】 ①游风：有二说。一据《备急千金要方》面药门，有治面上风方，当指鼻疱、面黯、粉刺等。二为病名，又名赤游风、赤游丹。多为脾肺燥热，或表气不固，风邪袭于腠理，风热壅滞，营卫失调所致。滞于血分则发赤色，名赤游风；滞于气分则成白色，名白游风。常突然发作，游走不定，皮肤红晕，光亮，浮肿，形如云片，触之坚实，瘙痒，灼热，麻木。多发于口唇，眼睑，耳垂或胸腹、背部等处。一般无全身症状，但亦可伴有腹痛、腹泻、呕吐等症。即血管神经性水肿，治宜散风清热利湿。（参《简明中医辞典》，均可供参考）。

【经义阐释】 正月间，风气发动，不要多吃生葱，因葱味辛散，通阳气而走头面，食生葱过于发散，反引动风邪，而病头面生游风。

【文献选录】 李彣：葱味辛散，入阳明经，阳明循头面。正月阳气未舒，食葱过于发散，故面生游风。（《广注》）

高学山：正月为木气临官，阳气上升之候，葱性内通而辛热，面为诸阳之会，风者木之化气也。盖言正月当发生之始，而食内通辛热之葱以助长之，则风木之气上嘘，而浮游

于诸阳之会矣。(《高注》)

陆渊雷：自此以下，时病差未健，共十二条，《千金》并引黄帝云、《外台秘要》云，谨按仲景方云，正月勿食生葱……渊雷案：日月食禁，原出道家，故《千金》俱引黄帝。盖中国医学，本与道家渊源最深也。道家服食禁忌修炼诸法，有非常理所可解者。(《今释》)

【原文】 二月勿食蓼^①，伤人肾。(22)

【词语注解】 ①蓼：《说文解字》云："辛菜，蔷虞也"叶味辛香，古人用以调料。蓼有水蓼、马蓼、毛蓼多种，一般多吃其蓼茎。二月间是肝木正旺之时，而蓼味辛散，辛能走肾，肾主闭藏，故食蓼过多，反伤肾精并影响肝木的滋生繁荣。

【文献选录】 李彣：《文选》云"习蓼虫之忘辛。"是物莫辛于蓼也。二月卯木主令，水能生木，正肾水泄气之时，以肾主闭藏，蓼味辛散，故伤肾也。(《广注》)

高学山：肾为水脏，水中壬阳之气死于卯，以其贪木化也。蓼喜水生，而辛发且燥，则走肾而散气燥精可知。二月食之，是乘肾之害也，故曰伤肾。陈藏器曰：蓼水洗毒，不可近阴，令弱。扁鹊曰：久食蓼，令人损髓减气。俱此义也。况乘卯而肾气自败之月乎。(《高注》)

宋姚称：仲春，是月也……勿食黄花菜及陈芥，发宿疾，动痼气。勿食大蒜，令人气壅，关隔不通。勿食蓼子及鸡子，滞人气，勿食小蒜，伤人志性，勿食兔肉，伤人神。(《道藏精华录》)

【原文】 三月勿食小蒜，伤人志性。(23)

【经义阐释】 小蒜辛热臭浊有毒，夺气伤神，三月阳敢盛，志于肾，性统于心，食之则伤人肾志心性。

【文献选录】 李彣：蒜味辛热，辛走气，热伤气，三月阳气已盛，又食此辛热之物以助之，则阳过盛而伤阴。《经》云："肾藏精与志"，伤志性即伤肾之义。(《广注》)

高学山：小蒜葱根韭叶，俗名小根菜……中国汉以前旧有之蒜，后因胡蒜较大，遂以小蒜别之，性味辛散臭浊，能错脏真之清气。李时珍谓其生食增恚，熟食发媱者也。夫志根于肾，性统于心，三月肾水入墓，心火初冠，食小蒜，则辛散者，泄墓库之肾水，故伤志。臭浊者，昏冠带之心火，故伤性也。(《高注》)

宋姚称：季春，是月也……勿食韭，发痼疾，损神伤气，勿食马肉，令人神魂不安，勿食鹿肉等，损气作志。(《道藏精华录·摄生月令》)

【原文】 四月、八月勿食胡荽^①，伤人神。(24)

【词语注解】 ①胡荽：有二说。一指元荽。李彣谓"骞使西域，始得种归，故名胡荽。今俗名元荽是也。荽音绥（《广注》）二指大蒜。何任云：《千金方》卷二十六，《外台秘要》卷三十一俱作葫。《玉篇》葫，大蒜。

【经义阐释】 四月阳气盛而心火正旺，八月阴气敛而肺气正旺。胡荽辛温而芳香走窍，若食此走散之物过多，必能伤人神，以心藏神而肺藏魄故也。

【文献选录】 孙思邈：四月八月勿食葫，伤人神，损胆气，令人喘悸，胁肋气急，口味多爽。(《备急千金要方》)

李彣：四月阳气盛极，八月阴气将敛，胡荽辛温开窍，四月则助阳气，八月则散阴

气，非其宜也。然夏属心火，心藏神。秋属肺金，肺藏魄。食之但言伤神者，以心为君主之官也。（《广注》）

高学山：四八为己酉之月，当肺金生旺之乡，心虽藏神，而神实由肺气所统御，故气肃而神自清，气和而神自裕者此也。胡荽辛热荤秽，于肺气生旺之月而食之，则助长继富，将气以辛热而神欲摇，气以荤秽而神不宅矣。（《高注》）

【原文】 五月勿食韭，令人乏氣力。（25）

【经义阐释】 原文《备急千金要方》引黄帝，"韭"下有"损人滋味"句，"气力"下又有"二月三月宜食韭，大益人心。"《外台》崔禹锡云"五月不可食韭，伤人目精"。盖韭菜春食则香，五月间臭味很重，夏食则臭，最好不要吃，脾恶臭而主四肢，故令人乏气力。现代人以韭为常食之菜，此条云五月食之乏力，尚值得商榷。

【文献选录】 李彣：《内经》云："阳明者，午也。"五月盛阳之阴也，阳盛而阴气加之也。韭气味辛温，五月食之，但益已盛之阳，不为微阴之助，使阴阳荣卫之气过于辛散，散乏气力。（《广注》）

高学山：大气举天地而不劳，宗气运形骸而轻便，是力以气为根蒂，而气又以真阳为盈缩者，真阳之气，盈极者必缩，亢害自然之道也。韭具辛温升发之性，五月丙火欲亢，更食辛温之韭以升发之，是空其根而速之使害也，故乏气力。（《高注》）

【原文】 五月五日勿食一切生菜，發百病。（26）

【经义阐释】 五月五日端午节，是阳盛的节令，人当养阳以须时令。若食生菜，则苦寒伤中而伐天和，故生百病，但此条亦不必拘泥，宜活看。

【文献选录】 李彣：五月五日，天中节，乃纯阳之日也。生菜冷利，不益肠胃，反泄阳气，故食之发病。（《广注》）

高学山：五月五日，为纯阳之节，阳发于外，而伏阴于内，一切生菜，味性苦寒，食之能令一时寒中，故悍气不行，而百病乃发。（《高注》）

宋姚称：仲夏，是月也，……勿食鸡肉，生痈疽漏疮，勿食蛇鳝等肉，食则令人折算寿，神气不安。（《道藏精华录·摄生月令》）

【原文】 六月、七月勿食茱萸，傷神氣。（27）

【经义阐释】 六月阳气盛张，七月阴微将敛，若食辛热走气之茱萸，则损伤神气。

《千金》引黄帝云："伤人神气，令人起伏气，咽喉不通彻。"渊雷案：此即所谓食茱萸，与药用之吴茱萸，一类而产地不同"（《今释》）。李时珍谓"茱萸取吴地者入药，故名吴茱萸，欓子则形味似茱萸，惟可食用，故名食茱萸也……功同吴茱萸，力少劣尔。"（《本草纲目》）说明本条之"茱萸"，当指"食茱萸"。"食茱萸"宜入食羹中，能发辛香。

【文献选录】 李彣：六月暑气盛张，七月微阴将敛。吴茱萸辛热走气，助暑热伤阴。以心藏神，肺主气，食之使心火大张，肺金不敛，故伤神气也。（《广注》）

高学山：六月心火亢而欲害，七月肺多弱于新生。茱萸辛热，六月食之，以热益亢阳而伤神。七月食之，以为克弱金而伤气。（《高注》）

宋姚称：季夏，是月也……勿食羊血，损人神魂，少志健忘。勿食生葵，必成水癖。（《道藏精华录·摄生月令》）

【原文】 八月九月勿食薑，傷人神。(28)

【经义阐释】 《备急千金要方》卷第二十六在"人神"下有"损寿"二字。八月九月，当秋令主收敛清肃，而姜性热，味辛辣，多食则过于辛散走气，泻肺而伤人神。

【文献选录】 孙思邈：胡居士云，姜东腹内长虫，久服令人少志少智，伤心性。(《备急千金要方》)

高学山：八九月，心火历病死之乡，姜味辛气热而性散，能助辛酉之金气，且泄离液，而使心中洞洞然，故伤神。(《高注》)

陆渊雷：程氏云：云笈七签曰，九月食生姜，成痼疾。孙真人曰，八九月食姜，至春多患眼，损筋力，减寿。朱晦庵有秋姜夭人天年之语。丹波氏云，秋不食姜，令人泻气，出于本纲李杲之说。(《今释》)

宋姚称：仲秋，是月也……勿食生蜜，多作霍乱，勿食鸡肉，损人神气。勿食生果子，令人多疮。……季秋，是月也……勿食诸姜，食之成痼疾。勿食小蒜，伤神损寿，魂魄不安。勿食蓼子，损人志气。勿以猪肝和芥同食，至冬成嗽病，经年不差。(《道藏精华录·摄生月令》)

【原文】 十月勿食椒，损人心，伤心脉。(29)

【经义阐释】 原文"心脉"，《备急千金要方》卷第二十六引黄帝作"血脉"；《高注》作"人脉"。《外台秘要》本条云"引仲景方"。十月正是心阳全持卫气之时，而蜀椒性热，味辛辣，能走气作心，若过食之则操作心阳和卫气，耗及心脉。

【文献选录】 李彣：十月阳气尽，敛气，主闭藏。椒乃玉衡星精，味辛而气热，心恶热，故食之损心并作脉者，心合脉也。(《广注》)

高学山：心为神脏，尝御气以统血，而血又脉之主也，其性喜疏通而恶壅滞，盖疏通则神起而血脉周，壅滞则神寒而血脉着也。椒性热而闭，亥为丙火之宗庙。十月食椒，乘心火之弊，而且犯其恶热闭之性矣。心藏神，神损于椒之闭，故曰损人心，心统血，血伤于椒之热，故曰伤人脉。(《高注》)

【原文】 十一月、十二月勿食薤，令人多涕唾。(30)

【经义阐释】 原文"十一月"之上，《备急千金要方》卷第二十六有"十月"二字。生薤气味冷滑，辛散走肺胃气，故过食则令人多鼻涕口唾，十一月、十二月属寒冷季节，更不相宜。

【文献选录】 李彣：十一二月，凝寒闭藏之候。薤，气味辛散，大走肺气，故食之多涕唾也。(《广注》)

高学山：十一二月，阳内伏而阴外用，薤性辛温而轻浮，尝行胸膈而蒸发肺与胃脘之气，故肺液上升而多涕，胃脘之液上升而多唾矣。独言十一二月者，外寒抑勒之。而内热始作气故也。(《高注》)

宋姚称：仲冬，是月也……勿食脯肉，伤人神魂，勿食螺蚌蟹鳖等物，损人志气，长尸虫。勿食经夏黍米中脯腊，食之成水癖疾。……季冬，是月也……勿食猪炖肉，伤人神气。勿食霜死果菜，夭人颜色。勿食生薤，增痰饮疾。勿食熊脯肉，伤人神魂。勿食生椒，伤人血脉。(《道藏精华录·摄生月令》)

【现代研究】 凡食物，均各异其性味，由于人之体质差异和禀赋不同，对饮食的适应性当有别，故上述时令之食禁，有必过信，引起注意由可，谓必然如此则非[4]。

【原文】 四季勿食生葵，令人飲食不化，發百病，非但食中，藥中皆不可用，深宜慎之。(31)

【经义阐释】 原文《千金》卷二十六引黄帝，"四季"作"四季之月土王时"；"葵"下有"菜"、字，"百"作"宿"，无"病"以下十四字。脾旺寄于四时之季月，此时勿食生葵，因其滑利伤脾，若食之则消化不良，还会发生其他疾病；不仅作为饮食不宜，就是作为药用，也应审慎。陆渊雷谓"案此三句非但食中，药中皆不可用，深宜慎之。盖总上文十一条而言，非专指四季生葵也。"(《今释》)

【文献选录】 高学山：四季之月，土王用事，宜养其温和敦厚之气，则腐化有神，而生精悍。葵性滑利而浅敦厚，生葵寒冷而伤温和，故饮食不化，以致精悍不生，而发百病矣。偶然之药味，尚宜慎之，况家常菜食乎。(《高注》)

【原文】 時病差未健，食生菜，手足必腫。(32)

【经义阐释】 患时行热病则愈，但体力尚未健壮，便吃了许多生菜，生冷，损伤脾阳，脾阳不运，水湿留滞肌肤，势必手足发生浮肿。示人病后，应知将息。

【文献选录】 李彣：脾主四肢，生菜滑利伤脾，故手足肿也。病愈为差（音钗，去声）。(《广注》)

高学山：手足为诸阳之末，犹之遐陬（注：陬，zōu，邹，角落也）僻壤，王化原所难被。时病差而未健，则其气血不能周偏，食生菜以冷脾胃之微阳，而四末之气不贯，故虚寒而作肿。(《高注》)

【原文】 夜食生菜，不利人。(33)

【经义阐释】 晚上多吃了苦寒生菜，脾阳难运，不利消化。

【文献选录】 李彣：生菜伤脾，夜卧脾气不运故也。(《广注》)

高学山：夜为阳火入墓之候，食苦寒之生菜，则无阳火以御之，而脾胃受伤，故不利人。(《高注》)

【原文】 十月勿食被霜生菜，令人面無光，目澀心痛，腰疼，或發心瘧①，瘧發時，手足十指爪皆青，困委②。(34)

【词语注解】 ①心疟："病者心烦，欲饮清水，反寒多，不甚热，乍来乍去，以喜伤心，心气耗散所致，名曰心疟。"(《三因方》)可知心疟为寒多热少的疟疾，类似牝疟。

②困委：《备急千金要方》卷二十六作"困痿"。《广雅·释诂》："困，极也"。委，顿也。《说文通训定声·履部》："委，假借又为痿。"困委，指病甚极度委顿。

【经义阐释】 十月初冬之季，也是心阳主持卫气之时，不宜吃被寒霜打过的生菜。因生菜性冷，经霜更寒，寒冷之物，能伤心阳，故致颜面血色不荣而无光彩，两目干涩，心胸和腰部疼痛，客寒与心阳相争，甚至可以发生心疟病证。发作时，手足十指（趾）头和爪甲呈郁血性的青紫色，精神亦困倦委顿。

【文献选录】 李彣：十月纯阴无阳……严霜肃杀之气，生菜被之而寒滑更甚，故食之

致此等疾。(《广注》)

高学山：十月纯阳用事，而为丙火欲绝之候，生菜被霜，则生气下伏，而寒肃冷滑之性更甚，食之而面无光者，阳不上华于阳会也。目涩者，火败而血不上蒸肝窍也。心与腰为手足少阴之所属，寒气逼结之，而不能自舒，故疼痛。生菜味苦而入心，故心病居多，心以火为用，寒气犯之，则客寒与心阳争胜，故寒热而发心疟，指爪为火气乘木之所荣，心受寒而阳神自缩，独余肝木之色，故青。阳主健用，阳气伏，故殊觉困倦而委顿。(《高注》)

【原文】 蔥、韭初生芽者，食之傷人心氣。(35)

【经义阐释】 辛热之葱和韭菜才在发芽之时，还没有长成熟，其抑郁之气未伸，为心气恶，吃了损伤人的心气。此条亦当活看。

【文献选录】 李彣：葱韭初芽菜，则纯阳郁勃之气尚未透发，故食伤心气。(《广注》)

高学山：葱韭辛热而为心之气恶，初生芽，则其尖颖锐发之气上熏尤为犀利，能使人神明昏浊涣散，故伤心气。(《高注》)

【原文】 飲白酒食生韭，令人病增。(36)

【经义阐释】 白酒生湿，韭菜动热，白酒和生韭吃，湿热相合，容易使人增加湿热病情，可致喘咳、眩晕、冲气之类。

【文献选录】 高学山：白酒味薄性浮，生韭辛温多气，合为饮食，是浮其气于上，而增喘咳晕冒，以及冲气等病者也。(《高注》)

【原文】 生蔥不可共蜜，食之殺人，獨顆蒜彌忌。(37)

【经义阐释】 生葱不要和蜂蜜一块吃，吃了令人利下，对身体有影响，而辛臭之独颗蒜更应忌与蜂蜜一块吃。

【文献选录】 高学山：心为神明之府，喜苦而恶辛，喜凉而恶热，喜清虚而恶熏秽。生葱性味，尽为心之所恶，得粘恋高浮之蜜以托之，是使辛散以摇其神，热闭以塞其气，熏秽以浊乱其灵道，而心君驳驳有出亡之势，故能杀人。胡蒜之性味，倍于生葱，况独颗者之得气尤专一乎。故共蜜合食之害，较之生葱为弥甚也。(《高注》)

陆渊雷：《千金》引《黄帝》云，食生葱，即啖蜜，变作下利，食烧葱，并啖蜜，雍气而死。《本草》引思邈同。又云：大蒜合蜜食，杀人。《医心方》引《养生要集》云，高平王熙叔和曰，葱薤不可合食白蜜，伤人五脏。又云，食生葱，啖蜜，变作腹痢，气壅如死。(《今释》)

【现代研究】 本条生葱与蜜共食"杀人"之说，不可尽信。临床实践中有用蜂蜜半斤，鲜葱适量切碎，调匀，每次口服二两，有补虚和胃、温通理气、诱蛔下行的作用，用以治疗蛔虫性不全肠梗阻[5]。

【原文】 棗和生蔥食之，令人病。(38)

【经义阐释】 李时珍谓"生枣，气味甘，辛热无毒，多食令人寒热，凡羸瘦者不可食。"并引思邈曰："多食令人热渴膨胀，动脏腑，损脾气，助湿热。"若与辛温之生葱合食之，则令人五脏不和。

【原文】 生葱和雄雞、雉、白犬肉食之，令人七竅經年流血。（39）

【经义阐释】 生葱和雄鸡、雉鸟、白狗等肉，皆大辛、温热之性，生内发火之物，合食之则血气不和，动了风热，可能使人七窍经常出血（或据《备急千金要方》卷第二十六作"谷道终身流血"）。此条活看，对于阴虚阳旺之人当忌。

【文献选录】 高学山：雄鸡得风木之阳气，雉为火虫之正，而性善飞扬，白犬肉性热而金气浑全，是皆上炎之物，和生葱同食，俱能浮其辛热于在上者，故令七窍流血。曰经年者，血泄于七窍而上虚，吸取之机，与奔迫之势，两相就也。（《高注》）

陆渊雷：此等殊难信，今齐鲁燕晋人合食者多矣，未见七窍终年流血也。（《今释》）

按： 陆渊雷说可从。

【原文】 食糖^①、蜜後，四日内食生葱、蒜，令人心痛。（40）

【词语注解】 ①糖：饴也，饧也。《说文解字·食部》："饴，米蘖煎也。"段玉裁注："以芽米熬之为饴，今俗用大麦。"

【经义阐释】 糖、蜜和葱蒜均相反，所以吃了糖或蜂蜜后的四天内，如果吃了生葱和大蒜（原文"蒜"徐镕本及程林、《金鉴》并作"韭"），使人心腹疼痛，说明古人食忌之慎。

【文献选录】 高学山：前两条，言生葱不可与甘缓高浮之味同食。白酒条，言生韭不可与甘缓高浮之味同食。此条合葱韭而广言甚言之也。盖谓不特白酒枣蜜，即糖饴亦在例内，不特一时合食，即数日内，凡甘浮之性未挣，而犯禁者，犹令人病心痛，遵生谨疾者，可不慎哉。独言四日者，以甘为土味……（《高注》）

【原文】 夜食諸薑、蒜、蔥等，傷人心。（41）

【经义阐释】 人之气昼行于阳而夜行于阴，晚上多吃了生姜、大蒜、大葱等辛热性的食物，最容易损伤或扰动心阳，起刺激兴奋作用，使人不寐。

【文献选录】 李彣：诸姜葱蒜，皆气味辛散之物，夜气收敛，不宜辛散。食之伤心者，以神气不藏也。（《广注》）

高学山：心属火脏，火墓于戌，夜为火气休养之候，食诸姜葱蒜等，不特辛散以发其伏气，而伤阳神，且温势踵于奥符，而尤伤其阴血也。（《高注》）

陆渊雷：《医心方》引七卷《食经》云：夜食不用啖蒜皮及薰辛菜，辛气归目，不利人。案：诸辛皆刺激兴奋。夜食之，盖不能安寐耳。（《今释》）

【原文】 蕪菁根多食，令人氣脹。（42）

【经义阐释】 芜菁，即蔓菁也，又名九英菘、诸葛菜，其根叶苦温辛甘，供食用，和羊肉食甚美。北方栽培甚广。但若多食则动气壅中，而令人气胀。

【文献选录】 高学山：……凡菜之性，苗叶锐生者多上发，根株下大者多结滞，本天亲上、本地亲下之道也。芜菁根下大，其壅中下二焦之气者可见，故多食令气胀。（《高注》）

【原文】 薤不可共牛肉作羹，食之成瘕病，韭亦然。(43)

【经义阐释】 薤白、韭、牛肉不宜一块做成肉羹吃，吃了难于消化，易引起瘕积病证。

【文献选录】 李彣：牛肉粗厉，难以克化。薤韭气味臭烈，皆脾家所不喜者，故合食则积而成瘕。(《广注》)

【原文】 莼①多病，动痔疾。(44)

【词语注解】 ①莼：即莼（chún，纯也）。又名水葵、凫葵，多生南方湖泽中，嫩者柔滑可羹。

【经义阐释】 原文"病"，据《备急千金要方》卷第二十六作"食"，可从。莼菜性甘寒而极滞腻，多使人气壅，甚至败动胃气，腹冷痛，导致广肠血脉瘀滞而发痔疾。

【文献选录】 李彣：莼性滑而有毒，动痔病者，毒气注下也。(《广注》)

【原文】 野苣①不可同蜜食之，作内痔。(45)

【词语注解】 ①野苣：《本经》名苦菜，又名荼草、苦苣、苦荬、天香菜。《本草纲目》卷二十七引《桐君药录》曰："苦菜三月生，扶疏。六月花从叶出。茎直花黄。八月实黑，实落根复生，冬不枯。"

【经义阐释】 野苣苦寒无毒能疗内痔。李时珍引陆文量《菽园杂记》云："凡病痔者，宜用苦苣菜，或鲜或干，煮至熟烂，连汤置器中，横安一板坐之，先熏行洗，冷即止。日洗数次，屡用有效。"而蜂蜜熟则性温，多食易生诸风湿热，若野苣与蜜同食，则物性相忌，迫阳热下达大肠，易生内痔。孙思邈曾云蜜"不可与生葱、莴苣同食，令人利下。"亦可供参考。

【文献选录】 李彣：一苦一甘，性味相反，《经》云："肠癖为痔"。内痔，则外无疮，而内泻血者是也。(《广注》)

高学山：野苣苦寒，与甘浮之蜜同食，则浮苦寒之性于上，而逼肠胃之阳热于下焦，故作内痔。(《高注》)

【原文】 白苣①不可共酪同食，作䘌②蟲。(46)

【词语注解】 ①白苣：又名石苣、生菜。《本草纲目》卷二十七：白苣"处处有之，似莴苣而卟色白，折之有白汁。正二月下种，四月开黄花如苦荬，结子亦同。"

②䘌：《集韵·入声识第二十四》："䘌，虫名。"此指虫食病。

【经义阐释】 白苣味苦性寒，乳酪味甘而性热，若合食之，一寒一热而成湿，湿成则生蚀䘌，故不可共食。

【文献选录】 李彣：白苣苦寒，乳酪甘热，气味乖反，在合食生虫。(《广注》)

高学山：虫者阴类也，阳气盛者，除蛔虫为五谷虫之外，余皆消化，犹之诸虫畏太阳而不敢出见之象，白苣乳酪，俱性寒之物，同食则胃阳薄冷而阴类化成矣。(《高注》)

【原文】 黄瓜食之，發熱病。(47)

【经义阐释】 黄瓜，又名胡瓜，甘寒有小毒，生熟可食，但不可多食。李时珍引孟诜曰"不可多食，坳寒热，多疟病，积瘀热，发热气，令人虚热上逆少气，损阴血，发疮疥脚气，肿百病。无行病后，不可食之。小儿切忌，滑中生疳虫，不可多用醋。"（《本草纲目》可供参考。今以黄瓜为普遍食品，但不宜过量。）

【文献选录】　高学山：黄瓜非月令之所谓王瓜，即今之作菜食者是。得种西域，旧名胡瓜。后因避讳改名。孟夏生蔓，炎暑成瓜，抱阴质而乘阳气，故其性本寒而标热，孟诜谓其损阴血而发虚热者此也。（《高注》）

黄竹斋：案黄瓜不可与落花生同食，犯之成霍乱，不可不知。（《集注》）

【原文】　葵心不可食，伤人，叶尤冷，黄背赤莘者，勿食之。（48）

【经义阐释】　葵心即葵菜心。冬葵叶的嫩心，以及黄背之叶及赤茎均有毒，因其苦冷滑，食后损伤脾胃与心之阳气，故不宜。正如李时珍引孟诜曰："其性虽冷，若热食之，令人热闷动风气。四季月食之，发宿疾。天行病后食之，令人明。霜葵行食，动五种留饮，吐水。凡服百茅忌食其心，心有毒也。黄背紫茎者勿食之，不可合鲤鱼黍米共食，害人。"时珍曰："凡被狂犬咬者，永不可食，食之即发。食葵须用蒜，无蒜勿食之。"均可供参考。

【文献选录】　高学山：葵叶苦而冷滑，其菜心更为气性之所专聚，食之则苦以入心，而伤心阳。冷滑入脾胃，而伤脾胃之阳，故曰伤人。旁叶为退气，故尤冷而不可食，叶背黄而茎赤，其死朽诸毒之所滋养，故于阴寒之质，而幻为阳热之色耶。（《高注》）

【原文】　胡荽久食之，令人多忘。（49）

【经义阐释】　胡荽辛温走窜，散气开窍，久食则伤耗心力，使人记忆力减退，令人多忘。

【文献选录】　李彣：胡荽辛温开窍，入心脾二经。心藏神，脾主思，藏意与志。久食过于辛散，故多忘。（《广注》）

高学山：胡荽辛温熏臭，辛温则耗液，熏臭则昏神，故久食多忘。（《高注》）

【原文】　病人不可食胡荽及黄花菜①。（50）

【词语注解】　①黄花菜：据《本草纲目·卷二十七》载："黄瓜菜，又铝黄花菜……二月生苗，田野遍有，小和如芥。三、四、五开黄花。花与茎叶并同地丁，但差小耳……野人茹之；亦采以饲鹅儿。气味甘、微苦、微寒，无毒。主治通结气，利肠胃（汪颖）"。又，何任曰："黄花菜，又名金针菜，由萱草花晒干而成"。（《校注》）

【文献选录】　孙思邈：胡荽子，味酸平无毒，消谷，能复食味，叶不可久食，令人多忘，华佗云：胡荽菜，患胡臭人，患口气臭，䘌齿人，食之加剧。腹患邪气者弥不得食。食之发宿病，金疮尤忌。（《备急千金要方》）

高学山：胡荽辛温耗血，李时珍谓燕齐人采山丹花蹾未开者，干而货之，名红花菜，其性甘凉。又白花菜，一名羊角菜，其味苦辛，花黄者，即名黄花菜。汪颖谓多食动风气、滞脏腑，令人胃中闷满。二者未知孰是。然大概皆性寒伤气之菜。病人气血两亏，故皆不可食。（《高注》）

【原文】 芋不可多食，動病。(51)

【经义阐释】 原文"病"字，《备急千金要方》卷第二十六作"宿冷"。芋难消化，滞气困脾生胀满，吃多了，容易患肠胃病。

【文献选录】 李彣：芋性滞而发病，多食，则胸腹胀闷，故动气。《广注》)

高学山：与多食芜菁根而气胀同义。(《高注》)

【原文】 妊娠食姜，令子餘指①。(52)

【词语注解】 ①余指：余，犹多也。余指，手多一指也（多生的第六指）。姜形象指，物类相感而然。

【经义阐释】 本条实属妊娠"胎教"、"胎养"的内容。孕妇的所视、所思以及其他心理状态会作用于胎儿，影响其先天发育，故古人非常强调孕妇的精神心理因素。当孕妇食姜时，心感此物有如枝指，会联想到其子之指有如姜形。此虽非必然造成胎儿发育畸形，但不可不注意妊娠期间的饮食营养，故后世医家多把生姜列为妊娠禁忌药，有一定研究价值，不可断然否定。

【文献选录】 高学山：姜本温而多气。能使胎气余于四末，且姜之分岔努芽，于手足之指为形似，故食之令子余指。(《高注》)

【原文】 蓼多食，發心痛。(53)

【经义阐释】 原文"多食"，《备急千金要方》卷第二十六引黄帝作"食过多有毒"。蓼实辛温，吃多了，伤及心气心血，使人发心气痛。

【文献选录】 高学山：蓼味辛燥而高浮，辛能散气，燥能耗血，高浮者心肺之部，独言发心病者，辛燥为肺之所喜，而心气心血，不耐其耗散故也。(《高注》)

【现代研究】 蓼类甚多，有青蓼、香蓼、水蓼、马蓼、紫蓼、赤蓼、木蓼，惟香蓼宿根重生，可为生菜。李时珍曰：古人种蓼为蔬，收子入药。故《礼记》烹鸡豚鱼鳖，皆实蓼于其腹中，而和羹脍亦须切蓼也。后世饮食不用，人亦不复栽，造酒者用其汁耳。"(《本草纲目·卷十六》)

【原文】 蓼和生魚食之，令人奪氣，陰咳①疼痛。(54)

【词语注解】 ①阴咳：据《备急千金要方》卷第二十六引黄帝作"阴核"。阴咳，谓肺气夺失（据《备急千金要方》卷第二十六引黄帝"夺"作"脱"，"夺"通"脱"）之咳，若气壅逆则为"阳咳"。"阴核"，即睾丸也。

【经义阐释】 蓼子和生鱼一块多吃，因蓼子降气，生鱼寒冷，使人肺气脱失，气脱失则为阴咳疼痛。李彣谓"阴核痛，亦湿热致病耳"(《广注》)，亦可参。

【文献选录】 孙思邈：蓼实……和生鱼食之，令人脱气，阴核疼痛求死。妇人月水来，不用食蓼及蒜，喜为血淋带下。二月勿食蓼，伤人肾。扁鹊云：蓼久食令人寒热，损骨髓，杀阴气少精。(《备急千金要方》)

李彣：蓼味辛温有毒。生鱼（属）令人热中。《内经》云："心恶热"，故多食发心病。热伤气，故合食则夺气也。阴核痛，亦湿热致病耳。(《广注》)

高学山：生鱼……其性沉潜入肾，和蓼同食，是使辛燥之性，随鱼入肾，而上气下

陷，故夺气。又辛散温浮之性，沉郁而为旁鼓下堕，故阴核疼痛。(《高注》)

【原文】 芥菜不可共兔肉食之，成恶邪①病。(55)

【词语注解】 ①邪：《广韵·麻·第九》："邪，鬼病"。《诸病源候论·风病诸候·鬼邪候》曰："凡邪气鬼物所为病也，其状不同，或言语错谬，或哭惊走，或癫狂昏乱，或喜怒悲笑，或惧如人来逐，或歌谣咏啸，或不肯语。"

【经义阐释】 芥菜气味辛热，香烈发散，过食之则耗人真元神气，兔肉则酸冷甘寒，因其物性相反，故不可合食，否则发生恶邪病。

【文献选录】 李时珍：芥性辛热而散，故能通肺开胃，利气豁痰，久食则积温成热，辛散太盛，耗人真元，肝木受病，昏人眼目，发人疮痔，而《别录》谓其能明耳目者，盖如暂时之快，而不知积久之害也……(《纲目》)

高学山：芥菜辛辣克削，共酸寒伏匿之兔肉同食，非包藏克削之芥性，下郁肝肾，即宣发伏匿之兔性，分滞脾肺，故成险邪恶病。(《高注》)

【原文】 小蒜多食，伤人心力。(56)

【经义阐释】 小蒜辛温散气，多吃了会损害人的心力。

【文献选录】 李时珍：蒜，气味辛温有小毒。弘景曰：味辛性热，损人，不可长食。思邈曰：无毒，三月勿久食，伤人志性。黄帝书云：同生鱼食，令人夺气，阴核疼。瑞曰，脚气风病人，及时病后，忌食之。(《纲目》)

高学山：小蒜辛热耗气，力因于气，气耗，故力伤。(《高注》)

【原文】 食躁式躁方。(57)

豉　浓煮汁饮之。

【经义阐释】 "食躁"谓因食菜中毒及腥臊之物而见烦躁、嘈杂闷乱之状，乃因食入于胃，胃中虚火上浮于膈脘所致。原文"式躁"，医统本、明仿宋本、俞桥本及《论注》、《直解》、《金鉴》并作"或躁"，所谓"或躁"者，可不必因食而自作烦躁之意，皆阴虚而火冲脘膈之候。豉能滋阴解毒、降火止躁，故煮浓汁饮之，而烦躁得平。

【文献选录】 陆渊雷：程氏云，豉汁虽能解毒，而躁字有误（案程意以躁字为所食之菜也）元坚云，此方介于菜类方法中，则亦当治菜毒方。考医心方引葛氏方云，治食诸菜中毒，发狂烦闷，吐下欲死方，煮豉汁，饮一二升，窃想葛氏所举，本是仲景原文，而今作食躁或躁者，系于文字伪脱，或是食菜烦躁四字之误也。今本肘后方偶欠此方，然自有治诸菜毒方，而其前后诸条，概与本篇方法相同。巢源曰：野菜芥荇之类，多有毒虫水蛭附之。人误食之，便中其毒，亦能闷乱烦躁不安，可以互证。(《今释》)

任应秋：《医宗金鉴》云食躁或躁者，即今之食后时作恶心，欲吐不吐之病，故以豉汤吐之。豉汤绝不会吐，程林以豉汁能解毒，据说较近。而式字亦可作制字解，式躁，即是制止烦躁的意思。(《语译》)

郑艺文：食躁或躁，词义不明，躁乃疏状词，此处必有误，据方用豉解毒，是躁必指某一有毒食物之讹。《医宗金鉴》谓……以豉汤吐之，如此解释，恐亦系想像之词。(《浅释》)

宋书功：……何氏校注曰："此句费解，恐有文字脱讹"，此言有理。《医宗金鉴》注曰："食臊或臊者……"然其"臊"字之义未明。李氏谓"上臊字误"，其"臊"当为"臊"字之误。指腥臭之气。《荀子·荣辱》"鼻辨芬芳腥臊。""或"通"惑"，惑乱之义。下"臊"则为烦躁之义。全句意为食腥臊之物，心中惑乱、烦躁、恶心，故以吐药去其毒。（《金匮要略广注校诠》）

按：本条历代注家有歧义。程林、郑艺文谓"臊"必指某一有毒食物之讹，此处必有误；陆渊雷认为是"食菜烦躁"四字之误；任应秋认为"式躁"是制止烦躁之意；宋书功认为原文乃"食臊惑躁"之义。各有所据，均可供参考。

【临床应用】（1）适应证候：食菜中毒或腥臊之物而见心中惑乱烦躁，嘈杂，恶心欲吐，或兼呃逆者。

（2）治哕方：煮豉三升，饮汁佳。（《备急千金要方》）

（3）豉薤汤：治伤寒暴下及滞痢腹痛：豉一升，薤白一把（寸切），上十二物，以水三升，煮令薤熟，去滓，分为再服，不瘥复作。（《范汪方》）

（4）临床加减：《经方例释》曰：……豉汤，为心胸结窒之正治，亦主方也。加瓜蒂、赤豆，为瓜蒂散；加栀子豉汤、加杏仁，为治食马肉中毒欲死方。《肘后》以此汤加葱白，名葱豉汤，治伤寒发热。《必效方》，以豉合黄连治赤痢，右二味，以水一斗半，浸取半升，空服，顿服，即止。《肘后》又以豉合伏龙肝二味，熬、捣，蜜丸如梧子大，每服十四丸，饮下治咳嗽。由是观之，豉汤在专主饮食中毒也。凡心胸结而窒者，并宜用之，其所以能主饮食毒者，亦以饮食之毒，结于心胸故也。《外台》变法为散，治赤、白痢，无问新久，入品即断。其法：香豉心，谓合豉，其中心者熟而且好，不是去皮取心，勿限用之一味，令干香，捣为末，壮者以一大升，分四服；小儿量减。《肘后卷三》以此方治寒热疟，云得大吐便差……

（5）治疗断奶乳胀：豆豉半斤，水煎，服一小碗，余下洗乳房。（广西《中草药新医疗处方集》）。淡豆豉有解表、除烦、宣郁、解毒之功。治伤寒热病、寒热、头痛、胸闷[6]。

【原文】 误食钩吻杀人解之方[①]：鉤吻[②]與芹菜相似，誤食之，殺人，解之方。《肘後》云：與茱萸食芹相似。（58）

荠苨八兩

上一味，水六升，煮取二升，分溫二服。鉤吻生地傍無他草，其莖有毛者，以此別之。

【词语注解】 ①误食钩吻杀人解之方：原无，据目录补。

②钩吻：钩吻，今之毛茛也。《广雅·释草》："茛，钩吻也。"《本草经集注》卷五陶弘景曰："或云钩吻是毛茛。"《本草纲目》卷十七李时珍曰：毛茛，"俗名毛堇，似水堇而有毛也。"

【经义阐释】 钩吻辛温，有大毒，钩吻者，言其入口即钩入喉吻也。别名毛茛、水莽草、野葛、胡蔓草、断肠草，乃蔓生植物，多产在岭南。其毒据《备急千金要方》云有"困欲死，面青口噤，逆冷身痹"等症状。荠苨为山野多年生草，俗名甜桔梗，本草称其疗疮毒、疔肿、蛇蛊咬伤，解蛊毒、箭毒、钩吻毒、百药毒、五石毒，可见荠苨是解毒药，有甘寒生津、清热解毒之功。

【方药评析】　清·莫枚士曰："钩吻古无定说。仲景于食芹菜忌独出此与下水莨二条，以警人之误食，皆以其相似也。《经》云：水莨叶圆而光，则钩吻之为毛莨灼然矣。此可循文而知者。荠，即桔梗之一种，《本经》桔梗一名荠苨是也。《别录》始出荠苨，《图经》谓之杏参，救荒谓之杏叶沙参。《纲目》一名甜桔梗，俗呼空沙参。《吴普》谓沙参为白参。而张璐说：人参即沙参之佳者。参陶弘景荠苨似人参之论，然则人参、沙参、荠苨、桔梗一种四，人参最厚，主补；沙参次厚，少补；二桔梗最薄，主散，可见人参亦是托补，非蛮补，与芪相似耳。所以称桔梗者，取桔开梗塞为义；所以称荠苨者，取接济苨正为义。《别录》荠苨甘寒，解百药毒，盖药毒塞其气遂则死，开其塞，则毒解，理固如是。"《经方例释》对荠苨之名、义及有关药物的鉴别，明白可参。

【文献选录】　李时珍：荠苨寒而利肺，甘而解毒，乃良品也，而世不知用，惜哉。按葛洪肘后言云：一药而兼解众毒者，惟荠苨汁浓饮二升，或者嚼之。（《纲目》）

李邴：黄帝问天老曰：天地所生，有食之死者乎？天老曰："太阴之精，名曰钩吻，入口则死。"（葛洪方云：钩吻生处无他草，茎上有毛。）荠苨根茎似人参，而叶小异，味甘寒，主解百药毒，以其与毒药共处，而毒自然败也。不止入方家用也。（《广注》）

【临床应用】　（1）钩吻中毒之主证为眩晕、四肢发麻、肌无力、吞咽困难、昏迷、虚脱、呼吸困难，甚至麻痹，口腔咽喉灼痛，腹痛腹泻，恶心呕吐，瞳仁散大，复视，两眼下垂等。解毒方药：①用羊、鸡、鹅、猪等血适量灌服。②鲜蕹菜一斤，捣烂取汁，口服。③鹅不食草120g，煎水即服。④鲜枫树叶250g，捣烂取汁，开水冲服。⑤松树梢（去叶）8条，韭菜一把，铺地蜈蚣15～30g。共捣烂，开水冲服[7]。

（2）藏器曰："蕹菜捣汁，解野葛毒，取汁滴野葛苗即萎死。南人先食蕹菜，后食野葛，二物相伏，自然无苦。魏武帝啖野葛至尺，先食此菜也"。时珍曰："葛洪《肘后方》云：凡中野葛毒，口不可开者，取大竹筒洞节，以头拄其两胁及脐中，灌冷水筒中，数易水，须臾口开，乃可下药解之。惟多饮甘草汁，人屎汁，白鸭或白鹅断头淋血，入口中，或羊血灌之。《岭南卫生方》云：即时取鸡卵抱未成雏者，研烂和麻油灌之，吐出毒物乃生，稍迟即死也"（《本草纲目·卷十七》）。又据《备急千金要方》治钩吻毒，煮桂汁饮之，啖葱涕，均可供解钩吻毒的参考[7]。

（3）甜桔梗30g，煎水即服，解半边莲中毒及大戟中毒[7]。

【现代研究】　钩吻属马钱科植物，是一种比较常见的有毒植物，主要含有钩吻碱，0.15～0.3g钩吻碱便可致死。用其根3g或7个嫩芽也可致死，可见其毒性的强烈。荠苨甘寒无毒，含有蛋白质、脂肪、维生素C、皂苷，主要功能是止渴解暑、解药毒，古人用它来解钩吻中毒[8]。

【原文】　误食水莨菪中毒方[①]：菜中有水莨菪[②]，葉圓而光，有毒。误食之，令人狂乱，状如中风[③]，或吐血，治之方：(59)

甘草

煮汁服之，即解。

【词语注解】　①误食水莨菪中毒方：原无，据目录补。

②水莨菪，生在水边的莨菪，《本经》载"莨荡子，多仞令人狂走……走及奔马"，《本草图经》称天仙子，含莨菪、阿托品。《金匮玉函要略辑义》载"水莨菪，即是石龙

芮"，恐非。

③中风：此云中风，即狂乱之谓，《后汉书·朱浮传》："中风狂走"。

【经义阐释】 误食菜中的莨菪苗叶，热毒大发，昏人神明而散心气，故令人狂乱，如中风魔发狂之状，血随气涌而吐血。甘草能解毒清热，故以之解莨菪毒。

【文献选录】 李时珍：莨菪，大明曰：温，有毒，服之热发，以绿豆汁、甘草、升麻、犀角并解之。时珍曰：莨菪……能令人狂惑见鬼……使痰迷心窍，蔽其神明，以乱其视听故耳。唐安禄山诱其契丹，饮以莨菪酒，醉而坑之。又嘉靖曰十三年二月，陕西游僧武如香……将魔法吹入柱耳中。柱发狂惑，见举家皆是妖鬼，尽行杀死……观此妖药，亦是莨菪之流耳。方其痰迷之时，视人皆鬼矣。（《纲目》）

高学山：莨菪一名水仙子。韩保升、苏颂皆称其有白毛。而仲景谓叶圆而光，岂莨菪之陆生者有毛，而水莨菪者独光泽乎。误食谓于菜中误食其苗叶也。性热而上浮且散，能昏人神明而散心气，故令人狂乱，中风非指中风寒而言，盖谓如中风魔之状，正狂乱之注脚也。或吐血者，热浮而血随气以上涌也。甘草性缓而守中，有厚土之象，煮汁服之。能缓其浮散之热毒，沉埋宽大中而令消化之义耳。（《高注》）

【临床应用】 （1）治食野葛已死方，多饮甘草汁佳。（《肘后备急方》）

（2）治食莨菪闷乱，如卒中风，或似热盛狂病，服药即剧方，饮甘草汁、蓝青汁，即愈。又甘草汤，主天下毒气，及山水露雾毒气；去地风气瘴气疠等毒方：甘草二两，右一味，以水十升，煮取一升，分服。（《备急千金要方》）

（3）淄川王美人（齐悼惠儿子刘贤的一名女官）怀孕而不乳（难产），淳于意处以莨菪药一撮，以酒饮之，不久即分娩，后他又处以硝石，而使患者下血滴多豆大五、六滴[9]。（《史记》）

【原文】 食芹菜中龍精毒方①：春秋二時，龍帶精入芹菜中，人偶食之為病，發時手青腹滿，痛不可忍，名蛟龍病，治之方：（60）

硬糖②二、三升

上一味，日兩度服之，吐出如蜥蜴三五枚，差。

【词语注解】 ①误食芹菜中龙精方：原无，据目录补。

②硬糖：丹波元简："案刘熙释名云，糖之清曰饴，形怡怡然也，稠者曰饧，强硬如锡也。时珍云：古人寒食多食饧，故医方亦收用之明硬糖，即是饧，程注（当是粳米饴糖无疑）殆矣"。尤坚云："糖即饧字，饴弱于饧，故饴有胶饴，饧有硬饧也。"硬糖，当是饴糖之稠硬者是也。

【经义阐释】 《本草纲目》饴糖下引《金匮要略》云，凡人正二月食芹菜误食蛟龙精者，为蛟龙病，发则似痛，面色青黄，每服寒食散五合，日三服，吐出蛟龙有两头可验。吐蛔者，勿用。

自古传说蛟龙，不过想象中的神话，据本条原文，服硬糖后，吐出如蜥蜴者三五枚，亦可证并非所谓蛟龙。若谓为蛟龙，实际不过如蜥蜴类的一种寄生虫，大抵是蜥蜴虺蛇，遗精于芹菜中，寄生虫病发时则内见手青腹满，痛不可忍之状，故用甘缓解毒之硬糖治之而愈。

《诸病源候论·积聚病诸候》载有"蛟龙病候"，谓："蛟龙病者，云三月八月，蛟龙子，生在芹菜上，人食芹菜，不幸随食入人腹，变成蛟龙，其病之状，发则如癫。"亦可供参考。

【文献选录】 程林：芹菜生江湖陂泽之涯，蛟龙虽云变化莫测，其精即能入此，大抵是蜥蜴虺蛇之类，春夏之资遗精于此故耳，且蛇嗜芹尤为可证。按《外台秘要》云，蛟龙子生在芹菜上，食之入腹，变成龙子，须慎之，饴粳米杏仁乳饼煮粥食之，吐出蛟子大验。仲景用硬糖无疑，二物味甘，甘能解毒故也。（《直解》）

莫枚士：附硬糖方《外台》云：蛟龙子生在芹菜上，食之入腹变成龙子，须慎之，治之以此方。杏仁、乳饼、粳米、饴，右四味，煮粥食之三升，日三服，吐出蛟龙有两头，其证也。〔案〕硬糖即寒食饴也。《千金》云：开皇六年，有人正月食芹得病，发似痫，面色青黄，服寒食强饴二升，日三服，吐出蛟龙有两头，可验。孙氏即据此经所云，强饴即硬糖之谓。古无糖字，止有饴字故也。或谓硬当为粳，粳糖谓粳米，饴糖于义不周，从古说乳饼，嘉佑名乳腐，以牛乳煎醋熬成之，甘微寒，主润五脏，利大、小便是亦下法也。仲景书有胶饴，有硬饴。刘熙释名糖之清，曰饴形怡，怡然也；稠者曰饴，强硬如锡也。《陶注本草》方家用饴，乃云胶饴。是湿糖如厚蜜者，其宁结及牵白者，饴糖不入药用。泉谓：《金匮》今作硬饴，而《纲目》引作寒食饴。又作硬饴，疑用硬饴者，非古也。（《经方例释》）

按： 莫枚士注释硬糖方，颇有参考价值。

【临床应用】 （1）服药过剂闷乱者，饴糖食之；治骨鲠在喉，众治不出方，取饴糖中鸡子黄，吞之不去，更吞渐大作丸，可至十九止。（《备急千金要方》）

（2）草乌头毒，及天雄附子毒，并食饴糖即解。（《圣济总录》）

（3）治蛟龙病：开皇六年三月八日，有人食芹得之，其病发似癫痫，面色青黄，因食寒食饴过多，便吐出蛟龙，有头有尾，从兹有人患此疾，令人服寒食饴三斗，大验。（《备急千金要方》）

（4）广济疗蛟龙病：三月八日，近海及水边，因食生芹菜，为蛟龙子生在芹菜上，食入人腹，变成龙子，须慎之。其病发似癫，面色青黄，少腹胀，状如怀妊，宜食寒饴方，寒食粥饴三升，日三服之，吐出蛟龙，有两头及尾。开皇六年，又贾桥有人吃饴，吐出蛟龙，大验，无所忌。注云，千金同。（《外台秘要》）

【原文】　食苦瓠中毒治之方：（61）

黍穰①

煮汁，数服之，解。

【词语注解】 ①黍穰：黍，原文作"黎"，据《外台秘要》卷三十一引《肘后》改。丹波元简云："穰，禾茎也，黎何有穰，其论明矣。"（《辑义》）可从。黍穰，即黍茎是也。

【经义阐释】 苦瓠，又名苦匏、苦壶卢。其瓢及子，苦寒有毒辣毒。苏恭言："服苦瓠过分，吐利不止者，以黍穰灰汁解之。"因黍穰茎并根，气味辛热有小毒，以其物性相畏，故孟诜曰："煮汁饮之，解苦瓠毒。"

【文献选录】 李时珍：诗云：匏有苦叶。《国语云》：苦匏不材，于人共济而已，皆指苦壶而言，即苦瓠也。匏、壶同音。……应邵《风俗通》云：烧穰可以杀瓠。或云畜瓠之家不烧穰，种瓜之家不焚漆，物性相畏也。……凡用苦瓠，须细理莹净无黡翳者乃佳，不尔有毒。（《纲目》）

高学山：俗称种瓠损秧根，则实苦。或又云瓠与黄瓜，失雨便苦。苦瓠坚缩肺与肠胃之系，而闭其气，故食之中毒。……黍穰能解瓠毒者，甘能缓其急也。本草以稷之黏者为黍，是盖因古人以黍粘履，以黍雪桃，及角黍等所误也，不知黍实俗名高粱者是，北人呼其米曰黍米，楷曰黍楷者可证。且凡米皆有粳糯，高粱之糯者亦何不黏，而必以稷之米黏者名黍，……故知黍穰，系高粱茎子之去皮，而其中之软白者为真也。（《高注》）

莫枚士：……盖苦瓠善利人，黍穰性必收涩，和主之。治尿血与之同意，亦止之也。（《经方例释》）

【临床应用】 治人及畜时气热病；豌豆疮方。浓煮黍穰汁，洗之。治妊娠尿血方。黍穰烧灰，酒服方寸匕，日三服。（《备急千金要方》）

【原文】 扁豆，寒热者不可食之。(62)

【经义阐释】 扁豆性滞而补，故患有发热恶寒表证者不要吃，以免留恋外邪。

【文献选录】 高学山：寒热凡先寒后热，发热恶寒，及往来寒热者，皆在其中。此皆经络受邪，而邪正相争之候。扁豆蔓生而甘温，甘温者益气。蔓生而甘温，是走经络而益其气者。食之则适能滞其寒热之邪，故戒。（《高注》）

陆渊雷：患疟者，食扁豆则疟不差，疟乍愈者，食扁豆即复发。虽扁豆棚下，亦不可行立。（《今释》）

【原文】 久食小豆①，令人枯燥。(63)

【词语注解】 ①小豆：李时珍："释名……小豆名，有三四种。王祯云：今之赤豆、白豆、绿豆、萱豆，皆小豆也。此则入药用赤小者也"（《本草纲目》赤小豆条），并引经曰"小豆受津液，利小便，久服令人肌肤枯燥"。原文"久食小豆"，《备急千金要方》卷第二十六作"赤豆不可久服"，可知此条"小豆"，当以赤小豆为是。

【经义阐释】 久食赤小豆，过分利水，津血渗泄，则人肌瘦，皮肤枯燥，或身重。

【文献选录】 李时珍：思邈曰：甘咸冷，合鱼鲊服食成消渴，作酱同饭食成口疮。藏器曰：驴食足轻，人食身重。（《纲目》）

陆渊雷：凡豆多含脂肪，惟赤小豆独少，且甚去油腻，故久服枯燥。（《今释》）

【原文】 食大豆屑，忌啖猪肉。(64)

【经义阐释】 "屑"，原本作"等"，据《备急千金要方》改。吃了大豆壅气，故切忌同时再吃腻膈的猪肉，小儿尤忌，否则难于消化。

【文献选录】 吴谦：大豆即黄豆也。若同猪肉食之，则闭气，故忌之。小儿尤当忌之。（《金鉴》）

高学山：大豆屑能解饥辟谷，其性重而不易消化。又，啖猪肉之腻膈者，多致上焦气壅，故宜忌之。（《高注》）

【原文】 大麥久食，令人作癣①。(65)

【词语注解】 ①癣：疥之俗字也。

【经义阐释】 "癣"，徐彬本作"癖"。大麦入心，久食之则心气盛而内热，诸疮疡皆属心火，故作疥（或癣），但是一般食大麦的，并不生疥疮。《备急千金要方·卷二十六》云："大麦久服，令人多力健行"，而程林又云："大麦下气，久食令手足痿弱而懈惰。"（《直解》）然而懈癣，可能是先有疥疮，吃大麦后又复发。麦面是中医习惯禁忌发物之一，应引起注意。

【文献选录】　李时珍：大麦气味咸温……令人多热。诜曰：暴食似脚弱，为下气故也。……震亨曰：大麦初熟，人多炒食。此物有火，能生热病，人不知也。（《纲目》）

高学山：癣与懈同，即癣作之义。大麦滑而下气，久食则其气上虚，而精神不贯，故令人作癣。（《高注》）

郑艺文：据程云来云"大麦下气，久食令手足痿弱而懈惰"，则与癣字无关连。李彣则曰："盖麦入心，久食则心气盛而内热。《经》云：诸痛痒疮，皆属心火，故作癣。"如此解释，仍嫌不明确。《千金》则曰："大麦久服，令人多力健行。"与李说相反，且农忙时节，农民多常食大麦粥，未闻以此患疥，故李说不足信。（《浅释》）

按：历代注家对本条有不同看法。李彣将鲲作疥；程林、高学山则将"鲲"作"懈"；郑艺文认为李说不足信。可存疑作进一步研究。

【原文】　白黍米不可同饴、蜜食，亦不可合葵食之。(66)

【经义阐释】　白黍米气味甘温，久食之令人多热烦；饴糖、蜂蜜味甘，多食则令人中满，更不可同食，否则引动宿热；患有痼疾者，亦不要把物性相反的白黍米和冷滑的葵一块吃，否则痼疾更难治疗。

【文献选录】　李时珍：诜曰：黍米……有小毒，发故疾，久食昏五脏，令人好睡，缓人筋骨，绝血脉。小儿多食，令久不能行。小猫、犬食之，其脚难屈。合葵菜食，成痼疾。合牛肉、白酒食，生寸白虫。李鹏飞曰：五种黍米，多食闭气。（《纲目》）

李彣：黍米多热，令人心烦，饴、蜜味甘，令人中满，故戒同食。葵菜为百菜主，其心伤人。《食疗》云："黍米合葵食，成痼疾。"物性相反如此。（《广注》）

高学山：黍米多红色，白黍米，今关东最多，而北平州县，亦间种之。饭色如粳，黍之黏糯者也，其性肩饥难化，饴蜜留缓，葵菜冷滑，盖留而不化，则成坚积于脘膈，滑而不化，则致洞泄于广肠，故皆不可合食也。（《高注》）

【原文】　蔀麥①麫多食之，令人髮落。(67)

【词语注解】　①蔀麦：荞麦也。李时珍曰："荞麦之茎弱而翘然，易长，易收，磨面如麦，故曰荞麦，而与麦同名也。"（《本草纲目·卷二十二》）

【经义阐释】　李时珍引孙思邈荞麦"酸，微寒。食之难消，久食动风，令人头眩。作面和猪、羊肉热食，不过八九顿，即患热风，须眉脱落，还生亦希。泾……，多此疾，又不可合黄鱼食。"（《本草纲目·卷二十二》）可见荞麦吃多了动风热，再与猪羊肉合食，可能使其掉头发。或又如时珍曰："荞麦最降气宽肠，故能炼肠胃滓滞，而治浊带泄痢腹痛上气之疾。气盛有湿者宜之。若脾胃虚寒人食之，则大脱元气而落须眉，非所宜矣。"可参。

【文献选录】　李彣：《诗经·陈风》篇云："视尔如荍"（音翘）。注：荍，芘茮也。又名荆葵。《尔雅》云："一名锦葵。春时花开叶未生，花似五铢钱，粉红有紫纹。"据此二说观之，则荍乃草花之类，非麦也，安得有面？今以臆断之，荍与荞同音，古字通用，即荞麦面也,《本草》云:"荞麦久食动热风,脱人发眉。"今云多食发落,即脱须眉之也。盖发者,血之余,动风则血燥发枯而落。《经》云:"风伤皮毛",是毛、发原同一类,故令以落,以此知?即荞也,然亦未敢自信,姑存疑质当世。(《广注》)

高学山:菝与荞同,即荞麦也。秋后下种,经霜结实,乘秋金收降之令,故其性清肃下降为多,而敷荣之色泽自鲜,多食发落者,从其寒萎之本性也。(《高注》)

按: 李时珍曰:"荞麦之茎,弱而翘然,易长易收,磨面如麦,故曰荞,而与麦同名也。"(《本草纲目·卷二十二》)李彣读《本草纲目》未及此句,若及此句,则不必存疑了。

【原文】 鹽多食,傷人肺。(68)

【经义阐释】 盐味咸而走血,微辛,多食聚饮生湿,伤及肾肺,喜咳而发哮喘,令人失色肤黑,损筋力,水肿消渴亦当忌之。

【文献选录】 李时珍:大盐甘、咸、寒、无毒。……弘景曰:五味之中,惟此不可缺。西北方人食不耐咸,而多寿少病好颜色;东南方人食绝欲咸,而少寿多病,便是损人伤肺之效……宗奭曰:《素问》云,咸走血,故东南方食鱼盐之人多黑色,走血之验可知。……时珍曰……盐之气味咸腥……微辛。辛走肺,咸走肾,喘嗽水肿消渴者,盐为大忌,或引痰吐,或泣血脉,或助水邪故也。(《纲目》)

李彣:味过于咸,则发哮喘痰嗽,皆肺病也。(《广注》)

高学山:盐性聚饮生湿而入肾,肾与肺为子母,而其气相通,肺恶饮与湿,而肺之神机自滞,故伤肺。(《高注》)

【原文】 食冷物,冰人齒。食熱物,勿飲冷水。(69)

【经义阐释】 吃了过冷的食物,齿面骤冷而收缩,最易损坏人的牙齿;才吃了热烫的食物,不要跟着又喝冷水,寒热相搏,脾胃乃伤,可致吐泻,或可转生痰湿病证。

【文献选录】 李彣:手足阳明经脉,入上下齿中,其性喜温恶寒,故忌食冷物。寒热相激,脾胃乃伤。(《广注》)

高学山:与食酸坏齿,同折其肾阳也。食热饮冷,其有害有二,一则令毒气不顺,尝致霍乱。一则食热作汗,未及外出。饮冷以激伏之,则所伏之汗,随其所住之地,而名成湿症矣。(《高注》)

陆渊雷:食冰结涟者,齿面骤冷而收缩,最易损坏珐琅质。《医心方》引《养生要集》云:高平王熙叔和曰,饮食冷热不可合食,伤人气。又云:食热腻物,勿饮冷酢浆,喜失声嘶咽。(《今释》)

【原文】 飲酒,食生蒼耳,令人心痛。(70)

【经义阐释】 苍耳,即枲耳,又名胡枲、卷耳、喝起草。酒性纯阳,苍耳苦温有毒,苦先入心,故喝酒之时,又吃生苍耳,酒能引苍耳毒性危害心脏,使人发心痛。

【文献选录】 李时珍:枲耳,恭曰:忌猪肉、马肉,米泔,害人。……时珍曰,苍耳叶久服去风热有效,最忌猪肉及风邪,犯之则遍身发出赤丹也。(《纲目》)

李彣:苍耳叶味苦,有毒,复饮酒以行其毒,非所宜也,苦入心,故作心痛。(《广注》)

高学山：苍耳苦寒有毒，况生食之，而其性尤甚乎。饮高浮之酒，而后食之，是以酒而托其毒于上，令人心痛者，苦寒入心而坚急也。（《高注》）

【原文】 夏月大醉汗流，不得冷水洗著身，及使扇，即成病。(71)

【经义阐释】 夏季天热，醉酒大汗，不要洗冷水澡，否则易患黄汗病（《金匮要略·水气病脉证并治》曰："黄汗之为病……以汗出入水中浴，水从汗孔入得之"）。或者任性地扇风取凉，即成漏风病。（《素问·风论》云："饮酒中风，则为漏风。漏风之状，或多汗，常不可单衣，食则汗出，甚则身汗喘息，恶风，衣常濡，口干善渴，不能劳事。"）

【文献选录】 孙思邈：扁鹊云：醉当风卧，以扇自扇，成恶风。醉以冷水洗浴，成疼痹。（《备急千金要方》）

李彣：夏月醉汗，腠理已开，又浴水使扇，是风湿相搏成病。《本经》云：汗出浴水，则为黄汗。《内经》云：饮酒中风，谓之漏风。可不谨哉！（《广注》）

【临床应用】 本条举夏季预防疾病之法，示人应防重于治，四季百病皆然。如患黄汗，其正治法，可用芪芍桂酒汤；漏风，可选葛花解醒汤（葛花、白豆蔻、缩砂仁各15g，青皮、莲花各10g，木香1.5g，橘红、人参、猪苓、白茯苓各4.5g，干姜、神曲、泽泻、白术各6g[9]）。

【原文】 飲酒大忌灸腹背，令人腸結①。(72)

【词语注解】 ①肠结：《说文解字·肉部》："肠，大小肠也。"肠结，两肠燥结之谓。

【经义阐释】 腹部多募穴，乃经气结聚之处。背部多俞穴，是经气转输之处。酒性热而畅血行，灸之用艾，苦辛气温，能通十二经，利气血。故饮酒后热妄行，此时灸腹背经穴，火力虽微，内攻有力，两阳相熏灼，热邪留结在肠，则令人肠结。其机理如《灵枢·刺节真邪论》所云："有所结，气归之，卫气留之，不得复反，津液久留，合而为肠溜。"（邪气结聚归于内，卫气积留而不能复出，以致津液不以向外输布，留在肠胃与邪气相合，成为肠瘤。）甚者可形成阴虚阳亢、精神错乱诸证。

【文献选录】 李彣：醉后血气淖溢，复以火迫之，火燥血枯，肠结必矣。（《广注》）

高学山：酒性浮热，饮至大醉，则血液浮溢，复灸腹以燔灸阳明，灸背以燔灸太阳，则营卫之血液枯竭，而下阴奔近上赴以自救，无论烦渴等候见于上焦，而下液不复，必成两肠燥结之症矣。（《高注》）

陆渊雷：……《医心方》引《养生要集》云，颍川韩元长曰，饮酒醉，灸头，煞人。程氏云，毋灸大醉人，此灸家所必避忌也。丹波氏云，《资生经》、《下经》云，灸时不得大饱大饥饮酒。（《今释》）

【原文】 醉後勿飽食，發寒熱。(73)

【经义阐释】 醉后已经大伤肝气，再不要吃得太饱了，以免肝胆之气肆行，木来侮土，损伤脾胃，导致发热恶寒等病证发作。

【文献选录】 李彣：因醉饱而发寒热，胃气大伤，筋脉横解也。（《广注》）

高学山：醉则血气浮溢，又以饱食实之，则中气无所容，而出格于卫。职并于外，则热，阴干于表则寒，故发寒热。（《高注》）

黄竹斋：《金鉴》：醉则肝胆之气肆行，木来侮土，故曰勿饱食，发寒热。《千金》：饱

食终讫，多饮水及酒，成痞僻。(《集注》)

【原文】 飲酒食豬肉，臥秫稻穰①中則發黃。(74)

【词语注解】 ①秫稻穰："秫"，俞桥本作"禾"，《外台秘要》卷三十一无此字。《新修本草》卷十九苏恭曰："今大都呼粟糯为秫稻，秫为糯矣。"《本草纲目》卷二十三李时珍曰："俗呼糯是矣。北人呼为黄糯，亦曰黄米。"秫稻穰，即秫稻之茎穰也。

【经义阐释】 饮酒吃猪肉，饱醉之后睡卧在秫穰中，腠理开而湿热内入脾胃，浸淫血分，瘀热以行，导致周身发黄疸。

【文献选录】 李彣：黄者，湿热交蒸所致，饮酒食肉，则湿聚于中；卧秫稻穰中，则湿热困于外，故发黄。(《广注》)

高学山：黄为湿热之候，饮酒食肉，则湿热中满，卧秫稻穰，则湿热外逼，其发黄宜矣。(《高注》)

【原文】 食飴，多飲酒，大忌。(75)

【经义阐释】 吃大甘之饴糖，又饮酒过多，湿热易留恋中焦，或生呕闷满冒诸证，当大忌，所谓"酒家忌甘"是也。此与《伤寒论》第17条所云"若酒客病，不可与桂枝汤，得之则呕，以酒客不喜甘故也"，其理相似。

【文献选录】 李彣：刘熙曰：糖之稠者曰饧，强硬如锡也。清者曰饴，形怡怡然也。饴味甘，《经》云："酒客不喜甘"故也。故酒与饴相忌。(《广注》)

高学山：饴味甘而性浮，食后又饮湿热之酒以乘之，是使湿热在上，而浮以托浮也，则呕闷满冒，可胜言哉，故戒。(《高注》)

【原文】 凡水及酒，照見人影動者，不可飲之。(76)

【经义阐释】 无论水或酒，如照见人影，人没有动而影自摇动的，是这人已经有病，毒气流溢而发生错觉，不必再给他饮酒了。其理与杯弓蛇影相似，可参。

【文献选录】 高学山：酒及水，照影而动，是其中毒气流溢之象，故戒饮之。(《高注》)

陆渊雷：《千金方》云：湿食及酒浆，临上看之，不见人物影者，勿食之，成卒注，若已食腹胀者，急以药下之（出二十七卷道林养性门）。《医心方》引《养生要集》云：酒水浆不见影者，不可饮，饮之煞人，皆与本条义少异。程氏云，此涉怪异，宜不可饮。(《今释》)

【原文】 醋合酪食之，令人血瘕①。(77)

【词语注解】 ①血瘕：《素问·阴阳类论》云："二阳三阴，至阴皆在，阴不过阳，阳气不能止阴，阴阳并绝，浮为血瘕……"（王冰注：二阳，阳明。三阴，手太阴。至阴，脾也。故曰至阴皆在也。然阴气不能过越于阳，阳气不能制心，今阴阳相薄，故脉并绝断，而不相连续也。脉浮为阳气薄阴，故为血瘕。）瘕属积聚的气分病，肿块时聚时散，疼痛转移不定，血瘕则又波及血分。据本条则与大酸伤肝而血溢有关。

【经义阐释】 醋味酸敛，乳酪黏滞，二者合食，必然伤肝，血流不畅而作血瘕。孙思邈云："食甜酪竟，即食大酢者，变作血瘕及尿血。"（《备急千金要方》）可知血瘕与大酸伤肝而血溢有关。

【文献选录】　李彣：醋多湿热，酪复酸敛，故血积成瘕。（《广注》）

高学山：醋味酸敛，而酪性寒凉，合食则胃肠窜伏而血泣不流，故成血瘕。或曰酪者血液也，合醋食而成瘕，醋点乳汁，便成乳饼之道，亦通。（《高注》）

【原文】　**食白米粥，勿食生苍耳，成走疰**[①]（78）

【词语注解】　①走疰：即走注。《诸病源候论·注病诸候·走注候》云："注者住也，言其病连滞停住，死又注易傍人也。人体虚，受邪气，邪气随血而行，或淫奕皮肤，去来击痛，游走无有常所，故名为走注。"《养生方》云："食米甘甜粥，变成走注，又两胁也"。

【经义阐释】　白米粥（粳米，粟米粥之类）甘温平，气薄味淡，淡渗下行，能利小便；而生苍耳茎叶则气味苦辛微寒有小毒，功能搜风，二者性味不合。李时珍引恭曰："苍耳茎叶（实），忌米泔，害人。"（《本草纲目》）故吃了利小便的白米稀粥，不要再同时吃搜风的生苍耳，否则可致经络虚损，招引邪气，反致走注疼痛。

【文献选录】　李彣：苍耳能搜风逐湿，而其味苦，若生食之，则苦味走骨，风燥血枯，反致筋骨掣痛而成走注。以白米粥味甘，甘与苦，性相反也。（《广注》）

高学山：食甘温之白米粥，能使胃中精悍顿起，食苦寒之生苍耳，则苦以坚浮，寒以约热，令精悍之气，欲行不行，不行故掣痛，欲行故其掣痛尝走注而不守也。（《高注》）

【临床应用】　陆渊雷案："苍耳，今人不用作日食品，而本经两见合食之禁，千金食治，亦专列一品，则知古人多食之，此古今风气之异也"，如苏东坡亦有吃苍耳的记载，"枱耳根苗叶实，皆洗濯阴干，烧灰汤淋，取浓汁，泥连二灶炼之。灰汁耗，即旋取傍釜中热灰汤益之，一日夜不绝火，乃旋得霜，干瓷瓶收之。每日早晚酒服二钱，补暖去风驻颜，尤治皮肤风，令人肤革清净"（《苏沈良方》）。其实苍耳含有脂肪、维生素 C 和枱耳糖，熟食无妨[10]。

【原文】　**食甜粥已，食盐即吐。**（79）

【经义阐释】　甜稀粥令人中满而恋膈，若又随之食以过多的盐，咸则涌泄，可能立即发生呕吐。

【文献选录】　高学山：食盐非指咸豉咸菜，盖谓整块食盐及盐汤也。甜粥恋守中宫，而令注润下之盐性，不能下注，而且为甜粥上浮之所激，故即吐。（《高注》）

【原文】　**犀角筯**[①]**攪飲食，沫出，及澆地墳**[②]**起者，食之殺人。**（80）

【词语注解】　①犀角筯（zhù 柱）：犀牛角做的筷子，筯同箸，筷子。《抱朴子》云：犀百草之毒及众木之棘，故知饮食之毒。其角解毒，以之为筯，搅饮食，沫出，及以饮食浇地坟起者，皆有毒也。

②地坟：《金匮要略今释》引《国语》云"黄鸧于酒，置堇于肉，公祭之地，地坟与犬，犬毙。"韦昭注云，"坟，起也"。又范宁注谷梁云"地贲，贲，沸起也。"陆渊雷案地坟"是毒质与土化合生气之故。"

【经义阐释】　如果用犀角筷子捣绞食物，便发生白色泡沫，这是筯欲化毒之象，或者把饮食物倒在地上，便像煮沸似地喷起很高，说明这饮食里有毒质，吃了有危害。本条系古人鉴别饮食中毒的一种方法，可供研究参考。

【文献选录】 高学山：犀角有分水辟尘，骇鸡惊狐等神异，而性凉解毒，以之为箸，搅饮食而其中沫出者，是箸欲化毒，毒盛而不受化，故邪正相激而沫出也。厚土无所不容，浇地坟起，是毒气有以发之也，食之必液枯胀满而杀人。（《高注》）

【原文】 飲食中毒，煩滿[1]，治之方：（81）

苦參三兩　苦酒一升半

上二味，煮三沸，三上三下，服之，吐食出即差。或以水煮亦得。

【词语注解】 ①满：《备急千金要方》作"懑"，与闷字同义。

【经义阐释】 饮食中毒，有热则烦，有毒则胀闷而满。酸苦涌泄为阴，故用苦参之苦，苦酒之酸，李时珍云醋能"杀鱼肉菜及诸虫毒气"（《本草纲目》）本为"措置食毒"之佳品，合用以涌泄烦满，解热消胀，可除饮食中毒。

【方药评析】 关于本方配及"三上三下"的煎煮法，高学山有较中肯的分析，谓"毒性多热，故烦，毒气多胀，故满，苦参寒能解热，苦酒酸能敛胀，故煮服之。然妙在三上火而令沸扬，三下火而令滚落之煮法。盖三上则浮冒之性已成，三下则留恋之情自在。服之是使先留恋于胃，而后浮冒以涌出之，故吐食而差也。"（《高注》）可参。

【文献选录】 李彣：苦参味苦，苦酒味酸，《内经》云：酸苦涌泄为阴。涌，吐也。吐去其毒，烦满自消矣。（《广注》）

【临床应用】 （1）饮食中毒，鱼肉菜等毒，即本方煮服，取吐即愈。（《梅师方》）

（2）上下诸瘘，或在上，或在下部，用苦参五升，苦酒一斗渍三四日，服之以知为度。又疗白癞，苦参五升，酒三升，渍饮勿绝，并取皮根末服，效验。又治中恶卒心痛，即本方作煮取升半，分三服。（《肘后备急方》）

（3）手指手掌皮厚如铁，苦参酒煎服，外用苦参末酒敷，报其神效。（《验方新编》）

（4）本方适应证候：饮食中毒，烦热，胸满脘胀而闷，或恶心呕吐，脉弦滑而数，舌苔黄腻而质红。

【现代研究】 （1）实验研究：苦参有效成分为金雀花碱单体，氧化苦参碱及苦参生物总碱，金雀花碱注射液能抗实验性的肾上腺素、乌头碱、儿茶酚胺、洋地黄毒苷等所致的心律失常，有非特异性奎尼丁样作用，能抑制异位起搏点，延长 P-R 间期，减慢心率。氧化苦参碱尚有强心和升压作用[11]。

（2）苦参治心律失常：有单位用苦参碱针剂肌注，苦参片口服，苦参、鹿衔草、炙甘草制成的合剂口服，治疗各型心律失常 358 例，总有效率为 59.5％～83.39％；苦参碱注射液，每次 2ml 肌注，日 2 至 3 次；或苦参 30g 服亦可；或苦参浸膏 3 至 5 片，每日 2 至 3 次口服，均可急救治疗过速型心悸（心悸伴心脉跳动过快，一息至少六至以上，多者十至有余。可见数、疾极、脱、浮等脉）；苦参 30g，煎水，口服，可纠正附子中毒引起的脉律不齐[11]。

（3）食醋适量，漱口，可缓解商陆中毒；食醋 30～60g，内服或含漱，可治天南星中毒[11]。此外，食醋有增进食欲、促进消化、防腐杀菌等效用，目前已作为食疗的常用药物，可预防流感、胆囊炎、脑脊髓膜炎；治疗疟疾、风湿性关节炎并急性关节炎肿痛；呃逆、胆道蛔虫高血压、烫火伤、脚气、湿疹、手足癣、腋下狐臭、鱼骨卡喉、产后血晕、牙周炎、荨麻疹、神经性皮炎、肝炎、肺结核、肺脓肿、支气管炎等多种用途[12]。

【原文】 又方：(81)

犀角湯亦佳。

【经义阐释】 犀角为犀之精灵所聚，为足阳明清胃解毒之要药。胃为水谷之海，饮食药物必先由胃受纳，故犀角能解胃中及一切诸毒。

【文献选录】 吴谦：中毒烦满，毒在胃中，犀角解胃中毒。(《金鉴》)

高学山：犀角解热解毒，故亦可作汤以解饮食毒。(《高注》)

【临床应用】 (1)治诸食中毒方：饮黄龙汤及犀角汁，无不治也，饮马尿亦良。人以鸡肉作饼，因食皆吐下，治之方。服犀角末方寸匕，得静甚良。(《备急千金要方》)

(2)治服药过剂，及中毒烦闷欲死，烧犀角末水服方寸匕。(《外台秘要》)

【现代研究】 (1)实验研究：犀角水煎剂对正常及衰弱的离体蟾蜍、兔心脏及蟾蜍在位心脏均有强心作用，对离体兔肠有兴奋作用；对大肠杆菌发热之家兔，静脉注射其生理盐水浸煮液，可使体温降至正常[13]。

(2)目前将犀角为主药配伍组成的"犀角丸"(《温热经纬》方)作为清热解毒的传统中成药加以广泛应用，有清热凉血解毒的良效，适用于高热烦躁、神志不清、身发斑疹者，每日2次，每次1粒[11]。

【原文】 貪食，食多不消，心腹堅滿痛，治之方：(82)

鹽一升　水三升

上二味，煑令鹽消，分三服，當吐出食，便差。

【经义阐释】 食盐咸，微辛、寒，李时珍谓"吐药用之者，咸引水聚也，能收豆腐与此同义"(《本草纲目》)以其涌泄之功，吐出宿食，故食多不消，心腹坚满痛者，一吐便差。

【文献选录】 李彣：咸味软坚，又能涌泄，今人常用盐汤探吐，即祖此法。(《广注》)

高学山：贪食则不自节，故食多，食多则胃气受窘，故不消。然亦有食多而自消者，惟外症见心腹坚硬，内症见满而且痛，则其为食多不消者，有确据矣。盐本下行，煮消分服而上涌者，以盐性得热则上越，胃阳与停食相搏，遂生郁热，且多服盐水，则下行不及，反激其怒而为上涌，故并出其食而差也。(《高注》)

【临床应用】 (1)本方适应证候为：贪食，食多不消，心腹坚满硬痛，恶心呕吐，苔黄腻，脉弦滑。功效为涌吐宿食，清火解毒。

(2)中风腹痛：盐半斤熬水干，着口中服热汤二升，得吐愈。治胸中多痰，头痛不欲食，及饮酒则瘀阻痰方，先作一升汤，投水一升，名为生熟汤，及食三合盐，以此汤送之，须臾欲吐，便摘出，未尽更服二合，饮汤二升，后亦可更服汤，不复也。《串雅》名阴阳汤，凡治上焦欲吐而不能吐者，饮之吐而愈。(《肘后备急方》)

(3)治霍乱蛊毒：宿食不消，积冷心腹烦满鬼气方。极咸盐汤三升，热饮一升，以指刺口，令吐宿食使尽，不吐更服，吐讫复饮，三吐乃住，静止，此法大胜诸治，俗人以为田舍浅近法，鄙而不用，导死而已。凡有此病，即须先用之。又治卒忤方(即本方)。又治齿龈宣露，每旦噙热盐水含漱百遍，五日后齿即牢。又治卒中尸遁，其状腹胀急冲心，或块起，或牵腰脊者是，服盐汤取吐。治风身体如虫行方，盐一斗，水一石，煎减半，澄清温洗浴三、四遍，并疗一切风。（《备急千金要方》）

（4）治霍乱转筋，两臂及脚胸胁诸转筋，并主之方：盐一升五合，煮作汤渍洗转筋上，按灸良。（《千金翼方》）

【现代研究】 （1）以食盐为主的食疗方剂，可治多种疾病，如中风腹痛，虚脱症（炒盐熨气海），口渴多饮，烦躁多尿，酒肉过多，一切脚气，小便不通，血痢不止，明目坚齿，齿疼出血，目中泪出，疮癣痛痒等。此外，现代研究证实，食盐吃得愈多，高血压发病率有时会有增高，每日食盐进食量控制在 10g 以下，有利健康[14]。

（2）食盐为控制中毒，运用涌吐法中一种常用的药物。凡口服有毒药物或食物后 2～3 小时内，毒物虽已进入肠道，但吸收较少，在神志清楚，存在呕吐反应的情况下进行。用开水 1 碗，内放食盐 2 汤匙，连服数碗。此外，若服毒在 4～6 小时内，可用洗胃法抢救中毒，也宜用盐水多次反复洗胃[14]。

【原文】 礜石生入腹，破人心肝。亦禁水①。（83）

【词语注解】 ①禁水：高学山云："禁水言亦且禁服矾水也。"（《高注》）

【经义阐释】 生明矾酸涩寒，若干吞入腹，其刺激性很强，大大损伤心肝脏气。同时，亦禁服矾水，伤耗人体津液，于健康不利。

【文献选录】 李彣：生矾酸涩不堪，故破人心肝。然矾得水则化，物怀相畏，故亦禁水。（《广注》）

高学山：生入腹，谓干吞生矾入腹。禁水言亦且禁服矾水也。矾石酸涩，能收煞形脏，而脏中之气，一时鼓而未服，故勒之使破。但曰破心肝者，酸涩入肝，而肝木又直传心火故也。然不特生入腹者，其害如彼，即化矾入水，如俗称解毒探吐之类，亦在所禁，盖较之生矾，性味虽觉稍淡，而其缩肠胃膀胱则一也。（《高注》）

陆渊雷：丹波氏云，本草吴普云：矾石，久服伤人骨。宗奭云：矾石不可多服，损心肺，却水故也。水化书纸上，干则水不能濡，故知其性却水也。渊雷案：矾石亦可内服少量，破人心肝之说，殆过甚之词。（《今释》）

按： 陆渊雷案，可从。

【现代研究】 明矾具有收敛作用，内服刺激很大，一般内服入丸、散剂不超过 3g。若剂量过大，其产生的毒性，可引起口腔、喉头烧伤，呕吐、腹泻、虚脱、甚至死亡。凡气虚胃弱，无湿热者忌服[15]。

【原文】 商陆，以水服，杀人。（84）

【经义阐释】 《本草纲目》商陆条引恭曰："此有赤白二种，白者入药用，赤者见鬼神，甚有毒"。李时珍亦曰："商陆，昔人亦种之为蔬，取白根及紫色者擘破，作畦栽之，亦可种子。根苗茎并可洗蒸食，或用灰汁煮过亦良，服丹砂、乳石人食之尤利。其赤与黄色者有毒，不可食。"（《本草纲目·草部第十七卷》）商陆苦寒，沉降下行，专于行水，功同大戟、甘遂，故脾虚水肿者忌用，煎水吃多了，可引起中毒，甚至死亡。

【文献选录】 高学山：商陆辛甘苦寒，沉降有大毒，而性善逐水，凡受制之物，一时势盛，则报复之情反倍。商陆逐水，而以水服，则水势盛而反胜之，于是水浮其毒，而沉降之性，不得已而变为旁鼓横逆之败，将真气闭绝而杀人。（《高注》）

【现代研究】　商陆又名野萝卜，如服用不当可引起中毒，一般在药后20分钟至3小时发病。有轻度至中度的体温升高，心动较速，呼吸频数，恶心呕吐，腹痛腹泻；继则眩晕、头痛，言语不清，胡说躁动，站立不稳，抽搐，神志恍惚，甚至昏迷，瞳孔放大，对光反射消失，膝反射亢进，大小便失禁。从神志昏迷到清醒，短者11小时，长者达31小时。大剂量可使中枢神经麻痹，呼吸运动障碍，血压下降，心肌麻痹而死亡。孕妇多服有流产的危险。轻度的胃肠道反应，经3～5天可自行消失。一般可用支持及对症疗法。民间解救方法用生甘草、生绿豆1～2两，捣烂，开水泡服或煎服［《中华内科》1963，(11)：979］。或食醋适量，漱口，浓茶频服；或菖蒲、黄柏、川楝子各9g，元胡12g。煎水早晚分服[15]。

【原文】　葶苈子傅①头疮，药成②入脑，杀人。(85)
【词语注解】　①傅：涂也。谓涂药头疮。
②成：《说文解字·戊部》："就也"。又，徐彬云："恐是气字"，程林迳改作"气"，可从。

【经义阐释】　葶苈子固然可以外用敷疮，但是性能下走，如头上生疮敷葶苈子，等药气到达时，疮毒有进入脑内，妨害生命的可能，宜慎用。

【文献选录】　李彣：头为诸阳之会，脑为髓海，先天性命根也。葶苈子味苦，大寒，虽能敷疮杀虫，然药气入脑，则疮毒亦内攻入脑矣。故杀人。(《广注》)

高学山：葶苈苦而大寒，性能坚浮束气，故以之傅疮，善于杀虫消肿者此也。但头上骨空穴，通于髓海。若傅头疮，则苦寒之气，因其坚束之性，由骨空而入脑，将髓海日削，故杀人。(《高注》)

陆渊雷：《金鉴》云，葶苈大寒，虽能傅疮杀虫，然药气善能下行，则疮毒亦攻入脑矣，故杀人。渊雷案：葶苈宜无入脑杀人之理，《金鉴》谓引疮毒入脑，其说颇辨。(《今释》)

【临床应用】　(1) 治小儿头秃疮方：葶苈子细末，先洗傅之。(《备急千金要方》)
(2) 治头风方：葶苈子末，以汤淋取汁，洗头良。(《千金翼方》)

【原文】　水银入人耳，及六畜等，皆死。以金银著耳邊，水银则吐①。(86)
【词语注解】　①吐：疑出也。《后汉书·翟酺传》："吐珠于泽。"徐彬云："吐"疑是"出"，可从。

【经义阐释】　水银进入耳里，或者六畜吃了，因其中毒，都可导致死亡，但若及时把金银首饰放在耳边，犹磁石之引针，可以把水银吸引出来。

【文献选录】　李彣：唐本注云：水银入内，使百脉挛缩。入耳，能令食脑至尽，故死人。"然其为物，自是金银之类，金银着耳边则吐者，此物性感召之理，犹磁石之引针也。(《广注》)

高学山：水银阴寒沉坠，入人耳及六畜诸窍，则阴寒阻气道，沉坠穴肉理，故久能令人畜皆死。然性嗜金银而喜蚀之，故镀金及烧鼎银家，以金银着水银，则湿化如烂泥，着耳边者，投其所喜而引之外就也。(《高注》)

陆渊雷：……案水银与金银相遇，极易成合金，故方书多以水银解金银毒，正与《金匮》本条互发。(《今释》)

黄竹斋：……陈藏器曰：水银入耳能食人脑至尽，入肉令百节挛缩，倒阴绝阳，人患疮疥多以水银涂之，性滑重，直入肉，宜灌之，头疮切不可用。恐入经络必缓筋骨，百药不治也。《本草纲目》张仲景方，水银入耳能蚀人脑，以金枕耳边自出也。《本草拾遗》水银入肉，令人筋挛，惟以金物熨之，水银当出蚀金，候金白色是也。频用取效，此北齐徐玉方也。（《集注》）

【现代研究】 （1）关于水银中毒的机理：水银乃由辰砂炼出的一种液态金属，能与多种金属形成合金。元素汞不能自肠胃道吸收，吞食后有时可引起轻度泻下，利尿；吞食水银的人，大多数并无症状，水银自粪便排出，少数人可有某些症状，而极少数（敏感或其他未知原因）可引起立即死亡。急性中毒多半由误服升汞引起，有消化道腐蚀所致的症状，吸收后产生肾脏损害而致尿闭和毛细血管损害而引起血浆损失，甚至发生休克。早期应用二巯基丙醇及其他对症措施，多数有效。慢性中毒一般见于工业中毒，发生口腔炎和中毒性脑病。后者表现为忧郁、畏缩等精神症状和肌肉震颤[16]。

（2）关于水银中毒的主症及其救治方案：水银中毒的主症为流涎、恶心呕吐、咽喉疼痛、口腔炎、腹痛腹泻，甚至胃肠出血，胃穿孔。肾脏损害可见血尿、少尿。循环系统损害表现休克、中毒性心肌炎、循环衰竭。呼吸系统损害可见剧咳、气管、支气管炎、呼吸困难、发绀。神志方面见不安、兴奋、易怒、幻觉，全身或局部震颤[16]。

救治方药有：①牛奶、鸡蛋清等，适量口服。②绿豆汤、麻油适量，混匀口服。③草木灰，煎浓汁，适量口服。④开口花椒30g，吞服。水银可以以大便排出。⑤土茯苓60g，煎水口服。⑥甘草、防风各15g，煎水顿服。⑦黄连解毒汤加金银花30g，土茯苓60g，竹沥400ml，煎水口服。⑧鲜野鸡尾90g，捣烂绞汁，口服。⑨土茯苓合剂（土茯苓30g、薏苡仁、枸杞、怀山药各12g，泽漆、牛膝、蚤休、车前草各6g）煎水口服[16]。

【原文】 苦練無子者殺人。(87)

【经义阐释】 苦练，即苦楝，其实名金铃子。古人认为，苦楝不结子实的，其毒性大，更易中毒。如苏恭曰："此物有两种，有雄有雌。雄者根赤，无子，有毒，服之多使人吐不能止，时有至死者。雌者根白，有子，微毒，用当取雌者。"意即当用结实的苦楝树白色根皮作药用，毒性较小，高学山释其理（见**【文献选录】**）可从。此与苦楝子之毒甚于根皮的观察结果符合。

【文献选录】 高学山：旧注引本草楝有两种。雌者根白有子，可服。雄者根赤无子，有毒，不可服，是就根皮而言之也。愚谓无子，并但有实而无核者，亦在其中。盖楝味苦而其性结缩，子皮根皮，俱能使诸虫蜷缩而结死，故可杀虫，又其味极苦，尝令胃系上急而致吐，与瓜蒂同性。有核，则性味分传于核而薄减。无子，则其气自完而加倍，能令人吐不止而胃气自绝，故杀人。况雄者之总无花实以泄其气者乎。（《高注》）

陆渊雷：……又大明云：雄者根赤有毒，吐泻杀人，不可误服。雌者人服食，每一两可入糯米五十粒同煎杀毒。若泻者，以冷粥止之，不泻者，以热葱粥发之。（《今释》）

【现代研究】 （1）关于苦楝皮的毒性反应：药用的苦楝皮，其树一般均长有核果，根皮外表面灰褐色或灰棕色，内表面淡黄色；树干皮的内表面白色或淡黄色，均含苦楝素，有驱蛔作用。苦楝素对胃有刺激性，胃溃疡者宜慎用。大剂量苦楝素能伤害肝脏。服用大剂量苦楝素后，引起急性中毒的主要致死原因似为急性循环衰竭。

苦楝皮的毒性反应：一般在服药后1～6个小时尚未排虫之前发生，通常为头晕头痛，思睡、恶心、腹痛等，其发生率高者可达 100％，低者不到 1％。持续时间大多在 1～3 个小时，最长 16 个小时，可自行消失。严重反应或严重中毒时，可出现呼吸中枢麻痹，类似莨菪类植物中毒症状及内脏出血、中毒性肝炎、精神失常、视力障碍等，严重者可导致死亡。苦楝根外层紫褐色皮，古人曾指出有毒，但经近人试用，未见副作用。引起上述各种严重反应或中毒现象，多因药物过量，或因患者机体的特殊敏感性所致，临床应用时务须注意[17]。

（2）关于川楝子的毒性反应：苦楝子有毒，曾有小孩食入而中毒致死的报告。中毒症状为恶心呕吐、下泻、呼吸困难及心悸等。成熟核果的毒性较未成熟者大。毒性成分可能是毒性蛋白。苦楝子的毒性甚于根皮。文献中曾有报道因误食苦楝子果肉中毒的病例，误食 10～70 粒不等，在食后 4～8 个小时出现中毒症状，表现为：急性中毒性肝炎，呼吸困难，四肢麻木，阵发性抽搐，血压升高等；症情严重者可致死亡[18]。

【原文】 凡諸毒，多是假毒以投①，不知②時，宜煑甘草薺苨汁飮之。通除諸毒藥。（88）

【词语注解】 ①假毒以投：言人假（借）以毒药投食里而杀人。

②不知：赵开美本作"元知"，程林作"无知"，徐彬改"投无"为"损元"。今据《外台秘要》卷三十一引《肘后》改。

【经义阐释】 一般饮食物，都不会中毒。如果中毒，人为因素居多，即乘食者不知，投毒药于食物中所致。如发现中毒，但又不知所受何毒时，便把甘草和荠苨煮水来吃。因二物为通治诸毒之药，可消除一切禽兽鱼虫、果实菜谷中的中毒反应。徐彬以本方为培本解毒之药，概取甘凉为解，可参。（见**【文献选录】**）

【文献选录】 徐彬：此总结前诸毒之伤人，谓一线之毒，何能伤人，乃假些微毒气，渗入元气，元气反为毒气所使，至不可疗，所谓星星之火，势极燎原。亦唯以甘寒如甘草、荠苨，培其本气为主，而兼与消解毒气，自无不愈，故为通治诸毒之药。见诸毒药，不若此二味之精当。然亦可悟解毒之药，概取甘凉矣。（《论注》）

吴谦：凡诸毒多借饮食以投毒，而服毒之人，原自不知，若觉之，则时时煮甘草、荠苨汤饮之，以二物能解草石百毒也。（《金鉴》）

高学山：假毒投无知，言被人所毒，及不知而误食中毒者皆是，若待毒发自知，则垂救恐晚，故宜时煮解毒之药汁以饮之，而防其未然也。（《高注》）

【临床应用】（1）凡中饮馔毒，不知何物，即煎甘草、荠苨汤饮之。（《经验良方全集》）

（2）人为百药所中伤，其脉洪大而迟者生，微细而数者死。大凡百毒所中，用甘草绿豆水煎服之，能解百毒。（《寿世保元》）

结　语

本篇重点论述了果实菜谷等植物性食品的饮食卫生，以及预防和治疗上述食品的方法和方药。指出瓜果、蔬菜米谷等食物，不应生吃而应熟食，要注意消毒；病刚愈者，尤忌生冷；果子落地，日久变质，被虫蚁食之者，不要再吃；应节制饮食量，不宜暴食、多食、过饱食；饮食要注意节令的变化，春夏少吃辛辣发散的食品，秋冬则少食生冷滑腻的食品，各有所忌；不宜夜食过多，有碍消化；奇形怪状和色异的蔬菜、果实（如木耳、菌、葵、叶茎、苦楝），勿食或药用；孕妇要注意精选饮食，寓有"胎养"之义（参 52 条）；注意饮食物的配合，宜简少而不宜杂乱，宜清淡而不宜肥腻，特别是性味相反或大辛大热、大苦大寒的食品，一时或数日之内合食，均应禁忌；患有疾病者，当忌食某些食品或发物（参 50、51、62 条），否则会引起其他疾病（参 65、67 条）。上述饮食卫生应遵循的原则，时至今日的食疗学中，仍有其理论与实用价值。

本篇治疗食物中毒的方法及所用药物，同样有研讨与实用价值，篇中有涌吐毒邪外出法，如人粪汁、豉、苦参合苦酒、盐水之类；有甘寒或苦寒清热解毒法，如甘草、荠苨、硬糖、犀角（现用水牛角代）、土浆、冷水之类；有从治或特殊作用解毒法，如肉桂、蒜、黍穰、猪骨之类；可利下解毒法。尤其是甘草配荠苨，因具有培扶下气、清解毒邪之功，故为通除诸毒之方药，尤宜广泛使用。

此外，本篇还提出了用犀角鉴别饮食中毒的方法（参 80 条），预防疾病的方法（参 71、74 条）以及外用药中毒的记载。（参 85 条）

《伤寒杂病论》中食疗是仲景学说中一个组成部分，是中医药的瑰宝。运用食物药，既可缓药之烈性以制其害，又可扶正祛邪，更有治病之妙，即所谓医食同源。常用药有粳米、薏苡仁、赤小豆、小麦、大枣、山药、葱白、生姜、蜀椒、盐、蜜、酒及羊肉、猪肤等，不胜枚举。饮食宜忌亦属食疗范畴，如服桂枝汤后少"饮热粥"、"禁生冷、粘滑、肉面、五辛、酒酪、臭恶等物"，这些实与现代医学中的淡食、素食等法相似[19]。

本篇与上篇是同论饮食卫生，预防和治疗各种食物中毒的专篇，这些丰富内容，较完整地反映了古人在饮食卫生方面的思想和方法，特别对后世食疗学的发展奠定了基础。其大要是：①安身之本，必资于食，不知食宜者，不足以存生。饮食能安脏腑而排邪，悦神爽志以资血气，为擅养生术者所重视。②饮食不欲杂，宜简少节俭，切忌贪味多餐，大饱脍鱼，生冷肥腻之物尤当所忌。③注意饮食间的宜忌，对食物中毒宜有相应的解救方法。食疗大师孙思邈在此基础上，提出了五脏所合法、五脏不可食忌法、五脏所宜食法、五味动病法、五味所配法、五脏病五味对治法，以及服食法等有关食疗的丰富内容，李时珍总结的"服药食忌"，更值得继承与发扬。至于治疗食物中毒的具体方法，如甘凉解毒、涌吐毒邪、攻下泄毒、冷服解毒等，则是中医抢救食品中毒的精华部分，确有其研究价值。

张仲景的巨著《伤寒杂病论》开创了中医学辨证论治的先河，而《金匮要略》堪称"药疗"与"食疗"相结合的典范[20]，杂疗并治篇所反映的学术思想亦说明，张仲景也是中医急救学和中医食疗学的大师[21]；同样也是一位伟大的中医养生康复学巨匠和开创自然疗法的先驱[22]。

（张家礼　江　泳）

参 考 文 献

[1] 黄星垣，等．中医内科急症证治．北京：人民卫生出版社，1985：596
[2] 李克光，等．高等中医院校教学参考丛书·金匮要略．北京：人民卫生出版社，1989：673
[3] 黄星垣，等．中医内科急症证治．北京：人民卫生出版社，1985：652
[4] 李克光，等．高等中医院校教学参考丛书·金匮要略．北京：人民卫生出版社，1989：676
[5] 李克光，等．高等中医院校教学参考丛书·金匮要略．北京：人民卫生出版社，1989：677
[6] 杨百弗，等．实用经方集成．北京：人民卫生出版社，1996：585
[7] 李克光，等．高等中医院校教学参考丛书·金匮要略．北京：人民卫生出版社，1989：681
[8] 杨百弗，等．实用经方集成．北京：人民卫生出版社，1996：586

［9］潘吉星．李约瑟文集．沈阳：辽宁科学技术出版社，1986：1008

［10］李克光，等．高等中医院校教学参考丛书·金匮要略．北京：人民卫生出版社，1989：687

［11］黄星垣，等．中医内科急症证治．北京：人民卫生出版社，1985：438

［12］李克光，等．高等中医院校教学参考丛书·金匮要略．北京：人民卫生出版社，1989：688

［13］杨百茀，等．实用经方集成．北京：人民卫生出版社，1996：588

［14］杨百茀，等．实用经方集成．北京：人民卫生出版社，1996：589

［15］李克光，等．高等中医院校教学参考丛书·金匮要略．北京：人民卫生出版社，1989：689

［16］李克光，等．高等中医院校教学参考丛书·金匮要略．北京：人民卫生出版社，1989：690

［17］廖世煌．川楝子毒性反应．中医杂志，1965（11）：440

［18］高树仁．苦楝子肉引起中毒性肝炎一例．广东医学，1964（3）：23

［19］游小林．试探"仲景学说"中的自然疗法//中华自然疗法汇粹．成都：成都出版社，1991：119

［20］杜晓玲．《金匮要略》食疗法//当代医家论经方．北京：中国中医药出版社，1993：619

［21］张家礼．《金匮·杂疗方》等三篇学术价值初探．中医函授通讯，1990（5）：6

［22］张家礼，等．张仲景养生康复五诀//中华自然疗法汇粹．成都：成都出版社，1991：387

第六篇
《金匮要略》的
现代研究

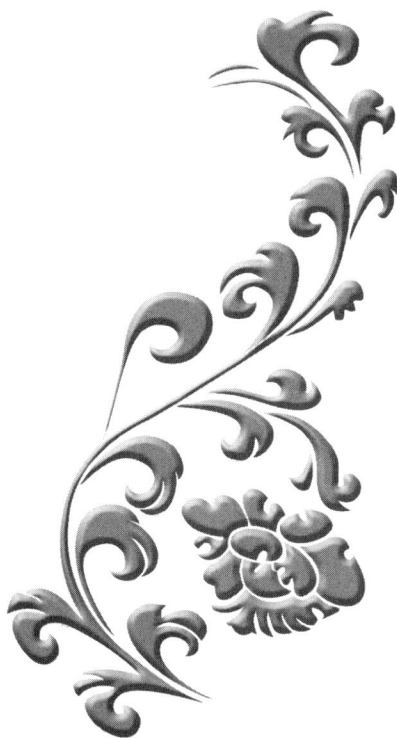

本篇主要对近一二十年来有关《金匮要略》研究的概况作一归纳、总结，内容重在有关病证、治则治法及方药研究方面。为了便于阅读，某些地方可能与前面各篇稍有重复，但考虑的角度不同，似属必要。首章概论，主要围绕《金匮要略》的主要学术思想进行归纳，并对今后的研究展望。第五章主要介绍有关实验研究的方法，并结合与《金匮要略》相关的课题内容示范，以作抛砖引玉之举，期待今后在这方面的研究有更加深入的发展。篇末附录部分中医院校历届《金匮要略》研究生的毕业论文题目，此可反映近年来的研究概貌，仅供参考。

第一章

概　　述

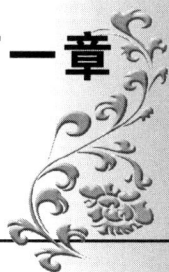

随着中医药事业的不断发展，《金匮要略》的研究也取得了许多新的进展，同时也吸引着更多的中医药工作者的关注与投入。有资料统计[1] 自本世纪初至1986年止，散见于各种医药期刊中的有关《金匮要略》研究的文章已达3700多篇。而近20年间，每年更有大量的文章涌现。另外，将研究心得著书立说者也不乏其人，不断地有新作面世。特别是20世纪80年代初开始举办的国内仲景学术研讨会，其规模越来越大，参加人数越来越多，影响直至海外。国内成立的仲景学说专业委员会，也促进了对《金匮要略》的研究。数届全国《金匮要略》高级师资班的举办，各中医院校对《金匮要略》专业研究生的培养，使《金匮要略》的研究更趋深入，并形成了一支相对稳定的研究队伍。具体研究的领域可以用文献、临床和实验概括之，而研究内容涉及版本沿革、注家与注本、校勘与文理、理论基础、辨证方法、病证分析、临床治疗、方药应用以及实验观察等等。可以说，近十几年来，对于《金匮要略》的研究已经形成了一个比以往任何时代都更加兴盛的局面。关于病证、治法方药和实验研究等已有专门章节展开，故本章主要围绕对《金匮要略》学术思想的探讨，以及对今后研究的展望等方面作一概述。

一、《金匮要略》学术思想的研讨现状

对《金匮要略》主要学术思想的研讨，以近年杂志上的文章为多，有关疾病的预防、发生、病机、诊断、治则治法等等，所涉甚广，且主要通过文献的归纳、分析等方法，各抒己见，主要看法如下：

（一）未病先防和既病防变的预防观

未病先防和既病防变是《金匮要略》预防思想的主要方面，在"天人相应"和脏腑经络息息相关的整体观念的指导下，《金匮要略》不但重视杂病的治疗，而且重视杂病的预防，把防的思想贯穿至防病和治病的各个方面。如陈国权[2]、龙瑞敏[3]、周石卿[4] 等对此都有专门论述。

未病先防，即未病前的积极预防。《金匮要略》强调"若人能养慎，不令邪风干忤经络"，"不遗形体有衰，病则无由入其腠理。"养慎，即内养正气，外慎风寒，这是预防疾病的主要措施。仲景的养慎思想基于"五脏元真通畅，人即安和"之论，这说明元气充沛，脏腑功能旺盛，身体就健康少病，反之元气损伤，脏腑气衰，抗邪力弱，则易患病。这与《内经》所说"虚邪贼风，避之有时，恬淡虚无，真气从之，精神内守，病安从来"的思想是一脉相承的。张觉人[5]、王安生[6]及何任[7]对此均有展开，认为仲景强调养慎主要在于内调饮食，导引吐纳、勿令房劳、外避寒暑、顺应四时等，如原文所说"房室勿令竭乏"、"服食节其冷热苦酸辛甘"、"不令邪风干忤经络"等均是这一思想的体现。并且还提到了时令节气有"至而不至"、"至而太过"、"至而不去"、"未至而至"等变化，提醒人

们应当采取各种相应措施，否则易变生诸病。

已病防变，即已病后的及时治疗，以防止疾病的继续传变，何任[7]、叶腾辉[8]、班秀文[9]等都撰文强调，《金匮要略》中提出的"治未病"，其主要意义也在于此。仲景举肝病传脾为例，提示我们在治疗时必须照顾整体。五脏之间是互相联系，互相制约的，一脏有病，可以影响他脏，所以要事先顾及未病之脏，这可以说是仲景对《内经》"五脏受气于所生，传之于其所胜"、"五脏相通，移皆有次"思想的发挥。陈国权[2]、郭振球[10]还指出，已病防变不只限于人所共知的肝病传脾这一方面，在《金匮要略》中当有其更为广泛的内容。不仅里病要防传，表病也要防变，如表里同病时，为防表邪传里致里病加重，当视里气虚损程度或权衡其表里关系而施以不同的治疗。不仅治病要如法，而且要及时，如对阴阳毒病的"五日可治，七日不可活"、肺痈的"始萌可救，脓成则死"、下利病的"急下之"等，再如多处提到的"欲作刚痉"、"欲作奔豚"、"欲作风水"等等，都提示我们必须立即采取相应的治疗措施。

病盛防危，对于病势已盛的疾病，采取治疗措施，防止病情进一步危重，这是"治未病"思想更深层次的体现，如"百合狐惑阴阳毒病脉证并治"中关于阴阳毒之为病"五日可治，七日不可治"，就是指早期治疗的重要意义，若日久毒盛正衰，较难治疗。又如"疮痈肠痈浸淫病脉证并治"指出："其脉迟紧者，脓未成，可下之，当有血。脉洪数，脓已成，不可下也，大黄牡丹汤主之。"指在肠痈后期，脉洪数，为热毒已聚，脓已形成，气血已伤，不可攻下，以防脓毒溃散，致病情危重。病症都有一个从量变到质变的过程，若能在关键时刻及时把握救治大法，则可转危为安。

病愈防复，疾病在恢复期，正气尚虚，若余邪未尽，不注意调摄，仍会使疾病再次发生或出现某些新的疾病。张仲景十分重视疾病的调护，如"脏腑经络先后病脉证并治"中谓："五脏病各有所得者愈，五脏病各有所恶，各随其所不喜者为病。"强调适其所喜，避其所恶，选用适当的治疗药物和护理方法。《金匮要略》的方剂中常用顾护脾胃的大枣、甘草等药，如调补脾胃的薯蓣丸，后世常用于慢性病后期调理。临床上应重视疾病后期的调养护理，只有将合理调护和有效治疗结合起来，才能更好地增强和巩固疗效[11]。

（二）正气内虚外邪入中的发病观

正虚和邪中是疾病之所以发生的两个方面，二者互有联系，不可分割，但也有主次。《金匮要略》遵循强调人与自然环境的密切关系，认识到人必须适应外界环境的客观条件才能健康生存。所谓"风气虽能生万物，亦能害万物"、"客气邪风，中人多死"。但人亦并非总是处于消极地顺应自然环境变化的状态下，在一定的范围内，人也是积极有为的，这就是仲景提出的"若五脏元真通畅，人即安和"的思想。元真，即正气，是人体正常生理作用和病理变化中的各种生理调节、代偿、防御能力，五脏正气充沛通畅，就能防御病邪的入侵。"客气邪风"指邪气，即各种致病因素。邪气入侵是发病条件，而正气不足才是疾病发生的主要依据。郭振球[10]、张兆吉[12]、夏锦堂[13]、毛翼楷[14]、戴玉[15]等对此均有专论，按照唯物辩证法的观点，外因通过内因而起作用。《金匮要略》对疾病发生的认识是完全符合辩证唯物主义观点的。

杨世兴[16]还指出，《金匮要略》的这一发病学观点，在各篇的具体病证中都有进一步的体现。如中风病虽以感受外风为诱因，但正气不足，络脉空虚，营卫虚损，气血瘀阻，脏腑经脉失养还是发病的主要因素。再如历节病的病因以肝肾不足为主，而汗出入水中或饮酒汗出当风只是本病的诱发因素。他如对痉病、湿病、血痹、胸痹、痰饮、水气等病的证治中也都体现了这一思想。

不少学者还谈到,《金匮要略》中的"千般疢难,不越三条:一者经络受邪,入脏腑,为内所因也;二者四肢九窍,血脉相传。壅塞不通,为外皮肤所中也;三者房室金刃,虫兽所伤。以此详之,病由都尽。"这一条文,体现了仲景对疾病发生的病因认识。对中医学病因学的发展,起到了承前启后的作用,后世陈无择据此引申提出了三因学说,可以说仲景承《内经》、《难经》,发后贤,基本确立了中医学的病因学说[17-19]。

(三) 脏腑经络功能失调的病理观

内伤杂病,既有七情、劳伤、起居饮食失节而致者,也有兼受外感而发者,内伤外感,夹杂参合,病理变化较为复杂,证候表现也多种多样,根据不同脏腑的生理功能及其病理变化来辨别病证,就能执简驭繁,就能抓住疾病的本质。杨扶国[20]、朱柏林[21]、张珍玉[22] 等都指出,仲景认为疾病的产生都是邪正斗争引起的脏腑经络病理反应,脏腑经络的病理变化是内伤杂病的病理学基础。因而仅仅满足于辨别疾病的阴阳表里,寒热虚实是远远不够的,必须把疾病的病机、病位落实到脏腑经络,以脏腑经络的功能失调来解释疾病的各种临床表现。

《金匮要略》首篇以脏腑经络先后病命名就体现了仲景的这一学术思想,即脏腑经络的病理变化是我们认识疾病的纲领。首篇中以阴病阳病分脏腑经络,并提示人如何通过望闻问切来辨别脏腑经络的寒热虚实表里等变化,从而掌握内伤杂病的性质、部位、正邪盛衰情况和疾病发展的趋势。《金匮要略》是紧紧围绕脏腑经络的病理变化来论治疾病的,如中风病中对中络、中经、中腑、中脏的不同症状作了说明,虚劳病中也通过症状的具体描述把病变落实到各个脏腑。水气病中根据内脏病变所见之证,分述了心水、肝水、脾水、肺水、肾水等临床特征。"五脏风寒积聚病脉证并治"章还论述了五脏中风、中寒、五脏积聚以及五脏死脉等。所有这些都足以说明脏腑经络的病理变化是各种疾病产生的基础。

(四) 脉证互参、病证相合的辨证观

《金匮要略》中对疾病的诊断强调脉证互参和病证相合,首先在辨证的过程中,处处体现出仲景对脉症的重视,全书 398 条原文中,有 145 条论及脉象,约占原文的 36.4%。脉象的类别,归纳起来有浮、沉、迟、数、弦、紧、大、细、微、弱、芤、革、伏、涩、动等 18 种,相兼之脉如浮虚而涩、浮紧、浮数、浮缓、浮滑、沉细,沉小迟、沉弱、沉绝等 51 种。脉象在原文和论述中主要起以脉论述病因病机、指示病位、据脉论治、判断预后等,其中以脉论病是《金匮要略》论脉的主要特色。伍炳彩[23]、吴润秋[24]、张品珍[25]、张学能[26]等对此均有探讨。欧阳锜[27]撰文指出《金匮要略》以脉论病的实质,是要求脉证合参,而并非仅仅凭脉诊断,因此在理解以脉论病的各条原文时,必须结合有关内容才能明其意义所在。

关于诊脉的部位,仲景倡导遍诊法,刘献琳[28]曾统计《金匮要略》中提及寸口脉者22 次,趺阳脉 12 次,少阴脉 4 次,少阳脉 1 次。可见一般以寸口为主要诊法,用于诊断五脏六腑、十二经脉、营卫气血等全身性疾病的寒热虚实。由于目前趺阳脉诊法临床较少应用,关忠文[29]、刘爱民[30]等都有专文探讨,以引起注意,认为趺阳脉专主脾胃,临床可以帮助诊断消化系统为主的病变,原文通过趺阳脉的浮、沉、迟、数、滑、涩、弦、紧、微等反映了中焦的各种复杂病机。而少阴脉之诊,主要用于诊断与肾及妇科相关的各种病证。陈一江[31]认为脉象除了鉴别病症以外,还有进一步的含义:①以脉辨病。如

"血痹虚劳病脉证并治"中谓："脉大为劳，极虚亦为劳"提出了虚劳的主脉。②以脉辨证。如"五脏风寒积聚病脉证并治"中论脾约的脉象"趺阳脉浮而涩"，《医宗金鉴》曰："今脉浮而涩，胃阳实也，则为胃气强，脾阴亦虚也"。③以脉决生死。如"五脏风寒积聚病脉证并治"中论及五脏真脏脉，《内经》曰"真脏脉见者死"。④以脉辨病位。如首篇中说："病人脉浮在前，其病在表，浮者在后，其病在里"。⑤以脉辨病性。如"疟病脉证并治"曰："疟脉自弦，弦数者多热，弦迟者多寒"。不仅指出疟病的主脉，且阐述了兼脉的速率是辨别寒热的依据。⑥以脉论治。如"肺痿肺痈咳嗽上气病脉证治"中"咳而脉浮者，厚朴麻黄汤主之"，"脉沉者泽漆汤主之"。徐灵胎注曰："脉浮风邪在表，脉沉伏饮在里。"故而治法亦不同。

《金匮要略》重视脉象，因为脉象比较真实地反映了疾病的内在变化，成为辨证的主要依据，但临证时又必须脉证合参，故又有不少学者对《金匮要略》中的其他诊法，如腹诊、望诊等加以归纳探讨，于临床也有一定的实际意义[32-33]。

《金匮要略》各篇先讲辨病，后讲辨证，故都冠以"……病脉证并治"的篇名。病与证之间具有密切关系而不可截然分割。有其病才有其证，辨证方可识病。柴可夫认为[34]在仲景所处的时代，有不少疾病是以主要症状命名的，如呕吐、腹满、水气、下利等；也有不少病是综合了该病的原因及病理过程而确定的，如百合病、痰饮、疟病、痢疾、肺痈、肺痿、消渴、蛔虫、肠痈等。其中许多疾病，不仅有其固定的临床表现，且有其发生、发展、变化的规律。因此，仲景十分注意辨病。先辨病，后辨证。有些治疗大法因病而立，如"病痰饮者，当以温药和之"，"诸病黄家，但利其小便"等。但是对疾病的具体治疗，最后都要落实到证候上，这就决定了辨证的重要性。当然，辨证要在辨病的前提下进行，辨证要与辨病相结合，只有这样，辨证才能更准确，治疗也更有针对性。病为纲，证为目，证因体异，药随证变。病有主法、主方、主药；证有变法、变方、变药。成肇仁[35]、程昭寰[36]、金寿山[37]对此都有展开，强调病乃疾病发展的全过程，证是不断变化着的疾病发展中的某一阶段。病是脏腑经络气血病变的共同过程的概括，是共性；证是病变个体因人、因时、因地而异的具体表现，是个性。二者从不同的侧面显示了机体的反应性，因此，只有把病与证结合起来，充分考虑到共性与个性的关系，才能较为全面地把握住疾病的本质，为正确的治疗提供依据。具体的例子在《金匮要略》中随处可见，如湿病当微汗而解，但量证之轻重，又有麻黄加术汤与麻杏苡甘汤之异。湿病表虚宜固表祛湿，但阳虚寒甚，则防己黄芪汤力有未逮，故有三附子汤之设。胸痹病以栝蒌薤白剂主治，据病情的轻重缓急，则可供选择的方剂达9首之多。《金匮要略》在辨治杂病的过程中，以辨病为经，则治疗有系统性、稳定性，以辨证为纬，则治疗有灵活性、阶段性。辨病则有方有守，辨证则随机应变。牟慧琴[38]认为《金匮要略》中所论及很多疾病，与现代医学中的很多疾病，在病理过程的认识上非常接近。例如湿病与现代医学风湿性关节炎；中风病与现代医学中风病等。由于中西医在以上疾病病理过程认识上的相似，使中医在临床治疗以上疾病过程中突显疗效，因此研究《金匮要略》古代病与现代医学疾病的对应性来认识疾病思想，对临床指导治疗非常有意义。

（五）顾护正气灵活多变的施治观

《金匮要略》在治法上的一个突出特点就是非常重视人体的正气。疾病的发生是邪正相争的结果。外邪固然是重要的因素，但作为人体抗病能力的正气更为关键。前面引用的不少文章对此均有所阐发。指出《金匮要略》在治疗中重视人体正气首先表现在脾肾两脏上。一般慢性病至后期往往会出现脾肾虚损的表现，而脾肾虚损则进一步会影响其他脏腑，使病情更趋恶化，仲景在对虚劳病的证治中即很好地体现了这一思想。其次在需要祛邪的场合，仲景用药也十分谨慎，以防伤正。如湿病的"微汗"，大承气汤"得下止服"，小承气汤"得利则止"等等，都是恐怕过汗或过下损伤了正气。另外在方药的配伍与煮服法方面也十分注意，如治肺痈的葶苈大枣泻肺汤和治悬饮的十枣汤，于泻肺逐痰和峻逐水饮之中皆佐以大枣安中。再如大乌头煎的煮服法强调："强人服七合，弱人服五合"，即应根据各人的体质注意调整服用的剂量，并明确指出："不差，明日更服，不可一日再服。"可见，《金匮要略》重视顾护正气，于遣方用药中处处均有体现，针对疾病的不同情况，或扶正，或祛邪，或二者兼施，总的都以正气的盛衰存亡为转移。

不少学者撰文指出，《金匮要略》治病既有专方专药，如百合病用百合地黄汤等，又有药随证转、灵活多变的施治方法，即把疾病的基本矛盾与眼前的主要矛盾结合起来考虑的方法。治疗既有常法，又有变法，如表里同病、新旧同病的先后缓急的不同处置。另外根据病邪所在部位的不同有因势利导法，如宿食的或吐或下，痰饮的或汗或利或攻逐等。还有《金匮要略》中不乏同病异治，异病同治的例子，这也是灵活多变治疗方法的体现，具体情况具体分析，体现了仲景在治疗疾病过程中的辩证法思想，也是中医辨证论治的主导思想。要把"方证相关"的程度提到最高点，也就是把临床疗效提到最高点，这就是我们研究"同病异治"、"异病同治"的意义[39]。

仲景用药既注意发挥单味药的主治功能，更重视药物经过配伍后的协同作用。同时对药物的加减变化以及药物的炮制、煎煮、服法等都有较为精详的论述。章曦[40]对《金匮要略》方剂配伍规律进行探讨。总结为如下规律：入阳入阴，升散潜降之药相伍。寒药与热药并用，阳药与阴药配伍，刚药与柔药互济，通彻上下、表里、内外之药相伍。对于中药方剂的量效关系研究，近年来已有学者采用不同方法进行分析。杨大华[41]分析了《伤寒论》和《金匮要略》中的5味常用药物的用量，探讨了其量效关系的变化。尚尔鑫等[42]认为在不同的用量下，药物体现的功效具有不同的倾向性。甘草具有和中、解毒、调和诸药、甘温益气的功效，如在酸枣仁汤中，用甘草1两以清热；用作调和诸药时多用2两，如桂枝汤、桂枝芍药知母汤等；用作和中与甘温益气时，用量较大，如甘麦大枣汤中用3两，甘草泻心汤中用四两，炙甘草汤中用四两。对于服药次数，徐成贺等[43]全面研究统计《金匮要略》方，分为顿服、日服1次、日服2次、日服3次、日夜服、随病证变化定服。黄鑫[44]认为《金匮要略》剂型丰富，制剂精详。有汤、丸、散、酒、坐药、熏剂、洗剂、膏剂、煮散等。郑相颖[45]研究医圣张仲景对汤剂的煎煮要求严格，有一般又有特殊。一般采用中煎法，即药液量占加水量的30%～50%，特殊情况则根据病证治疗所需及药性之异，灵活变通，或轻煎或浓煎。至于汤剂浓度，以生药量（g）占药液（ml）的25%～45%为多。仲景的煎药方法为后世开辟了重视煎药的先河，为当今制定中药煎煮的标准化操作规程，及提高中医临床用药疗效，促进中药制剂现代化提供了宝贵经验与资料。《金匮要略》方中溶媒的选用是与辨证施治密切相关的。其作用有的已被现代科学所证实，有的则需深入研究。而目前临床上煎药溶媒运用过于单一，应该说也是影响药效发挥、疗效提高的一个重要原因。因此，研究《金匮要略》煎药所用溶媒与临床疗效的关系，合理运用各种煎药溶媒，以充分发挥药效，提高疗效是有现实意义的[46]。杨玉虎等[47]发现《金匮要略》方后注的内容主要包括煎药、服药方法、常用剂型、药物炮制、服药后反应及护理等内容，它和方剂组成一个整体，方后注对我们掌握运用经方确实是有很大帮助，对我们深入理解仲景治疗杂病也颇有启发。

研究《金匮要略》，古人以逐条诠解为多，在对条文的分析中阐发仲景的原旨，而近人则多从全书着眼，从各个不同的角度探析《金匮要略》的主要学术思想，这说明人们已不满足于对条文的解释，而在努力提炼全书的精髓，掌握杂病临床证治的要点，这个方向应该予以肯定，今后可按专题继续展开，进行系统整理、提高。

以往我们围绕《金匮要略》研究所做的工作，可以说大部分精力是放在文献整理研究上的，也可以说是以传统方法研究为主。文献研究的范围相当广泛。诸如《金匮要略》的理论精髓、学术特色、诊法、治法、具体病证的探讨；遣方用药的规律、有关原文的正确理解；文理文法及个别字词的训释等等，这主要反映在近年的杂志期刊上。也有改换角度从时间医学、体质学说、预防思想、逻辑思维方法等不同角度对《金匮要略》加以探讨的。这些文章围绕某一专题展开，或归纳、分析《金匮要略》中的相关内容，或旁及《金匮要略》以外的相关医籍；或引用现代学科的相关知识，对于后人理解《金匮要略》无疑是大有裨益的，也有力地推动了仲景学说研究的发展。但也毋庸讳言，文献研究方面存在的问题不少，主要表现为肤浅，缺少新意；以经解经，或以一偏之见来演绎原文的旨意，似缺乏严密的科学性；对《金匮要略》的内容有无限拔高的倾向，而缺少实事求是的客观分析。这些总是有碍于文献研究的提高与深入，应当引起足够的重视。

近年来引人注目的是从临床与实验方面对《金匮要略》展开的研究，其研究对象为病证与方药。这也正是《金匮要略》最切合实际之处，其研究成果为经方的临床应用提供了很好的借鉴。很多学者从临床实际出发，对《金匮要略》的有关病证进行观察，更加详细地描述了临床具体表现，分析了病因病机，或制定了相关证型，补充了《金匮要略》治法的不足之处，如狐惑、历节、奔豚气、胸痹、水气、黄疸、脏躁等，有关内容在本篇专门章节展开。也有以《金匮要略》方为依据，观察其对某些病证的治疗效果，其中很多大样本的观察有别于传统的个案报道分析，而且经过现代科研方法的严密设计，经过现代统计学的规范分析，参照了相关的诊断及疗效评判标准，避免了主观随意性，故提供的结果较为客观，便于验证，有助于对《金匮要略》方临床应用要点的掌握，这些内容在本书各方的临床应用中已有反映，可以参考。当然，临床研究中诸如个案报道多，大样本系统观察少的问题较为突出，今后当注意加强组织、集中力量，作出长远的研究计划。另外，在对病证的研究中，往往诊断标准不一，缺乏共同的前提，则临床观察结果分歧很大，今后似有必要形成一些共识，制定相关标准，以利临床观察研究的深入。有关《金匮要略》方的实验研究进展情况，本篇也有章节归纳、总结，对有些主要方剂如肾气丸、大承气汤、大柴胡汤、小青龙汤、五苓散、茵陈蒿汤、黄芪建中汤、桂枝茯苓丸、当归芍药散等，都有程度不同的有关药理、配伍规律、治疗某些疾病机理方面的研究成果，这些成果与古人的阐释、与临床的治疗效验相互印证，可以大大提高《金匮要略》方的临床应用效果。惜其重点多偏在与《伤寒论》重复的方剂上，对单纯的《金匮要略》方似着力不够，对方剂中单味药研究多，而对整个方剂药理的研究较少，并往往以单味药药理的相加来推测整个方剂的效用。有关经方药理的研究，东邻日本的学者也有不少成果，值得我们认真参考。

二、《金匮要略》学术研讨的展望

回顾历史，总结经验，促使我们不得不认真考虑《金匮要略》研究的今后发展。近年广州中医药大学立足于临床，带动医教研发展的成功经验给人以很多启示。《金匮要略》

本来就是汉代临床医学的总结，千百年来之所以不可或缺，主要也在于她以临床疗效为归宿，这应该成为我们研究的前提，忽视了这一点，《金匮要略》的研究就成无源之水，无本之木，就会失去蓬勃发展的生命力。因此，今后的研究应依托于临床，或在临床与实验方面有更多的投入。对此，本篇中有专门章节展开，介绍一般实验课题研究的常规，同时结合具体的课题作详细说明，意在引起大家足够的重视，同时也提供一般的思路。

《金匮要略》研究，研究的对象是《金匮要略》，即仲景留给我们的杂病辨证论治的内容。以此为前提，则研究的范围就十分广泛。凡与《金匮要略》的内容相关者，无所不包。然而，《金匮要略》作为一门学科，她肩负的主要任务是什么？这是我们必须考虑清楚的问题。与《金匮要略》密切相关的《伤寒论》其学科性质曾被定义为："以中医经典著作《伤寒论》为主体，又汲取了历代研究和发展《伤寒论》的学术成就，而形成的一门系统阐述外感病和部分杂病辨证论治规律和方法的学科[48]。"其主要理论核心为六经辨证体系，其主要内容为具有很高疗效的复方的辨证应用。依照这样的认识，则《金匮要略》是否可以定为一门系统阐述杂病辨证论治规律和方法的学科。而事实上，由于《金匮要略》历史流传的原因，内容已经详略不一。也由于临床医学本身不断的发展，大量有关杂病证治规律和方法，为《金匮要略》所无法包容，更由于现代中医内科学的形成，与《金匮要略》两相对峙，甚而使人疑及《金匮要略》存在的必要性。鉴于上述情况，我们应该对《金匮要略》研究的主要任务有一个清醒的认识，今后是否可以从以下几个方面展开：

（一）杂病辨证论治一般规律的系统研究

《金匮要略》和《伤寒论》为中医临床的辨证论治的理论和方法奠定了基础，这一辨证论治的体系，为后世医家所遵循，对中医临床各科都有普遍的指导意义。因此，尽管《金匮要略》中有关病证的论述详略不一，但通过各病证的具体证治体现出来的规律性的东西应该加以总结，以往在理法方药等方面已经有了不少努力和成果，但尚未形成较系统的成果。为了避免力量的分散和不必要的重复，建议有关部门进行协调，组织力量对相关的研究成果进行整理，形成一个能够较为完整、系统反映仲景杂病论治规律的成果。

（二）《金匮要略》病证的具体研究

对病证的研究还有许多问题尚待解决。与《伤寒论》的六经病证相比较，《金匮要略》病证有四十多种，十分散乱，有些病证研究较多，有些病证研究较少，甚至连古代文献中的论述亦少见。对于《金匮要略》中的病证，应该尽可能完整地从主症（临床表现）、病因病机、治则治法及方药等方面加以总结，吸取后世医家的认识、经验，以及现代临床的一些看法。另外是否可以在文献及临床研究使病证认识规范的基础上，试建立相应的动物模型，在建立较为理想的模型的基础上，尽可能采用最新的现代技术和方法探求其实质，为深入认识《金匮要略》的有关病证提供客观依据。

（三）《金匮要略》方药的临床应用与药理方面的研究

《金匮要略》有方书之祖之誉，有千百年的临床实践为基础，选药精，配伍严而疗效确实可靠。对方药的研究虽然已取得了一定的成绩，但同时代的发展和临床的需求相距还较大。这方面工作似可从两个方向展开：一是某方治某病的观察，以临床观察为主，采取大样本的形式，结合实验室检查的客观指标，报告其治疗结果，以供分析。二是对方药的药理作用的研究，注意方药配伍后的协同作用，或用拆方的方法相对照。实验研究毫无疑问应该如王庆国等[49]所强调的："要注意充分运用现代的实验技术、研究手段和科学设计方法。在药理药效的研究中，可采用在定量药理学基础上产生的中医复方药代动力学的方法，以揭示复方作用的时效规律；用血清药理学的方法增加中药复方药效研究的可信度。在组方配伍规律的研究中，应采用正交设计、均匀设计等方法，研究复方内君臣佐使之间复杂的交互作用关系。在剂型改革的研究中，应采用现代生物提取、低温干燥等技术，以最大限度地减少药理活性物质的丢失。"经过严密的科研方法设计的临床观察。动物实验，其研究结果将为我们加深认识《金匮要略》的方药提供依据，同时也将为古方今用，开发出更多有临床实效的新药作出努力。

近年不少学者[50-51]强调，对《伤寒论》的深入研究，其思路、方法和途径都不可能解决这些问题，必须另辟新径，从现代科学技术方面来寻求解决问题的方式、方法和途径，通过实验研究等方法来证实。在这一点上应该说，《金匮要略》与《伤寒论》是相通的。应该尽可能多地采用不同学科的研究方法，在多层次、多模式、多途径、多指标研究方面加大力度。王氏[49]提出应注意协调好各种研究方法的关系。"文献研究是临床研究、实验研究的基础，临床研究是文献研究的扩展，实验研究是文献研究、临床研究的深入，而相关学科的综合研究则应结合并贯穿于以上三种研究方法的始终。"今后《金匮要略》的研究要深入，除了选准研究方向之外，无疑研究方法的更新和协调也已经是迫在眉睫的问题了，应该跨出以文献研究为主要方法的圈子，在临床和实验研究上面作更多的投入，使《金匮要略》的研究跟上时代的节拍，结出更新的成果。

（张再良）

参 考 文 献

[1] 成都中医学院科研处．《金匮》文摘汇编．1987：7

[2] 陈国权．《金匮》预防思想初探．安徽中医学院学报，1984（1）：12

[3] 龙瑞敏．《金匮要略》治疗思想初探．贵阳中医学院学报，1981（4）：4

[4] 周石卿．张仲景在学术上的几项成就．福建中医药杂志，1982（1）：8

[5] 张觉人．仲景"养慎"思想浅析．辽宁中医杂志，1982（1）：8

[6] 王安生．谈谈《金匮要略》的基本论点．浙江中医杂志，1981（5）：197

[7] 何任．《金匮要略》的辨证论治法则．浙江中医杂志，1983（2）：75

[8] 叶腾辉．《金匮要略》中的辩证法思想初探．成都中医学院学报，1982（1）：22

[9] 班秀文．谈谈《金匮要略》的学习问题．广西中医药杂志，1980（2）：33

[10] 郭振球．《金匮要略》辨证论治的基本规律．广西中医药杂志，1980（3）：1

[11] 陈晶．浅议《金匮要略》中的治未病思想．山西中医，2008，24（12）：31

[12] 张兆吉．《金匮要略》基本理论的初步认识．哈尔滨中医杂志，1960（4）：59

[13] 夏锦堂．《金匮要略》重视内因的探讨．浙江中医学院学报，1983（5）：9

[14] 毛翼楷．《金匮要略》的学术思想及其对医学科学的贡献．中医药学报，1981（1）：4

[15] 戴玉．试论《金匮要略》的主要学术思想．湖北中医杂志，1980（2）：6

[16] 杨世兴．略论《金匮要略》的主要学术思想．河南中医杂志，1981（2）：20

[17] 程宜福．试论祖国医学病因病原学的发展．安徽中医学院学报，1984（1）：6

[18] 杨百茆．《金匮要略》的特点和学习方法．上海中医药杂志，1981（2）：30

[19] 肖熙．试论《金匮要略》内容若干特点．福建中医杂志，1982（3）：2

[20] 杨扶国．试论《金匮要略》若干特点．江西医药杂志，1964（7）：305

[21] 朱柏林．略论《金匮要略》的主要学术思想．浙江中医学院学报，1982（2）：14

[22] 张珍玉．简论《金匮要略》．山东中医学院学报，1978（3）：14

［23］伍炳彩．谈谈《金匮》的脉诊部位及运用原则．江西中医杂志，1980（4）：7

［24］吴润秋．《金匮要略》脉学初探．中医杂志，1980（3）：54

［25］张品珍．《金匮要略》脉学的探讨．福建中医杂志，1984（1）：4

［26］张学能．张仲景脉诊探讨．辽宁中医杂志，1982（9）：1

［27］欧阳锜．试论《金匮》经脉论证．贵阳中医学院学报，1984（3）：1

［28］刘献琳．论《金匮要略》的脉法．山东中医杂志，1985（6）：2

［29］关忠文．论跌阳脉．江西中医药，1984（6）：2

［30］刘爱民．张仲景跌阳脉诊初探．四川中医，1985（10）：2

［31］陈一江．对《金匮要略》的诊断学特色的几点认识．浙江中医杂志，2006，41（12）：722-723

［32］刘鸿达．《金匮要略》中的望诊．河北中医，1985（4）：5

［33］张鸣鹤．张仲景腹诊的考查与临床实践．山东中医学院学报，1984（4）：26

［34］柴可夫．《金匮要略》辨证原则与辨证方法研究．浙江中医学院学报，2001，25（1）：13-14

［35］成肇仁．略论《金匮要略》的辨病论治．河南中医杂志，1983（4）：3

［36］程昭寰．谈谈仲景的辨病与辨证．北京中医，1983（3）：42

［37］金寿山．辨病和辨证辨脉和辨因．上海中医药杂志，1982（2）：38

［38］牟慧琴．试论张仲景辨病结合辨证的辨证论治方法的先进性．医学与哲学，2006，27（1）：51-60

［39］崔幸琴，丁瑞云．《金匮要略》治法特点浅析．光明中医，2007，22（12）：10-11

［40］章曦．《金匮要略》方剂配伍规律简析．江苏中医药，2008，40（4）：58-59

［41］杨大华．仲景学说量效关系举隅．南京中医药大学学报，1997，13（5）：268-269

［42］尚尔鑫，范欣生，段金廒，等．《金匮要略》方药用量与功效变化的探讨．南京中医药大学学报，2009，25（1）：13-16

［43］徐成贺，刘素文．《金匮要略》服药次数的研究．国医论坛，2004，19（6）：6-8

［44］黄鑫．《金匮要略》剂型特点浅探．内蒙古中医药，2003，22（5）：29

［45］郑相颖，郑相敏．《金匮要略》煎药方法探讨．现代中西医结合杂志，2010，19（5）：1763-1764

［46］柴可夫．《金匮要略》汤液溶媒的选择、运用及意义．长春中医学院学报，2000，16（9）：52-54

［47］杨玉虎，杜旭隆．从《金匮要略》方后注看仲景治疗杂病的思路．中国中医药现代远程教育，2009，7（5）：6-7

［48］郝万山．论中医伤寒学科的确立及其内涵建设．北京中医药大学学报，1995（6）：28

［49］王庆国，李宇航．《伤寒论》研究的回顾与展望．北京中医药大学学报，1997（1）：6

［50］王兴华．伤寒论学术研究与未来发展探讨．北京中医药大学学报，1996（4）：6

［51］傅延龄．论《伤寒论》研究重点的战略转移．北京中医学院学报，1992（5）：30

第二章

《金匮要略》的病证研究

　　《金匮要略》是辨治杂病的专书，主要围绕四十多种病证，论述了各自临床证治的特点和规律。但由于相隔年代久远，书中内容或有散佚，故各病证详略不同，相差甚殊；由于临床实践和认识有发展，某些病名也有变迁，许多病证的辨证论治，仅从《金匮要略》已难窥其全貌；更由于西学东渐，随着现代医学的迅速发展，促使人们试用现代医学的知识来考析《金匮要略》中所述及的病证。因此，深入研究《金匮要略》所述的病证，也就成了《金匮要略》现代研究的重要课题之一。

　　回顾迄今为止对《金匮要略》病证研究的主要工作，大体上是围绕以下的一些问题而展开的，如：病名含义、病证源流的考析；病因病机、临床主证及特征的探析；具体证治的分析或补充；临床治验的报告；与西医相关疾病的比较对照等。这些问题的提出，提示了尽管我们研究的出发点是从《金匮要略》的某一点开始的，但最后的归宿，都是要指导临床的辨证论治。有些病证的论治，就原文所及的具体内容来看，是不十分完整的，但深刻理解蕴含其中的规律性的、原则性的东西，无疑对临床实践有举一反三的效果，使人能触类旁通。从这个意义上讲，对现有条文的分析、归纳、理解，特别是对疑难之处的反复推敲，应该成为我们的前提。然而，如果仅仅固守条文的论述，于现今的临床实际又是远远不够的，后世医家的丰富的实践经验和理论认识，以及现代医学的有关认识，都对《金匮要略》病证的辨治有发展和补充。因此，我们的研究，既不能够脱离有关的条文论述，又不能够被条文所述而拘限，目的只有一个，即加深对相关病证的认识，掌握其辨证论治的规律，从而提高临床的治疗效果。可以说，近年来对病证的研究工作，基本上是以此为方向而展开的。

　　对《金匮要略》病证研究的方法，主要还停留在文献和临床两个方面。如通过文献考证、探究病名的含义，搞清病证的源流，补充有关病证的证候，病机以及具体的方药。而在临床研究方面，通过实践来归纳、总结有关病证的具体辨证论治的规律，或验证《金匮要略》方药的临床效验，或补充有关病证的具体分型和治法。这方面的工作有的通过个案报告，有的是在观察了数十例乃至上百例的病案后加以总结的，并且有的还参照了西医的有关检查结果，这些均有一定的说服力和相当的参考价值。更引人注目的是，近年来运用某些实验手段对有关病证展开的研究，尽管尚不十分成熟，但也还是引导了一个方向，代表了一定的时代水平，给我们的研究，注入了一股活力，从另一个方面，推动了研究的深入发展。

　　研究《金匮要略》的病证，必然会对该病证与现代医学中哪些疾病相当有所思考，用现代医学的知识对古代病证加以分析、探讨，这应该是无可厚非的事。通过这样的方法，我们可以加深对某些病证的认识，如对百合病、狐惑病、奔豚气病等，有关现代医学方面的讨论相当热烈，这些意见和看法对加深认识该病证均有所提示和参考，这可以帮助我们获得对某些病证的许多新的认识，有利于我们在临床上进行中西对照，提高对某些疾病的辨证论治的疗效，有利于我们在科研过程中的观察和总结。但如果轻易断言《金匮要略》中某病证就是现代医学中的某疾病，则往往又失之于偏。因为在中医和西医两个不同的医学体系中，许多问题是很难简单地用等号来沟通的。又由于《金匮要略》中对某些病证的原文过于简略，有时我们充其量也只是根据这些遗留下来的文字作些推测，因此，只能是大体上的判断，而不必刻意于一定要搞清楚《金匮要略》病证的现代病名，事实上可能也难以得出十分明确的结论。有鉴于此，本章中凡涉及这方面的内容，仅作些观点的介绍、归纳，而把取舍和思考的余地留给读者。

对《金匮要略》病证的研究，较为集中的如痉病、百合病、狐惑病、历节病、肺痿、肺胀、奔豚气病、水气、黄汗、黄疸、脏躁、转胞等，这些病证较具特色，作为古病名，临床上又较易忽视，对有关原文论述的理解，或从现代医学角度的认识，又见仁见智，每多分歧，故这些内容一直是病证研究的重点。本章也主要围绕这些病证展开。另外有些病证如阴阳毒、血痹、肝着、肾着、胃反、阴吹等，尽管也很有特点，但原文所述的内容甚少，给深入研究带来了一定的困难。还有一些病证如中风、虚劳、腹满、消渴、呕吐、下利等，一般内科方面已有较为完整的归纳，而相关原文的论述详略不一，故本章暂不展开，也有待于今后的深入探讨。

一、痉病

痉病以颈强急，口噤不开，甚者角弓反张为临床表现特点。《金匮要略》中有刚痉、柔痉之分。其病因病机多与感受外邪、邪阻筋脉；素体津亏，筋脉失养有关。治疗有汗下二法，痉病之初，邪在太阳，有葛根汤和栝蒌桂枝汤之治；邪入阳明，化热灼津，又有大承气汤之用。汗下可以治痉，汗下又可致痉，故祛邪之际当注意顾护津液。

仲景以后，临床上对痉病的证治有长足的发展，特别是明清医家对痉病有不少新的见解，温病学家对痉病的证治渐臻完备。如明代张景岳强调精血亏虚为主因，清代叶天士从肝风角度加以阐发，吴鞠通对痉病的治法方药作了大量的补充，使痉病的治疗，较成系统。《金匮要略》对痉病的病机强调邪阻津燥，此对后世颇有影响，但作为具体治法，毕竟不够全面，后人亦有非议，如唐宗海认为：《金匮要略》治痉之方，栝蒌桂枝汤与葛根汤"是治太阳伤寒之主方，非正治痉也"，大承气汤所治"亦是阳明里热之证，非痉之专证也。"陆渊雷也曾指出："本篇治痉者三方，惟大承气汤施于脑脊髓膜炎之里实者，或能一下而效。余二方则非此二病之适剂，自古来注家，循文敷饰，莫肯质言，误人多矣。"这就提示我们对《金匮要略》痉病证治的内容当有一个较为客观的认识。

《实用中医内科学》认为痉证包括范围较广，如流行性脑脊髓膜炎、流行性乙型脑炎、各种不同病因引起的脑膜炎、脑血管意外、脑肿瘤、脑寄生虫病等引起的抽搐，以及各种原因引起的高热惊厥等。项背强急与西医所说的"脑膜刺激征"相似，四肢抽搐，角弓反张，都是中枢神经系统受损的临床表现。显然《金匮要略》所论的痉病涉及的范围似乎没有这么广，但后世也有将此与流行性脑膜炎相联系者，认为《金匮要略》所立的解表通下兼顾津液的治疗原则，对该病的治疗仍有一定的指导意义。如顾嗣钧[1]以葛根汤为主治疗脑膜炎，认为最有效的是针对初起的证候，用于冬令发病的脑膜炎，若病发于春夏或秋，则不能单纯地用辛温之剂了。许良培[2]也有类似的报道，对流脑的治疗本想以平肝息风、清热开窍法取效，但临床诊治时发现证属风寒束表，卫阳被遏，兼之季节虽在三春，但阴雨连绵，寒湿似冬，辨证结果与刚痉相符，最后以葛根汤加减治疗，所治 13 例患者全部痊愈，症状消失最快者 40 小时，最慢者 11 天，平均 5 天。朱恒兴[3]以下法为主治疗流行性乙型脑炎 83 例，适当配合西医疗法，并与单用西药者 64 例相对照，结果治疗组平均 5.6 天体温恢复，3.2 天抽搐停止，4.5 天神志转清，而对照组分别为 7.4 天、4.9 天和 6.2 天，治疗组的治愈率为 83.1%，死亡率为 3.6%，而对照组分别为 68.9% 和 9%，二者差别明显。据此，朱恒兴[3]提出清热解毒药能阻截病势，不致邪热进一步内陷，大黄生用除通腑泄外，另有解热、改善周围循环、降低颅内压、预防脑水肿等多方面的作用。

《金匮要略》痉病的主症与破伤风也有类似之处，但用痉病的方药治疗破伤风显然不贴切。可是临床上也有用下法配合西药治疗破伤风的报道，如徐凤飘[4]所治 351 例破伤风患者（其中轻中型 249 例，重型 102 例），用大承气汤加蝉衣、灭滴灵（甲硝唑）灌肠，使大便通畅，保持每日排便 1～2 次，西医用抗感染、中和外毒素、止痉，积极治疗各种并发症，支持疗法等。结果轻中型全部治愈，重型死亡 33 例（占重型患者的 32.35%），从而体会到通腑法与抗生素合用是治疗厌氧菌感染的重要措施（厌氧菌感染多内源性），大黄可清除肠内积滞的细菌、毒素、代谢产物及其他有害物质，另外有解热降温、增强防御功能、抗内毒素、改善微循环、抑制血小板聚集等功能。

关于《金匮要略》痉病的探讨，近年王光辉[5]有刚痉柔痉即流行性肌张力障碍综合征之说。该病又称感染性多发性肌痉挛综合征，是以颈、面、口、舌等肌张力障碍为主要表现的一种病证，近年国内外均有报道。国内有学者认为，可能系病毒感染后，其代谢产物引起变态反应，导致基底神经节中多巴胺和胆碱能神经的平衡失调而发病。从大量病例观察，此病多发于流感之后，初期多有恶寒、发热、头痛、流涕等上感症状，此与刚痉柔痉的外感风寒、阻滞筋脉相似，肌痉挛发作时出现颈项歪斜、角弓反张、卒口噤等亦基本与痉病吻合。此病虽不像流脑、乙脑等病情凶险，预后严重，但亦应引起足够的重视。

二、百合病

百合病以精神恍惚不定，伴有口苦，小便赤，脉微数为临床表现特点。其病因病机多由热病以后余热未清，或情志不遂郁而化火，导致阴虚内热。治疗以养阴清热，润养心肺为大法，百合地黄汤为代表方。另外日久变渴、发热者，可分别选用百合洗方、栝蒌牡蛎散、百合滑石散，误治以后又可分别选用百合知母汤、百合滑石代赭汤、百合鸡子黄汤。

对百合病的病名，清代注家中有以主药命名和以病机命名的不同看法。日人饭田鼎在《金匮要略方论考证》中从病因考虑，有百合乃房室过度之说。李仁众[6]又从立克次体病毒感染的角度，认为百合可能为百日之误。关于病名的不同见解，体现了前人对本病病因的思索和探讨。

关于百合病的病因，元代赵以德和清代《医宗金鉴》较强调情志因素，民国时期曹颖甫也提出："此证大抵出于失志怀忧之人。平时本郁郁不乐，此病一发，行住坐卧饮食不能自立，若有鬼物驱遣之者。"百合病在临床上并非少见，清代医家陈念祖谓："此病最多，而医者不识耳。"徐灵胎也说："此等症，病后得之者甚多，医者不知，多方误治，以致病气日深，不可救疗，始终无一人能识之者，遍地皆然也。"近人程门雪也指出："百合病非但有，而且并不少见。"可见对本病有深入研讨之必要。

对于百合病从现代医学方面的探讨，有如下看法可供参考：

（一）神经症

陆渊雷在《金匮要略今释》中提到："惟伤寒热病后神经衰弱者为百合病。"陆氏限定伤寒热病后所见的为神经衰弱。此后将百合病与神经症相联系者不少，如 20 世纪六十年代的李元吉[7]、谢成基[8] 等，谢成基认为百合病类似神经症之一的焦虑症和神经衰弱症，在治疗上着重滋补强壮。近年对百合病治验的报告，也以神经症为多。《金匮教参》认为："本病与现代医学的神经官能症的某些表现颇为相似，故凡神经官能症，经辨证属于心肺阴虚内热者，即可按本病进行治疗。"《金匮要略》六版教材也认为："本病与现代医学的癔病、神经官能症的某些表现颇为相似。"《金匮要略》原文对症状的描述以及后世医家对情志发病的强调，可为此说的根据。

（二）精神分裂症

徐余祥[9] 赞同陶宗暄"心神涣散证"的观点，认为百合病似属精神分裂症。其特征之一即患者的思想、情感、言语及动作互不协调，不能配合一致，精神活动呈现矛盾、解体、分裂的现象，而且用百合地黄治疗神经精神疾患历史上也有记载，进而提出用伤寒病后的后遗症来解释百合病，完全是出于后世医家的误解。

（三）更年期忧郁症

白国生[10] 认为本病与更年期忧郁症颇为相似。更年期忧郁症以焦虑、忧郁、紧张、猜疑为临床表现特点。症状往往多变，患者坐立不安，或沉默寡言，或猜疑食物中毒等等，此为更年期自主神经功能紊乱，内分泌及代谢功能失调的缘故。

（四）感染性精神病之一

张国珍[11] 认为本病可出现于温热病之后，皆是余热逗留心肺所致。张国珍称曾在某地防治本病数十例，证如原文所述，病程约一至二三周，而未见有延及两个月以上者。

（五）病后机体失调综合病（与病后体虚不同）

赵棣华[12] 据《诸病源候论》、《备急千金要方》中均有"因伤寒虚劳病后不平复，变成斯疾"的记载，以及王孟英"百合病者，皆缘时疫新愈，其三焦腠理营卫之交，余热未清，正气困乏，不能流畅，如人在云雾之中……故有种种不可名言之状"的论述，并临床观察了 53 例重感冒以后，过度疲劳、肺炎、伤寒、菌痢等病以后的患者，提出本病为病后机体失调综合征。所见证候为：乏力懒言，欲食不能食，失重脚轻，动则心悸，精神恍惚，眩晕，头内空虚，似有寒热感等等。

（六）立克次体病毒引起的 Q 热

李仁众[6] 认为百合病与 Q 热有相似之处，如二者均有潜伏期，痊愈期长短不一，预后良好；均有寒热，消化道和神经系统等的特有症状。因而疑及病名可能有错讹，是否因病程可延及三月而应正名为百日病。并提出本病死亡的主要原因是病毒性肺炎，百合能用于治疗肺部感染。另外，百合清补，能补充营养，对发热后体力消耗也较适宜。当然，对此也有持相反意见者，如张国珍[11] 撰文从潜伏期、热型、神经系统证候、消化系统症状、呼吸系统病变和病程等方面进行了商榷。

（七）非化脓性脑膜炎

认为百合病属于非化脓性脑膜炎，如唐宗海[13] 认为溺赤头痛是"阳有余，髓受病，设西医剖而视之，必见其脑衣发炎也。"此说有一定的参考价值。但也有不少学者认为百合病难以用某种疾病论断，如李士林[14] 提出，本病病因较多且复杂，既可以是原发病，又可以是继发病。六淫、七情疫疠均可发病，因此治疗时应注意审证求因，辨证论治，如由七情因素起病者，应辅以耐心的说服工作，以消除疑虑和紧张。另外，要彻底治疗原发病，因临床上有不少是原发病延治误治或治疗不彻底引起的，如痹证、感冒、下利等。叶进[15]也提出：百合病是机体功能失调病证，从现代医学考虑，可能与多种因素引起的神经系统紊乱而导致组织器官功能失常有关。

由于百合病的临床表现，以神志不定，精神恍惚为主，故不少学者注重强调百合病的病位主要在心。如陈大权[16]力倡赵以德"是病多心生"之说，认为临床表现无一肺脏之特异病理表现，而将神志病变归属于心颇合医理。也有一反常论，认为本病当定位在肝者[17]，其从肝与情志疾患的关系作了深入思考，但从百合病的用药上看，似难免牵强之处。至于百合病病位在何脏腑，还有不同观点[18]：①注重于肺。如魏荔彤曰："百合病者，肺病也，肺主气，肺病则气病，气病则脉病，可以递言。"（《本义》）唐宗海也说："肺藏魄，肺金不清，则魄不静，魄气变幻，是以如有神灵也。"（《补正》）②注重肺心。如沈明宗曰："然虽脏腑百脉皆病，终不离乎肺不例外主气，心主血，心营肺卫受邪也。"（《编注》）张璐说："所谓百脉一宗，言周身之血，尽归于心主也。心主血脉，又主火，若火淫则热畜不散，流于血脉，故百脉一宗，悉致其病也。"（《医通》）③注重肺肾。如尤怡曰："盖肺主行身之阳，肾主行身之阴。百合色白入肺，而清气中之热，地黄色黑入肾，而除血中之热。"（《心典》）

关于百合病小便时的伴见证候与预后的关系，胡文军[19]从现代医学角度另立新说：小便时膀胱排空，腹压下降，血液下行，同时膀胱肌收缩，副交感神经相对兴奋，内脏血管扩张，血压下降，大脑暂时缺血，同时热量随尿液散失，故可见眩晕、寒颤，因脑血管扩张，血压下降，脑组织暂时缺血缺氧而头痛。原文所说六十日、四十日、二十日只是指出病情轻重而已。

关于百合病的治疗，百合地黄汤虽为代表方剂，但这亦不应忽视其他方剂的作用。临床上可以把《金匮要略》所出的方药看做一个整体，斟酌病情，随证加减。也有熔百合地黄汤、甘麦大枣汤与生脉散等于一炉而取效者。李士林[14]强调本病虚不受补，实不任攻，应以平淡之剂调治，在专方专药的基础上随证加减，且百合、生地的量宜用至 30～60g。也有认为百合病的治疗不应忽视温柔养阳的一面，此亦百合病治则原文的意旨，如《医宗金鉴》所说："病见于阴，以温养阳之法救之；见于阳者，以凉血养阴之法救之。"具体用药如白国生[10]治疗本病（更年期忧郁症）20 例，治愈 10 例，好转 7 例，无效 3 例，基本方为：生地 15g，百合 15g，知母 10g，麦冬 10g，龙骨 20g，牡蛎 30g，磁石 20g，石菖蒲 5g，茯神 10g，兼肝郁者加白蒺藜、佛手、苏梗；兼脏躁者加甘草、小麦、大枣。陈桂铭[20]治疗本病的基本方为：百合 30g，生地、牡蛎各 20g，知母、滑石各 10g，天花粉 15g。临床治疗似主要围绕养阴清热安神等法展开。邹庸[21]以"疏肝解郁，润肺养心"为治，拟用"疏肝百合汤"治疗。柴胡 25g，当归 20g，白芍 40g，木香 15g，白术 20g，青蒿 10g，百合 40g，生地 40g，黄芪 40g，甘草 10g。共 32 例，治愈率为 96.9%。

三、狐惑病

狐惑病以咽喉及前后二阴溃烂和目赤如鸠眼为临床表现特点，主要由湿热内蕴、虫毒内扰所引起，治疗以清利湿热、解毒杀虫为原则，内服甘草泻心汤，并可配合苦参汤外洗和雄黄熏法，另有赤小豆当归散的清热化湿、活血排脓之治。

本病在《诸病源候论》中归入"伤寒病诸候"，被认为"皆湿毒气所为也"，"初得状如伤寒，或因伤寒而变成斯病。"以后《金匮要略》注家对本病的讨论较多，有湿热生虫说，有阴虚血热说，对病名的"蜇"与"惑"也有不同的思考。虽然意见略有分歧，但在湿热内蕴这一点上，则是基本一致的。

现在一般认为狐蜇病大体相当于贝赫切特（Behcet）综合征（白塞氏综合征）。贝赫切特（Behcet）综合征由土耳其医生 Behcet 氏于 1937 年首先报告，这是以眼、口腔、生殖器为主要病变的独立性综合征。关于该病的临床表现有主次两个方面的表现[22]，主症：①反复发作的口腔溃疡；②多发性生殖器溃疡；③眼部损害，如结膜炎、虹膜睫状体炎、眼色素膜炎、视神经炎等；④各型皮肤损害，如结节性红斑，或多型红斑，毛囊炎样或痤疮样皮疹及皮下血栓性静脉炎等。次症：①关节痛或关节炎，肌肉酸痛；②低热、反复发热或间断发热；③消化道溃疡；④血管及心脏症状；⑤神经系统症状。一般临床上如果出现三个或三个以上的主症，即可诊断为完全型，如出现两个主症再加一个次症，可诊断为完全型，如出现两个主症再加一个次症，可诊断为不完全型，其中口腔溃疡为必要，单独出现两个主症为可疑型。

从贝赫切特（Behcet）综合征的表现出发，吴之伍[23]认为本病呈慢性经过，轻者可自行缓解，但有的反复发作，长期不愈，甚者失明，严重的可以威胁生命。本病初发时以一种损害为多，二种、三种同见者少，在三至七年内渐渐演变成完全型。本病有冬春加重，女性经期加重的倾向。吴之伍报道的 88 例中，口腔黏膜溃疡者 68 例，外阴溃疡者 65 例，眼部病变者 27 例，毛囊炎 33 例，变形反应 48 例，发热 39 例，关节炎 33 例，结节红斑 31 例。毛翼楷等[24]报道的临床治验 35 例中，患者均有口腔溃疡，多见于舌尖、舌边缘、颊黏膜及齿龈，亦可发生于口唇，呈散在性多发浅小溃疡，圆形或椭圆形，反复发作，常伴明显自发痛。27 例有眼部病变。34 例有生殖器溃疡，表现为大小不等的痛性浅表溃疡，伴明显的炎症反应，男性多在阴囊，女性多发于阴唇，有的溃疡可延及肛门周围、龟头、阴茎或宫颈。另有皮肤结节性红斑 11 例，关节红肿 11 例等。侯镇文[25]报道的 61 例中，属完全型的 15 例，不完全型者 31 例，可疑型者 15 例。以上仅举数端，足以看出狐蜇病与贝赫切特（Behcet）综合征（白塞氏综合征）的相似之处，以至于有人提出"张仲景综合征"之说。当然，现今临床上对本病的详细观察和描述要比《金匮要略》丰富得多。

由于国内学者大多持狐蜇病类似于贝赫切特（Behcet）综合征的观点，因此，大家较注意将二者互相对照，进行探讨。如张发初[26]曾将狐蜇病的主症与国外 Chajek 氏等于 1975 年等报告的 41 例及自己观察的 37 例贝赫切特（Behcet）综合征进行比较，结果：①Chajek 氏等的病例中 40 例有表浅小溃疡发生在口唇、齿龈、颊、舌、扁桃体或喉部。张发初记载的全部病例均有口腔或咽喉部的表浅溃疡，这与狐蜇病的"蚀于喉"、"蚀于上部"相吻合；②Chajek 氏等的病例中有 36 例呈阴部的溃疡，如男性的阴囊、阴茎溃疡和女性的阴唇、阴道溃疡。张发初观察的病例中 32 例有外生殖器或肛门周围溃疡，这些又与狐蜇病的"蚀于阴"、"蚀于下部"、"蚀于肛"相一致；③狐蜇病的"目赤如鸠眼"可能是对瞳孔以内组织炎症变化的比象描述，"眦黑"和"脓成"是指该处有化脓表现，这与 Chajek 氏等的 31 例和张氏的 25 例见有结膜炎、虹膜睫状体炎和前房积脓性虹膜炎相符；④狐蜇病的"其面目乍赤、乍黑、乍白"与 Chajek 等的 36 例和张氏的 20 例中所见到的结节性红斑样皮疹等皮肤病变类同，它可使体表局部发生红、紫、黑等颜色的改变；⑤狐蜇病中"不欲饮食，恶闻食臭"与张氏所见 24 例有厌食、恶心、食欲不振等胃肠道症状相符；⑥狐蟊病中"默默欲眠""且不得闭""卧起不安"等症，与 Chajek 氏等的 12 例和张氏的 2 例中有嗜睡、头痛、头晕等症的出现相近；⑦狐蟊病起病时有类似伤寒的发热或寒热的表现，有的则在发病时也可"无热"，而只有"微烦"、"脉数"、"汗出"等症，但从现在临床上考虑，可能有低热，这与 Chajek 氏等的多数病例有发热，张氏明确记载起病或复发时有发热者（21 例）相符合。

除了以上从整体上来把握狐蟊病与贝赫切特（Behcet）综合征的类似之处以外，还有对原文所述的具体证候进行探讨者，如黄世林等[27]从临床病例的观察分析中提出狐蟊病若见"脉数、无热"，则提示病变侵及心肌，当及时进行必要的检查，以期及早诊断和治疗。黄世林等报道的 28 例中，心肌受累者 3 例，占有一定的比例。刘蔼韵[28]认为"其面目乍赤、乍黑、乍白"，主要是对眼部病变的描述，"面目"二字偏重于"目"，"乍"释为"或"，这样原文所述与贝赫切特（Behcet）综合征的眼部变化大体合拍。

也有学者提出不应将狐蟊病与贝赫切特（Behcet）综合征完全等同起来的[29]，其理由为：①二者虽都有口腔病变，但狐蟊仅是"蚀于喉"，而贝赫切特（Behcet）综合征口腔溃疡病变范围广泛；②二者虽都有眼疾，但狐蟊在病初即见，而贝赫切特（Behcet）综合征短者一年左右，大多数为 5 年左右才缓慢出现；③二者虽都有皮肤病变，但狐蟊只是"面目乍赤、乍黑、乍白"，而贝赫切特（Behcet）综合征多在躯干、四肢、臀等处发生水疱、脓疮、脓皮病、毛囊炎、痈肿、痤疮等。因此，只能说，贝赫切特（Behcet）综合征的某些或病程中某一阶段所出现的症状与狐蟊病相似而已。

关于对狐蟊病的其他有关看法，如曹颖甫认为即"今之梅毒"。李仁众[6]有羌虫病之说，认为羌虫病的临床表现与原文描述的内容相仿。王雪玲[30]认为狐蟊病与粒细胞缺乏症相似，二者都有感染中毒症状，有化脓性感染病灶，有精神神经症状等。杨明德[31] 亦有狐蟊为一种性病之说。以上诸说可能牵强之处甚多而唱和者少。

由于狐蟊病与贝赫切特（Behcet）综合征相类似，故不少学者将二者的证治规律相联系，并对狐蟊病进行了不少补充。在病因病机方面有的指出是湿热内蕴，上蒸下注；有的指出是湿热化虫，上下相蚀，湿热阻络，气滞血瘀。更有学者对湿热影响所及的脏腑作为分析，如毛翼楷[24]认为病变的主要脏腑在肝，其次在心脾。因肝之经脉绕阴器，循少腹，上通咽喉，肝开窍于目，故本病见前阴、咽和眼部的病变。心开窍于舌，脾开窍于口，其华在唇，心脾湿热则引起以上部位的病变。关于本病的临床分型，有的[23]提出早期或有结节红斑者，多表现为阴虚热毒证型；以眼部症状为主，长期低热起伏者，以肝肾阴虚证型多见；而多数患者尤其是慢性或长期用激素后，以脾肾虚寒血瘀证型为主。有的在临床上将本病辨为肝肾阴虚、脾肾两虚、肝脾湿热和气血两虚型，也有分为脾胃虚寒、湿热内蕴和热盛血瘀三型的。值得注意的是不少学者对本病病机的本虚标实作了强调，如高辉远[32]认为脾土虚弱是本病发生的根源，因脾土不健，运化失司，水湿内停，湿郁不解则化热，而致湿热蕴结，故治疗当补土伏火。姜春华[33]也有清热解毒治其标，温阳益气治其本的经验之谈。蔡铁勇等[34]观察了 30 例患者后，发现属里、虚、寒证者居多（占 28 例），提出治疗似应以温补为主。

现代临床上对狐蟊病的治疗也有了长足的发展，试举方药如下：

①治蟊丸[35]：槐实、苦参、芦荟、干漆、广木香、桃仁、青葙子。以上方与甘草泻心汤同服，另用苦参和蛇床子煎汤外洗阴部，雄黄熏肛。共治疗 60 例，总有效率达 81.4%。

②解毒清热除湿方[36]：当归、土茯苓、赤小豆、守宫、露蜂房、生甘草、板蓝根、鹿角、连翘、薏苡仁、泽泻。共治疗了34例，总有效率达39.5%。

③加味狐惑汤[25]：生甘草30g，生黄芪30g，黄连8g，白僵蚕30g，炮姜6g，延胡索15g，柴胡15g，半夏12g，黄芩15g，儿茶6g，生地黄30g，云苓皮30g，红花10g，生姜3g，大枣5枚。治疗了32例，总有效率达90%左右。

④三黄四物二参汤[37]：黄连50g，黄芩10g，黄柏20g，细生地30g，白芍20g，川芎20g。当归20g，丹参30g，三七参3g。治疗5例均获痊愈。

⑤熊胆蒙花散[38]：熊胆、黄连、蒙花、蒺藜、木贼、黄柏、竹叶。另配合口腔外用（儿茶5g，僵蚕50g，冰片2g，枳壳50g，黄柏50g研粉）和阴部外洗（金银花20g，苦参15g，蒲公英10g煎汤），治疗了35例，治愈30例，好转3例。

⑥侯镇文[25]采用急性活动期以清热除湿、滋阴降火为主，慢性缓解期以滋养肝肾、补益气血为主的方法治疗61例，结果显效率57.5%，总有效率达88.6%。临床上还有从中西医结合进行探讨者，如蔡铁勇等[34]观察了用清热活血法、温补法和温补配合左旋咪唑等不同方法的治疗效果，其有效率分别为30%、70%、80%，蔡铁勇等认为此可能与温补剂所具有的免疫增强作用有关。中药的清热解毒活血剂一般具有免疫抑制作用，而本病属自身免疫疾患，西医曾用激素和免疫抑制剂因疗效可疑现在主张用免疫增强剂，二者均可抑制自身抗体，但免疫抑制剂可同时抑制T细胞功能，从长远看，可能会造成更大损害。临床上如清热剂与温补剂配合得当，疗效也许会更好。吴之伍[23]用白塞氏方（附子10g，肉桂6g，半夏10g，党参10g，白术10g，干姜6g，茯苓10g，三棱10g，莪术10g，归尾10g，赤芍10g，红花10g，甘草6g，气虚甚者加黄芪）及加减四妙勇安汤、六味地黄丸加减等，结果总有效率达95.5%。张永熙等[39]观察狐惑汤治疗白塞病的近期疗效及其获效机理的研究。狐惑汤由知母15g，黄柏15g，生地15g，丹皮20g，赤芍20g，丹参20g，麦冬20g，地骨皮30g，龙胆草15g，黄芩20g，栀子15g，何首乌20g，枸杞子20g，金银花20g，当归20g，甘草20g，煎制而成。对照组每日用泼尼松0.5mg/kg，钾、钙、维生素C、B$_6$、B$_2$等辅助治疗。治疗组显效30例，好转5例，总有效率85.36%；对照组显效12例，好转4例，总有效率80%，两组比较，无显著性（$P>0.05$），但前者无毒副作用。治疗前全血低切黏度、全血高切黏度、nP、ESR、HCT、Fibg明显高于健康对照组，经统计学处理差异显著；治疗后与健康对照组比较无显著差异。免疫球蛋白检测结果表明，治疗前血清IgG、IgA及补体C，明显高于健康对照组，经统计学处理差异显著，治疗后与健康对照组比较无显著差异。白塞病患者存在高血黏滞度和红细胞聚集增多及体液免疫功能失调，狐惑汤有改善微循环，改善血液黏滞度及调整免疫功能紊乱的作用。贝赫切特（Behcet）综合征久治不愈，时医多以肾上腺糖皮质激素类药物维持，类似中药"纯阳"之品，易于助阳耗阴。且随着激素的使用与撤、减、停，即有呈现阴虚—肾阳虚—肾阴阳俱虚之象。且有湿热、毒瘀等证出现，临证辨治必须透过假象。朱良春拟"土苓百合梅草汤"为基本方。重用土茯苓、甘草妙意即在二药均能解激素之毒。且具有肾上腺糖皮质激素作用，均为递减激素之良药。[40]

关于甘草泻心汤的应用，有认为临床上确有疗效，但方中甘草剂量宜重，从18～50g不等，或生炙并用，生以解毒，熟以和中，量大方能使中气运而湿毒化。也有人指出本方或赤小豆当归散的疗效不太理想。此外，临床上常用方如龙胆泻肝汤、当归龙荟丸、三妙丸、导赤散、补中益气汤、归脾汤、普济消毒饮、黄连阿胶汤、青蒿鳖甲汤等，不胜枚举。

四、历节病

历节病以关节肿大变形、疼痛、难以屈伸为临床主要表现，其病因病机为肝肾亏虚，外受风寒湿邪，治疗偏重于祛风除湿散寒止痛，有桂枝芍药知母汤和乌头汤二方。

仲景以后，本病又被称为"历节风"、"白虎病"、"白虎历节风"、"痛风"、"顽痹"等，对历节病的病因、主症及治疗方面，历节医家都有不少补充，历代医书中所收载的有关本病的方药亦相当丰富，可补《金匮要略》之不逮。

历节病大体上可归属于痹证的范围内，但由于其临床证治有一定的特殊之处，不能以痹证的一般证治规律完全概括，故不少学者主张仍保留此病名，或另立新名，如尪痹之类，以醒人耳目，引起注意。这可能比较符合仲景立湿病与历节以示二者区别的初衷。

从现代医学的角度，多将历节病与类风湿关节炎相联系，不少学者将二者互相对照，从而认识到仲景明确提出肝肾亏损，气血不足是历节病的内在因素，这完全符合现代医学对类风湿关节炎发病的内部因子、性别、年龄、遗传、体质、物质代谢、内分泌因子、神经系统等种种学说，实验室和X线检查的结果也支持这一论点。当然，除了类风湿关节炎之外，大骨节病、痛风等也与历节有相似之处。

历节病的临床表现，以桂枝芍药知母汤证典型，该证中"身体尪羸，脚肿如脱"一句又为关键之处，对此焦树德[41]、周健[42]、阎小萍[43]等均有探讨。尪与尫、尩、𪗭通，字本九而成。《说文解字》："九，九也，曲胫人也，从九，象偏曲之形。""凡九之属皆从九。"由此引申，凡骨骼弯曲，如胫、背、胸弯曲都叫九。结合原文语句，释为"身体瘦弱、肢体弯曲、关节肿大突出"，似更合本意。焦氏提出的九痹，也就是指胫曲不能伸，关节肢体变曲变形，骨质受损，身体羸弱的废疾，其不同于一般痹证之外，还有病程长，疼痛剧烈，痛发骨内，骨质受损，关节变形，僵直蜷挛，屈伸不能的特点。

关于本病的表现，临床上强调湿热、痰浊、瘀血的影响，发病之初多风湿热阻络，或寒热错杂，而病邪深入，病情加重以后，常波及肝肾、风寒、湿热、痰浊、瘀血互为交结，凝聚不散，遂使病情不断恶化。也有强调历节的主要病机为脾虚者[44]，认为除外邪因素外，内由脾虚气血营卫不足，脾功能失调，脾伤阴，累及肝肾，可以说本病起因于脾虚而终结为肾虚，多年来用调脾固肾之法，有效率达84.25%。

对于历节病的治疗，仅以《金匮要略》的二首方剂，似难应其全。由于历节病的发生发展既非单纯的内伤所致，亦非纯粹由外邪入侵而成，而是两者相互作用的结果。如《济生方》谓："白虎历节由体虚之人将理失宜，受风寒湿毒之气"而成。《医学入门》中亦言："虽因七情六欲，亦必略感外邪而后发动。"均强调历节病的发作是由内外两种因素综合作用的结果，故历节病的治疗首先应分清病的"邪、正、缓、急"。病邪有风、寒、暑、湿、热、痰、毒、瘀八种，正虚有肝肾，阴阳、气血等几个方面。一般而言，发作期以祛邪为主。缓解期以养气血，调阴阳，补肝肾为主。总之，祛邪是治标之法，扶正乃治本之道。现代医学的骨关节炎（OA）、类风湿关节炎（RA）、痛风性关节炎（CA）、强直性脊柱炎（AS）等风湿类关节病在症状和病因方面与《金匮要略》历节病有很强相关性，所以论述相关方证，对风湿类关节疾病的临床诊治有指导意义[45]。侯洪涛等[46]、舒尚义[47]在临床上将本病分为风寒湿痹、寒凝血滞型；风湿热痹、郁热伤阴型；风寒湿痹、损阳耗阴型；风寒湿痹，肝脾肾虚型等四类，在分型论治的基础上，同时加用昆明山海棠及吴茱黄、桃仁，所治 90 例类风湿关节炎患者，临床治愈 46 例，显效 30 例，好转 14 例。也有以风热、湿热和寒湿三型来论治者，更有简单地分为寒、热二型，寒型以温阳通络为主，热型以养阴通络为主来治疗者。有人根据活动期和慢性期而采取不同方法治疗[48]，如活动期治以除湿舒筋、清热散风或清热保津、利湿除痹的方法，慢性期治以活血化瘀、化湿除痰，或通络除痹、祛风和血，或养血祛风，或温肾通阳等方法。侯丽萍[44]在临床上把急性期辨为湿热阻络，缓解期辨为气阴两虚和肝肾两虚，并提出治疗中应始终贯穿调脾利湿药的应用。虽然《金匮要略》原文强调了肝肾不足的病机，但在方药的应用上体现不够，故也有学者指出，《金匮要略》方只能用于历节病的早期阶段，而后期当参考独活寄生汤、三痹汤等扶正祛邪类方剂。焦树德[41]对尪痹的论治经验，也可补《金匮要略》的不足，在临床上有一定的代表性，应予以足够的重视。焦氏将本病主要分为肾虚寒盛，肾虚标热轻证，肾虚标热重证三型，总的治则以补肾祛寒为主，辅以化湿散风，养肝荣筋，活血通瘀。所创补肾祛寒治尪汤，适用于肾虚寒盛证，由桂枝芍药知母汤合《局方》虎骨散加减化裁而成，用药：川断、熟地各 12～15g，补骨脂、淫羊藿、桂枝、赤白芍各 9～12g，制附片 6～12g，骨碎补 10g，独活、牛膝、知母各 9g，苍术 6g，威灵仙、炙虎骨（现已禁用）各 12g，防风、炙山甲各 6～9g，伸筋草 20～30g，麻黄 3g，松节 10～15g。焦氏以上方随证加减治疗 32 例患者，总有效率达 87%。侯平玺[49]用上方治疗 42 例，显效 22 例，好转 17 例，无效 3 例。朱良春[50]对本病的治疗也有独到之处，从久痛多瘀、久痛入络、久痛多虚及久病及肾的特点考虑，立益肾蠲痹丸益肾壮督、蠲痹通络，并借虫类血肉有情之品搜风逐邪、蠲瘀涤痰，标本兼顾，药如：熟地、仙灵脾、鹿衔草、淡苁蓉、全当归、蜂房、蕲蛇、地鳖虫、僵蚕、蜣螂虫、炮山甲、全蝎、蜈蚣、干地龙、甘草等。虫类药的搜剔，亦可补《金匮要略》之不足。

五、肺痿病

肺痿以咳吐浊唾涎沫为主症，大体可分为虚热和虚寒二种证型。虚热型肺痿由津液过耗，阴虚内热所致，可用麦门冬汤润养肺胃、止咳化痰；虚寒型肺痿由上焦阳虚、肺中虚冷所致，治以甘草干姜汤温肺复气。

《金匮要略》对肺痿论述较少，后世医家多有补充，《诸病源候论》、《备急千金要方》等都有涉及。明清医家的论述更为具体，如《杂病源流犀烛》所说："其证之发，必寒热往来，自汗气急，烦闷多唾，或带红线脓血，宜急治之，切忌升散辛燥温热。……大约此证总以养肺、养气、养血、清金降火为主。"除了表现上强调可咳红线外，在治法上也突出了当以润养为主，偏重似在虚热方面。

现代有从临床表现上继续加以补充者，如李士懋[51]反复强调仅以咳吐浊唾涎沫，脉虚数为肺痿主症是不完全的，应补充骨蒸盗汗、五心烦热、痰中带血、消瘦或声哑喉痹等症。印会河[52]认为肺痿咳喘虽甚，总以无痰为主，常见口燥咽干，重者才有吐白沫，其痰的特点为：①不带痰块；②胶黏难出；③必伴口燥咽干；④白沫之泡小于粟粒，轻如飞絮，结如棉球，有时粘在唇边，吐不下来，此不可误为一般水湿所生的泡沫痰。晁恩祥[53]对汉代以后有关肺痿的文献作过统计（28 位医家的 62 条论述），论及症状处 48 条，出现各种症状 130 余条次，涉及症状 10 余种，重复出现者为：咳嗽 25 条，唾涎沫 25 条，喘息 23 条，咳血 11 条，寒热 9 条，烦渴 8 条，咽不利 8 条，汗出 4 条，消瘦食少 4 条，另外提及的是眩、毛枯等。其中最为集中的是咳嗽（52.08%），唾涎沫（52.08%），喘息

（47.92%）。上述内容有助于我们加深对肺痿的认识。

关于肺痿的病机，较多学者注意强调阴虚肺燥，热在上焦。如印会河[52]认为，正是由于阴虚津亏肺热，遂至肺气升多降少，肺气不降则发为喘咳，重者倚息难以平卧，甚至唇面爪甲青紫。李士懋[51]也提出肺痿当以虚热为主，其性质为肺热、阴伤、气耗，而虚寒型肺痿属变证，可以由形寒饮冷伤肺或阴病及阳所造成。由此，又涉及对甘草干姜汤的理解，对该方是否属于肺痿证治有两种绝然不同的意见，分歧可能缘起于原文叙述的详略不一，《金匮要略》中对肺痿从虚热角度强调较多，且指明是热在上焦，因咳为肺痿，而对虚寒型肺痿有"吐涎沫不咳，"之说，不咳似有悖常理，又指出"此为肺中冷，"使人易生疑窦。实际上古代医家对此意见已经相左，如《金鉴》有肺中冷说，《本义》有肺冷所以成痿说。从临床上考虑，任何疾病的表现总有常有变，即使临床上肺痿以虚热多见，也难以否认偶见虚寒的可能，从肺痿病名考虑也只是强调了肺脏的痿弱不用，并无寒热方面的严格限制。

关于肺痿的治疗，一般多遵循以润养为主的原则，具体治法如《张氏医通》所概括的："缓而图之，生胃津、润肺燥、下逆气、开积痰、止浊唾、补真气、散火热"等几个方面，以通肺之水管、以复肺之清肃。据晁恩祥[53]的统计，后世医家所用治法以养阴为多，其次有益气、清热、化痰、活血、降气、温肺等。所选药物较多者，如养阴类：麦冬、天冬、沙参、玉竹、鳖甲；清热类：知母、芦根、竹叶、生地、赤芍、地骨皮、射干、桑皮、柴胡、葛根；益气健脾类：甘草、人参、党参、黄芪、白术、山药、茯苓、大枣等。陈寿松[54]用王海藏止咳消痰下气、养阴散热的紫菀散加减（紫菀、川贝、桔梗、人参、茯苓、五味子、知母、甘草、阿胶）治疗虚热肺痿17例，疗效满意。印会河[52]治肺痿主要用喻昌的清燥救肺汤加减（加黛蛤散等）。许政一[55]除了将麦门冬汤、喻昌的清燥救肺汤合用外，对虚寒型肺痿常以甘草干姜汤加黄芪、党参、或肉桂、山药、补骨脂等，或加附子、茸片、益智仁、桑螵蛸等。

肺痿，后世多列入咳嗽门或与肺痈并举，一般认为与久嗽、劳嗽相当，如丹波元简所述："肺痿非比别病，即后世所谓劳嗽耳。"如果从现代医学的角度加以探讨的话，有认为属肺结核、矽肺（硅沉着肺）等晚期引起的肺不张者[56]，有将肺脓疡合并胸膜炎、慢性支气管炎、肺气肿伴气胸、2期矽肺、或大肠杆菌引起的肺部感染按肺痿论治的[57]。《实用中医内科学》中有如下较为全面的论说，可以参考："举凡各种原因所致的慢性咳嗽，如西医的慢性支气管炎、支气管扩张症、慢性肺脓疡后期、肺纤维化、肺不张、肺硬变、矽肺（硅沉着肺）等，经久不愈，咳唾稠痰、脓痰或涎沫，或痰中带血丝、咯血者，均可参照肺痿的辨证论治。"晁恩祥[53]认为本病可定义为：由各种原因所致的以肺脏萎缩为基本病理特征，以咳喘唾涎为主要临床表现的慢性虚损性难治性病证，预后不佳，与西医学各种原因所致的肺纤维化相关。吕晓东等[58]认为现代病理学研究表明特发性肺纤维化病人由于广泛的肺间质纤维化使肺体积缩小，弹性减低，肺的收缩和膨胀受到限制，削弱换气效能。本病早期的病理变化为肺泡壁增厚，随病情的发展，肺泡壁内出现增生的纤维母细胞、网织纤维和单核细胞。到慢性阶段，肺泡壁中细胞成分减少，结构致密，为纤维组织所代替，增生的毛细血管被纤维组织破坏，数量减少，肺小动脉内膜增生，管壁增厚。到晚期肺间质中的纤维组织收缩，平滑肌成分为轻至中度增生，肺呈实变，体积缩小，证实了肺痿的肺叶萎缩病机。晁恩祥强调了喘当为本病主症之一，并且本病预后大多不良。

六、肺胀病

肺胀以咳喘为主症，《金匮要略》中属咳嗽上气病的范围，其病因病机以水饮内停、风寒外束，内外合邪为要点，治疗以小青龙汤加减变化，重在温肺散寒，降逆止咳平喘，具体有射干麻黄汤、厚朴麻黄汤、越婢加半夏汤和小青龙加石膏汤等方剂。

《金匮要略》中明确提及肺胀的条文不多，是否有关咳嗽上气的条文均属肺胀，对此看法不尽一致。有认为[59]咳而上气虽然是肺胀的主要症状，但肺胀不能混称为咳而上气，所谓肺胀只是咳嗽上气门中的一个类型，根据原文所述，越婢加半夏汤和小青龙加石膏汤用于肺胀证治，故肺胀只是咳嗽上气病中寒热夹杂的"寒包热"型而已。于世良[60]提出肺胀作为一个病名，一般病有宿根，且常由外邪触动而发作，病情深重，当属后世所说的哮证。咳嗽上气为多种疾病变化过程中出现的咳喘之病。似乎肺胀与咳嗽上气二者范围有大小，不能完全等同。但也有认为咳嗽上气与肺胀相当者[61]，肺胀即后世哮证，哮之所以是肺胀，因其呼吸气促，喘息不能平卧，胸部臌满及胀闷如塞的程度远比一般咳喘为甚。其实丹波元简在《辑义》中已有此看法："凡本篇诸条，肺痿肺痈之外，悉属肺胀。"肺胀即"后世之呷嗽。哮嗽之属"。也有把肺胀二字作为咳嗽上气病的病机来认识的，如四版教材《金匮要略选读》。

肺胀，从字面上看，原来主要指肺气胀满壅滞，不能肃降的病证。《内经》和《诸病源候论》对此都有阐述。在病机上《丹溪心法》中有："痰夹瘀血碍气而病"的观点，在治法上也有独到之处，如活血化瘀药的应用。《证治汇补》认为肺胀有痰夹瘀血碍气者；有风寒郁于肺中不得发越者；有停水不化、肺气不降者；有肾虚水枯肺金不降者；有气散而胀者；也有气逆而胀者等等，归纳较为全面。

肺胀，后世医籍中大多将其附于肺痿、肺痈之后，或散见于痰饮、喘促、上气、咳嗽等门中，其病机在《金匮要略》，内外合邪的基础上，又认识到久病肺虚以及痰浊、水饮、瘀血之间的相互影响。其性质多属本虚标实。可见仲景以后发展较多，以至于现代对肺胀的概念定义也有变化，如《实用中医内科学》中所述："肺胀是因咳嗽、哮喘等证，日久不愈，肺脾肾虚损，气道滞塞不利，出现以胸中胀满、痰涎壅盛，上气咳嗽，动后尤显，甚则面色晦黯，唇舌发绀，颜面；上肢浮肿，病程缠绵，经久难愈为特征的疾病。""凡慢性咳喘而有胸闷胀满者，如西医的慢性气管炎合并肺气肿，肺源性心脏病和老年性肺气肿等，均可参照本病辨证论治。"以上看法具有一定的代表性，现在多把本病看做由多种慢性肺系疾患反复发作、迁延不愈所致的所谓慢性阻塞性肺部疾患，如肺气肿、肺心病等。这样，临床上对肺胀从肺气肿、肺心病的中医辨证方面又作了不少补充。

现代临床上对肺胀证治的认识各有偏重，如蒋森[62]报道的 100 例肺胀均符合慢性肺心病诊断标准，临床所见除咳喘胸胀如塞之外，还有心悸、浮肿、右胁下痞块、唇甲青紫等，病机分别为：①肺虚邪侵、痰阻肺管；②肺气闭阻、百脉瘀滞；③本病在肺、累及他脏等。在治疗上强调清肺当化痰清热，化痰有助于祛痰利水，利水重在清肺宣肺。武维屏[63]所选 228 例肺胀患者亦大多为肺心病患者，所有患者均有 5 年以上慢性呼吸疾病病史，且体检或胸片示肺气肿改变，或显示阻塞性通气功能障碍和残气量增加。临床分型为：①气虚血瘀，痰热郁肺；②气虚血瘀，痰浊壅肺；③阴虚血瘀，痰热恋肺；④气阴两虚，痰瘀互结；⑤脾肾阳虚，水湿泛滥；⑥肝肾阴虚，痰蒙心窍。武维屏认为本病以瘀、痰为主要特点，治疗上着重从虚、痰、瘀入手，用于气虚血瘀、痰热郁肺型的麻杏龙石汤

（麻黄、杏仁、桃仁、地龙、石膏、半夏、太子参、全瓜蒌、黄芩、知母、贝母）具有一定的代表性。王琦[64]等强调久病肺虚是本病的主要原因，痰瘀交阻为病机的中心环节。早期以痰浊为主，继而二者并见，表现为心悸、发绀、舌黯、苔腻等。本虚标实为主要特点，痰瘀壅盛，五脏衰败为本病晚期的结果。据此，提倡针对气虚、痰浊、血瘀的病机特点，治法以益气、活血、化痰为宜。本法在临床上可改善肺通气量和血流比值，降低肺楔压和肺动脉压并有舒张支气管平滑肌等的作用。陈琦辉[65]运用扶阳法（附子30g、肉桂10g、干姜15g、炙甘草10g为基本方）配合西医常规治疗肺胀病患者30例，对照组运用西医常规方法治疗肺胀患者30例。结果治疗组总有效率90%，明显高于对照组70%（$P<0.05$）。临床研究表明，配合使用扶阳法能明显改善心肺功能，治疗过程中未发现明显不良反应。近年有不少学者从瘀血的角度加以强调，对于提高临床疗效有一定的积极意义，但肺胀病证的范围，显然也要比《金匮要略》所述扩展多了。如向一青[66]以益气祛痰、活血化瘀法，药用西洋参或生晒参、炙款冬花、桑白皮、丹参、葶苈子、苏子、天竺黄、桂枝、橘络为基本方，随证加减治疗肺胀112例，显效47例，有效55例，无效10例，总有效率为91.8%。马新荣[67]采用苏子降气汤合参蛤散治疗肺胀78例。药物组成为紫苏子9g，半夏9g，当归6g，炙甘草6g，前胡6g，厚朴6g，肉桂3g，生姜6g，大枣5g，苏叶2g。治疗78例，显效38例，有效32例，无效8例，总有效率89.7%。

七、奔豚气病

奔豚气病以气从少腹上冲胸咽，"发作欲死，复还止"为临床表现特点。其病因病机，有从惊恐得之者，似与情志过度，精神刺激有关，奔豚汤证治与之相当，所谓肝郁奔豚；有因汗后伤阳复感寒邪或水饮内动者，此与阳虚寒盛有关，桂枝加桂汤和苓桂草枣汤证治与之相当，此又似与情志无涉。

当与《金匮要略》奔豚气病相鉴别的，有《内经》中所述的冲疝和《难经》中的肾积奔豚。前者以痛为主，后者以积为主。《诸病源候论》对本病的描述更为详细，可补《金匮要略》之不足，如："其气乘心，若心中踊踊，如事所惊，如人所恐，五脏不定，食饮辄呕，气满胸中，狂痴不定，妄言妄见，此惊恐奔豚之状；若气满支心，心与闷乱，不欲闻人声，乍瘥乍极，吸吸短气，手足厥逆，内烦结痛，温温欲呕，此忧思奔豚之状。"

《金匮要略》的奔豚气病究竟相当于现代医学中的什么病证？较多学者是从神经症和癔病的角度加以认识的。陆渊雷在《金匮要略今释》中已有此看法。以后不少学者在著书立说中把本病归于情志疾患，认为奔豚气病的表现与西医学中的内脏神经症、癔病、更年期综合征等相类似。萧琪[68]曾归纳了《外台秘要》以前重要文献中有关奔豚气病症状的具体描述，提示本病症状繁多，变幻不定，如非神经症，实难包容。近年来有关本病的大量的临床治验报道，亦多为神经症患者。当然，也有对此持不同看法者，如刘德山等[69]认为奔豚气乃中医诊断的独特病名，也即指一组特有的症状而言，如发作时常伴有腹痛、目眩、气急、心悸、烦躁等，患者自觉十分难受，严重时还伴有肢厥、汗出、甚者反复发作不止而死亡，不应简单地将其归入神经症。王祖良[70]则提出神经症和癔病中的一部分患者的临床表现属于奔豚气病，但不能认为奔豚气病即是神经症和癔病。沙子仲[71]则强调奔豚气是一个证而不是一个病。此在多种疾病中可出现，并不少见，只是未成主症时，随着原发病治愈，奔豚气亦随之消失。如果成为主症时，伴见症状也加重且易混淆，因此，奔豚的原因相当广泛，但总的离不开寒热虚实和阴阳失调及情志变化，故治疗亦以和降为大法。以上诸说提示我们，奔豚气病是以证候特征命名的，虽然在神经症和癔病中多见，但又不能将二者绝然等同，因为在临床上尚不能排除在其他疾病中也可以见到此类表现。

对奔豚气病从现代医学方面的探讨，如下意见可供参考：

（一）腹腔神经丛的功能紊乱

黄柄山[72]认为由于腹腔神经丛的功能紊乱而出现的复杂的内部感觉形成的惰性兴奋灶持久存在，造成皮层及皮层下自主神经中枢及其支配功能等发生一系列改变，可能是该病证产生的病理生理基础。黄柄山认为本病是在肝郁气滞的基础上发生的，因而在对440例肝郁气滞及其有关证候进行了分析以后才得出以上结论。黄氏认为典型肝气郁滞的病人均有上腹部的发作性、周期性、少数为持续性疼痛，集中于脐周，上腹痛常有上腹部动脉搏动的特点，同时，这些患者常伴见许多自主神经功能失调症状，所谓"发作欲死，复还止。"

陈匡时[73]指出了奔豚气与间歇性腹主动脉异常搏动现象的联系。间歇性腹主动脉搏动症候群，常被误诊为胃肠炎，胃肠痉挛，尿路感染，盆腔炎，附件炎等。此病证多见于青壮年，女性为多，疼痛发作时均有腹主动脉强烈搏动征象，呈一过性。90%的患者心电图有轻度异常，劳累、精神刺激为诱因。推测可能由于自主神经功能紊乱，而引起心脏血管的收缩，舒张功能障碍，或血流速率增加而导致压力波动，从而出现上述症状。

（二）内脏神经功能紊乱

张鸣九[74]曾在20世纪60年代报道治验1例，并探讨了发病机理。张鸣九认为当大脑皮层受到强烈或长期情志上刺激影响，便处于病态，这自然会造成内脏自主神经的紊乱，特别是交感神经的兴奋，产生内脏器官的蠕动亢进或痉挛状态，而苓桂甘枣汤合甘麦大枣汤加紫石英、磁石、代赭石、旋覆花可协调内脏功能，也可反射性地影响到大脑皮层而使其功能恢复。王吉友[75]在对临床治验的分析中也指出，奔豚气发病时情感反应强烈，是高级神经中枢对低级中枢的抑制减弱，而低级中枢功能亢进，产生一系列兴奋占优势的症状。王吉友报道的1例患者病发时肠鸣音亢进，有气过水声，腹部透视可见右上腹有一较大的液平面，认为此乃惊恐刺激，激发胃肠痉挛或肠管蠕动亢进的胃肠自主神经功能的紊乱。

（三）机体对儿茶酚胺反应性的增高

高立云[76]有治验5例，经各种检查均无异常发现，其中3例诊为自主神经功能紊乱。高氏注意到本病具有交感神经兴奋性增强的特点，如脉搏加快，腹主动脉搏动亢进，手掌汗出，四肢厥冷等，另外，腹腔内空腔脏器内压亢进是诱发本病的一个重要因素。本病是水饮停留，再加上较强的精神刺激而发病，其发病条件是存在着Epi的分泌和NE的释放，由此而诱发了心悸、胸闷等症，由于也有焦躁不安等心理因素，因此可以推测机体对儿茶酚胺的反应性增高。这种感受性的增强，受到如腹腔内空腔脏器内压亢进等轻微刺激，继而引起NE的释放，使得全身症状加重，形成恶性循环，从而病情进一步发展。

（四）与心脏功能不全或不完全机械性肠梗阻有关

王祖良[70]指出，桂枝加桂汤和苓桂术甘汤两种证型显然不能以情志性疾病概括，而这两种证型的其中一部分是继发于感染性疾患的心血管症状，或者从发热一开始就是感染性心脏疾患。临床上常见的心肌炎就有奔豚气的表现，诸如房颤、心动过速、期前收缩、传导阻滞等，都有"冲心"的症状，而桂枝、茯苓有强心利尿作用，完全适用于心功能代偿阶段的某些心脏疾患。王氏还提出《千金》所描述的奔豚气汤证："大气上奔胸膈中，诸发病时，逆满短气，不得卧，剧者便惕欲死，腹中冷湿气、肠鸣相逐成结气。"似不能排除不完全机械性肠梗阻的可能。

（五）脑血管神经病变导致的内脏神经功能障碍

古龙飞[77]认为本病在现代医学中只是一个证候，而非独立的疾病，其必定有神经血管病变的前提。古氏检查分析了4例患者，认为奔豚气的发生与脑血管栓塞及脑神经功能障碍均有密切关系。气冲上逆是腹腔血管神经丛的病理兴奋和内脏反射所产生的。

关于奔豚气病的主症为"气从少腹上冲胸咽"，大家均无异词，但除了主症外，对伴见的证候也有加以认识的必要。如奔豚汤证见有腹痛和寒热往来；而桂枝加桂汤和苓桂甘枣汤又有不同的伴见证。刘德山等[69]指出本病可以看做是一组特有的症状，其发作时常伴有腹痛、目眩、气急、心悸、烦躁等，患者自觉十分难受，严重时还伴有肢厥、汗出，甚者反复不止而死亡。也有认为疼痛是本病必具之症，否则何至于发作欲死？至于寒热往来之症，初发时无而日久影响少阳才出现，故不必拘泥。另外，气冲的位置，肾气奔豚起自少腹而肝气奔豚则不然，高运盛[78]有本病被误为蛔厥的临床报告值得参考。

关于本病的病机多从肝与心肾等方面加以认识，后人也有从临床上加以补充的，如周文川[79]认为本病的发生由里虚招至邪客，里虚为津血营气的匮乏，肾不摄纳、肝阴亏损，进而累及冲脉，临证可分为寒客冲脉、郁热犯冲、肝虚引动、中虚气逆等四型。有学者[76]认为本病是水饮停留又加上较强的精神刺激而后发病。党锋等[80]报道用桂枝加桂汤治愈本病7例，此与丹波元坚所说："奔豚一证，多因寒水上冲，故治法不出降逆散寒"相一致。另外也有用苓桂甘枣汤合甘麦大枣汤加紫石英、磁石、代赭石、旋覆花治愈本病，或用桂枝加龙骨牡蛎汤而取效者[81-82]。日本学者寺泽捷年氏曾搜集了日本当代文献中有关奔豚治验的报道，其中用苓桂甘枣汤22例、桂枝加龙骨牡蛎汤5例、《肘后》奔豚汤4例、《金匮要略》奔豚汤3例、良枳汤（茯苓、半夏、桂枝、枳实、高良姜）3例，由此可见，苓桂剂或桂枝汤类方在治疗中的作用不可忽视，同时也说明本病的治疗并非只限于奔豚汤。

后世医家治奔豚气病多仿《金匮要略》之方，但有所化裁。如《小品方》载有奔豚汤、葛根奔豚汤、牡蛎奔豚汤等方；《肘后备急方》有1方；《外台秘要》载有药物组成的方剂13首（包括转载他书方剂在内）。其中大多数方剂组成与《金匮要略》奔豚汤相近，虽有化裁，但李根白皮基本保留，可知当时该药被视为治疗奔豚气的主药。另外，从所载方剂可看出，甘草、人参、桂枝（心）、半夏、生姜是最常见的组合，有扶正降逆之意，并非消积除痕之药。可见，宋以前对于奔豚，理论认识上溯《内经》、《难经》，而治疗则从仲景。至宋方药选用有所变化。《太平圣惠方》有赤茯苓散、甘李根散、槟榔散、木香散、桃仁散、硫黄丸、沉香丸、硼散煎丸等12首治奔豚之方，仅有2方用李根白皮，而有11方皆用槟榔，有7方用木香，偏于从气而治。其后，有些医家则另辟他径。如陶华《伤寒全生集》中提出，用理中汤去白术加肉桂治"气在脐下筑筑然而动"之"欲作奔豚"；对汗后阳伤之奔豚，痛甚手足厥冷者，宜用当归四逆汤加肉桂、吴茱萸。许浚的《东医宝鉴》设胡芦巴丸，用川乌、巴戟天、吴茱萸等大剂温热药治寒气上逆之奔豚，伴腹痛不可忍者。程国彭的《医学心悟》中有奔豚丸，取温阳散寒行气之品，治心肾督阳不足，寒气上逆之奔豚。陈念祖《金匮要略浅注》及唐宗海《金匮要略浅注补正》根据乌梅丸可治厥阴病"气上撞心，心中疼热"，指出该方也可治奔豚气病。张锡纯《医学衷中参西录》中有自拟方（桂枝尖、生淮山药、生芡实、清半夏、生杭菊、生龙骨、生牡蛎、生麦芽、生鸡内金、黄柏、甘草）治相火上冲所致奔豚。《备急千金要方》有灸治穴位疗奔豚的记载，用穴石门、阴交、关元、中极、气海（以上为任脉之穴）、章门、期门（以上为肝经之穴）、天枢、归来（以上为胃经之穴）、中府（肺经之穴）。这些穴位都有主奔豚或止逆下气的作用。随着认识深化和经验积累，奔豚气病的治疗方法更趋多样。[83]

现在临床治疗奔豚气病治法各异。如陈肖琼[84]认为治疗奔豚气病用健脾补气养血药可调节免疫功能；用疏肝理气药可缓急止痛而调节自主神经；活血化瘀药可改善局部的血液循环障碍。有认为[85]冲逆发作之时可借鉴张锡纯的降胃镇冲汤，缓解之后，再以一贯煎加紫石英、生牡蛎、李根白皮滋肝肾之阴、降太冲之逆。临床应用桂枝加桂汤或苓桂草枣汤时也可以加入紫石英、沉香以镇冲逆而引气归原。张德维报道[86]补中益气汤加味治疗奔豚气收效较好，共23例，痊愈18例，显效3例，无效2例，治愈率78.3%，总有效率91.3%。

八、胸痹病

胸痹病以喘息咳唾，胸背痛，短气为临床表现要点，其病机主要为胸阳不振，阴邪上乘，治疗重在宣痹通阳，以栝蒌薤白白酒汤为代表方剂重在宣痹通阳，以栝蒌薤白白酒汤为代表方剂。

胸痹病名最早见于《内经》，而《诸病源候论》中有更为详尽的描述："胸痹之候，胸中幅幅如满，噎塞不利，羽羽如痒，喉里涩，唾燥，甚者，心里强痞急痛，肌肉苦痹，绞急如刺，不得俯仰，胸前皮皆痛，手不能犯，胸满短气，咳唾引痛，烦闷，自汗出，或彻背膂，其脉浮而微才是也。"后世医家对胸痹证治多宗《金匮要略》而有所补充。

现代医学中所谓冠心病心绞痛、急性心肌梗死等大体相当于胸痹病，此似无疑问，但实际上二者又不能完全等同，也不能反过来说胸痹就是冠心病。以胸痹主症为临床表现的疾病，除了冠心病、肺心病、高心病等循环系统疾病外，其他有些如支气管哮喘、慢性阻塞性肺病等呼吸系统的疾病亦当包括在内。阚方旭[87]对此论述较全面，认为现代医学中的某些肺部疾患，如慢性阻塞性肺病以及后期并发的肺源性心脏病以喘息咳唾、喘鸣迫塞、胸满如室、胸痛短气、甚者喘息不得卧为主症时，可按胸痹论治，冠心病心绞痛，其他如肋软骨炎、肋间神经痛、食管裂孔疝等也可按胸痹论治。宋建平[88]认为后世一些中医著作所论胸痹概念不一，范围包括心、肺、胸膈、脾胃、胸壁、咽喉、食管等疾病在内。《症因脉治》、《医学正传》、《临证指南医案》等所论胸痹实为食管、脾胃病变；近代中医辞典解释胸痹多综合上述；不少医家将其与冠心病联系，近年中医内科学教材及国家、行业标准等则将胸痹概念定位冠心病，其概念已与古代不同，范围缩小；一些医家仍认为胸痹范围较广。

关于胸痹的病因病机，一般多从阳微阴弦加以阐发，如陈国权[89]提出，胸痹的证候表现多在心肺，病灶主要在脾胃，其次在肝肾。陈氏从脉象、病灶、治疗、证候等方面引前人注文，强调阳微阴弦的阴指脾胃（阴邪主要指饮邪，故与脾胃关系密切）。再看近代医家李聪甫、邓铁涛、朱曾柏等对本病的治疗也多从脾胃着手，以调理脾胃、化痰饮、消瘀血而每获良效。张笑平[90]从另一个角度解释阳微阴弦颇有新意，值得参考。他从临床上冠心病及隐性冠心病患者合并慢性胆道系统疾患，或慢性胆囊炎胆石症患者合并高脂血症或合并冠心、隐性冠心病的事实，提出阴弦为下焦阴实，主要指以慢性胆道疾患为代表的诸因至少使血脂增高的变化；阳微指长期血脂增高而致冠脉粥样硬化及其管内血流减慢、血黏度增高、血液灌流量减少等变化。临床上冠脉粥样硬化主要因血脂长期反复增高所致，而慢性胆道疾病也会使脂质代谢失常的事实相吻合。罗文儒[91]强调本虚主要在心脾肾，标实主要是痰滞血瘀。钱元龙[92]将胸痹病机归纳为：①肺胃气滞，水饮不化；②胸阳不振，痰阻气滞；③阳气虚弱，寒湿内盛；④中寒极盛，痰瘀凝结。

关于胸痹的治疗，《金匮要略》有其独到之处，但也有不足的地方。不少学者认为，鉴于胸痹病的本虚标实，虚实互见，病因复杂，症状各异，所以治疗亦当广开思路，不能固守一端。如赵锡武[93]认为本病为由虚致实，所以治疗应以补为主，以补为通，通补兼施，补而不壅塞，通而不损正气，具体治法有：①通阳宣痹法；②心胃同治法；③补气养血法；④扶阳抑阴法；⑤活血行水法；⑥补肾养肝法等。罗文儒[91]从胸痹的治法引申到冠心病的临床证治实际，扶正由健脾温中的人参汤扩展到养心、益肺、补肾等治法，祛邪由化痰行气发展到化痰活血，痰瘀同治，可谓一源三歧。岳美中治疗本病常用党参、当归、栝蒌、红花、延胡索、郁金、薤白、丹参、鸡血藤等，实验提示：栝蒌薤白类化痰药有降脂、降压、抗凝、增加冠脉流量的药理作用，而化瘀药有扩张冠脉、降低血氧阻力和心肌耗氧量、缩小梗死坏死区等药理效用。在近年的临床实践中，通过痰瘀同治而提高疗效的经验较引人注目。如孔令深[94]以此法治疗窦性心律不齐30例，其主要表现为：心悸胸闷、胸膺痛、气促气窒感等，药用丹参、檀香、砂仁、枳实、瓜蒌皮、桂枝、党参等。总有效率达86.6％。由于《金匮要略》的方药详于通阳散寒化痰而略于活血，故在具体证治中应特别注意和化瘀药的配合。如蒲辅周以瓜蒌薤白半夏汤加枳实、降香、川芎、桃仁、血竭、琥珀等。焦树德治疗以胸背痛为主症的冠心、心肌梗死、心肌炎、心绞痛、肋间神经痛时，常用方药为：全瓜蒌、薤白、半夏、枳实、厚朴、桂枝、檀香、红花、丹参、茯神、炒五灵脂、蒲黄，临服时再兑入醋或黄酒。杨晓兰[95]以瓜蒌薤白白酒汤为基础方加减变化用于冠心病的治疗，总有效率为87.5％，常用的加减药物为：党参、黄芪、桂枝、附子、半夏、陈皮、蒲黄、五灵脂、当归、麦冬、玄参、五味子、生地等。张笑平[90]对45例同时患心胆疾患的病人分别采用通阳利胆与蠲饮利胆法治疗，具体药物如瓜蒌薤白半夏汤合苓桂术甘汤和茵陈蒿汤，随证加用丹参、山楂、枳壳、沉香等，疗效满意。实验室检查结果也提示了血脂恢复正常，心肌缺血和胆囊收缩功能等也均有不同程度的改善。陈彬等[96]报告了在动物实验中瓜蒌薤白药对大鼠心功能及血液流变学的影响。结果证实，此药对多项流变学指标均有明显的改善作用，对血小板聚集有较强的抑制作用。因而有利于改善血液流变性，抑制血栓形成，达到预防或缓解心肌缺血的目的。实验结果也证明药对的整体作用明显强于单味药。

纵观《金匮要略》对胸痹的治疗，主要偏重在宣痹通阳，随着现代对活血化瘀法临床应用和研究的重视，《金匮要略》的治法似乎有被忽视的倾向。实际上各种治法在临床上都有一定的适应对象，不可偏废，如后世的芳香通窍、痰瘀同治以及各种补益的方法，均当予以充分的注意。

九、水气病

水气病以身肿为主要表现，《金匮要略》中主要将其分为风水、皮水、正水、石水四种类型，黄汗作为与风水的鉴别，也归入此篇。除了四水之外，《金匮要略》另有五脏水的描述，以及水分、血分和气分的不同表现。关于水气病的病机，《金匮要略》中也有较多的条文论及，且多通过脉象加以阐发，强调了本病的发生与感受外邪，与肺脾肾三脏功能衰退有关。另外，"血不利则为水"之说点出了瘀血内停亦可影响水液代谢而导致水肿。在治疗上，《金匮要略》以通利祛邪的方法为主，明确提出了发汗、利小便和逐水三法。

由于《金匮要略》对本病证治的论述详略不一，本节主要对正水、石水及五脏水作些探讨。

正水，《金匮要略》言之甚简，《诸病源候论》中也无相关论述，有认为[97]石水即大体相当于《诸病源候论》中的"大腹水肿候"，其表现为："大腹水肿，四肢小，阴下湿，手足逆冷，腰痛上气，咳嗽烦疼"等。另有认为[98]正水相当于十水、二十四水之类的病候。也有认为正水源自《素问·汤液醪醴论》者[99]，所谓"其有不从毫毛而生，五脏阳以竭，津液充廓，其魄独居，孤精于内，气耗于外，形不可与衣相保，此四极急而动中，是气拒于内而形施于外。"该段文字强调的病机为五脏阳气被遏，津液不化，其证候可概括为"胸腹胀满，外形浮肿，四肢肿胀而喘促。该段未出病名，推想仲景撰用灵素而将此定名为正水，使其名实相符，治法也出自该篇，可视为正水之源。程树清[99]认为正水属非外邪所致的水肿证，其病机为五脏阳气被阻，遏抑不布，津液不化，泛滥全身而致，病变主要在肺脾肾三脏。临床表现主要为脉沉、自喘、腹大、身体肿重，由于发病中损及的内脏各有偏重，因而又可分为心水、肺水、肝水、脾水、肾水五类，治疗有发汗、利小便、泻下三大原则。程树清认为，从现代医学观点看，正水多类似于慢性肾炎、肾病综合征、心源性水肿等疾病，临床表现有头面四肢水肿、胸水、腹水、呼吸困难、心力衰弱、肺水肿、肝大、肾瘀血、肾功能减退及衰竭消化道瘀血等不同。贾士安[98]认为正水之称，主要是为了阐明五脏水发病于脏腑正气内伤的共性，故可以认为正水是发于脏腑内伤的水气病的统称。

关于石水，《内经》及《诸病源候论》中均有论及，《医门法律》认为石水即癥积聚痞块引起的"单腹胀"。以古代文献的叙述为依据，陈旭寒[100]指出石水的病机除肾阳衰微、水气结于少腹外，当还包括瘀血相结的情况，石水乃水肿重证，由肝脾肾三脏受病，气血水瘀积腹内而成。石水可见于某些肝硬化腹水、慢性肾炎等形成的腹水、下肢水肿等病。时振声[101]认为，《金匮要略》所载的石水可能和《内经》是一致的，或许这类病人肿胀至胃脘，可能病人已死亡，故谓腹满不喘，或许这类病人发病与一般水肿不同，仅是少腹肿坠，质硬如石，恐防属癥积一类病证亦未可知，因癥积压迫而下肢水肿，故归入"水气病脉证并治"章。姚廷周[102]认为，石水包括肝硬化腹水、结核性腹水、肝癌腹水、血吸虫病等以水停腹中为突出症状的一类病变，皆为难治疾患。仲景书中未单独论及臌胀，不是仲景无认识，而是臌胀也属水病之一，故归入水气中。如临床肝硬化腹水患者确是满而不喘，仲景对此有认识而无良方。石水是以形而名，即此病难化如石，无法治愈，甚至有积块坚硬如石。五脏水中的肝水、肾水可视为石水。也有学者[97]认为石水不在水肿之列，其依据为《灵枢·水胀》中明确提到了水与肤胀、臌胀、肠覃、石瘕、石水的区别，说明水肿与石水不是一回事，仲景著书也当宗此意。石水是但小腹硬肿如石，重坠下垂，一身不肿的疾病，为水寒坚凝下焦局部而不外趋或上迫的病证。

关于正水与石水的治疗，《金鉴》曾有"皆当从下温解"的看法。冯泳[103]提出肾气丸、甘遂半夏汤、己椒苈黄丸、十枣汤等温阳化气、攻逐水饮的方剂均可借用于正水、石水之治，仲景以后的疏凿饮子、舟车丸、实脾饮等也可参考。陈旭寒[100]认为采用温脾补肾、化瘀利水法往往可以收到较好的效果。贾士安[98]提出石水之治，温阳散邪可用麻黄附子汤，温阳逐水可用《圣惠方》海蛤丸、《千金》大腹散等。

五脏水与正水、石水关系密切，如前所述，有的认为五脏水即正水的不同表现；有的认为五脏水为正水和石水的具体证候；也有的将五脏水单独列出，以示与正水、石水的不同。对五脏水总的认识，如何懋[104]指出，五脏水为人体正气内溃，五脏阳颓所致的水寒凝聚、三焦闭阻而发肿的五肿水病，水肿续发于五脏本身的病变。可见五脏水是人体内脏一些慢性顽固性疾病，如癥积、臌胀等累及脏器时出现的较为严重的水肿疾患，可以一脏，也可以两脏病水，最终形成水毒内闭、阴关阳格的恶候。治法除《金匮要略》所述外，阴证、虚证须采用健脾、温肾、补虚、降浊等法治之。胡志坚[105]认为，凡诸脏病变引起气机不畅、营卫不调、经脉瘀涩而致水液代谢障碍者，皆可发为水病。五脏水中，肺脾肾虽然是引起水肿的重要原因，但也不应忽视其他二脏在水肿形成中的作用，这也许是仲景确立五脏水辨证分类的原意。五脏水的特点是先有各脏病理特点的症状表现，病情发展到一定程度时才出现水肿。从水肿的病源学及症状学看，现代医学全身性水肿中的心病性水肿、肾病性水肿、肝病性水肿及营养不良性水肿，与五脏水十分相似，妊娠中毒性水肿及内分泌障碍疾病引起的水肿，则与肾水相类，古今之臌胀，多属肝水。林永发[106]对五脏水的证治有更为具体的描述：心水与先天性心脏病、风心等引起的慢性充血心力衰竭发生的水肿基本一致，见有双下肢水肿明显，甚则腹水，前阴浮肿、心悸少气、不能平卧，双侧人迎部位青筋暴露，胁下癥块，面色无华，舌淡红夹紫，苔厚色白，脉结或代。治以参附汤合五苓散，补气强心，温阳利水；肺水常见于慢性肺心病引起的水肿或急性肾炎或慢性肾炎急性发作，分别以五苓散加生脉散加减，补阴益气温阳利水，或五味消毒饮清热解毒，解表行水；肝水类似于慢性活动性肝炎、肝硬化腹水及肝内巨大囊肿者，证见腹大如囊裹水，伴双下肢肿，转侧困难，胁下癥块痛，尿少时通时不通，治以实脾饮合五苓散理气活血健脾利水；脾水相当于老年性消化道溃疡病，慢性萎缩性胃炎、胃大部切除后、营养不良等引起的水肿，治以香砂六君合五苓散健脾益气、温阳行水；肾水类似慢性尿毒症、肾病综合征，治疗用真武汤合五苓散加减，温暖肾阳、化气行水。以上对五脏水的分析，结合现代医学的病名，具体而细致，可以参考。

水气病中有关正水、石水、五脏水的内容是疑点和难点较多之处，以上所引的各种看法将有助于思考。

对于水气病的治疗，也有根据气分、水分、血分强调气、血、水之间的相互关系而重视瘀水互患问题的。对此《金匮要略》中虽然没有十分明确的证治，但从"血分病"、"血不利则为水"等处已可窥其端倪，故有认为[107]《金匮要略》开创了用活血化瘀药治疗水气病的先河。有人强调[108]活血利水应作为水气病治疗的常法之一而加以重视。其实，《医碥》中对此已有较明确的论述，提出气血水三者病常相同，有先病气滞而后血结者，有先病血而后气滞者，有先病水肿而血随败者，有先病血结而水随蓄者，故有气虚水停、气滞血停、血瘀水停以及水停而导致气滞血瘀者，当然三者又往往相互关联，错综夹杂在一起的。现代一些著名老中医十分重视活血化瘀法在治疗水肿病中的重要性[109]。如朱良春治疗慢性肾炎的益气化瘀补肾汤（生黄芪、仙灵脾、石韦、熟附子、川芎、红花、全当归、川续断、怀牛膝）九味药中就有川芎、红花、当归、续断、牛膝等五味活血化瘀之品，且特别说明当浮肿明显时，另加水蛭粉吞服以化瘀利水。[110]

十、黄汗病

黄汗病以汗出色黄如柏汁为特点，据原文，黄汗的伴随症状较多。其病因病机，为体表营卫之气虚弱，水湿之邪入侵，水湿郁遏营卫，日久化热，湿热交蒸肌腠，黄汗乃出。治疗以调和营卫、畅达表阳，祛除水湿为主，有芪芍桂酒汤和桂枝加黄芪汤二方。

黄汗病，有将此看做水气病之一者，也有认为当属黄疸范畴者，虽然时有个案治验报告，但本病毕竟不是常见病，因此，给深入研讨本病也带来了一定的困难。

关于汗出色黄，现代医学有色汗症和假性色汗症之说，色汗症由小汗腺功能紊乱及某些药物等因素的影响而发病，其颜色并不限于黄色。假性色汗症由某些可以产生颜色的细菌如棒状杆菌、腋毛癣菌等引起，好发于大汗腺丰富的腋下及会阴处。也有认为本病与黄疸病时胆色素的排泄增加有关，黄疸愈后，黄汗亦止。以上二说，可备参考。

关于黄汗与黄疸，应注意二者间的鉴别而不应将其等同，《金匮要略》将黄汗归入"水气病脉证并治"章也说明了这一问题，许多临床治验也支持这一看法。黄汗患者大多数肝功能检查在正常范围，对此刘东汉等[111]曾有专论，指出黄汗主症为汗出色黄沾染衣服，或兼手掌部发黄如蜂蜡状，伴身热、身困重、小便不利、脉沉。而黄疸病人虽然有时也有汗出色黄，但其必见面目黄、身黄、小溲黄，并见口苦、纳呆、腹胀等证。黄汗为邪在肌表，黄疸为湿热蕴蒸于内，所以治法上前者当固表祛湿，调和营卫，后者以清利湿热为主。

关于黄汗与水肿，储全根[112]强调了二者的区别，黄汗虽与四水并列，但不属于水液代谢障碍的病证，此从主症、病因病机、治法方药上当不难区别，从临床治验的报告来看，黄汗而伴水肿者亦少见。

近年陶汉华[113]对黄汗病的论述比较全面，观点新颖。陶汉华首先亦强调了黄汗当与水肿、黄疸明确鉴别，指出黄汗既非水肿病，也非黄疸的一个症状，而是一个独立的疾病。按原文所述，本病是由水湿邪气浸渍于肌肤、营卫之气郁遏而失于调和，故病初患者可有恶寒发热，身痛，腰髋弛痛等营卫不和的表证，水湿滞于肌表。故四肢面目水肿，继则营卫阻遏加重，身发热，邪热迫津外泄而汗出不止，久不愈热盛肉腐还可发生痈脓。陶汉华提出按现代医学观点分析，本病应是一种汗腺炎症，是由一类带黄颜色或产生黄色素的细菌侵入汗腺所致。因夏池溏、湖泊中繁殖着各种细菌，当人全身汗出，突然入池溏沐浴，细菌便会乘机侵入汗腺，从而发生汗腺炎症性病变。带有色素或产生色素的细菌如金黄色葡萄球菌、绿脓杆菌（铜绿假单胞菌）等，侵入汗腺，繁殖产生毒素，人体分泌的汗液就会带有颜色，而《金匮要略》所用的芪芍桂酒汤等都有抗菌抑菌的作用，黄芪又能增强人体的免疫功能。陶汉华的汗腺炎症说，确有令人耳目一新之感。

苗毅勤[114]有黄汗不尽是外感说，认为《金匮要略》原文所述，外感是条件，内因由脾虚而表卫不固，此为外感黄汗。黄汗也有当属杂证论治者，此由脾虚气衰，水湿不运，郁而化热，熏蒸肌肤，津随热泄，黄汗乃出。苗毅勤诊治的10例患者，皆按脾虚湿遏论治而愈。此说提示了黄汗的病因不止一端，因此，治疗不可固执一方，如苗氏所举治验，先予茵陈五苓散，后以桂枝加黄芪汤治疗，均未果，而后改用归脾汤加味，以健脾理气化湿为主而获效。

黄汗的治疗，除了《金匮要略》方之外，也有以桂枝加黄芪汤合五苓散或小柴胡汤再配以茵陈、土茯苓者，也有以芪芍桂酒汤合三仁汤或生化汤者。如吴世才[115]曾报道某男性患者乃黄疸型肝炎虽愈，但其体内湿热并未全除，郁遏于营卫不得外泄而现为黄汗等症，在治疗上抓住证属湿热蕴结之病机，予三仁汤加减发越郁阳，清热除湿，芳香化浊，湿浊解黄汗除。也有另辟蹊径，以茵陈、栀子、黄柏、白术、五味子、陈皮、茯苓、牡蛎等取效者。

十一、黄疸病

黄疸病以目黄、身黄、尿黄为主症，《金匮要略》将其分为谷疸、酒疸、女劳疸三类，黑疸为其转归，治疗有汗、吐、下、和、温、清、消、补，可谓八法皆备。

黄疸病名及表现，《内经》中已有论述，但较为完整的理法方药，则始自《金匮要略》。其后，《诸病源候论》对黄疸有二十八候之分，《圣济总录》有九疸三十六黄之说，对黄疸病的临床表现，刻画详尽，分类细致。元代以后又由繁归简，立阳黄与阴黄二类，以便于临床的辨证施治。

就黄疸的发病机制来说，马晓峰认为[116]《金匮要略》从"风、湿、瘀热"立论。黄疸的发病过程中，风邪仅为诱发因素；脾湿郁遏，是黄疸发病的基本因素。如外邪不得及时表散，或湿邪久郁，均可化热；热入血分，血分瘀热外蒸，行于体表则必发黄疸。"风"、"湿"是其发病过程中的部分因素，而"瘀热以行"则是决定湿热发黄的重要因素，为病机关键。"脾色必黄"强调黄疸发病的病位主要源于中焦脾胃，而是否发黄，则与血分密切相关。

谷疸与酒疸即湿热黄疸，本节不再赘述，此就女劳疸和黑疸略加讨论。有认为女劳疸、黑疸与阴黄相似，林永发[117]提出不同意见，认为女劳疸见于慢性肝炎血清胆红素正常的患者，以及部分肝炎后肝硬化的病人，常有肝掌、蜘蛛痣，面部皮肤黧黑，而阴黄见于慢肝血清胆红质反复增高的患者，以及肝炎后肝硬化，原发性胆汁性肝硬化、先天性胆道梗阻等患者。疸久不愈（阴黄）可能转变为黑疸，黑疸是女劳疸、阴黄的一种变型病证。

一般认为肝硬化或肝硬化腹水在女劳疸范围之内，此外，慢性肾上腺皮质功能减退症也与女劳疸相关。从这个角度考虑，女劳疸的病因病机，似乎单用肾虚有热难概其全。张再良[118]引证历代医家的有关论述，对女劳疸的证候、病机、治法作了补充，提出不可排除湿热内蕴的因素。吕敬仁等[119]对此进一步补充，认为除了肾虚湿热之邪未尽之外，女劳疸必兼瘀血之症，即瘀血发黄、瘀热发黄，所以在临床上活血祛瘀为必用之法。李志华[120]从病毒性肝炎的角度，探讨了《金匮要略》黄疸病证，认为女劳疸与慢性淤胆型肝炎相当，病机偏于瘀热相结。女劳疸腹如水状则与慢性重症型肝炎相当，病机偏于湿毒、瘀热胶结，而黑疸则与肝炎后肝硬化活动期低度黄疸相关，因铬氨酸代谢异常，出现面色黧黑。对于女劳疸的治疗，仲景可能尚未摸索出有效的方法，除了凉血活血外，他法实难奏效。许振亚[121]指出女劳疸的临床表现与现代医学中肾上腺皮质功能减退引起的艾迪生病及垂体前叶功能减退引起的席汉综合征中的一种类型十分近似。多由房劳过度，元气被伤，肾中精血两亏，阴损及阳，肾气不足所致。治疗以补肾为主，重用填精益髓之品，兼顾于脾，药用右归饮加减，温补脾肾，益精补髓。临床治疗7例，疗效均佳，硝石矾石散可视为变法。另外，喻昌用八味肾气丸，《太平圣惠方》治房黄所用鹿茸散都可参考。

刘文昭[122]探讨了黑疸的证治，认为黑疸的形成有下列数端：①酒疸转变；②女劳疸所致；③谷疸形成；④脾虚受风而成；⑤非疸而致。临床治疗有以下数法：①祛邪散积，以硝石矾石散消瘀逐湿，以桃核承气汤合抵当汤用于黑疸瘀血乘心时（肝硬化引起的肝昏迷）；②攻补兼施，活血养阴如膏发煎，姜春华以活血利尿与养阴同用（药如大黄、桃仁、地鳖虫、西瓜皮、玉米须、陈葫芦、对座草、黑大豆、炮山甲等）。清热凉血养阴，如张璐用栀子大黄汤去大黄合犀角地黄汤治黑疸；③扶正以祛邪，温里助阳，药用附子、椒目、干姜、桂枝、茯苓、猪苓、白术、泽泻、防己、补益脾胃，方选小建中汤，如《类证治裁》所说"疸久不愈则补脾"。金寿山[123]认为女劳疸夹有瘀血之时，即可看做黑疸，因而，硝石矾石散也可看做是黑疸之治，女劳疸与黑疸的相通之处甚多。

十二、脏躁病

脏躁出自"妇人杂病脉证并治"，原文对其主症的描述为："喜悲伤欲哭，象如神灵所作，数欠伸。"脏躁的病因病机，一般认为多由情志不舒或思虑过度，肝郁化火伤阴，脏阴不足，虚火躁动。本病的治疗以甘麦大枣汤补养心脾，缓急润燥。

脏躁之脏究竟何指，医家看法不一。有认为指子宫，有认为指心脏，有认为指肺脏，也有认为泛指五脏者。对病位的理解有异，但津液阴血不足为基础。

脏躁的临床表现，原文只是简要地作了提示，强调患者的情绪极不稳定，但诊断时仅凭原文又是远远不够的。余公侠[124]曾在20世纪50年代就提出过脏躁的诊断标准："①言行失常，或无故悲伤或喜怒不节；②心烦不得眠，或恍惚多梦，或坐卧不安，或身如蚁走样；③汗多，口干，不思饮食，大便秘结，常数日不更衣；④怕一切声光，怕与人交言，喜独居暗室；⑤腹诊见右腹直肌挛急，或右胁下脐旁拘急有结块者。吴永庆[125] 40例脏躁患者的主症是：精神忧郁，悲伤啼哭，神情呆滞，胸胁满闷，呵欠频作，心烦急躁，少寐易惊，经闭腹痛，持续发作或间断、周期性发作。周康[126]认为悲伤欲哭当为临床主症，而数欠伸却少见。根据50例临床资料分析，具体见证有33例以心的证候为主，如惊悸、虚痛、健忘、不得卧、怔忡、多梦，注意力散乱等。以上所举，无疑在一定程度上可以补充原文的具体描述，有助于临床诊断。

关于脏躁病的具体表现，又牵涉到从现代医学角度对该病的认识。意见较为集中的是癔病，如周康[126]报道的50例中癔病大体相当，但二者间又不能绝然画上等号，因为除了癔病之外，其他如神经症、精神分裂症抑郁状态、反应性抑郁症、更年期抑郁症、内因性抑郁症等，均与脏躁相关。纵观古代医家的验案，也以抑郁性病证多见。林永华[127]提出脏躁主证颇似妇女更年期综合征或更年期忧郁症。李凤鸣[128]和吴治勋[129]所述之证亦皆与癔病相类，如发作时精神恍惚，哭笑无常，呵欠频作，语无伦次；或情绪抑郁，神志呆滞，默不作声，全身僵直，四肢厥逆，两手紧握，少寐易惊，多疑善惑，心烦意乱；或短暂的妄闻妄见，全身振颤、四肢抽动等。

关于脏躁的病因病机，前面已经提及，不少学者认为脏躁之脏，似从广义的角度加以认识和理解为好。如石惠欣[130]认为本病五脏虚损是本，躁是由于气血衰少，使脏真躁急不安。本病乃内脏虚损所出现的一系列血虚气衰，脏腑功能紊乱，阶段性作用衰减的概况，一般虚之内因在先，情志诸症的出现在后。杨世忠等[131]更为具体地将本病按五脏分为心躁（心阴血虚）、肝躁（肝精血虚）、脾躁（脾胃两虚）、肺躁（肺阴津虚）、肾躁（肾阴精虚）等五种类型进行辨证，以示脏为五脏之义。周康[126]从临床50例资料分析，在五脏症状中半数以上以心的见症为主，其次有心与肝、心与肾等，因而提出对脏躁的名称和病机在五脏关系上不应作牵强繁复的理解。

对病机的归纳，有的[132]归纳为心神失养、阴虚阳亢、痰气阻滞、阴阳失调四型。有的[129]分为血虚脏躁、心神不宁；情志抑郁、心脾失调；剧烈的精神刺激、扰动心肝二经等三种类型。有的[133]分为情志抑郁，肝郁化火伤阴；思虑伤脾，心失所养；痰浊上蒙、心失所主等三型。吴永庆[125]在病机上认为本病以气郁血瘀和心脾两虚为常见，尤以血瘀型多见。

对脏躁的治疗，实际上并不限于甘麦大枣汤。历代治疗脏躁的用药统计结果中[134]，另有三类药使用频率较高，值得我们思考研究，一类以养心安神为主的中药，如酸枣仁、远志、茯神；另一类是以滋阴药为主，如生地、麦冬；第三类是以补血为主的药物，如当归、白芍等。由此三类药物高频率出现，可推测脏躁是由于阴血亏少而发病，治疗时应以养心安神，和中缓急为主，佐以滋阴养血。如李凤鸣[128]对50例脏躁治以疏肝解郁，养血和脾，清热除痰、镇心安神，药用柴胡、当归、白芍、茯苓、珍珠母、龙骨、甘草、朱砂、琥珀等。林永华[127]对133例更年期综合征的治疗方药为：淮小麦、红枣、炙甘草、枸杞子、石决明、珍珠母、紫草、仙灵脾、当归，或加生地、百合、沙参、麦冬等养阴之品。周明道[135]在甘麦大枣汤的基础上加甘松、陈皮组成甘麦枣陈汤，颇为应手，另外再根据辨证分别配以清养胃阴法，柔肝养血法，调气活血法，宁心安神法，化痰缓急法、滋养肾阴法等。吴永庆[125]以活血化瘀法治疗脏躁40例，主要方药为柴附桃红四物汤（柴胡、香附、生熟地、赤白芍、当归、川芎、桃仁、红花、生龙骨、甘草等）。杨世忠等[131]从五脏论治脏躁，分别使用圣愈汤、酸枣仁汤、归脾汤、百合地黄知母汤、六味地黄汤等。李振华[136]在20世纪50年代，治疗脏躁亦用甘麦大枣汤，但屡用不效。后据症状进一步分析，认为本病一般均有胸胁窜痛，心急烦躁易怒，口干口苦，脉弦等症，系肝郁气滞，气郁化热；据头晕头沉，腹胀纳差，舌体胖大，苔腻，脉有滑象等症，又系脾虚痰湿。肝郁化火，肝气上逆，可致痰随气升，干扰清窍，多疑善感，健忘等。按肝脾失调，痰火内盛，干扰清窍这一病机，以疏肝健脾，清心豁痰为法，自拟清心豁痰汤（白术10g，茯苓15g，橘红、半夏、香附、枳壳、西茴、乌药、郁金、石菖蒲、栀子各10g，莲子心5g，胆南星10g，甘草3g，琥珀3g），临床收到满意效果。40多年来用此法治愈大量脏躁病患者。通过临床长期观察用清心豁痰汤治疗脏躁，一般服用6～10剂即可见效，服用20～30剂可使烦躁除，能安睡，诸症基本消失。贾军丽[137]以耳穴贴压治疗56例病人。选穴为耳穴肾、子宫、卵巢、皮质下、内分泌、神门。治疗1～3个疗程后，治愈15例，显效31例，好转7例，无效3例，总有效率94.64%。选用耳穴可起到疏通经络、运行气血、调和五脏六腑的作用。值得一提的是，不少报道指出单纯用甘麦大枣汤往往无捷效，一般都应随证加减出入。宋乃光[138]评价了甘麦大枣汤的临床疗效，该文统计了1960—1986年间国内公开发行的16种中医期刊的30篇报道、334例病案记载，其中用甘麦大枣汤原文的只占24%，此80例中，30例有效，50例无效，而甘麦大枣汤加味者占254例（76%），其中有效者230例，无效者有22例。因此，对本病的治疗，实际了是加了大量养血安神、疏肝解郁的药物，且用量或药味往往也超过了原文。宋乃光还列举了一些名老中医的临床经验，如施今墨常用原文与百合地黄汤、黄连阿胶鸡子黄汤、柴胡加龙牡汤配合；黄文东常配合郁金、菖蒲、胆星、生铁落、夜交藤等治郁证；朱小南常加用茯神、远志、柏子仁、酸枣仁、炒百合等。许振亚[133]也认为临床对脏躁的治疗不能按图索骥，不识变通，一见脏躁则投甘麦大枣汤，而应根据具体情况分别选用养阴润燥，甘温补虚、化痰解郁等法。周明道[135]曾对50例脏躁患者（以悲伤欲哭为主）用本方（甘草9g、小麦 60g、大枣 15 枚）14 剂煎服，结果无一获效。因而强调对本方不应盲从或任意扩大其使用范围，或夸大其疗效。除了药物之外，临床上还当配合一定的心理疗法。

十三、转胞病

转胞出自《金匮要略·妇人杂病脉证并治》，以小便不通为主要表现，用肾气丸治疗。以方测知，其病机在于肾虚而膀胱气化不行，膀胱失去肾阳温煦，则气化失常，水液内留，小便不通。

有关转胞的证治，历代文献中的记录较少，《诸病源候论》中有“胞转候”，其具体描述为：“胞转之病由胞为热所迫，或忍小便，俱令水气还迫于胞，屈辟不得充张，外水应入不得入，内溲应出不得出，外内壅胀不通，故为胞转，其状小腹急痛，不得小便，甚者至死。”临床表现除为小便不通外，还强调了“小腹急痛”。《千金翼方》中有治丈夫妇人转胞不得小便八九日方，用滑石、寒水石、葵子，似本病男女皆有，利水之法亦可治之。以后《圣济总录》用蒲黄散、《世医得效方》用葱白汤、《校注妇人良方》用石韦汤治疗。在病因病机方面，除了强忍小便外，又有胎压膀胱说，如《格致余论》所说：“胞为胎所堕，展在一边，脬系转戾，小便不通。”《医宗必读》也提出：“孕妇胎满压胞，多致小便塞闭，宜升举其气。”并有具体治法为：“或令稳婆手入产户，托其胎，溺出如注；或令妇眠于榻上，将塌倒竖起，胎即不压而溺出。”从历代医家的经验来看，转胞的病因不限于肾气亏虚一端，其治疗也不拘执肾气丸一方。除上述治法方药外，如朱丹溪用补中益气汤，程国彭用茯苓升麻汤，都体现了临床证治的灵活多变。李翠英等[139]曾报道以春泽汤加味治疗转胞。临床表现为妊娠期间小便不通，以致小腹胀急疼痛，心烦不得卧等。药物为人参 10g，炒白术 12g，泽泻 12g，猪苓 12g，茯苓 30g，桂枝 6g，阿胶（烊化）12g，桔梗 12g，升麻 12g，乌药 12g，巴戟天 12g。对照组以西医常规治疗。治疗组总有效率 94.7%，对照组有效率 78.1%。

本病证值得探讨之处是，转胞之胞究竟何指？胞系了戾又是什么意思？转胞之胞，一般多释为膀胱，即胞与脬通，不少学者均有这方面的探讨[140-143]，如果以胞指膀胱为前提，那么胞系当为与膀胱有关连的某物。骆书信[140]曾撰文分析了“输尿管说”、“正中脐索说”、“膀胱的网膜说”、“胞的附近部位说”等各种见解，提出古人的解剖只能是直观的，输尿管为腹膜后器官，普通解剖不易看到，且古人有“膀胱有下口无上口”的记载，可能当时尚未发现输尿管。另外，正中脐索为胎儿早期脐尿管的遗迹，仅为一腹膜皱襞，普通剖腹不能见到，且与排尿功能无关，故亦不能称胞系。最后的结论为：本病证可以由肾阳不足，膀胱失温，阴寒内生，寒则使其拘急收引；或肾虚系胞无力，胎元下压，膀胱转位，致使与其相连的排尿管道发生屈曲、结纠，影响了尿液的正常排泄。限于古人的解剖学知识，当时可能尚未发现输尿管，故胞系了戾当是古人对本病病因的一种推测。

持相反意见者认为胞即子宫[144]，《金匮要略》以前的典籍中未见有称胞为膀胱者。了戾作违背常规之意解，妇人怀孕后胞宫逐月增大，一般不致于下压膀胱，如果违背了这个常规，则膨大的子宫会下压膀胱，导致小便不通。

还有认为胞有广义、狭义之分者[141]，转胞之胞为广义，指非肉眼可见的特定部位的器官，胞系了戾之胞为狭义，即膀胱之义。

袁博渊[145]据《外台秘要》所载治转胞不得尿法：“用蒲席卷人倒立，令头至地，三反而通。”认为胞系为子宫的维系，倒立后减轻了子宫对膀胱的阻压。胞系了戾，即女子胞的维系功能不正常。

以上对转胞的看法，见仁见智，众说不一。后人所谓胞为胎所堕，展在一边，而导致胞系转戾，小便不通。确实，胞系容易使人对输尿管发生联想。但从解剖学考虑，则又不可能扭转，因此，与其把胞系了戾看做是输尿管的缭绕不顺，不如看做是古人对小便不通原因的一种推测，实质是膀胱排尿功能的障碍，或者是肾功能的改变。从历代医家的临床证治来看似更接近于尿潴留，如《世医得效方》中有用葱白炒热帕裹熨脐下或以盐炒热囊盛熨小腹的方法，有用高良姜、葱头、紫苏茎叶煎汤熏洗小腹外阴，并以手抚脐的方法。《证治汇补》、《医宗必读》等还记有探吐法。《金匮要略》用肾气丸治疗，仅为转胞证治之一端而已。

（张再良）

参 考 文 献

[1] 顾嗣钧. 痉病与脑膜炎的关系及其治例. 浙江中医，1960（1）：28

[2] 许良培. 用葛根汤治疗流脑的临床介绍. 江苏中医，1964（11）：17

[3] 朱恒兴. 下法为主治疗流行性乙型脑炎 83 例. 江苏中医，1994（7）：11

[4] 徐凤飘. 大承气汤配合西药治疗破伤风 351 例. 中国中医急症，1995（3）：10

[5] 王光辉. 试论金匮刚痉柔痉即流行性肌张力障碍综合征. 四川中医，1992（8）：1

[6] 李仁众. 论百合狐惑阴阳毒为立克次体病毒的疾病. 上海中医药杂志，1979（1）：19

[7] 李元吉. 祖国医学对神经衰弱的认识. 广东中医，1960（9）：423

[8] 谢成基. 对试论百合病一文的一些意见. 浙江中医，1958（1）：33

[9] 徐余祥. 试论百合病. 浙江中医，1957（11）：513

[10] 白国生. 百合地黄汤加味治疗更年期忧郁症 20 例. 江苏中医，1995（8）：13

[11] 张国珍. 百合病之我见. 上海中医药，1979（6）：42

[12] 赵棣华. 百合病 53 例的临床分析. 浙江中医，1965（4）：8

[13] 王咪咪，等. 唐容川医学全书. 北京：中国中医药出版社，1999：389

[14] 李士林. 浅谈百合病的治疗. 实用中西医结合杂志，1993（4）：201

[15] 叶进. 关于百合病的讨论. 上海中医药，1992（8）：40

[16] 陈大权. 金匮百合病病理之探讨. 天津中医，1990（5）：27

[17] 李如心. 试论百合病定位在肝. 黑龙江中医药，1988（2）：13

[18] 周翔. 百合病病名及脏腑病位探析. 辽宁中医杂志，2007，34（7）：901-902

[19] 胡文军. 对金匮百合病的理论初探. 河南中医药学刊，1995（1）：11

[20] 陈桂铭. 百合病治验. 中医杂志，1991（10）：58

[21] 邹庸. 自拟疏肝百合汤治疗百合病 32 例疗效观察. 云南中医中药杂志，2009，30（7）：34

[22] 张志真. 白塞氏病的诊断标准——中医辨证标准及疗效评判标准（草案）. 中西医结合杂志，1995（11）：封三

[23] 吴之伍. 中西医结合治疗白塞氏病 88 例报道. 中医杂志，1982（5）：34

[24] 毛翼楷，等. 中医对白塞氏病的认识和治疗. 吉林中医药，1982（3）：19

[25] 侯镇文. 白塞氏综合征 61 例证治小结和病机探讨. 临床皮肤科杂志，1982（1）：7

[26] 张发初. 金匮要略讲座资料选编·浅论金匮狐蜃病. 中华医学会中医学会上海分会，1984：10

[27] 黄世林，孙明异. 狐蜃病文中"脉数、无热"的临床意义. 辽宁中医，1986（1）：27

[28] 刘蔼韵. 面目乍赤乍黑乍白. 医古文知识，1985（2）：11

[29] 沈继泽. 浅谈有关金匮狐蜃病的几个问题. 南京中医药大学学报，1995（3）：4

[30] 王雪玲. 关于狐蜃病的思考//伤寒论金匮要略教学探讨. 广州：广东科技出版社，1996：150

[31] 杨明德. 狐蟚病原是一种性病. 国医论坛, 1989 (6): 37

[32] 于有山. 高辉远治疗白塞氏综合征经验. 吉林中医药, 1994 (2): 8

[33] 姜春华. 狐蟚病——眼、口、生殖器综合征的治疗. 陕西中医, 1981 (5): 18

[34] 蔡铁勇, 葛冠英. 白塞氏病辨证论治刍议. 上海中医药, 1981 (8): 14

[35] 王子和. 狐蟚病的治疗经验介绍. 中医杂志, 1963 (11): 9

[36] 齐强. 中医治疗白塞氏病临床初探. 吉林中医药, 1981 (3): 21

[37] 张永祥, 等. 自拟三黄四物二参汤治白塞氏病. 湖南中医学院学报, 1989 (4): 194

[38] 宫继宏, 宫建雅. "熊胆蒙花散"治疗白塞氏综合征 35 例. 北京中医, 1995 (5): 41

[39] 张永熙, 卢益平, 李国强, 等. 狐惑汤治疗白塞病的临床研究. 中华中医药学刊, 2008, 26 (5): 1118-1120

[40] 邱志济, 等. 朱良春治疗白塞氏综合征(狐蟚病)用药经验和特色选析. 辽宁中医杂志, 2002, 29 (12): 708-709

[41] 焦树德. 尪痹刍议. 湖北中医, 1982 (4): 8

[42] 周健. 身体尪羸、脚肿如脱新释. 中医杂志, 1987 (1): 68

[43] 阎小萍. 尪痹之悟. 中国医药学报, 1993 (5): 47

[44] 侯丽萍. 历节病理新探. 山西中医, 1987 (5): 19

[45] 姜德友, 王先松. 历节病源流考. 贵阳中医学院学报, 2007, 29 (5): 1-3

[46] 侯洪涛, 蒋明. 《金匮要略》历节篇对治疗关节病的意义. 江西中医药, 2005, 36 (4): 10-11

[47] 舒尚义. 类风关分型辨证体会. 云南中医, 1984 (5): 15

[48] 张沛虬. 治疗类风关的临床体会. 浙江中医学院学报, 1982 (6): 25

[49] 侯平玺. 补肾祛寒汤随证加减治疗 42 例类风关临床分析. 辽宁中医, 1982 (2): 9

[50] 朱良春, 等. 益肾蠲痹方治疗顽痹(类风关)200 例疗效观察. 北京中医学院学报, 1985 (3): 21

[51] 李士懋, 田淑霄. 论肺痿. 河北中医, 1984 (1): 8

[52] 印会河. 论肺痿与肺痈. 北京中医, 1985 (4): 3

[53] 晁恩祥, 张纾难, 王微, 等. 肺痿再辨识. 北京学报, 1997 (5): 14

[54] 陈寿松. 肺痿痌疾痰之患海藏紫菀起沉疴. 上海中医药, 1994 (10): 26

[55] 许政一. 对治疗肺痿肺痈的临床体会. 中医药学报, 1991 (1): 38

[56] 黄爱珍. 金匮肺痿病证治探讨. 贵阳中医学院学报, 1982 (增刊): 82

[57] 刘胜利. 肺痿辨治心得举隅. 江西中医药, 1991 (6): 29

[58] 吕晓东, 庞立健, 周健, 等. 中医对肺痿及与肺纤维化关系的探讨. 辽宁中医杂志, 2007, 34 (3): 289-290

[59] 蒋洁尘. 金匮中的肺胀. 湖北中医, 1981 (5): 6

[60] 于世良. 试探金匮中之肺胀. 江西中医药, 1986 (4): 9

[61] 岳在文, 朱才. 《金匮要略》肺胀证治刍议. 中医函授通讯, 1993 (2): 13

[62] 蒋森. 试论肺胀(附 100 例病例分析). 黑龙江中医药, 1989 (1): 24

[63] 武维屏, 王琦. 肺胀 228 例临床治疗回顾. 中国医药学报, 1991 (3): 20

[64] 王琦, 武维屏, 田秀英, 等. 肺胀病机及益气活血化痰法的运用. 中国医报, 1995 (3): 29

[65] 陈琦辉. 扶阳法治疗肺胀 30 例疗效观察. 长春中医药大学学报, 2010, 26 (2): 224-225

[66] 向一青. 益气化瘀法治疗肺胀 112 例. 河北中医, 2006, 28 (11): 824

[67] 马新荣. 苏子降气汤合参蛤散治疗肺胀 78 例. 河北中医, 2007, 29 (12): 1099

[68] 萧琪. 奔豚气肾积奔豚与寒疝. 上海中医药, 1957 (12): 8

[69] 刘德山, 陈忠平, 关信. 对奔豚病的研究. 浙江中医学院学报, 1980 (4): 14

[70] 王祖良. 奔豚病的症状学浅析. 金匮要略讲座资料选编. 上海中医学会, 1984: 84

[71] 沙子仲. 奔豚气之我见. 甘肃中医, 1993 (3): 5

[72] 黄柄山，牟树理．奔豚气与梅核气之临床及现代病生基础的探讨．辽宁中医，1981（6）：21

[73] 陈匡时．奔豚气与间歇性腹主动脉异常搏动现象．中医药信息，1993（1）：9

[74] 张鸣九．奔豚气治验．江苏中医，1964（11）：40

[75] 王吉友．奔豚气治验二例．辽宁中医，1978（4）：36

[76] 高立云．关于奔豚气病的研究．国外医学：中医中药分册，1988（4）：9

[77] 古龙飞．奔豚证的现代医学剖析．中西医结合杂志，1995（11）：696

[78] 高运盛．奔豚气误为蛔厥一例治验．山西中医，1985（3）：48

[79] 周文川．略述奔豚气的证治．河南中医，1982（1）：38

[80] 党锋，等．奔豚治验．北京中医，1985（2）：32

[81] 王建中．奔豚发喘治验．陕西中医，1985（4）：312

[82] 陈趾麟．奔豚证治验．江苏中医，1986（12）：9

[83] 叶进．《金匮》奔豚气病纵览．上海中医药大学学报，2002，16（4）：9-11

[84] 陈肖琼，陈正芳．奔豚汤治疗肠易激惹综合征40例．福建中医药，1996（2）：27

[85] 林立松．略论奔豚病．浙江中医，1984（9）：423

[86] 张德维．补中益气汤加味治疗奔豚气23例．实用中医药杂志，2007，23（8）：502

[87] 阚方旭．论金匮胸痹．山东中医学院学报，1991（1）：2

[88] 宋建平．胸痹范围源流与研究．浙江中医药大学学报，2008，32（1）：19，22

[89] 陈国权．金匮阴弦之阴刍言．北京中医学院学报，1986（3）：14

[90] 张笑平．阳微阴弦新解．中医杂志，1987（11）：68

[91] 罗文儒．金匮对治疗冠心病的贡献．浙江中医学院学报，1985（5）：14

[92] 钱元龙．金匮探讨胸痹的证治．南京中医学院学报，1986（2）：4

[93] 赵锡武．对金匮胸痹篇的讲述与临床运用．中医杂志，1981（3）：45

[94] 孔令深．丹参饮合瓜蒌薤白桂枝汤加减治疗窦性心律不整30例报告．上海中医药，1994（9）：37

[95] 杨晓兰．瓜蒌薤白白酒汤加味治疗冠心病32例．上海中医药，1996（8）：10

[96] 陈彬，张世玮，陆茵，等．瓜蒌薤白药对大鼠心功能及血流流变学的影响．南京中医药大学学报，1996（2）：26

[97] 周行炯．对金匮要略风水皮水正水石水的认识．上海中医药，1959（9）：6

[98] 贾士安．论金匮水气病．山东中医学院学报，1995（2）：125

[99] 程树清．金匮正水探讨．北京中医学院学报，1988（2）：17

[100] 陈旭寒．金匮石水腹满病机初探．四川中医，1989（9）：2

[101] 时振声．对"也谈"的商榷．中医杂志，1988（9）：16

[102] 姚廷周．对金匮石水之认识．中医函授通讯，1990（2）：15

[103] 冯泳．从金匮痰饮篇方剂探正水石水之治．贵阳中医学院学报，1990（4）：17（3）：12

[104] 何懋．金匮水气病初探．光明中医，1995（3）：12

[105] 胡志坚．试论五脏水证治．广西中医药，1984（3）：9

[106] 林永发，刘丽琼．谈金匮五脏水的临床意义．山东中医，1995（12）：533

[107] 吴以岭．水气病从瘀血论治的探讨．河北中医，1985（3）：7

[108] 周衡．治气治血治水，内经水肿治则在金匮中的运用．湖南中医学院学报，1995（4）：1

[109] 章恪．血不利则为水．中华现代临床医学杂志，2004，6（2）：97-98

[110] 张丰强，等．首批国家级名老中医效验秘方精选．北京：国际文化出版公司，1996：148-149

[111] 刘东汉，等．黄汗病因与证治之我见．中医杂志，1987（2）：70

[112] 储全根．金匮黄汗新说．陕西中医，1989（6）：260

[113] 陶汉华．论黄汗病．山东中医学院学报，1994（1）：10

[114] 苗毅勤．黄汗不尽是外感说．新中医，1987（8）：52

［115］吴世才．三仁汤临床应用举隅．光明中医，2010，25（5）：859

［116］马晓峰．论《金匮要略》黄疸发病机制．天津中医学院学报，2005，24（3）：116-117

［117］林永发．浅谈金匮中的女劳疸和黑疸．中医药学报，1990（4）：5

［118］张再良．女劳疸刍议．上海中医药，1987（4）：44

［119］吕敬仁，查锦屏．女劳疸必有瘀血．上海中医药，1989（7）：41

［120］李志华．病毒性肝炎与金匮黄疸病证治探讨．湖南中医学院学报，1996（1）：6

［121］许振亚．女劳疸治验．中医杂志，1984（1）：12

［122］刘文昭．黑疸刍议．北京中医学院学报，1991（5）：15

［123］金寿山．金匮诠释．上海：上海中医学院出版社，1986：168

［124］余公侠．从临床体会谈甘麦大枣汤的应用．江苏中医，1958（8）：7

［125］吴永庆．活血化瘀法治疗脏躁40例．北京中医学院学报，1984（4）：33

［126］周康．脏躁证之讨论（附50例悲伤欲哭病人观察）．新中医，1985（9）：13

［127］林永华．加味甘麦大枣汤治疗妇女更年期综合征133例．福建医药，1985（4）：34

［128］李凤鸣．治疗脏躁50例简介．中医杂志，1982（10）：42

［129］吴治勋．脏躁证治刍议．湖北中医，1986（1）：50

［130］石惠欣．脏躁病理探析．福建中医药，1991（6）：18

［131］杨世忠，刘铁军．脏躁症五脏论治举隅．长春中医学院学报，1995（4）：16

［132］贺学泽．脏躁病刍议．上海中医药，1985（3）：46

［133］许振亚．脏躁病的辨治．辽宁中医，1987（7）：32

［134］黄彩梅，张婷婷．历代脏躁医案文献研究．湖南中医杂志，2008，24（4）：78-80

［135］周明道．脏躁证．浙江中医学院学报，1985（1）：16

［136］李郑生．李振华教授治疗脏躁病经验．中医药学刊，2006，24（10）：1804-1805

［137］贾军丽．耳穴贴压治疗脏躁病56例．中医外治杂志，2008，17（5）：7

［138］宋乃光．甘麦大枣汤治脏躁病的疗效评价．中国医药学报，1987（3）：48

［139］李翠英，李艳红．春泽汤加味治疗转胞38例．河北中医，2004，26（6）：449

［140］骆书信．金匮"胞系了戾"析．河南中医，1985（2）：27

［141］郑兴译．转胞之胞是否是子宫探讨．四川中医，1985（10）：31

［142］王源．金匮转胞小议．四川中医，1985（10）：33

［143］盛维忠．转胞小考．辽宁中医，1983（6）：46

［144］沈舫钦．再论转胞之胞当是子宫．四川中医，1985（10）：31

［145］袁博渊．胞系了戾辨．广西中医药，1986（2）：44

第三章
《金匮要略》的治则治法研究

　　《金匮要略》是中医杂病辨证论治的基础，其中有关治疗原则、治疗方法的内容十分丰富。书中虽无治则治法的专论，但所载 20 余篇条文、40 余种病证的辨治经验展示了多种治则治法，至今仍有重大的现实意义。后世医家对此精研不休，力求继承与提高。查 20 世纪 50 年代至今，特别是近 20 年数十种中医药文献的有关资料，可以看出，现代这方面的研究已更为全面和深入，兹介绍如下：

一、治则

　　《金匮要略》中的治则实乃仲景治疗思想的体现，对后世影响甚大。书中无明言治则者，然现在所论治则的内涵，在《金匮要略》中已有相当广泛的反映。综合各家研究，可归纳为以下几点：

（一）整体观为纲，重视治未病

　　人与自然息息相关，四时气候的变化，可以影响人体五脏的变化，并通过色、脉反映出来。首篇第 7 条说："寸口脉动者，因其旺时而动，假令肝旺色青，四时各随其色，肝色青而反色白，非其时色脉，皆当病。"提示认识疾病须色脉、四时合参。首篇第 8 条列举了冬至之后六十天的气候变化，从中看出，气候的先至、不至、不去、太过皆属于异常，都会影响人体的正常生理功能。掌握气候交节，对辨证求因，遣方用药，提高疗效，都是十分必要的[1]。脏腑元真的强弱，与四时气候亦有密切关系，故治病当"法于四时"，才能提高疗效。总论中有"四季脾旺不受邪，即勿补之"之说，指脾土旺于四季之末，故此时虽不补脾，肝病亦不能传，然当活看。他如退黄之麻黄醇酒汤，"冬月用酒，春月用水煮之"，十枣汤"平旦温服之"等，皆着眼于一年之季或一日之时，以期充分利用人体正气的抗病作用。辨证施治的法时性，是仲景重视整体的鲜明反映[2]。

　　根据人与自然相应及人体脏腑经络之间的整体性，主张治未病。治未病，一是指未病先防。仲景秉承《内经》"正气存内，邪不可干"的思想，认为"五脏元真通畅，人即安和"，提出"若人能养慎，不令邪风干忤经络……更能无犯王法，禽兽灾伤，房室勿令竭乏，服食节其冷热苦酸辛甘，不遗形体有衰，病则无由入其腠理"。未病之时，内养正气，使气血流畅、阴阳平衡，提高抗病能力；外慎致病因素，调适起居、行为，使人顺应自然，与客观环境协调，避免疾病的发生[3-5]。一是指既病防变。不慎得病，须早诊早治。"适中经络，未流传脏腑，即医治之。四肢才觉重滞，即导引、吐纳、针灸、膏摩，勿令九窍闭塞"，以免病邪深入，病情加重，使患病之体早日康复。如肺痈"始萌可救，脓成则死"，强调早治方有好的预后；再如"欲作刚痉"、"欲作奔豚"，在疾病将发未发之际给予及时的治疗，可以减轻病痛，缩短病程，促使病愈[3,5-6]。既病之后，除了尽早诊治，还须防其传变。如首篇首条指出："夫治未病者，见肝之病，知肝传脾，当先实脾。"五脏之间互有联系，互相制约，一脏有病，可以影响他脏。治疗时应根据整体观念，善于治未病的脏腑，堵截病邪深入和已病脏腑传变之路，防止疾病的蔓延加重，而促其早愈[3-5]。掌握疾病发生、发展的规律，可预测其过程和趋势，采取率先防止或阻断的措施，这体现了防治疾病的预见性[2]。

（二）同病异治，异病同治，突出辨证施治

同一疾病，因其病位之深浅、病程之长短、病证之虚实、病性之寒热、病情之兼夹不同，而治疗也不同，这就是同病异治。此类例子在《金匮要略》中可说比比皆是。如同是胸痹，枳实薤白桂枝汤主之，人参汤亦主之，因其虚实不同；"短气有微饮"，苓桂术甘汤主之，肾气丸亦主之，乃病有在脾、在肾之不同；同是呕吐，分别可用大半夏汤、大黄甘草汤、小半夏汤、半夏泻心汤等多方治之，因其有虚寒、实热、痰饮、寒热错杂等不同的病机[4-7]。有人将同病异治概括为4种类型：①由于病同而阶段不同；②病机和症状同，而个体有差异；③症状虽同而病因不同；④病相同，而症状表现不尽相同。因此它们的治法也就不同[8]。

不同的疾病，在其病变过程中，由于病因病机相同，出现相同的证候，则可使用相同的治法方药，这就是异病同治。如肾气丸在《金匮要略》中凡五见：治虚劳腰痛；治痰饮；治消渴；治转胞；治"脚气上入，少腹不仁"。上述病证、名称、表现皆有所不同，但病机均为肾气虚弱，故以肾气丸一方主之，以振奋肾气。又如防己黄芪汤既可治风湿表虚证，又可治有同样证候的风水表虚证。此外，如白虎加人参汤、赤小豆当归散、小建中汤、葶苈大枣泻肺汤、当归生姜羊肉汤、小青龙汤、五苓散、蒲灰散、吴茱萸汤、小柴胡汤、大承气汤、当归芍药散、膏发煎等约20方，均可分别用以同治2～6种病证[4-6]。异病同治也可概括为4种情况：①病虽不同，而病因症状相同；②疾病和症状虽不同，而病机相同；③疾病和症状虽不同，而病因相同；④疾病虽不同，但主症病机相同。因此，治法也就相同[8]。

同病异治与异病同治是《金匮要略》治则的一大特色，强调针对疾病过程中出现的具体矛盾，采用相应的具体方法予以解决，既有原则性，又有灵活性，突出体现了中医辨证论治的精华。

（三）顺势而治

仲景治病常根据自然、机体、病位、病势等因素给予相应的治法，有人称之为顺势治则，包括4个方面：①顺应自然之势防治疾病与判断预后。如"见肝之病，知肝传脾，当先实脾，四季脾旺不受邪，即勿补之"，指出了"实脾"应参照天时；再加"痰饮咳嗽病脉证并治"第20条"脉弦数，有寒饮，冬夏难治"，则是根据天时指出了寒饮脉弦数的预后。②顺应脏气之势治疗疾病。脏气是指各脏腑器官所自有的抗病祛邪的能力。首篇云："五脏病各有所得者愈，五脏病各有所恶，各随其所不喜者为病"。"所得"指有利于各脏腑生理特性的药物、饮食、情志等，反之则为"所恶"、"所不喜"者。五脏有病，当顺应脏气之势，应用有利于恢复其生理功能的药物、饮食、情志等，加强机体自身的抗病祛邪和恢复正气的能力，达到防治疾病的目的。有人称此为适欲性[2]。③顺应病位之势祛邪外出。如痉病在表，用汗法；水气在上在表属阳者用汗法、在下在里属阴者用利小便法；"咳而脉浮者，厚朴麻黄汤主之；脉沉者，泽漆汤主之"。根据病位的不同，及时导引病邪外出，这对于制止病邪深入，避免病势的恶化和正气的损伤，有十分重要的意义。④顺应病势治疗疾病。病势是指疾病过程中所表现出"证"的向上、向下、向内、向外的动态趋

势，它是正邪作用力相互作用的结果。治疗应顺应病势，有利于祛邪，又可避免损伤正气，而逆其病势，就会引邪深入，导致不良后果。如"宿食在上脘"，有欲吐之势者，治疗上"当吐之"，而"有宿食"且"下利不欲食者"，治疗上"当下之"；又如"病人欲吐者，不可下之"、"下利清谷者，不可攻表"等即是例证[9]。

由上可见，顺势而治是按疾病发展过程中的动态趋势及其客观规律，以既能保护正气，又可方便、快捷地祛邪外出为宗旨的重要治则。

（四）重视祛邪，不忽视扶正

从首篇可以看出，仲景对病因的认识是以外邪为主因的。综观《金匮要略》痉、湿、暍、疟、中风、历节、咳嗽上气、腹满、寒疝、五脏风寒、呕吐、哕、下利诸病，无不以外邪为主因。因此，决定了《金匮要略》首重祛邪的治则思想[10]。书中汗、吐、下等祛邪之法、方所见甚多。

祛邪要注意因势利导，善用恰当的方法，还须抓住时机，及时祛邪，这是仲景的治病特色之一。如"痰饮咳嗽病脉证并治"之"病者脉伏，其人欲自利，利反快，虽利，心下续坚满，此为留饮欲去故也，甘遂半夏汤主之"。留饮患者未经攻下，而见"自利"、"反快"，此为留饮有欲去之势，当此之时，因势利导，抓住时机，马上给予攻破利导之剂，以除病根。又如"呕吐哕下利病脉证并治"载实邪内结之"心下坚"与下利，仲景提出以大承气汤"急下之"，因实邪虽强，而正气亦盛，正可攻下，若延之日久，将导致邪实正虚而攻补两难。再如"痉湿暍病脉证治"中以大承气汤"急下存阴"治阳明热盛之痉病，也是其中一例。此外，祛邪还须知"当随其所得而攻之"。临证有热与水结、热与血结、热与食结等种种病邪相结合的情况，应明确了解其症结所在，才能"随其所得"而选药用方[6]。

在《内经》"正气存内，邪不可干"思想指导下，仲景在治疗上也极其重视人体正气，重视扶助脏腑功能以却病，尤其注意调补脾肾，这于"血痹虚劳病脉证并治"中有较为集中的体现[5]。《金匮要略》对于五脏虚证之治，有人认为应从4方面深刻理解：①先明五味归五脏，脏药必须结合，以补本脏之虚。②次明五脏母子相生助其子脏，子令母实，以及"益用"目的，全在于五行相制，使虚证自愈。③再明用药3法，不仅酸、苦、甘药味有别，同时，又以补、助、益而分主次，实为一个疗五脏虚证的完整的综合协调平衡系统。④明了"余脏准此"，此法对五脏虚证均可用之[11]。即使于祛邪之时，仲景亦念念不忘保护正气。如治痉病强调顾护津液；治湿病注意保护阳气；应用峻药时，每每采用护正措施，如十枣汤、葶苈大枣泻肺汤之用枣，大乌头煎之用白蜜，皂荚丸之酥炙、蜜丸等，均体现了重视扶正的精神[5-6]。

虚实夹杂在临床最为常见，因而扶正与祛邪并用自然也是《金匮要略》的常用治则。如"痉湿暍病脉证治"的葛根汤治刚痉，栝蒌桂枝汤治柔痉，两方均以解表祛邪为主，但又辅以生津舒缓筋脉之品，祛邪兼扶正；再如"血痹虚劳病脉证并治"之薯蓣丸，以健脾益气、养血滋阴为主，以祛风散邪、理气开郁为辅，寓祛邪于扶正之中；黄芪桂枝五物汤，以"调养营卫为本，祛风散邪为末"（《医宗金鉴》语），与薯蓣丸之用意基本一致，是为扶正不忽视祛邪。他如防己黄芪汤治风湿、风水之表虚者；白头翁加甘草阿胶汤治"产后下利虚极"；竹叶汤治产后中风兼阳虚者，皆是扶正祛邪兼顾之剂[6]。

（五）调节偏胜，恢复平衡

疾病之成，皆因体内外之失平衡，调节偏胜即是为了恢复平衡。调节有单向、有双向，《金匮要略》方中属于双向调节者居大多数。两极病理（如虚证与实证、寒证与热证）的同时存在及其不均衡性极为常见，故调治两极，用药宜轻其所轻，重其所重，此谓双向调节中的偏胜性。有 4 个方面：①表里同病的偏胜调节。如厚朴七物汤证，以腹满为主，表热为兼，故重用厚朴三物汤攻里，轻取桂枝去芍药汤解肌。②寒热相兼的偏胜调节。如治疗热多寒少之温疟用白虎加桂枝汤，方药之中寒多而热少；而治疗风湿历节的桂枝芍药知母汤，则温药多于凉药，宜于寒郁化热之证。③虚实夹杂的偏胜调节。如治干血劳之大黄䗪虫丸偏于祛瘀，养血则属其次；治虚多邪少之薯蓣丸，寓疏风散邪于大队补益气血之中，偏于扶正。④阴阳两虚的偏胜调节。如小建中汤两调阴阳，而偏于甘温；胶姜汤重于滋阴而兼以助阳[2]。

（六）治疗应分层次

数病同时存在，各病对机体的影响程度不一，即使同一疾病，其标本亦有缓急之异，因而治疗应分先后层次。《金匮要略》总论以"脏腑经络先后病脉证"名篇，殆即具有此意。①表里同病：首篇 14 条云："病，医下之，续得下利清谷不止，身体疼痛者，急当救里，后身体疼痛，清便自调者，急当救表也。"表里同病，根据具体情况，急者先治。下利清谷不止，正气已虚，非但无力抗邪，且有亡阳虚脱之虞，须待里证缓解，再治其表，此乃先里后表的典型例子。②新旧同病：新病势急，缓治恐生变，痼疾势缓，难以骤愈。故首篇 15 条云："夫病痼疾，加以卒病，当先治其卒病，后乃治其痼疾也。"③标本并存：急则治标，缓则治本。如痰饮病，以阳虚为本，水饮为标。当饮邪壅盛，标证突出，直宜发汗、分消、攻逐，如支饮、悬饮用十枣汤，溢饮用大、小青龙汤，痰饮用甘遂半夏汤、己椒苈黄丸等；若饮衰大半，则又转从"微饮"治法，续与苓桂术甘汤、肾气丸温脾温肾，以图其本[2,6]。

当然，对于表里同病、新旧同病、标本并存单考虑先治某一方面而非所宜时，当两者兼顾，分别采用表里同治、新旧同治、标本同治的方法。

（七）因人制宜

疾病的发生、发展与转归与人体的差异性有密切关系。因此，在辨证论治过程中，考虑这方面的因素，对于提高疗效，防止不良反应，具有重要的意义。《金匮要略》中有不少值得借鉴之处。①因体质制宜。"痰饮咳嗽病脉证并治"之十枣汤方后明确说"强人服一钱匕，羸人服半钱"；"腹满寒疝宿食病脉证治"的大乌头煎方后也提示"强人服七合，弱人服五合"；"痉湿暍病脉证治"之甘草附子汤有"恐一升多者，服六、七合为妙"的告诫。如此等等，均表明仲景在使用峻猛之剂时，十分注重患者体质的强弱，及其对于药物的耐受能力，而给予恰当的剂量，辨证地把握人与病、药的关系。因人制宜所要考虑的因素很多，但因体质制宜是其中最重要的一点。②因年龄与性别制宜。"百合狐惑阴阳毒病脉证治"中的升麻鳖甲汤方后注明"煮取一升，顿服之"，而"老小再服"。老年人和小孩对疾病的抵抗力及对药物的耐受性不如中青年，因而服药次数及药量自然有所不同。又如"肺痿肺痈咳嗽上气病脉证治"之小青龙加石膏汤方后云"强人服一升，羸人减之，日三服，小儿服四合"，显然，小儿的药量与成人不同。此外，《金匮要略》设妇人妊娠、产后、杂病专篇，并明确指出"其虽同病，脉各异源，子当辨记，勿谓不然"，可谓因性别制宜之明证[6]。

《素问·阴阳应象大论》云："治病必求于本。"这是中医辨证论治最基本的原则。诸多治则治法由此而派生。这一原则贯穿了《金匮要略》之始终，上述诸点也可以说是这一原则的具体体现。

综上所述，可以看出，对《金匮要略》治则的研究，主要采用了归纳法，将分布在不同篇章的内容进行联系、整理，并加以综合、总结。这对于研究仲景的治疗思想，理清治则方面的相关内容，提纲挈领地掌握《金匮要略》治则的精华甚为有益。

二、治法

《金匮要略》所述及的治法，大致有以下几种情况：①仅作原则性论述。如"百合狐惑阴阳毒病脉证治"第9条："百合病见于阴者，以阳法救之，见于阳者，以阴法救之。"又如首篇首条云："肝虚则用此法，实则不在用之。"②明确指出治法。如"痉湿暍病脉证治"14条："湿痹之候，……但当利其小便"；"腹满寒疝宿食病脉证治"第2条"痛者为实，可下之"，第24条"宿食在上脘，当吐之"；"水气病脉证并治"第18条"诸有水者，腰以下肿，当利小便；腰以上肿，当发汗乃愈"。提及的治法以汗、吐、下、利小便为多。③采用外治法。如"百合狐惑阴阳毒病脉证并治"中苦参汤外洗治蚀于前阴者，雄黄熏治蚀于肛者；"疮痈肠痈浸淫病脉证并治"中黄连粉外敷治浸淫病；"妇人杂病脉证并治"的矾石丸"纳脏中"除湿热止白带。④内外结合，综合治疗。仲景治病不拘泥于一方一法，往往多方面配合。如治狐惑病，除用甘草泻心肠、赤小豆当归散内服，还用苦参汤、雄黄外治；疗金疮用王不留行散，方后云："小疮即粉之，大疮但服之"；再如对疟病、血痹、热入血室等病证，内治与针灸同用。此外，还注意饮食调养。如当归生姜羊肉汤即是药疗与食疗结合的典型；再如百合洗方后注明"洗已、食煮饼，勿以盐豉也"，食"煮饼"（淡的熟面条）以益气生津，有助于治疗百合病变渴者。⑤法寓方中。《金匮要略》原文大多数未明确指出治法，而主要是体现于所用的方剂之中，后世根据其辨证处方的记载，推知其治法，并加以归纳研究[6]。

通览《金匮要略》所涉治法大致有以下4类20余种：

（一）临证常法

1. 汗法　也可称为解表法。《金匮要略》虽以论治杂病为主，但解表发汗法的应用亦十分广泛。如痉、湿、疟、咳嗽上气、腹满寒疝、痰饮、水气、黄汗、黄疸、下利、产后中风等病证，均有应用本法的记载。其中有单纯用本法者，亦有与其他治法合用者，内容颇丰。朱云龙[12]认为，杂病运用汗法的适应证有几个特点：①杂病病邪在表；②杂病因感受外邪而起；③本为里病而兼有表证；④本为一病，而表里分治；⑤食物中毒，以发汗而排毒。并将《金匮要略》汗法归纳为6类（16法）：①升津发汗，荣养经脉（和调营卫，解肌生津；发散升津；柔和筋脉）。②发汗去湿，宣痹止痛（辛温发汗，散寒祛湿；开腠通阳，宣肺利湿；固卫发汗，扶表去湿；助阳发汗，去湿止痛）。③发汗利水，通调水道（发汗利尿，表里分消；固卫发汗，扶表利水；温经发汗，温阳利水；辛凉合用，发越水气）。④和解发汗，引邪外出（和解表里，邪随汗出；重凉清里，微温解表；重热轻清，和解发汗）。⑤调和营卫，发汗解表（调和营卫，发汗解肌；调和营卫，固阳发汗）。⑥发汗排毒。金光亮[13]归纳汗法的基本运用为：汗以祛风，汗以驱湿，汗以散饮，汗以行水；汗法与他法合用有：汗温合用，汗清同施，汗下互伍，汗补相配。较为简洁明了。廖世煌[14]将汗法与其治疗目的相结合，归纳为：发汗平喘法，生津发汗止痉法，微汗除湿治痹法（包括表实风湿微汗法、风湿历节发汗法、体虚风湿发汗法），发汗消肿法，解表通痹法，发汗治疟法，发汗治黄法，发表散寒止痛法，扶正祛邪解表法，温阳发汗化气法。刘亚军等[15]将《金匮要略》所载与解表有关的30余首方剂作了分析，归纳为解表12法：微汗散湿法，透表解毒法，解表柔筋法，温阳化湿法，益气解表法，发表清里法，散寒化饮法，解表通下法，发汗消肿法，温阳散寒法，发表润燥法，祛风固脱法。叶进[16]探讨《金匮要略》的微汗法，认为此法发汗程度轻，令病人药后但微微似欲出汗，目的是使人体阳气内蒸，营卫协和，缓泄表邪，俾邪去而正不伤。可用于伴有津伤的表证，伴有湿邪停滞的表证，伴有表虚及湿邪停滞的表证，伴有里虚的表证。另外，《金匮要略》提出的汗法禁忌也应重视，如"喝病"、"疮家"、"衄家"、"亡血家"、"淋家"、"下利清谷"者，不可轻易用汗法，否则将引起不良后果[6,13]。

此外，表里同病者可将汗法与某些治里证之法同时合用。如厚朴七物汤，解表寒合行气除满，乌头桂枝汤，解表寒合温阳散寒止痛；小青龙汤，解表寒合化里饮；白虎桂枝汤、大青龙汤，解表寒合清里热等。

从所查的文献资料看，对本法的分类有多有少，归纳的角度有所不同，但内容基本上大同小异，可以说，对《金匮要略》有关汗法的内容作了较为全面的整理和总结。

2.吐法 《素问•阴阳应象大论》云："其高者，因而越之。"张仲景承《内经》之旨，将吐法应用于临床。《金匮要略》用本法治疗的病证有：中暍夹湿、疟病、宿食、酒疸、手指臂肿动。以瓜蒂、藜芦为催吐的主药。王旭东[17]认为，①《金匮要略》已认识到呕吐是机体的一种排异反应而有意识地加以应用。如"五脏风寒积聚病脉证并治"："心中寒……其脉浮者，自吐乃愈。""呕吐哕下利病脉证并治"："病人欲吐者，不可下之。"②认识到吐法只适用于病在脘上或在表之阴性实邪，即病在表、上之实、积、寒、痰。③明确指出了吐法的指征，最主要的有两点：其一，脉浮大；其二，泛恶，即"欲吐"。④注意药专力宏，旨在速效。同时归纳了吐法的禁忌：①禁用于中下焦疾病。②禁用于阴液亏耗疾病。③禁用于妇人妊娠，并指出，应将药后产生的呕吐反应与有意识的催吐区别开来。

3.下法 《金匮要略》论及下法者，约有30余处，分别用于痉病、疟病、腹满寒疝宿食病、脾约、痰饮、水气、黄疸、瘀血、呕吐、下利、肠痈以及妇人妊娠病、产后病、妇人杂病等，应用面甚广，是仲景常用的治法。研究下法的文献中，以何任[18]的归纳较为全面：寒下（大承气汤）、温下（大黄附子汤）、润下（麻子仁丸）、逐水（十枣汤）、攻瘀（抵当汤）、水血俱去（大黄甘遂汤）、清泻湿热（茵陈蒿汤）、除满解表（厚朴七物汤）、攻下止呕（大黄甘草汤）、峻下去积（走马汤）。并且指出，下法并不是集砌若干种泻下药的简单投与，而是针对不同病情以泻下药为主配合其他药物进行治疗。大致说来：以泻下药配合行气药、活血祛瘀药、清热利湿药、温里药、利水去饮药、攻水药、养益安脏药等，以治相应的病证。并深感用原方，加减见效亦速。贾士安[19]归纳了《金匮要略》下法的所治病证：肺系病证（邪壅中焦，肺气不降；饮停胸膈，肺气不利），肝胆病证（疟夹食滞；阳明热盛，伤津动风；邪郁少阳，热阳明；湿热熏蒸，发为黄疸），脾胃病证（实热积滞肠胃；寒实内结；秽毒壅塞，大便不通；宿食停积；实热积滞，胃气上逆；肠中积滞，传导失职），气血津液病证（瘀血化热；水气壅盛），外科病证，妇科病证（癥病下血；产后发热）。刘广泉等[20]提出掌握仲景下法，只须牢记下粕、下血、下水、泻热四者便可。下粕针对胃肠停粕；下血针对下焦蓄血；下水针对腔膜腔隙之间水结；泻热针对胃肠之府蕴热。范准成等[21]探讨了仲景下法的用药规律：①据邪性质，选用泻下药物（泻热祛瘀，选用大黄；攻逐水饮，选用甘遂；温下涌吐，选用巴豆），②通腑泻下。使用下法有一些注意事项：①峻下注意扶正护胃，如十枣汤方后云"得快下后糜粥自养"。②病势向上者不可下，如"呕吐哕下利"篇："病人欲吐者，不可下。"③喝病、百合病、肺痿等津液亏虚者，忌用下法[6]。

4. 温法　《金匮要略》中如"当以温药服之"、"当以温药和之"等明言"温"者并不多，但治法用药每多偏温，仅少数病证不用温法。概言之，可分如下 16 种：①温中祛寒，如人参汤、大建中汤、附子粳米汤；②温中止呕，如生姜半夏汤、半夏干姜散、吴茱萸汤；③回阳救逆，如四逆汤；④温阳散寒止痛，如大乌头煎、乌头赤石脂丸；⑤温肺复气与温肺化饮，如甘草干姜汤、小青龙汤；⑥温阳行痹，如黄芪桂枝五物汤；⑦辛温通络散结，如旋覆花汤；⑧温经散寒，如乌头汤；⑨暖宫散寒、调补冲任，如温经汤、胶艾汤；⑩温血散寒止痛，如当归生姜羊肉汤；⑪解表温里，如乌头桂枝汤；⑫温阳祛湿，如桂枝附子汤、甘草附子汤；⑬温中补虚，如小建中汤；⑭温中止血，如柏叶汤、黄土汤；⑮温肾助阳，如八味肾气丸；⑯温下腑实，如大黄附子汤[6,22]。张工或[23] 以五脏为纲将《金匮要略》温法归纳为温肺祛寒法（蠲饮平喘、宣肺通阳、生金培土），温通心阳法（治心痹、消心痛、愈心悸），燠脾助阳法（止痛泻、愈肾着、疗血证、治厥逆、止疝痛），暖肝散寒法（止头痛、治寒疝、疗肝着），温肾益阳法，通里散寒法（温里解表、温散寒湿、温补冲任、温阳行痹、温阳平冲、温寒攻下）。

5. 清法　清法是《金匮要略》重要治法之一，用于治疗中喝、百合病、狐惑病、阴阳毒、痒疟、温疟、历节化热、虚劳虚烦不得眠、虚热肺痿、肺痈、痰饮化热、消渴、热淋、水气病夹热、黄疸、吐血衄血、便血、实热呕吐、下利、肠痈、浸淫疮、妇人热入血室、湿热带下、阴中生疮等病证，涉及条文 70 余条，方剂 40 余首，药味达 60 多种。秦书礼等[24]整理清法为：清热化湿法，如甘草泻心汤、赤小豆当归散、茵陈蒿汤、白头翁汤等；清热泻火法，如泻心汤；清热滋阴法，如麦门冬汤、百合地黄汤、酸枣仁汤；清热凉血逐瘀法，大黄牡丹汤、下瘀血汤；清热生津法，如白虎人参汤。胡亚丽[25]补充整理了清热生津，解肌发表法，如白虎加桂枝汤；清热除烦法如栀子豉汤。本法应用范围甚广，其中不少是与其他治法结合应用的。石玮等[26]指出仲景对清法的运用极具特色，其治既分气血，又辨虚实，若热邪深入与痰、水、瘀血等互结则各随其所得而治之。

6. 和法　和法本身的含义是很广泛的。程国彭说，和法"变化无穷焉"，有"清而和者，有温而和者，有消而和者，有补而和者，有燥而和者，有润而和者，有兼表而和者，有兼攻而和者"。统而观之，《金匮要略》所用和法，从广义范畴来看，有如下几种：①和解少阳，如小柴胡汤。②调和营卫，代表方为桂枝汤。③调和肝脾，如当归芍药散。养胎之当归散亦属此类。④调和胃肠，代表方为半夏泻心汤、黄芩加半夏生姜汤。前者主治胃而兼治肠，后者主治肠而兼治胃[6]。

7. 补法　补法是《金匮要略》的常用治法，在"血痹虚劳病脉证并治"篇中反映较多。概括起来可分为 4 个方面：①补气。代表方如小建中汤、黄芪建中汤。以黄芪、甘草为主药。②补血。后世以四物汤为代表，实际上"妇人妊娠病脉证并治"篇之胶艾汤即含此方，其他如当归芍药散、当归生姜羊肉汤等亦属此范畴。以当归为主药。③补阴。代表方如酸枣仁汤、麦门冬汤、百合地黄汤。周亮等[27]将《金匮要略》养阴法列为：清补肺胃法、滋阴利水法、补肝养阴法、养肺清心法。认为诸养阴方多以甘寒清润，养阴生津为主，并非纯用滋腻，对后世温病学派的发展，具有深远影响。单鸣[28]指出，《金匮要略》所述之阴伤，与体质因素、外邪伤阴、误治伤阴及化源不足有关；口渴、大便坚和小便难是阴伤的主要表现。治疗阴伤的方法可归纳为二大类：其一，五脏养阴法，适用于五脏阴液亏耗，病情较单纯者，百合系列方为其代表。其二，综合护阴法，即护阴与其他治法相结合的方法，适用于在疾病过程中有阴伤或有阴伤倾向的病情复杂者，是《金匮要略》治疗阴伤的主要方法。按其功能特点又可分为三类：针对医源性伤阴、强调综合性治疗、顾护阴精之化源。④补阳。代表方如人参汤、肾气丸。以附子、干姜为主药[29]。

徐一丹[30]认为仲景十分重视阳气在人体的重要性，重视阳气亏损，脏腑虚寒的病理机制，在补法之中，于温补更是独具匠心。《金匮要略》温补法分成9类：①温补行气，如人参汤；②温补理血（温补行血，如黄芪桂枝五物汤；温补摄血，如黄土汤）；③温补除湿，如桂枝附子汤、白术附子汤、甘草附子汤；④温补化饮，如苓桂术甘汤、肾气丸；⑤温补治水（温补利水，如麻黄附子汤；温补摄水，如肾气丸）；⑥温补止痛，如附子粳米汤、大建中汤、小建中汤、当归生姜羊肉汤；⑦温补止呕，如茱萸汤、半夏干姜散；⑧温补止利，如桃花汤；⑨温补退黄，如桂枝加黄芪汤。

郑大正[31]认为，《金匮要略》中广泛运用通补法，是仲景的创见之一。此法以补为本，以通为用，寓通于补，通补兼施，使补而不滞，滋而不腻，补益药配以辛开疏通宣泄之品，以防腻胃之弊。并将通补法归纳为10类：①益气健运，调节气机，如小建中汤、黄芪建中汤。②益气生津，清热降逆，如白虎加人参汤。③益气解毒，调其升降，如甘草泻心汤。④益气建中，温通祛风，如人参汤。⑤育阴通阳，泄热利湿，如猪苓汤。⑥滋阴养血，祛瘀通络，如大黄䗪虫丸。⑦气血双补，宣行祛风，如薯蓣丸。⑧温阳健脾，祛风通络，如甘草附子汤、白术附子汤。⑨固气生津，散风清热，如竹叶汤、竹皮大丸。益阴补阳，宣行气化，如肾气丸。韩英[32]根据"血痹虚劳病脉证并治"篇所列之方，对仲景治虚之法进行研究，归纳出如下几点：五脏俱虚，扶脾益肾，以固其本；阴阳两虚，首重扶阳，以助气化；虚劳之体，治宜调补、缓补；虚劳夹邪，宜寓攻于补、寓补于攻。

除了以八法为纲进行归纳，众多研究者还多角度地对《金匮要略》治法加以探讨，介绍如下：

8. 理气法　气机失调是临床常见的病理变化，所谓"百病皆生于气"。本法即是调理气机，使之运动恢复正常的治法。《金匮要略》以此法治疗的病证甚多，如咳嗽上气、奔豚气、胸痹、腹满、寒疝、肝着、呕吐哕、阴狐疝气、梅核气等。本法可简要地分为两大类：其一，行气法，包括：①疏肝理气，如旋覆花汤治肝着；②通阳行气散结，如栝蒌薤白白酒汤治胸痹；③散寒行气止痛，如大乌头煎治寒疝，蜘蛛散治阴狐疝气。其二，降气法，包括：①肃肺降逆，如射干麻黄汤治咳嗽上气；②和胃降逆，如小半夏汤治呕吐；③清肝降逆，如奔豚汤治肝郁化热之奔豚。行气与降气二者常结合运用。[6]

对阳气不能正常运行而导致的诸多病证，《金匮要略》采用通阳之法。林云[33]认为，通阳与温阳有别，通阳是通过祛邪，使阳气得以畅行；温阳则以扶正为主，利用补益使衰弱之阳得以恢复。并将《金匮要略》通阳法总结为：通阳宣胸痹、通阳除湿痹、通阳回厥、通阳止眩、通阳定悸、针刺通阳6个方面。

9. 理血法　使血液在血脉中正常运行的治法，较为集中地反映在"惊悸吐衄下血胸满瘀血病脉证治"篇及妇人病三篇中，其他如疟母、虚劳兼瘀血、肺痈、肝着、女劳疸等病证也有所应用。可从两个方面来归纳：其一，活血化瘀法。史宏[34]对此总结较为全面，归纳出12法：①化癥消瘀，如桂枝茯苓丸、鳖甲煎丸；②破瘀逐水，如大黄甘遂汤；③泻热逐瘀，如大黄牡丹皮汤；④解毒祛瘀，如升麻鳖甲汤；⑤益气行瘀，如黄芪桂枝五物汤；⑥滋阴化瘀，如大黄䗪虫丸；⑦温经祛瘀，如温经汤、胶姜汤；⑧破血逐瘀，如抵当汤、土瓜根散、下瘀血汤；⑨行血祛风，如红蓝花酒；⑩祛瘀退黄，如茵陈蒿汤、大黄硝石汤、硝石矾石散；⑪化瘀利湿，如蒲灰散、滑石白鱼散；⑫祛瘀通络，如旋覆花汤。宋东眷[35]指出，《金匮要略》祛瘀有两个特点：①遣方用药，注意给邪去路（一者给致瘀之邪以去路，二者给瘀血本身以去路）；②久瘀主攻、缓图以护正气。《金匮要略》治瘀方剂 20 余首，诸方的共同特点是：非单纯用行血散瘀药攻已成之瘀血，而是审察致瘀的不同原因，再配合活血化瘀进行治疗。郭玉兰[36]将《金匮要略》活血祛瘀法的规律总结为：以通为用，审因论治，攻补兼施，配用虫药，丸以缓图。其二，止血法。多用于吐血、衄血、便血、崩漏等证。大致有如下几种：①清热止血，如泻心汤；②益气止血，如小建中汤（主治"虚劳里急，悸、衄"，可理解为益气止血法的雏形）；③温中止血，如柏叶汤；④养血止血，如胶艾汤；⑤活血止血，如土瓜根散。[6]此外，张甦颖[37]归纳总结《金匮要略》理血剂的配伍特点为养血与活血并举；养血与益气兼施；活血与行气同用；理血与利水并举；活血行血与利水同行；寒温兼施；善用虫类药。邓高丕[38]就妇人篇理血法归纳为：养血宣滞，如当归芍药散、当归散；行气活血，如枳实芍药散；养血温经，活血止血，如胶艾汤；活血祛风，如红蓝花酒；祛瘀消癥，如桂枝茯苓丸；逐水祛瘀，如大黄甘遂汤；利血润燥，如膏发煎；外治法，矾石丸"纳脏中"。

10. 双调法　杂病病情复杂，阴阳失调，气血两虚，寒热错杂，表里同病等现象十分常见，用单一治法往往顾此失彼，《金匮要略》则采用双调治法予以处置。常富林[39]整理为：①阴阳双向调节（通过三种方法：建立中气；阴中求阳，阳中求阴；辛、甘、酸相合）。②虚实双向调节（扶正兼以泻实；泻实兼以扶正）。③寒热双向调节（祛寒兼以清热；清热兼以祛寒）。④表里双向调节（解表兼以温里；温里兼以解表；解表兼以清里；攻里兼以解表）。在杂病的"兼病"或"同病"治疗中，辨明病性、病位、主次，注意综合运用双调治法具有十分重要的意义。张工或[40]总结《金匮要略》方剂，通过药物的双向调节，能够温而不燥，清而不寒；发不过散，收不过敛；润不滋腻，燥不伤津；升不过亢，降不过沉；补而不滞，攻不伤正；阴阳兼顾，气血并调等。

11. 利小便法　《金匮要略》中，此法被广泛地用来治疗多种病证。连增林[41]指出，调理小便可起到调理内在脏腑功能之作用，令其复常而治疗多种病证。利小便可以实大便、治水肿、治微饮、治黄疸、治水逆、治哕逆、通阳气、治气利、治转胞等。罗文静[42]将《金匮要略》利尿法分为：①温肾利尿法，如肾气丸；②健脾利尿法，如苓桂术甘汤；③发汗利尿法，如越婢汤；④益气利尿法，如防己黄芪汤；⑤通阳利尿法，如五苓散；⑥滋阴利尿法，如猪苓汤；⑦通淋利尿法，如蒲灰散、滑石白鱼散、茯苓戎盐汤；⑧清热利尿法，如茵陈五苓散；⑨逐瘀利尿法，如大黄甘遂汤。蒋健[43]整理出淡渗利尿法，如茯苓泽泻汤；降肺利水法，如泽漆汤、茯苓杏仁甘草汤；通下利水法，如己椒苈黄丸；化瘀利水法，如蒲灰散、滑石白鱼散；运气利水法，如枳术汤；清热利水法，如茵陈五苓散；温阳利水法，如苓桂术甘汤；养阴利水法，如猪苓汤。并指出，运用利小便法时须注意：①辨缓急进退；②辨标本因果；③辨新旧先后；④辨奇恒常变。

12. 分消法　是使留于体内的一种或几种病邪及其病理产物从多途径排出体外的综合性治法。是《金匮要略》治疗杂病的重要手段，所涉方剂 20 余首。胡亚丽[44]将其归纳为消瘀（破血消瘀法、消癥化积、扶正祛邪法、消瘀除湿法）、消痈（泻热消痈法、排脓消痈法）、消痰（豁痰通阳法、导滞消痰法）三法。陈国权[45]将其分为：①表里分消法（表消为主，兼从里消，如越婢加术汤；里消为主，兼从表消，如五苓散；表里分消各半，如防己茯苓汤）；②前后分消法（前消为主，兼从后消，如茵陈蒿汤；后消为主，兼从前消，如大黄硝石汤；前后分消各半，如己椒苈黄丸）；③上下分消法（上消为主，兼从下消，如桔梗汤；下消为主，兼从上消，如百合滑石散；上下分消各半，如栀子大黄汤）。表里、前后、上下分消三法实际上是源于消法但又高于消法，可用于治疗水气、痰饮、小便不利、黄疸、肺痈、百合等病证，有很高的实用价值。张炳填[46]认为分消法的作用机理是：互助互利，相辅相成；顺乎生理，因势利导；分流祛邪，殊途同归。

13. 固涩法　旨在收敛气血津液，使之不再耗散。此法在《金匮要略》中所见不多，主要有：益气固表止汗，如桂枝加黄芪汤、桂枝加龙骨牡蛎汤；涩肠固脱，如诃梨勒散、桃花汤；固精止遗，如桂枝加龙骨牡蛎汤。肾气丸化气摄水，治"小便反多"，亦可归此范畴。[6]

（二）脏病治法

研究文献中，以论及肝、脾、肺者较多

1. 治肝法　《金匮要略》治肝之法论述颇详，应用亦广，有较高的实用价值。边秀娟[47]将《金匮要略》治肝之法分为疏肝（半夏厚朴汤、当归芍药散、旋覆花汤）、暖肝（吴茱萸汤、大黄附子汤）、补肝（当归生姜牛肉汤、酸枣仁汤）、清肝（奔豚汤、甘草泻心汤、茵陈蒿汤）、镇肝（风引汤）5种。杨扶国[48]将其归纳为9法：①建中抑木法，如小建中汤；②调肝理脾法，如当归芍药散；③疏肝降冲法，如奔豚汤；④养肝安神法，如甘麦大枣汤；⑤解郁化痰法，如半夏厚朴汤；⑥补肝止血法，如胶艾、温经汤；⑦和络化瘀法，如旋覆花汤；⑧清肝利湿法，如茵陈蒿汤；⑨寒降息风法，如风引汤。彭元珍[49]对此亦作了整理，基本内容类似，但有所补充：温肝和胃法，如吴茱萸汤；养肝清热除烦法，如酸枣仁汤；辛散暖肝通利法，如蜘蛛散；泻肝、补肝顾脾法，如首条所言。薛近芳[50]就妇人病范畴总结了本法的运用：泻肝散结，如小柴胡汤；温肝调经，如温经汤；疏肝理气，如半夏厚朴汤；补肝养胎，如当归散、当归芍药散；暖肝缓急，如当归生姜羊肉汤；调肝和血，如枳实芍药散。

2. 治脾（胃）法　医家云"脾胃之论，莫详于东垣"，其实，脾胃之治，仲景研之颇精。路振平[51]将其归纳为8法：①温脾，如黄土汤；②滋脾，如小建中汤；③燥脾，如茵陈五苓散、苓桂术甘汤；④清胃，如泻心汤；⑤温胃，如半夏干姜散、大建中汤、大半夏汤；⑥益胃，如麦门冬汤；⑦降胃，如旋覆代赭汤、橘皮竹茹汤；⑧泻胃，如大黄甘草汤。并指出，仲景十分注意脾和胃内部阴阳的协调和平衡，严格地区别脾胃的因、症、脉、治，治疗时常二者兼顾，且往往将脾胃与他脏同治。另有调中法之名，即调理中焦，维护或恢复脾胃功能以治疗疾病的方法。张惠茹[52]对此作了系统的分析、整理：①益脾胃，助化源，阴阳兼顾（养阴扶阳不离乎甘味药，阴阳兼顾常使用桂枝汤）；②顾脾气，扶中阳，温运并施（治湿痹用术附桂枝，治痰饮用桂姜苓术，治虚寒用温中祛寒，治瘀滞用温运顾脾）；③畅气机，复升降，脾胃兼顾（脏腑气逆多用姜、夏，气滞痞痛多用姜、橘、枳、朴，健脾利湿调其升降，通腑去积化瘀散结）；④治虚劳，倡建中，重视补脾（治虚劳之疾创制建中之方，治他脏之虚不废补脾之法，治阴寒盛极回阳不离温中，制补土之方绝无壅中之弊。李群[53]曾作相近的论述，通过探讨《金匮要略》的三首建中方剂（小建中汤、黄芪建中汤、大建中汤），提出《金匮要略》已形成建中法，是针对脾胃虚弱的病机要点所致机体营卫气血、阴阳、脏腑功能失调诸证而立。是以建复中气为根本目的，以甘温扶阳药为主，以建中补虚，和里缓急为主要功效的治法。其特点是：重视脾胃，重视扶阳，甘温除热，组方甘平缓和，重用饴糖而建中。张向前等[54]将《金匮要略》从脾论治非脾之疾的方法归为三类，培土生金法治疗上焦疾病；温中健脾法治疗虚劳疾病；培土制水法治疗下焦疾病。

3. 治肺法 《金匮要略》中肺病包括肺痿、肺痈、咳嗽上气、肺胀、胸痹、悬饮、支饮等。张建荣等[55]认为，究其治法，关键是治痰饮，痰饮消则肺病愈。并整理为14法：①温肺化饮法，如甘草干姜汤、苓甘五味姜辛汤；②健脾化饮法，如苓桂术甘汤；③温肾化饮法，如肾气丸；④润肺化痰法，如麦门冬汤；⑤利窍涤痰法，如皂荚丸；⑥宣肺化饮法，如射干麻黄汤；⑦温化解表法，如小青龙汤；⑧清化解表法，如越婢加半夏汤、小青龙加石膏汤；⑨泻肺逐饮法，如葶苈大枣泻肺汤；⑩清肺活血法，如苇茎汤；⑪排脓解毒汤，如桔梗汤；⑫理气降痰法，如栝蒌薤白白酒汤等胸痹类方；⑬补虚消痞法，如木防己汤、木防己去石膏加茯苓芒硝汤；⑭攻逐水饮法，如十枣汤。罗玲[56]补充治肺法还有通阳逐水，平喘止咳，如泽漆汤；通阳散寒，蠲饮散结如生姜半夏汤；解表扶正，固脱定喘如竹叶汤。另外，戴天木[57]整理了泻心实肺法，以针"刺泻劳宫及关元"。

（三）对症治法

1. 治呕哕法 《金匮要略》对呕哕的证治论述颇精，其内容主要见于"呕吐哕下利病脉证并治"、"痰饮咳嗽病脉证并治"、"腹满寒疝病脉证并治"等篇。邹学正[58]归纳出治呕三原则：治病求本；因势利导；虚实详辨，审视前后。治呕十五法：调和阴阳法，如桂枝汤（治妊娠呕吐）；调和肝脾法，如吴茱萸汤；和解少阳法，如小柴胡汤；通腑泻火法，如大黄甘草汤；蠲饮降逆法，如小半夏汤、生姜半夏汤；辛开苦降寒热并治法，如半夏泻心汤；温中祛寒法，如附子粳米汤、大建中汤；健脾利水法，如猪苓散、茯苓泽泻汤；行水降逆法，如五苓散；通阳和胃法，如橘皮汤；补虚清胃法，如橘皮竹茹汤；养阴润燥法，如大半夏汤；安蛔止呕法，如乌梅丸；平冲止呕法，如桂苓五味甘草汤加半夏；因势利导法，如瓜蒂散（治"宿食在上脘"，使宿食去则呕吐止）。艾华等[59]还整理出了出回阳救逆止呕法，如四逆汤；排脓解毒止呕法，如桔梗汤；清热燥湿止呕法，如黄芩加半夏生姜汤；清热散水止呕法，如文蛤汤，可参。

2. 治痛法 《金匮要略》论及疼痛的条文约有50余条，包含29种疼痛信息，原因有风、寒、湿、热、痰、饮、水、湿、瘀血、燥屎、宿食、虫积等，疼痛部位涉及肌表、四肢、关节、腰背、头颅、咽喉、心胸、胁腹部等[60]。病因病机各异，治法亦不尽相同，周维顺[61]归之为：①温中止痛法，如小建中汤、大建中汤；②散寒止痛法，如乌头汤；③安蛔止痛法，如乌梅丸；④行瘀止痛法，如旋覆花汤；⑤通阳止痛法，如栝蒌薤白白酒汤、栝蒌薤白半夏汤；⑥调理止痛法，如当归芍药散。于世良等[62]强调，以"通"治痛是仲景治疗痛证的基本法则，大致有6个方面：攻下通里，如大承气汤、大黄附子汤；发汗解表，如麻黄加术汤；温经通阳，如甘草附子汤；通阳散结，如栝蒌薤白白酒汤；温通中阳，大建中汤；破血通瘀，下瘀血汤。治法各不相同，但"通"意贯穿其中。李群林等[63]指出，《金匮要略》对痛证的治疗有如下特点：①注重辨证，②善用通利，③不避补益。张建荣[64]还指出《金匮要略》对痛证治疗用药有四个基本规律，即解表透邪止痛，善用桂枝、麻黄；温阳散寒止痛，善用附子、干姜；活血逐邪止痛，善用大黄；补虚养血止痛，善用芍药、当归、川芎。综合考察其痛证用药，出现率最高的依次为甘草、芍药、桂枝、附子、大黄。

3. 治热法　《金匮要略》涉及热证的原文约 70 余条，方剂达 40 余首，药物 60 余种。南征[65]归纳出治热十一法：清法（清热滋阴法、清热解毒法、清化湿热法、清热泻火法、清营凉血法），汗法（发汗解表法，辛温解表汗法），理气法（清热降气法、清热降逆止呕法、行气益阴法），和法（调和营卫法、疏风和解和营法），温里法（温脏回阳法、回阳救逆法），活血化瘀法（养气血行瘀痹法），补益法（补益肾阳法），下法（急下存阴法），表里双解法（解表攻里除热法、清热略兼解表法），甘温除热法（建中法），外熏洗法（通表解里法、养阴止渴法）。王建康[66]从《金匮要略》治疗内伤发热的角度，整理出十三法：滋阴清心退热法，如百合滑石散；甘温建中退热法，如小建中汤；柔肝降火退热法，如奔豚汤；补益肾气退热法，如肾气丸；温肺化饮退热法，如小青龙汤；温胃清通退热法，如苓甘五味加姜辛半杏大黄汤；回阳救逆退热法，如四逆汤；育阴利水退热法，如猪苓汤；敛气平冲退热法，如茯苓桂枝五味甘草汤；温肝通下退热法，如大黄附子汤，通利肠腑退热法，如大承气汤；活血化瘀退热法，硝石矾石散；驱蛔杀虫退热法，如乌梅丸。其治法不单纯地见热退热，滥用寒凉，而是立足于治病求本。

4. 治喘法　汤雪梅[67]从《金匮要略》丰富多彩的治喘法中归纳出 10 种：散寒蠲饮法，如小青龙汤；宣肺泄热法，如越婢加半夏汤、小青龙加石膏汤；泻肺行水法，如葶苈大枣泻肺汤；温肺化饮法，如射干麻黄汤；温肺化饮法，如苓桂术甘汤；温肾化水法，如肾气丸；滋阴降逆法，如麦门冬汤；涤痰开壅法，如皂荚丸；破积逐水法，如十枣汤；通腑泻下法，如厚朴大黄汤。李天淑[68]在总结《金匮要略》咳喘治法时，还整理出温清补利并施法，如木防己汤。李氏认为，《金匮要略》对咳喘的治疗详于寒证、饮证、实证，而略于热证、痰证、虚证。

5. 治痹法　张秀萍[69]将《金匮要略》治痹法归纳为：①发汗散寒，宣化表湿，如麻黄加术汤；②宣通阳气，温散寒湿，如乌头汤；③通阳行痹，祛风除湿，如桂枝芍药知母汤；④益气通阳，养阴和营，如黄芪桂枝五物汤；⑤解表散风，助阳逐湿，如桂枝附子汤；⑥清热疏风，祛湿通络，如白虎加桂枝汤。

6. 安胎法　旷惠桃[70]整理出如下 9 种：清化湿热，如当归散；温化寒湿，如白术散；祛瘀化癥，如桂枝茯苓丸；温经散寒，如附子汤；疏肝除湿，如当归芍药散；温胃蠲饮，如干姜人参半夏丸；化气利水，如葵子茯苓散；清热润燥，如当归贝母苦参丸；养血暖宫，如胶艾汤。并认为，仲景安胎注重治病祛邪，不过在用攻邪药物时十分谨慎，进行适当配伍，多用丸、散，给药采取小量轻剂或小剂递增的方法。

（四）其他治法

1. 反治法　本法出自《内经》，是指顺从疾病假象而治的方法。仲景结合临床，丰富、充实了其具体内容。郑家铿[71]对此作了归纳整理：①通因通用（下利用泻下，下利用逐水，呕吐用催吐、下血用活血），对于在外虽见"通"象，而内必有水饮、湿浊、食积、瘀癥等实邪，且这些邪气都有向外泄越的趋势者，以通治"通"。②塞因塞用（胸腹满痛用温补，胸痹用温补，小便不利用补肾），针对因虚致塞者，用补扶正，正气充足则闭塞可除。③热因热用，对此虽然记述不多，但简明扼要。如"呕吐哕下利病脉证并治"有寒厥下利，阴盛格阳者，出现"里寒外热"，以通脉四逆汤温经逐寒，回阳救逆。④寒因寒用，如"痉湿暍病脉证治"中"太阳中热者"的"汗出恶寒"，不是外邪束表或阳虚寒证，而是里热迫津外泄，腠理疏松而恶寒，故以白虎加人参汤清泄暑热，益气生津。其理甚明。

2. 急救法 仲景对危急病证的救治有其独到之处，龙瑞敏[72]将其概括为四个方面：①辨证救治法，以辨证为基础，主要以内服汤药为救治手段；②外治救治法，包括吹鼻法和浸渍法；③针灸救治法，载灸法而无针法；④急救操作法，载有人工呼吸法和溺死救治法。陈恳[73]指出，对于抢救卒死等危重急症，仲景特别重视四个环节：①意识的恢复，应用芳香腥膻之品，开窍醒神；②呼吸功能的恢复，应用刺激性强烈的药物，兴奋呼吸中枢，并配合使用人工呼吸复苏术；③温通阳气，保持体温，促进血运，多采用辛温走窜通络的药物，或以灶灰等温暖肢体；④祛除邪气，卒死等证多由于邪气骤犯，闭阻于内外表里，故有三物备急丸与还魂汤等方。黄仰模等[74]概括《金匮要略》急症的治法有解表祛邪、攻下、消毒祛邪、温里、清除病理产物、行气止痛、调补、止血、祛虫杀虫、止呕、止泻、止转筋、降冲气、治卒死和解毒等 15 种急救法。钱小奇[75]专门就《金匮要略》食物中毒的解救法作了整理研究，归纳出：清法、吐法、汗法、下法、温法、特殊疗法；还总结出甘草、荠苨是《金匮要略》中最常用的通用解毒药。

3. 外治法 有关的研究文献时有所见，从中可以看出，《金匮要略》外治法大致有如下几种：针、灸、纳药鼻中、洗浴、熨摩、药熏、阴道上药、导法、点药烙齿、滴耳、灰埋、舌下含药、温脐、外敷等[76-79]。王光晃[80]将《金匮要略》从耳、口（舌）、鼻孔和前后二阴等孔窍局部投药的方法称为孔窍疗法。从孔窍投药，意在祛邪，因势利导，驱邪外出，治疗大法，以泄为主三个方面探讨了这一疗法。王光晃指出，仲景以因势利导为原则，因病制药，以纳、吹、洗、熏、灌、点（着）等孔窍给药方式，使药至病所，就近引导，达到邪去正安的目的。虞成英[81]对《金匮要略》的灸刺作了探析，总结出四个方面：灸刺适时，宜治未病；审证灸刺，把握要点（疟病辨脉针灸，血痹辨脉针刺，跌蹶辨证针刺，妇人伤胎辨证针刺，妇人热入血室辨证针刺，卒死灸治）；灸刺诊断，辨别预后（重症下利辨别预后，重症寒疝的辨别预后）；灸刺禁忌，防止误治（太阳中暍禁用温针，表证汗后忌用烧针取汗，黄疸发病时禁用艾灸、温针）。刘冠军[82]认为仲景运用针灸的原则是：①阳证宜针，在于散邪泻热；②阴证宜灸，在于温阳救逆；③脏腑辨证，施用针刺灸疗；④针药配合，随证灵活施治；⑤烧针艾灸，注意变证流弊。龙瑞敏[83]就扶阳固脱、清肝泻实、引阳散寒等方面阐述《金匮要略》针灸疗法的运用。并指出，原著论及了灸法的补虚与泻实，对于针法，只论及泻实，而未言及补虚，是其不足之处。赖仁奎等[84]将《金匮要略》中针灸疗法的作用概括为祛风解表、清肝泻实、通调气机、回阳救逆、引阳散寒 5 种。

以上较为广泛地展示了现代对《金匮要略》治则治法的研究概况。由于资料颇多，故择其中有代表性的、较为全面者加以介绍。同时，亦考虑到尽可能多地呈现不同的研究观点和结果，以启迪思路，故对于某些内容交叉，但研究角度有异的文献也不忽视。上述内容主要反映《金匮要略》治则治法方面综合性、归纳性的研究成果，至于单个病证，如黄疸、腹满等的治法，则不予赘述。因篇幅所限，许多内容的介绍只能是蜻蜓点水，不过从中已可看出，现代这方面的研究较之前人已更为广泛、深入，对中医临床、教学无疑具有很大的帮助。

（叶 进）

参 考 文 献

[1] 李应存.《金匮要略》运气学说初探. 甘肃中医学院学报，1994（2）：6

[2] 周衡.《金匮》治疗思想的基本特点.吉林中医药,1984(5):4

[3] 王志平.未雨绸缪 防患未然.陕西中医学院学报,1986(1):1

[4] 杨扶国.谈谈《金匮要略》的治法.新中医,1983(2):44

[5] 王贵森.《金匮要略》治则探析.甘肃中医学院学报,1991(2):1

[6] 上海中医药大学金匮教研室.《金匮要略》专题课程教材.1995(5):6

[7] 吴淑华.浅述《金匮要略》的治疗特点.中医函授通讯,1992(6):3

[8] 张珍玉.简论《金匮要略》.山东中医学院学报,1978(3):14

[9] 王光林.试论《金匮要略》的顺势治则.国医论坛,1994(1):9

[10] 陈荣.试论《金匮要略》治则三纲.江西中医药,1987(6):4

[11] 张宗明.《金匮要略》五脏虚证补法治则浅析.甘肃中医,1993(6):8

[12] 朱云龙.对《金匮》运用汗法的初步探讨.中医杂志,1991(12):8

[13] 金光亮.《金匮》汗法运用浅析.国医论坛,1990(4):8

[14] 廖世煌.发汗解表法在《金匮要略》中的运用浅释.新中医,1991(4):13

[15] 刘亚军,等.《金匮要略》解表12法.国医论坛,1996(3):8

[16] 叶进.谈谈金匮的微汗法.新中医,1984(11):45

[17] 王旭东.《金匮要略》论吐法.江西中医药,1986(4):5

[18] 何任.《金匮》下法说略.浙江中医学院学报,1991(2):45

[19] 贾士安.《金匮要略》下法运用琐谈.中医函授通讯,1994(6):12

[20] 刘广泉,谢恩海,佟春艳.仲景下法新论.中医药学报,2002,30(4):49

[21] 范准成,等.《伤寒杂病论》中泻下法用药规律探讨.陕西中医,1986(2):79

[22] 赵达安,刘肖,孙爱军.《金匮要略》温法撷要.甘肃中医,2004,17(1):1-3

[23] 张工彧.《金匮要略》温法治疗杂病述要.中国医药学报,1997,12(4):53-54

[24] 秦书礼,等.《金匮要略》清法临证运用举隅.江苏中医杂志,1987(2):8

[25] 胡亚丽.《金匮要略》清法初探.四川中医,2005,25(10):36

[26] 石玮,等.小议《伤寒论》清法.国医论坛,2006,21(1):2

[27] 周亮,等.《金匮要略》养阴法初探.浙江中医学院学报,1991(2):8

[28] 单鸣.《金匮要略》阴伤论治.国医论坛,1994(3):3

[29] 路振平,等.《金匮》补法初探.四川中医,1993(10):3

[30] 徐一丹.论《金匮》温补法.成都中医学院学报,1988(1):4

[31] 郑大正.《金匮要略》通补十法探析.浙江中医学院学报,1992(1):8

[32] 韩英.对《金匮·虚劳篇》治疗大法的探讨.北京中医杂志,1994(2):42

[33] 林云.论《金匮要略》通阳法.广西中医药,1985(5):7

[34] 史宏.析《金匮》治瘀十二法.广西中医药,1995(5):42

[35] 宋东眷.《金匮》治瘀法特点探析.甘肃中医学院学报,1991(1):7

[36] 郭玉兰.浅谈《金匮要略》活血祛瘀法.贵阳中医学院学报,1985(2):44

[37] 张甦颖.《金匮》理血剂及其配伍特点.河南中医,2007(9):4-5

[38] 邓高丕.略论《金匮要略》妇人病篇理血法.江西中医药,1999,30(4):58

[39] 常富林.浅谈《金匮》双调治法.湖南中医学院学报,1984(3、4):37

[40] 张工彧.《金匮要略》方剂双向调节作用述要.长春中医学院学报,2001,17(3):3

[41] 连增林.简论《金匮要略》调小便治病法.浙江中医学院学报,1991(2):37

[42] 罗文静.简述《金匮要略》中的利尿法.四川中医,1994(8):14

[43] 蒋健.《金匮要略》利小便法运用初探.上海中医药杂志,1984(3):26

[44] 胡亚丽.《金匮》消法初探.四川中医,2001,19(4):19-20

[45] 陈国权.《金匮》分消法浅析.浙江中医学院学报,1986(4):15

[46] 张炳填. 论仲景分消治湿法. 国医论坛, 1994 (1)：11

[47] 边秀娟.《金匮要略》肝病证治探讨. 江西中医学院学报, 2007, 19 (1)：33-34

[48] 杨扶国.《金匮》中的肝病治法. 吉林中医药, 1984 (1)：9

[49] 彭元珍.《金匮》治肝十一法. 湖北中医, 1994 (6)：50

[50] 薛近芳. 浅谈《金匮》妇人病治肝法的运用. 黑龙江中医药, 1987 (1)：50

[51] 路振平. 仲景治胃调脾八法初探. 江苏中医杂志, 1982 (3)：6

[52] 张惠茹. 试论《金匮》调中法. 成都中医学院学报, 1992 (1)：8

[53] 李群. 试论《金匮要略》中的建中法. 中医药学报, 1983 (5)：30

[54] 张向前, 等.《金匮要略》非脾之疾从脾论治浅探. 中国民间疗法, 2005, 13 (12)：5-6

[55] 张建荣, 等. 谈《金匮要略》肺病从痰饮论治十四法. 陕西中医函授, 1994 (2)：7

[56] 罗玲.《金匮要略》肺系病证辨治探析. 中国中医急症, 2007, 16 (12)：1521

[57] 戴天木.《金匮要略》治肺十法. 中医研究, 2004, 17 (2)：12

[58] 邹学正.《金匮要略》治呕的原则和方法初探. 贵阳中医学院学报, 1995 (3)：4

[59] 艾华, 等. 试论《金匮要略》呕吐病论治特点. 光明中医, 2009, 24 (4)：612-613

[60] 曹峰, 等.《金匮要略》痛症简释. 现代中医药, 2009, 29 (5)：65

[61] 周维顺.《金匮要略》止痛法举隅. 浙江中医学院学报, 1987 (13)：14

[62] 于世良, 等.《金匮》痛证通法的运用. 江西中医药, 1991 (3)：56

[63] 李群林, 等. 略论《金匮要略》对痛证的辨治特点. 新疆中医药, 1990 (4)：23

[64] 张建荣.《金匮》治痛用药规律探讨. 现代中医药, 2002 (3)：4

[65] 南征. 试论仲景《金匮》治热十一法. 吉林中医药, 1984 (6)：13

[66] 王建康.《金匮要略》治疗内伤发热十三法. 中医研究, 1992 (1)：19

[67] 汤雪梅.《金匮》治喘十法. 新中医, 1989 (4)：30

[68] 李天淑.《金匮》咳喘治法初探. 成都中医学院学报, 1992 (1)：5

[69] 张秀萍.《金匮要略》治痹法浅析. 浙江中医学院学报, 1992 (4)：3

[70] 旷惠桃. 略论《金匮要略》祛病安胎法. 浙江中医杂志, 1983 (8)：366

[71] 郑家铿.《金匮要略》应用反治法举隅. 福建中医药, 1985 (2)：32

[72] 龙瑞敏.《金匮要略》急救法初探. 贵阳中医学院学报, 1989 (4)：1

[73] 陈恳.《金匮要略》急救方法述要. 浙江中医杂志, 1983 (8)：365

[74] 黄仰模, 等. 对《金匮要略》急症的探讨. 中国中医急症, 2000, 9 (增刊)：30

[75] 钱小奇.《金匮玉函要略》食物中毒解救法. 国医论坛, 1990 (1)：10

[76] 刘友梁. 谈张仲景的外治法. 四川中医, 1984 (6)：9

[77] 黄冬度.《金匮要略》的外治法. 广西中医药, 1985 (2)：3

[78] 李义松, 等.《金匮要略》外治法简析. 中医药临床杂志, 2009, 21 (5)：378-379

[79] 艾华, 等.《金匮要略》外治十四法及其作用. 河南中医, 1996, 19 (6)：5-6

[80] 王光晃.《金匮》孔窍疗法初探. 成都中医学院学报, 1987 (4)：3

[81] 虞成英.《金匮要略》灸刺探析. 江西中医药, 1986 (4)：6

[82] 刘冠军. 仲景医学是针灸辨证施治的典范. 河南中医, 1983 (2)：8

[83] 龙瑞敏.《金匮要略》针灸疗法探析. 贵阳中医学院学报, 1991 (3)：7

[84] 赖仁奎, 等. 论针灸疗法在《金匮要略》中的应用. 辽宁中医学院学报, 2005, 7 (6)：540-541

第四章

《金匮要略》的方药研究

仲景遣方用药的经验经受了数千年实践的考验，是仲景学说的精华所在。后世医家倾注了大量的心血予以研究，因为掌握了其运用方药的规律、心得，不仅能加深对仲景学说的理解，更有助于临床疗效的提高。故从方药入手，是研究仲景学说的一条非常有实际意义的重要途径。以下从两个方面反映现代对《金匮要略》方药研究的概况，以供参考。

一、用传统方法对《金匮要略》方药的整理研究

所谓传统方法主要是指整理文献并参合临床经验进行归纳总结的方法，可以给人较为系统性、条理性的认识。

（一）药物

对《金匮要略》中药物的研究，从 20 世纪五十年代起就有不少相关文献可见，以后陆续不断地出现，综观所查资料，大致可分为以下几类：

1. 单味药的归纳研究　有些药物在《金匮要略》中出现频率较高，功效广泛，对其作用特点进行归纳，有助于充分认识这些药物，并熟练地用之于临床。下举数例：

（1）芍药：胡锡琴[1]整理原著后发现，《金匮要略》中应用芍药的方剂有 40 首，用以内、外、妇科的多种病证。其功效主要有补虚养血和阴，柔肝，止痛，活血消痈散肿，利小便等。《金匮要略》方中之芍药，赤、白未分，然现代临床若用的话，则应加区分。考芍药用量，汤剂中用量最大是六两，如小建中汤；最小的量是防己黄芪汤证所加之三分。丸剂中用量最大是四两，如大黄䗪虫丸；最小量是五分，如鳖甲煎丸。散剂中用量最大为一斤，如当归芍药散；最小是二分，如王不留行散。大致补虚养血敛阴，柔肝止痛用量较大，活血祛瘀用量较小。从剂型看，汤剂用量偏大，丸、散剂用量偏小。沈楚才[2]在探讨《伤寒论》、《金匮要略》应用芍药规律时指出，芍药可用在外感热病初起的表虚证，而阳明病邪热炽盛的极期，不宜用此；太阳病，误治致表邪内陷或心气受损者，禁用芍药；阳虚阴凝，水饮不消，积留于胃中而见痞结而坚，不宜用芍药。并指出，凡是以调和营卫为目的的方剂，芍药与桂枝的用量原则上应相等。江克明[3]对其配伍作了归纳：用于缓解挛急：芍药配甘草，芍药配饴糖；用于调和营卫：芍药配桂；用于疏肝和里：芍药配柴胡，芍药配黄芩，芍药配大黄；用于调经安胎：芍药配当归，芍药配吴茱萸，芍药配枳实；用于平喘利尿：芍药配麻黄，芍药配附子。

（2）桂枝：戴天木[4]将桂枝在《金匮要略》中的用法归纳为 9 种：发汗除邪，调和营卫，通阳行痹，通阳化饮，通脉消瘀，平冲降逆，化气行水，温补阳气。因配伍不同，作用有别。潘澄濂[5]就《伤寒杂病论》的范围进行研究，归纳出桂枝主要用在六类作用不同的方剂中：退热类，如桂枝汤、麻黄汤；健胃温中类，如小建中汤、苓桂术甘汤；定悸平冲类，如桂苓草枣汤、桂枝甘草汤；回阳温经类，如桂枝加附子汤、桂枝去芍药加附子

汤；活血化瘀类，如桂枝茯苓丸、桃核承气汤；利尿消肿类，如五苓散。桂枝的药对有：如桂枝配甘草，既可温通阳气，又可以温振阳气，使通中有补；桂枝配芍药，能调和营卫，调和气血，调整阴阳；桂枝配茯苓，能通阳利水，对肺、脾、肾、膀胱的阳气均可宣通；桂枝配附子，在温阳、散寒、止痛、救逆等方面起协同作用；桂枝配麻黄能温经发汗，解表散寒和发散寒湿；桂枝配黄连，能清上温下，治疗寒热错杂之症；桂枝配当归，能温经活血通脉，主治血虚寒滞之证[6,7]。

（3）大黄：路振平[8]总结仲景对大黄的运用规律，归纳出：和血祛瘀，攻下热结，消气止痛，和解热痞，清热退黄，降胃止呕，温通寒积，消饮逐水，荡实止利，泻火凉血10个方面。陈健民[9]将仲景运用大黄的配伍规律归纳为3个方面：泻热毒：①下燥屎（配芒硝，如大承气汤；配柴胡，如大柴胡汤；配桂枝，如桂枝加大黄汤；配附子，如大黄附子汤），②清火热（配黄连，如大黄黄连泻心汤；配甘草，如大黄甘草汤；配丹皮，如大黄牡丹皮汤），③退黄疸（配茵陈，如茵陈蒿汤；配山栀，如栀子大黄汤；配硝石，如大黄硝石汤）；破积滞：①消痞满（配厚朴、枳实），②润肠燥（配麻子仁），③逐水饮（配茯苓、防己）；行瘀血：①散水血互结（配甘遂、阿胶），②破瘀血（配桃仁），③治干血痨（配虫类药及生地、白芍、甘草等），④治疟母（配鳖甲等）。据其统计，与大黄作主要配伍的药物有19种之多。赵芳等[10]对大黄的炮制及用量进行总结，指出经方中注明大黄的主要炮制方法有3种：去皮（大陷胸汤、茵陈蒿汤、麻子仁丸）、酒洗（浸）（大承气汤、小承气汤、调胃承气汤、抵当汤）、蒸（大黄䗪虫丸）。蒸制以缓其峻烈之性；去皮可使其有效成分易于吸收或溶出；酒洗（浸）后入煎，既有利于有效成分的煎出，加强大黄化瘀作用的发挥，又有利于制约其苦寒性味以顾护脾胃之气。并指出大黄煎煮方法分为后下和同煎，凡取攻下热结，以通便为主要功效者，必定后下；若非急下，以泻热为用则多与他药同煎；若取其活血化瘀则多酒服（浸）。剂量应用方面指出仲景用大量者意在攻逐实邪，中剂量用于清热泻火，利湿退黄，活血祛瘀，攻下寒结，小剂量者则用于清心除烦，微剂量者不仅无泻下作用，反有健胃之功。邱颂平[11]总结经方中大黄的剂量轻重的应用特点，消痞量轻，通腑量重；退黄量轻，逐水量重；正气受损时轻，里实正不虚时重；病情缓而轻，病情急则重；据病情用量同，服法异。并指出经方中大黄的服法分为顿服和分服两种。

（4）半夏：于世良[12]合参《金匮要略》与《伤寒论》，总结了仲景运用半夏的七个方面：宽中消痞，开胃行津，蠲除痰饮，降逆止呕，下气平喘，利咽消肿，行气散结。韦绪性[13]从化饮、降气、开胃3个方面，归纳了半夏在《金匮要略》中的配伍运用规律。以化饮而言，半夏合石膏化热饮，治在胃；合辛、姜、苓化寒饮，合辛以治肺，合姜以治脾，合苓以治脾（气）之偏虚者。以降气而言，阴虚者，伍麦冬以润降；湿热者，伍黄芩以苦降；痰结者，伍厚朴以燥降。以开胃而言，合人参组成"通补"，用于脾胃虚弱兼食停气逆者。谭达全等[14]提出《金匮要略》中半夏煎煮方法考究，曲应病情，有半夏先煎、半夏三煎、半夏久煎，去滓再煎，散剂煎服，以酒煎煮，水蜜同煮。徐兴国[15]提出仲景在《金匮要略》中用半夏组方，皆用生半夏，为减轻其毒性，除在煎煮方面考究外，在配伍方面亦以生姜为主制半夏毒，其次反药同用，蜜糖相助，或炼蜜为丸或蜜煎药汁。

（5）茯苓：谢彦等[16]归纳了该药在《金匮要略》中的运用规律，认为其随不同的配伍而具有多种功效：茯苓与桂枝、猪苓、泽泻等温阳渗利之品配伍，以取利水渗湿之功；与半夏、杏仁等散饮降逆之药合用，共奏化饮利痰之效；与白术、人参、甘草等健脾药物合，同具健脾益气之能；与酸枣仁、甘草等养阴药物配伍，并有宁心安神作用。在用量用法方面，王贵森[17]提出凡治奔豚、消渴则重量，一般小便不利用中量，养阴剂中小量。

（6）石膏：王万麟[18]从石膏与麻黄、桂枝、知母、人参、竹叶、龙骨、牡蛎、甘草、粳米、生姜、大枣等配伍中，概括出仲景用石膏组方的规律：①与寒凉性药物如知母、竹叶、麦冬等同用，能增强消解、凉解或清润作用；②与温热性药物如麻黄、桂枝、细辛等同用，能制约温燥，起到拮抗作用；③与降逆逐水药如半夏、生姜、木防己等同用，有助于降逆，常用于饮邪与热邪互结之证；④与补中益气药如人参、甘草、粳米等同用，既能扶正祛邪，又能顾护胃气，即使用量较大，亦能去邪而不伤正。

有些医家不局限于对某药的作用特点进行归纳，而是对其作多方位的探析。如张志民等[19-21]以仲景用附子之方法为中心，从方剂计数、剂量考证、适应证、效用、配伍、禁忌、中毒与解救、古今用法比较等方面，对该药作了较为全面的研究。还对石膏、桃仁等也作了类似整理。陈亚龙[22]对《金匮要略》中的乌头，从主治、配伍、用量、用法到禁忌、中毒及解救，并结合现代药理学研究成果，作了较详细的归纳。此类研究可使人对仲景运用某药的经验有较为全面、系统的认识，颇有临床意义。

此外，还有些医家从某（些）药治疗某病证的作用特点与规律的角度进行归纳。如沈礼勇[23]研究《金匮要略》中附子治疗痛证的情形。该药可治疗痹证、历节、胸痹急症、心痛、胸腹疼痛、腹痛、头痛7种痛证。对其用量、用法特点作了分析归纳，并结合现代药理，指出其机理主要有直接（镇痛）与间接（发挥该药的其他功效，如散寒、除湿、温经等）两方面。宋建平等[24]对《金匮要略》治水用甘草作了分析，认为治水方中用甘草其意有二：①制约麻、附药性之峻。防麻黄发散太过而伤正；防附子燥热伤阴，并缓解附子毒性。②增强黄芪补中之力。因而提出治水不必禁甘草。赵达安等[25]探讨了张仲景的用姜方法，指出解表寒用生姜，温里寒用干姜；散水气用生姜，化水饮用干姜；振胃阳用生姜，温脾阳用干姜；病轻者用生姜，病重者用干姜。李德冰[26]探析了《金匮要略》治疗痰饮病的用药规律，整理出痰饮病的基本用药是茯苓、桂枝、姜、半夏、五味、细辛、白术。按其功效作用可用为两大类：一是温中补阳治脾肾本虚，一是温散荡涤治肺胃标实。组方用药上，以基本用药为核心，或着眼于脾肾，或重在肺胃，辅以他药共成温阳化饮、表里两解、疏导胃肠、逐饮泻水、扶正祛邪等方，既有"温药和之"的原则性和规律性，又有行、消、开、导、攻补兼施的灵活性。

2. 药物归类研究 将散见于诸方的药物归类，进行群体研究。如老玉铎[27]归纳了《金匮要略》虫类药的功用：①破血化瘀；②消癥化积；③祛瘀生新补虚劳；④破结通利；⑤攻逐瘀血；⑥通经活血。认为《金匮要略》所用虫类药种类虽不多，但应用病证广泛，技巧已达高超。夏斌[28]将鼠妇、紫葳、蜣螂、云母、蛴螬等20种罕用品作为生僻药，从药名、性味、归经、功效、用量、用法、禁忌等方面加以注释，有一定参考意义。李安民[29]将仲景所用的附子、乌头、甘遂、大戟、巴豆、大黄、芒硝等作为毒剧药一类，归纳了仲景运用这类药的经验：明确适应证候，分别体质差异，重视药物配伍，强调煎服方法，采取不同剂型，讲究药物炮制，审明药物反应，严格掌握剂量，注意护摄胃气。乔模等[30]对《金匮要略》145味药（第1至22篇所用的药物）进行统计，发现《金匮要略》中所用药物根据药性分类，大体上可以分为20种：补气药、化饮药、清热药、补阳药、利湿药、补血药、化瘀药、散寒药、理气药、解表药、泻下药、固涩药、止咳平喘药、滋阴药、软坚散结药、杀虫解毒药、祛风除湿药、涌吐药、安神药、消食药。使用最多的是前 5 类药。全书共使用补虚药 307 药次，祛邪药 430 药次，体现了虚实分治、补泻兼施的治疗思想。从统计中还可看出，仲景认为导致杂病的病邪约有 20 种，其中形成实证的病邪主要是痰湿水饮，而引起虚证的病因又当首推脾虚气弱。

3. 药物考证研究　主要通过比较、分析历代文献，对某些药物进行考证，以期得到较为明确的认识。如张谷才[31]根据药物的性味、归经、主治功能，对与《金匮要略》蒲灰散有关的石菖蒲、香蒲、蒲蒻、蒲席、蒲黄五种药物进行了分析和考证，认为蒲灰即蒲黄之灰粉。再如朱倩等[32]考察了《金匮要略》的部分药物，如诃黎勒、浆水、黄花菜等，发现书中的某些药物是东汉时期所不具备的，或是东汉时尚无法广泛使用的，一些药物东汉虽有，但名称却是晋后才出现，药物名称和东汉有别，依据这些情况，初步判定《金匮要略》中的药物及方剂内容，曾经后人增改。韩玉强[33]等对金匮肾气丸中的桂枝从性味、部位、组方、功效及古籍的字迹辨认方面进行分析与推测，认为张仲景中所用"桂枝"即今所用之肉桂，且有"牡桂"、"菌桂"、"桂心"及"桂"等异名。陈肖琼[34]通过临床实践与古籍参考指出在危机之时《金匮要略》黄土汤中灶心黄土可用赤石脂代替。其他如赤小豆、白酒等亦不乏考证。

4. 其他　宋传荣[35]整理《金匮要略》对酒的应用，统计出用酒方 21 首，其作用归纳为：①引经行药势；②活血化瘀；③温阳通脉，散寒止痛；④醒脾和胃化湿；⑤行血祛风；⑥发汗散邪。石德军[36]指出仲景书中用酒之法有酒水合煎，酒送服药，酒浸药取汁，以酒煎药，以酒洗药五种。用酒禁忌如忌食生韭、生苍耳，忌炙腹背、冷水洗身、饱食等。用量为 1 升至 1 斗。黄红英[37]总结了《金匮要略》蜜的运用：①和药安中；②缓和药毒；③缓急止痛；④润肠通便。陈晓松[38]归纳了仲景用蜜的方法：量随证变；汤急丸缓；煎服有制。李亚琼等[39]对《伤寒论》和《金匮要略》中的散剂进行综合分析，将制散之法归纳为三种：①诸药共捣或共杵为散；②方中各药"异捣"或"各捣"，并过筛，再将各药混合；③将所用药物烧灰成散。散剂的用法：内服分和散服和煎散服，外用分摩敷和塞纳。散剂的功用为：散水而不助水邪，散寒宣郁，排脓疗疮，助产养胎。另外，对《金匮要略》谷畜果菜的药物研究，亦时见报道。

（二）方剂

据所查文献可见，医家多角度地、比较全面地对仲景组方用药的特点、规律作了较为深入的分析、阐述。如陈文贵[40]从用药精当灵活及方剂加减的意义、配伍、剂量、炮制、剂型、煎药方法、服药方法、饮食 8 个方面浅论仲景的用药之道。张家礼[41]探析了《金匮要略》用药特点，概括为：①彰著《本经》精旨，扩大应用范围；②辨病施治选药，多种配伍形式；③鉴别症状用药，注意炮制煎煮；④详审方义论药，权衡用量轻重；⑤紧扣病机遣药，灵活加减化裁。徐成贺[42]归纳《金匮要略》的用药经验为：①重视专病用专药；②重视单味药主治功效的使用；③重视一药多用；④重视药物气味性用的不同取用；⑤把握药物特点及使用的差异性；⑥重视脏腑特性及病证特点用药；⑦各脏腑病证有相应的使用药谱；⑧善于用利远弊。张建荣[43]对《金匮要略》的变法用药进行探讨，总结：①有虚劳可击（如大黄䗪虫丸和大承气汤的应用）；②实证可补（如人参汤，大建中汤的应用）；③热毒用温（如升麻鳖甲汤和薏苡附子败酱散的应用）；④妊娠无忌（如桂枝茯苓丸和大黄牡丹皮的应用）；⑤产后重攻（如阳旦汤和竹皮大丸等的应用）；⑥反药合伍（如甘遂半夏汤等）。张永洛[44]对《伤寒论》、《金匮要略》的方药作群体计数分析，将每味药出现次数的多少进行排队，列表比较，归纳分析，选出"首用药物"、"次用药物"与"一般用药"。根据研究，认为《伤寒论》与《金匮要略》的方药规律是基本一致的，其特点主要有四：①方药的基本模式——桂枝汤。其结果显示，仲景在拟方用药时，是以桂枝汤为基本框架，在此基础上再随证加减药物。②异病同治。指出，《伤寒论》是治疗外感病的典范，《金匮要略》是治疗内伤病的楷模，但二者皆以桂枝汤为基本模式，提示仲景的治疗特色是"异病同治"，从总体上看，不能将同病异治与异病同治等量齐观。③祛邪为主。从首用药物与次用药物可以看出，祛邪药物占绝大多数。④重视外因。

除了概论仲景遣方用药之道，不少医家还专门就某些方面加以探讨、研究。以下作一介绍：

1. 配伍规律研究　此类研究常以《伤寒论》、《金匮要略》为范围，似可较全面地反映仲景用方的配伍规律。如蒋厚文[45]将仲景的药物配伍法则归纳为：寒凉药与温热药的相互结合（①针对寒热错杂的病情，②调节寒热偏胜的药性，③防止病气与药气的格拒）；辛、甘、酸、苦、咸诸味结合（①辛味与酸味结合，②辛味与苦味结合，③辛味与甘味结合，④酸味与甘味结合，酸味与苦味、辛味结合，苦味与咸味结合）；药"性"与药"用"相结合；补药与泻药相结合（①补泻并用，②泻中寓补，③补中寓泻）；刚药与柔药相结合；动药与静药相结合；辨证用药与辨病用药相结合。之后，蒋厚文[46]再度探讨仲景药物配伍法，总结出：表药与里药相结合（①外邪里热，解表与清里药共进，如大青龙汤；②外邪里结，解表与攻里药同投，如厚朴七物汤；③外邪内饮，解表与化饮合用，如小青龙汤；④内外俱寒，解表与温里药兼施，如麻黄附子细辛汤）；升药与降药相结合（①升降并用，上下兼顾，如瓜蒌牡蛎散；②以升载降，协同治上，如白散方；③升降结合，调理气机，如四逆散、厚朴麻黄汤）；峻烈药与甘缓药相结合（如乌头汤、大乌头煎、十枣汤）；气分药与血分药相结合（①补气药合补血药，如乌梅丸、温经汤；②清气药配凉血药，如蒲灰散、白头翁汤；③补气药伍活血药，如黄芪桂枝五物汤；④行气药并活血药，如枳实芍药散、瓜蒌薤白白酒汤）。徐传富[47]从3个方面探析仲景方剂配伍规律：相辅药物配伍（①性效相似的药物配伍，能产生协同作用，提高该方的功效；②功效不同的药物配伍，使药物作用协调，发挥各自的专长，以增强药效）；相反药物配伍（①寒热并用，②攻补兼施，③散收合用，④动静相随，⑤升降有序）；缓解烈性或毒性药物的配伍。

除了从整体上对仲景的方剂配伍规律加以探讨外，有些研究者还专门从配伍规律的某个方面作进一步的探讨。如张琦[48]将《金匮要略》应用相反相成的具体方法归纳为：寒热并用（解表清里，温下清上，寒热反佐，去性存用）；攻补兼施（散补并行，清补同用，消补共用，攻邪护正）；散敛并行；燥润互济（燥润并重，以燥佐润）；平调阴阳；数法兼备6个方面。并且，将应用相反相成的基本原则概括为：注重辨证，审慎选药，权衡药量和讲究服法4条。路振平[49]从外寒内热证、上热上寒证、真寒假热证、寒热错杂证5个方面，总结了仲景立方寒热并用的大要，认为其规律主要是：识药性、察本质、辨主次、达常变、明虚实。张笑平[50]还指出佐使在寒热并用中的意义：①据证取舍利弊，②防止过偏伤正，③引药直达病所，④解除药证格拒。赵红兵等[51]仅就《金匮要略》寒热药物并用作出概括：①温表散寒，清里泄热，如大青龙汤；②寒温相伍，升降同施，如半夏泻心汤；③温阳散寒，通里泻下，如大黄附子汤；④温化水饮，清解郁热，如木防己汤；⑤温阳散寒，凉血止血，如柏叶汤；⑥清泄胃热，温散肠寒，如乌梅丸。孙晋营等[52]探讨《金匮要略》苦辛合法组方用药，提出苦辛合法即以辛温之药与苦寒之药，或者辛味药与苦味药相互配伍应用，具有4方面作用：①宣降肺气，止咳平喘，化饮逐痰。用于痰饮、咳嗽、上气病，如射干麻黄汤、厚朴麻黄汤、己椒苈黄丸等。②寒热并用，苦降辛开，调理胃肠。用于痞满、呕利病证，如半夏泻心汤、黄芩加半夏生姜汤、乌梅丸等。③宣痹泄浊，通阳开结。用治胸痹心痛病证，如栝蒌薤白白酒汤、栝蒌薤白半夏汤、枳实薤白桂枝汤。④解表攻里，通腑祛实，宣畅气机。用于腹满腑实证，如厚朴七物汤、大柴胡汤、大黄附子汤等。张毓汉等[53]对《金匮要略》共 20 首含乌头、附子的方剂进行分析，认为：根据不同病情在含乌、附方中，配以一定比例的较大剂量的生姜、干姜、甘草、白蜜或乌梅等药，其立意主要不在于用其治疗主症或兼症，而在于监制乌、附之毒。归纳起来，配生姜、干姜，辛以散毒，配甘草、白蜜，甘润缓解；配乌梅、甘草，酸甘化解。这是仲景应用乌、附的配伍特色。

2. 选方规律研究　《伤寒论》、《金匮要略》中，仲景在说明病因、阐述病机、列举症状、提出治法后，接着便是选方。研究其选方规律，有助于学习仲景的治疗经验。熊永厚[54]将仲景选方规律归纳为 6 个方面：①病性明确，症状典型，最优选方（在条文的方名之后都有"主之"二字）；②主症相同，兼症不同，灵活选方（多见"主之，亦主之"、"主之，并主之"等语）；③两经同病，分清缓急，权宜选方（多在方名前冠"宜"字）；④病因相同，病机不同，对比选方（多用"×汤主之，不……者，×汤主之"的语言形式）；⑤症状关键，揭示本质，定症选方（常见"其……者，可与×汤，若不……者，不得与之"之语）；⑥两方主症，相互联系，排除选方（常用"×汤不中与之，宜×汤"的语言形式）。并且指出，在辨证准确的前提下，选择适当的方剂，对治疗的成败是举足轻重。

3. 方剂加减变化规律研究　徐成贺[42]对《金匮要略》方的加减，从形式、依据、药物的归纳 3 个方面作了较为详细的整理研究。加减的形式：①主方的加减（主病主证有主方，随兼证而进行加减；立足于主方某一功效，随证加减；突出主方某一药作用，随证加减；为扩大主方治疗范围，进行加减）；②合方的加减（两方合证，合方而用；合用两方，随证加减）；③化裁方的加减（由一方衍化新方的加减；由两方化裁组新方的加减；用几方主治药组新方的加减；由剂量变化组新方的加减）；④方后设或然证的加减。加减的依据：①根据证情变化而进行加减；②根据误治变证而进行加减；③根据体质差异而加减。药物的归纳：就其形式，分为两类：一为方中加减，一为方后加减。

4. 剂型研究　有单从某一剂型加以研究的，如安凡生[55]对《金匮要略》的丸剂作了探讨，简述了丸剂的制作、优点、服法，并总结了仲景用丸的意图为：①慢图收功；②峻剂缓攻；③缓和毒性；④增强疗效。此外，也有对剂型作全面研究者，如徐氏[42]对《金匮要略》中的汤、散、丸、酒、熏、洗、煎、坐药 8 种剂型进行研究，讨论了剂型的特点及其应用、剂型间的变化使用等问题。

5. 方药剂量研究　方药的剂量变化直接关系到治疗作用及疗效。仲景对方药的运用，尤其在剂量的调配上，既原则又灵活，别具一格，为后人所称道，研究这方面的经验，对临床甚有裨益。王付等[56]探讨仲景汤方定量与审证的调配关系，总结出二条：一是量变主导质变。用方疗疾不能仅局限于方有几味药组成，必当留心研究药物剂量的多寡。药物剂量调配在方剂中常常左右治疗证机及效果，药物剂量的改变，往往导致主治病证的改变。二是量变贵在切机。辨病识证，必当分清轻重、缓急，择方用量势在因机而定。因病证急、重者择方定药宜量大效宏，病证缓、轻者筛方遴药宜量小切机。更有病重而证缓者当变剂而递服，等等。王心东等[57]对《金匮要略》大剂量用药初步探讨，认为《金匮要略》大剂量用药频率较高，应用广泛，大剂量用药配伍精当，独树一帜，大剂量用药历久弥新，意义重大。徐成贺等[58]指出《金匮要略》对药物剂量的使用有一定的规律：①每一药物用量有常用量、大量、小量之分；②影响药量使用的因素，与所治病证、组方配伍、制方大小及药物性质有关；③重视药物用量间的比例即药物比例有异，方治不同；相反药性配伍，比例要恰当；随证变化，按比例调整用药；整个方，要注意比例协调。蒋士升[59]在 1990 年对近 30 年的有关研究曾作过概述：①度量衡值的考证。根据度量衡史，结合现代临床实际，推算仲景时代的药物剂量。②方药用量的临床验证。参考仲景药量用法，按汉代衡值折算用量，以方剂或单味药进行临床验证。③存在问题及设想。归纳出二种流派：一是用量日趋增大，以中青年医生为主，一是用药量较少，以老中医及日本汉方医家为代表。两者均有效，但对大小剂量之间的关系及适用范围缺乏系统的研究，有的研究还较肤浅。目前成绩比较突出的是对《伤寒论》、《金匮要略》度量衡值的确切考证及在此基础上的广泛验证。建议加强对仲景方常用量与现代我国中医的常用量及日本人的常用量之不同点，各自的适用范围及利弊等问题深入研究，可采用流行病学的调查方法和前瞻性的设立不同对照组的方法，还可采用实验研究的方法。

6. 方剂归类研究　蔡金波[60]归纳仲景用蛋之方（黄连阿胶汤、百合地黄汤、排脓散方、苦酒汤），总结方中用蛋的作用有四：一是滋阴养血，交通心肾；二者滋养胃阴，固护中州；三者排脓化毒；四者润燥止痛，宣痹开喑。总之，血肉有情之品，不离乎"润"。仲景蛋方是其崇尚食治学术思想的具体体现，是其食物药用的杰出范例。叶进等[61]对《金匮要略》利尿方剂进行研究，将其分成两类：单利小便与兼利二便。前者以茯苓为利水要药，五苓散是经典组合，临床实践证明，其治水液代谢之病证每获良效，且对体内电解质无明显影响。后者主要用于水饮停留之证重者。

7. 煮服法研究　此类研究大致有 3 种情况：一是对煎煮法作专门讨论。如王有奎[62]概括仲景的煎药法为 3 个方面：①煎药方法（水煎服、去渣再煎、分煎（渍）合服、渍药绞汁、煎煮丸药），阐述每种方法的运用特点，并举例说明。②药物的先煎后下，归纳了先煎药与后入药的不同情况。先煎药：对必需久煎才能将药力煎出的药物或方中主药，药量独重的药物都需先煎；药物通过先煎多煮可使其作用缓和持久；通过先煎以消除药物的副作用。后入药：有的药药力容易煎出或溶解，多煮反会影响疗效；后入少煎可使某些药物的作用增强、加快。③煎药的溶媒（酒、苦酒、蜜、浆水、泉水、井花水），简述各种溶媒的不同作用，并举例说明。楚海波[63]在《金匮要略》方剂煎法探讨中将猪脂亦作为溶剂之一[64]。将仲景服药法整理为：一次服药法（顿服：一日服一次）；分二次服药法（一日服二法；分二次服，无固定时限；一日服二次，先服三分之一煎液；先服二分之一煎液，需要时再服）；分三次服药法（一日服三次；一日服三次，先服少量；分三次服，无固定时限；分三次服药，限时服用（完）；分五次服药法；分六次服药法；分十次服药，昼日服完法；少少含咽法；昼夜服药法；逐渐加量；一服邪解，余药不再服用；服药后吃粥或多饮暖水；对发作性病证在发病前服药法。并归纳出 4 个特点：①古人特别重视汤剂第一次煎煮取液的合理服用，几无第二煎的方法；②传统服药法以一日三次服用之方最多；③汉代服药既注重配合药剂的峻剂速效、缓剂逐步取效，也注重峻剂的慎重服用中病即止、缓剂的增加用量及解表方的不必尽剂；④仲景非常重视服药的护理，除强调饮食、生活起居禁忌宜慎外，还十分重视饮水、吃粥以帮助药力的发挥。张兴华[65]则将《伤寒论》、《金匮要略》的多种服药法概括为 5 大类：①常规服药法；②连续服药法；③突击服药法；④监护服药法；⑤特殊服药法（含咽服药法，时间服药法，递增服药法，诊断服药法），并阐述了其临床意义。蔡纪明[66]将《金匮要略》服药法归纳为 8 种：①顿服；②一服；③再服；④三服；⑤四服；⑥五服；⑦数服；⑧加量服，并一一加以说明。三是煎、服法合并研究，但内容与前二者大同小异，多有重复，不予赘述。郑相颖等[67]依据煎煮程度轻重，将《金匮要略》汤剂分为轻煎（煎出的药液量占加水量的 51%～66.17%，)、中煎（30%～50%）和浓煎（10%～29%）3 种，轻煎多用于治疗上焦病的方剂，发越水气的方剂，除寒湿的方剂，破血通经的方剂；中煎多见于大多数方剂；浓煎多见于利水方剂，攻积导滞方剂，降逆气方剂。姚会艳[68]将《金匮要略》中服药温度总结为温服、小冷服和适寒温服。

8. 对服药后的反应及调理研究　如江淑安[69]对《金匮要略》所论的药后病情观察及调理作了归纳，主要有以下几个方面：药后出汗，药后得吐，药后小便利，药后大便利，药后腰中即温，药后口中有津液，药后腹中软，药后饮食调理，药后饮食禁忌。王占奎等[70]从 3 个方面探讨《金匮要略》服药后的中病反应；①病邪得去（得汗、得下、得吐），这时治疗要适可而止，以免过汗、过吐、过下，伤及阴津正气；②症情得减，这时应效不更方，继续用药，至症状完全消失；③出现瞑眩反应，这时应停用方剂或减少乌头、附子的用量，以免中毒。

二、用现代实验方法对《金匮要略》方药的研究

这里主要反映对《金匮要略》方剂的实验研究。关于单味药的实验研究，因涉及面太广，限于篇幅，在此不作介绍，可参考中药药理方面的有关资料。

《金匮要略》方的实验研究大致从 20 世纪五六十年代起步，当时有关的报道甚少。从所查资料可见，至 20 世纪 80 年代，这一领域的研究明显增多，其中，日本人的研究进展颇引人注目，其研究重点主要集中在小柴胡汤、当归芍药散、桂枝茯苓丸、小青龙汤等几首方剂。20 世纪 80 年代中、后期，国内的研究成果不断发表，研究范围逐渐扩大，研究层次日益深入。至 20 世纪 90 年代，有关文献已相当丰富。下面就近 20 年所见资料作一介绍：

（一）葛根汤

本方在《金匮要略》中用于治疗刚痓，具有生津、解肌、发表之功。现代研究表明该方有：

1. 抗病原微生物作用　葛根汤提取物能明显抑制唾液酸酶（该酶与病毒、细菌等感染、增殖有关）。

2. 免疫作用　本方使巨噬细胞（MΦ）吞噬异物的功能活化，而使初期感染状态下的异物排除功能增强，同时，通过活化 MΦ 对细胞性免疫施加影响，即葛根汤主要与 MΦ 有关，而与细胞免疫系统无直接关系。

3. 抗炎、抗变态反应作用　对羊红细胞诱发的小鼠迟发型足跖肿胀反应（SRBC-DTH）具有抑制作用[71]。对老年人上呼吸道感染炎症反应蛋白有降低作用[72]。对迟发型变态反应（DTH）、Arthus 型变态反应有抑制作用，作用于致敏阶段，使 Ts 细胞活化[73]。本方亦能抗Ⅰ型变态反应，是通过血中嗜碱细胞、肥大细胞内 cAMP 浓度上升，抑制这些细胞释放过敏性化学介质所致[74]。

4. 解热作用　葛根汤水提物对实验性动物有明显的解热作用（$P < 0.05$）[75]。

5. 对血脂的影响　给予本方 $5\sim10g/kg$，能使异常升高的小鼠血清胆固醇含量降低 20％以上[76]。此外，动物实验证实，本方能显著对抗血栓形成，显著抑制 ADP 诱导的家兔血小板聚集，可能是其治疗早期血栓形成及脑动脉硬化的机理之一[77]。曾有报道，有胃酸过多倾向和应激频繁患者，投与葛根汤可能引起急性胃黏膜病变，应当注意[78]。

从现代研究资料来看，葛根汤的功效与①②④的关系较为密切；该方③的作用则提示了其治疗变态反应性疾病的潜在价值，已有这方面的零星报道；本方在治疗心血管系统疾病中的应用与研究，则是超越前人的一个进步，值得继续探索。

（二）大承气汤

此乃仲景名方，疗效卓著。对该方的实验研究开展得较早，研究范围不断扩大，层次不断深入，资料甚丰。归纳起来，大致有以下几方面：

1. 对胃肠运动的影响　本方能促进胃肠蠕动，增强推进功能和增加肠道容积[79]；对于单纯性肠梗阻有肯定疗效[80]。实验表明，大承气汤能使家兔胃壁平滑肌的电活动明显增加，为本方治疗"胃家实"提供了有意义的客观依据[81]。通过观察本方对豚鼠结肠带平滑肌细胞电活动影响，认为直接增加肠道平滑肌的电兴奋性是大承气汤促进肠道运动功能的一种细胞水平的机理[82]。动物实验还发现，结肠梗阻大鼠的结肠平滑肌^{45}Ca 内流显著增加，大承气汤能明显抑制梗阻结肠^{45}Ca 内流，对正常结肠平滑肌^{45}Ca 内流无明显影响，提示肠梗阻的发生与发展和平滑肌内 Ca^{2+} 浓度升高有一定关系，大承气汤抑制梗阻结肠平滑肌^{45}Ca 内流增加可能是该方治疗急性肠梗阻的离子机制之一[83]。血管活性肠肽（VIP）增高是肠梗阻时导致肠壁充血、水肿及肠腔渗液增加等病理改变的重要因素之一，而本方对生理和病理状态下的 VIP 水平表现为双向调节作用，有助于肠梗阻病理过程的恢复[84]。建立家兔回肠不完全性肠梗阻模型，家兔肠梗阻时因组织损伤，局部缺血，血流量减少，反射性使神经末梢及肾上腺髓质去甲肾上腺素（NA）释放增加，从而使血浆 NA 水平增高，应用大承气汤后，血浆 NA 降至正常水平，这可能与该方抑制炎症早期毛细血管通透性，减少内毒素吸收，改善微循环，增加腹腔脏器及肠壁组织血流量，减轻肠梗阻时的缺血、缺氧及神经反射有关[85]。大承气汤还可抑制肠管对葡萄糖、Na^+ 和水的吸收，引起肠腔容积增大，继而刺激肠壁反射性地使肠蠕动增强，产生攻下作用，大黄可能是这一作用的一个关键[86]。

2. 对脏器血流的影响　用狗作离体肠袢实验中观察到，经肠腔注入大承气汤后，能显著增加肠血流量，改善肠管的血运状态，且在增加肠血流量的同时，还能增加肠蠕动。近年来，还观察到，该方不仅有增加胃肠血流的作用，而且对腹膜炎时大部分腹腔脏器都有增加其血流的效果，其意义在于：①血液供应的改善是一切功能改善的基础，可增加肠壁或腹腔脏器的血氧供应；②增加腹腔脏器血流利于腹腔内渗出物的吸收，以利炎症消散，这是攻下法治疗腹膜炎的机理之一；③肠道及腹腔脏器血流的增加可使肠蠕动增加，改变炎症组织的血液循环，改变肠道细菌状态，促进腐败物分解排出，预防肠源性感染[87,88]。

3. 对血管通透性的影响　本方通过抑制透明质酸酶而防止联接毛细血管内质细胞的黏合质中所含的透明质酸解聚，从而降低毛细血管通透性，减少炎性渗出物，降低炎症病灶的扩散[89]。对血管渗出过程，大承气汤能降低腹部血管通透性，抑制异物从血循环渗出；对血管吸收过程，该方呈明显增强效应，具有双向调节作用[90]。在测定多种炎症病理模型动物腹部血管的通透性的实验中看到，大承气汤对血管通透性的多种调节作用，是以祛除病邪为转移的，它意味着不足的予以促进，过剩的予以抑制[91]。本方对血浆 NA 水平的影响，也与其抑制炎症早期毛细血管通透性，减少内毒素吸收，改善微循环，增加腹腔脏器及肠壁组织血流量，减轻肠梗阻时的缺血、缺氧功效有关[85]。

4. 对肺的影响　"肺与大肠相表里"的理论在长期的临床实践中得到充分证实，在大承气汤的研究中，同样也注意到了这个问题。本方治疗肺炎早有报道[92]。动物实验也表明，严重的肠道功能紊乱可导致肺损害，改善肠道功能可促进肺损害的修复[93]。大承气汤对实验性肺损害有明显修复作用，其机理可能与肠源性内毒素等因素有关[94]。连续经口投与大剂量次碳酸铋于大鼠造成大便秘结，直肠扩张的模型更接近于临床，用大承气汤后，通过泻下，增强了肺的肃降功能，刺激肺泡巨噬细胞增多，从而提高肺的免疫力[95]。呼吸窘迫综合征（RDS）与阳明腑实喘满证颇为相似，在"肺与大肠相表里"的理论指导下，进行这方面的实验研究，结果表明大承气汤增强胃肠道蠕动、增加胃肠道容积、改善胃肠道血液循环、降低毛细血管通透性、加快微循环血流速度等作用，对改善家兔 RDS 肺组织病变，提高肺的通换气功能，升高 PaO_2 是有积极意义的[96]。用大承气汤治疗严重创伤呼吸窘迫综合征 12 例，结果 10 例疗效满意，较国内外文献报道发病最初 3 天死亡接近 50％的效果满意，为治疗创伤后呼吸窘迫综合征提供了良好的前景[97]。

5. 对细菌、内毒素的作用　大承气汤对于多种革兰阳性及阴性细菌有抗菌效应[98]，并已证明方中大黄所含的蒽醌类物质具很强的抗菌性[99]。在探讨大承气汤治疗痞满燥实证机理的实验研究中发现，本方对内毒素有直接灭活作用，能降低内毒素所致家兔发热的幅值[98]。在复方大承气汤防治梗阻性黄疸时内毒素血症的临床研究中，可以看到该方确有预防与治疗内毒素血症的作用[100]。从国内的有关文献中，可以归纳该方预防和治疗内毒素血症的机理：①减少内毒素的产生和吸收；通过攻下使大量细菌和内毒素随肠内容物排出体外，缩小了肠道内毒素池，同时大黄等抑制细菌的生长和代谢；②调动体内因素，促进内毒素灭活，通过改善微循环，降低血管通透性，增强网状内皮细胞功能等；③对血流中的内毒素产生直接拮抗作用；④通过对腹腔脏器血流的增加和改善组织微循环状态达到保护脏器的作用[89]。

6. 其他　建立 ICR 小鼠炎症模型，血清锌浓度、肝脏 Cu-Zn SOD 活性明显低于正常，用本方后，锌浓度与 SOD 活性明显回升，两者为显著正相关，药物疗效发挥可能是通过高层次的调整作用，并非简单的微量元素直接补充[101]。对本方的煎法进行研究，证明经典法优于群煎法，枳、朴先煎，去渣，取药液下大黄的方法，有利于有效成分的溶出，煎沸 15 分钟恰到好处[102]。

本方是泻下剂的代表方，后世不少通下方多由此方化裁而成。20 世纪六七十年代以此方为基础，治疗肠梗阻等急腹症获得肯定疗效，因而这方面的实验研究较多，从中发现了大承气汤有增进肠道蠕动，影响肠血流和毛细血管通透性等作用。近年来，对本方治疗肠梗阻机理的研究更为深入，已达细胞、离子水平。还观察到本方不仅对胃肠道，而且对大部分腹腔脏器都有增加其血流的效果。并且通过实验、临床证实了其抑制炎症、抗菌、抗内毒素的作用。研究者还根据"肺与大肠相表里"的理论，注意到本方在改善肠道功能的同时，可改善肺组织病变和肺的功能，在临床上用大承气汤治严重创伤呼吸窘迫综合征获得满意疗效，拓宽了本方的应用范围。相对而言，在《金匮要略》方的现代研究领域中，对大承气汤的研究是较为深入的，实验与临床的结合也是较令人满意的。

（三）黄芪建中汤

本方由小建中汤加黄芪而成，主治阴阳气血俱不足的"虚劳里急"而气虚较甚者。近代用于治疗胃及十二指肠球部溃疡、溃疡性结肠炎、肠易激综合征、肝炎、神经衰弱、再生障碍性贫血、痛经等疾患有较好疗效。对该方的实验研究主要是在除探究其治疗溃疡病的药理外，还包括以下几个方面。

1. 抗溃疡　本方注射剂对十二指肠球部溃疡病人有抑制五肽胃泌素刺激泌酸的作用，连续应用该注射剂，尚可使该病患者的基础胃酸排泌量下降，降低球溃患者对五肽胃泌素的敏感性[103]。王迪等[104]研究表明黄芪建中汤对中枢神经系统有较明显的镇静作用，对小鼠的平滑肌运动有明显的抑制作用，尤其是在异常兴奋状态时更为明显，并且能在一定程度上对抗毛果芸香碱和乙酰胆碱所致的肠痉挛，故能除痉挛，缓解溃疡病最主要最常见的疼痛症状。

2. 调节胃黏膜组织代谢　王雪萍等[105]观察黄芪建中汤对脾气虚大鼠胃黏膜组织细胞中 Mg·ATPase、SDH 和 CA 等酶的活性的影响，结果提示黄芪建中汤可使脾虚组大鼠明显降低的上述酶组织化学指标提高至正常。从此也进一步说明黄芪建中汤对脾虚证有治疗作用。

3. 调节血液成分　王红伟等[106]、刘红春等[107]经过动物实验研究，证明黄芪建中汤能改善脾虚大鼠的贫血、低蛋白血症。

4. 调节免疫功能　万幸等[108]采用小鼠大黄脾虚模型，用核素掺入法测定白细胞介素-2（IL-2）活性、核素标记靶细胞测定自然杀伤细胞（NK）活性、微量细胞病变法测定免疫干扰素（IFN-γ）水平，结果发现黄芪建中汤可使脾虚小鼠降低的免疫指标提高至正常水平。可见黄芪建中汤有调节免疫功能的作用。

5. 降血糖　张云端等[109]用四氧嘧啶法导致小鼠糖尿病模型，随机分组后分别给予甲福明、格列其特和黄芪建中汤，给药 8 天后眼球取血测其空腹血糖，结果表明三种药物都能降低血糖，其中以黄芪建中汤高剂量组幅度最大，表明本方有类似磺脲类或者双胍类降糖的作用。

另有相关实验提示，本方的给药途径注射法较口服法为佳[110]。临床还观察到，以本方加减治疗虚寒胃疼患者，服药后的淋巴细胞转化率、血清 IgG 含量均增加，证明有提高细胞免疫作用，对体液免疫也有一定影响[111]。急性毒性试验测得 LD_{50} 为（48.0±7.2）g/kg，说明毒性较小[112]。值得在临床上进一步运用。

（四）肾气丸

从所见资料来看，国内外关于本方的研究报道自 20 世纪 70 年代末、80 年代初开始逐渐增多。实验及临床研究表明，肾气丸有以下几方面作用：

1. 神经系统方面　能兴奋大脑皮层，内服该方对神经中枢有复杂的调节细胞代谢的作用。能改善肾阳虚型的高血压、慢性痢疾、慢性气管炎患者的病情。

2. 内分泌系统方面　能使肾上腺皮质分泌增加，对基础代谢低下者能使之加强，改善性功能。

3. 免疫方面　能提高机体特异性抵抗力，通过调整人体的神经、内分泌以及代谢等功能，发挥治疗作用[113]。有报道肾气丸具有显著增强小鼠外周血淋转率，提高血清中抗体含量及促进抗体提早产生的作用[114]。临床观察到，本方使肾阳虚症状改善的同时，单核白细胞受体也明显升高[115]。

4. 心血管系统方面 能加快心率、加强心肌收缩力，提高中毒性休克病人血压，使冠状动脉血流量增加，血管阻力降低，改善微循环[113]。有人以本方口服液作动物实验，发现其能明显延长小鼠常压耐缺氧存活时间，明显保护垂体后叶素所致急性心肌缺血，显著降低氯仿所致小鼠室颤发生率，明显延长乌头碱所致心律失常出现的时间，明显抑制大鼠血小板聚集功能[116]。

5. 泌尿系统方面 能使血压下降，肾功能改善，增加肾有效血容量，利尿[113]。对老龄大鼠有尿量增加伴随 Na 排泄增加的作用[117]。

6. 对血糖、胆固醇等影响 实验表明，本方的散剂有降血糖的作用。并发现抗糖尿病有效的药物是山萸肉，同时丹皮、山萸肉、肉桂有抑制肾上腺皮质激素、ACTH 对脂肪酸的游离和促进葡萄糖合成脂肪的作用，丹皮尚有增强胰岛素活性的作用[118]。实验还发现，在喂养高胆固醇食物的大鼠、小鼠中，投与此方，有显著的抗脂肪肝作用，但血脂无显著变化，对胆固醇转化率有增加效应[117]。另有实验提示，本方的提取剂对高胆固醇饲料喂养的 ddy 小鼠的肝、心、主动脉脂质，有使之降低的倾向。投药后，主动脉的 Ca、P、Mg 值及 ^{45}Ca 结合量有降低倾向，胶原量降低，说明长期应用本方有防止动脉硬化的作用[118]。有人观察服用本方前后的实验室检查结果，认为本方作为预防药可能比作为动脉硬化的治疗药更有效，且未发现副作用[119]。

7. 抗菌、抑毒作用 本方的大部分药物分别对葡萄球菌、痢疾杆菌、肺炎双球菌、伤寒杆菌、副伤寒杆菌、变形杆菌、铜绿色假单胞菌、大肠杆菌、链球菌、结核杆菌、真菌及许多病毒有抑制作用，这可以部分解释肾气丸对一些炎症感染患者的疗效[120]。

8. 放射防护、防突变作用 郑小伟等[121]实验显示金匮肾气丸能明显降低辐射诱发的大鼠骨髓细胞染色体畸变率，能很好地纠正辐射所引起的大鼠白细胞总数下降，表明该丸具有良好的减轻辐射损伤的作用。王明艳等[122]实验表明金匮肾气丸对于诱变剂环磷酰胺（CPP）诱导所致 ICR 小鼠骨髓细胞的姐妹染色单体互换（SCE）有抑制作用，从而提示该方在预防肿瘤方面具有潜在的价值。

9. 其他 本方使老化所致的眼水晶体的原型谷胱甘肽呈降低倾向，提示对白内障有预防作用；使血中原型谷胱甘肽量增加，对维持红细胞膜起重要作用；使睾丸中的原型谷胱甘肽和氧化型谷胱甘肽的量显著增加[123]。动物实验表明，本方提取物对 Fe^{3+}、Fe^{2+} 参与的 NADPH-依赖性或抗坏血酸-依赖性脂质过氧化反应具有浓度依赖性抑制作用[124]。肾阳虚者核酸更新率低下，本方可提高核酸更新率，调节肝脏偏低的核苷酸代谢恢复正常，增加肝酶的数量，增强肝功，提高肝脏能量代谢，从而达到纠正阳虚病理状态的治疗作用。本方通过对核酸、环状核苷酸相对平衡的调节，达到对神经、激素、免疫、呼吸、消化、造血等功能的调整[118]。运用肌电图和指夹容积脉波检查，对本方疗效进行研究，证实其有改善末梢神经功能及血液循环的作用，适用于易于疲劳，畏寒怕冷的高龄患者[125]。有研究提示，老年人在疾病中使用本方，有提高老年人血清免疫球蛋白 IgM 水平的作用，有防止 IgG 减少的效果，可升高 ICH50，能增强老年人免疫功能的活性[118]。本方对大鼠的慢性毒性试验显示，在常用量下从毒性学考虑是安全的，而大剂量有使转氨酶、脱氢酶、中性脂肪上升之可疑[126]。有人对肾气丸中无机元素作测定及煎出率研究，发现其中含有丰富的锰、锌、铁、铜等微量元素，可能与本方补肾之功密切相关[127]。

肾气丸作用甚广，传统观点将其归纳为温补肾阳之剂。临床报道对于糖尿病、白内障、慢性肾炎、神经衰弱、小儿疳积、肝硬化腹水、艾迪生病、性功能低下、甲状腺功能低下、尿潴留、醛固酮增多症、慢性支气管炎、小儿大脑发育不全等病属肾阳虚者，用之均有较好疗效。由此可见，肾阳虚涉及机体多个系统，影响面颇大。通过肾气丸的实验研究，对于从现代医学的角度认识肾阳虚的实质有很大帮助。这方面的工作已做了不少，并正在进一步深入和扩展，相信会取得更令人满意的成果。

（五）大黄䗪虫丸

本方是"缓中补虚"之剂，有缓消瘀血，祛瘀生新之功，实验研究发现本方有：

1. **防治肠粘连作用** 以夹伤造成大鼠肠粘连模型，灌服本方，可促进大鼠腹腔内血块的吸收，使大鼠体外血栓形成重量明显减少，使动物肠粘连形成的程度明显减轻。还可使小鼠或实验犬在体肠蠕动呈缓和而持久的增强[128]。

2. **保肝作用** 观察本方对实验性大鼠慢性肝损伤的影响，发现大黄䗪虫丸组 LDH5 和 SGPT 降低，白清蛋白回升，γ-球蛋白下降，肝胶原明显减少，病理改变减轻，提示本药对慢性肝损伤有保护作用[129]。

3. **降血黏度、血脂、抗动脉硬化作用** 在临床治疗乙型肝炎时，发现本方可使患者红细胞电泳时间缩短、全血黏度比降低[130]，治疗红细胞增多症时可明显使红细胞压积和血沉恢复正常[131]。大黄䗪虫大醇提取液能使聚集后血小板逐渐发生解聚作用，有效解聚率与药物剂量正相关，并有抑制大鼠血栓形成作用[132]。还有抑制血小板黏附于胶原的作用[133]观察本方对高脂血症患者及家兔实验性高脂血症的降脂作用，发现此丸能降低高脂血症患者的血清甘油三酯、总胆固醇，同时能使全血比黏度、全血还原黏度和纤维蛋白原水平下降；降低家兔实验性高脂血症血清总胆固醇、甘油三酯、β-脂蛋白的含量，及全血比黏度、血浆比黏度。故认为此丸对防治动脉粥样硬化，对缺血性心脑血管疾病的防治具有一定的意义[134]。

4. **抗炎作用** 用光镜观察大黄䗪虫丸大剂量给药后肾病大鼠的肾脏病理组织变化，表明可减轻炎性细胞浸润，抑制系膜细胞增生和减轻间质纤维化的作用。孙伟等[135] 研究结果显示大黄䗪虫丸可降低阿霉素肾硬化大鼠尿蛋白量，抑制 FN，CoLⅣ 的过度表达，抑制系膜细胞、系膜基质增生，减少细胞外基质在肾小球中的积聚，防止肾小球硬化。

（六）大柴胡汤

该方的药理作用大致有以下几方面：

1. **抗高血脂、动脉硬化** 临床观察和研究表明，该方增加促进胆固醇脂化活性的 APOA-Ⅰ 及 APOA-Ⅱ，减少使内因性 TC，内因、外因性 TG 与脂蛋白受体结合的 APOB（B-100、B-48）[136]。能降低血中血浆血栓烷 B_2（TXB_2），使 6-酮 $PGF_1\alpha$ 上升，降低纤维蛋白原，并改善脂质和脂蛋白[137]动物实验发现，服大柴胡汤动物血清中 Mg 与 Zn 升高，尤其是 Zn 明显升高，一般认为 Zn 及 Mg 可抑制动脉硬化进展[138]。

2. **对肝胆系统作用** 实验发现，大柴胡汤有助于抑制胆石形成[139-140]。临床观察到大柴胡汤治疗肝功能检查持续异常、实证体型的慢性活动性肝炎和初期肝硬化有效[141]。

3. **抗菌作用** 蔡昌学等[142]研究大柴胡颗粒的体外抑菌和体内抗菌效果，结果表明大柴胡颗粒在体外对金黄色葡萄球菌等 10 种常见革兰阳性和阴性致病菌有较明显的抑菌作用。另外，大柴胡颗粒经过口服途径对金黄色葡萄球菌感染小鼠的保护作用也很显著，这表明大柴胡颗粒的肠道吸收效果和体内抗菌效果良好。说明大柴胡颗粒在抗胆系感染方面应该有很好的应用前景。

4. **其他** 动物实验显示，该方有刺激胃黏液分泌的作用，从而加强胃黏膜的防御能力，减少溃疡的发生或加速溃疡灶的愈合[143]。血液性状为指标，发现大柴胡汤能抑制倍他米松给药所致的血液黏度上升，改善血中脂质的上升，抑制凝固功能的亢进，且能减轻肾上腺功能的低下[144]；动物实验还表明，该方具有与雌二醇类似的作用，即改善钙及磷的代谢作用[145]。

本方有疏解、和里、泄热、通导等作用，治疗肝、胆、胰方面的疾病疗效确切，在20世纪六七十年代的临床实践中已被证实。其后发现大柴胡汤还有抗高血脂、抗动脉硬化、改善血黏度等药理作用，揭示了该方在治疗心血管系统疾病方面的应用前景，值得作进一步的临床研究。

（七）当归生姜羊肉汤

此方是仲景用来治血虚内寒之证的方剂。实验证实，本方能显著延长小白鼠寒冷（-15℃）生存时间，说明能提高动物对寒冷的耐受能力。能显著抑制大白鼠在寒冷下的肾上腺内胆固醇的含量下降，说明该方提高耐寒能力的机制，可能是通过激活棕脂，增加非寒战性产热，来避免过强的应激反应，从而起保护作用，可能增强对神经系统的习惯作用，从而起调节作用。本方给小白鼠灌胃后，能显著延长其缺氧生存时间[146]。

此外，临床报道当归生姜羊肉汤加味配合西药治疗消化性溃疡与单纯西药治疗相比，能更快速根除幽门螺杆菌，明显改善消化功能紊乱，恢复胃功能，提高溃疡愈合率降低复发率[147]。当归生姜羊肉汤加味治疗频发室性期前收缩88例，效果显著[148]；治疗产后巨幼细胞性贫血效果亦佳[149]。药理实验已初步证实了其"温养"作用，而其他方面的药理研究资料尚未见到。就目前而言，本方除了治疗血虚内寒之证，在寒冷季节对血虚阳弱之人是一首值得推荐的食补良方。

（八）小青龙汤

本方为治外感风寒痰饮咳喘的重要方剂。实验研究主要以平喘为重点来展开的。结果发现，小青龙汤及其主要组成药的水煎剂和醇提取液，对豚鼠离体气管均有不同程度的气管平滑机松弛作用，并有抗组胺、抗乙酰胆碱和抗氯化钡作用；研究还表明麻黄在小青龙汤方中占主要地位；该方水煎剂对支气管的解痉作用不如醇提取液[150]。正交设计法对该方进行析因分析，结果表明，小青龙汤组成诸药中，平喘作用最大的是麻黄和细辛。实验数据还显示，麻黄、细辛、五味子、白芍组成的配方作用，较8味药全部用上的配方更好，有参考意义[151]。有动物实验显示，长期经口投予小青龙汤可使β受体的水平向上调节，亲和力增强，腺苷环化酶的活性增加，儿茶酚甲基转移酶的活性降低，使cAMP较易升高，从而使支气管平滑肌弛缓。临床观察到本方对感染性哮喘相当有效，能使白细胞计数下降，服药后能使患者细胞中的cAMP/cGMP比值上升，说明支气管的β受体受刺激，引起支气管腔扩张[152]。在动物实验中还发现，本方对组胺、血清素和乙酰胆碱引起的炎症反应均有抑制作用。对其抗过敏机制进行研究，认为该方对特异性抗原及化学介质如组胺、LTD4和PAF引起的收缩反应都有抑制作用，似直接作用于靶细胞而不是拮抗受体部位，但也可能减少了细胞释放的化学介质[153]。日本还有研究认为，小青龙汤与变态反应有关的各种反应具有最好的抑制效果；细辛、五味子对PCA反应具有强的抑制效果；五味子、芍药、细辛对组胺抑制效果强，五味子和芍药对乙酰胆碱有抑制作用，芍药对5-羟色胺有50%以上的抑制作用；麻黄、五味子和干姜对平滑肌收缩都有很好的抑制作用；但半夏和芍药没有抑制效果；甘草对由LTD4和A.M.引起的平滑肌收缩有良好的抑制效果[154]。本方还能明显抑制卵白蛋白、人免疫球蛋白G及人分泌型免疫球蛋白

A、G[155]。在动物实验中还看到，本方明显抑制 IPA 的活性，对促癌剂可能有抑制作用[156]。另外，有人依据化学动力学方法，采用经典恒温法对小青龙冲剂的室温贮存期进行了预测，并进行室恒留样观察，结果表明小青龙汤冲剂可稳定地贮存 1.7 年[157]。

本方止咳平喘的经典用途与实验研究的结果基本吻合，其抗变态反应的作用与平喘作用相关，临床对哮喘有效，但对其他变态反应性疾病是否有效，临床报道不多，似可在这方面作进一步探讨。

（九）五苓散

本方是临床运用及实验研究颇多的方剂。20 世纪 70 年代末的实验研究发现，五苓散的主要作用为提高渗透压的调节点，其作用特征是：①副作用少；②能自然治愈口渴，通利小便，抑制口渴中枢兴奋和降低抗利尿作用；③疗效迅速；④一旦有效，无需长期服用；⑤对五苓散证患者利尿效果明显，而对健康人仅有轻微利尿作用[158]。本方的利尿机理与化学药品利尿剂完全不同，二者合用可使效果增强，可减少利尿剂的用量，并防止长期用利尿剂引起的低钾等血中电解质紊乱[159]。投用五苓散虽然明显见到尿中排出电解质，但对于全身的水分分布、细胞外液及各脏器中的电解质（细胞内液）基本上没有影响。其作用与对体液的利尿激素样的调节机制及肾的生理有密切关系[160]。本方能增加正常大鼠的心房肌细胞的心房性钠利尿因子（ANF），正常情况下不往血液里释放 ANF，当机体有浮肿和腹水时，血液中的 ANF 增加，能够排出水分和钠，这大概就是五苓散的卓越功效[161]。用五苓散等中药利尿剂与西药利尿剂作对比动物实验，给药一月后，中药组的活动能力比西药组旺盛，生活节律也保持良好。中药也具有与西药同样或更强的利尿作用，大鼠的主要脏器含水量，中药组显示分布正常，中药组肾组织学检查均属正常，全部肾血流量增加，这可能与肾功能及利尿效果有关。实验证实，此类中药对生长、水代谢、肾功能比西药有很好的影响[162]。另有动物实验发现，五苓散使尿量增加 12%，去猪苓使尿量增加 31%，其他药未见利尿作用，单味生药提取剂配伍在一起也未见利尿作用[163]。北京中药研究所曾对五苓散之利尿作用进行研究，按仲景方剂量效果最佳；若各药等量，利尿效果则明显减弱；若颠倒药量，则利尿作用更差[164]。

此外，动物实验还证实，本方对急性与慢性乙醇中毒有效[165]。对实验性尿毒症的效果：只有泽泻有明显的延长生存时间（31%）的作用，但泽泻与其他生药配伍，则此作用消失，其他药未见有这种作用。对应激性溃疡的预防作用：对水浸寒冷应激的预防效果：五苓散具有 10% 的抑制率，从方中去掉一味生药的抑制率为 10%～40%，桂皮及从五苓散中去掉泽泻，有明显的抑制效果，而白术、泽泻、猪苓则有使之恶化的倾向[163]。用原子吸收光谱法测定五苓散及其人工胃液 12 种微量元素含量，结果发现五苓散人工胃液浸出液中 K、Na、Mn 的溶出率较高[166]。研究还发现，术前服用本方，可防止胆囊摘除术后的消耗性血小板减少，其机制推论为激活全身的血管内皮细胞，使 PGI_2 产生增加[167]。实验还表明，五苓散在体内外对草酸钙结晶均有明显抑制作用，且含类 GAGs 物质，临床观察可明显提高 GAGs 含量，加之有利尿作用，因此在尿石症防治中可能有一定应用价值[168]。

本方在目前临床应用甚广，如尿潴留、癫痫、肾炎、肝炎、胸水、脑积水、梅尼埃病、糖尿病、头痛、三叉神经痛等等众多疾病属膀胱气化不利、水湿内滞者，用五苓散治之，疗效颇好。这主要归功于该方化气利水的效用，实验研究发现这与本方调节渗透压有关，与西药利尿剂的作用机理不同。本方能利尿且基本不引起电解质紊乱，胜于西药利尿剂。就此而言，本方的临床应用价值甚大，当引起重视。研究还显示，本方的疗效高低与药物的剂量比例密切相关，这是非常关键的因素，临床切不可等闲视之。实际上，不仅五苓散如此，其他方剂也是如此，临床和实验研究必须在这方面花大功夫。

（十）猪苓汤

实验发现，本方有以下作用：①利尿：以大鼠为实验对象，发现猪苓汤在水滞状态时服用有利尿作用，在少量水负荷条件下难以呈现利尿作用。另外以大剂量应用则见排尿量减少，可见，本方的药效可能存在着有效的用量范围[169]。②抑制肾小球系膜增生：全世建等[170]实验表明猪苓汤可能通过基因调控层次抑制相关细胞因子即白细胞介素 6 信使核糖核酸（IL-6mRNA）的表达，从而达到抑制细胞因子活性的目的，有效抑制系膜细胞增生，对原发性系膜增殖性肾炎产生治疗作用。③抑制尿结石形成：赖真等[171]用乙醛酸溶液制作大鼠肾结石模型，采用反转录聚合酶链反应 RT-PCR 法测定猪苓汤对 Osteopotin mRNA 的表达，结果显示诱石剂可使大鼠肾脏 OPN mRNA 的表达量明显增加（$P < 0.05$），而猪苓汤则可抑制 OPN mRNA 的表达（$P < 0.05$）。结论：猪苓汤有可能通过基因水平的调控抑制泌尿结石的形成，从而为临床疾病的防治及治疗提供一定的依据。④抗促癌：以刀豆蛋白 A 诱发大鼠膀胱癌，探讨本方的抗促癌作用。结果，猪苓、滑石、阿胶单独给药，对 SS、TrP 促癌的抑制作用与猪苓汤相同。另外发现，猪苓汤去猪苓，猪苓汤去滑石，猪苓汤去阿胶，猪苓汤去猪苓、滑石等方剂，较猪苓汤的抗促癌作用，分别降低 38%、31%、23%、54%。根据上述结果，认为猪苓汤抗促癌效果，是猪苓、滑石、阿胶在方中发挥了重要作用，特别是猪苓在猪苓汤的抗促癌作用中是关键性生药[172]。

（十一）麻黄附子细辛汤

《金匮要略》中以此方治疗正水水气在表者。实验中发现本方有以下作用：

①镇咳：豚鼠服本方后对气管机械刺激所致的镇咳作用，约相当于磷酸可待因的 1/20（$ED_{50} = 175mg/kg$，口服）。

②发汗：给大鼠口服水溶性提取物，研究其足底部的水分散发（发汗），发现以 75～300mg/kg 的范围，呈现剂量依赖性发汗作用。

③交感兴奋：给麻醉狗十二指肠本方水溶性提取物（550mg/kg），可见血压、心搏数、血糖均升高，升压反应产生快速耐受性。

④抗炎：本方甲醇提取物在醋酸致小鼠腹腔炎血管通透性试验中，呈现抗炎作用。

⑤利胆：本方 2% 提取物水溶液 0.5ml/kg 给家兔静注，可使胆汁增强[173]。

⑥镇痛作用：肖和平等[174]实验表明麻黄细辛附子汤能明显降低小白鼠对热疼痛及化学刺激引起的疼痛反应，与颅通定镇痛效果比较差异无显著性（$P > 0105$），且小白鼠的活动度明显降低。可见麻黄细辛附子汤有明显的镇痛的作用，兼有一定的镇静作用。池田孔己[175,176]应用各种镇痛试验法，探讨了麻黄附子细辛汤提取剂的镇痛效果。结果表明，麻黄附子汤对醋酸扭体法和甲醛试验法均有明显抑制，对甩尾法和压尾法有明显抗侵害耐受作用，角叉菜胶疼痛试验中，呈剂量依赖性的抗侵害耐受作用，对于佐剂性关节炎慢性疼痛，以较低的剂量，连续给药亦有镇痛效果。

⑦免疫调节作用：神山幸惠[177]在二硝基苯基- BSA（DNP-BSA）被动皮肤过敏试验中，发现麻黄附子细辛及其组成生药麻黄对 IgE 介导性血管渗透性增强和 IgE 介导组胺释放均有抑制作用，而附子和细辛均无此作用，说明麻黄附子细辛汤抑制 IgE 介导变态反应主要是麻黄的作用。其作用机制是对细胞内 cAMP 含量增加引起肥大细胞释放组胺

有抑制作用 从而抑制变态反应。王树鹏[178]实验报道麻黄附子细辛汤能有效治疗大鼠变应性鼻炎，作用机制可能是通过使血中 T 淋巴细胞亚群 CD_3 升高、CD_8 降低、CD_4/CD_8 的比值恢复正常而发挥疗效的，对照组扑尔敏无此作用。

⑧抗缓慢性心律失常：陈明等[179]经 SD 大鼠实验表明麻黄细辛附子汤在 $3.5\sim14g/$ kg 范围内对乙酰胆碱和普萘洛尔所致的心动过缓有很明显的抑制作用，有显著性差异（$P<0.01$），并可以提高两种动物模型大鼠血清中超氧化物歧化酶（SOD）的活性和降低血清中丙二醛（MDA）的含量。说明麻黄细辛附子汤有一定的抗心动过缓作用，作用机制可能与抗氧化作用有关。

本方常用以治阳虚感冒、咳喘，这与其发汗、镇咳作用相关；本方有交感兴奋作用，临床用于病态窦房结综合征、老年性心动过缓，有较好疗效。此外，亦用于治疗水肿、痹证、面瘫、肾绞痛、脱疽、冻疮、失音、牙痛、鼻炎等多种病证。从资料中可见，实验研究既证实了其传统用途，又为古方新用提供了某些依据。

（十二）茵陈蒿汤

本方为治疗肝胆疾病的常用方剂，实验也多围绕该领域进行。实验表明，本方能促进胆汁分泌和排泄，方中起利胆作用的主要药物为茵陈蒿，栀子作用微弱，大黄并无利胆作用，如给予单味茵陈和山栀仅能轻度收缩胆囊，如将茵陈、山栀配伍，出现轻度利胆作用。山栀与茵陈分别与大黄配伍均有利胆、催胆作用[180]。大黄在该方的催胆效能似具有触媒作用，故以本方加减治疗湿热黄疸型肝炎等疾病时，若方中不用大黄，会有损该方的效能[181]。用正交设计法，对本方的利胆作用进行研究，证实茵陈为方中利胆主药，栀子有抑制胆流量的作用，而生大黄的利胆作用则可因茵陈、栀子煎时搅拌与否而异。生大黄的利胆作用较熟大黄稍强，出现的时间也较早；煎煮时后下，一沸为度者也有比久煎者的利胆作用强的趋势；剂量大者比剂量小的流量要多[182]。实验还发现，茵陈蒿汤水煎剂、醇提液以及加味茵陈蒿汤（原方加金钱草及枳壳）均有促进胆汁分泌的作用，而加味茵陈蒿汤较之茵陈蒿汤原方利胆作用更为明显。从时效曲线看，其利胆作用在给药后 $1\sim2$ 个小时最显著。该方醇提液利胆作用比水煎剂明显，还能增加胆汁中固体物的排出[183]。

动物实验证明，茵陈蒿汤及其组成各药具有使肝细胞的气球样变性、脂变、坏死明显减轻，最突出的是能使肝细胞的肿胀明显减轻，肝窦显露，这样可减轻微循环的障碍；在组织化学方面，肝细胞内糖原含量明显增多，核糖核酸含量近于正常，同时并有显著降低肝炎动物血清转氨酶活力的作用。显而易见，茵陈蒿汤的疗效，主要是通过减轻或修复肝细胞的结构与功能而实现的。这为本方的退黄作用与治疗肝炎提供了形态和功能方面的基础[180,142]。实验中本方降低血清谷丙转氨酶（SGPT）和谷草转氨酶（SGOT）的作用非常显著（$P<0.001$），对血清胆红素（SB）的作用则较轻微。此外，山栀子的乙醇、正丁醇和三氯甲烷-甲醇三种溶剂的提取物，具有良好的降低血清胆红素、SGPT 和 SGOT 的作用。肝组织病理学观察亦发现有一定的疗效。山栀子的有效成分鉴定为去羟栀子苷。单味茵陈蒿或大黄的作用则不明显[184]。本方所含的 β-葡萄糖醛酸苷抑制物质（A-8），可以抑制肝脏疾患时升高的 β-葡萄糖醛酸苷酶的活性，从而间接地促进增加的胆红素等有害物质的体外排泄。对家兔肝细胞的再生也有促进作用。另外，本方对葡萄球菌、大肠杆菌、痢疾杆菌、钩端螺旋体及肝炎病毒均有抑制作用[185]。

此外，朱江等[186]探讨了茵陈蒿汤的调血脂作用，结果发现发现茵陈蒿汤可显著降低高脂饲料引起的实验大鼠的 TG、TC 和 LDL-C 的升高提示茵陈蒿汤具有一定的调节血脂的作用，对治疗冠心病和动脉粥样硬化有一定的意义。

茵陈蒿汤的功效已被长期的临床实践所证实。实验研究则进一步说明了其药理作用。从实验中可以发现，该方利胆等作用，并非组成各药功效的相加，而是配伍后的协同作用，并与煎煮法、溶媒等因素相关。这提示，中药复方的研究是个复杂的课题，受到多种因素的影响，研究者必须作周密、细致的设计，才能获得可靠、准确的结果。同时也表明，临床遣方用药不可随心所欲，而应遵循中医的法度，才能获得良好的疗效。

（十三）茵陈五苓散

本方为五苓散加茵陈而成，也是《金匮要略》中治湿热黄疸之方。着眼于构成处方生药所具有的作用，从调节水分代谢的观点，就茵陈五苓散的利尿作用进行研究。结果可以看出，本方具有促进利尿作用，在不影响尿中电解质浓度的情况下有增加尿量的倾向；对健康人在禁水状态下未见有利尿作用，对尿中电解质的浓度亦无影响；在水负荷情况下，茵陈五苓散组比对照组尿量增加率高，并提前出现增加率高峰，在这种情况下即使用本方亦基本上不影响尿中电解质浓度[187]。从研究得知，本方的主要活性成分为 6，7-二甲氧基香豆素，有广泛的生理活性，而且毒性甚低，LD_{50} 为 7.246g/kg（小鼠口服），该成分为利胆的重要成分，无论十二指肠注射，还是动物口服，都能使胆汁分泌明显增加。此外，尚可增加食欲，降压，抗凝，增加冠脉流量及平喘，是本方得以在临床广泛应用的基础。应将本方制成超浓缩剂或静脉注射剂等，可明显提高疗效[188]。

（十四）泻心汤

本方又称大黄黄连泻心汤。近年来，其药理研究有较大进展。

1. 抗菌 煎剂对溶血性链球菌、金黄色葡萄球菌、大肠杆菌、变形杆菌和宋内氏痢疾杆菌均有不同程度的抑菌作用[189]。对大肠杆菌的抑菌圈与链霉素相同，对金黄色葡萄球菌的抑菌圈与青霉素相似[190]。

2. 抗炎作用 马越鸣等[191]采用大鼠角叉菜胶及蛋清足肿胀、2%冰醋酸小鼠腹腔渗出和小鼠内毒素急性肺损伤模型 4 种模型研究了三黄泻心汤的抗炎效应及抗炎作用机制，结果显示三黄泻心汤灌胃给药后对上述 4 种炎症模型都具有良好的抗炎效果；并可以抑制内毒素炎症过程中 iNOS 的活性，抑制 NO、TNF-α 等炎症因子的产生，减少自由基产物丙二醛（MDA）生成。朱世龙等[192]报道用抗生素加黄芩、黄柏、黄连、甘草治疗颅内感染，取得了满意疗效。

3. 降血糖作用 韩超等[193]实验结果表明三黄泻心汤能拮抗四氧嘧啶（ALX）诱导的小鼠高血糖，明显降低正常小鼠四氧嘧啶致糖尿病（ALX-DM）模型小鼠的空腹血糖，改善地塞米松致胰岛素抵抗（IR）大鼠模型的糖耐量减退（IGT），降低病鼠的 FBG 及口服葡萄糖后 2 小时血糖。结果提示泻心汤具有类似磺脲类药物和双胍类药物的降糖作用。

4. 导泻 本方和大黄、黄连煎作用较强，大黄、黄芩煎剂次之，单味大黄煎剂则较弱[194]。

5. 增强免疫 能增强实验动物的体液免疫功能及细胞免疫功能[189]。

6. 对血小板的影响 在体外有抗凝及抗血小板聚集作用[195]。另有研究报道，本方明显增强血小板黏附性，对小白鼠骨髓生殖血小板的功能无明显影响。

7. 抗惊厥 该方煎剂对戊四氮致惊厥发生的开始时间明显推迟[190]。

8. 护胃 能明显抑制五肽胃泌素和 2-DG 引起的胃酸分泌[196]。对阿司匹林、乙醇引起的胃损伤有明显抑制作用[197]。本方强化胃黏膜屏障发挥对胃黏膜的保护作用，可能是由于其增强了胃黏膜的前列腺素合成功能[198]。

9. 对血脂血压的影响 泻心汤能明显降低类固醇激素致实验性大鼠血清磷脂（PL）、甘油三酯（TG）、β-脂蛋白（β-LP）的上升，降低大鼠过氧化脂质（LPO）升高[199]。在临床治疗中，发现本方有明显的降压作用[200-202]。

10. 改善血液黏稠度 邓文龙[203]实验表明三黄泻心汤可以治疗高氧化脂质和抗凝血酶Ⅲ活性降低的高黏度血症，在改善血清过氧化脂质和抗凝血酶Ⅲ的同时，改善血液黏稠度，并改善血清皮质醇以及肝脏肿大的异常。

11. 提高耐缺氧、抗疲劳能力 动物实验证实，本方煎剂与浸渍剂均对小白鼠的耐缺氧和抗疲劳有作用，可能与降低肾上腺素能系统的功能，参与对付自由基的防线有关[204]。

此外，谭正怀等[205]探讨了泻心汤配伍合理性及其可能机制，结果表明泻心汤中黄连具有一定的急性毒性，黄芩则是其解毒物质，该方的配伍从某种程度上达到了解毒的目的，具有良好的科学性，其解毒的机制可能为黄连中的生物碱能与黄芩苷或大黄蒽醌生成沉淀有关。

由上可见，本方药理作用甚广。临床多以其治感染性疾病及血证，有良好疗效。这与该方抗菌、增强免疫作用、对血小板的影响有关，但其他药理作用在临床应用方面的报道甚少，应对此作进一步的探索。如对脑缺血再灌注的保护作用[206]，对肥胖大鼠血清瘦素及胰岛素水平的影响[207]，抑制抗癌药的毒性[208]，利胆保肝作用[203]，降血清氮作用均有报道。

（十五）半夏泻心汤

1. 保护胃黏膜 大量临床报道本方治疗消化性溃疡有效，在动物实验中亦得到证实。通过胃溃疡面积、胃液游离酸度、总酸度、胃蛋白酶活性等指标观察了半夏泻心汤对大鼠实验性胃溃疡的防治作用，结果表明，本方对大鼠幽门结扎型胃溃疡有保护性作用，对醋酸性胃溃疡有明显治疗作用。其机理可能是加强胃黏膜、黏液的屏障作用，促进黏膜细胞再生修复；并提示，全方作用优于其中某个或几个药物的作用[209]。

2. 调节胃运动功能 临床观察，本方治疗30例顽固性非溃疡性消化不良，疗效可靠，治疗后与治疗前的胃动力学指标比较：胃蠕动次数增加，蠕动幅度增大，胃排空时间缩短[210]。动物实验也证明，本方不仅能增强大鼠胃动，具有胃动力作用，而且对胃运动具有双向调节作用，即在胃运动受到抑制时，具有促进胃运动作用，其作用强于吗丁啉；在胃运动增强时，具有抑制胃运动作用，而吗丁啉则无此作用[211]。

3. 抗缺氧功能 在动物实验中，本方的水醇法提取液明显抗缺氧作用，有对抗常压下小鼠整体缺氧、抗异丙肾上腺素所致小鼠心肌缺氧、抗氧化钾中毒致小鼠细胞缺氧、抗亚硝酸钠中毒致小鼠缺氧、抗结扎双侧颈总动脉致小鼠脑缺氧等作用[209]。

4. 调节免疫功能 宋忆菊等[212]报道半夏泻心汤能使小白鼠脾脏和胸腺指数增加及抗体滴度、ANAE和吞噬率升高，对小鼠的免疫功能具有增强作用，且主要表现在增强机体体液免疫方面，而对细胞免疫的影响不明显。姜惟等[213]研究发现半夏泻心汤能增加慢性胃炎合并幽门螺杆菌感染大鼠血清 IL-2 含量，降低 IL-4 的含量，对慢性胃炎合并 HP 感染大鼠有显著协调 TH1 和 TH2 细胞平衡的作用，实现对机体的免疫调节，从而达到清除 HP 的目的。

5. 利胆作用 刘学华[214]研究发现，传统饮片和免煎颗粒饮片组成的半夏泻心汤均具有镇痛作用，尤其是有明显的利胆作用，能够增加胆汁流量、降低血清胆红素含量、降低血液黏稠度等。

6. 调节神经内分泌系统 渡边泰雄[215]通过观察半夏泻心汤对水浸拘束诱发大鼠胃溃疡的抑制作用以及脑和胃的单胺调节，发现半夏泻心汤组可明显抑制 5-HT 的减少，且呈剂量依赖性；半夏泻心汤组的胃黏膜 5-HT 神经活动的程度与未处置组基本相同。大剂量的半夏泻心汤对 NE 和 5-HT 的减少以及 MHPG 和 5-HIAA 的增加有抑制作用，与对照组相比有明显差异。水浸拘束负荷中各脑部位均能观察到 VE 和 5-HT 神经系统活动异常亢进，半夏泻心汤各个用量对其均有抑制倾向，但是与对照组相比无明显差异。认为半夏泻心汤对应激性溃疡不仅直接作用于消化系统，而且通过介导脑内情感系统的中枢抑制作用而发挥治疗效果。

此外，大本太一等[216]以酶的抑制活性为指标研究组方配伍机理，结果发现该方的抑制活性来自黄芩、甘草；大枣对这些生药的抑制活性呈拮抗作用；人参使大枣的拮抗作用加强；黄连与抑制活性强的黄芩、甘草组合产生沉淀，与甘草组合抑制活性降低，与黄芩组合抑制活性上升。陈立江等[217]用正交设计法拆方研究了该方对正常大鼠胃底条运动的影响，直观分析发现，使胃底条运动张力增加的作用大小依次为党参＞大枣＞炙甘草，使张力减小的作用大小依次为干姜＞黄芩＞黄连＞半夏；方差分析结果表明，党参和大枣及两者配伍可使胃底条运动张力明显增加，干姜和黄芩及两者用可使张力明显减小，而黄连、炙甘草和半夏作用不明显。

本方现在主要用于治疗消化道疾病，如肠胃炎、结肠炎、溃疡病及出血、贲门痉挛、幽门梗阻等，疗效较好。临床与实验的许多资料都已充分证实了这一点，是目前临床治疗该类疾病一首值得推广使用的古方，当然，须掌握其适应证。此外，本方是否还有其他方面的作用可供临床应用，仍在深入挖掘中。

（十六）四逆汤

四逆汤是"回阳救逆"之方。实验表明，本方有：

1. 强心抗休克作用 本方注射液对狗急性失血性休克有明显的升压作用，对正常血压无影响，并能增强麻醉家兔在体心脏的收缩力，在增加收缩力的同时，对血压无明显影响。用四逆汤注射液抢救心肌梗死心源性休克，效果好且持久，血压达到正常后不会再升。用阻断家兔肠系膜上动脉的方法，造成原发性小肠缺血损伤性休克和继发性小肠缺血性损伤的晚期失血性休克，采用肠道内灌注四逆汤煎剂以观察其抗休克的疗效和对休克小肠的保护作用。结果不论一次给药组或持续给药组，血压下降值均较对照组明显降低，腹腔渗出液亦明显减少，血压-时间曲线明显抬高。实验结束时解剖动物，肉眼所见小肠病变给药组明显减轻，色泽红润，出血点极少，无一只兔有大片坏死；而对照组小肠黏膜色泽发黯，弥漫出血，常有多发性溃疡及大片坏死。推测休克时四逆汤主要作用于肠道，保护休克小肠，阻断致死性休克不可逆发展的肠道因素的形成。此外本方可能有改善微循环的作用。

2. 对冠脉血流的作用 离体兔心灌流实验表明，四逆汤能增加冠脉流量[218]；改善经皮冠状动脉腔内成形术后缺血心肌的局部收缩功能和整体功能，利于心肌顿抑状态的解除[219]；具有改善血液流变性的作用[220]。

3. 抗动脉粥样硬化作用 吴伟康[221]实验研究表明四逆汤可明显缩小主动脉内膜脂质斑块面积，且有量效依赖关系。可降低血清总胆固醇、甘油三酯、低密度脂蛋白-胆固醇、载脂蛋白 B 及血浆 ET 浓度，提高血清内皮依赖性舒张因子（EDRF）NO 及载脂蛋白 A 含量，四逆汤高剂量组效果为佳，呈一定的量效依赖关系。黄清河[222]实验表明四逆汤具有显著的抗血管内皮功能氧化损伤、防治 AS 的综合作用。

4. 增强免疫功能　朱新华[223]研究表明四逆汤能明显对抗环磷酰胺（CY）的免疫抑制作用，可使 CY 所致的巨噬细胞吞噬功能和血清溶菌酶含量降低恢复至正常水平，而对正常小鼠无明显影响；对 T、B 淋巴细胞增殖有相反效应，即对正常和免疫功能低下状态机体的 T 细胞增殖有促进作用，并使后者调升至正常水平，同时对 B 细胞增殖有抑制作用，且与 CY 有明显的协同作用，提示四逆汤的免疫药理作用是多方面的。

5. 实验表明，全方可显著降低缺血心肌 MDA 含量。组成四逆汤的各单味药除干姜外，附子、甘草也有一定的抗脂质氧化作用，但不及全方。在 0.05～0.2ml/20g 剂量范围内和 0.1mg/（20g·d）用药 2～7 天，四逆汤抗脂质过氧化作用显著[224]。

6. 另外，实验还证明，四逆汤煎剂与附子煎剂对比，其半数致死量相差 4.1 倍，即复方毒性大大降低，其中甘草有减轻附子毒性的作用。不仅如此，甘草对附子的强心效应可能有一定的协同作用。甘草还具有明确的升压作用，这也可能是四逆汤升压效应远较附子为佳的原因之一[218]。裴妙荣等[225]用薄层扫描法对不同配伍四逆汤中的三种乌头生物碱毒性成分进行测定，发现随甘草用量的增加，乌头生物碱含量减少且对 3 种生物碱有明显的一致性，体现了甘草对附子的解毒作用。干姜也有类似甘草的解毒作用，但效力次之。而甘草、干姜交互作用亦高度显著，提示组方用药时合理搭配甘草和干姜的比例，能使复方毒性显著降低，充分发挥全方配伍的解毒作用。黄罗生等[226]在研究煎煮工艺对四逆注射液强心和升压作用的影响中发现，甘草附子同煎加干姜单煎组强心作用＞三味药同煎组＞三味药单煎后合并组＞干姜甘草同煎加附子单煎组。提示干姜有减弱附子强心作用的趋势，甘草不仅能降低全方毒性，还有增强其强心作用的功效。

关于四逆汤的作用机理，近年的临床与实验研究颇多，证明本方有强心抗休克等作用。随着剂型改革的进展，从临床与实验中观察到，改变传统的给药途径，将本方制成注射液，不仅作用迅速，而且疗效也有所提高，说明在复方的研究方面，探究机理十分重要，但剂型的改革也是一项直接关系到临床疗效、十分迫切的重大课题，既艰巨，亦大有可为。

（十七）小柴胡汤

就目前所见资料来看，该方的实验研究资料数量在此类研究中可谓极其丰富。综合国内外报道，该方的药理作用有：

1. 解热　对多种发热有明显效果。史正刚[227]报道小柴胡汤原方及其化裁方对伤寒混合菌苗型家兔发热模型有较显著的解热效果。王明茹等[228]介绍该方用于治疗感冒发热、神经性低热、迁延性肝炎潮热、肺结核午后低热、急性尿路感染等发热。

2. 抗炎　能抗肉芽肿增生、渗出[229]。荻原辛夫[230]指出小柴胡汤有类固醇样作用（下丘脑-垂体-肾上腺系统促进作用），非类固醇样作用（环氧化酶抑制作用），稳定细胞膜作用。

3. 抗病原体　实验证明：该方对金葡菌、白葡菌、甲型链球菌、乙型链球菌、大肠杆菌、伤寒杆菌、变型杆菌及粪产碱杆菌等均有不同程度的抑菌作用[229]。

4. 对肝胆系统的作用　对四氯化碳等多种实验性肝损伤有较好的保护作用[231]。有刺激肝切除术后肝细胞增生的作用[232]。对酒精性脂肪肝具防护性作用[233]。抑制肝纤维化[234]。能提高胆汁中胆酸及胆红素的含量，增大胆固醇-胆盐系数，并可促进胆汁分泌，增加其排泄量，共同起到利胆作用[235]。林家乐[236]对该方利胆作用进行了昼夜节律观察，发现有明显差异：子、酉、亥时优于午、卯、巳时。王金科等[237]实验证明，用石胆酸喂养小鼠的同时加入小柴胡汤，可明显改善汇管区胆管增生，炎细胞浸润，肝内胆管扩张，胆管上皮增生及胆汁代谢；并可抑制肝脾肿大，减轻肝纤维化，改善肝功能[237]。

5. 对免疫系统的影响　能增强吞噬细胞的吞噬作用[238]。促进骨髓功能，促进淋巴细胞分化增殖，激活巨噬细胞，改善类固醇剂的免疫抑制，抑制佐剂性关节炎[230]。有报道指出，本方还具有抗Ⅳ型变态反应活性。

6. 对内分泌的影响　可使血中甾体激素增加，使动物肾上腺重量增加[229]。能逆转泼尼松引起的肾上腺皮质的萎缩[238]。能通过促进垂体-肾上腺皮质激素功能，增强糖皮质激素的分泌及与糖皮质激素受体的结合，发挥间接的抗炎作用[239]。能促进高血糖素的分泌[230]。

7. 对中枢神经系统的作用　对大鼠脑中5-羟色胺能神经元及多巴胺能神经元可能有激活作用[234]。有报道，本方对由N-苯酰胺胨诱发癫痫模型的发作波有抑制作用，并能抑制外伤性癫痫发作波。小柴胡汤对大白鼠脑内注射铁盐引起的癫痫波也有抑制作用[240]。

8. 对血液方面的作用　对造血功能有刺激作用，能促进造血干细胞的恢复和自我复制能力[236]。对血小板的聚集有甾体样和解甾体样双重抑制作用[241]。

9. 抗肿瘤　实验表明，该方可增强5-FU和环磷酰胺对细胞的杀伤作用，对二药抑制免疫系统的影响有拮抗作用，增强抗转移作用[242]。能延长患癌动物的寿命[243]。

10. 改善动脉硬化　可改善由高脂血症所致的动脉内皮和平滑肌损伤[244]。小柴胡汤可能会抑制动脉硬化发生，其作用机理包括减轻血管平滑肌损害，改善胆固醇代谢，抗氧化，调节血凝纤溶系统，抑制血小板凝集等[245]。

11. 其他　能缓解和减少化疗药物的副反应[229]。可增加动物的冠状动脉血流量和肾血流，抑制胃酸分泌[240]。抑制前列腺素合成[246]。改善体温及运动功能低下，改善学习、记忆能力[230]。对马传染性贫血病（EIAV）和人免疫缺陷病毒（HIV-1）逆转录酶活性都有抑制作用，对两种病毒感染细胞中抗原的表达和HIV引起的细胞病变都有抑制作用，对HIV-1的抑制比EIAV强[247]。小柴胡汤对牛磺胆酸钠所致大鼠胃黏膜损伤具有保护作用[234]。对小鼠放射性损害有防护效果[248]。

12. 毒性　伊藤忠信等曾连续半年给大鼠灌胃，主要脏器的肉眼和组织学检查未见异常[229]。但近年日本有报道，小柴胡汤及其类方也可致严重副作用，如药物性肺炎、药物性肝炎、药物性膀胱炎、类肾上腺皮质功能亢进综合征等[249]。

此外，尚有小柴胡汤不同剂型的研究报道，如小柴胡汤口服液的制备工艺[250]、小柴胡汤冲剂制粒工艺[251]、小柴胡汤片中甘草酸含量的测定法[252]均有人进行研究。亦有对某些剂型的药效作研究者。如有人报道，该方口服液经实验证实，具有抗炎、保肝、解热及免疫增强作用，与文献报道的小柴胡汤药理作用基本一致[253]。国外有人研究小柴胡汤提取剂的给药时间对其活性成分在血液中浓度的影响，发现不同的给药时间，甘草甜素（GL）的血药浓度图呈不同形式，甘草酸（GA）和黄芩素的血药浓度曲线没有差别，黄芩素的血药浓度曲线在两种给药时间呈两阶段性。故该方的临床应用时间应根据病人的适应性和其他相关因素而定[254]。

从上可见，小柴胡汤扶正达邪，和解少阳的功效确有其药理依据；也许小柴胡汤证与胆经关系密切，关于该方对肝胆作用的研究相对较多；除了与该方功效相关的研究，其他方面的实验资料也甚丰富，这对扩大该方的临床应用范围，剂型的选择，进行深入、广泛的研究都具有积极的意义。另一方面，据日本的报道，在临床上已观察到该方的副作用，故对其毒理作用的实验研究也应作为今后一个重要的课题。

（十八）桂枝汤

此为仲景群方之冠，历用不衰。运用现代科学方法，对其功能和组方原理进行了较为系统的研究。

1. 对体温有双向调节作用 本方能抑制鲜酵母皮下注射引起致热大鼠的体温继续升高，并加速退热；能使安痛定静注引起体温降低的大鼠的体温加速回升[255]。在桂枝汤对蛙皮素及其受体拮抗剂对体温作用的影响的实验中，亦显示了其对体温的双向调节作用，提示这种调节部分通过对下丘脑体温调节中枢中蛙皮素受体的调节起作用[256]。临床本方对体温的双向调节作用体现在能使营卫不和所致的体温升高或偏低的病理状态趋向正常[257]。

2. 对汗液分泌的双向调节 本方可使肌注安痛定引起的大鼠足跖部汗腺分泌亢进减少至正常范围；对于皮下注射阿托品所致汗腺分泌显著受抑的大鼠，可使其汗腺分泌增加，并呈量效相关[255]。对正常大鼠有显著发汗作用，对汗腺分泌进行性受抑的流感病毒感染小鼠有促进发汗、并使之趋向正常的作用[258]。

3. 对肠蠕动的双向调节：本方能显著抑制新斯的明静注引起的小鼠肠蠕动亢进；能使肾上腺素能引起的小鼠受抑的肠蠕动活动增强，恢复到接近正常水平。

4. 对免疫功能的双向调节 动物实验表明，对于免疫功能受抑的动物，本方能使其体液、细胞免疫参数上升，接受或达到正常水平；对免疫功能增高的动物，能使其降低，接近或达到正常水平。研究者认为，以上 4 个方面体现了桂枝汤的调和作用。

5. 抑制病毒 动物实验显示，本方能明显减轻流感病毒感染引起的肺部炎症，呈显著的量效相关[255]。小鼠感染病毒后，表明为单核巨噬系统吞噬功能、单核巨噬细胞吞噬活性及肝、脾、胸腺重量明显降低。服用桂枝汤 5 天后，上述指标均显著提高，单核巨噬细胞的吞噬活率甚至超过正常水平。对于因感染病毒而停止生长的小鼠，服用本方后能使其体重稳定增加[259]。

6. 抗炎 本方能明显对抗二甲苯引起的小鼠皮肤毛细血管通透性的增高；也能抑制小鼠角叉菜胶性足肿胀的形成和发展[255]。对小鼠甲醛性刺激有较强的抗炎作用。16.61g/kg 剂量的桂枝汤，抑制毛细血管通透性强度相当于 100mg/kg 的阿司匹林[259]。

7. 镇痛 本方可显著抑制腹腔注射醋酸引起的小鼠扭体次数[255]。用热板法试验，本方可使小鼠基础痛阈分别提高 64.82％和 105.35％，作用与 0.1％吗啡 20ml/kg 体重相近[259]。

8. 增强对高温环境的耐受能力。

9. 增加单核巨噬细胞的吞噬活性作用。

10. 抑制迟发型超敏反应 在致敏期口服给药，对二硝基氯苯引起的小鼠迟发型超敏反应有明显的抑制作用，呈显著量效相关[255]。研究者主要探讨了本方解肌发表作用的机理。

在组方配伍的研究中发现：无论在抑制病毒性肺炎和对抗炎性渗出、肿胀以及镇痛作用上，合煎的作用均显著强于分煎；合煎时只要用分煎的 54％～73％药量，即可达到相等药效。进行正交设计的组方分析,析因分析发现:①方中诸药在全方中所起的作用是不同的。桂枝在抗炎中起主导作用,芍药在抑制流感病毒所致肺实变中起主要作用,大枣在提高单核巨噬细胞系统吞噬功能上是主要的。②方中药味间存有协同或拮抗,而协同是主要的。在抗炎上,芍、姜、枣能促进桂枝的作用,甘草能促进芍、姜、枣的功效;在增强单核巨噬细胞吞噬活性上,生姜能助桂枝,甘草能助芍、枣,而枣与芍则拮抗;在抑制肺炎上,姜、枣、草均能协助芍药。③在抑制流感病毒性肺炎和增强单核巨噬细胞系统吞噬功能上,桂枝汤全方的作用显著强于方中诸药味的各种组合,全方减去任何一味药物都会影响疗效。在桂枝汤加减研究中发现,桂枝、芍药量变动,方剂的效能亦呈相异性[255]。

对本方的服法亦作了一些研究。在动物实验中模拟啜粥、温覆,显示能使该方抑制流感病毒性肺炎的作用强于单纯给药,并较单纯给药有提高病鼠单核吞噬细胞系统吞噬活性的倾向。以药物动力学探讨桂枝汤的服法,结果说明,本方汤剂口饲小鼠,吸收快,达峰时间短,奏效快;体内消除速度快,不易蓄积[255]。

此外,有关报道尚有:本方对小鼠有较强的镇静作用,有加强巴比妥类催眠药的中枢抑制作用[260];能增加泪液和唾液分泌量,明显延长小鼠因氨水致咳的潜伏期,具镇咳作用,能促进支气管腺体的分泌量,具祛痰作用[261];能显著增加家兔在体正常心肌的血流量,改善血液循环[262];对实验性胃溃疡具有抑制修复作用,认为是通过整体性调节而实现的,而这种整体性调节的内在机制则与酶蛋白活动直接相关[263];本方对啮齿类动物的毒性及药效作用有昼夜节律性变化,白昼用药毒性大于夜间,镇痛及解热作用夜间高于白昼,人类的活动与啮齿类动物相反,因此证实了前人关于桂枝汤白昼用药更有效的经验是有科学道理的[264]。临床观察还发现,桂枝汤煎剂浸泡的猪皮,移植于烧伤创面,其生长时间延长,排斥时间延迟,并加速创面愈合,缩短疗程,提高疗效[265]。为烧伤的治疗增添了一种新的方法。

一系列现代研究结果证明了张仲景制定桂枝汤的科学性。本方的作用面相当广泛,对体温、汗液、肠功能以及心率、血压等都有双向调节功能,可以认为这是该方调和营卫、调和阴阳的作用基础。从组方的研究中还可以看出,中医方剂的使用不是随意的,药味的增减、药量的变化、煎煮的方法等直接影响方剂的疗效,这必须引起研究者及临床医师的高度重视。

(十九) 乌梅丸

本方是《金匮要略》治蛔厥的主方,寒温并用,补泻兼施,功在安蛔止厥。实验结果表明:

1. 麻醉蛔虫虫体 乌梅丸有麻醉蛔虫的作用,可使其活动迟钝、静止、呈濒死状态,当蛔虫离开乌梅丸液后,经过一定时间,可逐渐恢复活性,表明本方没有直接杀灭蛔虫的作用,只属于麻醉性质。

2. 促进胆囊的收缩和胆汁的分泌 本方可使奥狄括约肌扩张,胆汁分泌增多,胆汁的 pH 值下降,因此推测其作用机制有两点:①服本方后,使蛔虫麻痹,失去其固有的附着肠壁的能力,并由于胆汁分泌增加,冲击没有活动能力的蛔虫退回十二指肠。②本方使胆汁逐渐趋于酸性,而蛔虫有好碱恶酸的特性,此种改变使胆道成为不利于蛔虫生存的环境,因而蛔虫通过弛缓扩大的奥狄氏括约肌退回十二指肠[266]。此外,有人就乌梅汤按原方比例制成汤剂对人体胆囊的收缩功能进行了实验研究。考虑到乌梅汤主药为乌梅,故拟定乌梅汤Ⅱ号方(将乌梅改为 60g,其他各药剂量不变)进行对比。结果表明:乌梅汤有促进胆囊收缩和排胆的作用。虽然乌梅汤主要方义不在于使胆囊收缩和排胆，但胆囊收缩的排胆作用有利于引流胆道的胆汁，减少和防止胆道感染，也有利于减少蛔虫卵在胆道内形成胆石的核心，从而可减少胆石症的发生。乌梅汤Ⅱ号中乌梅的用量大于原方，临床可见Ⅱ号方收缩胆囊作用较原方明显增强，说明本方促进胆囊收缩的作用主要在乌梅。而乌梅汤与单纯乌梅对胆囊的影响又不完全相同。复方的作用似乎比单味药的作用强，胆囊收缩曲线也有差别，说明乌梅汤对胆囊的收缩作用主要是乌梅所致，而又不全是乌梅的作用，几种药物组成复方的协同作用增强了收缩胆囊的作用[267]。

3. 修复动物炎性肠黏膜上皮细胞 姚茹冰等[268]实验表明溃疡性结肠炎 SD 大鼠，经乌梅丸灌胃治疗后，可使结肠炎大鼠病变结肠黏膜上皮表面的微绒毛基本完整，细胞质内线粒体丰富，形态基本完整，基质基本均匀；肠腺杯状细胞内黏原颗粒较丰富，并向腺腔排出，呈现明显修复好转趋势，其改善程度优于柳氮磺吡啶。

4. 免疫调节作用 明彩荣等[269]用乌梅丸汤剂给慢性溃疡性结肠炎 SD 模型大鼠灌胃，结果发现乌梅丸可升高 SD 大鼠淋巴细胞转化率，降低 SD 大鼠结肠黏膜中 NO 的水平，起到了对免疫功能的调节和对结肠黏膜的保护作用。

5. 抗诱变，抗促癌，抗氧化 樊纪民等[270]实验表明预服用乌梅丸化裁组成胃萎灵胶囊可以明显降低腹腔注射环磷酰胺（CPA）后引起的骨髓多染红细胞（PCES）微核的增加；同时也能明显提高腹腔注射 CPA 后，小鼠肝脏谷胱甘肽-S-转移酶（GST）活性及谷胱甘肽（GSH）含量的降低，并且与 CPA 组比较，有显著性差异（$P<0.01$）；胃萎灵还能显著地抑制巴豆油所致的小鼠肝线粒体脂质过氧化物的形成，使线粒体超氧化物歧化酶（SOD）活性增高，脂质过氧化产物丙二醛（MDA）生成减少。表明乌梅丸可逆转胃黏膜癌前病变，有抗诱变、抗促癌及抗氧化作用。

6. 抗肝纤维化 张保伟等[271]运用 HE 染色和 Mallory 染色检测肝组织病理形态变化。结果显示乌梅丸可以明显抑制肝组织损伤，减轻炎症反应，延缓或阻止纤维化的病理改变，作用优于秋水仙碱和小柴胡汤。

7. 降血糖 卢健等[272]取昆明种小鼠随机分组，分别予生理盐水、消渴丸溶液、乌梅丸溶液灌胃，结果显示消渴丸能降低正常小鼠空腹血糖含量，而乌梅丸不能降低正常小鼠空腹血糖含量；但乌梅丸与消渴丸均能降低四氧嘧啶诱发的高血糖小鼠空腹血糖含量。张小欢等[273]建立类Ⅰ型糖尿病大鼠模型，随机分组，检测血糖、血胰岛素及血清甘油三酯和总胆固醇，并剖取胰腺组织制备病理切片观察药物对胰岛的影响。结果显示，各拆方组中，苦味组血糖值降低最为明显，辛味组对一般状况的改善和血清甘油三酯及总胆固醇的降低作用方面效果最为明显。而在降血糖、降血脂、改善糖尿病大鼠一般状况的综合作用方面，乌梅丸汤剂全方组优于其他各拆方组，效果最佳。

（二十）桂枝茯苓丸

本方是为妊娠宿有癥病，以致漏下不止而设，有消瘀化癥之功。现代研究发现本方：

1. 对血液流变学有影响 能明显降低全血比黏度、全血还原比黏度、血浆比黏度、纤维蛋白原浓度，增加红细胞电泳速度，而外周血的红、白细胞、血红蛋白和血浆胆固醇无显著变化；该药降低血黏度作用显效于静脉注射或口服二种给药途径，前者作用产生快，后者作用持续时间长[274]。动物实验还发现，老化及胆固醇负荷能引起红细胞变形能力降低，而本方能抑制其变形能力降低[275]。

2. 对循环系统的影响 观察本方对年轻健康成人及瘀血证患者循环动态的作用，表明本方对心搏数、平均血压、心指数及总末梢血管阻力均未引起显著变化，说明桂枝茯苓丸不引起循环动态的变化，而是改善循环的药剂[276]。对内毒素诱发的实验性 DIC 模型有预防效果[277]。

3. 抗炎作用 以腹腔注射和口服给药，经几种实验方法证明了桂枝茯苓丸有抗急性、亚急性、慢性炎症等作用，其作用机理不是通过垂体-肾上腺系统的调节，而是与它对体内炎性介质的释放、毛细血管通透性增加、渗出、水肿以及肉芽组织增生等环节起直接对抗作用有关[278]。

4. 对免疫系统的影响 于晓红等[279]实验表明桂枝茯苓丸对环磷酰胺诱导的免疫功能低下小鼠具有免疫刺激和免疫调节作用，能够增加 T 淋巴细胞总数，并能对 T 淋巴细胞亚群紊乱进行调整，提升 L2 水平。此外，侯莉莉[280]报道桂枝茯苓丸通过增强巨噬细胞吞噬功能，增强机体的非特异性免疫力。

5. 抗肿瘤作用 韩彦龙[281]实验证实桂枝茯苓丸能直接杀伤或抑制某些肿瘤细胞，促进 CTL 细胞表达主要组织相容性复合体 1（MHC-1）类抗原并增强其杀伤活性，这些作用都对抗肿瘤具有重要作用。王晶等[282]从桂枝茯苓丸对人胃癌 SGC-7901 细胞和小鼠肉瘤 180 的抑制作用，测定了桂枝茯苓丸对体内和体外肿瘤细胞增殖的影响，结果发现，桂枝茯苓丸有抑制体外、体内肿瘤生长的作用。

6. 改善缺血性脑损伤 张博生等[283]报道以桂枝茯苓丸为主的复方能有效抑制脑缺血-再灌注后脑组织中 c-fos 基因的表达，抑制 c-fos 基因表达有助于防止脑水肿的发生和兴奋性氨基酸的毒性损害，改善缺血后脑损伤。张雨梅等[284]也报道桂枝茯苓丸加减方对缺血及再灌注后引起的兴奋性氨基酸的神经毒性和由钙离子（Ca^{2+}）大量内流造成的继发性神经毒性有明显的缓解作用，这也是其缓解缺血性脑损伤的一个重要原因。

7. 其他作用 动物实验结果支持口服本方对人子宫内膜异物症有效的观点[285]。并能加强催乳素释放激素（LHRH）引起的 LH 和 FSH 水平的增加[286]。有研究认为，在高脂血症的治疗中，不管有无传统医学的证，桂枝茯苓丸均有效，其作用至少是防止 HDLC 的减少[287]。还有研究者认为，不论病证属寒属热，本方既可用于驱除瘀血，又可用于干血的善后调理，是一个全能的卓有成效的方剂，且与柴胡为主药的方剂合用时，多出现显效[288]。还有镇静、止痛作用[289]。此外，柳晓玲[290]提出桂枝茯苓丸可明显改善肾功能和肾脏相关的病理变化，并可抑制糖尿病肾病的进展，可明显降低肾组织中高级糖基化终产物（AGEs）的蓄积，可明显降低肾组织中的过氧化脂质量，也可抑制血中脂质过氧化。李宗友[291]提出桂枝茯苓丸可抑制自发性高血压大鼠的血压升高和血管内皮活性的降低，提示该药可预防高血压的血管并发症。

本方对血液流变学的影响及改善循环的功效是其化瘀消癥的主要作用基础。临床许多病证都与瘀血因素有关，故本方的适应面相当广泛，对内、外、妇、伤等科的多种病证属瘀血者，均可应用。

（二十一）当归芍药散

原方为妇人病而设，目前临床已用于治疗数十种疾病。药理研究表明该方有以下几方面作用：

1. 对大脑-垂体-卵巢的影响 动物实验发现，该方能刺激大脑皮层合成烟碱乙酰胆碱受体[292]。一次投药对大脑皮质和胶状体的单胺类物质无影响，但抑制海马的 NE 系统，促进 DA 系统；而反复投药对海马无影响，对大脑皮质和纹状体的 NE、DA、5-HT 系统有促进作用[293]。能增强记忆力，对神经元坏死有神经保护作用[294]。本方能直接或间接作用于丘脑，调节垂体-卵巢功能，加速神经内分泌调节的排卵过程[295]。功能失调性子宫出血患者（青春期无排卵型）服用该方后，FSH、LH、E_2、P 等 4 种激素均上升[296]。

2. 对子宫的作用　本方较广泛地应用于妇产科诸疾病，可能与该方内药物对子宫的作用有一定内在联系。如芍药苷可降低子宫平滑肌的张力，对垂体后叶素所致的大鼠在位子宫收缩有抑制作用。当归油能抑制狗、兔、豚鼠等离体子宫的收缩，并可松弛紧张的子宫，其作用快而持久；当归煎剂、酊剂又能使离体家兔子宫收缩节律增加，振幅减小，紧张度降低，大剂量则呈现完全性抑制作用。当归还能提高子宫组织内脱氧核糖核酸的含量，增强其利用葡萄糖的能力，这可能与促进子宫代谢及增生有关。川芎可使孕兔离体子宫收缩加强，甚至挛缩，大剂量则转为抑制，使收缩停止[297]。还能促使大鼠子宫重量增加[295]。可见，本方对子宫的作用机理是复杂的，可能主要在于对子宫的调节作用[297]。

3. 安胎　临床药效证实，孕妇长期服用本方可缩短分娩时间，减轻疼痛，新生儿或早产儿发育良好；有流产或早产史的孕妇，服后有安胎倾向[298]。另外，该方能使妊娠大鼠血黏度显著降低，对此类妊娠中毒症的治疗或预防可能是有效的[299]。能明显改善妊娠高血压综合征患者的血黏度、红细胞压积、纤维蛋白原等指标[300]。

4. 对血液的影响　本方对血球压积、全血比黏度具有双相调节作用，使增高的血瘀、气滞型下降，降低的气血两虚型上升，降低血浆比黏度、血浆渗透压，增加红细胞表面电荷的含量，改善微循环障碍[297]。本方还能明显抑制血小板中丙二醛的产生，降低全血黏度和血小板中血栓素合成[301]。可以明显减少和降低出血时间和出血量及缩短大鼠的凝血酶原作用时间[302]。临床观察到，功能失调性子宫出血患者用本方治疗后，血液黏度和血浆黏度均明显下降，红细胞电泳时间缩短，甲皱循环管袢轮廓变清楚，血流加快，血细胞解聚，管袢数目增加[303]。本方生药中，除单味茯苓外，均不同程度地含有叶酸及复合叶酸，以当归、川芎的含量最高，这可能与其抗贫血作用有关。并认为该方能增强造血系统功能，有降血脂、扩张冠状血管、增加冠状动脉流量、改善心肌缺血等作用[297]。

5. 对免疫的影响　动物实验表明，本方可改善摘除卵巢小鼠、大鼠的免疫系统、内分泌系统、神经系统的异常[304]。可明显提高自身免疫性疾病模型小鼠循环中免疫复合物的清除率，但各构成药无作用[305]。

6. 对孕育鼠的影响　动物实验显示，本方对孕育着床、幼鼠发育、雌鼠泌乳能力、雌鼠养育幼鼠能力无影响[306]。随访到 27 例妊娠期服本方者（多数在妊娠 3～4 个月开始服药），未发现本方对母子健康有不良影响，产后母体恢复和小儿发育方面亦未见任何有害作用，因而认为妊娠初期服用当归芍药散，对产后儿童的健康有重要意义[307]。

7. 其他　动物实验发现，本方 1 次投药可抑制运动，反复投与则有运动增强和抑制的两面性，说明本方可能影响胆碱能神经系统的活动[308]。本方经口投入（8～10g/kg），小白鼠未见死亡，连续服用，对生存率也无影响；将本方按 0.1% 或 1% 的比例掺入饲料，并未影响小白鼠食欲；体重增加率、各脏器的重量以及肉眼观察亦无影响；对性周期未见有较强影响；出生率，投药组任何产次都比对照组稍高[306]。本方可改善痛经患者的血液流变学、血浆 $PGF_{2\alpha}$、经血 $PGF_{2\alpha}$ 等指标[309]。能促进肝脏糖原和蛋白质的合成，减轻某些毒物对肝脏的损害。能抗辐射、治疗苯中毒。对自主神经系统尚有一定的调整作用[297]。本方还有镇痛、镇静作用；以最大浓度、最大体积灌胃测不出 LD_{50}，提示该方有相当高的安全性[302]。

综观上述研究，可以看出，本方能有效地治疗妇产科诸疾病与其对垂体-卵巢的影响、对子宫的调节等作用有密切关系。并且，本方对血液的影响也十分明显，可能是其既能治疗妇产科疾病，又能治疗其他多种疾病的重要因素。本方对孕育的影响似表明其在妊娠期对母子健康有一定价值，当继续研究。本方适应范围广，且安全性较高，不但可以治病，而且有健身防病的作用。

(二十二) 半夏厚朴汤

本方主治梅核气，有消除咽喉异物感的作用。目前药理研究有：

1. 抑制喉反射　有人观察了本方对猫喉反射和位移运动功能的影响及其他药理作用：发现本方能明显抑制喉反射，方中紫苏（200mg/kg）和厚朴（140mg/kg）出现相同的喉反射抑制作用，其他各单味药无抑制作用。连续6天给本方4g/kg·d后，大鼠的位移运动被显著抑制，停药后，其作用延续2天，在停药后3～4天，活动完全恢复[310]。

2. 镇静催眠作用　给小鼠服本方2g/kg和4g/kg能显著延长由环己烯巴比妥钠引起的睡眠时间[310]。覃军等[311]观察加味半夏厚朴汤对失眠症的疗效，结果发现中高剂量组加味半夏厚朴汤能明显延长戊巴比妥钠小鼠睡眠时间、提高入睡率（$P<0.001$），显著抑制小鼠自主活动时间（$P<0.01$）。

3. 抗抑郁作用　程林江等[312]采用改进的慢性应激和孤养两种经典模型结合的造模方法，观察半夏厚朴汤对慢性应激抑郁模型大鼠行为学的影响，结果发现半夏厚朴汤组大鼠水平运动和垂直运动得分明显增加，与模型组比较有极显著差异，说明半夏厚朴汤具有较好的抗抑郁作用。此外半夏厚朴汤能够明显降低下丘脑CRH、血浆ACTH及血清CORT的表达，与模型组比较有极显著差异，说明半夏厚朴汤抗抑郁作用的机制可能与抑制HPA轴功能亢进有关。吕昊哲等[313]采用免疫组化法观察半夏厚朴汤对模型大鼠海马和下丘脑BDNF的影响。结果表明：半夏厚朴汤能够增加模型大鼠水平运动和垂直运动得分，可促进模型大鼠和下丘脑BDNF的表达。提示半夏厚朴汤具有抗抑郁作用，其机理与促进BDNF的表达有关。徐群等[314]实验研究发现在半夏厚朴汤的君臣佐使配伍中，佐以茯苓后提高了君臣配伍中厚朴酚与厚朴酚含量，佐以生姜则降低君臣配伍中厚朴酚与厚朴酚含量。加上紫苏叶后则对君臣配伍中厚朴酚与厚朴酚的含量未产生显著影响。表明半夏厚朴汤君臣佐使药配伍与其抗抑郁有效成分含量存在一定的内在关系。

4. 促进胃排空及小肠推动功能　张卫卫等[315]通过用正交设计的方法进行实验，结果表明半夏厚朴汤及其组成药物均有促进在体小鼠胃排空和小肠推进功能的作用，半夏厚朴汤中五味药物对小鼠小肠推进功能的促进作用依次从大到小排列的顺序为半夏＞茯苓＞苏叶＞厚朴＞生姜；对胃排空的促进作用依次从大到小排列的顺序为厚朴＞苏叶＞半夏＞生姜＞茯苓五味药物之间存在着较广泛的一级交互作用。

此外，本方还具有抗过敏作用[316]和抑制脊髓反射的所引起的呕吐[317]。

根据实验结果，本方治疗梅核气时，紫苏、厚朴看来是必不可少之品，临床化裁运用时不可随意减去。

(二十三) 甘麦大枣汤

后世多将本方归在安神剂中。现代研究认为，本方能缓解睡眠时异常精神紧张，减低大脑的兴奋而易于进入睡眠状态；同时能使脑神经的异常兴奋得到抑制，使精神的过敏状态恢复正常。并能升高激情素[318]。有关实验表明，本方水提取物在神经药理学筛选中，未见显著的效果，对环己烯巴比妥的睡眠时间稍有延长作用，能使大鼠自发运动量减少，抑制组胺、乙酰胆碱所致的豚鼠回肠收缩，对大鼠的子宫收缩有抑制作用[319]。还具有抑制中枢性多巴胺能药物诱发呵欠的作用[320]。近年来在开发该方剂临床新用途的过程中，观察到甘麦大枣汤具有升高外周白细胞的作用。实验仿临床的化疗引起末梢血液中白细胞减少，模拟低白细胞动物模型进行实验治疗。结果表明，甘麦大枣汤对环磷酰胺所引起的毒性具有良好的保护作用，是一个很好的补养强壮剂。至于其作用机制究竟是由于该方减轻了环磷酰胺对小鼠骨髓的抑制，还是该方促使造血功能兴奋，尚有待于进一步研究[321]。

（二十四）温经汤

本方有温经散寒，养血祛瘀之功，是妇科调经的常用方。实验利用初级细胞培养系统研究温经汤对垂体前叶的直接作用。本方在垂体水平刺激促进性腺激素的合成与释放，抑制催乳素的释放，其刺激促性腺激素的作用似乎部分是由于增强了促性腺激素的对 LH-RH 的敏感性，这种作用可能与其临床疗效有关[322]。动物实验还表明，本方在发情初期作用于垂体，释放出 LH，FSH，激活卵巢功能，从而诱导排卵[323]。从目前的研究来看，本方主要作用于垂体、性腺。

（二十五）抵当汤

本方活血化瘀作用甚强，多用于瘀血病证。现代医学认为，血液黏度通常与血浆纤维蛋白原、血脂质（如 β 脂蛋白、胆固醇、甘油三酯）等大分子的浓度及血球压积有关。若纤维蛋白原、血脂质血球压积增加，则表示血液浓厚而滞，其黏度值自然增加；反之，则血液黏度值降低。实验表明，本方能降低血球压积及纤维蛋白原、甘油三酯、β 脂蛋白等大分子物质，（而对胆固醇则无明显降低作用）。以上作用，可能就是该方降低血黏度、增加血液流通性的主要影响因素[324]。其活血化瘀的功效也许就是通过这些影响因素实现的。

此外，柴可夫等[325]报道用加减抵当汤（原方去掉蟅虫，加入水蛭、虻虫）能降低肾小球硬化大鼠 24 小时尿蛋白、BUN，提高 Ccr，保护肾功能。加减抵当汤可能是通过降低纤溶酶原激活物抑制物（PAI-1）mRNA、金属蛋白酶组织抑制因子（TIMP-1）mR-NA 的表达，促进肾小球细胞外基质（ECM）降解，抑制细胞外基质的沉积，减轻系膜区的扩张，从而延缓肾小球硬化。

（二十六）瓜蒌薤白汤

瓜蒌薤白汤又称栝蒌薤白白酒汤，具通阳散结、行气祛痰之功效，是中医治疗胸痹的著名方剂。目前实验研究如下：

1. 耐缺氧作用　贝伟剑[326]发现不同剂量的瓜蒌薤白汤均能提高正常小鼠和异丙肾上腺素所致的特异性心肌缺氧小鼠对常压缺氧的耐受力，延长它们在缺氧条件下的寿命，相同剂量的瓜蒌、薤白也显示相似作用，但以复方作用较强。方永奇等[327]实验结果表明加味栝蒌薤白汤高剂量组能显著延长小鼠在常压缺氧条件下的存活时间。

2. 对血小板聚集的影响　贝伟剑[326]发现复方及瓜蒌、薤白均对胶原或 ADP 诱导的家兔体外血小板聚集有显著抑制作用，并呈量效关系。其抑制作用以复方最强，瓜蒌次之，薤白较弱，并提示瓜蒌和薤白合用对抑制血小板聚集有协同作用，且抑制聚集作用强者，其解聚作用也强。

3. 对血液流变学的影响　陈彬等[328]实验表明瓜蒌薤白汤复方及各单味药均能不同程度的降低红细胞压积和高、低切血液黏度，大剂量作用尤为明显。复方与单味药间无显著性差异。方永奇等[327]亦报道加味栝蒌薤白汤高低剂量组均能显著降低大鼠全血的低切黏度、还原黏度（RNB）、红细胞集指数（VAI）和硬化指数。

4. 改善肺部功能　宋建平等[329]实验观察到瓜蒌薤白汤、麦门冬汤和肾气丸3方均能减轻平阳霉素所致纤维化大鼠肺部的病理损伤，能减轻肺泡炎及肺纤维化程度，其作用强弱趋势为瓜蒌薤白汤＞麦门冬汤＞肾气丸。奚肇庆等[330]观察到以瓜蒌薤白汤加味制成的复方薤白胶囊，对实验性大鼠常压缺氧引起的肺动脉高压症又降低作用，能提高大鼠血浆 PGI$_2$ 含量，抑制 TXA$_2$，与心痛定组比较，可明显改善肺血管重组和减轻右心肥厚。

5. 改善心脏功能　陈彬等[328]所做的实验表明瓜蒌和瓜蒌薤白汤均可显著降低 HR、SBP、DBP、LVSP、dp/dtmax、R-dp/dtmax、Vmax 及 Vpm 等指标，薤白对上述指标有降低趋势，但无统计学意义。陈彬等[331]通过心肌缺血再灌注模型证实瓜蒌薤白药对能显著降低心肌乳酸脱氢酶、磷酸肌酸激酶释放，减少脂质过氧化产物丙二醛的生成，保护机体抗氧化酶系统，缩小心肌梗死范围，对心肌缺血再灌注损伤有保护作用。贝伟剑[326]的实验表明瓜蒌薤白汤能扩张冠状动脉血管，增加冠脉血流量。大剂量时对心脏有抑制作用，使心收缩减弱，心率减慢，量效关系成正比。特大剂量可使心脏完全抑制，心跳停止。

6. 对大鼠离体主动脉条的作用　贝伟剑[326]发现复方能明显拮抗去甲肾上腺素或氯化钾引起的主动脉平滑肌收缩，拮抗率在30％以上。瓜蒌和薤白也有类似作用。

此外，贝伟剑[326]还对瓜蒌半夏汤的急性毒性进行研究，经小鼠灌胃测得复方及瓜蒌、薤白的口服半数致死量均大于各自临床常用量的100倍，毒性很低。经腹腔注射测得半数致死量为瓜蒌＞复方＞薤白。腹腔注射的中毒症状相似，均见活动减少，四肢乏力、软瘫，抽搐，薤白还可致躁动不安。

（叶　进）

参 考 文 献

[1] 胡锡琴. 浅谈《金匮要略》中芍药的运用. 陕西中医函授, 1987 (3): 16

[2] 沈楚才.《伤寒论》、《金匮要略》应用芍药规律初探. 浙江中医学院学报, 1991 (4): 9

[3] 江克明. 仲景方中芍药的配伍选析. 中医文献杂志, 2007 (2): 29

[4] 戴天木. 试述《金匮》用桂枝. 湖北中医杂志, 1987 (2): 4

[5] 潘澄濂. 桂枝在《伤寒杂病论》诸方中的作用探讨. 浙江中医学院学报, 1987 (1): 25

[6] 柯雪帆. 张仲景药对选要. 中国医药学报, 1994 (2): 41

[7] 包玉花. 桂枝在《金匮》中的应用. 湖南中医杂质, 2005, 21 (2): 89

[8] 路振平. 试谈仲景对大黄的运用. 浙江中医杂志, 1980 (11、12): 560

[9] 陈健民. 张仲景用大黄配伍规律刍议. 上海中医杂志, 1989 (11): 44

[10] 赵芳, 封银曼. 浅析大黄在经方中的运用. 河南中医, 2007, 27 (5): 75

[11] 邱颂平. 论经方中大黄的用量与用法. 湖北中医学院学报, 2007, 9 (4): 39-40

[12] 于世良. 学习仲景运用半夏的经验. 上海中医药杂志, 1984 (1): 29

[13] 韦绪性.《金匮要略》运用半夏规律探要. 河南中医, 1984 (3): 5

[14] 谭达全, 张炳填, 李鑫辉. 仲景妙用半夏杂谈. 安徽中医学院学报, 2006, 24 (1): 148

[15] 徐兴国. 仲景半夏药法浅析. 安徽中医学院学报, 1999, 18 (2): 3

[16] 谢彦, 赵力维.《金匮》中茯苓运用规律雏议. 中医药学报, 1988 (6): 39

［17］王贵淼．仲景应用茯苓浅识．安徽中医学院学报，1989，8（2）：11

［18］王万麟．浅谈张仲景运用石膏组方的规律．浙江中医杂志，1980（11、12）：562

［19］张志民，徐柏英，陈乾明．对张仲景用附子的研究．上海中医药杂志，1957（6）：32

［20］张志民，等．张仲景用石膏的研究．浙江中医杂志，1957（3）：105

［21］张志民，等．张仲景用桃仁的研究．浙江中医杂志，1957（6）：266

［22］陈亚龙．《金匮要略》中乌头应用的探讨．陕西中医函授，1992（4）：2

［23］沈礼勇．附子在《金匮要略》中治疗痛证初探．浙江中医学院学报，1990（3）：39

［24］宋建平，韩莉．治水不必禁甘草．河南中医，1992（5）：213

［25］赵达安，肖强．张仲景用姜方法探析．甘肃中医，2009，22（1）：65

［26］李德冰．《金匮要略》治疗痰饮病用药规律探析．四川中医，1993（5）：7

［27］老玉铎．试析《金匮》虫类药．中医函授通讯，1991（5）：12

［28］夏斌．《金匮要略》生僻药物选择．陕西中医函授，1991（3）：45

［29］李安民．张仲景对毒剧药的运用．浙江中医杂志，1983（8）：363

［30］乔模，王笈．从《金匮》药物统计试论仲景论病特点．中医药研究，1994（2）：6

［31］张谷才．对于《金匮要略》中蒲灰的考证．广西中医药，1981（3）：38

［32］朱倩，等．《金匮要略》部分药物商榷．中国医药学报，1992（6）：13

［33］韩玉强．金匮肾气丸中桂枝肉桂考．中医药导报，2010，16（1）：18-19

［34］陈肖琼．赤石脂与灶心黄土．中医杂志，2001，42（6）：380

［35］宋传荣．浅析《金匮要略》对酒的应用．黑龙江中医，1990（6）：49

［36］石德军．小议仲景用"酒"．河南中医，2009，29（7）：630

［37］黄红英．试探《金匮要略》蜜的运用．广西中医药，1985（5）：10

［38］陈晓松．仲景用蜜规律浅析．四川中医，1992（2）：3

［39］李亚琼，黄家诏．浅析散剂在《伤寒杂病论》中的运用．陕西中医，2009，30（6）：760-761

［40］陈文贵．试谈张仲景用药之道．辽宁中医杂志，1983（4）：6

［41］张家礼．《金匮》用药特点初探．成都中医学院学报，1984（2）：5

［42］徐成贺．《金匮要略》组方用药规律的探讨．//中医博士论文集粹．上海：上海中医药大学出版社，1996：120

［43］张建荣．《金匮要略》变法用药探讨．山东中医药大学学报，2001，25（5）：338-340

［44］张永洛．《伤寒论》《金匮要略》方药群体计数分析．国医论坛，1990（6）：3

［45］蒋厚文．张仲景药物配伍法初探．陕西中医，1981（2）：19

［46］蒋厚文．张仲景药物配伍法再探．天津中医，1987（4）：37

［47］徐传富．试析张仲景方剂配伍规律．湖北中医杂志，1991（5）：33

［48］张琦．《金匮要略》相反相成用药法探微．成都中医学院学报，1992（2）：6

［49］路振平．试论仲景学说中的寒热并用法．浙江中医杂志，1980（6）：255

［50］张笑平．仲景方中寒热并用意义剖析．辽宁中医杂志，1982（4）：20

［51］赵红兵，等．《金匮》寒热药物并用之探讨．内蒙古中医药，1993（4）：34

［52］孙晋营，李文芝．《金匮要略》苦辛合法组方用药治疗杂症探讨．中医研究，1995（3）：7

［53］张毓汉，魏大章．论《金匮》监制乌附毒性的配伍特色．成都中医学院学报，1995（1）：14

［54］熊永厚．张仲景选方规律初探．广西中医药，1981（5）：13

［55］安凡生．谈谈丸剂在《金匮》中的运用．江西中医药，1987（4）：43

［56］王付．仲景方定量与审证的调配关系探讨．辽宁中医杂志，1996（10）：444

［57］王心东，等．《金匮要略》大剂量用药初步探讨．中医杂志，2010，51（2）：177

［58］徐成贺，赵体浩．《金匮要略》药物剂量的使用探讨．国医论坛，2000，15（5）：4

［59］蒋士升．《伤寒论》《金匮要略》药物剂量研究概况．国医论坛，1990（1）：42

［60］蔡金波．试论仲景蛋方．中医药学报，1984（4）：16

［61］叶进，等．《金匮》利尿方剂研究．上海中医药杂志，1997（4）：6

［62］王有奎．张仲景对煎药法的掌握和运用．新中医，1980（4）：52

［63］楚海波．《金匮》方剂煎法探讨．国医论坛，1990（1）：8

［64］高德．古法毋忘后人可师．上海中医药杂志，1983（7）：36

［65］张兴华．仲景药法探讨．河南中医，1983（5）：7

［66］蔡纪明．《金匮要略》的服药八法．浙江中医杂志，1981（5）：202

［67］郑相颖，郑相敏．《金匮要略》煎药方法探讨．现代中西医结合杂志，2010，19（14）：1763

［68］姚会艳．《金匮要略》服药护理浅析．医学研究与教育，2009，26（2）：69

［69］江淑安．《金匮》用药护理初探．河南中医，1983（3）：13

［70］王占奎，吴玉生．论《金匮要略》服药后的中病反应．国医论坛，1994（4）：6

［71］久保道德．葛根的药理．国外医学：中医中药分册，1993（3）：23

［72］石冈忠夫，等．葛根汤的抗炎作用．国外医学：中医中药分册，1991（4）：47

［73］志贺隆，等．葛根汤对 Arthus 反应及迟发型变态反应的作用．国外医学：中医中药分册，1989（2）：30

［74］西泽芳男．葛根汤提高颗粒细胞内 C-AMP 的功能．国外医学：中医中药分册，1984（2）：46

［75］冯维希，等．与"中药汤剂改革的新设想"一文作者的商榷．中药材，1990（3）：45

［76］冯英菊，等．中药复方对动物血脂的影响．中成药，1991（1）：45

［77］刘媛，等．葛根汤的药理研究与临床作用．中成药，1996（9）：38

［78］伊藤刚，等．与葛根汤有关的急性胃黏膜病变 4 例．国外医学：中医中药分册，1992（6）：38

［79］于守志，等．大承气汤对胃肠道推进功能及肠容积的影响．天津医药杂志，1965（10）：790

［80］天津中西医结合治疗急腹症协作组．中西医结合治疗肠梗阻 2419 例临床分析报告．新医学，1978（3）：107

［81］李宏森．大承气汤对家兔胃电的影响．中西医结合杂志，1988（8）：48

［82］杨文修，等．中西医结合治疗急腹症科研论文集．1990：84

［83］康毅．大承气汤对肠梗阻大鼠离体结肠平滑肌^{45}Ca 内流影响的实验研究．中西医结合杂志，1991（2）：107

［84］尤胜文，马丽云．肠梗阻家兔血管活性肠肽改变及大承气汤对其的影响．中西医结合杂志，1991（3）：162

［85］林秀珍，等．大承气汤对家兔实验性肠梗阻血浆 NA 水平的影响．中草药，1992（1）：30

［86］崔志清，伍孝先．大承气汤其主药大黄对小鼠离体肠管葡萄糖转运电位的影响．中草药，1993（12）：635

［87］周孜．大承气汤临床与实验研究的进展．中成药，1990（7）：37

［88］张集圣，等．中西医结合治疗急腹症机理研究科研论文集．1990：37

［89］解基良．大承气汤的临床与实验研究进展．天津中医，1994（1）：44

［90］孙爱贞，王慧芳，郭瑞新，等．从大承气汤对血管通透性双向调节探索中药复方的作用．中成药研究，1983（10）：28

［91］孙爱贞，王慧芳，郭瑞新，等．从大承气汤对血管通透性的影响看祛邪类药物的双向调节作用，中西医结合杂志，1984（11）：689

［92］王宝恩，等．成人急性肺炎的中西医结合诊断与治疗．中医杂志，1980（4）：34

［93］王今达，高天元，崔乃杰，等．祖国医学"肺与大肠相表里"学说的临床意义及其本质的探讨．中西医结合杂志，1982（2）：77

［94］韩国栋，冯学瑞，郝泗城，等．大承气汤对实验性肺损害促修复作用的观察．中国医药学报，1994（5）：15

［95］田在善，沈长虹．大承气汤对便秘大鼠肺泡巨噬细胞活力的影响——"肺与大肠相表里"的实验研究．天津中医，1992（4）：19

［96］薛芳，崔志永，李宏，等．大承气汤治疗家兔呼吸窘迫综合征．中西医结合杂志，1988（5）：285

［97］刘福成，薛芳．大承气汤治疗严重创伤呼吸窘迫综合征的实验与临床研究．中国中西医结合杂志，1992（9）：541

［98］田在善．大承气汤治疗痞满燥实症机理的实验研究．中国中药杂志，1993（3）：170

［99］焦东海，蒋小维，阮宜吾，等．全国首届大黄学术研讨会文献概述．中医杂志，1988（11）：66

［100］朱章志，等．经方临床应用与研究．广州：广东经济出版社，1997（11）：375

［101］孙爱贞，高述祥，郭瑞新，等．寒下方大承气汤抗炎过程中微量元素作用机理的探索．上海中医药杂志，1994（1）：29

［102］顾维彰．经方大承气汤的不同煎法对其主要成分大黄蒽醌类溶出影响．内蒙古中医药，1983（4）：59

［103］陈馨等．黄芪建中汤注射剂对十二指肠球部溃疡的制酸作用．中草药，1983（12）：23

［104］王迪，王伽．黄芪建中汤在溃疡病中的应用及机理．吉林中医药，1999（5）：5

［105］王雪萍，刘旺根，王玎玎．黄芪建中汤对脾虚大鼠胃粘膜组织代谢的影响．河南中医学院学报，2003，18（3）：25

［106］王红伟，刘旺根，丁瑞敏．黄芪建中汤对脾虚大鼠血液成分及细胞免疫功能的影响．河南中医药学刊，2002，17（6）：16

［107］刘红春，王红霞，刘旺根．黄芪建中汤抗大鼠脾气虚证实验研究．郑州大学学报：医学版，2004，39（2）：316

［108］万幸，刘倩娴，陈妙欢，等．黄芪建中汤对脾虚小鼠免疫功能的调节．广州中医药大学学报，1997，14（4）：250

［109］张云端，于得海．黄芪建中汤降血糖作用的实验研究．辽宁中医学院学报，2004，6（4）：338

［110］李孟周．黄芪建中汤的临床应用及药理研究．中成药，1990（11）：36

［111］杨承进，等．黄芪建中汤、补中益气汤对脾胃虚证免疫功能影响的临床观察．上海中医药杂志，1983（2）：28

［112］李孟周．黄芪建中汤的临床应用及药理研究．中成药，1990（11）：36

［113］谢远明，等．中药方剂近代研究及临床应用．西安：陕西科学技术出版社，1989：455-478

［114］周六贵．金匮肾气丸对小鼠免疫功能的影响．成都中医学院学报，1985（4）：40

［115］宫平，肖洪斌．金匮肾气丸助阳作用观察及研究．中医药信息，2009，26（4）：43-44

［116］张建新，李兰芳，吴树勋，等．八味地黄口服液药理作用研究．中成药，1994（3）：32

［117］小曾户洋，等．八味地黄丸的研究．国外医学：中医中药分册，1984（3）：49

［118］施杞．现代中医药应用与研究大系（伤寒及金匮）．上海：上海中医药大学出版社，1995：173-174

［119］路一平，等．地黄丸类成药的应用．中成药研究，1981（10）：38

［120］吉田途男．八味丸对糖尿病性神经病变的效果．国外医学：中医中药分册，1980（1）：38

［121］郑小伟，刘明哲．金匮肾气丸对SD大鼠慢性电离辐射损伤的防护作用．中国中医药科技，1999，6（6）：382

［122］王明艳，吴海涛，赵鸣芳，等．4种方药对环磷酰胺诱发的SCE的抑制作用．中成药，2000，22（3）：212

［123］小曾户洋，等．八味地黄丸加龄的影响：八味地黄丸与谷胱甘肽代谢．国外医学：中医中药分册，1984（1）：57

［124］太田好次，等．八味地黄丸提取物对大鼠肝微粒体 Fe^{2+} 参与的脂质过氧化反应的抑制作用．国外医学：中医中药分册，1992（4）：18

[125] 小出浩平 . 八味地黄丸的肌电图研究 . 国外医学：中医中药分册，1992（1）：37

[126] 伊藤忠信，等 . 八味地黄丸对大鼠的慢性毒性试验 . 国外医学：中医中药分册，1982（6）：39

[127] 范圣洁 . 肾气丸中无机元素的测定及煎出率的研究 . 辽宁中医杂志，1991（12）：39

[128] 李清霞，等 . 大黄䗪虫丸的临床应用及实验研究概况 . 中成药，1990（9）：36

[129] 邱培伦，等 . 大黄䗪虫丸对实验性肝损伤的保护作用 . 中西医结合杂志，1988（11）：668

[130] 舒昌杰，等 . 大黄䗪虫丸治疗乙型肝炎 115 例疗效观察 . 实用中西医结合杂志，1990（2）：73

[131] 李清霞，等 . 大黄䗪虫丸的临床应用及实验研究概况 . 中成药，1990（9）：36

[132] 佟丽，等 . 大黄䗪虫丸对大鼠实验性血栓及体外血小板聚集性影响 . 中成药，1992（4）：29

[133] 张殿增，等 . 大黄䗪虫丸治疗冠心病的药理与临床 . 西北医学杂志，1992（1）：17

[134] 黄焱明，沈士芳 . 大黄䗪虫丸治疗高脂血症的临床观察及实验研究 . 中西医结合杂志，1989（10）：589

[135] 孙伟，等 . 大黄䗪虫丸对改良阿霉素肾病肾硬化大鼠模型作用的实验研究 . 中成药，2006，28（1）：81

[136] 翟志强，张颜彤 . 大柴胡汤抗高脂血作用的临床研究 . 国医论坛，1990（6）：44

[137] 山本昌弦 . 大柴胡汤对血浆脂质、脂蛋白、肝内脂质的作用 . 国外医学：中医中药分册，1991（4）：40

[138] 池田忠生 . 大柴胡汤与动脉硬化的研究 . 国外医学：中医中药分册，1992（5）：36

[139] 斋藤隆 . 大柴胡汤对实验性胆石症的作用 . 国外医学：中医中药分册，1981（4）：48

[140] 北山修 . 大柴胡汤对胆石生成模型——豚鼠的效果 . 国外医学：中医中药分册，1995（1）：36

[141] 高森成之 . 大柴胡汤治疗实证体型慢性病毒性肝疾病的研究 . 国外医学：中医中药分册，1993（5）：38

[142] 蔡昌学，常燕子，姚海兰 . 大柴胡颗粒的抗菌作用研究 . 华中科技大学学报：医学版，2004，33（5）：621

[143] 王振高，陈亦人，卞慧敏 . 大柴胡汤对幽门结扎胃溃疡大鼠胃壁粘液糖蛋白量的影响 . 中医药研究，1995（3）：60

[144] 忠人，等 . 甾类激素剂对血液性状的影响和汉方方剂的改善作用及作用成分——大柴胡汤的改善作用 . 国外医学：中医中药分册，1988（3）：22

[145] 后藤正子 . 大柴胡汤对实验性钙质沉着的作用 . 国外医学：中医中药分册，1995（3）：33

[146] 李星伟，等 . 当归生姜羊肉汤的实验研究：对应激大小白鼠的作用 . 成都中医学院学报，1982（1）：53

[147] 周雪林，王艳辉 . 当归生姜羊肉汤加味配合西药治疗消化性溃疡 . 医药论坛杂志，2009，30（6）：94

[148] 谢东霞 . 当归生姜羊肉汤加味治疗频发室性早搏 88 例 . 山西中医，2002，18（5）：17

[149] 李明州，王彩霞 . 当归生姜羊肉汤治疗产后巨幼红细胞性贫血 12 例 . 中国实用乡村医生杂志，2007，14（8）：37

[150] 王筠默，等 . 小青龙汤平喘作用的研究 . 中成药研究，1982（3）：22

[151] 李仪奎，等 . 采用正交设计法对小青龙平喘作用的研究 . 中成药研究，1986（4）：23

[152] 施杞 . 现代中医药应用与研究大系（伤寒及金匮）. 上海：上海中医药大学出版社，1995：154

[153] 曾根秀子 . 小青龙抗过敏机制的研究 . 国外医学：中医中药分册，1988（5）：54

[154] 竹内良夫，等 . 中药方剂小青龙汤及其各组成中药对化学介质的药理作用 . 国外医学：中医中药分册，1991（2）：20

[155] 大久保喜雄 . 小青龙汤与麦门冬汤对嗜酸细胞生存及脱粒的作用 . 国外医学：中医中药分册，1995（4）：29

[156] 木岛孝夫 . 小青龙汤对小鼠皮肤及肺促癌剂的抑制效果 . 国外医学：中医中药分册，1995

（4）：35

[157] 郎朗，范晓哲，李勋．小青龙冲剂稳定性实验．中成药研究，1988（11）：9

[158] 伊藤嘉纪．五苓散的病理生理：渗透压调节点降低．国外医学：中医中药分册，1979（1）：13

[159] 张晓阳，刘士敬．近十年日本对五苓散的研究概况．中医药信息，1990（5）：33

[160] 佐野幸惠，等．利尿剂（猪苓汤、五苓散、柴苓汤）的作用机理．国外医学：中医中药分册，1981（3）：45

[161] 高岛基史．五苓散和电针疗法沿五行学说调节血中或心肌细胞中心房性钠利尿因子量．国外医学：中医中药分册，1989（1）：11

[162] 原中琉璃子，等．利尿剂（猪苓汤、五苓散、柴苓汤）的作用机理．国外医学：中医中药分册，1981（2）：57

[163] 田瑞守．五苓散的利尿和抗溃疡等作用．国外医学：中医中药分册，1983（6）：44

[164] 谢远明，等．中药方剂近代研究及临床应用．西安：陕西科学技术出版社，1989：238-242

[165] 望月奈绪子，等．五苓散对乙醇代谢的动物实验研究．国外医学：中医中药分册，1983（3）：54

[166] 迟文俊，吴爱学．五苓散在人工胃液中微量元素溶出率．中国中药杂志，1990（11）：31

[167] 关正威．五苓散防止胆囊摘除术后血小板减少和血管内皮细胞激活作用．国外医学：中医中药分册，1992（1）：38

[168] 康新立，何家扬，陈一戎．五苓散对草酸钙结晶的抑制作用及对尿GAGS含量的影响．中华泌尿外科杂志，1991（3）：227

[169] 油田正树，等．猪苓汤的药理研究：对大鼠的利尿作用．国外医学：中医中药分册，1983（3）：53

[170] 全世建，李政木，谢桂权，等．加味猪苓汤治疗原发性系膜增殖性肾炎的实验研究．广州中医药大学学报，2004，21（2）：140-142

[171] 赖真，耿小茵，王耀帮，等．猪苓汤及泽泻对肾结石大鼠骨桥蛋白mRNA表达的影响．中国中西医结合肾病杂志，2005，6（10）：601-602

[172] 英/SugiyamaK．猪苓汤组成药物对刀豆蛋白A诱发大鼠膀胱癌的抗促癌作用．国外医学：中医中药分册，1995（5）：22

[173] 王爱荣，李爱林．麻黄附子细辛汤的研究近况．山西中医，1991（5）：38

[174] 肖和平，段小毛，李茯梅，等．仲景麻黄细辛附子汤药效分析．中医药管理杂志，2006，14（3）：53

[175] 池田孔己．麻黄附子细辛汤的抗侵害耐受作用．日本东洋医学杂志，1995，45（5）：127

[176] 池田孔己．麻黄附子细辛汤对小鼠及大鼠的抗伤害感受作用．和汉医药学杂志，1996，13（1）：81．

[177] 神山幸惠．麻黄的IgE介导性抑制变态反应作用：抑制RBL-2H3细胞释放组胺及增加cAMP含量．日本药理学杂志，2004，23（1）：6

[178] 王树鹏．麻黄附子细辛汤对变应性鼻炎T淋巴细胞亚群的影响．辽宁中医杂志，2002，29（9）：9．

[179] 陈明，高卫平．麻黄细辛附子汤抗缓慢性心律失常的实验研究．中华中医药杂志，2009，24（5）：581

[180] 谢远明，等．中药方剂近代研究及临床应用．西安：陕西科学技术出版社，1989：226-228

[181] 荆庆，等．中药对乙型肝炎抗原抑制作用的实验观察．新医药学杂志，1975（9）：38

[182] 裴德恺，等．茵陈蒿汤利胆作用的正交试验研究．中医杂志，1982（7）：72

[183] 贵阳中医学院药理教研室、方剂教研室．茵陈蒿汤利胆作用的实验研究．贵阳中医学院学报，1988（2）：57

[184] 郑若玄，陈逸诗，庄国汾，等．茵陈蒿汤及其提取物对急性黄疸大白鼠防治效应的初步研究．中

西医结合杂志，1985（6）：356

[185] 施杞．现代中医药应用与研究大系（伤寒及金匮）．上海：上海中医药大学出版社，1995：164

[186] 朱江，等．茵陈蒿汤对高脂血症大鼠的调血脂作用．武警医学院学报，1999，8（2）：92-94

[187] 武山雅英，等．茵陈五苓散的药理学探讨．国外医学：中医中药分册，1983（6）：24

[188] 常敏毅，张桂贤．茵陈五苓散的临床和生物利用度的研究．中成药，1993（2）：33

[189] 龚传美，管喜文，李松风，等．大黄黄连泻心汤煎剂与浸剂抑菌作用及对小白鼠免疫机能的影响．国医论坛，1990（3）：31

[190] 龚传美．大黄黄连泻心汤浸渍剂及煎剂对兔体外血栓形成及血小板粘附抗惊抗菌效能的比较．国医论坛，1990（1）：35

[191] 马越鸣，闫晶超，王天明，等．泻心汤在急性炎症动物模型上的抗炎效应．中国药理学通报，2006，22（11）：1393

[192] 朱世龙，夏连贵．三黄甘草汤治疗颅内感染疗效观察．河北中西医结合杂志，1998，7（10）：1599

[193] 韩超，潘竞锵，刘惠纯，等．泻心汤对正常和多种糖尿病模型动物的降血糖作用．中国实验方剂学杂志，2000，6（4）：33

[194] 刘葆琴．泻心汤中组方药物抑菌、泻下药理初步探讨．黑龙江中医药，1990（4）：49

[195] 鲍军，等．泻心汤体外抗凝及抗血小板聚集作用的研究．中成药研究，1988（6）：24

[196] 高濑英树，等．几种汉方处方对胃机能的药理学研究（第二辑）．国外医学：中医中药分册，1989（3）：54

[197] 高濑英树，等．几种汉方处方对胃机能影响的药理学研究（第三辑）．国外医学：中医中药分册，1989（3）：54

[198] 末永敏彰，等．黄连解毒汤与三黄泻心汤对大鼠胃粘膜保护作用的产生机理．国外医学：中医中药分册，1992（5）：7

[199] 谿忠人，等．大小柴胡汤、三黄泻心汤与祛脂酸对类固醇激素大鼠改善作用的比较研究．国外医学：中医中药分册，1990（2）：24

[200] 泉正夫．三黄泻心汤胶囊治验一例及其考察．国外医学：中医中药分册，1992（4）：36

[201] 坂本登治．针对脑出血投与三黄泻心汤，为稳定血压投与黄连解毒汤治验一例．国外医学：中医中药分册，1992（4）：36

[202] 山田修久．关于三黄泻心汤与 Ca 拮抗剂的并用．国外医学：中医中药分册，1992（4）：37

[203] 邓文龙．中医方剂的药理与应用．重庆：重庆出版社，1990：119-120

[204] 李松风，龚传美，管喜文．大黄黄连泻心汤浸渍剂与煎剂对小白鼠耐缺氧和抗疲劳的作用观察．国医论坛，1992（4）：16

[205] 谭正怀，唐大轩，李杭翼．泻心汤配伍理论实验研究．中国实验方剂学杂志，2010，16（4）：99

[206] 王晶，等．三黄泻心汤抗大鼠脑缺血再灌注损伤作用机制的研究．山东中医药大学学报，2002，26（4）：306

[207] 丁国锋，王浩，吴智春．三黄泻心汤对肥胖大鼠血清瘦素及胰岛素水平影响的实验研究．中西医结合心脑血管病杂志，2007，5（3）：215

[208] 梁蕾译．中药可抑制抗癌药的毒性．四川中医，1987，5（4）：3

[209] 张义明，丁德富，车平，等．半夏泻心汤近 10 年临床及实验研究概述．山东中医杂志，1992（6）：62

[210] 李秀峰，崔东来．半夏泻心汤对顽固性非溃疡性消化不良的胃动力学影响．中国中西医结合杂志，1994（11）：672

[211] 麻春杰．半夏泻心汤对实验性大白鼠胃运动的影响．实用中医药杂志，1996（4）：31

[212] 宋忆菊，龚传美．半夏泻心汤对小白鼠免疫功能和常压缺氧耐受力的影响．细胞与分子免疫学杂

志，1998，14（4）：301-302

[213] 姜惟，顾武军，周春祥．半夏泻心汤对慢性胃炎合并幽门螺杆菌感染大鼠血清 L-2、L-的影响．中国中医基础医学杂志，2005，11（10）：750-752

[214] 刘学华．半夏泻心汤传统饮片和免煎颗粒饮片的药效对比实验研究．中医药学刊，2004，22（1）：190-191

[215] 渡边泰雄．半夏泻心汤对水浸拘束诱发大鼠胃溃疡的抑制作用以及脑和胃的单胺调节．国外医学：中医中药分册，1998，20（6）：23-24

[216] 大本太一，等．他．酵素阻害活性による汉方处方の检讨（第1期）——半夏泻心汤について．日本薬学会，第107年会，1987

[217] 陈立江，张胜，吴春福，等．采用正交设计法拆方研究半夏泻心汤对正常大鼠胃底条运动的影响．中药药理与临床，2000，16（增刊）：140.

[218] 谢远明，等．中药方剂近代研究及临床应用．西安：陕西科学技术出版社，1989：101-106

[219] 苏建文，吴伟康，林曙光．四逆汤对经皮冠状动脉腔内成形术心肌顿抑的保护作用．中国药学杂志，1997（12）：740

[220] 苏建文，等．四逆汤对经皮冠状动脉成形术血液流变性的改善作用．中国中西医结合杂志，1997（6）：345

[221] 吴伟康．四逆汤对动脉粥样硬化家兔脂代谢及血管内皮功能的影响．第一军医大学学报，2000，20（2）：141

[222] 黄清河．四逆汤与维生素 E 抗血管内皮功能氧化损伤与防治家兔实验性动脉粥样硬化的比较研究．中国病理生理杂志，2001，17（2）：154

[223] 朱新华．四逆汤免疫调节活性的实验研究．中国实验临床免疫学杂志，1996，8（2）：44

[224] 吴伟康．四逆汤方药抗缺血心肌脂质过氧化作用及其量效时效研究．中国中药杂志，1995（4）：235

[225] 裴妙荣，梁秀如．薄层扫描法对四逆汤配伍作用的化学分析．中成药，1993，15（6）：33-35

[226] 黄罗生，郭建新，夏玉凤，等．煎煮工艺对四逆注射液强心和升压作用的影响．中成药，1999，21（6）：277-278.

[227] 史正刚．小柴胡汤解热作用的动物实验观察．陕西中医，1990（8）：376

[228] 王明茹，竹青．小柴胡汤治疗各种发热举隅．中成药，1994（6）：29

[229] 黄正良．小柴胡汤的药理研究．中成药，1984（4）：30

[230] 荻原幸夫．小柴胡汤和组成生药的药理．国外医学：中医中药分册，1993（4）：50

[231] 张本．柴胡属植物的药理作用研究概况．吉林中医药，1983（1）：39

[232] 藤原研司，等．小柴胡汤的肝保护作用和肝细胞再生的促进作用．国外医学：中医中药分册，1988（5）：53

[233] 门奈丈之，等．小柴胡汤对酒精性脂肪肝的保护作用．国外医学：中医中药分册，1988（5）：54

[234] 覃仁安．九十年代以来小柴胡汤的药理研究新进展．贵阳中医学院学报，1995（1）：53

[235] 叶锦文．小柴胡汤及其应用．安康科技情报室，1978：111

[236] 林家乐．小柴胡汤的药理研究近况．中医药信息，1990（6）：41

[237] 王金科，等．小柴胡汤改善肝胆系统损害的实验研究．广西中医药，1995（2）：44

[238] Hiroko Lwama．汉方药对免疫反应的作用．国外医学：中医中药分册，1988（5）：48

[239] 王建明译．第10次国际药理学会——汉方药卫星会议论文摘要选编．国外医学：中医中药分册，1988（5）：52

[240] 杜贵友．日本对小柴胡汤的研究进展．国外医学：中医中药分册，1988（6）：19

[241] 邹建华译．小柴胡汤和大柴胡汤对胶原诱发血小板聚集和前列腺素生物合成的抑制作用．国外医学：中医中药分册，1987（1）：21

[242] 伊藤均，等．小柴胡汤合并 5-氟脲嘧啶及环磷酰胺对 Le Wis 肺癌的影响．国外医学：中医中药分册，1987（6）：24

[243] 傅元谋译．免疫异常与汉方——以小柴胡汤和八味地黄丸为主．国外医学：中医中药分册，1988（1）：4

[244] Masaomi umeda, et al. 小柴胡汤和大柴胡对大耳白家兔实验性动脉粥样硬化的影响．国外医学：中医中药分册，1990（1）：21

[245] 雨谷荣，荻原幸夫．从药理和药化探讨小柴胡汤（4）．国外医学：中医中药分册，1990（5）：5

[246] 袁成，贡瑞生．国外对小柴胡汤的药理研究与临床应用．中成药，1990（6）：47

[247] 张兴权，权可久．几种药物抑制马传染性贫血病毒和人免疫缺陷病毒的实验研究．病毒学报，1992（1）：38

[248] 细川康，等．小柴胡汤对小鼠放射性损害的防护效果．国外医学：中医中药分册，1987（3）：53

[249] 张玉琢，陈士勇．小柴胡汤及类方的严重副作用．北京中医，1995（5）：54

[250] 饶淑华，邵思华．小柴胡汤口服液制备工艺研究．江西中医学院学报，1993（1）：35

[251] 王如萍．小柴胡汤冲剂制粒工艺研究．中药材，1994（11）：41

[252] 黄新生，桑史宝．小柴胡汤片中甘草酸含量的高效液相色谱法测定．中成药，1990（6）：10

[253] 杨军．小柴胡汤口服液药效作用的研究．中成药，1992（6）：26

[254] Nishioka Yetal. 小柴胡汤提取剂的给药时间对其活性成分在血液中浓度的影响．国外医学：中医中药分册，1993（3）：21

[255] 富杭育，等．桂枝汤功能的实验研究．中医杂志，1990（12）：41

[256] 富杭育，等．桂枝汤对体温双向调节作用的探讨．中国中西医结合杂志，1994（2）：99

[257] 陶御风．浅论桂枝汤类方的双向调节作用．上海中医药杂志，1981（3）：29

[258] 富杭育，贺玉琢，李晓芹，等．桂枝汤对汗腺分泌作用的实验研究．中西医结合杂志，1991（1）：34

[259] 施杞．现代中医药应用与研究大系（方剂）．上海：上海中医药大学出版社，1996：64

[260] 田安民，张玉芝，赵海善，等．桂枝汤药理作用的初步研究．中成药研究，1983（3）：25

[261] 张玉枝．麻黄汤与桂枝汤药理作用的比较．中医杂志，1984（8）：63

[262] 戴敏等．桂枝汤对家兔心肌血流量的影响．中国中药杂志，1995（7）：431

[263] 张清苓．桂枝汤调补脾胃的实验研究．北京中医药大学学报，1994（3）：24

[264] 宋建国．中药方剂桂枝汤的时间药理学．中国中药杂志，1994（3）：178

[265] 庄廷芳．桂枝汤延迟皮肤排异的功效实验研究．辽宁中医杂志，1995（5）：230

[266] 谢远明，等．中药方剂近代研究及临床应用．西安：陕西科学技术出版社，1989：509-511

[267] 李世忠，张广生，刘秀琳．乌梅汤对人体胆囊的作用．中成药研究，1983（9）：19

[268] 姚茹冰，邱明义，蔡辉，等．乌梅丸对溃疡性结肠炎大鼠病变结肠粘膜形态学的影响．广州中医药大学学报，2003，20（1）：591

[269] 明彩荣，张丽红，王守岩．乌梅丸治疗大鼠溃疡性结肠炎的实验研究．中国中医药科技，2007，14（1）：511

[270] 樊纪民，等．乌梅丸（胃萎灵）逆转胃粘膜癌前病变的实验研究．现代中医药，2003（2）：55-57

[271] 张保伟，李爱峰，赵志敏．乌梅丸对免疫损伤性肝纤维化大鼠肝组织病理形态的影响．河南中医，2006，26（5）：23

[272] 卢健，李瑛，王凌志，等．乌梅丸降血糖作用的机理探讨．中医药学刊，2005，23（5）：892

[273] 张小欢，胡建平，李瑛．乌梅丸治疗糖尿病的拆方研究．中国实验方剂学杂志，2006，12（9）：41

[274] 谢家骏，等．桂枝茯苓丸对血液流变学的影响．中成药研究，1986（5）：24

[275] 织田真智子，等．桂枝茯苓丸对末梢循环的作用．国外医学：中医中药分册，1984（5）：49

[276] 栗林秀村．桂枝茯苓丸对年轻健康成人及瘀血证患者循环动态的作用．国外医学：中医中药分册，1991（3）：37

[277] 村上正志，等．桂枝茯苓丸对实验性弥漫性血管内凝血的预防效果．国外医学：中医中药分册，1985（1）：46

[278] 谢家骏．桂枝茯苓丸的抗炎作用．中成药研究，1988（9）：31

[279] 于晓红，郑瑞茂，杨宝华．桂枝茯苓丸中单味药实验免疫学研究进展．中医药信息，2000，17（5）：31-32.

[280] 侯莉莉．桂枝茯苓丸的药理实验研究．河北中医，1997，19（6）：45-46

[281] 韩彦龙．桂枝茯苓丸对荷瘤小鼠细胞因子水平影响的实验研究．牡丹江医学院学报，2004，25（1）：10-12

[282] 王晶，张强，迟继明．桂枝茯苓丸抗肿瘤作用的初步实验研究．黑龙江中医药，2007（3）：47

[283] 张博生，等．桂枝茯苓丸对脑缺血-再灌注后脑组织 c-fos 基因表达的影响．中国中医基础医学杂志，1998，4（1）：27-29

[284] 张雨梅，谢恺舟．桂枝茯苓丸加减方对脑缺血及再灌注过程中 Ca^{2+}、氨基酸水平的变化研究．中国中药杂志，1998，23（9）：558-560

[285] Mori T．桂枝茯苓丸抑制子宫内膜异位的自然发生．国外医学：中医中药分册，1994（3）：46

[286] 坂木忍．桂枝茯苓丸对大鼠性腺的影响．国外医学：中医中药分册，1988（4）：20

[287] 坂口佳司．桂枝茯苓丸在高脂血症治疗中的作用．国外医学：中医中药分册，1996（6）：2

[288] 吉风明立．对桂枝茯苓丸药味药性的考察及治验．国外医学：中医中药分册，1991（6）：28

[289] 施杞．现代中医药应用与研究大系（方剂）．上海：上海中医药大学出版社，1996：185-187

[290] 柳晓玲．桂枝茯苓丸对糖尿病肾病的作用．国外医学：中医中药分册，2003，25（6）：353

[291] 李宗友．桂枝茯苓丸对自发性高血压大鼠血管内皮损伤的作用．国外医学：中医中药分册，2002，24（6）：351-352

[292] 荻野信仪，等．当归芍药散对脑烟碱乙酰胆碱受体合成的刺激作用．国外医学：中医中药分册，1988（4）：46

[293] 伊藤忠信．当归芍药散对小鼠脑内单胺类物质的影响．国外医学：中医中药分册，1992（3）：44

[294] 周件贵，席文胜．当归芍药散的组方和药效研究．中医药信息，1996（5）：24

[295] 小山嵩夫，等．当归芍药散与绝经促性腺激素共用对雌性幼鼠卵泡成熟排卵的影响．国外医学：中医中药分册，1988（4）：44

[296] 刘平，等．当归芍药散对功能性子宫出血病人血清 FSH、LH、E2、P 含量的影响．浙江中医杂志，1983（10）：472

[297] 谢远明，等．中药方剂近代研究及临床应用．西安：陕西科学技术出版社，1989：339-341

[298] 刘平．当归芍药散对中枢-下丘脑-卵巢内分泌系统的作用．中成药，1993（11）：30

[299] 贝原学，等．当归芍药散对妊娠大鼠血液流态的影响．国外医学：中医中药分册，1985（3）：7

[300] 郭天玲，等．77 例胎儿臀位用当归芍药散矫正的临床观察．上海中医药杂志，1987（7）：7

[301] 鸟居冢和生．当归芍药散对正常人血液粘度和血小板功能的影响．国外医学：中医中药分册，1988（4）：43

[302] 周永禄，等．当归芍药散的药理研究．中成药，1991（12）：28

[303] 刘平，等．当归芍药散治疗功能性子宫出血 83 例报告．中医杂志，1983（6）：25

[304] 鸟居和生．当归芍药散对摘除卵巢小鼠、大鼠的免疫功能及记忆的作用．国外医学：中医中药分册，1994（3）：33

[305] Iijiam K．汉方药在体外对巨噬细胞结合免疫复合物的作用：当归芍药成分的掺入效果．国外医学：中医中药分册，1994（3）：34

[306] 夏洪生，等．日本对当归芍药散研究应用概况．国外医学·中医中药分册，1981（5）：25

[307] 中田敬吾．妊娠期服用当归芍药散患者的随访调查．国外医学：中医中药分册，1984 (6)：27

[308] 道尻诚助．当归芍药散对小鼠垂直及水平运动量的影响．国外医学：中医中药分册，1991 (6)：34

[309] 谢春光，杜联．当归芍药散治疗痛经疗效的研究．中成药，1990 (10)：24

[310] 尉阿敖摘译．中药半夏厚朴汤对猫喉反射及其他药理试验中的作用．中成药，1983 (12)：51

[311] 覃军，刘惠玲，邱孟．半夏厚朴汤对失眠症治疗作用的实验研究．中国中医药现代远程教育，2010，8 (9)：88

[312] 程林江，兰敬昀，于涛，等．半夏厚朴汤对慢性应激抑郁模型大鼠下丘脑-垂体-肾上腺轴的影响．中医药信息，2009，26 (4)：46

[313] 吕昊哲，等．半夏厚朴汤对慢性应激抑郁模型大鼠脑源性神经营养因子（BDNF）的影响．中医药信息，2008，25 (4)：94-95

[314] 徐群，欧阳臻，常钰，等．半夏厚朴汤君臣佐使配伍对和厚朴酚与厚朴酚含量的影响．中国实验方剂学杂志，2008，14 (10)：1-3

[315] 张卫卫，孙思予，李岩．半夏厚朴汤对小鼠胃排空及小肠推进功能的影响．中国中西医结合杂志，1998 (18)：134

[316] 山厚条二，等．汉方方剂功效的研究．半夏厚朴汤的抗过敏作用及其有效成分．国外医学：中医中药分册，1982 (6)：46

[317] 苑嗣文．镇吐方剂的药理作用研究．国外医学：中医中药分册，2000，22 (5)：319

[318] 施杞．现代中医药应用与研究大系（方剂）．上海：上海中医药大学出版社，1996：281

[319] 保田和美．甘麦大枣汤的药理学研究．国外医学：中医中药分册，1983 (3)：53

[320] 木村搏．甘麦大枣汤抑制呵欠的效果．关于对中枢多巴胺能神经的作用．国外医学：中医中药分册，1994 (4)：21

[321] 宋霄宏，等．甘麦大枣汤升白细胞作用的实验观察．浙江中医学院学报，1990 (5)：27

[322] 武谷雄二，等．温经汤对垂体细胞的直接作用．国外医学：中医中药分册，1988 (4)：45

[323] Koyama Takal．温经汤对未成熟雌性大鼠丘脑下部 LH-RH、垂体内 LH、FSH 的影响．国外医学：中医中药分册，1992 (5)：37

[324] 唐凯．抵当汤等对血液流变性异常大鼠模型的影响．浙江中医杂志，1988 (7)：319

[325] 柴可夫，等．加减抵当汤对肾小球硬化大鼠 TIMP-1 及 PAI-1mRNA 表达的影响．中华中医药杂志，2009，24 (1)：93

[326] 贝伟剑．栝蒌薤白汤的药理作用．中国医药学报，1989，4 (5)：341

[327] 方永奇，等．加味栝蒌薤白汤对心血管药理作用研究．中国实验方剂学杂志，1999，5 (4)：19

[328] 陈彬，等．栝蒌薤白汤对大鼠心功能及血液流变学的影响．南京中医药大学学报，1996，12 (2)：2

[329] 宋建平，刘方舟，李瑞琴，等．栝蒌薤白汤、麦门冬汤及肾气丸对平阳霉素所致肺纤维化的影响．国医论坛，2001 (4)：40

[330] 奚肇庆，蒋萌，居文政，等．复方薤白胶囊治疗慢性阻塞性肺病 36 例临床与实验研究．中医杂志，2000，41 (4)：21

[331] 陈彬，等．瓜蒌薤白对大鼠心肌缺血及再灌注损伤的保护作用．中国中西医结合杂志，1997，17 (增刊)：1-2

第五章
实验研究方法

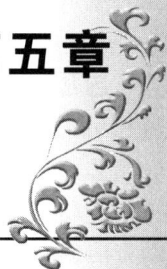

任何一门学科，只有在不断的丰富和发展之中，才具有旺盛的生命力。中医药学作为自然科学的一部分，同样面临着与现代科学知识相互渗透、相互交融、与时代同步前进的历程。随着现代自然科学（包括现代医学）的飞速发展，科学研究方法的不断完善，为我们继承与发扬中医药学的精华，挖掘中医药学的宝藏，使中医药学理、法、方、药的研究客观化、标准化，最终与国际标准相接轨，提供了一套切实可循的方法。《金匮要略》这门学科，作为中医药学的重要组成部分之一，积极开展相关的病、证、法、方等方面的现代研究，是必要而有意义的。本章从医学科学研究方法学的角度，重点讨论金匮要略的临床与实验研究方法。

一、医学科学研究的基本要求与方法

《金匮要略》的科研，同其他医学科研一样，需遵循科研选题、方案设计、具体实施和结论概括四个不可分割的阶段——即基本程序。其中，科研选题：确定了该项科研工作的目标；研究设计：确定具体如何达到该目标。二者是整个科研工作中至关重要的环节，直接关系到科研的成败、水平，对具体实施如严密观察实验、资料统计分析、纠正各种偏倚、结果的讨论概括等工作均起着支配性的作用。

（一）科研选题

选题就是要明确科研的目标，即通过研究想要解决的问题，想要肯定或否定的假说。就科研课题的种类而言，可以根据不同的指标作不同的分类。如根据研究目的的不同，可将科研课题分为基础研究、应用研究（应用基础研究）、开发研究；根据课题的研究内容和研究方法，可把科研课题分为实验研究、观察性或调查性研究、资料分析性研究，其中实验研究又以研究对象的不同分为两大类：动物实验研究（人以外的动物作为受试对象）、临床试验研究（以人为实验对象）；根据研究课题的来源，又可分为指令性课题、指导性课题及自选课题等等，分类众多。但目前多采用联合国教科文组织指出的分类方法，即基础研究、应用研究、开发研究三大类。一般《金匮要略》的科研课题多属应用研究（应用基础研究）和开发研究的范畴。

1. 科研选题的基本程序

（1）立题：选择专题，确定主攻方向，提出具有实际意义的问题。

（2）查阅文献：根据初选的课题，查阅相关的文献资料，了解课题的国内外研究动态，进一步明确其研究意义，即学术价值和实用价值，将选题具体化。

（3）建立假说：在上面工作的基础上，提出课题假说，即该项课题研究所要达到的研究目的。

（4）选题论证及申报：邀请有关专家进行课题初步论证，根据论证意见进一步修改，并按相应规定写出标书或申请书，向基金投标或申请资助。

2. 科研选题的原则及注意事项

（1）选题的科学性：选题应有充分的科学根据，所有建立的假说要有充分的理论依据，有利用科学方法加以解决的可能性。

（2）选题的创新性：创新性对任何一项科研工作均是十分重要的，应尽力避免低水平上的重复劳动。以国家自然科学基金资助项目为例，特别强调有新思想、新见解、新发现、新方法的课题，要求学术上有所创见。

（3）选题的可行性：选题既要考虑主观条件，如过去的工作基础，课题组成员的素质能力等，又要考虑客观条件，如经费、仪器设备、动物实验的合格动物供应、饲养条件、临床研究的病例来源等等。

（4）选题要有明确的意义：即要有明确的学术价值或实用价值。

（5）选题要突出中医药的特色：发扬中医药的优势，在引进现代自然科学的手段和方法的基础上，加强中医药的基础理论、辨证规律、治疗方药的系统研究。

（二）科研方案的设计

科研方案设计的主要任务是：选择最适当的实验设计类型，尽量缩小或排除可能发生的种种误差，保证实验数据的准确性、可靠性和完整性，提高实验效率，优化实验结果。

1. 科研设计的三要素　科研的目的是为了阐明某种因素作用于某些研究对象时所产生的效应或影响。因此，研究因素、研究对象及效应和观察指标为科研设计的三个基本组成部分。

（1）研究因素：多为外界强加给研究对象的包括生物、化学和物理等因素，另外，研究对象本身所具有的某些特征如性别、年龄、遗传等也都可以作为研究因素。在实验设计中，对研究因素的控制和安排，主要注意以下几点：

1）数量：在一项科研中，研究因素可以是一个（单因素设计），或同时对两个、三个或多个因素（多因素设计）进行研究；单因素亦可有多个水平（单因素多水平设计），如观察某一中药复方对研究对象的治疗作用，复方有高、中、低剂量不同水平；多因素亦可存在多个水平的研究（多因素多水平设计）。具体设计时可根据其因素与水平数目的不同，分别选用与之相应的设计类型。

2）强度：即研究因素的量的问题。在设计某项科研时，必须考虑所使用的研究因素的次数，每次的剂量及总量，如一种中药复方的临床疗效观察，其剂量就是强度，设计时须确定最适宜的剂量水平、给药方法、用药次数、疗程、间隔期等，不得随意改动，以求获得因素与效应之间的准确关系。

3）质量：即实验设计中对研究因素要有明确、细致、具体的规定，使之标准化，并且必须在整个实验过程中保持不变。如：中药的产地、种属、采收季节、加工炮制、浸煎方法、保存期限等均应作出统一的规定。

（2）研究对象：多为人、动物或人与动物的离体器官、组织细胞等。对研究对象的控制和安排，应注意以下几点：

1）选择方面：研究对象为人体时，可为正常人、可为病人。选用正常人的标准是：心、肝、肾等主要器官功能以及外周血象皆为正常者。病人的选择则必须根据国际疾病分类和全国性学术会议规定的诊断标准来选择，并根据研究目标制定纳入和排除标准、辨证分型标准、病情轻重标准等，从而保证实验结果的可靠性。

2）防止偏差：如果是动物实验，动物的敏感性问题、其对处理因素的特异性及反应的稳定性十分重要。如某种动物对某类药物非常敏感，另外一种动物则可能不太敏感，甚至不表现出任何反应；同一种病原体能使某种类动物发病，而另一种类动物感染后则无任何症状，如果设计选用的动物种属不当，则严重影响实验结果。

（3）效应和观察指标：研究因素作用于研究对象后即表现出效应，而这些效应会被各种观察指标所反应。在选择效应指标时应注意以下几点：

1）客观性：应尽量采用客观指标，以减少主观因素的影响。主观指标易受研究对象及研究人员心理状态的启发暗示，感受差异的影响，应尽量少用，必须用时可采用"双盲法"等尽量避免其缺点。

2）准确性：应确保研究结果与相应测定事物的实际情况相符合。

3）灵敏性和特异性：灵敏性高的指标能如实反映研究对象体内出现的微量效应变化，而特异性强的指标易于揭示研究问题的本质，同时又不易为其他因素所干扰。

2. 科研设计的三原则　科研设计的三项原则，即对照、重复、随机。

（1）对照原则：任何实验，有比较才有鉴别。对照的意义首先在于：通过对照鉴别研究因素与非研究因素的差异。临床上有许多疾病，不经过药物治疗也可以自愈，如感冒、气管炎等，也有许多可以自行减轻和缓解的疾病，如类风湿关节炎等。影响疾病的因素，除治疗因素外，气候、营养、休息、精神状态等都可以对疾病产生影响。因此，设置对照组是必不可缺的。此外，对照的意义还在于消除和减少实验误差。在医学研究中，不仅自然环境和实验条件对实验有很大影响，而且生物的变异使实验更加复杂而难以控制。只有对照才能使实验组和对照组的非研究因素处于相等状态，使实验误差得到相应的抵消或减少。

对照有以下几种形式，可根据实验研究目的、内容加以选择。

1）自身对照：对照与实验在同一受试对象进行。其中又分自身前后对照和自身交叉对照，前者如用药前后的自身对比，后者如先用 A 药后用 B 药的对比。在应用自身前后对照时应注意：①受试对象在接受研究因素前后的条件必须一致，如治疗前为门诊病人，为便于观察而收住院，这样在休息、饮食、环境等方面均发生了很大变化，这样治疗前后对比则条件相差甚远，影响因素与药物因素未加分离；②一些自限性疾病不适合采用该对照；③指标观测的方法、标准、操作者、使用仪器等必须保持一致。

自身交叉对照只适用于一些病程较长，病情缠绵而又波动不大的疾病，如结核病、慢迁肝等，并要注意两种不同的处理之间，须有足够的时间间隔，以消除前一因素的影响进入后者的效应之中。

2）组间对照：指在两个以上研究对象组群中，采用相同或不同的形式各施加一定的处理因素，以比较其各自的效应。组间对照为最常用的一类对照方法。包括以下几种方式：①组间平行对照。指两组分别予完全平行的处理，如实验组给予某一药物，亦以同一投药方式、同样剂型的药物（安慰剂）给予对照组——以判断"该药是否的确有疗效"。动物实验中习惯称之为"阴性对照"。②组间相互对照。与组间平行对照的区别在于将安慰剂改为一种常规治疗用的药物，而且给药方式和剂型可以相同或不同——以判定"该药是否优于他药"。动物实验中习惯称之为"阳性对照"。③组间交叉对照。两组样本采取彼此交换的形式进行对照，如：甲组先用 A 药物治疗一疗程，后用 B 药治疗一疗程；乙组则先用 B 药后用 A 药，最后分别比较两组第一疗程与第二疗程的疗效。该对照法须注意两个疗程之间的间隔时间，防止两种药物的相互影响。④组间优选对照。同时判定多种研究因素的效应，以回答"何者最佳"。如对某一疾病的处理，有多种方法或药物，如理疗、针灸、甲药、乙药等等，何者最佳？进行对照比较后，对指导临床用药，制定治疗方案有较大的意义。⑤组间空白对照。即对照组不加任何处理因素。如观察一种新疫苗的预防效果时，实验组接种该疫苗，而对照组不接种该疫苗及任何免疫制品，从而对比两组血清学及流行病学的效果。

3）标准对照：不设立对照组，而是用标准值或正常值做对照。如实验指标为脉搏的对比，即可用正常值 72 次/分做对照。但因为实验条件的不一致，以标准值为对照常影响对比的效果，因此实验研究一般不用标准对照。

4）历史对照：以前人或自己同类课题的研究结果作为比较对象，而不再另设对照组。该对照只适合于一些罕见病（病例难以积累）的研究，而在严格的临床医学科研中，尽量不采用该对照方式。

（2）重复原则：重复是指实验重复进行。不能单凭少数几个样本的实验结果就做出结论，样本所含的数目越大或重复的次数越多，则越能反映机遇变异的客观真实情况。但样本所含数目很多或实验重复次数很大，在实际中有一定困难，因此，如何使样本的数量恰到好处，对样本的大小作出估计，这就是掌握重复原则的具体要求。

估计样本含量时，要考虑以下几方面：

①根据实验条件，能够严格控制实验条件的研究（如影响因素较为单纯的动物实验），由于可能产生的误差相对较小，所以样本量可以小一些；反之影响因素较为复杂的临床实验，则样本含量就应该大一些。②根据研究因素效应的强弱，若研究组数据与对照组数据差值大则需要样本量小，差值小则样本量大。也即该研究因素有效率的高低，有效率越高，观察人数就可少些，反之就要多些。③根据科研设计要求的精确度，要求的精确度越高，观察样本就要多，反之可少一些。④显著性水平或称第一类（α）错误出现的概率——即出现假阳性错误的概率。如将无效的研究因素错误地判为有效的危险率，它相当于显著性检验中的 P 值。α 水平由研究者自行确定，通常取 0.05 或 0.01。当 α 取 0.01 时，所需要的样本量比取 0.05 时为多，即要求的显著性水平越高，样本量就越多。⑤第二类（β）错误出现的概率——即出现假阴性的概率。如错误地将有效的研究因素判断为无效的危险率。β 水平亦由研究者自行判断。一般取 β 为 0.2、0.1 或 0.05。1-β 习惯上称为把握度，即有 80%、90%、95%的把握度。若把握度越高，所需样本量也就越大。

估计样本含量的具体方法，可以通过查阅法规（如《新药审批办法》）、文献及预试验等取得大约数据，然后通过查表或公式计算来估计样本量。一般临床研究，采用计量指标的资料约需 30～40 例病人，而采用计数指标的资料则需 50～100 例以上。在动物实验方面，则视研究内容和动物种类而定，如用小白鼠时，一般计量资料每组 10～20 只，计数资料每组 20～40 只或以上。用大白鼠时数量可减半，而用狗、兔等亦可仅 4～6 只。

（3）随机原则：随机的意义是在任何实验中，对照组与实验组除研究因素不同外，其他非研究因素应尽量达到一致和均衡。在实验中能使两者趋于一致或均衡的重要手段即随机化。"随机"不等于"随便"，随机化的正确概念是：被研究的样本是由总体中任意抽取的，即抽取时要使每一观察单位都有同等的机会被抽取——即随机抽样；随机抽样只是第一步，更重要的是在此基础上进行的随机分组，即被抽取出来的每一个样本都有完全均等的机会被分配到任何一组当中，以实现组间均衡性和齐同性。

在全部实验过程中，凡有可能影响结果的一切顺序因素，全部加以随机化，是数理统计方法的一个重要基础，实验中若未遵循随机化原则，则假设检验是无意义的。

随机化的方法有多种，如投硬币法、拈阄法、摸球法、抽签法等等，但最为方便而实用的是随机数字表，该表无论横行、纵行或斜行中的数字都是互相独立的，无规可循，因此随机化程度很高，为实验中常使用的方法。

（4）常用的实验设计方法

1）简单随机设计：该方法是目前临床科研中应用较多的一种。如用上述的抽签法、摸球法等进行简单随机分组。对于陆续入院的病人，可采用"入院顺序法"，先随机确定第1例入院病人的组别，其后按入院先后次序将每例病人分配到各组中去。如设计分为3组，经事先抽签确定第1例病人为第2组，则继之而来的第2例病人归为第3组，第3例病人进入第1组，以此类推，而达到简单的随机目的。另外，尚可按就诊日期、患者生日、工作证数码末位数字以及就诊时病案号的偶数或奇数来分组，但应指出：简单随机设计夹有不随机的成分在内。

2）完全随机设计：即利用随机数字表，将每一观察对象完全随机地分配到各组中去。完全随机设计通常经过以下四个步骤：①研究对象编号；②查随机数字表；③两相对应分组；④组间数量平衡。

该设计数据统计方法为：在比较两个随机分组的实验结果时，可用 2×2 表 χ^2 检验（计数资料）或两均数差别的 t 检验（计量资料）；对于单因素多组实验数据，亦可用 χ^2 检验（计数资料）或方差分析（计量资料）进行处理。

3）随机配对设计：为进一步减少实验误差，可采取"配对"的方法进行分组。即将条件相同或相近的两个研究对象先配成对子，然后按随机原则将其分别归入实验组和对照组，以便于更好的比较。单因素配对实验的结果，可用配对 χ^2 检验（计数资料）或配对资料的 t 检验（计量资料）加以处理。

4）随机分组设计：亦称配伍设计，是一种多组比较时的常用设计方法，对于单因素多水平的实验，需要多个实验组，且受试对象特征不齐，最好采用该设计。其原则基本上与配对的要求相同，即尽量把多方面条件相同或相近的受试对象放在一起，形成一个个"组内一致"或"基本一致"的配伍组。如，将一中药复方（单因素）分成大、中、小三个剂量（三个水平）进行效果观察，需设 A、B、C 三个实验组，另再设一个对照组 D，共计四组，每一组中的个体数均为4个，这4个个体分别归入哪个组则须采用随机配组设计方案。随机配组设计的实验结果可用方差比 F 检验进行处理。

5）拉丁方设计：适应于实验内容为多因素的比较。将每一种研究因素或者水平，各用一个拉丁字母（A、B、C 等）来代替，然后把这些字母相互穿插排列起来，使其在每一横行与竖列中皆无重复，而且能形成一个方阵时，即称为拉丁方设计。该设计的实验数据，可用方差分析处理，虽然拉丁方设计为一个多因素设计，但其灵活性较差，只能安排3个因素，并且要求各因素水平相等，也不能作交互作用的分析。

6）正交设计：正交设计是一种研究多因素实验的重要数理统计方法，也是医学实验中高效、快速和经济的实验方法。它借助于一套规格化的"正交表"，对多因素分析的实验进行合理的安排，不仅可以减少实验的工作量，提高实验效率，并且可使设计、实验、分析三者紧密结合起来，尤其适用于多因素组合的最佳条件选择。如中药复方的拆方寻求最佳配伍处方的实验，每味中药都是一个因素，每一因素皆可按大、小或大、中、小剂量分成两个或三个水平，通过正交设计实验，可以从中找出一种最佳搭配方案，从而可以获得一个疗效更好的处方。常用的正交表有 L_4（2^3）、L_8（2^3）、L_9（3^4）正交表。正交表实验所取得的数据通过方差分析可以说明每个因素不同水平的相差是否有显著性。

7）析因设计：析因设计目的是了解多因素间的交互作用，如药物配伍时的协同或拮抗作用。应用析因设计，能在多因素不同水平间检出其交互作用，并能分析出其中最好的因素及其最佳搭配水平。如以观察比较甲乙两种升白细胞药物的疗效及其有无交互作用为例，可采用析因设计，比较治疗后各组白细胞增加数值的大小，并通过方差分析来做出判断：

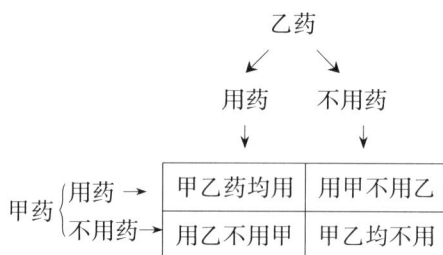

8）序贯设计：医学科研设计一般都是预先确定实验对象的量，即预先确定样本含量之大小，结果的整理分析在全部实验完成后作出。而序贯实验则是事先不确定样本含量、而是对现有样本一个接一个或一对接一对地展开实验，每做一次实验均由上一步结果而决定，直到能在数理统计上判断出结果为止。这是节省实验次数和免去不必要重复的最好设计方法，故又被称为"最省抽样检验法"。

序贯设计十分适合某些临床科研，因为实验是逐个进行的，病人就医也是陆续而来的。特别是在需要迅速做出判断的单因素研究中，如判定某药是否确有退热、镇痛、止吐、止泻等单一因素的作用，采用序贯试验常可很快解决问题。常用的序贯设计类型有序贯图法和序贯表法两大类，目前多使用序贯图法。

（三）临床试验

临床试验是以人（正常人或病人）为实验对象，对比分析处理与对照之间在效应上的不同的前瞻性研究。其研究目的在于探索疾病的发病机理；解释疾病所引起的症状、体征及其预后；提高现有诊断水平；提高治愈率；降低病死率；改善生活质量；阐明药物及其他治疗措施的疗效机理等等。

1. 临床试验的特点

（1）临床试验是前瞻性研究，即必须直接跟踪研究受试对象。这些对象不一定从同一天开始跟踪，但必须从一个确定的起点开始跟踪。单纯回顾性的病例分析，临床流行病学调查中的病例对照研究均不是临床试验，因为它们是回顾性的。

（2）在临床实验中必须施加一种或多种处理，处理因素可以是预防或治疗某种疾病的方法、设备或措施等等。

（3）必须设置对照，使处理的效应可以进行比较，并且试验组对照组在各方面均应相当接近，具备可比性，这样组间差别才能归之为处理的效应。

（4）临床试验是以人为研究对象，因而必须考虑到受试对象的安全及伦理道德方面的问题。

（5）临床试验是检验医学研究成果临床实用价值的权威性的手段，是动物实验或单纯的临床观察所不能替代的。对各种预防或治疗措施的实际效果作出判断，即使事先已经用动物实验进行了筛选和预试，真正的临床效果仍取决于临床试验的结论。

2.临床试验的实施　一项完整的临床试验设计应包括以下几项：①选题。课题的意义、国内外研究动态、本次试验所要回答的具体问题、预期的结果等等。②研究对象。诊断、纳入、排除标准，预定观察例数、时间、分组方法等。③研究因素。药物、治疗方案、对其他条件因素的控制等。④效应指标。观察项目、指标、方法及标准、记录格式、防止误差和质量控制的措施等。⑤资料整理。数据处理及统计学分析方法、对某些资料取舍的规定等。⑥其他。如保证受试者安全和研究质量，以及人员、设备、经费等行政、组织措施和规定等等。

在临床试验具体实施中应注意以下问题。

（1）受试对象的选择：首先，要有明确的诊断标准、纳入标准和排除标准，并在病情轻重、病程长短、合并症有无及年龄、性别等方面加以选择，以努力保持病例的齐同性。其次，选择的受试对象必须能对处理因素有反应，应该最有利于检验假说。再次，受试对象必须愿意配合试验，能够始终严格遵从试验的各项要求。

（2）对照组的设置：对照原则对于任何一项医学科研均是至关重要的，临床试验也不例外。临床试验大多要回答的问题是疗效的有或无、高或低，而这只有通过比较才能知道。并且，对照与试验之间必须具备可比性，两组之间的差别才能归之为处理因素的作用。在临床试验中常用的对照为安慰剂对照和标准治疗对照。值得一提的是安慰剂对照只适用于尚无任何有效药物的病种，只要有一种疗效确实高于安慰剂的药物存在，就不应再以安慰剂为对照。因为这牵涉到医学伦理道德等方面的问题，难以被病人、医生所接受，并且安慰剂要求在色泽、外形、味道等方面与试验药物十分相似，这往往是很难办到的。

（3）贯彻随机原则：随机化是保证对照组与试验组之间均衡可比的重要手段之一。临床试验因研究对象是人，因而在受试者的齐同性、条件因素的均衡性等方面，很难达到理想的要求，因而贯彻随机化的原则，尤其重要。临床试验中常用的随机法是随机配对设计和随机区组设计两种。

（4）贯彻盲法原则：盲法即受试者和实验者事先均不知道受试者接受了哪一种处理。盲法试验是消除非处理因素影响的一种有效方法。在临床研究中，受试对象主要是病人，研究者通常是其主治医生，两者相互之间的精神作用和心理影响是十分强大的，在施加处理因素、测量效应指标及分析和评价实验结果时，都可能受到受试者和实验者主观因素的影响，尤其是在以受试者的主观感受和以实验者的主观判断为实验依据时，这种非处理因素的影响更易发生，从而造成较大的实验误差。而盲法则对于这些误差的控制起很大作用。

盲法可分为单盲和双盲两种。单盲法是指只有试验者知道每个受试者接受的是什么处理，而受试者不知道。该法虽可在一定程度上消除病人主观因素的影响，但是，医生的主观判断因素无法控制，尤其是对于那些接受安慰剂治疗的病人，医生总有不放心或觉得抱歉等等心理因素，会自觉不自觉地多给予一些辅助治疗或其他照顾，这依然会使实验结果出现偏差。双盲法则是受试者与试验者均不知受试者接受什么处理，只在试验结束后由主持者揭盲，进行数据处理。该法则避免了来自受试者、试验者双方的偏向。但双盲法的实行，非常复杂，常涉及一系列问题。如：试验药物与安慰剂的高度相似，包括外形、颜色、气味、水中溶解度等等；要有一套完善的掩盖真相的代号制度，包括全部受试者要有代号，并用于所有记录、检查单等等；要有一套完整、有效的安全保证等，常影响了双盲法的实施。

（5）效应指标的选择：观察测量效应指标是临床试验的一个重要的实质性阶段。在讨论科研设计的三要素时，对选择效应指标的注意事项已进行了论述，这里不再重复。

（6）受试者的遵从性问题：临床试验与动物实验不同，试验者不可能完全控制受试者。而临床试验一般持续时间较长，因此想要使试验进行到底并取得完整的结果，就应取得受试者的积极配合，从始至终参加试验，并严格遵守各项要求，包括按时服药、前来复查、回答问题、接受随访等等，这就是受试者的遵从性。为防止发生不遵从，必须在进行实验设计时，尽量使整个实验时间不要拖得太长，处理因素力求简单易行，注意选择愿意配合的受试对象（如住院病人的遵从性比门诊病人要好）等等，力求使患者遵从，保证试验数据的完整性，不至于影响试验结果的分析，甚至使整个试验失败。

（7）资料收集分析中的具体问题：资料收集与分析是医学研究中具体实施之收获阶段，收集的数据经统计学处理，得出试验的结果，是否定假说还是肯定假说，对实验的结果和水平起着至关重要的作用。临床试验因其以人为研究对象，所存在的复杂性往往会影响资料的收集和分析，所以应该注意如下问题：①注意资料收集的统一性。一项研究课题很少由1个人单独完成，在较大的课题组如多人完成或多个单位协作完成的课题中，数据资料的记录、收集的统一性问题须加以强调。②注意数据资料的真实性与准确性，是消除某些误差的一个重要保证。③数据资料的完整性。临床试验，因为研究对象未坚持遵从，在随访中失去联系或死亡等原因，常会影响资料的完整性，如果对这些病例进行剔除，将会造成人为的偏向。以遵从率而言，遵从本身就是一种效应，如果治疗组的遵从率显著低于对照，则这种治疗在未来临床应用的可行性就值得怀疑。有效的治疗必须能为大多数人所乐意接受才有实用价值；又如失去随访的原因可能与效应有关，不来复查的病人可能是发生了副作用，若将这些病人一律剔除，则可能会产生有利于治疗组的假象。对此，唯一弥补的办法就是增加样本数。④极端异常数据的处理。根据数理统计原则，可以通过计算帮助决定极端异常数据的取舍，常用的方法为：极差估算法。极差估算法计算步骤如下：首先求各值（X）的平均值（$\overline{X}$）；再求极差（R）——即最大值减最小值之差数；其次求 ti 值——即可疑数据值与平均值之差数除以极差；最后查对 ti 值表，若求得值＞表定值可舍，求得值＜表定值宜留。

（四）动物实验

以实验动物作为研究对象的医学研究即为动物实验。与临床试验相比较，动物实验具有以下优点。①可以更严格地控制实验条件。在动物实验中，实验动物和整个实验进程都处于实验者的完全控制之下，如：实验者可以通过应用纯系动物，获得大量均一的受试对象，可根据实验的需要随机设置各种对照组，在病因分析中可以使用无菌动物等等。②可以进行对机体有害的处理因素的研究。任何一种对机体有害或可能有害的处理因素均不能用于临床试验；任何一种新药在进入临床前均必须先通过动物实验，肯定疗效，确定剂量，明确副作用和远期疗效之后，才能用于临床；对于各种致病因素（如毒物、病原生物、极恶环境等）的研究，往往动物实验是唯一的研究途径。③可以最大限度地获取反映实验效应的样本。在临床试验中，因受试对象的复杂性，获取反映实验效应的样本，往往要受到一系列原因的限制。但在动物实验中，几乎可以不受限制地获得，以利于实验结果的分析。④实验动物传代快，可以培育基因明确的纯系或有各种遗传缺陷的特殊品系（如裸鼠、高癌鼠等），为遗传、免疫、肿瘤等研究提供了极大的方便。并且在设备、饲养、管理等方面都比较经济。

因而，动物实验在医学研究中占有重要的地位。

1. 常用实验动物的选择及应用

（1）实验动物的标准化：实验动物的质量直接关系到科研结果的成败并体现科研水平的高低，为了增进实验动物的敏感性、准确性和科研成果的可重复性，选择合格的、达到标准化的动物是十分重要的。

在我国，将实验动物分为四级。即：一级动物——普通动物 conventional（CV）animal，微生物学控制程度最低，要求不携带主要人畜共患病病原体和动物烈性传染病病原体；二级动物——清洁动物 clean（CL）animal，该级动物除一级动物应排除的病原体外，还要求不携带对动物危害大和对科学研究干扰大的病原体；三级动物——无特殊病原体动物 specific pathogen free（SPF）animal，或称 SPF 动物，该级动物除一、二级动物应排除的病原体外，还要求不携带主要潜在感染或条件致病和对科学实验干扰大的病原体；四级动物——无菌动物 germ free（GF）animal，指不能检出一切生命体的动物。凡是不符合微生物控制标准的动物不得用于动物实验，并且对有关的环境设施也制定了相应的标准。

（2）实验动物种类的确定：医学实验中常用的实验动物有啮齿目动物——小白鼠、大白鼠、地鼠、豚鼠；兔形目动物——新西兰白兔、荷兰兔、中国本兔、大耳兔等；食肉目动物——犬、猫；偶蹄目动物——牛、绵羊、山羊、猪；灵长目动物——猴、猿；鸟纲动物——鸡、鸽；两栖纲动物——蟾蜍、蛙等等。不同种类的动物具有不同的生物学特征，选用恰当的动物种类，将会有助于实验的进行，提高实验效率，取得正确结果，反之，则会给实验带来不利的影响，甚或失败。例如：大鼠没有胆囊，若研究的内容涉及该器官而又选择了大鼠，则显然犯了原则性错误；猫、犬等具有灵敏的呕吐反射，而鼠、兔类却乏此反射或十分迟钝，若观察呕吐反应而选择了后者，则会造成实验误差。因此，对不同种类的动物的突出的特点应加以掌握。如：豚鼠最易致敏，而猫则反应较差；兔和猫对外界致热因子的反应十分灵敏，而小鼠和大鼠的体温调节则较为迟钝且不稳定；犬、猴等对放射性的耐受性较好，而兔和猫颇易发生放射性休克而死亡；小鼠和大鼠对于毒性物质反应灵敏，容易产生脏器的实质性改变，但较难制成动脉粥样硬化的动物模型，后者在兔、鸽、鸡、猴、猪等则较易成功；烧伤实验主要用猪，因为猪的皮肤组织以及血液学和血液化学的各种常数均与人相近；鸡和羊的红细胞在血液学和免疫学等研究方面有较大价值等等。

（3）实验动物品系的选择：使用动物的种类确定之后，尚需根据研究内容考虑适当的动物品系，特别是使用小鼠、大鼠时，品系众多，各具不同特性，应择而用之。如研究某中药的降压作用时，虽然犬、兔、大鼠皆可制成高血压模型，但却以大鼠最为经济，而此时若选用普通 Wistar 大鼠却不如用 SHR 品系大鼠，该鼠为自发性高血压大鼠，出生后数月内几乎 100% 可出现自发性高血压。又如，有关糖尿病的研究，使用自发性糖尿病大鼠（bb）就更为适宜，该品系的大鼠其糖尿病发病率通常可达 30%～80% 甚或 100%。不同品系的小鼠，对于各种处理因素的反应差别很大。如：新城疫病毒能使 DBA/2 及 C_3H 小鼠发生肺炎，而在 DBA/1 小鼠却引起脑炎，电铃声可引起 DBA 小鼠的发作性痉挛，但同样的音响刺激在 $C_{57}BL$ 小鼠则不出现上述反应，等等。

2. 动物实验的实施

（1）实验动物的准备：根据实验计划，申请实验动物，除考虑到前述的动物种属、品系之外，尚要确定动物的年龄、性别、健康状况以及实验动物在本实验饲养室的适应环境、饲养、分组等，做好充分的实验准备，以免影响实验结果。

年龄：年龄是一个重要的生物量，动物解剖生理特征和反应性随年龄而有明显的变化。年龄的选择要根据实验的目的和不同年龄动物的特点而定。如研究性激素对性分化的影响，要用新生动物，制备 Alloxan 糖尿病模型，用老年的动物更易成功等。一般研究多采用成年动物。并且，要求在同一项实验中，年龄必须基本一致，以减少由于年龄因素而产生的较大的个体差异。

性别：一般实验要求雌雄各半，特定的研究内容要选用同一性别的动物，如某一研究因素对妊娠、胎儿、乳汁分泌的影响时，必须选用雌性动物，而受性别影响的研究因素要强调性别比例，如研究某一中药复方对狼疮肾小鼠的治疗作用时，根据人类发病的男女性别比例为 1∶9，宜选择动物雄雌比例为 1∶9 等；另外，除非特定研究内容的需要，否则已在怀孕或正在哺乳的动物不得作雌性充数，因其对外界环境因素的反应与一般动物差异较大。

健康状况：动物的健康状态对实验的效果有重要影响，除了应用疾病模型的实验外，都应选用健康状态良好的动物。健康的标准是：外观正常（无畸形或异常如外伤、皮肤感染等），营养状态正常（体重不低于该年龄应达到的标准、毛发清洁、光泽等），行为正常（反应不迟钝亦不亢进，步态无异常）等。

适应环境：动物被选择来到本实验饲养室经历了运输和生活环境的改变，如抓捕、缚捆、新饲养笼、温度、饲料等变动，均会构成对动物的刺激，引起应激反应。因而，需要一段时间的对新环境的适应过程。一般在开始实验之前，至少适应一周为宜，并且在此期间经常对动物进行模拟实验时的各种操作，如捉拿、抚弄等等，使之适应。

饲养：应注意饲养室的温度、通风、照明、声音等条件，要努力保持适当和稳定。

分组：根据实验设计内容，进行随机分组、设置对照，具体的方法详见前述。

（2）常见《金匮要略》病证的动物模型复制：医学研究中进行动物实验的主要目的仍是解决人类防病治病的问题，因此必须在实验动物身上复制出人类疾病的模型。近年来，随着中医研究的不断深入，大量中医病、证研究的动物模型被复制出来。现将有关金匮病证的动物模型收集和归纳如下：

1）肾虚证动物模型：肾虚证动物模型的造模方法是研究较多、较广泛的一种模型，其方法众多，仅次于脾虚证动物模型的研究。具体的方法有：肾上腺皮质功能法；甲状腺功能改变法；甲状腺及自主神经功能改变法；性腺功能改变法；DNA 合成抑制法；老年性肾虚证法；肾脏功能损害法；恐伤肾法；胎儿宫内发育迟缓法；骨髓造血功能障碍法等，以及采用人工高血糖、氨基导眠能、频繁交配或配合强迫游泳、雌二醇、持续低温受冻、雷公藤多苷、腺嘌呤、庆大霉素、猫咪鼠、缺铁饲料、急病及肾、锁阳水提物、石膏知母煎剂、环磷酰胺、去势、肾上腺全切等药物和方法。现介绍肾上腺皮质激素造模法和甲状腺激素造模法两种。

①肾上腺皮质激素法：使用大剂量外源性皮质激素作用于动物体，利用激素的生理效用及其对下丘脑-垂体-肾上腺皮质轴的反馈抑制来模拟肾上腺皮质功能亢进或抑制状态。以动物肾上腺皮质功能改变模拟肾虚证，是根据临床肾阳虚患者呈肾上腺皮质功能低下，肾阴虚患者呈肾上腺皮质功能亢进，以及临床因治疗需要长期大量使用皮质激素病人表现

为肾阴虚，激素停用后表现为肾阳虚等而设计的。

该模型辨证为肾阴虚或肾阳虚。常选用的动物和造模方法如下：

小鼠：昆明种、CFW 纯系、瑞士种纯系、C57BL 纯系、LCR 纯系等，雌性或雄性，体重 16～35g，平均约 25.3g；醋酸氢化可的松注射液，肌内注射，用药量 16.7～90.9mg/(kg·d)，平均约 32.6mg/(kg·d)；用药天数 3～26 天，平均约 8.2 天；总用药量为 80～727.2mg/kg，平均约 264.1mg/kg。

大鼠：Wistar 种、SD 纯系等，雌性或雄性，体重 135g～300g，平均 207.5g；醋酸可的松注射液，肌内注射，用药量 7～30mg/(kg·d)，用药天数 7～35 天，平均约 17.5 天；总用药量为 98～1050mg/kg，平均约 392mg/kg。

兔：雌性或雄性，体重 2.0～3.85kg，平均约 2.7kg；地塞米松混悬液，灌喂，用药量 50μg/(kg·d)，用药天数 2 天或 28 天或 70 天。

豚鼠：英国顿金德莱短毛豚鼠，雌性或雄性，体重 250～350g；醋酸氢化可的松注射液，肌内注射，用药量 66.7mg/(kg·d)，用药天数 24～26 天。

病理征象：动物外观见竖毛，毛无光泽，拱背少动，反应迟钝，呼吸深迟，可发生死亡。夹尾倒挂试验阳性，或有尿液白浊，体重下降或增长缓慢，体温下降，耐寒能力降低。肾上腺重量减轻，肾上腺皮质变薄，皮质束状带变狭窄。非特异性酯酶活性降低。血浆皮质酮含量降低，血浆皮质醇含量除应用地塞米松者外均升高，肾上腺内皮质酮含量降低，过氧化脂含量升高。睾丸大部分曲细精管内无精子形成，精子活动速度降低。血清睾酮浓度降低。卵巢中生长卵泡数量减少，血浆雌二醇（E_2）浓度无变化，子宫胞浆液雌激素受体数量减少，E_2 与雌激素受体 Kd 值升高，垂体催乳素诱发分泌减少。雌性大鼠性周期延长，性欲降低。肝脏、脾脏体积显著缩小，胸腺重量减轻，镜下见明显萎缩性改变。全血及脾脏 T、B 淋巴细胞淋转率下降，脾脏抗羊红细胞空斑形成细胞数减少。血清 IgG 水平降低，抗体形成细胞功能严重低下。吞噬指数降低。

②甲状腺激素法：临床甲状腺功能亢进病人多表现为肾阴虚证，甲状腺功能减退病人多表现为肾阳虚证。甲状腺激素应用法模型属肾阴虚。有认为气阴两虚或阴虚火旺。

具体造模如下：

小鼠：CFW 纯系等，雌性或雄性，体重 22～30g；甲状腺素（T_4），皮下注射；用药量 7.3～18.2mg/(kg·d)，用药天数 4～5 天。

大鼠：Wistar 种，3 月至 6 月龄；T_4，皮下注射；用药量 0.2mg/(kg·d)，用药天数 8 天。

兔：新西兰纯系，雌性，体重 1.8～2.0kg；T_4，肌内注射；用药量 1mg/(kg·d)，用药天数 6～7 天。

豚鼠：白色，雄性，体重 350～640g；甲状腺片，灌喂；用药量 99.0mg/(kg·d)，用药天数 10 天。

病理征象：大便干结，饮水量及食量增多，活动频度增加，汗多，毛无光泽，体重下降或增长缓慢，体温升高，尿量减少。机体氧耗量及肝组织氧耗量均增高，心率加快，红细胞钠泵活性增加。下丘脑促甲状腺素释放激素（TRH）分泌减少，下丘脑中 NA 含量减少。甲状腺重量减轻，血清 T_3、T_4 浓度增高。肾上腺重量增加，肾上腺中 Vit C 含量减少，皮质球状带厚度减少，血浆皮质醇水平升高，尿 17-羟皮质类固醇排量增加。血清雌激素水平降低。胸腺重量减轻，淋巴细胞转化率增高，血清 IgG 水平降低。血浆 cAMP

水平增高，异丙肾上腺素刺激后 cAMP 峰值增高，血糖浓度增大，血浆黏度增加，血流速度加快，毛细血管开放数增加。

2）肾阴虚型、肾阳虚型高血压模型

①肾阴虚型高血压模型：肾阴虚、肾阳虚高血压模型是建立最早的病证结合模型。也是以中医方药疗效为主要证型论据的最早中医动物模型。肾血管狭窄高血压模型用滋肾阴方药有效，用温肾阳方药反而加重其病情，所以认为它属肾阴虚型高血压。具体造模方法如下：

大鼠：雄性，体重 160～180g。双肾 8 字结扎加盐水法。双肾用丝线做 8 字结扎，双侧肾分二次手术，中间间隔 1 周。术后加 2% 食盐水为饮料。各种大鼠血压模型术后血压上升 20mmHg（大于正常血压 3 个标准差）以上且高于 115mmHg 者为模型成功（下同），此模型形成时间约为 6 周，成模率约 63%。成模率计算方法为：血压接近或达到峰值并稳定后统计各模型组存活大鼠中达到高血压形成标准的大鼠数，即成模率。（下同）

大鼠：Wistar 种，雌性或雄性，年龄 2～3 个月。二肾一夹法。左肾动脉用内径 0.2mm 或 0.25mm 银夹狭窄，右肾完整。术后约 5 周模型形成，成模率约 95%。本法应用最多。

病理现象：静脉注射 [131]I 标记的醋碘苯酸钠后，血中放射性残余增加，说明肾功能显著降低。血浆肾素活性（PRA）增高，血清血管紧张素 I 转换酶活性（ACE）无明显差异，尿激肽释放酶活性（UKa）无明显差异，尿醛固酮浓度（UA）显著增高。心脏重量指数增大，心肌羟脯氨酸浓度升高，二者与收缩血压显著相关。肾小球数目减少及肾小球变形（患侧）。

②肾阳虚型高血压模型：肾上腺皮质再生型高血压模型用温补肾阳方药能降低血压，而用滋补肾阴方药无显著作用。所以认为它属于肾阳虚型高血压模型。具体造模方法如下：

大鼠：Wistar 种等，雌性或雄性，体重 105～230g，或 2～3 个月龄。手术切除一侧肾脏及肾上腺，另一侧肾上腺挖去髓质及大部分皮质，术后饮 1% 食盐液。术后约 8 周成模，成模率约 74%。

病理征象：尿醛固酮排出量增加，尿激肽释放酶含量减少，血浆 18 羟-脱氧皮质酮含量（18-OH-DOC）无明显变化。胸主动脉内膜皮下层增厚，其结缔组织细胞间隙明显增大、增多，内皮细胞向管腔突起，甚者脱落，细胞外形不规则且界线模糊。

③肾阴阳两虚型高血压模型：自发性高血压模型应用滋肾阴、温肾阳方药均能降低其血压，所以认为其属于肾阴阳两虚型高血压模型。本模型类似临床原发性高血压。

大鼠：自日本引进京都种自发性血压大鼠（SHR），雌性或雄性，月龄为 3 个月，体重雌性 165～195g，雄性 225～275g。血压 162mmHg，4 周后升至 27.86209mmHg。

病理征象：左室壁和主动脉壁羟脯氨酸含量升高，尿 UKa 排量降低，尿 UA 排量降低。

3）脾虚证动物模型：脾虚证动物模型为研究最多的中医病证模型，包括：（苦寒）泻下法；限量营养法；副交感神经功能亢进法；饮食失节法；耗气破气法；溃疡性结肠炎法；内伤脾胃法；苦寒泻下加饥饱失常法；苦寒泻下加劳倦过度法；劳倦过度加饮食失节法；劳倦过度加饥饱失常法；耗气破气加饥饱失常法；劳倦过度加饮食失节加苦寒泻下法；劳倦过度加饮食失节加甲状腺和自主神经功能改变法；劳倦过度加寒冷加噪音干扰加限量营养法等等。其中，苦寒泻下致脾虚是最常用的造型方法。正如《脾胃论》中云："大忌苦寒之药伤其脾胃"。临床过用苦寒及苦寒泻下常致脾胃气虚阳虚。苦寒泻下法中最常用的药物为大黄、芒硝、番泻叶、大承气汤等。具体的造模方法下面分述之。

①大黄应用法。

小鼠：昆明种、NIH封闭群等，雌性或雄性，体重16～40g，平均约23.3g。大黄水煎液，灌喂。用药量16.7g/（kg·d）～52.6g/（kg·d），平均约27.4g/（kg·d）。用药天数5～40天，平均约9.1天。总用药量129.5～668g/kg，平均约258.6g/kg。

大鼠：Wistar种，SD纯系等，雌性或雄性，体重70～250g，平均约133.3g。大黄15％粉悬液，灌喂。用药量6～13.3g/（kg·d），平均约28.9g/（kg·d）。用药天数8～10天，平均8.7天。总用药量（60～106.4g）/kg，平均约75.5g/kg。

兔：雌性或雄性，体重1.7～3kg，平均约2.3kg。大黄水煎剂，灌服，用药量16.7～172.1g/（kg·d），平均约82.7g/（kg·d），1次。

②番泻叶应用法。

小鼠：NIH封闭群，体重约30g，番泻叶水煎剂，灌喂。用药量16.7g/（kg·d），用药天数40天。

大鼠：Wistar种，SD纯系，雌性或雄性，体重180～230g，平均约200g。番泻叶浸泡液，灌喂。用药量1～16.8g/（kg·d），平均约6.9g/（kg·d）。用药天数15～30天，平均约21.7天。总用药量20～252g/kg，平均约139.7g/kg。

③玄明粉（芒硝）应用法。

小鼠：NIH封闭群，体重30g左右。芒硝煎剂，灌服。用药量16.7g/（kg·d），用药天数40天。

大鼠：安徽和县种，雄性，体重180～230g。玄明粉水溶液，灌喂。用药量4.9g/（kg·d），用药天数30天。

④大承气汤应用法。

小鼠：雄性，体重20g至30g。大黄、芒硝、厚朴、枳实以1：2：1：1比例制成水煎剂，灌喂。用药量40～80g/（kg·d），用药天数5天。

大鼠：Wistar种，雄性，体重100～120g。大黄、芒硝、厚朴、枳实以4：1：5：1.5比例制成水煎剂，灌喂。用药量80g/（kg·d）。用药天数9天。

病理征象：便溏脱肛，纳呆，腹胀，消瘦，四肢不收，毛枯槁，畏寒，活动频度下降，耐寒力降低，游泳时间减少，肛门红肿，委靡，倦卧，体重降低，体温降低，或有死亡。血清淀粉酶活性降低，血清胃蛋白酶活性下降，血清胃泌素含量减少。胃黏膜壁细胞、主细胞RNA、DNA含量减少，分泌的酶的活性下降。扫描电镜下胃黏膜表面上皮细胞排列不整齐，破溃处较多，细胞表现呈小的糜烂状，有的部位上皮细胞已经破坏。胃黏膜胃泌素、5-HT分泌较为活跃，胃液量减少，总酸度下降。十二指肠上皮细胞更新和周转加快，肠5-HT细胞分泌显著增加，生长抑素细胞分泌减少，胃泌素可能分泌略低。肠胀气发生率增加，小肠壁变薄，D-木糖吸收率下降。糖、蛋白、脂类消化吸收功能均显著下降。氨基酸吸收功能下降。肠道葡萄糖吸收率下降。小肠绒毛变短，甚至脱落，稀疏。胰腺合成消化酶的功能随致虚时间延长而下降。胰岛素细胞分泌增加，肝组织呈轻度营养性非特异性损害。肝糖原合成速度降低。体液免疫及细胞免疫功能下降，非特异性细胞免疫功能下降。肠系膜淋巴结细胞悬液在PHA作用后CPM值明显降低。ConA诱导脾细胞淋转率降低。IL-2 活性降低，抗体产生量减少，胃肠黏膜组织 SIgA 含量减少。血液红细胞含量增加，血清白蛋白/球蛋白比值减少，全身血浆容量及全身血浆中蛋白质总量均明显减少，血红蛋白含量降低。肌力下降，肌糖原含量减少。骨骼肌 CPK（磷酸肌酸激酶）活性及血清 CPK 活性均明显降低。

4）血瘀证动物模型：单纯血瘀证动物模型的造模方法有多种，如：高分子右旋糖酐法、肾上腺素法、冰浴应激法、肾上腺皮质激素法、腹腔血凝块法、体外血栓形成法、颈总动脉血栓形成法等等，现将临床常见的病证结合的动物模型介绍如下。

①高脂性疾病血瘀证动物模型。以高脂胆固醇和脂类饲料喂养动物，经数周喂养就可产生明显高脂血症，经数月就能形成早期动脉粥样硬化病变。为了促进病变的形成，在高脂饲料中还可加入甲基硫氧嘧啶、丙基硫氧嘧啶、卡比马唑、苯丙胺、维生素 D、烟碱或蔗糖等。具体方法如下。

兔：雌性或雄性，体重 2～2.5kg，静脉注射高脂血清造成传递性高脂血症。供血家兔每天上午、下午各喂胆固醇 1 次，每只 1g/次。连续 5～7 天，血清胆固醇一般可达 800mg/100ml。低于 500mg/100ml 者再继续喂饲胆固醇。使用血清前 3 小时以颈总动脉放血制备血清，待用。将高脂血清注射入受血兔耳缘静脉，注射量视血清胆固醇浓度高低而定，一般可注 5～10ml/(kg·bw)，形成传递性高脂血症。血清胆固醇经 6～7 天才能恢复正常水平。

大鼠：喂服下列饲料：1％～4％胆固醇，10％猪油，0.2％甲基硫氧嘧啶，80％～86％基础饲料，喂饲 7～10 天，可形成高脂血症。

②脑血管疾病血瘀证动物模型

脑动脉血栓形成法：

兔：体重 2.5～3.8kg。麻醉下分离左颈内外动脉，结扎左颈外动脉，左颈内动脉插入聚乙烯管；分离左颈总动脉及左股静脉，分别插入聚乙烯管测平均动脉压及中心静脉压，于颅骨左侧额顶区作长约 1 厘米切口钻一小孔，嵌入银质脑电极至硬膜外，记录皮质脑电图。各指标稳定后从左颈内动脉插管注入花生四烯酸钠 0.2mg，每隔 5 分钟重复注射 0.1mg，直至 EEG 出现明显变化（一般 10 分钟至 35 分钟出现）。对照组注射碳酯钠（花生四烯酸的赋形剂）0.2ml，共 2 次。实验进行 4 小时后活杀动物，立即取两半球组织各 1g，称湿重，置 80℃烘箱内至恒重，测干重，从干重及湿重之比求含水量（ml/g 干重）。脑缺血早期 EEG 即变平坦，4 小时后见脑水肿。但早期会发生低血压，应用多巴胺维持血压。

脑内血肿法：

小鼠：昆明种，雌性或雄性，体重 30～35g。浅麻下摘除右侧眼球，用无菌 0.5ml 注射器，取血约 0.2ml，迅速注入同一动物左侧大脑半球中部（中骨缝偏左 1mm，左眼眶眉棱骨上 4mm，针头用 5 号，深度 0.4cm），使动物造成左侧半球内血肿。出现偏瘫为造模成功。

兔：白色，雌性或雄性，体重 2～3kg。麻醉后用特制架固定兔头，在颅骨正中隆起为中线标志，取双侧眼眶后缘联线与中线相交点旁开 5mm 为穿刺点。常规备皮消毒以骨锥钻破颅骨，用 6 号改制针头，行左侧大脑半球内囊附近穿刺、进针 8mm，缓慢注入家兔自体血 0.4ml，停 1 分钟拔出穿刺针，局部轻压 2 分钟，约 71％出现不同程度单瘫或偏瘫，为造模成功。

③心肌缺血性改变血瘀证动物模型

狗：结扎冠状动脉左旋支的侧支和钝缘支、前降支，造成左心室侧壁局灶性梗阻。

病理征象：心肌病变为主，心肌变性、间质水肿、伴少量炎性细胞浸润，心肌坏死。电镜下梗死区中心大多数心肌细胞明显坏死，结构亦发生明显变化。坏死心肌常呈不同大小碎片被巨噬细胞和成纤维细胞包围，或见有多形核白细胞。部分心肌细胞有不同程度变性。心电图显示一系列反映心肌损伤的典型变化，以 S-T 段移位和心率变化最为突出。

④衰老血瘀证动物模型

a. 自然衰老法：《内经》："六十岁，心气始衰，苦忧悲，血气懈惰"。临床常见老年病如冠心病、脑血栓、糖尿病、肿瘤等多属血瘀证范畴，多在更年期以后发病，说明血瘀与衰老有关。具体造模方法如下：

大鼠：Wistar 种，雌性或雄性。鼠龄 2 年以上。雄性大鼠血瘀病理发展较早且较明显。体重雄性 450～750g，平均约 500g，雌性约 350g。该模型属气阴两虚夹瘀。

病理征象：大鼠随鼠龄增长，血液流变学有逐渐发展为黏、浓、凝、聚的特性。全血黏度（高、低切变）升高，血浆黏度升高，红细胞压积增大，纤维蛋白原黏度增大。红细胞电泳时间延长。红细胞大小不一，膜表面缩减，变形细胞比例增加。红细胞膜渗透脆性增大。老年雄鼠血浆纤维蛋白原含量显著增高，血浆胆固醇含量明显增高。

b. 臭氧致自由基损伤衰老法：根据自由基致衰老学说模拟衰老变化模型。

大鼠：臭氧吸入法。浓度 4.0ppm，造型时间 8～12 天。

病理征象：血浆中 LPO 含量逐渐增高。血液流变学全血黏度、血浆黏度、红细胞压积、红细胞变形性和聚集性、血浆纤维蛋白含量异常程度均为逐渐加高。血浆 LPO 含量和血液流变学各指标间密切相关。血流流变学出现高黏滞综合征。

5）肝郁证动物模型：肝郁证动物模型造模方法有艾叶注射法、夹尾法及模具法急性激怒肝郁证模型、夹尾加肾上腺素法慢性激怒肝郁证模型几种，以模拟肝郁证、急慢性肝郁气滞血瘀证。根据中医"怒伤肝"、"情志不遂则郁而成病……初伤气分，继则延及血分"的理论而造模。现介绍夹尾法肝郁证动物模型如下。

大鼠：Wistar 种，雄性，体重 300～400g。每 3 只大鼠同笼，笼的尺寸为 20cm×20cm×20cm。用尖端包裹纱布的止血钳夹其中一只动物尾巴，令其与其他大鼠厮打，间接激怒全笼其他大鼠。以间接激怒大鼠为实验用鼠。每次刺激 30 分钟，以不破皮流血为度。每隔 3 小时刺激 1 次。每天 4 次。造型天数 2 天。刺激 3 天则见争斗减弱，饮水量减少，困倦，毛发枯黄，体重下降。

病理征象：血液流变学呈血浆黏度显著升高，复钙时间明显延长，红细胞聚集指数有升高趋势。血小板聚集明显升高，血浆黏度比明显升高，血沉显著加快。血中肾上腺素、去甲肾上腺素、多巴胺含量明显增高。

6）痹证动物模型

①风寒湿损伤法痹证动物模型：根据中医理论："风寒湿三气杂至，合而为痹。""寒气客于脉外，则脉寒，脉寒则缩踡，缩蜷则脉细急，则外引小络，故卒然而痛"，"客于经脉之中则血泣，血泣不行，不行则卫气从之而不通，壅遏而不得行"，进行造模。方法如下：

兔：雄性，体重 2～3kg，平均 2.5kg，用自制气候箱拟风、寒、湿气候环境（冰块，风扇吹风，喷雾水源调节湿度）。动物双后肢膝至踝部兔毛剪去，去毛部位固定于造型箱

（气候箱内），刺激强度定为温度（7±3）℃，相对湿度 92％～100％，风力 6 级。刺激 8 小时后单笼饲养 11 小时，再如上刺激 8 小时。造型后 21 天内观察。可只以风寒、寒湿因素造型，因病理变化与风寒湿并用者有区别。

病理征象：造型动物活动明显减少，后肢踝关节肿胀，处死后发现造型部位皮肤与皮下组织因明显粘连不易剥离。镜下见关节滑膜及周围组织充血水肿，炎细胞浸润，滑膜增生，周围组织肉芽组织增生。抗"O"试验及血沉检查无明显变化。

超微结构见滑膜细胞增生活跃，胞浆内含大量溶酶体。滑膜下有噬酸性细胞浸润。成纤维细胞功能活跃。血管内皮细胞浓缩。全身血管收缩，最后局部微血管呈扩张状态。毛细血管呈充血态，血细胞聚集，血管开放数增多。

②免疫损伤加气候因素痹证动物模型：该模型根据中医"虚体不与风寒湿合不为痹"的理论而造模。

大鼠：Wistar 种，雄性，体重约 90g。动物放入 15～17℃冷水中游泳模拟寒湿气候因素，刺激量 5～7 分钟/次·日，刺激天数 7 天。然后取终浓度为 1.5mg/ml 的 Ⅱ 型胶原与不完全福氏佐剂乳化混合物 0.125ml，于尾部、踝部等多处皮内注射免疫动物，每只动物注射 1 次，于免疫注射后 7 天、15 天、30 天、45 天观察。成模率（以关节滑膜细胞增生或伴有排列不规则、滑膜组织纤维素渗出和（或）胶原纤维沉着、淋巴细胞浸润，或关节软骨破坏为主为标准，只要有一个或一个以上关节出现上述变化，该动物即计为发病例、为 75％（单纯免疫损伤成模率为 55％），在所有发病动物的 4 个关节中，踝关节病变出现率为 100％，膝关节 93％，腕关节 80％，肘关节 77％。

该模型的病理征象不仅可见典型的关节炎症病理变化，而且，免疫荧光法研究表明滑膜组织中有抗体或抗原抗体复合物的存在。

7）里实证（便秘）动物模型

①实热型便秘——自身粪便应用法里实证动物模型

小鼠：雌性或雄性，体重 18～24g。用动物自身粪便制成 10％混悬液，灌喂。用量 1ml/（只·天），灌胃 2 天。然后禁食（不禁水）12 小时，再灌喂 0.5ml/只。

治疗研究表明：大黄使排便时间明显缩短，排便粒数显著增多；郁李仁和巴豆对排便时间和排便粒数无明显影响。

②燥结型便秘——禁水法里实证动物模型

小鼠：雌性或雄性，体重 18～22g。使动物只食大米，不饮水（包括蔬菜等一切水分来源），连续 3 天。

病理征象：外观干瘪、瘦小、体重减轻、小便发黄、大便干结，并成圆珠状或串珠状，粪便颗粒细小。治疗研究表明：郁李仁使排便时间显著缩短，排便粒数明显增多。大黄和巴豆对排便时间和排便粒数无明显影响。

二、有关《金匮要略》科学研究的思考

《金匮要略》为一部诊治杂病的专书。其以整体观念为指导思想，以脏腑经络学说为基本论点，运用病与证相结合的辨证方法，共介绍疾病四十余种，载方二百余首，治法齐备。并且，在药物剂型方面，既有汤、丸、散、酒的内服药剂，又有熏、洗、坐、敷的外治药剂，对于药物炮制、煎药、服药方法、药后反应等均有详细的记载。内容十分丰富，无论在理论上，还是在临床实践上都有着较高的指导意义和实用价值，故被赞誉为方书之

祖，医方之经。对这样一部医学巨著，在继承的基础上，借助现代科研方法，加以发展和完善，是具有十分重要的意义的。本节就有关金匮要略的科研思路进行探讨。

（一）辨病与辨证的客观化研究

根据脏腑经络病机和四诊八纲进行病与证相结合的辨证方法，为《金匮要略》论述诊治杂病的主要精神。以《金匮要略·中风历节病脉证并治》为例：指出内因脏腑虚衰气血亏虚是中风病的主要致病因素，根据其脏腑经络所产生的病理变化，以在络、在经、入腑、入脏来进行分层次辨证，又以此辨证结论指导处方用药。应当看到，在整个辨证、辨病论治体系中，由于当时科学水平的限制，其所采用的辨识标准，不少是主观、直观的成分，比较粗放，缺乏精确的客观定性、定量依据，如"脉微而数"微则气血不足，数则病邪有余，说明中风的根由是气血不足，外邪诱发为病；以"肌肤不仁"、"即重不胜"、"即不识人"、"舌即难言、口吐涎"等症状来区分中风的病变轻重，病位浅深等等。因此，应用现代科学方法，对金匮要略书中涉及的四诊、八纲、脏腑、经络、气血等辨病、辨证的基本概念，以客观的观测指标进行定性、定量、定位的研究，用具体的数量、图像等来描述记录，使之以更确定、更明白的形式出现。

1. 辨病的客观化研究　　辨病的目的，不只是为了明确病名，明确诊断，而是要认识疾病发展全过程的总规律。因此，辨病的客观化研究，就应尽可能地明确这种病的病理组织变化、生理功能紊乱以及相应的生化或分子水平的改变基础。

2. 辨证的客观化研究　　包括四诊指标的客观化研究及"证"的实质研究。现分述如下：

（1）四诊指标的客观化研究：望、闻、问、切四诊为中医获取第一手临床资料的最基本方法。长期以来，中医只是利用人们的眼、耳、鼻、手等器官进行直觉判断，其局限性是很明显的。近年来，随着中医现代化研究的开展，中医舌诊，脉诊的客观化研究取得了长足的进展。如从病理形态学、细胞学、生物学、血液流变学、舌体活检及电镜检查等方面对舌色、舌质、舌苔进行综合研究，研制各种舌象仪，使人们能直接对舌象进行定性、定量的分析，又如各种脉象仪、脉图仪的研制，通过血液流变学、血容量、血管弹性改变等各种病理生理学指标的测定，对脉诊的图像特征，脉象的发生机理有了科学的认识。

在《金匮要略》一书中，与舌诊、脉诊同样重要的诊断方法——仲景腹诊，已越来越引起人们的重视，腹诊在《伤寒杂病论》中被广泛用于分析病因病机、辨病辨证、判断预后并指导治疗，如《金匮要略·腹满寒疝宿食病脉证治》："病者腹满，按之不痛为虚，痛者为实，可下之"；《金匮要略·五脏风寒积聚病脉证并治》"积者，脏病也，终不移；聚者，腑病也，发作有时，展转痛移"等等。对仲景腹诊的理论进一步探讨，使方法及内容规范化、客观化，是一值得深入研究的课题。

随着现代科学技术的发展，各种内镜（如胃镜、支纤镜、结肠镜）、显微镜、B超、听诊器、心电图等仪器的应用，从不同程度延长了人们的视觉、听觉、嗅觉、触觉的功能，使医生的望、闻、问、切诊范围和深度大为扩展，尤其是电子计算机 X 线全体层扫描机（CT），磁共振成像技术（MRI）等技术应用于临床，更是大大地提高了临床诊断率，将这些先进技术与中医的四诊相结合，无疑将对丰富和发展中医四诊内容，使之客观化、规范化，起到极大的推动作用。

（2）"证"的实质研究：目前对"证"的实质研究开展较多的是肾虚证、脾虚证、气虚证、血瘀证等等，如关于肾本质的研究、发现肾阳虚时，尿 17-羟水平下降，ACTH 试验、Su-4885 试验及血 17-羟昼夜节律测定呈异常反应，T_3 水平下降，TRH 兴奋试验呈异常反应，男性病人睾酮水平降低，E_2 与 LH 值增高，E_2/T 值增高，LRH 兴奋试验延迟反应，这些异常反映肾阳虚患者下丘脑-垂体及其所属肾上腺轴、甲状腺轴及性腺轴在不同环节都有不同程度的功能紊乱。而肾阳虚者，一些指标往往呈相反结果。

脾虚证的客观化研究，发现脾虚者，胰分泌淀粉酶数值低于正常，胃泌素水平降低，木糖排泄率下降，唾液淀粉酶活性增高，胃蠕动功能降低，排空时间延长，表现为胃、肠、胰整个消化系统功能的减退和紊乱。

开展"证"实质的研究，需要借用现代医学的理化检测手段来实现。在物理检测方面，充分采用现代医学物理诊断的先进技术和方法，如核技术、超声技术，影像技术等从不同方面、不同角度为探求人体结构和功能改变的情况提供科学的客观的指标；在生化检测方面，利用血、尿、大便、痰涎等常规检测指标及先进的分子生物学、免疫学、生物化学、病理形态学等实验方法及指标，为"证"的客观化提供可能。

（二）开展方药的药理研究及新药开发

《金匮要略》经方被誉为医方之祖，其遣方用药至今仍指导着临床。对方药进行现代药理学研究，对于验证中药疗效，揭示作用机理，探讨配伍原则，遴选精简处方，提高临床疗效，开发新药等方面均有着十分重要的作用。

1. 《金匮要略》方药的药理研究　使用适当的动物模型和方法验证方药疗效，揭示作用机理，做到不仅知其然，还要知其所以然。以大黄、芒硝相伍为例，中医认为，"使芒硝先化燥质，大黄继通地道"。现代研究表明，大黄能刺激大肠，增强其推进性蠕动；芒硝的主要成分硫酸钠不易在肠中吸收，从而在肠腔内形成高渗盐溶液，使肠道保持大量水分，肠内容物变稀，容积增大，刺激肠黏膜感受器，反射性引起肠蠕动亢进而致泻；二药合煎，易生成络合物，将大黄泻下的成分络合上黏液物质，成水不溶状态，起缓下和软化宿便的作用，增强了通便除满之功。

又如白虎加人参汤治疗消渴，该方用于治疗四氧嘧啶实验性糖尿病小鼠，可明显降低血糖，甚至可降至正常水平。对所组成的单味中药作试验，仅知母和人参有显著降糖作用，方中其他药物无明显降糖效果。当复合应用时，知母和石膏相伍，能增强知母的作用，人参和石膏相伍，也能增强人参的降糖作用。但如将知母与人参相伍，其降糖作用不仅不增强反而消弱，表明两者相拮抗。若加入石膏则作用增强，若在知母、人参、石膏三药配伍中，依次加入甘草和粳米，降糖作用亦均增强。表明白虎人参汤，主药知母和人参间有拮抗作用，通过石膏的协调，甘草、粳米的相辅共同发挥了全方的降血糖作用。这为白虎加人参汤治疗糖尿病的配伍原理提供了依据。

对于药味复杂的经方，可以通过拆方的药理学实验研究，判别复方中起主要作用的药物，并对原有药物进行遴选、重组，以合理用药，进一步提高临床疗效。如治疗心绞痛的传统代表方苏合香丸，原方 12 味中药，后来改用冠心苏合丸也有 6 味中药。上海第一医学院为了进一步提高临床疗效，开展动物模型筛选实验，证明只有苏合香油和冰片两药组成的苏冰滴丸就具有和原方相同的药理作用。进而为了加强心脏功能与加速疗效的起效时间，在苏冰滴丸的基础上加入具有改善心脏功能的麝香与人参等，经过动物实验及临床观察，其效应均超过进口药"救心丹"。

此外，《金匮要略》书中对药物的炮制、煎服、服药方法等均有详细的记载，在研究中也须给予充分的重视。如炮制方面，炮制既可提高疗效，转变或缓和药性，又可便于煎、浸出有效成分。以醋制元胡为例，元胡止痛，是由于它的有效成分生物碱与醋结合成盐，提高了生物碱在水中的溶解度，易于溶出，提高浓度，进而提高疗效。又如煎服法方面，青蒿素的发现[36]，就是得到《肘后备急方》关于青蒿一握，绞汁服的重要启示，在提取过程中作了改进，才取得了关键性的突破。

2.《金匮要略》方药的新药开发　按照卫生部颁发的《新药审批办法》，开发《金匮要略》经方或以经方为基础的临床加减方，研制中药新制剂，是利用现代科学手段，研究金匮方药的另一思路与方式。

对《金匮要略》经方的开发研究[37-39]，改变原有的以汤剂、丸剂、散剂为主的剂型，药效缓慢，可控性差等不足之处，明确药物的有效成分或组分，制定合理的制备工艺，去粗取精，制定和完善质量标准，进一步提高临床疗效，扩大临床用途，并与国际标准化接轨，进入国际市场。以古方安宫牛黄丸的开发研究为例：安宫牛黄丸为治疗热邪内陷、传入心包而致的身热烦躁、神昏谵语、抽搐惊厥等急重症的良药，但丸剂不利于迅速发挥疗效，药价昂贵，影响了该方在临床上的广泛应用。为改变这种状况，北京中医药大学应用现代实验研究结果，确认组方中的有效成分，选择快速剂型，研制了新制剂"清开灵注射液"，该药不仅保留了原方的治疗特色，而且被国家中医药管理局公布为临床急诊必备成药之一，并且扩大了临床适应证。

（刘清平　赵会芳）

参 考 文 献

[1] 成都军区后勤部卫生部 . 中医药临床科研指南 . 成都：四川科学技术出版社，1990：16-34

[2] 孙国杰 . 中医科研方法概论 . 北京：科学技术文献出版社，1988：27-110

[3] 施杞 . 现代中医药应用与研究大系·第十二卷 . 上海：上海中医药大学出版社，1995：44-271

[4] 施杞 . 现代中医药应用与研究大系·第十四卷 . 上海：上海中医药大学出版社，1995：116-172

[5] 李芳，等 . 实用中医药科研手册 . 长沙：湖南科学技术出版社，1995：3-112

[6] 国家中医药管理局科学技术司，上海市中医药科学技术情报研究所 . 上海：上海科技文献出版社，1991，1992，1995

[7] 陈小野 . 实用中医证候动物模型学 . 北京：北京医科大学中国协和医科大学联合出版社，1993：100-315

[8] 倪宗瓒 . 医学统计学 . 北京：人民卫生出版社，1996：1-306

[9] 施新猷 . 医学实验动物学 . 西安：陕西科学技术出版社，1989：33-71，231-260

[10] 卫生部科教司，中医研究院图书情报中心 . 医学实验动物模型及细胞系研制与应用 . 62-171

[11] 周中原，等 . 医学科研方法 . 天津：天津科技翻译出版公司出版，1994：2-74

[12] 张季平 . 医学科研方法学 . 南京：江苏科学技术出版社，1991：315-449

[13] 上海中医学院正常人体学教研组 . 阳虚、阴虚型以及某些助阳药和滋阴药作用的初步研究 . 新医药学杂志，1977（9）：33

[14] 刘福春，等 . "阳虚证"模型 . 中医杂志，1985（2）：65

[15] 杨锋，等 . 温阳药及滋阴药对"阳虚"小鼠模型 T、B 淋巴细胞转化功能的影响 . 中西医结合杂志，1991（9）：553

[16] 顾顺德，等 . 中医阴阳的实验性研究（Ⅱ）附子、肉桂和六味地黄丸方对高血压大鼠尿醛固酮等的影响 . 中西医结合杂志，1985（2）：105

[17] 北京师范大学生物系 . 中医脾虚证动物模型的造型 . 中华医学杂志，1980（2）：83

［18］张启元．小鼠、大鼠、金黄地鼠"脾虚证"模型，中华医学杂志，1980（2）：83

［19］杨畔农．脾虚证发生机理的实验研究．中医杂志，1987（11）：53

［20］阚甸嘉．用破气耗气理论塑造脾虚气虚动物模型．吉林中医药，1990（2）：32

［21］金惠铭．中医血瘀证的动物模型复制方法．自然杂志，1987（12）：127

［22］高明，等．家兔实验性动脉粥样硬化气虚血瘀模型的建立．辽宁中医杂志，1990（1）：139

［23］陆志强．高血压性脑内出血性瘀血动物模型的制造及评价．见：全国中西医结合基础理论研究思路研讨暨讲习会资料．黄山：1990

［24］李风文，等．肝郁气滞血瘀的临床和实验研究．中医杂志，1991（10）：16

［25］顾永华．肝郁证实质及动物模型研究进展．中西医结合杂志，1989（9）：575

［26］王绪辉，等．肢体痹证的造模方法．上海中医药杂志，1986（3）：3

［27］王绪辉，等．风寒湿性关节痛实验模型及病理学研究．中医杂志，1990（7）：50

［28］吕爱平，等．益肾蠲痹丸对大鼠实验性痹证影响的病理学研究．中医杂志，1988（6）：49

［29］鄢顺琴．动物（小鼠）便秘模型的复制及其中药的治疗效果．中药通报，1988（3）：43

［30］沈自尹．对中医基础理论的思路．中国中西医结合杂志，1997（11）：643

［31］金敬善．脾虚患者胰分泌淀粉酶功能的观察．中西医结合杂志，1981（1）：28

［32］北京市中医研究所．脾气虚证病理生理学基础的初步探讨．中国中西医结合研究会成立大会论文摘要汇编．1981：2

［33］姜廷良．中药复方研究方法．见中西医结合研究思路与方法学．上海：上海科学技术出版社，1985：280-281

［34］木村正康．实验的糖尿病动物における和汉药の复合作用にすみ病态药理学の探索，第1回和汉药シンポジウム集录 PP.14，1967

［35］上海市苏心丸协作组．苏心丸治疗心绞痛的疗效及药理作用的初步探讨．中医杂志，1981（12）：903

［36］中医研究院中药研究所．青蒿的药理研究．新医药学杂志，1979（1）：23

［37］谢秀琼．中药新制剂开发与应用．北京：人民卫生出版社，1994：1-113

［38］林求诚．证的研究现状及展望．中国中西医结合杂志，1997（6）：387

［39］季钟朴．发展中医学的战略思路．中国中西医结合杂志，1997（2）：67

［40］李广曦．肾阳虚证动物模型的造模方法及其相关指标回顾．中国中医基础医学杂志，2000，6（4）：46-54

［41］实验动物国家标准．实验动物微生物学等级及监测 GB 14922.2-2001

附：中医院校历届部分《金匮要略》研究生毕业论文题目选录

1. 《金匮》痉病的研究

2. 对虚劳病重在脾胃的探讨

3. 试论水肿与三焦

4. 论《金匮》方后自注的学术价值

5. 《金匮》预防思想的初步探讨

6. 关于脉学中的几个问题

7. 论历节

8. 试论《金匮·虚劳篇》的学术思想及其对后世的影响

9. 论《金匮》阴伤证治特点

10. 中医体质学说理论在《金匮》中的应用初探

11. 《金匮》杂病调中法探析

12.《金匮》相反相成用药法的研究

13. 枳实薤白桂枝汤治疗冠心病心绞痛初步观察

14. 中医腹诊有关问题探讨

15. 论《金匮》水气

16.《金匮》内科杂病从脾论治的重要意义

17.《金匮》双向调节法则探讨

18. 论《金匮》辨病

19.《金匮》瘀血证治探讨

20. 论《金匮》治未病的学术思想

21. 论《金匮》胸痹

22.《金匮》虚劳证治探讨

23. 试论《金匮》中的黄疸病

24. 试论《金匮》中的护阴思想

25. 试论《金匮》产科病治法特点

26. 论《金匮》瘀血病

27. 试论《金匮》脾病治法特点

28. 论《金匮》水气病

29. 论《金匮》内科急症

30. 论《金匮》肺系疾病证治规律

31. 从《金匮》探讨冠心病的证治

32.《金匮》痹证证治规律探讨

33. 论《金匮》肝病证治

34.《金匮》活血化瘀方药研讨

35. 论《金匮》温肾法及其临床运用

36. 温肾治疗血虚的探讨——附《金匮》肾气丸治疗血虚 66 例疗效分析

37. 阴阳毒理论探讨及升麻鳖甲汤临床应用

38. 论奔豚病

39. 论肝病实脾——附以补肝实脾法治疗由 D-氨基半乳糖致大鼠急性肝损伤的实验研究

40. 论历节病——附乌头汤治疗历节病等寒湿杂证 60 例疗效分析

41.《金匮》寒热药物并用方药之研究

42. 桂枝汤类方治疗虚劳病的研究

43. 从《金匮》"五脏病各有所得者愈"看杂病愈病机理

44. 试论《金匮》治病首重脾胃

45. 论《金匮》分消治湿法

46.《金匮》治病贵通学术思想研讨

47.《金匮》虚实夹杂证治规律初探

48. 从《金匮》两则"所得"探析张仲景脏腑杂病治疗思想

49.《金匮》咳嗽辨治规律的探讨

50. 薯蓣丸的理论探讨及其对小鼠免疫功能影响的实验研究

51. 从《金匮》"知肝传脾"初探肝病的传变

52. 茵陈五苓散调节脂质代谢的实验研究

53. 茵陈五苓散治疗原发性高脂血症的临床研究

54. 急性黄疸性肝炎致病机理探析

55. 鼻头色诊的微观探测

56. 经方治疗胃脘痛规律探讨

57. 经方治疗痛经规律的探讨

58. 《金匮》的脏腑学说探讨

59. 试论大气转其气乃散

60. 对《金匮·虚劳病》篇的初步探讨

61. 论《金匮》"五脏元真通畅，人即安和"对杂病治疗的指导意义

62. 清代医家对《金匮》的注释

63. 《金匮》日注本的研究

64. 《金匮》百合病研究

65. 仲景血水相关理论及其临床应用

66. 《金匮》补肾健脾法抗运动性疲劳的理论与实验研究

67. 《金匮》疑难条文探析

68. 《金匮》组方用药规律的探讨

69. 防己黄芪乌苋汤治疗急性痛风的实验研究

70. 论《金匮》"津血互病"

71. 《金匮》勿令窍闭思想及通窍治疗研究

72. 水气病阴虚机理及其证治初探

73. 痉病病理演变机制和证治规律之研究——附 276 例临床病例资料分析

74. 胸痹从肝论治——《金匮》"肝心相关"思想发展

75. 论《金匮》的通调思想

76. 试论经络理论在《金匮》中的地位

77. 试探《金匮》男女科学术思想

78. "养胃理气汤"治疗慢性胃炎的临床观察及实验研究

79. "养胃理气汤"治疗慢性萎缩性胃炎的实验研究

80. 柔狂糖浆治疗精神分裂症的临床观察

81. 结肠康治疗慢性非特异性溃疡性结肠炎的实验研究与临床观察

82. 《金匮》情志病理论与现代精神病防治

83. 基于逻辑的《金匮要略》方证理论体系研究

84. 金匮肾气丸延缓衰老作用的理论和实验研究

85. 《金匮要略》活血化瘀法的研究

86. 《金匮要略》补法探微

87. 大黄蟅虫丸治疗下肢深静脉血栓形成后遗症的实验和临床研究

88. 茯苓甘草汤治疗功能性消化不良胃虚停饮证的理论和实验研究

89. 当归贝母苦参煎剂治疗实验性慢性细菌性前列腺炎的研究

90. 金匮肾气丸颗粒治疗强直性脊柱炎的临床疗效研究

91. 酸枣仁汤对虚劳失眠大鼠干预机理的研究

第七篇
《金匮要略》本文、注本、参考书精选评介

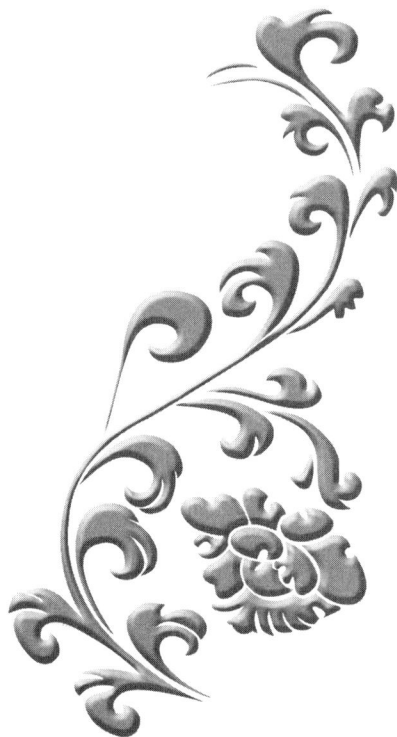

本篇主要介绍《金匮要略》的名注（本）。每种书，首先介绍该书作者的生平、姓名、字、号、生卒时间，师承关系，该本的成书年代，该本的主要流传版本，该书作者的其他著书与行医概况；其次简介该本的主要内容、结构及其书名的意义，该注本的分卷、章、节情况等，若有独特体例亦结合介绍；三是介绍该本的学术思想，此栏目为写作重点，着重介绍该本的学术特点及其对后世医疗、教学、科研等方面的影响，写作特点突出的亦一并介绍。

第一章

《金匮要略》本文《金匮要略方论》评介

　　作者张机（约 150—219 年），字仲景，南郡涅阳（今河南省南阳市，一说河南邓县）人。张机从小好学上进，博览群书，尤爱好医学，年轻时曾跟从同郡张伯祖学医。因他勤奋好学，故能尽得所传，时人称赞他"识用精微过其师"。后世据唐·甘伯宗的《名医传》记载，张机曾任长沙太守，故时被人称为"张长沙"，其方书亦被称为"长沙方"。张机生活在东汉末年，其时政治黑暗，战祸连年，疫病流行，尸横遍野，所谓"家家有僵尸之痛，室室有号泣之哀；或阖门而殪，或复族而丧"。仅据张仲景《伤寒杂病论·序》中记载，他原有 200 多人的家族，自汉献帝建安纪年以来，在不到 10 年的时间，就有三分之二的人染病身亡，其中死于伤寒者竟占十分之七。张机"感往昔之沦丧，伤横夭之莫救，乃勤求古训，博采众方"，刻苦攻读《素问》、《灵枢》、《八十一难》、《阴阳大论》、《胎胪药录》等古代医书，继承《内经》等古典医籍的基本理论，广泛收集汉及汉以前的诊疗方法，结合个人的临床诊疗经验和心得体会，并使之提高到一定的理论高度，创造性地著成《伤寒杂病论》这样一部划时代的临床医学名著。刻苦的钻研和长期的医疗实践，使张仲景成为一名杰出的临床医学家，被后人尊称为"医宗之圣"。他的高超医术，在不少文献中多有记载，如《何颙别传》和《甲乙经·序》中均记述了仲景对建安诗人王仲宣之病的判断，"张机见侍中王仲宣，时年二十余，谓曰：君有疾，四十当眉落。眉落半年而死"，后来果然应验。仲景医德高尚，他认为医生必须具备认真负责的态度和勇于创新的精神，他对那些"按寸不及尺，握手不及足"，"相对斯须，便处汤药"，草菅人命的医疗作风，表示了极大的愤慨。对那些面对疫病流行束手无策，却又"各承家技，始终顺旧"，墨守陈规的庸医给予了尖锐的批评。他反对"钦望巫祝，告穷归天"，请求鬼神保佑的迷信思想，指出其结果只能"束手受败"。仲景著有《伤寒杂病论》16 卷，该书原本散佚，经后世医家搜集整理，分成现在流行的《伤寒论》和《金匮要略》二书。

　　本书原与《伤寒论》合编，名为《伤寒杂病论》。约在 3 世纪初，即公元 210 年，东汉张仲景总结劳动人民与疾病作斗争的经验并结合自己的经验体会，创造性地写成《伤寒杂病论》。据《伤寒杂病论·序》说："乃勤求古训，博采众方，为伤寒杂病论，合十六卷"。其中 10 卷论伤寒，6 卷论杂病。约公元 270 年，西晋王叔和加以搜集编次，分伤寒杂病为二。其中杂病部分，历经隋唐至宋，约 400 余年湮没不见。公元 1057 年，北宋王洙在馆阁蠹简中，发现《金匮玉函要略方》3 卷，上卷辨伤寒，中卷论杂病，下卷载方药及妇科。后经林亿等校订，以伤寒文多节略，且已有先订完整本，故将其删去，只保留中、下二卷的杂病和方子，并采集散在各家之方，附于逐篇之末，凡 25 篇。书名则去掉"玉函"二字，改为《金匮要略方论》。至明代赵开美寻获校刻，流传至今。本书现有版本 22 种，常见版本：①元刻本；②《古今医统正脉全书》本；③明万历二十七年己亥（1559 年）海虞赵开美校刻本；④清康熙二十二年癸亥（1683 年）文瑞堂刻本；⑤清康熙六十年辛丑（1721 年）宝纶堂刻本；⑥日本宽保二年平安书肆林权兵卫刻本；⑦日本宽政元年（1789 年）芳兰榭刊本；⑧日本文化三年（1806 年）谐仙堂新刻本；⑨日本仿明俞桥本；⑩清抄本；⑪1963 年人民卫生出版社铅印本。

张仲景在《伤寒杂病论·序》中说："撰用《素问》、《九卷》、《八十一难》"。说明他的思想源于《内经》、《难经》。在《金匮要略·黄疸病脉证并治》内，没有提出黄疸病的特征。有人认为是遗漏，其实在《素问·平人气象论》和《灵枢经·论疾诊尺》已指出黄疸病的主证是身痛而色微黄，齿垢黄，爪甲上黄，目黄，溺黄赤等，故不赘述。《金匮要略·五脏风寒积聚病脉证并治》是继《难经·十五难》所说积聚病，简要地总结为"积者，脏病也，终不移；聚者，腑病也，发作有时，展转痛移"，并详述诸积脉诊大法，以补《难经》所不及。《伤寒论》与《金匮要略》原为合卷。根据《痉湿暍病脉证治》原载于《伤寒论》后，作者自注说："太阳痉湿暍三种，宜应别论，以为与伤寒相似，故此见之。"唐宗海说："此数语是仲景了结伤寒，引起金匮一个小序，此篇之末，即是金匮之首，乃仲景教人要会通二书之意，由伤寒入金匮，从此病过渡矣。"（《金匮要略浅注补正》）可知两书是一脉相承，同源二流。

全书共 25 篇，首篇《脏腑经络先后病脉证》属于总论性质，对疾病的病因病机、预防、诊断、治疗等方面，都以例言的形式，作了原则性的提示，所以此篇在全书中具有纲领性的意义。从第二篇《痉湿暍病脉证治》到第十七篇《呕吐哕下利病脉证并治》是属于内科范围的疾病。第十八篇《疮痈肠痈浸淫病脉证并治》则属于外科。第十九篇《趺蹶手指臂肿转筋阴狐疝蛔虫病脉证并治》，是将不便于归类的几种疾病合为一篇。第二十至二十二篇，是专论妇产科疾病。最后三篇为杂疗方和食物禁忌，带有验方性质，后世不少注家删去不载。

兹从病因病机、诊断、治法、方剂、药物诸方面分析其内容特点。

1. 以正气邪气为主的发病观　本书以整体观念为指导思想，以脏腑经络学说为基本论点，认为疾病证候的产生，都是整体功能失调，脏腑经络病理变化的反应。如《脏腑经络先后病脉证并治》，在病因、发病和病理传变方面，以脏腑经络分内外，提出了"千般疢难，不越三条"的病因分类；从整体观念出发，根据正与邪、人体内部各脏腑间的相互关系，提出了"若五脏元真通畅，人即安和"，以及"见肝之病，知肝传脾"等有关发病和病理传变的理论。

2. 诊断注重病证结合　运用病与证相结合的辨证方法。通过四诊举例，结合八纲，把疾病的各种临床表现，都具体落实在脏腑经络的病变上，示范性运用了病与证相结合的辨证方法。这一精神贯穿于全书各篇。如中风病，以在络、在经、入腑、入脏来进行辨证。另外，注意辨证的准确。如腹满，按之不痛为虚，痛者为实。再如中风与痹证同有不遂之症，但中风是半身，而痹证则在臂之局部。另外，每个病的主证和变证，及误治的变证和危候，亦有详叙。本书所论脉法有独到之处。每病指出主脉，如疟疾脉弦，虚劳病脉大、极虚。一脉可以主数病，如弦脉可主疟病、痰饮、腹满、寒疝等病。一病可以见数脉，如肺痈病初起脉滑数，成脓脉数，穿溃脉微数。脉法灵活，如一般浮脉主表，若浮脉见于尺中，则为里虚。根据脉象指导治疗，如疟病脉"浮大者可吐之"。根据脉象推测预后，如"水病脉出者，死"。从脉象求出病因，如"微则为风，数则为热……风中于卫，热过于营"，指出风热之邪是肺痈病的致病因素。用几种脉象合起来解释病机，如《水气病脉证并治》提出寸口脉浮而迟，寸口脉弦而紧，趺阳脉浮而数，趺阳脉当伏，今反紧，跌阳脉当伏，今反数，少阴脉紧而沉等，从寸口、跌阳、少阴三部脉，以沉潜止伏字句，说明肺脾肾三脏气化功能失调，足以形成水肿病。脉象相同，舍脉从症以认病，如《疮痈肠痈浸淫病脉证并治》提出"诸浮数脉，应当发热，而反洒淅恶寒，若有痛处，当发其痛"。证候相同，舍症从脉以认病，如《跌蹶手指臂肿转筋阴狐疝蛔虫病脉证治》提到腹痛有寒热虚实之分，一般脉象为沉或弦，若反见洪大，则是蛔虫。

3. 具有原则性和灵活性的治法 各病篇指出治疗法则，如《水气病脉证并治》指出："腰以下肿，当利小便，腰以上肿，当发汗乃愈"、"病水腹大，小便不利，其脉沉绝者，可下之"。提出治疗禁忌，如湿病忌下、大汗和火攻；淋病及亡血忌汗。治未病，做到未病先防，有病早治，"若人能养慎，不令邪风干忤经络。适中经络，未流传脏腑，即医治之"。治未病脏腑更具特色，"见肝之病，知肝传脾，当先实脾"。另外，还有先后缓急治法。表急救表，里急救里，"病，医下之，续得下利清谷不止，身体疼痛者，急当救里；后身体疼痛，清便自调者，急当救表也"。先治卒病，后治痼疾，"夫病痼疾加以卒病，当先治其卒病，后乃治其痼疾也"。

4. 方剂运用活泼 本书所载方剂剂型有汤剂、丸剂、散剂、酒剂、外敷药、洗药和坐药等。方剂共 262 方，除杂疗方三篇共 57 方、附方 24 方、有方无药共 4 方、不合体例 9 方外，完整而实用的，共 168 方。本书对方剂的运用立方严谨，用药精当，化裁灵活。常以一方治数病，如八味肾气丸可治虚劳腰痛、少腹拘急、小便不利；又治痰饮病短气有微饮；又治消渴病饮一斗，小便一斗以及妇人转胞不得溺等证。把原方药味加减，即有不同治法，如桂枝汤倍芍药加饴糖名小建中汤，治虚劳阴阳两虚证。一证用二方，如胸痹，胸中气塞，短气，茯苓杏仁甘草汤主之；橘枳姜汤亦主之。

5. 注重单味药及药物配伍的作用 重视单味药物的主治功能，如用苦参之杀虫除湿热以治狐惑病阴部蚀烂、浸淫疮。注重药物经过配伍所发生的协同作用，如桂枝配伍应用于不同方剂中，可从多方面发挥其效能。如桂枝汤、黄芪桂枝五物汤，用以调和营卫；小建中汤、黄芪建中汤，用以健运中气，等等。注重药物在方剂中的加减变化，如治疗胸痹病，但解胸痛，用栝蒌薤白白酒汤；如因水饮上逆而证见不得卧者，则加半夏以降水饮，成为栝蒌薤白半夏汤；如再加"胸满，胁下逆抢心"，则加枳实、厚朴、桂枝，以降胸中胁下之气，成为枳实薤白桂枝汤。此外，还注重药物的炮制、煎煮方法，如附子用作回阳救逆则生用，且须配以干姜；如用以止痛多炮用，不须伍以干姜。再如茵陈蒿汤的煎药法，先煮茵陈，后入大黄、栀子，因后入大黄、栀子，可峻攻其热，久煮茵陈，则可缓出其热中之湿。

6. 独特的写作体例 本书对所论述的病证，都以脉证治为纲领，并从脉证中举出相同点和不同点的鉴别，以及在治疗上指出原则性大法，这对辨证有所启发，有些治法和汤方至今仍为临床所实用。后世内科学依据本书发展而来。本书凡出方治，必在方名上先叙症状，这类症候就是某方的主证，与后世附方体裁，方在前而证在后者不同，可作为考证原方的有力根据。

下面简单讨论一下本书的学术思想。

1. 整体观念的思想指导 何汝湛[1]认为仲景的学术思想来源于《内经》、《难经》，认为人与自然有密切关系，人既不能离开四时气候而独立存在，但必须正气充足才能适应气候变化而不发生疾病。故《脏腑经络先后病脉证》篇指出："风气虽能生万物，亦能害万物"、"若五脏元真通畅，人即安和。客气邪风，中人多死"。同时认为脏腑与脏腑之间是相互联系、相互制约的，举"肝病实脾"为例，说明在处理个别症状时，应照顾全身情况，这就是整体观念的基本精神。

2. 辨病与辨证相结合 赵锡武[2]认为病为本为体，证为末为象，有病始有证而证必附于病，辨证方能识病，识病然后可以施治。诊得其证复诊得其病，则药无不效，治无不验，此仲景特标"病脉证治"之意也。辨病与辨证二者不可分割。《金匮要略》侧重于辨病、专病专方。病有共性与个性，认识个性和共性后，方能处方治疗，而辨证就是为了认识疾病。总之，既要辨证，又要辨病。

3. 注重辨证论治 陈纪藩[3]总结《金匮要略》辨证论治的特点是：辨证详而不繁，论治精辟、立法严谨、用药精专、配伍灵活；《金匮要略》独创数病合篇，每篇所述证候联系脏腑，阐明疾病的发生发展规律；重视脉象，以脉象阐明病机，推测病因，提示病位，指导治疗，判断预后；对每一病的主证论述精简，重点突出；书中对一些临床常见症状，也提出了鉴别诊断；治疗时应分清标本轻重，先后缓急，并对每一具体病证指出了具体的治则；全书广泛运用了同病异治和异病同治的方法。毛翼楷[4]认为《金匮要略》充分体现了整体观念，以脏腑学说为基本论点，为脏腑学说的形成和发展起到了承前启后的作用，从而建立了辨证论治的根本法则。初步确立了辨证与辨病相结合的原则，提出了辨证病理学理论。较早地把四诊运用于杂病，对《内经》、《难经》的诊断理论和技术均有所发展。较早地提出了论治的原则，并将它用于杂病的治疗，在剂型上也有不少创新。在预防医学方面，着眼于早期治疗和防其传变。

4. 注重"治未病" 刘献琳[5]指出，治未病是秦汉以前先进的医疗卫生思想。仲景在《金匮要略》中在理论和临床实践上作了进一步阐发，使《内经》的"治未病"思想更加具体明确。对于疾病，仲景强调预防为主。未病之时，要预防致病因素的侵袭，注意房室、衣食等方面的调摄；病变发生后，预防其发展和传变。这种摄生防病到治疗医学的发展，可以说是祖国预防医学中的一大进步。陈国权[6]认为《金匮要略》不仅重视杂病的治疗，而且重视杂病的预防。在整体观念指导下，把预防思想贯穿到防病、治病，甚至立法、组方及服药等各个方面。"治未病"的主要观点是未病先防、已病防变和治中寓防。强调《金匮要略》的预防思想有很高的实用价值，千百年来一直有效地指导着人们的防病治病实践。重视和研究《金匮要略》的预防思想，有利于发扬中医保健医疗的特色和提高治疗水平。

（黄仰模）

参 考 文 献

[1] 何汝湛. 略论《金匮要略》的特点. 新中医，1986（3）：12

[2] 赵锡武. 谈病与证. 中医杂志，1979（7）：8

[3] 陈纪藩. 浅谈《金匮要略》辨证论治的特点. 新中医，1981（4）：56

[4] 毛翼楷.《金匮要略》的学术思想及其对医学科学的贡献. 中医药学报，1981（1）：4，（2）：3

[5] 刘献琳. 论《金匮要略》中的治未病思想. 山东中医杂志，1983（4）：2

[6] 陈国权.《金匮》预防思想初探. 安徽中医学院学报，1984（1）：12

第二章
《金匮要略》注本、参考书精选评介

一、《医门法律》

喻昌，字嘉言，别号西昌老人，江西西昌（今新建县）人。公元 1585 年生于南昌府新建县，1664 年卒于江苏常熟，享年 80 岁。

喻昌自幼聪明过人，勤奋好学，博及群书，于六经诗文之学，皆有深研精究，知识渊博，才华出众。明代崇祯庚午（1630 年）以副榜贡生资历选送入京，因生不逢时，在京三年无所成就，遂弃儒返乡，专攻岐黄，潜心医道。上溯《内经》、《难经》诸典，下及诸子百家，特别是仲景学说，钻研尤深，体会颇多。医疗上擅长内科杂病，强调识病议药，辨证论治；善用经方，圆机活法；诊治疑难杂证，多获奇效。是我国明末清初著名的医学家，与张璐、吴谦齐名，史称清三代名医。著有《医门法律》、《尚论篇》、《寓意草》等十余部著作，为后世留下了珍贵的遗产，为中医学的发展做出了重大贡献。

喻氏著作中以《医门法律》的影响最大。该书刊行于清顺治十五年（1658 年）全书共六卷，14 门，载方 390 余首。卷一论述望、闻、问、切四诊合参的重要性和必要性，申明《内经》、《伤寒论》的证治与法律，并著录先哲格言为理论依据，以进一步阐明自己的论点论据，有画龙点睛的作用，在全书中具有纲领性意义。卷二至卷六，以风、寒、暑、湿、燥、火（热）六气所致的各种杂病（主要包括：痉病、疟症、痢疾、痰饮、咳嗽、关格、消渴、虚劳、水肿、胀病、黄瘅、肺痈、肺痿等），分门别类加以论述。每门之下，先论病因病机，次论法，再论律，最后附上卓有成效或深有体会的方剂。全书体例新颖，风格独特，在医界具有很大的影响。该书现流传的主要版本有：清光绪乙巳经元书宝利本、上海锦章书局石印本、上海科学技术出版社铅印本等。

喻昌勤学努力，知识渊博，治学严谨，精益求精。他对那些不学无术，草率从事的医疗作风深恶痛绝。为防庸医失治误治，他博及群书，广采众议，去粗取精，并结合自己的临床经验，经过 14 次修改，反复雕琢，终于撰成了影响极大、价值较高的医学著作《医门法律》。法者乃正确辨证论治之大法也，律者系误诊失治之责也，为医者易犯错误之处提示禁例，以免伤害病人。使医者治病依之有法，庸医害人绳之以律。法律分明，正误有别，使临证者不敢轻妄草率。从而促进了医疗作风的好转，推动了临床疗效的提高。

《医门法律》体裁独特，别具一格，内容丰富，创新颇多，具有很高的学术价值：秋燥论纠正了《内经》中以湿为燥之误，燥之与湿，有霄壤之别，易一字而正千古之讹；清燥救肺汤，配伍严谨，疗效显著；大气之定论，统一了历代纷争之疑；逆流挽舟法，开辟了治痢新途径，丰富和发展了治痢学说。现就该书对《金匮要略》的注释与发挥的特点特色探讨如下，以此可窥喻氏学术思想之一斑。

1. 穷源溯流 把各家理论有机地融合起来。在每门的"论"中，把《内经》、《难经》、《伤寒论》、《金匮要略》以及其他医家的有关理论和见解有机地汇集、融合在一起，相互印证，互为补充，使之论述系统，有理有据，析理透彻，说服力强。阅读之后，来龙去脉自明，澄清源流，有利于深入理解，全面掌握。

2. 精选内容，详略得当，突出重点　喻昌在医疗上擅长于内科，对杂病研究尤深，体会颇多。因此他在注释《金匮要略》时并没有把所有原文抄搬过来，对外科、妇科病证和一些临床意义并不十分重要的内容则略而不述；对临床意义较大，使用价值较高而自己体会较深，或有独特见解的内容则精选出来加以论述和发挥，使内容精练，突出了重点和实用。

3. 注释简明扼要　把自己的独特见解与原旨有机地联系起来。喻氏对仲景之说深入琢磨，钻研尤深，注释原文既不随文衍义，也不咬文嚼字死钻牛角尖，重在阐明仲景原旨和自己的心得体会以及临床实际应用。对许多内容具有独特的见解和较好的发挥，从而既加深了对《金匮要略》原文的理解，又丰富和发展了仲景学说。

4. 归纳总结，相互比较，加深理解，强化记忆　喻昌把仲景原文中散在的有关内容精心地提炼出来，归为同一类或同一门下进行论述，如把水、寒、胃寒、中寒、胸腹寒痛、虚寒下利等内容归于中寒门下；又把大、小建中汤、黄芪建中汤等方归纳在一起；把八味肾气丸在《金匮要略》中所主治的病症总结归纳在一起，等等。这样不仅有利于总结出共性与异性之所在，找出普遍性与特殊性的规律，使之加深理解记忆，便于全面系统地掌握。

《医门法律》一书，内容丰富，论述精当，析理透彻，载方精良，体例独特，见解深邃，自问世以来，一直被医林所传诵，流行甚广，影响颇大，被后人赞誉为"医林名著"，至今仍有较大的临床指导意义和使用价值，是一部学习《金匮要略》不可多得的实用参考书。

（周　衡）

二、《金匮方论衍义》

《金匮方论衍义》为元明间赵以德所撰。赵以德，字良仁，号云居，浙江浦江人，生于元延祐二年乙卯（1315年）。幼尝从学于翰林待制贯，少试史宪司，即弃去，于二十八岁时与戴思恭（元礼）同求学于名医朱丹溪门下，学医十年，其得先生医之锁龠。后至吴中，张士诚起义据吴，良仁挈家归浙，得以再见丹溪，与先生往还论医，精修河洛阴阳，太极气运，修身养性之说，遂得先生真传。治疗多奇效，名动浙西东。后复来吴，占籍长洲，以高寿卒于明洪武乙亥（1395年）。著作有《医学宗旨》、《金匮方论衍义》、《丹溪药要》等，惜均无梓本。1988年，周衡、王旭东在中国科学院图书馆觅得所藏《金匮方论衍义》旧抄本，乃为之点校，于1993年中国中医药出版社刊行问世。其余各书均已失传。

《金匮方论衍义》是汉·张仲景《金匮要略》的最早注本。是书开《金匮要略》注疏之滥觞，由于无可借鉴，乃遵从仲景"撰用《素问》、《九卷》、《八十一难》"的遗训，以《内经》、《难经》等理论融会阐发《金匮要略》之旨，又博采金元诸家成无己、王好古、张元素、刘完素、李东垣、张子和、朱丹溪之说以为羽翼，推演发挥仲景之学。故书名《金匮方论衍义》，凡三卷，卷上起于脏腑经络先后病，迄于腹满寒疝宿食病；卷中起于五脏风寒积聚病，迄于趺蹶手指臂肿转筋阴狐疝蛔虫病；卷下则赅妇人病三篇及杂疗方、禽鱼兽虫、果实菜谷禁忌并治。

赵氏"衍义"之注，具有溯源《内》、《难》，联袂《伤寒》，融会金元诸家之说的独特学术风格，有很高的学术价值。陆心源谓是书可与成无己《注解伤寒论》相抗衡，言诚不谬。兹略例数端如下：

（1）溯源《内》、《难》，阐理详明，如注释"上工治未病……知肝传脾。当先实脾……夫肝之病，补用酸，助用焦苦，益用甘味之药调之"一条，赵氏释之曰："经谓五脏相传者，必是脏气因邪并之。邪正结合，发动则有余，故得传于不胜也。今乃云肝虚之症，知其传脾。然肝虚必弱，弱者必为所胜者克，奚能传于不胜也？《脏气法时论》曰：肝欲补，急食辛以补之；欲泻，以酸泻之。今云肝虚之病，补用酸，又奚与《内经》相反也？试尝思之：《金匮要略》首篇之所叙者，由人禀五行气味以成形，形成则声色渐著，于是四者（指五行、气味、声、色）日行变化于身形之中，未尝斯须离也。遂次第列于篇首，以为治病之规范。此条特明于味者耳。

······

味之成者为体，气之成者为用，有诸体而行诸用。故肝木者必收之而后可散。非收则体不立，非散则用不行，遂致体用之偏之气，皆足以传于不胜也。偏于体不足者必补酸以收之，偏于用不足者必补辛以散之。故补体者必泻其用，补用者即泻其体。因知《内经》云辛补，为其用也；仲景云酸补，为其体也。然仲景之言，亦出《内经》，《内经》谓："风生木，木生酸，酸生肝，岂非酸乃肝之本味，以本味补本体，不待言而可知。故正言时论补泻其用之行变化者，亦不可以为仲景相反也。"本论引据《内经》，反复阐明五脏赖气与味以成其体与用，而体与用之偏之气，皆可传于不胜。非肝实传脾而已。又考之《难经》；亦有"七传者，传其所胜也；间脏者，传其子也"说明脏用之实与脏体之虚皆可传变。从而扩展了上工治未病的思路，其论本于《内》、《难》而为后贤所未发。

（2）融会伤寒，互为羽翼，如"太阳病，其证备，身体强，几几然，脉反沉迟，此为痉，栝蒌桂枝汤主之"一条，赵氏释之曰："考之《伤寒论》有谓：太阳病，项背强，几几然，反汗出恶风者，桂枝加葛根汤主之。亦是其一也，正与此同。而少异者，彼以汗出恶风，其脉必浮；此言脉沉迟，必汗不出，不出则亦不恶风，于是不加葛根而加栝蒌根。俱是益津和血养筋之剂，彼之几几然，项背强，虽未至于痉，然经脉已拘急，不利于运动，故用葛根之甘行阳，从表分、卫中以生津液，和其经脉。沉迟，汗必不出，不出则亦不恶风，则是病在表之营血分。营血，阴也，其体沉，其行迟，所以脉应其相，外息于寸口，内不养于筋经，故痉强之病作焉。所以栝蒌根味苦入阴，用以生营血，益阴分津液，养其筋经者为君；桂枝之辛以散，芍药之酸以收，一阴一阳，理其表者为臣；甘草、姜、枣合辛甘之味，行脾之津液而和营卫者为使。立方之旨，其在斯欤？"此论联系《伤寒论》之桂枝加葛根汤证，详辨其疑似浅深，指明一在表之卫分，一在表之营血分；一为外感伤寒，一为内伤杂病，使仲景之学表里相贯，融为一体，何等清澈明快。

（3）博涉诸家，流贯金元《金匮要略》，为古代治疗杂病的典范，其影响所及，代有发挥。赵氏遥承金元各家之学，发煌仲景奥义，是书亦屡见不鲜。如：

引张元素论刚痉用葛根汤，谓"前贤云：太阳初病，未入阳明，不可便服葛根，是引贼破家也。又云：用此以断太阳之路，既是开发阳明经气以却太阳传入之邪也。故仲景治太阳阳明合病，桂枝汤加麻黄、葛根也。"

又传河间之学，如论泽泻汤治支饮苦冒眩，云："《原病式》以昏冒由气热神浊，火也；目黑暗，亦火热之气郁……然此支饮之冒眩，将何所从乎？以愚观之，三者相因，未始相离；风火不由阳虚，则不旋动；阳虚不由风火，则不冒眩。盖伤寒者，以寒复其阳，而阳郁化火，火动风生故也。风火之动，散乱其阳则阳虚。湿饮者，亦如伤寒之义。虽然谓之阳虚风火所动而致，然必各治其所主，寒者治其寒，湿者治其湿，而后察三者之轻重，以药佐之。若此之支饮在心者，阻其阳之升降，心气郁而不行，上不充于头目，久则化火，火动风生，而作旋运，故苦冒眩也。于是利小便以泄去支饮，和其中焦则阳自升，而风火自息矣。泽泻能开胃关，去伏水，泄支饮，从小便出之；佐以白术，和中益气，燥湿息风。用药不在品味之多，惟用之中病耳。"赵氏于此阐发湿郁火动风生之理，显然在于传河间之学。

又如肾气丸治消渴，赵氏爱张子和之意论曰："所以用八味丸补肾之精，救其本也。其不避桂、附之热，为非辛不能开腠理，致五脏之精输之于肾软？其施化四布以润燥，即世俗之谓肾消也。呜呼！予每恨古今论消渴者多矣，然集其症，而不举其所自者有之；举其端而不言其详者有之。将欲系其生理，诚难哉。因读张子和，举出君相二火，可谓善用《内经》，叙五脏六腑消渴，与其饮食，六气致病之详，复举其火为要。更引河间治火生津液，开腠理之法，读之使人快然。前代无有及此者。"其说虽与今之常论不同，然亦深合《内经》"肾苦燥，宜食辛以润之"及"开腠理，致津液"之理，发人深省。

又产后中风，持续数日不解，虽久，可与阳旦汤一条，赵氏则据东垣之论注释之，曰："东垣治劳役饮食所伤，夹外感者，亦名为两感，必顾胃气。《大全良方》谓：新产去血，津液燥少，如有时气之类，须当发汗，如麻黄汤谨不可，取汗无令过多。《活人书》又有妇人诸病，皆用四物汤，与所见证如阳旦汤之类，各半和而用之。学者又当知此。"对东垣可谓师而不泥，自有新意。

丹溪之学，《衍义》传者较多，且精义迭出。如"妇人妊娠，宜常服当归散主之"条，丹溪曾有"黄芩、白术为安胎圣药"之说，即据当归散而言，然未详其义，今人窃疑之。赵氏于此条发挥曰："白术者，其用有三：一者，用其益胃，致胃气以养胎；二者，胎系于肾，肾恶湿，为其能燥湿而且生津；三者，可致中焦化生新血，去腰脐间之陈瘀，若胎外之血有因寒湿滞者，皆解之黄芩减壮火而反于少火，少火则可以生气，与脾土湿热未伤，及开血之闭塞，以故为常用之剂，尤当以脉之虚实迟数加减之。虽然，有是则可常服，否则不必也。何则？药者，但宜攻邪扶正，不比米谷，终其性味偏而不中，不可以久服，如《内经》所云：味之所入，各归其所攻，气增而久，夭之由也。"赵氏所述，使我们对丹溪安胎要药之论有更深一层理解。

由上述可见，赵氏《衍义》，并非对《金匮要略》的随文注释，而是发皇古义，并融会金元各家之学以"演其所知"。不惟仲景奥义得以申明，对清理中医学术的发展过程亦极有裨益。又本书所据《金匮要略》原文，当为元代版本，较现存之明代复刻本更早，故也有很高的版本价值。

（周　衡）

三、《金匮要略论注》

《金匮要略论注》（以下简称《论注》）24卷，成书于康熙十年（辛亥），即公元1671年，是清代20余种《金匮要略》注释本中，最早的全注本（包括杂疗等三篇）。作者徐彬，字忠可，清初著名医学家，为顺治、康熙时人，原籍槜李（今浙江省秀水县西蓝，1912年并入嘉兴），生卒不详。徐氏是明代太仆徐世淳之第三子，少为儒生，是当地的明经（明经：即贡生之敬称。秀才中成绩优异者，升入京师的国子监（太学）肄业者，称之"明经"）。曾向明末名医李中梓（士材）学习，从师喻昌（嘉言）。徐氏业医，治病疗疾，名噪乡里；畅发仲景之学，成效卓著。著有《原始》一书（见《浙江医籍考》），内容不详，恐已散失。其撰著流传于世者，除《论注》外，尚有：《伤寒论注》（又名《伤寒论前解》，见汪良寄《伤寒书目》）、《伤寒论图说》、《注许民伤寒百真证歌》、《伤寒一百一十三方发明》（均见《中国医籍考》），实仲景功臣，喻昌学派中之佼佼者。中医学有众多学派，其中的经方学派，奉仲景《金匮要略》为医经。仲景方乃群方之祖，故历代医家对仲景学说尤为重视。至清代，由于训诂考据学的兴盛，更形成了注家辈出的局面。其中，喻昌堪称研究仲景学说具有代表性的名家之一，所著《医门法律》（初刊于清顺治戊戌，即1658年）于《金匮要略》证治，多有发挥，影响颇大。徐彬为喻昌高足，他在《论注》的自序中阐析研究仲景学术思想的重要意义，并谓"张仲景者，医家之周孔也"，称《金匮要略》为"后世杂症方书之祖，乃有药味、有方论之《灵》、《素》也"。喻氏《医门法律》之论多宗《金匮要略》，徐彬著《论注》旨在"使人人各习全经，晓畅经义"，故《清史稿·卷五百二·列传二百八十九·艺术一》评述徐彬时指出："其说皆本于昌。"陈念祖《医学三字经·医学源流第一》亦云："徐尤著，本喻昌"，可谓一语中的。徐氏继承师传，在注释《金匮要略》时，详参喻昌《医门法律》等著作，有的内容甚至全文照录。如对疟病篇柴胡桂姜汤的注释，徐彬明言："此喻师之论，妙极，故全录之。"但他并不囿于一师之见，更能集诸贤之说，择善而从。观全书引述诸经、名家者，计有《素问》、《灵枢》、《神农本草经》、《脉经》、孙思邈、陈无择、刘完素、李时珍、王好古、张洁古、李东垣、朱丹溪、李士材、胡洽、薛立斋、王宇泰等，涉及学术流派有经方派、河间派、易水派、伤寒派等。足见徐彬的确是一位博取众长，集思广益的经方家，其所著之《论注》，亦不失为一部清代最早、最全面的《金匮要略》注本。《论注》主要流传的版本有以下13种：①清康熙十年（1671年）初刊本。②清康熙十年（1671年）刻本。③清乾隆四十七年（1782年）《四库全书》本。④清嘉庆十八年癸酉（1813年）刊本。⑤清乾隆间刻本，俾范行准氏栖芬宝藏。⑥清光绪五年己卯（1879年）重镌本。分两种刻本：一为扫叶山房藏版；一为校径房刻本，系石印本。⑦奉天（潘阳）校径山房藏版。⑧民国三年（1914年）上海校径山房石印本。⑨民国二十六年（1937年）上海世界书局铅印本。⑩江阴宝文堂成庄藏版。⑪日本圣济堂刊《四部丛刊》本。⑫日本享保十七年（1732年）刊《仲景全书》本。⑬人民卫生出版社1993年8月第一版邓明仲、张家礼据点校本。

《论注》又名《张仲景金匮玉函要略论注》，内容包括徐镕原序、《金匮要略论注》自序、张太史序、俞汝言序、《金匮要略》凡例，以及《金匮要略》正文二十四卷、张仲景灵异记等。书名《论注》者，徐彬自言"正义疏释备于注，或有剩义及总括诸证，不可专属者，见于论。"

《金匮要略》注家，至今有专著问世者，已逾二百。根据各家注本的特点，大体可分为：以经解经类、阐述经义类、注释简要类、重于考证类、注释平正类、集注类、现代语注释类。由于《论注》旨在使人畅晓经义，详于《金匮要略》内容的注释，故属阐发精义类。《论注》旁征博引，或依据于诸经，或取材于前贤，并以注者深厚的文学基底，和对《金匮要略》全文融会贯通的功力，结合自己的心得体会及临床经验，于《金匮要略》杂病证治，抉微阐秘，不乏精辟见解。现从方法、内容、见解三方面，将其特点说明如下：

1.《论注》在写作方法上，体验了以下两个特点一曰活：是言其论注方法，较为灵活。徐彬自言："正义疏释备于注，或有剩义及总括诸论，不可专属者，见于论。"考其论注方法，有用归纳法者，如论麻仁丸条时云：按仲景论历节，则曰趺阳脉浮而滑。论消渴，则曰趺阳脉浮而数。论水肿，则曰趺阳脉浮而数。论反胃，则曰趺阳脉浮而涩。此论脾约，则曰趺阳脉浮而涩。可知数证皆关脾胃，这是对趺阳脉主病的全面归纳。有用比较法者，如论甘草粉蜜汤与乌梅丸二方俱能安有蛔时，明确指出："一心痛而不吐蛔时，一吐蛔而不心痛，此是二条分别也。"；有归纳与比较二法同用者，如注薏苡附子败酱散时云：观《金匮》凡三言甲错，肺痈曰胸中甲错；五劳有干血，曰肌肤甲错；肠痈之病，其身甲错。这种方法也是同中求异之法。同中求异之法，在《论注》中运用甚多，兹举一例，如注当归贝母苦参丸时，对同是小便难的不同病机，详加求异曰："从来小便难，伤寒热邪传里有之，必先见表证；或化源郁热者有之，上必见渴；中气不化者有之，饮食必不调；中气下陷者有之，必先见脾胃证；下焦郁热者有之，必不渴而饮食如故。今妊娠饮食如故，然小便难，必因便溺时得风寒，郁于下焦而为热，致耗膀胱之水，故以当归贝母苦参丸主之。"徐氏不厌其详地对相同症状加以比较、鉴别，在于诲人掌握仲景辨证之真谛，苦心可知；尚有前后呼应者，如注"心下悸者，半夏麻黄丸主之"曰："悸有虚损而悸者，此无别虚证，故专责痰，此痰饮门所谓微者短气，甚者则悸也。"是呼其前者。注半夏厚朴汤条曰："此条即后世所谓寒伤经络，凝坚在上也。"是应其后者。《论注》的这些方法，足以启示后学者，在研究《金匮要略》时，不可孤立的对待条文，死于句下；必须前后联系，勤于思索，既要从它们的个性找出共性，还要从它们的一般分辩出特殊。

二曰巧：是言其论注方法，较为巧妙。徐氏文医兼优，注释颇具巧思。如谓：升麻鳖甲汤治阳毒之用鳖甲，是在于理阴，"非阳毒反起于阴经，而用鳖甲也。盖治病之法，病在阳，必兼和其阴，即兵家代魏救赵之法耳，亦即所谓病见于阳，以阴法救之也，然非补也。"后世学者立法遣方，当思"用药如用兵"之理。此为引用成语典故，巧释原文之例。

《论注》方法之巧，比较集中地体现在对方义的解释上。《金匮要略》用方，全凭乎证，有是证才用是方，故每方均有其一定的证治机理；而每方都是由一定的药味组成，具有其各自的功效和结构。因此对方义的解释，大要不离证治机理、功效和结构范围。而欲把它们结合起来，在方义中得到清晰的说明，则非易事。特别是对于一些药味较多、组成复杂的方剂，就显得更加困难。徐氏则不然，每每有醒目之笔。如注"虚劳诸不足，风气百疾，薯蓣丸主之"时曰："此不专言里急，是内外皆见不足证……，不知虚劳证多有兼风气者，正不可着意治风气。故仲景以四君、四物养其气血，麦冬、阿胶、干姜、大枣补其肺胃，而以桔梗、杏仁开提肺气，桂枝行阳，防风运脾，神曲开郁，黄卷宣肾，柴胡升少阳之气，白敛化入营之风，虽有风气，未尝专治之，谓正气运而风气自去也。然薯蓣最多，且以此为汤名者，取其不寒不热，不燥不滑，脾肾兼宜，故以为君，则诸药皆相助为理耳。"徐氏将本方的证治机理和功效结构，巧妙的融为一体，注解既全面又重点突出。再如注鳖甲煎丸曰"药用鳖甲煎者，鳖甲入肝，除邪养正，合煅灶灰浸酒去瘕，故以为君。小柴胡汤、桂枝汤、大承气汤，为三阳主药，故以为臣，但甘草嫌柔缓而减药力，枳实嫌破气而直下，故去之。外加干姜、阿胶，助人参、白术养正为佐。瘕必假血依痰，故以四虫、桃仁，合半夏消血化痰；凡积火由气结，气利而积消，故以乌扇、葶苈利肺气，合石膏、瞿麦清气热，而化气散结；血因邪聚则热，故以牡丹、紫葳，去雪中伏火、膈中实热为使"。徐氏将方中二十五味药，巧作排列，使之井然有序。又如注紫石寒食散曰：

"熟玩此方，可悟病后收摄余邪，调和阴阳之法。曰伤寒，是病邪从外来，有未尽清楚者也。欲使愈而不复发，既无邪之可驱，补之徒劳动其气，故以诸石药之入阴，而固本清热者，以和其阴。以姜、附、桂枝之入阳，而运其本气者，以复其阳。以防风收伏风，桔梗开提肺气，以文蛤散结热，鬼臼除毒恶气，其间钟乳补肺，余粮益脾，赤白石脂、紫石英补心而养肺。镇浮补养，虽有不同，其为和阴则一也。干姜壮中宫之阳，桂枝行上焦之阳，附子复下焦之阳，亦有不同，其为复阳则一也。合栝蒌，有调剂之力，合桔梗，有开发之妙。于是阴阳平而气血调，病何以复哉。"徐氏在深悟病机的基础上，巧辟蹊径，把一个组成复杂之方，注释得颇有深入浅出之妙。

徐氏论注方法之"巧"，并非偶然，是以其对《金匮要略》全书内容的娴熟和融会贯通而后取得的。"熟能生巧"，不熟亦难以致"活"。故徐氏论注方法的两个特点，有时也难以截然分开。如水气病篇言及气的治则为"阴阳相得，其气乃行，大气一转，其气乃散。"徐氏应其后文，于桂甘姜枣麻辛附子汤条注曰："既用桂甘姜枣以和其上，而复用麻黄、附子、细辛少阴之剂以治其下；庶上下交通而病愈。所谓大气一转，其气乃散也。"似这般毫不费力地把前后文义轻轻一顺，便将水气病的气分治则与具体用方，解释得丝丝入扣，使人豁然开朗。如此明快简洁的注释，既可以赞其"巧"，也可以赞其"活"。再如注生姜半夏汤曰："喘、呕、哕俱上出之象，今有其象，而非其实，是膈上受邪，未攻肺，亦不由胃，故曰胸中……生姜宣散之力，入口即行，故其治最高，而能清膈上之邪，合半夏，并能降其浊涎焉，故主之。与茱萸之降浊阴，干姜之理中寒不同。盖彼乃虚寒上逆，此唯客邪搏饮于至高之分耳。然此即小半夏汤，彼加生姜煎，此用汁而多，药性生用而上行，唯其邪高，故用汁而略煎，因既变其汤名，示以生姜为君也。"虽释一方，实概曰方之异同，这种巧注，若无前后联系，左右逢原，归纳比较之活，也是难以达到的。

2.《论注》在内容上，体现了以下四个特点

一曰深：是言其论注内容的深度，较为深入。历代医家赞誉仲景之书为方书之祖，医方之经，治疗杂病之典范。但究其所以然者，注家并不多见，而徐彬则能深源溯流，讲明道理。如谓防己地黄汤"以生地最多，清心火、凉血热……后人地黄饮子、犀角地黄汤等，实祖于此。"在分析小建中汤治阳虚的方义之后，明确指出："此后世补中益气汤之祖也。虽无升柴，而升清降浊之理，具于此方矣。"启发后学者对医方须探源知委，掌握大经。再如阐析仲景治湿之理云："湿在人身，经络肌腠间病也。六腑者，人身元气之关，若动六腑，则经络之邪不去而元气顿削，故治湿始终不可下，观首章"但当利其小便"，后章云"法当汗解"可知矣。即仲景治湿方，但有温以燥之法，有风以燥之法，东垣师其意，有升阳除湿汤，有羌活胜湿汤，此始终不可下之明验也。"告诫后学者临证施治，当遵仲景所立之大法。

徐氏论注内容的深度，还见之于上引诸经之论，下取诸名家之说。如注脏腑病篇中望法之"色白者，亡血也"句时曰："若色白，则经曰：血脱者色白，夭然不泽，故曰：亡血。然《灵枢·五色》谓白为寒，应知不见亡血症，即以寒断矣。"再如论柴胡桂姜汤时云："仲景治症，皆以决去其邪为急。然实有病气留连，久而正衰，不能逐邪者。故立斋谓凡人久疟，诸药不效，以补中益气内，加半夏，用人参一两，煨姜五钱，不截之截。此至论也。"又云："丹溪治两人疟，皆发于寅申巳亥日，一发于巳而退于申，谓昼发者乃阴中之阳，病宜补气解表，与小柴胡，倍柴胡、人参，加苍（术）白术、青（皮）陈皮、川芎、葛根；一发于亥而退于寅，谓夜发者为阴中之阴，病宜补血疏肝，用小柴胡合四物汤

加青皮。各与十贴，加姜煎。于未发前一时服，每日一帖，服至八帖，同日大汗而愈，其辨阴阳之妙，实能补仲景之所不逮。"徐氏既发仲景之已论，又补仲景之不足，其内容深度可知。

二曰广：是言其论注内容的面，较为宽广。徐氏论注《金匮要略》条文，不仅注重其正面，还常常论及其反面，以及对面、旁面。如注五脏病篇之"师曰：热在上焦者，因咳为肺痿；热在中焦者，则为坚；热在下焦者，则尿血，亦令淋秘不通"时曰："肺痿因于汗多，或消渴，或呕吐，或便闭，皆以重亡津液得之。然亡津液则无不热，热则咳，咳久则肺痿矣。故曰上焦有热，久咳成肺痿；中焦者，脾胃所主也，气和则胃调脾健，热则气结而为消渴，虽水不能止；血结而为便硬，虽攻不能下，皆坚之属也；下焦属阴，荣所主也，热则血不能归经，因尿而血出，气使之也。然此但热耳，若热而加以气燥，小便滴沥而不利，则为淋；加以血枯，大便坚闭而不通，则为闭，皆以热为主，故曰亦主之。"此为释其正面。又云："肺痿亦有吐涎沫而不咳，且遗尿及眩者，谓由肺中冷；尿血，有因心虚不足，有因胃家湿热诸不同；淋有五，闭亦有寒闭，而皆概以热者，要知数证，由于热者，其常也。仲景独言其常，谓知常则可以尽变耳。"此为论其反面。另如论脏腑病篇之"师曰：病人脉浮者在前，其病在表；浮者在后，其病在里"时云："以前后分浮脉之阴阳而定表里，此仲景创论也。然其言多蕴蓄，正当引伸触类，不可拘泥。尽有无病者，而关前浮，关后低弱，岂亦属表乎？无病者而关后浮，关前低，岂亦属里乎？故仲景特揭病人二字，则知必有表证可疑者，乃如此断耳。至有病起之前脉浮，表也，殆脉平而表减，减后脉复浮，岂表又复发乎？亦当以里推之，此言外意也。"此为论其对面、旁面。徐氏论注内容涉及的广度，可与上文所述之深度互见，并寓于前文之方法和后文之见解中，为免重复，不再赘言。

三曰透：是言其论注内容在说理上，较为透彻。《金匮要略》文辞古奥，颇艰会悟。如首条举肝为例，论述杂病治则，其中之"伤"字，历代注家争论不休，或避而不释。徐氏则知难而进，对原文逐句通解，说理透彻。谓首条"论五行相克之理，必以次传，而病亦当预备以防其传也。"且专就"余脏准此"之要义，推求肺心肾脾的具体治法，指出"此处立论。只重救受传之脏，故曰治未病。谓病之所以迁延不愈者，不忧本脏之虚，而忧相传不已，则病乃深，如木必克土之类。故以必先实脾为治肝之要妙，即为治诸脏之总法也。是故补母，不若直补本脏之切；而又助其子，子能令母实，则本脏更旺；乃又扶肝木所克之脾土，委曲以制仇木之肺金。谓既虚不堪再损，故以安其仇为急。"是将"伤"字作"制"字讲。徐氏此解，是对《三因极一病证方论》（陈无择，公元1174年）所录《金匮要略》首条原文"伤"作"制"的承认，也是对该条原文难点的重要突破。以后注家，如程林，便抓住不放，在其所著《金匮要略直解》中更明确指出："伤字当作制字看，制之则五脏和平，而诸病不作矣。"从而使千古疑团，得以冰释。徐氏之注，在某些方面，还有识过其师之处，如对胸痹病篇附方九痛丸的方解，喻昌云："九种心痛，乃久客之剧证，即肾水乘心，脚气攻心之别名也。"徐彬则谓"凡心痛不离乎寒，或有稍滞之积，故亦以干姜、附子为主，而加吴萸以降浊阴，狼牙以去浮风，巴豆以逐留邪，邪非虚不着，故一人参养正，兼治卒中恶及连年积冷血疾者，养正驱邪，气道通而诸证悉愈耳。"两相对比，徐彬之注，较为透彻。

四曰详：是言其论注的内容，较为详细。《金匮要略》全书共二十五篇，徐氏将第二十四与第二十五并为一卷，作二十四卷。除禽兽鱼虫禁忌和果食菜谷禁忌两篇中之食物禁忌和单验方外，其余原文，包括附方，均一一注释，逐条披露。不仅如此，还对《金匮要略》中的一些缺文，作了补充。如论五脏病篇之脾中风条时云："《金匮》缺脾中寒，然不过如自利腹痛，腹胀不食，可类推也。"；论肾着之甘姜苓术汤时指出："肾脏风寒皆缺。"并据《内经》、《伤寒论》和《千金》三黄汤之有关论述，对肾中风、肾中寒的证候加以补充。此外，徐氏认为，《金匮要略》首篇关于疾病之分类，属"约略为言，去古甚远，不能逐病而悉数之矣。"于是在其注中，附录了《灵枢》用缓、急、大、小、滑、涩六脉所列诸病，以候参。并将《千金》所述之用刺合脉法以治六腑病；及妇人十二瘕、九痛、七害、五伤、三痼的三十六病等内容，附录其间，以备考。使《金匮要略》关于疾病之分类和名称，趋于详实。徐氏论注具体条文，亦较为详细。如论下利时谓："下利之因多端，不可不详，有热伤而便肠垢者，臭秽之甚，且色黄也；有误下而协热利者，必脐下热，或大孔热也；有燥粪结而利者，必谵语也；有直下水者，此伤食而滞肠中之气，使泌别失职也；有利清水，色纯青，心下必痛，口干燥者，此少阴病，又兼客热内攻肝肾，至急宜下之证也；有少阴病，欲吐不吐，心烦，但欲寐，五六日自利而渴者，属少阴，更小便色白益确。以下焦有寒，不能制水，故令色白也；有惯晨泻者，此肾泻也；有泄泻数年者，此谓水土同化，乃脾泄也；有或泻或不泻者，此湿泻，必兼微胀也；有间泄泻反快者，此饮泻也；有痰壅肺气，使大肠虚而下利者，必两寸滑也；有完谷不化者，此伤风餐泄也；有溏粪者，此湿胜也；有鸭溏者，此清水有屑细，如鸭之屎，乃肺虚，或大肠有寒也；有非水、非完谷、非肠垢，但色不黄而臭不甚，泻而不甚，泻而不实者，此下利清谷也。"可见徐氏论注之详，兼有详而备和详而细的特点。

3.《论注》在见解上，体现了以下两个特点

一曰精：是言其见解，较为精辟。徐氏熟读精思，多有心得神会。其精辟见解，或书于眉批，或述于论注。见于眉批者，如批黄芪建中汤之加减"补气加半夏三两"曰："补字思是顺"；批水气病篇之正水曰："正水即里水也，里水中有石水，故以正字别之。批脾胀曰："旧本脾字，然下承上：发汗则愈。在脾无汗之理，故知是肺字。"批薏苡附子败酱散原文症状曰："腹皮急是寒微，身无热、腹无积聚，是无热之微，按之濡是积聚之微。"均有见地；述于论注者，如阐释虚劳病治法，抓住阴阳脾肾之论，谓"见脉在浮大边，即当知阴不能维阳，肾为阴之主，务交其心肾，而精血自足；见脉在细小边，即当知阳不能胜阴，脾为阳之主，即补其中气，而三阳自泰。故仲景特拈此二大扇，以为后人治虚劳之准……仲景以行阳固阴为主，而补中安肾，分别用之。"注《千金》内补当归建中汤云："桂枝汤，为中风家和营卫、调阴阳之圣方。加饴糖为建中，已为邪盛正虚者，巧定一先本后标之法。今产后虚羸不足，先因阴虚，后并阳虚，补阴则寒凝，补阳则气壅。后天以中气为主，故治法亦出于建中，但加当归即偏于内，故曰：内补当归建中汤……若云大虚，加饴糖，而不用人参。盖人参补元气，与中气不相安者有之。饴糖乃补中气，而听元气之自生，故因此一味而曰建中。正为产后先血虚，人参偏于气，未免使阳骤胜，骤胜则愈伤阴也。"对仲景所出建中一法，可谓抉微阐秘，议论风生，颇具创见。且有名言流传医林，如注胸痹之病机时云："最虚之处，即是容邪之处也。"论真阳不足，血无所统之血证，其治法"大概苦寒不如甘温，而补肺不如补肾，何也？肾得补而真阳自生，此肾气丸为虚损之宝也。又补肾不如补脾，何也？脾得补而中气健运，此建中汤为《金匮》所重也。"详桂枝汤之效云："表证得之，为解肌和营卫，内证得之，为化气调阴阳。"可谓字字珠玑，令人叹为观止。更有强调"辨证论治"四字，如注妇人杂病篇之"其虽同病，脉

各异源"时，谓"此段为妇科辨证论治之最要语，故令辨记，且戒之耳。""辨证论治"一语，一直沿用至今，能在徐氏《论注》中见之，难能可贵。

二曰实：是言其见解，较为切合实用。徐氏注重临床实践，对仲景审证用药，认为应"不独察其所用，须察其所不用。"且重视临床疗效，并将自己的临床心得、验案单方，广为介绍。如于《千金》内补当归建中汤下论曰："近来肾气丸、十全大补汤，俱用肉桂，盖杂温暖于滋阴药中，故无碍。至桂枝汤，因作伤寒首方，又因有春夏禁用桂枝之说，后人除有汗发热恶寒一证，他证即不用，甚至春夏则更守禁不敢用矣。不知古人用桂枝，取其宣通气血，为诸药响导，即肾气丸，古亦用枝，其意不止于温下也。他如《金匮》论虚损十方，而七方用桂枝。胎前用桂枝汤安胎，又桂苓汤去瘕。产后中风面赤，桂枝、附子并用。产后乳子，烦乱吐逆，用竹皮大丸，内加桂枝。此于建中加当归，为内补，然则桂枝岂非同用之药。若肉桂，则性热下达，非下焦虚寒者，不可用，而人反以为通用，宜其用之而多误矣。予自究心《金匮》以后，其用桂枝取效，变幻出奇，不可方物，聊一拈出，以破时人之惑。"徐氏理论联系实际，将其对桂枝与肉桂之用或不用的临床心得，加以介绍，要言不烦。更有医案和经验之谈，如论湿病云："余治一久湿夹风痰者，身痛而痹，饮食不进，以苓、半、苏、朴、薤白、栝蒌辈，二剂愈。湿病虽不可下，痰滞宜清也。"批疟病用药云："余治一仆，三疟久而不愈，后以甲末（川山甲末）入前药，即不复作。经络阴阳相阻，药不能入之理，岂不信然哉！"；论黄疸病篇桂枝加黄芪汤云："予治一黄疸，百药不效，而垂毙者，见其偏于上，令服鲜射干一味斤许而愈。又见一病偏于阴者，令服鲜益母草一味，数斤而愈。其凡有黄疸初起，非系谷疸、酒疸、女劳疸者，即令将车前根叶子合捣，取自然汁，酒服数碗而愈。甚有卧床不起者，令将车前一味，自然汁数杯置床头，随意饮之而愈。然则汗下之说，亦设言以启悟，其可无变通耶"；注猪膏发煎云："予友乐天游黄疸，腹大如鼓，百药不效，用猪膏四两，发灰四两，一剂而愈。仲景岂欺我哉。"注半夏泻心汤云："亲见一乳母，呕吐五日，百药不能止，后服干姜、黄连二味，立止，即此方之意也。"注当归散云："予治迪可弟妇，未孕即痰嗽见血，既孕而不减人瘦，予以此方治之，因其腹痛加芍药，两大剂而痰少嗽止，人爽胎安。"此外，徐氏在论注中，还推荐东垣、立斋、丹溪等名家的临床见解和治病验案，不再例举。说明徐彬不仅是一位精研学术的理论家，而且也是一位潜心实践的临床家。

当然，由于历史条件的限制，《论注》也有其不足之处。如有牵强附会者，注獭肝散云："獭者，阴兽也，其肝独应月而增减……"有提示原文意旨不甚恰当者，如注"上气面浮肿，肩息，其脉浮大，不治，又加利尤甚。若上气喘而躁者，属肺胀，欲作风水，发汗则愈。"谓"此言肺痈之证，元气急者难治，有邪者尚可治也。"；亦有注释逊于其师喻昌者，如乌头赤石脂丸即为一例；中间或附有迷信色彩的内容，如徐彬跋中，录"张仲景灵异记"，谓冯氏梦仲景，其病既愈之类。但总观全文，毕竟瑕不掩瑜，徐氏发扬《金匮要略》学术思想的功勋，应该予以充分肯定。

《论注》全书近二十万言。徐氏此著，用心良苦，参加校对者就计有门人十七、弟姪七人，可谓极其慎重。徐氏治学严谨，他在"凡例"中提出《金匮要略》"中多讹字，疑者阙之，示慎也。"认为附方所引药味，"颇亦不凡"，仍予阐释，并详介书写体例；虚心求教诸贤；注中宜详味精意者，用密圈；有翻剥者，用密点；有就经文逐字注释者用空尖。此外，还介绍了阅读《论注》的方法。

《论注》问世之后，深受同道嘉许，周扬俊在《金匮玉函经二注》（成文于康熙二十六年，即亦 1687 年）的"自序"中云："《金匮玉函经》为杂证矩范……及观从来注释诸家，未能久读其书，岂能心知其意？又何以阐发其理？迩者程公云来、徐公忠可，各有疏注行世，已足发挥底蕴，表彰绝业。"这说明《论注》在阐释《金匮要略》本义、发掘其学术精华方面，是引人注目的。清代乾隆年间，由纪昀负责撰写的《四库全书总目提要·十九子部·医家类一》中，收录了《论注》，并评价云："……机所作《伤寒杂病论》，自金·成无己之后，注家各自争名，互相窜改，如宋如之谈错简，原书端绪，久已瞀乱难寻，独此编仅仅散附诸方，尚未失其出旨，尤可宝也。汉代遗书，文句艰奥，而古来无注，医家猝不易读，彬注成于康熙辛亥，注释尚为显明，今录存之，以便讲肆……"说明徐注是以宗于原旨，注释显明者著称。《清史稿》亦简载徐彬传，评《论注》称："世以为笃论。"公元前 1831 年《中国医籍考》除了引用《四库全书总目提要》全文外，并将《论注》中的"自序"、"凡例"照录不漏，详为介绍。继徐氏之后，不少注释《金匮要略》的名家都乐于引用《论注》的见解。如公元 1729 年尤怡的《金匮心典》，后世医家公认为学习《金匮要略》的指南，亦多撰引徐氏之语；作为清代官修的医用教科书《医宗金鉴》（1743年）在其《金匮要略》部分的"集注"中，仍多处引述徐氏的精辟论注。总之，由于该书是清代 20 余种《金匮要略》注释本中最早注释的全注本（包括第二十三篇至第二十五篇一般诸家遗而不用的内容），既宗于仲景原旨，深刻平正；又浅显易懂，切合实际，影响深远，具有较高的学术价值。故国内各大图书馆均有收藏，中医学子乐于阅读，在浩瀚的中医典籍中，占有一席之地。

（张家礼　江　泳）

四、《金匮要略直解》

程林，字云来。号静观居士。清朝新安（今安徽休宁县）人。其祖上松崖公，以进士起家，精于星象奇门岐黄术，著有医案等书。云来皆宗法之，于方书无所不读，穷研考究，巧思绝艺，善于绘画，精刻篆，工文章，有斑扬之誉。年少时从其叔祖，安徽名医程敬通，游处十余年，尽得其真传秘授。后流寓西泠（杭州），钻研医学近 30 年，成为清朝中叶新安名医之一。其医理宗《内经》、《伤寒论》，撰有《既得方》、《金匮要略直解》、《医暇篆言》、《圣济总录纂要》、《本草笺要》、《一屋微言》、《玉函经》等书。

《金匮要略直解》成书于康熙十二年（1673 年）。本书采取融会前人的学术经验，直接解释《金匮要略》原文的方式进行注解，故名之曰"直解"。本书义理详明，不作僻语、迂论、曲解及误人之谈。注释本《灵枢》、《素问》、《神农本草经》、《伤寒论》、《脉经》、《甲乙经》、《中藏经》等医籍。总之该书注释，言简意赅，通俗易懂。是《金匮要略》的较好注本。书凡 3 卷，所列篇次均依原本次第。《直解》一书有如下特点：

1. 言简意赅，通俗易懂，其理论多取《内经》、《难经》之理，以经证论，结合各家精华经验加以注释。

例如对暍病脉证注释时云："《内经》曰：先夏至为病温，后夏至为病暑。又曰：热病者，皆伤寒之类也。以其太阳受病，与伤寒相似，亦令发热恶寒，身重而疼痛也。《内经》曰：寒伤形，热伤气，气伤则气消而脉虚弱，所以弦细芤迟也。小便已毛耸者，阳气内陷，不能卫外，手足亦逆冷也。劳动则扰乎阳，故小劳身即热也。《内经》曰：因于暑汗烦则喘渴。故热盛则口开，口开则前板齿燥也。发汗虚其阳，则恶寒甚，温经动火邪，则发热甚，下之亡津液则淋甚也。"解释本条《金匮要略》原文，四引《内经》原文说明暍病为何会出现恶寒发热等表证的理由；为什么出现口开前板齿燥；脉象为何会弦细芤迟，以及小便后为何会毛耸，手足逆冷；误汗后何以会恶寒等。引经作解，不加迂曲词语，简朴意明，可见一斑。

又如"痰饮病"篇，释小青龙汤治溢饮的原理时云："《内经》云，溢饮者，渴暴多饮，而溢入肌肤胃肠之外也。以其病属表，故可大小青龙汤以发其汗"。此引内经的理论而令读者明了溢饮在肌表，故需汗解。

议论精辟，比喻恰当，简单生动，使人容易理解。例如在释肾气丸治男子消渴，饮一斗，小便一斗时曰："小便多则消渴，《内经》曰：饮一溲二者不治。今饮一溲一，故与肾气丸治之。肾中之气，犹水中之火，地中之阳，蒸其精微之气，达于上焦，则云升而雨降，上焦得以如雾露之溉，肺金滋润，得以水精四布，五经并行，斯无消渴之患。今其人也摄养失宜，肾水衰竭，龙雷之火不安于下，但炎于上而刑肺金，肺热叶焦，则消渴引饮，其饮入于胃，下无火化，直入膀胱，则饮一斗，溺一斗也，故用桂、附辛热，引真火以归原；地黄纯阴，壮真水以滋肾，则阳光行于地下，而雾露自降于中天，何消渴之有？此属下消"。此处将肾阳比做水中之火，地中之阳，蒸腾精微之气，云升雨降，何其形象生动。今消渴乃因肾水衰竭，龙雷之火不安于下，上炎刑肺而成，故方中桂、附作用在于引真火归原，使阳光行于地下，非肾阳虚而真需壮阳。此论精辟而实际，临证不致误导世人滥用壮阳之药。

《直解》于水气病中释血分病证时，认为系寒邪闭阻趺阳、少阳、少阴之经脉所致。认为少阳乃手少阳三焦经。其曰："少阳者三焦也。《内经》曰：三焦者，决渎之官，水道出焉。今少阳脉卑，则不能决渎矣，在男子则小便不利"。血分病主要因少阴脉与冲脉闭阻引起，其书又云："少阴者肾也。"《中藏经》曰：肾者女之以包血。以其与冲脉并行，今少阴脉细，则寒气客于胞门矣。在妇人则经水不通，经虽为血，其体则水，况水病而血不行，其血亦化为水，故名血分。"认为血的组成亦有水，故水病必影响及血。这是作者独特的见解。

再如释黄土汤治疗先便后血时，引《内经》与《上经》有关理论，说明该证是"小肠有寒"，"阴气内结，不得外行，血无所禀，渗入肠间"引起。其注云："《内经》曰：结阴者，便血一升，再结二升，三结三升"。又云"《上经》曰：小肠有寒者，其人下重便血。夫肠有夹层，其中脂膜联络，当其和平，则行气血，及其节养失宜，则血从夹层渗入肠中，非从肠外而渗肠中也。渗而即下则色鲜，渗而留结，则色暗。"至于治疗原则，亦据"《内经》曰：阴脉不和，则血留之，用黄土附子之气厚者，血得温即循经而行也。结阴之属，宜于温补者如此。"

《直解》对不少方药能治其某种病，均引有关医著的论述，言必有据，不妄加推断。例如对胸痹病篇茯苓杏仁甘草汤治胸痹的作用时，引《神农本草经》曰："茯苓主胸胁逆气，杏仁主下气，甘草主寒热邪气"，指出本方为治胸痹之轻剂。又如释赤小豆当归散的作用时，引"《梅师方》云：热毒下血，或食热物发动，以赤小豆为末，水调服。则知此方治脏毒下血，黄土汤治结阴下血，有天壤之别也"。至于干姜人参半夏丸治疗妊娠呕吐不止原文时云："半夏干姜能下胎。娄全善曰：余治娠阻病，屡用半夏未尝动胎，亦有故无殒之义，临床之工，何必拘泥。"对妊娠能否用姜、夏？程氏在此既提示可能有碍胎之弊，又举娄全善之经验用之亦未尝动胎，临床可使用，不必拘泥。可见程氏涉猎的书籍广泛，知识渊博，值得后人学习。

2. 程氏对仲景的遣方用药，服药方法等十分重视，研究颇深。

除上述内容外，还有许多论述，例如对乌头煎的注释云，"乌头大热大毒，破积聚寒热，沉脐间痛，不可俯仰，故用之以治绕脐寒疝痛苦。治下焦之药味不宜多，多则气不专，此沉寒痼冷，故以一味单行，则力大而厚，甘能解毒药，故纳蜜煎以制乌头之大热大毒"。足见程氏对乌头煎单味乌头及为何合白蜜同煎的作用机理深有研究，解释合理。又者对乌头桂枝汤的方义亦作了分解注释，"乌头煎，热药也能散腹中寒痛，桂枝汤表药也，能解外证身疼痛，二方相合，则能达脏腑而利营卫，和气血播阴阳。其药势翕翕行于肌肉之间，恍如醉状，如此外之凝寒以行，得吐则内之冷将去，故为中病"。此释分明将本方一主里而一主表，表里同治的作用解释得一清二楚。同时将药后反应之理亦交代清楚，甚为精当。此外程氏在本书凡例中对仲景用药陈述道，"如麻黄汤先煮麻黄者，大承气汤后纳芒硝者，大小柴胡复煎者。有顿服、温服、小冷服、日三服、日三夜一服、日再服。助其药力，有啜粥、有饮暖水、有食糜者、有重复取汗、有微似汗、取下、取利小便者，如此之类，未可一一评载，方法圆通，千古不能逾越，故谓之祖方。"足见程氏对这些药物煎煮法，汤药服法等颇为重视，深有研究，同时亦极力推崇。

3. 程氏研读《金匮要略》能切其要领，取其精要，有独特见解，有所发挥。

例如释黄疸病，腹痛而呕者，宜柴胡汤时，认为"呕而腹满，视其前后，知何部不利，利之则愈。今黄疸腹痛而呕，应内有实邪，当是大柴胡汤以下之；若小柴胡汤则可止呕，未可疗腹痛也"。此证因仲景未明言用何种柴胡汤，有的注家认为可用小柴胡汤，程氏则据证分析，认为系实邪在内，故主以大柴胡。可见其对原文有深入研究，切其要领，才能提出自己的见解。又如在释厚朴七物汤证时，其经过证候分析后认为是"表邪微而里邪盛，故用承气桂枝二汤相合，以和表里，如伤寒之大柴胡汤，此其义也"。又云"此方荡腹满而除表热"。明确指出本方为重于荡里热，而轻除表邪之剂。再如关于痰饮病的形成，程氏引《圣济总录》曰，"三焦者，水谷之道路，气之所终始也。三焦调适，气脉平匀，则能宣通水液，行入于经，化而为血，灌溉周身；若三焦气寒，脉道闭塞，则水饮停滞，不得宣行，聚成痰饮"。明确提出痰饮病的机理主要是三焦气寒，其中包括"脾土不能宣达"所致。这点是程氏通过综合分析后得出的结论，补充了本篇关于痰饮病机论述方面的不足。

对大黄䗪虫丸的分析时注释道："此节单指干血而言，夫人或因七情，或因饮食，或因房劳，皆令正气内伤，血脉凝积，致有干血积于中，而虚羸见于外也；血积则不能濡肌肤，故肌肤甲错；不能外荣于目，则两目黯黑，与大黄䗪虫丸以下干血，干血去，则邪除正旺矣，是以谓之缓中补虚，非大黄䗪虫丸能缓中补虚也。"详细阐述了干血劳的病因、病理、证候及治疗，并解释了缓中补虚的实质。

妇人妊娠病篇，释妇人伤胎刺劳宫、关元以利小便一条文时注曰，"七月手太阴肺经养胎，金为火乘，则肺金受伤而胎失所养，又不能通调水道，故腹满不得小便，以腰以下有如水气状也。劳宫穴在手心，厥阴心包经之主穴也，泻之则火不刑金矣。关元穴在脐下，为小肠之募，泻之则小便通利矣。此穴不可妄用，刺之能落胎。"由此可见，程氏一方面对孕妇伤胎针刺关元的作用在于通小便，通过利小便，使水湿外出而起安胎作用，但也提出了个人对此治法的看法，认为有落胎的危险。

治疗干呕哕用橘皮汤的机理，亦切中要领，认为"干呕哕则气逆于胸膈间而不行于四肢，故手足为之厥，橘皮能降逆气，生姜呕家圣药，小剂以和之也。"同时明确指出，"干呕非反胃，厥非无阳，故下咽气行即愈"。鉴别诊断的观点鲜明，一针见血。

此外程氏"读仲景《金匮》必融合仲景《伤寒》，否则得此失彼"。这一观点对后世学习《金匮》者受到启发。

4. 本书的不足 本书的不足之处是程氏的学术思想偏于保守，在释文中也常有某些主观牵强附会的论述，学者可在学习时慢慢细心体会。

（廖世煌）

五、《金匮要略广注》

《金匮要略广注》为清·李彣撰。李彣，字珥臣，清康熙年间钱塘（今杭州）人。少时多病，百药备尝，遂留心医药，"从事张卿子、潘邓林两师门下，两师固医宗，多善诱"，兼其学业勤笃，遂成大器。李彣之二师，皆精于仲景之学，张卿子推崇成无己之《注解伤寒论》，尝以此为蓝本，博采各家，撰《张卿子伤寒论》七卷。门人众多，皆名震遐迩。潘邓林乃明清之际浙江名医潘楫之号，著有《医灯续焰》、《伤寒大旨》等书。李彣自序曰："二师精通仲景之学，深得《伤寒论》、《金匮要略》之微旨，且乐于矍矍诲人，培植桃李。"故李既得二师所授仲景心法，遂又"穷年力索，一以贯之，几易寒暑，著成是书"。书成后，他"又未敢自信，质之两师"，二师阅毕赞曰："行世有余，何惜剞劂？"且予以作序。后又过了十余年，与同学及门人反复讨论，共为折衷，终在同学潘夔师、汪我浚等人力劝下，于康熙二十一年（1682 年）付诸梓行。由此看来，《金匮要略广注》一书是以李彣为主编，张、潘两师为指导，潘夔师、汪我浚、李玮西、李升玺等同学、门人共同研讨的结晶，其称为"广注"者，或许是示为集团创作之故。

本书共 3 卷，初版虽广为流传，但失落殆尽，故今人淹闻已久。梓行六十年后，即乾隆七年（1742 年），太医院判吴谦奉敕发内府藏书，并征集天下藏书及传世良方，编成大行医学丛书《医宗金鉴》，其中《订正仲景全书·金匮要略注》中，录古今 29 家之注，而李彣之注被选录最多，凡 92 条，可见其在当时学术界地位之高，影响之大。现存的全注本仅有齐齐哈尔图书馆所藏之清复刻本及北京中医药大学图书馆善本库所藏之清抄本。1994 年，宋书功据以上两本点校刊出《金匮要略广注校诠》，由人民卫生出版社出版。

纵观全书，有以下特点：

（1）举纲张目，体例精当：李彣注《金匮要略》于各篇之首，必有一类似总论性质的题解，概括地阐述全篇要旨，并旁涉有关本病而《金匮要略》略而未及的其他证候，俾读者不为《金匮要略》所囿能总揽全局。李彣在范例中说："今于篇首，括枢要而总断之，以见治固多端，理归一致，大纲既举，众目毕张也。"如"痉湿暍病脉证治"篇首，李氏论湿曰："湿者，六气之一也。自方隅论之：西北地高，乳、醴、酪、面，湿在内；东南土薄，风雨山蒸，湿在外；然有寒湿、湿热、风湿之异，治法自发汗、利小便外，古人多用风药升散之，以风能胜湿故耳。"其论暍病曰："暍者，暑病也。暑有二种，有夏时暴感暑气而发者，有冬受寒毒，至夏变为暑病者，俗名晚发，即热病是也。然亦有辨：寒毒变暑者，其脉盛；夏时暴感之暑，其脉衰。然夏时暴感之暑又有辨：东垣云：'静而得之为中暑。'盖因纳凉饮冷，使周身阳气为阴寒所遏，不得伸越，其症头痛恶寒，体痛烦心，肌热无汗。昔人称为阴证，王履谓此是伤寒之类，不可以中暑名之，须用辛温轻扬发散之剂治之是也。'动而得之为伤热'，如农夫行人，日中劳役，头疼发躁，大渴恶热，肌肤大热，脉洪大，多汗，无气以动，此热伤气也。人参白虎汤主之。"

以上李彣之论，从湿病而论及东南、西北之有别，寒湿、湿热、风湿之不同；从暍病而论分即发、晚发，静而得之，动而得之，辨治亦各不同，看似迂阔，然皆围绕主病而扩充之，使读者胸有全局，能补《金匮要略》之所略，非泛论也。

（2）溯源求本，推明幽隐：李彣曰："《金匮要略》，世尊为经，大旨既深，匪易蠡测。今探索有年，悉为注解。然必源本《内经》，以溯学之有本；推名幽隐，以究理之所归。"又谓"窃意《伤寒论》、《金匮要略》二书，相为表里，不读《伤寒论》者，不可与言医；不读《金匮要略》者，并不可与言《伤寒论》。"因此，李彣对《金匮要略》中诸多疑难之处从不回避，而是引据《内经》，旁通《伤寒论》悉为注解，取源头泼水以冰释群疑。如《奔豚气病脉证治》云："师曰：病有奔豚，有吐脓，有惊怖，有火邪，此四部病皆从惊发得之。"其中吐脓、火邪为何从惊发得之？从来注家皆避而不释。然李彣深入《内经》，旁参《伤寒论》，将其理注释得明明白白：

《内经》云：肝病发惊骇（肝藏魂，魂摇则惊）。又云：脾移热于肝，为惊衄。又："二阳一阴之病主惊骇（二阳，胃也；一阴，肝也）。"又："阳明终者，善惊。又：胃病，闻木声则惕然而惊（胃，土也，闻木声惊者，土恶木也）。"由是观之，则心、肝、脾、胃，皆有所惊也。

今以奔豚从惊发得者言之，《伤寒论》云："太阳伤寒者，加温针必惊也。"盖心主血，汗者心之液，烧针发汗，则损阴血而惊动心气，肾邪因虚而上凌，发为奔豚（水克火也），则因惊以致奔豚，此惊发之属于心者也。

以吐脓从惊发得者言之。胃为水谷之海，惊则饮食停滞，气血不行，蓄而为热，内不能容，外无所泄，于是腐化为脓，病胃脘痛而吐脓血者有之（嗳吐出于胃），则因惊以致吐脓。此惊发之属于胃者也。

以惊怖从惊发得者言之，《内经》云："惊则气乱，以心无所倚，神无所归。"丹溪谓心藏神，惊则神出于舍，舍空痰客，血气入舍，痰拒其神不得归，则因惊而惊怖不已。此惊发之亦属于心者也。

以火邪从惊发得者言之，《内经》云："诸病惊骇，皆属于火。（心恶热，火动则心惕不宁）。"又相火寄在肝胆，肝多惊，木旺则心火愈炎（肝属木）。如小儿热剧者，其受惊必多。发搐者，则肝火弥炽，则因惊致火邪。此惊发之属于心，而亦属于肝胆者也。

李彣之注，悉依《内经》，其能寻源畅流，故能一扫千古之惑。

（3）博思广识，巧释疑难：李彣积学颇深，又能博识精思，对前辈尚未阐明的一些疑难点每能独辟蹊径，以意求之，对后学心智启发甚大。如百合病病名之释，云："病名百合，即以百合治之，前哲俱未发明，今臆解之，实有至理存焉。盖古人用药治病，有因其名而治之者，如治风用防风，生产用益母草之类是也；有因其形而治之者，如川楝子、荔枝核治疝，沙苑蒺藜补肾，大腹皮治腹胀之类是也。可见'医者，意也'，皆因名与形之相类而以意使之者也。今病名百合，药亦名百合，其名同也；瓣瓣合成，独如心肺，其形同也。（心形如未敷莲花，中有七孔、三毛，通天真之气。肺形六叶、两耳；上垂如盖，中有二十四孔，以分布诸气。二脏形皆如百合。）况百合气味甘寒，入心肺二经，《本草》称其有清心、安神、保肺、益气之功，则以之治百合病，乃仲景至精至巧之治，神而明之者也。"这段释文，近取诸身，远取诸物，充分发挥了中医取象类比的思维优势，故后之注者多宗其说。

此外，李彣注《金匮要略》，十分重视前人研究成果，他说："缘前列愚意注解外，有昔贤名论最优者，备详姓氏，附茸于后，以广见闻，以便咨考。"这也是该书命名"广注"的一个原因。

（周　衡）

六、《金匮玉函经二注》

《金匮玉函经二注》系元明代赵以德所著《金匮方论衍义》（下称《衍义》）与清代周扬俊补注的合注本。成书于清康熙二十六年（1688 年）。元明间赵以德所著《衍义》惜未付梓，抄本亦鲜为人知。明末清初，周扬俊苦心搜求 20 余载，仅获一残抄本，周氏惜之，因而为其补注，合为《金匮玉函经二注》刊行于世。

周扬俊，字禹载，号东圆老人，江苏吴县人。约生于明熹宗元启元年辛酉（1621年）。初习儒，为副贡生。年未四十，因屡试不售，遂问道岐黄，初读王叔和、成无己、李东垣诸家之书，参政有年，仍觉茫然，后读喻昌《尚论篇》，遂豁然有悟。康熙辛亥（1671 年）至京师，受业于北海林氏之门，医道大进，王公贵族争延致之。著有《伤寒论三注》、《金匮玉函经二注》、《温病暑疫全书》、《十药神书注》等，皆刊刻于世。

《金匮玉函经二注》的主要版本有康熙二十六年丁思孔初刊本、道光十二年养恬斋刊本、道光十八年经义斋刊本，民国四年上海校经山房石印本，民国十年苏州莘芬书屋刊本，民国二十六年上海大东书局铅印《中国医学大成》单行本，1949 年后，上海卫生出版社、上海科学技术出版社曾出版过铅印本，1990 年根据卫生部《中国古籍整理出版规划》的要求，由周衡、王旭东点校，人民卫生出版社出版。

本书所注内容包括赵以德《衍义》与周扬俊补注两大部分，故称为《金匮玉函经二注》，凡二十二卷。《金匮要略》原书第二十三至二十五卷，因有方无论，不注，亦不具载。由于赵氏《衍义》长期湮没，赖此书得以流行，又补《衍义》残本之未备，其功亦莫大焉。《衍义》之注，已在《金匮方论衍义》简介，兹就周氏所集，略叙端倪如次：

（1）推崇《衍义》，精约文词：周氏对《衍义》极为推崇，他在自序中云："迩者程公云来、徐公忠可，各有疏注行世，已足发挥底蕴，表彰绝业；独赵以德先生《衍义》，理明学博，意周虑审，本轩岐诸论，相为映照；合体用应变，互为参酌，庶几大道之明也。"故周氏将《衍义》残注，皆全部保留。惟据近所获《衍义》抄本校之，赵氏活泼灵动之口语，皆被周氏精约为书面文词，虽未失大意，却难睹原作风貌，此周氏之失也。如《二注》卷十四《水气病脉证并治》中"阳气不通即身冷，阴气不通即骨疼"一句之"衍义"：

《二注》："阳虽暂得前通，身冷不能即温，斯恶寒也；阴既前通，痛应少愈，然荣气未与之阳合，孤阳独至，故痹而不仁。"

《衍义》："阳虽前通，而身冷少除，然卫气未与荣之阴和，孤阳独至，卫气终不能充于腠理，故恶寒；阴虽前通，而骨痛少愈，然荣气未与卫之阳合，孤阴独至，终不温分肉，故痹不仁。"

两注对照，显以《衍义》原抄本生动、详明。究周氏之失，在于受清代馆阁文风影响，刻意追求字面格律对仗，故难免有呆板之嫌。

（2）照录嘉言文字，传喻昌之学：本书《补注》，半采嘉言之论，且多照录《医门法律》原文，使喻昌之学得以弘扬。如射干麻黄汤条下《补注》云："嘉言云：上气声如水鸡，明系痰阻其气耳。阻之务在去之。而仲景不专于去痰者，以肺受风寒，主气之司已为邪困，而不能自持。莫若主于发表，而佐以润燥、下气、开痰，四法聚于一方内，以分解其邪，不使之合，此因证定药之大法也。"其文与《医门法律》卷六论《金匮》射干麻黄汤相同，仅个别字少异。

（3）周氏自注，平正通达：书中周氏补注，虽不如《衍义》穷源溯流，然亦论理精切，其推衍病状甄别疑似，条析方药，皆平正通达，可以解惑指迷。如《虚劳病脉证并治》"男子脉浮弱而涩，为无子，精气清冷"一条，释之曰："浮，为阳脉也，举之有，按之无也。乃于举之时未见其力，则浮兼弱矣，浮弱，阳气之虚也。若涩，阴脉也，为阴血不足。《脉经》曰：荣为根，卫为叶，荣卫俱微，则枝叶枯槁，是生气微矣，又何能必其有子乎？正以精气之清冷也。其在《诗》曰：冽彼下泉，浸彼苞稂。谓伤其生也。"虽随文释义，却能平正通达，引入胜境。又如"病腹满，发热十日，脉浮而数，饮食如故，厚朴七物汤主之"条《补注》云："此有里复有表之证也。腹满而能饮食，亦热邪杀谷之义；发热脉浮数，此表邪正炽之时。故以小承气治其里，桂枝汤去芍药以解其表，内外两解，涣然冰释。即大柴胡汤之意也。以表见太阳，故用桂枝耳。"条析方药，与证的对比，亦颇精切。

由上可知，周氏之于《二注》，除敷陈己见，重在推广《衍义》之说及嘉言之论，其谦诚之心，殆可见矣。

（周　衡）

七、《金匮要略方论本义》

作者魏荔彤，字庚虞，号念庭，又号怀舫。为清代河北柏卿（赵县）人。为康熙至雍正年间的名医。自幼习儒，通天文历算，兼通医术，十二岁补弟子员，后挹资为中书舍人，选任凤阳郡拯，在位之年，升漳州知府。此后，历官江、常镇诸道观察使，兼摄崇明岳备道。放任后寓居苏州濂溪坊，杜门著述。雍正四年（1726年）患痿痹疾，遂还故里。

荔彤博学多识，旁通天文、医药、卜筮之书，钻研仲景之学，撰有《伤寒论本义》（1721年）、《金匮要略方论本义》（1721年）。还著有《素问通解》、《灵枢经通解》未见流传。

魏氏所著《金匮要略方论本义》（简称《本义》）一书，成书于康熙70年（1721年）。本书分上中下三卷，共22篇。大体有5方面特点：

1. 以经解经　作者对《内经》、《难经》的理论颇为熟悉，融会贯通，往往以《内》、《难》二经理论解释《金匮要略》原文，若遇有与《伤寒》原文相类者，又引之作鉴别或佐证，指出伤寒与杂病的异同之处。正如自序中言："余自垂髫喜玩轩岐之书；既乃知读仲景所著，往往以仲景所言释轩岐不明者，而以轩岐所言释仲景方浔明。"

例如，中风病，《本义》言"中风者，风证之一也"。指出中风病是外感风邪为病的一种表现而已，其引《内经》云："风者百病之长也"，"凡外感之证，无非风为之始，而中风其一端耳"。他说："《内经》言风证多端，于中风苦无专论。自有仲景，而中风始有专论"。根据《内经》理论解释中风病是感受风邪的病。

又如关于疟病，魏氏认为系邪在少阳之病，至于症状有不同者，一是"所因之不同"，二是"参杂以他病有不同"。故"治疟必治少阳"，"其《内经》论之最详；而在仲景似言之反略"，"但是善读古人书者，参合而求之，引申而通之"。

此外《本义》引《伤寒》之少阳病与疟病邪在少阳之异同时说："伤寒在太阳分风寒二邪，在初入阳明亦分风寒二邪之因，在少阳则俱合一无可分晰。疟病乃少阳病，亦如是也"。又云："伤寒之少阳，乃自太阳、阳明传递者，而疟病之少阳，乃自太阳、阳明两投者"指出疟病与伤寒少阳病的相同之处，但疟病有湿热在阳明一面，故在表可分风寒，而在里必分湿热，又不同于伤寒自阳明传入之邪，辨其风寒者来路矣"。这样一辨言简意明，使学者不致蒙混不清。

又如水气病。《本义》认为《金匮要略》论水气详于《内经》，但其机理反奥于《内经》，故"未可以《金匮》明《内经》，且当以《内经》明《金匮》矣"。并引《内经》有关"水与肤胀、鼓胀、肠覃、石瘕、石水"的区别等原文后指出《内经》"言水病也，必明其起始者，言当谛审之于早，而治之斯易也。迨阴股间寒，胫肿腹大，阴邪已盛，而水势已成，虽有候可验，已难于臻平成之绩矣"，说明水气病及早图治其效方着，至其水势严重，治疗就较困难了，这点在《金匮要略》中未有评论，须《内经》释《金匮要略》。

至于"脉沉者，宜麻黄附子汤"一句，《本义》认为与《伤寒》中的麻黄细辛附子汤证同是"治少阴肾脏阳虚而有邪之善道"，所不同者麻黄附子汤变麻黄细辛附子汤的温经散寒法为温经祛水，为二者相同与不同之处。凡此种种与《伤寒》相近者，作者必引《伤寒》文以分辨之。可见魏氏何等熟悉《内经》、《伤寒》理论，又何等细心分析比较，此乃辨证的关键，是值得我们学习的。

又如血痹，《本义》引《内经》风气胜者为行痹，寒气胜者为痛痹；湿气胜者为着痹的理论，认为血痹是感受外邪痹阻血脉而成。他说："就其感者言，则外至之气也；就其受者言，则为脉里之营血也，故谓之曰血痹"。

此外魏氏根据《内经》"邪气盛则实，精气夺则虚"的理论及"五脏虚"等理论，认为"虚劳者，因劳而虚，因虚而病也"。他认为仲景之五劳本于《内经》所述之"五虚"。仲景所言的七伤即《内经》所谓的五不足，即"气虚者肺虚也，推之五脏，神虚则心虚，血虚则肝虚，肉虚则脾虚，志虚则肾虚"。

魏氏还认为"人体静则生阴，动则生阳"，"过于动则阳烦，失于静则阴扰"，虚劳的病机乃过于动，失于静，造成阴虚阳亢，"五劳七伤皆耗其脏中真阴，生其脏中邪热，于是邪实而精夺，遂成虚劳之病"。谓"仲景根源《内经》，为邪气盛则实，精气夺则虚者言虚劳"。

又如五脏风寒积聚病，魏氏认为，五脏风寒，是五脏感受外来风寒之邪而产生的病。他认为《内经》言风为百病之长，故曰五脏风寒。但他认为《金匮要略》所说的五脏风寒与《内经》所说的五脏风寒又有别。《内经》阐述的为外感风寒后根据表里及脏与脏之间和乘侮关系进行传变的病，而《金匮要略》论述是风寒直中五脏所产生的病变，"所以并列为各脏各病，而殊无牵引传致之义"。故须根据所中不同脏腑产生不同证候分而治之。

再者《金匮要略》的五脏风寒与《伤寒论》之感受风寒，按太阳、阳明、少阳等依次传经之次第所引起的病变有别，亦须分辨之。

关于疮痈肠痈之病，魏氏认为仲景在该篇所言二病只是作了大概的叙述而已，详细的发病机理及症状，须以《内经》有关论述为妥，故引述大段《内经》原文解释痈的产生机理为寒邪客于经络之中，"寒邪化热，热胜则腐肉，肉腐则为脓"进一步伤筋伤骨伤髓而成。并对痈与疽两种不同的病，根据《内经》原文作了鉴别：指出，"疽者，上之皮夭以坚，上如牛领之皮"，"痈者，其皮上薄以泽"，作为鉴别的要点。

2. 融合前人思想，参以个人心得　对《金匮要略》各种疾病的概念、病因病机、治法，作了层层分析阐述，说理清楚，发挥颇多。例如喝病，《金匮要略》言喝病，或得于冒暑服劳或得于避暑深居，故太阳中暍是暑热客于皮肤之外，内热盛躯壳之里"所致。可知暍病是一种感受暑邪之病，其症状，外有表证，内有里热炽盛，并根据《内经》理论，认为"动而得之者，则暍气多而寒湿少"，是感受暑热内外皆热之证；若"避暑深居，所谓静而得之者，则寒湿多而暍气少"为内热外寒证，指出了暑病所以有恶寒与不恶寒之原因。至于脉象若弦细者为寒在表夹湿也。若脉芤或芤迟，芤为暑月汗出气虚之征，迟为暑月伏阴在里之内寒的表现。既说明了产生脉象的原因，又分析了暑病可夹寒、夹湿、伤气等的特性。

治疗方面，《本义》指出必须内外兼治，外宜宣散其表邪，内须补益中气及治其虚热。

又如百合病，《本义》认为"因百合一味而疗此疾，因得名也"。这种解释较其他几种注释最为清楚和合理。因为仲景在以后几条误治、失治之变证中皆以百合为主药。至于本病的病机，魏氏认为肺气有病，肺主气朝百脉，故肺病则气病，气病则百脉病，"百脉一宗，言周身之脉，皆一气为之宗主"，又云"气之为病，非实而不顺，即虚而不足，而百合一物而兼顺利与补益"，遇邪实不顺者，可使之顺；遇虚而不足者，使正气可充，但必须随证增减治之。在此，《本义》对百合病的病名含义、病机、治法方药均作了系统阐述，表现出独特的见解。

再如血痹病。《本义》根据《内经》风寒湿三气杂至而为痹的理论及脏腑卫气营血理论认为，本病为感受风寒湿邪痹阻"脉里营血"引起"身体或皮肤不仁如中风之痹状"的病。因胃者，营卫气之本，"胃气旺而营卫和"，"胃阳强而肌实"，故本病病机与胃虚弱导致营卫弱与风寒湿邪外袭，营卫痹阻有关。提出治疗重视扶阳益气与治胃调营卫发扬了仲景原意是治疗血痹的一种正确的方法。

关于胸痹的成因，《本义》认为，是"寒邪客于胸膈之里"，"可凝其血，滞其气而成痹也"。提出气滞血凝为胸痹的病机，寒邪为重要的病因。同时进一步指出"胸，阳位也，心亦牡脏也，惟其阴盛而凝，斯乘于胸，则气血痞塞，而痹乘于心"，气血痞塞于心乃为胸痹的具体部位，这点与现代医学的观点何其接近！

同时对栝蒌薤白半夏汤的应用也有其独到见解，提出"薤白多用，升阳散聚"，"白酒更多用，温中和血"及"徐徐煮取，温温再服，缓以治上"的煎服法，值得后人思考。

至于"病痰饮者，当以温药和之"的解释，笔者认为以魏氏《本义》为最善。他说"温药者，补胃阳，燥脾土……言和之，则不专事温补，即有行消之品，亦概其例义于温药之中，方谓之和之，而不可谓之补之益之也"。这种攻补兼施，从而达到阴阳调和的目的，乃是温药和之的真谛所在。

《本义》对消渴病的病机及治疗亦有独特的见解，作者在引用《内经》有关水液代谢和作用的理论及五脏化液论后认为，"消渴病者，津液病也"。它不但与胃阴、肾水不足有关，而且与中气胃阳肾火，肝木亦有关。魏氏说"中气盛，胃阳足，则津液流动，而能润喉舌，灌胸膈；中气虚，胃热盛，则津液枯耗而不能润喉舌，灌胸膈，斯渴作矣"。又说，"消渴一证既责之肾水，再责之肾火，终责之肝木，阙一不可与言消渴之由来矣。"故治疗必须"滋其肾水，养其肝木，充实其阳气，宣散其邪热"。他说"阳火以滋阴而渴止，阴火以滋阴而渴证且更它变矣。故主治者，壮水之本，法之要也，益火之源，尤法之要也。阳能生阴，阳足而阴自足，又是本治之要务也"。这种滋阴益气温阳法与近年有关学者指出治消渴病不能单纯滋阴，也要重视温阳的主张，是一致的，有临床实际意义的。

此外《本义》对淋病也很有见地，说"淋病者，亦津液病也"，"热在下焦，耗其津液则为淋"。淋者，气不足而邪热乘之，所化之溺重浊而渣滓，故溺道癃闭阻塞而不能畅利也。所以淋之为病，小便如粟状，乃邪热煎熬于膀胱之腑，致溺结成有形之块，如卤水煎熬而成盐块之理也。所结之块，有坚如金石，不可破碎者……其证应小腹弦急，痛引脐中"。这一论述指出了石淋的形成机理和症状，阐述了仲景原文的深义，对临床诊治石淋，即结石病有实际意义。

魏氏对痰饮病的认识，有自己的见解，认为金匮所说的痰与饮的实质不同，认为"痰为物化之病，饮为物不化之病"；痰留于胃肠，饮可流于全身；二者的产生与脾胃阳虚，不能温化有关，痰生于胃寒，饮生于脾湿，他说："痰即食物也；入胃而胃冷不足以消之，斯化为痰；饮即水也，入胃而脾湿不足以输之，斯留为饮，二邪虽常相附而居，而其实所因各异。"认为痰饮病中主要论饮，而痰为附论而已。

至于水气病，魏氏认为"水气病，即水病"，气是水的另一种表现，（为水所化生）。即前人所谓水得阳则化为气，气得阴则化为水之意。在正常情况下，水气充盈于周身内外以养生；在病理时，气化为水，洋溢于皮肤里产生病态。关于水病的形成，魏氏认为"三阴结谓之水"，所谓三阴，即脾与肺的功能失常导致水湿结聚，如肺气虚弱，输敷水气津液功能失常，遏上身体有寒邪留滞之处，则化为水而留积；脾土衰则运输精血津液的功能失职，遏有湿处则滞留为水。

总之魏氏对前人的学术思想，尤其《内经》、《难经》、《伤寒》乃至喻昌等的学术理论颇为熟悉，融会贯通。在用之解释《金匮要略》原文又多参入个人的心得体会，广谈阔论，深发仲景的奥理，为本书的一大特点。

3. 认为医学理论与《易》经的理论相似或相同　《本义》多处引《易》经作为解释，魏氏曰："医者易也。故病之有纲，从易之卦也，纲中有目，《易》之爻也。其证于脏色形状，象之可观也。"又曰"病之消长、进退、生死之机，应之取于天地运会，近之比于天下国家，无不以扶抑为体，以补救为用。虽病情刚柔变化无穷极矣，而俱可以阴阳之至易简者尽之，何不与《易》相通乎！"因此他认为"仲景之书真与《易》无二义也"。此是魏以读《易》之心，思识解读其《伤寒论》、《金匮要略》诸著。这种见解和释原文的方法，在部分病篇中可见，例如释"心下有留饮，其人背寒冷如掌大"一文时，魏氏认为，"背为太阳，在《易》为艮止之象。一身皆动，背独常静，静处阴邪常客之，所以风寒自外入，多中于背，而阴寒自内生，亦多踞于背。由于艮于上之一阳衰弱无力，故艮下之二阴凝滞有象。用《易》之君子，见此证而不知扶阳抑阴也，不可与言《易》，且不可与言医也。这种《易》医相通的看法与学习方法是否正确还是错误，笔者未读《易》经难于肯定，有待后人考察研究，不过就这段原文解释来看，似乎也有不尽符合实际之处，因无论内外之寒不一定多伤背部，头部、腹部、四肢关节肌肉皆可伤，且多伤，岂止背部？且本条之背寒冷是因该处有脾胃俞穴在，是寒饮积于内，循经出于背所致。

4. 魏氏喜读喻昌的著作，且研究颇深　在《本义》注释原文过程中，不但引用《内经》、《难经》原文及《伤寒》等有关原文，而且引用喻昌之说加于归纳分析比较，务求使某病的含义、分类或治疗予以全面阐述，使学者一目了然。例如：疟病篇关于疟病的病因与发病时云："《内经》既谓夏伤于暑，喻氏又补长夏伤于湿，秋必病疟矣，何以《内经》又云温疟者得之于冬，至春阳气大发，而邪气不能自发，必待夏月腠理开泄，有所用力，邪方随汗皆出，不几二说相悖乎？不知内经所云夏伤于暑，长夏伤于湿，为秋病之先寒后热之正疟及热多寒少、但热不寒之杂疟言也。《内经》所云冬伤于风寒，夏乃病疟，单为先热后寒之温疟也言。"明确指出疟者之因，可由《内经》的伤于暑，也可如喻氏所说伤于湿，也可冬伤于风寒等，其临床表现有别。通过这归纳分析比较，使人更为明确疟病的病因及临床辨证，补充《金匮要略》原文之不足。可见魏氏治学严谨，一丝不苟。

又如喝病原文中释一物瓜蒂汤后，总结喝病的特点为暑热、中虚、表虚、伤阴、夹湿。同时指出诊治暑病可参考喻昌有关论述，他说"喻氏暑病门中之论俱佳，因抄附于后，俾学者参观而自得焉。"虽未见附喻氏之原文，但已先告知学者须参考该书之论，才能相得益彰。

5. 释方药，除明确阐述该方药所治该证的作用机理外，亦十分注重引各家有关方药以说明该病有多种治法，使之更为全面。

例如释一物瓜蒂汤治太阳中喝时曰："仲景以一物瓜蒂汤主之，若以泄热，煮汤顿服，以散皮中水湿，一物而两治表分之表里也。盖喝在皮外，水气在皮中，俱以瓜蒂最轻清之品，为治太阳表分之表里，洵圣药也"。又曰："《金匮》治喝病，止出二方，一者白虎加人参汤，颛治其热……用之以救肺金存津液也。孙思邈之生脉散、李东垣之清暑益气汤，亦既祖之矣。一者瓜蒂汤，颛治其湿……用以搯其胸中之水，或吐或泻而出"。同时又指出刘河间之通苓散、张子和之桂苓甘露饮虽可"导湿消暑"，但与瓜蒂汤"以治上焦湿热，而清平肺金"相比则作用完全不同。这样既说明了瓜蒂汤的作用，又指出了"导湿消暑"也可用通苓散、桂苓甘露饮，不过功用有别，虽短短一语，治暑湿之方药更全面矣。

（廖世煌）

八、《金匮要略编注》

作者沈明宗，字目南，号秋湄，清代浙江嘉兴县檇李人，康熙年间名医。

成书年代及版本：公元 1692 年（清康熙三十一年）成书。有人认为现有版本 9 种，现存版本有清康熙三十一年刻本、清康熙三十二年重刻本、清康熙年间致和堂刻本、上海大东书局 1936 年刊行《中国医学大成》本。是书初名《张仲景金匮要略》，1692 年重刊时改名为《金匮要略编注》。曹炳章主编之《中国医学大成》，此书名为《沈注金匮要略》。

内容特点简介：重新整理编次《金匮要略》条文。沈氏潜心于《伤寒论》、《金匮要略》之学善谈错简。他认为世传的《金匮要略》刊本"编次失序"，与张仲景原著有所出入，非仲景原义，便遵照"从来著书立言，必先纲领，次及题目"的观点，把《金匮要略》条文重新整理编次，使其既合实际，又趋于条理。另外，沈氏对条文加以详细通达的注释，深得仲景精义，对学习和研究仲景学术有一定参考价值。全书共 24 卷。卷一首列叙例、时令病、问阴阳病十八、望色、闻声、问治未病、五脏病喜恶、五脏攻法、误治救逆、切脉、喘论等篇。卷二至卷二十四，每卷分列病证一篇。本书在编次上与各注家不同。作者认为"《金匮》首章原概伤寒杂病通部之序例。其第一卷，乃通部察病治法之纲领，故立望闻问切，表里阴阳，寒热虚实标本，汗吐下和温之法，悉以阐明，不遗毫末，而叔和复添蛇足，更作序例，频举汗吐下诸条，余今一概删去，惟以仲景原论合梓是书，乃补《灵》、《素》不足，故余每于注证之后，引经文混合一论，以证轩岐仲景本一源而出，俾后之学者，一览晓畅。"作者以序例冠于首，"次以天时、地理、脉证、汤法、鱼尾相贯于后，而使读者易升堂奥同登觳趣"。足见作者独具匠心，在编排次第上别具一格。

下面探讨一下沈氏的学术思想。

1. 对仲景书进行详细注释 沈氏认真钻研仲景著作，结合自己的体会，进行详细注释。《沈氏金匮要略·孟序》说："东汉张仲景良医也。其书教人为良医者也。沈子目南取教人之书，抉摘之，阐明之，以翼天下后世之共为仲景者也……然文词互奥……今目南详为注释，又得其徒施子学圃更端诘难。不独仲景易会之词，条分缕析，即仲景未发之秘，亦巨晰细盯。我得古人而快意，古人亦得我而快意。"

2. 博引轩岐之言与仲景之论，融合为一来阐发病因病机，辨析证候治法 如其在"诸有水者，腰以下肿，当利小便；腰以上肿，当发汗乃愈"一条的注释中说："此以腰之上下分阴阳，即风水正水两大法也。腰以下主阴，水亦属阴，以阴从阴，故正水势必从下部先肿，然阳衰气郁，决渎无权，水逆横流，疏凿难缓，利小便则愈，经谓洁净府是也；腰以上主阳，而风寒袭于皮毛，阳气被郁，风皮二水，势必起于上部先肿，当开其腠理，取汗通阳则愈，经谓开鬼门是也"。可见其注有依据，释有渊源，分析简要，说理透彻。

3. 于无字经中求神 颇能把握仲景论证，多以药测证，或以脉测证，沈氏刻苦钻研，以其精湛的医学造诣于无字经中求神。如对《妇人杂病脉证并治》"蛇床子散方，温阴中坐药"一条，沈氏注释云："此令阴掣痛，少腹恶寒之方也。胞受虚寒，现证不一，非惟少腹恶寒之一证也。但从阴中所受，不从表出，当温其受邪之处，则病得愈。故以蛇床子一味，大热能补真阳，纳入阴中，俾子宫得暖，邪去而自愈矣"。以蛇床子暖宫祛寒之功效，探究出此证寒湿凝着下焦之机理，而有阴中寒冷之证候，以药测证，推求合理，切于临床。

4. 攻邪宜使邪从其便处而出 如对《脏腑经络先后病脉证》篇条文"夫诸病在脏，欲攻之，当随其所得而攻之；如渴者，与猪苓汤。余皆仿此"的解释云："是当随其所得之脏，表里出入之处而驱，故曰随其所得而攻之。如邪在心，当泻小肠……在肾泻膀胱。乃使表里相通，出入之门户而去也……随其便处而出。此仲景自出手眼。另用甘淡渗利泻小便，或从吐下诸法，乃使五脏无形之邪，各从其便处而出。"邪从便处而出，邪去而正安。

5. 狐蜃病之病因为湿热生虫 沈氏认为狐蜃病是"湿热致病也。狐惑者，外感风邪，而夹木火相合脾胃之间，风湿相搏，郁蒸为毒，充斥流溢脏腑喉肛，随处郁结，腐化气血为虫，……故用泻心汤之芩连半夏，专泻风湿痰热……而咽干者，用苦参煎水，外洗里服，以燥阴分之湿，即杀虫去风之义也。或蚀大肠肛门，而用雄黄熏之，亦取驱风燥湿，杀虫解毒之意耳"。

6. 论虚劳消渴注重肾精 沈氏对虚劳病的论述颇为注重肾精。其对《血痹虚劳病脉证并治》"劳之为病，其脉浮大，手足烦，春夏剧，秋冬瘥，阴寒精自出，酸削不能行"原文的解释说："肾为精血之主，若劳之为病，精血必虚。阴精虚而心火炽盛，故脉浮大……阴虚者，龙雷之火浮越于上，而无摄阴之能，反为摄阴之害。上热下虚，阴精不交自泄，所谓阴寒精自出，实非真寒为病。骨髓虚惫，则酸削不能行矣。"沈氏对消渴病的病因病机亦非常重视肾精。其对"男子消渴，小便反多"原文的解释说："此肾精不足，为下消也。男子两字，是指房劳伤肾，火旺水亏而成消渴……盖肾中真水虚衰，相火无制，胃关大开，但有消阴之势而无摄木之能，挟木乘胃，逼迫水饮……故渴而小便反多……并及胃肾精津血液，尽皆消耗。然肾虚则相火散烂不收，故用六味丸，滋起肾水，俾阳气根于阴水，桂附收摄元阳入肾，蒸腾肾水，而制中上二焦之火。"

7. 认为妇人乳中虚为中虚而乳闭不通 对"妇人乳中虚，烦乱呕逆，安中益气，竹皮大丸主之"原文的解释，一般认为乳中是指哺乳期，而沈氏认为乳字之后当有闭字，即

"妇人乳者,谓妇人乳闭而不通也。产后受邪,中气虚而风邪传入于胃,邪正抑郁,故乳闭而不通"。

8. 不相信鬼神　对《妇人杂病脉证并治》"妇人伤寒发热,经水适来,昼日明了,暮则谵语,如见鬼状者……必自愈"原文的解释,沈氏认为"寒邪伤营而陷于血室,故昼日明了。暮则血海阴邪盛而上冲于心,则发谵语。然肝脏开窍于目,热血搏结,魂不归舍,而反影于目,故如见鬼状。此皆带下,非有鬼神之义也"。沈氏认为妇女在经期伤寒发热而暮则谵,如见鬼状,是热入血室的带下即妇科病,不是鬼神在作怪,是受邪而导致的临床症状。这种无神论的观点在当时是难能可贵的。

(黄仰模)

九、《金匮要略心典》

尤怡,字在泾,一作在京,号拙吾,晚号饲鹤山人,江苏长州(今江苏吴县)人。出生不详,卒于清乾隆十四年(?—1749年)。尤氏年轻时家贫而好学,能诗善文,后随马俶习医,学有渊源,并以医为业。晚年医术益精,治病多验,后隐居花溪,以著书自得。尤氏推崇仲景学说,"心有施治,悉本仲景",刻意钻研《伤寒论》、《金匮要略》,颇有心得,遂著《金匮要略心典》。该书成书于1729年,问世后即在民间广为流传,现有版本24种,常见的有5种:①清雍正十年壬子(1732年)初堂刻本;②清雍正间刻本;③清同治十二年己巳(1869年)双白燕堂陆氏刻本;④清光绪七年辛巳(1881年)崇德书院刊本;⑤《中国医学大成》本。另外,尤氏还著有《伤寒贯珠集》、《金匮翼》、《医学读书记》等书。

《金匮要略心典》全书分为上、中、下三卷,共22篇,其分卷目录列于每卷卷首。尤怡在诊治疾病的过程中,不断学习,研究仲景原著,有所心得,辄做笔记,日积月累,覃精研细,务求阐发仲景著作之内涵,"以吾心求古人之心,而得其典要云尔",故书名为《金匮要略心典》。

本书在学术及写作方面的主要特点有:

1. 注释简要,多家引用　《金匮要略》一书文字古奥,词简意深,又年代久远,辗转传抄,难免有脱简、错误之处,给历代著家作注带来许多困难。尤怡在长期研究的基础上,采用简练之文笔,阐述仲景原著。其注简明扼要,条理清晰,易于理解,堪称"少而精"之代表。徐大椿即指出:本书"条理通达,指归明显,辞不必烦而意已尽,语不必深而旨已传"。如对第一篇概括为"夫病痼疾加以卒病,当先治其卒病,后乃治其痼疾也"。周扬俊《金匮玉函经二注》的阐释用了104字,而本书注解:"卒病易除,故当先治,痼疾难拨,故宜缓图,且勿使新邪助旧疾也。"只用了26个字,就赅原文之旨意。正因本书释义简练,说理透彻,后世注释《金匮要略》者多选用其注解。有些注家据本书注解精神,加以补充说明,遂成为自己的注解,有的注家虽有不同注解,但亦认为本书确有价值,将其选入所编注本中,供后学参考。如黄竹斋《金匮要略方论集注》的痉湿暍病篇中共计29条,选有本书注解的达14条。《医宗金鉴》中也多选本书之注。

2. 求是存疑,析难明理　尤怡在自序中曰:"其间深文奥义,有通之而无可通者,则阙之;其系传写之误者,则拟正之;其或类后人续入者,则删汰之。"意即对难以解释的条文或深奥文字,宁可缺略,不强予衍释。并改正原文中的传写错误,删略后人增添的内容。如脏腑经络病篇中"上工治未病"条"酸入肝"以下15句,认为"疑非仲景原文,类后人谬添注脚，编书者误收之也。"而不强予解释。且根据原文精神，分析说明缘由，免其误导后学。对中风历节病篇中的"浮者血虚，络脉空虚；贼邪不泻，或左或右；邪气反缓，正气即急；正气引邪，喎僻不遂"，许多注家解释不清。尤氏释道："血虚则无以充灌皮肤，而络脉空虚，并无以捍御外气，而贼邪不泻，由是或左或右，随其空处而留着矣。邪气反缓正气即急者，受邪之处，筋脉不用而缓，无邪之处，正气独治而急，缓者为急者所引，则口目为僻，而肢体不遂，是以左喎者邪反在右，右喎者邪反在左。"可见，其注层层剖析，理明易懂。

3. 辨证论治，切于实用 仲景《金匮要略》一书为"医方之祖，而治杂病之宗也"。根据脏腑病机进行辨证，是该书中的主要精神。尤注中亦突出脏腑辨证，以明确所属，予以相应治疗。如在注"渴欲饮水，口干舌燥者，白虎加人参汤主之"一条时，归纳其病机为"肺胃热盛伤津"。又提出淋病的病位在"肾与膀胱也"。且将类似症候加以比照、鉴别。如在释女劳疸时言："女劳肾热所致，与酒疸、谷疸不同，酒疸、谷疸热在胃，女劳疸热在肾。"在析下血时将远血归于脾气虚寒，失其统御；近血归为大肠伤于湿热。对治法方药，也有所发挥，更切实用。如在阐析水气病治则时说："腰以下为阴，阴难得于汗而易下泄，故当利小便；腰以上为阳，阳易外泄，故当发汗。各因其势而利导之也。"在说明仲景治法依据的基础上，进一步提出治疗水肿当采用因势利导的方法。尤氏对方药诠释，亦见功底，如析栀子大黄汤方时言："栀子、淡豉彻热于上，枳实、大黄除实于中，亦上下分消之法也。"即为明证。尤氏还注意类方的区别，示人异同，利于临床选用。如尤怡注"按心下满痛者，此为实也，当下之，宜大柴胡汤"条时，提出"实则可下，而随心下满痛，则结处尚高，与腹中满痛不同，故不宜大承气而宜大柴胡，承气独主里实，柴胡兼通阳痹也"；在论大黄硝石汤时言"大黄、硝石亦下热去实之法，视栀子大黄及茵陈蒿汤较猛也"。

总之，由于本书注解简明扼要，有所创见，实事求是，不牵强附会，后世《金匮要略》注本多引用或参考其注文。现中医院校之《金匮要略》教材也常选录之。何任在《金匮要略通俗讲话》中认为本书"确是选识较高的一种"注本。因此，《金匮要略心典》是注本中之善本，其见解独到，切合实用，发仲景学说及中医药理论，对后世产生了相当的影响。

（沈继泽 程 革 吴 洁）

十、《医宗金鉴·订正仲景全书·金匮要略注》

吴谦，字六吉，安徽歙县人。生于清康熙二十八年（1689 年），卒于乾隆二十四年（1759 年），享年 70 岁。吴谦为清代乾隆年间名医，以医技侍奉帝王，曾多次受到赏赐，官至太医院判。乾隆年间奉清政府的命令编纂医书，与同官刘裕为总修官，并组织一批医家，对搜集的皇宫内廷藏书，天下各家医学藏书以及世传经验方良方等加以纂修，撰成《医宗金鉴》这部医学丛书，于清乾隆七年（1742 年）刊行于世。《医宗金鉴》的版本较多，主要流传版本有清乾隆七年（1742 年）武英殿刊本、清乾隆间刊本、四库全书本、清光绪九年（1883 年）扫叶山房刊本、清光绪十八年（1892 年）上海图书集成书局铅印本、1912—1949 年商务印书馆铅印本、1916—1934 年锦章书局石印本、民国年间广益书局石印本、1956—1957 年人民卫生出版社影印武英殿刊本等。

《医宗金鉴》共包括《订正仲景全书·伤寒论注》、《订正仲景全书·金匮要略注》等十五种九十卷,《订正仲景全书·金匮要略注》即其中的卷十八至卷二十五。全书共分为八卷,每卷包括数篇,少则两篇多则三五篇不等。对每篇篇目的排列,吴谦根据"失次者序之"的原则,将部分篇目作了调整,如将原位于第十六篇的"惊悸吐衄胸满瘀血病脉证治"篇提前到了第十一篇"五脏风寒积聚病脉证治"之后,此下的"痰饮咳嗽病"篇、"消渴小便利淋病"篇、"水气病"篇、"黄疸病"篇则依次向后顺延。对于每篇经文的排列,则以首纲领,次具证,次出方的顺序排列。每条之下皆采用首经文,次注释,次集注,次方药,次方解集解的体例编写。对那些吴氏认为经文有缺误的,则加辨论于经文之下,以"按"字冒之;对与本条互相发明,但又非专论本条的,则加辨论于本注之后,亦以"按"字冒之。此外,在卷二十五,作者专门列了"正误存疑篇"附于卷末,以备参考。所列"正误"就是将吴氏认为经文有衍文、或缺文、或错简之处,逐篇逐条列出,并将其中有误之处加括号以正之,并在经文后面加"按"字予以说明。"存疑"则是按照篇目顺序,将各篇疑为有残缺或脱简的经文依次排列出来。由于吴谦认为,自张机《伤寒论》、《金匮要略》问世以前的书,皆有法无方,《伤寒论》、《金匮要略》乃创立方法格式,始有法有方。故认为二书是医宗之正派,启万世之法程,医门之圣书。但其义理渊深,方法微奥,领会不易,编次又多,传写错讹,加之旧注随文附会,以致难以传信。所以,吴谦将其错讹者悉为订正,逐条详加注释,并汇集诸注中实足阐发微义者,以备参考。故将二书命名为《订正仲景全书·伤寒论注》、《订正仲景全书·金匮要略注》,并置于该丛书之首。

《订正仲景全书·金匮要略注》的学术特点主要体现在以下几方面:

(1)重订正,整理编次,纲目清晰:吴谦认为《金匮要略》文义古奥,系千载残编错简,虽经历代注家编次诠解,但诸家各执己见,位置无常,难以为发,故被人视为迂远,束之高阁。为使该书能与《伤寒论》并行于世,让后世业医者不为俗说所误,故本书尤其重视对《金匮要略》篇目、条文的编次、订正工作。如《痉湿暍病脉证治》篇原以论刚、柔二痉的经文列为首条,诸注本悉遵之,但《医宗金鉴·订正仲景全书·金匮要略注》则将原在后面的"病者,身热足寒,颈项强急,恶寒,时头热,面赤,……发其汗已,其脉如蛇"的经文列为首条。吴氏认为该篇以此条论痉病最详,而刚、柔之辨俱从此条分出,故宜冠之于首。在本条之后,是论痉病脉象的两条经文。如此编次,纲目清晰,利于辨病。

(2)阐经旨,注释晓畅,不事虚文:吴谦深感《金匮要略》辞精义奥,对其注释阐发确非易事,"若徒尚辞华,必支离蔓衍,何以阐发微言"。故吴氏在注释时,惟求以简易晓畅的文字发挥经旨,"间或旁参互证。亦惟援引本经,不事虚文",以便于业医者能领会经文蕴义。如《百合狐惑阴阳毒病脉证并治》篇云:"百合病,见于阴者,以阳法救之;见于阳者,以阴法救之。"诸注家皆认为此论百合病的治疗原则,但对经文中"阳法"、"阴法"的注释却多隐晦欠明,而本书则明确注为"温养阳之法"、"凉养阴之法"。此外,对于经文的注释,吴谦还密切结合临床实际加以发挥,使学者能通晓经文,举一反三,切实可用。如关于百合病的成因,经文以"百脉一宗,悉致其病也"概之,吴氏根据临床实践,注云"伤寒大病之后,余热未解,百脉未和,或平素多思不断,情志不遂,或偶触惊疑,卒临景遇,因而形神俱病,故有如是之现证也"。其语言通晓畅达,概括全面,使百合病的成因清晰明了,昭示于学者面前,启悟后人领会仲景辨治杂病的精髓。

(3)采众长,撷精汇粹,方便实用:在《医宗金鉴·订正仲景全书·金匮要略注》之前，对《金匮要略》加以注释的医家虽不及《伤寒论》多，但自赵良仁《金匮方论衍义》之后也有十余家，"各有精义，羽翼经文"。然其注"或涉浮泛，或近隐晦，醇疵并见，难于适从"。为方便研习《金匮要略》，本书遂汇诸注，采众长，将重复者汰之，冗沓者删之，撷其精确兼有发明者，列于"集注"之中，以供参考。这确实为后世业医者提供了方便实用的范本，是《医宗金鉴·订正仲景全书·金匮要略注》以前各注本所无法媲美的。

（4）敢质疑，纠讹补阙，不落俗说：吴氏有感于《金匮要略》成书久远，有不少错简贻误、文义不属的内容，若沿用旧说，勉加注释，终觉牵强，还易滋生疑惑，反而有碍经义昭示于天下。故本书不袭讹谬，对一些费解之处敢于提出异议，独陈己见。如《肺痿肺痈咳嗽上气病脉证治》有论云："师曰：寸口脉微而数，微则为风，数则为热；微则汗出，数则恶寒。"以往注家都是随"微"字演绎作注，唯吴谦力排众议，对"微"字提出异议。注曰"脉微之三'微'字，当是三'浮'字，微字文气不属，必是传写之讹。"此外，对一些勉为注释，乃觉不通之处，吴氏宁缺而不强释。如《奔豚气病脉证治》首条云："师曰：病有奔豚，有吐脓，有惊怖，有火邪，此四部病皆从惊发得之"。吴谦加按指出"篇中只有奔豚一证，而吐脓、惊怖、火邪皆简脱，必有缺文"，而未加注释。在本书中，类似的情况尚不少，其中不乏一些令人耳目一新的真知灼见。尤其是该书最后的"正误存疑篇"更是诸《金匮要略》注本中独一无二的，体现了吴氏尊古不泥古，敢于质疑，纠讹补阙，不落俗说的学术思想。《医宗金鉴》这部丛书虽出于众人编辑，但《订证仲景全书·伤寒论注》与《订证仲景全书·金匮要略注》二书则是由吴谦亲自删订的，故其订正、注释水平较高，是学习和研究《金匮要略》一书的较好注本。

（张　琦）

十一、《金匮要略浅注》

作者陈念祖，字修园，又字良有，号慎修。福建长乐人，生活在清代乾隆、道光年间（1753—1823 年）。自幼年起即诵读经史百家著作，并学医。曾师从泉州名医蔡名庄。乾隆五十七年中进士，旅居京都，因治愈一中风偏瘫病人而誉满京师。后于直隶威县任内常救治疫疾，嘉庆二十四年间返里，业医讲学，弟子甚多。陈氏学宗《灵枢》、《素问》，尤推崇张仲景，具遵经法古思想，反对温补学说，临床经验丰富。治学对己主张"深入浅出，返博为约"，对人则要求"由浅入深，化简及繁"。平素著述甚富，多通俗易懂，切于实用，普及了医学知识。《金匮要略浅注》成书于 1803 年，共有版本 23 种，主要者有 3 种：（1）清道光十年庚寅（1830 年）刻本；（2）清道光十七年丁酉（1837 年）南雅堂刻本；（3）清同治八年（1869 年）纬之堂刻本。其他还著有《神农本草经读》、《时方歌括》、《时方妙用》、《医学三字经》、《医学实在易》、《医学从众录》、《伤寒论浅注》、《伤寒真方歌括》、《景岳新方八阵贬》、《灵枢集注节要》、《十药神书注解》、《伤寒医学串解》等。

《金匮要略浅注》共 10 卷，25 篇。陈念祖在对张仲景著作及其他古典医籍刻苦钻研的基础上，博采众长，结合个人实践体会，本着"深入浅出，返博为约"的精神阐释医理，故书名为《金匮要略浅注》。其书体例为先用小字贯于《金匮要略》原文之中，以畅达经义。又于前贤注释中取其能发挥原文之旨者，重订而辑于后，以为相互引证，并附有按语。此外，该书引原文第 1 至第 22 篇杂疗方以下，前贤以为是宋人所续，清代以来诸多注家，皆予删去，陈念祖欲删而未删，"故存其说"，未加注解，以区别于前面诸篇。原文中的一些附方，有说明出于《千金》、《外台》诸书的，以为似属后人编入，或为仲景所制，也不加注解，以示区别。

本书在学术及写作方面的主要特点：

1. 深入浅出，畅达经义 陈念祖以为《金匮要略》为仲景治杂病之书，其文深奥，所以用浅显的文字，并以小字衬加，贯穿于《金匮要略》原文中注释说明之。其后选取了部分注家，如喻昌、徐彬、魏念庭、尤怡等注本中持论平正，阐发其义者逐节辑录。并针对一些问题，从理论或临床的角度，予以重点地阐述与论证。再后，则以其子元犀按语的形式进行要点的分析。从而层层剖析，深入浅出讲明医理，畅达经义，有助于后学对原文的理解。如在《痉湿暍病脉证治》篇"痉为病，胸满口噤，卧不着席，脚挛急，必龂齿，可与大承气汤"条的小注中，对每个症状均阐明了形成机理，更在诸症后简要归纳其总的病机道："此或为少阴火亢，或为阳明燥化"。并指出用大承气汤治疗乃取其"以急下之，为下其热以救阴，非下其便以宽胀"。在其后的注释中则进一步分析道："此一节为痉之既成，出一救治之正方，大旨在泻阳明之燥气，而救其津液，清少阴之热气而复其元阴，大有起死回生之神妙"。说明用大承气汤急下后，"还当审其缓急，而商其再服与否"，"或一下之后，病势已减，审系阳明，以白虎加人参滋阳明之燥。审系少阴，以黄连阿胶汤救少阴之阴。二汤可以频服，服后又以竹叶石膏汤收功。"由此，揭示了该病的转归与治疗，补前人之未备，为医者临床辨治提供了思路与方法。从上述文字亦可看出，陈氏在注《金匮要略》时，将《伤寒论》的六经辨证思想及治法、方药融会其间，体现了他"《金匮要略》与《伤寒论》相表里"，"病变无常，不出六经之外"的指导思想。该条注释再其后，附有元犀的按语，提示这里用竹叶石膏汤可去粳米，并以竹沥半杯易竹叶。又如，在注《痰饮咳嗽病脉证并治》"病痰饮者，当以温药和之"、"心下有痰饮，胸胁支满，目眩，苓桂术甘汤主之"时，在逐句分析各症机理的基础上指出心下有痰饮诸症为"痰饮病之证也"，而治以温药和之，因苓桂术甘汤"温能化气，甘能健脾，燥能胜湿，淡能利水"，为"痰饮病之方也"，从而突出了痰饮病之主证、治法、主方。其"的证"、"的方"之辞乃点睛之笔，是对仲景学术思想的进一步总结与发挥。

2. 领会全面，见解独到 陈氏要求人们读仲景书应当"读其正面，必须想到反面，以及对面、旁面。寻其来头为上面，究其归根为底面"，"一回读，方得个一番新见解，愈读愈妙"，即要全面领会，不可片面从事。如在读法中指出《金匮要略》合数证为一篇者，是有一定的根据的，皆由其病机相同，病位相近，证候相似等使然。"痉湿暍合为一篇者，皆为太阳病，百合狐惑阴阳毒合为一篇者，皆为奇恒病"，"血痹虚劳合为一篇者，皆为腹中之病"，"寒疝与腹满宿食合为一篇，皆为腹中之病"。因此，"凡合篇各症，其症可以互参，其方亦或可以互用。须知以六经钤百病，为不易之定法。以此病例彼病，为启悟之捷法"。对阴阳毒的成因，前贤或谓热盛寒盛，或谓邪在阳，邪在阴。陈念祖则认为与感受疫疠之气有关，曰："仲师所治阴毒阳毒，言天地之疠气，中人之阳气阴气，非阴寒极、阳热极之谓也。盖天地灾疠之气，便为毒气，人之血气，昼行于阳，夜行于阴，疠气之毒，值人身阴阳之度而中人，则为阳毒。……值人身行阴之度而中人，则为阴毒。"并指出升麻为治疗阴阳毒的主药，《神农本草经》云其："主解百毒，辟瘟疫邪气"。由此，从病因、生理、病理到治疗等方面阐述了对阴阳毒的认识，较之前人，别有见地。又在《疟病脉证并治》篇中指出：若有疟母，治疗当"先急除其有形之癥瘕，再培其无形之元气"，切不可姑息养奸，提出了自己的观点。其著作写作方面的特点，除本书之首设有导读内容，列出"金匮要略浅注读法"七则，对读者颇有裨益外，还有前后联系，相互对比，区别异同等手法，使所注《金匮要略》之本义释得透彻，通俗易懂。

总之，该书特色在于"浅"字，其注虽浅，而其见非"浅"，深入浅出，明白晓畅，易于接受，为常用的学习《金匮要略》的浅近注本，至今仍具有一定的影响。

（沈继泽　程　革　吴　洁）

十二、《金匮玉函要略辑义》

丹波元简（1755—1810年），字廉夫，幼名金松，长成后称安清，号桂山、栎窗。幼承庭训，记性绝伦。曾随名师习儒，后继父业，医仕幕府，晋升为"法眼"。丹波氏不仅在行医治病上有精湛技艺，而且精于考证，著述颇丰，一生致力于创办医学馆，以培养后学，是日本近世汉方医学考证学派的创始人和代表人物之一。《金匮玉函要略辑义》（以下简称《辑义》）成书于1807年，流传的主要版本有日本文化六年己巳（1809年刻本、日本文化八年辛未（1811年）东都书肆刻本聿修堂藏版、1935年上海中医书局铅印本、1956年人民卫生出版社铅印本，另外也收载于聿修堂医学丛书和皇汉医学丛书。丹波氏其他的著述主要有《素问识》、《灵枢识》、《伤寒论辑义》、《扁仓传汇考》、《脉学辑要》、《医滕》、《栎窗类抄》、《类聚方要补》、《救急选方》等。

《辑义》为丹波氏研讨仲景学说，继《伤寒论辑义》后的又一力作，两书体例基本相同。《辑义》共分6卷，以《金匮要略》原文为序，对25篇内逐条诠解。为纠正原文中可能存在的讹误。《辑义》认真参校了宋本、徐镕本、俞桥本、赵开美本等，另外如《脉经》、《诸病源候论》、《备急千金要方》、《外台秘要》及各注本中所载的原文也被广泛引录对照，以备参考。每条原文之下，首先汇辑各名家的注解，以阐发原文的经旨奥义。清代的一些主要注家注本，如徐彬的《金匮要略论注》、程林的《金匮要略直解》、沈明宗的《金匮要略编注》、魏荔彤的《金匮要略本义》、尤怡的《金匮要略心典》、吴谦等的《医宗金鉴·订正仲景全书·金匮要略注》等，《辑义》均有所汇集。《辑义》对原文的解释，以辑集诸家见解为主，或仅选一二家之言，或众说并陈，删冗节要，融会贯通。辑录各家要言之后，必要处附有作者的训释和按注，正误辨讹，陈述自己的见解。

《辑义》对《金匮要略》的研讨有以下两个鲜明的特点：①广求密搜以发原文之隐奥。《辑义》对原文"每条必钻研诸家注解，虚心夷考，衡别是非，采辑最允当于本文者"，不限所选注家的多寡，也不拘注家的世次，但不使彼此重复迭见，而以文义相须，原文以旨趣畅达明了为准则。故从《辑义》对注家的取舍，即可看出作者对原文的见解。如《脏腑经络先后病脉证》篇中有关"肝病传脾"的原文，《辑义》选录了程林和尤怡的注解，程林指出，见肝补脾则可，若谓补脾则伤肾，肾可伤乎？火盛则伤肺，肺可伤乎？如此则肝病虽愈，而五脏似无宁日矣。最后指出"伤"字当作"制"字看，制之则五脏和平，诸病不作。《辑义》查考了《三因方》，以明程注之出处，然后又引尤怡的注文，进一步明确肝实肝虚之异治，并赞同尤注之推测："病入肝以下十五句，疑非仲景原文，类后人谬添注脚，编书者误收之也。"如此则文义相接，旨趣明晰。《辑义》选辑前注，每注意注义之根据，知其言之所据，并评析注文之优劣正误。如对《脏腑经络先后病脉证》篇中有关病由三条的内容，《辑义》选取沈明宗、尤怡诸说，尤其突出了尤怡的观点，即陈无择合天人表里立论，故以病从外来者为外因，从内生者为内因，其不从邪气情志所生者为不内外因。而仲景之论以客气邪风为主，故不从内伤外感为内外，而以经络脏腑为内外，二者似不当混同而论。《辑义》溯其源流，指出陶弘景《肘后备急方》本于此条而以内疾外发他犯之者来分类病证，其义少异，而无择又依陶氏，当然与本条之旨不同。可见，《金匮要略》的"千般疢难，不越三条"，不当混称于病因三条。对《医宗金鉴》的注释，《辑义》多有选录，但对其改字释经或其他明显不妥之处，亦直陈己见，以引起后人注意。如《脏腑经络先后病脉证》篇中"语声啾啾然细而长者，头中病"，《医宗金鉴》改"头"为"腹"。"在上焦者其吸促，在下焦者其吸远"，《医宗金鉴》认为"吸促之促字，当是远字，吸远之远字，当是促字"等等，对这种根据不足的，随意改动之处，《辑义》均不附和苟同。丹波氏凭借自己深厚的汉学根底，广征博引，对原文中易生歧义的文字，每有令人信服的推敲，可作深入理解原文的帮助，如其本人所说："文字训释，非医家可深研，然几几、温温、剂颈、擗地之类，不究其义，于临证施理之际，无不疑滞，故细检查考，多方引证，亦附于条末，非敢骛博也。"《辑义》对文字的训释，如"蘽饪之邪"的蘽，据方氏通雅当释为谷者为是，音谷，乃古文异构："短气而极"的极，据扬雄方言当释为疲。"脉紧如弦"的如，据玉函、脉经当读为而。对个别重要字词，也有深入探讨，如寒疝"若发则白汗出"之白汗，《辑义》引《素问·阴阳别论》中"白汗"一词，王冰释为流汗，丹波氏指出《淮南子·修务训》中"挈一石之尊，则白汗交流"，此白汗出者盖不堪痛苦之甚而汗出，而诸注中有作冷汗、白津或自汗者，并非同也。此为正确理解白汗提供了参考。《辑义》对某些病名含义的推源溯流，也很有价值。如对寒疝的解释，除了证引《素问·长刺节论》所云之外，还有王冰注《素问·大奇论》所云、颜师古对《急就篇》中疝字之注，以及《诸病源候论》有关疝者之说，以明寒疝乃腹中寒痛之义。另外，对痰饮的考析等，于后人亦有颇多启悟之处。②辨难析疑以消临证之迷惑。研习《金匮要略》，阐明经旨，其目的是为了启发后学，使仲景之说更加有效地指导临床实际。有鉴于此，《辑义》所辑选的注释及对原文的考析，力避穿凿拘泥、固执偏见或徒骛论辨而不察证治要领之说，亦注意避免肤浅浮疏而无心得或专拘字训、不究微意所在之论。大凡义理有聚讼难决、治法有同异得失之处，必征之于古人，验之于病证，考据精确，剖析明白，而后下笔。努力做到立说无一毫张门户之私，无一言不益于实际，发前人所未发。所谓据经以察病之梗概，验病而悟经之大义，此二者相辅而相成。《辑义》对临床上常用的《金匮要略》方剂，注意摘引后世文献，以知其要，以广其用。如对肾气丸，首先辨明其由来，指出晋以前已有，崔氏八味丸者并非仲景收录崔氏之方。然后据《肘后备急方》、《备急千金要方》、《太平惠民和剂局方》、《济生方》、《薛氏医案》、《吴氏方考》、《医垒元戎》、《钱氏小儿方诀》等，用了大量篇幅，补充了肾气丸的临床具体见证、药物的加减变化，以便临床实用。又如十枣汤，《辑义》引《外台》深师朱雀汤（即本方），疗久病癖饮，停痰不消，在胸膈上积液，亦疗胁下支满，饮辄胁下痛。以补原文之不逮。又引《圣济总录》芫花汤、《宣明论》三花神佑丸，《丹溪心法》小胃丹等，以示本方可与大黄、黑丑、黄柏等药配合同用。除了方剂，对某些药物的疑惑，《辑义》也多有考析。如甘草粉蜜汤之粉，诸注解为铅粉者多，如尤怡谓本方乃诱使虫食甘味，其后毒性旋发，虫患即除。丹波氏考《释名》、《说文解字》以明粉之含义，引《万氏保命歌括》和《备急千金要方》等诸书均不用铅粉而用米粉，可知本方临床之用不过甘平和胃安蛔之剂，并非杀虫之用，此说亦为后人所重视。《辑义》对某些病证的具体表现也有探讨，以为临床解惑。如《黄疸病脉证并治》中女劳疸病证，原文中曾提到"小便自利"，《辑义》则多所摘引，以辨其疑，如

《肘后备急方》云女劳疸身目皆黄，且小腹满急，小便难。《备急千金要方》用硝石矾石散治一身尽黄，腹满小便不利者。并引喻昌之说，即女劳而成疸者，当有瘀血内停，瘀甚则大腹尽满，而成血蛊。故丹波氏提出"小便自利，可疑"。对于原文中涉及临床具体治疗之处，《辑义》尤注重从实际出发，选录切合临床证治之说，如《妇人妊娠病脉证并治》首条"却一月加吐下者，则绝之"中的绝之，《辑义》赞同楼全善"绝止医药，候其自安"之说，并对妊娠渴不能食而用桂枝汤法存有疑义，认为程注及《医宗金鉴》之说似是。《辑义》对原文的注释以搜集各注家的精彩处见长，必要时也陈述自己的见解，点出问题的关键，在注本众多的情况下，《辑义》一册在手，确有执简驭繁之便。

（张再良）

十三、《金匮玉函要略述义》

丹波元坚（1795—1858年），字亦柔，号文庭，幼名纲之进，成年后称安叔，为丹波元简之子，排行第五。曾任医学馆教授、幕府医官，获"法眼"、"法印"称号。《金匮玉函要略述义》（以下简称《述义》）成书于1842年，主要版本有日本安政元年甲寅（1854年）存诚药室刻聿修堂医学丛书本，1935年上海中医书局铅印本，1957年人民卫生出版社铅印本，同时也收载于皇汉医学丛书中。此外，其主要著述还有《伤寒论述义》、《杂病广要》、《伤寒广要》、《药治通义》、《时还读我书》等。丹波氏还参加了江户医学馆对《医心方》、《备急千金要方》的校勘。

《述义》共3卷，体例与《辑义》同，主要为补充《辑义》的未尽之处而作，对《金匮要略》原文，又参校了赵开美原刻本及存有宋元旧刻之貌的《医方类聚》所载的有关内容。在注本方面则广泛参阅了《辑义》尚未涉及的赵以德、周扬俊的《金匮玉函要略二注》、朱光被的《金匮要略正义》、黄元御的《金匮要略悬解》、张志聪的《金匮要略注》等，斟酌诸家之说，以补《辑义》之不足。《述义》既为补遗之作，则《辑义》中阐述透彻之处即不复赘言，而专于理蕴未尽之处，摘其原文，反复考订，以伸其义。故《述义》并非原文的逐条逐句之释，当和《辑义》互参，其义始完备。除了一般的考订之外，《述义》中也有较多作者长期研读《金匮要略》的心得体会，其真知灼见，对后学不无启迪。

《述义》注释《金匮要略》的特点，可从以下两个方面加以归纳：

1. 拾遗补缺，缀《辑义》之未备 丹波元坚认为："《金匮》辑义，系于晚年定本，是以极其精核，无须赘述。惟不肖受渎既尚，时有管见，又诸家方论，扩充经旨者，其偶尔失载，亦间有之。"故《述义》只是为补充《辑义》之未备而作，因此在文字篇幅上也明显少于《辑义》，约为其三分之一左右。在选注方面，除了《辑义》所涉的范围内有所遗漏者适当补充之外，《述义》还较多引用了《二注》和《正义》的见解。如《痉湿暍病脉证治》中"太阳中暍，发热恶寒，身重而疼痛，其脉弦细芤迟……"一条，《辑义》引录了程林、钱潢、喻昌等注，《述义》觉意犹未尽，又引赵以德之说"此证属阴阳俱虚，脉弦细者，阳虚也；芤迟者，阴虚也。所以温针复损其阴，汗之复损其阳。此证惟宜甘药补正，以解其热尔"。并从临床具体证治的角度提出，此证如黄连石膏之清凉、五苓散之渗利、大顺散之温中，皆非所宜，"但香薷实解暑之圣药，或加一味于润补方中，未必不为佳"。如此，将《辑义》和《述义》互相参照，对原文的理解可更加全面。再如《胸痹心痛短气病脉证治》中，"胸痹缓急者，薏苡附子散主之"一条，《辑义》引程林和李彣注，缓急二字俱释为痛之或缓或急，并作按语："缓急之缓，或谓绞字之讹，此说似是而却非。"《述义》再引周扬俊之说"胸痹缓急者，痹之急证也。寒饮上聚心膈，使阳气不达，危急为何如乎"，明确薏苡附子散证为胸痹之急证，又引证古籍，"《史记》仓公列传：缓急无可使者；袁盎传：一旦有缓急，宁足恃乎；游侠传：且缓急人之所时有也。俱是系于一时切迫之谓。"以示缓急主在急字，非或缓或急之谓。对于某些方剂的具体运用，《述义》亦注意补充，如《水气病脉证并治》中气分之治枳术汤，《辑义》仅及二家之变化，而《述义》则列举了《外台》文仲、徐王枳实散、《千金》月令主结气方、《圣惠》枳实散方、治膈气心胸间痛方、治饮癖气分桂心散方、《百一选方》治一切浮肿方、《奇效良方》加味枳术汤等等，曲尽临证加减之变化。对于某些出治法而无方药的原文，《述义》在《辑义》汇集诸说，阐释医理之后，更从临床角度，补出参考方剂，使其更切实际。如《疟病脉证并治》第一条所论治法，《述义》列出白虎加桂枝汤、柴胡去半夏加栝蒌汤、鳖甲煎丸、柴胡桂枝干姜汤、牡蛎汤、蜀漆散等，使原文中提出的疟病治法，处处有着落，可供后学参考。

2. 广征博引，抒一己之所见　丹波父子对《金匮》原文的研讨，均采取比较严谨的态度，凡考据不确者，未敢轻易立言。故读仲景书"当虚心平气，就其至平至易处，研性命之理，使文义与治术如吻合而符契也。然为之有本，必也博征诸载籍，多验诸疾病之实。汇萃诸本经，优柔厌饫，浸润涵泳，真积久力，始足以应变无穷"（《伤寒论辑义·跋》）。对于某些一时未能剖析了然的疑难之处，常以存疑待考的方式以俟来哲，如《疟病脉证并治》中温疟"其脉如平"句，丹波元坚认为"诸注未莹，愚亦未曾遇此病，未由知其理，存而阙疑已"，但确有心得处，则《述义》亦毫无保留，多加阐发，以广仲景之经义。对于文义的推究，《述义》多不因循袭旧，尽量提出自己的看法，以备一说，也可供后人参考。如《脏腑经络先后病脉证》中"脉脱入脏即死，入腑即愈"句中"脉脱"二字，一般注家均释为脉象的突然隐状不现，而丹波元坚考证了脱字在古汉语中的用例后，提出其先兄之见：脱者，或然之辞，脉即血脉，系血气之省文，联系上下文，此处即重申血气入脏入腑之意，如此，则原文之旨前后相贯，亦有助于从临床实际加以理解。诸如此类，如桂枝芍药知母汤证的"魁羸"、薏苡附子散证的"缓急"、肺痿常见的"浊唾涎沫"、白头翁加甘草阿胶汤证的"虚极"等等，不胜枚举，其见解均有独到之处。除了个别字词外，《述义》也注重对病证的探析，评定诸说，提出自己的看法。如对痉病，《述义》从"内燥而招外邪"立论，认为并非单纯感受风湿而致，故不可力执《局方》而专用风药。痉之所因甚多，必夹杂于他病之中，而冠以太阳病者，乃外邪所触而致，其证必备表候，亦可以知。再如百合病究竟是什么病，诸说不一，有谓与《素问》解㑊者相类，有谓为心神涣散证，《述义》不赞同某些勉强牵凑的说法，提出了某种病证"古特有而今绝无"的可能，此风会变迁，理之所然。《述义》还对《金匮要略》的每篇大义作出推寻，在篇末附有总结，以明经义指归。如《脏腑经络先后病脉证》、《痉湿暍病脉证治》、《百合狐惑阴阳毒病脉证并治》、《血痹虚劳病脉证并治》、《奔豚气病脉证治》、《腹满寒疝宿食病脉证治》、《痰饮咳嗽病脉证并治》、《黄疸病脉证并治》等篇中都有画龙点睛之笔。《述义》相对《辑义》篇幅较少，但《述义》可以看做《辑义》的姊妹篇，二者成书有先后，《述义》是为补述《辑义》的未备之处而作，我们在学习研究时若注意将二者互相参照，则丹波父子的治学精神和学术见解就能较为全面地反映出来。对于丹波父子的注释，近人何时希在《读金匮札记》中有如下评说："日本学者如大小丹波氏，其治学态度有可佩者，胪列各家学说，重在考证经文片段只字之异同，不大刀阔斧，而是精雕细琢，略叙己意，供读者自择，学者不当如是耶。"此可看做评价《辑义》和《述义》的公允之论。

（张再良）

十四、《金匮要略浅注补正》

作者唐宗海，字容川，晚清咸丰、光绪间四川彭县人。生卒时间，计有四说。一为公元 1851—1908 年（见任应秋主编《中医各家学说》，上海科学技术出版社 1980 年版）；一为 1851—1918 年（见《简明中医辞典》，人民卫生出版社 1979 年版）；一为 1862—1918 年（见《中国医史医籍述要》，崔秀汉编著，延边人民出版社 1983 年版）；一为 1846—1897 年（见《六经方证中西通解》，唐宗海学术研究会整理，1983 年版），此说经多方访查考究而来，认定唐宗海享年五十有一，可从。唐氏之父多疾，因患血证而卒，感之而涉猎医学，专攻血证，后游宦、行医于燕赵吴越，以至岭南，医名显于当时，且萤声海外，其治医尊经而不泥古，博学而能长补短。在当时西学东渐之际，主张"中西汇通"，是汇通中西医学的代表人物之一，他从维护中医的角度出发，勇于探索中医发展道路的精神，诚为可贵。唐宗海于光绪 19 年（1893 年）撰著《金匮要略浅注补正》，正式刊行于1896 年。编写的其他著作尚有：《血证论》八卷、《中西汇通医经精义》二卷、《本草问答》二卷、《医易通说》二卷、《伤寒论浅注补正》七卷、《医学一见能》一卷、《痢疾三字诀》、《医柄》。

陈念祖于 1803 年著《金匮要略浅注》，较他家注释，详备而有所发明，然亦有美中不足者，唐宗海冠以书名为《金匮要略浅注补正》者，所谓"补正"，因《浅注》为读《金匮要略》之"梯航"，其中之缺误，"属舛误不是者正之，漏缺不及者补之"，试图用中西汇通的观点加以注释补正，意在阐明绝学，使古圣心法昭著于五大洲。该书主要流传的版本为光绪三十四年（1908 年）千顷堂书局刊本。其主要内容有：《金匮要略浅注补正叙》、《金匮要略浅注叙言》（林则徐撰）、《补正凡例》、《金匮要略浅注读法》以及《金匮要略浅注补正》一卷至九卷正文。

《金匮要略浅注补正》体现的学术思想特色以及写作特点可概述为以下八大方面。

1. 治学严谨，实事求是 《金匮要略》经历代传写，不无错简，间有文理不通者，唐氏则本着实事求是的态度，认为有的条文"应行阙疑，不敢强解"。如寒疝病大乌头煎条"若发则白津出"句，唐氏直言"白津出三字，阙以待考"；对紫参汤条"肺痈"两字，认为《内经》亦无此文，"其证未明"，关于紫参，修园以意为丹参，然丹参，《本经》亦不名紫参，则紫参究无所考，且与肺痈之证何以相治，"诸字未明，余亦不敢强解，此等终当阙疑"；对妇人杂病篇"妇人之病，因虚、积冷、结气"条，认为"此条惟损分未多四字，恐有传写之讹，阙疑不敢强解"。这说明唐氏治学，确实具有"知之为知之，不知为不知"的学习态度。

唐氏对前人注释之误，字斟句酌，极其严谨。如徐彬注吴茱萸汤证，有"格邪在头"句，唐氏则谓"误矣，格字尤有语弊"；注释胃反病"寸口脉微而数，微则无气，无气则荣虚"时，认为此条脉微为主，而兼见脉数，实为真寒假热，若脉微字言数脉，则非真寒假热之脉。唐氏据此提出"注仲景书，一字不可略过"的精辟见解，故《补正》之注释，有两大特点，一是力辟空泛虚论，如元犀在厚朴大黄汤方加按云"枳实形圆臭香，香以醒脾，圆主旋转"，唐氏则斥曰"圆主旋转，其说空泛，形圆者多矣，何得此作通解套法"，其言极是；二是精当确切，绝非似是而非之嫌，如他在枳实芍药散条后斥修园注"烦"是火上逆，"满"是气壅滞，"不得卧"是热上碍，指出"既是火热，而不用芩连，既是气壅，而枳实又须炒黑，此何故也。又自言此方并主痈脓，则又何说"，认为修园但以"调和气血"四字笼统言之，既与其注未洽，又与其方未明，"真所谓似是而非也"，故唐氏据此补曰：盖烦满腹痛，虽是气滞，然见于产后，则其滞不在气分，而在血分之中也，故用芍药以利血，用枳实而必炒黑，使入血分以行血中之气。并主痈脓者，脓乃血所化，此能行血中之滞故也，知主痈脓，即知主产后满痛矣"。显然，此较陈注贴切精当，故被《金匮要略讲义》【选注】引用。

唐氏精读原著，通晓精义，与其一丝不苟的治学态度密切相关，兹举三例可证之：①斥肾气丸"劫阴"说。元犀在妇人杂病篇肾气丸条曾加按云"本方补益真阴，蒸动水气，使阴平阳秘，开合之枢自如，故能治虚劳之病，然小便自利者不宜服之，以其渗泄而更劫阴也"，唐氏则窥见此按"小便自利者不宜服之……而更劫阴"之误而［正曰］："小便自利，饮一溲二为下消，亦用肾气丸，盖渗泄者有形之水质，而蒸腾者无形之水气也，气腾则津自升，安有劫阴之说哉"，言之有理。②质疑"湿热兼燥"说。元犀曾在栀子大黄汤条按"……凡治湿热而兼燥者，于此可悟"，唐氏则［正曰］："既有湿矣，又何兼燥，自相矛盾，只因于燥湿之理未明也，燥即不湿，湿即不燥，其不用燥药者，因此是湿热，燥能助热，故不用也"，言之有据。③驳薏苡"荣养心境"说。唐氏阐析薏苡附子败酱散之功效，认为痈疽脓成则为水类，"苡仁行水，所以排脓，注（指王晋三注——笔者）言用薏苡开通心气，荣养心境，此真宽泛语也。试问薏苡，何以能荣养心境哉"，令人心服。

2. 补缺正误，阐发微旨　唐氏对《浅注》中的缺误，径予补正，结合仲景本义，作了深入透彻的阐发，这是《补正》精粹之所在，内容丰富而毫无繁冗之感，读之有味，受益良多。现将特别重要者摘举如后。

（1）详审"十七句"精义，更正"中工之误"说：《金匮要略》首条之"十七句"，千百年来，众说纷纭，修园以为"中工之误"，唐氏则正之而评曰："此总言上工治未病，谓治未病之脏腑，非治未病之人。上段言肝实必传脾，故脾未病而先实之，中段言肝虚必受肺邪，故肺未病而先制之，伤字作制字看，助心益脾，扶土制水，水弱则火旺，火旺则制金，金被制，则木不受邪而肝病自愈矣，隔二隔三，真治未病之上工也。……独修园注中段，言肝虚之法，当从何处求之。已下十二句是述中工之误，添出支节，转生迷眩"。此段评论深入浅出，《金匮要略讲义》阐释"十七句"的精神，实受唐氏观点之启示。

（2）重视腠理功能：唐氏认为首篇第二条之要义，实以五脏元真、三焦腠理为主，"千般疢难，不越三条"是指出病因的三条路径，以见百病总在腠理之中，故末句又将腠理申明，谓但知腠理之路道，即知病之出入，治法自然不误，此乃"全书之纲领"，修园于元真通畅处，不能指出道路，解"腠"为"空隙"，解"理"曰"井然"，将三条路径，"指不明确"。唐氏对三焦腠理的注释，甚为透辟，故严鸿志在1924年所著《金匮广义》将其全部引用。

（3）畅解痉病预后：痉病篇"……痉病也；若发其汗者，寒湿相得，其表益虚，即恶寒甚。发其汗已，其脉如蛇，暴腹胀大者，为欲解。脉如故，反伏弦者痉"，此段文字，疑难费解，唐氏认为"言太阳痉病，若发其汗，而未合法者，寒湿相得，其表又因汗而益虚，即恶寒甚，其脉必紧急，而痉不解矣。若发其汗而得法者，汗已后，其脉变紧急为缓曲如蛇状，谓不弦急也，变背反张为腹胀大，乃阴来和阳，其痉为欲解。若发汗后，脉仍紧急如故，反加大弦者，其痉不解也。作如此解，文理甚通"。此与他家注释相比似较平正通达。

（4）"水从汗也入得之"不可误引"伤心入血份"解：修园注黄汗病"水从汗孔入"

云："盖汗出则腠疏，客水之气从毛孔而伤其心。"唐氏则正其误曰："水从毛孔入，是入腠理油膜间……与历节之在血分者不同。中风篇云：汗出入水中，如水伤心，历节痛，伤心者，水伤心火，而入于血分也，血凝气滞，故痛，是水伤心，惟历节痛惟然。此汗从孔入，是入腠理气分，不得引伤心之入血分为解。毫厘千里，修园不免贻误。"此乃理直气壮之语。

（5）精注血痹病脉因证治：唐氏认为血痹病首条"修园之注欠明"，故特明释云："血痹之证，从何得之。师曰：夫尊荣人，居安处逸，肾阳不振则骨弱，饮食甘美，脾阴有余则肌肤盛，重因疲劳，肾阳外泄，肌肤不固而汗易出，卧时或辗转帐幄，有所动摇受微风，阳不能卫，阴不能固，遂得血痹身体疼痛麻木等症。诊其脉，必微涩见于寸口，知其阳虚也。关属中土，关上小紧，知其肌肤为寒所滞，致阴血凝滞之故。合论之，总是气虚血滞，故宜针引阳气，令微涩之脉和，而小紧之脉去则愈。富贵人确有此种病也。"可为此条诸注之冠。

（6）纠修园偏阳偏阴论证之误：唐氏在虚劳病篇"人年五六十，其病脉大者"条后指出："脉大者，阴虚而阳浮也……肠鸣亦有热证，脾阴不化，肠枯涩而气不畅，此证亦多，修园以肠鸣为寒，故注不确，不知此与下沉小迟乃一阴一阳之对子，此节脉大，下节脉小，此是阴虚，下是阳虚，互勘自明，幸勿混误。按仲景论证，阴阳俱有，修园偏于从阳，故多差误。"此乃纠修园偏于从阳之例；唐氏又在大黄䗪虫丸条后总结曰："合观仲景文，上半桂枝龙牡汤、建中汤、肾气丸，皆以阳虚立论，是益阳以和阴之法也，此为上节。下半酸枣仁汤、大黄䗪虫丸皆以阴虚立论，是补阴以和阳之法也，此为下节。其薯蓣丸，则为阴阳两虚之治法，薯蓣丸一节乃是上下过渡，条理显然。"此将虚劳病立论用方之义作了层次分明的概括。唐氏接着指出："修园乃于补阳诸方，皆注为补阴之法，谓以补阴，而斥后人补阴之谬，将仲景酸枣仁汤正论补阴者，注为过度之文，不甚着重，使仲景不偏之论反形其偏，修园之过也"。此既纠修园偏于从阴之例，同时也可看出唐氏对虚劳病篇的精神确有全面深入的理解。

（7）详申肝着之"手蹈"应为"足蹈"：肝着条"蹈其胸上"之"蹈"字，颇有争议。唐氏结合临床实践而［正曰］："其人常欲蹈其胸上，是欲他人以足蹈其胸，非手也。仲景常有叉手冒心，按摩等字，未有足蹈而解作手蹈者也，修园以为足蹈人胸，殊非常情，故解以为手蹈胸，不知病者反常，未可以恒情列之，《医林改错》言其曾治一女，常欲人足踏其胸，用通窍活血汤而愈。夫《医林改错》，粗工也，然长于治瘀血，彼未读仲景书，亦不知欲人踏其胸是肝着证，彼只以为血阻气，故破血而愈，乃与古肝着之方证暗合，可谓千虑一得。"（笔者按：文中通窍活血汤应为血府逐瘀汤）此说对理解旋覆花汤证条原义颇有助益。

（8）以"水道在三焦膜油"之理，阐析己椒苈黄丸证：唐氏认为己椒苈黄丸证之"肠间有水气句，足证水道在三焦膜油中，而不入小肠也。水走肠间，是为停水，水停而不行于三焦膜油之中，则水不化气而津不生，是以口舌燥，治法宜将未入肠间之水引之，走膜网三焦之故道，因用防己之纹理通辙以通三焦之膜网？椒目色黑性温，温少阳（"阳"，疑为"阴"字之误——笔者）水中之阳，以助三焦之气化，则水走膜中，津升口舌矣。其既停于肠中之水，又当夺去，免阻化机，故用葶苈大黄以下之，知肠间与膜油间路道各别，则辨饮乃有把握。"此段注释，理法方药一线贯通，深得仲景本义。

（9）饮病之由，不尽虚寒论：唐氏认为痰饮病双弦、单弦之因，"双弦乃为虚寒，单弦则饮也,不尽虚寒也,故以下十枣、甘遂、防己汤,治饮皆不顾虚,修园以虚寒解饮之所由,致谬矣"。他在厚朴大黄汤条后举例云:"此如大陷胸之水火交结,以下火者下其水,故二方用大黄芒硝,以见饮证不尽虚寒,学者慎勿执一也",较全面客观地分析了痰饮病的病因。

(10)补水气病"可下"之义:唐氏能正确理解"夫水病人……其脉沉绝者,有水,可下之"原文本义,认为"可下之,谓水不去则温补无益,如十枣汤之类,急夺去之,然后再议温补也,修园力斥舟车丸,而必守温补,于仲景斩关夺隘之法,未能明也,须知可下,是斟酌其可而与之,非一味冒昧也。"说明他对水气病用攻下法有深刻认识。

(11)对"脾色必黄,瘀热以行"的精辟见解:对黄疸病的病因病机,唐氏根据该篇首条原文,提出了创新的见解:"按瘀热以行,一瘀字,便见黄皆发于血分,凡气分之热,不得称瘀,小便黄赤短涩,而不发黄者多矣。脾为太阴湿土,主统血,热陷血分,脾湿遏郁,乃发为黄……必血分湿热乃发黄也……观茵陈汤、硝石、栀子、猪羔,正治黄之方,皆治血分,惟五苓、小半夏,是治气分,然皆变法也。著茵陈诸方,乃为正法,可知黄属血分矣"。唐氏"血分湿热乃发黄"的观点,实为发掘仲景本义基础上的创新,因符合临床实际,故逐渐被现代学者所接受,且阐析原文远较《浅注》为优,故《金匮要略讲义》亦将其摘引至〔选注〕之中。

(12)正"热入血室"之误注:唐氏对修园注"热入血室"指出了二误,并〔正曰〕:"热入血室,何故使如疟状,何故发作有时,《浅注》解为内未入脉,夫血即脉也,何既入血室而尚未入脉哉,此一误也。又曰乃属少阳,故使如疟状。夫仲景明言热入血室,故使如疟,今引半表半里为解,皆误也。且问发作何故必有其时,注皆不能明之,安知仲景微意,即予特详之曰:人之卫气,昼行于阳二十五度,夜行于阴二十五度,疟邪伏于膜原之中。卫气会之,阻不得行,则相争为寒热。今妇人热入血室,其血必聚结不得散,阻其卫气,遇卫气行至其间,阻而不达,遂亦相争,发为寒热,有如疟状,发作有时,视卫气所过之时而发也,故用小柴胡汤透达卫气为主,使邪热随卫气透达于外,则血分自清矣"。说理畅达有据,可资借鉴。

(13)"转胞"之"胞"为"膀胱"而非"子宫":唐氏在妇人杂病篇"转胞"条后〔正曰〕:"修园以此胞为子宫,故有脾不散精于胞,肺不输布于胞之解。不知所说是子宫脏躁之症,非此转胞证也。按此胞字即脬字。脬,膀胱也。《史记·仓公列传》正义曰:'脬'通作'胞'。此转脬,或胎压其脬或忍溺入房,以致膀胱之系缭戾而不得小便,其系即下焦网油也,何以知之,以《内经》云下焦当膀胱上口而知之也,膀胱上口之网膜转戾,小水不得入,故不得小便,水因反上冲肺,则倚息不得卧,烦热者,膀胱太阳之气乱也。凡逆转者,当顺举之。而后得返其正,故用肾气丸振动肾气以举之,举之则所以利之也。《浅注》于胞字,尚解不踏实。"唐氏所言极是,故《金匮要略讲义》亦在本条〔词解〕"胞"云:同"脬",即膀胱,盖源于此。

余如唐氏驳王晋三桂枝入肺(见白虎加桂枝汤条)之谬说、正修园支饮"偏而不中"之论,"膈即心下之膜膈"(见木防己汤条)等,皆各俱特色,不胜枚举,有待读者玩味。

3.《金匮》脉法,全是活法 《金匮要略》全书,涉及脉法者有140余条之多,使初学者极难掌握,唐氏则深得其精髓,提出仲景脉法的实质是"一病数脉,一脉数病",随病因病机而变化。他在宿食病篇"寸口脉浮而大,按之反涩,尺中亦微而涩,故知有宿食"条后，举涩脉为例而［正曰］："古人涩脉，不专属血分，后世以涩属血分，浅矣。涩者滞象，故主宿食，修园以为血先伤，未知仲景脉法也。盖涩者滞象，主宿食，滑者实象，亦主宿食，脉相反而病相同，其理如此，诊者当以意会，不可执一也。以下又出紧脉，亦主宿食，总见脉法之通义，一病而可见数脉，一脉而可主数病，要在诊脉时以意会也。"这说明唐氏对仲景脉学的辨证观深有所悟，既有原则性，又有灵活性，善于洞悉《内经》和仲景之脉理，故他在"五脏风寒积聚病篇"之"诸积大法"条后反复强调："此言诸积之脉法，亦即诸病之脉法也。观仲景所分前后左右三部位，实则《内经》上附上、下附下文定例，以此推之，用表病应浮，里病应沉，实见实象，虚应虚形，皆一定之理。有诸内，形诸外，后人板全二十七脉，而脉法反煞，通观《内经》仲景之脉法，全是活法，却是定法，只将上下左右表里阴阳虚实之理，一一洞悉，而脉之应证，如影随形矣。"这一对脉法的深刻见解，足以启示后学。

4. 剖析古方，领会精义 唐氏对仲景方义的剖析，主张领会原文精义，理法方药一线贯通，反对逐味论药。如他在鳖甲煎丸条后针对《浅注》引用王晋三注而［正曰］："鳖甲、蜣螂，皆主攻下，而云（指王注——笔者）入里守神，性动而升。岂知二物入沙穿土，主攻下之性为多也。丹皮入血分，泻血中瘀热，其理甚明，乃云（亦指王注——笔者）提出热气，提字不勉矫强，又云（指王注——笔者）调营卫则有人参、白芍，是直不知营卫究系何物。夫疟邪本伏于营血之中，卫气会而始发，故久则营血结聚而为疟母，卫气不通而为留痰，是血为疟母之主，痰属卫气所生，乃疟母之兼有者也，故治疟母以攻利营血为主，而行痰降气为辅，知此则知仲景此方（鳖甲煎丸——笔者）破血之药，所以独多，总是治营以通血也，王注逐味论药，而实未知其义。"是从疟母的病因病机治则并结合原文精神入手，阐析仲景方义，实浅学者望尘莫及之处。

5. 辨证治疗，紧扣临床 唐氏认为仲景本义，经方是可以灵活加减的。如他在百合滑石散条后［补曰］："仲景所论某方主之，皆是以此为主，而格外可以加减也。《浅注》每言经方不可加减，不知仲景明明教人加减，观首节'各随其证治之'句，便是各随其证而加减之，细玩文法自见，全书义例皆然，读者勿死于句下。"这一观点非常符合临床实际，故他对仲景辨证治疗的方药，极其重视实用价值，如在桂枝加龙骨牡蛎汤、天雄散方后［补曰］："上二方皆阳虚失精之治，今多阴虚失精者，不可误用此方也。凡用方当考实，切勿注赞其妙而亡其实也。"告诫阴虚患者不可误服温阳之剂。唐氏从实际出发，结合《金匮要略》有关病证，归纳总结仲景辨证用药的规律，如他在枳实薤白桂枝汤条后概括出胸痹心痛病用药之通例："用药之法，全凭乎证，添一证则添一药，易一证亦易一药，观仲景此节用药，更知义例严密，不得含糊也。《浅注》只以轻重为别，不知仲景分别，确系证有异同，而非略分轻重已也。故但解胸痛，则用栝蒌薤白白酒，下节添出不得卧，是添出水饮上冲也，则添半夏一味以降水饮。再下一节，又添出胸痞满，则加枳实以泄胸中之气；胁下之气逆抢心，则加厚朴以泄胁下之气。仲景凡胸满均加枳实，凡腹满均加厚朴，此条有胸满胁下逆抢心证。故加此二味，与上两方又不同矣。其人参汤，又与此方，一攻一补，为塞因塞用之变法。又下一节，气塞是气不化水也，故用橘枳，短气是水不化气也，故用苓杏。其不用厚朴者，短气气塞皆指胸中而言，故橘枳杏仁皆是泄肺气以利胸中，不用朴以克伐其下也。桂枝生姜枳实汤，亦因有心中痞证，故用枳实，若夫薏苡附子散、乌头赤石脂丸，证已有剔，方遂迥殊，读者细心考求，则仲景用药之通例，乃可识矣。"上段文字，被

《金匮要略讲义》在"绪言"和［选注］中摘引，成为千古名句，可知唐氏确能深悟仲景辨证用药、随证治之的精义。

唐氏对仲景原文的阐释，不是以经解经，而是立足临床，结合个人实践经验予以发挥。如他在下痢篇后就治痢清肺调肝法［补曰］："《内经》以痢属于肝热，故曰诸呕吐酸，暴注下迫，皆属于热。下迫与吐酸同言，则知其属于肝热也。仲景于下利后重、便脓血者，亦详于厥阴篇中，皆以痢属肝热也。盖痢多发于秋，乃肺金不清，肝木遏郁，肝主疏泄，其疏泄之力太过，则暴注里急，有不能待之势，然或大肠开通，则直泻而下矣。乃大肠属肺金之腑，金性收涩而不使泻出，则滞涩不得快利，遂为后重。治宜开利肺气，使金性不收，则大肠通快而不后重矣。枳壳、桔梗、粉葛、枇杷叶，皆须为用。又宜清降肝血，使木火不郁，则肝不大疏泄而不暴注矣。白芍、当归、生地、丹皮、地榆，皆须为用。至于肠胃之热，皆从肝肺而生，西医名肠中发炎，言其已红肿也，故黄连、黄芩、胆草、黄柏能退肝火。石膏、知母、天冬、麦冬、花粉、连翘、银花、白菊，能清肝火，皆当择用，此清肺气、调肝血之法也。后世医家泛言调气调血，不能明肺气肝血之所以然，则多不能效。"这对痢疾的病因病机及其辨证用药，颇有较大实用价值，非一般注释《金匮要略》者之可比。

6. 重视读法，强调对比　唐氏非常重视《金匮要略》读法，认为《金匮要略》注家于章节句读，"往往读错"，"是以不得其解"，甚至"陈注章节亦有错误者"。归纳之约，有四种读法。

（1）读想六面法：这是最重要的《金匮要略》读法。此法即修园所说："读《金匮要略》书，读其正面，必须想到反面，以及对面、旁面，寻其来头为上面，究其归根为底面。一字一句，不使顺口念去，一回读，方得个一番新见解，愈读愈妙。"这种正、反、对、旁、上、底之六面读法，唐氏正是具体灵活运用的典范。如他在下利病篇曰："此数节，以四逆汤、桂枝汤、桃花汤，为治寒之方，大承气、小承气、白头翁、栀子豉，为治热之方，既是对子，而仲景却不对举文法，错落出之，欲令人比较，便知有正面即有反面也。今人不知仲景文法，故多失解。"而强调正确读法的宗旨，是深刻领会仲景原著的精神实质，《金匮要略》"是书或就此以明彼，或即彼以申此，若不知意在言外，而徒死于句下则大乖本旨矣。"故唐氏亦常称赞修园读法之妙，修园在猪苓散条中注云："呕吐而饮病在于膈上，饮亦随呕吐而去，故呕吐之后思水者，知其病已解，急以水少少与之，以滋其燥。若未曾呕吐而先思水者，为宿有支饮阻其正津而作渴，渴而多饮则旧饮未去，新饮复生，治宜崇土以逐水，以猪苓散主之。"针对此注，唐氏首肯曰："从一后字悟出思水者是先思水，《浅注》真能玩味原文者也，仲景书皆当如此读。"实际上是肯定了"反"面读法的具体运用。而以下读法，亦即"六面法"的进一步发挥。

（2）识其言外法：唐氏要求读者知其文法，须识其言外之意。如他在腹满篇一、二条后［补曰］：上节言当温，此节言可下，仲景全书，总是一寒一热，一虚一实，互相参校，粗按似乎文法错杂，细按乃知比较精细，读其书，知其文法，则全书之旨，如桶底脱矣"。此强调了文法的重要性；唐氏并在"夫中寒家，喜欠"条后［正曰］："中寒家，内阴外阳，阴引阳入则喜欠。观于欠则人寐，可知其阳入阴也。若其人清涕出，发热色和者，此为外寒束闭，非中寒也。外寒束闭，外阴内阳，阴合阳开，则阳气外发而善嚏，观于嚏则人醒，可知其阳出阴也。一欠一嚏，阴阳各别，仲景交互辩论，甚为精细，观其下节，外寒清涕出，便知中寒者清涕不出，观其下发热色和，便知中寒者不发热，色必清白而不和矣。"实际上仍为正面、反面读法的具体运用，唐氏于此重申"读仲景书者，总宜知其文法，乃能识其言外之意也"，极其重视在理解基础上的发挥。

（3）分看合看法：唐氏在胃反条后［补曰］："呕吐胃反，无不兼别脏之病者，故上凡三节脉数者是兼膈气，脉弦者是兼肝虚，脉微者，是兼心血虚，脉浮涩者是兼脾土虚，读仲景书，须如此分看合看，乃能贯通。"此乃正面与旁面、对面法合而观之，是将条文的个性与共性相结合进行研究的方法，实有可取之处。

（4）借宾定主、对举比较法：唐氏谓"仲景全书，均是借宾定主，旁见侧出，令人互勘而辨其真实，读者若死于句下，则多窒矣。"意即当活读仲景之书，怎样活读？唐氏提出对举比较，同中辨异的读法是其关键，此读法无一不贯穿在原文的精辟见解之中，如他在腹满篇大建中汤条后［补曰］："上节方言腹满者当下，此节便举腹满者当温，一是大热，一是大寒，对举以为衡，而后能于同中辨异也。谨按此篇，节节皆是对勘之文，故必有风冷一节，方言不可下。而厚朴七物汤一节，即以当下者较之，才用七物汤下之。旋即出附子粳米汤之证，人以为当温，盖同是腹满，而饮食如故，则当下，饮食呕吐则又当温，痛而雷鸣呕吐则当温，痛而闭塞则又当下，故下文又出三物、大柴胡、大承气证以比较之。数方主下者皆以其腹满。然而腹满又有大寒之症，其满更甚，似乎可下，而病呕不食与闭实能食者有别，又当大温，宜用大建中，节节对勘，层层驳辨，学者知此，乃可以读仲景之书。""此是以篇为纲，通过条文对举以辨其异，唐氏反复申明此意，又在大黄附子汤条后［补曰］："须知仲景书，皆是比较法"，后下利病篇亦是交互文字。唐氏更常将两方证详加比较者，如在猪苓汤证后，与五苓散对举之，"跌阳脉浮为胃热，此但言脉浮，未言脉大，《浅注》添一大字便错。此与五苓散证，发作之脏腑不同，故寒热亦异也。玩仲景文法之次序自见。五苓散证，发于膀胱，膀胱之阳不能化水，故先小便不利，次乃随太阳经而见于表为热，水既停则津不升，故最后乃见消渴之证。是先病膀胱之水而后见热渴，但当温膀胱之寒水为主，故用桂枝也。此节猪苓汤证，是证发于肺经，肺主皮毛，而先病发热，是肺有热也，肺热津不布，故渴欲饮水也。外热上渴，肺既受伤，不能通调水道，因而水道不利，是先病肺之虚热也，但当滋肺经之虚热为主，故用胶与滑石。二证之发现，先后不同，脏腑遂异，独其脉皆浮何哉？盖五苓散之浮，应太阳主表之义也；猪苓汤之浮，应肺主皮毛之义也。脉虽同，而见证有先后，遂大异焉。修园但云毫厘千里，而不指出，又注是胃热，谬矣。"此段将二方脉证之异，剖析分明，堪为比较研究法之范例，故亦被《金匮要略讲义》摘引［选注］之中。综上可知，唐氏不愧深得仲景书读法之妙的注家之一。

7. 尊崇仲景，古为今用 唐氏对仲景书之尊崇，是就其辨证施治的精髓而言。如他在产后篇竹叶汤后［补曰］："上两条（指大承气、阳旦汤——笔者）是仲景教人勿拘泥产后，此下共三条（指竹叶汤、竹皮大丸、白头翁加甘草阿胶汤——笔者）又是仲景教人要照顾产后。盖谓中风虽同，而面赤与喘，为虚阳上浮，乃产后独有也，故散风而尤要补正，幸勿忘却产后而以寻常中风治之也。上是恐人拘于产后，此又恐人忘却产后"，故唐氏据此赞曰："仲师之法，面面俱圆"，他又以奔豚病为例，认为仲景书"毫无偏倚"，读者注者，"每失之偏"，"有如奔豚，一是火逆而主奔豚汤，一是水逆而主桂苓二汤，本是对举之文，乃因桂苓二方较详，人遂将奔豚汤略过，故有但知寒水之奔豚，而不知火逆之奔豚者，皆后人之误也。"其仰崇医圣之情，溢于言表。然而唐氏虽尊古而不泥古，尤其强调古为今用，如对狐惑病之"惑"字，指出乃"蜃"字之误，在甘草泻心汤条中云：

"按此段亦有错处，则在一惑字，狐惑二字对举，狐字着实，惑字托空，文法先不合矣，虫蚀咽喉，何惑之有，盖是蜮字之误耳。蜮字篆文似惑，传写滋误，诗注，短狐，含沙射人影则病，故诗曰为鬼为蜮，则不可得，言其暗中害人也，虫生暗中，故以狐蜮二字为名，后人于此等字，尚未考明，安能解仲景之义哉。"此说能被现代学者所接受，故《金匮要略讲义》亦选用采纳。唐氏始终站在历史发展的立场去认识古代的病证，提出"不得信古非今"的观点，有人将阴阳毒认为即"今之瘟疫"，然细观方证（指升麻鳖甲汤证——笔者），又与瘟疫有异，唐氏云："今之瘟疫，则更甚于阴阳毒，总见气运推迁，证亦加厉，譬如古无痘而今有痘，不得信古非今也，故吴又可瘟疫论，又是仲景之功臣。"启示我们要在继承的基础上创新。

8. 汇通中西，吸取新知　唐氏作为中国医学史上中西汇通派的代表人物之一，在研究《金匮要略》等古典医著时，亦着眼于中西汇通的观点，以图发展中医学术。如他在《金匮要略》首篇中找出依据，证实中医亦知"脑髓"之说，唐氏释"语声啾啾然细而长者，头中病"曰："头中病，指脑髓也，……肾之督脉交颠会厥阴经以入于脑，故主头中脑髓之病，西洋医斥中国不知脑髓，其实古圣详之，特后人昧之耳。"此注意在证实脑髓一说，中西本同；在注释胃反"趺阳脉浮而涩"等原文时，亦试图糅合西医理论，"盖饮食入胃，胃为阳土，主燥以化水，脾为阴土，主润以化食，脉涩则阴液虚，不能濡化其谷，西洋医法谓有甜肉汁入胃化谷，亦即此理"，文中引入"甜肉汁"帮助消化的理论；唐氏又借用西医解剖学知识以验证仲景文义，如他在吴茱萸汤证后［补曰］："仲景所谓胸满，皆指膈膜言。凡言胸中，是指心肺；凡言心下，是正指膈；凡言胸前，是指膈上之膜连及于胸者也；膈之根，正在肝中，肝体半在膈上，半在膈下，西洋医法，《医林改错》，皆剖视过，证之《内经》，其理不爽，又与仲景凡言胸膈者其意皆合。此胸满，正是肝中寒气逆上而为胸膈满且吐也，故主吴萸以温肝经。此节是肝寒之循膈而上者则胸满，下节是肝寒之循经而上者则头痛，仲景文义，细密。"是将胸膈膜与肝体联系以释经文，其理亦通。唐氏又针对张隐庵所云："当归、地黄、茜草之类，主养脉内之血者也，红蓝花主生脉外之血者也。"主张血之道路，当参合西说，他在红蓝花酒条后据此［正曰］："言血分脉内脉外，不知血之道路者也。近日西洋医书，言血之道甚详，参之《内经》仲景书，皆有确据，此尚未得其实"，说明唐氏是推崇西医有关血液循环理论的。综上可知唐氏在学术上并不墨守成规，而是本着"洋为中用"的原则发展中医学术。当然，由于唐氏所处时代西医知识有限，未免浅薄，但这种不断求索新知的精神，仍是难能可贵的。

通过对《金匮要略浅注补正》的阐析，说明唐宗海具有治学严谨、实事求是的学风。对《浅注》补缺正误，发掘仲景原文精义，提出《金匮要略》脉法，全是活法；在辨证处方用药之际，紧密结合临床实践；重视对仲景书的读法，特别强调对举比较；虽尊崇医圣，然又古为今用；尽其所能汇通中西学理，不断吸取新知等，正是《补正》的八大学术特色。国内亦有学者从病因病机治则诸方面探讨其学术价值者，高等医药院校教材《金匮要略讲义》引用《补正》（及《血证论》）内容达 21 处之多。以上说明该书在国内金匮学术界有深远影响，占有相当重要的地位，唐宗海对仲景学说的研究已作出了重要贡献，时至今日，仍值得我们进一步深入钻研与学习。

（张家礼　江　泳）

十五、《金匮发微》

曹家达（1866—1938 年），字颖甫，号鹏南，晚号拙巢老人，江苏江阴人。曹氏早年举孝廉，房师秦芍舫，邃文学又知医。后入南菁书院，随汉学大师黄以周，治学之余习医，师承有自，邃精其学，诗文书画俱佳。中年遗力于医学，1927 年迁居沪上行医，曾在上海同仁辅堂应诊，并在丁仁创办的上海中医专门学校任教，对《伤寒论》、《金匮要略》等的深文奥义，抉择隐微，以启迪后学。曹氏治医，专宗仲景，早年研读张志聪所注《伤寒论》，并以大承气汤初试获效，后笃用仲景方治病，临证 40 余年，效验卓著。《金匮发微》（以下简称《发微》），成书于 1920 年，流传的主要版本有 1936 年上海医学书局铅印本、1956 年上海卫生出版社出版的《伤寒金匮发微》合刊本、1990 年上海科学技术出版社重新校注发行的《伤寒金匮发微》。此外还著有《伤寒发微》、《经方实验录》、《曹颖甫医案》、《丁甘仁先生作古纪念录》等。

《发微》共 4 卷，对《金匮要略》前 22 篇逐条剖析，不载他人之注而直抒己见。为校订原文的错简，曹氏对原文有所删订，对前人注解的谬误之处也每每加以纠正，对原文简略之处又有补充和引申，同时取自己平日的治验附于原文之处，以阐发原文的隐微。

曹氏在学术上一贯提倡经方，身体力行，致力于经方研究，有近代经方大家之称。《发微》是曹氏继《伤寒发微》之后的又一大作，曹氏对仲景学说的毕生努力和钻研所得，贯穿其间。与既往一般注本着重理论上的阐发不同，《发微》较多地引证了临床治验，偏重于通过实践来理解原文的旨趣，处处体现了曹氏治学，不尚空谈，惟凭实际的精神。《发微》对《金匮要略》研讨的特点，可从以下三个方面加以归纳：

1. 探原旨，以贯通为首务 鉴于某些注家在诠释原文时，每每顾此失彼，使原文前后意旨相左，《发微》注重汇通前后原文，以求其义，即注意把《金匮要略》原文看做前后相贯的整体，从整体上来把握每一条原文的主旨。这尤其体现在一些不出方药的原文上。如《脏腑经络先后病脉证》有"息摇肩者，心中坚，息引胸中上气者，咳；息张口短气者，肺痿唾沫"一条，曹氏联系痰饮病与寒疝病的原文"虽利，心下续坚满"，"膈间支饮，其人喘满，心下痞坚"，"脉紧大而弦者，必心下坚"等，指出"心下坚"者，必为"心中坚"之误无疑。心下为膈与胃相通处，痰湿流于膈间，则气为之阻而气不顺，此湿痰凝固之证，宜十枣汤以荡涤之。有此讲诊断的原文，《发微》结合临床，使之更加具体可察。如"鼻头色青，腹中痛，苦冷者死"，曹氏指出："鼻头，鼻之上部尽头处，非鼻准之谓，相家谓之印堂，医家谓之阙下。小儿下利，印堂多见青色，腹痛不言可知。"鼻头之头字，在此有所着落。再如《虚劳病脉证并治》"男子面色薄，主渴及亡血"的薄字，曹氏也有阐发，认为面色之厚薄，如气血充，则颊辅丰腴，无论赭如渥丹为厚，即肤如凝脂亦为厚。气血不足，则枯白不华，无论面如削瓜为薄，即肥白如瓠者亦为薄，为其精亏而血少也。此等发挥，可补前人之不足。凡《金匮》中较原则、较抽象的原文，《发微》均细加推敲，使其落到实处，力戒空浮之词，使后学有可循之处。如对"厥阳独行"句，曹氏并不只从阴阳失调泛泛而论，而另辟蹊径，将其与临床虚劳发热者相联系，指出如油灯将灭，火必大明，膏油竭于下，则光气脱于上。是故虚劳不足之人，日晡有微热，甚者入夜壮热，至有喉痹口燥而烂赤者，其治法可用昔人甘温清大热之法，然补血养阴，正不可少，只是体虚不耐重剂，不可遽投寒凉。曹氏处处以仲景为法，但对原文也并非一味盲从，有不可通处则存疑，或自己见识不足，难以诠释时亦不免强为之，这种知之为知之的科学态度实在难能可贵。另外曹氏亦注意对原文于无字处着眼理解，知常达变，示人以大法。如《脏腑经络先后病脉证》中论及的四时气候变化的至与未至，曹氏强调，此特一隅之举，四气之转移，莫不皆然，得甲子与未得甲子，不过陈述古训，勿泥。再如痼疾卒病的治疗，虽有先后之序，然又何尝不可同治乎？善治病者，可以观其通乎。

2. 重方药，以实用为准则 中医辨证施治，至关紧要的是方药能否切中病情而产生实效，此直接关系到中医的生存与发展，故《发微》特别重视对具体方药的探讨，以解临床之疑惑。如《发微》中多处提到对乌头、附子应用的体会。煮服法中所谓"其知者如醉状，得吐者为中病"，曹氏曾亲试而识之，故云："服后遍身麻木，欲言不得，欲坐不得，欲卧不得，胸中跳荡不宁，神智沉冥，如中酒状。""顷之，寒痰从口一涌而出，胸膈便舒，手足温而身痛止矣。"针对当时医家少用附子，病家一遇麻木昏晕，又痛诋医者，即便病愈，亦称冒险的现状，曹氏不胜感叹。曹氏用药，以经方见称，但亦并非死守而不知变通，后世医家的成熟经验，曹氏皆信手拈来，以补仲景之不逮。如对痈肿之治曹氏推荐后世的阳和汤和仙方活命饮，认为选用得当则疗效卓著。对疟病中间日疟的治疗，曹氏补出自己的经验方，名曰常山草果补正汤，邪正兼顾，化痰截疟。此方仿后世何人饮之意，为曹氏师古而不泥古的具体之处。《发微》强调："治病者当观其通，幸无泥仲师之言而不为隅反也。"

3. 述治验，以疗效为明证 和一般注本最大的不同之处是，《发微》处处载入了曹氏本人以及耳闻目睹的他人的治验，以此来印证经方的临床疗效。《发微》中所涉及的具体治验有数十处之多，娓娓道来，令人叹服，对后学不失为一种启悟。通过治验来理解原文的精到之处，是《发微》的特点。如水气病之发汗与利小便之治，先用麻黄、附子、细辛，小便微通而胀如故，后麻黄加量，再增杏仁、桔梗，一夕而小便大行，次日肿全消，周身微汗而病愈，可见临床用开肺疏表法，不待猪苓、茯苓，其水亦能顺而下。此可悟出发汗与利小便二者的关系，即临床上有当利小便之证，必兼利小便而始愈者。《发微》谈到饮病而致口燥的宋姓妇人的治疗，平时常用生地、石斛、麦冬、玉竹、知母、花粉、西洋参之类而无效，后观其体肥而脉弦，咳吐涎沫，即授以苓甘五味姜辛半夏汤，服后终日不曾饮水，若无所苦，"乃知仲师渴反止为支饮之说，信而有症"。曹氏善以猛药愈病，常用乌头、附子、芫花、大戟攻邪。如痰饮病中的十枣汤，曹氏在临证时凡见有痰饮内积者，无论老少，皆以其大下痰涎而获愈，从而体会到有时"猛峻之药，益人甚于参苓"。对某些难解原文，《发微》也比较注意从临床治疗的角度加以考察。如《五脏风寒积聚病脉证并治》中有关五脏中风中寒的原文，历来注家鲜有详细论述者，曹氏对照其他原文，对其治疗也作了大体的推测。如肺中风之状，曹氏联系《内经》，指出其状有三，并和《金匮要略》中麻杏苡甘汤、越婢汤、泽泻汤等汤证相联。另外心中寒者与乌头赤石脂丸证，其对原文的分析，务必使每条都信而有证，落到实处。这些对我们理解仲景原旨均有一定参考价值。曹氏所处的时代，正值中医存亡的关键时刻，面对社会上对中医的诋毁，以及中医界内部某些敷衍塞责、轻描淡写的风气，曹氏竭力提倡经方，临证处方或教导门人，一以仲景为法，此有一定缘由，故书中亦难免偏激之词。同时，曹氏又面临中西汇通的年代，在中西医学术的印证之处，也难免牵强之说。但总的来说，《发微》以其一切从实际出发的鲜明个性自立于众多注本中，曹氏对原文的理解和临床体验，为我们学习和研究《金匮要略》，提供了一份不可多得的参考资料。

（张再良）

十六、《金匮要略今释》

陆彭年（1894—1955 年，字渊雷，上海市川沙人。毕业于师范学校，学习过经学、小学、天文、历算等。曾执教于暨南、持志等大学，业余治医学。后师事恽铁樵，并协助恽氏办函授学校，又在上海多所中医院校执教。1929 年与章次公等创办上海国医学院，任教务长，授《伤寒》、《金匮要略》等课程。建国后曾主办过中医进修班。历任上海市卫生局中医顾问，中医学会主任委员等职。《金匮要略今释》（以下简称《今释》）成书于1934 年，流传的版本有 1935 年陆氏医室铅印本、1939 年四川国医学院铅印本、1948 年上海千顷堂书局铅印本、1955 年人民卫生出版社铅印本等。除了《今释》以外，另著有《伤寒论今释》、《陆氏论医集》等。

《今释》共分 8 卷，对《金匮要略》25 篇的内容分篇逐条加以诠释，先引古代医家的论述，再谈自己个人的见解，必要之处附有治验，书中也较多地引用了日人的看法。陆氏治学，力主中西医汇通，每采用西医学知识，以沟通疏证中医概念及术语，以阐发对《金匮要略》病证的新的认识，故书名取《今释》。

陆氏为近代著名中医大家，一生对仲景之书用力尤深，《今释》是他研讨仲景学说的心得结晶，至今在仲景学说的研究中仍占有重要的地位。《今释》的完成后于《伤寒论今释》，因而也更趋成熟和完整，诚如陆氏本人所说："《伤寒论今释》因读者督促，仓卒付印，多未惬意"，而《今释》则"屡经改易，自以为较《伤寒论今释》颇多是处"。

《今释》在学术思想方面的特点可以归纳为如下三点：

1. 重视纠正讹误　由于历史原因，《金匮要略》流传至今，讹脱倒衍随处可见，成为学习和理解原文的一个障碍，也是研究《金匮要略》首先应该解决的一个问题。有鉴于此，为探求仲景原意，《今释》对原文抱有一定的怀疑态度，在校勘上花了很多工夫。《今释》对原文的校勘与一般注家不同，除了注意原文中个别字词的讹脱倒衍外，尤其注重于从大处着眼，推敲整篇的文气，辨析后人添入的文字，正本清源，进行理校，如《今释》对《金匮要略》首篇大胆质疑，认为此非仲景旧文，"此篇之文亦与全书不类"，"盖仲景书经汉末丧乱，即便散佚，后之编佚者，不止叔和一人，各以己意作为篇首耳"。细读原文，明眼人都可以发现《金匮要略》的原文大致上有二类；一者以方证俱全为主，或叙证出方，或仅叙证以相鉴别，或仅出治疗大法等等；一者以论述病机为主，且主要以脉论病，有论无方，文意较晦涩难懂。陆氏从校勘的角度出发，对后者不厌其烦地反复剖析，认为与仲景原意相去甚远，系后人所添。《今释》指出："凡仲景书中言脉诸条，以'则为'两字递接者，多不甚可解，盖皆叔和之徒条所附益矣。""《伤寒》、《金匮》中设为问答及称师曰者，皆脉经家、后世家言，但作空论，不出治法。""《伤寒》、《金匮》中凡云所以然者，皆辞气卑弱，理致渺茫，若非叔和附益，亦是后人注文。"《今释》中的校勘并非完全臆想，而是有一定根据的。陆氏凭借自己的小学方面的深厚功底，善于从文字上入手，如《金匮要略》中几处出现的"肚"字，《今释》提出："肚字，《说文解字》、《玉篇》俱不载，盖隋唐间后起之字。"以此推测《金匮要略》中此等诸条可能为后人之言。另外，陆氏还善于从医上分析，如《五脏风寒积聚病脉证并治》篇中的"肝中寒"，《今释》认为："此条证候则与旧说之肝全不相涉。"注家之说亦牵强已甚，因此，"此等诸条是古医家别一派之说混入仲景书中，今则此派已失传，遂无可考耳"。再如《呕吐哕下利病脉证并治》篇中"胃反"条的"脾伤则不磨"，《今释》认为古医书言脾者，"未尝言其磨也。

言磨者，始见于《中藏经》，云脾主消磨水谷，闻声则动，动则磨胃。《脉诀》亦云磨谷能消食，营身性本温。此条亦云脾伤不磨，而《脉经》亦载之，可知脾磨之说，出于晋以后。"《今释》还从医学流派的角度，对有些条文进行推断，如《水气病脉证并治》中许多以脉论病的条文，《今释》认为"皆非仲景家言也，以脉断病，盖仓公、淳于意之流，其法或迂阔不切实用，或艰晦而不可喻人。炎刘而降，法虽失传，其遗文断简时有存者，后有著述，转相抄袭，错讹滋多，去古愈遥，不可索解。"后人若不了解汉以前医派繁多，师承各别的情况，很可能牵彼就此，混为一谈。

2. 提倡中西合一 陆氏认为，今之医家生当科学昌明之世，殊不宜墨守旧说以著书教学，导学者于迷途。至于国人之司西医者，对于中医学说，亦应认识其精当之事实，这样中西医团结一致，理解古义，交流新知，取其精华，弃其糟粕，才是发扬医学之正轨。《今释》处处体现出这种致力于汇通中西的精神。《金匮要略》中所涉及的内伤杂病范围较广，陆氏尽其所能，几乎都从西医的角度进行了探讨，虽然其中也有牵强附会之处，但总的说来，这些讨论对当时的中西医结合是有一定的启发和推动作用的，有些见解也是符合实际的。如对痰饮病，陆氏认为其由过量之体液停滞于局部而成，其致病之主因为黏膜或浆膜之分泌亢进，致吸收障碍，以及淋巴液反流障碍。例如瘀血、血管壁的病变、心脏或肾脏的病变，都可以成为其诱因，其病所在胃肠及胸腹膜，亦有在气管、支气管，故痰饮多为消化器病及呼吸器病。陆氏进一步指出，痰饮与水气皆为体液过剩之病，停潴于脏腑间者为痰饮，浸润于组织中者为水气。这样把痰饮病的病因、病位作了恰当的分析，同时又很清楚地与水气病作了鉴别。再如对阴吹病证，《今释》也作了较详细的讨论，从现代医学的角度提出了几种可能性："其一为阴道与直肠间生瘘孔，则所放者直是屁"；"其二因会阴破裂而不愈合，入而生白色硬韧之瘢痕，于是阴道哆开，空气得以窜入，因身体动作而挤出阴门，亦发音如放屁"；"苟无创伤裂口，居然而阴吹，必因阴道或子宫内壁有变必，腐化发酵而产生气体之故"。并指出前两种情况绝非膏发煎所能治愈。除了病证以外，《今释》还注意对中医的生理、病理进行分析。如对肝病传脾的解释："古医书所谓肝，乃大半指神经……古医书所谓脾，乃指胃肠之吸收作用……故肝病传脾者，乃谓忧愁郁怒足以阻滞消化耳，忧愁郁怒何以能阻滞消化？则交感神经之刺激也。"在分析了交感神经与胃肠间的关系之后，陆氏赞叹道："古人能知忧怒之阻滞消化，此事实之极精当者也。"此外，《今释》还注重对中药药理的探讨，如泻心汤治疗吐血、衄血，陆氏认为黄连、黄芩抑制心脏之过度张缩，且平上半身之充血，大黄亢进肠蠕动，引起下腹部之充血，以诱导方法协芩、连平上部之充血。陆氏主张用科学知识来读汉唐古书，虽在当时也受到非议，但他不改初衷，坚信"正惟以科学知识理解中医医学，方始得见中医之真面目也"。

3. 注意联系实际 《今释》对原文及后人的注解，皆以审慎的态度从临床实验出发，重新加以考虑，从不人云亦云，敷衍塞责，坚持通过实践来检验，尤其在辨证和遣方用药上一点也不含糊。如对宿食病的诊断，《金匮要略》的原文较强调脉诊，《今释》则强调："不如验之于舌苔，腹候及病人自觉证，宿食而用大承气，尤须诊腹与舌，然后信而有征。"再如对"以便与血之先后分远血、近血而异其方治"，陆氏认为不应过信原文，把一字一名皆作为金科玉律，因为下血的情况是十分复杂的，临证当分辨血与屎的夹杂情况，血在肠内停留的时间等，同时提出黄土汤与赤小豆当归散的临床应用指征，最后还批评了前贤的注解"既不敢破经文，又矜秘其理想之心得"。陆氏本着"为中医学术前途计"的精神，"敢以临证之实验剖析之，不足云补充经文之缺失，藉以助诊病者之实际考证耳"。

《今释》还十分注意杂病与伤寒的不同之处，如对腹满病按之痛而舌黄者为可下之证，陆氏认为伤寒如此，而"杂病则殊不尔，此篇之腹满，多属腹膜炎，腹膜炎则按之未有不痛者，……此等多非可下之证，若拘泥按之痛而下之，则误人多矣"，进而指出了下剂用于燥屎必以舌黄为候，知不黄者未可下，至于祛瘀、逐水之剂则其舌始终不黄，黄者反属例外。以上可以看出，《今释》对原文的解释不尚浮言空词，追求的是切合临床实际。更为可贵的是，《今释》不为原文所拘牵，对与临床实际不相符合之处，照样直陈胸臆，提出个人见解，以供读者参考。如对痉病的证治，陆氏费了不少笔墨反复辨析，讨论了刚痉、柔痉与破伤风、脑脊髓膜炎的关系，对葛根汤、栝蒌桂枝汤用于刚痉、柔痉进行质疑，同时批评"自来注家，循文敷衍，莫肯质言，误人多矣"。再如对葶苈大枣泻肺汤治肺痈，也明确指出其主治非肺胀、肺坏疽，乃肺炎支气管炎之由于水毒结聚者，并且对原文提出自己的看法，认为"经文不当云肺痈，当云肺胀，乃注家拘牵经文肺痈字，以未成脓为说，抑思痰饮咳嗽篇以此汤治支饮，正是葶苈逐水之功，于未成脓之肺痈何与哉。"这种对方证的深入探析，在临床上具有重要的参考价值。《今释》在民国时代曾是较有影响的注本，至今也仍有相当的参考价值，但陆氏在陈述个人见解时难免有臆测之处，在中西汇通方面也有牵强之说，这是我们在阅读学习过程中应当加以注意的。

（张再良）

十七、《金匮要略简释》

作者秦伯未，名之济，号谦斋，1901年生于上海县陈行镇，卒于1970年。出身儒医世家，家学渊源，故自幼就对文学与医学产生了浓厚的兴趣。1919年入于丁甘仁先生创办的"上海中医专门学校"学习，当时江浙名医曹颖甫、谢利恒、丁仲英等咸集任教，遂得名家真传。他勤奋苦读，成绩优异，毕业后在母校执教，并在同仁辅元堂施诊。20世纪20年代初，在上海国医书局编纂《国医小丛书》，且整理出版中医书籍。1928年与章次公等创办中国医学院，掌管教务。20世纪20年代末至30年代，主编《中医世界》，创立中医指导社。1938年起，主持中医疗养院，作为中医学生的临床实习基地。建国后历任上海第十一人民医院中医内科主任，卫生部中医顾问，兼北京中医学院顾问，中华医学会副会长，农工民主党中央委员，第二、三、四届全国政协委员兼医卫组组长等职。作为名中医，秦氏极为重视临证，经常会诊疑难杂病，擅长治疗溃疡病、血液病、肝硬化、尿毒症、脊髓痨等。对虚劳痼疾的诊治尤有心得。在诊治疾病时，他总是根据不同年龄、体质、临床表现及发病经过，以中医理论为指导，精当辨治，每起沉疴，受到中、西医界的赞赏。秦氏一生勤于著述，著作多达五六十种，他所编撰的《金匮要略简释》于1958年由人民卫生出版社出版。其他主要著作有《内经类证》、《内经知要浅解》、《清代名医医案精华》、《清代名医医话精华》、《中医入门》、《中医临证备要》、《谦斋医学讲稿》、《实用中医学》、《药性提要》等。

过去《金匮要略》注家多采用逐条作注的形式，秦伯未在《金匮要略简释》中则结合自己多年研究《金匮要略》的体会，以病为纲，将《金匮要略》原书内容分为痉病、湿病、暍病、百合病、狐惑病、阳毒病、阴毒病、疟病、中风病、历节病、血痹病、虚劳病、肺痿病、肺痈病、咳嗽上气病、奔豚病、腹满病、寒疝病、宿食病、五脏风寒症、积聚病、痰饮病、消渴病、小便不利症、水气病、黄疸病、惊悸症、吐血症、鼻衄症、便血病、呕吐哕病、下利病、四肢病、疝气病、蛔虫病、外科疾病、伤科疾病、妇科疾病

（上）、妇科疾病（下）等38种，按原文予以论述，并穿插个人的体会与见解。由于该著条理清晰，简明扼要，故名为"简释"。书本还附有"金匮方简释"，按方名第一字笔画多少排列，每方列有主治，关于炮制、用量等只作概括性介绍，便于读者检索学习。

本书在学术及写作方面的主要特点：

1. 突出辨病 秦伯未认为《金匮要略》叙述了40多种杂病，比较分散，但其辨证论治的诊疗规律与《伤寒论》是一致的。他的《金匮要略简释》最显著的一个特点是以病为纲，辨病与辨证相结合。他将《金匮要略》内容按疾病重新归类为38种。在每一疾病类别下，先解释病名，说明疾病特点、分类等。然后，将《金匮要略》有关该病的原文，按脉证、治疗或病证等项目进行归纳整理，逐项列出。如此则层次井然，便于临床识病及理解、运用《金匮要略》理论。如"痉病"类中首先据《内经》记载解释道："痉是一种症状，主要现象为不柔和的背强反张。"并说明了疾病的症状，原因及治疗途径。其后又将《金匮要略》有关痉病的原文按原因、脉证、治疗、预后等项列出。又如在"黄疸病"类中先介绍了黄疸病的主要表现。然后指出《金匮要略》的谷疸、酒疸、女劳疸等描述是按病源分类的，若按性质来分，只有湿热与虚寒两类，并将《金匮要略》黄疸病篇原文内容分属两项下列出。

2. 识疑补缺 秦氏指出，历代医家不断研究，充实了《金匮要略》的内容，所以研究《金匮要略》时，不仅要理解它的精神实质，还要看到它的发展，不能仅仅局限于一证一方。其文中在总结《金匮要略》治疗某病的方药的基础上，分析了疑难之处，提出了个人的看法与见解，并结合自己的治疗经验及后世的发展予以补充。如在"痉病"类中就说明了《金匮要略》所用三方均以退热为主，乃因高热使津血枯燥，不能营养筋脉。指出后世治疗逐渐转向清热养阴，并成为治疗的常法。如《温病条辨》的二甲复脉汤、三甲复脉汤、小定风珠等。介绍了自己运用《金匮要略》治痉方的经验。在"虚劳病"类中指出，按阳气虚、阴血虚、阴阳并虚来分类是不能完全满意的，因为临床上往往阴阳虚证错杂，"阴虚和阳虚虽似两个阵容，但在临床上有其不可分割的形势。必须明了它单纯的、复杂的以及相互关系，才能掌握轻重缓急，实为治疗虚劳病的重要关键。"且指出薯蓣丸、大黄䗪虫丸的运用说明了治疗虚劳不单特滋补，而要从根本上处置虚弱的原因。小建中汤、黄芪建中汤治疗虚劳的根据主要在于用甘药建立中气。其后，他还介绍了自己对四种常见虚弱症的中医疗法。由此，充实和发展了《金匮要略》虚劳篇的内容。

总之，秦伯未《金匮要略简释》的行文特色在于"简"字，简明扼要，篇幅较小。其著并不着意于《金匮要略》原文字句的注释，而在于突出疾病的辨治，且补充了许多后世的方药，总以切于临床实用为目的。

（沈继泽 程 革 吴 洁）

十八、《金匮要略学习参考资料》

《金匮要略学习参考资料》虽署名为南京中医学院金匮教研组编，但主要执笔者为南京中医药大学教授丁光迪，丁光迪教授为博士生导师，1991年享受政府特殊津贴，1993年获得国家中医管理局中医古籍整理《诸病源候论校注》中医药科技进步一等奖。1994年确定为江苏省名中医，曾任江苏省中医学会理事，南京市中医学会副秘书长，《江苏中医杂志》常务编委，卫生部全国高等中医院校教材编审委员会委员。

丁光迪，男，汉族，1918年4月出生于江苏省武进市东北乡的焦溪镇，6岁时在常州举人钱振金的家庭老师奚禹生秀才处读私塾，之后相继随李立甫、黄晋卿、吴卓铭、杨焕生等名师学读诗文，曾读四书五经、《史记》、《宋文学案》、《宋明学案》等，从中学到了许多史哲知识，为一生从事中医专业奠定了坚实的文化基础。

丁光迪出生于中医世家，其先祖从明代起即业于儿科，世相传授，其祖父丁泽霖先生转为大小方脉，其本人为第 18 代传人，师承其父习医，学医期间白天侍诊抄方，晚间攻读《素灵类纂》、《伤寒论》、《金匮要略》等书。年轻时他对中医学识领悟深，如治疗天花初期能大胆宗父辈之验，投以温补之品而获效，虽初出茅庐，却活人不少。次为善取众人之长，以补其不足，丁氏行医于焦溪镇，该地处于锡（无锡）、澄（江阴）、武（武进）之交界处，此地名医有承、奚、仇、丁等四氏，丁光迪教授虽处于名医之家，但对其所学并未满足于家传，虚心向其他前辈请教，如治疗湿温一病，祖传习以初投温燥之品，后用润清调养之药虽能获效，但经细察不如承氏的"灵活变通"之法取效迅速，故主动向承氏请教，并细读精研承氏医案，使诊治湿温病更能应手。其治疗专长，在乡镇时多从时令病（急性传染病）的研究，在都市里则从事内科、妇科等杂病诊治为多。此乃工作地点改变，遇其病种有变之故。

解放后他筹建焦溪中心联合诊所，1953 年入江苏中医学校（现南京中医药大学）为首届进修学员。因品学兼优，一年后留校任教，从此积极投入中医教育事业之中，任教 40 余年，先后开创和发展了中医诊断学、中医方剂学、金匮要略、中医各家学说等四门课程，系统的传授中医内科学多年，成绩突出，为南京中医药大学的学科建设作出了重大贡献。

丁光迪教授学识渊博，中医功底坚实，治学严谨，精益求精，著书立论勤奋，先后主持编写了《金匮要略译释》、《金匮要略教学参考资料》、《诸病源候论校注》及《各家学说讲义》（5 版统编）等书合计 21 部。发表文章数十篇。

《金匮要略学习参考资料》于 1965 年 11 月由人民卫生出版社出版。

本书的主要内容是引证各家学说，结合编者的临床经验对原文尽可能作出正确的解释，便于读者掌握和运用。

本书原文是以《金匮玉函经要略辑义》为蓝本，除首列"概论"篇外，其体例仍遵原文分篇分条来分的，"概论"一篇，是将全书各篇内容作了简介，给人以概括性的及系统的认识。每篇之首冠以概说（专列栏目），简明扼要的介绍本篇内容，篇末加有结语，归纳总结全篇内容。

在每条原文下列有"提要"、"注释"、"原文分析"、"参考资料"、"按语"等项，其中"原文分析"为本书的重点内容，着重对证的病机、证候、治法、方药等方面作了比较深入透彻的解析。每篇之后，设置了"学习要点"、与"参考意见"。前者是指出各篇的重点所在，后者是引导读者如何学习本篇内容，这些宝贵见解均是根据编者的学习经验与体会提出来的，对学习《金匮要略》很有参考价值，故本书名曰《金匮要略学习参考资料》。

本书在学术及写作方面的主要特点：

1. 突出识病　在诊疗过程中识病是对疾病全过程的了解，在这个过程中可以发现疾病的基本矛盾和发展变化的规律，它对疾病的治疗有着整体性的指导意义，正如徐灵胎在《医学源流》中曰："欲治病者，必识病之名"。《金匮要略》中病名的命名方式大约概括以下几种：首据主症，如咳嗽、腹满、呕吐等；次据致病因素，如湿病、痰饮等；三据病位，如狐惑等；四据病势，如中风等；五据病机，如血痹虚劳等；六据体征，如黄疸等。

仲景对《金匮要略》中所涉及的病名有的论述很清楚，如"肺胀"，曰："咳而上气，此为肺胀"。但亦有少数病名论之欠明了，如"湿病"，《金匮要略》曰："湿家之为病，一身尽疼，发热，身色如熏黄也"，"湿家，其人但头汗出，背强，欲得被覆向火。若下之早则哕，或胸满，小便不利……胸上有寒，渴欲得饮，而不能饮，则口燥烦也"，"湿家病，身疼发热，面黄而喘，头痛鼻塞而烦，其脉大，自能饮食……"。虽对湿病病因、症状有所论述，但对初学者难以迅速掌握该病的定义，而本书根据《金匮要略》原文概括论之为："湿病，是感受外湿致病，而且多兼风寒，病在肌肉关节，以发热身重、骨节疼烦等为主症"。如此通俗易懂，为初学者指出了捷径，并有利于对疾病的临床诊断。

2. 尤重汤方辨证 中医辨证方法传统的常有六经辨证、卫气营血辨证、脏腑辨证，明言以汤方辨证者极少。所谓汤方辨证就是找出方剂的适应证，亦即通常所言的"汤方证"。此辨证法虽在《千金》、《太平圣惠方》等方论专著中有所见，但在《金匮要略学习参考资料》中言之尤为突出，可以说只要有方的原文，在本书"原文分析"、"结语"中每以汤方证来进行论述（分析、归纳、对比），如在咳嗽上气病篇"结语"中曰："上气……有在表在里及夹寒夹热之不同，如射干麻黄汤证，为内有水饮，外有寒邪，内外俱寒之证，厚朴麻黄汤、小青龙加石膏汤证，俱属外有寒邪，内有饮邪郁热；但前者表寒较轻，里饮郁热较甚，后者表寒较重，而里饮郁热稍轻。至于越婢加半夏汤证，是里饮夹热较重之证……"。又如对类似方适应证进行比较时，亦同样是以汤方证的形式进行论述的，如腹满病篇曰："附子粳米汤证是脾胃虚寒而兼水湿内停，大建中汤证是寒甚而虚的程度较重"。再如消渴病篇对小便不利证的归纳时曰："小便不利，有五苓散证、猪苓汤证和栝蒌瞿麦丸证"等。

3. 精研方药 《金匮要略》中方药的运用特点是立方极为严谨，化裁非常灵活，用药十分精当，而本书在此基础上又进行了更深入的研究与分析。如治湿病的甘草附子汤，历代医家虽多有分析，但较之为简，如尤怡曰："甘草附子则兼补中以为散者也。"（《心典》）吴谦曰："以甘草附子汤微汗之，祛风为主，除湿次之也。"（《金鉴》）章虚谷曰："以术、附、甘草大补脾肾之阳，而佐桂枝通和经脉，不散其邪而风寒湿自去矣。"（《本旨》）而本书对此分析曰："方以甘草为名者，取其甘以缓急，协白术能益气除湿，附子、桂枝助阳通经……可知本方仍为助阳逐湿兼以微汗之剂。"本书对《金匮要略》汤方中药物配伍的研究亦很精细，常从药物配伍功效测其病证之机理与证候表现，这在历代注本中较为少见。如胸痹病篇桂枝生姜枳实汤方条，历代注本只是从本方药物组成进行分析，将此方与橘枳姜汤方进行比较分析者少。如徐彬曰："故以桂枝去邪，生姜枳实宣散而下其气也"（《论注》）；程林曰："枳实以泄痞，桂枝以下逆，生姜以散气"（《直解》）；吴谦曰："用桂枝生姜枳实汤，通阳气，破逆气，痛止痞开矣"（《金鉴》）；尤怡曰："桂枝、枳实、生姜，辛以散逆，苦以泄痞，温以祛寒也"（《心典》）。而本书在分析本条时曰："本条（指桂枝生姜枳实汤方）与第六条橘枳姜汤只一味之差，前者用橘皮配生姜、枳实，专于理气散结；本方以桂枝易橘皮，是加强通阳降逆之功。更可理解，前者是以胸中气塞较甚，而此则兼有气逆心痛之候，因桂枝配姜、枳，苦辛开降，利气止痛"。凡此等等，举不胜举。

基于上述特点，加之采取了相互比较、系统分析、全面归纳等写作手法，书中还引述各家之说，融合《伤寒论》，集思广益。学习了本书的观点与方法有利于读者深入理解、认识《金匮要略》的精义所在。因此本书常被作为编写"金匮"课程教材的主要参考书，且对现今《金匮》的教学、科研、临床运用产生了较大的影响。

（沈继泽 程 革 吴 洁）

十九、《高等中医院校教学参考丛书·金匮要略》

李克光，四川省成都市人，生于 1922 年。1939 年高中毕业后，随父李斯炽学医五载，颇得真传。1948 年毕业于四川大学（现四川联合大学）农学院，1949 年悬壶为医，1956 年四川医学院（现华西医科大学）聘为教师，1963 年调成都中医学院任教，先后任教研室主任、学院副院长等职，1985 年调四川省中医药研究院任院长，1987 年任该院名誉院长至今。系统的教育和良好的家风，使李克光博闻强记，治学精勤，通晓中医典籍，尤其对《内经》、《难经》、仲景学说、东垣学派等研究精深。李克光从事教学工作数十年，历任副教授、教授、《内经》和《金匮要略》硕士生导师。在教学中擅用深入浅出、生动幽默的语言，把深奥难懂的古典医籍讲得晓畅明白，趣味盎然。其学而不厌、诲人不倦、虚怀若谷，包容百家，身教重于言教的治学态度和师德教风，在师生及同道中有口皆碑。李克光继承乃父李斯炽的业务专长，积 50 年中医内、妇、儿科的丰富临床经验，以善治脾胃病、血证、老年病及疑难怪症闻名蜀中，驰誉内外。临诊时，他总是全神贯注，力求准确诊察，把握病机，使理法方药丝丝入扣。其配方严谨，用药轻灵，常于平淡中见神奇，起沉疴。他十分重视顾护胃气，或养阴，或益气，或化湿，或抑木扶土，或养心健脾，总将护胃融入主要治法之中。他在繁忙的教学、临床、管理工作之余，还积极参加教材及学术专著的编写工作。据不完全统计，他参加编写的教材及专著有《中医学基础》、《金匮要略选读》、《金匮要略讲义》、《金匮要略译释》、《实用中医内科学》等。1987 年受人民卫生出版社委托，组织主编了《高等中医院校教学参考丛书》之一《金匮要略》，历时两载，于 1989 年成书出版。该书版本有 1989 年人民卫生出版社版，1990 年台湾知音出版社版。

《高等中医院校教学参考丛书·金匮要略》共分二十五篇，其篇目及原文顺序均按宋·林亿等诠次、明赵开美校刻的《金匮要略方论》编排。每篇篇首对篇名加以解释，并扼要将其沿革及全篇的中心内容阐述清楚。原文之下，设有［校勘］、［注释］、［提要］、［解析］、［选注］、［方论］、［类方证治］、［医案选录］、［现代研究］等项内容。每篇之后列有"结语"、"本篇内容归纳表"、"复习思考题"等。全书之末，还附有"《金匮要略》参考书目一览表"和"方剂索引"，以备使用者查阅。

高等中医院校教学参考丛书《金匮要略》的学术特点主要有以下几方面：

1. 名家执笔，析疑解惑释难　《高等中医院校教学参考丛书·金匮要略》由国内几所高等院校中在《金匮要略》教学、临床与研究方面具有高深造诣的专家教授执笔撰写，所以该书在深度和广度上均较以往历届出版的《金匮要略》教学参考资料有所提高。各位专家教授积数十年丰富的教学、临床、研究心得与经验，对《金匮要略》析疑解惑释难。如《金匮要略·脏腑经络先后病脉证第一》篇首条中"酸入肝……此治肝补脾之要妙也"十七句，历代医家众说纷纭，既有肯定者，亦有执疑者，常令后学莫衷一是，被公认是《金匮要略》中的难点。该书在［解析］时，首先陈述了历代医家的不同观点，并加以客观地分析，然后找出争论的焦点是对"伤"字如何理解，最后，从古今"伤"字意义的异同以及《素问·六微旨大论》对"亢害承治"理论的阐发着手，肯定了《金匮要略》"十七句"的意义就是"根据五行相制理论来调整五脏失调病变的治法"。其分析层层深入，论理有根有据，令人折服。又如《五脏风寒积聚病脉证并治》篇第十二条有"阴气衰者为癫，阳气衰者为狂"，是《金匮要略》中众所周知的疑点。历代注家歧义甚多，该书将其归纳为五种看法，并逐一加以评析，论其短长。最后，作者以上至《内经》下至现代的中医理论与临床为依据，详尽地阐释了"阴气衰者为癫，阳气衰者为狂"的精义。读后使人茅塞顿开，领略了张仲景对《难经》理论的发展。

2. 教参为主，力求充实完备 该书作为全国高等医药院校中医专业教学用的主要参考资料。在内容与资料方面力求充实完备。如本书在体例上除设有与其他《金匮要略》专著或教材类似的内容外，还有一些独特的体例，如［现代研究］、［本篇内容归纳表］、［复习思考题］等，使该书内容更加充实完备，为教学参考提供了方便。如［本篇内容归纳表］采用图表形式对原文全部内容进行归类，使其由博返约，一目了然，便于掌握。而［复习思考题］更是独具匠心，将全篇的重点、难点、疑点以提问的形式呈现出来，意在引导、启发读者进行思考，有助于加深和巩固学习内容。此外，作为该书核心内容的［解析］亦颇有特色。一是资料丰富。因为该书的［解析］不仅仅是对"原文"的通释，它还汇集了古今医家的不少研究成果，使读者阅之便能大略了解该问题的研究概况。二是评析客观中允。由于《金匮要略》成书久远，并曾一度亡佚，所以原文中存在不少有争议的内容。该书对此皆首先列出注家的不同看法，其析长论短，公允平正。然后再阐明作者的见解，并言之成理，持之有据。三是论理条分缕析。该书在分析阐释原文时，特别注重发挥教学参考书的作用。如对原文中一些可能会影响领会其精神的特殊文浩加以提示，以免滋生疑惑，如《腹满寒疝宿食病脉证治第十》篇厚朴七物汤条云"病腹满，发热十日，脉浮而数，饮食如故，厚朴七物汤主之"，该书解析时指出""病腹满，发热十日"是倒装文法。不是说先病腹满而后发热，而是说腹满出现于发热之后。"使读者能了解其病史，抓住主症。对较长的原文，该书分段解析其精神，并借图示或表格归纳概括或小结原文的内容。如解析《妇人杂病脉证并治》篇第8条原文时，便采取分段阐释，这样层次分明，说理透彻。最后，还辅以图示，使其纲目清晰，有助于抓住要领。至于一些言简意赅的原文，该书解析时则旁参互证，加以补充说明。如《肺痿肺痈咳嗽上气病脉证治》篇第9条云"脉沉者，泽漆汤主之"，原文叙述甚简，故该书在解析时结合《金匮要略》本篇上下文，互参前后篇章，旁参《脉经》、《备急千金要方》，对其证候进行了补充归纳，有利于全面领会本条的精神。此外，该书还将附方及杂疗方、禽兽鱼虫禁忌并治、果实菜谷禁忌并治的原文，逐一按前面其他篇章的体例撰写，其内容之丰富是以前各版《金匮要略》教材及专著所未逮的。

3. 立足临床，突出切实可行 《金匮要略》作为我国现存最早的一部诊治杂病的专书，历经千年而不衰，其根本就在于能指导临床，故该书立足临床，理论联系实际，讲求实用可行。如《血痹虚劳病脉证并治》篇论血痹的证候为"外证身体不仁，如风痹状"，该书对"如风痹状"作了阐释，指出"如风痹状是鉴别句，说明血痹的症状以肌肉麻木不仁为主，或兼有轻微的酸痛，像风痹的症状。但是风痹是指风寒湿杂至引起的痹证，其症状以关节疼痛为主。或兼有关节肿胀游走等证。它与血痹的症状完全不同。"如此明晰地分析对比，对于临床鉴别血痹与风痹颇为实用。又如《中风历节病脉证并治》篇乌头汤条，该书在逐一分析了本证的证候、病机、方药之后，特别对服乌头后的反应与中毒的表现详细加以说明，亦甚切实际。此外，在该书的［现代研究］中收录了许多有关《金匮要略》方证研究有价值的临床报道，给人不少启迪。如《水气病脉证并治》篇的桂枝去芍药加麻黄细辛附子汤，在该条的现代研究中被介绍"用于阳虚阴凝于心、肝硬化腹水、肝肾综合征、风湿性、肺源性、充血性心性水肿"。又如对于《腹满寒疝宿食病脉证治》篇大建中汤的临床运用，该书既指出其适应证，又补充了除原文所述证候外在临证常见的症状，以及本方与该篇其他方面的合用等，使读者学后便知如何运用。读了该书，既能明白《金匮要略》的经旨大义，又可领略到经方的实用可行。

4. 广征博引，荟萃现代成果 该书作为 20 世纪 80 年代后期出版的一本《金匮要略》教学参考书，还择要介绍了国内外不少有关《金匮要略》主证研究的现代成果。并特别注意选取了一些有价值的临床报道、论文及专著的有关内容，力图反映现代对《金匮要略》理法方药的研究动态及水平，这是该书的重要内容之一，也是该书问世以前其他《金匮要略》专著无可比拟的。如《惊悸吐衄下血胸满瘀血病脉证治》篇黄土汤条在［现代研究］中分别选取了有关黄土汤加味治疗急性坏死性肠炎的临床辨证特点，黄土汤加丹皮治疗上消化道出血 25 例的疗效以及有关用补脾方药为主治疗上消化道出血的药理作用的初步设想等内容，从不同侧面反映了现代黄土汤方证研究的方向与水平。又如《疮痈肠痈浸淫病脉证并治》篇薏苡附子败酱散条的［现代研究］分别选录了本方治疗阑尾炎的最佳适应证、本方配合西药抗生素治疗阑尾脓肿的疗效观察结果、用本方加味治疗克罗恩病的探讨以及日本汉方医家将本方用于治疗真菌感染而致体虚久不愈的脚气报道等。这些丰富的内容、翔实的资料，反映了现代国内外对该方的研究水平，有很高的参考价值。由于该书上述这些学术特色，使得该书具有较高的学术价值，成为学习和研究《金匮要略》不可或缺的一部参考书。

（张家礼 江 泳）

参 考 文 献

[1] 郑士杰，等. 杏林名师——成都中医药大学优秀教师成果荟萃. 成都：四川科学技术出版社，1996：106-108

[2] 李克光. 高等中医院校教学参考丛书·金匮要略. 北京：人民卫生出版社，1989

附 录

本书涉及书籍简称与全称对照

《巢源》：《诸病源候论》 巢元方等

《三因方》：《三因极一病证方论》 陈言（字无择）

《衍义》：《金匮方论衍义》 赵以德（字良仁）

《纲目》：《本草纲目》 李时珍

《来苏集》：《伤寒来苏集》 柯琴（字韵伯）

《论注》：《金匮要略论注》 徐彬（字忠可）

《直解》：《金匮要略直解》 程林（字云来）

《二注》：《金匮玉函经二注》 赵以德衍义，周扬俊（字禹载）补注

《编注》：《金匮要略编注》 沈明宗（字目南）

《医通》：《张氏医通》 张璐（字路玉，号石顽老人）

《本义》：《金匮要略方论本义》 魏荔彤（字念庭）

《心典》：《金匮要略心典》 尤怡（字在泾）

《金鉴》：《医宗金鉴·订正金匮要略注》 吴谦等

《悬解》：《金匮悬解》 黄元御（字坤载）

《正义》：《金匮要略正义》 朱光被（字峻明）

《浅注》：《金匮要略浅注（註）》 陈念祖（字修园）

《辑义》：《金匮玉函要略辑义》（日）丹波元简

《歌括》：《金匮方歌括》 陈元犀（字灵石）

《本旨》：《伤寒论本旨》 章楠（字虚谷）

《述义》：《金匮玉函要略述义》 （日）丹波元坚

《高注》：《高注金匮要略》 高学山（字汉峙）

《阐义》：《金匮要略阐义》 汪近垣

《补正》：《金匮要略浅注补正》 唐宗海（字容川）

《广注》：《金匮要略广注》 李彣

《集注》《金匮要略集注》 汪绂（字灿人）

《发微》：《金匮发微》《曹氏伤寒金匮发微合刊》 曹家达（字颖甫）

《今释》陆渊雷：《金匮要略今释》 陆彭年（字渊雷）

《集注》：《金匮要略方论集注》 黄竹斋

《校诠》：《金匮要略广注校诠》 宋书功

《释义》：《金匮要略释义》　黄树曾

《语译》：《金匮要略语译》　中医研究院

《易解》：《金匮要略易解》　陶葆荪

《浅释》：《金匮要略浅释》　郑艺文

《指难》：《金匮要略指难》　王廷富

《校注》：《金匮要略校注》　何任

方剂汉语拼音索引

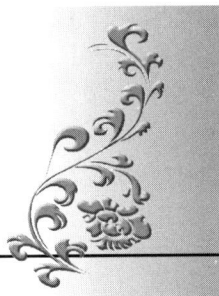

28